# RADIOLOGIA DO JOELHO

## *Técnicas e Aplicações*

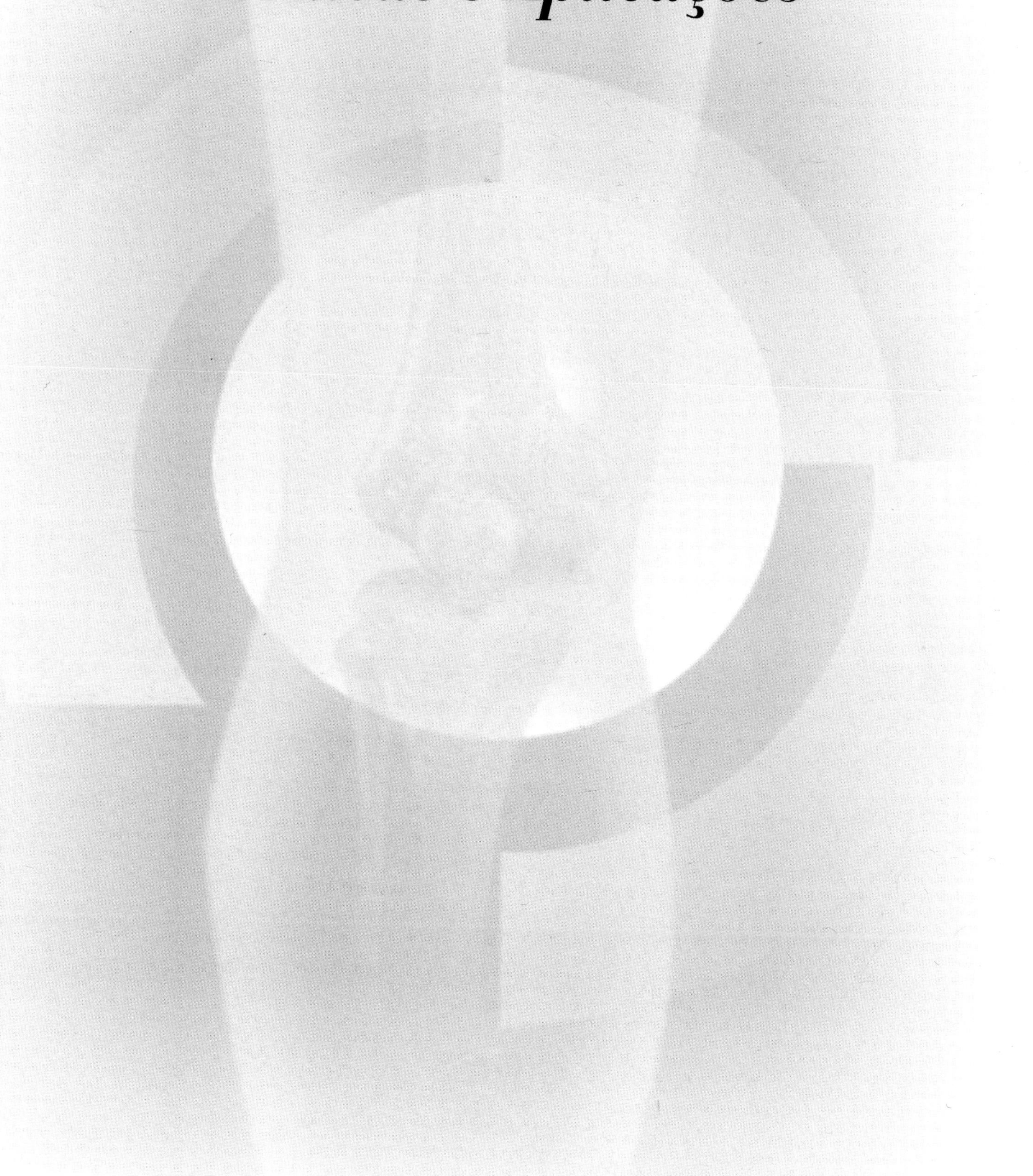

# RADIOLOGIA DO JOELHO

## *Técnicas e Aplicações*


**A. M. Davies, MD**
Consultant Radiologist
MRI Centre
Royal Orthopaedic Hospital

**V. N. Cassar-Pullicino, MD**
Consultant Radiologist
Department of Radiology
Robert Jones and Agnes Hunt Orthopaedic Hospital

*Colaboradores*
M. E. Abd El Bagi • M. S. Al Shahed • J. Beltran • T. H. Berquist • S. Bianchi • T. Boegård
V. N. Cassar-Pullicino • S. Chapman • A. M. Davies • A. A. De Smet • N. Egund • J. F. Garcia
H. K. Genant • A. Guermazi • C. Heron • A. Hine • C. P. Ho • K. Johnson • K. Jonsson
J. A. Lynch • C. Martinoli • C. G. Peterfy • S. N. J. Roberts • L. Ryd • B. M. Sammak
S. Shankman • P. N. M. Tyrrell • D. Vanel • C. Wakeley • I. Watt • R. W. Whitehouse • S. Zäim


Com 345 Figuras em 624 Ilustrações Separadas, Algumas em Cor


*Apresentação*
A. L. Baert

***Revisão Técnica***
Marcelo Souto Nacif
*Professor Auxiliar da Disciplina de Radiologia da Faculdade de Medicina de Teresópolis –*
*Centro de Ciências Biomédicas – Fundação Educacional Serra dos Órgãos (FMT – CCBM – FESO)*
*Membro da Comissão de Residência Médica da Sociedade Brasileira de Radiologia (SBR – Biênio 2004 e 2005)*
*Member-in-Training of the Radiological Society of North America (RSNA)*
*Mestrando em Radiologia pela Universidade Federal do Rio de Janeiro (UFRJ)*

Cyro Antonio Fonseca Júnior
*Secretário-Geral da Sociedade Brasileira de Radiologia (SBR – Biênio 2004 e 2005)*
*Responsável pela Radiologia Intervencionista do Hospital da Venerável Ordem Terceira – VOT Imagem*
*Chefe do Setor de Diagnóstico por Imagem do Hospital Cardiotrauma – Ipanema, RJ*
*Médico da Rede LAB's – Botafogo, RJ*



REVINTER

Radiologia do Joelho – Técnicas e Aplicações


ISBN 85-7309-882-1



**Tradução:**
DOUGLAS ARTHUR OMENA FUTURO
*Médico, RJ*

**Revisão Técnica:**
MARCELO SOUTO NACIF
*Professor Auxiliar da Disciplina de Radiologia da Faculdade de Medicina de Teresópolis – Centro de Ciências Biomédicas – Fundação Educacional Serra dos Órgãos (FMT – CCBM – FESO)*
*Membro da Comissão de Residência Médica da Sociedade Brasileira de Radiologia (SBR – Biênio 2004 e 2005)*
*Member-in-Training of the Radiological Society of North America (RSNA)*
*Mestrando em Radiologia pela Universidade Federal do Rio de Janeiro (UFRJ)*

CYRO ANTONIO FONSECA JÚNIOR
*Secretário-Geral da Sociedade Brasileira de Radiologia (SBR – Biênio 2004 e 2005)*
*Responsável pela Radiologia Intervencionista do Hospital da Venerável Ordem Terceira – VOT Imagem*
*Chefe do Setor de Diagnóstico por Imagem do Hospital Cardiotrauma – Ipanema, RJ*
*Médico da Rede LAB's – Botafogo, RJ*

A precisão das indicações, as reações adversas e as relações de dosagem para as drogas citadas nesta obra podem sofrer alterações.
Solicitamos que o leitor reveja a farmacologia dos medicamentos aqui mencionados.
A responsabilidade civil e criminal, perante terceiros e perante a Editora Revinter, sobre o conteúdo total desta obra, incluindo as ilustrações e autorizações/créditos correspondentes, é do(s) autor(es) da mesma.

Título original em inglês:
*Imaging of the Knee – Techniques and Applications*


Livraria e Editora REVINTER Ltda.
Rua do Matoso, 170 – Tijuca
20270-131 – Rio de Janeiro – RJ
Tel.: (21) 2563-9700 – Fax: (21) 2563-9701
livraria@revinter.com.br – www.revinter.com.br

# Apresentação

Além da radiologia, a ultra-sonografia, a tomografia computadorizada e a ressonância magnética atualmente são rotineiramente utilizadas para demonstrar a complexa anatomia normal e os achados patológicos de uma das mais importantes articulações do corpo humano: o joelho. Importantes progressos técnicos foram atingidos nos últimos anos em cada uma destas modalidades de imagens seccionais. É importante que todos os profissionais, envolvidos no tratamento de pacientes com alteração no joelho, estejam bem informados sobre as vantagens específicas, bem como as limitações das diversas técnicas de imagens, incluindo a artrografia, que atualmente estão disponíveis para o estudo do joelho.

Esta obra destina-se a proporcionar uma atualização extremamente necessária do nosso conhecimento no campo do diagnóstico por imagem. Será de grande interesse para radiologistas gerais e especialistas em sistema musculoesquelético, assim como para cirurgiões ortopédicos. Cobre, de modo abrangente, anomalias congênitas e do desenvolvimento, tanto comuns como raras, lesões traumáticas e não-acidentais, bem como as condições infecciosas, inflamatórias e degenerativas do joelho. Como os procedimentos cirúrgicos do joelho estão se tornando cada vez mais sofisticados, uma ampla atenção foi dada para os problemas clínicos e a demonstração radiológica do joelho pós-operatório.

Os editores, o Dr. Davies e o Dr. Cassar-Pullicino, ambos do Reino Unido, são especialistas internacionalmente conhecidos, que acumularam, com o passar dos anos, uma experiência ímpar na avaliação radiológica do joelho. Eles foram bem-sucedidos no recrutamento de diversas outras autoridades da Europa e Estados Unidos, para discorrerem sobre os problemas do joelho.

Gostaria de parabenizar os editores e todos os colaboradores, sinceramente, por seu impressionante trabalho contido neste volume: o conteúdo é abrangente, as ilustrações são soberbas. Como sempre, gostaria de receber qualquer crítica construtiva ou comentários que os leitores tiverem vontade de expressar.

*Albert L. Baert*
Leuven

# Prefácio

Os progressos no diagnóstico por imagem continuam em ritmo acelerado, inclusive na área musculoesquelética, sendo o joelho a articulação mais comumente afetada. À medida em que aumenta a nossa compreensão dos processos das doenças e da biomecânica, existe uma necessidade de atualização contínua do conhecimento dos radiologistas, cirurgiões ortopédicos e outros profissionais que trabalham neste campo. Enquanto muitos dos textos prévios sobre o joelho concentraram-se em uma única técnica de imagem ou um tópico único como o traumatismo, esta obra faz uma dupla abordagem ao assunto. A primeira seção oferece ao leitor uma completa variedade de técnicas disponíveis para a realização de imagens das patologias do joelho, enfatizando as indicações e contra-indicações. Os cinco capítulos incluem contribuições em radiografia, tomografia computadorizada (TC) e artrografia por TC, ressonância magnética (RM) e artrografia por ressonância magnética e ultra-som. Os 13 capítulos restantes discutem a aplicação ideal destas técnicas a patologias específicas, destacando as soluções práticas para os problemas clínicos do dia-a-dia.

Os editores são gratos ao painel internacional de autores por suas contribuições para este livro, que se destina a gerar uma ampla revisão sobre a radiologia atual do joelho.

*A. M. Davies*
Birmingham

*V. N. Cassar-Pullicino*
Oswestry

# Colaboradores

**M. E. ABD EL BAGI, MD, DMRD, FFRRCSI**
Senior Consultant Radiologist (Teaching)
Department of Radiology
Riyadh Armed Forces Hospital
PO Box 7897
Riyadh 11159
Kingdom of Saudi Arabia

**M. S. AL SHAHED, MD, FRCR**
Department of Radiology
Riyadh Armed Forces Hospital
PO Box 7897
Riyadh 11159
Kingdom of Saudi Arabia

**J. BELTRAN, MD**
Chairman and Clinical Professor of Radiology
Department of Radiology
Maimonides Medical Center
4802 Tenth Avenue
Brooklyn, NY 11219
USA

**T. H. BERQUIST, MD, FACR**
Diagnostic Radiology
Mayo Clinic
4500 San Pablo Road
Jacksonville, FL 32224
USA

**S. BIANCHI, MD**
Division of Radiodiagnosis and Interventional Radiology
Hopital Cantonal Universitaire
24 rue Micheli-du-Crest
1211 Geneva14
Switzerland

**T. BOERGÅRD, MD, PhD**
Department of Radiology
University Hospital
22185 Lund
Sweden

**V. N. CASSAR-PULLICINO, MD**
Consultant Radiologist
Department of Diagnostic Imaging
The Robert Jones and Agnes Hunt
Orthopaedic and District Hospital
Oswestry
Shropshire, SY10 7AG
UK

**S. CHAPMAN, MD**
Consultant Paediatric Radiologist
Birmingham Children's Hospital
Steelhouse Lane
Birmingham, B4 6NH
UK

**A. M. DAVIES, MD**
Consultant Radiologist
MRI Centre
Royal Orthopaedic Hospital
Bristol Road
Birmingham, B31 2AP
UK

**A. A. DE SMET, MD**
Professor, Department of Radiology - E3/311
University of Wisconsin Hospital and Clinics
600 Highland Avenue
Madison, WI 53792
USA

**N. EGUND, MD**
Professor, Department of Radiology
Aarhus University Hospital
Noerrebrogade 44
8000 Aarhus C
Denmark

**J. GARCIA, MD**
Professor, Division of Radiodiagnosis and
Interventional Radiology
Hopital Cantonal Universitaire
24 rue Micheli-du-Crest
1211 Geneva 14
Switzerland

**H. K. GENANT, MD**
Professor, Osteoporosis and Arthritis Research Group
Department of Radiology
University of California San Francisco
350 Parnassus Avenue, Suite 150
San Francisco, CA 94143-1349
USA

**A. GUERMAZI, MD**
Osteoporosis and Arthritis Research Group
Department of Radiology
University of California San Francisco
350 Parnassus Avenue, Suite 150
San Francisco, CA 94143-1349
USA

**C. HERON, MD**
Consultant Radiologist
St. George's Hospital
Blackshaw Road
London SW17 0QT
UK

**A. HINE, MD**
Consultant Radiologist
Central Middlesex Hospital
Acton Lane
London, NW10 5NS
UK

**C.P. Ho, MD, PhD**
National Orthopaedic Imaging Associates
Sand Hill Imaging Centre
2882 Sand Hill Road, Suite 118
Menlo Park, CA 94025
USA

**K. JOHNSON, MD**
Consultant Paediatric Radiologist
Princess of Wales Birmingham Children's Hospital
Steelhouse Lane
Birmingham
West Midlands, B4 6NH
UK

**K. JONSSON, MD, PhD**
Professor, Department of Radiology
University Hospital
22185 Lund
Sweden

**J.A. LYNCH, PhD**
Osteoporosis and Arthritis Research Group
Department of Radiology
University of California San Francisco
350 Parnassus Avenue, Suite 150
San Francisco, CA 94143-1349
USA

**C. MARTINOLI, MD**
Istituto di Radiologia
Università di Genova
Largo Rosanna Benzi 1
16100 Genova
Italy

**C.G. PETERFY, MD, PhD**
Osteoporosis and Arthritis Research Group
Department of Radiology
University of California San Francisco
350 Parnassus Avenue, Suite 150
San Francisco, CA 94143-1349
USA

**S. N. J. ROBERTS, MA, FRCS (Orth)**
Consultant Orthopaedic and Sports Injury Surgeon
The Robert Jones and Agnes Hunt
Orthopaedic and District Hospital
Oswestry
Shropshire, SY10 7AG
UK

**L. RYD, MD**
Associate Professor, Department of Orthopedics
University Hospital of Lund
22185 Lund
Sweden

**B. M. SAMMAK, MD, FRCR**
Consultant Radiologist
Department of Radiology
Riyadh Armed Forces Hospital
PO Box 7897
Riyadh 11159
Kingdom of Saudi Arabia

**S. SHANKMAN, MD**
Vice Chairman and Program Director
Department of Radiology
Maimonides Medical Center
4802 Tenth Avenue
Brooklyn, NY 11219
USA

**P. N. M. TYRRELL, MD**
Consultant Radiologist
Department of Diagnostic Imaging
The Robert Jones and Agnes Hunt
Orthopaedic and District Hospital
Oswestry
Shropshire, SY10 7AG
UK

**D. VANEL, MD**
Department of Radiology
Institut Gustav Roussy
39 rue Camille Desmoulins
Villejuif 94895
France

**C. WAKELEY, MD**
Department of Clinical Radiology
Bristol Royal Infirmary
Bristol, BS2 8HW
UK

**I. WATT, MND**
Department of Clinical Radiology
Bristol Royal Infirmary
Bristol, BS2 8HW
UK

**R.W. WHITEHOUSE, MD**
Department of Clinical Radiology
Manchester Royal Infirmary
Oxford Road
Manchester, M13 9WL
UK

**S. ZAIM, MD**
Osteoporosis and Arthritis Research Group
Department of Radiology
University of California San Francisco
350 Parnassus Avenue, Suite 150
San Francisco, CA 94143-1349
USA

# Sumário

# RADIOLOGIA DO JOELHO

## *Técnicas e Aplicações*

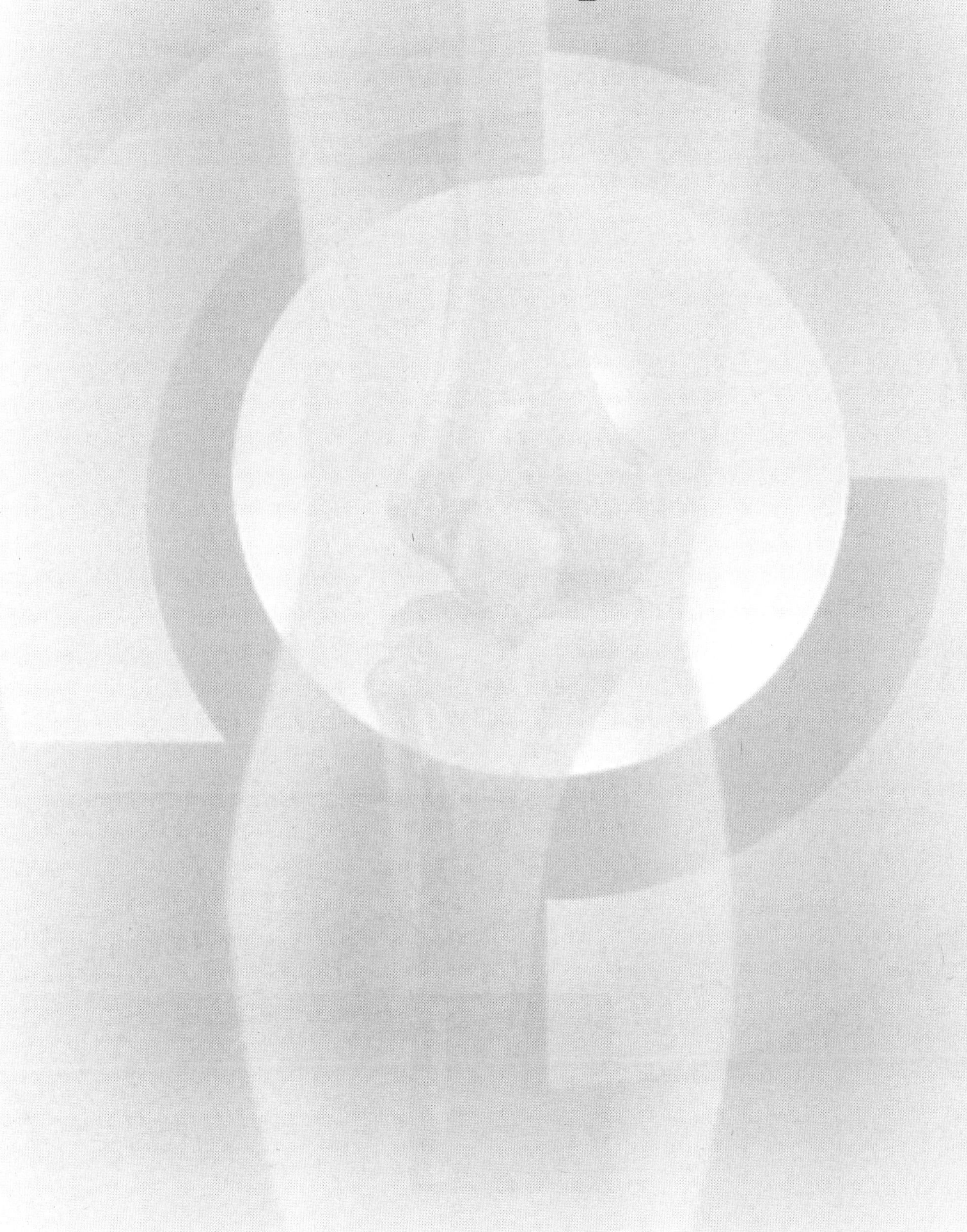

# Prancha em Cores

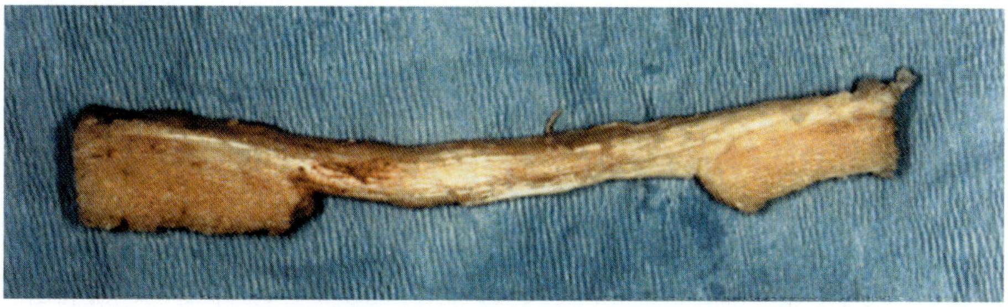

Fig. 11.1

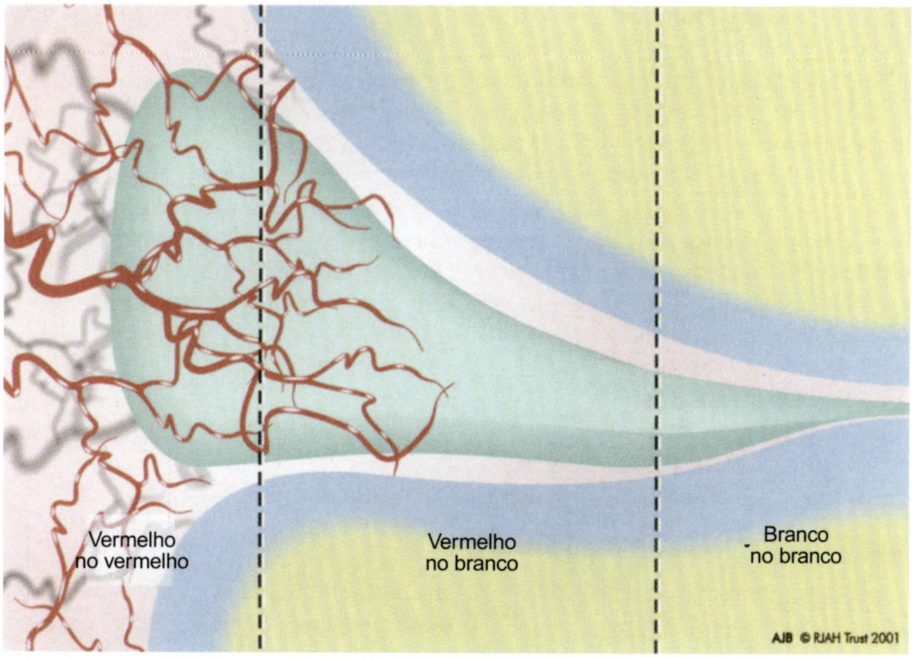


Fig. 11.6

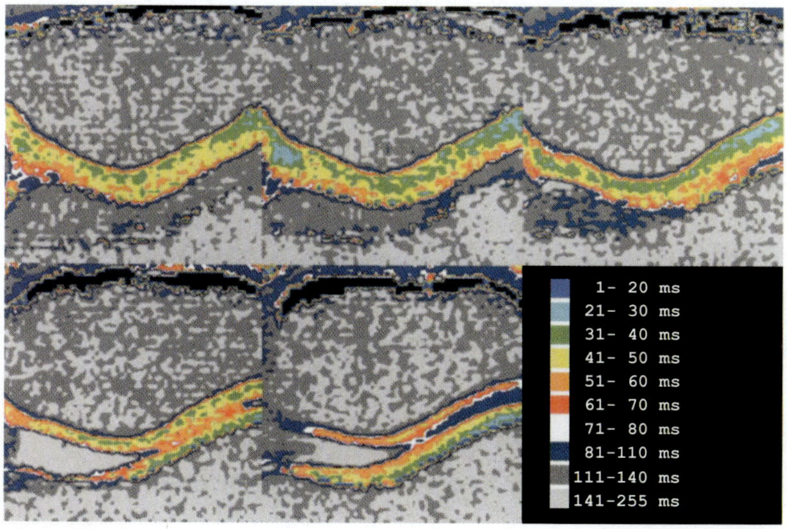


Fig. 16.9

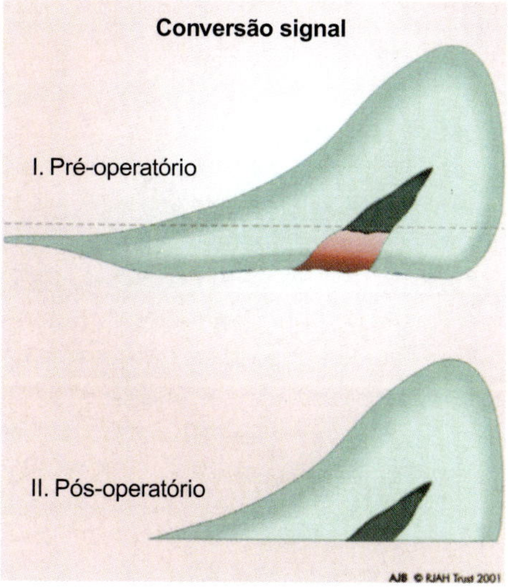


Fig. 11.20

# Técnicas de Imagens

# 1 Radiografia

Kjell Jonsson • Torsten Boegård

CONTEÚDO



## 1.1 Introdução

A articulação do joelho é vulnerável em vários aspectos. Ela é propensa ao trauma, tanto em pacientes osteoporóticos como na população mais jovem que participa de atividades desportivas da vida moderna. A cartilagem pode desenvolver alterações degenerativas (osteoartrite, OA) com o passar dos anos, mas na população mais jovem a alteração degenerativa geralmente é a seqüela de um trauma local à cartilagem ou secundária à instabilidade após lesões aos ligamentos cruzados ou colaterais. Neste grupo de pacientes, a OA prematura ocorre muitos anos antes do início natural. A articulação do joelho geralmente é afetada pela artrite, tanto séptica como a não séptica, e pelas osteocondroses. Raros osteossarcomas em crianças em idade pré-adolescente e em adolescentes são mais comuns ao redor do joelho.

Em todas estas condições, o exame radiológico da articulação do joelho deve ser o primeiro passo na avaliação diagnóstica, e na grande maioria dos casos de problemas do joelho, a radiografia é suficiente para o diagnóstico e para guiar o tratamento.

## 1.2 Técnicas Radiológicas

Três técnicas diferentes são utilizadas para a obtenção de uma radiografia: a técnica analógica convencional, a radiografia computadorizada (RC) e a radiografia digital.

Um chassi com filme e telas intensificadoras, são utilizados para a técnica analógica. Esta técnica é bastante conhecida e utilizada em todo o mundo.

Um chassi com uma placa de fósforo para armazenamento de imagem (placa de imagem, PI) é utilizado para a radiografia computadorizada. Este chassi possui o mesmo tamanho do chassi convencional com filme e é utilizado da mesma forma durante o exame. Uma energia proporcional à quantidade de radiação é acumulada na PI quando os elétrons excitados pelos fótons dos raios-X ficam aprisionados em níveis de energia mais altos nos cristais de fósforo. A imagem armazenada é interpretada em um leitor PI onde o PI é escaneado com um feixe de raio *laser*, o que permite que os elétrons aprisionados retornem a um nível de baixa energia. A luz emitida durante esta transição é convertida em uma imagem digital, que é então processada de acordo com o exame selecionado. O processamento da imagem é programável para cada exame e deve ser feito com cuidado de modo a evitar artefatos de imagens e para otimizar a visualização da patologia. Os artefatos de imagens podem aparecer como uma zona radiolucente em estruturas de alto contraste, por exemplo, na interface entre metal, cimento e osso em uma prótese articular. O processamento da imagem é automaticamente ajustado para gerar a densidade de imagem desejada, a despeito da dose de radiação dentro de uma grande variação.

A vantagem da radiografia computadorizada é a ampla variação de exposição e a livre escolha de processamento dos dados. A variação dinâmica é de mais de 10.000:1, que é 100 vezes maior do que os sistemas análogos com filme. Isto diminui a necessidade da repetição das radiografias, reduzindo a carga da dose no paciente, devido a fatores de

K. Jonsson, MD, PhD
Professor, Department of Radiology, University Hospital, 22185 Lund, Sweden
T. Boegård, MD, PhD
Department of Radiology, University Hospital, 22185 Lund, Sweden

exposição imperfeitos. A dose de radiação para o paciente pode ser diminuída sem afetar a precisão diagnóstica, especialmente nas medidas das linhas e ângulos (JONSSON *et al*, 1996; SANFRIDSSON *et al.*, 1988). Com a técnica análoga, é possível uma superexposição do filme, o que deixa a patologia menos óbvia. A ampla variedade de exposição com a RC pode, entretanto, ser uma desvantagem. Um quadro exposto em excesso não demonstra a imagem obtida e aparece como um filme normalmente exposto. Isto é perigoso, pois o paciente pode receber uma alta dose de radiação, que não é facilmente detectada. Isto pode ser checado através da observação do valor de sensibilidade (valor-S) que está disponível para cada imagem. O valor-S pode ser utilizado para a seleção dos ajustes corretos de exposição no gerador de raios-X. Um valor-S alto corresponde a uma dose baixa e um valor-S baixo indica uma alta exposição. Valor-S está relacionado à velocidade que um sistema filme-tela deve ter para produzir a densidade correta no filme. As imagens com um baixo valor-S apresentam um ruído mais baixo enquanto que as com valor-S alto são mais granuladas devido a um ruído mais alto.

A imagem pode ser transferida para uma impressora de imagem a laser para a impressão do filme ou para um sistema PACS (sistema de arquivamento e comunicação de imagens – *picture archiving and communication system*), onde a imagem é revista em uma estação de trabalho e armazenada em um arquivo digital. É possível a realização de um reprocessamento completo das imagens se o leitor PI transfere os dados brutos das imagens para uma estação de trabalho predeterminada. As capacidades de reprocessamento também podem estar incorporadas no leitor PI em alguns modelos. Uma estação de trabalho PACS permite algum processamento da imagem (ajuste da janela e do nível de contraste, magnificação, rotação da imagem etc.) dependendo do software da estação de trabalho. A livre escolha do processamento dos dados significa que, a partir de uma única exposição, é possível obter a imagem que melhor se ajusta para a exclusão e demonstração da patologia para cada caso específico. Nos exames de joelho isto é vantajoso para o exame das distensões do recesso suprapatelar por sangue (Fig. 1.1), fragmentos descamativos (Fig. 1.2) e para a demonstração de pequenas calcificações intra-articulares.

A impressão pode demonstrar duas imagens em um filme, onde as imagens são processadas de modo diferente entre si. Uma imagem é normalmente processada para dar a impressão de uma imagem convencional e a outra imagem geralmente é processada com um maior grau de realce para aumentar o contraste para a freqüência espacial desejada. A radiografia computadorizada possui uma resolução espacial menor que a radiografia convencional, mas esta particularidade não se mostrou como um fator limitante com os sistemas modernos (JONSSON *et al.* 1995; SCOTT *et al* 1993).

Um detector com painel plano é utilizado para a radiografia digital. O tamanho do detector é aproximadamente igual ao de um chassi grande, com 43 × 43 cm. O detector converte a imagem dos raios-X em um sinal digital, que é transferido para um computador para processamento e demonstração da imagem além da transferência da imagem para um sistema PACS ou uma impressora a *laser*. O detector geralmente é montado em uma plataforma e algumas plataformas permitem que o detector seja movimentado para diferentes projeções de raios-X. A conversão dos fótons dos raios-X em um sinal elétrico pode ser feita com dois processos diferentes, um processo indireto ou um direto.

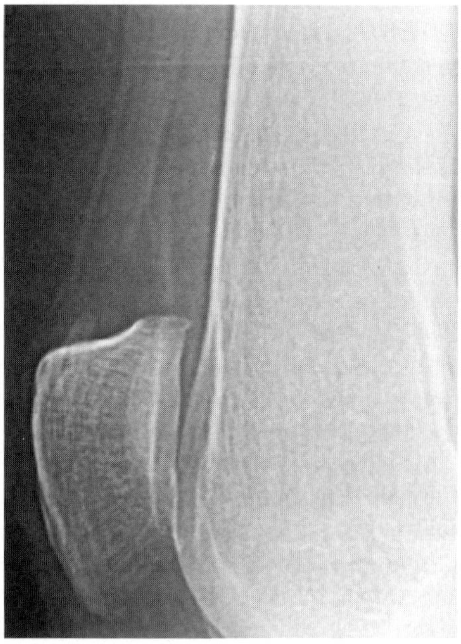

a

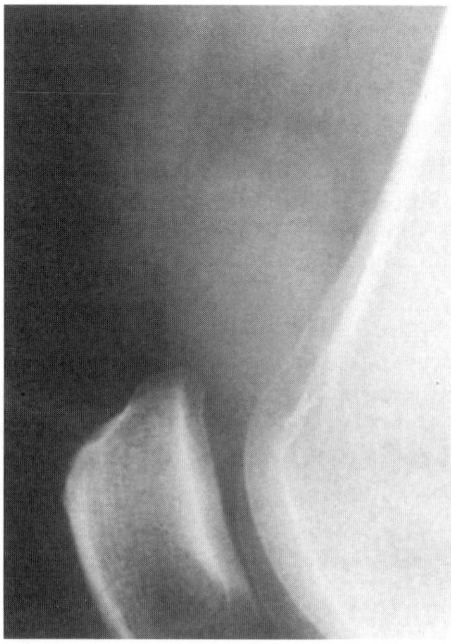

b

**Fig. 1.1a, b.** O recesso suprapatelar. **a** Normal; técnica RC com o realce do bordo. **b** Distensão com sangue. Combinação filme-tela convencional.

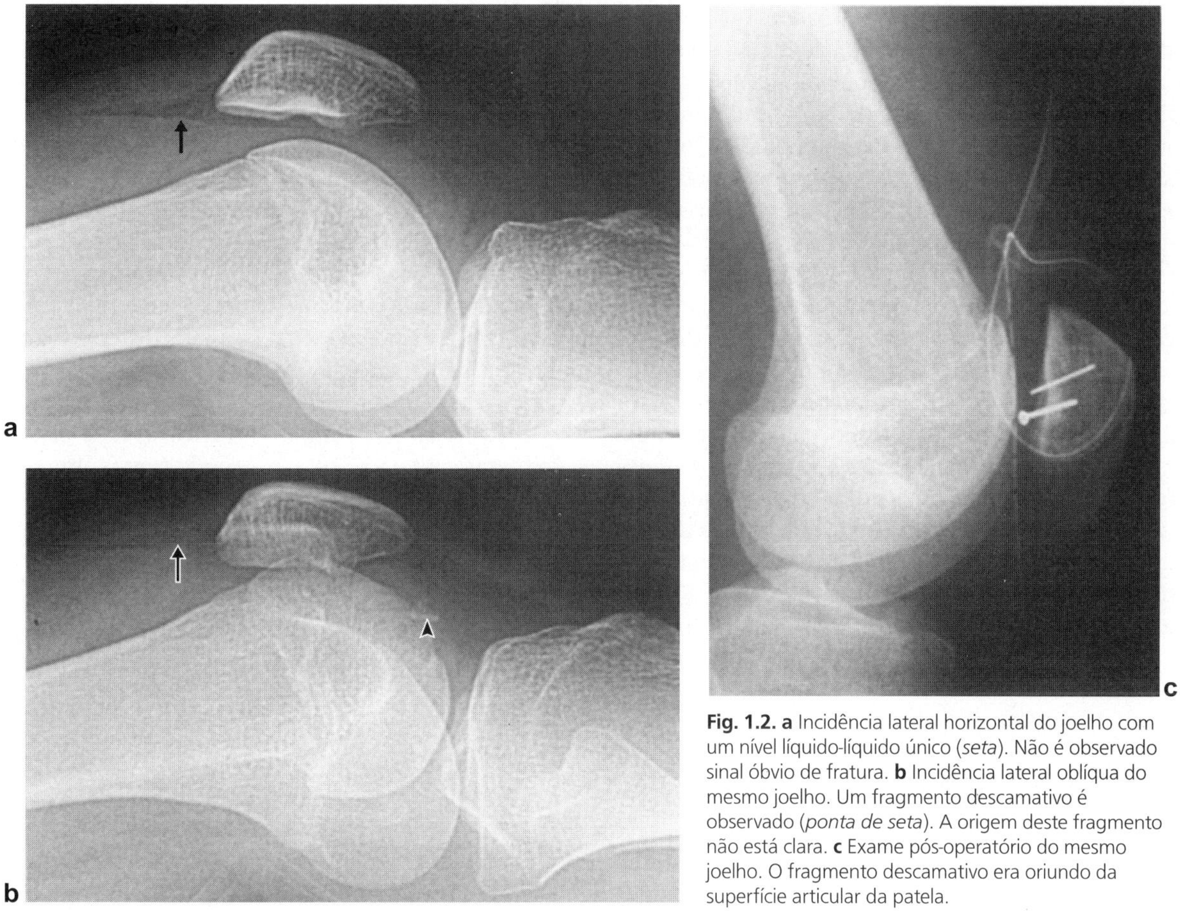


**Fig. 1.2.** **a** Incidência lateral horizontal do joelho com um nível líquido-líquido único (*seta*). Não é observado sinal óbvio de fratura. **b** Incidência lateral oblíqua do mesmo joelho. Um fragmento descamativo é observado (*ponta de seta*). A origem deste fragmento não está clara. **c** Exame pós-operatório do mesmo joelho. O fragmento descamativo era oriundo da superfície articular da patela.

Painéis planos utilizando um processo indireto convertem os fótons de raios-X em luz, com um cintilador, geralmente uma camada de iodeto de césio (CsI), cobrindo o lado da entrada do detector. A luz é detectada através de uma antena fotodetectora de silicone amorfo (fotodiodo) colocada contra o cintilador, convertida em um sinal elétrico, lida com um grupamento de finos transistores e convertida em um sinal digital. Cada fotodiodo representa um *pixel*.

Painéis planos utilizando o processo direto convertem os fótons de raios-X em uma carga elétrica numa camada amorfa de selênio. Uma carga de voltagem é aplicada entre um eletrodo de superfície no detector e eletrodo captador abaixo da camada de selênio de modo a coletar a carga elétrica. A carga no eletrodo captador é lida com um grupamento de finos transistores e convertida em um sinal digital. Cada eletrodo do grupamento de eletrodo captador representa um *pixel*.

O tamanho do *pixel* para os detectores com painel plano é de cerca de 0,15 mm. A vantagem do processo indireto é a possibilidade de obtenção de uma alta eficiência de detecção de quantum devido a alta absorção de raios-X do CsI. A vantagem do processo direto é a possibilidade de obtenção de uma resolução maior porque os fótons de raios-X são diretamente convertidos em uma carga elétrica sem a conversão para luz, que pode ser dispersada, diminuindo a resolução. As características dos detectores de painéis planos provavelmente mudarão nos próximos anos devido ao rápido desenvolvimento desta nova tecnologia.

Deve ser destacado que a radiografia, analógica ou digital, é excelente para a avaliação dos detalhes ósseos, enquanto que os tecidos moles são mal visualizados. Um grande derrame de líquido do joelho é visto como uma distensão do recesso suprapatelar (Fig. 1.1), mas as aparências radiológicas são as mesmas tanto em derrames hemorrágicos nas hemartroses como nos derrames serosos nas artrites ativas ou pus nos casos de artrite séptica.

A tomografia convencional pode ser utilizada para aumentar a informação. Isto é aplicável tanto para a radiografia análoga quanto para a digital. A ampola convencional de raios-X e a combinação filme-tela (ou placa imagem) são utilizadas para definir um plano predeterminado do corpo, enquanto que as estruturas acima e abaixo deste plano são eliminadas ou ficam fora de foco. Isto é conseguido através da movimentação da ampola de raios-X e da combinação filme-tela de um modo definido entre si, enquanto que a parte do corpo examinada permanece imóvel. O movimento da ampola de raios-X e o filme pode ser unidirecional (tomografia linear) ou pluridirecional (tomografia circular, elíptico, espiral ou hipocicloidal). Quanto mais complexo for o movimento, melhor será a qualidade de imagem com menos artefatos em faixas longitudinais, que podem ser vista na tomografia unidirecional. A desvantagem com a tomografia é o longo tempo de exame e a alta exposição à radiação para o paciente. A tomografia computadorizada (TC) superou a tomografia com a reconstrução multiplanar. Se a TC não está disponível, a tomografia convencional pode ser utilizada para demonstrar o grau de compressão de uma fratura do platô tibial (Fig. 1.3), avaliar a fusão prematura de uma placa de crescimento, avaliar a consolidação de uma pseudartrose óssea e identificar seqüestros em uma osteomielite crônica.

## 1.3 Projeções Radiográficas

A técnica e as projeções radiográficas no exame do joelho dependem das indicações clínicas. Um grande número de livros-texto sobre o posicionamento radiográfico foi publicado no passado, por exemplo Ballinger (1991), Bernau (1995), Bontrager (1997) e Pavlov *et al.* (1999).

É importante se utilizar procedimentos que sejam facilmente reprodutíveis. Diferentes técnicas são possíveis e a escolha depende do equipamento disponível. As projeções radiográficas mínimas são as incidências radiológicas ântero-posterior (AP) e lateral. A articulação do joelho deve estar reta na incidência AP e levemente flexionada na projeção lateral. Estas radiografias são feitas com o paciente em decúbito dorsal.

A incidência *tunnel view* (*einblick*) é feita com o joelho flexionado em 40-50° e o feixe de raios-X angulado na mesma graduação para visualizar a incisura intercondilar e a espinha tibial; de maneira ideal o feixe será tangencial ao platô tibial (Fig. 1.4). Outros métodos empregados para obter a incidência *tunnel view* já foram descritos (Ballinger, 1991; Bontrager, 1997).

Na avaliação do espaço articular, as radiografias devem ser feitas com o paciente exercendo carga sobre o membro, com o joelho em leve flexão. No Hospital Universitário

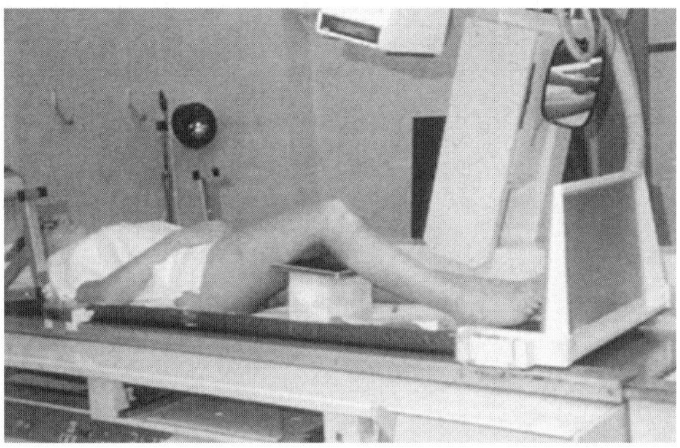

**Fig. 1.4.** Posição do paciente para uma incidência *tunnel* view do joelho. O joelho é flexionado a 40-50° com o chassi sob o joelho flexionado. O feixe de raios-X é angulado no mesmo grau por baixo, para obter uma visão da incisura intercondilar.

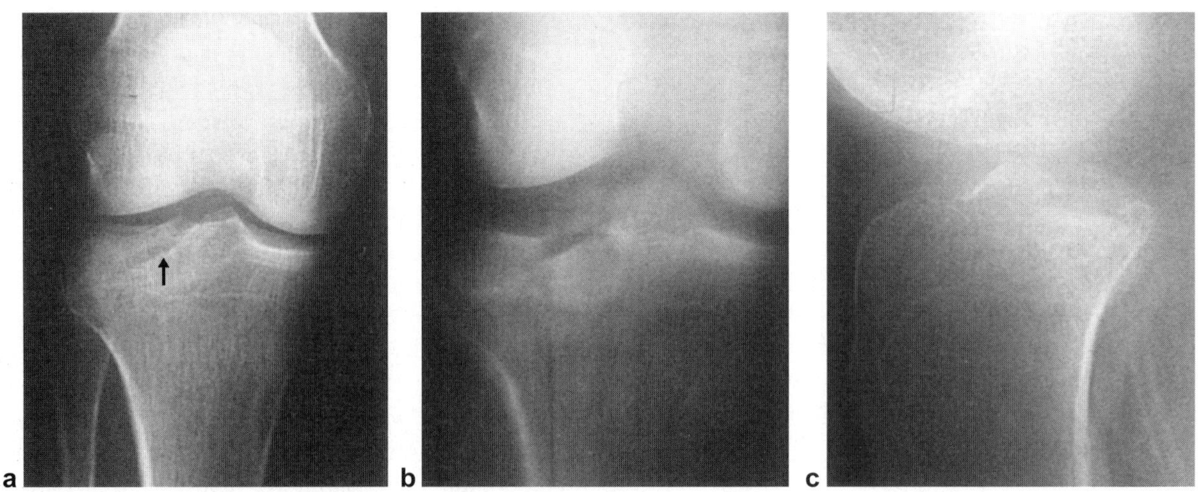

**Fig. 1.3. a** Incidência AP do joelho após um trauma. Parece haver a compressão do côndilo tibial lateral (*seta*). **b** Tomografia hipocicloidal convencional na projeção em AP. Observa-se uma depressão moderada de um fragmento do côndilo tibial lateral. **c** Tomografia hipocicloidal convencional na projeção lateral. O fragmento está localizado posteriormente. Com a tomografia é possível se delinear o tamanho e o grau de depressão de um fragmento.

Lund, a carga é colocada quase que totalmente sobre o membro que está sendo examinado. A incidência lateral é obtida após monitoramento fluoroscópico, de modo que as faces dorsais dos côndilos femorais estejam superpostas (Figs. 1.5, 1.12b). Com o uso do controle fluoroscópico, uma incidência em AP é obtida com o feixe de raios-X centralizado sobre o espaço articular e tangencial ao platô tibial, com as espinhas tibiais centralizadas na incisura femoral. BOEGARD *et al.* (1997) descreveram uma técnica similar com a projeção PA (póstero-anterior), na qual a patela e o hálux tocam a mesa de exame posicionada verticalmente. Para obter projeções de modo reprodutível, o bordo medial do pé deve ser posicionado em paralelo ao feixe de raios-X. As radiografias obtidas com carga sobre ambos os membros inferiores, entretanto, se mostraram vantajosas e estão sendo utilizadas de modo crescente.

Outros protocolos para o exame reprodutível do joelho com carga já foram registrados.

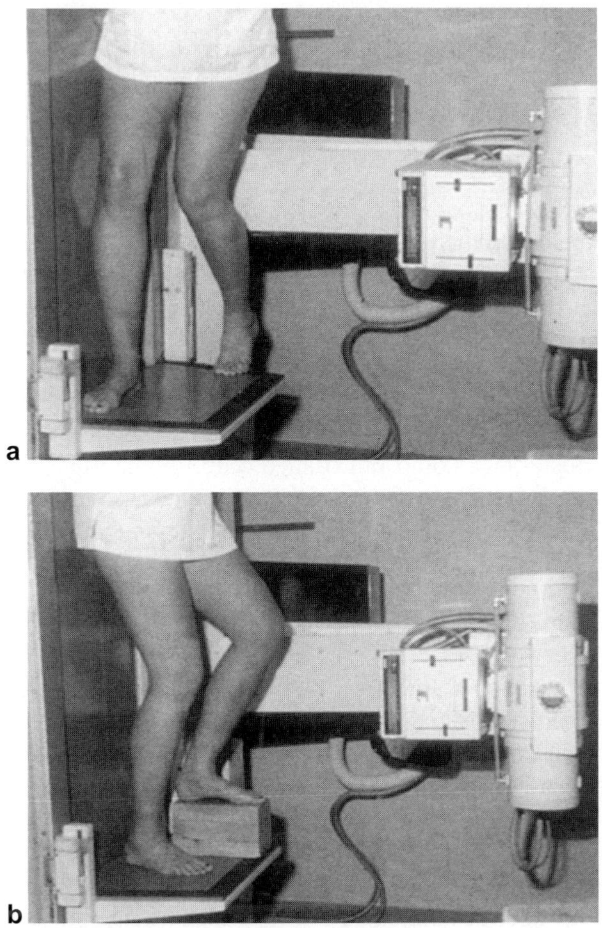

Fig. 1.5. **a** Posição do paciente para a incidência lateral com carga do joelho. **b** Posição do paciente para uma incidência AP com carga do joelho. Quase todo o peso corporal é colocado sobre a perna examinada; o joelho é flexionado em 20-30°. A projeção é avaliada por fluoroscopia.

BUCKLAND-WRIGHT (1995) criaram um protocolo no qual o paciente flexiona o joelho até que o platô tibial se posicione horizontalmente e em paralelo ao feixe central de raios-X. Isto requer uma flexão de joelho de 11-20°, dependendo da inclinação do platô tibial. A posição é checada pela fluoroscopia. O pé é rodado interna ou externamente até que as espinhas tibiais pareçam estar centralmente localizadas em relação à incisura femoral. A posição do pé é desenhada e registrada em um pedaço de papel colocado em uma posição predeterminada no chão. Incidências reprodutíveis para o acompanhamento do paciente serão possíveis com a utilização da mesma posição do pé.

Em outro protocolo para o exame do joelho flexionado em PA, o paciente é posicionado com a patela e o quadril em contato com a superfície da mesa de exame em posição vertical, com o pé voltado para a frente, verticalmente em relação ao joelho e com uma flexão do joelho de cerca de 30°, a "incidência schuss" (PIPERNO *et al.*, 1998). Com o uso da fluoroscopia, o feixe de raios-X é ajustado para ser tangencial com o platô tibial.

Um grupo desenvolveu uma técnica para o exame do joelho em extensão em AP. (RAVAUD *et al.*, 1996) O paciente fica em pé, distribuindo seu peso sobre ambos os pés. A face posterior do joelho é posicionada o mais próximo possível do filme de raios-X. Durante a fluoroscopia, a inclinação do feixe de raios-X (aproximadamente 5° para baixo) é verificada e deve ser tangencial ao platô tibial medial. O pé é rodado até que as espinhas tibiais estejam centralizadas abaixo da incisura femoral.

Em nossa prática, a incidência axial da patela é feita com carga e 30-60° de flexão do joelho com um feixe vertical de raios-X (Fig. 1.6) para assegurar que a porção média da superfície articular da patela esteja em contato com a superfície articular do fêmur. O feixe central dos raios-X é posicionado tangencialmente com a superfície articular da patela. A mesma técnica é utilizada por BUCKLAND-WRIGHT (1995). Deve se estar ciente de que com esta técnica, a patologia patelar vista com uma flexão abaixo de 30° não é detectada. Em pacientes com trauma, uma incidência axial da patela pode ser obtida através de diversas técnicas (Fig. 1.7).

### 1.3.1 Série-Padrão

As projeções mínimas são AP, lateral e *tunnel view*. Esta última projeção geralmente é bastante útil quando se procura por corpos livres na articulação. Somente corpos livres radioopacos são vistos, enquanto que os corpos livres cartilaginosos não são vistos. A incidência *tunnel view* é valiosa para demonstrar a osteocondrite dissecante, que na maioria dos casos está localizada na face interna do côndilo femoral medial (Fig. 1.8).

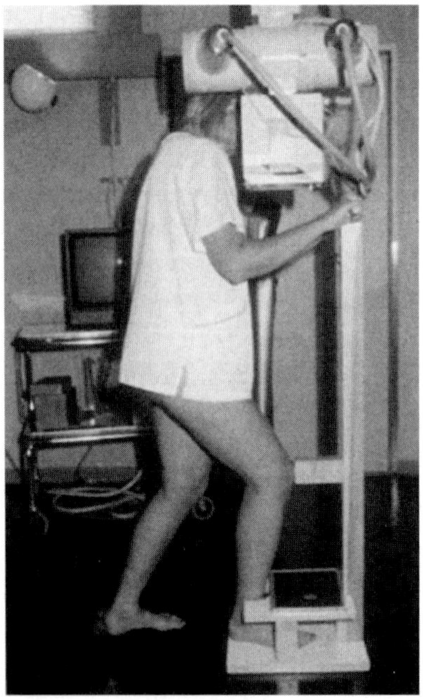

**Fig. 1.6.** Posição do paciente para uma incidência axial com carga da patela.

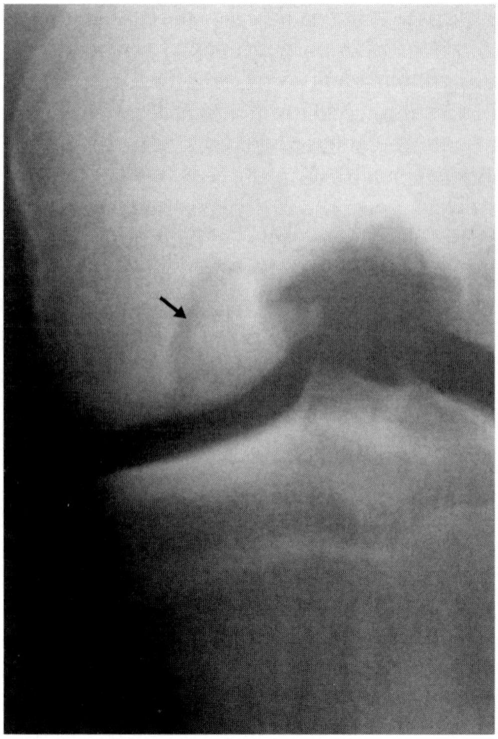

**Fig. 1.8.** Incidência *tunnel view* do joelho. Lesão de osteocondrite dissecante da face interna do côndilo femoral medial (*seta*).

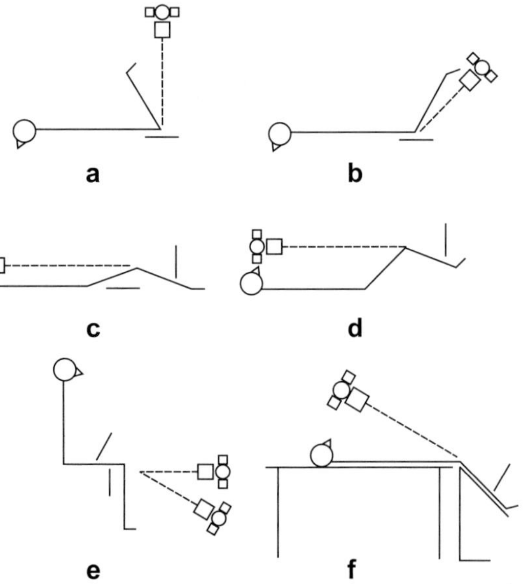


**Fig. 1.7a-f.** Diferentes técnicas radiológicas utilizadas para a obtenção de incidências axiais sem carga da patela. [De MERCHANT *et al.*, 1994. Reproduzido com permissão do *Journal of Bone and Joint Surgery* (Edição americana).]

Na série-padrão é importante não se expor exageradamente ou inadequadamente filmes analógicos e checar a imagem da radiografia computadorizada no monitor com diferentes ajustes para largura e nível de janela. Se isto não for feito, alterações sutis como pequenos corpos livres calcificados nos casos de osteocondromatose podem não ser detectados. Nos tumores e na osteomielite os primeiros achados geralmente são sutis, com uma reação periostal leve como um triângulo de Codman que pode não ser detectado. Os osteófitos marginais são importantes indicadores de OA. Já foi demonstrado que quando pequenos osteófitos marginais estão presentes nos côndilos femoral ou tibial, sempre existem alterações degenerativas locais da cartilagem, vistas com as imagens de ressonância magnética (BOEGARD *et al.*, 1998a) ou na artroscopia. Entretanto, em alguns casos de alterações degenerativas não se observam osteófitos concomitantes. Os osteófitos na espinha tibial e na fossa intercondilar são sinais não confiáveis de OA do joelho (BOEGARD *et al.*, 1998a).

Em crianças com dor sobre a tuberosidade tibial, a doença de Osgood-Schlater é clinicamente suspeitada. Uma incidência *coned down* com exposição dos tecidos moles deve ser obtida para revelar uma fragmentação óssea (Fig. 1.9). Fragmentos também podem ser vistos com uma incidência *skyline* da patela, onde os fragmentos se superpõem à articulação patelofemoral. Um tipo similar de osteocondrose é a doença de Sinding-Larsen da patela,

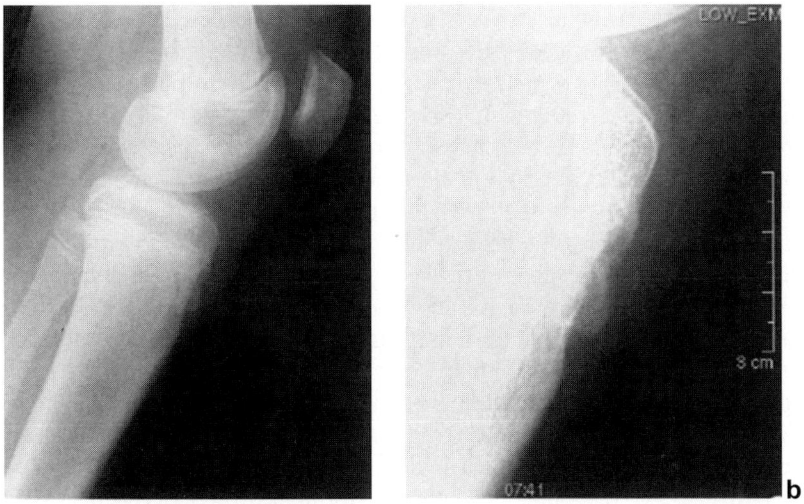


a b

**Fig. 1.9.** **a** Incidência lateral do joelho em uma menina de 12 anos de idade com dor sobre a tuberosidade tibial. **b** Ampliação e ajuste ideal da largura e nível da janela para revelar mínima fragmentação da tuberosidade em uma doença de Osgood-Schlater.

com fragmentação do pólo distal da patela na inserção do tendão patelar.

Um amplo espectro de variantes normais do joelho pode ser visto nas radiografias e já foram descritos em textos-padrão como KEATS (1996) e BROSSMANN *et al.* (2001). Defeitos corticais benignos são comuns ao redor da articulação do joelho em crianças, tanto no fêmur distal como na tíbia proximal. Quando estes defeitos cicatrizam, eles são substituídos por esclerose, que eventualmente se resolverão. Irregularidades da epífise femoral distal são comuns nas ossificações tipo-espícula da cartilagem. Uma variação não rara da ossificação é um defeito da superfície distal do fêmur que se assemelha a uma osteocondrite dissecante. Estes defeitos são observados antes do fechamento da placa de crescimento e eventualmente se preencherão com uma ossificação normal. Um defeito arredondado da superfície articular dorsal da patela pode se parecer com uma osteocondrite dissecante, mas é uma variação normal da ossificação. Algumas vezes, centros acessórios da ossificação ocorrem ao redor do joelho, dando origem a ossos acessórios, como a patela bipartida ou um ossículo acessório na extremidade superior da fíbula proximal.

Bandas radiodensas relativamente finas algumas vezes são vistas na metáfise proximal da tíbia. Estas bandas algumas vezes são chamadas de linhas de interrupção e são consideradas seqüelas de fraturas prévias ou ataques de artrite ou infecção. Estas bandas benignas devem ser diferenciadas das bandas escleróticas que são vistas no envenenamento por metais pesados, como o envenenamento por chumbo. No envenenamento por chumbo, as bandas escleróticas são espessas e ocorrem nas metáfises do fêmur, tíbia e fíbula adjacentes à placa de crescimento.

## 1.3.2 Série para Trauma

As projeções radiológicas mínimas são as incidências em AP e lateral com o paciente em decúbito dorsal. O joelho deve estar o mais reto possível. Incidências opcionais para informações adicionais podem ser obtidas, por exemplo uma incidência oblíqua medial para demonstrar a cabeça da fíbula e a articulação tíbio-fibular proximal. Alguns pacientes traumatizados podem ter dificuldades em se deitar sobre o lado lesionado para uma incidência lateral do joelho, nesses casos a incidência lateral é feita com um feixe horizontal de raios-X (Fig. 1.2).

Uma fratura nem sempre é demonstrada nas incidências radiológicas, mas o recesso suprapatelar geralmente está distendido devido a um sangramento intra-articular. Esta distensão pode ser observada tanto na incidência lateral convencional como com a técnica que utiliza os raios horizontais (Fig. 1.1). Um nível líquido-líquido somente é visto na incidência lateral (Fig. 1.2). Este nível geralmente é descrito como uma "lipohemartrose" porque em casos de fratura intra-articular, existe um escape de medula óssea gordurosa para dentro da articulação. LUGO-OLIVIERI *et al.* (1996), entretanto, concluiu que um nível líquido-líquido único raramente é causado por gordura dentro da articulação, mas representa somente a separação dos elementos celulares do soro sobrenadante. Níveis líquido-líquido duplos são um achado mais específico, indicando a presença de gordura na articulação. Como as fraturas intra-articulares nem sempre são aparentes nas radiografias-padrão, projeções extras geralmente são necessárias. Estas fraturas geralmente representam lesões osteocondrais sutis nas quais a parte óssea é pequena em relação ao fragmento cartilaginoso. Estes fragmentos osteocondrais podem facilmente passar despercebidos em filmes com exposição excessiva. Em geral é difícil se localizar precisamente a origem deste fragmento nas radiografias padrão (Fig. 1.2), que podem migrar de seus sítios de origem.

A maioria das fraturas do joelho são aparentes nas séries de trauma padronizadas. Algumas vezes, um achado pode ser sutil ou equívoco, particularmente no caso das fraturas dos côndilos tibiais. Pode haver uma depressão sutil ou localizada da superfície articular, mas o grau e a extensão não são claros nas radiografias simples. Nestes casos, o exame padrão deve ser complementado com uma tomografia convencional ou TC com reconstrução em múltiplos planos para avaliação (Fig. 1.3).

As incidências de estresse do joelho podem ser valiosas para a demonstração indireta das rupturas ligamentares. O estresse pode ser exercido manualmente durante uma fluoroscopia ou com o uso de um equipamento especial para produzir um estresse padronizado (STEDFELD e STROBEL, 1983). Se as radiografias de estresse são realizadas no estágio agudo após o trauma, o teste pode ser feito sob anestesia local ou geral para evitar um espasmo muscular. As radiografias de estresse parecem ter valor limitado e devem, de acordo com STROBEL e STEDFELD (1990), se limitar somente aos testes da gaveta anterior e posterior nas lesões cápsulo-ligamentares agudas e crônicas.

Nos casos de suspeita clínica de uma fratura patelar, uma incidência *sunrise* da patela deve ser incluída no exame. Diversas técnicas podem ser utilizadas para a obtenção desta incidência em um paciente traumatizado (Fig. 1.7). Após uma luxação patelar, um pequeno fragmento geralmente está avulsionado do bordo medial da patela (Fig. 1.10), que é uma pista útil para o mecanismo do trauma nos casos de dor pós-traumática.

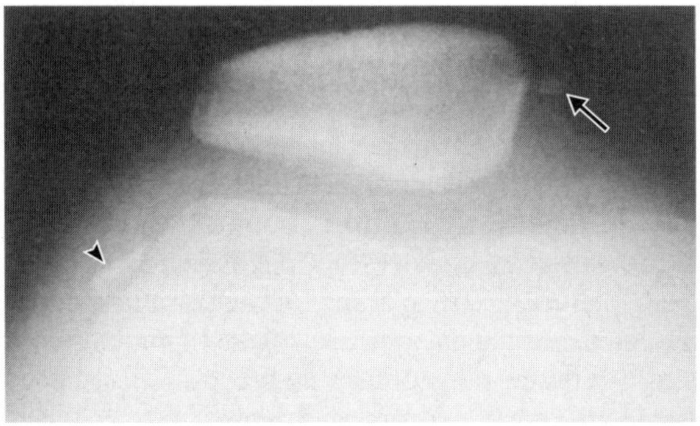

**Fig. 1.10.** Incidência axial da patela após uma luxação patelar. Um pequeno fragmento está avulsionado da face medial da patela *(seta)*. Neste caso, um fragmento também está avulsionado da tróclea femoral lateral *(ponta de seta)*.

## 1.3.3 Doenças Degenerativas

A osteoartrite é um distúrbio que afeta tanto a cartilagem hialina como o osso subcondral. Com as radiografias simples, a OA da articulação tíbio-fibular pode ser diagnosticada pela presença de osteófitos marginais, enquanto que o grau de degeneração é indicado pela severidade do estreitamento do espaço articular. AHLBÄCK (1968) e LEACH *et al.* (1970) concluíram que o exame com carga era superior ao obtido em decúbito dorsal para a demonstração do estreitamento do espaço articular na OA tíbio-femoral. Com a degeneração geral da cartilagem articular, o estreitamento do espaço articular é facilmente encontrado nos exames com carga, mas nos casos de lesões condrais locais isto pode ser difícil. É importante se obter incidências tangenciais da cartilagem articular na posição ideal (Fig. 1.11a). Inúmeros fatores influenciam a possibilidade de obtenção de incidências ideais e reprodutíveis do espaço articular. Um fator é que a inclinação do platô da tíbia é diferente entre os côndilos medial e lateral. O formato dos côndilos tibiais é diferente pois o côndilo medial é levemente côncavo e a incidência tangencial demonstra a superposição das margens anterior e posterior sobre a superfície articular verdadeira

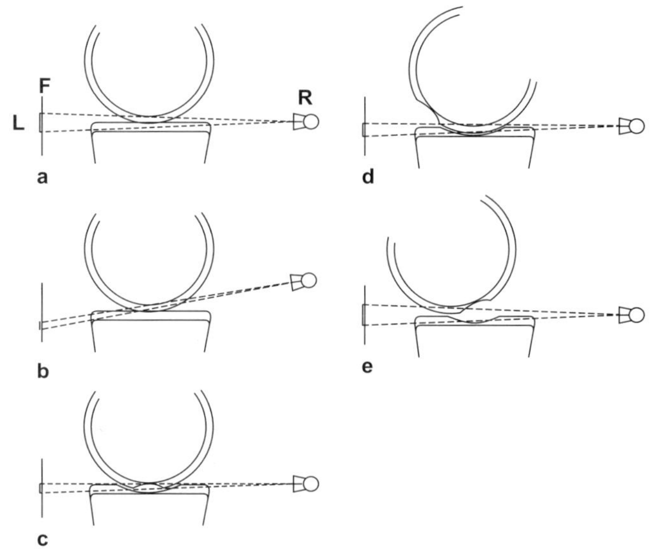


**Fig. 1.11a-e.** Desenho esquemático da técnica de exame na AO. **a** Articulação normal. O feixe central da ampola de raios-X (*R*) é tangencial ao osso subcondral. A largura da cartilagem (*L*) é corretamente delineada no filme (*F*). **b** Articulação normal. O feixe de raios-X não é tangencial e a largura da cartilagem está falsamente descrita, estando muito estreita. **c** Defeito cartilaginoso em ambos os lados da articulação. O feixe de raios-X é corretamente tangencial ao osso subcondral. O estreitamento do espaço articular é corretamente visualizado. **d** Defeito cartilaginoso em um lado da articulação que está rodado para longe da posição tangencial. Somente a profundidade do defeito inferior é descrita. **e** O defeito da cartilagem superior estava rodado para longe da posição tangencial e a superfície articular inferior deslizou posteriormente. A largura do espaço articular aparece normal na radiografia. Este desenho pode ilustrar a situação do joelho com uma degeneração cartilaginosa local posteriormente em um exame radiográfico com uma articulação reta ou estendida excessivamente (ver Fig. 1.12) (Publicado com permissão de Nordisk Lärobok I Radiologi, Studentlitteratur, Suécia, 1993).

(Fig. 1.13). A superfície articular verdadeira foi definida por Buckland-Wright (1995) como "uma linha entre a espinha tibial e a margem medial ou interna, através do centro do assoalho da fossa articular no plano coronal médio da articulação. Esta linha é definida pela margem superior da córtex subcondral e aparece abaixo das margens articulares anterior e posterior do platô tibial". O espaço articular é medido entre esta linha e a margem distal convexa do côndilo femoral no compartimento medial. O platô tibial lateral é um pouco menos côncavo em comparação com o côndilo tibial medial, e algumas vezes é convexo. Buckland-Wright (1995) definiram a linha de medida do côndilo tibial lateral como "a margem proximal da superfície articular, definida pela margem superior da banda rádio-densa brilhante da córtex subcondral que se estende de uma região próxima às espinhas tibiais até a margem lateral ou externa". Assim, existe uma diferença entre os compartimentos medial e lateral de modo que é fácil a definição da superfície articular do platô tibial lateral quando o feixe de raios-X é tangencial à superfície. No compartimento medial as margens anterior e posterior da superfície articular se superpõem à superfície articular verdadeira (Fig. 1.13). A inclinação do platô tibial é de 5-20°. Isto significa que um feixe horizontal de raios-x não irá cursar tangencialmente ao platô e a inclinação do feixe de raios-X na maioria dos casos deve ser ajustado pela fluoroscopia.

Estudos prévios demonstraram que a degeneração da cartilagem articular dos côndilos femorais se inicia em uma posição posterior ao ápice do côndilo (Boegård *et al.*, 1997; Boegård, 1998). Portanto, um paciente com uma dor de joelho não específica deve ser examinado com carga e 20-30° de flexão da articulação tíbio-femoral, especialmente se o paciente tem mais de 30 anos de idade, de modo a revelar o estreitamento do espaço articular. Em pacientes que não são capazes de ficar em pé, uma incidência *tunnel view* do joelho pode ser valiosa. Resnick e Vint (1980) descreveram os casos de seis pacientes nos quais as incidências *tunnel view* apresentaram as evidências mais impressionantes de dano cartilaginoso quando comparadas com as incidências em AP com carga (Fig. 1.12).

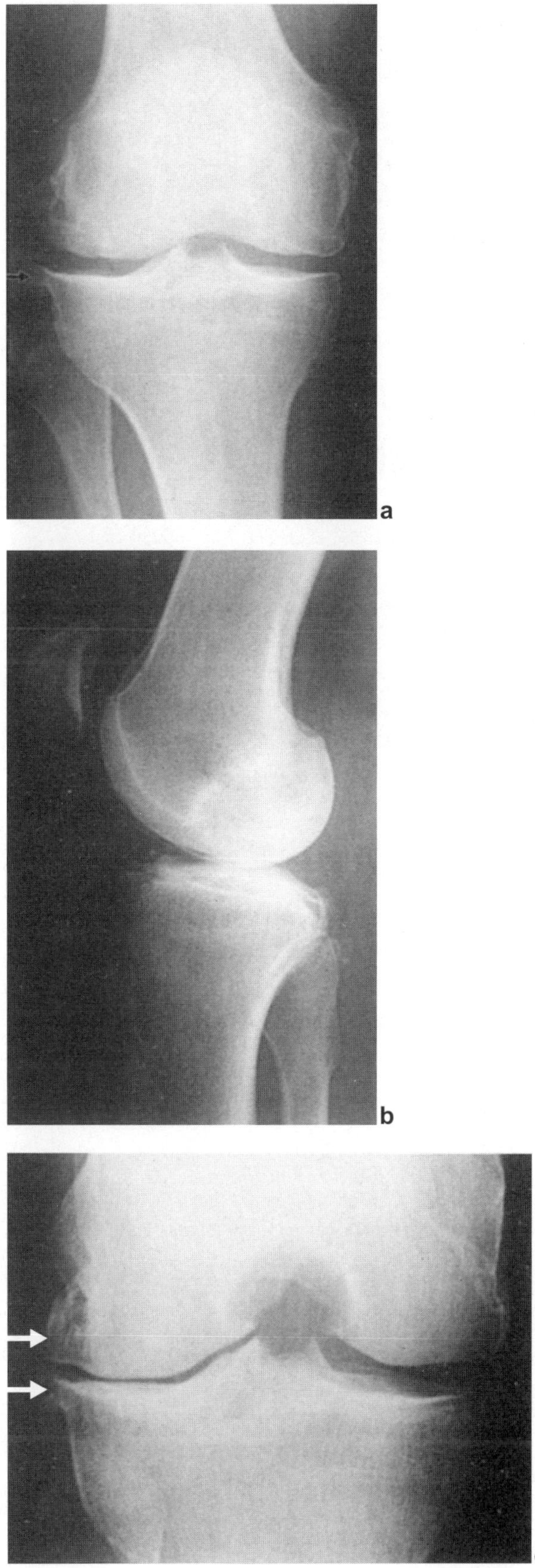

**Fig. 1.12a-c.** Joelho com carga. **a** Incidência AP; **b** incidência lateral; **c** incidência *tunnel view*. O joelho é examinado com uma leve flexão. Os côndilos femorais estão superpostos na incidência lateral. Osteófitos estão presentes lateralmente no fêmur e na tíbia (*setas*). A largura do espaço articular parece normal medial e lateralmente. Com a incidência *tunnel view* o espaço articular está acentuadamente reduzido lateralmente por causa de uma degeneração da cartilagem articular posteriormente tanto no fêmur como na tíbia. O corno posterior do menisco lateral foi ressecado. Estes achados foram demonstrados com uma IRM (não demonstrada aqui).

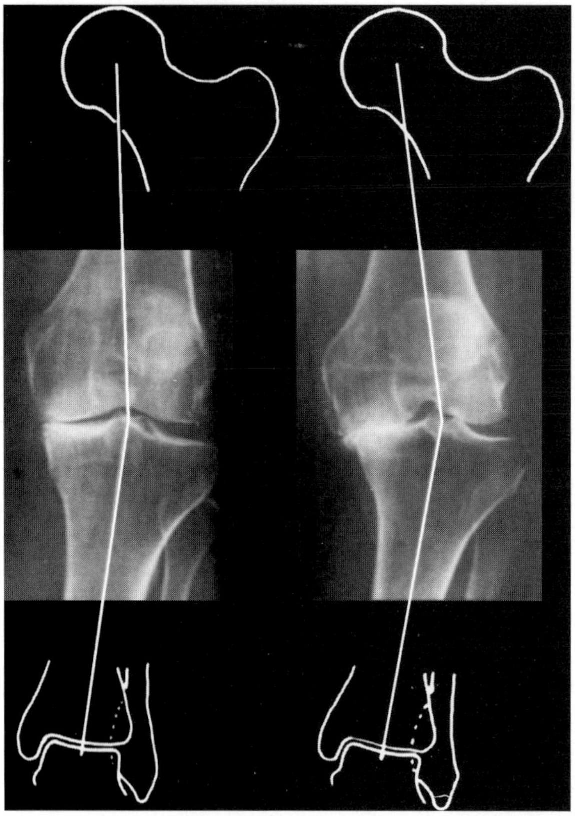

**Fig. 1.13.** O princípio da medida do ângulo QJT em dois exemplos. As linhas são traçadas a partir do centro da cabeça femoral até o meio do joelho (representado pelas espinhas tibiais) e do meio do tornozelo até o meio da articulação, para avaliar o grau de deformidade em varo.

Em alguns hospitais suecos a técnica padrão empregada é com o paciente em pé, carregando quase todo seu peso sobre a perna examinada, com uma leve flexão do joelho. Entretanto, na maioria dos centros, o paciente fica em pé sobre as duas pernas, com uma carga igual sobre os dois joelhos. BOEGÅRD *et al.* (1998b) compararam as duas técnicas, *i. e.*, com a carga sobre uma ou as duas pernas. Eles concluíram que havia uma redução do espaço articular, mínimo, no compartimento medial quando o paciente se apoiava com o peso igualmente distribuído em ambas as pernas. Com a carga sobre somente uma perna, a redução do espaço articular era mais proeminente no compartimento lateral. Como a OA é 10 vezes mais comum no compartimento medial do que no compartimento lateral, o exame com uma carga igual sobre ambas as pernas é o de preferência. Deve se ter em mente que a inclinação do platô tibial difere entre a face medial e lateral e quando o exame é direcionado para o compartimento medial pode haver dificuldades para a avaliação do compartimento lateral.

Diferentes sistemas de graduação para OA do joelho foram propostos. Os mais comumente empregados são os sistemas sugeridos por KELLGREN e LAWRENCE (1957) e AHLBÄCK (1968). Os dois sistemas de graduação são comparados no Quadro 1.1. AHLBÄCK (1968) propôs que o estreitamento, como um sinal de perda cartilaginosa, existe se a largura articular mínima é inferior a 3 mm e a maioria dos autores aceitaram este limite. Este limite foi confirmado por BOEGÅRD *et al.* (1997).

**Quadro 1-1.** Classificação da OA do joelho. Comparação entre os sistemas de graduação de Ahlbäck e de Kellgren e Lawrence

| *Graduação Ahlbäck* | *Definição Ahlbäck* | *Graduação Kellgren e Lawrence* | *Definição Kellgren e Lawrence* |
|---|---|---|---|
| | | Grau 1 "duvidoso" | Osteófitos diminutos, significado duvidoso |
| | | Grau 2 "mínimo" | Osteófitos definidos, sem dano ao espaço articular |
| Grau 1 | Estreitamento do espaço articular (espaço articular < 3 mm) | Grau 3 "moderado" | Diminuição moderada do espaço articular |
| Grau 2 | Obliteração do espaço articular | Grau 4 "severo" | Espaço articular altamente danificado com esclerose do osso subcondral |
| Grau 3 | Atrito ósseo mínimo (0-5 mm) | Grau 4 | Como acima |
| Grau 4 | Atrito ósseo moderado (5-10 mm) | Grau 4 | Como acima |
| Grau 5 | Atrito ósseo severo (> 10 mm) | Grau 4 | Como acima |

Como mencionado previamente, a presença de osteófitos é um indicador importante de OA no estágio mais inicial da doença. Na idade avançada, os osteófitos geralmente são extensos. Diversos atlas de radiologia definem e registram separadamente as características individuais da OA de joelho, como estreitamento do espaço articular, osteófitos e esclerose subcondral (Altman *et al.*, 1995; Spector *et al.*, 1992). Estes atlas foram criados para uma avaliação semiquantitativa do grau da doença em uma tentativa de diminuir a variância intra-observador e interobservador na avaliação das articulações do joelho para propósitos de pesquisa.

Em pacientes com suspeita de doença degenerativa, uma incidência axial da patela deve ser incluída para avaliar a articulação patelofemoral. O exame deve ser realizado com carga, flexão de joelho e um feixe de raios-X vertical (Fig. 1.6). Nenhum estudo comparativo entre as radiografias com carga e sem carga foi publicado até agora, mas nossa impressão é de que o único modo de avaliar os relacionamentos funcionais da patela é através dos estudos com carga. Para a medida do espaço articular patelofemoral, Buckland-Wright (1995) definiram as superfícies de medidas como "a superfície articular da córtex nas superfícies medial e lateral" para o fêmur e a "banda radiodensa brilhante da córtex subcondral nas superfícies medial e lateral localizadas profundamente ou anterior ao perfil da margem articular inferior" para a patela. Com a técnica de exame utilizada, Boegård *et al.* (1998c) concluíram que a largura crítica do espaço articular seria de 5 mm. Se o espaço articular é de menos de 5 mm, existe uma baixa sensibilidade (50%) e alta especificidade (94%) para os defeitos cartilaginosos detectados pelas imagens de RM. Osteófitos da articulação patelofemoral estão associados com defeitos cartilaginosos detectados pela RM na mesma articulação. O relacionamento foi forte para osteófitos na tróclea femoral lateral e nas articulações com estreitamento (< 5 mm) mas fraco em articulações sem estreitamento (> 5 mm) (Boegård *et al.*, 1998d). Extensos artigos de revisão sobre a radiografia simples para avaliação da OA estão disponíveis (Boegård e Jonsson, 1999; Mazzuca e Brandt, 1999).

Em pacientes que são submetidos a um implante de prótese de joelho, utiliza-se a mesma técnica empregada para a OA primária, *i. e.*, com carga e a flexão do joelho. Nestes pacientes é importante que o feixe central de raios-X seja paralelo ao platô tibial nas incidências em AP ou PA de modo a ter a mesma projeção nos exames de acompanhamento (Fig. 1.14). Se o feixe de raios-X não é paralelo ao platô tibial, uma fina zona de lucência pode estar escondida. Na incidência lateral os elementos posteriores do componente femoral da prótese devem estar superpostos. O objetivo do exame da prótese é a obtenção de projeções padronizadas de modo a diagnosticar possíveis complicações como o desprendimento, infecção, ou desgaste da cobertura plástica.

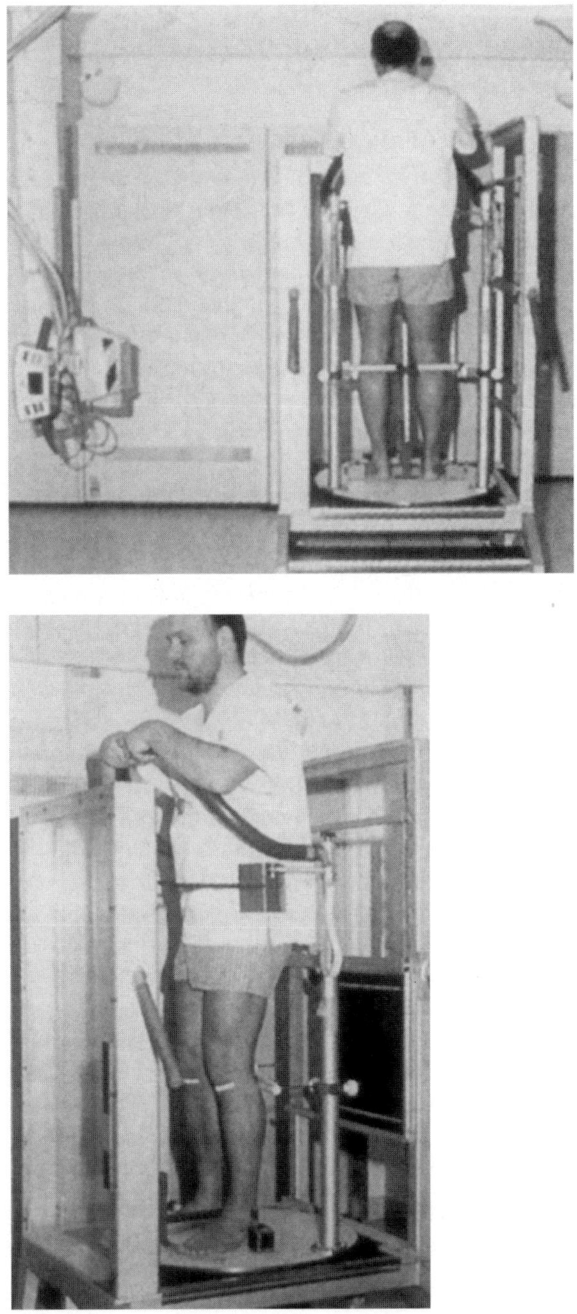

**Fig. 1.14.** A mesa de exame para PRQ. (De SANFRIDSSON *et al.* 1996, com permissão da *Acta Radiologica*.)

## 1.4 Técnicas de Medida Radiográfica

### 1.4.1 Avaliação do Alinhamento

As medidas precisas do alinhamento e configuração da extremidade inferior são um pré-requisito para a avaliação e tratamento clínico de pacientes com OA. Estas medidas são mandatórias no planejamento pré-operatório da osteotomia tibial alta e da artroplastia do joelho, bem como para a avaliação dos resultados pós-operatórios. O eixo mecânico da extremidade inferior, definido como ângulo quadril-joelho-tornozelo (QJT) demonstrado em filmes panorâmicos expondo o quadril, o joelho e o tornozelo, tem sido utilizado (ODENBRING *et al.*, 1993). De maneira ideal, a medida do ângulo QJT é realizada com o paciente exercendo carga sobre uma perna, da mesma forma utilizada nos exames para a avaliação do espaço articular. Inicialmente, a articulação do joelho é monitorada em uma incidência lateral, de modo que os côndilos fiquem superpostos. Depois uma incidência AP é obtida em uma posição de 90° em relação à incidência lateral. Na incidência AP uma radiografia panorâmica incluindo o joelho e o tornozelo e uma radiografia do quadril são obtidas com os chassis dos filmes em uma estrutura de calibração. Depois que as radiografias são feitas, elas são montadas em uma estrutura semelhante em um negatoscópio. Desta forma as radiografias são corretamente centralizadas entre si e linhas são traçadas nos filmes para permitir a avaliação do ângulo QJT. As linhas são traçadas do centro da cabeça femoral até o centro do joelho e do meio da articulação do tornozelo até o centro do joelho (Fig. 1.13). Desta forma, uma deformidade em varo ou em valgo do joelho pode ser delineada e graduada. Outro ângulo importante é o ângulo QJD (quadril-joelho-diáfise), que é o ângulo entre uma linha que parte do centro da cabeça femoral até o centro do joelho e uma linha que vai do centro da diáfise femoral no nível do trocânter menor até o centro do joelho. Este ângulo é importante para a correção do posicionamento do equipamento cirúrgico durante a osteotomia ou colocação de uma prótese.

Em uma OA de joelho moderada ou inicial, os pacientes podem ser submetidos a uma osteotomia tibial alta para corrigir o alinhamento do joelho e redistribuir a carga para o compartimento mais saudável, *i. e.*, para o compartimento lateral nos casos de artrose medial (INSALL *et al.*, 1974). Tradicionalmente, uma osteotomia incluiu a remoção de uma cunha de osso para corrigir o alinhamento, mas recentemente a distração do calo ou uma osteotomia de hemicalotase se tornou popular em alguns centros (DE PABLOS *et al.*, 1995). De modo a realizar uma osteotomia correta e estimar o tamanho da cunha ou da distração do calo, a medida do QJT é necessária tanto antes como depois da cirurgia para se checar os resultados.

As mensurações pré-operatórias na gonartrose também podem ser avaliadas na posição de decúbito dorsal sem carga, mas com a aplicação de incidências de estresse (EDHOLM *et al.* 1976).

### 1.4.2 PRQ ou IPJ

Para melhorar as rotinas das medidas do joelho, outros métodos foram descritos, como o PRQ (sistema de precisão radiográfica de Questor), que é um método de exame padronizado para o membro inferior na posição com suporte de carga. Este método atualmente foi renomeado como "IPJ" (imagens padronizadas de joelho). O método foi desenvolvido para a radiografia convencional pelo Clinical Mechanics Group, Division of Orthopaedic Surgery and Department of Mechanical Engineering na Queens University, Kingston, Ontário, Canadá (SIU *et al.*, 1991). O paciente fica em pé sobre uma mesa giratória colocada dentro de uma estrutura que possui escalas de transferência para o registro da rotação do pé (Fig. 1.14). Os tornozelos são posicionados contra blocos ajustáveis para representar a localização de cada ponto maleolar médio e os quadris são apoiados em coxins ajustáveis para os quadris. Uma incidência lateral do joelho é obtida e depois a mesa giratória pode ser rodada em 90° sem que o paciente mude de posição para uma incidência ortogonal em AP do joelho e do quadril. A estrutura PRQ contém dois painéis de "Plexiglas" espaçadas a 10 cm entre si embutidas em marcadores rádio-opacos e linhas de referência para a correção da "paralaxe" e da ampliação. Os pacientes se localizam na frente do paciente entre a fonte de raios-X e o filme. Os marcos anatômicos ósseos, linhas de referência e marcadores são localizados e verificados em uma tabuleta. Um software em um computador pessoal processa a informação e gera uma demonstração de nove ângulos e dez distâncias. Nosso método de rotina para os ângulos QJT e QJD foi comparado com a PRQ e o estudo demonstrou uma boa correlação entre os dois métodos (SANFRIDSSON *et al.*, 1996). Mais recentemente, o sistema PRQ foi adaptado à radiografia computadorizada e PACS (SANFRIDSSON *et al.*, 1997), com uma boa reprodutividade. Com a técnica CR é possível reduzir consideravelmente a dose de radiação neste ambiente (SANFRIDSSON *et al.*, 2000). O mesmo grupo também demonstrou que com a técnica PRQ é possível avaliar a rotação da tíbia em relação ao fêmur e a migração da patela quando houve uma mudança da posição do joelho de uma leve flexão para uma posição totalmente estendida (SANFRIDSSON *et al.*, 2001).

Deve ser destacado que esta técnica nem sempre está disponível, porque necessita de equipamentos especiais e programas de computador para a avaliação. O método é utilizado em alguns centros para a avaliação rotineira do alinhamento do joelho (COOK *et al.*, 1999).

### 1.4.3 Análise Estereofotogramétrica Roentgen

A estereofotogrametria (RSA) foi descrita por SELVIK (1989). A idéia por trás do método é que a mobilidade entre duas estruturas pode ser definida e analisada por uma técnica estereofotogramétrica. As estruturas são definidas por pequenas partículas metálicas de tamanho e densidade conhecidos. As partículas são colocadas em duas estruturas que podem se mover entre si, por exemplo, o componente tibial de uma prótese em relação à tíbia proximal. Partículas absolutamente esféricas de 0,8 mm feitas de tântalo são implantadas no osso e/ou cobertura plástica de uma prótese. Pelo menos três partículas são necessárias para cada estrutura para definir um "corpo rígido". Duas radiografias são feitas de modo simultâneo com duas ampolas de raios-X em um modo de raio convergente estereoscópico ou em uma orientação de 90° entre si. Antes destas radiografias serem realizadas, procedimentos especiais de calibração devem ser realizados. Os filmes são montados em um analisador especial que, devido à técnica de radiografia estereoscópica, pode localizar os corpos no espaço e definir a posição de cada corpo entre si utilizando um software especial. Nas repetições dos exames, podem ser reveladas as diferenças de posição entre os corpos.

As partículas de tântalo podem ser facilmente introduzidas por via percutânea com anestesia local. O joelho é uma articulação ideal para os estudos RSA. O método pode ser utilizado para a análise da cinemática do joelho e da fixação da prótese (Fig. 1.15). A precisão das medidas com a radiografia convencional é da ordem de 2-3 mm, mas a precisão com a RSA é de 0,2 a 0,3 mm. Além disto, a rotação pode ser estimada com o mesmo grau de precisão (RYD 1992; FRIDÉN *et al.* 1992).

Não existe outro método disponível que possa competir com a RSA em termos de precisão das medidas, mas o método necessita de esforço e tempo consideráveis. Os marcadores devem ser implantados com muito cuidado e as radiografias devem ser feitas com os pacientes corretamente posicionados. A digitalização e a análise levam tempo e necessitam de um conhecimento amplo da técnica. A RSA está mais indicada para investigações menores e bem definidas que se destinem a problemas cinemáticos. Desta forma este não é um método para uso generalizado.

### 1.4.4 Configuração do Côndilo Femoral

A configuração dos côndilos femorais pode influenciar a estabilidade do joelho. Em um estudo realizado por FRIDÉN *et al.* (1993), 100 pacientes consecutivos com ruptura do ligamento cruzado anterior (LCA) foram estudados de modo prospectivo durante cinco anos. Durante este período, 16 pacientes desenvolveram incapacidade, que necessitou uma cirurgia reconstrutiva. Os 84 pacientes restantes não desenvolveram nenhuma limitação funcional. A configuração dos côndilos femorais em todos os

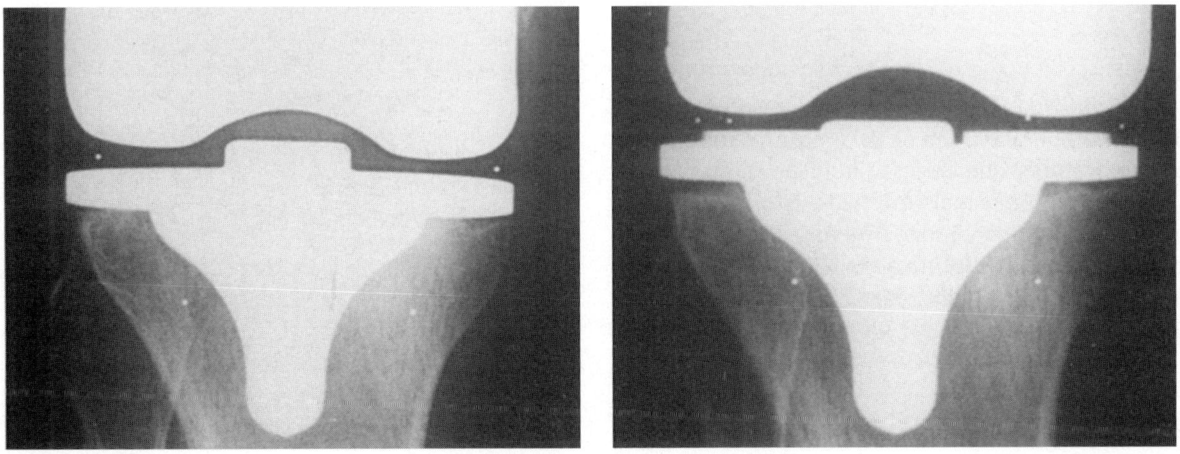

a b

**Fig. 1.15a, b.** Prótese total do joelho examinada com carga. **a** Exame pós-operatório 8 semanas após a cirurgia. **b** Repetição do exame 1 ano após a cirurgia. O primeiro exame (**a**) não foi realizado corretamente: o feixe de raios-X não é tangencial ao platô tibial. Por sua vez, o segundo exame (**b**) está correto. Já no primeiro exame existiam suspeitas clínicas de infecção. A zona sob o platô tibial não pôde ser avaliada em **a**, enquanto que em **b** a zona é bem observada. Observe os fragmentos de tântalo para a estereofotogrametria na tíbia e a cobertura plástica do componente tibial. Em **b** mas não em **a**, observam-se os implantes anterior e posterior de tântalo. Esta é uma outra comprovação da direção correta do feixe de raios-X.

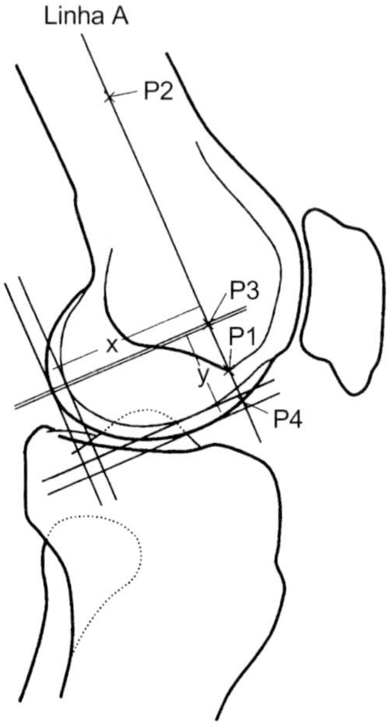


**Fig. 1-16.** Desenho esquematizado para demonstrar o princípio da avaliação da configuração dos côndilos femorais. As medidas são realizadas em uma radiografia lateral padrão sem carga. A *linha A* é traçada do ponto mais distal do ângulo da linha de Blumenstaat. (*P1*) até o centro da diáfise femoral 10 cm acima da linha articular (*P2*). Perpendicularmente a esta linha axial, duas linhas adicionais são traçadas para o ponto mais posterior em cada côndilo femoral. O ponto médio entre estas linhas na linha A é chamado de *P3* e o comprimento médio das linhas é chamado de *x*, representando a profundidade sagital dos côndilos. As tangentes das partes mais distais de cada côndilo perpendiculares à linha A são traçadas e o ponto médio entre estas linhas sobre a linha A é chamado de *P4*. A distância entre *P3* e *P4* representa a altura dos côndilos, que é chamada de *y*. Um quociente foi determinado pela divisão da altura do côndilo (*y*) pela profundidade sagital (*x*). Este quociente descreve a relação entre a altura e a profundidade.

pacientes foi medida (Fig. 1.16). As medidas demonstraram que, em comparação com os pacientes não operados, que os 16 pacientes que necessitaram de cirurgia possuiam côndilos femorais mais esféricos. Isto indica que a geometria articular dos côndilos femorais é importante para a função após uma ruptura de LCA. Pode se especular se a configuração dos côndilos femorais é importante no desenvolvimento da OA.

### 1.4.5 Posição Patelar

Os problemas patelares já foram mencionados previamente nas seções sobre trauma e doença degenerativa. A posição da patela é considerada um importante fator etiológico na condromalácia retropatelar. Uma distinção é feita entre a patela de trilha alta – patela alta – e a patela de trilha baixa – patela baixa. O método mais comumente empregado para determinar a altura da patela é o índice de Insall-Salvati. Neste método, o maior comprimento diagonal da patela (CP) é dividido pelo comprimento do tendão patelar (CT). Um índice de Insall-Salvati (CP/CT) inferior a 0,8 indica uma patela alta, que resulta em estresses sobre as porções central e distal da cartilagem retropatelar. Se o índice de Insall-Salvati é superior a 1.2 ele indica uma patela baixa, com o carregamento resultante sobre a porção proximal da cartilagem retropatelar. Vários outros métodos foram descritos. A confiabilidade e a variabilidade entre observadores do índice de Insall-Salvati e dos outros métodos já foram comparadas (SEIL *et al.*, 2000). Observou-se uma grande variabilidade entre os diferentes índices e, dependendo do índice utilizado, o mesmo joelho poderia demonstrar uma patela alta, patela baixa ou uma normalidade. No estudo de SEIL *et al.*, o método descrito por BLACKBURNE e PEEL (1977) demonstrou a menor variabilidade entre observadores e discriminou melhor entre os grupos "alta", "baixa" e "normal". Neste método, é medida a proporção do comprimento da superfície articular da patela em relação à altura do pólo inferior da superfície articular acima da linha do platô tibial.

EGUND *et al.* (1988) descreveram um método no qual a relação entre a patela e a tíbia é medida com carga e uma flexão do joelho de 30-40°. Este parece ser o método mais fisiológico, mas não foi estudado por SEIL *et al.* (2000).

## Referências Bibliográficas

Ahlbäck S (1968) Osteoarthrosis of the knee: a radiographic investigation. Acta Radiol Suppl 277:7-72

Altman RD, Hochberg M, Murphy WA Jr *et al.* (1995) Atlas of individual radiographic features in osteoarthritis. Osteoarthr Cartil 3 [Suppl A]:3-70

Ballinger PW (1991) Merrill's atlas of radiographic positions and radiologic procedures, 7th edn. Mosby Year Book, St Louis

Bernau A (1995) Orthopädische Röntgendiagnostik. Einstelltechnik. Urban and Schwarzenberg, Munich

Blackburne JS, Peel TE (1977) A new method of measuring patellar height. J Bone Joint Surg [Br] 59:241-242

Boegård T (1998) Radiography and bone scintigraphy in osteoarthritis of the knee-comparison with MR imaging. Acta Radiol 39 [Suppl 418]:3-37

Boegård T, Jonsson K (1999) Radiography in osteoarthritis of the knee. Skeletal Radiol 28:605-615

Boegård T, Rudling O, Petersson IF *et al.* (1997) Postero-anterior radiogram of the knee in weight bearing and semiflexion: comparison with MR imaging. Acta Radio! 38:1063-1070

Boegård T, Rudling O, Petersson IF *et al.* (1998a) Correlation between radiographically diagnosed osteophytes and magnetic resonance detected cartilage defects in the tibiofemoral joint. Ann Rheum Dis 57:401-407

Boegård T, Rudling O, Petersson IF *et al.* (1998b) Joint-space width in the weight-bearing radiogram of the tibio-femoral joint. Should the patient stand on one leg or two? Acta Radiol 39:32-35

Boegård T, Rudling O, Petersson IF *et al.* (1998c) Joint-space width in the axial view of the patello-femoral joint. Definitions and comparison with MR imaging. Acta Radiol 39:24-31

Boegård T, Rudling O, Petersson IF *et al.* (1998d) Correlation between radiographically diagnosed osteophytes and magnetic resonance detected cartilage defects in the patellofemoral joint. Ann Rheum Dis 57:395-400

Bontrager KL (1997) Textbook of radiographic positioning and related anatomy, 4th edn. Mosby, St Louis

Brossmann J, Freyschmidt J, Czerny C (2001) Grenzen des Normalen and Anfänge des Pathologischen in der Radiologie des kindlichen and erwachsenen Skeletts, 14th edn. Thieme, Stuttgart

Buckland-Wright C (1995) Protocols for precise radio-anatomical positioning of the tibiofemoral and patellofemoral compartments of the knee. Osteoarthritis Cartilage 3 [Suppl A]:71-80

Cook TDV, Kelly BP, Harrison L, Mohamed G, Khan B (1999) Radiographic grading for knee osteoarthritis. A revised scheme that relates to alignment and deformity. J Rheumatol 16:641-644

De Pablos J, Azcárate J, Barrios C (1995) Progressive opening-wedge osteotomy for angular long-bone deformities in adolescents. J Bone Joint Surg [Br] 77:387-391

Egund N, Lundin A, Wallengren NO (1988) The vertical position of the patella. A new radiographic method for routine use. Acta Radiol 29:555-558

Edholm P, Lindahl O, Lindholm B *et al.* (1976) Knee instability. An orthoradiographic study. Acta Orthop Scand 47:658-663

Fridén T, Ryd L, Lindstrand A (1992) Laxity and graft fixation after reconstruction of the anterior cruciate ligament. A roentgen stereophotogrammetric analysis of 11 patients. Acta Orthop Scand 63:80-84

Fridén T, Jonsson A, Erlandsson T *et al.* (1993) Effect of femoral condyle configuration on disability after an anterior cruciate ligament rupture. 100 patients followed for 5 years. Acta Orthop Scand 64:571-574

Insall J, Shoji H, Mayer V (1974) High tibial osteotomy. J Bone Joint Surg [A] 56:1397-1405

Jonsson A, Hannesson P, Herrlin K *et al.* (1995) Computed vs film-screen magnification radiography of fingers in hyperparathyroidism. An ROC analysis. Acta Radiol 36:71-75

Jónsson A, Herrlin K, Jonsson K *et al.* (1996) Radiation dose reduction in computed skeletal radiography: effect on image quality. Acta Radiol 37:128-133

Keats TE (1996) Atlas of normal roentgen variants that may simulate disease, 6th edn. Mosby-Year Book, St. Louis Kellgren JH, Lawrence JS (1957) Radiologic assessment of osteoarthritis. Ann Rheum Dis 16:494-501

Leach RE, Gregg T, Silber FJ (1970) Weight bearing radiography in osteoarthritis of the knee. Radiology 97:265-268

Lugo-Olivieri CH, Scott WW Jr, Zerhouni EA (1996) Fluid-fluid levels in injured knees: do they always represent lipohemarthrosis? Radiology 198:499-502

Mazzuca ST, Brandt KD (1999) Plain radiography as an outcome measure in clinical trials involving patients with knee osteoarthritis. Rheum Dis Clin North Am 25:467-480

Merchant AC, Mercer RL, Jacobsen RH *et al.* (1974) Roentgenographic analysis of patellofemoral congruence. J Bone Joint Surg [Am] 56A:1391-1396

Odenbring S, Berggren AM, Peil L (1993) Roentgenographic assessment of the hip-knee-ankle axis in medial gonarthrosis. A study of reproducibility. Clin Orthop 289:195-196

Pavlov H, Burke M, Giesa M, Seager KR, White E (1999) Orthopaedist's guide to plain film imaging. Thieme, New York

Piperno M, Conrozier T, Bochu M, Carillon Y, Fantino O, Vignon E (1998) Re-evaluation of conventional radiography in arthritis (in French). Rev Prat 48 Suppl 17:S5-S8

Ravaud P, Auleley GR, Chastang C, Rousselin B Paolozzi L, Amor B, Dougados M (1996) Knee joint space width measurement: an experimental study of the influence of radiographic procedure and joint positioning. Br J Rheumatol 35:761-766

Resnick D, Vint V (1980) The "tunnel" view in assessment of cartilage loss in osteoarthritis of the knee. Radiology 137:547-548

Ryd L (1992) The role of roentgen stereophotogrammetric analysis (RSA) in knee surgery. Am J Knee Surg 5:44-54

Sanfridsson J, Ryd L, Eklund K *et al.* (1996) Angular configuration of the knee. Comparison of conventional measurements and the QUESTOR Precision Radiography system. Acta Radiol 37:633-638

Sanfridsson J, Svahn G, Jonsson K *et al.* (1997) Computed radiography for characterisation of the weight-bearing knee. Acta Radio! 38:514-519

Sanfridsson J, Svahn G, Ryd L *et al.* (1998) Assessment of image post-processing and of measuring assistance tools in computed radiography. 39:642-648

Sanfridsson J, Holje G, Svahn G *et al.* (2000) Radiation dose and image information in computed radiography. A phantom study of angle measurements in the weight-bearing knee. Acta Radio! 41:310-316

Sanfridsson J, Ryd L, Svahn G, Fridén T, Jonsson K (2001) Radiographic measurement of femorotibial rotation in weight bearing. The influence of flexion and extension in the knee on the extensor mechanism and angles of the lower extremity in a healthy populaton. Acta Radiol 42:207-217

Scott WW Jr, Rosenbaum JE, Ackerman SJ *et al.* (1993) Subtle orthopaedic fractures: teleradiology workstation versus film interpretation. Radiology 187:811-815

Seil R, Müller B, Georg T *et al.* (2000) Reliability and interobserver variability in radiological patellar height ratios. Knee Surg Sports Traumatol Arthrosc 8:231-236

Selvik GA (1989) A roentgen stereophotogrammetric system for the study of the kinematics of the skeletal systems. University of Lund, Sweden, Thesis 1974 (reprint). Acta Orthop Scand 60 [Suppl 232]:1-51

Siu D, Cook DV, Broekhoven LD *et al.* (1991) A standardized technique for lower limb radiography. Invest Radiol 26:71

Spector TD, Cooper C, Cushnaghan J *et al.* (1992) A radiographic atlas of knee osteoarthritis. Springer, Berlin Heidelberg New York

Stedtfeld HW, Strobel M (1983) A new holding device for the preparation of stress roentgenograms of the knee joint. Unfallheilkunde 86:230-235

Strobel M, Stedtfeld HW (1990) Diagnostic evaluation of the knee. Springer, Berlin Heidelberg New York

# 2 Artrografia

A. Mark Davies • Victor Cassar-Pullicino

CONTEÚDO



## 2.1 Introdução

A artrografia é a técnica de imagens na qual as estruturas intra-articulares de uma articulação se tornam visíveis ou mais conspícuas através da introdução de um meio de contraste. Ela foi inicialmente descrita 10 anos após a descoberta do raio-X com o uso de um meio de contraste negativo (ar ou oxigênio), mas somente na década de 1930 que o uso de meio de contraste positivo (a base de iodo) foi introduzido no joelho. Nos idos de 1934 o valor da técnica do duplo contraste já era reconhecido (BIRCHER e OBERHOLZER, 1934). Nos 30 anos seguintes, outros refinamentos foram introduzidos (FREIBERGER *et al.*, 1966) de modo que esta era a técnica de imagens de escolha para os desarranjos internos do joelho até o meio da década de 1980 (BUTT e MCINTYRE, 1969; STOKER, 1980). Atualmente a técnica é considerada obsoleta no joelho com a introdução das imagens de ressonância magnética (RM), tomografia computadorizada (TC) e da ultra-sonografia. Entretanto, ela permanece sendo um adjunto útil tanto para as imagens RM como para as imagens TC nos exames de artrografia por RM e artrografia por TC (ver Capítulos 3 e 4).

A. M. Davies, MD
Consultant Radiologist, MRI Centre, Royal Orthopaedic Hospital, Bristol Road, Birmingham, B31 2AP, UK
V. Cassar-Pullicino, MD
Consultant Radiologist, Department of Diagnostic Imaging, The Robert Jones & Agnes Hunt Orthopaedic and District Hospital, Oswestry, Shropshire, SY10 7AG, UK

## 2.2 Indicações

Historicamente, a principal indicação da artrografia do joelho era uma lesão dos tecidos moles, tanto meniscal como ligamentar. Apesar da artrografia no mundo desenvolvido ter sido superada por outras técnicas, ela pode ser valiosa se o custo do procedimento for importante ou se o acesso às imagens de RM é limitado. Entretanto, nos países em desenvolvimento, é debatível se os problemas de joelho constituem uma prioridade de saúde.

## 2.3 Contra-Indicações

Não existem contra-indicações absolutas para a artrografia do joelho, a sepse local e uma história de sensibilidade ao iodo são causas de cuidados.

## 2.4 Técnica

Existem dois elementos para que a realização de uma artrografia de joelho seja bem-sucedida: primeiro, a introdução satisfatória dos agentes de contraste dentro da articulação; segundo, a pronta realização de radiografias de alta qualidade.

A técnica da punção com agulha é idêntica, a despeito da natureza da imagem subseqüente, seja ela uma artrografia convencional, artrografia por TC ou por RM. A técnica preferida do autor é a abordagem lateral sob condições assépticas (GOLDMAN, 1984). O paciente é colocado em decúbito dorsal com o joelho levemente flexionado sobre um pequeno coxim de modo a relaxar o mecanismo patelar. Um saco de areia ou um material semelhante é colocado de encontro à articulação do tornozelo para evitar a rotação externa do membro inferior. Isto assegura que a articulação patelofemoral fique paralela à cabeceira da mesa de exames. Utilizando a mão não dominante, a patela é desviada lateralmente com os dedos enquanto o polegar palpa o espaço entre o pólo médio da patela e o côndilo femoral subjacente. Com a mão dominante, a pele e os tecidos subcutâneos são infiltrados com anestésico local. Uma agulha calibre 21 é horizontalmente avançada através da articulação patelofemoral, sob a qual geralmente uma "sensação de estalido" é observada. Se a agulha está em uma posição intra-articular, não será observada resistência durante a injeção do ar. Tipicamente 2-5 ml de meio de contraste não iônico (300 mg l/ml) e 20 ml de ar serão injetados para o método do duplo contraste. O acréscimo de adrenalina (0,2 ml de uma solução 1:1.000) irá melhorar a visualização das estruturas intra-articulares por causar a vasoconstrição dos vasos sinoviais, diminuindo desta forma o índice de absorção da quantidade de líquido sinovial formado. Onde for possível, qualquer líquido articular preexistente deve ser aspirado antes da injeção do meio de contraste para evitar uma diluição desnecessária (De Carvalho e Jurik 1985). O joelho é brevemente exercitado para assegurar que todas as superfícies sejam adequadamente cobertas com o meio de contraste. Com o método do duplo contraste, um exercício muito vigoroso pode fazer com que o meio de contraste forme espumas, diminuindo a qualidade da imagem.

A atenção meticulosa aos componentes radiográficos do exame é essencial para assegurar imagens de boa qualidade demonstrando completamente os meniscos. Uma técnica de baixa voltagem (50-55 kVp), um tempo de exposição curto para minimizar um embaçamento pelo movimento, e um pequeno ponto focal para diminuir a falta de precisão geométrica são essenciais. Descrições detalhadas das técnicas fluoroscópicas podem ser encontradas nos seguintes textos: Butt e McIntyre (1969), Ricklin *et al.* (1979), Freiberger (1979), Dalinka (1980), Stoker (1980) e Goldman (1984). Ao mesmo tempo que um estresse é aplicado para abrir um compartimento, uma série de imagens bem colimadas são obtidas em variáveis graus de rotação para demonstrar os meniscos. Subseqüentemente, radiografias laterais do joelho com o paciente deitado e com o paciente sentado para a avaliação dos ligamentos cruzados (Pavlov *et al.*, 1983).

## 2.5 Complicações

Um edema de pequena monta e desconforto que persiste por vários dias após o procedimento geralmente são as piores complicações que a maioria dos pacientes relatam. Alguns defendem a aspiração do ar no final do exame para minimizar os sintomas. Complicações significantes são raras, com uma incidência citada de artrite séptica de 1/25.000 (Watt, 1987).

## 2.6 Interpretação

Imagens excelentes tanto de meniscos anormais quanto de meniscos normais podem ser obtidas (Fig. 2.1). A qualidade estética das imagens é o mais estimado por causa da habilidade em radiografar e da destreza necessária para que se obtenha um exame adequado. Está além dos objetivos deste capítulos o detalhamento das aparências normais e anormais da artrografia de duplo contraste. O leitor que estiver interessado deve procurar pelos textos indicados. Na avaliação da ruptura de cistos poplíteos, a artrografia já foi superada pela ultra-sonografia e paras as lesões dos ligamentos cruzados, pela ressonância magnética. A artrografia é de pouco valor na avaliação das rupturas do ligamento colateral medial já que o defeito na sinóvia tende a ser selado de um a dois dias após a lesão.

a

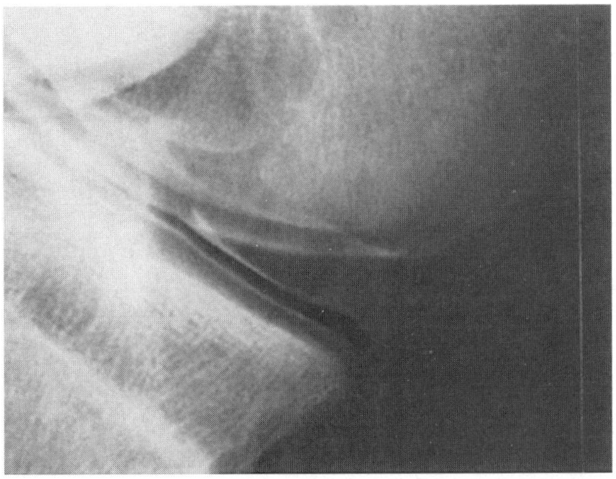

b

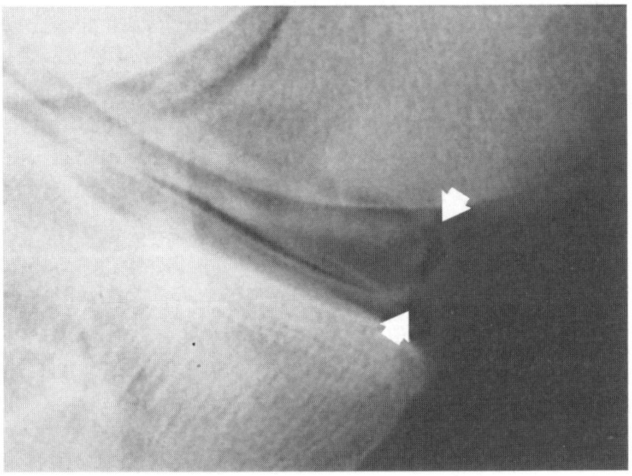

**Fig. 2.1a,b.** Artrografia de duplo contraste do joelho. **a** Corno posterior normal do menisco medial. **b** Ruptura vertical, corno posterior do menisco medial (*setas*).

## 2.7 Precisão

Em mãos experientes, a precisão registrada excede aos 90% em relação às lesões meniscais (FREIBERGER *et al.*, 1966; KISS e MOIR, 1968; BUTT e McINTYRE, 1969; BROWN *et al.*, 1978), sendo próxima dos 90% para as rupturas do ligamento cruzado anterior (PAVLOV e TORG, 1978; PAVLOV *et al.*, 1983).

## 2.8 Conclusão

Poucos duvidam quando se afirma que a artrografia já está um tanto quanto ultrapassada e possui pouco espaço na radiologia moderna, além de ser um adjunto para o exame do joelho com as imagens de TC ou RM. Entretanto, é válido destacar que sua precisão diagnóstica superior a 90% é extraordinariamente comparável com o exame que atualmente é considerado como o padrão-ouro, a imagem RM.

## Referências Bibliográficas


Bircher E, Oberholzer J (1934) Die Kniegelenkkapsel im Pneumoradiographiebild. Acta Radiol 15:452-459

Brown DW, Allman FL Jr, Eaton SB (1978) Knee arthrography, a comparison of radiographic and surgical findings. Am J Sports Med 6:165-172

Butt WP, McIntyre JL (1969) Double contrast arthrography of the knee. Radiology 92:487-499

de Carvalho A, Jurik AG (1985) Joint fluid after aspiration: a disturbing factor in knee arthrography. Acta Radiol Diagn 26:715-719

Dalinka MK (1980) Arthrography. Springer, Berlin Heidelberg New York

Freiberger RH, Killoran PJ, Cardona G (1966) Arthrography of the knee by double contrast method. Am J Roentgenol 97:736-747

Freiberger RH (1979) Techniques of knee arthrography. In: Freiberger RH, Kaye JJ (eds) Arthrography. Appleton-Century-Crofts, New York, pp 5-30

Goldman AB (1984) Knee arthrography. In: Goldman AB (ed) Procedures in skeletal radiology. Grune and Stratton, Orlando, pp 85-164

Kiss J, Moir JD (1968) Experience with arthrographic examination of the knee joint. J Can Assoc Radiol 19:187-191

Pavlov H, Torg JS (1978) Double contrast arthrographic evaluation of the anterior cruciate ligament. Radiology 126:661-665

Pavlov H, Warren RF, Sherman MF, Cayea PD (1983) The accuracy of the double contrast arthrographic evaluation of the anterior cruciate ligament. A retrospective review of 163 surgically confirmed cases. J Bone Joint Surg [Am] 65:175-183

Ricklin P, Ruttiman A, Del Buono MS (1979) Meniscus lesions. Grune and Stratton, New York

Stoker DJ (1980) Knee arthrography. Chapman and Hall, London

Watt I (1987) Contrast medium investigations. In: Park WM, Hughes SPF (eds) Orthopaedic radiology. Blackwell Scientific Publications, Oxford pp 45-104

# 3 Tomografia Computadorizada (TC) e Artrografia por TC

Richard William Whitehouse

CONTEÚDO



## 3.1 Introdução

Durante as duas últimas décadas, a imagem seccional se desenvolveu rapidamente. A tomografia computadorizada (TC) e as imagens de ressonância magnética (RM) atualmente são métodos estabelecidos de investigação do joelho e ambos os métodos continuam a se desenvolver de modo que as descrições sobre o padrão de excelência atual podem ser válidas somente durante alguns meses. O valor clínico das comparações entre as técnicas da TC e RM depende das condições em que estão sendo utilizadas, o modelo e idade dos aparelhos utilizados, o protocolo de obtenção de imagens e a experiência e habilidade dos operadores do equipamento e do radiologista. Ainda que a TC esteja "perdendo terreno" para as imagens de RM nos exames do sistema musculoesquelético, não deve ser esquecido que os métodos são complementares. Além disto, a TC "surgiu primeiro", é mais amplamente disponível, mais barata e rápida e pode ser mais facilmente realizada e interpretada. A TC permanece mais adequada do que a imagem de RM na avaliação do trauma agudo *(i. e.*, fraturas intra-articulares). O acréscimo da artrografia aumenta ainda mais a especificidade e sensibilidade tanto da RM como da TC para as lesões articulares e meniscais. Existe uma lei de diminuição dos retornos conforme estas sensibilidades e especificidade se aproximam dos 100%, o que também reduz a real diferença entre as duas técnicas. A TC permanece sendo essencial na avaliação de pacientes nos quais a RM está contra-indicada *(e. g.*, devido a clipes intracranianos utilizados em aneurismas ou pacientes que utilizam marca-passos cardíacos). Portanto, a TC continua tendo seu papel no diagnóstico e tratamento de várias patologias do joelho. Tendo decidido que a TC é o método de investigação apropriado para um indivíduo, o protocolo preciso do exame irá depender da patologia suspeitada e dos equipamentos disponíveis. Ainda que este capítulo se inicie descrevendo os desenvolvimentos recentes em aparelhos de TC e o valor destes nas imagens do joelho, o principal objetivo é o de delinear as considerações que possam otimizar as imagens obtidas, seja qual for o aparelho de TC utilizado.

## 3.2 Avanços na TC

A imagem de TC é um mapa de coordenadas cartesianas de coeficientes de atenuações de raios-X normalizado, gerado por projeção computadorizada, filtrada eletronicamente, das medidas de transmissão de raios-X em múltiplas


R. W. Whitehouse, MD
Department of Clinical Radiology, Manchester Royal Infirmary, Oxford Road, Manchester, M13 9WL, UK

direções através de um corte do objeto em questão. Esta descrição é tão verdadeira nos dias de hoje quanto quando Hounsfield descreveu inicialmente a técnica. Aquelas áreas em que os avanços recentes foram feitos incluem as imagens helicoidais, aquisição de múltiplos cortes e "fluoroscopia" por TC em tempo real. Estes desenvolvimentos foram possíveis devido ao aprimoramento da tecnologia que incluiu os anéis de deslizamento para transmissão de dados e energia de e para o *gantry*, ampolas de raios-X de maior tolerância ao calor, detectores de raios-X em estado sólido de maior eficiência e a capacidade rápida de transmissão e processamento de dados pelos equipamentos eletrônicos.

### 3.2.1
### Anéis de Deslizamento

De modo a adquirir dados de transmissão de raios-X em todas as direções através de um corte do paciente, a ampola de raios-X tem que percorrer em torno de toda a circunferência de um círculo ao redor do corte. Se a ampola tem seu suprimento de força através de cabos, eles têm que se enrolar ao redor do círculo conforme o tubo se move. Para desenrolar os cabos, o próximo corte é realizado com a rotação da ampola em direção contrária. Este modelo requer mais de 360º de rotação da ampola uma vez que distâncias de aceleração inicial e desaceleração final também são necessárias. Poderosos motores e freios são necessários para competir com a inércia deste sistema (que pode incluir os detectores de raios-X e contrapesos para equilibrar o *gantry*) e um significante retardo de tempo é necessário entre cada aquisição de corte para permitir que ocorram estas fases de aceleração e desaceleração. A substituição dos cabos por anéis de deslizamento (anéis de grande circunferência para condução elétrica) que envolvem o caminho da ampola de raios-X, e a transferência da força dos anéis para a ampola de raios-X através de escovas condutoras encontradas no *gantry* da ampola de raios-X, permite que o *gantry* gire continuamente em uma direção. Este processo possui diversas vantagens – aceleração e desaceleração rápida do *gantry* não são mais necessárias mesmo que uma velocidade de rotação mais rápida possa ser atingida, gerando menores tempos de aquisição. O tempo de retardo entre os cortes não precisa ser maior do que o necessário para o movimento da mesa no modo de aquisição convencional e o potencial para aquisição de dados de transmissão de raios-X continuamente atualizados cria o caminho tanto para a geração de imagens helicoidais como para a fluoroscopia por TC.

### 3.2.2
### Ampolas de Raios-X

O desenvolvimento dos anéis de deslizamento resultou na necessidade de ampolas de raios-X que possuam tanto uma maior tolerância do calor e uma corrente máxima da ampola, já que o mAs necessário para um único corte permaneceu o mesmo, mas o tempo no qual o corte é adquirido diminuiu. Além disto, para aquisição helicoidal a geração contínua de raios-X por até 60s pode ser necessária. A desvantagem destas ampolas de raios-X é a maior facilidade com que altas doses de radiação podem ser impostas ao paciente durante as investigações de TC. Esta desvantagem pode ser diminuída com o desenvolvimento de detectores de estado sólido e múltiplas fileiras de detectores.

### 3.2.3
### Detectores de Raios-X

Detectores de gás xenônio, utilizados nos aparelhos de TC durante muitos anos, possuem uma eficiência de conversão (raios-X para sinal de força) de cerca de 60%, o que pode diminuir ainda mais se os detectores não recebem manutenção. Detectores de cristal em estado sólido podem apresentar eficiências de conversão de quase 100%, resultando em uma redução de 40% na dose de radiação recebida pelo paciente para aquisição de imagens equivalentes. A tendência dos detectores de estado sólido é continuar emitindo luz depois que os raios-X tenham terminado (pós-incandência) e outros problemas técnicos com relação ao tamanho da face frontal dos detectores individuais e o material no interespaço entre detectores adjacentes foram altamente superados.

Embora um dos primeiros aparelhos de TC de crânio EMI adquira dois cortes ao mesmo tempo com um feixe linear de raios-X passando para dois detectores adjacentes, a facilidade com a qual detectores em estado sólido podem ser agrupados em canais paralelos adjacentes tem facilitado o redesenvolvimento de aparelhos de múltiplos cortes. Estes aparelhos podem adquirir vários cortes simultaneamente, que podem ser processados separadamente para gerar um grande número de cortes finos ou recombinados produzindo cortes menos espessos com um ruído menor.

### 3.2.4
### TC Helicoidal (Espiral ou Imagem de Volume)

A necessidade de uma interrupção da emissão de raios-X enquanto a mesa é movida para a próxima posição de corte foi superada pelo desenvolvimento das imagens helicoidais. As imagens helicoidais são realizadas pelo movimento contínuo da mesa durante a exposição, desde a posição do primeiro corte até o último. Assim, é adquirida uma hélice de transmissão de dados dos raios-X através de todo o volume da estrutura examinada. Para gerar uma imagem de TC os dados das espiras adjacentes da hélice são interpolados para produzir dados de transmissão que sejam efetivamente da localização de um único corte. Este processo pode ser realizado em qualquer localização dentro da hélice (exceto no primeiro e no último 180ºs, em que não existe hélice adjacente para a interpolação de dados). Desta forma a superposição dos cortes pode ser produzida sem a superposição da irradiação do paciente. O relacionamento entre a colimação da abertura do feixe dos raios-X e movimento da mesa por rotação do *gantry* é chamado de proporção do pitch. Imagens com pitch estendido ou alongados são realizadas com proporções de pitch superiores a 1. Este pitch estendido pode ser utilizado para o equilíbrio entre maiores volumes de imagens, tempos de aquisição mais curtos e doses de radiação mais baixas. O alongamento da proporção do pitch para 1,25 tem pouco efeito sobre a aparência da imagem, mas proporções de pitch acima de 1,5 produzem imagens com uma espessura de corte efetiva significantemente maior do que a espessura da colimação da abertura do feixe nominal. Aumentando o número de fileiras detectoras ("aparelhos multidetectores"), diversas hélices entrelaçadas podem ser adquiridas de modo simultâneo (Fig. 3.1), com o incremento da mesa por rotação do *gantry* aumentando proporcionalmente.

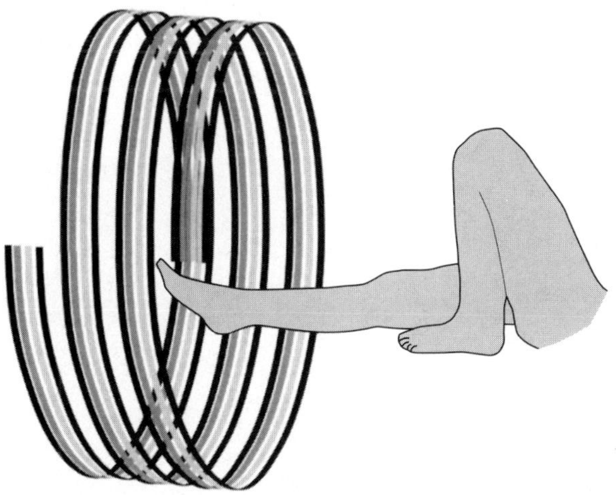

**Fig. 3.1.** Representação ilustrativa do caminho seguido por uma coluna única de detectores para uma imagem helicoidal de TC de múltiplos cortes e quatro feixes. O posicionamento do paciente ilustra o caminho da imagem de um único joelho.

A combinação de multidetectores e aquisição helicoidal resultam em tempos de aquisição de volume de imagem que são 4 vezes mais rápidos do que com um aparelho helicoidal de uma só fileira de detectores na mesma velocidade de rotação do *gantry* e uma ordem de magnitude mais rápida do que com os aparelhos não espirais. As imagens em aparelhos com múltiplos detectores diminuem as necessidades de carregamento da ampola de raios-X já que adquirem vários cortes simultaneamente com o mesmo carregamento da ampola, como um único corte necessitaria num aparelho convencional. Entretanto, a dose de radiação para o paciente não é diminuída de modo direto e pode ser aumentada se maiores volumes forem escaneados.

### 3.2.5 "Fluoroscopia" por TC

Na TC convencional a transmissão de dados de uma rotação de 360° do *gantry* é necessária para gerar uma imagem. Isto acontece porque existem duas vias opostas do feixe para cada raio através do volume da imagem. Além disso, produz um melhor sinal em relação ao ruído, correções para os efeitos de feixes divergentes de raios-X ao longo de cada raio e efeitos *beam-hardening*. As imagens também podem ser produzidas utilizando ajustes de dados de rotação do *gantry* em 270° ou mesmo 180°. Estes "cortes parciais" possuem tempos de aquisição proporcionalmente mais curtos do que as imagens com rotação completa. Isto pode ser útil na aquisição de tempos proporcionalmente mais curtos do que o utilizado para imagens com rotação completa. Pode ser útil também para a redução dos artefatos de movimento em alguns pacientes. Para um tempo de 0,5s por rotação do aparelho, o tempo de aquisição efetivo da imagem será de um quarto de segundo (250 ms). Se o *gantry* continua a rodar e adquirir dados sem o movimento da mesa, uma transmissão de dados continuamente atualizada será coletada, a partir da qual podem ser geradas imagens revisadas. A qualquer momento, os dados de imagens com um tempo de 0 a 250 ms estarão disponíveis *i. e.*, dados com um tempo médio de 125 ms. Com processadores de imagens extremamente rápidos e algoritmos de reprodução apropriados, um atraso adicional da imagem pode ser minimizado e uma imagem de TC continuamente renovada é mostrada em um "tempo próximo do real" (HSIEH, 1997). Estas imagens de "fluoroscopia por TC" podem ser utilizadas para procedimentos guiados por TC. Assim como nos procedimentos guiados pela fluoroscopia, deve se tomar o cuidado de diminuir o tempo de fluoroscopia ao mínimo necessário e se evitar a irradiação do operador: instrumentos projetados para manter as mãos do operador longe do campo de irradiação da TC (DALY *et al.*, 1998) e o uso de uma corrente de ampola mais baixa (50 mA é suficiente; FROELICH *et al.*, 1999) são aconselhadas. Para auxiliar na manutenção de tempos de exposição curtos na fluoroscopia por TC, o registro e o exame freqüente dos tempos de exposição da fluoroscopia são aconselhados. Um alarme audível presente após um tempo de exposição pré-determinado, pode ajudar a manter as exposições nos mínimos valores possíveis. O uso de um campo de chumbo adjacente ao volume irradiado demonstrou que diminui a exposição do operador (NAWFEK *et al.*, 2000). Altas doses na pele do paciente e do operador irão ocorrer se não forem tomadas as devidas precauções.

### 3.2.6 Manipulação dos Dados

A vasta massa de dados de imagens adquiridas por um aparelho espiral de múltiplos detectores produz problemas relacionados ao armazenamento e interpretação dos dados. Não é mais possível a produção de cópias impressas de cada corte disponível. Com *voxels* isométricos, as imagens reformatadas em qualquer outro plano de imagem terão a mesma qualidade que as imagens de aquisição, potencialmente necessitando outras cópias impressas.

Estações de trabalho mais rápidas, permitindo a rápida reformatação e demonstração dos exames no plano mais apropriado para a patologia demonstrada são portanto necessárias ficando as cópias impressas restritas à imagens representativas. Outros métodos de reconstrução de imagens [planos curvos, imagens 3D de reprodução de superfície, projeções com intensidades mínima e máxima (Fig. 3-2)]. Podem produzir uma confusa gama de imagens visualmente formidáveis, apesar da utilidade destes métodos atualmente ainda ser limitada.

O equipamento mais moderno é o aparelho helicoidal de múltiplos cortes com detectores de estado sólido, com tempo de aquisição e reconstrução de imagem em subsegundo, com capacidade de fluoroscopia e ligação à uma poderosa estação de trabalho com um software de processamento de imagens em tempo real.

### 3.2.7 Imagens Reformatadas

Como as imagens espirais em múltiplos detectores produzem cortes superpostos e uma colimação mais fina do corte (menos de 1 mm), resoluções espaciais no plano adquirido e no plano espacial reformatado atualmente são potencialmente semelhantes, mesmo para imagens de TC oriundas de pequenos campos de visão (Quadro 3.1). As aquisições de volume obtidas em qualquer plano portanto podem ser reformatadas em qualquer outro plano sem uma perda acentuada da qualidade da imagem. Para aparelhos que não são capazes de tal colimação, a TC no plano mais apropriado para a patologia esperada ainda é preferível, se estiver disponível.

Como a resolução do melhor eixo-z efetivo para a aquisição de uma imagem espiral é aproximadamente a metade da espessura da colimação do feixe de raios-X, *voxels* isométricos podem ser conseguidos através da escolha de uma combinação de parâmetros de imagens semelhantes aos indicados no Quadro 3.1. Para os aparelhos não helicoidais, a superposição de cortes transversais irá

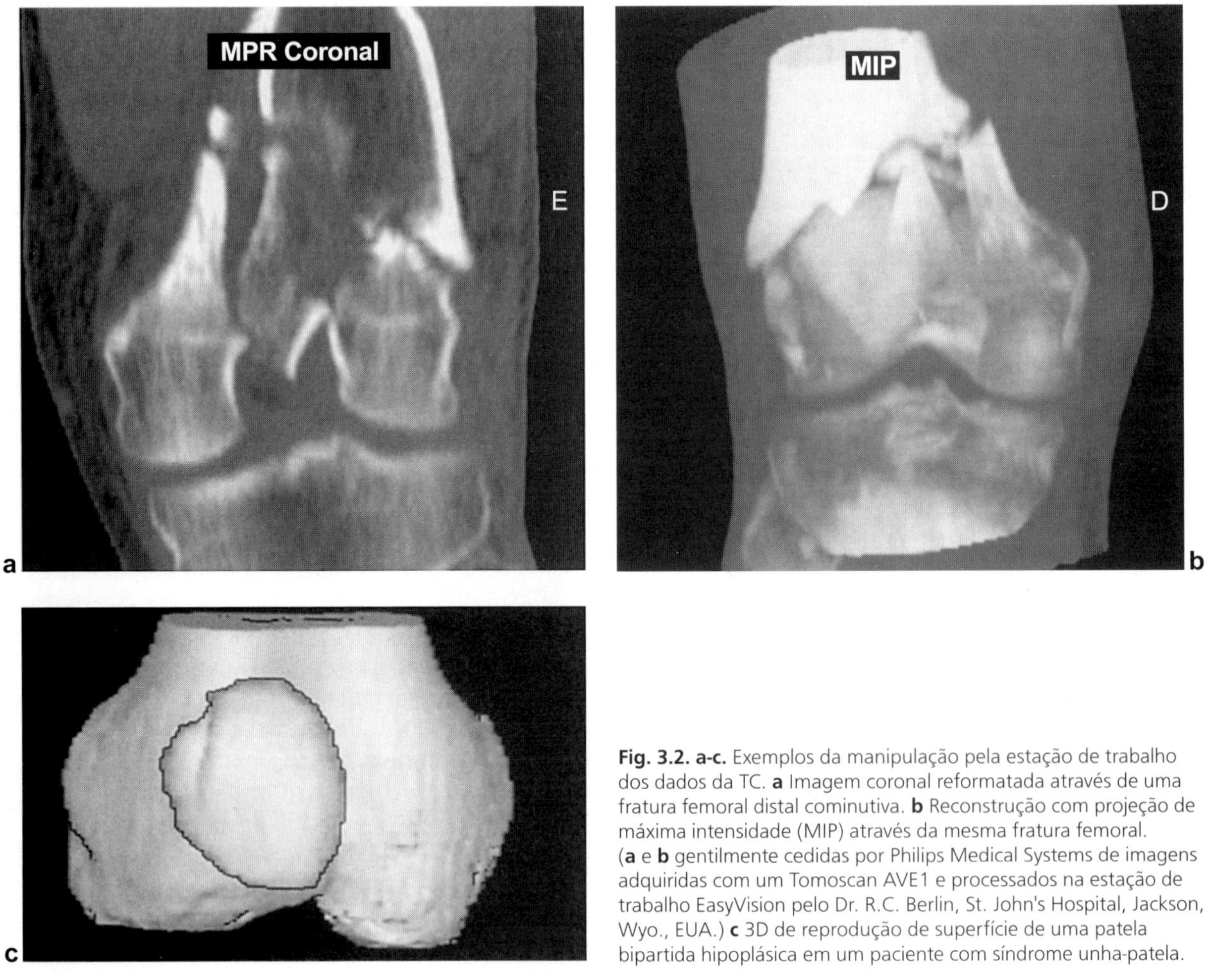


**Fig. 3.2. a-c.** Exemplos da manipulação pela estação de trabalho dos dados da TC. **a** Imagem coronal reformatada através de uma fratura femoral distal cominutiva. **b** Reconstrução com projeção de máxima intensidade (MIP) através da mesma fratura femoral. (**a** e **b** gentilmente cedidas por Philips Medical Systems de imagens adquiridas com um Tomoscan AVE1 e processados na estação de trabalho EasyVision pelo Dr. R.C. Berlin, St. John's Hospital, Jackson, Wyo., EUA.) **c** 3D de reprodução de superfície de uma patela bipartida hipoplásica em um paciente com síndrome unha-patela.

**Quadro 3.1** O efeito do campo de visão, colimação e intervalo de reconstrução em tamanhos de pixel e voxel para imagens TC

| *Campo de visão* | *Diâmetro do pixel em uma matriz de 512 × 512* | *Intervalo necessário de colimação/reconstrução para voxels isovolumétricos (modo espiral)* |
|---|---|---|
| 12,5 cm | 0,25 mm | 0,5 mm/0,25 mm |
| 25 cm | 0,5 mm | 1,0 mm/0,5 mm |
| 50 cm | 1,0 mm | 2,0 mm/1,0 mm |

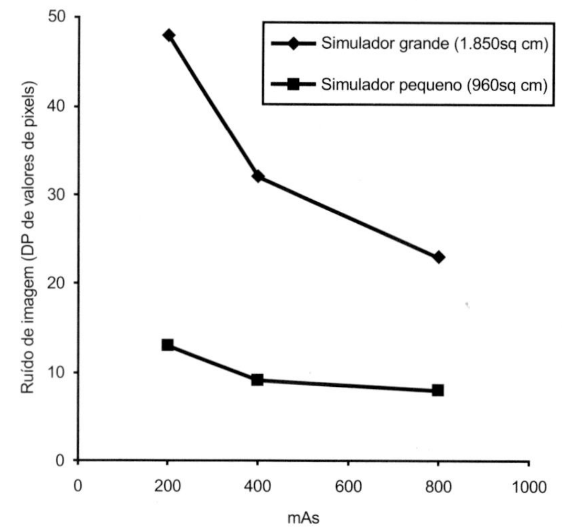


**Fig. 3.3.** A influência do tamanho e mAs no ruído da imagem para um scanner de TC. Os cortes foram realizados através de simulador com densidade de água com uma colimação de corte de 10 mm.

gerar uma melhor resolução do eixo-z (*e. g.*, campo visão de 25 cm, 1 mm de colimação do corte, 0,5 mm de incremento da mesa entre os cortes) mas com o dobro da dose de radiação para o paciente.

## 3.3 Qualidade da Imagem Adquirida

A quantidade de ruído, *beam-hardening* e artefatos em faixa em uma imagem de TC são dependentes dos seguintes fatores:

- Colimação da espessura do corte.
- Ajuste de dados para rotação parcial ou total.
- Massa e distribuição do tecido no plano da imagem.
- Tempo/movimento da imagem.
- Material estranho de alta densidade (o membro contralateral, restos do meio de contraste, material cirúrgico metálico).
- kVp e mAs.
- Campo de visão.
- Tamanho da matriz.
- Algoritmo de reconstrução.
- Pós-processamento da imagem com filtros de aprimoramento ou atenuação.
- Ajustes da largura e nível da janela de visão.

A maioria destes fatores é receptível à seleção ou modificação pelo operador do aparelho e pode afetar acentuadamente a qualidade da imagem final. Como demonstra a Fig. 3.3, os relacionamentos entre o ruído da imagem, mAs e tamanho do paciente são não-lineares, com uma metade do tamanho do paciente resultando em um quarto de ruído de imagem, ainda que seja necessário um aumento de quatro vezes no mAs para dividir o ruído da imagem. A figura também demonstra que para pacientes pequenos, o ruído da imagem é baixo em todos os ajustes de mAs e a redução absoluta no ruído da imagem atingido através da quadruplicação do mAs é pequena. Por estes motivos, somente um joelho deve ser examinado sempre que possível ao invés da realização de ambos os joelhos de uma só vez. Isto diminui o ruído da imagem, artefatos em faixa e *beam-hardening* causados pelo membro contralateral. Um ajuste mAs mais baixo pode então ser utilizado com uma conseqüente redução da dose de radiação recebida pelo paciente, nenhuma sobrecarga para a ampola (tempo de resfriamento, comprimento limitado de espiral) e um potencial aumento no tempo de vida da ampola. Se a patologia que está sendo avaliada é óssea, a largura da janela de visualização usual gera um ruído imperceptível, e mesmo quando lesões em tecidos moles são visualizadas em uma janela estreita, o ruído não é problemático. Infelizmente, na prática nem todos os pacientes podem se posicionar ou manter uma posição adequada para a realização da imagem de um joelho (Fig. 3.1) durante tempo suficiente para que seja obtida uma imagem satisfatória. Entretanto, eu defendo esta posição de uma forma mais veemente em crianças, onde a posição pode ser mais facilmente atingida e a importância e benefícios da redução da dose são muito maiores.

Os artefatos em faixa podem ser gerados por materiais de alta densidade dentro do plano de imagem mas fora do campo de visão do aparelho. Tampos de mesa de exame que possuem sulcos nos bordos, trilhos para a fixação de colchões podem atuar como armadilhas para vazamentos do meio de contraste. Gotas de contraste na janela do *gantry* também irão causar artefatos de imagens. Um cuidado meticuloso para manter o tampo da mesa e o *gantry* limpo é necessário para a remoção das fontes de artefato.

### 3.3.1 Artefatos de Imagens Gerados por Dispositivos de Fixação Metálicos

Os artefatos em faixa gerados por hastes intramedulares *in situ* raramente são excessivos e não dificultam uma avaliação adequada da córtex óssea, tornando a TC um instrumento valioso na avaliação da consolidação da fratura em casos selecionados. Um artefato em faixa mais incômodo é visto quando o plano da TC passa através dos parafusos de bloqueio das hastes intramedulares, placas colocadas na superfície óssea ou parafusos de fixação. Os cuidados no posicionamento do paciente (incluindo as posições de decúbito), combinados com a angulação do *gantry* de modo a alinhar o plano de imagem com o eixo longo de qualquer parafuso presente, irão reduzir ao mínimo o número de cortes degradados pelo artefato em faixa gerado por parafusos. Em aparelhos com kVp ajustável pelo operador, o uso do kVp mais alto irá diminuir os artefatos em faixa, assim como a seleção de um mAs mais alto (combinação do kVp e mAs elevados resulta em uma sobrecarga consideravelmente maior da ampola e da irradiação do paciente). Os artefatos em faixa também podem aparecer visualmente menos preocupantes nas imagens de reprodução de superfície (3D) (PRETORIUS e FISHMAN, 1999).

### 3.3.2 Número TC, Unidades Hounsfield, Largura e Níveis de Janela

A escala de números utilizada para definir a escala de cinza nas imagens de TC é artificialmente limitada pelas restrições do armazenamento dos dados. Nos primórdios da TC, a escala de números variava de –500 para ar, através do zero para água e até +500 no topo da escala. Isto permitia que valores numéricos de –512 a +512 fossem armazenados como um número binário de 10 bits. Esta escala de "número EMI" logo foi substituída pela escala de números da TC, que é utilizada até os dias de hoje, onde o ar possui um valor de –1.000 e a água tem o valor igual a zero. O topo da escala geralmente é contida para se encaixar em um número binário de 12 bits (permitindo que valores numéricos de – 1.024 a + 3.072 sejam armazenados. A unidade Hounsfield (HU) é o valor verdadeiro que o número TC deve representar. Alterações no aparelho, erro de calibração, artefatos ou outras limitações podem fazer com que este número seja impreciso, e este é o motivo pelo qual as medidas feitas a partir de imagens são mais bem denominadas como números de TC.

O valor da unidade Hounsfield para qualquer material é definido por:

$$HU_s = 1.000\ (\mu_s - \mu_w / \mu_w)$$

Onde

$HU_s$ = o valor da unidade Hounsfield para a substância s;

$\mu_s$ = o coeficiente de atenuação linear para a substância s; e

$\mu_w$ = o coeficiente de atenuação linear para água.

Esta fórmula relaciona o valor HU a coeficientes de atenuação linear do material que está sendo medido com a água. Como os coeficientes de atenuação linear de todos os materiais mudam com a energia do feixe de raios-X, conseqüentemente existem dois pontos fixos na escala Hounsfield. Estes são –1.000 que é o valor HU para nenhuma atenuação dos raios-X (*i. e.*, o vácuo) e zero, que corresponde ao valor HU para a água (na calibração de temperatura e pressão para o aparelho). A escala HU é de fato, aberta, com alto número atômico, materiais de densidade mais altos tendo valores no excesso da extremidade superior da escala usual (mesmo nos *scanners* de "escala estendida") (Quadro 3.2).

**Quadro 3.2** Valores HU teóricos para uma variedade de materiais em 65 keV

| *Material* | *Valor HU* |
|---|---|
| Tecido adiposo | –80 |
| Água | 0 |
| Colágeno | 250 |
| Osso cortical denso | 1.600 |
| Alumínio | 2.300 |
| Ferro | 34.000 |
| Iodo | 141.300 |
| Chumbo | 205.000 |

Como já descrito, as unidades EMI são convertidas em unidades TC através de sua duplicação. Nos primórdios da TC, geralmente se declarava que o osso cortical denso possuía um número EMI por volta de 500 (*i. e.*, o topo da escala), que se tornou 1.000 quando a escala mudou de EM para números TC. Entretanto, o valor Hounsfield teórico para o osso cortical denso calculado em um feixe de energia efetivo de 65 keV (equivalente a um aparelho operando a cerca de 120 kVp) está na região dos 1.600 (Fig. 3.4). Em energias mais baixas (*e. g.*, 55 keV– a energia efetiva aproximada de um aparelho operando a 80 kVp), o valor HU para o osso cortical denso é de mais de 2.000. Outros materiais de número atômico alto (meio de contraste, alumínio, materiais de fixação metálicos) também demonstram uma acentuada variação do valor HU com a energia do feixe. Em contraste, os valores HU dos tecidos moles, colágeno e gordura variam muito pouco com um feixe de energia efetivo conforme os coeficientes de atenuação linear para estes materiais se aproximam aos da água.

Conseqüentemente, em aparelhos que permitem que a voltagem de operação seja alterada, o número TC para o osso pode ser aumentado pelo uso de um kVp baixo (ao redor de 80 kVp). Isto aumenta a dependência do número TC na presença de osso ou calcificação e é particularmente utilizado para a medida quantitativa da densidade mineral. Um kVp alto (geralmente por volta de 140 kVp) pode ser escolhido para diminuir o número TC do osso e materiais metálicos, o que tem algum efeito na redução dos artefatos em faixa.

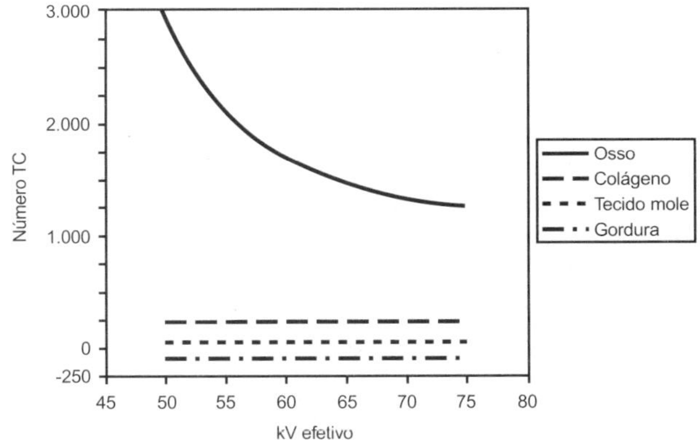


**Fig. 3.4.** A influência do kVp do aparelho nos números TC para osso, colágeno, tecidos moles e gordura.

Para materiais de número atômico mais baixo como os que estão presentes nos tecidos moles, a atenuação dos raios-X e o conseqüente número TC é predominantemente influenciado pela densidade do elétron do material, que, por sua vez, está intimamente relacionado com a densidade física do material. Mesmo o número TC da água é influenciado por diferenças na temperatura, e existem diferenças de densidade entre a água em temperatura ambiente e temperatura corporal. A presença de proteína ou altas concentrações de sais irá aumentar o número TC dos líquidos corporais. A medida do número TC da região de interesse em uma imagem deve portanto ser considerada somente como um guia para sua composição. Em um extremo não atingido na prática clínica, mas potencialmente relevante para pesquisas, o número TC do gelo a 0°C (aproximadamente –80 HU) é mais baixo do que o da gordura (cujo número TC aumenta conforme esfria). Espécimes examinados por TC assim que saem do congelador podem aparecer de uma forma bastante diferente do que era esperado (WHITEHOUSE *et al.*, 1993).

A impressão visual da densidade de uma região de interesse é influenciada pelos ajustes de janela e de nível da imagem, a calibração do mostrador das densidades na parte ao redor da imagem. Particularmente com o osso, a alta densidade que circunda o osso pode dar a uma lesão lítica a impressão visual de uma densidade mais baixa do que a que realmente existe. Conseqüentemente, a medida ao invés da estimativa de qualquer região de interesse é essencial; o registro de uma imagem na qual os números TC de importantes regiões de interesse são medidos é um útil adendo para a cópia impressa.

A largura e o nível da janela são calibrados para ajustes de contraste e brilho para a demonstração da imagem. Todos os *scanners* possuem botões pré-ajustados que permitem que diferentes combinações de janela/nível sejam aplicadas instantaneamente. Estes comumente possuem ajustes considerados apropriados para osso, pulmões, cérebro etc, mas tipicamente o ajuste para osso é direcionado para uma visão do osso trabecular, o que pode ser inapropriado para a visualização de lesões sutis do osso cortical (Fig. 3.5). O nível de janela mais apropriado para o osso cortical será influenciado pela densidade do osso e pela energia efetiva da imagem, ainda que a largura da janela pode precisar ser bastante estreita para demonstrar sutis alterações na densidade intracortical.

A revisão das imagens no console antes da impressão dos filmes é recomendada para que se obtenha os melhores ajustes de imagem para o determinado paciente e para que se evite que uma patologia não seja detectada através dos "ajustes-padrão".

## 3.4 TC do Joelho

A maior parte da literatura de pesquisa sobre as imagens de TC relacionadas ao joelho foi publicada na década de 1980, quando a técnica se tornou amplamente disponível e o equipamento se aprimorou. As descrições sobre o posicionamento do paciente, métodos de imobilização e reformatação do conjunto de dados das imagens (incluindo as reconstruções 3D) foram descritas, e muito do que foi declarado ainda é relevante para os aparelhos atuais. O detalhe com que a anatomia do joelho pode ser demonstrada e o significado clínico designado para suas diversas estruturas apresentaram avanços significantes.

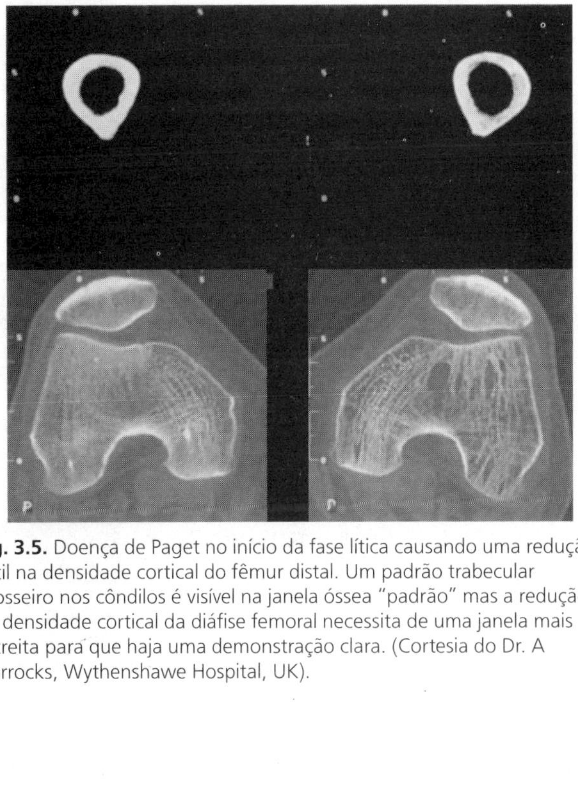

**Fig. 3.5.** Doença de Paget no início da fase lítica causando uma redução sutil na densidade cortical do fêmur distal. Um padrão trabecular grosseiro nos côndilos é visível na janela óssea "padrão" mas a redução na densidade cortical da diáfise femoral necessita de uma janela mais estreita para que haja uma demonstração clara. (Cortesia do Dr. A Horrocks, Wythenshawe Hospital, UK).

### 3.4.1 Anatomia do Joelho

Um conhecimento detalhado dos aspectos do joelho e das estruturas circundantes em todos os planos de imagens é necessário para que seja feita uma interpretação adequada. O conhecimento das estruturas anatômicas que não são demonstradas com facilidade ou de forma consistente na TC ainda é necessário para avaliar a probabilidade do envolvimento destas estruturas por qualquer patologia que seja demonstrada. A anatomia da região tem sido abordada em outros capítulos. Imagens selecionadas de TC são incluídas aqui com o propósito de comparação (Fig. 3.6).

Para a descrição mais clara das superfícies articulares e das fraturas, imagens perpendiculares ao plano da articulação ou da fratura geralmente são as melhores (vide abaixo), ainda que para tendões, ligamentos e meniscos, um plano de imagem perpendicular ao eixo longo da estrutura seja útil. Isto limita o valor da TC para os meniscos e articulação tíbio-femoral já que a realização de imagens perpendiculares diretas a estas estruturas raramente é possível (a menos que *voxels* isométricos oriundos de uma TC espiral com cortes finos estejam disponíveis, permitindo reformatações de alta qualidade).

### 3.4.2 Imobilização

Apesar da TC do joelho ser um procedimento rápido, a imobilização pode ser necessária para evitar os artefatos de movimento, particularmente em crianças. Sacos de areia, faixas de Velcro e uma fita adesiva geralmente são suficientes. Uma imobilização ainda melhor, rotineiramente é conseguida em pacientes traumatizados devido ao uso de imobilizações ou de calhas gessadas. A realização de imagens através de aparelhos gessados não interfere significantemente na qualidade da imagem; desta forma, o uso ocasional de imobilização gessada pode ser considerado para pacientes que não consigam ficar imobilizados de maneira adequada através de outros métodos.

a

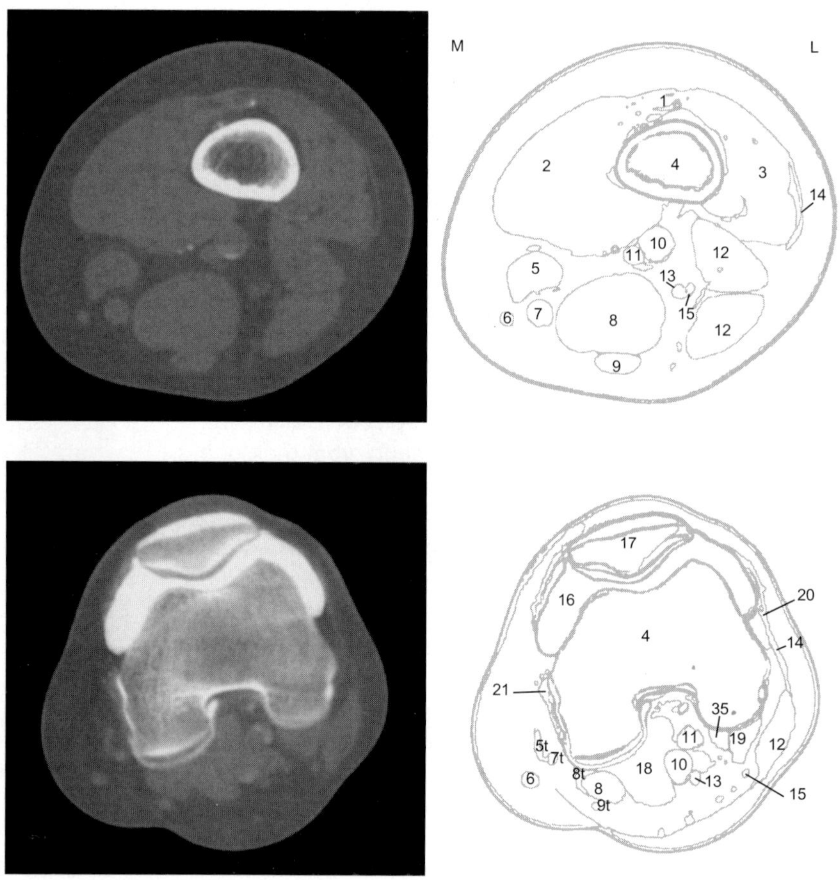


Fig. 3.6. a, b. b

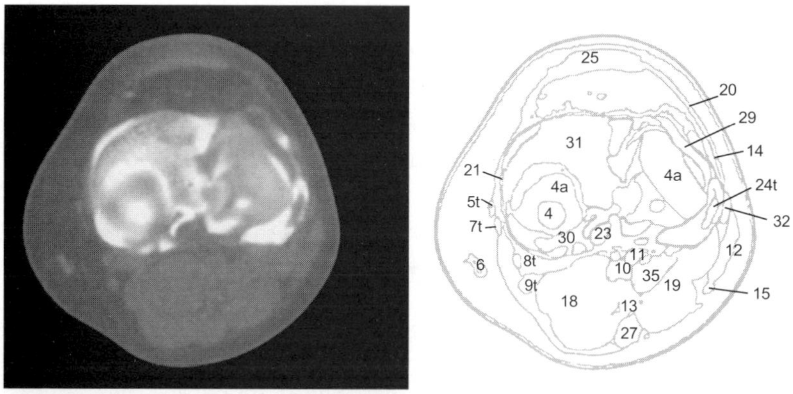


c

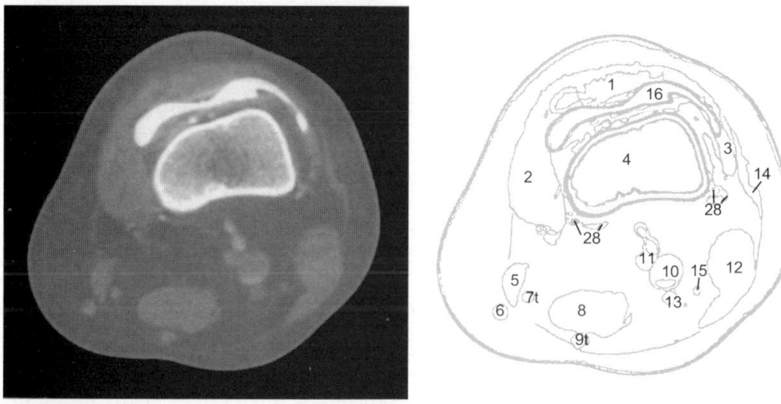


d

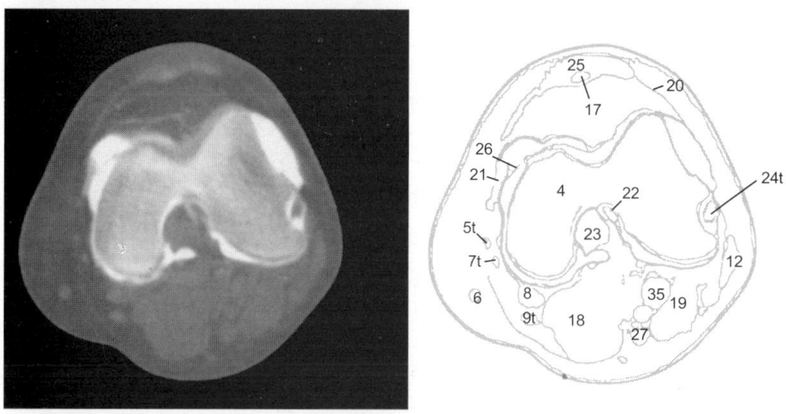


e

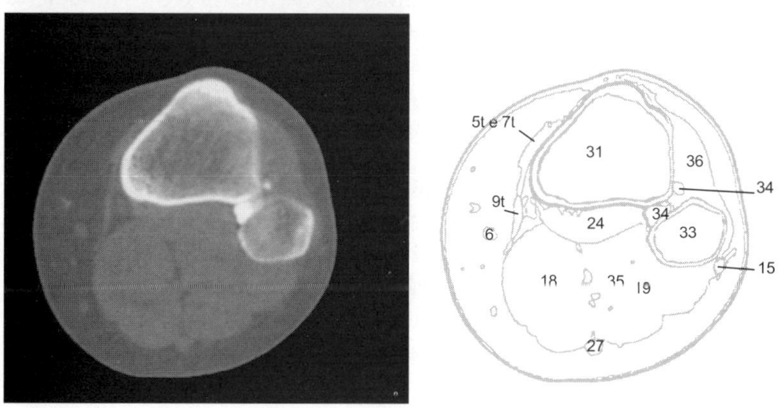


f

**Fig. 3.6.a-f.** Anatomia do joelho em cortes transversais de TC de 2 mm, realizados após uma artrografia com contraste. Os desenhos de cada seção identificam as estruturas conforme enumeradas:
*1*, tendão do quadríceps; *2*, vasto medial; *3*, vasto lateral; *4*, fêmur; *5*, sartório; *6*, veia safena magna; *7*, grácil; *8*, semimembranoso; *9*, semitendíneo; *10*, veia poplítea; *11*, artéria poplítea; *12*, bíceps femoral; *13*, nervo tibial; *14*, trato iliotibial; *15*, nervo fibular comum; *16*, bursa suprapatelar; *17*, patela; *18*, cabeça medial do gastrocnêmio; *19*, cabeça lateral do gastrocnêmio; *20*, retináculo patelar lateral; *21*, ligamento colateral medial; *22*, ligamento cruzado anterior; *23*, ligamento cruzado posterior; *24*, poplíteo; *25*, tendão patelar; *26*, plica sinovial medial; *27*, veia safena curta; *28*, vasos geniculares; *29*, menisco lateral; *30*, menisco medial; *31*, tíbia; *32*, ligamento colateral lateral; *33*, cabeça fibular; *34*, articulação tibiofibular proximal; *35*, plantar; *36*, tibial anterior. O pós-escrito 't' indica tendão.

## 3.5 Indicações

A TC do joelho é particularmente adequada para demonstrar a anatomia óssea na avaliação das anormalidades morfológicas do osso, sulco da articulação patelofemoral e das fraturas (GRAY *et al.*, 1997). As fraturas intra-articulares em particular devem ser avaliadas pela TC. Os tumores intra-ósseos são bem demonstrados; por exemplo, o nidus de um osteoma osteóide, que pode não ser detectado por uma imagem de RM, é característica e claramente demonstrado pela TC. A presença de ossificação ou calcificação da matriz do tumor também é clara na TC. Na osteomielite, a presença e a localização dos seqüestros são reveladas. Com o acréscimo da artrografia, as lesões osteocondrais são bem demonstradas. A patologia dos tecidos moles não são tão bem demonstradas quanto com a utilização da RM e a injeção de contraste intravenoso promove um realce menos satisfatório do que o exame equivalente por RM, mas informações valiosas sobre as lesões dos tecidos moles ainda podem ser conseguidas através da TC (por exemplo: tamanho, extensão, calcificação de tumores, realce e envolvimento articular). A TC pode ser utilizada para guiar procedimentos de biópsias e aspiração de cistos (ANTONACCI *et al.*, 1998) (Fig. 3.7).

A precisa localização tridimensional da anatomia óssea com a TC pode ser utilizada para calcular os eixos mecânicos dos ossos longos e os relacionamentos articulares. Esta informação pode então ser utilizada no planejamento pré-operatório das artroplastias, e diferenças morfológicas também podem ser demonstradas entre pacientes com dor em região anterior do joelho e em pacientes com joelhos assintomáticos. A TC também tem sido utilizada após as artroplastias de joelho para identificar o relacionamento entre a morfologia do joelho, alinhamento da prótese e o resultado.

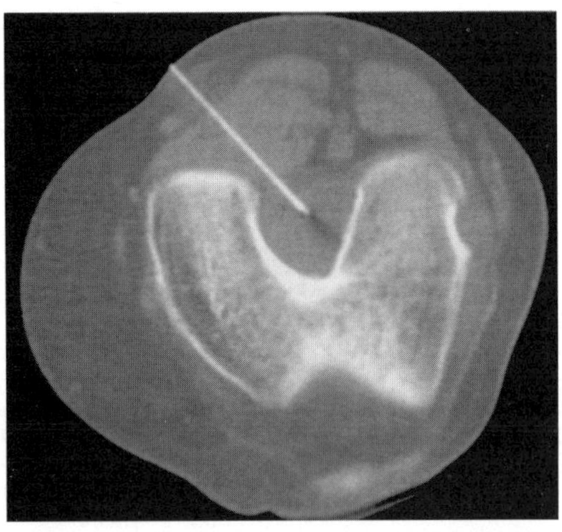

**Fig. 3.7.** Aspiração guiada por TC de um cisto ganglionar no ligamento cruzado anterior. Uma abordagem póstero-medial é utilizada para evitar os vasos poplíteos.

O escanograma por TC, geralmente utilizado para identificar os pontos inicial e final de um exame de TC, também pode ser utilizado para as medidas do comprimento do membro.

O uso da TC para demonstrar as lesões meniscais foi mais proeminente na literatura do final da década 1980, mas os resultados eram variáveis e a imagem RM assumiu este papel. Esta aplicação ainda não foi completamente re-investigada com os *scanners* modernos mas pode ser considerada quando as imagens de RM estão contra-indicadas. Um estudo recente deu à artrografia por TC espiral com detector duplo uma sensibilidade de 98% e uma especificidade de 94% para as anormalidades meniscais (VAN DE BERG *et al.*, 2000). Nos locais onde as imagens helicoidais não estão disponíveis, resultados similares podem ser obtidos com a artrografia por TC em cortes de 1-mm realizados com incrementos de 0,5 mm da mesa em imagens transversais convencionais (MUGHETTI *et al.*, 1998).

As limitações da TC geralmente são descritas em relação às imagens de RM, e conseqüentemente o fraco contraste para tecidos moles está no topo da lista. Nos locais em que a RM está disponível e não está contra-indicada, ela é a modalidade mais apropriada para a realização de imagens dos tecidos moles. As outras limitações da TC em relação às imagens RM são a capacidade multiplanar direta da última e o uso de radiação ionizante com a TC.

### 3.5.1 Trauma

No paciente agudamente traumatizado, a velocidade e a segurança do paciente são necessidades importantes para um exame satisfatório. Isto nos dá pouca margem para modificações nas técnicas de imagens. Como o objetivo primário do exame é determinar o tamanho e a disposição dos fragmentos da fratura e os alinhamentos articulares, o objetivo é o de assegurar uma cobertura adequada da região lesionada em uma única aquisição helicoidal com uma espessura de corte apropriada para o tamanho dos fragmentos da fratura. Para o detalhamento puramente ósseo, um mAs baixo é suficiente. Uma incidência AP de reconhecimento para determinar os pontos de partida e de chegada apropriados para a aquisição devem ser rotineiros. Quanto menores forem a espessura da colimação, pitch e intervalo de reconstrução, melhor será a qualidade das imagens planares reformatadas e 3D, dando às aquisições dos cortes helicoidais superpostos uma pequena vantagem em relação aos cortes transversais contíguos convencionais para a classificação da fratura (Fig. 3.8).

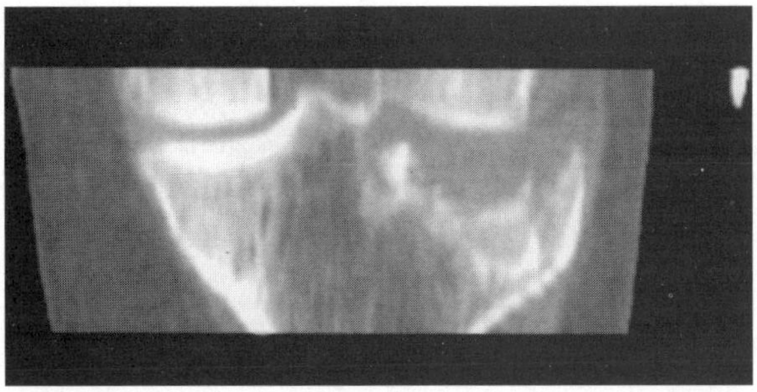

**Fig. 3.8.** Reformatação coronal da depressão de uma fratura do platô tibial. Imagem adquirida de modo helicoidal com 3 mm de colimação, uma proporção de pitch de 1 e reconstruída em incrementos de 2 mm.

Entretanto, em uma espessura de colimação de 3 mm nenhuma diferença estatisticamente significante na depressão da superfície articular medida ou desvio do fragmento é evidente entre os protocolos de imagens convencionais e helicoidais (LOMASNEY *et al.*, 1999). Se as imagens helicoidais não estão disponíveis, um protocolo misto com cortes mais espessos para cobrir a extensão da fratura, com cortes mais finos através da região da depressão da superfície articular pode ser utilizado. As reconstruções tridimensionais de superfície podem gerar uma visão geral facilmente interpretada da disposição do fragmento da fratura, particularmente útil em lesões cominutivas (PRETORIUS e FISHMAN, 1999).

Fraturas cominutivas da tíbia proximal causadas por mecanismo de alta energia podem ser mais bem tratadas através de técnicas de Ilizarov do que através da redução aberta e fixação interna convencionais. Estas lesões necessitam de uma avaliação da disposição do fragmento através da TC, particularmente em relação ao tamanho e posição do fragmento contendo o tubérculo tibial, mas também para auxiliar na definição da extensão da lesão dos tecidos moles. Qualquer redução aberta limitada necessária pode ser então realizada através de retalhos apropriados de espessura total com um menor risco de desvitalização do tecido (WATSON e COUFAL, 1998).

As lesões por avulsão são bem reconhecidas ao redor do joelho. Os sítios incluem a tuberosidade tibial e o pólo inferior da patela (tendão patelar), o platô tibial posterior (ligamento cruzado posterior, raro) a eminência tibial (o ligamento cruzado anterior), o platô tibial lateral (a "fratura de Segond", ligamento capsular lateral) e a cabeça fibular (tendão conjunto do ligamento colateral lateral e bíceps femoral). A maioria das lesões por avulsão geralmente são evidentes nos exames simples convencionais, mas as lesões em avulsão da eminência tibial e do platô tibial posterior em particular não são tão claramente visualizadas nas radiografias simples. A TC pode demonstrar estas lesões de modo mais claro (STEVENS *et al.*, 1999): um protocolo com cortes finos é sugerido (3 mm ou menos).

### 3.5.2
### Morfologia e Cirurgia do Joelho

A TC é ideal para a localização de pontos anatômicos de referência nas três dimensões. A física do processo envolve posições de tabela claramente definidas e utiliza vias de raios-X em linha reta a partir das localizações conhecidas da ampola até as localizações conhecidas dos detectores. Conseqüentemente, não deve haver distorção (em comparação com a imagem RM, onde as variações de campo magnético causam distorção da imagem) ou ampliação (ao contrário da radiografia convencional) das imagens. Isto é verdadeiro para as imagens de TC adquiridas sem angulação do *gantry*, mas o contrário não é verdadeiro. As imagens de reconhecimento também sofrem com a ampliação perpendicular à direção do curso da mesa, mas não ao longo dela. Com estas condições, a TC proporciona uma localização tridimensional em virtude das coordenadas x e y na imagem TC e da coordenada z da localização da mesa de exames. A incidência de reconhecimento pode ser utilizada para identificar as estruturas a serem localizadas, os cortes transversais únicos necessários para cada nível, e as coordenadas x, y e z registradas. A partir destes pontos, as distâncias e os ângulos podem ser calculados ou medidos diretamente nas imagens transversais ou reformatadas apropriadas. Estas medidas são utilizadas para definir o ângulo "Q" (alinhamento do reto femoral em relação ao tendão patelar) (ANDO, 1999), o ângulo de rotação da tíbia em relação ao fêmur (NAGAO *et al.*, 1997), a morfologia da chanfradura troclear do fêmur (MARTINO *et al.*, 1998), a localização da tuberosidade tibial em joelhos osteoartríticos flexionados (NAGAMINE *et al.*, 1997) e a versão do joelho nos casos de dor na face anterior do joelho (ECKHOFF *et al.*, 1997). Nas avaliações pré-operatórias, a TC tem sido utilizada para desenvolver gabaritos individuais para as artroplastias ou a localização espacial intra-operatória das fixações dos ligamentos protéticos (RADERMACHER *et al.*, 1998; SATI *et al.*, 1997). Finalmente, a TC tem sido utilizada para a avaliação pós-operatória da sulcoplastia intercondilar (sem alteração na aparência do sulco até 1 ano após a cirurgia, MANN *et al.*, 1999) para demonstrar uma rotação inadequada que esteja causando complicações patelofemorais após a artroplastia total de joelho (BERGER *et al.*, 1998) e para avaliar a localização do túnel tibial após uma reconstrução do ligamento cruzado anterior (MCGUIRE *et al.*, 1997). É necessária uma técnica de imagens apropriada para a localização das estruturas a serem medidas. Estas aplicações atualmente permanecem sendo pesquisadas ou possuem uso clínico limitado.

### 3.5.3
### Articulação Patelofemoral

A flexão do joelho a graus variáveis tem sido aconselhada para a avaliação do alinhamento da articulação patelofemoral. A avaliação com radiografia simples pelas incidências skyline em 45° de flexão do joelho (incidências de Merchant) já foram amplamente superadas pela avaliação por TC ou RM com uma consciência cada vez maior de que, uma vez flexionada a este grau, a patela é forçada contra o sulco intercondilar mesmo quando ela está propensa a subluxação ou a uma trilha inadequada (Walker *et al.*, 1993). A realização de imagens em graus menores de flexão não é conseguida de modo fácil ou consistente com as técnicas da radiologia simples; por este motivo, os métodos por TC foram desenvolvidos. Cortes de 10 mm através do meio da patela com o joelho em extensão total e depois passivamente levado a 10°, 20° e 30° de flexão (Fig. 3.9) podem demonstrar um alinhamento inadequado, estreitamento do espaço articular e/ou inclinação não visível nos exames de radiologia simples (Schutzer *et al.*, 1986).

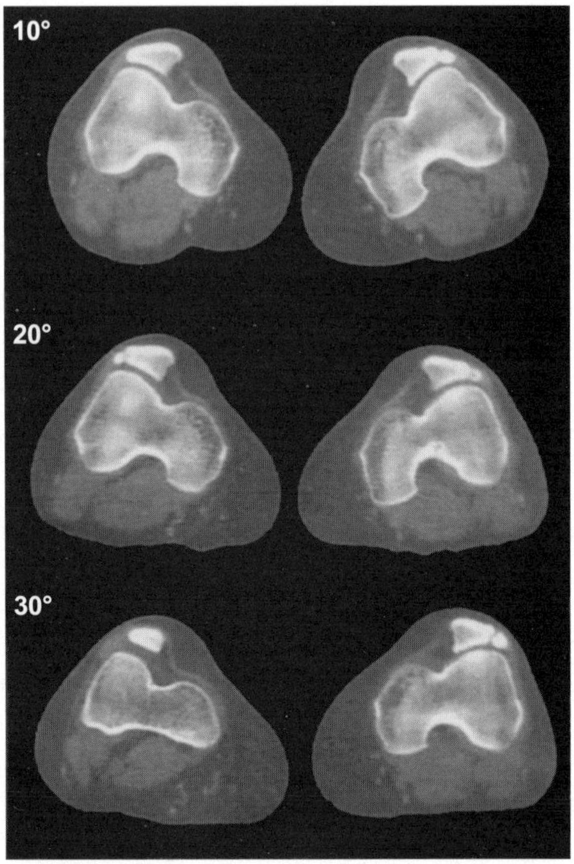


**Fig. 3.9.** Estudo estático da trilha patelar sem carga em um paciente com síndrome da unha-patela (patelas hipoplásicas). Cortes únicos com 10 mm de espessura e mAs baixo foram realizados através da patela em 10°, 20° e 30° de flexão do joelho.

O acréscimo de carga para colocar tensão sobre o mecanismo extensor aumenta ainda mais a sensibilidade do exame para uma trilha inadequada. Com o advento das imagens helicoidais, uma sofisticação ainda maior é possível, com a aquisição contínua de dados durante a flexão e extensão ativa do joelho para gerar imagens cinemáticas de TC. Estas imagens também podem ser realizadas com ou sem uma carga adicional (Dupuy *et al.*, 1997).

As imagens obtidas em estudos estáticos, dinâmicos, com carga ou sem carga são avaliadas para um desvio lateral da patela (Fig. 3.10), o ângulo patelofemoral lateral (Fig. 3.11), afinamento da cartilagem articular e outras alterações osteoartríticas.

#### *3.5.3.1*
#### *TC Estático da Articulação Patelofemoral*

Com o paciente em decúbito dorsal sobre a mesa de exames, a flexão do joelho do paciente sobre uma série de coxins para produzir uma angulação de 10°, 20° e 30° e um corte com mAs baixo e espessura de 10 mm através da parte média da patela em cada angulação, é tudo que se precisa para uma avaliação sem carga da articulação patelofemoral. No adulto de tamanho normal, no qual ambas as pernas e coxas possuem aproximadamente 450 mm de comprimento, o levantamento da parte posterior do joelho somente por 40, 80 e 115 mm a partir de uma posição de extensão faz com que estas angulações sejam respectivamente conseguidas. Para um exame estático com carga, o joelho precisa ser mantido contra uma resistência aplicada sobre a face anterior da perna, tornozelo ou pé para colocar o mecanismo extensor sob tensão enquanto cortes similares aos descritos são obtidos. Esta sobrecarga pode ser obtida, pedindo que o paciente mantenha seu pé para cima, de encontro a uma barra ou faixa de restrição passada sobre o tornozelo. Maior carga pode ser conseguida com o uso de botas com peso utilizadas durante as mesmas manobras. As relações patelofemorais anormais foram maiores durante uma carga máxima do quadríceps com o joelho reto, sendo menos acentuado aos 30° de flexão e aparecendo normal com 60° de flexão (Biedert e Gruhl, 1997).

#### *3.5.3.2*
#### *TC Dinâmica da Articulação Patelofemoral*

Para a realização de uma verdadeira avaliação dinâmica da articulação patelofemoral, é necessária a realização de imagens contínuas durante o movimento do joelho. Originalmente descrita com o uso de TC ultrarápida (Muhle *et al.*, 1999) isto atualmente é possível com as imagens helicoidais realizadas de modo contínuo durante a flexão e extensão ativa do joelho. Se a velocidade índice de movimento é mantida relativamente lenta e bem controlada, os artefatos gerados pelo movimento nas imagens subseqüientes não são problemáticos. Este

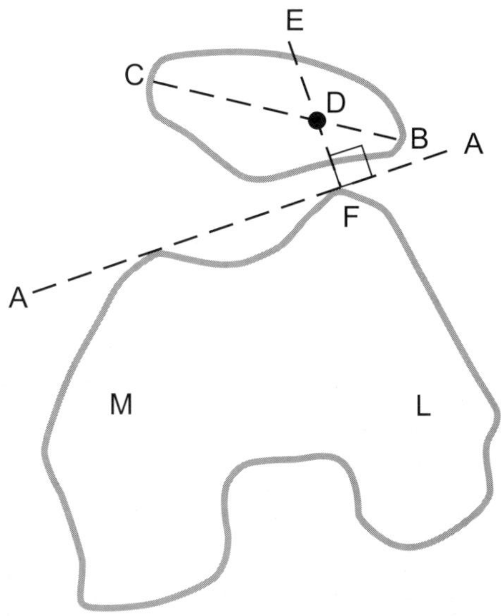


**Fig. 3.10.** Avaliação do desvio lateral da patela é feita através da medida da percentagem da patela (*DB/CB* + 100) que se localiza lateralmente a uma linha (*EF*) traçada perpendicularmente ao plano das margens condilares anteriores (*AA*), centralizada no bordo lateral do côndilo lateral (*F*). *M*, Medial; *L*, lateral.

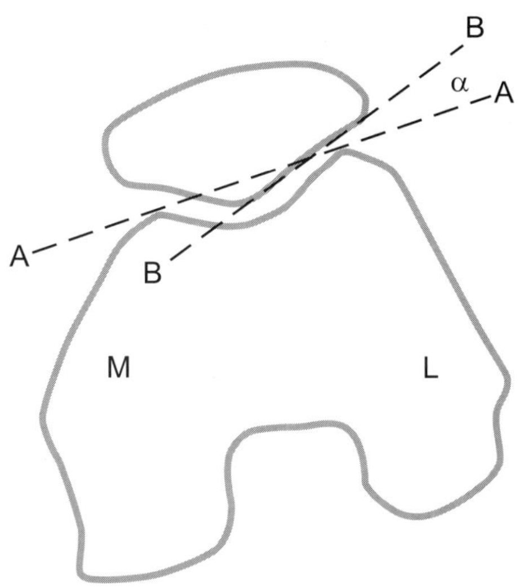


**Fig. 3.11.** O ângulo patelofemoral (a) é medido entre uma linha que une as margens condilares anteriores (*AA*) e a faceta articular lateral da patela (*BB*). O ângulo normalmente é positivo (conforme o ilustrado).

método foi descrito por DUPUY *et al.* (1997) e revisto por MUHLE *et. al.* (1999). A técnica pode ser realizada com ou sem o acréscimo de carga; quando o exame é feito com carga, é utilizada uma bota com pesos. A região distal da coxa é colocada em um suporte de modo que o resto do membro inferior se estenda além da extremidade da mesa. Uma incidência de reconhecimento lateral é feita e o *gantry* é angulado para uma posição perpendicular em relação ao meio da articulação patelofemoral e centralizado em uma posição eqüidistante entre a placa de fechamento epifisário e a linha de Blumensatt. Imagens helicoidais contínuas são realizadas (durante 10 s em um aparelho de 1 s por rotação) sem o movimento da mesa, tempo durante o qual o paciente flexiona e estende o joelho partindo de uma posição de extensão total até 45° de flexão e voltando para uma extensão completa. Os dados são reconstruídos em dez imagens. Como somente uma localização de corte é submetida a imagem com esta técnica, a patela se move através do corte e os relacionamentos patelofemorais são verdadeiramente demonstrados em algumas das imagens. O estudo preliminar feito por DUPUY *et al.* (1997) demonstrou uma tendência para uma melhora das relações patelofemorais durante os exames dinâmicos quando comparados com os exames estáticos sem carga, sugerindo uma menor sensibilidade, mas uma maior especificidade nos estudos dinâmicos.

### *3.5.4*
### Cartilagem Articular

A TC com cortes finos (particularmente hélices em múltiplos cortes) combinada com a artrografia (ver adiante) tem sido utilizada como o padrão ouro para a medida da espessura da cartilagem articular e o volume do joelho (Fig. 3.12).

Estas medidas possuem uma importância clínica crescente já que tratamentos direcionados para a osteoartrite do joelho estão sendo desenvolvidos (HANGODY *et al.*, 1998). Muitos destes estudos são direcionados para a validação dos métodos RM de medição da cartilagem ao invés de aconselharem o uso da artrografia por TC (ECKSTEIN *et al.*, 1997, 1998; HAUBNER *et al.*, 1997). Porém, a artrografia por TC atualmente permanece sendo mais sensível do que as imagens não artrográficas de RM para a detecção de alterações cartilaginosas sutis (DAENEN *et al.*, 1998) e a técnica minimamente invasiva permite a medida precisa do volume articular, aspiração de líquido para exames laboratoriais e injeção de agentes terapêuticos conforme a necessidade (BERQUIST, 1997).

### *3.5.5*
### Tecidos Moles

Os exames por imagens das massas de tecidos moles e doenças sinoviais do joelho são mais bem realizados através das imagens de RM (com ou sem o uso de contraste Gd-DTPA), complementados pelo uso da radiografia e possivelmente pelo exame de ultra-sonografia executado por um especialista. A TC possui um papel limitado quando estes métodos estão contra-indicados ou não estão disponíveis, mas algumas patologias [*e. g.*, tumores gordurosos como o lipoma arborecens, lesões calcificadas –

como a osteocondromatose sinovial (Fig. 3.13), tofos gotosos e lesões densas como a sinovite vilonodular pigmentada] podem ter aparências características na TC (CHEN *et al.*, 1999; LIN *et al.*, 1999). A TC não é confiável para os exames de acompanhamento do sítio de ressecção de um sarcoma de tecidos moles (HUDSON *et al.*, 1985).

O realce por contraste pode ser utilizado com reconstrução volumétrica para demonstrar a estenose e obstruções arteriais e dos enxertos após uma cirurgia vascular realizada em vasos poplíteos (ISHIKAWA *et al.*, 1999) e outras lesões vasculares (Fig. 3.14). Similarmente, o realce de tecidos moles em massas ou sinóvia pode ser demonstrado, mas o ajuste de tempo é crítico, com o pico de realce ocorrendo mais tarde, menos acentuado e mais variável em aparecimento do que no abdômen. Os softwares do aparelho que fazem imagens prévias em mA baixo para detectar o início do realce e disparam o estudo neste ponto podem ter seu papel.

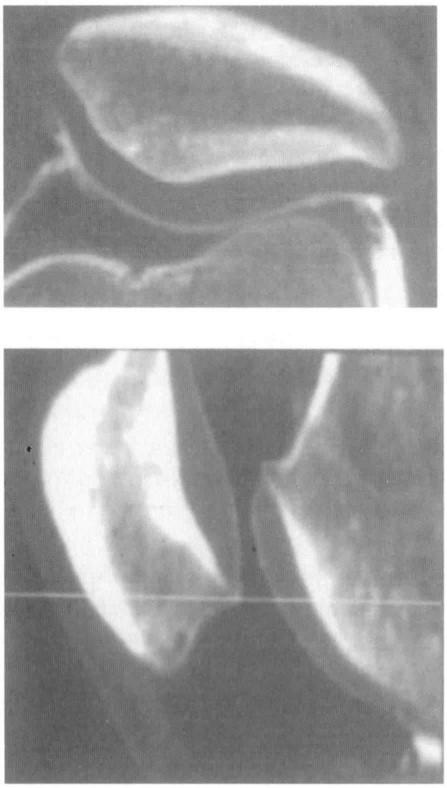

**Fig. 3.12.** Espessura da cartilagem patelar demonstrada por uma artrografia de duplo contraste. (Cortesia do Dr. S. Bianchi, Hospital Cantonal, Genebra, Suíça.)

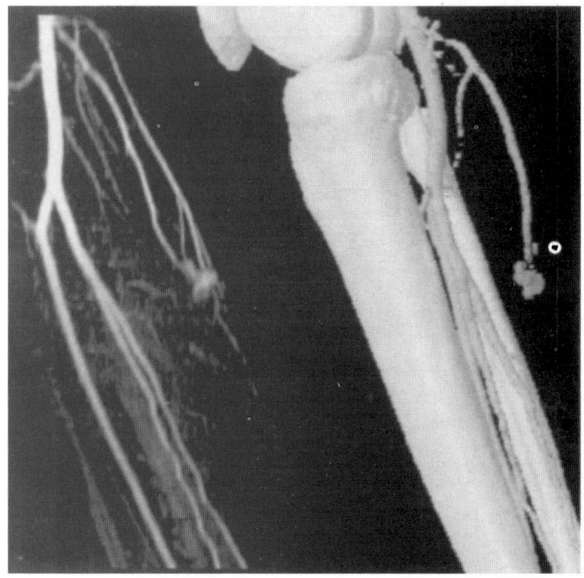

**Fig. 3.14. a** Projeção de máxima intensidade de imagens adquiridas durante a infusão de contraste intravenoso demonstram a anatomia vascular do joelho e da região proximal da perna. O extravasamento de contraste da artéria muscular distal (sural) é observado. **b** imagem 3D reconstrução de superfície dos mesmos dados encontrados em **a**. (Imagens cedidas como cortesia de Philips Medical Systems e Dr. R. C. Berlin, St John's Hospital, Jackson, Wyo., USA.)

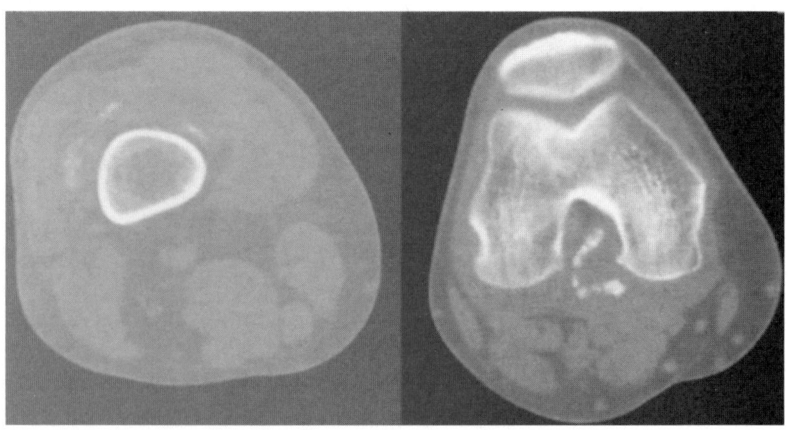

**Fig. 3.13.** Osteocondromatose sinovial. Múltiplas lesões perifericamente calcificadas estão presentes dentro de um derrame articular.

## 3.6 Artrografia

### 3.6.1 Papel e Indicações

A artrografia por TC pode ser realizada como um adjunto para a artrografia convencional do joelho. Com a artrografia de duplo contraste, a TC pode ser realizada imediatamente após o exame convencional já que somente uma pequena quantidade de meio de contraste iodado é injetada (4 ml de 300 mg I/ml). Se uma artrografia de contraste único é realizada com quantidades maiores de contraste denso, um intervalo de 2-3 h entre a técnica convencional e o exame de TC permite que a densidade do meio de contraste se dilua a um nível apropriado para a TC. Se uma artrografia imediata é planejada, a redução apropriada da concentração do meio de contraste é necessária, *e. g.*, 150 mg I/ml de meio de contraste não iônico solúvel em água.

As indicações para a artrografia por TC são a demonstração das plicas sinoviais, corpos livres intra-articulares, lesões condrais e defeitos osteocondrais (MARTINOLI *et al.*, 2000) (Fig. 3.15). A demonstração das rupturas meniscais necessita de imagens helicoidais em múltiplos cortes com *voxels* isométricos de menos de 0,5 mm de diâmetro para que se obtenha uma precisão similar às imagens RM (Fig.

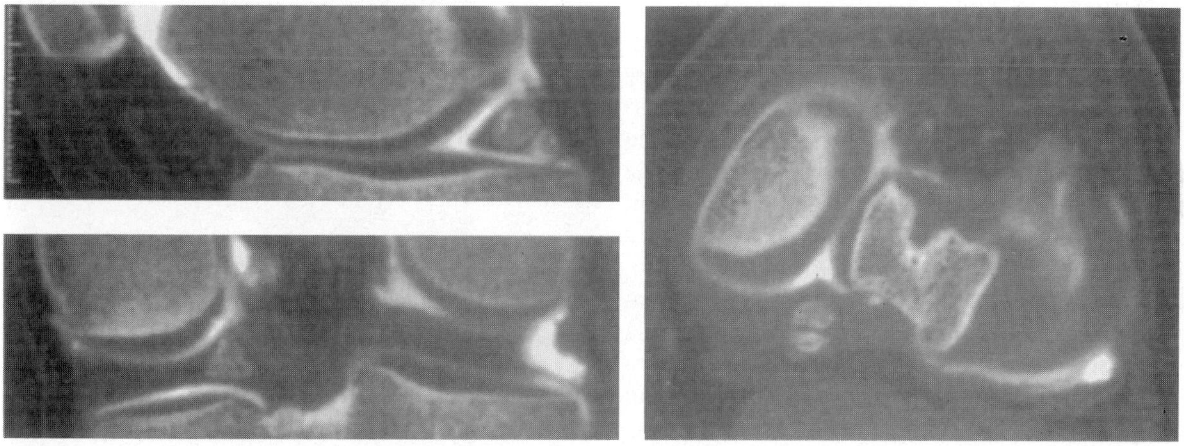

**Fig. 3.15.** Um par de ossículos meniscais são demonstrados em uma artrografia por TC utilizando uma aquisição helicoidal dupla com colimação de 1-mm, um pitch de 1 e reconstrução em incrementos de 0,5 mm. (Cortesia do Dr. S. Bianchi, Hospital Cantonal, Genebra, Suíça; reproduzido de MARTINOLI *et al.*, 2000, com permissão.)

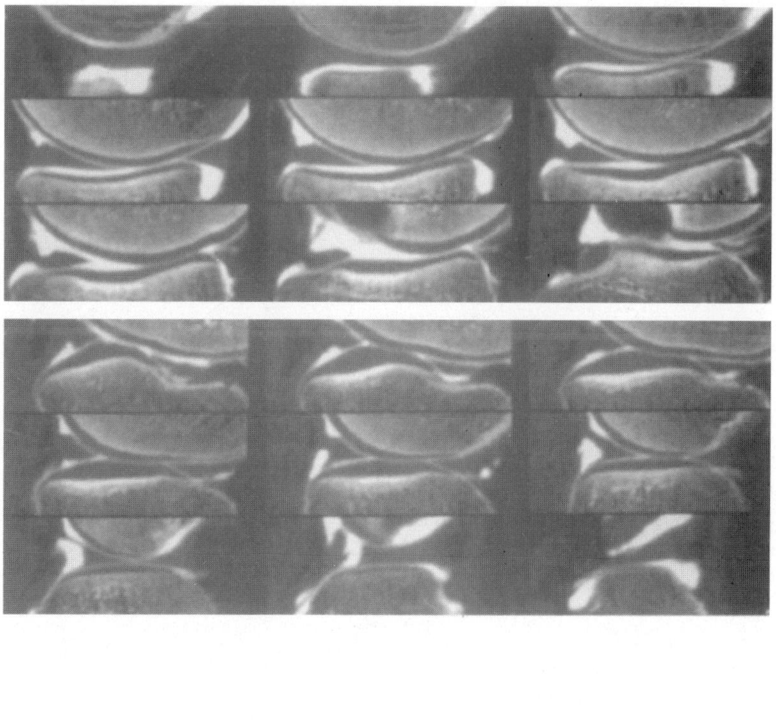

**Fig. 3.16.** Os meniscos medial e lateral normais são demonstrados em reformatações sagitais de artrografias por TC utilizando a mesma técnica da Fig. 3.10. (Cortesia do Dr. S. Bianchi, Hospital Cantonal, Genebra, Suíça.)

3.16). Um exame adequado pode ser conseguido com aparelhos não helicoidais se uma colimação de corte de 1 mm estiver disponível e cortes superpostos forem obtidos em incrementos de 0,5 mm da mesa (MUGHETTI *et al.*, 1998), apesar de haver uma maior carga de radiação depositada sobre o paciente com o uso desta técnica.

### 3.6.2 Técnica

As imagens fluoroscópicas raramente são necessárias para a colocação da agulha, mas confirma a localização correta durante a injeção do meio de contraste. Os anestésicos locais não devem ser necessários, apresar de preparação da pele com um creme anestésico tópico poder ser útil em crianças. Com o uso de uma técnica asséptica, uma agulha de calibre pequeno é introduzida na articulação patelofemoral tanto pela face medial como pela lateral, segurando a patela e desviando-a na direção do lado escolhido para a introdução da agulha. O deslocamento patelar enfatiza a localização da articulação e auxilia na colocação da agulha. Uma técnica de duplo contraste com 5 ml de contraste e 50 ml pode ser realizada se uma artrografia convencional também for necessária. Uma técnica com contraste único com 20 ml de contraste é satisfatória para a artrografia por TC e evita os artefatos de faixa que podem ocorrer nas interfaces ar/líquido. A realização de imagens durante a injeção confirma a localização correta da agulha conforme o contraste flui da ponta da agulha para dentro da articulação. Uma agulha fora do local resulta em uma acumulação focal do contraste na ponta da agulha. Após a remoção da agulha, uma suave manipulação assegura que o contraste se estenda através de todos os recessos capsulares da articulação. Após uma artrografia convencional, se necessário, é realizada uma TC transversal através do joelho. A imagem feita algum tempo após artrografia pode ser necessária se a comunicação entre a articulação do joelho e qualquer cisto ou gânglio na vizinhança é suspeitado e pode haver um atraso de 1 a 2 h antes que o contraste apareça dentro de um cisto (MALGHEM *et al.*, 1998).

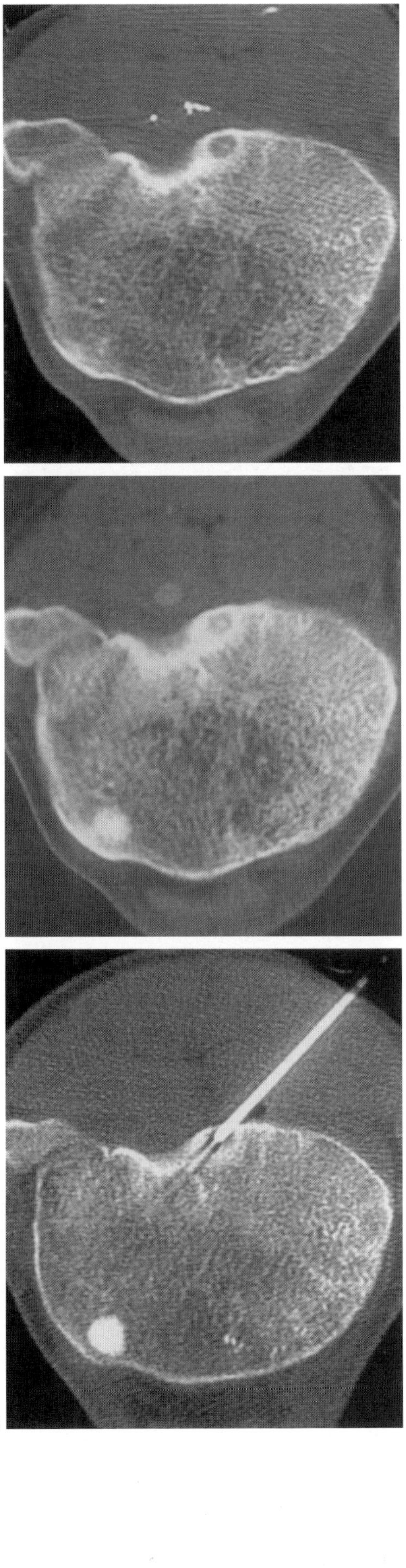


**Fig. 3.17.** Cortes de TC pós-contraste demonstram a localização das artérias **a** e veias **b** para auxiliar em **c** uma ablação guiada por TC de um osteoma osteóide. Observe uma ilhota óssea incidental. (Imagens cortesia do Dr. P. Hughes, Derriford Hospital, Plymouth, UK.)

## 3.7 Intervenções Guiadas por TC

A tomografia computadorizada está sendo crescentemente utilizada para guiar procedimentos intervencionistas, recentemente encorajados pelo desenvolvimento da fluoroscopia por TC, que permite a colocação mais rápida e precisa de agulhas e equipamentos intervencionistas (FROELICH *et al.*, 1999; DE MEY *et al.*, 2000). Conforme já descrito (Seção 3.2.5), deve ser tomado cuidado para minimizar a exposição do operador e do paciente aos raios-X durante uma biópsia guiada por TC. Tempos de fluoroscopia por volta de 10 s devem ser suficientes para a maioria dos procedimentos de biópsia (GOLDBERG *et al.* 2000). A limitação da fluoroscopia para a identificação da ponta da agulha ao invés de toda a agulha irá reduzir a dose de radiação recebida pelo operador e pelo paciente (SILVERMAN *et al.*, 1999). A espessura do corte da TC deve ser aproximada ao tamanho da lesão, caso contrário um efeito de volume parcial pode incluir tanto a ponta da agulha como a lesão no mesmo corte, sugerindo erroneamente uma localização precisa da agulha. A TC pode ser usada para a guiar a biópsia do osso e lesões dos tecidos moles. Quando uma malignidade primária está presente, o curso da trilha da biópsia e o(s) compartimento(s) através do(s) qual (is) a agulha passar podem necessitar de excisão com o tumor no momento da cirurgia definitiva. A biópsia de tais lesões portanto deve ser realizada somente após a consulta e a concordância sobre a abordagem com o cirurgião que irá realizar o tratamento definitivo. A precisão de biópsias guiadas pela TC é aumentada se espécimes forem obtidos tanto para citologia como para patologia: uma precisão geral de cerca de 80% deve ser atingida (HODGE, 1999).

Devido à localização profunda, os cistos ganglionares do ligamento cruzado anterior podem ser de difícil localização através das imagens de ultra-sonografia. A aspiração guiada por TC destes cistos com uma agulha de grande calibre (14G) seguida pela injeção de 40 mg de depomedrone e 1-2 ml de 0,5% de bupivacaína (ANTONACCI *et al.*, 1998) foi bem-sucedida para o alívio dos sintomas. Utilizando uma abordagem posterior, toma-se cuidado para evitar os vasos poplíteos (Fig. 3.7).

O tratamento percutâneo dos osteomas osteóides também pode ser guiado pelo uso da TC. Novamente, uma abordagem planejada evitando as estruturas vasculares é necessária e uma imagem contrastada preliminar para identificar claramente estes vasos é valiosa (Fig. 3.17). É possível tratar osteomas osteóides através da completa remoção através de uma biópsia guiada por TC (VOTO *et al.*, 1990), mas isto pode ser difícil com agulhas de biópsia, a menos que uma agulha de grande calibre seja utilizada e diversas passagens sejam feitas através da lesão. Mais recentemente, técnicas visando a destruição do tumor pelo calor, seja através da ablação por radiofreqüência ou por uma sonda aquecida por laser, ambos sendo disponíveis com finas sondas para a passagem através de uma agulha de biópsia. Em qualquer um dos casos, para evitar complicações, a lesão a ser tratada deve estar a mais de um centímetro de estruturas neurovasculares ou outras estruturas importantes. Uma biópsia preliminar para a confirmação histológica do diagnóstico é necessária já que em uma série 16% das lesões não eram osteomas osteóides (SANS *et al.*, 1999). Os osteomas osteóides podem causar uma dor severa quando biopsiados. E apesar de algumas séries relatarem o uso de anestesia local, a anestesia epidural ou anestesia geral pode ser necessária.

## 3.8 Conclusão

Com uma atenção apropriada à técnica, a TC continua a ter seu papel no diagnóstico e tratamento de muitas condições dentro e ao redor do joelho. Algumas patologias, *e. g.*, rupturas meniscais, serão, entretanto, demonstradas de modo somente adequado com o uso da artrografia por TC em um aparelho capaz de gerar uma resolução submilimétrica no eixo-y.

## Referências Bibliográficas


Ando T (1999) Factors affecting the rectus femoris-patellar tendon Q-angle, measured using a computed tomographic scan. J Orthop Sci 4:73-77

Antonacci VP, Foster T, Fenlon H, Harper K, Eustace S (1998) Technical report: CT-guided aspiration of anterior cruciate ligament ganglion cysts. Clin Radiol 53:771-773

Berger RA, Crossett LS, Jacobs JJ, Rubash HE (1998) Malrotation causing patellofemoral complications after total knee arthroplasty. Clin Orthop 356:144-153

Berquist TH (1997) Imaging of articular pathology: MRI, CT, arthrography. Clin Anat 10:1-13

Biedert M, Gruhl C (1997) Axial computed tomography of the patellofemoral joint with and without quadriceps contraction. Arch Orthop Trauma Surg 116:77-82

Chen CK, Yeh LR, Pan HB, Yang CF, Lu YC, Wang JS, Resnick D (1999) Intra-articular gouty tophi of the knee: CT and MR imaging in 12 patients. Skeletal Radiol 28:75-80

Daenen BR, Ferrara MA, Marcelis S, Dondelinger RF (1998) Evaluation of patellar cartilage surface lesions: comparison of CT arthrography and fat-suppressed FLASH 3D MR imaging. Eur Radiol 8:981-985

Daly B, Templeton PA, Krebs TL, Carroll K, Wong You Cheong JJ (1998) Evaluation of biopsy needles and prototypic needle guide devices for percutaneous biopsy with CT fluoroscopic guidance in simulated organ tissue. Radiology 209:850-855

De Mey J, Op de Beeck B, Meysman M, Noppen M, De Maeseneer M, Vanhoey M, Vincken W, Osteaux M (2000) Real time CT-fluoroscopy: diagnostic and therapeutic applications. Eur J Radiol 34:32-40

Dupuy DE, Hangen DH, Zachazewski JE, Boland AL, Palmer W (1997) Kinematic CT of the patellofemoral joint. AJR 169:211-215

Eckhoff DG, Brown AW, Kilcoyne RF, Stamm ER (1997) Knee version associated with anterior knee pain. Clin Orthop 339:152-155

Eckstein F, Adam C, Sittek H, Becker C, Milz S, Schulte E, Reiser M, Putz R (1997) Non-invasive determination of cartilage thickness throughout joint surfaces using magnetic resonance imaging. J Biomech 30:285-289

Eckstein F, Schnier M, Haubner M, Priebsch J, Glaser C, Englmeier KH, Reiser M (1998) Accuracy of cartilage volume and thickness measurements with magnetic resonance imaging. Clin Orthop 352:137-148

Froelich JJ, Ishaque N, Saar B, Regn J, Walthers EM, Mauermann F, Klose KJ (1999) Steuerung von perkutanen Biopsien mittels CT-Fluoroskopie. [Control of percutaneous biopsy with CT fluoroscopy.] Rofo Fortschr Geb Rontgenstr Neuen Bildgeb Verfahr 170:191-197

Goldberg SN, Keogan MT, Raptopoulos V (2000) Percutaneous CT-guided biopsy: improved confirmation of sampling site and needle positioning using a multistep technique at CT fluoroscopy. J Comput Assist Tomogr 24:264-266

Gray SD, Kaplan PA, Dussault RG (1997) Imaging of the knee. Current status. Orthop Clin North Am 28:643-658

Hangody L, Kish G, Karpati Z, Udvarhelyi I, Szigeti I, Bely M (1998) Mosaicplasty for the treatment of articular cartilage defects: application in clinical practice. Orthopedics 21:751-756

Haubner M, Eckstein F, Schnier M, Losch A, Sittek H, Becker C, Kolem H, Reiser M, Englmeier KH (1997) A non-invasive technique for 3-dimensional assessment of articular cartilage thickness based on MRI, part 2. Validation using CT arthrography. Magn Reson Imaging 15:805-813

Hodge JC (1999) Percutaneous biopsy of the musculoskeletal system: a review of 77 cases. Can Assoc Radiol J 50:121-125

Hsieh J (1997) Analysis of the temporal response of computed tomography fluoroscopy. Med Phys 24:665-675

Hudson TM, Schakel M, Springfield DS (1985) Limitations of computed tomography following excisional biopsy of soft tissue sarcomas. Skeletal Radiol 13:49-54

Ishikawa M, Morimoto N, Sasajima T, Kubo Y (1999) Three dimensional computed tomographic angiography in lower extremity revascularization. Surg Today 29:243-247

Lin J, Jacobson JA, Jamadar DA, Ellis JH (1999) Pigmented villonodular synovitis and related lesions: the spectrum of imaging findings. AJR 172:191-197

Lomasney LM, Griffiths AA, Tobin JP, Rabin SI, Cronin TR (1999) Comparison of 4 computed tomographic imaging protocols for lateral tibial plateau fractures. Can Assoc Radiol J 50:110-116

Malghem J, Vande-berg BC, Lebon C, Lecouvet FE, Maldague BE (1998) Ganglion cysts of the knee: articular communication revealed by delayed radiography and CT after arthrography. AJR 170:1579-1583

Mann TA, Black KP, Zanotti DJ, Barr M, Teater T (1999) The natural history of the intercondylar notch after notchplasty. Am J Sports Med 27:181-188

Martino F, De Serio A, Macarini L, Rizzo A, Laforgia R, Rotondo A, Angelelli G (1998) Ultrasonography versus computed tomography in evaluation of the femoral trochlear groove morphology: a pilot study on healthy, young volunteers. Eur Radiol 8:244-247

Martinoli C, Bianchi S, Spadola L, Garcia J (2000) Multimodality imaging assessment of meniscal ossicle. Skeletal Radiol 29:481-484

McGuire DA, Hendricks SD, Sanders HM (1997) The relationship between anterior cruciate ligament reconstruction tibial tunnel location and the anterior aspect of the posterior cruciate ligament insertion. Arthroscopy 13:465-473

Mughetti M, De-Masi M, Teodorani A, Gagliardi S (1998) Falsa immagine con Tomografia Computerizzata di lesione del menisco mediale del ginocchio. Studio retrospettivo in 400 casi. Radiol Med Torino 96:310-312

Muhle C, Brossmann J, Heller M (1999) Kinematic CT and MR imaging of the patellofemoral joint. Eur Radiol 9:508-518

Nagamine R, Miura H, Inoue Y, Tanaka K, Urabe K, Okamoto Y, Nishizawa M, Iwamoto Y (1997) Malposition of the tibial tubercle during flexion in knees with patellofemoral arthritis. Skeletal Radiol 26:597-601

Nagao N, Tachibana T, Mizuno K (1998) The rotational angle in osteoarthritic knees. Int Orthop 22:282-287

Nawfel RD, Judy PF, Silverman SG, Hooton S, Tuncali K, Adams DF (2000) Patient and personnel exposure during CT fluoroscopy-guided interventional procedures Radiology 216:180-184 (and comments pages 9-10)

Pretorius ES, Fishman EK (1999) Volume-rendered threedimensional spiral CT: musculoskeletal applications. Radiographics 19:1143-1160

Radermacher K, Portheine F, Anton M, Zimolong A, Kaspers G, Rau G, Staudte HW (1998) Computer assisted orthopaedic surgery with image based individual templates. Clin Orthop 354:28-38

Sans N, Morera-Maupome H, Galy-Fourcade D, Jarlaud T, Chiavassa H, Bonnevialle P, Giron J, Railhac JJ (1999) Resection percutanee sous controle tomodensitometrique des osteomes osteoides. Suivi a moyen terme de 38 cas. [Percutaneous resection under computed tomography guidance of osteoid osteoma. Mid-term follow-up of 38 cases.] J Radiol 80:457-465

Sati M, deGuise JA, Drouin G (1997) Computer assisted knee surgery: diagnostics and planning of knee surgery. Comput Aided Surg 2:108-123

Schutzer SF, Ramsby GR, Fulkerston JP (1986) The evaluation of patellofemoral pain using computerized tomography: a preliminary study. Clin Orthop 204:286-293

SilvermanSG, Tuncali K, Adams DF, Nawfel RD, Zou KH, Judy PF (1999) CT fluoroscopy-guided abdominal interventions: techniques, results, and radiation exposure. Radiology 212:673-681

Stevens MA, El-Khoury GY, Kathol MH, Brandser EA, Chow S (1999) Imaging features of avulsion injuries. Radiographics 19:655-672

Van de Berg BC, Lecouvet FE, Poilvache P, Dubuc JE, Bedat B, Maldague B, Rombouts JJ, Malghem J (2000) Dual-detector spiral CT arthrography of the knee: accuracy for detection of meniscal abnormalities and unstable meniscal tears. Radiology 216:851-857

Voto SJ, Cook AJ, Weiner DS, Ewing JW, Arrington Arrington LE (1990) Treatment of osteoid osteoma by computed tomography guided excision in the pediatric patient. J Pediatr Orthop 10:510-513

Walker C, Cassar-Pullicino VN, Vaisha R, McCall IW (1993) The patello-femoral joint - a critical appraisal of its geometric assessment utilizing conventional axial radiography and computed arthro-tomography. Br J Radiol 66:755-761

Watson JT, Coufal C (1998) Treatment of complex lateral plateau fractures using Ilizarov techniques. Clin Orthop 353:97-106

Whitehouse RW, Economou G, Adams JE (1993) The influence of temperature on quantitative computed tomography: implications for mineral densitometry. J Comput Assist Tomogr 17:945-951

# 4 Imagens de Ressonância Magnética

Christine Heron • Andrew Hine

CONTEÚDO



## 4.1 Introdução

Depois da introdução das imagens de ressonância magnética (RM) do joelho na prática clínica houve um aumento exponencial nos artigos que documentaram sua eficácia. As pesquisas nesta área da imagem musculoesquelética por RM atualmente atingiram um platô e a ênfase atual se concentra no ajuste fino de certos aspectos das imagens RM do joelho. Isto se aplica particularmente à questão das técnicas de realização das imagens. O estudo RM ideal adquire uma quantidade máxima de informação em um determinado espaço de tempo. As práticas locais e outros fatores determinam certos aspectos do exame. Em cada situação clínica sempre deve haver um consenso entre um exame de longa duração que pode ser desnecessário e um exame curto que pode deixar muitas dúvidas sem resposta. Na prática, a maioria das instituições estabelece um protocolo de rotina que proporciona uma visualização adequada do joelho e responde a maioria das dúvidas clínicas. Protocolos suplementares podem ser empregados para cobrir problemas clínicos específicos. Este capítulo irá considerar estas duas necessidades. A demonstração da maioria das patologias do joelho irá requerer seqüências de pulso que proporcionem uma visualização ideal dos prótons móveis demarcados pela água. Uma quantidade aumentada de água é vista nos derrames articulares, e nos ligamentos, tendões e músculos após lesões. Ela também está presente nas alterações inflamatórias nos tecidos moles e nos edemas da medula óssea após contusões. No caso das rupturas de meniscos, é necessário se visualizar prótons que se ligam a macromoléculas ao longo do bordo da ruptura. A mais alta resolução espacial atingível é uma necessidade adicional para as imagens do joelho.

## 4.2 Considerações Gerais

Muitos fatores contribuem para a produção de imagens ideais. Além do equipamento utilizado, estes fatores incluem a relação sinal-ruído (SNR), relação contraste-ruído (CNR), resolução, seqüências de pulso empregadas e tempo de imagem. Os campos de força dos magnetos variam e são descritos como baixo, médio e alto. Os magnetos de baixo campo operam em valores de 0,2 T e inferiores. Os magnetos de médio campo tem entre 0,3 e 0,9 T mas geralmente são magnetos de 0,5 T. Os magnetos de alto campo são entre 1 e 1,5 T. O campo de força influencia inúmeros fatores que são particularmente importantes na relação da proporção sinal-ruído. Magnetos de alto campo de potência apresentam uma melhor SNR e quando cam-

C. Heron, MD
Consultant Radiologist, St. George's Hospital, Blackshaw Road, London, SW17 0QT, UK
A. Hine, MD
Consultant Radiologist, Central Middlesex Hospital, Acton Lane, London, NW10 5NS, UK

pos de força mais baixos são empregados, o número de aquisições deve ser aumentado para que se produza um sinal adequado. Como conseqüência, um tempo de exame mais longo pode resultar em artefatos causados pelo movimento do paciente.

Existe um interesse recente em determinados sistemas RM operando em campos de força magnética baixas (0,1-0,2 T) para o uso nas imagens de joelho. As vantagens destes sistemas são sua instalação mais fácil e manutenção mais barata do que os sistemas que operam em campos de potência mais altos. Como somente o membro investigado entra no aparelho, os problemas relacionados com a claustrofobia não acontecem. Variáveis afirmações foram feitas em relação à precisão destes equipamentos na detecção dos desarranjos internos do joelho (AHN *et al.*, 1998; KOSKINEN *et al.*, 1997; MASCIOCCHI *et al.*, 2000; RAND *et al.*, 1999b). O consenso geral parece ser de que campo de menor intensidade resulta em imagens de resolução um pouco inferior. RAND *et al.* (1999b) observou que apesar de um baixo campo de força (0,2 T) permitir potencial diagnóstico no que diz respeito à presença ou ausência de uma ruptura meniscal, o nível de confiança na tomada de decisões foi significantemente superior com as imagens realizadas em aparelhos de alto campo (1,5 T). Provavelmente existem poucas diferenças entre sistemas que operam em campos de força altos e baixos.

Os estudos recentes empregando campos de força superiores ao utilizados na rotina clínica (3 T) produzindo imagens com maior resolução demonstraram resultados promissores (NIITSU *et al.*, 2000; PETERSON *et al.*, 1999). Os outros fatores técnicos que influenciam a SNR são consideravelmente mais baixos mas o uso de uma bobina de superfície dedicada é essencial para que se obtenha um sinal ideal. Uma bobina de emissão e recepção rígida com um equipamento de quadratura ou uma bobina flexível podem ser empregadas (Figs. 4.1 e 4.2).

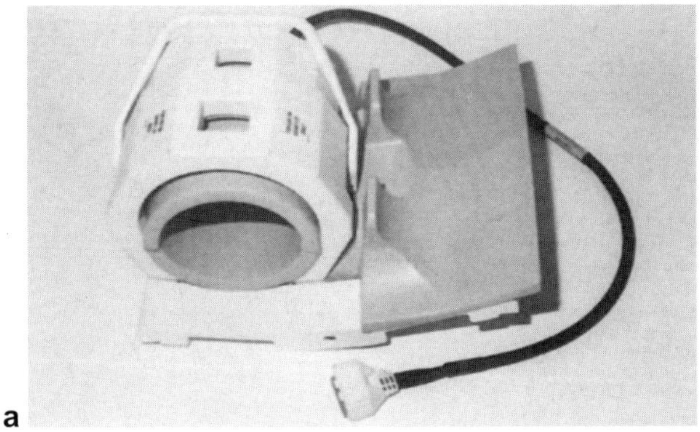

a

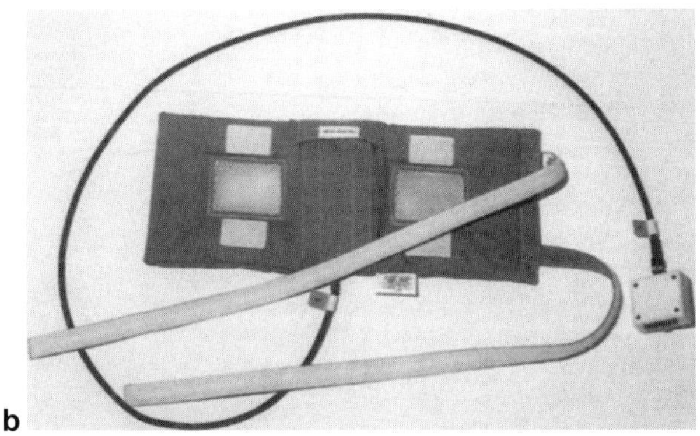

b

**Fig. 4.1. a** Bobina de quadratura do joelho. **b** Bobina flexível de joelho.

### 4.2.1
### Relação Sinal-Ruído

A relação sinal-ruído é influenciada por fatores operador dependente e não operador dependente. Os fatores não operador-dependente incluem o campo de força do magneto e a estrutura molecular intrínseca do tecido examinado. A estrutura molecular do tecido determina a densidade dos prótons e os tempos de relaxamento T1, T2 e T2*. Os fatores que dependem do operador incluem o tipo de bobina, campo de visão, número de aquisições, largura de banda da amostra, tamanho da matriz, espessura do corte e o TR, TE e o ângulo de inclinação. Alterações na TR influenciam o grau de ponderação de T1 e conseqüentemente na atenuação de sinal. Nas imagens ponderadas T2, variações no TE influenciam a ponderação T2 e conseqüentemente a atenuação do sinal. As imagens ponderadas com densidade de próton são somente levemente atenuadas pelo relaxamento de T1 e T2 e assim possuem um SNR mais alto tanto nas imagens ponderadas T1 como nas imagens T2.

Uma consideração dos fatores dependentes do operador revela que o campo de visão é um dos fatores determinantes mais importantes da SNR. Um *voxel* é um volume do tecido amostrado dentro do paciente e a relação entre o volume do *voxel* e o campo de visão é indicada pela seguinte equação:

$$voxel = \frac{\text{dimensões do campo de visão} \times \text{espessura do corte}}{\text{tamanho da matriz}}$$

O tamanho da matriz é determinado pelo número de codificações de freqüência e/ou codificações de fase. Baixos números de freqüência e de codificação de fase resultam em uma matriz grosseira com grandes *voxels* (considerando um campo quadrado de visão fixo). *Voxels* maiores possuem uma maior SNR do que os *voxels* menores porque eles contêm mais prótons para produzir o sinal. A SNR é influenciada por qualquer alteração no parâmetro que altere o volume do *voxel*. Pode ser apreciado, por exemplo, que a duplicação do campo de visão resulta na duplicação no comprimento dos dois lados do *voxel* gerando um aumento de quatro vezes na

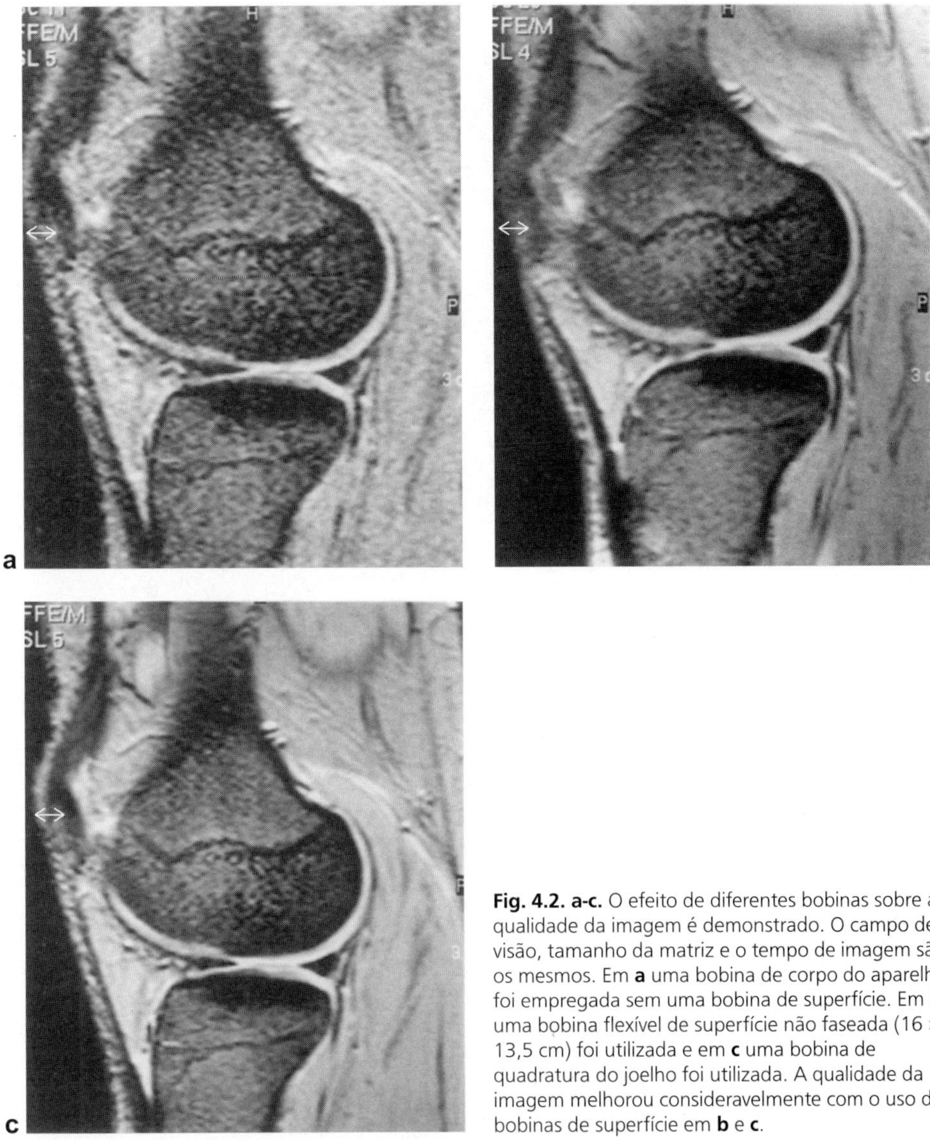

**Fig. 4.2. a-c.** O efeito de diferentes bobinas sobre a qualidade da imagem é demonstrado. O campo de visão, tamanho da matriz e o tempo de imagem são os mesmos. Em **a** uma bobina de corpo do aparelho foi empregada sem uma bobina de superfície. Em **b** uma bobina flexível de superfície não faseada (16 × 13,5 cm) foi utilizada e em **c** uma bobina de quadratura do joelho foi utilizada. A qualidade da imagem melhorou consideravelmente com o uso das bobinas de superfície em **b** e **c**.

SNR, enquanto que a duplicação da espessura do corte duplica o comprimento de somente um dos lados do *voxel* e por este motivo somente duplica a SNR. Tanto o tamanho da matriz quanto o número de aquisições afetam a SNR. A duplicação do tamanho da matriz nas direções da codificação de fase e da codificação da freqüência para um campo de visão fixo resulta em uma diminuição da SNR por um fator de 2 raiz quadrada de 2, mas o tempo de imagem é duplicado, pois existe um número de etapas de codificação de fase duas vezes maior para serem amostradas (Fig. 4.3). A duplicação do número de aquisições dobra o tempo de exame, mas aumenta a SNR em um valor máximo igual à raiz quadrada de 2 (cerca de 1,4).

No eixo de codificação de freqüência a largura de banda da amostragem determina a variação de freqüências da amostra. A redução da largura da banda da amostra resulta em uma amostragem de uma freqüência de ruído menor e, conseqüentemente, conforme o sinal permanece inalterado, existe um aumento na SNR. Entretanto, é necessário aumentar o tempo de amostragem conforme a largura da banda diminui para evitar qualquer tipo de perda de resolução. Isto resulta em um aumento no TE mínimo que pode ser empregado.

A escolha da seqüência de pulso influencia a SNR. Nas seqüências *spin*-eco toda a magnetização longitudinal é convertida em magnetização transversal, mas nas seqüências de pulso ecogradiente somente uma proporção da magnetização longitudinal é convertida em magnetização transversal como é o caso de um ângulo de inclinação inferior a 90°. Como resultado, o sinal geralmente é maior nas seqüências *spin*-eco. Resumindo, a SNR pode ser aumentada com o uso de campos de visão maiores,

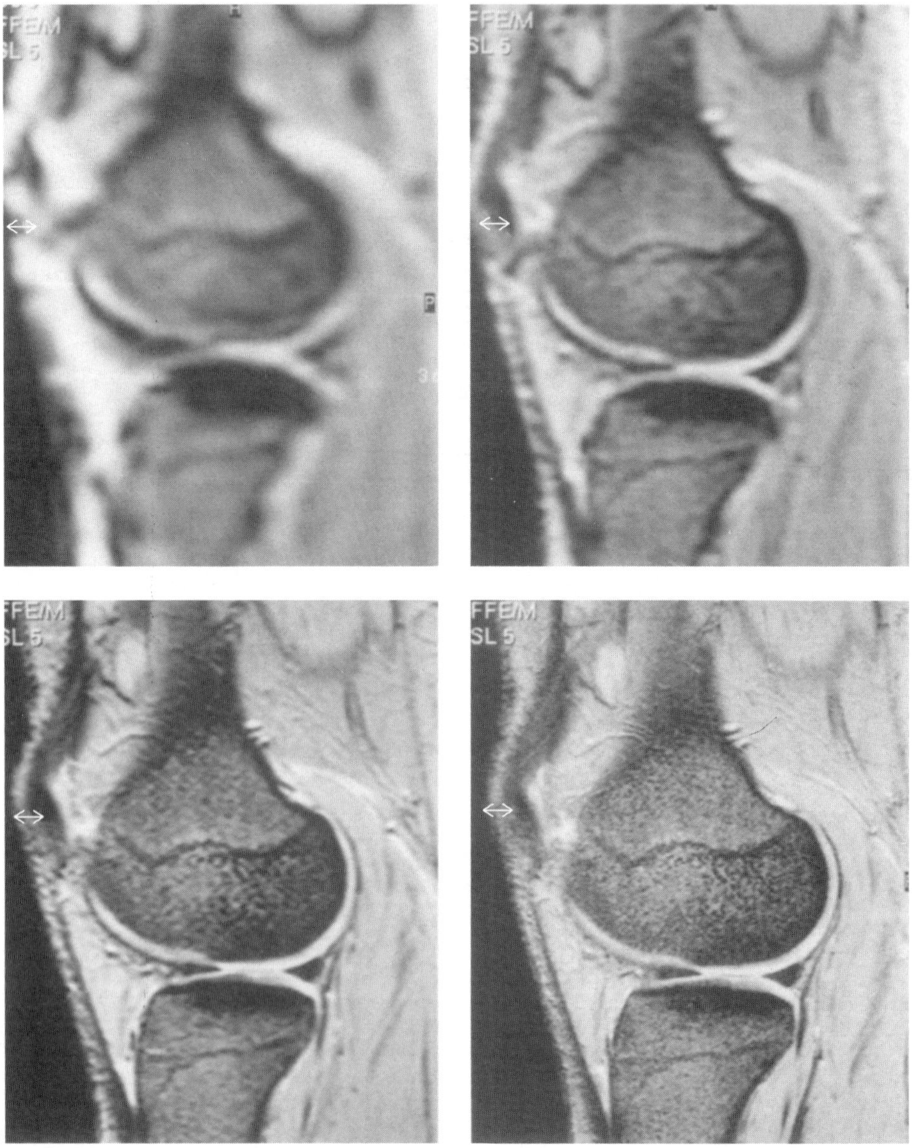

a b c d

**Fig. 4.3. a-d.** O efeito da alteração do tamanho da matriz sobre a qualidade da imagem e o tempo de imagem é demonstrado. Todas as imagens foram adquiridas em uma bobina de quadratura do joelho com um campo de visão de 160 × 120 cm. **a** Matriz de 64 × 39, tempo de imagem de 1 min; **b** matriz de 128 × 77, tempo de imagem, 2 min; **c** matriz de 256 × 153, tempo de imagem de 4 min; **d** matriz de 512 × 307, tempo de imagem de 8,5 min.

uma matriz mais grosseira e uma espessura de corte maior. As seqüências *spin*-eco, e particularmente aquelas com ponderação em densidade de próton produzem a SNR mais alta. Além disto, o número de aquisição deve ser o mais alto possível.

### 4.2.2 Relação Contraste-Ruído

A CNR é dependente da diferença de potência entre os dois tecidos que estão sendo comparados. Certos fatores, como a administração de agentes de contraste para magnético podem influenciar esta proporção, mas na ausência destes fatores, a CNR é influenciada pelos mesmos parâmetros da SNR.

### 4.2.3 Resolução Espacial

A resolução é a capacidade de distinção entre dois pontos e é melhorada conforme a redução do tamanho do *voxel*. Tecidos separados dentro do mesmo *voxel* não são visualizados de modo separado na imagem RM, mas tecidos separados em *voxels* diferentes são diferenciados. Quando um *voxel* contém mais de um tipo de tecido, a intensidade do sinal daquele *voxel* é a média de intensidade de sinais dos diferentes tecidos resultando numa média do volume parcial. Existe uma relação direta entre o tamanho do *voxel* e a resolução, com um tamanho *voxel* pequeno resultando em uma melhor resolução. Como já foi demonstrado na discussão sobre a SNR, o campo de visão possui o maior efeito sobre o volume do *voxel*. A divisão do campo de visão resulta em uma diminuição de quatro vezes no tamanho do *voxel*, com uma melhora correspondente na resolução (Fig. 4-4). A diminuição da espessura do corte e, portanto, a redução do tamanho *voxel* também aumenta a resolução espacial. Ainda que os *pixels* quadrados resultem em uma melhor resolução espacial, é possível que os *pixels* sejam retangulares. Isto pode surgir quando o campo de visão permanece quadrado mas uma matriz desigual é escolhida. O número de freqüência da matriz geralmente é maior e o número de fase é introduzido para ajustar o tempo e a resolução da imagem. Quando o número da fase é menor do que o número da freqüência, a resolução espacial é reduzida ao longo do eixo da fase. Em alguns sistemas os *pixels* permanecem quadrados a despeito da matriz escolhida. Considerando que a codificação da freqüência é o dobro da codificação da fase, o campo de visão na direção da fase será a metade do que na direção da freqüência. Os *pixels* permanecem quadrados e a resolução espacial é mantida.

Pode ser necessário se aumentar o campo de visão na direção da fase de modo a obter cobertura. Isto irá aumentar o tempo de imagem, e a SNR oriunda de quadrados de *pixels* menores será mais baixa do que os *pixels* retangulares. Tipicamente tais sistemas permitem a seleção dos *pixels* retangulares que mantêm o campo de visão quadrado e aumenta a SNR na direção da fase com uma cobertura adequada. O número de codificação da fase e o tempo de imagem são mantidos e os *pixels* são retangulares em uma direção da fase. Conforme cada *pixel* é maior, a SNR aumenta e a resolução espacial é reduzida. Se é necessário manter uma resolução espacial com uma matriz desigual

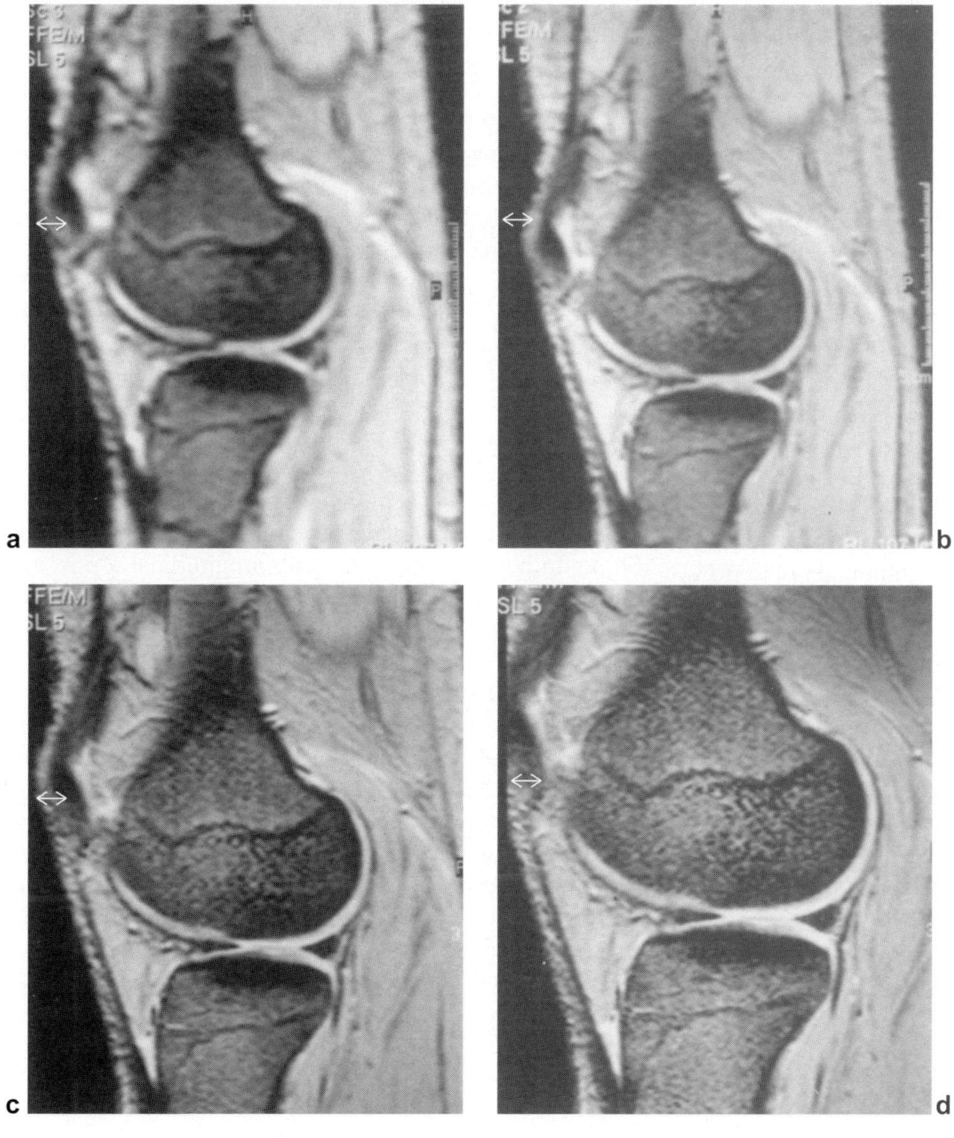

**Fig. 4.4. a-d.** O efeito da alteração do campo de visão sobre a qualidade da imagem é demonstrado. Todas as imagens foram adquiridas em uma bobina de quadratura do joelho com uma matriz de 256 × 153 e um tempo de imagem de 4 min. Um campo de visão retangular foi empregado.
**a** Campo de visão de 320 × 240;
**b** campo de visão de 220 × 165;
**c** campo de visão de 160 × 120;
**d** campo de visão de 120 × 90.

nestes sistemas, geralmente existe uma opção de um campo de visão retangular. A dimensão do campo de visão retangular na direção de codificação de fase é a metade do encontrado na direção da codificação da freqüência. O tempo de imagem é dividido por dois como resultado da manutenção do número de codificações de fase e da resolução espacial. Campos de visão retangulares podem portanto ser utilizados para diminuir o tempo de imagem em uma determinada resolução ou para aumentar a resolução espacial sem aumentar o tempo de imagem.

### 4.2.4 Tempo de Imagem

De maneira ideal, a aquisição de dados deve ser completada no mais curto tempo possível sem comprometer a qualidade de imagem de modo a diminuir os artefatos relacionados ao movimento. Uma duplicação do TR resulta em uma duplicação no tempo de imagem, assim como em uma duplicação do número de aquisições. O tempo de imagem também duplica como o resultado da duplicação das codificações de fase.

### 4.2.5 Contraste da Imagem e Seqüências de Pulso

Dois métodos são comumente utilizados para gerar o eco após a excitação inicial. O método empregado influencia as características do sinal detectado. Na técnica *spin*-eco, um segundo pulso de radiofreqüência (RF) é utilizado para reverter a magnetização e forma um eco em um tempo igual ao intervalo entre os dois pulsos RF. Além de inverter a magnetização, este segundo pulso RF também refocaliza o desfaseamento da magnetização que ocorreu devido à heterogeneidades do campo (relaxamento T2*). A intensidade de sinal nesta seqüência de pulso diminui com um tempo igual ao tempo de relaxamento T2, e a diminuição do T2* foi eliminada pelo processo de refocalização. Como resultado do pulso inverso de 180°, o contraste nas imagens *spin*-eco está relacionado com os tempos de relaxamento T1 e T2 dos tecidos e para o TR e TE escolhidos.

As imagens ecogradiente refocalizam o gradiente de leitura e formam um gradiente de eco. Esta é a medida do desfaseamento da magnetização causado por heterogeneidades do campo magnético (relaxamento T2*). O relaxamento T2* é mais curto que o tempo de relaxamento T2. Quando TEs curtos são empregados, a atenuação de sinal de T2 e T2* é similar mas quando TEs maiores são utilizados (com mais de 10 ms), a intensidade de sinal é fortemente influenciada pelo T2*.

#### *4.2.5.1 Seqüência* Spin-*Eco Ponderada T1*

As imagens ponderadas T1 possuem TR e TE relativamente curtos. Como resultado do TR curto, as estruturas com um tempo de relaxamento T1 longo ficarão progressivamente saturadas e demonstram uma intensidade de sinal baixa (*e. g.*, músculos e estruturas contendo líquido). Entretanto, a gordura demonstra uma intensidade de sinal mais alta.

#### *4.2.5.2 Imagens* Spin-*Eco Ponderadas com Densidade de Próton*

As imagens *spin*-eco ponderadas com densidade de próton possuem um TR relativamente longo e um TE curto e geram um sinal que reflete a densidade dos prótons dentro do campo de imagem. Por este motivo, eles possuem uma SNR alta, e são úteis para a demonstração dos detalhes anatômicos. Os tempos de relaxamento T1 e T2 dos tecidos contribuem somente com uma pequena parte do contraste da imagem.

#### *4.2.5.3 Seqüência* Spin-*Eco Ponderada T2*

As imagens ponderadas T2 com TRs e TEs relativamente longos resultam em uma alta intensidade de sinal para líquidos devido a suas características de relaxamento T2. Entretanto, o músculo apresenta uma intensidade de sinal relativamente baixa e a gordura apresenta sinal intermediário. A SNR destas imagens é inferior à SNR nas imagens ponderadas de densidade de próton, mas a patologia, que é caracterizada por um conteúdo aumentado de líquido, é acentuada.

#### *4.2.5.4 Seqüências Ecogradiente*

Nas seqüências ecogradiente a magnetização longitudinal é girada através de um ângulo diferente dos 90°. Somente parte da magnetização longitudinal é portanto convertida para uma magnetização transversal. Assim que o pulso RF termina, a diminuição da indução livre é produzida devido a heterogeneidades do campo magnético. Este é conhecido como o efeito T2*. Um gradiente de pulso é utilizado para refasear este componente transverso da magnetização. O sinal é então recebido e é conhecido como ecogradiente.

No joelho, as imagens ecogradiente podem ser utilizadas para a avaliação dos meniscos. Alguns centros utilizam as imagens ecogradiente para avaliar a cartilagem hialina, particularmente em conjunção com a supressão de gordura. As imagens ecogradiente não proporcionam uma visualização adequada do edema de medula óssea e elas não estão recomendadas para a avaliação de patologias ósseas.

Através do ajuste dos parâmetros de imagens é possível influenciar a ponderação de uma seqüência ecogradiente. As imagens ecogradiente ponderadas T1 são produzidas com o emprego de um grande ângulo de inclinação, TR curto e TE curto. As imagens ponderadas T2* resultam de um ângulo de inclinação pequeno, e um TR que é relativamente longo de modo a permitir uma recuperação suficiente da magnetização longitudinal dos prótons. As imagens ecogradiente possuem tempos de imagens que são tipicamente mais curtos do que as imagens *spin*-eco. A principal desvantagem é sua susceptibilidade a heterogeneidades do campo magnético.

As seqüências ecogradiente freqüentemente são obtidas em aquisições de volume. Esta é uma técnica particularmente vantajosa para as imagens RM do joelho. Ela pode ser utilizada para a visualização de estruturas muito pequenas e para a reformatação de imagens de estruturas que não se localizam em um único plano anatômico, como os ligamentos. Todo o volume do tecido é avaliado pela imagem e a espessura do corte pode ser de até 1 mm. Cortes mais finos resultam em tempos de imagem maiores, como ilustrado pela equação abaixo:

Tempo de imagem=

TR × número de excitações × número de codificação de fase × número de codificação de corte

Utilizando esta técnica não existe espaço entre os cortes nem interferência entre as imagens. Para ser capaz de observar as imagens em vários planos sem a redução na qualidade da imagem é essencial que os *voxels* sejam quase isotrópicos. A realização da imagem do volume gera grandes conjuntos de dados com a necessidade de uma grande capacidade de armazenamento. A obtenção de uma cópia impressa de todas as imagens disponíveis é impraticável. Portanto, é necessária a pronta revisão das imagens no console.

### 4.2.5.5
### *Seqüências* Fast Spin-*Eco*

Utilizando a técnica *fast spin*-eco, as imagens de densidade de próton e ponderada T2 podem ser obtidas em uma fração do tempo necessário para obter as seqüências *spin*-eco convencionais. Para cada pulso de 90°, múltiplos ecos são obtidos opostos entre si. Isto é conseguido através da aplicação rápida de múltiplos pulsos de 180° com diferentes gradientes de codificação de fase para um TE determinado. As diferentes codificações de fase resultam em múltiplos ecos (até 32), potencialmente reduzindo, por este motivo, o tempo de imagem em 32 vezes. As imagens *fast spin*-eco são suscetíveis ao surgimento de borramentos e artefatos dos bordos, mas estes podem ser minimizados pelo uso de um comprimento trem de eco curto e um TE efetivo longo. Em conseqüência dos freqüentes pulsos refocalizantes aplicados na técnica *fast spin*-eco, a gordura aparece com uma intensidade de sinal mais alta, enquanto que as estruturas sólidas possuem intensidade de sinal mais baixa do que nas imagens *spin*-eco convencionais.

### 4.2.5.6
### *Imagem Eco Planar*

A imagem eco planar (EPI) é uma técnica de imagem mais rápida na qual múltiplos gradientes de ecos são adquiridos para cada excitação. Como efeito, a EPI é o equivalente ecogradiente de uma imagem *fast spin*-eco. As imagens eco planares mais curtas podem ser obtidas em menos de 100 ms com o uso de técnicas de disparo único. Existe somente um pulso de excitação e todos os ecos são obtidos a partir deste. Os artefatos pelo movimento não surgem com estes tempos de imagens muito rápidos mas a resolução espacial e a SNR podem representar problemas. Estes problemas podem ser diminuídos com a utilização de técnicas de múltiplos disparos nas quais, após cada pulso de excitação, vários ecos são obtidos. O artefato relacionado ao movimento é mais problemático em técnicas de múltiplos disparos mas podem ser reduzidos com a diminuição do comprimento do trem de eco. No momento, a EPI não é rotineiramente utilizada no joelho. No futuro ela pode ter um papel nos estudos dinâmicos do joelho durante o movimento e a fluoroscopia por RM para guiar procedimentos intervencionais.

### 4.2.5.7
### *Técnicas de Supressão de Gordura*

Três métodos de supressão de gordura são descritos (DELFAUT *et al.*, 1999). Estes são a saturação de gordura, recuperação de inversão e imagem fora fase. A última técnica mencionada é principalmente utilizada para a detecção de pequenas quantidades de gordura nas lesões, *e. g.*, tumores da glândula adrenal. Ela também pode ser utilizada para determinar se uma doença da medula óssea provavelmente é metastática (DISLER *et al.*, 1997) mas não será mais considerada nesta seção.

#### 4.2.5.7.1
#### Saturação de Gordura

Na técnica de saturação de gordura, um pulso RF com a mesma freqüência de ressonância da gordura é acrescentado a cada pulso RF no corte escolhido. Isto é seguido por um gradiente de pulso que degrada a homogeneidade, o que promove o desfaseamento do sinal lipídico.

O desfaseamento resulta em uma ausência de sinal emanando da gordura nas imagens RM. As vantagens desta técnica são que somente a gordura é suprimida e pode ser utilizada em qualquer seqüência de imagem. É útil para as imagens pós-contraste, *e. g.*, após o realce por contraste intravenoso e artrografia por RM. Entretanto, a técnica de saturação de gordura possui diversas desvantagens. A saturação da gordura pode não ser confiável nos casos em que a freqüência do pulso RF da saturação não é igual à freqüência de ressonância do lipídio. Isto se dá principalmente por causa de heterogeneidades no campo magnético estático. Estes são pequenos nos sistemas modernos e podem ser diminuídos ainda mais pelo *auto-shimming*, centralizando sobre as regiões de interesse e diminuindo o campo de visão. O componente de água da gordura e alguns ácidos graxos não são suprimidos e podem resultar em imagens com supressão de gordura inadequada. A supressão de gordura é ruim com magneto de alta potência porque o desvio químico entre a gordura e a água aumenta com o campo de força magnético. Uma outra desvantagem é que o tempo de imagem aumenta. Ele é relativamente curto com as imagens ponderadas T2, mas é mais longo com as imagem *fast* ecogradiente.

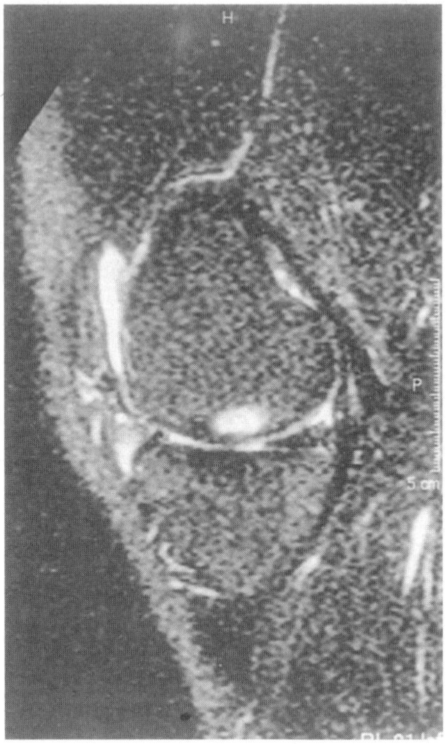

Fig. 4.5. Seqüência sagital de recuperação de inversão (STIR) demonstrando uma região de edema subcondral com alta intensidade de sinal focal no côndilo femoral medial. Existe uma boa supressão da gordura normal nos côndilos femoral e tibial, mas a SNR está diminuída, gerando uma imagem "granulada".

#### 4.2.5.7.2 Recuperação de Inversão

A seqüência de recuperação de inversão também é conhecida como a seqüência *short* T1 *inversion recovery* (STIR). Ela depende das diferenças entre o T1 da gordura e da água (o T1 da gordura é menor do que o T1 da água). Após um pulso de inversão de 180° a magnetização T1 (longitudinal) da gordura se recupera mais rapidamente do que a água. Com a aplicação de um pulso de 90° no ponto nulo da gordura (o ponto no qual a magnetização longitudinal é igual a zero), o sinal da gordura é completamente suprimido. Uma das vantagens desta técnica é que ela suprime o sinal de toda a gordura, incluindo o pequeno componente de água. Além disto, a seqüência pode ser empregada em magnetos de baixo campo de força e não é afetada pelas heterogeneidades do gradiente do campo. As diferenças T2 e T1 são combinadas, resultando em um alto contraste tecidual. Os tecidos com T1 e T2 longos (*e. g.*, água) portanto aparecem de modo bastante claro. O edema e uma quantidade aumentada de líquido devido à inflamação são facilmente visualizados (Fig. 4.5).

Existem diversas desvantagens na técnica de recuperação da inversão. As imagens apresentam uma SNR relativamente baixa. Os tecidos com um T1 similar ao da gordura também são suprimidos, como por exemplo o tecido mucóide, hemorragias, líquido proteináceo, melanina e gadolínio. Por este motivo, as imagens de recuperação de inversão não são adequadas para a artrografia por RM ou para a realização de exames após o uso do gadolínio. Os tecidos com T1 curto e com T1 longo podem ter o mesmo sinal nas imagens de recuperação de inversão. As seqüências *spin*-eco e *fast spin*-eco são as únicas seqüências adequadas para o uso com as técnicas de recuperação de inversão. As técnicas de supressão de gordura são utilizadas no joelho para a supressão da gordura normal nas imagens pós-gadolínio. Pode ser tanto em uma artrografia por RM ou após o uso de gadolínio intravenoso. A técnica de saturação de gordura é mais eficiente após uma imagem pós-gadolínio. As técnicas de supressão de gordura também são utilizadas para auxiliar a caracterização dos tecidos. Isto é especialmente verdadeiro para a detecção do edema de medula óssea e a demonstração da extensão da infiltração pelo tumor. A técnica de saturação de gordura e a de recuperação de inversão podem ser empregadas para este propósito.

#### *4.2.5.8 Transferência da Magnetização*

O contraste nas imagens de transferência de magnetização se baseia no fato de que os prótons ligados em macromoléculas não participam diretamente na produção do sinal RM enquanto que os prótons livres na água participam. Os prótons de ligação macromolecular são capazes de ser excitados por uma ampla variação de freqüências. Parte da energia que eles absorvem quando expostos a tais freqüências é transferida para os prótons na água circundante. Os prótons da água se tornam parcialmente saturados, emitindo portanto menos sinal. Desta forma, os tecidos que estão ligados à água demonstram uma intensidade de sinal mais baixa nas imagens de contraste de magnetização. O contraste geralmente se assemelha ao das imagens ponderadas T2 e uma quantidade considerável de sinal se perde nos tecidos sólidos, mas isto não ocorre no líquido ou tecido adiposo.

### 4.2.6 Demonstração da Imagem

Atualmente as imagens de RM são geralmente laudadas a partir de uma cópia impressa. Alguns centros fazem uma nova imagem dos meniscos utilizando uma maior ampliação e ajustes especiais de janelas estreitas para destacar a patologia meniscal. Esta prática gasta muito tempo e é cara, além de não oferecer vantagens significantes. Podem ser feitas economias pela formulação de laudos em uma estação de trabalho. Isto também permite a manipulação das imagens e reformatação dos ajustes de dados tridimensionais no momento do laudo. Cópias impressas limitadas de imagens relevantes podem ser produzidas para uso clínico. Os tempos de laudo geralmente são mais longos com o uso desta técnica. As imagens tridimensionais foram obtidas em um plano e as imagens reformatadas em planos adicionais antes do laudo das imagens (WIESLANDER *et al.*, 1988). Embora esta prática diminua o tempo de imagem, o tempo necessário para a reformatação e laudo neste estudo foi maior do que o tempo de imagem que é poupado.

### 4.2.7 Artrografia por RM

A introdução das imagens de RM diminuiu em grande escala a necessidade da artrografia convencional do joelho. Entretanto, certas condições são mais bem apreciadas na presença de líquido dentro da articulação e existe um papel limitado para a artrografia por RM. Este papel inclui a avaliação dos meniscos em um período pós-operatório, a avaliação de lesões osteocondrais e a demonstração de corpos livres (PEH e CASSAR-PULLICINO 1999; GRAINGER *et al.* 2000).

Uma decisão sobre a realização da artrografia por RM é baseada nos achados de uma imagem sem contraste e da necessidade de uma avaliação adicional de de uma das anormalidades citadas em um paciente sem derrame articular. A artrografia por RM pode ser direta ou indireta.

A artrografia indireta é realizada com a injeção de gadolínio por via intravenosa e pela realização de imagens do joelho após um intervalo aproximado de 40 minutos durante o qual o contraste se difunde pela articulação. De modo a facilitar este processo, o joelho deve ser ativamente exercitado após a injeção intravenosa do contraste. Ainda que um certo sucesso seja descrito com esta técnica (SUH *et al.*, 1996), ela falha em distender a articulação com líquido, que é o aspecto mais valioso do procedimento. O emprego da artrografia indireta, portanto, provavelmente permanecerá limitado. A injeção de contraste na articulação do joelho é um procedimento direto. É possível que um radiologista experiente faça esta injeção dentro da sala de exames sem a necessidade de avaliação radiográfica, mas a avaliação por imagens pode ser preferível. Pode ser empregada tanto uma abordagem medial como uma lateral. O bordo posterior da patela é palpado e a agulha é inserida imediatamente posterior a ele em um ponto médio entre os pólos superior e inferior da patela. O fluxo livre do líquido confirma a colocação correta da agulha. O agente de contraste preferido difere entre os centros. A maioria utiliza uma solução diluída de gadolínio (0,4 cc de gadolínio acrescentados a 100 cc de solução salina). Se o procedimento for realizado guiado por radiografias, parte da solução salina pode ser substituída por contraste iodado. Alternativamente, o contraste iodado pode ser injetado inicialmente de modo a checar se a agulha está corretamente posicionada e depois o líquido infundido é trocado por solução de gadolínio. Aproximadamente 50 ml de agente de contraste são injetados dentro da articulação do joelho. Como o uso intra-articular do gadolínio não teve uma aceitação universal pelos organismos farmacêuticos regulatórios, alguns centros injetam solução salina normal na articulação. Após a injeção de agente de contraste a base de gadolínio, as imagens ponderadas T1 com saturação de gordura são empregadas. Quando a solução salina é utilizada como o agente de contraste, as imagens ponderadas T2 ou imagens ecogradiente com ponderação T2* são empregadas (Fig. 4.6).

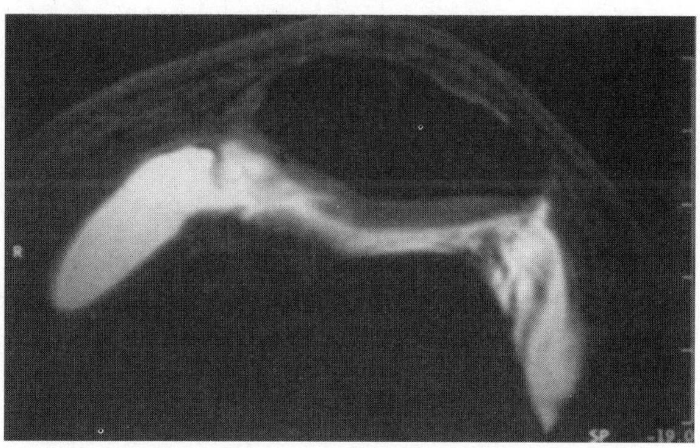

**Fig. 4.6.** Artrografia empregando solução salina normal. A imagem axial ponderada T2 com saturação de gordura demonstra uma porção desinserida da cartilagem hialina na faceta medial da patela.

A natureza invasiva da artrografia por RM não deve limitar o uso desta técnica, que a maioria dos pacientes consideram aceitável (ROBBINS *et al.*, 2000). O índice de complicações da artrografia por RM deve ser bastante baixo. O risco de introdução de infecções deve, entretanto, ser mantido em mente. BROSSMANN *et al.* (1996) comparou as imagens de RM, artrografia por RM tanto com solução salina como com gadolínio, TC e artrografia por TC na detecção de corpos livres de origem óssea ou cartilaginosa em joelhos de cadáveres. A artrografia por RM com gadolínio foi a técnica mais precisa, seguida pela artrografia por RM com solução salina. As melhores seqüências para a detecção de corpos livres tanto nas imagens sem contraste como nas imagens após uma artrografia com solução salina foram uma seqüência *spin*-eco ponderada T2 e uma seqüência GRASS degradada.

É muito provável que, com o aprimoramento dos softwares de RM, as indicações para a artrografia por RM venham a diminuir.

### 4.2.8 Posicionamento do Paciente e Planos de Imagens

As imagens devem ser obtidas nos planos sagital, coronal e axial. Os meniscos são avaliados principalmente no plano sagital, complementado por imagens no plano coronal (Fig. 4.7). As imagens sagitais são utilizadas para visualizar os ligamentos cruzados, que são avaliados ainda por imagens coronais e algumas vezes, imagens axiais. As imagens coronais são essenciais para a avaliação dos ligamentos colaterais e as imagens axiais complementam estas. A articulação patelofemoral é mais bem avaliada através de imagens axiais, mas também pode ser visualizada no plano sagital. Tradicionalmente, a imagem de RM do joelho foi realizada com o joelho completamente estendido e posicionado em 10 a 15º de rotação externa. Nesta posição, o ligamento cruzado anterior está alinhado em paralelo com as imagens orientadas sagitalmente. Isto permite que toda a extensão do ligamento seja avaliado em um corte sagital. Entretanto, existem formas diferentes de se atingir este objetivo. O posicionamento das imagens sagitais pode ser determinado pela visualização do alinhamento do ligamento cruzado anterior nas imagens axiais ou coronais e o planejamento das imagens sagitais nesta orientação (Fig. 4.8). Alternativamente, as imagens do ligamento cruzado anterior podem ser reformatadas a partir de conjuntos de dados tridimensionais. Em centros que utilizam espessuras de cortes finas para as imagens sagitais, o ligamento cruzado anterior é tipicamente visualizado em toda sua extensão em um único corte sagital mesmo com o joelho em posição neutra. Portanto, as imagens de orientação oblíqua não são necessárias.

### 4.2.9 Meniscos

Os meniscos são compostos principalmente de fibrocartilagem. Eles possuem poucos prótons móveis e pos-

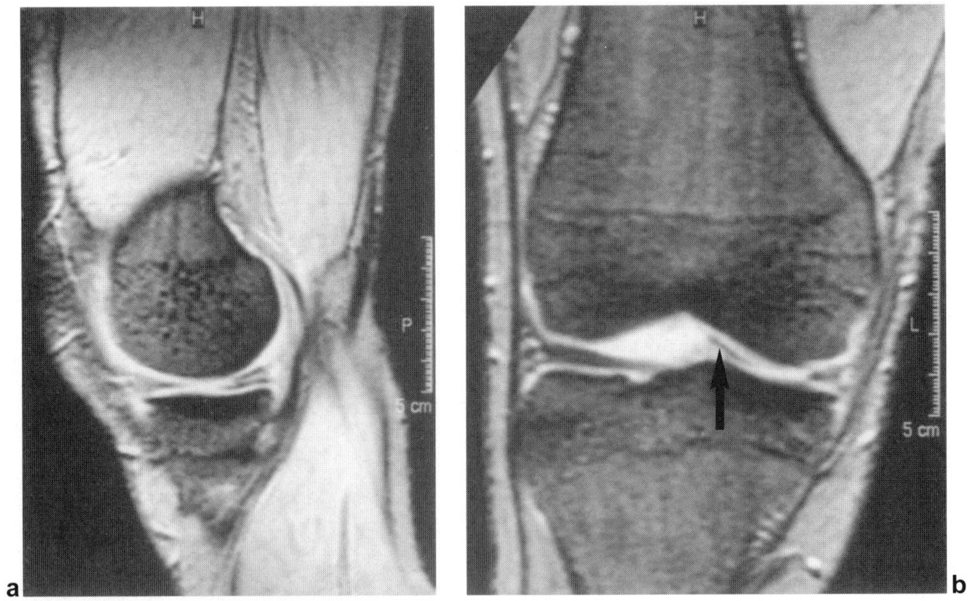


**Fig. 4-7. a** Imagem sagital ecogradiente T2* do joelho demonstrando uma ruptura no corno posterior do menisco medial. **b** A imagem coronal demonstra a porção deslocada do menisco medial (*seta*) nesta ruptura em alça de balde.

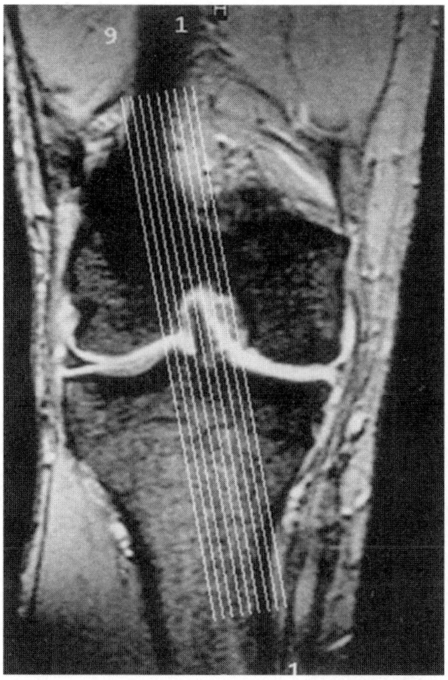


**Fig. 4.8.** Uma imagem coronal é utilizada para o planejamento de um plano de imagem sagital oblíquo ao longo da linha do ligamento cruzado anterior.

suem intensidade de sinal baixa em todas as seqüências de pulso. Na presença de uma ruptura meniscal, os prótons ficam aderidos a macromoléculas nos bordos da ruptura. Como resultado observa-se algum grau de alongamento do tempo de relaxamento T2 nos tecidos localizados no sítio da ruptura. Considerando que não houve a penetração de líquido na lesão e que não existem prótons livres, quando se utilizam seqüências *spin*-eco, estas rupturas são mais bem demonstradas nas imagens com TEs curtos (ponderada T1 ou densidade de próton). Alterações semelhantes de sinal são observadas no menisco degenerado. Apesar do tempo de relaxamento T2 ter sido alongado, ele ainda não é longo o suficiente para detectar um sinal nas imagens com uma ponderação T2 verdadeira (TEs longos). Quando o líquido penetra a lesão, os prótons livres estão presentes e o tempo de relaxamento é similar ao da água. A ruptura pode ser vista então nas imagens com ponderação T2.

Os estudos iniciais estabeleceram a precisão das seqüências *spin*-eco na avaliação da patologia meniscal (Crues *et al.*, 1987; Tyrrell *et al.*, 1988). As rupturas meniscais e os vários graus de degeneração meniscal podem ser demonstrados com o uso das seqüências *spin*-eco ponderada em T1 e em densidade de próton mas a última geralmente é a preferida já que demonstram uma SNR maior. Os parâmetros exatos das imagens são determinados pelo equipamento e pelos softwares disponíveis. Um estudo recente demonstrou a desvantagem da corrente atual em empregar cada vez mais TEs curtos para as seqüências ponderada em T1 e ponderada em densidade de próton (Peh *et al.* 1999). Utilizando um modelo porcino, uma hiperintensidade de sinal espúria foi demonstrada dentro de meniscos normais em valores TE curtos.

O uso das seqüências *spin*-eco foi desafiado pelo desenvolvimento das seqüências ecogradiente com ponderação T2*. As seqüências ecogradiente são bastante sensíveis em relação à presença de degeneração meniscal ou uma ruptura meniscal (Reeder *et al.*, 1989; Tyrrell *et al.*, 1988). Entretanto, elas são menos sensíveis do que as seqüências *spin*-eco na avaliação de outras áreas do joelho e particularmente na avaliação do edema de medula óssea. Além disto, as imagens ecogradiente são suscetíveis a heterogeneidades do campo magnético e os artefatos podem ser particularmente problemáticos em pacientes pós-operatórios. O uso de uma técnica ecogradiente 3D permite a aquisição de cortes finos (1 a 1,5 mm) sem um espaço entre os cortes. As imagens devem ter uma ponderação T2* razoavelmente forte e portanto TEs curtos são recomendados (Fig. 4.9).

A capacidade de reformatar imagens tridimensionais pode ser vantajosa na avaliação meniscal. Alguns centros consideram que as imagens radiais são úteis para a visualização da periferia do menisco e da junção meniscocapsular. Esta é uma região sabidamente difícil de avaliar. Na prática, esta técnica provavelmente é mais bem preservada para o uso como uma opção de imagem adicional quando persistem dúvidas sobre estas regiões após a avaliação das imagens obtidas nos planos padronizados. O uso de gadolínio intravenoso com uma incidência para a avaliação da vascularidade da periferia do menisco e melhorar a avaliação desta região não se mostrou benéfica (Hauger *et al.*, 2000).

As técnicas *fast spin*-eco também podem ser empregadas para a avaliação meniscal. Os estudos iniciais indicaram que como a resolução foi inferior às seqüências *spin*-eco e como pode haver algum borramento de suas margens, as técnicas *fast spin*-eco não se mostraram apropriadas (Jaramillo *et al.*, 1994; Listerud *et al.*, 1992). Apesar de continuarem havendo dúvidas, os estudos mais recentes geraram resultados que indicam que as imagens *fast spin*-eco padrão são pelo menos comparáveis em precisão com as técnicas *spin*-eco convencionais (Anderson *et al.*, 1995; Cheung *et al.*, 1997; Escobedo *et al.*, 1996; Eustace *et al.*, 1999; Kowalchuk *et al.*, 2000; Rubin *et al.*, 1994). As imagens *fast spin*-eco ponderadas em densidade de próton são as preferidas para a avaliação meniscal e elas são obtidas freqüentemente como parte da seqüência sagital de eco duplo. Como o acréscimo da seqüência com supressão da gordura facilita a visualização das lesões liga-

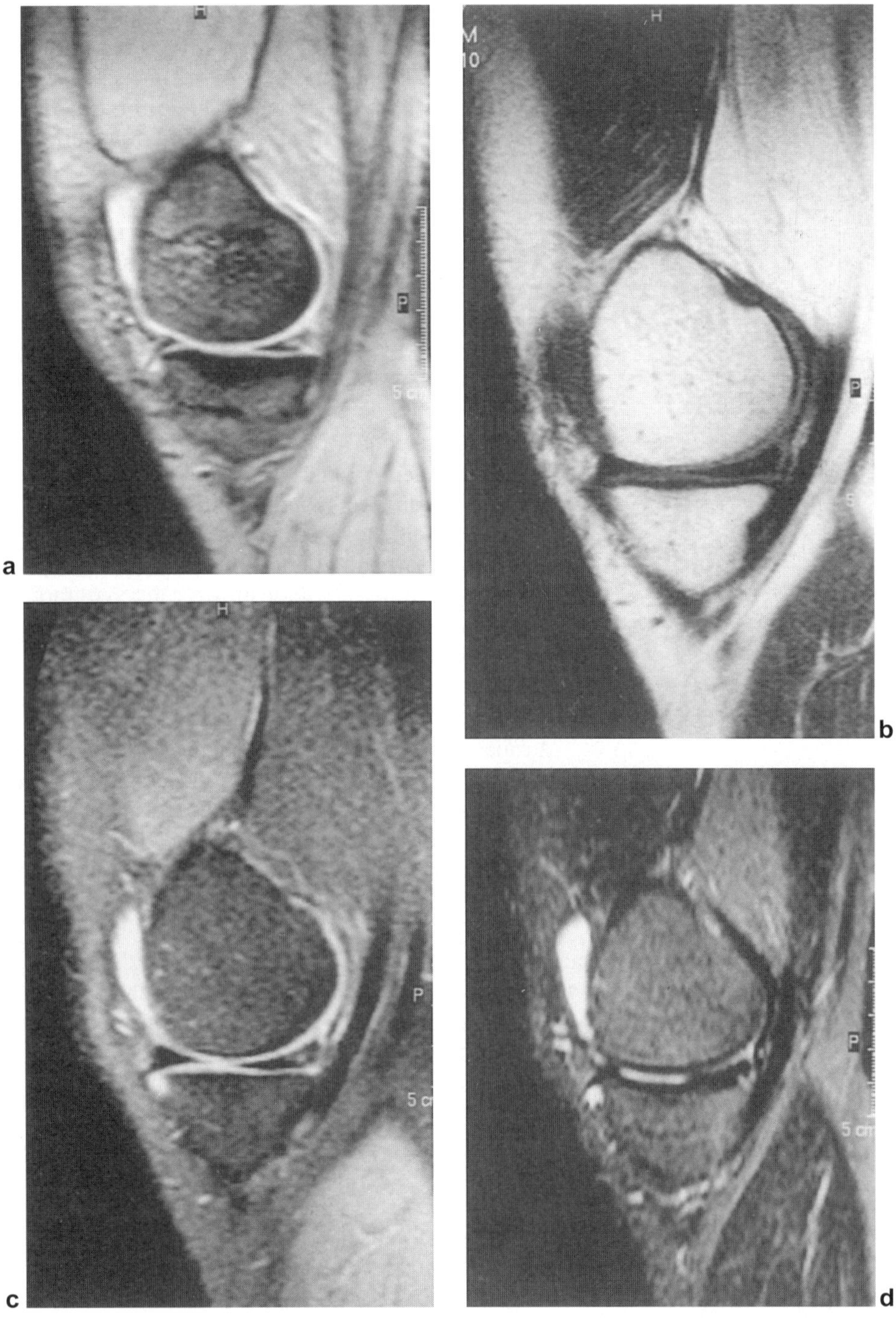

**Fig. 4.9a-d.** Avaliação da degeneração meniscal. **a** seqüência sagital *gradient* echo T2* demonstra uma alteração degenerativa de alta intensidade de sinal no terço posterior do menisco medial. **b** Seqüência ponderada T1 *spin*-eco do mesmo menisco é menos sensível para a detecção da degeneração meniscal. **c** Seqüência *fast spin*-eco densidade de próton com saturação de gordura também é sensível para a degeneração meniscal. **d** A seqüência *fast spin*-eco com saturação de gordura ponderada T2 falha em demonstrar a degeneração meniscal.

mentares e do edema de medula óssea, bem como da patologia meniscal (Fig. 4.9), deve ser rotineiramente empregada (Stabler *et al.*, 2000; White *et al.*, 1996). Apesar das imagens de transferência de magnetização parecerem demonstrar algum benefício na avaliação dos meniscos (Adler *et al.*, 1996), esta técnica ainda não foi amplamente adotada na prática clínica.

### 4.2.10 Ligamentos

O plano sagital é o preferido para a avaliação dos ligamentos cruzados e o plano coronal para a avaliação dos ligamentos colaterais, mas informações valiosas podem ser obtidas nas imagens dos ligamentos cruzados e colaterais em todos os três planos (Roychowdhury *et* *al.*, 1997). As necessidades para a inclusão de todo o comprimento do ligamento cruzado anterior em uma única imagem sagital já foram indicadas. Diversos estudos investigaram o valor das imagens do ligamento cruzado anterior em algum grau de flexão (NAKANISHI *et al.*, 1997; NIITSU *et al.*, 1996, 1998; PEREIRA *et al.*, 1998). Já foi demonstrado que isto geralmente auxilia na avaliação da integridade do ligamento. Assim como os meniscos, as seqüências *spin*-eco convencionais proporcionam uma avaliação razoavelmente precisa. As imagens *spin*-eco ponderadas em T1 visualizam bem a anatomia do ligamento não lesionado, mas na presença de um derrame articular a integridade dos ligamentos cruzados pode ser de difícil avaliação. Por este motivo, as imagens de densidade de próton e as imagens ponderadas em T2 são as preferidas porque geram um contraste entre o ligamento e o líquido articular. As imagens gradiente echo ponderadas em T2* são sensíveis às alterações de intensidade de sinal dentro do ligamento, resultantes de lesão, e elas também avaliam precisamente a integridade do ligamento. O ligamento cruzado anterior é bem visualizado nas imagens *fast spin*-eco (HA *et al.*, 1998; MUNK *et al.*,1997). As imagens *fast spin*-eco ponderadas em T2, particularmente com supressão de gordura, geram um contraste excelente entre o ligamento e o líquido articular adjacente e são especialmente úteis para a avaliação da integridade do ligamento (Fig. 4.10). Elas não parecem ser tão sensíveis quanto as imagens gradiente eco ponderadas em T2* para a detecção de alterações sutis do sinal dentro do ligamento (Fig. 4.10). As imagens *fast spin*-eco ponderadas* com densidade de próton com supressão de gordura também são úteis na avaliação dos ligamentos cruzados e colaterais. A princípio, as imagens de recuperação de inversão geram um contraste excelente entre o ligamento lesionado, o líquido articular adjacente e os tecidos moles. Entretanto, na prática esta seqüência algumas vezes tem valor limitado já que os artefatos de movimento ocasionados pelas estruturas vasculares adjacentes podem dificultar a visualização do LCA. As imagens de recuperação de inversão no plano coronal, entretanto, são valiosas na avaliação dos ligamentos colaterais.

### 4.2.11 Cartilagem Hialina

Inúmeros pesquisadores investigaram o valor das imagens de RM na avaliação das anormalidades da cartilagem hialina com o uso de uma ampla variedade de seqüências de pulso. A procura de uma técnica que avalie de modo preciso a cartilagem hialina foi intensificada recentemente por um refinamento adicional dos tratamentos para a doença da cartilagem hialina. As intervenções cirúrgicas incluem a raspagem e o reparo da cartilagem hialina e as terapias medicamentosas são direciona-

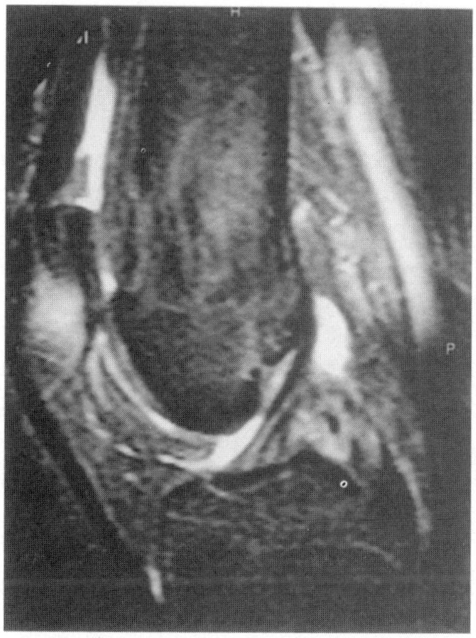

a

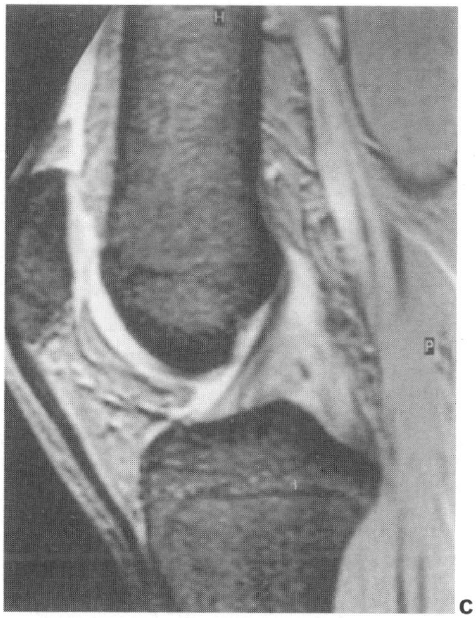

c

**Fig. 4.10. a, b.** Avaliação dos ligamentos cruzados. **a** Imagem *fast spin-eco* ponderada* T2 com saturação de gordura delineia claramente o ligamento cruzado anterior e demonstra uma intensidade de sinal aumentado e a ruptura parcial das fibras do ligamento cruzado posterior. Observe também a alta intensidade de sinal oriunda de uma contusão óssea na patela. **b** Imagem ecogradiente T2* do mesmo joelho também demonstra bem o ligamento cruzado anterior e a ruptura parcial do ligamento cruzado posterior. A alteração de sinal dentro do ligamento cruzado posterior é mais conspícua na imagem ecogradiente T2*. Entretanto, a contusão óssea na patela não é detectada com esta seqüência.

das para modificar as alterações degenerativas da cartilagem articular. Provavelmente de maior importância é o conhecimento de que um número significante de pacientes que se apresentam com desarranjos internos do joelho demonstrará anormalidades da cartilagem hialina como a única causa para seus sintomas. Além disto, é conhecido que o resultado do tratamento para outras causas de desarranjos internos como as rupturas meniscais é influenciado pelo estado da cartilagem articular. A informação precisa relacionada com a cartilagem articular é portanto de importância considerável para várias decisões clínicas.

As necessidades em termos das imagens RM se concentram para uma técnica que proporcione uma alta resolução e um contraste definido entre a cartilagem hialina e o osso, tecidos moles e líquidos adjacentes que podem estar presentes dentro da articulação. Histologicamente, a cartilagem hialina possui três camadas (uma superficial, uma de transição e uma zona radial mais profunda). Apesar das imagens de RM demonstrando camadas terem sido registradas por vários pesquisadores (DISLER *et al.*, 1996, 2000; ERICKSON *et al.*, 1996; ERICKSON e PROST *et al.*,1997, FRANK *et al.*, 1997; KNEELAND *et al.*, 2000; MCCAULEY e DISLER, 1998; RUBENSTEIN *et al.*, 1993, 1997; UHL *et al.*, 1998; WALDSCHMIDT *et al.*, 1997; XIA *et al.*, 1997), elas não parecem corresponder exatamente com as camadas histológicas. Ainda não está claro em que grau de influência os artefatos de truncagem e do fenômeno do "ângulo mágico" são responsáveis pela aparência das camadas nas imagens de RM da cartilagem hialina (ERICKSON *et al.*, 1996; FRANK *et al.*, 1997; RUBENSTEIN *et al.*, 1997; WACKER *et al.*, 1998).

A cartilagem hialina possui uma baixa intensidade de sinal nas seqüências *spin*-eco ponderadas T1. Ela portanto é indistinguível do líquido articular e esta seqüência não é valiosa para a avaliação da cartilagem hialina. A cartilagem articular também aparece com baixa intensidade nas imagens ponderadas em T2 convencionais, mas neste caso, o líquido articular possui alta intensidade de sinal e um efeito de artrografia é produzido. Entretanto, esta seqüência sofre de uma diferenciação inadequada entre a cartilagem hialina e o osso cortical e de uma falta de sensibilidade para diferenciar defeitos na cartilagem hialina e áreas de heterogeneidade.

As imagens gradiente eco oferecem consideráveis vantagens em relação às técnicas *spin*-eco convencionais. Utilizando uma seqüência gradiente eco degradada tridimensional ponderada em T2* com saturação de gordura, a cartilagem hialina possui alta intensidade de sinal e faz um contraste intenso com as estruturas adjacentes de baixa intensidade de sinal (Fig. 4.11a). Altos índices de especificidade e sensibilidade para a detecção dos defeitos da cartilagem hialina foram registrados com o uso desta seqüência (DISLER *et al.*, 1996; RECHT *et al.*, 1996b; WANG *et al.*, 1999). A seqüência de duplo eco em estado constante (DESS) produz uma imagem média a partir das duas imagens obtidas (uma do primeiro eco e outra do segundo eco).Otimizando os parâmetros de imagens é possível se produzir imagens que apresentam o maior contraste entre a cartilagem hialina de sinal intermediário (do primeiro eco) e o líquido de alto sinal (do segundo eco) (Figs. 4.11b, 4.12). O contraste adicional é obtido através da filtragem da imagem do segundo eco para eliminar o ruído antes de acrescenta-la à imagem do primeiro eco (HARDY *et al.*, 1996; RUEHM *et al.*, 1998). Entretanto, a seqüência não é oferecida por todos os fabricantes.

As imagens de densidade de próton com saturação de gordura e as imagens *fast spin*-eco ponderadas T2 foram utilizadas para as imagens da cartilagem hialina (KAWAHARA *et al.*, 1998; BREDELLA *et al.*, 1999). Os resultados com a utilização destas seqüências são comparáveis aos que empregam as seqüências gradiente eco e DESS com o dano intra-substancial da cartilagem sendo demonstrado de modo mais claro (Fig. 4.11). Imagina-se que a capacidade das técnicas *fast spin*-eco em visualizar melhor a cartilagem hialina do que as técnicas *spin*-eco convencionais está relacionada com as imagens *fast spin*-eco que geram um contraste de transferência de magnetização além do contraste T2 (YAO *et al.*, 1996).

Como já foi indicado, a artrografia por RM melhora a visualização da cartilagem hialina. Os agentes de contraste com quelato de gadolínio foram utilizados por via intravenosa e injetados diretamente no joelho para identificar as regiões de degeneração da cartilagem hialina (BASHIR *et al.*, 1997). Estes agentes se difundem para a superfície da cartilagem na qual a matriz de proteoglicans está rompida mas a cartilagem macroscopicamente está intacta. Foi relatado que isto aumenta a visualização das alterações degenerativas iniciais nas imagens RM.

Existem diversos registros sobre a medida do volume da cartilagem hialina utilizando as imagens de RM (DUPUY *et al.*, 1996; ECKSTEIN *et al.*, 1996, 1998, 2000; KSHIRSAGAR *et al.*, 1998; PIPLANI *et al.*, 1996; SITTEK *et al.*, 1996; STAMMBERGER *et al.*, 1999). As técnicas atuais são muito trabalhosas já que necessitam de um delineamento preponderantemente manual da cartilagem hialina e parece improvável que eles sejam amplamente adotados até que o processo possa ser automatizado. Em geral, as medidas parecem ser precisas e reprodutivas.

Os estudos que utilizam imagens de RM com reconstrução de projeção com tempo de eco curto, e as medidas do tempo de relaxamento T2 da cartilagem articular, demonstraram o alongamento de T2 em sítios de degeneração precoce da cartilagem (BROSSMANN *et al.*, 1997; GOLD *et al.*, 1998; MOSHER *et al.*, 2000). A precisão destas técnicas na avaliação da cartilagem hialina se mostrou superior à das imagens GRASS tridimensionais de-

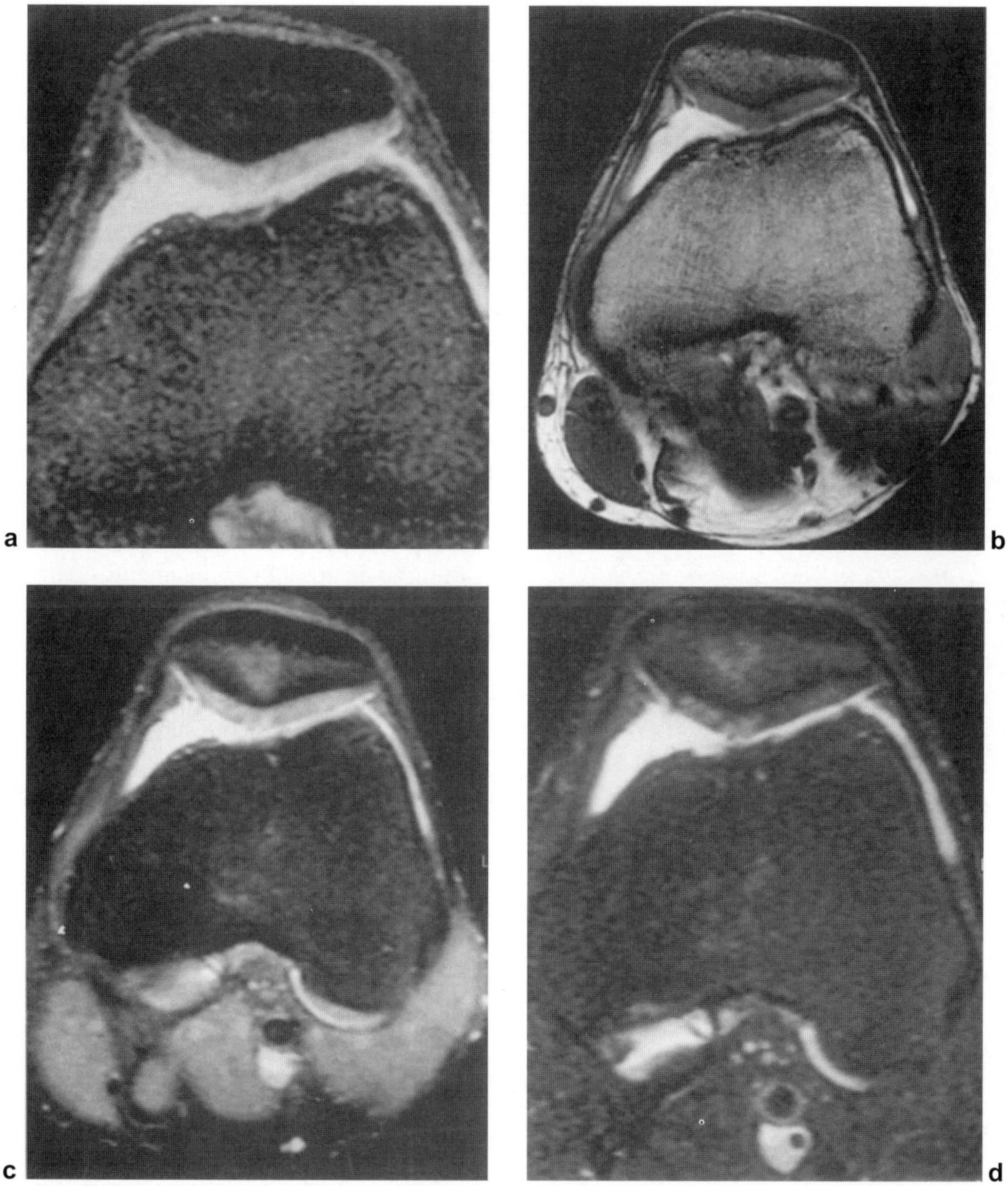

**Fig. 4.11a-d.** Comparação das seqüências para a demonstração da cartilagem hialina da patela. **a** Gradiente eco ponderada T2* com saturação de gordura. **b** Seqüência DESS. **c** Seqüência *spin*-eco de densidade de próton com saturação de gordura. **d** Seqüência ponderada T2 *fast spin*-eco com saturação de gordura. A cartilagem hialina está claramente diferenciada do líquido articular em todas as seqüências, mas o dano intra-substancial da cartilagem é visto mais prontamente nas seqüências *fast spin*-eco com saturação de gordura.

gradadas com supressão de gordura e o contraste da transferência de magnetização. As imagens com ponderação de difusão também se mostraram promissoras na avaliação da cartilagem hialina (BURSTEIN *et al.*, 1993; FRANK *et al.*, 1999). Como os núcleos de sódio são abundantes na cartilagem articular, as imagens de RM baseadas no sódio foram empregadas. Os núcleos de sódio se prendem às macromoléculas de proteoglicans. Estas estão reduzidas na doença degenerativa e os estudos de RM baseados no sódio foram utilizados para detectar alterações degenerativas iniciais (REDDY *et al.*, 1988). A fraca SNR destas imagens significa que elas tem aplicações clínicas improváveis. As técnicas de transferência de magnetização já foram descritas. Imaginou-se que a presença de prótons não ligados à água em áreas de cartilagem hialina degenerada poderia ser visualizada com esta técnica. Os resultados atuais sugerem que as imagens de transferência de magnetização não são comparáveis com outras seqüências para a avaliação da cartilagem hialina (ADLER *et al.*, 1996).

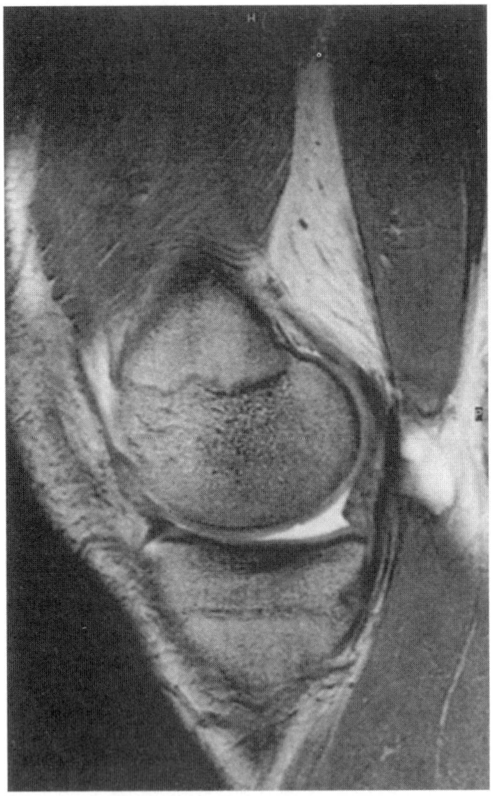

**Fig. 4.12.** Uma imagem sagital DESS permite a diferenciação entre a cartilagem hialina de intensidade de sinal intermediário no côndilo femoral medial e o côndilo tibial e a alta intensidade de sinal do líquido articular.

### 4.2.12
### Osso

O espectro das anormalidades ósseas que afetam o joelho varia de achados comuns como alterações degenerativas e contusões ósseas causadas pelo trauma, até raros tumores ósseos. A maioria dos problemas ósseos geram uma intensidade de sinal aumentada nas imagens com supressão de gordura e portanto é importante se incluir as imagens com supressão de gordura em pelo menos um plano. As imagens *fast* STIR e as imagens ponderadas T2 com supressão de gordura são comparáveis às seqüências convencionais (ARNDT *et al.*, 1996). Nas fraturas e na necrose avascular, a lesão pode ser mais bem avaliada com o uso de seqüências *spin*-eco ponderadas T1. Se existe uma dificuldade na determinação se uma lesão é cística ou sólida, as seqüências *spin*-eco ponderadas T1 são empregadas, complementadas, se necessário, por seqüências ponderadas T1 após o uso de gadolínio intravenoso.

## 4.3
## Protocolo RM para o Exame de Rotina do Joelho

O protocolo a seguir permite a avaliação adequada do joelho e pode ser complementada por seqüências adicionais para indicações clínicas específicas que serão delineadas adiante. As imagens devem ser realizadas em todos os três planos. Os parâmetros são escolhidos de modo a atingir imagens de alta resolução com um tamanho de matriz de, por exemplo, 512 × 256, um campo de visão de 14-16 cm e uma espessura de corte entre 1,5 e 3 mm. Como a necessidade mais importante é uma avaliação precisa dos meniscos, as imagens nos planos sagital e coronal, que maximizam a visualização das rupturas meniscais, devem ser escolhidas. Possíveis seqüências para este propósito incluem uma seqüência ecogradiente T2*, densidade de próton ou preferivelmente densidade de próton com saturação de gordura. Os ligamentos cruzados e colaterais também podem ser precisamente avaliados nestas seqüências. Uma seqüência STIR ou uma seqüência ponderada T2 com saturação de gordura é rotineiramente obtida se a técnica escolhida para a avaliação meniscal não é incluída nas imagens com supressão de gordura. Nos planos sagital e coronal, as imagens para visualizar a cartilagem hialina podem ser acrescentadas dependendo das preferências do local. A seqüência axial deve ser escolhida para proporcionar uma visualização ideal da cartilagem hialina.

## 4.4
## Protocolos RM para Problemas Clínicos Específicos

### 4.4.1
### Sinóvia e Massas de Tecido Mole

A sinóvia normal não é visível nas imagens de RM sem contraste, enquanto que a sinóvia inflamada e espessada se contrasta após a injeção intravenosa de gadolínio DTPA. A sinóvia espessada algumas vezes pode ser visualizada em imagens não contrastada mas não é demonstrada de modo confiável (RAND *et al.*, 1999a). O espessamento sinovial e as plicas sinoviais também são mais conspícuas após a artrografia por RM já que a distensão articular facilita a visualização das superfícies sinoviais. As massas de tecidos moles devem ser avaliadas com uma variação de imagens ponderadas T1 e ponderadas T2 com o acréscimo da supressão de gordura de modo a permitir a caracterização e determinar sua extensão. As imagens ponderadas T1 após o uso de contraste intravenoso determinam as características do realce.

### 4.4.2 Displasia Troclear do Fêmur e Estudos da Trilha Patelar

A displasia troclear e as anormalidades da trilha patelar são causas importantes de dor na região anterior do joelho. A ausência de radiação ionizante, capacidade de realização de imagens transversais e o potencial de estudos cinemáticos sugerem que as imagens RM representam uma técnica ideal para a avaliação destas anormalidades. A displasia da tróclea femoral pode ser avaliada com o uso de imagens RM sagitais médias e transversas 3 cm acima do espaço articular femorotibial (PFIRRMANN *et al.*, 2000).

Na avaliação das anormalidades da trilha patelar, a necessidade é a visualização do alinhamento da patela nos estágios iniciais da flexão do joelho (até 30 ou 45°). De maneira ideal, a flexão deve ser observada e registrada numa situação de tempo real com o joelho sob carregamento normal. Os aparelhos de RM que possuem bobinas orientadas verticalmente (ímãs em formato de "rosca") oferecem um potencial para este tipo de exame fisiológico e para a aquisição de imagens durante o carregamento do joelho. Diversos estudos de RM empregando sistemas de catraca com diversos materiais de carregamento e seqüências crescentemente mais rápidas aproximaram estas condições de modo razoavelmente bem-sucedido (MUHLE *et al.*, 1996; POWERS *et al.*, 1998). Mais recentemente, as imagens RM ultra-rápidas disparadas pelo movimento e as imagens TC foram avaliadas (MUHLE *et al.*, 1999b). As imagens RM foram aconselhadas para a demonstração da síndrome da banda iliotibial (EKMAN *et al.*, 1994; NISHIMURA *et al.*, 1997; MUHLE *et al.*, 1999a). As imagens do joelho em algum grau de flexão parecem proporcionar a avaliação ideal.

### 4.4.3 Tendões

As imagens RM podem ser realizadas de modo a avaliar lesões agudas ou condições crônicas que surgem em tendões ao redor da articulação do joelho. O tendão patelar seguido pela inserção do quadríceps são os tendões mais freqüentemente investigados. Quando se imagina que os sintomas se localizam no tendão, imagens iniciais utilizando ultra-sonografia são recomendadas. As imagens RM podem ser empregadas para uma avaliação adicional ou podem detectar anormalidades não suspeitadas clinicamente. Uma bobina de superfície de 3 polegadas posicionada diretamente sobre o tendão e o uso de um sistema de campo alto proporciona uma visualização ideal. As imagens são obtidas nos planos sagital e axial. Um campo de visão de 12 cm é recomendado. Os protocolos preferidos incluem seqüências *spin*-eco ponderadas T1, imagens *fast spin*-eco ponderadas T2 com saturação de gordura, imagens ecogradiente ponderadas T2* e seqüências STIR. A espessura do corte e o tamanho da matriz são otimizados de modo a obter imagens de alta resolução.

### 4.4.4 Faces Póstero-Lateral e Póstero-Medial do Joelho

Os protocolos especiais de imagens foram recomendados para o estudo detalhado da anatomia e da patologia que surge nas faces póstero-lateral e póstero-medial do joelho.

Na face póstero-lateral do joelho, o tendão poplíteo proximal é orientado obliquamente, e foi demonstrado que uma imagem coronal oblíqua ao longo do plano do tendão proporciona uma visualização superior das estruturas anatômicas nesta região (YU *et al.*, 1996). Utilizando este método, o tendão poplíteo é visualizado nas imagens sagitais oblíquas (paralelas com o ligamento cruzado anterior), e as imagens oblíquas coronais são posicionadas em paralelo com o tendão. No estudo anteriormente mencionado, as imagens de densidade de próton e imagens coronais oblíquas ponderadas T2 foram obtidas neste plano.

As imagens coronais oblíquas também se mostraram valiosas na avaliação das estruturas ligamentares na face póstero-medial do joelho (LOREDO *et al.*, 1999). O ligamento oblíquo posterior é uma importante estrutura de estabilização e é mais bem apreciado em uma combinação de imagens axiais e imagens coronais oblíquas que foram anguladas a 25° em relação ao eixo vertical.

### 4.4.5 Imagem RM após Cirurgias no Joelho

As indicações mais freqüentes para a realização das imagens pós-operatórias no joelho são as avaliações dos meniscos após ressecções ou reparos prévios e do ligamento cruzado anterior após sua reconstrução. Seja qual for a natureza da cirurgia prévia, existe a probabilidade da presença de artefatos metálicos nas imagens RM subseqüentes. Por este motivo, as imagens *spin*-eco e *fast spin*-eco geralmente são preferidas em relação as imagens ecogradiente. Na avaliação do menisco após cirurgia, imagens *fast spin*-eco ponderada T2 com saturação de gordura e ponderada com densidade de próton produzem uma visualização adequada (LIM *et al.*, 1999). O menisco pós-operado pode ser de difícil avaliação pois os critérios diagnósticos de uma ruptura meniscal em um menisco não operado não são mais aplicáveis. Quando existem dúvidas, a artrografia por RM pode ser valiosa (SCIULLI *et al.*, 1999).

As imagens RM do ligamento cruzado anterior após a reconstrução são empregadas para determinar a integridade do ligamento (IRIZARRY e RECHT, 1997; SCHATZ *et al.*, 1997). Elas também são valiosas para demonstrar se o ligamento está posicionado de modo adequado e se existe um impacto sobre o ligamento além de avaliar a aparência da região intercondilar após uma sulcoplastia (MAY *et al.*, RETCH *et al.*, 1996a; TOMCZAK *et al.*, 1997). Além disto, elas podem revelar outras complicações como uma lesão *cyclop* (BRADLEY *et al.*, 2000) ou fibrose. As imagens nos planos sagital, coronal e axial (MURAKAMI *et al.*, 1998) empregando imagens ponderadas T1 e densidade de próton *fast spin*-eco e imagens ponderadas T2 com saturação de gordura podem ser utilizadas para lidar com as questões relacionadas com a integridade do ligamento. As imagens ponderadas T1 com saturação de gordura após a injeção intravenosa de gadolínio são utilizadas para avaliar problemas em tecidos moles como uma lesão *cyclop* e fibrose, e para obtenção de informações sobre o grau de revascularização do ligamento reconstruído.

## 4.5 Artefatos

Os artefatos podem ser divididos de modo mais amplo em duas categorias. Existem aqueles que resultam da natureza inerente da técnica de imagem de RM e aqueles relacionados a fatores como o movimento do paciente.

O *artefato de desvio químico* é um dos artefatos mais conhecidos resultante das características físicas da imagem RM e é mais conspícuo em altos campos de força (HOOD *et al.*, 1999). Nas seqüências *spin*-eco, o artefato de desvio químico surge porque os prótons de hidrogênio dentro da gordura precessam em uma freqüência diferente dos prótons de hidrogênio dentro da água. Os prótons de hidrogênio na gordura são circundados por elétrons o que leva o próton a precessão em uma freqüência mais baixa do que os prótons baseados em hidrogênio. A freqüência precessional determina a posição que o próton é assinalado ao longo do gradiente de codificação de freqüência. A posição assinalada ao longo do gradiente de codificação de freqüência, portanto, não pode ser uma representação espacial precisa no sítio das interfaces gordura/água. Os artefatos de desvio químico resultam em linhas pretas e brancas que aparecem na interface.

As imagens ecogradiente produzem um tipo alternativo de artefato de desvio químico. Ele também surge como o resultado de diferenças da freqüência de precessão para prótons encontrados na gordura quando comparados aos encontrados na água. Imediatamente após a excitação os prótons precessam juntos e estarão apontando na mesma direção. Com o aumento do lapso de tempo após a excitação, esta diferença na precessão faz com que os dois prótons não fiquem mais na mesma fase. Eles subseqüentemente retornam à mesma fase e, dependendo do TE empregado, a imagem pode ser realizada com eles estando em fase ou não.

No caso de um *voxel* que contém tanto gordura como água (em uma interface gordura/água), os prótons fora de fase irão se cancelar parcialmente resultando em uma linha de baixa intensidade de sinal. Os prótons em fase dentro de um mesmo *voxel* resultam em uma linha de alta intensidade de sinal. Estas diferenças podem ser exploradas para aumentar a visualização da doença da medula óssea utilizando imagens fora de fase. Os artefatos de desvio químico podem ser minimizados pela aplicação da supressão de gordura. Alternativamente, as técnicas de excitação seletiva da água podem ser empregadas mas não estão disponíveis em todos os sistemas.

O *fenômeno do ângulo mágico* surge em estruturas compostas por fibras de orientação paralela. No joelho elas incluem os ligamentos, tendões e os meniscos. O ligamento cruzado posterior é a estrutura mais comumente afetada no joelho. A orientação paralela das fibras normalmente causa um aumento no desfaseamento T2. Entretanto, quando as fibras são posicionadas a 55° em relação ao campo magnético principal, a perda acelerada da magnetização T2 é diminuída e as estruturas que geralmente apresentam baixa intensidade de sinal demonstram um aumento no sinal (Fig. 4.13) (ECHIGO *et al.*, 1999; OLEAGA e KRESSEL, 1990; PETERFY *et al.*, 1994). O efeito é máximo nas imagens com TEs relativamente curtos.

O *artefato de truncagem* pode surgir em sítios onde existe uma diferença de contraste significante entre duas estruturas adjacentes. No joelho isto se aplica ao limite entre a cartilagem hialina e os meniscos (TURNER *et al.*, 1991). Como o resultado da transformação Fourier dos dados adquiridos, o limite não é precisamente representado e uma série de linhas alternadas de sinal alto e baixo são vistas em paralelo ao limite. Estes artefatos são mais acentuados quando uma matriz de baixa fase de codificação é utilizada na direção superior-inferior. O aumento da matriz de codificação da fase e sua aplicação na direção ântero-posterior deve resolver esta incerteza.

Um outro artefato que pode simular uma ruptura meniscal ou corpo livre dentro de uma articulação é o *fenômeno do vácuo*. Quando existe um pequeno bolsão de ar entre as superfícies articulares este é visto como uma região de baixa intensidade de sinal. Nas imagens ecogradiente o foco de baixo sinal aumenta de tamanho, mas aparece menor nas imagens *spin*-eco. Imagens adicionais após um reposicionamento que redistribui o gás deve

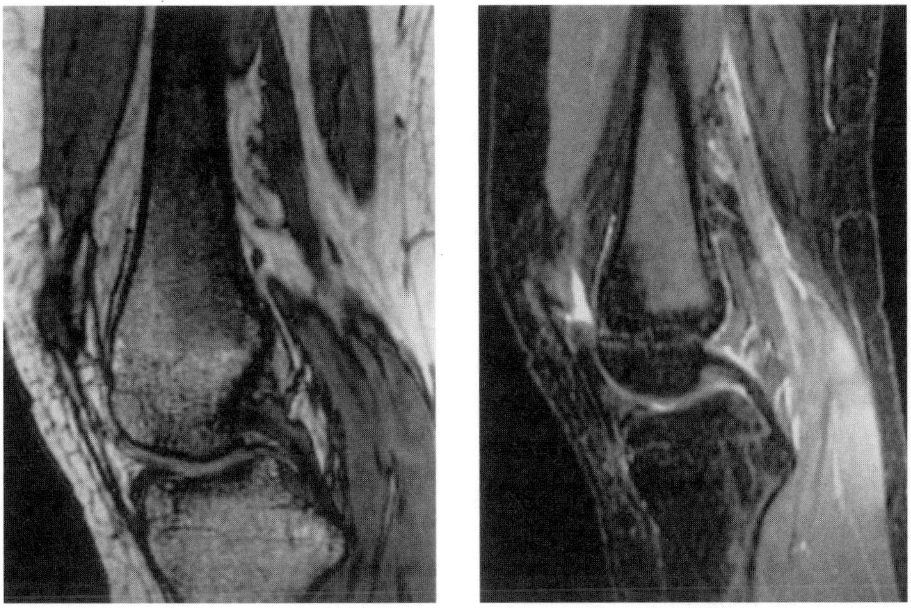

a b

**Fig. 4.13a, b.** Duas imagens sagitais demonstrando o ligamento cruzado posterior. O fenômeno do ângulo mágico é mais óbvio na seqüência ecogradiente com TE curto (**a**) do que na seqüência STIR (**b**).

remover o artefato. A injeção inadvertida de bolhas de ar na artrografia por RM irá gerar artefatos semelhantes.

No passado o artefato do "envoltório" poderia ser problemático nas imagens RM do joelho. Este artefato surge quando o sinal oriundo de tecidos fora da região da imagem assinalam um ponto dentro dela. Os artefatos do envoltório atualmente foram virtualmente eliminados com o uso das bobinas de superfície e também pelo uso de uma técnica conhecida como "superamostragem". A última envolve a aquisição de dados de uma grande área, mas a apresentação dos dados somente da região de interesse, resultando na eliminação do artefato do envolvimento.

Os *objetos metálicos* no joelho produzem seus próprios campos de força magnética e portanto podem distorcer de modo significante a imagem de RM. Mesmo pequenos fragmentos metálicos resultantes da perfuração óssea podem causar um artefato significante que é mais pronunciado nas imagens ecogradiente (Fig. 4.14).

Os artefatos causados pelo *movimento do paciente* (Fig. 4.15) podem ser minimizados com o posicionamento do paciente de modo confortável e aplicando um acolchoamento quando estão dentro de bobinas rígidas, de modo a diminuir o potencial para movimento. Os artefatos causados por estruturas vasculares, por exemplo, na fossa poplítea podem ser incômodos, mas a alteração das direções da codificação de freqüência e de pulso podem assegurar que as regiões de interesse em particular não sejam obscurecidas (Fig. 4.16).

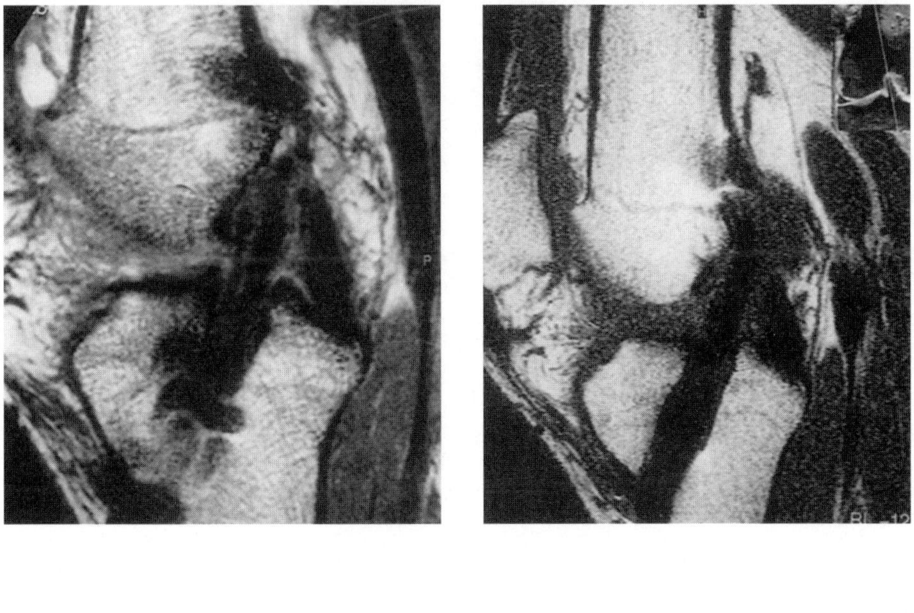

a b

**Fig. 4.14. a** Uma seqüência ecogradiente demonstrando uma reconstrução de ligamento cruzado anterior com um artefato relacionado ao metal nas extremidades proximal e distal da reconstrução. **b** Uma seqüência *spin* eco ponderada T1 demonstra um artefato consideravelmente menor com o claro delineamento do ligamento reconstruído.

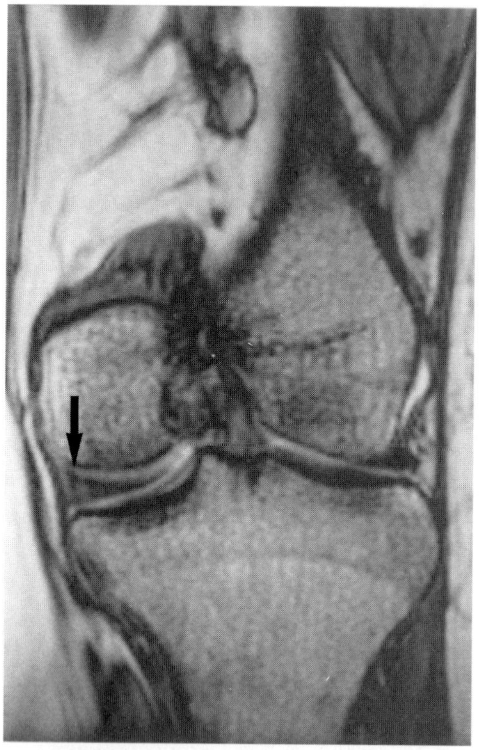

◁ **Fig. 4.15.** Imagem gradiente eco coronal demonstrando regiões lineares alternadas de intensidade de sinal alta e baixa na periferia do menisco medial (*seta*). Esta aparência é causada pelos artefatos de movimento. Sua natureza artefactual pode ser apreciada porque as linhas de baixa intensidade de sinal se estendem através da cartilagem hialina. Alterações similares menos acentuadas são vistas na região da periferia do menisco lateral.

**Fig. 4.16. a** Artefato vascular dos vasos poplíteos obscurece parcialmente a cartilagem hialina patelar. **b** Em um outro paciente este artefato é evitado com a mudança de direção da codificação de fase de modo que o artefato fica horizontalmente posicionado ao invés de verticalmente. ▽

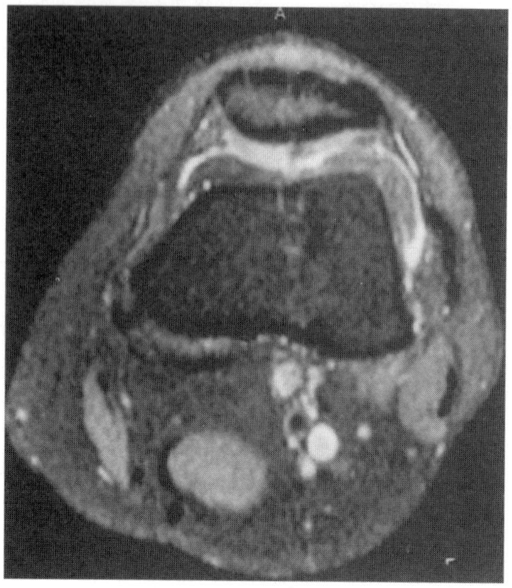

a

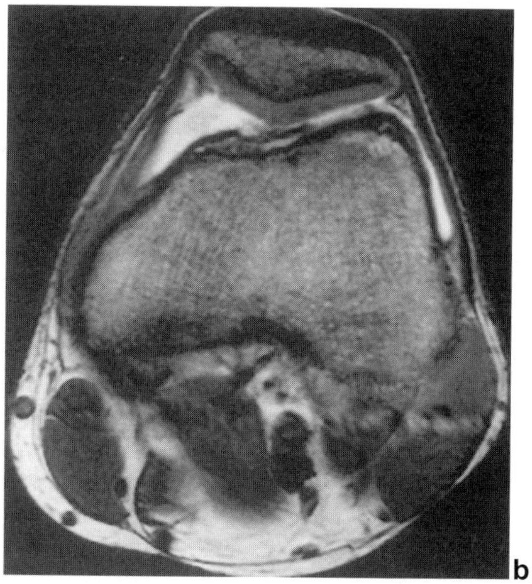

b

## Referências Bibliográficas


Adler RS, Swanson SD, Doi K *et al.* (1996) Effect of magnetization transfer in meniscal fibrocartilage. Magn Res Med 35:591-595

Ahn JM, Kwak SM, Kang HS *et al.* (1998) Evaluation of patellar cartilage in cadavers with a low-field-strength extremityonly magnet: comparison of MR imaging sequences, with macroscopic findings as the standard. Radiology 208:57-62

Anderson M, Raghaven N, Seidenwurm D *et al.* (1995) Evaluation of meniscal tears; fast spin-echo versus conventional spin-echo magnetic resonance imaging. Acad Radiol 2:209-214

Arndt WF III, Truax AL, Barnett FM *et al.* (1996) MR diagnosis of bone contusions of the knee: comparison of coronal T2weighted fast spin-echo with fat saturation and fast spinecho STIR images with conventional STIR images. AJR 166:119-124

Bashir A, Gray ML, Boutin RD *et al.* (1997) Glycosaminoglycan in articular cartilage; in vivo assessment with delayed Gd(DTPA)-enhanced imaging. Radiology 205:551-558

Bradley DM, Bergman AG, Dillingham MF (2000) MR imaging of cyclops lesions. AJR 174:719-726

Bredella MA, Tirman PF, Peterfy CG *et al.* (1999) Accuracy of T2-weighted fast spin-echo MR imaging with fat saturation in detecting cartilage defects in the knee: comparison with arthroscopy in 130 patients. AJR 172:1073-1080

Brossmann J, Preidler K-W, Daenen B *et al.* (1996) Imaging of osseous and cartilaginous intraarticular bodies in the knee: comparison of MR imaging and MR arthrography with CT and CT arthrography in cadavers. Radiology 200:509-517

Brossmann J, Frank LR, Pauly JM *et al.* (1997) Short echo time projection reconstruction MR imaging of cartilage: comparison with fat-suppressed spoiled GRASS and magnetization transfer contrast MR imaging. Radiology 203:501-507

Burstein D, Gray ML, Hartman AL *et al.* (1993) Diffusion of small solutes in cartilage as measured by nuclear magnetic resonance (NMR) spectroscopy and imaging. J Orthop Res 11:465-478

Cheung LP, Li KC, Hollett MD *et al.* (1997) Meniscal tears of the knee: accuracy of detection with fast spin-echo MR imaging and arthroscopic correlation in 293 patients. Radiology 203:508-512

Crues JV III, Mink J, Levy TL *et al.* (1987) Meniscal tears of the knee: accuracy of MR imaging. Radiology 164:445-448

Delfaut EM, Beltran J, Johnson G *et al.* (1999) Fat suppression in MR imaging: techniques and pitfalls. Radiographics 19:373-382

Disler DG, McCauley TR, Kelman CG *et al.* (1996) Fat-suppressed three-dimensional spoiled gradient-echo MR imaging of hyaline cartilage defects in the knee: comparison with standard MR imaging and arthroscopy AJR 167:127-132

Disler DG, McCauley TR, Ratner LM *et al.* (1997) In-phase ,and out-of-phase MR imaging of bone marrow: prediction of neoplasia based on the detection of coexistent fat and water. AJR 169:1439-1447

Disler DG, Recht MP, McCauley TR (2000) MR imaging of articular cartilage. Skeletal Radiol 29:367-377

Dupuy DE, Spillane RM, Rosol MS *et al.* (1996) Quantification of articular cartilage in the knee with three-dimensional MR imaging. Acad Radiol 3:919-924

Echigo J, Yoshioka H, Takahashi H *et al.* (1999) Signal intensity changes in anterior cruciate ligament autografts: relation to magnetic field orientation. Acad Radiol 6:206-210

Eckstein F, Gavazzeni A, Sittek H *et al.* (1996) Determination of knee joint cartilage thickness using three-dimensional magnetic resonance chondro-crassometry (3D MR-CCM). Magn Res Med 36:256-265

Eckstein F, Westhoff J, Sittek H *et al.* (1998) In vivo reproducibility of three-dimensional cartilage volume and thickness measurements with MR imaging. AJR 170:593-597

Eckstein F, Stammberger T, Priebsch J *et al.* (2000) Effect of gradient and section orientation on quantitative analysis of knee joint cartilage. J Magn Reson Imaging 11:161-167

Ekman EF, Pope T, Martin DF *et al.* (1994) Magnetic resonance imaging of iliotibial band syndrome. Am J Sports Med 22:851-854

Erickson SJ, Prost RW (1997) Laminar structures on MR images of articular cartilage: reply. Radiology 204:16-18

Erickson SJ, Waldschmidt JG, Czervionke LF *et al.* (1996) Hyaline cartilage: truncation artifact as a cause of trilaminar appearance with fat-suppressed three-dimensional spoiled gradient-recalled sequences. Radiology 201:260-264

Escobedo EM, Hunter JC, Zink-Brody GC *et al.* (1996) Usefulness of turbo spin-echo MR imaging in the evaluation of meniscal tears: comparison with a conventional spin-echo sequence. AJR 167:1223-1227

Eustace S, Hentzen P, Adams J *et al.* (1999) Comparison of conventional and turbo spin-echo Ti-weighted MR imaging in acute knee trauma. AJR 172:1393-1395

Frank LR, Brossmann J, Buxton RB *et al.* (1997) MR imaging truncation artifacts can create a false laminar appearance in cartilage. AJR 168:547-554

Frank LR, Wong EC, Luh W-M *et al.* (1999) Articular cartilage in the knee: mapping of the physiologic parameters at MR imaging with a local gradient coil - preliminary results. Radiology 210:241-246

Gold GE, Thedens DR, Pauly JM *et al.* (1998) MR imaging of articular cartilage of the knee: new methods using ultrashort TEs. AJR 170:1223-1226

Grainger AJ, Elliott JM, Campbell RSD *et al.* (2000) Direct MR arthrography: a review of current use. Clin Radiol 55:163-176

Ha TPT, Li KCP, Beaulieu CF *et al.* (1998) Anterior cruciate ligament injury: fast spin-echo MR imaging with arthroscopic correlation in 217 examinations. AJR 170:1215-1219

Hardy PA, Recht MP, Piraino D *et al.* (1996) Optimisation of a dual echo in the steady state (DESS) free-precession sequence for imaging cartilage. J Magn Reson Imaging 6:329-335

Hauger O, Frank LR, Boutin RD *et al.* (2000) Characterization of the "Red Zone" of knee meniscus: MR imaging and histologic correlation. Radiology 217:193-200

Hood MN, Ho VB, Smirniotopoulos JG *et al.* (1999) Chemical shift: the artifact and clinical tool revisited. RadioGraphs 19:357-371

Hyhlik-Durr A, Faber S, Burgkart R *et al.* (2000) Precision of tibial cartilage morphometry with a coronal water-excitation MR sequence. Eur Radiol 10:297-303

Irizarry JM, Recht MP (1997) MR imaging of the knee ligaments and the postoperative knee. Radiol Clin North Am 35:45-76

Jaramillo D, Laor T, Mulkern R (1994) Comparison between fast spin-echo and conventional spin-echo imaging of normal and abnormal musculoskeletal structures in children and young adults. Invest Radiol 29:803-811

Kawahara Y, Uetani M, Nakahara N *et al.* (1998) Fast spin-echo MR of the articular cartilage in the osteoarthrotic knee. Correlation of MR and arthroscopic findings. Acta Radiol 39:120-125

Kneeland JB (2000) Magnetic resonance imaging of articular cartilage. Semin Roentgenol 35:249-255

Koskinen SK, Yla-Outinen H, Aho HJ *et al.* (1997) Magnetization transfer and spin lock MR imaging of patellar cartilage degeneration at 0.1 T. Acta Radiol 38:1071-1075

Kowalchuk RM, Kneeland JB, Dalinka MK *et al.* (2000) MRI of the knee: value of short echo time fast spin-echo using high performance gradients versus conventional spin-echo imaging for the detection of meniscal tears. Skeletal Radiol 29:520-524

Kshirsagar AA, Watson PJ, Tyler JA *et al.* (1998) Measurement of localized cartilage volume and thickness of human knee joints by computer analysis of three-dimensional magnetic resonance images. Invest Radiol 33:289-299

Lim PS, Schweitzer ME, Bhatia M *et al.* (1999) Repeat tear of postoperative meniscus: potential MR imaging signs. Radiology 210:183-188

Listerud J, Einstein S, Outwater E *et al.* (1992) First principles of fast spin echo. Magn Reson Q 8:199-244

Loredo R, Hodler J, Pedowitz R *et al.* (1999) Posteromedial corner of the knee: MR imaging with gross anatomic correlation. Skeletal Radiol 28:305-311

Masciocchi C, Barile A, Satragno L (2000) Musculoskeletal MRI: dedicated systems. Eur Radiol 10:250-255

May DA, Snearly WN, Bents R *et al.* (1997) MR imaging findings in anterior cruciate ligament reconstruction: evaluation of notchplasty. AJR 169:217-222

McCauley TR, Disler DG (1998) MR imaging of articular cartilage. Radiology 209:629-640

Mosher TJ, Dardzinski BJ, Smith MB (2000) Human articular cartilage: influence of aging and early symptomatic degeneration on the spatial variation of T2 - preliminary findings at 3 T. Radiology 214:259-266

Muhle C, Brossmann J, Heller M (1996) Kinematic MRI of the knee using a specially designed positioning device. J Comput Assist Tomogr 20:522-525

Muhle C, Ahn JM, Yeh L *et al.* (1999a) Iliotibial band friction syndrome: MR imaging findings in 16 patients and MR arthrographic study of six cadaveric knees. Radiology 212:103-110

Muhle C, Brossmann J, Heller M (1999b) Kinematic CT and MR imaging of the patellofemoral joint. Eur Radiol 9:508-518

Munk PL, Hilborn MD, Vellet AD *et al.* (1997) Diagnostic equivalence of conventional and fast spin echo magnetic resonance imaging of the anterior cruciate ligament of the knee. Aust Radiol 41:238-242

Murakami Y, Sumen Y, Ochi M *et al.* (1998) MR evaluation of human anterior cruciate ligament autograft on oblique axial imaging. J Comput Assist Tomogr 22:270-275

Nakanishi K, Horibe S, Shiozaki Y *et al.* (1997) MRI of normal anterior cruciate ligament (ACL) and reconstructed ACL: comparison of when the knee is extended with when the knee is flexed. Eur Radiol 7:1020-1024

Nishimura G, Yamato M, Tamai K *et al.* (1997) MR findings in iliotibial band syndrome. Skeletal Radiol 26:533-537

Niitsu M, Ikeda K, Fukubayashi T *et al.* (1996) Knee extension and flexion: MR delineation of normal and torn anterior cruciate ligaments. J Comput Assist Tomogr 20:322-327

Niitsu M, Ikeda K, Itai Y (1998) Slightly flexed knee position within a standard knee coil: MR delineation of the anterior cruciate ligament. Eur Radiol 8:113-115

Niitsu M, Nakai T, Ikeda K *et al.* (2000) High-resolution MR imaging of the knee at 3 T. Acta Radiol 41:84-88

Oleaga L, Kressel H (1990) High signal intensity in the posterior cruciate ligament on sagittal gradient-echo images: normal variant. Radiology 177:295

Peh WC, Cassar-Pullicino VN (1999) Magnetic resonance arthrography: current status. Clin Radiol 54:575-587

Peh WC, Chan JH, Shek TW *et al.* (1999) The effect of using shorter echo times in MR imaging of knee menisci: a study using a porcine model. AJR 172:485-488

Pereira ER, Ryu KN, Ahn JM *et al.* (1998) Evaluation of the anterior cruciate ligament of the knee: comparison between partial flexion true sagittal and extension sagittal oblique positions during MR imaging. Clin Radiol 53:574-578

Peterfy CG, Janzen DL, Tirman PFJ *et al.* (1994) 'Magic angle' phenomenon. A cause of increased signal in the normal lateral meniscus on short-TE MR images of the knee. AJR 163:149-154

Peterson DM, Carruthers CE, Wolverton BL *et al.* (1999) Application of a birdcage coil at 3 Tesla to imaging of the human knee using MRI. Magn Reson Med 42:215-221

Pfirrmann CW, Zanetti M, Romero J *et al.* (2000) Femoral trochlear dysplasia: MR findings. Radiology 216:858-864

Piplani MA, Disler DG, McCauley TR *et al.* (1996) Articular cartilage volume in the knee: semiautomated determination from three-dimensional reformations of MR images. Radiology 198:855-859

Powers CM, Shellock FG, Pfaff M (1998) Quantification of patellar tracking using kinematic MRI. J Magn Reson Imaging 8:724-732

Rand T, Imhof H, Czerny C *et al.* (1999a) Discrimination between fluid, synovium, and cartilage in patients with rheumatoid arthritis: contrast enhanced spin echo versus non-contrast-enhanced fat-suppressed gradient echo MR imaging. Clin Radiol 54:107-110

Rand T, Imhof H, Turetschek K *et al.* (1999b) Comparison of low field (0.2 T) and high field (1.5 T) MR imaging in the differentiation of torned from intact menisci. Eur J Radiol 30:22-27

Recht MP, Piraino DW, Applegate G *et al.* (1996a) Complications after anterior cruciate ligament reconstruction: radiographic and MR findings. AJR 167:705-7 10

Recht MP, Piraino DW, Paletta GA *et al.* (1996b) Accuracy of fat-suppressed three-dimensional spoiled gradient-echo FLASH MR imaging in the detection of patellofemoral articular cartilage abnormalities. Radiology 198:209-212

Reddy R, Insko E, Noyszewski EA *et al.* (1998) Sodium MRI of human articular cartilage in vivo. Magn Reson Med 39:697-701

Reeder JD, Matz SO, Becker L *et al.* (1989) MR imaging of the knee in the sagittal projection: comparison of threedimensional gradient-echo and spin-echo sequences. AJR 153:537-540

Robbins MI, Anzilotti KF Jr, Katz LD *et al.* (2000) Patient perception of magnetic resonance arthrography. Skeletal Radiol 29:265-269

Roychowdhury S, Fitzgerald SW, Sonin AH *et al.* (1997) Using MR imaging to diagnose partial tears of the anterior cruciate ligament: value of axial images. AJR 168:1487-1491

Rubenstein JD, Kim JK, Morava-Protzner I *et al.* (1993) Effects of collagen orientation on MR imaging characteristics of bovine articular cartilage. Radiology 188:219-226

Rubenstein J, Recht M, Disler DG *et al.* (1997) Laminar structures on MR images of articular cartilage. Radiology 204:15-16

Rubin DA, Kneeland JB, Listerud J *et al.* (1994) MR diagnosis of meniscal tears of the knee: value of fast spin-echo vs conventional spin-echo pulse sequences. AJR 162:1131-1135

Ruehm S, Zanetti M, Romero J *et al.* (1998) MRI of patellar articular cartilage: evaluation of an optimized gradient echo sequence (3D-DESS). J Magn Reson Imaging 8:1246-1251

Schatz JA, Potter HG, Rodeo SA *et al.* (1997) MR imaging of anterior cruciate ligament reconstruction. AJR 169:223-228

Sciulli RL, Boutin RD, Brown RR *et al.* (1999) Evaluation of the postoperative meniscus of the knee: a study comparing conventional arthrography, conventional MR imaging, MR arthrography with iodinated contrast material, and MR arthrography with gadolinium-based contrast material. Skeletal Radiol 28:508-514

Sittek H, Eckstein F, Gavazzeni A *et al.* (1996) Assessment of normal patellar cartilage volume and thickness using MRI: analysis of currently available pulse sequences. Skeletal Radiol 25:55-62

Stabler A, Glaser C, Reiser M (2000) Musculoskeletal MR: knee. Eur Radiol 10:230-241

Stammberger T, Eckstein F, Englmeier KH *et al.* (1999) Determination of 3D cartilage thickness data from MR imaging: computational method and reproducibility in the living. Magn Reson Med 41:529-536

Suh JS, Cho JH, Shin KH *et al.* (1996) Chondromalacia of the knee: evaluation with a fat-suppression three-dimensional SPGR imaging after intravenous contrast injection. J Magn Reson Imaging 6:884-888

Tomczak RJ, Hehl G, Mergo PJ *et al.* (1997) Tunnel placement in anterior cruciate ligament reconstruction: MRI analysis as an important factor in the radiological report. Skeletal Radiol 26:409-413

Turner DA, Rapoport MI, Erwin WD, McGould M *et al.* (1991) Truncation artefact: a potential pitfall in MR imaging of the menisci of the knee. Radiology 179:629-633

Tyrrell RL, Gluckert K, Pathria M *et al.* (1988) Fast three-dimensional MR imaging of the knee: comparison with arthroscopy. Radiology 166:865-872

Uhl M, Ihling C, Allmann KH *et al.* (1998) Human articular cartilage: in vitro correlation of MRI and histologic findings. Eur Radiol 8:1123-1129

Wacker FK, Bolze X, Felsenberg D *et al.* (1998) Orientationdependent changes in MR signal intensity of articular cartilage: manifestation of the "magic angle" effect. Skeletal Radiol 27:306-310

Waldschmidt JG, Rilling RJ, Kajdacsy-Balla AA (1997) In vitro and in vivo MR imaging of hyaline cartilage: zonal anatomy, imaging pitfalls, and pathologic conditions. Radiographics 17:1387-1402

Wang SF, Cheng HC, Chang CY (1999) Fat-suppressed threedimensional fast spoiled gradient-recalled echo imaging: a modified FS 3D SPGR technique for assessment of patellofemoral joint chondromalacia. Clin Imaging 23:177-180

White LM, Schweitzer ME, Johnson WJ *et al.* (1996) Role of T2weighted fast-spin-echo imaging in the diagnosis of meniscal tears. J Magn Reson Imaging 6:874-877

Wieslander SB, Rappeport ED, Lausten GS *et al.* (1998) Multiplanar reconstruction in MR imaging of the knee. Comparison with standard sagittal and coronal images. Acta Radiol 39:116-119

Xia Y, Farquhar T, Burton-Wurster N *et al.* (1997) Origin of cartilage laminae in MRI. J Magn Reson Imaging 7:887-894

Yao L, Gentili A, Thomas A (1996) Incidental magnetization transfer contrast in fast spin-echo imaging of cartilage. J Magn Reson Imaging 6:180-184

Yu JS, Salonen DC, Hodler J *et al.* (1996) Posterolateral aspect of the knee: improved MR imaging with a coronal oblique technique. Radiology 198:199-204

# 5 Ultra-Som

Stefano Bianchi • Carlo Martinoli • Jean Garcia

CONTEÚDO



## 5.1 Introdução

O refinamento dos transdutores de captação linear de banda larga aumentou a capacidade do ultra-som (US) em avaliar as estruturas normais do sistema musculoesquelético bem como na detecção e caracterização de alterações patológicas sutis (Martinoli *et al.*, 1999). Apesar de muitas patologias do joelho que afetam os meniscos e ligamentos cruzados não serem avaliadas precisamente pela US, uma variedade de condições, incluindo as doenças tendinosas, lesões vasculares e nervosas, distúrbios articulares e cistos para-articulares, pode ser avaliada de maneira precisa por esta modalidade diagnóstica (Grobbelaar e Bouffard 2000). O propósito deste capítulo é o de descrever a técnica de realização das imagens do exame e de ilustrar a anatomia normal do joelho pelo US.


S. Bianchi, MD
Division of Radiodiagnosis and Interventional Radiology, Hospital Cantonal Universitaire, 24 rue Micheli-du-Crest, 1211 Geneva 14, Switzerland
C. Martinoli, MD
Istituto di Radiologia, Università di Genova, Largo Rosanna Benzi 1, 16100 Genoa, Italy
J. Garcia, MD
Professor, Division of Radiodiagnosis and Intervertional Radiology, Hospital Cantonal Universitaire, 24 rue Micheli-du-Crest, 1211 Geneva 14, Switzerland


## 5.2 Técnica de Realização das Imagens de US

Um encaminhamento detalhado do médico com uma indicação, além das estruturas específicas a serem investigadas (tendão patelar, espaço poplíteo, nervo fibular e outros) e uma hipótese diagnóstica clínica deve ser inicialmente obtida por todos os pacientes. A focalização em uma área limitada da articulação do joelho diminui a duração do exame e permite uma avaliação precisa das estruturas examinadas. Por exemplo, em um paciente com história de dor localizada sobre a porção cranial do tendão patelar que ocorre durante as atividades esportivas, o US é necessário para confirmar o diagnóstico de tendinose patelar e para avaliar de modo preciso o tamanho da lesão. Neste caso, um exame completo da fossa poplítea é inútil e desnecessário. Em comparação com a tomografia computadorizada (TC) e as imagens de ressonância magnética (IRM), o US é inferior na avaliação da maioria das estruturas intra-articulares. Como o médico pode ignorar estas limitações, o conhecimento da hipótese diagnóstica é importante para que se evitem exames inúteis. Por outro lado, o US é mais eficiente e barato na avaliação das estruturas superficiais e pode ser considerado como a modalidade de escolha em pacientes com lesões para-articulares.

A história do paciente e uma avaliação radiológica recente são rotineiramente obtidas antes do exame de US. A disponibilidade das radiografias é essencial para a interpretação correta de imagens difíceis de US que sejam óbvias nas radiografias. Por exemplo, a aparência ultra-sonográfica de uma exostose óssea pode ser enganadora e seu diagnóstico pode despender um grande tempo, ao mesmo tempo que é prontamente evidente em uma radiografia simples. Por outro lado, dado o diagnóstico radiograficamente, o US pode avaliar a espessura e regularidade da cobertura cartilaginosa da exostose e pode ser útil no acompanhamento da lesão (Malghem *et al.*, 1992).

O exame de rotina do joelho pode ser realizado com transdutores de captação linear de banda larga trabalhando em uma freqüência de banda variando entre 5-13 MHz. Na avaliação da fossa poplítea, as bandas de freqüências mais baixas podem ajudar na realização das imagens das estruturas mais profundas, enquanto que as freqüências mais altas (10-13 MHz) melhora a avaliação das estruturas mais superficiais como o tendão patelar e o nervo fibular no nível da cabeça fibular. Artifícios para janela acústica, como dedos de luva com soro fisiológico, geralmente não são necessários. O US colorido e o US Doppler são úteis na avaliação dos vasos poplíteos, na avaliação da neovasculatura de massas para-articulares e na demonstração da hiperemia sinovial ou tendinosa. O uso de uma técnica com campo de visão estendido gera uma visão panorâmica da região avaliada e, mais importante, faz com que a interpretação das imagens de US seja mais fácil para o médico que solicitou o exame.

O paciente é examinado em uma posição reclinada. Algumas vezes, a posição deitada pode ser útil. Na avaliação de corpos livres intra-articulares, por exemplo, os cortes obtidos em diferentes posições (reclinado, em pé) podem ajudar na demonstração do deslocamento dos corpos livres, confirmando sua localização intra-articular (Bianchi e Martinoli, 1999). Diferentes graus de flexão e extensão do joelho podem ser obtidos para avaliar estruturas normais ou patológicas. A avaliação da cartilagem troclear pode ser facilmente realizada com o uso de cortes transversais anteriores obtidos com o joelho totalmente flexionado (Martino *et al.*, 1998). A avaliação da cartilagem da face posterior de ambos os côndilos deve ser realizada com o paciente em decúbito dorsal e o joelho em extensão total. O exame do joelho contra-lateral geralmente não é essencial e não é rotineiramente realizado, mas pode ser útil de modo a comparar o lado patológico com o lado contralateral em casos selecionados. A oportunidade de realização de um exame dinâmico é particularmente vantajosa no US. Diferentes estruturas, incluindo os ligamentos e tendões, podem ser examinadas em repouso, durante manobras de estresse ou durante a contração muscular. A comparação dos achados de US obtidos em repouso e durante o movimento é útil e geralmente proporciona informações suplementares sobre as características morfológicas.

## 5.3 Face Anterior

A face anterior do joelho é avaliada através do exame do paciente em decúbito dorsal. Via de regra, os tendões devem ser avaliados com a sonda posicionada paralelamente a eles. Isto pode evitar uma hipoecogenicidade artefactual causada pela anisotrofia do tendão, que pode simular alterações patológicas (Fornage, 1987). Uma flexão do joelho próxima a 23° obtida através da colocação de um pequeno travesseiro em baixo do espaço poplíteo, leva a uma distensão adequada dos tendões do mecanismo extensor (tendão do quadríceps e tendão patelar) e evita o surgimento de possíveis artefatos relacionados com a concavidade do tendão (Bianchi *et al.* 1994). Alternativamente, o paciente pode ser solicitado a contrair sua musculatura do quadríceps, o que leva a uma aparência retilínea de ambos os tendões.

A face anterior pode ser dividida em três regiões: a suprapatelar, patelar e a infrapatelar.

### 5.3.1. Região Suprapatelar

A região suprapatelar inclui o tendão do quadríceps, o recesso sinovial suprapatelar , o coxim adiposo suprapatelar e gordura pré-femoral, a metáfise femoral distal e a tróclea (Figs. 5.1 e 5.2).

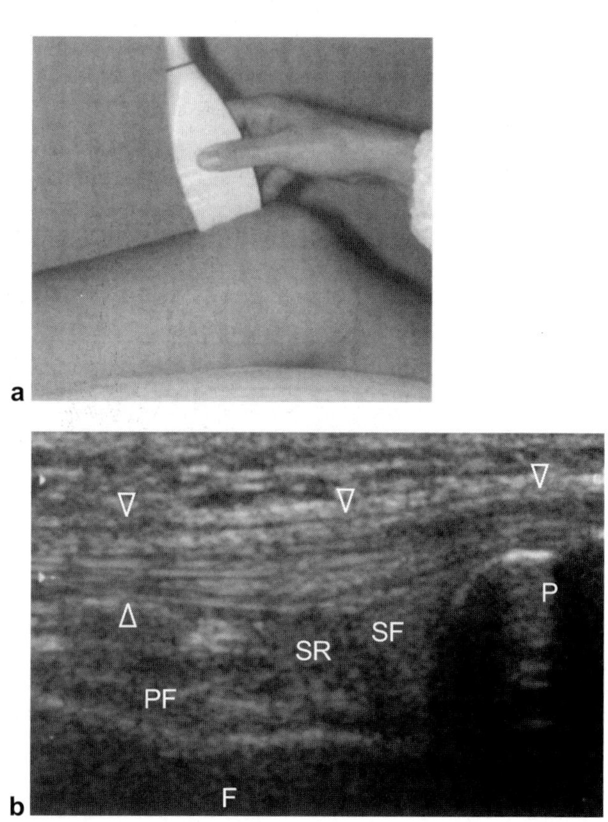


**Fig. 5.1a, b.** Face anterior. Região suprapatelar. **a** Posicionamento da sonda para o exame longitudinal. **b** Corte correspondente. *F*, Fêmur; *P*, patela; *pontas de seta*, tendão do quadríceps; *SF*, gordura suprapatelar; *SR*, recesso sinovial; *PF*, gordura pré-femoral.

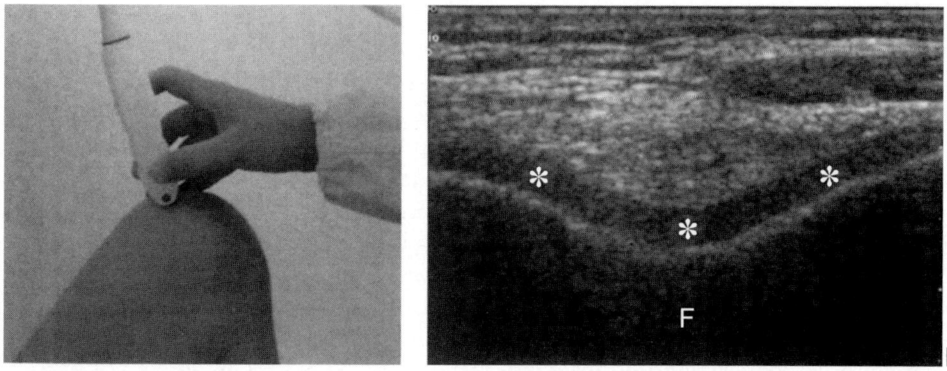


a b

**Fig. 5.2a, b.** Face anterior. Região suprapatelar. Cartilagem troclear. **a** Posicionamento da sonda para o exame transversal. **b** Corte correspondente. *F*, Fêmur; *asteriscos*, cartilagem troclear.

A musculatura do quadríceps se localiza na região anterior da coxa e é formada pelo vasto lateral, vasto medial (localizados respectivamente externo e internamente), o reto femoral, situado superiormente e o vasto intermédio (localizado profundamente na linha média da coxa). Os vastos lateral e médio se unem na linha média para se inserir em um tendão comum. O reto femoral se insere em um fino tendão superficial enquanto que o vasto intermédio se insere como um tendão espesso e profundo. O tendão do quadríceps é então formado pela superposição de três tendões diferentes: o tendão superficial do reto femoral, o tendão comum intermediário do vasto lateral e medial, e o tendão profundo do vasto intermédio. Esta aparência em múltiplas camadas é prontamente evidente no US é pode ser bem delineado nas imagens através de imagens longitudinais (Bianchi *et al.*, 1994). Enquanto o tendão superficial sempre é bem visualizado, a diferenciação do tendão intermediário e o profundo pode ser mais difícil. A possibilidade de avaliação da estrutura interna do tendão do quadríceps para discriminar os diferentes componentes é válida desde que permita a diferenciação entre rupturas completas, que são tratadas através de cirurgia, e as rupturas parciais, que envolvem somente um ou dois tendões, que são tratadas de modo conservador. Os cortes transversais podem ajudar na avaliação da extensão da ruptura no plano coronal.

O recesso sinovial suprapatelar ou bursa suprapatelar se localiza posteriormente ao tendão do quadríceps e coxim adiposo suprapatelar e anteriormente à gordura pré-femoral. Na vida uterina o recesso sinovial fica completamente separado da cavidade articular por um septo. Uma perfuração do septo normalmente ocorre no final do quinto mês de vida fetal e permite a livre comunicação entre os dois espaços. Em uma pequena percentagem de casos, a reabsorção completa do septo leva à presença da também chamada plica sinovial suprapatelar, que, se um derrame articular estiver presente, pode ser detectada no US. Nos cortes longitudinais, a plica aparece como uma estrutura curvilínea oblíqua demonstrando uma concavidade póstero-inferior. A plica, que raramente possui relevância clínica, deve ser diferenciada de um septo fibroso pós-inflamatório. Em condições normais, tanto nos cortes longitudinais como nos transversais, o recesso suprapatelar aparece como uma estrutura hipoecóica devido à superposição das membranas sinoviais anterior e posterior. Uma quantidade variável de líquido pode ser evidenciada no US como uma área anecóica localizada dentro da bursa. A detecção por US do líquido intra-articular parece ser mais precisa e reprodutível do que a detecção clínica (Hauzeur *et al.*,1999). Deve se tomar cuidado quando se avalia a presença de um derrame articular através do US. Pequenos derrames podem ser detectados em cortes suprapatelares longitudinais somente durante o exame dinâmico, obtidos durante a contração isométrica do quadríceps. Isto pode ser explicado pelo deslocamento cranial do líquido induzido pelo deslocamento do coxim adiposo de Hoffa contra os côndilos femorais e pelo tensionamento da fáscia posterior. Além disto quando o líquido está presente em quantidades muito pequenas, ele somente pode ser detectado em cortes transversais na parte medial ou lateral do recesso suprapatelar. Deve ser destacado, entretanto, que uma quantidade modesta de líquido intra-articular é normal em indivíduos assintomáticos e que a correlação com os dados clínicos com o joelho contralateral é mandatória. Quando a análise do líquido sinovial é essencial, por exemplo, para afastar a possibilidade de uma infecção ou gota, a aspiração guiada pelo US pode ser facilmente realizada (Wang SC *et al.*, 1999). A utilização do US para este propósito leva a uma seleção cuidadosa do sítio de punção, particularmente em derrames pequenos, e confirma o posicionamento intra-articular da ponta da agulha. Geralmente a artrocentese guiada por US é menos dolorosa do que uma punção às cegas.

O coxim adiposo suprapatelar localiza-se cranialmente ao pólo patelar superior, posterior ao tendão do quadríceps e anterior ao recesso sinovial suprapatelar. Nos cortes longitudinais ele aparece como uma estrutura triangular hiperecóica. Quando se examina o joelho pós-traumático, o coxim adiposo suprapatelar não deve ser confundido com uma gordura intra-sinovial livre flutuando no derrame, como pode ser visto em uma lipohemartrose (BIANCHI *et al.*, 1995b). As duas condições podem ser diferenciadas com o uso do US dinâmica. Na lipohemartrose, a manipulação da articulação induz a mistura dos diferentes componentes do derrame intra-articular e o desaparecimento do nível gordura-líquido. A gordura pré-femoral aparece como uma estrutura adiposa hiperecóica localizada entre a córtex anterior do fêmur e a face posterior do recesso suprapatelar. A projeção da gordura femoral dentro da bursa suprapatelar é um achado normal freqüente e não deve ser erroneamente diagnosticada como uma sinóvia hipertrofiada ou um lipoma arborescente. Os achados do US, juntamente com o conhecimento dos dados clínicos, podem ajudar na diferenciação destas condições. A sinóvia apresenta uma aparência mais hipoecóica e fica completamente contida dentro do espaço sinovial. Um tamanho maior e uma aparência tipo-folhagem são típicos do lipoma arborecente (LEARCH e BRAATON, 2000).

A tróclea femoral e a cartilagem sobrejacente são facilmente avaliadas nas imagens transversais obtidas com o joelho completamente flexionado. A cartilagem aparece como uma banda hipo ou anecóica superposta a uma linha hiperecóica, que corresponde ao osso subcondral (GRASSI *et al.*, 1999). Em condições normais a cartilagem é mais espessa em sua porção central apresenta bordos regulares e possui uma ecogenicidade homogênea. Pequenos pontos cartilaginosos hiperecóicos se relacionam com uma condrocalcinose (COARI *et al.*, 1995). O ângulo do sulco e a profundidade troclear calculados com o US se correlacionam bem com as medidas da TC (MARTINO *et al.*, 1998).

### 5.3.2
### Região Patelar

Na região patelar, a patela, os retináculos patelares medial e lateral e o recesso sinovial parapatelar podem ser avaliados (Fig. 5.3). Estas estruturas são mais bem examinadas nas imagens transversais. A superfície dorsal da patela aparece como uma linha hiperecóica regular correspondente à superfície óssea. Em indivíduos idosos assintomáticos, pequenas irregularidades do pólo superior da patela são comumente encontradas e se relacionam com uma entesopatia calcificada do tendão do quadríceps. Superficialmente à patela, uma fina banda hiperecóica pode ser identificada, correspondente às fibras mais anteriores do tendão do reto femoral; depois de passarem por cima do sesamóide, estas fibras gradualmente se unem para formar o tendão patelar. Na patela bipartida, uma interrupção na córtex anterior, tipicamente localizada no quadrante superior-externo, é evidente. A patela bipartida pode ser diferenciada de uma fratura por ser indolor quando pressionada pela sonda do US. A posição patelar pode ser avaliada pelo US tanto em crianças quanto em adultos. Em crianças, a vantagem do US é que a interpretação é independente do grau de ossificação patelar (JOZWIAK e PIETRZAK, 1998). Tanto na face interna como na externa da patela, os retináculos patelares se inserem no fêmur e atuam como estruturas de estabilização. O US revela os retináculos como estruturas bilaminares com camadas superficial e profunda discretas (STAROK *et al.*, 1997). A faceta medial da patela pode ser avaliada de modo incompleto pelo US se a patela estiver inclinada ou desviada internamente pela mão do operador. Infelizmente, a faceta lateral, que comumente é afetada por osteoartrite e condromalácia, não pode ser avaliada pelas imagens de US.

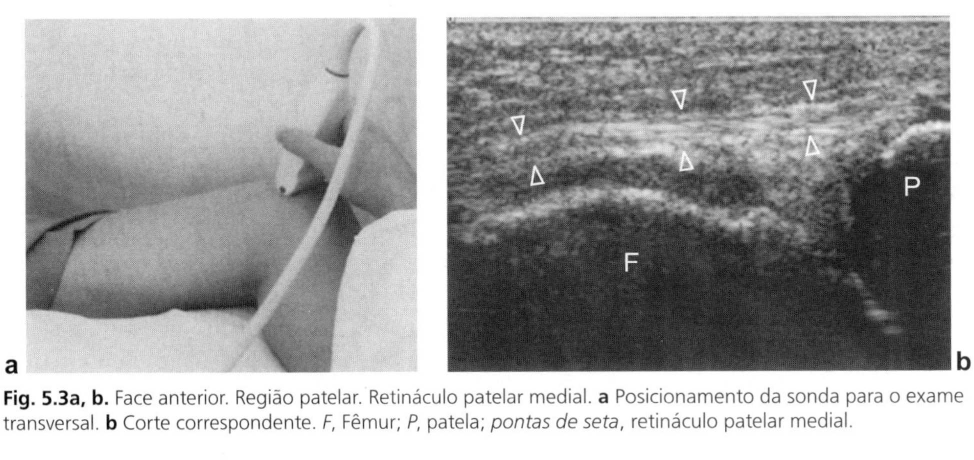


**Fig. 5.3a, b.** Face anterior. Região patelar. Retináculo patelar medial. **a** Posicionamento da sonda para o exame transversal. **b** Corte correspondente. *F*, Fêmur; *P*, patela; *pontas de seta*, retináculo patelar medial.

### 5.3.3
### Região Infrapatelar

A região infrapatelar inclui as bursas sinoviais pré-patelar e pré-tibial, o tendão patelar e o coxim adiposo de Hoffa (Fig. 5.4). A bursa pré-patelar se localiza nos tecidos subcutâneos que se superpõem ao pólo inferior da patela e o terço cranial do tendão patelar. Em circunstâncias normais, por causa de sua parede fina e a ausência virtual de líquido interno, ela não pode ser demonstrada pelo US. Qualquer líquido interno deve ser considerado como um sinal de bursite pré-patelar. A bursa pré-tibial é uma pequena estrutura sinovial localizada entre a porção distal do tendão patelar e a face anterior da epífise tibial. Em uma pequena porcentagem de indivíduos normais, o US de alta resolução pode demonstrar uma pequena quantidade de líquido dentro da bursa. O diagnóstico de bursite pode ser feito em casos nos quais um grande derrame é demonstrado ou quando a dor é desencadeada pela aplicação de pressão com a sonda de US sobre a bursa inflamada. Cortes longitudinais e transversais devem ser obtidos de cada bursa para a avaliação do tamanho e da estrutura interna.

O tendão patelar se origina do pólo inferior da patela e se insere na tuberosidade anterior da tíbia. O tendão possui uma aparência achatada, bordos regulares e uma estrutura interna fibrilar. Uma espessura levemente aumentada do terço distal é normal e não deve ser interpretada como uma tendinopatia localizada. Nos cortes transversais, a imagem característica de dois cordões separados por uma ponte de baixo sinal é observada após a coleta pós-cirúrgica do terço médio do tendão para uma reconstrução do ligamento colateral anterior. Este aspecto

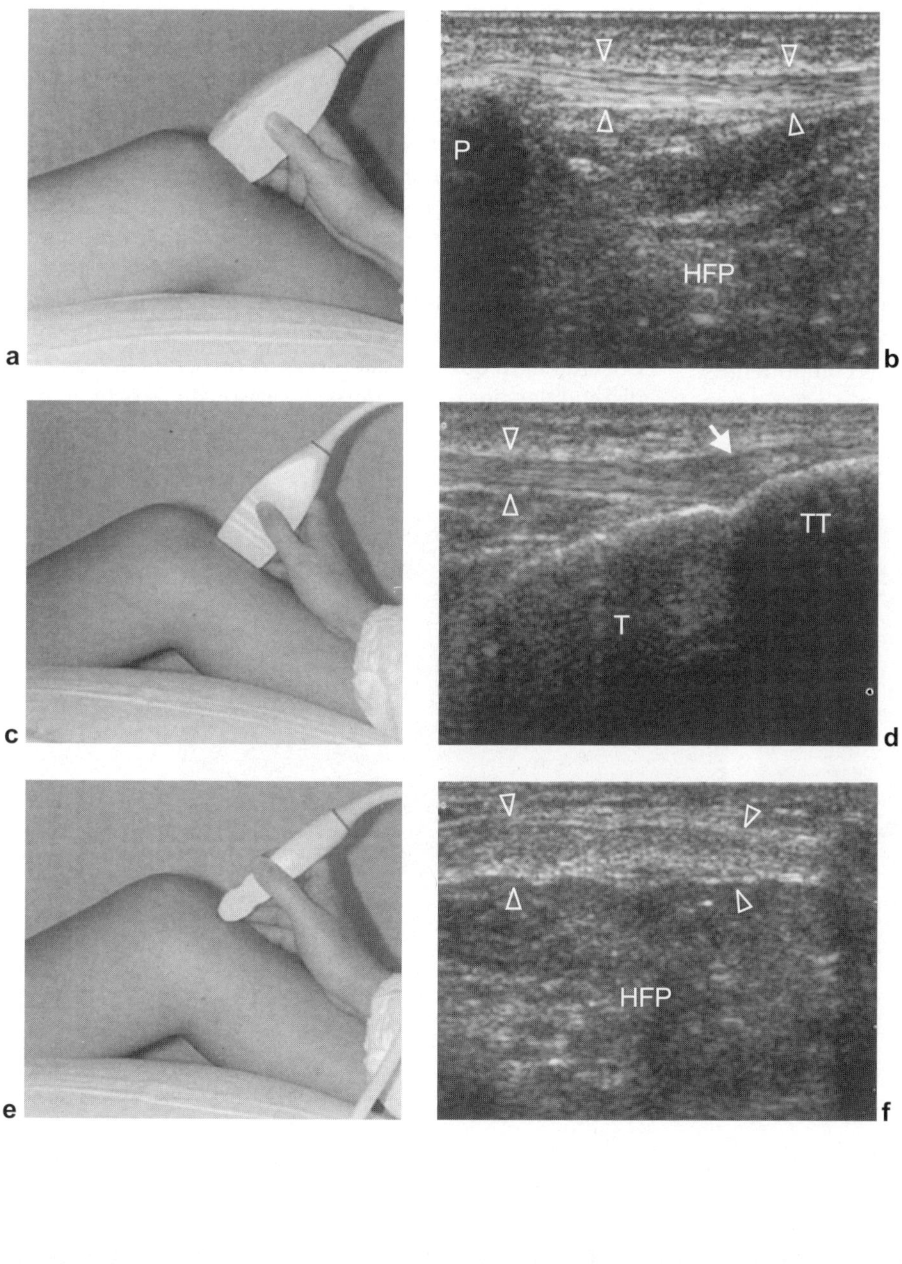


**Fig. 5.4a-f.** Face anterior. Região infrapatelar. Tendão patelar. **a** Posicionamento da sonda para o exame longitudinal do tendão. **b** Corte correspondente, *P*, Patela; *HFP*, coxim adiposo de Hoffa; *pontas de seta*, tendão patelar proximal. **c** Posicionamento da sonda para o exame longitudinal do tendão distal. **d** Corte correspondente. *T*, Tíbia; *TT*, tuberosidade da tíbia; *pontas de seta*, tendão patelar proximal; *seta*, alargamento normal do tendão distal. **e** Posicionamento da sonda para o exame transversal. **f** Corte correspondente. *HFP*, Coxim adiposo de Hoffa; *pontas de seta*, tendão patelar proximal.

não deve ser confundido com uma divisão longitudinal do tendão (ADRIANI *et al.*, 1995). Áreas internas hipoecóicas podem ser encontradas em atletas de elite assintomáticos (COOK *et al.*, 1998). Isto tem implicações para médicos que tratam de atletas com dores na região anterior do joelho. Calcificações e a ossificação da porção distal do tendão podem ser encontradas em indivíduos assintomáticos e geralmente se relacionam com uma seqüela da doença de Osgood-Schlatter. Profundamente ao tendão patelar, entre ele e a porção anterior dos côndilos, a gordura intercapsular de Hoffa aparece como uma estrutura adiposa contendo septações internas fibrosas.

## 5.4 Face Medial

A face medial da articulação é examinada pedindo que o paciente rode a perna externamente. O ligamento colateral medial, espaço articular femorotibial interno, menisco medial e tendões do pé anserino são avaliados (Fig. 5.5). O ligamento colateral medial é formado por duas porções: a porção superficial, que se origina da face superior do côndilo medial e se insere na metáfise interna da tíbia, e o componente profundo, que liga o menisco interno ao fêmur (ligamento meniscofemoral) e à tíbia (ligamento meniscotibial). No US, os componentes superficial e profundo do ligamento aparecem como lâminas regulares hiperecóicas separadas por uma área hipoecóica relacionada à gordura e tecido conjuntivo frouxo. Uma bursa sinovial pode estar localizada entre os dois componentes, mas não pode ser demonstrada pelo US em estado normal. As lesões do ligamento colateral podem ser diagnosticadas pelo US (LEE *et al.*, 1996; MATHIEU *et al.*, 1997). As imagens de US dinâmicas obtidas durante os exames de estresse em valgo melhoram a avaliação da integridade do ligamento (DE FLAVIIS *et al.*, 1988). As imagens são obtidas tanto em repouso como durante as manobras de estresse e documentadas. Depois, a distância entre a tíbia e o fêmur pode ser facilmente medida e comparada com o joelho contra-lateral. Apesar da possibilidade de avaliação das rupturas meniscais com o US ter sido publicada (GERNGROSS e SOHN, 1992), existe um consenso de que a sensibilidade e a especificidade do US para este propósito são inferiores às imagens de RM. Por outro lado, o US pode detectar e avaliar prontamente os cistos meniscais (PEETRONS *et al.*, 1990; RUTTEN *et al.*, 1998), que sempre estão associados com rupturas meniscais. Quando um ossículo meniscal, que representa uma estrutura vestigial, é suspeitado nas radiografias simples, o US pode confirmar o diagnóstico. O ossículo aparece como uma estrutura hiperecóica regular implantado dentro do corno posterior do menisco medial (MARTINOLI *et al.*, 2000a). Os tendões do pé anserino (tendões do sartório, grácil e semitendíneo) se inserem na porção ântero-medial da metáfise tibial. Os diferentes tendões podem ser distinguidos pelo US somente em um nível mais alto. Conforme os tendões se aproximam da inserção distal inferiormente, eles se fundem e não podem ser diferenciados. Diferentes bursas sinoviais localizadas entre os tendões e entre eles e a tíbia diminuem a fricção entre estas estruturas. Em condições normais estas bursas não podem ser demonstradas pelo US, enquanto que elas são prontamente evidentes quando distendidas por um derrame nos casos de bursite.

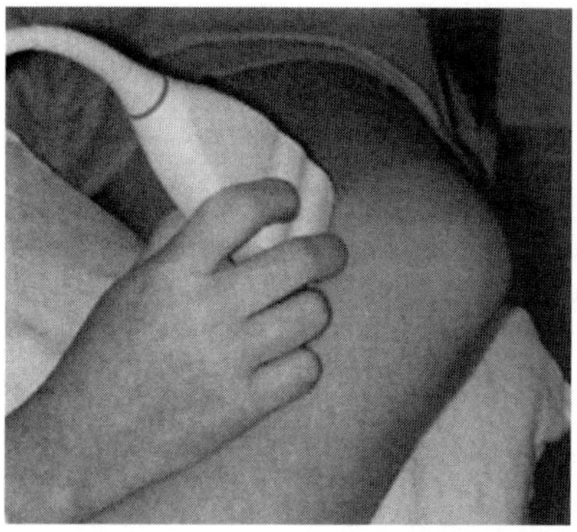
a

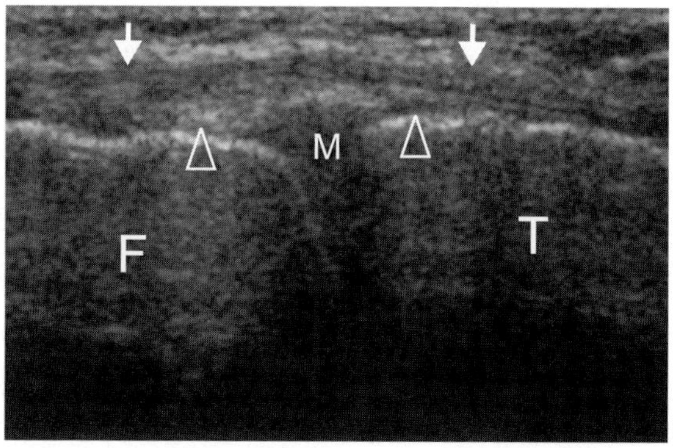

b

**Fig. 5.5a, b.** Face medial. Ligamento colateral medial. **a** Posicionamento da sonda para o exame longitudinal. **b** Corte correspondente. *F*, Fêmur; *T*, tíbia; *M*, menisco medial; ligamentos colaterais mediais: *setas*, porção superficial; *pontas de seta*, porção profunda.

## 5.5 Face Lateral

A face lateral da articulação é examinada pedindo para o paciente rodar internamente a perna. O ligamento colateral lateral, espaço articular femorotibial externo, menisco lateral e a face distal da banda iliotibial são avaliados (Fig. 5.6). O ligamento colateral lateral aparece como uma estrutura hiperecóica tipo cordão que se localiza na face póstero-lateral da articulação e se insere na cabeça fibular e côndilo femoral lateral. O US do menisco lateral compartilha das mesmas limitações do US para o menisco medial. O exame do joelho em flexão forçada faz com que os meniscos fiquem mais aparentes. O trato distal da banda iliotibial se encontra na região anterior da face lateral. Ele aparece como uma fina estrutura tubular que se insere no tubérculo tibial localizado na face ântero-lateral da epífise tibial (BONALDI *et al.*, 1998). A porção mais distal da banda normalmente se alarga um pouco antes de sua inserção na tíbia. Esta aparência normal não deve ser erroneamente diagnosticada como uma tendinopatia localizada. O exame de US padrão também deve incluir cortes transversais da articulação tíbio-femoral proximal e do compartimento ântero-externo da perna já que esta é a localização mais freqüente de gânglios intramusculares. Estes gânglios se originam da articulação tíbio-femoral proximal, se estendem para os músculos tibial anterior ou fibular e podem causar compressão do nervo fibular (BIANCHI *et al.*, 1995a).

## 5.6 Face Posterior

O paciente posiciona-se em decúbito ventral com o joelho estendido, para permitir o exame da região posterior. O exame de US é realizado nos planos transversal e sagital, começando com a avaliação da região interna, seguida pelas regiões média e lateral.

### 5.6.1 Região Interna

As estruturas que podem ser avaliadas pelo US são as porções proximais dos tendões do pé anserino, o tendão semimembranoso e a bursa sinovial do gastrocnêmio-semimembranoso (Fig. 5.7).

O sartório é composto principalmente por fibras musculares e está localizado internamente. O tendão do grácil se localiza posteriormente ao sartório e, como seu nome implica, é o mais fino entre os tendões internos. A porção cranial do tendão semitendíneo se localiza posteriormente ao músculo semimembranoso, depois, mais causalmente, ele se localiza atrás do tendão semimembranoso. O grande tendão semimembranoso se localiza em uma posição mais lateral e se insere através de um tendão direto na face póstero-medial da epífise tibial. O tendão indireto não pode ser detectado pelo US. Entre o tendão do semimembranoso e a cabeça medial do gastrocnêmio se localiza a bursa gastrocnêmio-semimembranosa, que normalmente não é demonstrada pelo US. Em indivíduos jovens, as bursas não

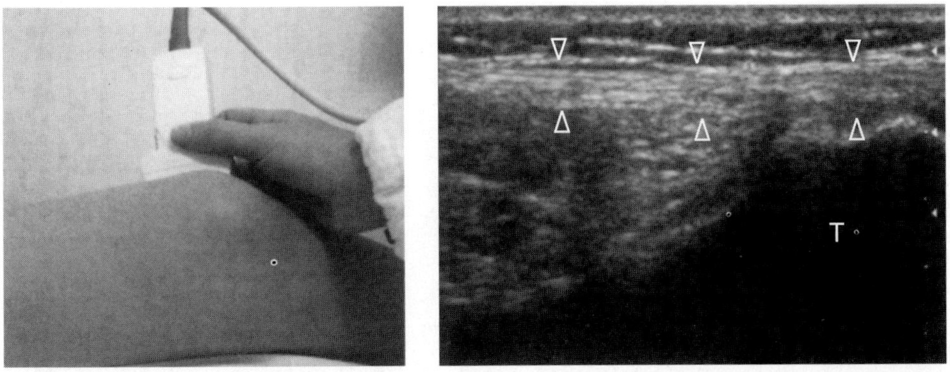


**Fig. 5.6a, b.** Face lateral. Banda iliotibial. **a** Posicionamento da sonda para o exame longitudinal. **b** Corte correspondente. *T*, Tíbia; *pontas de seta*, banda iliotibial.

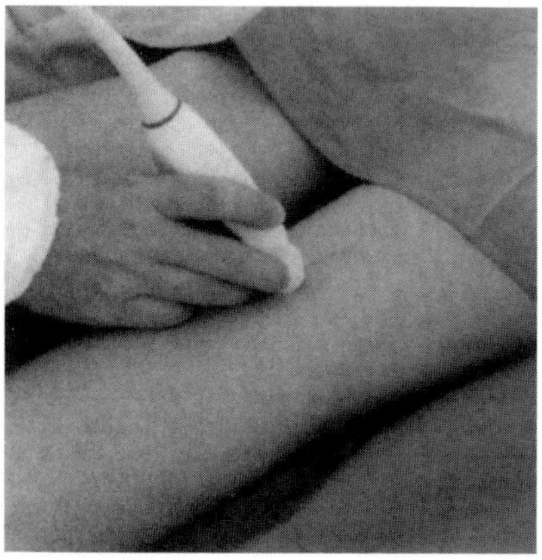

a

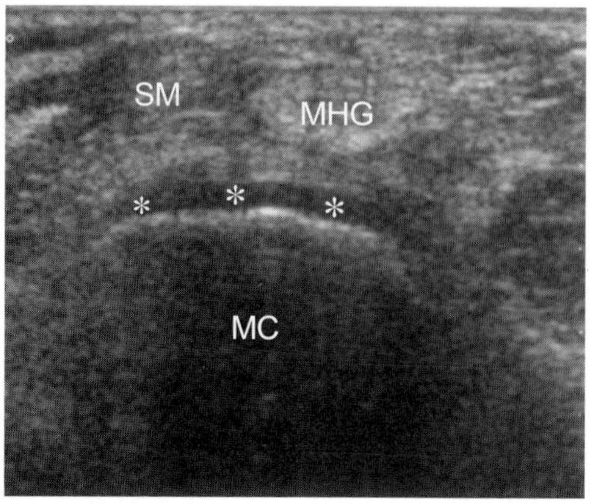


b

**Fig. 5.7a, b.** Face posterior. Região medial. **a** Posicionamento da sonda para o exame transversal. **b** Corte correspondente. *MC*, Côndilo medial; *asteriscos*, cartilagem do côndilo medial; *SM*, tendão semimembranoso; *MHG*, cabeça medial do gastrocnêmio.

se comunicam com a articulação do joelho, enquanto que em adultos elas são conectadas com a articulação através de um curto pedículo. A bursa possui dois componentes, o profundo e o superficial. O componente profundo menor se localiza entre a cabeça medial e a face posterior do joelho e se comunica com a articulação através de um defeito na cápsula. O componente maior se localiza nos tecidos moles subcutâneos, superficialmente à cabeça medial. A localização da bursa deve ser conhecida pelos ultrasonografistas, pois é a localização mais comum dos cistos de Baker. A flexão do joelho abre a comunicação com o espaço articular e pode levar a uma melhor distensão e avaliação do pedículo do cisto.

A cartilagem do côndilo medial posterior é bem avaliada pelo US. Infelizmente, a área de suporte de peso localizada na junção dos terços médio e posterior do côndilo não pode ser avaliada.

### 5.6.2 Região Média

No terço central, a cabeça medial do gastrocnêmio, a artéria e veia poplítea, o nervo tibial posterior e a incisura intercondilar são identificados (Fig. 5.8). A cabeça medial do gastrocnêmio possui um formato triangular quando examinada em cortes transversais. Seu tendão se localiza na face medial do músculo e pode ser demonstrado como uma estrutura hiperecóica em formato de vírgula. A artéria poplítea se localiza lateralmente à cabeça medial. A veia se localiza posterior e lateralmente à artéria e o nervo posterior e lateralmente à veia. Desta forma, nos cortes transversais, a artéria, veia e nervo poplíteos se localizam em uma linha que cursa da região anterior para a posterior e da face medial para a lateral. O calibre, espessura e a aparência da parede, bem como as pulsações da artéria poplítea, podem ser bem avaliados com o US. Como o paciente é examinado em decúbi-

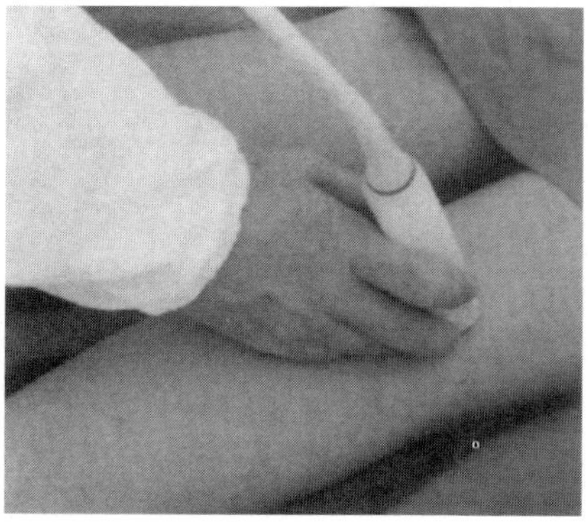

a

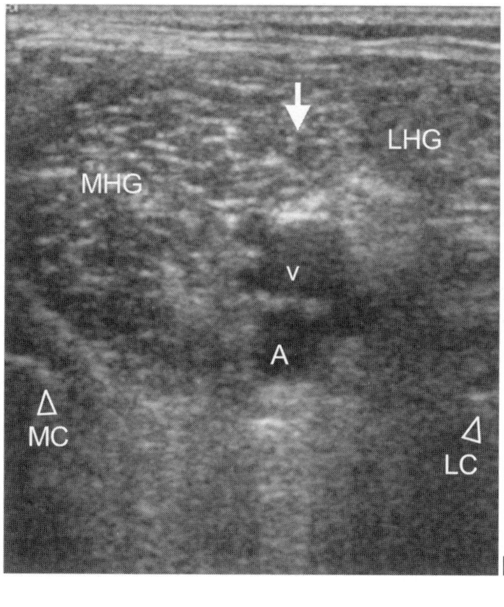


b

**Fig. 5.8a, b.** Face posterior. Região média. **a** Posicionamento da sonda para o exame transversal. **b** Corte correspondente. *MC*, Côndilo medial; *LC*, côndilo lateral; *A*, artéria poplítea; *V*, veia poplítea; *seta*, nervo tibial posterior; *MHG*, cabeça medial do gastrocnêmio; *LHG*, cabeça lateral do gastrocnêmio.

to ventral, a veia pode estar colapsada e ser difícil de avaliar pelo US. Neste caso, uma pequena elevação do pé, obtida através da flexão do joelho, preenche a veia e leva a sua detecção. O colapso da veia é obtido pela compressão local com a sonda e exclui uma trombose venosa. Entretanto, tanto a veia como a artéria são mais bem avaliadas com os cortes de US *Doppler* coloridos. No bordo cranial do espaço poplíteo, o nervo ciático se divide formando o nervo tibial posterior e o nervo fibular comum. O US pode avaliar a ecotextura fascicular típica dos nervos periféricos devido a múltiplas áreas lineares hipoecóicas paralelas, mas descontínuas separadas por bandas hiperecóicas (MARTINOLI *et al.*, 2000b). A aparência do US se correlaciona bem com a estrutura interna composta pelos fascículos neurais (áreas hipoecóicas) separadas pelo epineuro (bandas hiperecóicas) (SILVESTRI *et al.*, 1995). O nervo tibial posterior é maior que o nervo fibular comum e pode ser acompanhado desde sua origem até a região do tornozelo.

Os ligamentos cruzados são difíceis de avaliar através do US. O ligamento cruzado posterior pode ser demonstrado como uma banda hipoecóica nos cortes longitudinais em indivíduos normais e confirmado em espécimes de joelho amputados (WANG TG *et al.*, 1999). A porção distal do ligamento e sua inserção na tíbia são mais superficiais e mais facilmente avaliados do que a porção proximal profunda. Devido à sua localização interna e orientação oblíqua, o ligamento cruzado anterior dificilmente é visível. A avaliação indireta da integridade dos ligamentos cruzados com o uso do US pode ser conseguida com a medida da subluxação tibial durante as manobras de estresse (GEBHARD *et al.*, 1999). A detecção pelo US de um hematoma localizado na porção póstero-cranial do ligamento cruzado anterior se correlaciona bem com as rupturas agudas (PTASZNIK *et al.*, 1995).

## 5.6.3 Região Lateral

A região lateral é examinada para a avaliação dos músculos e tendões do bíceps femoral e gastrocnêmio, do nervo fibular comum e da cartilagem condilar lateral (Fig. 5.9). O bíceps é um músculo composto de uma cabeça longa que se origina na tuberosidade isquial e uma cabeça curta que se surge na diáfise femoral. As duas cabeças se unem no bordo superior do espaço poplíteo para formar um forte tendão que se insere na cabeça fibular. O músculo e o tendão do bíceps são bem avaliados pelos cortes longitudinal e transversal. As imagens craniais devem incluir a avaliação da junção miotendínea da cabeça longa desde que este é um sítio comum de rupturas relacionadas com o esporte. Os cortes transversais demonstram tanto o ligamento colateral lateral como o tendão do bíceps e permite a diferenciação entre as estruturas. O nervo fibular comum se origina do nervo ciático e alcança o bordo pósteromedial da musculatura do bíceps. O nervo é menor do que o nervo tibial posterior e apresenta um padrão fascicular típico. No nível da cabeça fibular, o nervo está localizado nos tecidos subcutâneos entre a pele e a córtex do osso (MARTINOLI *et al.*, 2000). Esta área deve ser precisamente examinada desde que esta é a localização típica em que o nervo pode ser lesionado por traumas locais. A bifurcação do nervo fibular comum em nervos fibulares superficial e profundo também pode ser avaliada pelas imagens de US. Em uma localização mais profunda, a cabeça lateral do gastrocnêmio, a porção posterior do côndilo lateral e a cartilagem hialina podem ser avaliadas. A cabeça lateral do gastrocnêmio é menor do que a cabeça medial. Seu tendão contém a fabela, um osso sesamóide que aparece como uma estrutura hiperecóica curvilínea demonstrando uma sombra acústica posterior definida. Deve se tomar cuidado para não confundir a fabela com um corpo livre intra-articular. A localização intratendinosa e a posição fixa durante o exame dinâmico exclui a possibilidade de um fragmento intra-articular. A diferenciação entre uma calcificação capsular e a fabela é melhor realizada por radiografias laterais.

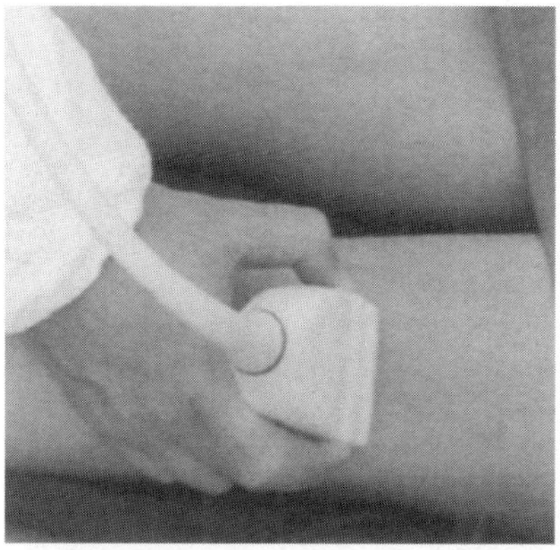
a

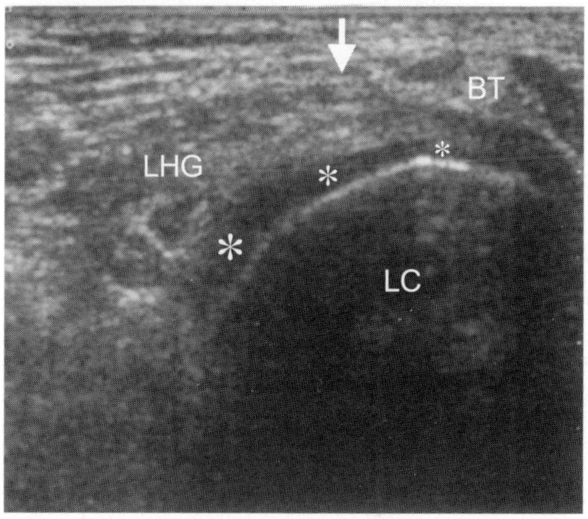

b

**Fig. 5.9a, b.** Face posterior. Região lateral. **a** Posicionamento da sonda para o exame transversal. **b** Corte correspondente. *LC*, Côndilo lateral; *asteriscos*, cartilagem do côndilo lateral; *LHG*, cabeça lateral do gastrocnêmio; *BT*, tendão do bíceps; *seta*, nervo fibular.

## Referências Bibliográficas


Adriani E, Mariani PP, Maresca G *et al.* (1995) Healing of the patellar tendon after harvesting of its mid-third for anterior cruciate ligament reconstruction and evolution of the unclosed donor site defect. Knee Surg Sports Traumatol Arthrosc 3:138-143

Bianchi S, Martinoli C (1999) Detection of loose bodies in joints. Radiol Clin North Am 37:679-690

Bianchi S, Zwass A, Abdelwahab IF *et al.* (1994) Diagnosis of tears of the quadriceps tendon of the knee: value of sonography. AJR 162:1137-1140

Bianchi S, Zwass A, Abdelwahab IF *et al.* (1995a) Sonographic evaluation of intramuscular ganglia. Clin Radiol 50:235-236

Bianchi S, Zwass A, Abdelwahab IF *et al.* (1995b) Sonographic evaluation of lipohemarthrosis: clinical and in vitro study. J Ultrasound Med 14:279-282

Bonaldi VM, Chhem RK, Drolet R *et al.* (1998) Iliotibial band friction syndrome: sonographic findings. J Ultrasound Med 17:257-260

Coari G, Iagnocco A, Zoppini A (1995) Chondrocalcinosis: sonographic study of the knee. Clin Rheumatol 14:511-514

Cook JL, Khan KM, Harcourt PR *et al.* (1998) Patellar tendon ultrasonography in asymptomatic active athletes reveals hypoechoic regions: a study of 320 tendons. Victorian Institute of Sport Tendon Study Group. Clin J Sport Med 8:73-77

De Flaviis L, Nessi R, Leonardi M *et al.* (1988) Dynamic ultrasonography of capsulo-ligamentous knee joint traumas. J Clin Ultrasound 16:487-492

Fornage BD (1987) The hypoechoic normal tendon. A pitfall. J Ultrasound Med 6:19-22

Gebhard F, Authenrieth M, Strecker W *et al.* (1999) Ultrasound evaluation of gravity induced anterior drawer following anterior cruciate ligament lesion. Knee Surg Sports Traumatol Arthrosc 7:166-172

Gerngross H, Sohn C (1992) Ultrasound scanning for the diagnosis of meniscal lesions of the knee joint. Arthroscopy 8:105-110

Grassi W, Lamanna G, Farina A *et al.* (1999) Sonographic imaging of normal and osteoarthritic cartilage. Semin Arthritis Rheum 28:398-340

Grobbelaar N, Bouffard JA (2000) Sonography of the knee, a pictorial review. Semin Ultrasound CT MR 21:231-274

Hauzeur JP, Mathy L, De Maertelaer V (1999) Comparison between clinical evaluation and ultrasonography in detecting hydrarthrosis of the knee. J Rheumatol 26:2681-2683

Jozwiak M, Pietrzak S (1998) Evaluation of patella position based on radiologic and ultrasonographic examination: comparison of the diagnostic value J Pediatr Orthop 18:679-682

Learch TJ, Braaton M (2000) Lipoma arborescens: high-resolution ultrasonographic findings. J Ultrasound Med 19:385-389

Lee JI, Song IS, Jung YB *et al.* (1996) Medial collateral ligament injuries of the knee: ultrasonographic findings. J Ultrasound Med 15:621-625

Malghem J, Vande Berg B, Noel H *et al.* (1992) Benign osteochondromas and exostotic chondrosarcomas: evaluation of cartilage cap thickness by ultrasound. Skeletal Radiol 21:33-37

Martino F, De Serio A, Macarini L *et al.* (1998) Ultrasonography versus computed tomography in evaluation of the femoral trochlear groove morphology: a pilot study on healthy, young volunteers. Eur Radiol 8:244-247

Martinoli C, Bianchi S, Derchi LE (1999) Ultrasound of tendon and nerves. Radiol Clin North Am 37:691-711

Martinoli C, Bianchi S, Spadola L *et al.* (2000a) Multimodality imaging assessment of meniscal ossicle. Skeletal Radiol 29:481-484

Martinoli C, Bianchi S, Gandolfo N *et al.* (2000b) US of nerve entrapments in osteofibrous tunnels of the upper and lower limbs. Radiographics 20 [Spec]:S199-S217

Mathieu P, Wybier M, Busson J *et al.* (1997) The medial collateral ligament of the knee. Ann Radiol 40:176-181

Peetrons P, Allaer D, Jeanmart L (1990) Cysts of the semilunar cartilages of the knee: a new approach by ultrasound imaging. A study of six cases and review of the literature. J Ultrasound Med 9:333-337

Ptasznik R, Feller J, Bartlett J *et al.* (1995) The value of sonography in the diagnosis of traumatic rupture of the anterior cruciate ligament of the knee. AJR 164:1461-1463

Rutten MJ, Collins JM, van Kampen A *et al.* (1998) Meniscal cysts: detection with high-resolution sonography. AJR 171:491-496

Silvestri E, Martinoli C, Derchi LE *et al.* (1995) Echotexture of peripheral nerves: correlation between US and histologic findings and criteria to differentiate tendons. Radiology 197:291-296

Starok M, Lenchik L, Trudell D *et al.* (1997) Normal patellar retinaculum: MR and sonographic imaging with cadaveric correlation. AJR 168:1493-1499

Wang SC, Chhem RK, Cardinal E *et al.* (1999) Joint sonography. Radiol Clin North Am 37:653-668

Wang TG, Wang CL, Hsu TC *et al.* (1999) Sonographic evaluation of the posterior cruciate ligament in amputated specimens and normal subjects. J Ultrasound Med 18:647-653

# Aplicações Clínicas

# 6 Anormalidades Congênitas e Desenvolvimentares do Joelho

Karl Johnson • A. Mark Davies

CONTEÚDO



K. Johnson, MD
Consultant Paediatric Radiologist, Princess of Wales, Birmingham Children's Hospital, Steelhouse Lane, Birmingham, B4 6NH, UK
A. M. Davies, MD
Consultant Radiologist, MRI Center, Royal Orthopaedic Hospital, Bristol Road, Birmingham, B31 2AP, UK

## 6.1 Introdução

As anormalidades congênitas que afetam o joelho incluem os distúrbios articulares, doenças ósseas e cartilaginosas e os distúrbios dos tecidos moles. A anormalidade pode ser isolada ao joelho, ser unilateral ou bilateral e simétrica ou assimétrica. Alternativamente, a anormalidade do joelho pode fazer parte de uma síndrome mais ampla de distúrbios. A identificação de uma anormalidade dentro do joelho deve levantar suspeitas de outras anomalias musculoesqueléticas em outras localizações.

## 6.2 Anormalidades do Alinhamento

### 6.2.1 Desenvolvimento Normal

Os termos geno valgo e geno varo descrevem o relacionamento da tíbia com o fêmur. Geno valgo indica a abdução da tíbia na articulação do joelho e geno varo, a adução. O ângulo do varo é calculado na inserção das linhas traçadas ao longo da diáfise média do fêmur e tíbia em posição neutra. Após o nascimento, e durante a infância o padrão normal do desenvolvimento é com a progressão de uma posição em varo para uma em valgo e depois em retorno a uma posição próxima da neutra por volta da adolescência (Shopfner e Coin, 1969; Foreman e Robertson, 1985). No recém-nato, a média do ângulo em varo é de 17°; este decresce para uma média de 9° em um ano; e após dois anos, existe uma média de 2° em valgo. Com 3 anos de idade, quando a criança começa a andar, o ângulo médio de valgo é de 11°, que reduz para 6° por volta dos 13 anos de idade (Fig. 6.1). No adulto, observa-se um leve grau de varismo femorotibial (Salenius e Vankka, 1975).

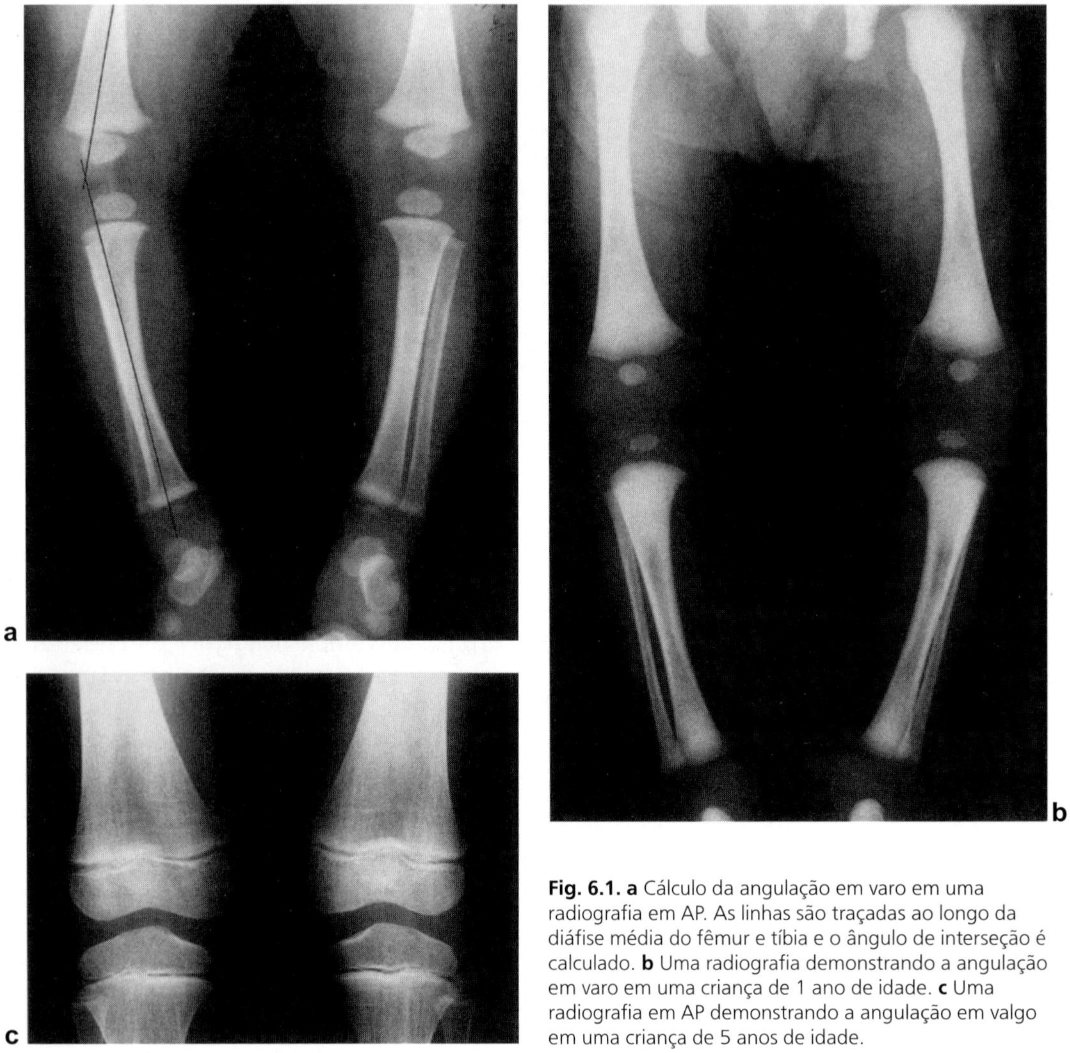

**Fig. 6.1.** **a** Cálculo da angulação em varo em uma radiografia em AP. As linhas são traçadas ao longo da diáfise média do fêmur e tíbia e o ângulo de interseção é calculado. **b** Uma radiografia demonstrando a angulação em varo em uma criança de 1 ano de idade. **c** Uma radiografia em AP demonstrando a angulação em valgo em uma criança de 5 anos de idade.

### 6.2.2 Geno Valgo (Joelhos Junteiros)

Um geno valgo que persiste ou piora durante o desenvolvimento da criança, particularmente após os 12 anos de idade, é considerado anormal. Clinicamente, o grau do valgo é avaliado com ambas as patelas voltadas para frente e se tocando; a distância entre os maléolos mediais é então medida para os fins da avaliação. Uma distância inferior a 10 cm não necessita de avaliação radiológica, mas uma distância de mais de 10 cm que persiste por três anos deve ser investigada à procura de uma anormalidade subjacente (SHARRAD, 1976). A deformidade em valgo pode ser causada por uma anormalidade do desenvolvimento ou neuromuscular como uma paralisia cerebral ou displasia óssea; alternativamente, pode ser o resultado de uma lesão à placa de crescimento da tíbia, diminuição da densidade mineral óssea (como no raquitismo), obesidade severa ou frouxidão ligamentar. Radiografias ântero-posteriores demonstram a abdução da tíbia com evidências de remodelamento com abaulamento e esclerose cortical ao longo do bordo medial da tíbia. Observam-se o subdesenvolvimento do côndilo femoral lateral e, em casos severos, alargamento da face medial da placa de crescimento femoral distal (MACEWAN e DUNBAR, 1958).

### 6.2.3 Geno Varo (Pernas Arqueadas)

A causa mais comum de geno varo é a tíbia vara (doença de Blount) (BLOUNT, 1937; LAVILLE *et al.*, 1999), que é dividida em duas formas, a infantil e a de início tardia (adolescente).

A forma infantil tipicamente se apresenta entre os 2 e 3 anos de idade. Ela geralmente é bilateral mas pode ser assimétrica e é mais comum em crianças com excesso de peso (DIETZ *et al.*, 1982). Imagina-se que seja causada por um carregamento com pressão anormal contra a fise tibial resultando em uma ossificação endocondral anormal e a desorganização das zonas fisárias (CARTER *et al.*, 1988).

A forma adolescente afeta crianças entre seis e 15 anos de idade, é menos comum do que a forma infantil e geralmente é unilateral. Acredita-se que seja causada pela interrupção segmentar da junção fisária medial (LODER *et al.*, 1991) e tem sido observada após casos de osteomielite e trauma; entretanto, alguns casos sem nenhum fator subjacente foram publicados (BATHFIELD e BEIGHTON, 1978). A forma idiopática é mais comum em meninos obesos (HENDERSON *et al.*, 1990).

Nos estágios iniciais, a distinção entre uma tíbia vara anormal em uma criança e um abaulamento fisiológico normal pode ser problemático. O uso do ângulo metafisário-diafisário pode ajudar a prever o desenvolvimento de uma doença de Blount infantil (LEVINE e DRENNAN, 1982). O ângulo metafisário é determinado a partir de uma linha através da metáfise proximal da tíbia e uma através do eixo longo da tíbia. Um ângulo superior a 11° está associado com uma doença de Blount enquanto que menos de 11° sugere um abaulamento fisiológico que irá se corrigir de modo espontâneo (Fig. 6.2). O ângulo tibiofemoral, determinado por uma linha ao longo do eixo longitudinal destes ossos, não é significantemente diferente em pacientes com doença de Blount e aqueles que possuem um abaulamento fisiológico.

As radiografias na doença de Blount que demonstram a tíbia em varo é devido à angulação dentro da metáfise. Observa-se um espessamento das corticais mediais do fêmur e tíbia com formação de um bico proeminente na metáfise tibial medial. Este bico pode hipertrofiar, causando uma ossificação irregular levando à fragmentação e depressão do bico e da metáfise tibial. A tíbia pode subluxar lateralmente, fazendo com que o platô tibial medial se localize na incisura intercondilar do fêmur. Conforme a pressão exercida pelo suporte de peso continuado, a fise tibial medial se torna estreitada e ocorre uma fusão prematura com o alargamento compensatório da fise lateral da tíbia e do fêmur (CURRANIO e KIRKS, 1977). Tanto a ressonância magnética (RM) como a artrografia demonstraram a dilatação da cartilagem epifisária e do menisco medial (DALINKA *et al.*, 1974) (Fig. 6.3). O menisco medial se dilata tanto em altura como em largura e se torna hipermóvel. A degeneração prematura ocorre dentro do

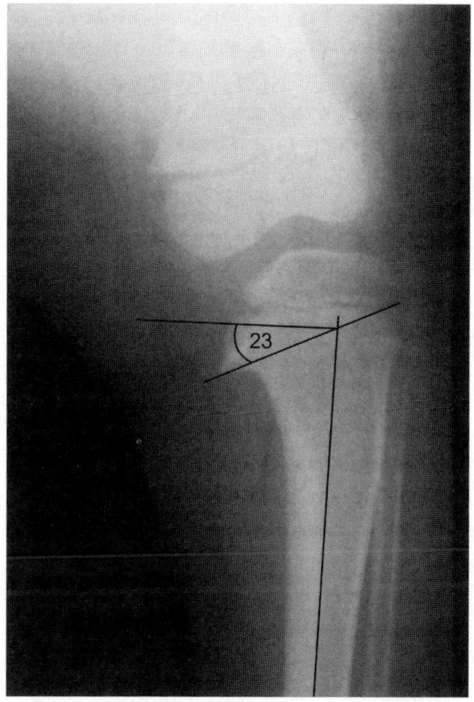


**Fig. 6.2.** Cálculo do ângulo metafisário em uma radiografia em AP do joelho. Uma linha é traçada através da metáfise tibial proximal e outra é traçada em paralelo ao eixo longo da tíbia. O ângulo de interseção é o ângulo metafisário. Ângulos inferiores a 11° são normais. Neste paciente com doença de Blount, o ângulo metafisário demonstrado é de 23°.

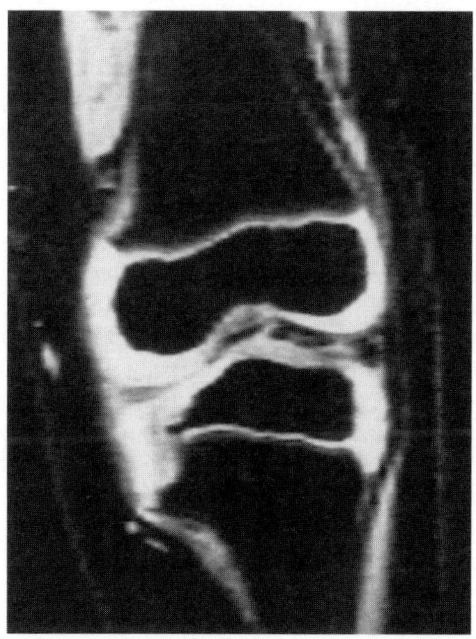

**Fig. 6.3.** Imagem de RM coronal tridimensional *fast gradiente eco* com degradação (3D-SPGR) e supressão de gordura do joelho em uma doença de Blount. Observe a epífise medial mal desenvolvida e o crescimento exagerado da cartilagem.

menisco. A imagem de RM pode demonstrar a integridade da fise, a ossificação irregular e o fechamento epifisário prematuro (DUCOU LE POINTE *et al.*, 1995). A documentação de barras epifisárias suspeitas pode ser útil para o planejamento cirúrgico e a avaliação da placa fisária de crescimento com reformatação 3D ajuda ainda mais na intervenção cirúrgica (CRAIG *et al.*, 1999).

O diagnóstico diferencial para o geno varo inclui um abaulamento fisiológico não resolvido, raquitismo, osteogênese imperfeita e outras displasias congênitas do osso. Na maioria das displasias ósseas congênitas, o geno valgo é o resultado de uma ossificação anormal e a remodelação óssea.

## 6.3 Deformidades em Hiperextensão do Joelho

### 6.3.1 Desenvolvimento Normal

O ângulo da extensão da articulação do joelho é medido a partir da interseção das linhas traçadas ao longo da diáfise do fêmur e da tíbia. A hiperextensão da articulação do joelho de até 20° é uma variante normal na ocasião do nascimento. Esta hiperextensão é completamente estável, não existe limitação da flexão e a integridade da articulação e das estruturas circundantes está mantida. Um amplo espectro de deformidades em hiperextensão foi descrito, variando da presença de uma hiperextensão fisiológica normal durante a infância até uma luxação completa (LAURENCE, 1967).

### 6.3.2 Geno Recurvato

O geno recurvato descreve uma hiperextensão extrema com alguma restrição da flexão. Esta condição na maioria das vezes é unilateral. Radiograficamente, observa-se o contato íntimo das superfícies articulares da tíbia e fêmur, o que diferencia esta condição de uma subluxação congênita do fêmur. Os côndilos femorais estão dilatados posteriormente, o que causa uma diminuição no grau de flexão. Observa-se uma associação com contratura fibrosa do músculo quadríceps, particularmente o reto femoral, e encurtamento com tensionamento do ligamento cruzado posterior (AUSTWICK e DANDY, 1983).

### 6.3.3 Luxação/Subluxação Congênita

A subluxação e a luxação congênita são raras deformidades, sendo de 40 a 80 vezes menos freqüentes do que a luxação congênita do quadril (BENSHAEL *et al.*, 1989; NIEBAUER e KING, 1960). A deformidade comumente envolve ambos os joelhos e geralmente existem outras anormalidades congênitas associadas. Estas anormalidades incluem a luxação do quadril, artrogripose multiplex, luxação de cotovelo e pé torto congênito (CURTIS e FISHER, 1969; BELL *et al.*, 1987). Uma forma isolada de luxação tibial anterior sem hiperextensão já foi descrita (CURTIS e FISHER, 1970).

As radiografias laterais do joelho devem ser obtidas tanto em flexão como em extensão para demonstrar a irredutibilidade da luxação anterior (Fig. 6.4). As radiografias anteriores também podem demonstrar o movimento rotatório e lateral. As radiografias em série irão demonstrar um retardo na ossificação tanto da epífise femoral como da tibial (CARLSON e O'CONNOR, 1976). Outros achados radiológicos incluem patela baixa, patela alta, geno valgo e hipoplasia do côndilo femoral lateral (BANSAHEL *et al.*, 1989).

A artrografia e as imagens de RM demonstram o achatamento da porção inferior dos côndilos femorais. As contraturas fibrosas dos músculos do quadríceps foram demonstradas e acredita-se que a ausência do recesso suprapatelar seja um indicador prognóstico ruim.

## 6.4 Anquilose Congênita do Joelho

A anquilose congênita do joelho é uma condição rara (RYAN *et al.*, 1978) e pode causar dificuldades durante o trabalho de parto. Ela geralmente é encontrada durante o nascimento devido às dificuldades no trabalho de parto. A articulação geralmente está fixa em algum grau de flexão e as radiografias demonstram a fusão das regiões inferiores dos fêmures com as tíbias superiores. Observa-se uma severa atrofia da musculatura extensora.

## 6.5 Abaulamento Tibial/Fibular e Pseudo-Artrose

Os abaulamentos da tíbia e da fíbula podem ocorrer em conjunto ou isoladamente. Este abaulamento pode ser unilateral ou bilateral e simétrico ou assimétrico. A condição pode ocorrer na ausência de qualquer outra anormalidade ou estar associada com uma condição subjacente (BOYD, 1982). O abaulamento tibial isolado geralmente está associado com a posição intra-uterina (CAFFEY, 1947). Condições associadas incluem neurofibromatose, raquitismo hipofosfatêmico, osteogênese imperfeita e outras displasias esqueléticas. O abaulamento pode ocorrer no sítio

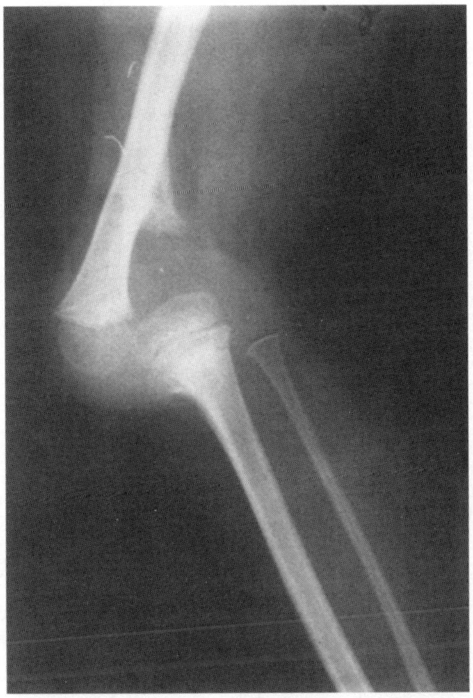

**Fig. 6.4** Radiografia lateral do joelho demonstrando uma luxação congênita do joelho. Não existe o contato entre a epífise femoral distal e a tíbia proximal. Observe o esporão ósseo que surge no fêmur distal.

da patologia óssea local como uma displasia fibrosa (RESNICK *et al.*, 1990).

A curvatura da tíbia abaulada pode ser tanto na direção anterior como na posterior, e pode haver um componente anterior ou um lateral. O abaulamento posterior causa um encurtamento e o espessamento da córtex na face interna da curva e geralmente não se observa uma alteração displásica dentro do osso medular. O abaulamento posterior não progride para uma pseudo-articulação (HEYMAN e HENRDON 1949; PAPPAS, 1984). Observa-se uma associação com as deformidades em pé torto congênito (HEYMAN *et al.*, 1959).

O abaulamento anterior é uma condição mais progressiva, particularmente se observa um estreitamento e displasia do canal medular (NEWELL e DURBIN, 1976). O estreitamento medular, esclerose cortical e diminuição do diâmetro tibial podem progredir e levar a uma fratura da tíbia. A fratura pode não consolidar completamente, levando a uma pseudo-artrose. O abaulamento tibial associado com neurofibromatose apresenta uma maior probabilidade de progredir e levar a uma pseudo-articulação.

A pseudo-artrose congênita pode estar presente na ocasião do nascimento, mas na maioria dos casos se desenvolve como o resultado de um severo abaulamento anterior e fratura através da tíbia ou fíbula. As fraturas que levam a uma pseudo-artrose infantil ocorrem na maioria das vezes durante o primeiro ano de vida (RATHGEB *et al.*, 1974), mas foram descritas com aparecimento até os 12 anos de idade. A pseudo-artrose congênita geralmente ocorre no terço médio ou inferior da tíbia e é associado com o abaulamento das extremidades proximais do osso e afinamento das extremidades distais. Esclerose, alteração cística dentro da medula e estreitamento do osso no ponto máximo de angulação predispõe à pseudo-articulação (Fig. 6.5). Observa-se uma associação muito forte com a neurofibromatose, mas a pseudo-artrose também é vista na não consolidação de fraturas, osteogênese imperfeita e displasia fibrosa (BOYD e SAGE, 1958).

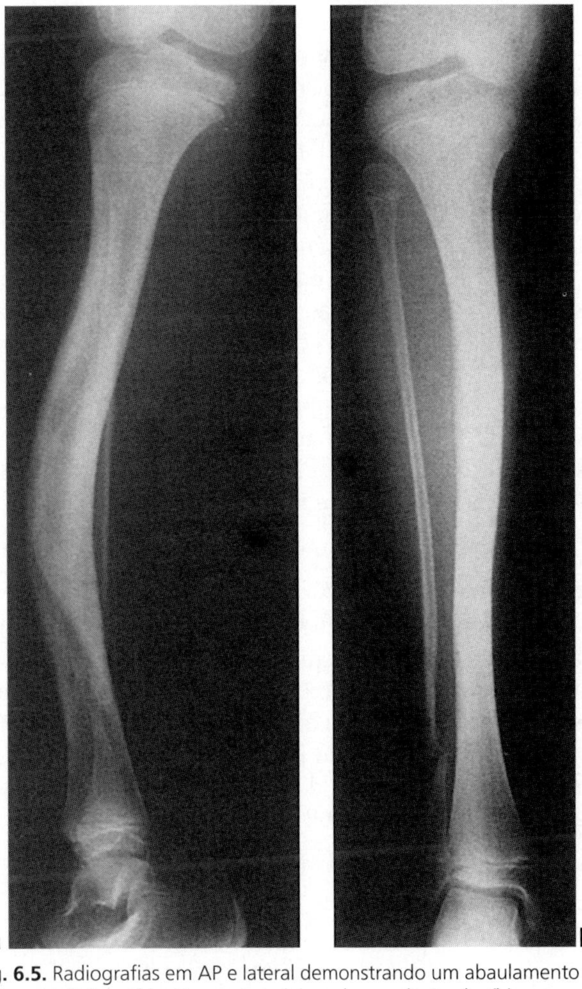

a b

**Fig. 6.5.** Radiografias em AP e lateral demonstrando um abaulamento ântero-medial da tíbia. No ponto máximo de angulação da tíbia, se observa a esclerose e estreitamento do canal medular. Observa-se a pseudo-articulação da fíbula distal.

## 6.6 Deficiências do Membro

As deformidades congênitas do membro podem ser classificadas como anormalidades longitudinais, que incluem as hemimielias tibial e fibular e as anomalias transversas, como a síndrome da banda de constrição (LAOR *et al.*, 1996). A maior parte desta classificação se baseia nas radiografias convencionais (FRANTZ e O'RAHILLY, 1961), mas o uso das imagens RM acrescentou informações significantes sobre as anormalidades cartilaginosas e vasculares subjacentes (LAOR *et al.*, 1996).

Observa-se um amplo espectro de deficiências do membro que variam da ausência completa de todo o membro até o desenvolvimento parcial de um único osso. A imagem RM é capaz de avaliar a natureza e estrutura das articulações ao redor do esqueleto anormal.

### 6.6.1 Hemimielia Fibular

A hemimielia fibular é a deficiência mais comum dos ossos longos e possui um amplo espectro de anormalidades variando desde um encurtamento mínimo (tipo I) até a ausência completa (tipo III) (ACHTERMAN e KALAMCKE, 1979) (Fig. 6.6). Ao redor da articulação do joelho existe uma associação com patela pequena de trilha alta, com ou sem subluxação lateral e a ausência do tendão patelar (LAOR *et al.*, 1996). A epífise tibial e femoral podem ser hipoplásicas. Dentro da articulação pode haver a ausência dos meniscos e dos ligamentos cruzados e colaterais com uma frouxidão ântero-posterior associada. Outras associações incluem o encurtamento tibial e o abaulamento que pode causar uma discrepância no comprimento das pernas, fusão ou ausência dos raios laterais do pé e deformidades dos ossos tarsais (CANALE e BEATY, 1991).

### 6.6.2 Hemimielia Tibial

A hemimielia tibial é menos comum do que a hemimielia fibular. Observa-se também uma ampla variação na gravidade, desde um leve encurtamento até a completa ausência. Observa-se uma associação com anormalidades ao redor da articulação do joelho, incluindo irregularidades epifisárias e ausência dos meniscos e dos ligamentos cruzados (LAOR *et al.*, 1996).

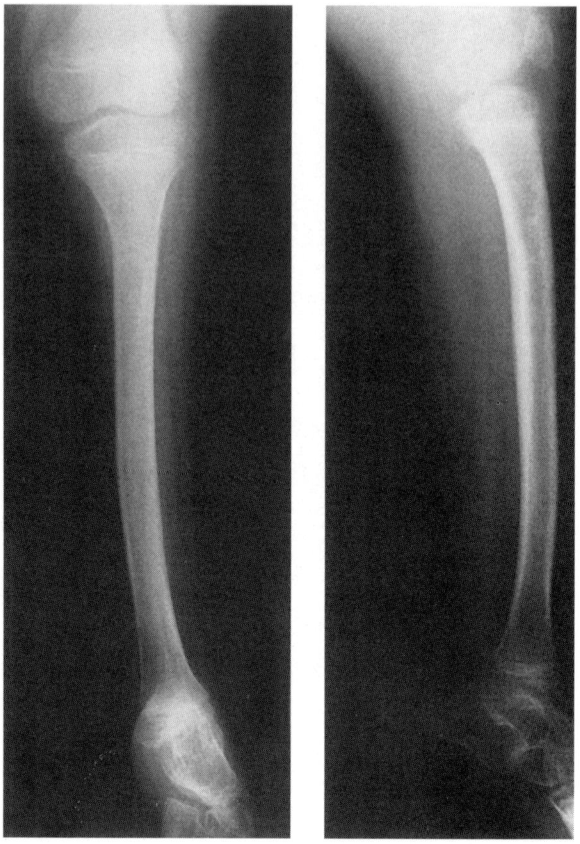

**Fig. 6.6** Radiografias AP e lateral demonstrando a aplasia fibular.

### 6.6.3 Ausência Femoral

A ausência congênita do fêmur é comumente uma deficiência proximal afetando o desenvolvimento do acetábulo e da pelve. Na ausência completa do fêmur, a tíbia pode se articular com a pelve e a fíbula pode estar ausente (PAPPAS, 1983). A ausência da patela e a instabilidade da articulação do joelho foram descritas em vários casos de insuficiência femoral.

## 6.7 Bifurcação/Duplicação Femoral

A duplicação congênita do fêmur e a bifurcação femoral são duas condições distintas. A bifurcação femoral da porção distal do fêmur produz um defeito em forma de Y; o fêmur proximal é normal com um acetábulo bem desenvolvido (WOLFGANG, 1984). A duplicação é uma anomalia rara, mas distinta (Fig. 6.7).

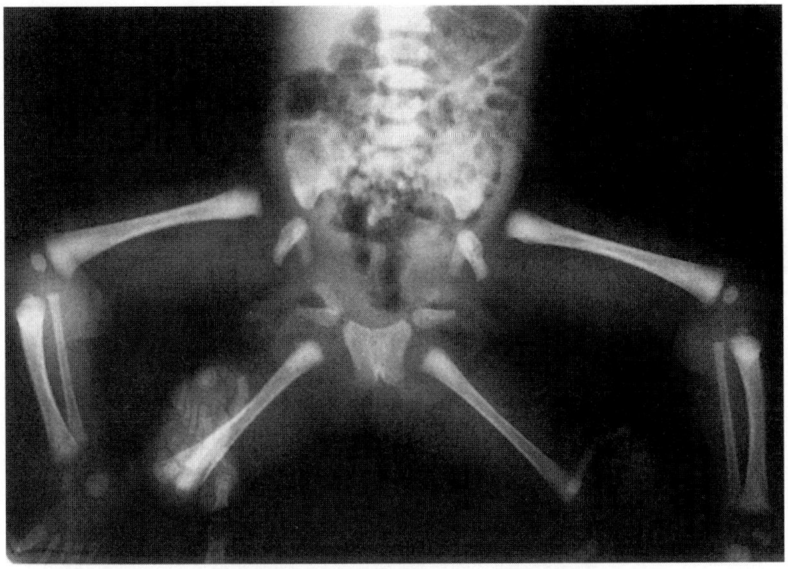

**Fig. 6.7.** Radiografia AP da região inferior do corpo em um neonato onde observa-se a duplicação do acetábulo e membros inferiores. Nos membros distais duplicados observam-se uma hipoplasia tibial e aplasia fibular. Observa-se, também, um desenvolvimento anormal da pelve.

## 6.8 Menisco Discóide

Nos casos de menisco discóide, observa-se uma ausência da aparência triangular normal do menisco com o espessamento em uma ou todas as direções (ver Cap. 9). O tipo mais comum possui a aparência de uma "lâmina", mas podem ocorrer formatos bicôncavos e em cunha. O menisco lateral é o sítio mais comumente afetado (SILVERMAN *et al.*, 1989). Nas imagens de RM, com cortes sagitais de 3 ou 4 mm observa-se o desaparecimento da aparência normal em "gravata de borboleta", e nas imagens coronais o menisco se estende para o espaço articular. O menisco discóide pode causar dor no joelho e sensação de estalido com os movimentos sendo mais propenso à ruptura e degeneração (STARK *et al.*, 1995).

## 6.9 Ausência Congênita do Ligamento Cruzado Anterior

A ausência congênita do ligamento cruzado anterior (LCA) é uma condição rara e comumente ocorre com outras anormalidades do membro (THOMAS *et al.*, 1985; BARNES *et al.*, 1988). A metade dos pacientes registrados com esta condição são assintomáticos, enquanto que outros se queixam de instabilidade do joelho e de dor intermitente.

As anomalias associadas incluem um fêmur curto, ausência de meniscos, displasia tibial/fibular e hipoplasia patelar que pode estar luxada ou subluxada (JOHANSSON e ASARISI, 1983; MALUMED *et al.*, 1999).

ANDERSSON e ELLITSGAARD (1992) publicaram o caso de um paciente no qual a ausência congênita do LCA ocorreu como um achado isolado. Este paciente não apresenta um teste de gaveta positivo por causa de uma hipertrofia compensatória do ligamento cruzado posterior.

Os sinais radiológicos que sugerem uma deficiência do LCA incluem a hipoplasia de um ou ambas as espinhas tibiais, hipoplasia do côndilo femoral lateral e uma incisura intercondilar em formato de 'V' ou estreitado.

## 6.10 Artrogripose Multiplex

A artrogripose multiplex congênita (AMC) é um distúrbio congênito relativamente comum caracterizado por múltiplas contraturas articulares e fibrose da musculatura esquelética (SÖDERGARD e RYOPPY, 1990). O envolvimento do joelho é relativamente comum, com a deformidade sendo em flexão ou em extensão. A AMC é um diagnóstico relativamente descritivo e a etiologia não é uniforme, incluindo causas como distúrbios da migração neuronal no útero e atrofia da medula espinhal.

Radiologicamente, observa-se um amplo espectro de anormalidades. Dependendo da severidade do distúrbio, o alinhamento ósseo ao redor das articulações pode ser normal ou pode haver uma incongruência leve ou severa. Os exames seriados dos pacientes com AMC demonstram uma osteoartrite precoce particularmente das articulações patelofemoral ou tibiofemoral medial e lateral. O desenvolvimento da osteoartrite parece estar relacionada com o grau de incongruência da superfície articular e é mais comum no grupo extensor (SÖDERGARD e RYOPY, 1990). No geral, o prognóstico para as contraturas em extensão parecem ser um pouco melhor do que os das contraturas em flexão. Alguns pacientes com AMC também podem ter uma agenesia do ligamento cruzado anterior.

## 6.11 Infecções Transplacentárias Adquiridas

As infecções virais adquiridas por via transplacentária incluem o complexo TORCH [toxoplasmose, rubéola, citomegalovírus, e herpes simples], sífilis e o vírus da imunodeficiência humana (HIV).

### 6.11.1 Rubéola

A rubéola adquirida congenitamente é o agente mais comum e causa uma síndrome que inclui um retardo intra-uterino do crescimento, trombocitopenia, anemia, hepatosplenomegalia, cataratas e outras anormalidades oculares, patência do duto arterioso e estenose aórtica. As manifestações esqueléticas ocorrem em 23-50% dos casos, e imagina-se que as alterações ósseas estejam relacionadas com a virulência do vírus. O fêmur distal é o sítio mais comumente envolvido, com a clássica característica de densas bandas metafisárias longitudinais (aparência do talo do aipo). A maturação epifisária é retardada e pode haver uma irregularidade metafisária (KUHNS *et al.*, 1977). Os ossos podem ficar osteopênicos e desenvolver um abaulamento metafisário com centros de ossificação irregulares.

### 6.11.2 Citomegalovírus

As alterações ósseas são similares às da rubéola, mas o retardo na maturação esquelética não é uma característica (KUHNS *et al.*, 1977).

### 6.11.3 Infecção pelo HIV

A infecção pelo HIV é rara e não existem manifestações esqueléticas específicas. A criança pode desenvolver uma infecção superposta como osteomielite, artrite séptica ou linfoma (HARTY *et al.*, 1994).

### 6.11.4 Sífilis Congênita

As manifestações da sífilis congenitamente adquirida são causadas pela infecção materna no segundo ou terceiro trimestre. O envolvimento esquelético ocorre em até 95% dos casos de doença em curso, mas muitas infecções são assintomáticas. Outras manifestações da infecção são *rash*, anemia, rinorréia e síndrome nefrítica. Dentro dos ossos longos, observam-se bandas metafisárias lucentes com fragmentação e destruição das extremidades distais. O característico sinal de Wimberger se refere à destruição metafisária na face medial superior com preservação relativa do osso metafisário recentemente formado, o também chamado colar de Laval-Jeantet (Fig. 6.8). Devido à redução no calo ósseo pode haver fraturas patológicas dos ossos longos (SACHDEV *et al.*, 1982).

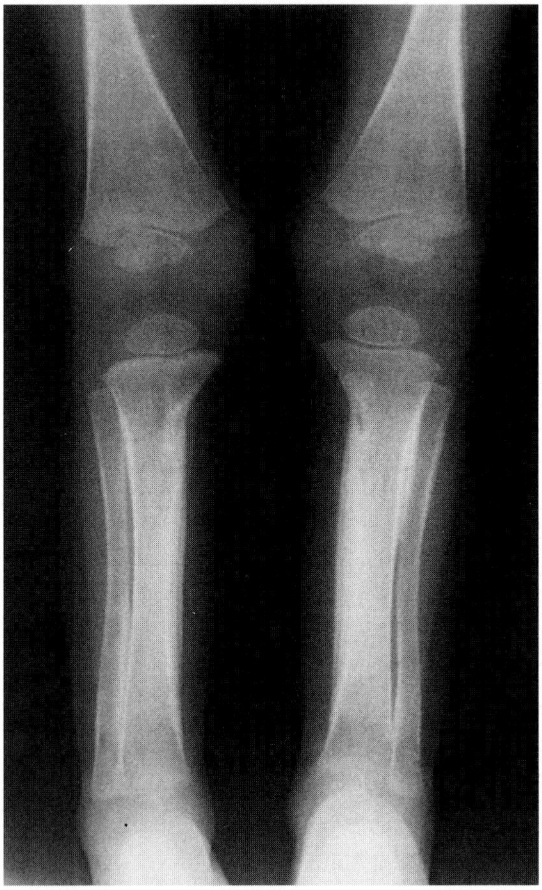

**Fig. 6.8.** Radiografia AP da tíbia em um caso de sífilis congênita. Observa-se uma reação periostal simétrica ao longo das diáfises tibiais. Um defeito ósseo focal está presente na face medial da metáfise tibial proximal (sinal de Wimberger).

## 6.12 Neurofibromatose

Existem duas formas de neurofibromatose, ambas sendo distúrbios autossômicos dominantes. O tipo 1 é a forma periférica e é causada por um defeito genético no cromossomo 17, enquanto que o tipo 2 é a forma central mais rara devido a um defeito genético no cromossomo 22.

As características clínicas do tipo 1 incluem manchas café com leite, neurofibromas palpáveis dos nervos periféricos, gliomas ópticos e manchas de Lisch na íris. Um amplo espectro de manifestações esqueléticas ocorrem, como o crescimento exagerado ou insuficiente ou tubulação exagerada ou deficiente, devido ao espessamento cortical dos ossos longos. Pode haver uma reabsorção subperiostal devido ao efeito da pressão dos neurofibromas dos tecidos moles. Na tíbia pode haver um abaulamento anterior ou lateral, levando a um espessamento periostal irregular e pseudo-artrose. Estas alterações tibiais geralmente aparecem durante o primeiro ano de vida (Klatte *et al.*, 1976).

## 6.13 Distúrbios Hematológicos

Existem inúmeros distúrbios da coagulação ou plaquetários que podem causar uma artropatia devido a repetidas hemartroses espontâneas, tipicamente afetando o joelho.

### 6.13.1 Hemofilia

O distúrbio mais comum é a hemofilia, que é uma patologia ligada ao cromossomo X, e ocorre em 1 entre 10.000 homens. A hemofilia é causada por uma deficiência do fator 8, um constituinte da cascata da coagulação; existe também a deficiência do fator 9 (doença de Christmas) e a deficiência do fator 11.

A hemorragia dos tecidos moles ao redor do joelho é relativamente comum e irá causar a distorção e obliteração dos planos gordurosos e fasciais nas radiografias. As imagens de RM são capazes de localizar precisamente o sítio e o compartimento de tecidos moles desta hemorragia. O sangramento repetido dos tecidos moles pode levar ao aparecimento de miosite ossificante.

Os sinais radiológicos tardios são osteoporose periarticular e maturação acelerada, com crescimento epifisário exagerado e o alargamento da incisura intercondilar (Fig. 6.9). Estes sinais refletem uma hiperemia localizada e proliferação sinovial causada pelas hemartroses repetidas. As radiografias não são capazes de diferenciar entre uma

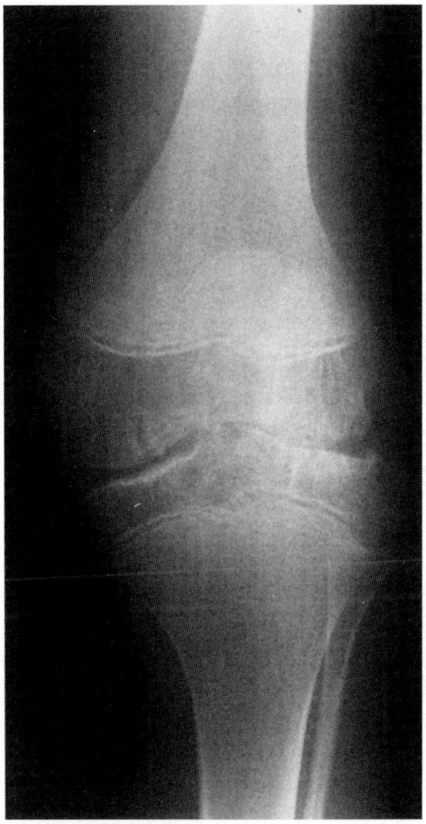

**Fig. 6.9.** Radiografia AP do joelho em um caso de hemofilia. Observa-se uma perda generalizada do espaço articular, erosões marginais e alargamento da incisura intercondilar. Tanto a metáfise femoral como a tibial estão alargadas.

hemorragia recente e uma sinóvia aumentada em uma articulação edemaciada. Nos estágios avançados observa-se uma perda cartilaginosa e destruição articular que será vista como uma diminuição do espaço articular e erosões periarticulares.

As imagens de RM são capazes de delinear *pannus* hipertróficos de uma hemorragia recente e é mais sensível na detecção precoce de cistos subcorticais e destruições cartilaginosas (Hermann *et al.*, 1992). O realce da sinóvia desencadeado pelo gadolínio é menos intenso do que na artrite idiopática juvenil, provavelmente devido ao tecido conjuntivo hipovascular e a degradação dos produtos hematológicos na sinóvia (Nagele *et al.*, 1995).

Outra característica da doença são os pseudotumores hemofílicos, que são expansões líticas que ocorrem no ilíaco, fêmur e tíbia. Eles podem ser intra-ósseos, onde são vistos como uma lucência medular bem definida com um fino bordo esclerótico, ou subperiostal, onde observa-se uma extensa reação e reabsorção da córtex com um componente de tecido mole. A discriminação dos pseudotumores pode ser melhorada com o uso das imagens de RM já que elas irão detectar qualquer produto da degradação do sangue (Gaary *et al.*, 1996).

### 6.13.2
### Talassemia

A talassemia é causada por um distúrbio das cadeias alfa que formam a hemoglobina nos glóbulos vermelhos. A forma heterozigota é a talassemia *minor*, uma condição relativamente leve. A forma homozigota é a talassemia *major*, que é um distúrbio severamente incapacitante.

As anormalidades radiológicas resultam da hiperplasia da medula óssea e causam expansão óssea, comumente ao redor do fêmur distal e tíbia proximal. Observa-se um padrão cortical trabecular aumentado dentro do osso e cavidades medulares alargadas. Nos ossos longos isso pode levar à deformidade em frasco de Erlenmeyer (Moseley, 1974).

## 6.14
## Aclasia Diafisária

A aclasia diafisária é uma das exostoses ósseas pedunculadas múltiplas que comumente ocorrem ao redor de articulações de crescimento mais rápido. Existe uma preponderância familiar, com alguns casos sendo hereditários autossômicos dominantes com uma penetrância variável. As exostoses aparecem dentro dos 10 anos de vida, em geral bilateralmente, podem ser simétricas e estão associadas com uma baixa estatura (Fig. 6.10). A proeminência óssea aponta para longe da articulação mais próxima e é coberta por um capuz cartilaginoso para produzir um delineamento lobulado nas radiografias (Shogry e Armstrong, 1990).

Ao redor da articulação do joelho, as exostoses podem causar dor e edema localizados devido ao desenvolvimento de uma bursite ou tendinose. Os efeitos da compressão do nervo podem ocorrer, assim como a formação de um pseudo-aneurisma e compressão venosa dentro da fossa poplítea. Pode haver uma alteração maligna; o índice publicado foi entre 1 e 25% (Wilms *et al.*, 1997; Wuisman *et al.*, 1997; Voutsinas e Wyne-Davies, 1983).

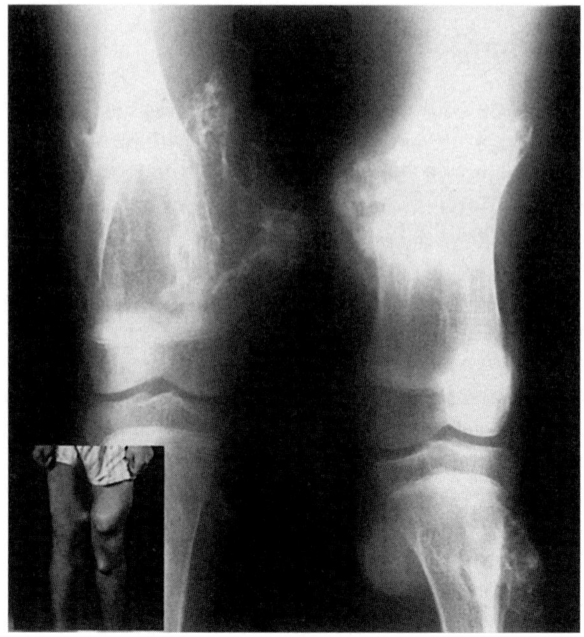

**Fig. 6.10.** Um menino de 14 anos de idade com aclasia diafisária que clinicamente apresentava protuberâncias ósseas. Uma radiografia AP do joelho demonstra múltiplas exostoses ósseas que se direcionam para fora da articulação.

## 6.15
## Osteogênese Imperfeita

A osteogênese imperfeita (OI) compreende um amplo espectro de distúrbios esqueléticos que surgem da formação anormal do colágeno tipo I. Múltiplos locos genéticos foram isolados para explicar as diversas manifestações clínicas da doença. A OI foi classificada em quatro tipos, cada um deles com diferentes subgrupos (Silence *et al.*, 1979; Spranger *et al.*, 1982). Todos os tipos apresentam uma densidade mineral óssea reduzida e estão propensos a repetidas fraturas que causam irregularidade metafisária, alargamento epifisário, remodelamento ósseo disseminado e formação excessivas de calos (Fig. 6.11). A fragmentação traumática das fises pode levar a uma calcificação em formato de "pipoca" das epífises.

O tipo II é invariavelmente letal. As características distintivas entre os outros tipos são a idade da apresentação, a propensão para fraturas, o estado da dentição e a cor da esclera.

## 6.16
## Deformidades Modelantes

As deformidades modelantes que podem afetar o fêmur distal e a tíbia proximal podem ser um achado isolado ou estar relacionadas com uma displasia subjacente do osso ou distúrbio metabólico ou endócrino. Muitos dos distúrbios estão relacionados com a ossificação anormal ou mineralização do osso. A articulação do joelho é afetada com uma freqüência relativamente comum já que é sítio de um rápido crescimento e transformação óssea. As deformidades modelantes podem ser características para o distúrbio subjacente, mas não são diagnósticas. Nem todas as causas para cada deformidade são congênitas: algumas são adquiridas e algumas podem ser dietéticas.

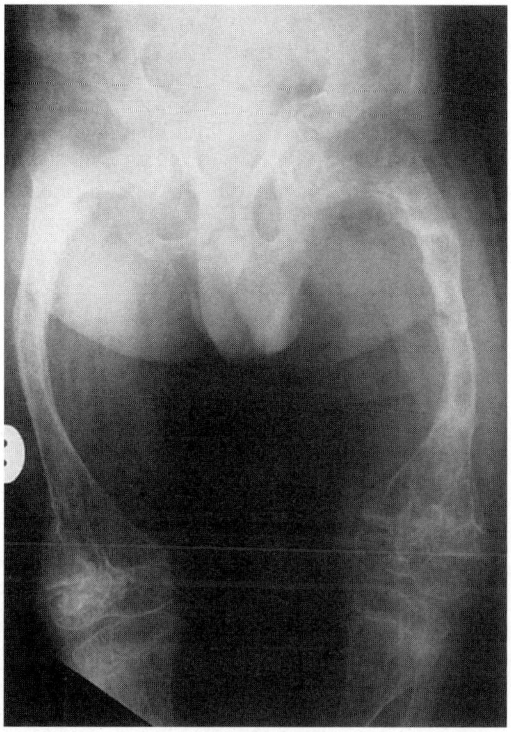

**Fig. 6.11.** Uma radiografia AP das pernas com osteogênese imperfeita (tipo 1). Observa-se uma diminuição generalizada da densidade óssea, com a modelagem generalizada das deformidades. Observam-se evidências de várias fraturas prévias que demonstram estágios diferentes de consolidação.

## 6.16.1 Deformidade em Frasco de Erlenmeyer

A deformidade em frasco de Erlenmeyer descreve a expansão distal dos ossos longos, mais comumente do fêmur, e é vista em uma variedade de distúrbios, incluindo as displasias esqueléticas esclerosantes (Fig. 6.12), distúrbios metabólicos, doença de Gaucher e algumas condições neurológicas. A deformidade recebeu este nome por causa do frasco de Erlenmeyer, que é um contâiner de vidro de pescoço longo que era utilizado em laboratórios químicos no final do século dezenove e no início do século vinte. O frasco propriamente dito recebeu este nome em homenagem a Richard August Karl Erlenmeyer (1825-1907), um eminente químico alemão.

### *6.16.1.1 Doença de Pyle (Displasia Metafisária)*

A doença de Pyle é uma condição autossômica recessiva na qual observa-se uma expectativa de vida normal. Existe uma deformidade metafisária disseminada com extremidades ósseas estendidas, mas acentuadamente no fêmur distal e tíbia e fíbula proximais (GIRDWOOD *et al.*, 1969). As irregularidades metafisárias também ocorrem no úmero proximal, rádio e ulna distais. O osso expandido é relativamente lucente e observa-se uma esclerose ao redor das diáfises médias. A esclerose ocorre ao redor da base do crânio e pode causar a compressão de nervos cranianos (HESELSON *et al.*, 1979).

### *6.16.1.2 Displasia Craniometafisária*

As aparências são similares às da doença de Pyle, mas o fêmur distal apresenta um formato de bastão mais acentuado na vida adulta. Não se observam anormalidades dos nervos cranianos (MACPHERSON, 1974).

### *6.16.1.3 Síndrome Digital Oto-Palatal*

Os achados ósseos são bastante semelhantes aos da doença de Pyle. Observa-se o alargamento das metáfises e eventualmente pode haver a curvatura dos ossos longos. As mãos são afetadas, com encurtamento do primeiro pododáctilo e alargamento metafisário dos ossos pequenos da mão. A condição está associada com hipoplasia frontal e facial, fenda no palato e surdez condutiva (GALL *et al.*, 1972).

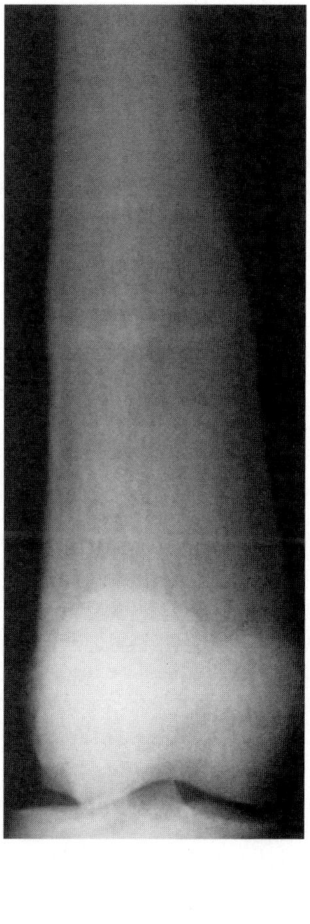

**Fig. 6.12.** Observam-se a remodelação e alargamento da metáfise femoral distal indicativa de deformidade em frasco de Erlenmeyer. A densidade óssea aumentada é parte de um espectro de anormalidades vistos na osteopetrose.

#### 6.16.1.4
#### Osteodisplastia (Síndrome de Melnick-Needles)

Estes pacientes geralmente não se apresentam até o início da infância e quase todos os casos registrados são em mulheres (KAUFMAN, 1973). Conforme a criança cresce observa-se o envolvimento de todos os ossos longos, que desenvolvem ondulações em formato de fita, irregularidade cortical e abaulamento em formato de S (MELNICK e NEEDLES, 1966).

#### 6.16.1.5
#### Doença de Gaucher

A doença de Gaucher é uma condição autossômica recessiva com uma prevalência máxima em judeus da raça Ashkenazi, entre os quais a incidência é de 1 para cada 2.500. O distúrbio é causado por um defeito na atividade da enzima β-glucosidase e três formas são reconhecidas. As formas infantil e juvenil são letais, enquanto que o tipo adulto é compatível com uma vida normal. A apresentação geralmente ocorre após o nascimento com esplenomegalia e problemas neuropáticos. As alterações esqueléticas não ocorrem até o final da infância e envolvem um alargamento metafisário, necrose das cabeças femorais e infarto dos ossos longos (HODSON *et al.*, 1976).

#### 6.16.1.6
#### Doença de Niemann-Pick

A doença de Niemann-Pick ocorre devido a um acúmulo anormal de lipídeos no organismo. As características esqueléticas são similares às da doença de Gaucher, exceto pela necrose epifisária que não é observada (LACHMAN *et al.*, 1973).

### 6.16.2
### Irregularidade Epifisária

#### 6.16.2.1
#### Variantes Normais

A ossificação irregular das epífises ao redor da articulação do joelho é comum, ocorrendo em aproximadamente 80% das crianças por volta dos 4 anos de idade. As alterações podem ser unilaterais ou bilaterais e são mais freqüentes em meninas. A irregularidade é vista com maior freqüência na face lateral do joelho, mas muito raramente envolve a incisura intercondilar. Em uma radiografia lateral do joelho, a irregularidade geralmente é vista posteriormente à eminência intercondilar.

#### 6.16.2.2
#### *Condrodisplasia* Punctata

As formas autossômicas recessiva e dominante da condrodisplasia *punctata* são reconhecidas, e o distúrbio ocorre em 1 entre 110.000 nascimentos. Observam-se pequenas calcificações pontilhadas de tamanho variável nas epífises que ocorrem antes dos centros de ossificação. A forma dominante (Conradi-Hunerman) envolve os ossos longos e a coluna. Ela não é letal e envolve o encurtamento assimétrico dos membros (Fig. 6.13).

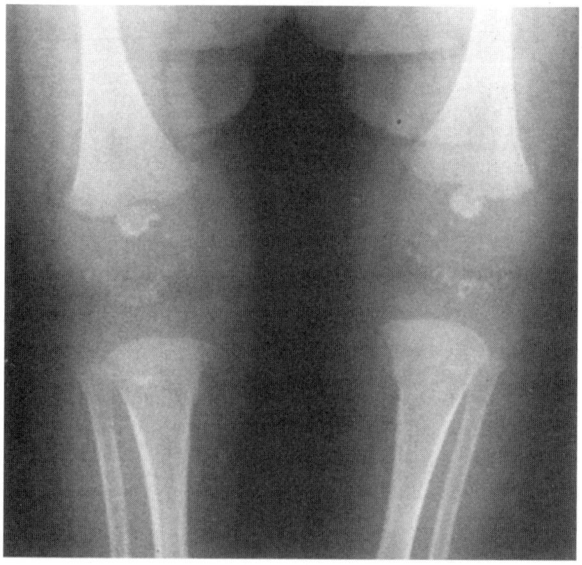

**Fig. 6.13.** Radiografia AP do joelho em um caso de condrodisplasia *punctata*. Observa-se o pontilhamento das epífises, com vários pontos calcificados de tamanho variado.

A forma recessiva demonstra um encurtamento rizomélico dos membros com leve envolvimento espinhal. Observam-se anormalidades faciais e oculares e a morte geralmente ocorre dentro de dois anos. Observa-se um espessamento diafisário e alargamento metafisário, com o envolvimento umeral sendo mais severo do que no fêmur (SHEFFIELD *et al.*, 1976).

#### 6.16.2.3
#### Hipotireoidismo

O hipotireoidismo congênito geralmente é causado pela ausência de tecido tireóide funcionante. Observa-se um retardo na maturação esquelética tanto na aparência como na ossificação da epífise. As epífises estão fragmentadas e pontilhadas. O pontilhado é mais grosseiro com fragmentos maiores do que na condrodisplasia *punctata* (CHEW, 1991).

#### *6.16.2.4*
#### *Displasia Epifisária Múltipla*

A displasia epifisária múltipla é a displasia congênita mais comum do esqueleto e invariavelmente envolve a epífise femoral proximal se as epífises ao redor do joelho estão afetadas. Observa-se o encurtamento dos membros e calcificações mosqueadas irregulares das epífises. A irregularidade epifisária pode causar uma doença degenerativa prematura (SPRANGER, 1976; VAN MOURIK *et al.*, 2001).

#### *6.16.2.5*
#### *Displasia Espôndilo-Epifisária*

Existem cinco subcategorias de displasia espôndilo-epifisária (DEE): DEE congênita (coxa vara leve), DEE congênita (coxa vara severa), DEE tarda (ligada ao X) e DEE tarda (com artropatia progressiva) (WYNNE-DAVIES *et al.*, 1985). Observa-se uma ampla variação na apresentação do distúrbio, com severidade variável. A aparência epifisária pode variar do normal até uma fragmentação severa e pode haver também uma certa irregularidade metafisária (SPRANGER e LANGER, 1970).

#### *6.16.2.6*
#### *Síndrome Fetal do Warfarin*

A síndrome fetal do warfarin resulta da ingestão materna de warfarin, que causa o sangramento na cartilagem primordial no feto. No nascimento observa-se o pontilhamento das epífises não ossificadas, mais comumente visto no fêmur proximal e calcâneo. As aparências desaparecem por volta de um ano de idade (JOHNSON, 1979).

#### *6.16.2.7*
#### *Trissomia do 18*

A trissomia do 18 é mais comumente vista em mulheres. A criança geralmente é hipotônica com uma fácies anormal. A criança geralmente não sobrevive além dos seis meses de vida. Observam-se anomalias cardíacas e renais associadas. As epífises são pontilhadas (FRANCESHINI *et al.*, 1974).

#### *6.16.2.8*
#### *Trissomia do 21*

A trissomia do 21 é o defeito cromossomial mais comum, classicamente se apresentado com retardo mental, fácies anormal e hipotonia. Observam-se anormalidades generalizadas em crânio, tórax, sistema gastrointestinal e cardíacas. Observam-se o alargamento dos ossos longos e pontilhamento irregular das epífises.

#### *6.16.2.9*
#### *Síndrome de Zellweger (Cérebro-Hepatorrenal)*

A síndrome de Zellweger é uma condição autossômica recessiva com hipotonia muscular, hepatomegalia, cistos renais e disgenesias da face e cerebral. Observa-se o pontilhamento das epífises. A morte ocorre no início da infância (BAROLETTI *et al.*, 1978).

#### *6.16.2.10*
#### *Infecções Transplacentárias Adquiridas*

Ver Seção 6.11.

### 6.16.3
### Alargamento e Dilatação Metafisária

#### *6.16.3.1*
#### *Raquitismo*

A deficiência de vitamina D ou de seus derivados metabólicos causa falhas na mineralização óssea e na cartilagem, causando o raquitismo (RUSSEL e HILL, 1974). Estas deficiências podem ser dietéticas ou serem causadas por resistências familiares à vitamina D (hipofosfatemia ligada ao X). As características se manifestam primeiro nas extremidades de ossos de crescimento rápido, particularmente ao redor dos punhos, joelhos e úmeros proximais. Observam-se o alargamento da placa de crescimento, abaulamento, esgarçamento e irregularidade das metáfises distais e perda generalizada da densidade óssea (Fig. 6.14). A maturação esquelética geral pode estar retardada (SWISCHUK e HAYDEN, 1979).

#### *6.16.3.2*
#### *Trissomia do 21*

Ver Seção 6.16.2.8.

#### *6.16.3.3*
#### *Hipofosfatasia*

A hipofosfatasia é uma condição autossômica recessiva causada por uma deficiência da fosfatase alcalina no soro, com um aumento da fosfo-etanolamina urinária. Existem quatro formas que diminuem na severidade dos sintomas com o passar dos anos. Na forma neonatal, a morte geralmente ocorre dentro de seis meses de vida. Observa-se uma severa hipotonia, e radiologicamente a densidade mineral óssea está diminuída com uma maior propensão para fraturas. Com a forma infantil os sintomas ocorrem dentro dos seis primeiros meses de vida; e existe

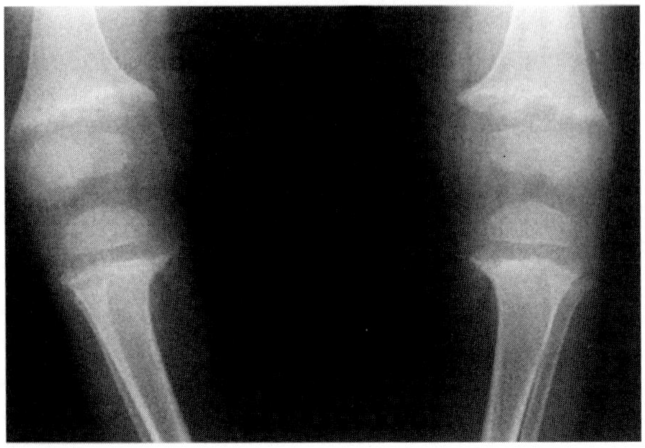

**Fig. 6.14.** Radiografia AP dos joelhos em um caso de raquitismo. Observa-se um geno valgo. As metáfises estão alargadas e irregulares, com alargamento das placas de crescimento.

o abaulamento e esgarçamento das metáfises, com o alargamento da placa de crescimento. A densidade óssea está diminuída, mas pode haver uma fusão precoce das suturas no crânio. A forma infantil se apresenta entre seis meses e dois anos com pernas abauladas, geno valgo e problemas dentários. Radiograficamente observam-se o alargamento da placa de crescimento e dilatação metafisária (similar à do raquitismo), mas não observa-se cranioestenose. A osteomalacia é o único sinal da forma adulta (JAMES e MOULE, 1966).

#### *6.16.3.4 Deficiência de Cobre*

Os fatores de risco para a deficiência de cobre são prematuridade, nutrição parenteral total, absorção deficiente e baixos valores dietéticos de cobre. Os níveis normais de cobre e caeruloplasmin não excluem o diagnóstico. A deficiência de cobre está associada com fraturas da diáfise, metáfises anormalmente alargadas, reação periostal ao longo da diáfise dos ossos longos e osteopenia (SHAW, 1988).

## 6.17 Patela

### 6.17.1 Anormalidades Patelares

As anormalidades da patela variam da ausência completa a variações na ossificação. A ossificação da patela começa entre os 2-3 anos de idade em meninas e aos quatro anos nos meninos. Uma vez ossificada, a patela óssea possui duas facetas que se articulam com os côndilos femorais. A faceta lateral é maior mas possui um ângulo menos inclinado.

As imagens antes da ossificação precisam ser feitas com a ultra-sonografia ou RM (WALKER *et al.*, 1991; BAR-ON *et al.*, 1995). A ultra-sonografia tem a vantagem de não precisar de sedação e o exame pode envolver a avaliação cinemática da trilha da patela não ossificada (MILLER *et al.*, 1998).

A variação mais comum da ossificação é a patela bipartida, que ocorre entre 1 e 6% da população. Ela apresenta uma leve propensão de ser unilateral e pode ser assimétrica. O centro extra de ossificação geralmente é súpero-lateral mas pode ocorrer lateral, inferior ou medialmente (OGDEN *et al.*, 1982). Os centros de ossificação acessórios se prendem ao corpo principal da patela através de tecido fibrocartilaginoso. Radiograficamente, a diferenciação em relação a uma fratura pode ser difícil mas é auxiliada pela suave interface semilunar entre os fragmentos da ossificação e pela posição súpero-lateral característica. Esses centros de ossificação acessórios podem ser assintomáticos ou estar associados com dor e desconforto ou podem representar uma fratura por estresse (LAWSON, 1985; GREEN, 1975).

### 6.17.2 Patela Ausente

A ausência completa da patela raramente ocorre de maneira isolada (BERNHANG e LEVINE, 1973); ao invés disto, ela geralmente faz parte da síndrome unha-patela (onicoosteodisplasia). Esta síndrome compreende uma combinação de anormalidades da unha, luxação da cabeça radial, deformidade capitelar, cornos ilíacos e doença renal. A patela está ausente em 14% dos casos e é displásica em até 87% (FAURE e PETREL, 1968). A ausência da patela pode estar associada com a debilidade da musculatura de quadríceps e a hipoplasia dos côndilos femorais.

## 6.18 Luxação Congênita da Patela

Antes de determinar se a patela está luxada, uma avaliação sobre o posicionamento normal precisa ser feito. A posição da patela antes dos três anos de idade pode somente ser avaliada com uma ultra-sonografia ou RM, e ainda não existem dados publicados sobre os marcos anatômicos para a determinação da normalidade. A ultrasonografia pode mostrar uma luxação completa, perda da congruência da articulação com o fêmur, mas ainda não foi publicada uma avaliação da capacidade da ultra-sonografia em detectar subluxações patelares leves (MILLER *et al.*, 1998).

No joelho esqueleticamente maduro, a radiografia lateral pode ser utilizada para avaliar a posição normal da patela. A posição é obtida a partir da proporção do comprimento do tendão patelar em relação ao comprimento diagonal da patela (INSALL e SALVATI, 1971), com a proporção normal sendo de aproximadamente 1, isto é, o comprimento diagonal da patela deve ser aproximadamente igual ao comprimento do tendão patelar.

No joelho esqueleticamente imaturo esta proporção é imprecisa devido a uma estimativa inadequada do tamanho da patela não ossificada. Uma proporção separada derivou para o uso no esqueleto imaturo (KOSHINO e SUGIMOTO, 1989) utilizando o ponto médio das linhas epifisárias. O comprimento igual entre os pontos médios das placas de crescimento epifisárias femoral distal e tibial proximal é calculado; esta é a distância femoral-tibial (FT). O eixo patelar (PT) é medido do ponto médio da tíbia até o centro da patela. Uma proporção PT/FT de 0,9-1,3 é considerada normal. Um desvio de mais de 20% em relação ao normal é considerado significante (Fig. 6.15).

Uma patela de localização alta (patela alta) está associada com a contratura dos músculos do quadríceps, que pode ser vista como um sinal anormal nas imagens de RM, subluxação patelar e doença de Sinding-Larsen-Johansson. Uma patela de localização anormalmente baixa (patela baixa) está associada com acondroplasia e poliomielite.

Na projeção axial existem algumas disputas em relação à variação na angulação que pode ser considerada dentro dos limites normais. Isto é particularmente verdadeiro se as radiografias e as medidas de TC axial são comparadas (MARTINEZ *et al.*, 1983). Na projeção axial, as linhas são traçadas ao longo do sulco patelofemoral. O ângulo de interseção é conhecido como o ângulo do sulco. O valor médio é de 142° nas radiografias simples (BRATTSTRÖM, 1964) e 121° na TC (STANDFORD *et al.*, 1988). Um sulco anormalmente raso está associado com uma incidência elevada de subluxação patelar (BRATTSTRÖM, 1964). Um ângulo de congruência é obtido a partir de duas linhas: uma dividindo o ângulo do sulco e oura indo do ângulo do sulco até o ápice da patela. Este ângulo de congruência deve ser inferior a 16° nas radiografias simples (MERCHANT *et al.*, 1974) e não deve ser superior a 10° nas imagens de TC (STANFORD *et al.*, 1988) (Fig. 6.16).

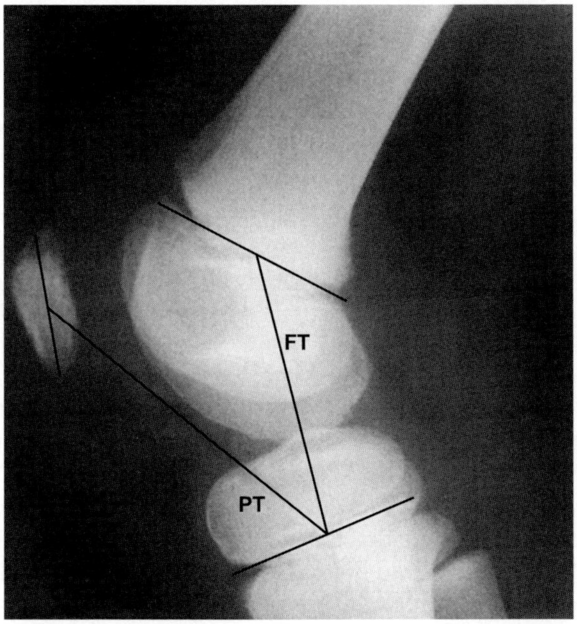


**Fig. 6.15.** Demonstração do tamanho da patela em um esqueleto ossificado de uma radiografia lateral do joelho. O ponto médio da placa de crescimento da tíbia e do fêmur é calculado. Uma linha de conexão é traçada entre estes dois pontos médios (esta é a linha tibiofibular, *FT*). Uma linha entre o ponto médio da patela até o ponto médio da tíbia é traçada (esta é a linha patela-tibial, *PT*). A proporção PT/FT é calculada; uma proporção de 0,9-1,3 é considerada normal.

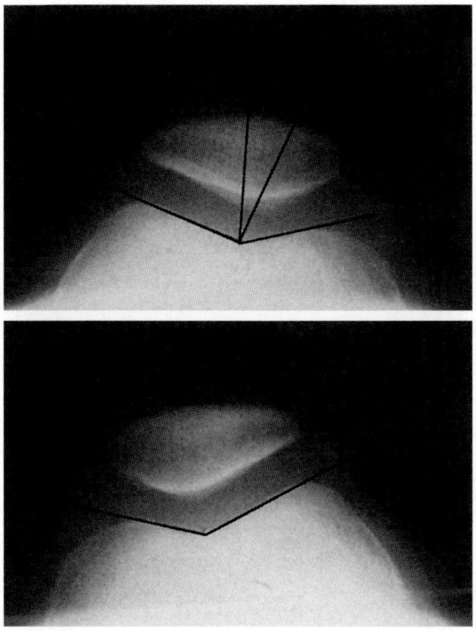

**Fig. 6.16.** Incidências axiais da patela. O joelho esquerdo demonstra o ângulo do sulco. Este é o ângulo de interseção das linhas traçadas ao longo dos côndilos femorais. O joelho direito demonstra o ângulo de congruência. Este ângulo é formado a partir de uma linha que divide o ângulo do sulco e outra é traçada do ápice do ângulo do sulco através do ponto inferior da patela. O ângulo de congruência deve ser inferior a 16°.

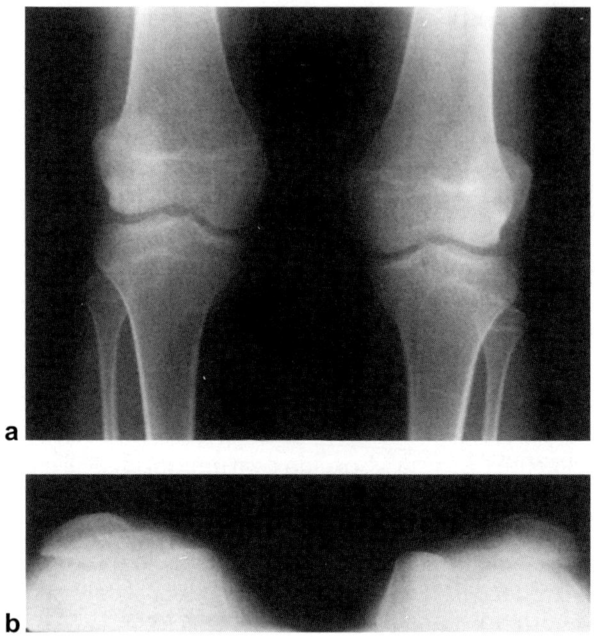

Fig. 6.17. Subluxação lateral bilateral da patela em incidências em AP (a) e axial e (b) do joelho.

A luxação da patela pode ser congênita, recorrente ou habitual. A luxação congênita ocorre durante o nascimento mas pode não ser detectada até a infância. A luxação recorrente ocorre mais comumente em adolescentes e a luxação habitual está associada com as contraturas da musculatura do quadríceps, associada à luxação da patela com a flexão do joelho mas retornando ao posicionamento normal com a extensão total (Fig. 6.17).

A luxação congênita é rara. Ela geralmente ocorre em uma direção lateral e pode ser unilateral ou bilateral. Observa-se uma tendência familiar (GREEN e WAUGH, 1968; MACNAB, 1952). Ela está associada com outras condições como a síndrome de Down, artrogripose multiplex e anormalidades da coluna (LALAIN *et al.*, 1987; DUGDALE e RENSHAW, 1986; ANDERSEN, 1958). A luxação pode refletir a anormalidade congênita primária mas em alguns casos bandas fibrosas se inserindo na face lateral da patela e uma cápsula lateral tensa, juntamente com anormalidades do quadríceps, já foram descritas (STANISAVJEVIC *et al.*, 1976). Deve ser considerado nos casos em que existe uma deformidade fixa em flexão na ocasião do nascimento, particularmente na presença de uma rotação tibial lateral (GREEN e WAUGH, 1968). A ultra-sonografia pode detectar a luxação em um estágio inicial (WALKER *et al.*, 1991). Sonograficamente, observa-se uma deficiência dos côndilos femorais e um sulco femoral raso, com a patela não ossificada em uma posição lateral. A ultra-sonografia pode ser utilizada de modo dinâmico para acompanhar a posição da patela em casos suspeitos e nos casos associados com outras anormalidades congênitas (MILLER *et al.*, 1998). Radiograficamente a patela é menor do que o esperado, sem uma crista da patela e uma sombra da musculatura do quadríceps menos óbvia. A patela pode estar normalmente situada nas incidências em extensão e podem luxar somente durante a flexão. Quando luxada, a patela pode rodar até 90°. Observa-se uma rotação lateral da tíbia, de modo que uma incidência lateral do fêmur irá gerar uma projeção ântero-posterior da tíbia. A rotação tibial lateral foi confirmada com a TC (LALAIN *et al.*, 1987). Uma projeção axial irá demonstrar um sulco raso e uma possível hipoplasia dos côndilos femorais. Se a condição não é diagnosticada, a tíbia irá ficar abduzida e flexionada, podendo haver o desenvolvimento de uma articulação patelofemoral anormal na face lateral do fêmur (STERN, 1964).

O primeiro episódio de subluxação ou luxação patelar na adolescência é quase sempre em direção lateral. Em geral é traumático com a ruptura do retináculo medial, mas pode ocorrer espontaneamente devido a uma anormalidade congênita, desenvolvimentar ou adquirida do joelho ou do quadríceps. A luxação espontânea não previsível ocorre ao redor dos 15 anos de idade e é mais comum em meninas. Os fatores predisponentes são uma frouxidão ligamentar aumentada em particular, associada com síndromes de Down e Marfan, geno valgo exagerado, uma tuberosidade tibial lateral com localização anormal, um sulco raso da patela ou uma inclinação lateral anormalmente rasa da patela. Se o retináculo lateral da patela é muito tenso ou o tendão patelar é muito longo, haverá uma tração anormal dos músculos do quadríceps, fazendo com que a patela apresente uma tendência de luxação. Algumas vezes existe a história familiar de instabilidade. As radiografias laterais podem demonstrar que a patela está situada normal ou lateralmente. As incidências axiais demonstram um achatamento lateral do bordo da patela e um sulco patelofemoral raso (KUJALA *et al.*, 1989; KO *et al.*, 1999; INSALL *et al.*, 1972). Observa-se uma incidência aumentada de fraturas osteocondrais nestas crianças.

A luxação habitual geralmente se apresenta por volta dos 10 anos de idade, com a história inicial sendo de instabilidade ou flexão limitada do joelho. A luxação é causada por distúrbios na contração do quadríceps e pode haver uma história de injeções intramusculares.

## 6.19 Fabela

A fabela é um osso sesamóide que se localiza no tendão do músculo gastrocnêmio lateral. Ele pode ser oval ou multipartido em aparência e é estimado que ocorra em aproximadamente 12% da população, sendo tanto unilateral como bilateral. Mais comumente é um achado incidental, mas tem sido implicada como causa de dor e sensibilidade em alguns adolescentes (WEINER *et al.*, 1977).

## 6.20 Síndrome do Pterígio Poplíteo

A síndrome do pterígio poplíteo é uma doença que somente afeta os joelhos; geralmente é bilateral mas pode ser unilateral. Observam-se contraturas em flexão do joelho associadas com membranas. Existe uma associação com fendas em lábio e palato, anomalias genitais e sindactilia dos pododáctilos. A síndrome do pterígio poplíteo é uma patologia hereditária autossômica dominante, sendo que a síndrome do pterígio múltiplo é autossômica recessiva.

## 6.21 Displasias Ósseas Congênitas

A classificação das displasias esqueléticas listam mais de 200 síndromes e condições diferentes (WYNE-DAVIS *et al.*, 1985; SPRANGER *et al.*, 1974). As displasias incluem os distúrbios do crescimento ósseo, maturação e estrutura.

Se a coluna ou o comprimento do membro está abaixo do terceiro centil, ele é classificado como nanismo. O nanismo é dividido em rizomélico (encurtamento dos membros proximais), mesomélico (encurtamento do segmento médio) e acromélico (encurtamento dos membros distais).

Assim como o comprimento do membro, a displasia pode ser categorizada como letal ou não letal e pelo sítio da anormalidade, seja ela epifisária, metafisária, espôndilo-epifisária ou espôndilo-metafisária. A classificação também inclui inúmeros distúrbios de armazenamento. Outras manifestações não esqueléticas também devem ser incluídas no processo de classificação, como a maturidade, fácies anormal e investigações metabólicas.

Para propósitos diagnósticos uma pesquisa radiológica limitada é necessária de modo a incluir uma incidência lateral do crânio, ântero-posterior e lateral da coluna, tórax (incluindo os ombros), pelve/quadris, um dos antebraços, posterior-anterior da mão/punho em um único filme (WYNE-DAVIS *et al.*, 1985; SPRANGER *et al.*, 1974).

## Referências Bibliográficas


Achterman C, Kalamche A (1979) Congenital deficiency of the fibula. J Bone Joint Surg 61B:133-137

Andersen PT (1958) Congenital deformities of the knee joint in dislocation of the patella and achondroplasia. Acta Orthop Scand 28:27-50

Andersson AP, Ellitsgaard N (1992) Aplasia of the anterior cruciate ligament with a compensating posterior cruciate ligament. Acta Orthop Belg 2:240-242

Austwick DH, Dandy DJ (1983) Early operation for congenital subluxation of the knee. J Paediatr Radiol 3:85-87

Barnes CL, McCarthy RE, Vander Schildren JL *et al.* (1988) Discoid lateral meniscus in a young child: case report and review of the literature. J Pediatr Orthop 3:85-87

Bar-On E, Howard CB, Porat S (1995) The use of ultrasound in the diagnosis of atypical pathology in the unossified skeleton. J Pediatr Orthop 15:817-820

Bartoletti S, Armfield SC, Lesema-Medina J (1978) The cerebrohepatorenal (Zellweger) syndrome: report of four cases. Radiology 127:741-745

Bathfield CA, Beighton PH (1978) Blount disease: a review of the etiological factors in 110 patients. Clin Orthop 135:29-33

Bell MJ, Atkins RM, Sharrard WJW (1987) Irreducible congenital dislocation of the knee. Aetiology and management. J Bone Joint Surg 69B:403-406

Bensahel H, Hjelmstedt A, Bjerkreim I *et al.* (1989) Congenital dislocation of the knee. J Pediatr Orthop 9:174-177

Bernhang AM, Levine SA (1973) Familial absence of the patella. J Bone Joint Surg 55A:1088-1090

Blount WP (1937) Tibia vara: osteochondrosis deformans tibiae. J Bone Joint Surg 19A:1-28

Boyd HB (1982) Pathology and natural history of congenital pseudarthrosis of the tibia. Clin Orthop 166:5-13

Boyd HB, Sage FP (1958) Congenital pseudoarthrosis of the tibia. J Bone Joint Surg 40A:1245-1270

Brattstöm H (1964) Shape of the intercondylar groove normally and in recurrent dislocation of the patella. A clinical and x-ray anatomical investigation. Acta Orthop Scand Suppl 68:1-138

Caffey J (1947) Prenatal bowing and thickening of tubular bones, with multiple cutaneous dimples in arms and legs. A congenital syndrome of mechanical origin. Am J Dis Child 74:543-562

Canale ST, Beaty JH (eds) (1991) Pediatric operative orthopaedic. Mosby Year Book, St Louis, pp 188-212

Carlson DH, O'Connor J (1976) Congenital dislocation of the knee. AJR 127:465-468

Carter JR, Leeson MC, Thompson GH *et al.* (1988) Late onset tibia vara: a histopathological analysis: a comparative evaluation with infantile tibia vara and slipped capital femoral epiphysis. J Pediatr Orthop 8:187-195

Chew FS (1991) Radiological manifestation in the musculoskeletal system of miscellaneous endrocrine disorders. Radiol Clin North Am 29:135-147

Craig JG, Cramer KF, Cody DD *et al.* (1999) Premature partial closure and other deformities of the growth plate: MR imaging and three-dimensional modelling. Radiology 210:835-843

Curranio G, Kirks DR (1977) Lateral widening of epiphyseal plates in children with bowed legs. AJR 129:309-312

Curtis BH, Fisher RL (1969) Congenital hyperextension with anterior subluxation of the knee. J Bone Joint Surg 51A:255-269

Curtis BH, Fisher RL (1970) Heritable congenital tibiofemoral subluxation. Clinical feature as surgical treatment. J Bone Joint Surg 52A:1104

Dalinka MK, Coren G, Hensinger R *et al.* (1974) Arthrography in Blount's disease. Radiology 113:161-164

Dietz WH, Gross WL, Kirkpatrick JA (1982) Blount disease (tibia vara): Another skeletal disorder associated with childhood obesity. J Pediatr 101:735-737

Ducou Le Point H, Mousselard H, Rudelli A *et al.* (1995) Blount's disease: Magnetic resonance imaging. Pediatr Radiol 25:12-14

Dugdale TW, Renshaw TS (1986) Instability of the patellofemoral joint in Down's syndrome. J Bone Joint Surg 68A:405-413

Faure C, Petrel P (1968) Hereditary onycho-osteodysplasia. Ann Radiol 11:376-388

Foreman KA, Robertson WW (1985) Radiographic measurement of infantile tibia vara. J Pediatric Orthop 5:452-455

Frantz CH, O'Rahilly R (1961) Congenital skeletal limb deficiencies. J Bone Joint Surg 43A:1202-1224

Franceshini P, Fabris C, Ponzone A *et al.* (1974) Skeletal alterations in Edwards disease (trisomy 18 syndrome). Ann Radiol 17:361-367

GaaryE, Grolin JB, Jaramillo D (1996) Pseudotumour and arthropathy in the knees of a haemophiliac. Skeletal Radiol 25:85-87

Gall JC, Stern AM, Poznanski AK *et al.* (1972) Oto-palataldigital syndrome. Comparison of clinical and radiological manifestations in males and females. Am J Hum Genet 24:24-36

Girdwood TG, Gibson WJA, Macintosh TF (1969) Craniometaphyseal dysplasia congenita - Pyle's disease in a young child. Br J Radiol 42:299-303

Green JP, Waugh W (1968) Congenital lateral dislocation of the patella. J Bone Joint Surg 50B:285-289

Green WT (1975) Painful bipartite patella: a report of three cases. Clin Orthop 110:197-200

Harty MP, Markowitz RZ, Rustien RM *et al.* (1994) Imaging features of human immunodeficiency virus infection in infants and children. Semin Roentgenol 29:303-314

Henderson RC, Lechner CT, DeMasai RA *et al.* (1990) Variability in radiographic measurement of bowlegged deformity in children. J Pediatr Orthop 10:491-494

Hermann G, Gilbert MS, Abdelwahab IF (1992) Hemophilia: evaluation of musculoskeletal involvement with CT, Sonography and MR imaging. AJR 158:119-123

Heyman SH, Herndon CH (1949) Congenital posterior angulation of the tibia. J Bone Joint Surg 41A:476-488

Heselson NG, Raad MS, Hamersma H *et al.* (1979) The radiological manifestation of the metaphyseal dysplasia (Pyle's disease). Br J Radiol 52:431-440

Heyman CH, Herndon CH, Heiple KG (1959) Congenital posterior angulation of the tibia with talipes calcaneus. A long-term report of eleven patients. J Bone Joint Surg 41A:476-88

Hodson P, Goldblatt J, Beichton P (1976) Non-neuropathic Gaucher disease presenting in infancy. Br J Radiol 49:1018-1022

Insall J, Salvati E (1971) Patella position in the normal knee joint. Radiology 101:101-112

Insall J, Goldberg V, Salvati E (1972) Recurrent dislocations and the high riding patella. Clin Orthop 88:67-69

James W, Moule B (1966) Hypophosphatasia. Clin Radiol 17:368-376

Johansson E, Aparisi T (1983) Missing cruciate ligament in congenital short femur. J Bone Joint Surg 65A:1109-1115

Johnson JF (1979) Case report. Coumadin embryonopathy. Skeletal Radiol 3:244-246

Kaufmann KJ (1973) Osteodysplasia (Melnick-Needles). Semin Roentgenol 8:182-186

Klatte EC, Franken EA, Smith JA (1976) The radiographic spectrum in neurofibromatosis. Semin Roentgenol 11:17-33

Ko JY, Shih CH, Wenger DR (1999) Congenital dislocation of the knee. J Pediatr Orthop 19(2):252-259

Koshino T, Sugimoto K (1989) New measurement of patella height in the knees of children using the epiphyseal line midpoint. J Pediatr Orthop 9:216-219

Kujala UM, Osterman K, Kurmanu M (1989) Patellofemoral relationship in recurrent patellar dislocation. J Bone Joint Surg 71A:788-792

Kuhns LR, Slovis T, Hernandez R *et al.* (1977) Knee maturation as a differentiating sign between congenital rubella and cytomegalovius infection. Pediatr Radiol 6:36-38

Lachman R, Crocker A, Schulman J *et al.* (1973) Radiological findings in Niemann-Pick disease. Radiology 108:659-664

Lalain JJ, Lerat JL, Moyen B *et al.* (1987) Les luxations congenitales de rotule. Apport du scanner-indications chiruricales. A propos de 22 cases Rev Chir Orthop 73 [Suppl 2]:152-156

Laor T, Jaramillo D, Hoffer FA *et al.* (1996) MR imaging in congenital lower limb deformities. Pediatr Radio! 26:381-387

Laurence M (1967) Genu recurvatum congenitum. J Bone Joint Surg 49B:121-134

Laville JM, Chau E, Willemen L, Kohler R, Garin C (1999) Blount's disease: classification and treatment. J Pediatr Orthop 8B:19-25

Lawson JP (1985) Symptomatic radiographic variants in extremities. Radiology 157:625-631

Levine AM, Drennan JC (1982) Physiological bowing and tibia vara: the metaphyseal-diaphyseal angle in the measurement of bowleg deformities. J Bone Joint Surg 64A:1158-1163

Loder RT, Schaffer JJ, Bardenstein MB (1991) Late-onset tibia vara. J Paediatr Orthop 11:162-167

MacEwan DW, Dunbar JS (1958) Radiology study of physiologic knock knees in childhood. J Can Assoc Radios 10:59-63

Macnab I (1952) Recurrent dislocation of the patella. J Bone Joint Surg 34A:957-967

MacPherson RI (1974) Craniodiaphyseal dysplasia, a disease or group of diseases? J Can Assoc Radiol 25:22-33

Martinez S, Korokobin M, Fondren FB, Hedlund LW, Goldner JL (1983) Diagnosis of patellofemoral malalignment by computed tomography. J Comput Assist Tomogr 7:1050-1053

Malumed J, Hudanich R, Collins M (1999) Congenital absence of the anterior and posterior cruciate ligaments in the presence of bilateral absent patellae. Am J Knee Surg 12:241-243

Melnick JC, Needles CF (1966) An undiagnosed bone dysplasia; a 2 family study of 4 generations and 3 generations. AJR 97:39-48

Merchant AC, Mercer RL, Jacobsen RH, Cool CR (1974) Roentgenographic analysis of patellofemoral congruence. J Bone Joint Surg 56A:1391-1396

Miller TT, Shapiro MA, Schultz E *et al.* (1998) Sonography of patella abnormalities in children. AJR 171:739-742

Moseley JE (1974) Skeletal change in the anaemias. Semin Roentgenol 9:169-184

Nagele M, Bruning R, Kunze V *et al.* (1995) Hemophilic arthropathy of the knee joint. Static and dynamic Gad-DPTA enhanced MRI. Eur Radiol 3:547-552

Newell RLM, Durbin FC (1976) The aetiology of congenital angulation of tubular bones with constriction of the medullary canal and its relationship to congenital pseudoarthrosis. J Bone Joint Surg 58B:444-447

Niebauer JJ, King DE (1960) Congenital dislocation of the knee. J Bone Joint Surg 42A:207-225

Ogden JA, McCarthy SM, Jokl P (1982) The painful bipartite patella. J Pediatr Othop 2:263-269

Pappas AM (1983) Congenital abnormalities of the femur and related lower extremity malformations: classification and treatment. J Pediatr Orthop 3:45-60

Pappas AM (1984) Congenital posteromedial bowing of the tibia and fibula. J Pediatr Orthop 4:525-531

Rathgeb JM, Ramsey PL, Cowell HR (1974) Congenital kyphoscoliosis of the tibia. Clin Orthop 103:178-190

Resnick CS, Young JW R, Levine AM *et al.* (1990) Osteofibrous dysplasia (ossifying fibroma) of the tibia. Skeletal Radiol 19:217

Russell JGB, Hill LF (1974) True fetal rickets. Br J Radiol 47:732-734

Ryan JR, Perrin JC, Morewa LG (1978) Congenital synostosis of the knee. Clin Orthop 135:34-35

Sachdev M, Berry K, Chawla S (1982) Osseous manifestations in congenital syphilis. A study of 55 cases. Clin Radiol 33:319-323

Salenius P, Vankka E (1975) The development of the tibiofemoral angle in children. J Bone Joint Surg 57A:259-269

Sharrad WJW (1976) Problems of childhood. Knock knees and bow legs. Br Med J i:826-827

Shaw JCC (1988) Copper deficiency and non-accidental injury. Arch Dis Child 63:448-455

Sheffield LJ, Danks DM, Mayne V *et al.* (1976) Chrondysplasia punctata - 23 cases of a mild and relatively common variant. J Paediatr 89:916-923

Shogry MEC, Armstrong P (1990) Reactive bursa formation surrounding an osteochondroma. Skeletal Radiol 19:465-467 Shopfner CF, Coin CG (1969) Genu varus and valgus in children. Radiology 92:723-732

Sillence DO, Senna, Danks M (1979) Genetic heterogeneity in osteogenesis imperfecta. J Med Genet 16:101-116 Silverman JM, Mink JH, Deutsch AL (1989) Discoid menisci of the knee: MR imaging appearance. Radiology 173:351-354

Södergard J, Ryoppy S (1990) The knee in arthrogryposis multiplex congenital. J Pediatr Orthop 10:177-182

Spranger J (1976) The epiphyseal dysplasias. Clin Orthop Relat Res 114:46-60

Spranger J, Langer LO, Wiedman HR (1974) Bone dysplasias. An atlas of constitutional disorders of skeletal development. Saunders, Philadelphia

Spranger J, Cremin B, Beighton P (1982) Osteogenesis imperfecta congenita: features and prognosis of a heterogeneous condition. Pediatr Radiol 12:21-27

Spranger JW, Langer CO (1970) Spondylepiphyseal dysplasia congenital. Radiology 94:313-322

Stanford W, Phelan J, Kathol MH *et al.* (1988) Patellofemoral joint motion: evaluation by ultrafast computed tomography. Skeletal Radiol 17:487-492

Stanisavljevic S, Zemenick G, Miller D (1976) Congenital irreducible, permanent lateral dislocation of the patella. Clin Orthop 116:190-199

Stark JE, Siegel MJ, Weinberger E, Shaw DW (1995) Discoid menisci in children MR feature. J Comput Assist Tomogr 19:608-611

Stern M (1964) Persistent congenital dislocation of the patella. Report of a case. J Int Coll Surg 41:654-656

Swischuk LF, Hayden CK (1979) Rickets. A roentgenographic scheme for diagnosis. Pediatr Radiol 8:203-208

Thomas NP, Jackson AM, Aichroth PM (1985) Congenital absence of the anterior cruciate ligament. J Bone Joint Surg 67B:572-575

van Mourik JBA, Weerdenburg JP, Verhar JAN (2001) Magnetic resonance imaging of multiple epiphyseal dysplasia (type 2) of the knee. Radiography 7:61-64

Voutsinas S, Wynne-Davies R (1983) The frequency of malignant disease in diaphyseal aclasis and neurofibromatosis. J Med Genet 20:345-349

Walker J, Rang M, Daneman A (1991) Ultrasonography of the unossified patella in young children. J Pediatr Orthop 11:100-102

Weiner D, MacNab I, Turner M (1977) The fabella syndrome. Clin Orthop 126:213-215

Willms R, Hartwig CH, Bohm P, Sell S (1997) Malignant transformation of a multiple cartilaginous exostosis - a case report. Int Orthop 21:133-136

Wolfgang GL (1984) Complex congenital abnormality of the bone extremities: femoral bifurcation, tibial hemimelia, and diastasis of the ankle. Case report and review of the literature. J Bone Joint Surg 66A:453-458

Wuisman PIJM, Jutte PC, Ozaki T (1997) Secondary chondrosarcoma in osteochondromas: medullary extension in 15 of 45 cases. Acta Orthop Scand 68:396-400

Wynne-Davies R, Hall CM, Apley AG (1985) Atlas of skeletal dysplasias. Churchill Livingstone, Edinburgh

# 7 Lesão Não Acidental

Stephen Chapman

CONTEÚDO



## 7.1 Introdução

O reconhecimento de que a agressão a crianças é um abuso, não um direito dos pais, é um conceito relativamente recente. A primeira descrição clara sobre o abuso de uma criança foi em 1860, quando Ambroise Tardieu descreveu as lesões em tecidos moles, esqueléticas e intracranianas sofridas por 32 crianças parisienses (Tardieu, 1860). Em 1946, Caffey descreveu a associação entre o hematoma subdural e as fraturas dos ossos longos e declarou que as lesões "ou não foram observadas ou foram negadas quando observadas" (Caffey, 1946). Outros relatos ocorreram e em 1961, Kempe *et al.*, utilizou o poderoso termo "criança espancada" em uma reunião multidisciplinar da American Academy of Pediatrics (Kempe *et al.*, 1962). Cinco anos depois, todos os estados americanos aprovaram uma lei contra o abuso em crianças.

Uma maior vigilância pública e médica sobre o problema, a definição ampla e crescente sobre o abuso de modo a incluir o abuso sexual e os maus tratos emocionais, uma maior ênfase para que seja feita uma completa investigação e, nos Estados Unidos, a designação de um sistema de notificação, se combinaram para aumentar o número de casos registrados de abuso e negligências contra crianças (Richman, 2000). Os dados nos Estados Unidos relatam que em 1974 foram cometidos 60.000 abusos ou atos negligentes contra crianças (Krugman, 1997); em 1997 este número foi de quase 3,2 milhões (Wang, 1997). Ainda que um número substancial (possivelmente de até 65%; Wang, 1997) não seja comprovado após as investigações, os números revelam um aumento real, que reflete as crescentes pressões sociais e financeiras sobre as famílias, tanto ricas como pobres.

Os radiologistas têm um importante papel na identificação das crianças que foram lesionadas ou que podem ter sido lesionadas se o diagnóstico correto de lesão não acidental não for feito e a criança retornar aos cuidados de seus responsáveis. As tarefas do radiologista estão listadas no Quadro 7.1.

## 7.2 Anatomia e Fisiologia do Esqueleto em Desenvolvimento

Na ocasião do nascimento, as diáfises dos ossos tubulares são compostas por osso fetal ou entrelaçado que ainda não possuem sistemas harvesianos. Entretanto, conforme a formação óssea aposicional mediada pelo

S. Chapman, MD
Consultant Paediatric Radiologist, Birmingham Children's Hospital, Steelhouse Lane, Birmingham, B4 6NH, UK

**Quadro 7.1.** Tarefas do radiologista

| |
|---|
| Identificar os achados radiológicos |
| Diferenciar as anormalidades em relação às variações da normalidade no esqueleto em crescimento |
| Diferenciar anormalidades traumáticas das não traumáticas |
| Sugerir um mecanismo causal para as lesões traumáticas |
| Determinar a idade da lesão |
| Identificar ou sugerir uma anormalidade esquelética subjacente que poderia predispor a criança a fraturas, seja (a) quando existem anormalidades ósseas óbvias ou (b) quando o mecanismo parece ser apropriado, mas o grau de força é inferior ao esperado para causar a lesão |

periósteo e a remodelação aumentam o diâmetro total da diáfise e a largura do córtex, o osso maduro se torna dominante. Este primórdio de osso é bastante vascular e mais poroso que o osso que está amadurecendo em crianças mais velhas e adultos e é mais capaz de tolerar as deformações. Os poros retardam a progressão da linha de fratura, mas aumentam a probabilidade de compressão, e é isso que torna as fraturas em galho verde as mais comuns da infância (OGDEN, 1990). O periósteo imaturo também difere do periósteo adulto, sendo mais espesso e mais frouxamente fixado à córtex subjacente. Este periósteo minimiza o desvio das fraturas diafisárias e é capaz de formar calos e osso membranoso mais rapidamente (CRILLY, 1972). Na direção da extremidade do osso, adjacente à placa de crescimento, encontra-se a metáfise, um sítio caracterizado por uma quantidade diminuída de osso cortical e aumentada de osso trabecular. O osso trabecular é submetido a um extenso remodelamento conforme a esponjosa primária é transformada em uma esponjosa secundária mais madura. Esta área de transformação é estruturalmente fraca durante o período de crescimento rápido da infância (ALEXANDER, 1976).

Por causa do esqueleto mais flexível da criança e da quantidade aumentada de distensão permitida pelos tecidos moles, a maioria das fraturas da infância não se desviam. A maior resistência da cápsula articular e dos ligamentos em comparação ao osso metafisário também significa que as fraturas ocorrem mais prontamente do que as luxações.

## 7.3 Padrões de Lesão Esquelética

Com a ampliação da definição do abuso contra crianças, a percentagem de crianças com fraturas diminuiu; as freqüências registradas variaram entre 11 e 55%, com a idade tendo uma influência significante (EBBIN *et al.*, 1969; GALLENO e OPPENHEIM, 1982; HERDON, 1983; KOGUTT *et al.*, 1974; LAUER *et al.*, 1974; MERTEN *et al.*, 1983; RYAN *et al.*, 1977). EBBIN *et al.* (1969) não encontraram nenhuma fratura em crianças acima de cinco anos de idade. AKABARNIA *et al.* (1974), em uma série de 217 crianças que sofreram abusos, concluíram que 78% das fraturas ocorreram abaixo da idade de três anos e que 50% ocorrem em crianças com menos de um ano de idade.

### 7.3.1 Formação de Osso Novo Subperiostal

No bebê, ao contrário do que é observado em crianças mais velhas, o periósteo está frouxamente aderido à diáfise de um osso longo, mas está fortemente preso à cartilagem fisária. A hemorragia subperiostal resulta na separação do periósteo osteogênico da córtex óssea, mas a fixação periostal geralmente está preservada, resultando em uma espessura máxima de uma hemorragia ao longo da diáfise e o afinamento na direção das epífises. A formação de osso novo subperiostal (FONS) é inespecífica, sendo vista em processos patológicos infecciosos, metabólicos e neoplásicos; a importância e a freqüência da FONS fisiológica (ver adiante) também deve ser reconhecida. A FONS pode ser uma pista para uma sutil fratura subjacente e deve desencadear uma pronta solicitação por radiografias localizadas, outras incidências ou radiografias de acompanhamento. A FONS sem fratura provavelmente é o resultado da aplicação de uma força de tração ou de torção, como nos casos em que a criança é agarrada pela perna, o que desloca o periósteo frouxamente aderido.

### 7.3.2 Fraturas Metafisárias

Durante muitos anos acreditava-se que o mecanismo da lesão neste sítio seria o proposto por CAFFEY (1957). Ele declarou que forças indiretas transmitidas através do periósteo produziam a avulsão das metáfises onde ele era mais firmemente aderido. Quando um pequeno fragmento de osso estava avulsionado, o resultado era o achado radiológico da fratura de "canto" (Fig. 7.1). Quando um fragmento de osso maior em formato crescente estava avulsionado e desviado ou visto obliquamente, a aparência era a da fratura em "alça de balde" (Figs. 7.1 e 7.2).

KLEINMAN e colaboradores jogaram uma nova luz sobre esta classificação clássica associada com o abuso (KLEINMAN *et al.*, 1986; KLEINMAN e MARKS, 1995, 1996, 1998). Eles demonstraram que a anormalidade fundamental é uma fratura transmetafisária completa ou incompleta através da esponjosa primária mais imatura da metáfise. Além disto, conforme a linha de fratura passa perifericamente na direção da córtex, ela se desvia da fise para cortar por baixo um segmento periférico mais espesso que inclui o colar de osso subperiostal (Fig. 7.2). Assim, observa-se a separação de um disco de osso, que é fino centralmente e espesso perifericamente (Fig. 7.3). A aparência radiológica é típica, mas é radiograficamente variável. Quando o disco ossificado separado é muito fino, a radiografia é normal, apesar do exame histológico do osso ressecado poder demonstrar a lesão. Quando a linha de fratura é mais larga, será observada uma linha lucente se estendendo através da metáfise (Fig. 7.4); a linha de fratura pode ser visível em somente um plano. Se a projeção radiográfica somente demonstra o segmento periférico mais espesso, o achado radiológico resultante é o da fratura de canto (Figs. 7.1 e 7.3a). Quando toda a fratura é visível e é vista obliquamente, o disco parece estar mais separado da metáfise adjacente e o resultado é a aparência em alça de balde (Fig. 7.2).

A hemorragia na linha de fratura e abaixo do periósteo adjacente geralmente é mínima ou ausente. A FONS geralmente não é observada e a esclerose ao longo das margens da fratura é inconspícua. Quando a consolidação é completa, pode não haver evidência radiológica da lesão prévia (Fig. 7.5). A determinação da idade destas lesões é difícil. Durante a consolidação, uma cartilagem hipertrófica pode se estender para a metáfise, produzindo lucências focais, edentações ou um sobressalto mais amplo da margem metafisária (Fig. 7.6).

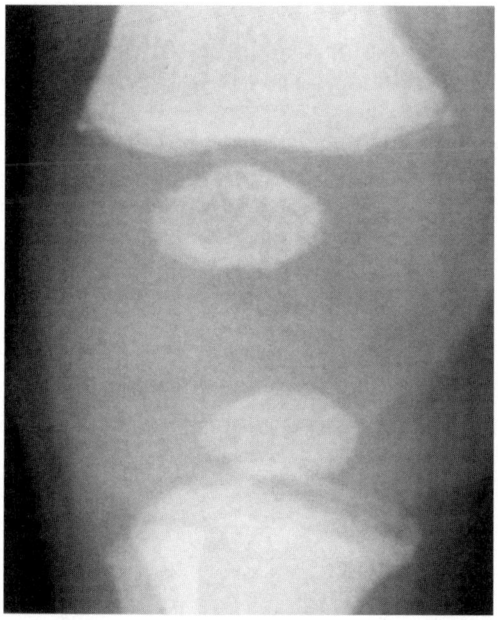

**Fig. 7.1.** Radiografia do joelho demonstrando fraturas do canto da metáfise femoral distal e uma fratura em alça de balde da tíbia proximal.

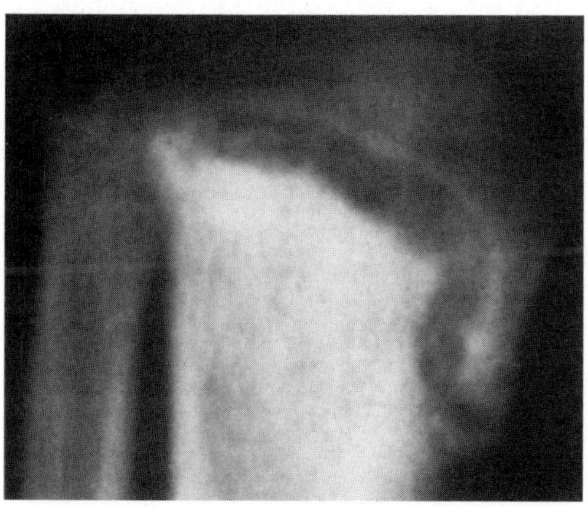

**Fig. 7.2.** Uma grande fratura em alça de balde da tíbia proximal com um segmento periférico acentuadamente espessado na face medial.

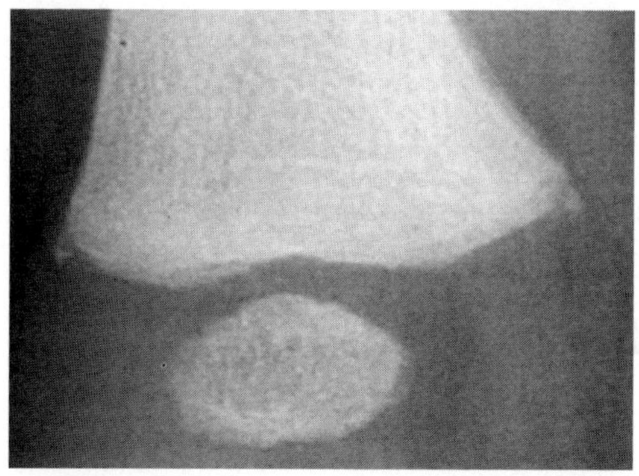

**Fig. 7.3.** Radiografia do fêmur distal demonstrando um fino e incompleto disco de osso centralmente com segmentos mais espessos perifericamente.

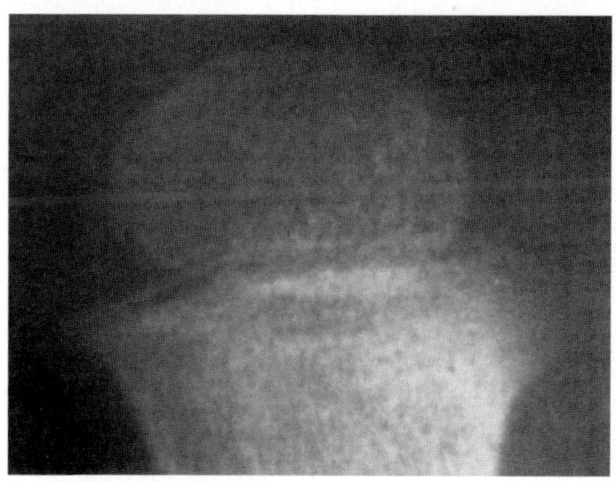

**Fig. 7.4.** Uma fratura metafisária da tíbia proximal, que somente é visível como uma banda radiolucente.

a

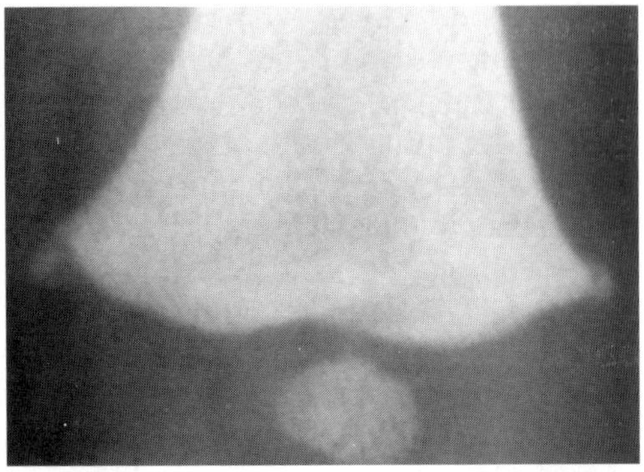

b

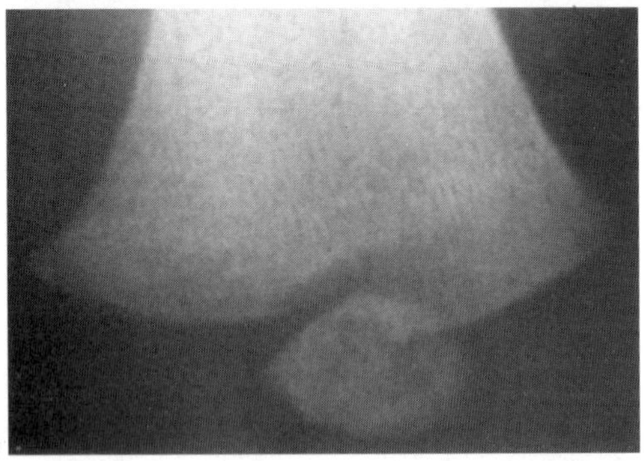

**Fig. 7.5a, b.** Uma fratura metafisária do fêmur distal. **a** Na situação aguda existe a típica aparência de uma fratura de canto. Estas fraturas não perturbam a fixação periostal e, sem nenhuma hemorragia significante, não se observam evidências radiográficas de consolidação óssea. **b** Radiografia de acompanhamento oito semanas mais tarde é totalmente normal sem evidências da lesão prévia.

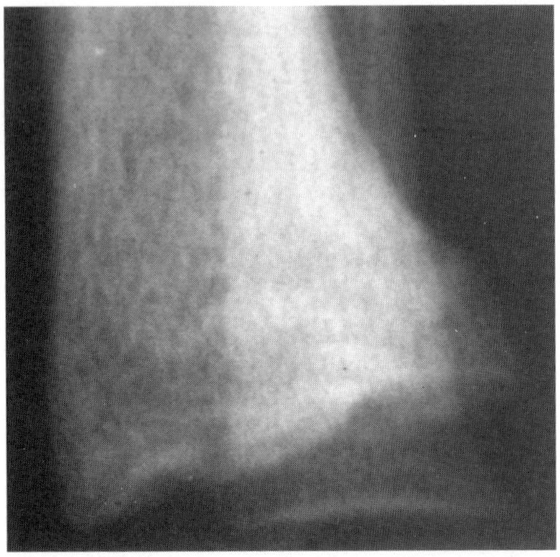

**Fig. 7.6.** Consolidação bastante avançada de uma fratura metafisária. Observa-se uma ondulação da margem metafisária causada pelo crescimento interno da cartilagem.

Como CAFFEY originariamente destacou, as fraturas metafisárias são o resultado de forças de tração e de torção aplicadas ao membro. Isso pode ocorrer quando um membro é utilizado como um cabo ou quando forças centrífugas atuam quando a criança é balançada violentamente. Raramente, uma fratura metafisária isolada pode ser encontrada e correlacionada com um evento acidental plausível. Entretanto, em todas as outras circunstâncias esta lesão em uma criança normal é diagnosticada de uma lesão não acidental.

### 7.3.3 Separações Epifisárias

As fraturas que envolvem a placa de crescimento, com ou sem o envolvimento das epífises adjacentes e/ou metáfise, como classificado por Salter e Harris, ocorrem mais comumente em acidentes. As forças que produzem estas separações epifisárias são similares àquelas que produzem as fraturas metafisárias clássicas, mas sua magnitude é maior (KLEINMAN, 1998).

### 7.3.4 Fraturas da Diáfise

Em geral, as fraturas da diáfise não são específicas para abuso. Os sítios mais comuns são o fêmur e o úmero, seguidos pela tíbia e antebraço (KING *et al.*, 1988; KOWALVERN *et al.*, 1992; THOMAS *et al.*, 1991; WORLOCK *et al.*, 1986).

## 7.4 Consolidação das Fraturas

As crianças que se apresentam após um trauma acidental quase sempre têm uma clara história de eventos associados com as lesões. Quando não existe uma história (pela criança ou por pais que não colaboram), ou nos casos em que as circunstâncias são suspeitas, uma das várias peças do quebra-cabeça que leva ou exclui o diagnóstico de lesão não acidental é a idade destas lesões (CHAPMAN, 1992). A discussão mais abrangente sobre a idade das fraturas em lesões não acidentais foi feita por O'CONNOR e COHEN (1998) e as alterações estão resumidas no Quadro 7.2.

Quadro 7.2. Momento das alterações radiológicas nas fraturas pediátricas (Modificado por O'CONNOR e COHEN, 1998). A evolução da consolidação da fratura é mais rápida no bebê quando comparada com as crianças mais velhas e é influenciada pela ausência de imobilização e traumas repetitivos

| *Alteração radiológica* | *Inicial* | *Pico* | *Tardia* |
|---|---|---|---|
| Resolução das alterações dos tecidos moles (depende da severidade da lesão) | 2-5 dias | 4-10 dias | 10-21 dias |
| Formação de osso novo subperiostal | 4-10 dias | 10-14 dias | 14-21 dias |
| Falta de definição da linha de fratura e o aparecimento do calo mole | 10-14 dias | 14-21 dias | – |
| Calo duro | 14-21 dias | 21-42 dias | 42-90 dias |
| Remodelação | 3 meses | 1 ano | 2 anos – fechamento da placa de crescimento |

## 7.4.1 Alterações Radiológicas nos Tecidos Moles

A hemorragia e o exsudato inflamatório começam imediatamente após a lesão. Eles obliteram os planos adiposos lucentes normais e os limites musculares bem definidos, mas em músculos circundados por um grande volume muscular pode haver um retardo de várias horas antes que estas alterações se tornem radiologicamente aparentes (Fig. 7.7a). Na ausência de uma grande fratura subjacente, estas alterações persistem somente durante alguns dias, mas as lesões mais severas podem estar associadas com alterações dos tecidos moles que persistem por mais tempo. O mais interessante é que a maioria das fraturas de membros em crianças não estão associadas com contusão clínica, seja no diagnóstico ou na primeira semana após a lesão e a ausência deste sinal não pode ser considerada uma evidência de que uma força mínima tenha produzido uma fratura em um osso "frágil" (MATTHEW *et al.*, 1998).

## 7.4.2 Resposta do Periósteo à Lesão

A elevação do periósteo não é visível radiologicamente até que o cálcio se acumule no hematoma subperiostal e no osso novo. A primeira aparência do novo osso periostal é

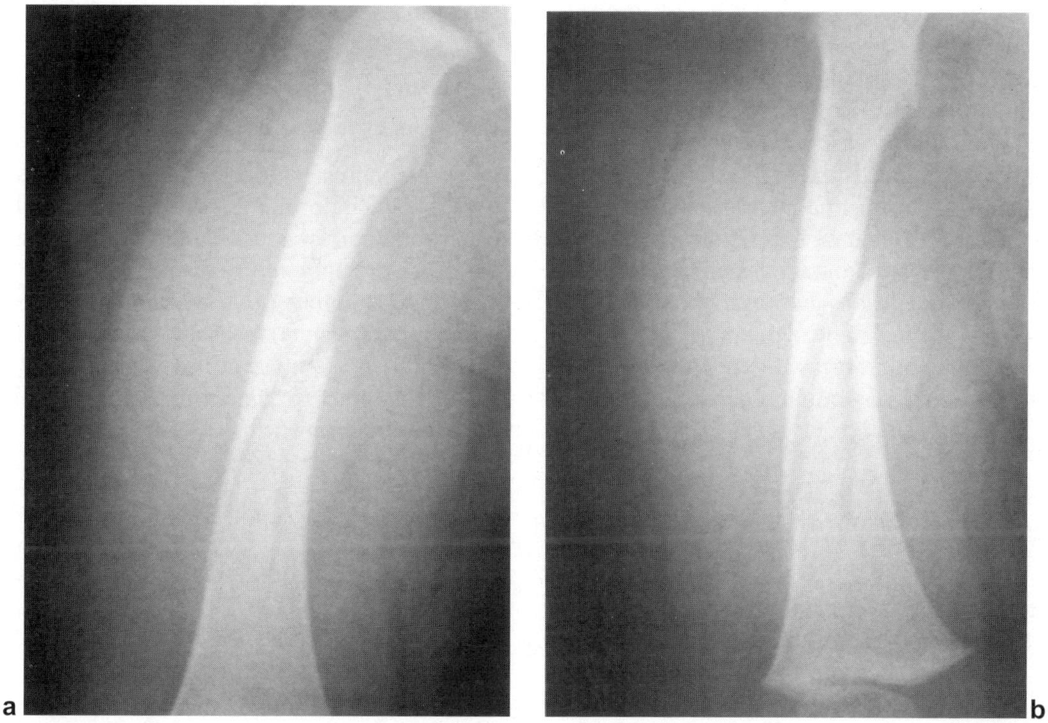

**Fig. 7.7a, b.** Fratura da diáfise femoral. **a** Na situação aguda, 1 hora após a fratura, os planos de tecidos moles ainda estão preservados. **b** A radiografia de acompanhamento após 10 dias demonstra que as interfaces músculo/gordura se tornaram mal definidas por causa da extensão do sangue a partir do sítio da fratura. A linha de fratura agora é mais larga e menos bem definida.

dependente da idade da criança: quanto mais nova for a criança, mais cedo aparece. No bebê, ela pode ser vista radiograficamente por volta de quatro dias após a lesão, mas num intervalo de sete a 14 dias é mais comum. CUMMING (1979), em um estudo de fraturas relacionadas ao nascimento, concluiu que a ausência de osso periostial novo 11 dias após o nascimento deveria sugerir a possibilidade de abuso. Além do período neonatal, uma reação periostal prolongada de mais de 21 dias pode ser uma conseqüência da má nutrição ou deficiência de vitamina D. A quantidade de osso subperiostal aumenta com o trauma repetido e hemorragia subperiostal continuada (levando à formação de um calo exuberante), mas o trauma crônico repetitivo pode ser severo ao ponto de destruir o osso periostial novo durante seu desenvolvimento, resultando na falha da seqüência usual das alterações com a consolidação.

A ultra-sonografia tem sido utilizada para demonstrar as hemorragias e fraturas ocultas dos ossos longos (GRAIF *et al.*, 1988) antes das radiografias confirmarem a presença de lesão óssea e pode ser uma investigação suplementar útil quando se tenta determinar a data da lesão. As cintilografias ósseas são populares em alguns centros, mas seu papel é controverso. As taxas de resultados falso-negativos variam de 0,8% (STY e STARSHAL, 1983) a 27% (MERTEN *et al.*, 1983). A partir destes dados e de outros (HAASE *et al.*, 1980; JAUDES 1984; SMITH *et al.*, 1980) nós podemos concluir que a cintilografia demonstra uma sensibilidade superior para a detecção de fraturas de costelas, especialmente na junção costovertebral, fraturas diafisárias sem desvio e hemorragia subperiostal. ROSENTHAL *et al.* (1976), publicou que a fratura mais precocemente demonstrada pela cintilografia ocorreu 7 hs após a lesão e que se uma cintilografia óssea obtida três ou mais dias após a lesão não revelar uma lesão focal, a fratura é excluída. Uma imagem positiva se torna menos constante conforme a idade da fratura aumenta, mas não existe um curso de tempo definido. As armadilhas das imagens com isótopos específicos são que lesões metafisárias simétricas e adjacentes a placas normalmente "quentes", de crescimento epifisário, algumas fraturas de corpo vertebral e muitas das fraturas de crânio podem ser indetectáveis.

### 7.4.3 Definição da Linha de Fratura

Fraturas recentes, incluindo as fraturas metafisárias, possuem margem finamente definidas. Com o desenvolvimento de uma resposta osteoclástica ao osso necrótico, as extremidades da fratura se tornam menos bem definidas e a fratura se alarga (Fig. 7.7b). Não existem critérios objetivos para estimar a consolidação da fratura com a utilização deste sinal, mas ele não é aparente radiologicamente antes de 10 dias e atinge seu pico em 2-3 semanas.

### 7.4.4 Formação do Calo

Com a produção de osteóide e sua subseqüente calcificação e transformação final em osso, observa-se um aumento na densidade ao longo na linha de fratura. Com as fraturas impactadas e outras fraturas onde o periósteo permanece intacto ou com pouco distúrbio, esta pode ser a única evidência da lesão, sendo portanto, um sinal menos valioso do que o osso subperiostal novo e a clareza da linha de fratura. Novamente, o movimento pode inibir ou destruir o calo endosteal e uma linha de fratura pode permanecer claramente visível após o osso ser consolidado pelo osso novo periostial. O calo mole endosteal é inicialmente visualizado como um aumento mal definido na densidade e começa a se formar logo depois do primeiro aparecimento do osso periosteal novo, isto é, por volta do dia 10-14. Quando o osso lamelar une a fratura, cerca de uma semana mais tarde, o estágio do calo duro já se iniciou. A cronologia da formação do calo e da consolidação da fratura é dependente da idade. Uma fratura relacionada ao nascimento pode estar consolidada em um mês, mas uma fratura similar em uma criança de oito anos de idade estará consolidada em oito semanas.

### 7.4.5 Remodelamento

A estimativa da idade da fratura através deste critério é muito difícil porque a deformidade inicial, o volume do calo produzido e a idade da criança são grandes variáveis. No bebê com uma fratura estável e sem desvio, o processo de remodelamento pode estar completo em três meses, enquanto que em crianças mais velhas, com uma deformidade angular ou uma fratura acentuadamente desviada, o remodelamento pode continuar por até dois anos.

## 7.5 Fêmur Distal

A prevalência geral das fraturas femorais em crianças que sofreram abuso é de 20% (AKBARNIA *et al.*, 1974; GALLENO e OPPENHEIM, 1982; HERDNON, 1983; O'NEIL *et al.*, 1973; ROSENBERG e BOTTENFIELD, 1982).

### 7.5.1
### Fraturas da Diáfise

As fraturas da diáfise femoral foram estimadas em 1,6% de todas as fraturas que ocorrem em crianças (LANDIN, 1983) (Fig. 7.7). Não existe uma associação entre as características morfológicas da fratura e a probabilidade de abuso (REX e KAY, 2000). Apesar de haver um certo desacordo na literatura publicada, as fraturas transversais e oblíquas parecem ser o tipo mais comum, tanto na lesão por abuso como nas lesões acidentais; a fratura da coluna não é sugestiva de abuso (KING *et al.*, 1988; LODER e BOOKOUT, 1991; SCHERL *et al.*, 2000).

Entretanto, a idade é um fator significante na determinação da probabilidade de que uma fratura da diáfise femoral seja causada por um abuso. ANDERSON (1982) fez uma revisão em 122 fraturas femorais em 117 pacientes. No grupo abaixo dos 13 meses de vida, 15 (83%) entre 18 sofreram abusos; das 24 crianças com menos de dois anos de idade, 19 (79%) foram submetidas a abuso. BEALS e TUFTS (1983) sugeriram que cerca de 30% das fraturas femorais em crianças com menos de quatro anos de idade eram o resultado de uma lesão não acidental. THOMAS *et al.* (1991) concluíram que 60% das fraturas femorais em crianças com menos de um ano de idade eram causadas por abuso; acima dos 2 anos de idade, 90% eram acidentais. Em seu estudo com 47 fraturas femorais, REX e KAY (2000) observaram que 13 (93%) entre 14 fraturas infligidas ocorreram em crianças com menos de 1 ano de idade. Este grupo geral de opiniões contrasta com o estudo de WELLINGTON e BENNET (1987) no qual houve somente 14 fraturas (36%) causadas por abuso em 39 crianças abaixo de um ano de idade; além disto, somente duas foram definitivamente consideradas abuso e 12 foram consideradas suspeitas.

### 7.5.2
### Fraturas Metafisárias

O fêmur distal é um sítio comum de fraturas metafisárias e aproximadamente 25% destas fraturas ocorrem neste sítio (KLEINMAN e MARKS, 1998; LODER e BOOKOUT, 1991; WORLOCK *et al.*, 1986). Elas podem ser bilaterais ou unilaterais e comumente estão associadas com fraturas da metáfise proximal da tíbia ipsilateral.

## 7.6
## A Tíbia Proximal

A tíbia é o sítio mais comum de fraturas nas lesões não acidentais, sendo responsável por 7-18% do total (ARBARNIA *et al.*, 1974; GALLENO e OPPENHEIM, 1982; HERDNON, 1983; KING *et al.*, 1988; LEVENTHAL *et al.*, 1993; LODER e BOOKOUT, 1991; WORLOCK *et al.*, 1986). As fraturas metafisárias superam consideravelmente as fraturas da diáfise. Sem dúvida a metáfise tibial proximal é o sítio mais comum para esta fratura em particular. Não existem pontos específicos relacionando as fraturas metafisárias neste sítio (KLEINMAN e MARKS, 1996).

## 7.7
## A Fíbula Proximal

As fraturas metafisárias são menos comuns na fíbula proximal do que na tíbia proximal. Quando presentes, geralmente se observa uma fratura metafisária associada da tíbia proximal.

## 7.8
## Diagnóstico Diferencial

### 7.8.1
### Variantes Normais

#### *7.8.1.1*
#### *Formação Fisiológica de Osso Novo Subperiostal*

Radiograficamente, a formação fisiológica de osso novo subperiostal se apresenta como uma fina densidade bem definida de 2 mm ou menos em espessura, separada da córtex do osso e restrita à diáfise (Fig. 7.8) (KLEINMAN e KWON, 1998). A tíbia é mais comumente afetada do que o fêmur. As alterações geralmente são bilaterais e simétricas e são incomuns acima dos seis meses de idade (SHOPFNER, 1966).

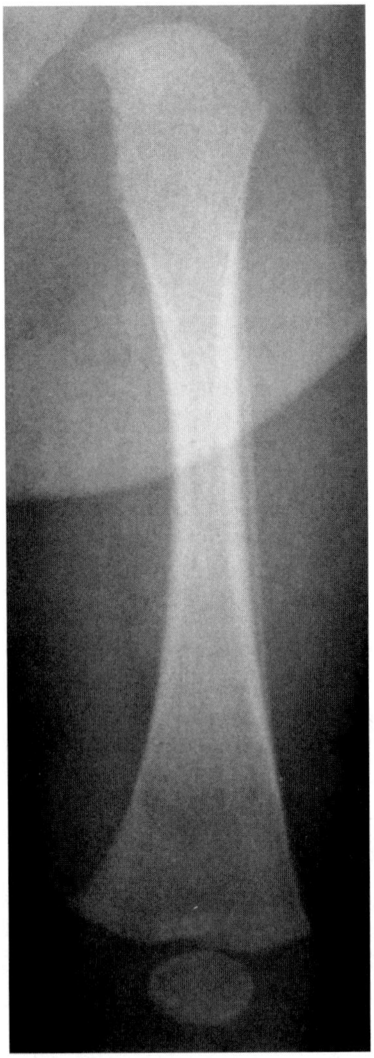

**Fig. 7.8.** Formação fisiológica de osso novo subperiostial.

#### *7.8.1.2*
#### *Variantes Metafisárias*

Existem diversas variações que afetam as metáfises em crescimento e que causam confusão na interpretação da fratura metafisária clássica. As mais importantes são as configurações com "ressalto", o esporão metafisário, e o bico metafisário. Quatro por cento das crianças podem demonstrar uma irregularidade cortical focal ao longo da face medial da diametáfise tibial proximal. Ela é bilateral em 25% dos casos (KLEINMAN *et al.*, 1991).

### 7.8.2
### Trauma do Nascimento

O fêmur é o terceiro osso mais comum, após a clavícula e o úmero, a sofrer fraturas durante o nascimento. As fraturas da diáfise geralmente são oblíquas e são causadas por forças de torção aplicadas durante um parto vaginal difícil ou uma cirurgia cesariana. A incidência de fraturas é maior em bebês com ossos intrinsecamente osteopênicos ou doenças neuromusculares.

### 7.8.3
### Osteogênese Imperfeita

A osteogênese imperfeita (OI) é um distúrbio hereditário do tecido conjuntivo que resulta de uma quantidade anormal e/ou qualidade do colágeno do tipo I, a principal proteína do osso. A apresentação fenotípica é bastante variada, indo da morte perinatal até uma duração de vida normal complicada por somente algumas poucas fraturas. Como as fraturas são uma característica da condição, devem ser feitas sérias considerações em qualquer criança que se apresente com uma fratura sem explicação. Existem quatro grandes tipos na classificação de Sillence (SILLENCE *et al.*, 1979), mas deve ser observado que não existem limites estritos (ver Cap. 6). O tipo IV é um tipo incomum de OI (somente 5% dos pacientes no estudo de Sillence) com doença óssea leve a severa. Os pacientes com este tipo de doença quase sempre possuem uma história familiar positiva, mas por causa da esclera branca, pode ser considerada como uma explicação de uma criança que apresenta uma fratura inexplicada.

Apesar de muitos considerarem a OI do tipo IV rara, um grupo de autores em particular sugeriu uma maior prevalência (PATERSON *et al.*, 1983), incluindo aqueles com dentes normais, o tipo IVA (PATERSON *et al.*, 1987). O estudo mais recente com 78 pacientes com o subtipo IVA da OI, entretanto, foi criticado por outros autores (ABLIN *et al.*, 1990; CARTY e SHAW, 1988) que levantaram a possibilidade de que a população inclui indivíduos com lesão não acidental erroneamente diagnosticados como OI.

Novas mutações genéticas para a OI foram documentadas, de modo que é possível que uma criança apresente uma nova mutação para a OI do tipo IV, isto é, que não tenha nenhuma história familiar relevante e também não apresente nenhum dos outros sinais de OI, como a osteoporose e os múltiplos ossos wormianos no crânio. TAITZ (1987) demonstrou que a incidência da OI do tipo IV com fraturas abaixo de um ano de vida, ausência de história familiar, e radiologia até então normal (incluindo a ausência de ossos wormianos) e dentes normais está entre 1 em 1 milhão e 1 em 3 milhões. Assim, em uma cidade com 500.000 pessoas com 6.000 nascimentos por ano, a incidência seria de um caso a cada 100-300 anos. O número de casos esperados de lesão não acidental com fraturas seria de 15 casos por ano. As fraturas metafisárias ocorrem na OI, mas somente na presença de uma doença óssea óbvia com ossos radiologicamente anormais (ASTLEY, 1979).

As anormalidades do colágeno podem ser encontradas após uma cultura de fibroblastos da pele em aproximadamente 85% dos pacientes com OI (BYERS, 1993). A verdadeira prevalência das anormalidades bioquímicas do colágeno no grupo em idade pediátrica não é conhecido e até que estes dados estejam disponíveis, os resultados da cultura dos fibroblastos da pele podem somente proporcionar uma das peças do quebra-cabeça. Além disto, as anormalidades detectadas nos fibroblastos da pele podem não ter relação com as alterações no osso e no aumento da fragilidade óssea. Recentes julgamentos em tribunais no Reino Unido mantiveram o diagnóstico de lesão não acidental mesmo na presença de colágeno anormal, quando as evidências radiológicas são fortes em favor do abuso. Então, quais crianças devem ser submetidas a uma biópsia de pele e cultura de fibroblastos? Três difíceis situações nas quais podem ser apropriadas são: (a) quando o sítio da fratura é consistente com a história mas o modo de lesão parece ser insuficiente para causar a lesão, (b) quando as fraturas recorrem em um meio ambiente protegido, e (c) quando não existem sinais externos de abuso e o diagnóstico parece improvável. A cultura de fibroblastos leva pelo menos três meses e é importante que a criança esteja protegida durante este período. Este teste atualmente não é oferecido como um serviço de rotina no Reino Unido.

Existem registros de casos de OI que inicialmente foram diagnosticados como lesão não acidental (AUGARTEN *et al.*, 1993; GAHAGAN e RIMSZA, 1991; OJIMA *et al.*, 1994; PATERSON e MCALLION, 1987; WARDINSKY, 1995 e WARDINSKY *et al.*, 1995). Entretanto, estes casos exibiram anormalidades clínicas e/ou radiológicas sugestivas de OI ou uma possibilidade familiar não detectada inicialmente, que teriam permitido que o diagnóstico fosse corretamente realizado. Estes registros de casos esporádicos não geram evidências significantes para que se considere que exista um grande grupo de bebês com uma fragilidade clínica e radiologicamente oculta. A diferenciação entre uma criança que está sofrendo de abusos e uma OI foi assunto de revisões recentes (ABLIN *et al.*, 1990; ABLIN e SANE, 1997; CARTY 1998; CHAPMAN e HALL, 1997; SMITH, 1995).

### 7.8.4 Displasias Ósseas Mais Raras com Fragilidade Óssea

Existem outras causas raras de fragilidade óssea na infância. Elas todas possuem manifestações clínicas, genéticas e/ou radiológicas que facilitam seu diagnóstico e não devem ser confundidas com uma criança "normal" com uma fratura. A lista inclui a acondrogenesia, osteopetrose, picnodiostose, mucolipidose II (doença da célula I), displasia metafisária (tipo Jansen), hipofosfatasia, homocistinúria, síndrome de Menke (doença do cabelo crespo) e doença do armazenamento do colágeno. Para uma discussão mais completa destas condições ver no Capítulo 6.

### 7.8.5 Doença da Fragilidade Óssea Temporária

PATERSON *et al.* (1993) descreveram 39 crianças, coletadas em um período de 10 anos, com fraturas somente no primeiro ano de vida. Os autores especularam que os bebês sofreram de um defeito temporário do colágeno causado por uma deficiência transitória de cobre ou outra deficiência de metaloenzimas, apesar de esta teoria permanecer não comprovada. Esta condição hipotética, do modo descrito, apresenta uma impressionante similaridade com muitos casos de lesões não acidentais (CHAPMAN e HALL, 1997). Pode se considerar que se os parentes oferecem uma explicação inapropriada para as lesões, ou se não existe explicação, atualmente a criança deve ser considerada como se estivesse sendo vítima de abuso. Se, por outro lado, os parentes são convincentes, então um diagnóstico médico de "doença da fragilidade óssea temporária" se torna aceitável, mesmo não havendo provas de sua existência. É sugerido que as lesões não acidentais e a doença da fragilidade óssea temporária são a mesma condição mas com diferentes nomes que são dependentes da credibilidade do parente que está acompanhando a criança. Se houver maiores tentativas de definição da condição, é importante que evidências médicas sólidas sejam utilizadas. Infelizmente estes casos têm sido debatidos nos tribunais por especialistas médicos com opiniões diferentes e as cortes têm considerado que as lesões não acidentais devem ser incluídas entre os casos de doença da fragilidade óssea temporária (WALL, 1995).

### 7.8.6 Outros Diagnósticos Diferenciais

Outros diagnósticos diferenciais são resumidos no Quadro 7.3 e são discutidos por Brill *et al.* (1998).

**Quadro 7.3** Diagnósticos diferenciais das lesões ósseas nas causas não acidentais

| *Condição* | *Fraturas diafisárias* | *FONS* | *Anormalidades metafisárias* | *Osteopenia* | *Comentários* |
|---|---|---|---|---|---|
| Raquitismo | + | + | + | + | Os sinais mais precoces são alargamento das placas de crescimento e abaulamento e esgarçamento das metáfises |
| Doença óssea da prematuridade | + | + | + | + | Elevação da fosfatase alcalina<br>Mais comum em bebês com peso muito baixo na ocasião do nascimento<br>Mais provável com uma história de administração de furosemida, ventilação prolongada e/ou icterícia prolongada |
| Mielomeningocele | + | + | + | ± | |
| Insensibilidade congênita à dor | + | + | + | – | |
| Leucemia | – | + | + | + | |
| Osteomielite | – | + | + | Localizada | Pode ser multifocal |
| Tratamento com prostaglandinas E1 | – | + | – | – | |
| Sífilis congênita | – | + | + | – | |
| Escorbuto | – | + | + | ++ | Não nos primeiros seis meses de vida |
| Intoxicação por vitamina A | – | + | – | – | |
| Síndrome de Menkes (doença do cabelo crespo) | – | + | + | ± | Homens com ossos wormianos, baixos níveis séricos de cobre e vasos intracranianos tortuosos |
| Deficiência de cobre | + | + | + | + | Improvável na presença de peso baixo ao nascer, nutrição parenteral total, dieta insuficiente de cobre ou um bebê nascido a termo nos primeiros seis meses de vida |

## Referências Bibliográficas


Ablin DS, Sane SM (1997) Non-accidental injury: confusion with temporary brittle bone disease and mild osteogenesis imperfecta. Pediatr Radiol 27:111-113

Ablin DS, Greenspan A, Reinhart M, Grix A (1990) Differentiation of child abuse from osteogenesis imperfecta. AJR 154:1035-1046

Akbarnia B, Torg JS, Kirkpatrick J *et al.* (1974) Manifestations of the battered-child syndrome. J Bone Joint Surg [Am] 56:1159-1166

Alexander CJ (1976) Effect of growth rate on the strength of the growth plate shaft junction. Skeletal Radiol 1:67-76

Anderson WA (1982) The significance of femoral fractures in children. Ann Emerg Med 11:174 177

Astley R (1979) Metaphyseal fractures in osteogenesis imperfecta. Br J Radiol 52:441-443

Augarten A, Laufer J, Szeinberg A *et al.* (1993) Child abuse, osteogenesis imperfecta and the grey zone between them. J Med 24:171-175

Beals RK, Tufts E (1983) Fractured femur in infancy: the role of child abuse. J Pediatr Orthop 3:583-586

Brill PW, Winchester P, Kleinman PK (1998) Differential diagnosis I. Diseases simulating abuse. In: Kleinman PK (ed) Diagnostic imaging of child abuse, 2nd edn. Mosby, St Louis, pp 178-196

Byers PH (1993) Osteogenesis imperfecta. In: Royce PM, Steinmann B (eds) Connective tissue and its heritable disorders. Wiley/Liss, New York, pp 317-350

Caffey J (1946) Multiple fractures in the long bones of infants suffering from chronic subdural haematoma. AJR 56:163-173

Caffey J (1957) Some traumatic lesions in growing bones other than fractures and dislocations: clinical and radiological features. Br J Radiol 30:225-238

Carty H (1988) Brittle or battered. Arch Dis Child 63:350-352

Carty H, Shaw D (1988) Osteogenesis imperfecta type IV A (letter). Acta Paediatr Scand 77:752-754

Chapman S (1992) The radiological dating of injuries. Arch Dis Child 67:1063-1065

Chapman S, Hall CM (1997) Non-accidental injury or brittle bones. Pediatr Radiol 27:106-110

Crilly R (1972) Longitudinal overgrowth of the chicken radius. J Anat 112:11-18

Cumming WA (1979) Neonatal skeletal fractures. Birth trauma or child abuse? J Can Assoc Radiol 30:30-33

Ebbin AJ, Gollub MH, Stein AM *et al.* (1969) Battered child syndrome at the Los Angeles County General Hospital. Am J Dis Child 118:660-667

Gahagan S, Rimsza ME (1991) Child abuse or osteogenesis imperfecta: how can we tell? Pediatrics 88:987-992

Galleno H, Oppenheim WL (1982) The battered child syndrome revisited. Clin Orthop 162:11-19

Graif M, Stahl-Kent V, Ben-Ami T *et al.* (1988) Sonographic detection of occult bone fractures. Pediatr Radiol 18:383-385

Haase GM, Ortz VN, Stakianakis GN *et al.* (1980) The value of radionuclide bone scanning in the early recognition of deliberate child abuse. J Trauma 20:873-875

Herndon WA (1983) Child abuse in a military population. J Pediatr Orthop 3:73-76

Jaudes PK (1984) Comparison of radiography and radionuclide bone scanning in the detection of child abuse. Pediatrics 73:166-168

Kempe CH, Silverman FN, Steele BF *et al.* (1962) The battered child syndrome. JAMA 181:17-24

King J, Diefendorf D, Apthorp J*et al.* (1988) Analysis of 429 fractures in 189 battered children. J Pediatr Orthop 8:585-589

Kleinman PK (1998) Diagnostic imaging of child abuse, 2nd edn. Mosby, St Louis, p 22

Kleinman PK, Kwon DS (1998) Differential diagnosis IV: normal variants. In: Kleinman PK (ed) Diagnostic imaging of child abuse, 2nd edn. Mosby, St Louis, pp 225-228

Kleinman PK, Marks SC Jr (1995) Relationship of the subperiosteal bone collar to the metaphyseal lesions in abused infants. J Bone Joint Surg [Am] 77:1471-1476

Kleinman PK, Marks SC Jr (1996) A regional approach to the classic metaphyseal lesion in abused infants: the proximal tibia. AJR 166:421-426

Kleinman PK, Marks SC Jr (1998) A regional approach to the classic metaphyseal lesion in abused infants: the distal femur. AJR 170:43-47

Kleinman PK, Marks SC, Blackbourne B (1986) The metaphyseal lesion in abused infants: a radiologic-histopathologic study. AJR 146:895-905

Kleinman PK, Belanger PL, Karellas A *et al.* (1991) Normal metaphyseal radiologic variants not to be confused with findings of infant abuse. AJR 156:781-783

Kogutt MS, Swischuk LE, Fagan CJ (1974) Patterns of injury and significance of uncommon fractures in the battered child syndrome. AJR 121:143-149

Kowal-Vein A, Paxton TP, Ros SP *et al.* (1992) Fractures in the under-3-year-old age cohort. Clin Pediatr (Phila) 31:653-659

Krugman RD (1997) Child protection policy. In: Helfer ME, Kempe RS, Krugman RD (eds) The battered child. University of Chicago Press, Chicago

Landin LA (1983) Fracture patterns in children. Analysis of 8,682 fractures with special reference to incidence, etiology, and secular changes in a Swedish urban population 1950-1979. Acta Orthop Scand Suppl 202:1-109

Lauer B, Broeck ET, Grossman M (1974) Battered child syndrome: review of 130 patients with controls. Pediatrics 54:67-70

Leventhal JM, Thomas SA, Rosenfield NS, *et al.* (1993) Fractures in young children. Distinguishing child abuse from unintentional injuries. Am J Dis Child 147:87-92

Loder RT, Bookout C (1991) Fracture patterns in battered children. J Orthop Trauma 5:428-433

Matthew MO, Ramamohan N, Bennet C (1998) Importance of bruising associated with paediatric fractures: prospective observational study. Br Med J 317:1117-1118

Merten DF, Radkowski MA, Leonidas JC (1983) The abused child. A radiological reappraisal. Radiology 146:377-381

O'Connor JF, Cohen J (1998) Dating fractures. In: Kleinman PK (ed) Diagnostic imaging of child abuse, 2nd edn. Mosby, St Louis, pp 168-177

Ogden JA (1990) Injury to the immature skeleton. In: Touloukian RJ (ed) Pediatric trauma. Mosby Year Book, St Louis, pp 399-439

Ojima K, Matsumoto H, Hayase T *et al.* (1994) An autopsy case of osteogenesis imperfecta initially suspected as child abuse. Forensic Sci Int 65:97-104

O'Neill JA Jr, Meacham WF, Griffin PP *et al.* (1973) Patterns of injury in the battered child syndrome. J Trauma 13:332-339

Paterson CR, McAllion SJ (1987) Child abuse and osteogenesis imperfecta. Br Med J 295:1561

Paterson CR, McAllion S, Miller R (1983) Osteogenesis imperfecta with dominant inheritance and normal sclerae. J Bone Joint Surg [Br] 65:35-39

Paterson CR, McAllion S, Shaw J (1987) Clinical and radiological features of osteogenesis imperfecta type IV A. Acta Paediatr Scand 76:548-552

Paterson CR, Burns J, McAllion SJ (1993) Osteogenesis imperfecta: the distinction from child abuse and the recognition of a variant form. Am J Med Genet 45:187-192

Rex C, Kay PR (2000) Features of femoral fractures in nonaccidental injury. J Pediatr Orthop 20:411-413

Richman HA (2000) From a radiologist's judgement to public policy on child abuse and neglect: what have we wrought? Pediatr Radiol 30:219-228

Rosenberg N, Bottenfield G (1982) Fracture in infants: a sign of child abuse. Ann Emerg Med 11:178-180

Rosenthal L, Hill RO, Chuang S (1976) Observations of the use of $^{99}$mTc-phosphate imaging in peripheral bone trauma. Radiology 119:637-641

Ryan MG, Davis AA, Oates RK (1977) One hundred and eighty-seven cases of child abuse and neglect. Med J Aust 2:623-628

Scherl SA, Miller L, Lively N *et al.* (2000) Accidental and nonaccidental femur fractures in children. Clin Orthop 376:96-105

Shopfner CE (1966) Periosteal bone growth in normal infants. A preliminary report. AJR 97:154-163

Sillence DO, Senn A, Danks DM (1979) Genetic heterogeneity in osteogenesis imperfecta. J Med Genet 16:101-116

Smith FW, Gilday DL, Ash JM *et al.* (1980) Unsuspected costovertebral fractures demonstrated by bone scanning in the child abuse syndrome. Pediatr Radiol 10:103-106

Smith R (1995) Osteogenesis imperfecta, non-accidental injury and temporary brittle bone disease. Arch Dis Child 72:169-176

Sty JR, Starshak RJ (1983) The role of bone scintigraphy in the evaluation of the suspected abused child. Radiology 146:369-375

Taitz LS (1987) Child abuse and osteogenesis imperfecta. Br Med J 295:1082-1083

Tardieu A (1860) etude medico-legale sur les sévice et mauvais traitments exercés sur des enfants. Ann Hyg Publ Med Leg 13:361-398

Thomas SA, Rosenfield NS, Leventhal JM *et al.* (1991) Longbone fractures in young children: distinguishing accidental injuries from child abuse. Pediatrics 88:471-476

Wall (1995) Re AB (Child abuse: expert witnesses). FLR 1:181-200

Wang C-T (1997) Current trends in child abuse reporting and fatalities: the results of the Annual Fifty State Survey. Center for Child Abuse Prevention Research, Prevent Child Abuse America, Chicago

Wardinsky TD (1995) Genetic and congenital defect conditions that mimic child abuse. J Fam Pract 41:377-383

Wardinsky TD, Vizcarrondo FE, Cruz BK (1995) The mistaken diagnosis of child abuse: a three-year USAF medical centre analysis and literature review. Milit Med 160:15-20

Wellington P, Bennet GC (1987) Fractures of the femur in childhood. Injury 18:103-104

Worlock P, Stower M, Barbor P (1986) Patterns of fractures in accidental and non-accidental injury in children: a comparative study. Br Med J 293:100-102

# 8 Trauma Ósseo

Prudencia N. M. Tyrrell • Victor N. Cassar-Pullicino

CONTEÚDO




P. N. M. Tyrrell, MD
Consultant Radiologist, Department of Diagnostic Imaging, The Robert Jones and Agnes Hunt Orthopaedic and District Hospital, Oswestry, Shropshire, SY10 7AG, UK
V. N. Cassar-Pullqqicino, MD Consultant Radiologist, Department of Diagnostic Imaging, The Robert Jones and Agnes Hunt Orthopaedic and District Hospital, Oswestry, Shropshire, SY10 7AG, UK


## 8.1 Introdução

O trauma do joelho é uma lesão comum e a principal forma de avaliação inicial através de imagens ainda é através das radiografias convencionais. Múltiplas estruturas ligamentares contribuem para a estabilidade do joelho, e a demonstração de uma fratura deve alertar o radiologista para a possibilidade de lesão concomitante a estas estruturas de tecidos moles. Este capítulo lida especificamente com o trauma ósseo e que geralmente pode ser avaliado somente pela radiografia convencional, apesar de que, quando indicado, a tomografia computadorizada (TC) e as imagens de ressonância magnética (RM) podem ser necessárias para determinar a total extensão da lesão.

Alguns tipos de lesão estão especificamente associadas com certos grupos etários e este conhecimento é útil, particularmente quando as radiografias convencionais têm uma aparência normal. Durante o crescimento as abundantes estruturas cartilaginosas (fises e apófise) são os elos mais fracos no complexo osso-articulação-tendão-ligamento e as fraturas na vizinhança do joelho possuem uma característica particular neste grupo etário. Em uma pessoa mais velha, particularmente em mulheres com osteoporose, as fraturas do platô tibial lateral com facilidade podem deixar de ser diagnosticadas. Estas fraturas podem ser destacadas com a inclusão de incidências oblíquas interna e externa quando a lesão é suspeitada.

Existem importantes estruturas neurovasculares intimamente relacionadas com o fêmur distal, principalmente na região posterior e lateral. A possibilidade de um dano associado a estas estruturas é preeminente durante a avaliação de um trauma ósseo na articulação do joelho em qualquer idade (*e. g.*, luxação de joelho no adulto e nas fraturas da fise na criança, com separação epifisária). As lesões ósseas concomitantes, particularmente nas articulações do quadril e do tornozelo, também devem ser consideradas em associação com as fraturas do joelho.

Este capítulo se destina a permitir que o leitor tenha uma rápida referência às informações pertinentes sobre uma lesão específica. Ele irá abordar uma variedade de lesões que podem ocorrer no joelho tanto de crianças como de adultos em relação ao mecanismo de lesão, padrões e classificações das fraturas, com uma breve menção sobre os assuntos relacionados ao tratamento.

## 8.2 Indicações para as Radiografias nas Lesões Suspeitas do Joelho

O trauma agudo é uma lesão comum. A determinação da necessidade de exame radiológico do joelho após uma lesão é direcionada em grande parte pela história clínica e os achados do exame. As forças envolvidas, sejam diretas, causadas por impacto, ou indiretas, devido a movimentos excessivos em flexão, extensão, varo ou valgo, juntamente com um componente rotacional, precisam ser considerados. No exame, a presença de um derrame, de um ponto de sensibilidade, limitação ou excesso de movimento é importante.

Inúmeros estudos foram realizados para tentar e avaliar a importância relativa de certas características na previsão da presença de sinais positivos nas radiografias convencionais. A Ottawa Knee Rule foi publicada em 1995 (STIELL *et al.*, 1995). Ela se baseava na avaliação de 1.047 pacientes adultos com lesão de joelhos e avaliou em relação a 23 achados clínicos padronizados. Foi demonstrado que uma série radiológica para o joelho somente era necessária em pacientes com lesões de joelho com pelo menos um dos seguintes achados: (a) idade de 55 anos ou mais, (b) sensibilidade isolada da patela, (c) sensibilidade na cabeça da fíbula, (d) incapacidade em flexionar o joelho até 90°, (e) incapacidade em suportar o peso tanto imediatamente como na sala de emergência (quatro etapas; incapaz de transferir o peso sobre cada membro a despeito de uma claudicação). Os estudos subseqüentes confirmaram a validade destas regras (STIELL *et al.*, 1996, 1997; TIGGES *et al.*, 1999). Um estudo posterior destacou o significado da presença de um derrame ou de uma hemartrose na previsão de uma lesão óssea significante (FAGAN e DAVIS, 2000). Neste estudo, estas características e a sensibilidade do osso foram consideradas como as características mais significantes e as variáveis verdadeiramente independentes associadas com uma fratura. Um derrame na articulação do joelho é diagnosticado quando uma sombra em tecidos moles, geralmente com delineamento ovóide, é visível na região suprapatelar (pela presença de líquido no recesso suprapatelar) observada nas projeções laterais. Ela está associada com a obliteração da linha de gordura suprapatelar (BUTT *et al.*, 1983). Se uma lipohemartrose (gordura e sangue dentro da articulação) é suspeitada, uma projeção lateral com feixe de raios horizontais deve ser obtida. Uma linha separando as duas densidades com o sangue em baixo e a gordura com menos densidade no topo do "derrame" confirma este diagnóstico e é altamente suspeita de uma fratura intra-articular.

Quando as radiografias são completamente normais neste cenário, e as projeções adicionais, incluindo as incidências oblíquas interna e externa e as incidências de estresse, também são consideradas normais, a lesão dos tecidos moles precisa ser considerada, possivelmente em associação com lesões microtrabeculares ou condrais não visíveis nas radiografias simples. Nesta situação, as imagens RM devem ser realizadas.

## 8.3 Fraturas Extra-Articulares

### 8.3.1 Fraturas Supracondilares

As fraturas supracondilares ocorrem logo acima do nível dos côndilos, e freqüentemente são levemente transversais, podem ser cominutivas e não raramente se estendem até a articulação. O fragmento distal em geral está angulado posteriormente devido à tração exercida pelo músculo gastrocnêmio que se insere posteriormente logo acima dos côndilos femorais. Existe ainda o risco de lesão vascular associada dos vasos poplíteos que passam posteriormente na articulação do joelho. As fraturas nesta localização podem estar associadas com as fraturas ou fraturas-luxação do quadril. Existe ainda a associação com a fratura da diáfise tibial quando a lesão ocorre por um mecanismo de alto impacto, resultando em um joelho flutuante.

Diversos sistemas de classificação foram utilizados para as fraturas do fêmur distal (NEER *et al.*, 1967; STEWART *et al.*, 1966; SCHTZKER e TILE, 1987; SEINSHEIMER, 1980; MÜLLER *et al.*, 1979). A classificação de MÜLLER *et al.* indica três padrões gerais (supracondilar sem envolvimento articular, uma fratura em duas partes com extensão intra-articular e uma fratura em Y invertido com extensão intra-articular) com três subgrupos, com base na aparência radiológica. Existe um grande número de padrões de fratura, muitos dos quais não se encaixando perfeitamente em um esquema de classificação. Por este motivo, apesar dos sistemas de classificação serem úteis na comparação e na análise dos diferentes tipos de tratamento, em termos práticos cada caso deve ser avaliado individualmente.

Em relação ao tratamento das fraturas supracondilares, no geral, a redução fechada pode ser empregada para as fraturas sem envolvimento articular. A redução aberta e a fixação interna serão necessárias para as fraturas com extensão intra-articular.

### 8.3.2 Fraturas da Fise Distal do Fêmur

As lesões da fise femoral distal (e da fise tibial proximal) geralmente são causadas por uma força em valgo ou hiperextensão no joelho. Como as lesões fisárias ocorrem antes da fusão esquelética, elas podem estar associadas com uma alta incidência de distúrbios do crescimento devido a uma compressão pós-traumática através da fise. As fraturas fisárias do fêmur distal são muito mais raras do que as que ocorrem no tornozelo e as que afetam o membro superior. Elas estão associadas com lesões ligamentares da articulação do joelho. Elas são classificadas de acordo com a classificação de Salter Harris para as lesões fisárias (SALTER e HARRIS, 1963) (Fig. 8.1).

- *Salter Harris (SH) tipo I* é uma separação através da fise femoral distal, sem a fratura do osso adjacente.
- *SH tipo II* é um alargamento da placa de crescimento com a extensão oblíqua da linha de fratura através de um dos cantos da metáfise. Este é o tipo mais comum de fratura nesta localização. A fratura geralmente está desviada lateralmente como o resultado de uma força em valgo, ou anteriormente, como o resultado de uma força em hiperextensão.
- *SH tipo III* é um alargamento da fise juntamente com uma linha de fratura epifisária vertical que se estende da fise até a superfície articular. Apesar da linha de fratura poder ocorrer em qualquer local, ela geralmente ocorre através da região intercondilar (Fig. 8.2a). O

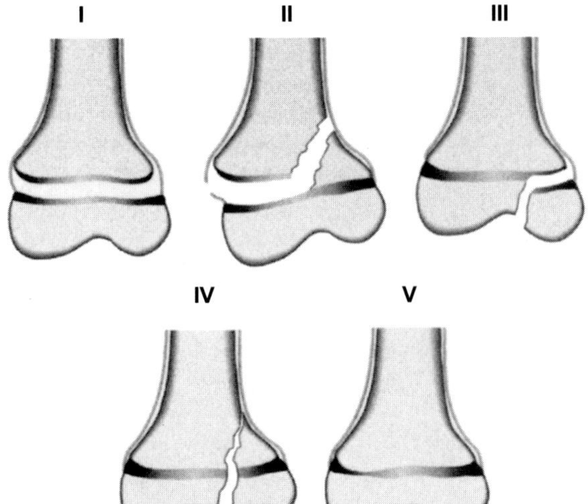


**Fig. 8.1.** Diagrama das lesões fisárias do fêmur distal (tipos I-V). Ver o texto para detalhes.

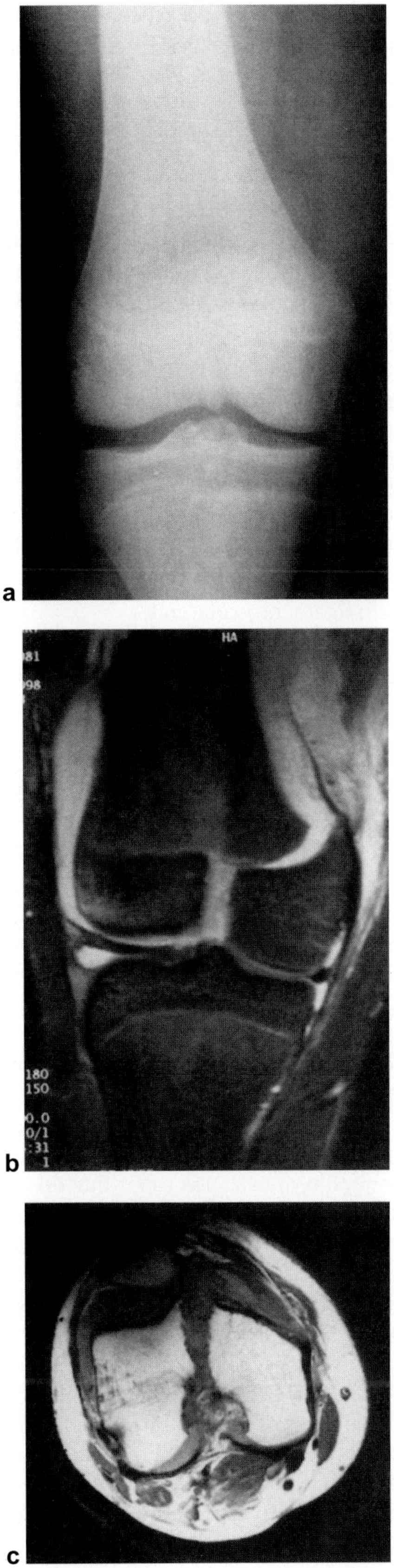

a

b

c

**Fig. 8.2. a** Radiografia AP demonstrando uma fratura SH tipo III do fêmur distal. **b** Imagem STIR coronal demonstrando um grande derrame articular e destacando o grau de desvio do fragmento medial. **c** Imagem ponderada T1 axial destaca os fragmentos desviados e revela uma extensão posterior para a incisura intercondilar.

alargamento da fise geralmente afeta o côndilo medial. Esta é a lesão epifisária sem desvio espontaneamente reduzida mais comum no joelho. Ela pode ser de difícil apreciação no exame inicial. Uma ruptura no ligamento cruzado anterior (LCA) pode estar associada com este tipo de fratura.

- *SH tipo IV* consiste em uma linha de fratura vertical que se estende através da metáfise, através da fise e através da epífise até a linha articular. A fratura geralmente envolve a metáfise lateral se estendendo para a incisura intercondilar com a separação do côndilo femoral lateral.
- *SH tipo V* é uma impacção epifisária e possui uma alta associação com um conseqüente retardo do crescimento. Estas lesões geralmente se encontram em associação com uma fratura da tíbia proximal.

As lesões por avulsão do bordo da fise incluindo uma porção do pericôndrio e do osso podem ocorrer quando existe uma avulsão do ligamento colateral.

Em separado da classificação de Salter Harris para as lesões fisárias, as lesões podem ser descritas em relação ao tipo de desvio, e este por sua vez está associado com o mecanismo da lesão. O desvio anterior da epífise ocorre por causa de uma lesão em hiperextensão do joelho. Esta lesão está associada a um maior risco de dano neurovascular na região posterior. O desvio medial ou lateral também pode ocorrer em associação com as lesões SH do tipo II.

Em crianças, como a fise é radiolucente, a visualização da lesão é determinada pela observação de um alargamento, desvio ou ruptura dos ossos adjacentes (Ozonoff, 1979). As radiografias ântero-posteriores (AP) e laterais padronizadas podem não detectar as lesões e incidências oblíquas podem ser necessárias. Em um bebê, somente o centro da epífise femoral distal está ossificado. Este deve estar em linha com o eixo longo do fêmur tanto na projeção em AP como na lateral. Incidências comparativas com o joelho oposto nos casos duvidosos podem ser úteis. Uma linha radiolucente representando a fise na projeção em AP geralmente mede de 3-5 mm até a adolescência. As incidências de estresse também podem ser necessárias e ajudam a diferenciar entre uma lesão ligamentar e uma lesão fisária (Rogers, 1992).

Em termos gerais, as lesões SH I e II podem ser reduzidas por métodos fechados. Entretanto, estes métodos podem falhar, geralmente devido a uma interposição do periósteo dentro da fise, caso em que uma redução aberta se torna necessária (Sponseller e Beaty, 1996). As lesões SH III e IV quase sempre necessitam de redução aberta e fixação interna de modo a minimizar a ruptura da superfície articular e diminuir a probabilidade de interrupção prematura do crescimento. As lesões SH II possuem uma alta associação com distúrbios subseqüentes do crescimento. Este retardo do crescimento geralmente ocorre no lado oposto ao da fratura metafisária, já que este é o ponto de lesão máxima e de separação da fise. Os sinais radiológicos de fechamento prematuro geralmente se tornam evidentes dentro de seis meses após a lesão.

### 8.3.3 Fraturas da Fíbula Proximal

As fraturas da cabeça e do colo da fíbula raramente ocorrem de forma isolada e em geral estão associadas com a fratura do côndilo lateral da tíbia, lesões ligamentares ou com a fratura do tornozelo.

As fraturas da cabeça da fíbula são divididas em três tipos:

1. Impacto direto.
2. Lesões em valgo, geralmente associadas com a fratura do côndilo tibial lateral e a lesão do ligamento colateral medial.
3. Lesões em varo nas quais se observa a avulsão do processo estilóide da fíbula no sítio de inserção do ligamento colateral lateral e tendão do bíceps femoral. Estas lesões podem estar associadas com a lesão do nervo fibular comum. Também pode ser observado um dano significativo à cápsula lateral e às estruturas ligamentares (Fig. 8.3).

Quando as lesões da cabeça e do colo da fíbula ocorrem um pouco mais distalmente, elas geralmente estão associadas com uma lesão em rotação externa no tornozelo.

### 8.3.4 Fraturas da Fise Tibial Proximal

A classificação de Salter Harris se aplica a esta área (Salter e Harris, 1963). Na avaliação radiológica deste tipo de fratura é primordial lembrar que mesmo fraturas com desvio mínimo podem ter estado severamente desviadas antes de retornarem para uma localização de quase redução conforme visto nas radiografias. A maioria das fraturas fisárias aqui são dos tipos I e II. Sessenta e seis por cento das lesões SH do tipo II apresentam desvio. A fratura metafisária geralmente é medial e com separação lateral, resultando em uma deformidade em valgo. Na lesão SH do tipo III, a fratura geralmente envolve a epífise lateral e o ligamento colateral medial (LCM) está rompido. Nas lesões SH do tipo IV, o côndilo tibial lateral ou medial pode estar afetado. Este tipo de lesão está particularmente associado com uma avulsão da fixação do LCA. As lesões de SH do tipo V ocorrem particularmente em associação com fraturas da diáfise tibial. Este tipo de lesão também pode estar associado com geno recurvatum como o resultado de uma lesão contra o painel de um carro, com o envolvimento da parte ântero-inferior da epífise e da placa de crescimento.

De todas as fraturas fisárias nos ossos longos de crianças, as fraturas fisárias da tíbia proximal apresentam o maior potencial de complicações neurovasculares desastrosas. As fraturas tibiais proximais também podem ser classificadas de acordo com a direção do desvio. Uma lesão em hiperextensão leva ao desvio posterior e à angulação da metáfise (Fig. 8.4). Uma lesão em hiperextensão leva a uma angulação anterior. Os tipos em varo e em valgo resultam de forças em abdução ou adução.

As lesões dos tipos I e II geralmente podem ser reduzidas por métodos fechados. As lesões de SH dos tipos III e IV geralmente necessitam de redução aberta e fixação interna (SPONSELLER e BEATY, 1996). Quando a redução fechada é realizada, é necessário um cuidado apropriado para evitar uma lesão inadvertida aos vasos poplíteos posteriormente e ao nervo fibular lateralmente.

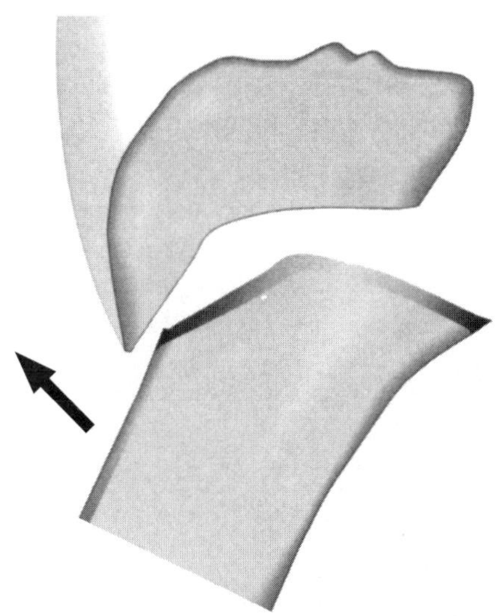

**Fig. 8.4.** Diagrama de uma fratura da fise proximal da tíbia causada por um mecanismo de hiperextensão. Existe o risco de dano vascular.

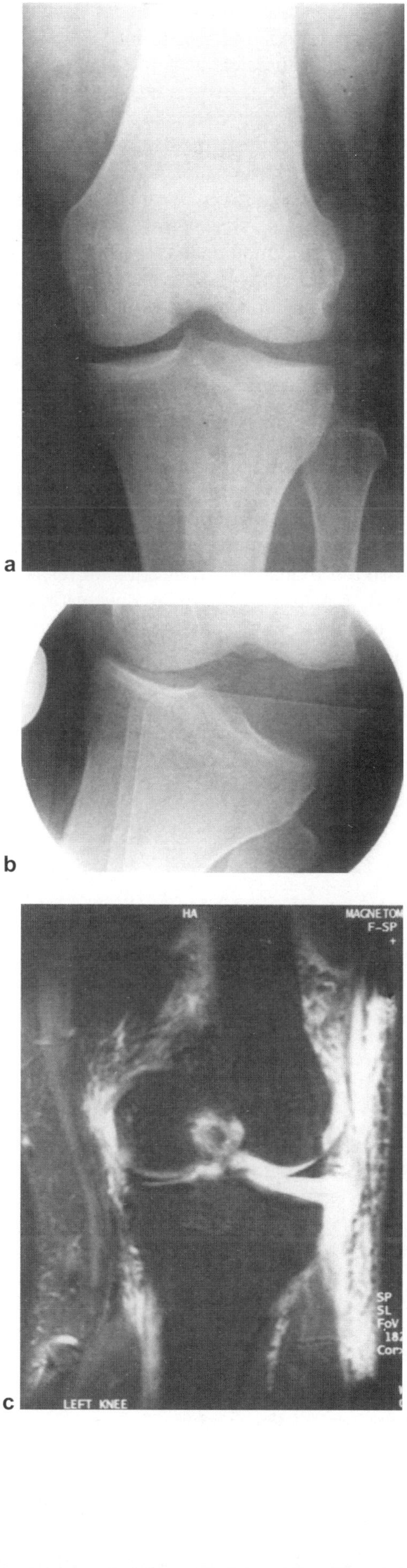


**Fig. 8.3. a** Radiografia AP demonstrando uma fratura em avulsão do processo estilóide da fíbula. **b** A radiografia com estresse em varo destaca o fragmento fraturado do processo estilóide da fíbula e demonstra um alargamento acentuado do compartimento lateral consistente com uma ruptura capsular e ligamentar. **c** A seqüência STIR coronal confirma a ruptura capsular lateral. Observe também o menisco lateral desviado.

### 8.3.5
### Fraturas da Patela

As fraturas patelares são menos comuns em crianças do que em adultos. Isto pode ser causado pelo efeito amortecedor da cartilagem circundante, que protege a patela de uma lesão direta, e também por causa de uma menor massa muscular atuando sobre o mecanismo extensor, o que conseqüentemente leva a uma menor aplicação de força nos casos de contração severa associados com as lesões indiretas.

As fraturas da patela ocorrem por forças diretas e indiretas. A força direta é mais comum e pode ocorrer em todos os grupos etários. As fraturas da patela podem ser classificadas em:

- Marginal (vertical).
- Estrelada.
- Transversal.
- Em avulsão.
- Cominutiva.

As fraturas verticais em adultos geralmente são resultantes de uma lesão direta e envolvem a faceta lateral. Elas incluem toda a espessura da patela. Uma fratura marginal medial em uma criança pode atravessar toda a espessura do osso ou pode haver uma fratura osteocondral tangencial medial. Estas fraturas orientadas longitudinalmente geralmente não estão desviadas e são mais bem observadas nas incidências axiais ou oblíquas.

As fraturas patelares que ocorrem devido a forças indiretas resultam quando a força intrínseca da patela é superada pela tração da expansão músculo-tendínea que se prende a ela. Isto pode ocorrer nas quedas com o joelho em flexão, com a severa contração do tendão do quadríceps. Depois da fratura da patela, a ação continuada da contração do quadríceps resulta na ruptura das expansões medial e lateral do quadríceps. A característica típica nesta situação é uma fratura transversal (Fig. 8.5). Somente o osso pode estar fraturado com a cartilagem articular permanecendo intacta com o espaço sendo máximo anteriormente e mínimo posteriormente. Mesmo nos casos de fratura cominutiva, os fragmentos estarão próximos se os tecidos moles circundantes da expansão do quadríceps estiverem intactos (Figs. 8.6 e 8.7).

As lesões por avulsão da margem medial da patela são mais comuns em crianças do que em adultos e ocorrem em associação com uma luxação lateral. Uma fratura oculta da patela ocorre em crianças mais novas. Esta é uma avulsão de um pequeno fragmento ósseo do pólo distal da patela juntamente com uma camada de cartilagem articular, periósteo e retináculo, arrancados do resto do corpo principal da patela. A radiografia convencional pode subestimar esta lesão pois se um fragmento ósseo é visível, o componente cartilaginoso excede em muito o seu tamanho. A ultra-sonografia tem sido utilizada para confirmar esta lesão, e também permite a avaliação da separação da fratura e seu desvio, o que é útil no tratamento subseqüente (Ditchfield *et al.*, 2000).

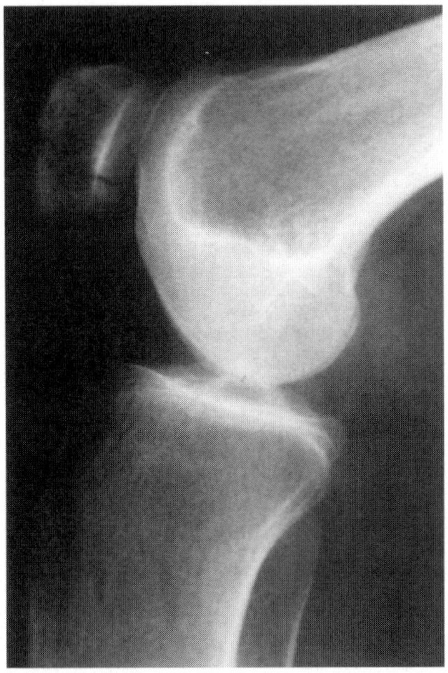

**Fig. 8.5.** Radiografia lateral demonstrando uma fratura da patela.

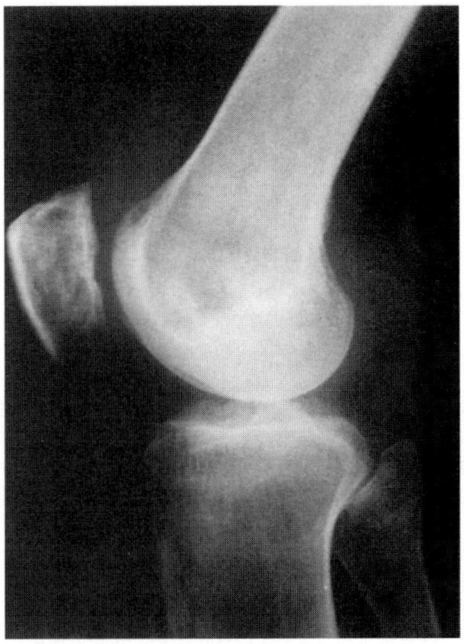

**Fig. 8.6.** Radiografia lateral do joelho demonstrando uma fratura cominutiva da patela. Observa-se a depressão da superfície articular, mas a fratura não apresenta desvios. Observe o derrame articular.

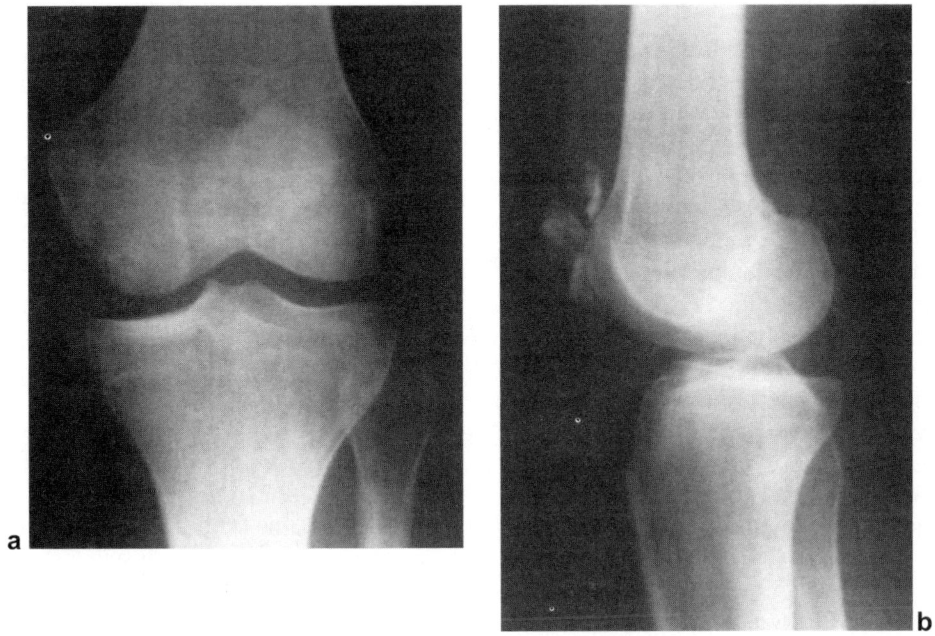

Fig. 8.7. a Fratura cominutiva da patela nas projeções em AP e lateral.

As fraturas da patela podem estar associadas com as fraturas da diáfise ou dos côndilos femorais, tíbia proximal e com a luxação posterior do quadril, da mesma forma que uma lesão contra o painel de um veículo.

Pequenos ossículos de osso adjacentes ao pólo distal, se forem semelhantes a uma escama e estiverem intimamente apostos à superfície ântero-inferior da patela, podem representar um centro de ossificação acessório. A fragmentação ou o alongamento do pólo distal, associado com patela alta em uma criança com paralisia cerebral indica um estresse ao mecanismo extensor de longa duração. Uma patela bipartida, diferenciada de uma fratura pela característica localização da fenda e pelas suaves margens escleróticas, é mais bem visualizada na incidência em AP (Fig. 8.8).

O tratamento fechado geralmente está recomendado para as fraturas sem desvio. Entretanto, o tratamento cirúrgico está indicado para fraturas com mais de 3 mm de desvio articular ou para as fraturas associadas com a ruptura do mecanismo extensor (SPONSELLER e BEATY, 1996).

## 8.4 Fraturas Intra-Articulares

### 8.4.1 Fraturas dos Côndilos Femorais

As fraturas dos côndilos femorais podem envolver um ou ambos os côndilos. As fraturas isoladas do côndilo femoral são raras. As fraturas podem ter o formato de T ou Y, com o membro vertical se estendendo até a incisura intercondilar. As fraturas geralmente estão associadas com um forte impacto e podem ser cominutivas ou estarem desviadas com perda resultante da congruência das superfícies articulares. As fraturas confinadas a um côndilo geralmente têm uma orientação oblíqua. Imagina-se que o mecanismo da lesão ocorra através de um carregamento axial com uma força em varo ou em valgo. Geralmente existe uma significante lesão associada dos tecidos moles causada pela ruptura das fixações ligamentares.

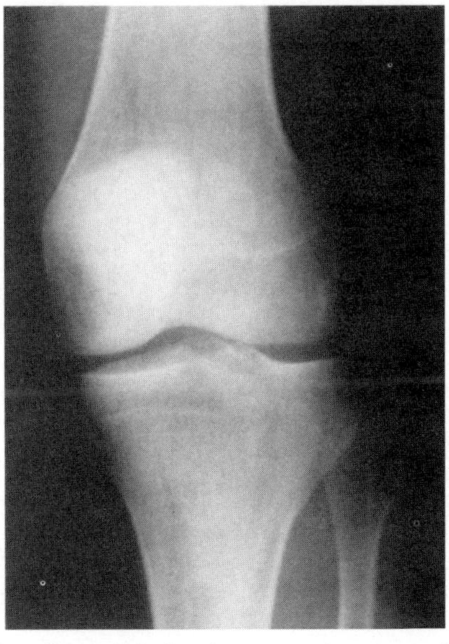

Fig. 8.8. Radiografia AP do joelho demonstrando uma patela bipartida.

Estas fraturas geralmente podem ser visualizadas nas projeções em AP e lateral mas as incidências oblíquas (em graus variáveis de rotação interna e externa) algumas vezes são necessárias. Estas geralmente podem demonstrar o grau de separação dos fragmentos da fratura, o que é importante no planejamento do tratamento. A TC também é particularmente boa para esta área, já que o relacionamento da linha de fratura com a incisura intercondilar pode ser identificado e relacionado com os sítios de fixação do ligamento cruzado. Neste tipo de fratura, devido à grande lesão esperada nos tecidos moles, as imagens de RM geralmente são valiosas na confirmação dos ligamentos envolvidos e para facilitar no tratamento da lesão. O tratamento conservador está confinado a pacientes com fraturas incompletas ou sem desvio. Quando a fratura está desviada, a redução aberta e fixação interna, para que se obtenha uma congruência articular e estabilização, estão indicadas.

### 8.4.2 Fraturas do Platô Tibial

As fraturas do platô tibial ocorrem devido a uma combinação de forças em valgo e em compressão geradas pela impactação dos côndilos femorais contra o platô tibial. O côndilo tibial e o platô lateral são mais fracos do que os mediais e as fraturas ocorrem com mais freqüência nesta localização. Além disto, os côndilos femorais são mais fortes do que o platô tibial, e assim, nos casos de lesões por impactação, o platô é mais vulnerável. Os estresses em varo e a adução da tíbia ocorrem com menor freqüência do que um estresse em valgo; por este motivo, existe uma maior propensão de lesões que envolvam o côndilo lateral.

Diversas classificações das fraturas do platô tibial são utilizadas. A apresentada aqui foi proposta por SCHATZKER *et al.* (1979) (Fig. 8.9).

- *Tipo I:* é uma fratura com a divisão do côndilo tibial lateral. Esta geralmente é uma fratura vertical do côndilo sem a depressão e tende a ocorrer em adultos jovens.
- *Tipo II*: é uma fratura em divisão do côndilo tibial lateral com depressão. Ela ocorre como o resultado de uma força de inclinação lateral com um carregamento axial e em geral observa-se uma ruptura associada do LCM.
- *Tipo III:* é uma fratura com depressão do platô tibial lateral.
- *Tipo IV* é uma fratura do platô tibial medial. Observa-se uma alta associação com lesões dos tecidos moles resultantes do alto impacto, relacionado com um varo e carregamento axial.
- *Tipo V*: é uma fratura bicondilar com graus variáveis de depressão articular e desvio (estas fraturas podem ter o formato em T ou Y).
- *Tipo VI:* é uma fratura bicondilar com dissociação metafisária/diafisária e geralmente resulta de uma lesão por alto impacto.

Uma fratura vertical através da margem posterior da superfície condilar também pode ocorrer.

Na avaliação radiológica convencional da tíbia normal, a região condilar se inclina para baixo em aproximadamente 15° na direção posterior, e portanto na projeção AP padrão, o platô não é visto tangencialmente. As fraturas condilares e do platô tibial, particularmente as fraturas com depressão envolvendo a margem anterior do platô, podem não ser observadas por este motivo. As fraturas do platô tibial lateral são mais comuns em idosos. Elas podem ocorrer em acidentes automobilísticos ou atropelamentos, mas geralmente são causadas por quedas associadas com torções. Nas fraturas sem desvio, a linha de fratura

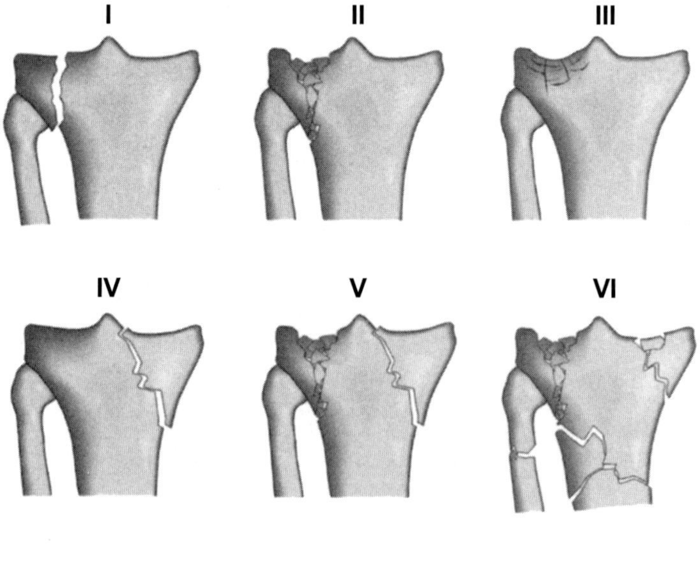


**Fig. 8.9.** Diagrama das fraturas do platô tibial (tipos I-VI). Ver texto para detalhes.

pode estar orientada obliquamente e não ser observada nas projeções AP e lateral. Uma projeção em AP com uma angulação caudal de 15° produz uma incidência tangencial do platô tibial e facilita a observação das fraturas deprimidas. A depressão pode ser suave ou acentuada, com os fragmentos ósseos sendo levados a uma posição profunda no côndilo (geralmente associadas com uma fratura em divisão vertical) (Fig. 8.10 a, b). As fraturas com desvios mínimos do côndilo tibial lateral geralmente só são vistas na incidência oblíqua.

A tomografia convencional foi utilizada no passado para a avaliação das fraturas dos côndilos e do platô tibial, mas foi superada pela TC. A TC pode ser realizada através de imobilizações gessadas, reconstruções sagitais e coronais (Fig. 8.10c) podem ser obtidas, com a possibilidade da mensuração precisa do grau de depressão do platô e do grau de separação dos fragmentos. A TC não substitui a radiografia tradicional nos casos de avaliação inicial das fraturas do platô tibial, mas pode atuar como um adjunto, juntamente com as reconstruções 3D, para melhorar a precisão da classificação da fratura (WICKY *et al.* 2000). Isto auxilia o cirurgião e resulta em um melhor tratamento da lesão. O tratamento das fraturas do platô tibial é controverso e está além dos objetivos desta revisão. Em linhas gerais, o objetivo do tratamento, assim como o das fraturas do lado femoral da articulação, é o de se atingir, o máximo possível, um joelho estável que seja móvel, indolor e que esteja satisfatoriamente alinhado, com mínimos riscos de osteoartrite pós-traumática (SPONSELLER e BEATY, 1996).

Quando se observa uma acentuada lesão aos tecidos moles ao redor do joelho, como nos casos de ruptura do LCA, em geral existe uma contusão óssea ou lesão microtrabecular que somente é detectável em estudos subseqüentes por RM (Fig. 8.11). Esta lesão não é rara na face póstero-lateral da região condilar da tíbia. Algumas lesões dos ligamentos cruzados podem estar associadas com uma hiperextensão pura e este mecanismo de lesão está associado com a contusão dos côndilos medial e lateral. A lesão ligamentar ocorre em 10-12% das fraturas do platô e possuem uma maior probabilidade de serem causadas pelo mecanismo de valgo da lesão ao invés de por um carregamento axial. O LCA e o LCM são os que apresentam maior probabilidade de lesão. O LCM está lesionado mais freqüentemente quando em associação a uma fratura do tipo divisão ou divisão-depressão do platô tibial lateral. Nos locais em que a lesão do LCM ocorre em associação com um estresse em valgo, pode haver uma avulsão do LCM ao invés de uma ruptura. Esta avulsão pode estar associada com um fragmento de fratura oriundo da face medial do côndilo femoral.

### 8.4.3 Fraturas da Espinha Tibial e da Eminência Intercondilar

As fraturas da espinha tibial e da eminência intercondilar são mais comuns em crianças do que em adultos. A lesão é vista com maior freqüência em conjunção com fraturas do platô tibial desencadeadas por trauma de alta energia e freqüentemente apresenta como mecanismo a avulsão, tipicamente ocorrendo no sítio de origem do LCA. Em crianças mais velhas e em adultos, o LCA geralmente está rompido dentro de sua substância sem uma fratura em avulsão associada. O mecanismo da lesão provavelmente é uma hiperextensão combinada com fortes forças rotacionais. Observa-se uma incidência de lesões ligamentares associadas e estas são maiores em adultos do que em crianças.

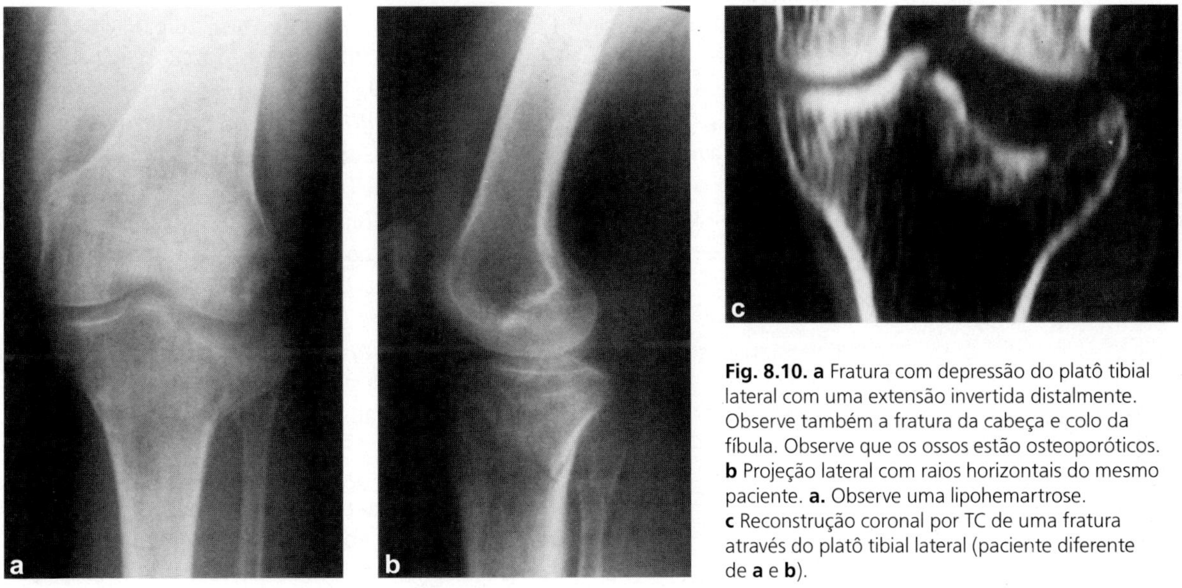


**Fig. 8.10. a** Fratura com depressão do platô tibial lateral com uma extensão invertida distalmente. Observe também a fratura da cabeça e colo da fíbula. Observe que os ossos estão osteoporóticos. **b** Projeção lateral com raios horizontais do mesmo paciente. **a.** Observe uma lipohemartrose. **c** Reconstrução coronal por TC de uma fratura através do platô tibial lateral (paciente diferente de **a** e **b**).

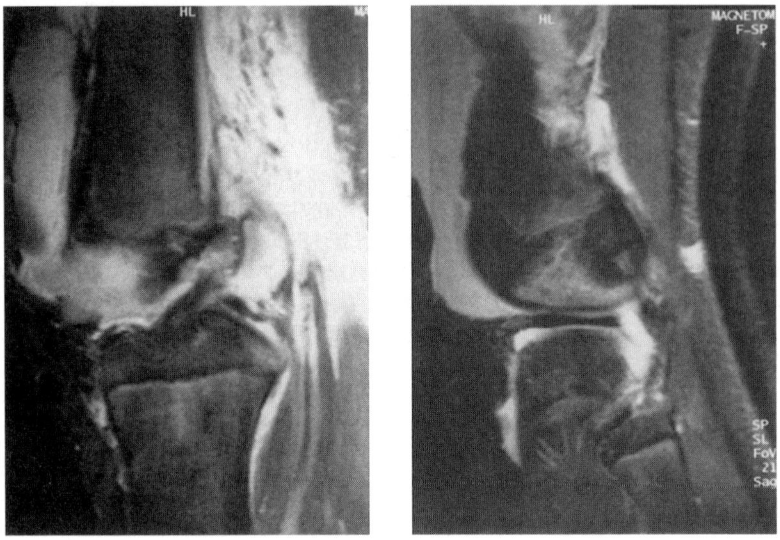

**Fig. 8.11.** **a** Imagem STIR sagital revelando um extenso trauma de tecidos moles, com a ruptura do LCA e cápsula posterior. **b** Imagem STIR sagital demonstra uma contusão óssea do côndilo femoral lateral, tipicamente associada com a ruptura do LCA.

A classificação destas fraturas do modo proposto por MEYERS e MCKEEVER (1959) está relacionada com o grau de desvio da eminência (Fig. 8.12).

- *Tipo I:* uma linha de fratura horizontal na base da porção anterior da espinha tibial. Elevação somente do bordo anterior da fratura.
- *Tipo II*: a eminência está elevada, angulada e dobrada para posteriormente.
- *Tipo IIIA*: toda a eminência foi avulsionada do osso parente.
- *Tipo IIIB*: toda a eminência foi avulsionada, e está elevada e rodada.

As fraturas podem ser vistas nas incidências AP ou lateral padrão (Figs. 8.13 e 8.14), mas uma incidência *tunel view* nos dá uma melhor visão da região intercondilar e as incidências oblíquas podem ser úteis. Em crianças, o fragmento avulsionado pode ser principalmente uma cartilagem não ossificada com somente um fino fragmento ossificado muito pequeno. As margens dos ossos devem ser devidamente conferidas à procura de finas fraturas em avulsão e as incidências oblíquas podem ser úteis. As imagens de RM permitirão a avaliação das lesões associadas nos tecidos moles.

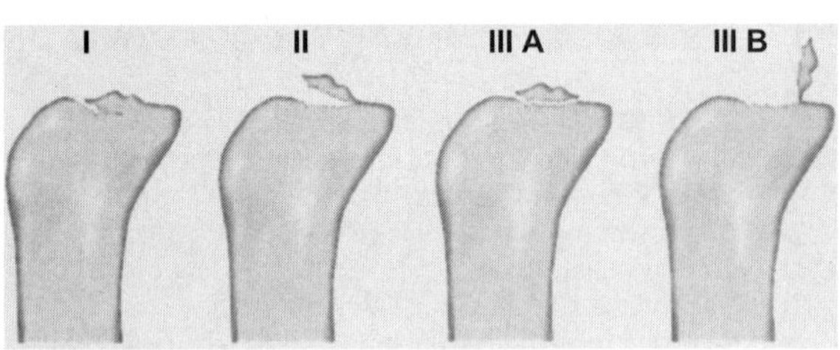


**Fig. 8.12.** Diagrama das fraturas da eminência intercondilar (tipos I, II, IIIA e IIIB).

A avulsão da eminência tibial posterior pode ocorrer, no sítio de inserção tibial do ligamento cruzado posterior (LCP) (TORISU, 1977; ROSS e CHESTERMAN, 1986). Entretanto, esta é uma lesão rara.

Para as fraturas com desvios mínimos (tipos I e II), o tratamento geralmente é conservador. A redução aberta e fixação interna são necessárias para as fraturas desviadas do tipo III.

## 8.4.4 Avulsão da Tuberosidade da Tíbia

Sob o ponto de vista do desenvolvimento, o tubérculo tibial passa através de quatro estágios (SPONSELLER e BEATY, 1996):

1. O *estágio cartilaginoso*, no qual não se observa um centro de ossificação na porção cartilaginosa do tubérculo tibial.
2. O *estágio apofisário*, no qual o centro de ossificação para o tubérculo aparece (ocorre aos 8-12 anos nas mulheres e 9-14 anos nos homens).
3. O *estágio epifisário*, no qual os centros de ossificação secundários coalescem para formar uma língua de osso contínuo entre o tubérculo e a epífise tibial proximal.
4. O *estágio ósseo final*, no qual a linha epifisária é fechada entre a tuberosidade totalmente ossificada e a metáfise tibial.

O ligamento patelar (tendão patelar) se prende ao tubérculo. A avulsão do tubérculo pode ocorrer quando a tração patelar excede a resistência combinada da fise subjacente ao tubérculo, do pericôndrio circundante e do

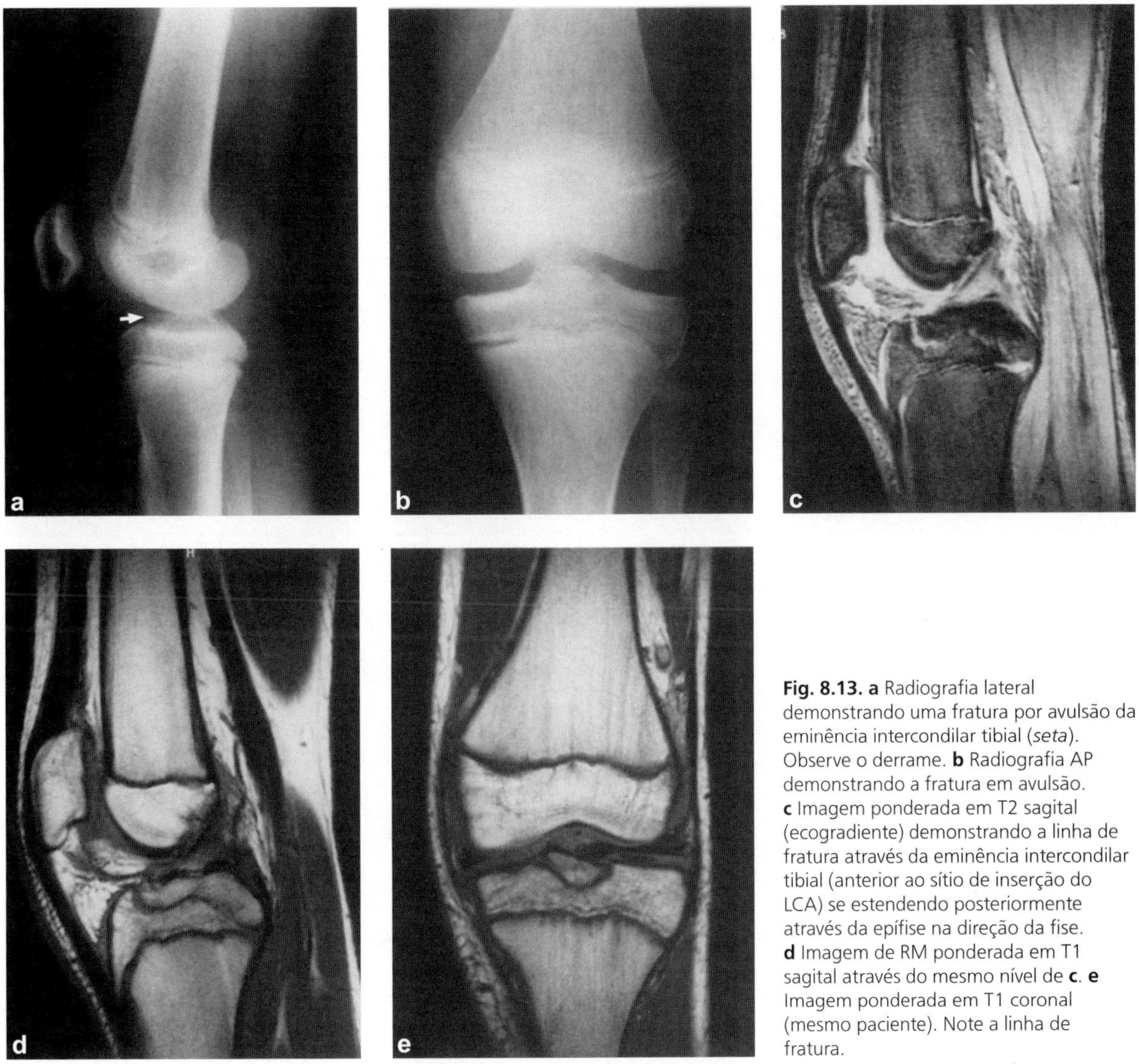


**Fig. 8.13.** **a** Radiografia lateral demonstrando uma fratura por avulsão da eminência intercondilar tibial (*seta*). Observe o derrame. **b** Radiografia AP demonstrando a fratura em avulsão. **c** Imagem ponderada em T2 sagital (ecogradiente) demonstrando a linha de fratura através da eminência intercondilar tibial (anterior ao sítio de inserção do LCA) se estendendo posteriormente através da epífise na direção da fise. **d** Imagem de RM ponderada em T1 sagital através do mesmo nível de **c**. **e** Imagem ponderada em T1 coronal (mesmo paciente). Note a linha de fratura.

periósteo adjacente. A avulsão pode estar associada com uma aceleração ou desaceleração súbita do mecanismo extensor do joelho.

WATSON-JONES (1955) descreveu três tipos de fraturas por avulsão da tuberosidade tibial. OGDEN e colaboradores (1980) redefiniram esta classificação, descrevendo três tipos dependendo da distância entre a fratura e a ponta distal do tubérculo (Fig. 8.15).

- *Tipo I*: a separação através da porção distal da fise sob o tubérculo rompe proximalmente através do centro de ossificação secundário do tubérculo.
- *Tipo II*: a separação se estende anteriormente através da área que une os centros de ossificação do tubérculo tibial e a epífise tibial proximal.
- *Tipo III*: uma fratura/separação de todo o tubérculo se estende para a epífise tibial proximal e articulação do joelho.

Estas fraturas podem ser classificadas ainda em relação à presença ou ausência de desvio.

Em uma radiografia AP padrão, o tubérculo se localiza lateralmente à linha média da tíbia e portanto o melhor perfil é obtido com a tíbia em leve rotação interna (Fig. 8.16).

- As fraturas do tipo I geralmente são tratadas com redução fechada. A redução aberta e fixação interna são necessárias para as lesões dos tipos II e III.
  A lesão de Osgood-Schlatter (OSGOOD, 1903; SCHLATER, 1903), é uma lesão mais crônica mas representa uma das extremidades do espectro dos fenômenos avulsivos neste local.

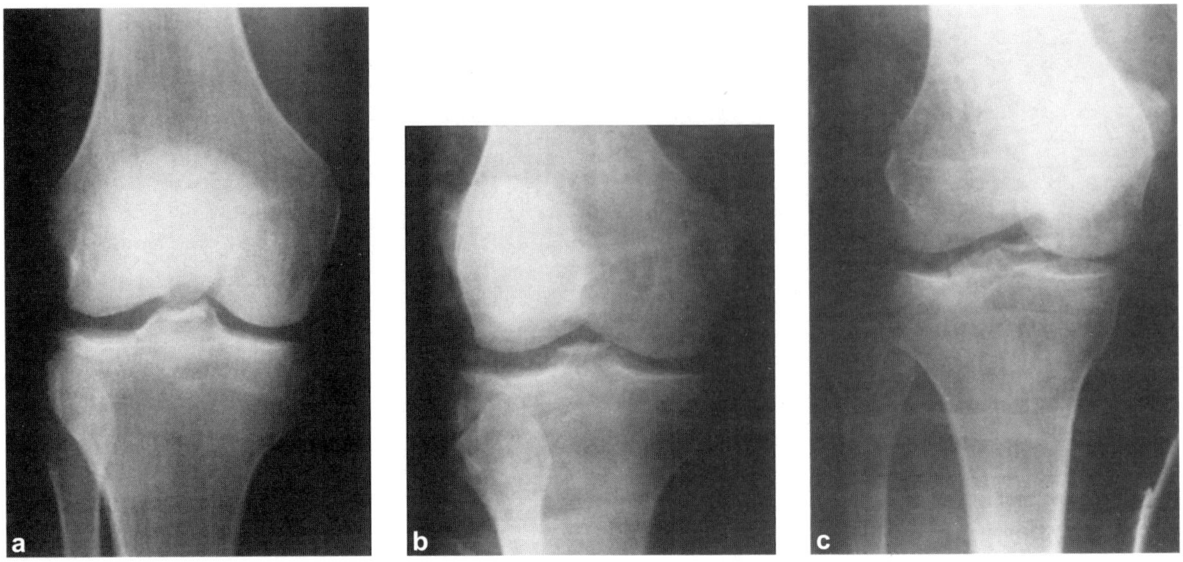

**Fig. 8.14.** **a** Projeção AP demonstrando uma fratura da eminência intercondilar com extensão para o côndilo tibial lateral. **b** A projeção oblíqua externa demonstra melhor a eminência fraturada. **c** A projeção oblíqua interna destaca a extensão da fratura para o côndilo tibial lateral.

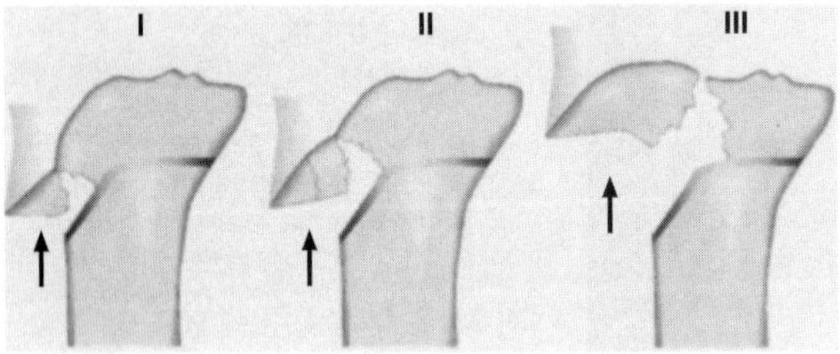


**Fig. 8.15.** Diagrama das fraturas em avulsão da tuberosidade tibial (tipos I-III). Ver texto para detalhes.

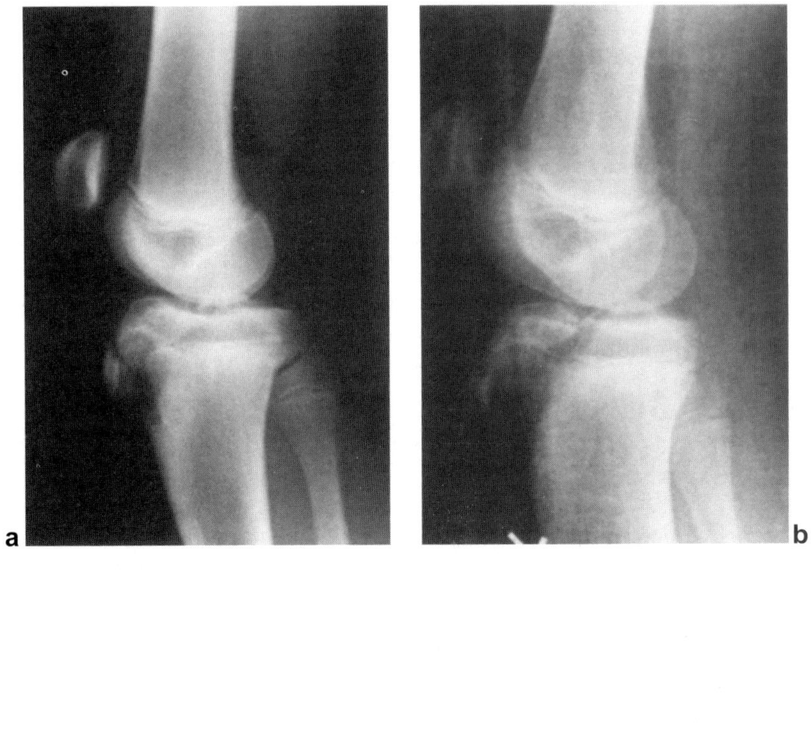

**Fig. 8.16.** **a** Radiografia lateral do joelho em um adolescente demonstrando uma fratura da apófise tibial com extensão para a epífise. **b** Projeção oblíqua interna visualiza melhor a apófise fraturada se estendendo para a epífise, com elevação da apófise, um deslocamento posterior e depressão da epífise.

### 8.4.5
### Lesão de Osgood-Schlatter

A lesão de Osgood-Schlatter ocorre quando a tuberosidade da tíbia está no estágio apofisário e quando o centro de ossificação secundário surge. A cartilagem sobre o centro de ossificação anteriormente e posteriormente pode resistir melhor às forças de tensão do que o osso do centro de ossificação. Em geral nenhum evento traumático é responsável pelo desenvolvimento da lesão de Osgood-Schlatter. Ao invés disto, o estresse normal repetido ou a tração repetida crônica produz uma pequena ruptura da apófise óssea (OGDEN e SOUTHWICK, 1976). Nas radiografias, mais bem realizadas com a técnica para tecidos moles, os bordos do ligamento patelar distal estão embaçados, tanto anterior como superior ao principal centro de ossificação; estes fragmentos, entretanto, podem ser de difícil diferenciação da ossificação multicêntrica normal do tubérculo. Mais adiante no curso da doença, os mínimos fragmentos deslocados podem crescer e podem não consolidar, permanecendo como ossículos separados do tubérculo maduro. A margem esclerótica lisa destes ossículos indica que eles têm uma natureza de longa duração e não são agudos. Na TC se observa um aumento da largura e diminuição da atenuação do tendão e nas imagens de RM observa-se a dilatação e o aumento de intensidade de sinal do tendão. Geralmente são observadas bursas infrapatelares profunda e superficial. As anormalidades ósseas são vistas menos freqüentemente. Nas imagens de RM, os ossículos podem ser vistos, e, na ocasião, um defeito correspondente, também, pode ser visto na tuberosidade tibial, sugerindo que um fragmento ósseo se soltou da tuberosidade. Algumas vezes, o ossículo pode se fundir. Nas imagens de RM, uma intensidade de sinal diminuída foi registrada na medula óssea da tuberosidade da tíbia e epífise distal nas imagens ponderadas em T1, com uma intensidade de sinal aumentada nas imagens ponderadas em T2, implicando a presença de edema de medula óssea (ROSENBERG *et al.*, 1992). Estas aparências se contrastam com as de uma fratura-separação aguda da fise da tuberosidade, causada pela contração violenta do mecanismo do quadríceps, que tende a ocorrer durante o estágio epifisário do desenvolvimento do tubérculo, quando o centro de ossificação do tubérculo coalesceu com o da epífise tibial proximal. O tratamento da lesão de Osgood-Schlatter é sintomático e de suporte.

### 8.4.6
### Doença de Sinding-Larsen-Johansson

SINDING-LARSEN (1921) e JOHANSSON (1922) descreveram de modo independente uma condição vista mais comumente em adolescentes que consiste em dor, sensibilidade e edema de tecidos moles sobre o pólo inferior da patela, associadas com uma fragmentação óssea. A lesão provavelmente é causada por um fenômeno de tração no qual pequenos traumas repetidos na fixação proximal do tendão patelar, inicialmente começando como uma inflamação, é seguida de calcificação ou ossificação (MEDLAR e LYME, 1978), ou em que uma fratura da patela ou uma avulsão produz um ou mais sítios de ossificação distintos. Achados similares são vistos em atletas como no "joelho do saltador" (HECKMAN e ALKIRE, 1984).

A radiografia demonstra pequenos fragmentos ósseos adjacentes à superfície distal da patela com um edema de tecidos moles superposto. Os fragmentos de osso eventualmente podem coalescer e ficar incorporados à patela. A ultra-sonografia (DE FLAVIIS *et al.*, 1989) e as imagens de RM podem ajudar na confirmação do diagnóstico. A patogênese deste distúrbio é similar à da doença de Osgood-Schlatter, e as duas condições foram descritas em associação (TRAVERSO *et al.*, 1990).

### 8.4.7
### Fraturas Marginais por Avulsão

As fraturas por avulsão ocorrem em sítios característicos relacionados com as fixações ligamentares e, por causa destas fixações, elas geralmente não migram. Em geral se observa uma irregularidade cortical associada do osso parente, apesar de esta alteração ser bastante sutil, e nem sempre detectável nas radiografias simples.

A avulsão mais comum ocorre na eminência tibial anterior, no sítio de fixação do LCA (LILEY e BAXTER, 1990) (Fig. 8.17). Muito raramente, pode haver uma avulsão da face posterior da eminência intercondilar no sítio de fixação do LCP (TORISU, 1977; ROSS e CHESTERMAN, 1986). Um fragmento cortical pode estar avulsionado do sítio femoral de fixação do LCM. Se houver uma lesão do LCM neste local, sem uma avulsão cortical, um foco linear de calcificação pode se desenvolver mais tarde. Esta pode ser chamada como a lesão de Pellegrini-Stieda (Fig. 8.18). O ligamento colateral lateral e o tendão do bíceps podem sofrer uma avulsão de sua inserção na cabeça da fíbula, resultando na avulsão do processo estilóide.

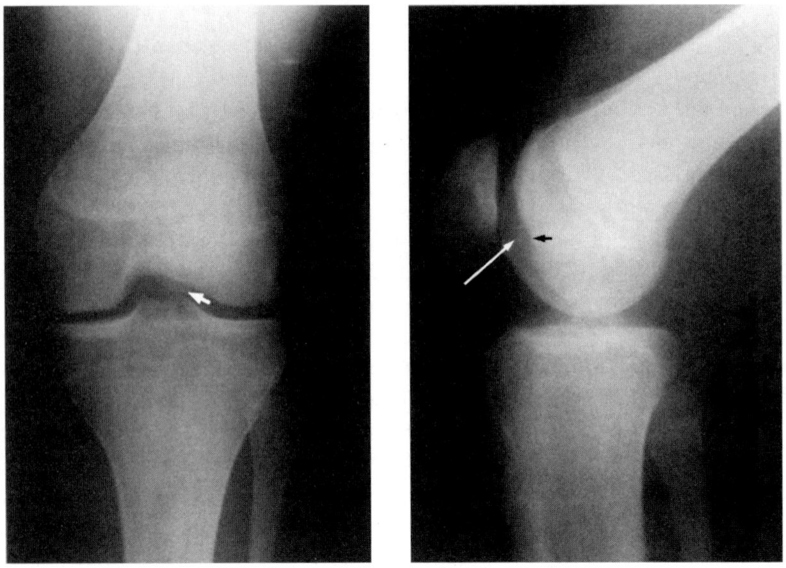

a b

**Fig. 8.17.** **a** Radiografia AP demonstrando um fragmento logo acima da eminência tibial (*seta*). **b** Radiografia lateral novamente demonstrando o fragmento anteriormente à região intercondilar femoral (*seta branca*) de origem obscura. Observe a profunda depressão (lesão por impactação) na face anterior do côndilo femoral lateral (*seta preta*), uma característica reconhecidamente associada com a lesão do LCA.

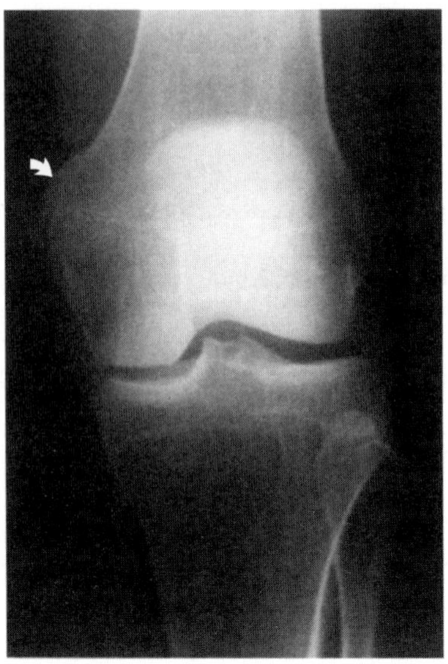

**Fig. 8.18.** Radiografia em AP demonstrando uma lesão de Pellegrini-Stieda (*seta*) (calcificação no sítio de fixação femoral do ligamento colateral medial).

A *fratura de Segond* é uma fratura por avulsão da tíbia lateral, posterior e levemente proximal à inserção do trato iliotibial no tubérculo de Gerdy localizado na face ântero-lateral do côndilo tibial (ROGERS, 1992) (Fig. 8.19). Ela ocorre devido a uma tensão sobre o ligamento capsular lateral, que pode ocorrer como o resultado da rotação interna da tíbia com o joelho em flexão (DIETZ *et al.*, 1986; IRVINE *et al.*, 1987). Em uma radiografia em AP, o fragmento ósseo é visível em uma região adjacente a um defeito no côndilo tibial lateral. Ele pode ser diferenciado de uma lesão por avulsão no tubérculo de Gerdy pois nesta última situação não se observa um defeito ósseo na região da tíbia adjacente. A importância da fratura de Segond é que 75 a 100% destas fraturas estão associadas com uma ruptura do LCA. O dano do ligamento colateral medial também pode estar presente.

## 8.4.8 Fraturas Osteocondrais

As fraturas osteocondrais envolvem os côndilos medial ou lateral do fêmur ou a patela. Estas fraturas geralmente são identificadas baseadas em um pequeno fragmento ósseo localizado intra-articularmente. Entretanto, algumas vezes, pode ser bastante difícil apreciar estas fraturas já que mesmo um grande fragmento pode conter um componente ossificado muito pequeno que é de difícil visualização nas radiografias simples. O fragmento propriamente dito tem uma maior probabilidade de ser identificado do que seu real ponto de origem.

Dois mecanismos de lesão que levam a este tipo de fratura foram descritos por KENNEDY *et al.* (1979): (a) exógeno, devido a um trauma direto com uma força de cisalhamento ao côndilo medial ou lateral e, (b) endógeno, uma lesão em flexão-rotação na qual o contato entre a tíbia e o côndilo femoral causa a fratura. O mecanismo endógeno também é o responsável pela lesão osteocondral que resulta da luxação patelar quando a patela entra em contato com o côndilo femoral lateral (RORABECK e BOBECHKO, 1976).

Como a detecção destes fragmentos pode ser difícil, as radiografias em AP e lateral podem precisar ser com-

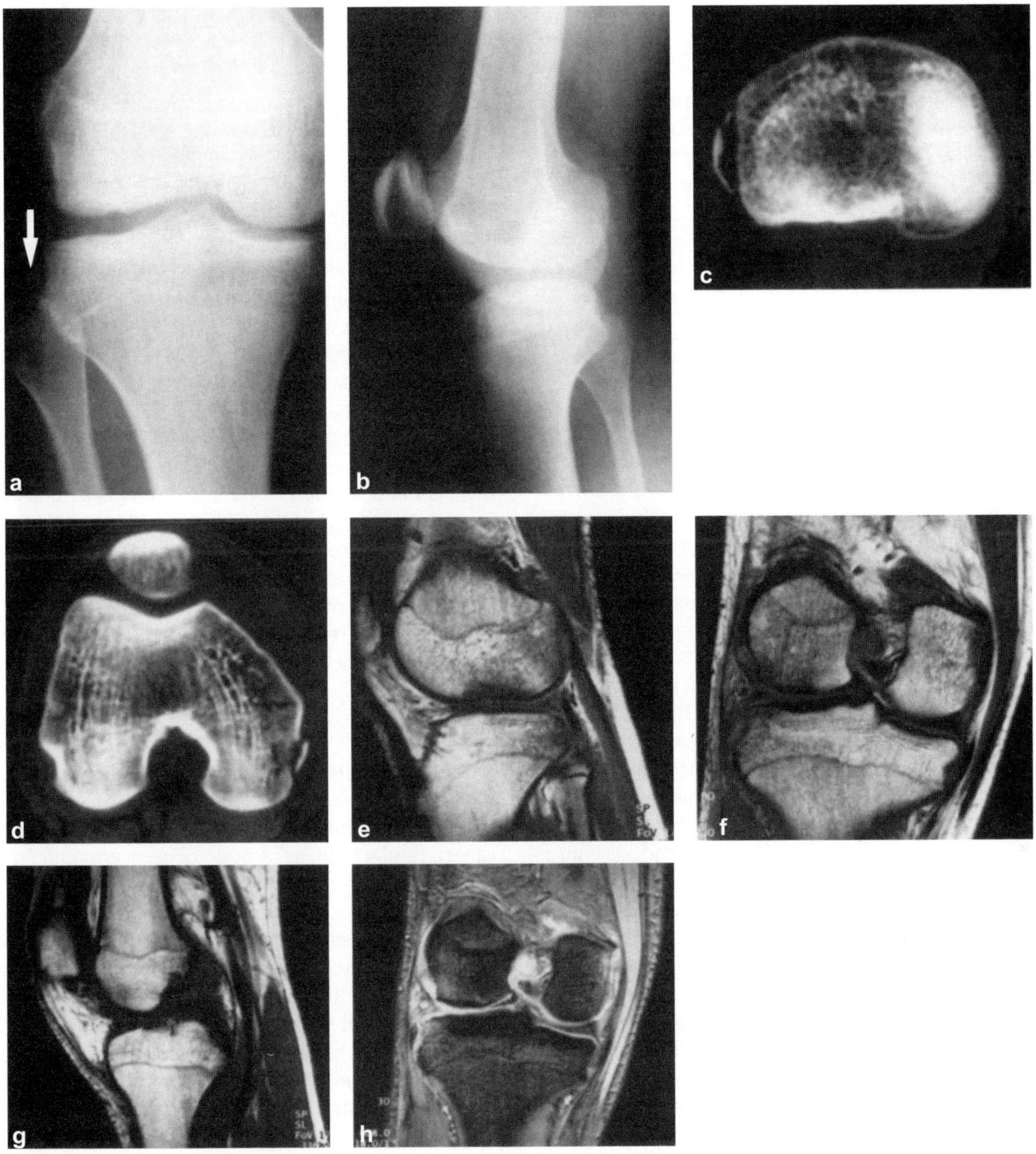


**Fig. 8.19.** **a** Radiografia em AP demonstrando uma linha de fratura sutil através da face lateral do côndilo tibial lateral (*seta*). Observa-se também um defeito osteocondral do côndilo femoral lateral. **b** A projeção lateral novamente mostra a lesão por impactação do côndilo femoral lateral (osteocondral). **c** Uma imagem axial de TC confirma a fratura através da face lateral do côndilo tibial lateral e **d** também mostra um fragmento de fratura da face posterior da margem condilar femoral medial. **e** Imagem de RM ponderada em T1 sagital revela a lesão por impactação (osteocondral) do côndilo femoral lateral. **f** Imagem coronal ponderada em T, demostra lesão por impactação no côndilo femoral lateral e também na região lateral do côndilo tibial lateral. **g** Imagem de RM ponderada em T1 sagital também revela um LCA rompido em sua face posterior. **h** Imagem ponderada em T2 coronal (ecogradiente) demonstra maravilhosamente a fratura de Segond na margem lateral do côndilo tibial lateral. O menisco lateral está rompido. A face lateral da incisura intercondilar está vazia, o que é indicativo de uma lesão concomitante ao LCA. (A lesão por impactação do côndilo femoral lateral é consistente com este achado).

plementadas por uma incidência *tunel view*. As radiografias devem ser conferidas; o fragmento pode estar localizado em qualquer lugar, incluindo uma localização alta no recesso suprapatelar. A artrografia com ou sem TC, TC ou RM pode ser necessária para uma avaliação adicional. Ver os Capítulos 2 e 3 para maiores detalhes.

## 8.5 Luxação

### 8.5.1 Joelho

A luxação do joelho na articulação femorotibial é uma lesão rara. Ela está associada com uma força considerável, como a que pode ocorrer em um severo acidente automobilístico. Existe uma alta associação com a lesão da artéria poplítea (CONWELL e ALDREDGE 1937; MONTGOMERY, 1987).

A luxação é descrita de acordo com a direção do desvio da tíbia em relação ao fêmur. A *luxação anterior* é o tipo mais comum e ocorre em resultado a uma hiperextensão aguda. Ela está associada com a ruptura da cápsula posterior e do LCP e, também, tem maior associação com a lesão da artéria poplítea. A *luxação posterior* é menos comum, mas também pode estar associada com uma lesão arterial. Ela ocorre geralmente após uma lesão por esmagamento da perna. A *luxação rotatória ou póstero-lateral* está associada com uma abdução forçada e rotação interna. Ela está associada com a ruptura do mecanismo capsular medial. O côndilo femoral medial está desviado através de uma fenda na cápsula medial e, por este motivo, o joelho não pode ser reduzido por meios fechados. Na radiografia lateral, enquanto os côndilos femorais estão em perfil, a tíbia está rodada pósterolateralmente e a articulação tibiofibular proximal é vista em sua totalidade. Na radiografia em AP, o côndilo lateral da tíbia se localiza lateralmente ao côndilo lateral do fêmur, mas nunca a uma distância superior a um quarto da largura do côndilo. O espaço articular medial também está alargado. A incidência de lesão da artéria poplítea neste tipo de trauma geralmente é baixa em relação às luxações anteriores e posteriores. As fraturas do joelho associadas com as luxações são raras. Ocasionalmente pode haver uma avulsão da eminência tibial anterior relacionada a uma avulsão do LCA.

### 8.5.2 Luxação Patelar

É raro que pacientes apresentem uma luxação aguda da patela. Ao invés disto, a maioria dos pacientes tem uma história sugestiva de luxação da patela que ou reduz espontaneamente ou que já foi reduzida pelo paciente. Na ocasião pode haver evidências radiológicas de uma fratura osteocondral (Fig. 8.20). Um pequeno fragmento pode ser visível ou, em uma incidência axial, um defeito real na patela pode ser visualizado. Entretanto, não é raro que a radiografia convencional possa demonstrar somente um derrame. As imagens de RM talvez sejam a melhor modalidade para a confirmação do diagnóstico, por revelar inúmeras características da lesão (VIROLAINEN *et al.*, 1993; KIRSCH *et al.*, 1993; SPRITZER *et al.*, 1997) (Fig. 8.21). Estas incluem lesão osteocondral da face medial da patela e do côndilo femoral lateral. A cartilagem do côndilo lateral do fêmur pode permanecer intacta mas em geral se observa um alto sinal dentro da face lateral do côndilo femoral lateral consistente com lesões microtrabeculares ou contusão óssea. O retináculo patelar medial também está traumatizado, com um edema associado dos tecidos moles. Pode haver uma deformação do retináculo patelar lateral. Um estudo recente também revelou uma extensa alteração de sinal no coxim adiposo de Hoffa (APOSTOLAKI *et al.*, 1999).

### 8.5.3 Articulação Tibiofibular Proximal

A luxação da articulação tibiofibular proximal geralmente é classificada de acordo com a direção do desvio da cabeça fibular. A luxação pode ocorrer em direção ânterolateral, póstero-medial e superior.

A *luxação ântero-lateral* é a mais comum e geralmente ocorre como resultado de uma queda associada a uma torção, com o pé fixo em inversão enquanto o corpo roda externamente. Em uma radiografia em AP, a cabeça da fíbula é vista quase que em sua totalidade enquanto que na incidência lateral ela está superposta pelo côndilo tibial. Na *luxação póstero-medial*, em uma incidência em AP, a cabeça está completamente superposta pelo côndilo tibial lateral, mas na incidência lateral, a cabeça fibular está desviada posteriormente, sendo visualizada quase que em sua totalidade. Na *luxação superior*, que ocorre quando a tíbia é projetada como o resultado de uma fratura da diáfise com uma superposição, a cabeça fibular se localiza no nível da articulação do joelho. As luxações superiores em geral podem ser prontamente apreciadas nas radiografias simples.

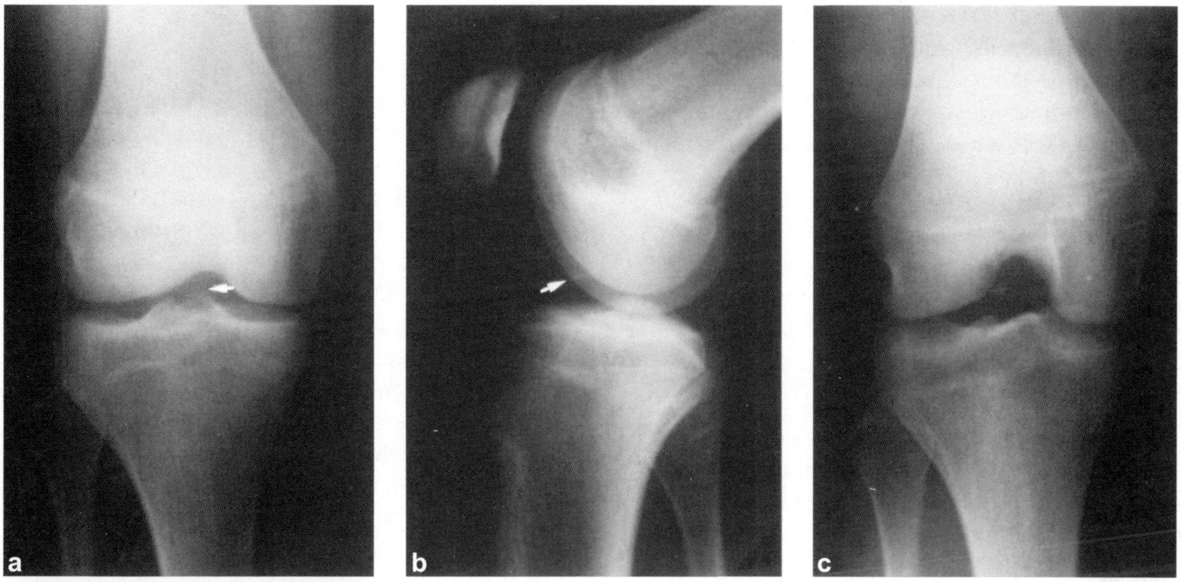

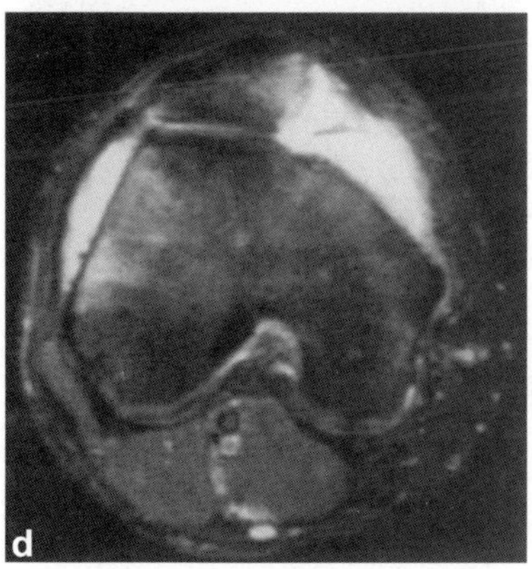

**Fig. 8.20. a** Radiografia em AP demonstrando um fragmento de osso na região intercondilar (*seta*). A fonte do fragmento não é visível. **b** Projeção lateral novamente demonstrando um fragmento de osso (*seta*), mas a origem ainda não está clara. **c** Incidência *tunel view* demonstra melhor o fragmento ósseo livre. **d** Imagem de RM STIR axial demonstra características típicas de luxação patelar (ver texto) e a provável lesão osteocondral, como a origem do fragmento ósseo visto nas radiografias simples.

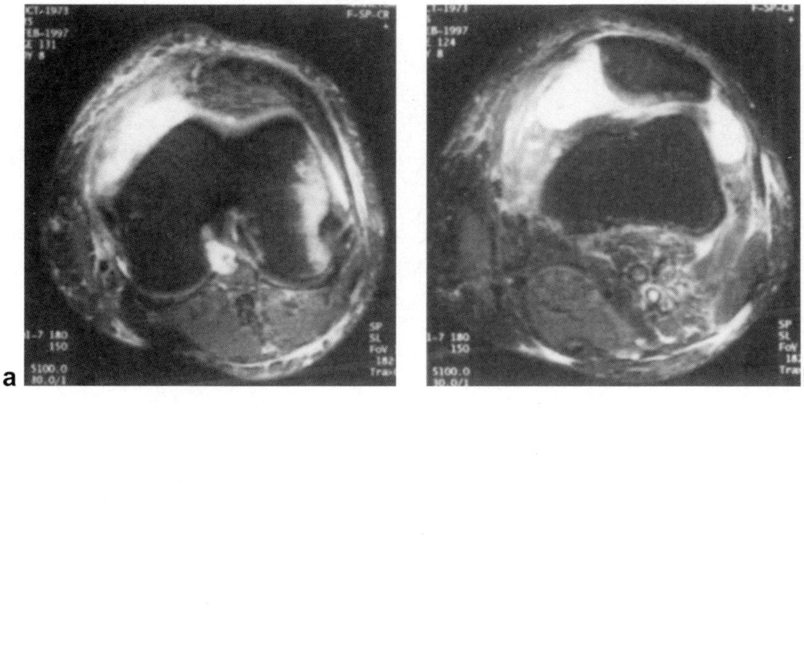

**Fig. 8.21. a** Imagem de RM STIR axial demonstrando uma extensa contusão óssea/ edema medular ao longo da face lateral do côndilo femoral lateral e o edema dos tecidos retinaculares medial da patela. A aparência é consistente com uma luxação patelar prévia. **b** Imagem de RM STIR axial (mesmo caso de **a**) demonstrando a irregularidade da cartilagem articular da patela, um grande derrame e o edema do retináculo patelar medial.

As luxações ântero-laterais podem ser tratadas com uma redução fechada. A variante póstero-medial geralmente necessita de cirurgia já que na maioria das vezes está associada com uma lesão bastante significante, incluindo a ruptura da cápsula articular lateral e do ligamento colateral lateral.

## 8.6 Fraturas por Fadiga

### 8.6.1 Fraturas por Estresse

As fraturas de estresse comumente ocorrem em adolescentes em bom estado atlético ou adultos jovens como o resultado do estresse repetitivo sobre um osso metabolicamente normal (DAFFNER e PAVLOV, 1992). O sítio mais comum no joelho é a diáfise proximal da fíbula. As fraturas por estresse também podem envolver a fise do fêmur distal ou da tíbia proximal. Estas fraturas podem se manifestar com o alargamento de uma porção da placa de crescimento com esclerose nas margens epifisária e metafisária.

### 8.6.2 Fraturas por Insuficiência

As fraturas por insuficiência podem ocorrer como o resultado de estresses normais em um osso com metabolismo anormal como no caso de uma osteoporose. Portanto, elas são mais comuns em mulheres idosas. O platô tibial, mais comumente o platô medial, geralmente está afetado, apesar da fratura poder ocorrer um pouco mais distalmente e envolver a córtex medial (MANGO *et al.*, 1983). Este tipo de fratura deve ser altamente suspeitado em uma mulher idosa com osteoporose que se apresente com uma dor no joelho. As radiografias iniciais podem ser normais, mas uma radiografia realizada três a quatro semanas após o início das dores pode demonstrar uma característica densidade linear no platô tibial. Se uma cintilografia óssea for realizada precocemente, quando as radiografias ainda são negativas, uma captação intensa no sítio da fratura pode ser demonstrada.

Um tipo semelhante de fratura por insuficiência também pode ocorrer na metáfise femoral distal.

## 8.7 Conclusão

A lesão óssea do joelho geralmente pode ser diagnosticada puramente baseada nas radiografias simples, algumas vezes empregando incidências adicionais juntamente com as incidências de rotina. A classificação deste tipo de lesão é importante já que pode direcionar o tratamento da lesão. A lesão no esqueleto com e sem placas de crescimento é diferente já que no primeiro, a consideração claramente será voltada para o potencial de distúrbio da placa de crescimento e ao subseqüente tratamento de qualquer deformidade resultante. A TC e a RM possuem um importante papel na avaliação completa das lesões complexas envolvendo significantes estruturas de tecidos moles e também na avaliação de lesões ocultas suspeitas.

## Referências Bibliográficas


Apostolaki E, Cassar-Pullicino VN, Tyrrell PNM *et al.* (1999) MR imaging in the diagnosis and management of occult traumatic patellar dislocation. Clin Radiol 54:743-747

Butt WP, Lederman H, Chuang S (1983) Radiology of the suprapatellar region. Clin Radiol 34:511-522

Conwell HE, Alldredge RH (1937) Complete dislocations of the knee joint. A report of 7 cases with end results. Surg Gynecol Obstet 64:94

Daffner R, Pavlov H (1992) Stress fractures: current concepts. AJR 159:245-252

De Falviis L, Nessi R, Scaglione P *et al.* (1989) Ultrasonic diagnosis of Osgood-Schlatter and Sinding-Larsen-Johansson diseases of the knee. Skel Radiol 18:193-197

Dietz GW, Wilcox DM, Montgomery JB (1986) Segond tibial condyle fracture: lateral capsular ligament avulsion. Radiology 159:467-469.

Ditchfield A, Sampson MA, Taylor GR (2000) Ultrasound diagnosis of sleeve fracture of the patella. Clin Radiol 55:721-722

Fagan DJT, Davis S (2000) The clinical indications for plain radiography in acute knee trauma injury. Int J Care Injur 31:723-727

Heckman JD, Alkire CC (1984) Distal patellar pole fractures. A proposed common mechanism of injury. Am J Sports Med 12:424-428

Irvine GB, Dias JJ, Finlay DBL (1987) Segond fractures of the lateral tibial condyle: brief report. J Bone Joint Surg 69B:613-614

Johansson S (1922) En forut icke beskriven sjukdom i patella. Hygiea 84:161

Kennedy JC (1979) The injured adolescent knee. Williams and Wilkins, Baltimore

Kirsch MD, Fitzgerald SW, Friedman H *et al.* (1993) Transient lateral patellar dislocation: diagnosis with MR imaging. AJR 161:109-113

Liley JJ, Baxter MP (1990) Tibial spine fractures in children. Clin Orthop 225:54-60

Manco LG, Schneider R, Pavloc H (1983) Insufficiency fractures of the tibial plateau. AJR 140:1211-1215

Medlar RC, Lyme ED (1978) Sinding-Larsen-Johansson disease. Its etiology and natural history. JBJS 60A:1113-1116

Meyers MH, McKeever FM (1959) Fracture of the intercondylar eminence of the tibia. J Bone Joint Surg 41A:209-222

Montgomery JB (1987) Dislocation of the knee. Orthop Clin North Am 18:149-156

Müller ME, Allgower M, Schneider R, Willenegger H (1979) Manual of Internal fixation. Springer, Berlin Heidelberg New York

Neer CS, Grantham SA, Shelton ML (1967) Supracondylar fracture of the adult femur. J Bone Joint Surg 49A:591-613

Ogden JA, Southwick WO (1976) Osgood-Schlatter's disease and tibial tuberosity development. Clin Orthop 116:180-189

Ogden JA, Tross RB, Murphy MJ (1980) Fractures of the tibial tuberosity in adolescents. J Bone Joint Surg 62A:205-215

Osgood RB (1903) Lesions of the tibial tubercle occurring during adolescence. Boston Med Surg J 148:114-117

Ozonoff MB (1979) Pediatric orthopaedic radiology. Saunders, Philadelphia

Rogers LF (1992) The knee and shafts of the tibia and fibula. In: The radiology of skeletal trauma. Churchill Livingstone, New York

Rorabeck CH, Bobechko WP (1976) Acute dislocation of the patella with osteochondral fracture: a review of 18 cases. J Bone Joint Surg 58B:237-240

Rosenberg ZS, Kauelblum M, Cheung YY *et al.* (1992) Osgood Schlatter lesion: fracture or tendinitis? Scintigraphic, CT and MR imaging features. Radiology 185:853-858

Ross AC, Chesterman PJ (1986) Isolated avulsion of the tibial attachment of the posterior cruciate ligament in childhood. J Bone Joint Surg 68B:747

Salter RB, Harris WR (1963) Injuries involving the epiphyseal plate. J Bone Joint Surg 45A:587-622

Schatzker J, Tile M (1987) The rationale of operative fracture care. Springer, Berlin Heidelberg New York

Schatzker J, McBroom R, Bruce D (1979) The tibial plateau fracture: the Toronto experience. 1968-1975. Clin Orthop 138:94-104

Schlatter C (1903) Verletzurgen des Schnabelformigen Fortsatzes der Oberen Tibiaepiphyse. Beitr Klin Chir 38:874-887

Seinsheimer F III (1980) Fractures of the distal femur. Clin Orthop 153:169-179

Sinding-Larsen MF (1921) A hitherto unknown affection of the patella in children. Acta Radiol 1:171

Spritzer CE, Courneya DL, Burk DL Jr *et al.* (1997) Medial retinacular complex injury in acute patellar dislocation: MR findings and surgical implications. AJR 168:117-122

Sponseller PD, Beaty JH (1996) Fractures and dislocations about the knee. In: Rockwood CA Jr, Wilkins KE, Beaty JH (eds) Fractures in children, 4th edn. Lippincott-Raven, Philadelphia

Stewart MJ, Sisk TD, Wallace SL Jr (1966) Fractures of the distal third of the femur. J Bone Joint Surg 48A:784-807

Stiell IG, Greenberg GH, Wells GA *et al.* (1995) Derivation of a decision rule for the use of radiography in acute knee injuries. Ann Emerg Med 26:405-413

Stiell IG, Greenberg GH, Wells GA *et al.* (1996) Prospective validation of a decision rule for the use of radiography in acute knee injuries. JAMA 275:611-615

Stiell IG, Wells GA, Hoag RH *et al.* (1997) Implementation of the Ottawa knee rule for the use of radiography in acute knee injuries. JAMA 278:2075-2079

Tigges S, Pitts S, Mukundan S Jr *et al.* (1999) External validation of the Ottawa knee rules in an urban trauma center in the United States. AJR 172:1069-1071

Torisu T (1977) Isolated avulsion fracture of the tibial attachment of the posterior cruciate ligament. J Bone Joint Surg 59 A:68-72

Traverso A, Baldari A, Catalari F (1990) The coexistence of Osgood-Schlatter's disease with Sinding-Larsen-Johanssons disease. Case report in an adolescent soccer player. J Sports Med Phys Fitness 30:331-333

Virolainen H, Visuri T, Kuusela T (1993) Acute dislocation of the patella: MR findings. Radiology 189:243-246

Watson-Jones R (1955) Fractures and joint injuries, 4th edn. Livingstone, Edinburgh

Wicky S, Blaser PF, Blanc CH *et al.* (2000) Comparison between standard radiography and spiral CT with 3D reconstruction in the evaluation, classification and management of tibial plateau fractures. Eur Radiol 10:1227-1232

# 9 Meniscos

Javier Beltran • Steven Shankman

CONTEÚDO



## 9.1 Introdução

A imagem de RM revolucionou nossa capacidade de retratar as estruturas de tecidos moles do sistema musculoesquelético. Um maior contraste para tecidos moles juntamente com uma capacidade de cortes multiplanares permite que nós visualizemos os músculos, tendões, ligamentos, cartilagem e medula óssea de um modo sem precedentes. Apesar do joelho ser um sítio comum de todos os distúrbios que ocorrem dentro e sobre as articulações, a grande maioria dos casos que necessita de uma imagem de RM é de natureza traumática. A discussão a seguir se concentra nas técnicas de imagens de RM, nas imagens da anatomia normal dos meniscos e na patologia meniscal.


J. Beltran, MD
Chairman and Clinical Professor of Radiology, Department of Radiology, Maimonides Medical Center, 4802 Tenth Avenue, Brooklyn, NY 11219, USA

S. Shankman, MD Vice Chairman and Program Director, Department of Radiology, Maimonides Medical Center, 4802 Tenth Avenue, Brooklyn, NY 11219, USA


## 9.2 Considerações Técnicas

As imagens de RM do joelho são realizadas com a utilização de uma bobina de superfície para extremidade de transmissão-recepção de utilização geral, fabricada pela maioria das companhias. Bobinas de quadratura e de disposição de fase também estão disponíveis. Uma maior resolução espacial e uma menor relação sinal/ruído são vantagens significantes destas bobinas. O joelho é colocado em extensão total e em posição neutra. Em geral, um campo de visão pequeno (FOV) de 14-16 cm e uma espessura de corte de 3-4 mm são recomendados.

As imagens de RM são obtidas nos planos axial, sagital e coronal. As imagens sagitais freqüentemente são orientadas seguindo o eixo longitudinal do côndilo femoral lateral de modo a obter uma boa visualização do ligamento cruzado anterior. As imagens devem cobrir um campo de visão que se estende da região suprapatelar, incluindo a porção distal do tendão do quadríceps, até a tíbia proximal. Um campo de visão estendido pode ser necessário para avaliar pacientes com suspeitas de ruptura do tendão proximal do quadríceps ou rupturas envolvendo a inserção distal do ligamento colateral medial.

As imagens radiais, com múltiplos planos oblíquos orientados de forma radial, centralizadas sobre cada face do platô tibial, com cortes extras orientados ao longo do eixo do ligamento cruzado anterior, foram propostas como uma alternativa para as imagens em planos ortogonais. Esta técnica também pode ser utilizada com as seqüências de pulso ecogradiente 2DFT e gera imagens semelhantes às obtidas com a artrografia convencional. Apesar desta técnica ter sido descrita a mais de uma década (Quinn *et al.*, 1992), ela não ganhou aceitação popular, provavelmente por causa do tempo adicional que leva para ajustar os planos de corte e a distorção da anatomia visualizada em vários cortes oblíquos.

### 9.2.1 Seqüências de Pulso

Diferentes instituições utilizam diferentes seqüências de pulso para as imagens do joelho, principalmente com base em técnicas convencionais ou *fast spin*-eco (FSE). É conveniente se obter um conjunto de imagens ponderadas em densidade de prótons e T2 em um plano (*i. e.*, 2000/20-80 TR/TE), freqüentemente o sagital. As imagens de densidade de próton provavelmente são as mais sensíveis para a detecção das rupturas meniscais. As imagens no plano axial podem ser realizadas com o uso de seqüências de pulso ponderadas em T1 (*i. e.*, 500/20 TR/TE) ou alternativamente técnicas ecogradiente ponderadas em T2*, que permitem uma boa visualização da cartilagem articular e da articulação patelofemoral (*i. e.*, 400/9/20, TR/TE/ângulo de inclinação). A mesma seqüência T2* pode ser utilizada no plano coronal. As imagens coronais em densidade de próton com supressão de gordura com alta resolução geram uma alta sensibilidade para lesões da medula óssea além das rupturas meniscais.

O valor das seqüências de pulso FSE *versus* as técnicas *spin*-eco (SE) convencionais foi discutido extensamente na literatura radiológica (RUBIN *et al.*, 1994, ESCOBEDO *et al.*, 1996; WHITE *et al.*, 1996; CHEUNG *et al.*, 1997; EUSTAGE *et al.*, 1999). RUBIN *et al.* (1994) avaliaram 129 meniscos em 66 pacientes consecutivos com suspeita de ruptura meniscal utilizando seqüências convencionais e FSE. Eles concluíram que as seqüências FSE demonstraram somente 65% das rupturas meniscais mostradas nas imagens SE convencionais e portanto não recomendaram a FSE para a avaliação das rupturas meniscais. Estes autores atribuíram o artefato do borramento da FSE à baixa sensibilidade da técnica. O artefato do borramento nas técnicas FSE está associado ao uso de um TE efetivo curto, e está relacionado à atenuação da queda do T2 que ocorre nos bordos do espaço K quando os últimos ecos de uma cadeia de trem de eco são utilizados para coletar os dados de alta freqüência espacial (MELKI *et al.*, 1991). Tecidos com T2 curto e seqüências de pulso utilizando TE efetivo curto, ETL grande e pequenas matrizes de aquisição irão contribuir para o efeito de borramento das seqüências FSE. Uma intensidade de sinal diminuída dos meniscos secundária a uma transferência de magnetização aumentada que ocorre com as seqüências FSE também pode contribuir para a menor precisão das seqüências FSE para a detecção das rupturas meniscais (LISTERUD *et al.*, 1992). Resultados semelhantes foram publicados por WHITE *et al.*, (1996). Estes autores compararam a precisão das imagens FSE ponderadas em T2 e as imagens SE com as de densidade de próton na detecção das rupturas meniscais em 152 meniscos e concluíram que as imagens FSE eram um pouco menos precisas do que as imagens SE em densidade de próton.

Por outro lado ESCOBEDO *et al.* (1996) avaliou 80 meniscos com seqüências SE e FSE convencionais e obtiveram a mesma sensibilidade e especificidade similar para ambas as seqüências na detecção das rupturas meniscais. Eles concluíram que as imagens de densidade de próton FSE com um ETL curto eram um substituto razoável para as imagens SE convencionais do joelho. CHEUNG *et al.* (1997) avaliaram imagens FSE duplicadas para a detecção das rupturas meniscais em um grupo de 293 pacientes, e obtiveram sensibilidade e especificidade similares às da SE convencional. No protocolo de estudo utilizado, eles incluíram um TR de 4.000 ms, um ETL de 8 e um TE efetivo "o mais curto possível" na variação de 18 ms. Eles também concluíram que a seqüência FSE é uma alternativa para a seqüência SE convencional nas imagens do joelho.

Mais recentemente, EUSTACE *et al.* (1999) compararam as seqüências de pulso ponderadas em T1 convencionais e as turbo SE (TSE) ou seqüência de pulso híbridas de rápido relaxamento realçado (RARE) em pacientes com traumas agudos de joelho (60 meniscos). O motivo era o de se obter a vantagem de imagens com um tempo mais rápido que pudesse ser obtido com TSE (1 min 20 s) em comparação com SE (4 min 10 s), na situação de um trauma agudo. Seus resultados indicaram que ambas as técnicas são similarmente precisas.

As técnicas de aquisição tridimensionais transformadas de volume Fourier (3DFT) são populares devido às melhorias nos programas de software e pela disponibilidade de estações de trabalho. Estas técnicas são realizadas com a utilização de seqüências de pulso ecogradiente com TR/TE curto (*i. e.*, 18/9/30, TR/TE/ângulo de inclinação). As vantagens da aquisição de dados 3DFT incluem uma melhor relação sinal-ruído e a reconstrução de cortes verdadeiramente contíguos de cerca de 1 mm em planos infinitos de corte, com mínima distorção. Quando utilizadas no plano axial, as seqüências ecogradiente 3DFT são capazes de demonstrar os meniscos em mais de uma imagem consecutiva. Isto é útil para certos tipos de rupturas meniscais como as rupturas radiais. Estas técnicas se tornaram populares após a introdução das aplicações clínicas da RM para as imagens musculoesqueléticas. HAGGAR *et al.* (1988) utilizou seqüências 3DFT GRASS *(gradient recalled acquisition in the steady state)* para a avaliação das rupturas meniscais em um grupo de 35 pacientes. Eles compararam a precisão desta técnica com as imagens SE convencionais, utilizando partições de 3 mm e observaram uma detecção igual de lesões meniscais com ambas as técnicas.

Diferentes formas de supressão de gordura freqüentemente são utilizadas para a avaliação das lesões musculoesqueléticas (MARTY-DELFAUT e BELTRAN, 1999). No joelho, o principal valor da supressão de gordura tem sido no estudo das contusões ósseas (LAL *et al.*, 2000) e lesões cartilaginosas (TRATTNIG *et al.*, 1998) e para este propósito, a supressão de gordura geralmente é acrescentada ao conjunto de seqüências de pulso para o estudo dos distúrbios do joelho. Para a avaliação das lesões meniscais, as técnicas de supressão de gordura são utilizadas principalmente em combinação com a artrografia por RM direta ou indireta, para aumentar o contraste entre o Gd-DTPA injetado e a gordura pericapsular adjacente.

## 9.2.2 Artefatos

Os artefatos relacionados com as técnicas de imagens ocasionalmente podem produzir confusões e armadilhas. Dois artefatos de imagens precisam ser levados em consideração quando se avalia a patologia meniscal: o artefato de truncagem e o fenômeno do ângulo mágico (Quadro 9.1). O artefato de truncagem foi bem descrito na literatura (CZERVIONKE *et al.*, 1988; LUFKIN *et al.*, 1986; WOOD e HENKELMAN, 1985) e está relacionado com os métodos de transformação Fourier de construção de imagens nos limites entre os tecidos com uma grande diferença de intensidade de sinal, como os limites entre a cartilagem articular (claro) e o menisco (escuro). Sob estas circunstâncias, ocorrem maiores e menores disparos em *pixels* alternados que se movem para longe do limite (TURNER *et al.*, 1991). O resultado final é a presença de bandas ou linhas de intensidade de sinal alto e baixo adjacentes e paralelos ao limite de alto contraste. Estas linhas de alta intensidade de sinal, projetadas sobre o menisco, podem produzir uma imagem bastante semelhante a uma ruptura meniscal (Fig. 9.1). TURNER *et al.* (1991) descreveram o impacto do artefato de truncagem em um joelho de cadáver humano e 83 pacientes. Eles concluíram que o artefato era mais proeminente quando a matriz de aquisição era de 128 × 256 e o gradiente codificado de fase estava na direção superior-inferior. O uso de uma matriz de aquisição de 256 × 256 e a orientação do gradiente de codificação de fase em uma direção anterior-posterior reduziram ou quase eliminaram o artefato.

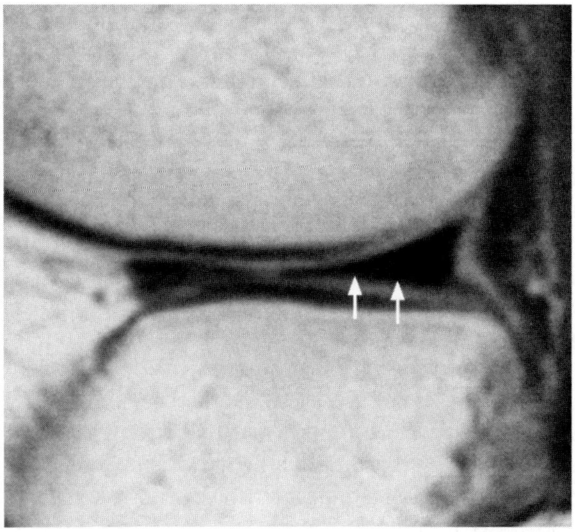

**Fig. 9.1.** Artefato de truncagem. Imagem sagital de densidade de próton (SE 2000/20) demonstrando duas linhas hiperintensas cruzando o corno posterior do menisco lateral, simulando uma ruptura meniscal.

**Quadro 9.1.** Rupturas meniscais: armadilhas e interpretação

| *Causa* | *Aparência* | *Localização* | *Plano* | *Como evitar* |
|---|---|---|---|---|
| Artefato de truncagem | Linha horizontal | Periferia do corpo | Sagital | Aumentar a matriz |
| Artefato do ângulo mágico | Hiperintensidade difusa | Corno post. do menisco lateral | Sagital | Permuta de gradientes Aumentar TE |
| Inserção anterior do menisco lateral | Estriações verticais | Corno ant. do menisco lateral | Coronal Sagital | Conhecimento da anatomia |
| Fixações do ligamento transverso | Linha vertical | Corno ant. de ambos os meniscos | Sagital | Inspecionar cortes contíguos |
| Ligamento meniscofemoral de Wrisberg | Linha vertical | Corno post. de ambos os meniscos | Sagital | Inspecionar cortes contíguos |
| Efeito de volume parcial | Linha horizontal | Periferia, corpo | Sagital | Cortes mais finos |
| Tendão poplíteo | Linha vertical | Menisco lateral, post. | Sagital | Conhecimento da anatomia |
| Fenômeno do vácuo | Linha horizontal | Ambos os meniscos | Coronal Sagital | Correlacionar com radiografias |
| Debrum meniscal | Ondulações | Bordo livre dos meniscos | Coronal Sagital | Conhecimento das variantes |
| Meniscectomia prévia | Menisco pequeno, irregular | Bordo livre dos meniscos | Sagital | Comunicação apropriada com o cirurgião Coronal |

Post., Posterior; ant., anterior.

O artefato do ângulo mágico também foi bem descrito na literatura (ERIKSON *et al.*, 1991, 1993; RUBENSTEIN *et al.*, 1993). Este fenômeno foi inicialmente descrito em tendões (FULLERTON *et al.*, 1985), mas ele pode ser visto em qualquer tecido contendo colágeno. O fenômeno do ângulo mágico refere-se a uma intensidade de sinal aumentada que ocorre quando as fibras de colágeno dos tecidos estão orientadas em 55º em relação ao campo magnético estático ($B_0$). Neste ângulo, as interações dipolo-dipolo que contribuem para o relaxamento T2 entre prótons de água comprimidos entre fibras de colágeno são anuladas, resultando em um aumento no tempo de relaxamento T2 do tecido e aumentando assim a intensidade de sinal quando se utilizam TEs de menos de 20 ms. PETERFLY *et al.* (1994), avaliaram este fenômeno em 58 estudos de RM em joelhos e encontraram uma intensidade de sinal aumentada do segmento medial do corno posterior do menisco lateral em 42 exames. Eles concluíram que este achado estava relacionado a um fenômeno do ângulo mágico secundário à orientação angular do menisco nesta localização em particular e não deve ser interpretado como uma ruptura ou degeneração do menisco.

### 9.2.3 Pós-Processamento

O pós-processamento das imagens de RM desempenha um importante papel na avaliação das rupturas meniscais. Duas técnicas merecem atenção. A primeira está relacionada com a capacidade do software de imagens para gerar reconstruções de superfície tridimensionais do menisco a partir de conjuntos de dados 3D e 2D. DISLER *et al.* (1993) compararam a precisão das reconstruções 3D de 24 meniscos versus a demonstração 2D convencional e encontraram uma maior precisão para a detecção das rupturas meniscais quando as reconstruções foram utilizadas (Fig. 9.2). Apesar de esta técnica de pós-processamento estar disponível em vários aparelhos de RM de última geração, seu uso ainda não se tornou amplamente aceito por causa do tempo necessário para a obtenção das reconstruções e a excelente resolução que pode ser obtida com os aparelhos e bobinas de superfície atuais, o que torna o pós-processamento desnecessário.

A segunda técnica diz respeito à imagem dos meniscos utilizando janelas mais estreitas ("janelas meniscais") ao invés das janelas convencionais. Esta prática é relativamente comum porque se imagina que ela melhore a identificação das rupturas meniscais (STOLLER *et al.*, 1987). BUCKWALTER *et al.* (1993) estudaram o impacto das janelas mais estreitas no estudo dos meniscos em 48 pacientes utilizando uma análise de curva ROC e eles não puderam provar que esta técnica de fotografia melhora a detecção das rupturas meniscais.

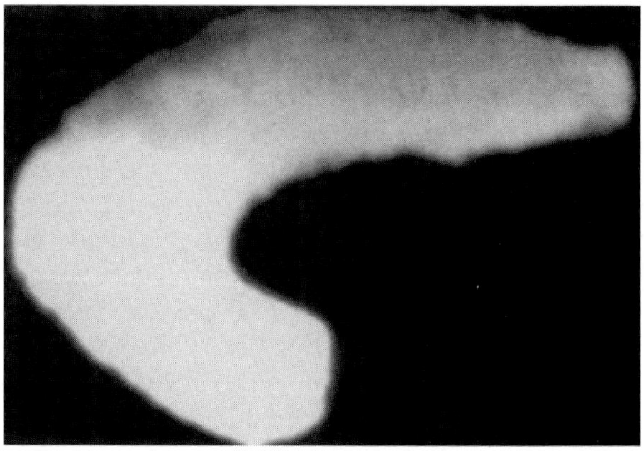

**Fig. 9.2.** Reconstrução de superfície tridimensional do menisco medial gerada por computador.

A artrografia por RM com a injeção intra-articular de Gd-DTPA diluído tem sido utilizado de modo bem-sucedido no ombro para a detecção de achados sutis. No joelho, seu uso tem sido limitado às situações pós-operatórias (Fig. 9.3) (APPLEGATE *et al.*, 1993). As imagens de RM sem contraste de um joelho virgem atingiram tal nível de precisão que o maior desconforto proporcionado ao paciente e as complicações potenciais da injeção intra-articular de contraste em geral não são considerados válidos. Entretanto, a experiência inicial com injeções intravenosas de Gd-DTPA (artrografia por RM indireta) (VAHLENSIECK *et al.*, 1998) parece indicar que elas seriam substitutos válidos para a injeção intra-articular. Um número maior de testes clínicos é necessário para determinar o papel futuro desta técnica.

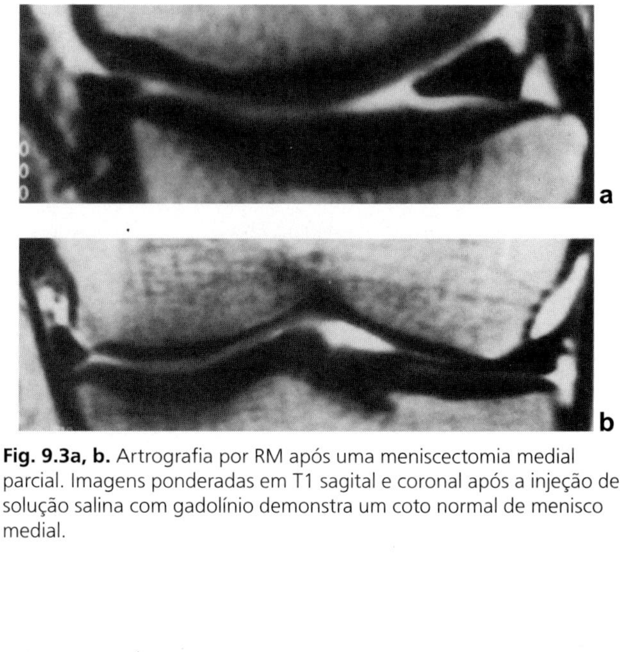

**Fig. 9.3a, b.** Artrografia por RM após uma meniscectomia medial parcial. Imagens ponderadas em T1 sagital e coronal após a injeção de solução salina com gadolínio demonstra um coto normal de menisco medial.

### 9.2.4
### Força do Campo

Um aspecto técnico que foi submetido a uma extensa discussão diz respeito ao efeito da força do campo para a detecção das lesões meniscais. RUWE *et al.* (1991) sugeriram que a precisão dos diagnósticos baseados nas imagens de RM podem depender da força do campo do aparelho. BARNETT (1993) avaliaram a eficácia de um ímã de 0,5-T em uma série de 118 pacientes com correlação artroscópica, e compararam seus resultados com as séries publicadas na literatura utilizando aparelho de 1,5-T. Para as rupturas do menisco medial, a sensibilidade, especificidade e precisão da RM de 0,5-T foram de 93%, 90% e 92% respectivamente. Para as rupturas do menisco lateral, a sensibilidade, especificidade e a precisão foram de 81%, 97% e 93%, respectivamente. O autor concluiu que a força do campo magnético não é um determinante significante da confiabilidade diagnóstica de uma avaliação por RM dos distúrbios internos do joelho.

Diversos artigos publicados comparando a performance diagnóstica dos aparelhos de baixo campo (0,2-T) versus aparelhos de alto campo (1,5-T) (COTTEN *et al.*, 2000; PARIZEL *et al.*, 1995; KERSTIN-SOMMERHOFF *et al.*, 1995; FRANKLYN *et al.*, 1997; SHERLLOCK *et al.*, 1998; RIEHL *et al.*, 1997) relatam que os aparelhos que operam com 0,2-T são comparáveis em sensibilidade, especificidade e precisão para o diagnóstico das lesões meniscais. Por outro lado, outros autores (FISHER *et al.*, 1991; KINNUNEN *et al.*, 1994; WENNOGLE *et al.*, 1998) registraram uma menor precisão dos aparelhos de baixo campo para as rupturas meniscais quando comparados com os sistemas de alto campo. COTTEN *et al.* (2000) analisaram as discrepâncias das diferentes publicações e concluíram que os diferentes resultados estão relacionados com diferentes performances dos aparelhos de baixo campo, e em diferenças nos parâmetros técnicos utilizados. Os mesmos autores avaliaram as forças dos dois campos em uma série de 219 pacientes utilizando seqüências de pulso semelhantes. Noventa pacientes nestas séries foram submetidos a exames artroscópicos. Eles concluíram que os resultados foram comparáveis para ambas as forças de campo.

## 9.3
## Anatomia Normal

Os meniscos do joelho são dois discos fibrocartilaginosos em formato de C que se acomodam nas margens periféricas do platô tibial essencialmente plano (Fig. 9.4). As superfícies superiores de ambos os meniscos são côncavas e se articulam com os côndilos femorais convexos. Ambos os meniscos medem aproximadamente 4-7 mm de altura na periferia e 1 mm ou menos no bordo livre. O terço periférico contém estruturas neurovasculares, enquanto que os dois terços restantes são estritamente fibrocartilaginosos. A porção periférica vascularizada do menisco é denominada como a "zona vermelha" enquanto que a "zona branca" se refere à área fibrocartilaginosa, avascular (POEHLING *et al.*, 1990; NEWMAN *et al.*, 1993; HAVEN *et al.*, 1989). Estas zonas podem ser histologicamente diferenciadas mas não são óbvias na inspeção visual (HAUGER *et al.*, 2000).

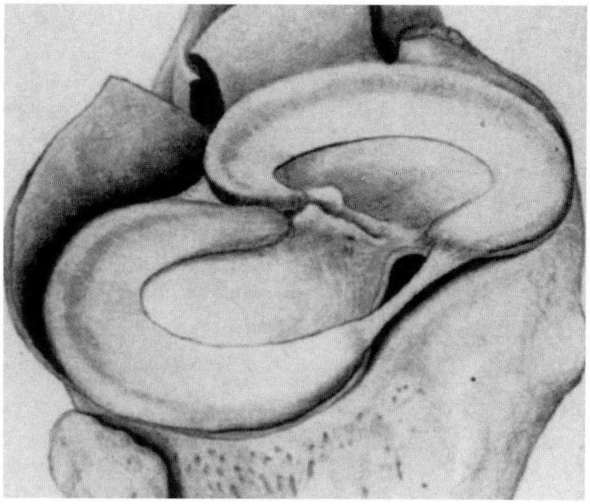

**Fig. 9.4.** Desenho esquemático dos meniscos normais.

O menisco lateral possui a mesma largura por toda sua extensão, aproximadamente 7-10 mm. Ele tem o formato de três quartos de um círculo, com seus cornos anterior e posterior presos à tíbia imediatamente à frente e atrás da eminência intercondilar. A fixação anterior do menisco lateral possui uma aparência estriada e suas fibras estão em continuidade com as fibras mais anteriores do ligamento cruzado anterior. Os sítios de fixação central têm uma largura mais estreita. A margem periférica do menisco lateral se prende à cápsula, exceto póstero-lateralmente, onde o tendão poplíteo o cruza, e mais posterior e centralmente, próximo ao sítio de fixação central, onde a cápsula não se estende anteriormente para a articulação.

O menisco medial possui um formato semelhante ao de um semicírculo. Apesar de seu corno posterior estar preso à tíbia em uma posição imediatamente posterior à fixação meniscal lateral, seu corno anterior se fixa mais anteriormente, aproximadamente 10-14 mm à frente do corno anterior do menisco lateral. A largura do menisco medial gradualmente se afina da posição posterior para a anterior, ao contrário do menisco lateral. A margem periférica do menisco medial está mais firmemente fixada à cápsula articular e ao platô tibial propriamente dito, este último através do ligamento coronário. Assim como na face lateral, a cápsula não se estende anteriormente na direção da articulação próxima ao sítio de fixação central.

O ligamento transverso conecta os cornos anteriores de ambos os meniscos. Sua espessura varia de 1 a 4 mm. Ele surge na porção mais ântero-superior do menisco lateral e cruza na frente da fixação tibial do ligamento cruzado anterior, se fundindo com a porção superior da face posterior do corno anterior do menisco medial.

Os ligamentos meniscofemorais são bandas fibrosas inconstantes de 3-4 mm que surgem a partir do corno posterior do menisco lateral e se prendem à face lateral do côndilo femoral medial. Os ligamentos de Humphry e Wrisberg surgem juntos, o primeiro cursando anteriormente ao ligamento cruzado posterior (LCP) e o último posteriormente ao LCP.

### 9.3.1 Aparência das Imagens de RM Normais: Variações e Armadilhas

As imagens sagitais demonstram melhor os cornos anterior e posterior dos meniscos medial e lateral (Fig. 9.5), enquanto que as imagens coronais demonstram melhor os corpos meniscais (Fig. 9.6). Imagens axiais de cortes finos permitem uma boa visualização dos meniscos, especialmente de seus bordos livres (Fig. 9.7).

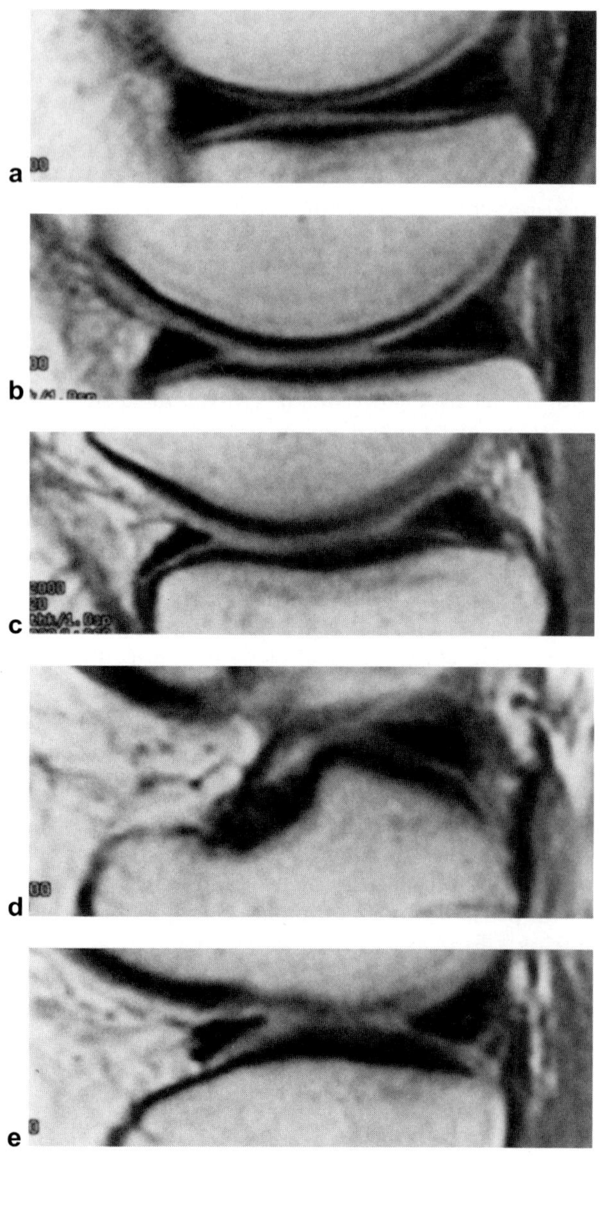

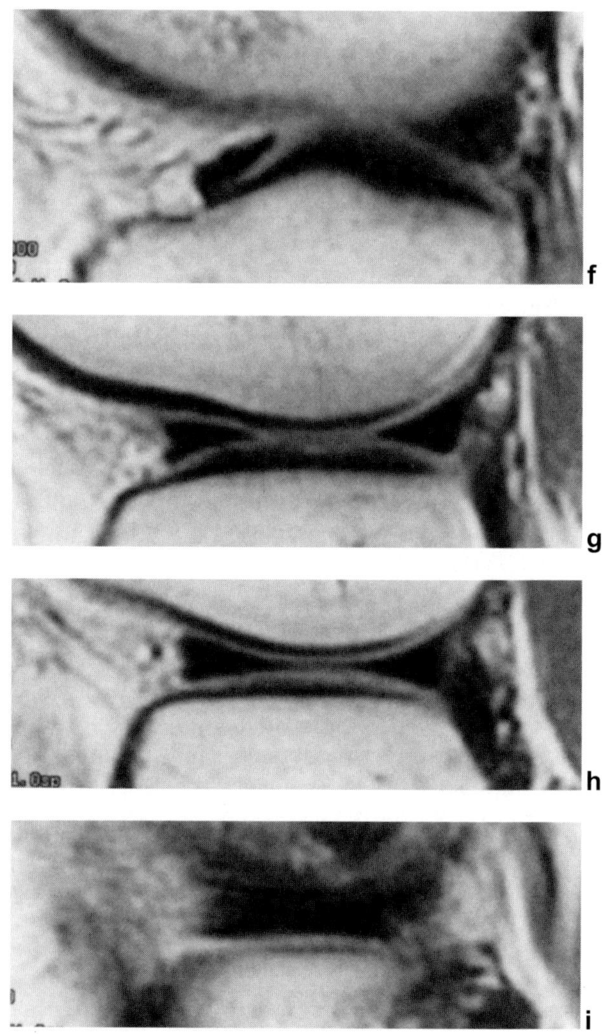

**Fig. 9.5a-i.** Meniscos normais. Série de imagens sagitais em densidade de próton contíguas, medial para lateral, demonstrando os meniscos medial e lateral normais.

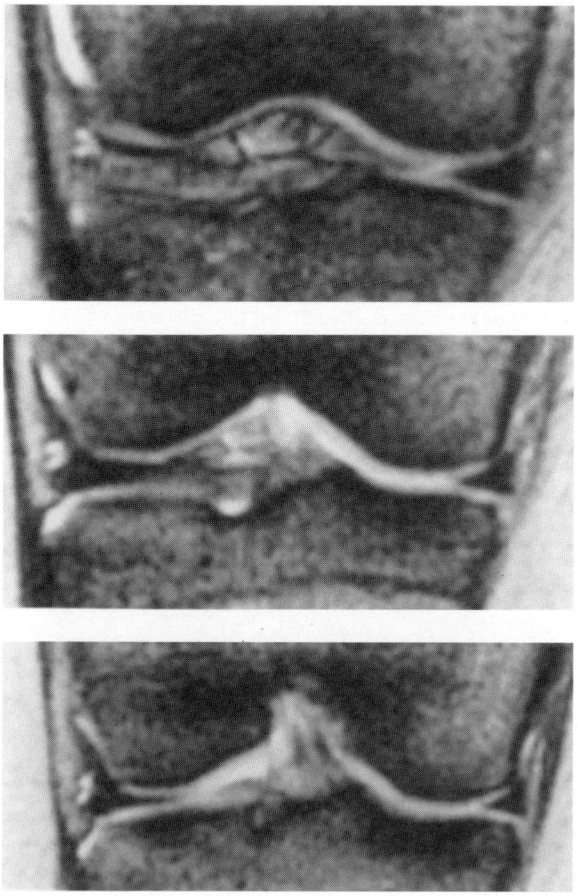

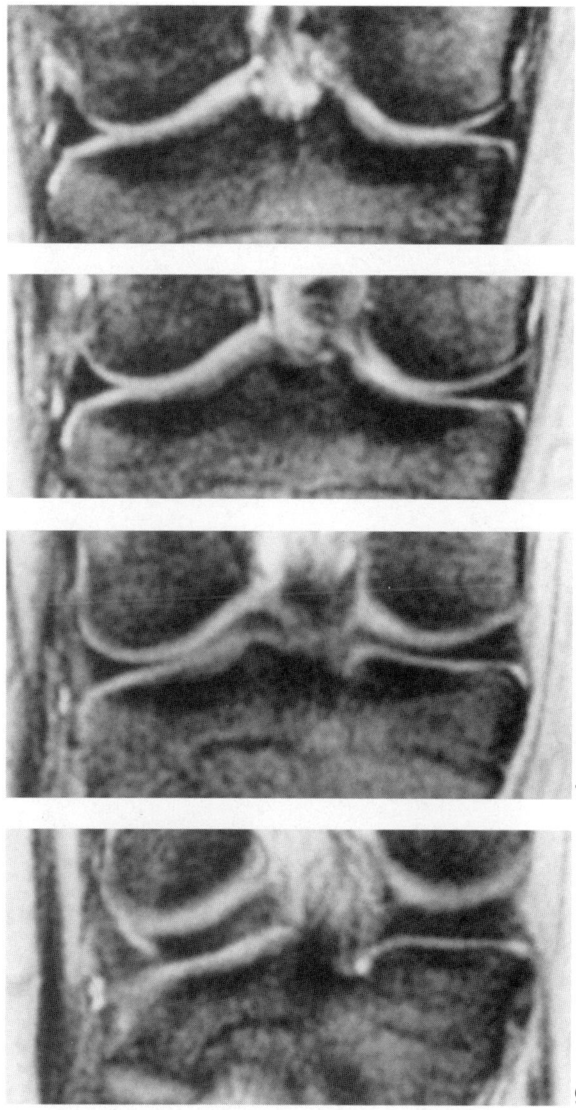

**Fig. 9.6a-g.** Meniscos normais. Série de imagens ecogradiente 2D coronais contíguas, anterior para posterior, demonstrando meniscos medial e lateral normais.

Os cortes sagitais demonstram o corno posterior do menisco medial como um triângulo isósceles, com os lados tendo quase o dobro de tamanho em relação à base. O corno anterior do menisco medial tem cerca da metade da largura do corno posterior, aparecendo mais como um triângulo eqüilátero. Ele pode variar em aparência, algumas vezes, demonstrando uma configuração quase arredondada. Ele se acomoda no bordo extremo da tíbia anterior, com o ligamento transverso se unindo a ele mais superiormente e em uma posição um tanto posterior. Esta junção pode criar uma aparência em "ponta de seta", apontando posteriormente. A porção inferior representa o sítio de fixação do corno anterior e a porção superior representa a junção do ligamento transverso (Fig. 9.8).

Na face lateral, o ligamento transverso se fixa ao lado mais anterior superior do corno anterior; ele pode aparecer como um ponto arredondado anteriormente ao menisco e não deve ser confundido com uma ruptura (Fig. 9.8) (HERMAN e BELTRAN, 1988). O corno anterior do menisco lateral, de fato, é um sítio incomum para uma ruptura meniscal.

O corno anterior do menisco lateral também pode demonstrar um padrão de densidade aumentada estriado ou manchado nas imagens de densidade de próton. Esta é uma outra variação normal, que pode representar densas fibras colagenosas do ligamento cruzado anterior entrelaçadas com a fibrocartilagem do menisco propriamente dito (Fig. 9.9). SHANKMAN *et al.* (1997) demonstraram este padrão manchado do corno anterior do menisco lateral em 22 estudos de imagens de RM do joelho em pacientes nos quais a cirurgia artroscópica realizada por outros motivos não demonstrou evidência de uma ruptu-

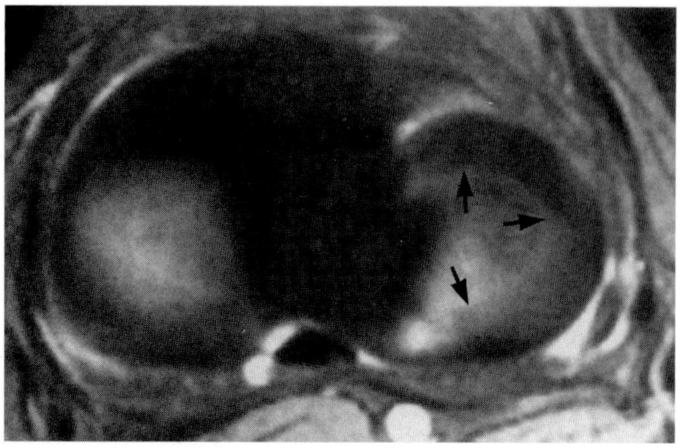

**Fig. 9.7.** Meniscos normais. Imagem GRE 2D axial através da linha articular demonstrando o menisco lateral, com boa visualização de seu bordo livre (*setas*).

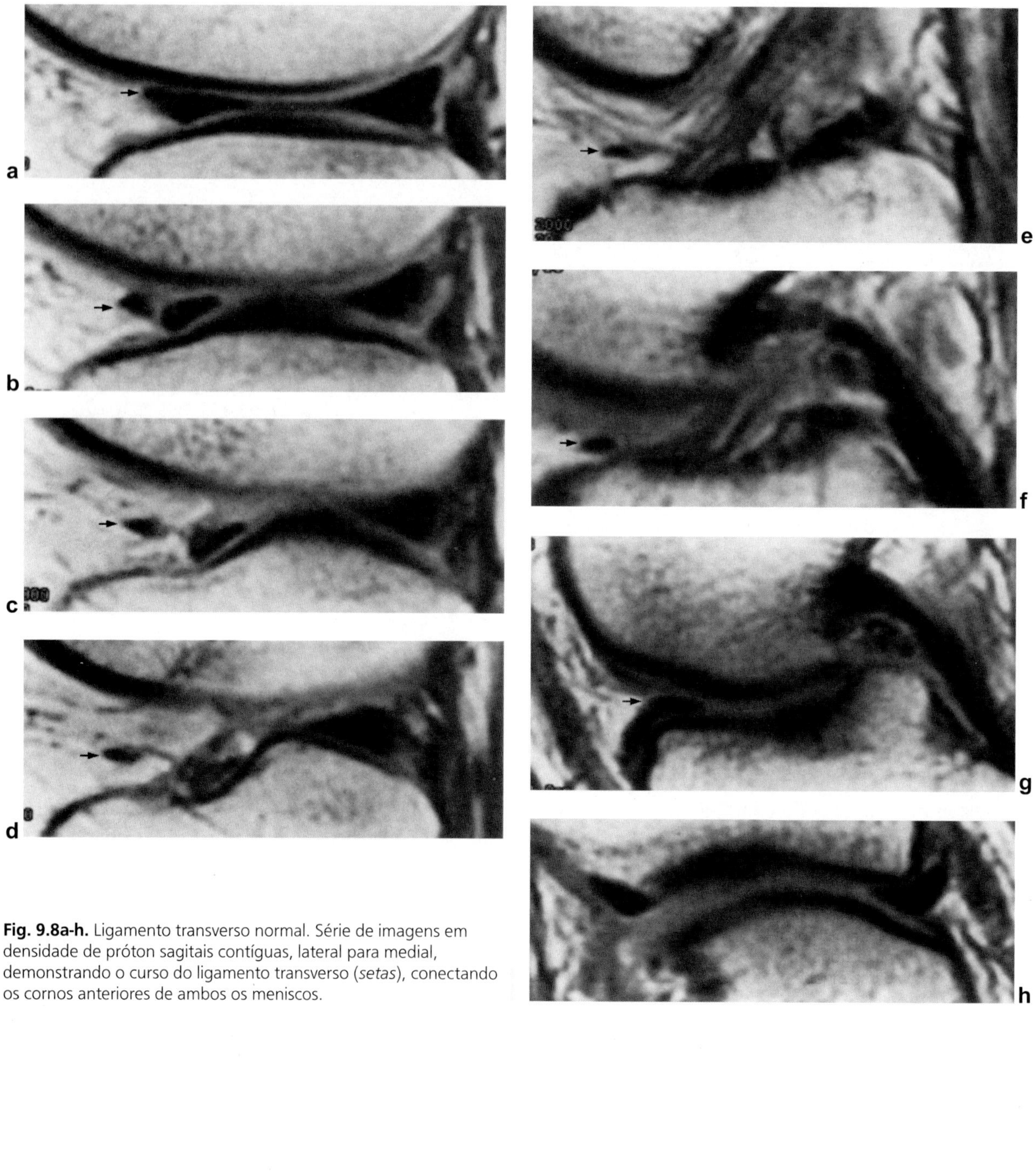

**Fig. 9.8a-h.** Ligamento transverso normal. Série de imagens em densidade de próton sagitais contíguas, lateral para medial, demonstrando o curso do ligamento transverso (*setas*), conectando os cornos anteriores de ambos os meniscos.

ra nesta área. Os cornos anterior e posterior do menisco lateral têm quase o mesmo tamanho, com o anterior sendo um pouco menor; ambos aparecem como triângulos isósceles.

O corno posterior do menisco lateral difere do medial por apresentar o tendão poplíteo interposto entre a periferia do menisco e sua fixação na cápsula. O espaço resultante não deve ser confundido com uma ruptura (HERMAN e BELTRAN, 1988). O ligamento de Wrisberg geralmente é visto em sua origem na margem superior do corno posterior. Ele pode aparecer como um ponto arredondado adjacente à face posterior do corno posterior e ele também não deve ser confundido com uma ruptura (Fig. 9.10). VAHEY *et al.* (1990) analisaram e correlacionaram 109 exames de RM do joelho com achados artroscópicos. Eles concluíram que o ligamento meniscofemoral produziu a aparência de uma pseudolesão do corno posterior do menisco lateral em 39% dos casos.

As imagens sagitais mais superficiais demonstram os corpos dos meniscos medial e lateral, apesar de não demonstrar de maneira ideal. Em ambos os lados, os meniscos aparecem como bandas achatadas. Na face lateral, os cortes mais centrais demonstram uma configuração em "gravata-borboleta" devido ao menor raio de curvatura. O efeito de volume parcial da cápsula e dos meniscos nos cortes da periferia extrema podem ser confundidos com uma ruptura do corpo meniscal (Fig. 9.11) (HERMAN e BELTRAN, 1988). Este sinal aumentado normal também pode representar um artefato de truncagem. Linhas de sinal paralelas são produzidas na direção da codificação de fase nos bordos onde existe uma grande e abrupta transição na intensidade de sinal do tecido.

Os cortes coronais na porção média do joelho demonstram melhor os corpos de ambos os meniscos. Eles aparecem com um formato triangular, com o lateral sendo um pouco maior do que o medial. A fixação capsular no lado medial está incorporada ao ligamento colateral medial ou tibial. Uma pequena quantidade de gordura pode estar interposta entre o corpo do menisco medial e a cápsula.

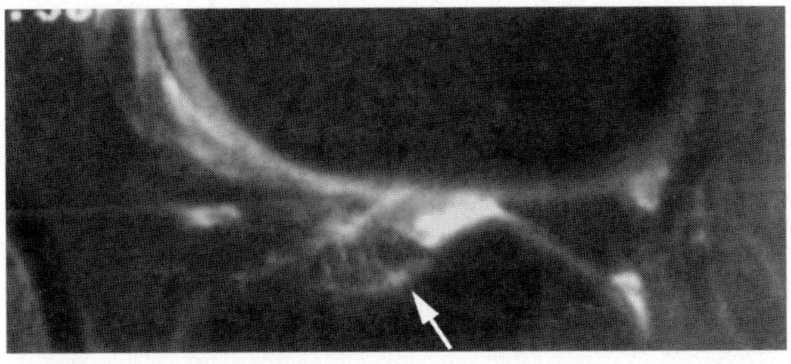

**Fig. 9.9.** Fixação tibial normal do corno anterior do menisco lateral. Imagem sagital em densidade de próton com saturação de gordura demonstrando um sinal aumentado espiculado no corno anterior do menisco lateral próximo à seu sítio de fixação central (*seta*); não deve ser confundido com uma ruptura.

Posteriormente, os cortes coronais demonstram os cornos posteriores como bandas planas. Na face lateral, o tendão poplíteo cursa para cima e lateralmente em uma orientação de 45° (Figs. 9.12 e 9.13). A sinóvia se estende superior e inferiormente ao redor do tendão através de uma abertura na cápsula e aparece como uma intensidade de sinal aumentada, de natureza linear. Ela é vista tanto em imagens coronais como em sagitais como uma intensi-

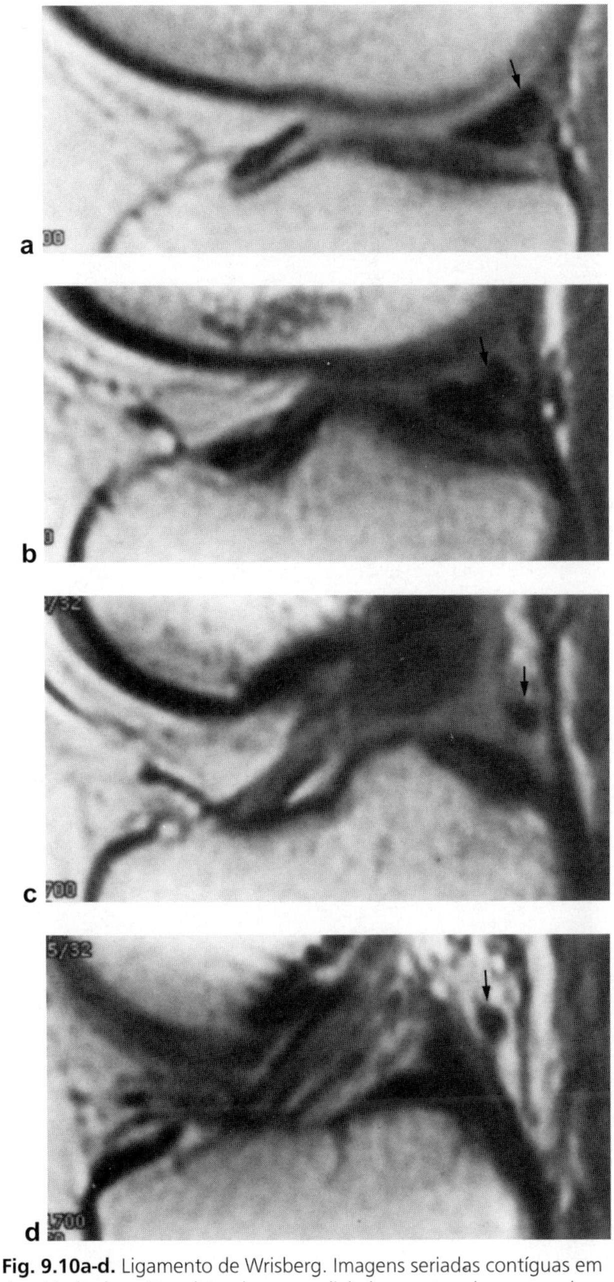


**Fig. 9.10a-d.** Ligamento de Wrisberg. Imagens seriadas contíguas em densidade de próton, lateral para medial, demonstrando o curso do ligamento de Wrisberg (*setas*), incluindo sua origem na margem superior do corno posterior do menisco lateral.

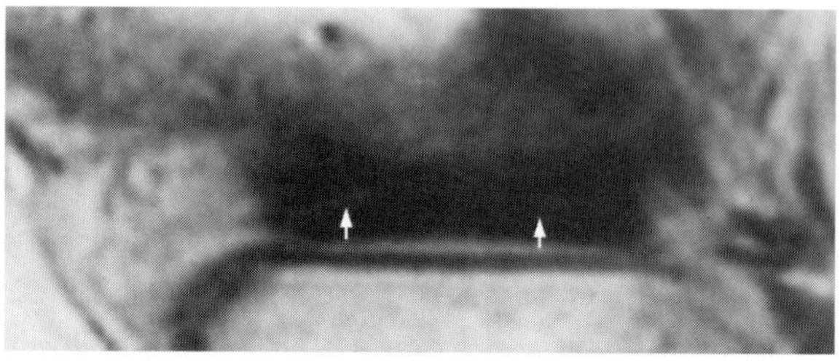

**Fig. 9.11.** Armadilha que simula uma ruptura meniscal. Imagem em densidade de próton sagital mais lateral demonstrando uma linha horizontal de sinal aumentado no menisco lateral (*setas*), que não deve ser confundida com uma ruptura.

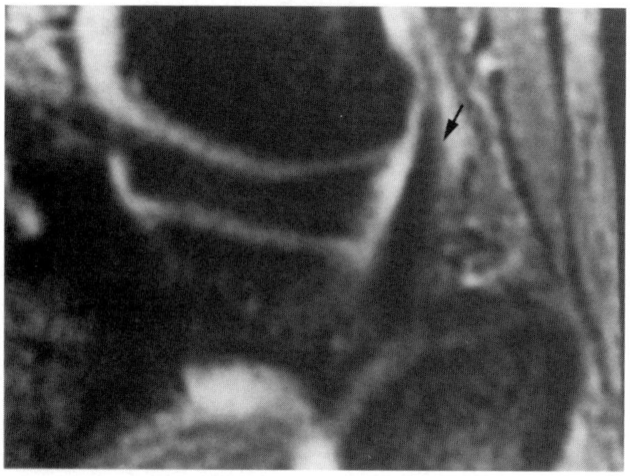

**Fig. 9.12.** Tendão poplíteo normal. Imagem ecogradiente coronal 2D demonstrando o tendão poplíteo *(seta)* cursando através do corno posterior do menisco lateral.

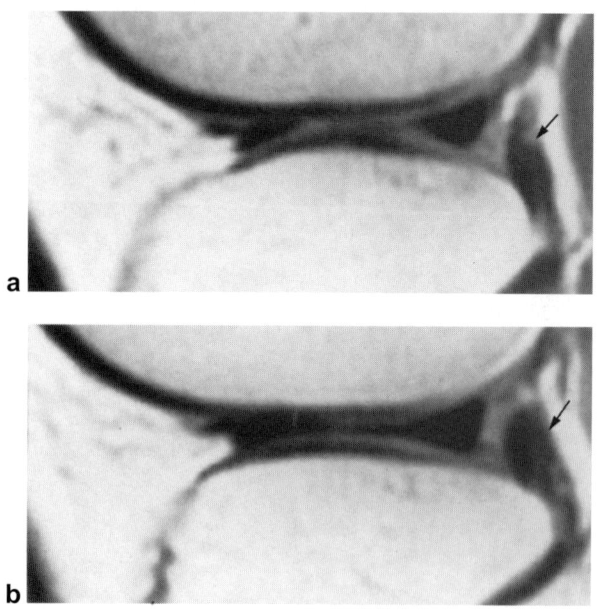

**Fig. 9.13a, b.** Tendão poplíteo normal. Imagens de densidade de próton sagitais demonstrando o tendão poplíteo (*setas*) cursando através do corno posterior do menisco lateral. O ligamento transverso também está evidente anteriormente.

dade de sinal médio nas imagens ponderadas em T1 e densidade spin, e como uma alta intensidade de sinal nas imagens ponderadas em T2.

Mais anteriormente, as imagens coronais demonstram o corno anterior do menisco lateral como uma estrutura tipo banda. O corno anterior do menisco medial é muito pequeno e se estende mais anteriormente que o lateral.

As porções avasculares dos meniscos normais (a zona branca) e os ligamentos transverso e meniscofemoral aparecem todos escuros, sem sinal em todas as seqüências de pulso. Chan *et al.* (1998) sugeriram que a zona vascular periférica (zona vermelha) possui intensidade de sinal de média a alta nas imagens ponderadas em T2 (Fig. 9.14). Isto é mais proeminente no corno posterior do menisco medial e é mais bem observado nas imagens sagitais. Esta é uma importante consideração já que as rupturas envolvendo a zona vermelha possuem uma maior probabilidade de cicatrizar do que as da zona branca. Investigações recentes realizadas por Hauger *et al.* (2000) levantam dúvidas sobre a possibilidade de distinção entre as duas zonas através das imagens de RM. Estes autores realizaram exames de RM convencionais e com o uso de Gd-DTPA em 18 joelhos cadavéricos. Eles concluíram que a estrutura de baixa intensidade em formato de cunha vista nas imagens de RM representava todo o menisco, e que a injeção intravenosa de material de contraste não foi útil na distinção entre as duas zonas.

Com o passar dos anos, a degeneração leva a áreas focais indistintas de alterações com intensidade de sinal média a alta na porção avascular dos meniscos, que não devem ser confundidas com uma ruptura meniscal. Outra armadilha em potencial se dá pela presença de um fenô-

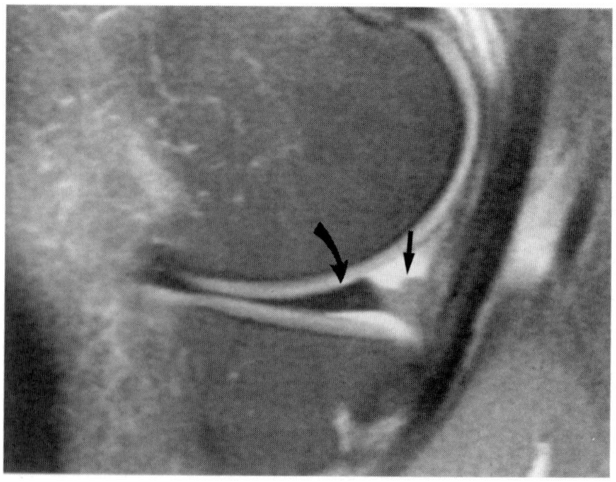

**Fig. 9.14.** Zona vermelha-branca. Imagem em T1 sagital com saturação de gordura através do corno posterior do menisco medial demonstrando a porção periférica do menisco, que é hiperintensa (zona vermelha; *seta reta*) em relação à porção central fibrosa (zona preta; *seta curva*).

meno de vácuo que simula uma ruptura meniscal (SHOGRY e POPE, 1991).

As variações anatômicas normais dos meniscos são raras. A mais freqüente é o menisco discóide, discutido adiante. Outra variante é o também chamado debrum meniscal. As imagens sagitais obtidas através do corpo dos meniscos lateral ou medial ocasionalmente demonstram uma configuração dobrada ou uma dobra em formato de S, denominada como o debrum meniscal por YU *et al.* (1997) (Fig. 9.5). Esta dobra ocorre na ausência de uma ruptura e não aumenta a prevalência das rupturas meniscais.

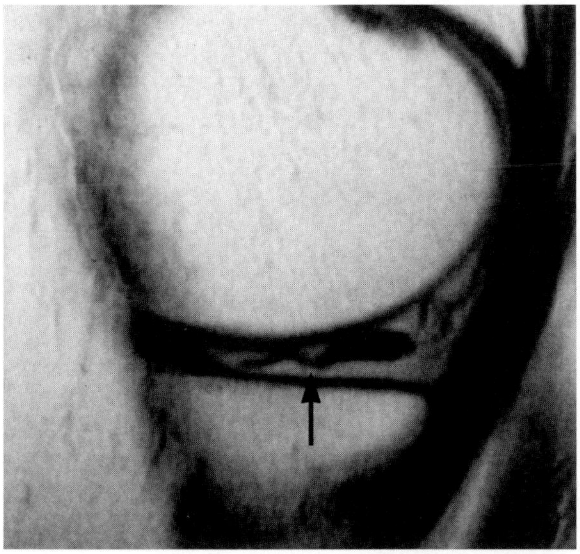

**Fig. 9.15.** Debrum meniscal. Imagem sagital em densidade de próton demonstrando uma porção ondulada do corpo do menisco (*seta*).

## 9.4 Trauma Meniscal

A suspeita de rupturas meniscais é uma das indicações mais freqüentes de um exame de RM musculoesquelético. A maioria dos profissionais da área de saúde que lidam com pacientes que se apresentam clinicamente com dor no joelho, nos quais a possibilidade de uma ruptura meniscal é considerada, concordam que as imagens de RM promovem uma avaliação pré-operatória rápida e precisa. Os desenvolvimentos técnicos na última década tanto em sistemas de alto e baixo campos melhoraram significantemente a capacidade da RM em detectar as lesões meniscais. Estas melhorias incluem melhores *designs* de bobinas de superfície, maior força de gradiente e uma melhora constante do padrão das seqüências de pulso. Conforme o progresso das pesquisas no campo de tratamento das lesões meniscais, as imagens de RM enfrentam novos desafios diagnósticos incluindo a distinção precisa entre rupturas meniscais degenerativas e não degenerativas, avaliação pós-operatória do menisco, especialmente nos pacientes tratados através de técnicas avançadas como o reparo meniscal e o transplante meniscal, avaliação das informações acrescentadas pela administração intra-articular ou intravenosa de Gd-DTPA e a avaliação das lesões associadas, *e. g.*, lesões osteocondrais, capsulares e ligamentares.

Classicamente, as rupturas meniscais são etiologicamente caracterizadas como traumáticas ou degenerativas. As rupturas traumáticas agudas são encontradas na população jovem e atlética. As rupturas encontradas na população mais velha geralmente ocorre em sítios de degeneração meniscal (SMILLIE 1970a, b) e geralmente são assintomáticas (BODEN *et al.*, 1992; KORNICK *et al.*, 1990). O tratamento das lesões meniscais traumáticas agudas focaliza na preservação do máximo possível do tecido meniscal, minimizando, assim, o risco de desenvolvimento de uma osteoartrite prematura. As tendências atuais no tratamento mesmo de grandes rupturas meniscais envolvem o reparo meniscal primário (NEWMAN *et al.*, 1993; HENNING *et al.*, 1991; DANDY *et al.*, 1990; GILQUIST e MESSNER 1993; JACKSON, 1968; MCGINTY *et al.*, 1977). A avaliação pré-operatória precisa não somente da presença de uma ruptura meniscal, mas também de sua configuração que se torna de importância primordial no planejamento do tratamento. Por outro lado, pequenas lesões minimamente sintomáticas podem ser tratadas conservadoramente, já que o prognóstico a longo prazo parece ser altamente dependente da quantidade de tecido meniscal residual ao invés de sua integridade biomecânica (NOBLE e HAMBLEN, 1975; FERRER-ROCA e VIALTA, 1980).

As rupturas meniscais ocorrem como o resultado do estresse exercido através da substância do menisco, particularmente sobre os cornos posteriores (SEEDHOLM, 1979; SEEDHOLM e HARDGREAVES, 1979). Os fatores de estresse mais importantes que contribuem para o desenvolvimento de uma ruptura meniscal incluem diferenças no coeficiente de fricção entre as superfícies articulares superior e inferior do menisco, e a natureza das forças biomecânicas que atuam na movimentação articular normal. A combinação destes fatores leva ao desenvolvimento de rupturas da microestrutura da fibrocartilagem, que por sua vez causam alterações moleculares e depleção dos condrócitos (NOBLE e HAMBLEN, 1975; SEEDHOLM, 1979; SEEDHOLM e HARDGREAVES, 1979).

### 9.4.1
### Significância das Alterações de Sinal

CRUES *et al.* (1986, 1987, 1990) e MINK *et al.* (1988) estudaram em profundidade o relacionamento entre as alterações microestruturais do menisco que sofre uma ruptura e as alterações de intensidade de sinal refletidas nas imagens RM utilizando diferentes seqüências de pulso. As rupturas das fibras de colágeno geram um milieu para que os prótons de água fiquem mais móveis, aumentando assim o tempo de relaxamento T2 efetivo do tecido, que por sua vez se manifesta por um aumento na intensidade de sinal nas imagens com TE curto (T1, ecogradiente e imagens ponderadas em densidade de próton). Neste estágio, apesar do T2 estar aumentado, ele ainda é muito curto para ser detectado nas imagens com TE longo (imagens ponderadas em T2). Com um dano adicional das fibras de colágeno, a água é absorvida pelas macromoléculas, aumentando ainda mais o sinal nas imagens com TE curto. É reconhecido que as imagens com TE curto possuem uma sensibilidade superior a 90% na detecção das rupturas meniscais, enquanto que o uso de imagens com TE longo diminui a sensibilidade para menos de 30% (CRUES *et al.*, 1986, 1987, 1990; MINK *et al.*, 1988).

Com um maior desarranjo da estrutura de colágeno do menisco e o desenvolvimento de rupturas parciais ou completas, lacunas são criadas e a água é atraída para as lacunas. Isto, por sua vez aumenta o T2 para milhares de milissegundos, e então as imagens ponderadas em T2 podem demonstrar as alterações de sinal correspondentes à ruptura.

A classificação das alterações de intensidade de sinal do tecido meniscal foi inicialmente publicada por LOTYSH *et al.* (1986). Estes autores classificaram o sinal meniscal utilizando critérios morfológicos (Fig. 9.16). O sinal grau I se refere a uma área arredondada ou irregular de alto sinal dentro da substância do menisco, não se estendendo até a superfície articular. A correlação histológica nestes casos demonstra alterações degenerativas precoces. O sinal grau II corresponde a uma área linear de alto sinal que não se estende para a superfície articular e correspondente patologicamente a alterações degenerativas mais severas. Tanto as alterações de sinais graus I e II raramente se relacionam com rupturas artroscopicamente demonstráveis. As alterações de sinal grau III se estendem até a superfície articular, aparecendo bem marginadas, de configuração linear e com alta intensidade de sinal. Estas são caracterís-

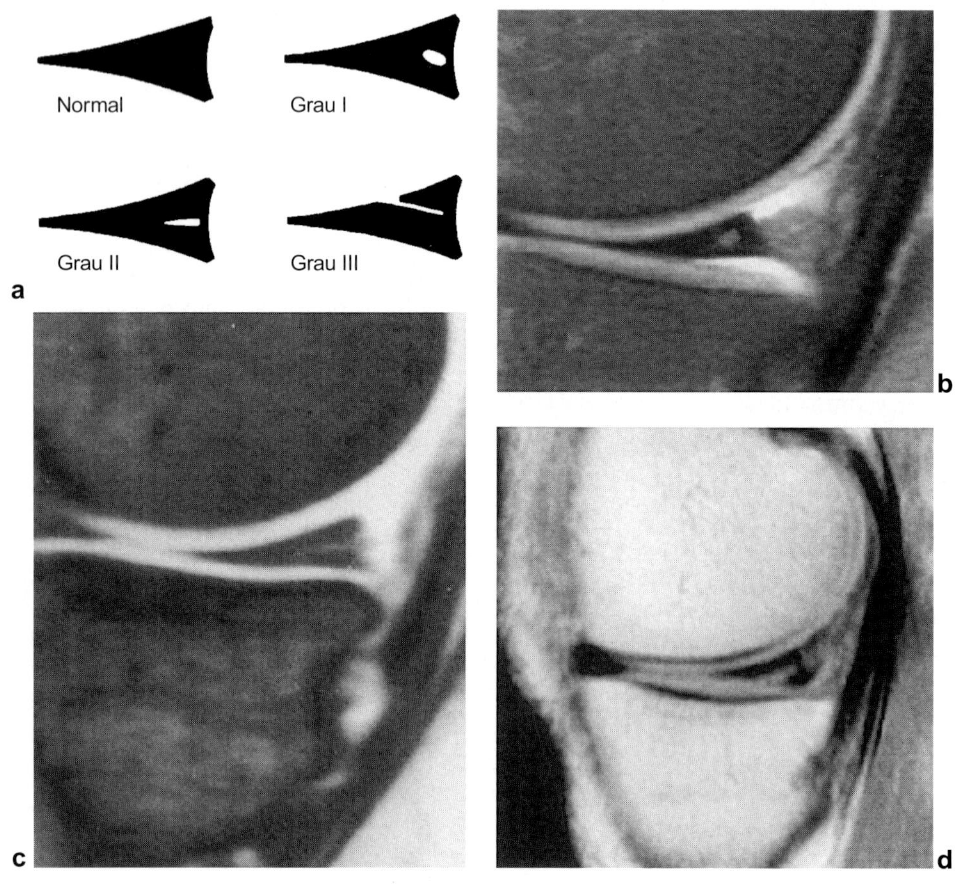


**Fig. 9.16a-d.** Sistema de graduação para o sinal meniscal. **a** Diagrama do sistema de graduação das alterações de intensidade de sinal no menisco. **b** Sinal grau I. **c** Sinal grau II. **D** Sinal grau III.

ticas distintivas de uma ruptura, com uma correlação muito alta com a artroscopia. A correlação entre os achados histológicos e as alterações de sinal foi validada por um estudo em 12 espécimes de joelho em autópsias ou em amputações acima do joelho publicado por STOLLER *et al.* (1987).

CRUES *et al.* (1986, 1987) avaliaram o relacionamento entre as alterações de sinal nos meniscos e a presença de rupturas demonstradas artroscopicamente em uma série de 277 meniscos em 144 joelhos, com correlação artroscópica ou através da artrotomia. Eles encontraram que 89% dos meniscos que exibiam alterações graus I e II estavam normais durante a cirurgia e que 94% dos meniscos com alterações de sinal grau III apresentavam rupturas. Eles concluíram que as imagens de RM podem separar lesões meniscais cirurgicamente significantes das lesões meniscais não significantes, e que isto é útil para a avaliação pré-operatória das rupturas meniscais suspeitas. Em um estudo bastante inicial, REICHER *et al.* (1986) avaliaram a precisão das imagens de RM em um grupo de 49 pacientes, correlacionando com artroscopias subseqüentes. Neste sistema de classificação, eles acrescentaram um grau IV, representando uma distorção macroscópica no formato normal, truncagem ou um grande foco ou linha de sinal aumentado dentro do menisco. Cerca de 80% das anormalidades meniscais foram classificadas como graus III e IV. Os achados falso-positivos envolveram os cornos posteriores dos meniscos, o sítio da maioria dos exames artroscópicos falso-negativos (QUINN e BROWN, 1991). O valor preditivo negativo das imagens de RM foi de 100%.

DE SMET *et al.* (1994) analisaram as causas dos erros das imagens de RM em rupturas meniscais em uma série de 400 exames de RM realizados devido a suspeitas de lesões meniscais nas quais a precisão foi de 90%. Neste grupo, eles encontraram 70 casos em que o diagnóstico de RM não se correlacionava com os achados cirúrgicos. Eles concluíram que 40% eram erros inevitáveis (os diagnósticos falso-positivos e falso-negativos que não podem ser evitados mesmo em um exame retrospectivo), 39% se relacionaram com achados equívocos de imagens de RM e 21% eram causados por erros de interpretação. Nesta série, 6% das rupturas meniscais não podem ser identificadas, mesmo de modo retrospectivo. Diagnósticos falso-positivos inevitáveis causados por rupturas cicatrizadas ou rupturas não detectadas pela artroscopia foram problemas infreqüentes neste estudo, ocorrendo somente em 1,5% dos 400 joelhos avaliados.

KAPLAN *et al.* (1991) avaliaram a significância do alto sinal no menisco que não se estende claramente até a superfície (graus I e II) em uma série de 142 pacientes consecutivos que foram submetidos a exames de RM do joelho. A prevalência foi de 14% (20 casos). Destes, 13 não demonstraram evidências de ruptura na artroscopia ou artrotomia e um demonstrou um desarranjo interno no exame histológico. Eles concluíram que quando as imagens de RM demonstram alterações de sinais graus I e II, uma ruptura meniscal é improvável.

Em outro estudo, DILLON *et al.* (1990) avaliaram o significado clínico das anormalidades meniscais grau II em uma série de 365 pacientes nos quais 44 foram submetidos a avaliação artroscópica. Estes autores subdividiram as anormalidades meniscais grau II em grau IIA (sinal anormal linear não entrando em contato com a superfície meniscal), grau IIB (sinal anormal entrando em contato com a superfície somente em uma imagem) e grau IIC (extensa anormalidade de sinal em formato de cunha não entrando em contato com a superfície, a aparência do "menisco dentro do menisco"). A artroscopia demonstrou 3% de rupturas no grupo IIA, 0% no grupo IIB e 50% no grupo IIC. Eles concluíram que as rupturas meniscais devem ser diagnosticadas somente se o contato é visto em mais de uma imagem e que muitas das lesões do grupo IIC podem apresentar rupturas. DE SMET *et al.* (1993a) também encontraram que se a anormalidade de sinal dentro de um menisco está em contato uma superfície articular, uma ruptura geralmente está presente, mas se a extensão para a superfície articular for vista em somente um corte, uma ruptura é menos provável.

DILLON *et al.* (1991) também realizaram um estudo prospectivo sobre as anormalidades grau II sem lesão associada do ligamento cruzado anterior, para avaliar se estas lesões progridem para rupturas completas. O grupo estudado consistiu em 27 meniscos. Durante um acompanhamento de três anos, seis diminuíram de tamanho, 18 permaneceram inalterados e duas lesões desapareceram. Os autores concluíram que a maioria das lesões grau II são estáveis.

Em uma tentativa adicional para estabelecer o valor do sistema de graduação para as lesões meniscais, KORNICK *et al.* (1990) reviram as imagens RM de joelho de 64 voluntários assintomáticos entre a segunda e oitava décadas de vida e analisaram estes voluntários à procura de anormalidades meniscais. Eles encontraram graus I, II, III em todas as décadas, com uma prevalência de 25% no início da segunda década e com um aumento agudo com o passar dos anos. Eles concluíram que existe uma prevalência basal do sinal meniscal na população assintomática.

### 9.4.2 Terminologia e Sinais de uma Lesão

Apesar do sistema de graduação para as anormalidades de sinal meniscal ser útil na correlação dos padrões de imagens RM com as anormalidades histológicas, na prática clínica o que freqüentemente se observa é que as variabilidades entre intra-observadores são um problema comum em qualquer tipo de esquema de classificação. Além disto, o registro da presença de uma "lesão" graus I ou II pode compelir o cirurgião a realizar uma cirurgia desnecessária. Por este motivo, uma abordagem mais prática para o registro das rupturas meniscais evoluiu durante a última década, utilizando termos que se correlacionam intimamente com as descrições artroscópica e morfológica das lesões. Esta terminologia inclui rupturas horizontais ou oblíquas, rupturas radiais, a ruptura em bico de papagaio, ruptura em alça de balde, ruptura com retalho vertical, ruptura com retalho horizontal, separação meniscocapsular e ruptura periférica (Quadro 9.2).

**Quadro 9.2.** Sinais de RM específicos de uma ruptura meniscal

| *Tipo de ruptura* | *Achado* | *Sinal* |
|---|---|---|
| Horizontal | Linha oblíqua ou horizontal se estendendo até a superfície meniscal | |
| Radial | Linha vertical<br>Subluxação meniscal sem OA | |
| Bico de papagaio | Margem irregular ou fragmento pequeno separado | |
| Alça de balde | Fragmento desviado no topo da espinha tibial | Sinal do LCP duplo |
| Fragmento deslocado anteriormente | | Sinal do menisco torcido |
| Ruptura em retalho | Fragmento desviado em diferentes localizações | Ausência do sinal da gravata-borboleta |
| Ruptura periférica | Linha vertical na periferia do menisco | |
| Separação menisco-capsular | Linha vertical na junção meniscocapsular | |

A ruptura mais comum encontrada nos exames de RM do joelho é a ruptura horizontal ou oblíqua sem desvio envolvendo mais freqüentemente o corno posterior do menisco medial, e estendendo-se para sua superfície articular inferior (Fig. 9.17). Menos freqüentemente, estes tipos de ruptura envolvem o menisco lateral posterior.

As rupturas verticais são produzidas quando o côndilo femoral comprime o menisco, geralmente de uma direção superior para a inferior, posterior para anterior e para dentro. Estas rupturas podem se estender ao longo do raio do menisco ou estarem localizadas a um segmento, geralmente o corno posterior; estas lesões geralmente são denominadas de rupturas radiais (Fig. 9.18). Clinicamente, as rupturas radiais podem resultar de um trauma ou estarem relacionadas com a degeneração do menisco. As rupturas radiais podem ser subclassificadas em parciais ou de

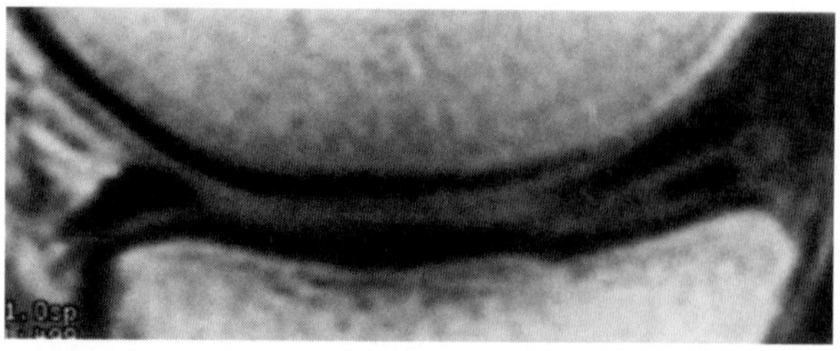

**Fig. 9.17.** Ruptura meniscal típica. Imagem sagital em densidade de próton demonstrando um sinal linear aumentado se estendendo para a superfície articular inferior do corno posterior do menisco medial (sinal grau II), consistente com uma ruptura meniscal típica, artroscopicamente detectável.

toda a espessura com base em sua extensão periférica na direção da junção meniscocapsular.

Uma ruptura radial completa ou de toda a espessura resulta em dois fragmentos do menisco, cada um deles preso somente à tíbia em uma de suas extremidades. A perda da integridade meniscal diminui a capacidade do menisco em distribuir as forças radialmente orientadas que se originam no menisco durante um carregamento normal. Estas forças são distribuídas através do menisco por fibras de colágeno orientadas circunferencialmente, que são transeccionadas nas rupturas radiais. Além disto, a subluxação periférica dos fragmentos meniscais ocorre devido à ausência de fixação do menisco nas duas extremidades da ruptura radial. Estes fatores levam a alterações articulares degenerativas do compartimento correspondente (Tuckman *et al.*, 1994). Infelizmente, as rupturas radiais não melhoram após a ressecção do segmento meniscal envolvido já que este tipo de cirurgia não proporciona um reparo das fibras de colágeno orientadas circunferencialmente (Henning *et al.*, 1991; Metcalf, 1991).

As imagens de RM obtidas perpendicularmente à orientação de uma ruptura radial irão demonstrar facilmente a lesão, mas se a orientação do plano de imagem está na mesma direção da ruptura radial, uma área irregular de intensidade de sinal anormal pode ser vista (Fig. 9.18). Esta área não deve ser confundida com uma área de degeneração meniscal interna. Se uma ruptura de toda a espessura estiver presente, um corte através do mesmo plano da ruptura irá demonstrar a ausência do menisco. As imagens axiais em cortes finos geralmente proporcionam uma boa visualização das rupturas radiais (Fig. 9.18).

As rupturas radiais de espessura total localizadas próximo às inserções tibiais do menisco podem ser de detecção muito difícil nas imagens de RM. O menisco visto somente em um dos lados da ruptura pode ser visto ligeiramente deslocado do centro da articulação e o resto do menisco parecer normal (Tuckman *et al.*, 1994). Na região do corno posterior do menisco medial, o diagnóstico pode ser mais fácil se for mantido em mente que o tecido meniscal deve estar presente em uma posição imediata-

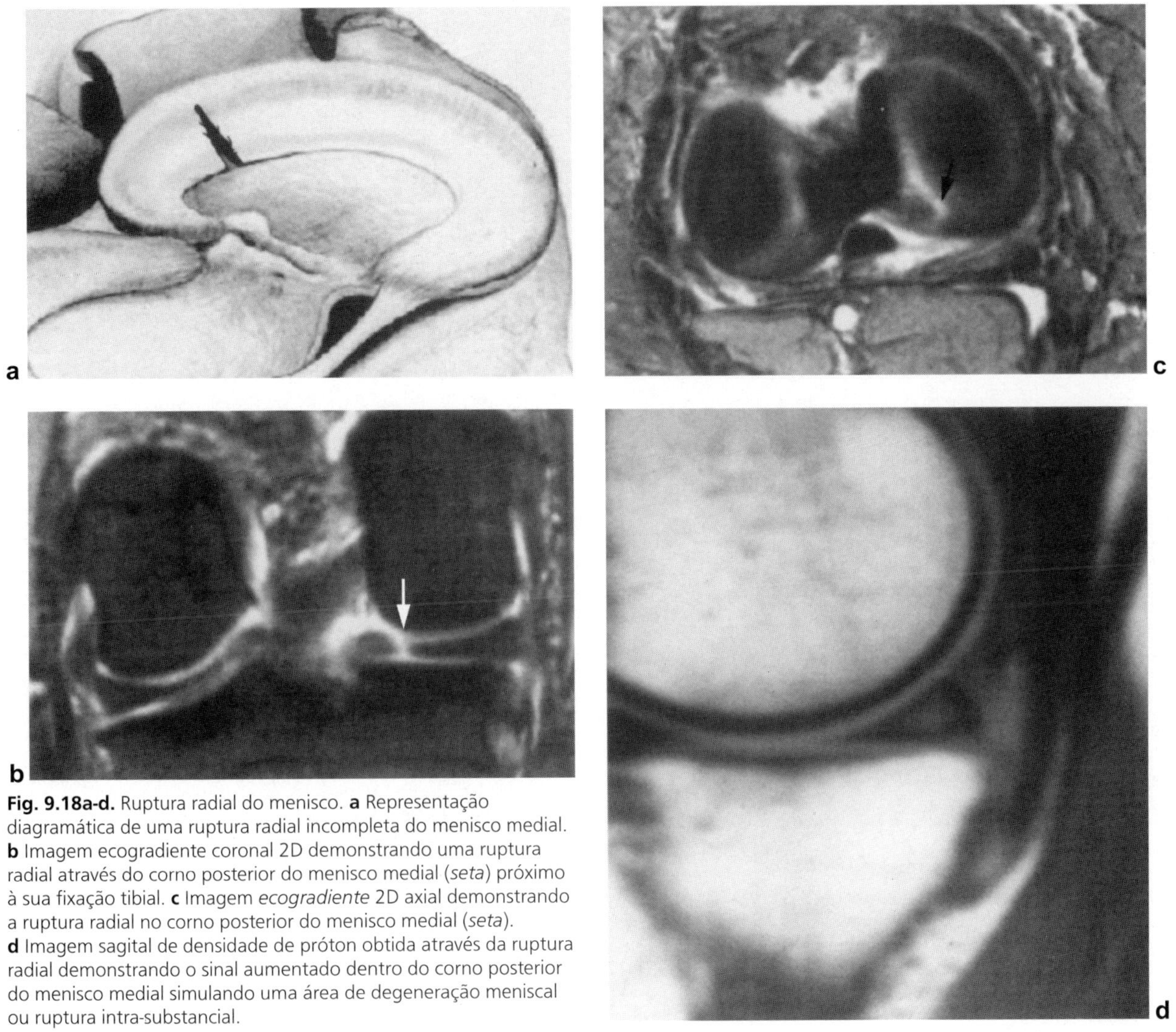

**Fig. 9.18a-d.** Ruptura radial do menisco. **a** Representação diagramática de uma ruptura radial incompleta do menisco medial. **b** Imagem ecogradiente coronal 2D demonstrando uma ruptura radial através do corno posterior do menisco medial (*seta*) próximo à sua fixação tibial. **c** Imagem *ecogradiente* 2D axial demonstrando a ruptura radial no corno posterior do menisco medial (*seta*). **d** Imagem sagital de densidade de próton obtida através da ruptura radial demonstrando o sinal aumentado dentro do corno posterior do menisco medial simulando uma área de degeneração meniscal ou ruptura intra-substancial.

mente medial à fixação tibial do ligamento cruzado posterior. A ausência do menisco nesta localização específica é altamente sugestiva de uma ruptura radial. No menisco lateral esta avaliação é mais difícil. O corno posterior do menisco lateral deve cobrir a porção mais medial do platô tibial lateral. A não cobertura desta região também é sugestiva de uma ruptura radial nesta região. Um sinal secundário de ruptura radial é a presença de subluxação do menisco, na ausência de osteoartrite, como descrito por TUCKMAN *et al.* (1994).

As rupturas em "bico de papagaio" podem ser consideradas como uma variação das rupturas radiais, na qual uma porção do menisco adjacente à ruptura se torna levemente deslocada e seu formato é semelhante ao bico de um papagaio (Fig. 9.19). Elas são mais bem observadas nas imagens coronais ou nas imagens axiais de cortes finos. Nas incidências sagitais, a configuração em "gravata-borboleta" do menisco lateral pode estar rompida na região central (STOLLER *et al.*, 1987; DE SMER *et al.*, 1993a,b).

Uma ruptura vertical ou oblíqua com um deslocamento central do bordo livre é denominada ruptura em alça de balde. A alça representa a margem livre de encontro à incisura intercondilar, e o fragmento periférico não desviado representa o balde (Fig. 9.20). A ruptura normalmente começa no corno posterior do menisco e se estende anteriormente em uma orientação longitudinal na direção do corno anterior (SINGSON *et al.*, 1991). Forças compressivas pelo côndilo femoral produzem o desvio central do fragmento do menisco. A ruptura pode ser assimétrica e preservar o corno anterior.

As rupturas em alça de balde são clinicamente significantes porque produzem o bloqueio mecânico ou dificuldade de extensão total da articulação do joelho. O menisco medial é o mais freqüentemente envolvido. As rupturas

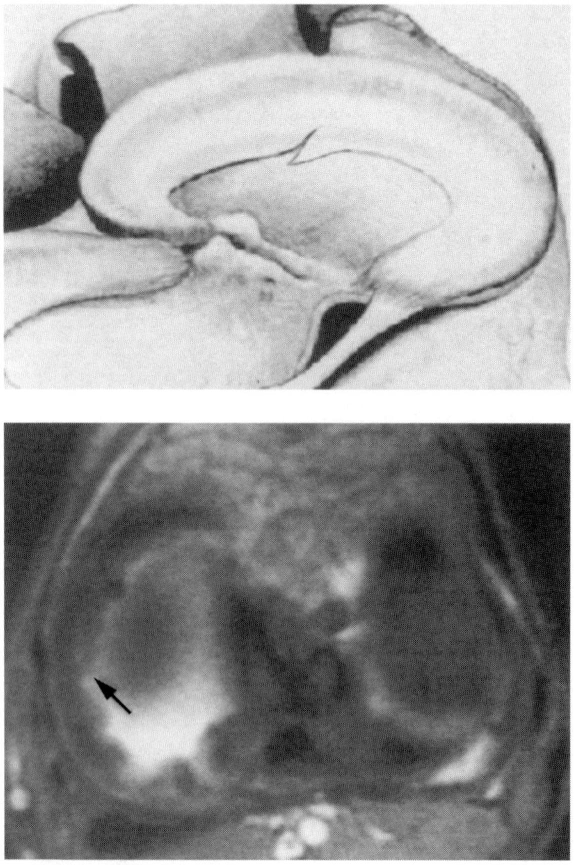

a

b

**Fig. 9.19a, b.** Ruptura em bico de papagaio.**a** Representação diagramática de uma ruptura em bico de papagaio do menisco medial. **b** Imagem ecogradiente 2D axial em um paciente após uma meniscectomia medial parcial. Observe a irregularidade da margem livre relacionada à cirurgia e a presença de uma ruptura em bico de papagaio do corpo do menisco (*seta*).

em alça de balde são vistas mais freqüentemente em adultos jovens. A incidência deste tipo de ruptura em uma grande série foi de 9-24% (Poehling *et al.*, 1990; Shakespeare e Rigby, 1983). Em uma série recente publicada por Helms *et al.* (1998), houveram 33 rupturas em alça de balde em 350 procedimentos cirúrgicos artroscópicos (incidência de 9%).

O diagnóstico por imagem de RM das lesões em alça de balde pode não ser feito se não se estiver atento aos sinais específicos, que estão bem descritos na literatura. O sinal mais confiável é o achado de um fragmento desviado do menisco na incisura intercondilar, que é mais bem observado nas imagens coronais (Singson *et al.*, 1991; Helms *et al.*, 1998; Weiss *et al.*, 1991; Haramati *et al.*, 1993). Em uma série com 39 casos publicados por Wright *et al.* (1995), o fragmento desviado foi encontrado em 84% dos casos. Este sinal está associado com um menisco truncado ou encurtado nas imagens coronais (Fig. 9.20c). O

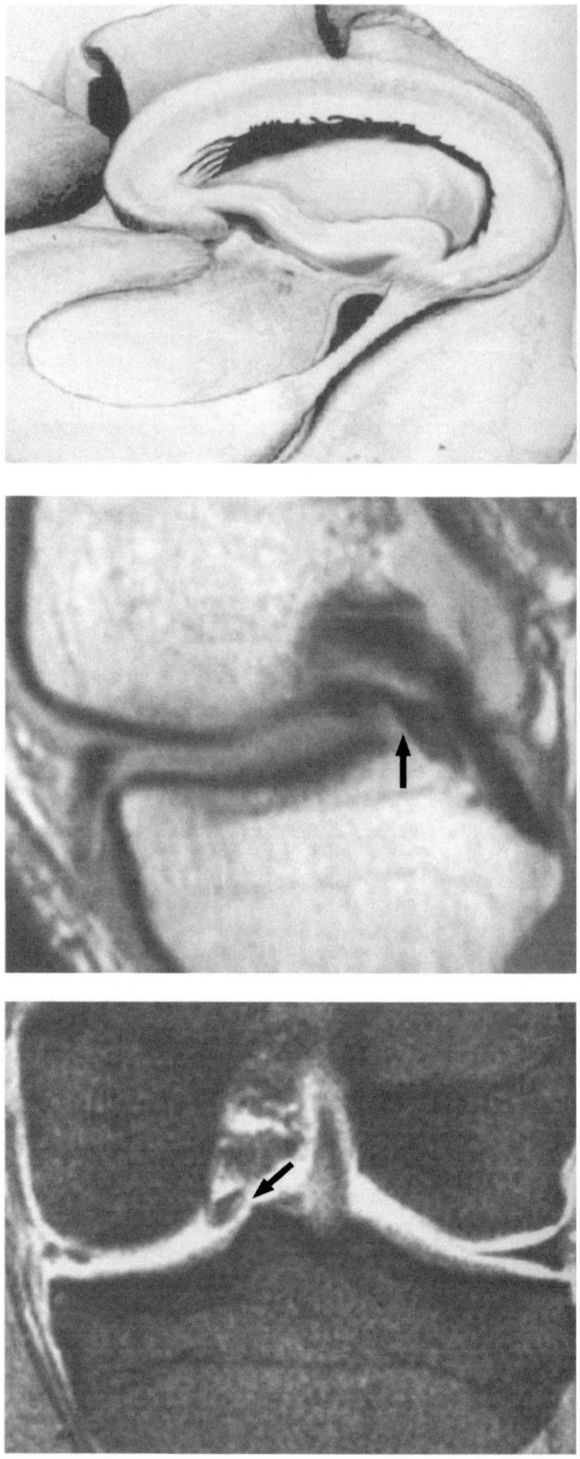

a

b

c

**Fig. 9.20a-c.** Ruptura em alça de balde. **a** Representação diagramática de uma ruptura em alça de balde com o fragmento desviado no topo da espinha da tíbia. **b** Imagem sagital em densidade de próton através da linha média demonstrando o fragmento deslocado de uma ruptura em alça de balde, paralela ao ligamento cruzado posterior: o sinal do "LCP duplo" (*seta*). **c** Imagem ecogradiente coronal demonstrando o fragmento deslocado adjacente à espinha tibial (*seta*).

sinal do "ligamento cruzado posterior duplo" descrito por SINGSON *et al.* (1991) e WEISS *et al.* (1991) também foi considerado altamente sensível. Este sinal diz respeito à presença de uma baixa intensidade de sinal anteriormente localizada representando o fragmento meniscal desviado na incisura intercondilar, acima da espinha tibial em uma orientação mais ou menos paralela ao ligamento cruzado posterior. Este sinal é visto no plano sagital, e em uma série de 18 rupturas em alça de balde consecutivas publicada por SINGSON *et al.* (1991), ele estava presente em todos eles (Fig. 9.20b).

HARAMATI *et al.* (1993) descreveram o sinal do "menisco torcido". Este sinal está relacionado ao desvio de um fragmento meniscal para o compartimento anterior. De acordo com a descrição original, o fragmento permanece preso ao resto do menisco em dois pontos. Nas imagens de RM, o corno anterior e o fragmento meniscal torcido oferecem uma aparência de um corno incomumente aumentado ou um corno anterior duplo (Fig. 9.21) (RUFF *et al.*, 1998). O corno posterior ipsilateral apresenta um tamanho diminuído ou está ausente. Este sinal pode ser visto nas rupturas em alça de balde envolvendo os meniscos medial ou lateral.

Em uma avaliação retrospectiva de 39 rupturas em alça de balde artroscopicamente comprovadas, WRIGHT *et al.* (1995) concluíram que o sinal do "ligamento cruzado posterior duplo" foi visto em 53% das rupturas em alça de balde do menisco medial e em nenhuma das lesões do menisco lateral. O sinal do menisco torcido estava presente em 44% das rupturas mediais e em 29% das laterais. O fragmento no sulco intercondilar estava presente em 66% das rupturas do menisco medial e em 43% das rupturas do menisco lateral. Os autores concluíram que as imagens de RM são sensíveis na detecção de grande rupturas em alça de balde, mas a sensibilidade diminuiu quando a ruptura era pequena.

Outro sinal de uma ruptura em alça de balde descrito por HELMS *et al.* (1998) é o também chamado sinal da gravata-borboleta ausente. O corpo do menisco normalmente mede 9-12 mm de largura; assim as imagens sagitais através do corpo do menisco utilizando uma espessura de corte de 4-5 mm deve revelar a configuração em gravata-borboleta do corpo do menisco em dois cortes consecutivos. Na ruptura em alça de balde, o corpo do menisco está encurtado e portanto é visto somente em um corte. Em suas séries, HELMS *et al.* (1998) encontraram este sinal em 32 (97%) entre 33 casos de rupturas em alça de balde.

As rupturas longitudinais, orientadas verticalmente com o deslocamento de uma porção de tecido meniscal são denominadas como rupturas com retalho vertical. Elas podem ser consideradas como uma ruptura em alça de balde que progrediu para um dos cornos do menisco, resultando em um fragmento de tecido meniscal preso ao resto do menisco através de somente um ponto. O fragmento pode desviar medialmente, anteriormente ou posteriormente. Se o fragmento de tecido meniscal desviar anteriormente, ele pode estar torcido sobre o corno anterior do menisco, produzindo os mesmos achados de RM descritos acima em relação às rupturas em alça de balde.

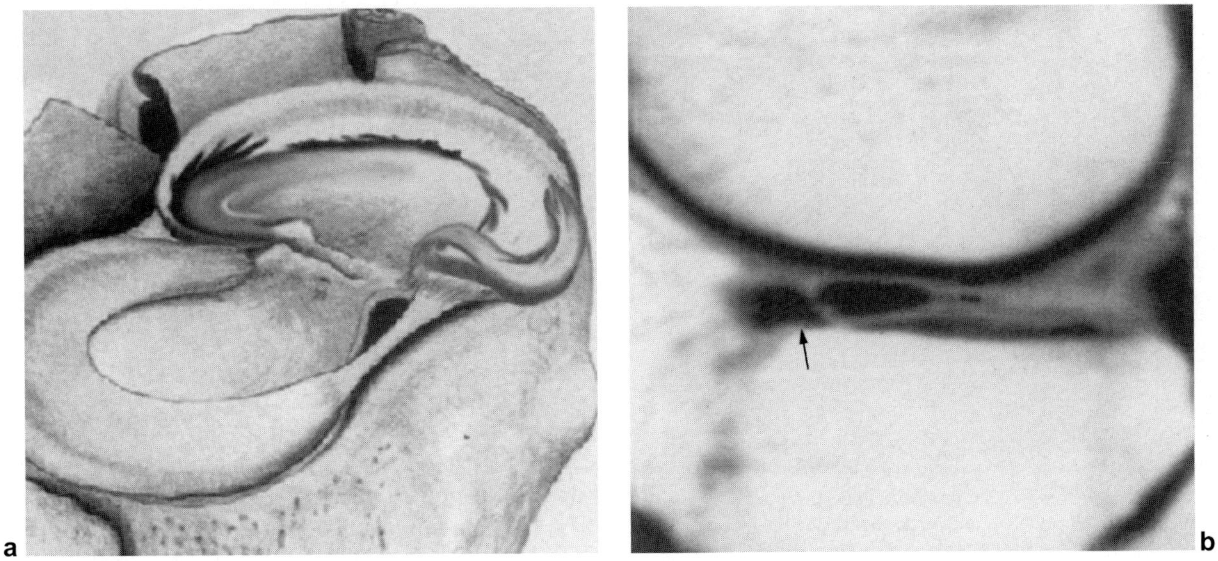

**Fig. 9.21a, b.** Ruptura meniscal em retalho. **a** Representação diagramática de um fragmento torcido do menisco anterior ao corno anterior. **b** Sinal do menisco torcido. Imagem sagital em densidade de próton demonstrando o fragmento desviado do corno posterior (*seta*) de um menisco lateral se projetando para o corno anterior.

Se a ruptura se estende para o ponto de fixação restante do retalho, então surge um fragmento meniscal livre. As imagens de RM podem demonstrar a morfologia das rupturas com retalho vertical e a localização do fragmento. Nenhuma série avaliando a precisão das imagens de RM no diagnóstico deste tipo de lesão está disponível na literatura.

Outro tipo de ruptura em retalho ocorre quando uma ruptura horizontal produz um fragmento de tecido meniscal que pode se desviar superiormente ou inferiormente (Fig. 9.22) (RUFF *et al.*, 1998). Estas rupturas são menos freqüentes do que as rupturas em alça de balde, mas em uma série contabilizou 19% das lesões meniscais sintomáticas (DANDY e JACKSON, 1975). Elas geralmente ocorrem no menisco medial. O desvio superior do retalho é mais freqüente do que o desvio inferior. Em uma série com 25 lesões meniscais desviadas, RUFF *et al.* (1998) encontraram duas rupturas em retalho desviadas superiormente. Em uma avaliação retrospectiva de 236 exames da RM demonstrando rupturas meniscais desviadas, LECAS *et al.* (2000) encontraram 11 rupturas em retalho desviadas inferiormente. O fragmento se posiciona em uma posição ínfero-medial e profunda em relação ao ligamento colateral medial.

A separação meniscocapsular é definida como uma desinserção da porção periférica do menisco de sua fixação capsular. Estas lesões são incomuns. Elas são tratadas conservadoramente se elas forem isoladas, ou um reparo meniscal é realizado se houver uma lesão ligamentar associada (PRICE e ALLEN, 1978; STONE, 1979; HAMBERG *et al.*, 1983; STRAND *et al.*, 1985). Os resultados deste tratamento conservador são bons porque a ruptura ocorre na zona vermelha do menisco, onde a vascularização permite a cicatrização. Os sinais das imagens de RM de separação meniscocapsular foram sumarizados por RUBIN *et al.* (1996). Nas lesões mediais, o desvio do bordo meniscal da margem tibial e líquido entre a cápsula e o menisco são evidentes, enquanto que a identificação de uma ruptura em fascículo sugerem lesões laterais (Fig. 9.3). Em uma avaliação prospectiva de 52 casos diagnosticados como uma lesão meniscocapsular, o valor preditivo positivo destes sinais foi baixo, com uma fraca correlação com os achados artroscópicos (RUBIN *et al.*, 1996).

a
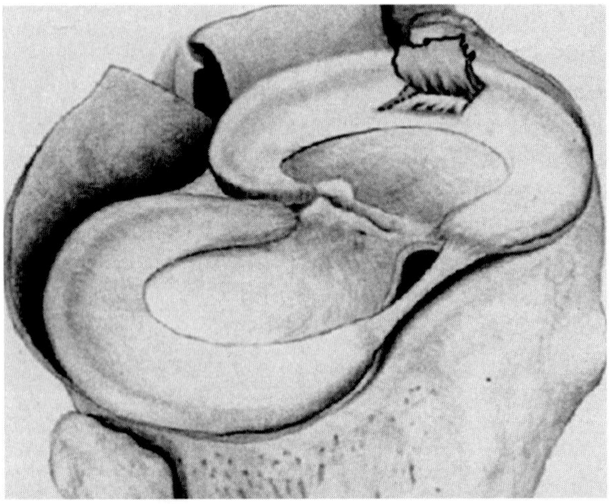

b
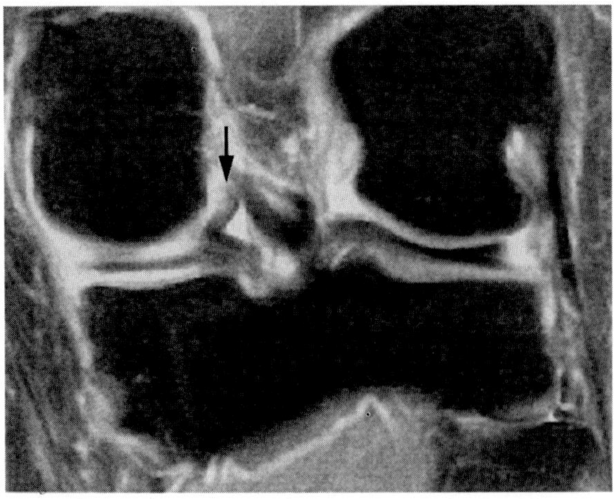

**Fig. 9.22a, b.** Ruptura meniscal em retalho. **a** Representação diagramática de uma ruptura em retalho do menisco medial. O fragmento está desviado superiormente. **b** Imagem coronal em densidade de próton com saturação de gordura demonstrando um fragmento desviado verticalmente do menisco medial (*seta*), adjacente ao LCP.

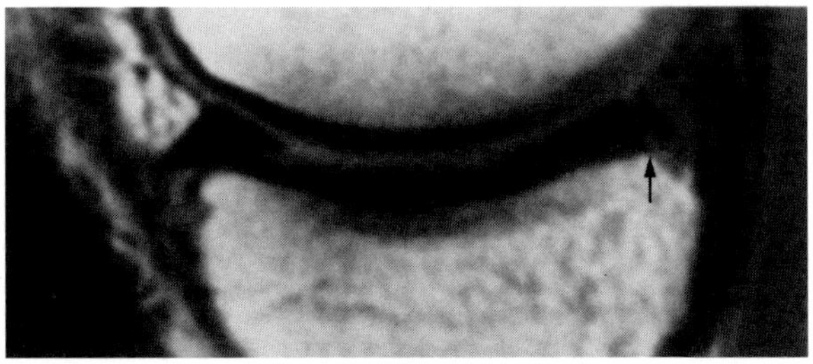

**Fig. 9.23.** Ruptura meniscal periférica. Imagem sagital em densidade de próton demonstrando um sinal vertical aumentado na periferia do corno posterior do menisco medial, consistente com uma ruptura periférica (*seta*).

## 9.5 Cistos Meniscais, Ossículos e Menisco Discóide

Os cistos meniscais resultam da acumulação de líquido sinovial dentro do menisco após uma ruptura meniscal. Um cisto paramensical representa uma extensão do cisto meniscal para os tecidos moles circundantes (TYSON *et al.*, 1995; LEKTRAKUL *et al.*, 1999). Eles são observados com maior freqüência em associação com as rupturas do menisco lateral, mas as rupturas do menisco medial também podem desenvolver cistos parameniscais. Os tamanhos variam de alguns poucos milímetros a vários centímetros e produzem dor. Cistos grandes são palpáveis no nível da linha articular. A ruptura meniscal associada com o cisto geralmente tem configuração horizontal e se estende para a periferia do menisco (Fig. 9.24). Ocasionalmente eles podem ser encontrados em uma região adjacente ao ligamento cruzado posterior, simulando um cisto de *ganglion* do ligamento cruzado posterior (LEKTAKUL *et al.*, 1999).

Os ossículos meniscais são lesões raras encontradas em indivíduos jovens (MARTINOLI *et al.*, 2000). A origem é controversa. Alguns pesquisadores acreditam que são estruturas vestigiais mas outros propõem uma etiologia pós-traumática (BERG, 1991; RICHMOND e SARNO, 1988). Em geral eles são assintomáticos e eles são tipicamente encontrados no corno posterior do menisco medial, próximo à fixação tibial (SCHNARKOWSKI *et al.*, 1995). Como são calcificados, eles podem ser identificados nas radiografias e geralmente são confundidos com corpos livres. Nas imagens de RM eles são vistos como uma área focal de alta intensidade de sinal intrameniscal nas imagens ponderadas em T1 devido à presença de medula óssea gordurosa dentro do ossículo, e são circundados por uma margem de baixa intensidade de sinal representando a córtex do ossículo.

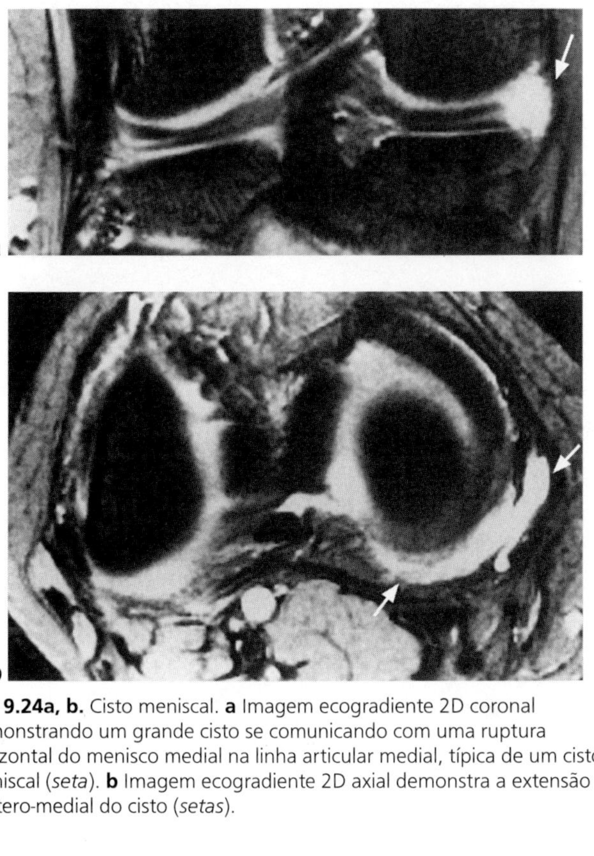

a

b

**Fig. 9.24a, b.** Cisto meniscal. **a** Imagem ecogradiente 2D coronal demonstrando um grande cisto se comunicando com uma ruptura horizontal do menisco medial na linha articular medial, típica de um cisto meniscal (*seta*). **b** Imagem ecogradiente 2D axial demonstra a extensão póstero-medial do cisto (*setas*).

Um menisco discóide diz respeito a um menisco, quase sempre o lateral, que não tem o formato em C, com uma configuração mais semelhante a um disco, cobrindo a maior parte do platô tibial em graus variáveis. Ele está propenso à ruptura e geralmente é visto em crianças e adolescentes. Eles podem ser assintomáticos e incidentalmente observados. Apesar de serem observados em indivíduos mais jovens, acredita-se que este tipo de menisco tenha uma origem desenvolvimentar ao invés de ser congênita, já que o menisco fetal nunca assume este formato.

Os critérios diagnósticos do menisco discóide nas imagens de RM incluem a continuidade do tecido meniscal com os cornos anterior e posterior em três ou mais cortes sagitais contíguos de 5 mm e/ou uma largura transversal de mais de 14 mm (ARAKI *et al.*, 1994; SILVERMAN *et al.*, 1989) (Fig. 9.25).

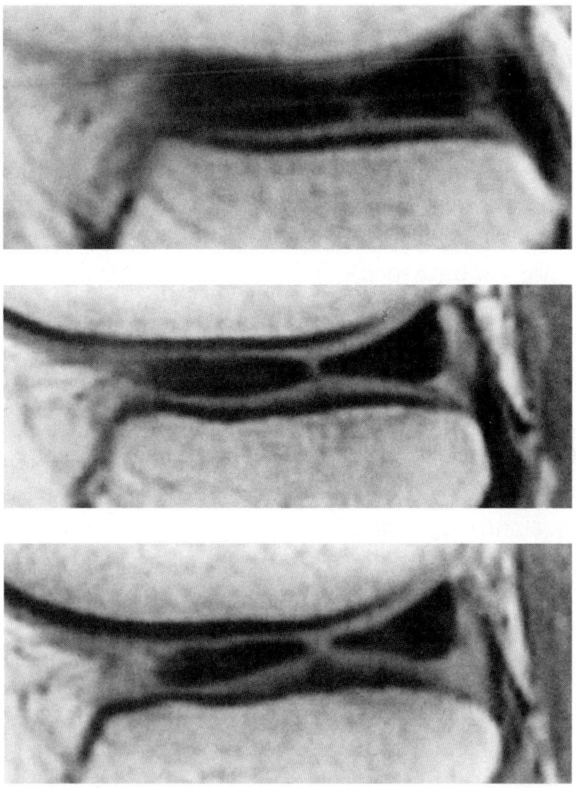

a

b

c

**Fig. 9.25a-c.** Menisco discóide rompido. Série de imagens em densidade de próton contíguas demonstram tecido meniscal espesso no compartimento articular lateral com uma ruptura extensa, consistente com um menisco lateral discóide rompido.

O menisco discóide pode sofrer rupturas, que podem estar orientadas em diferentes direções (rupturas complexas) incluindo a junção menisco-capsular (RYU *et al.*, 1998). Mais freqüentemente, as rupturas meniscais são periféricas ou periféricas com um componente horizontal. Em uma série de 77 pacientes, publicada por RYU *et al.* (1998), o valor preditivo positivo das imagens de RM para o diagnóstico das rupturas meniscais foi muito baixo. Isto provavelmente se deve a alta incidência de múltiplas lesões e também à tendência de um menisco discóide sofrer degeneração devido a sua estrutura anormal (a diferenciação entre degeneração e ruptura pode ser difícil).

## 9.6 Menisco Pós-Operatório

A aparência na RM do menisco pós-operatório depende da natureza da intervenção cirúrgica. Após uma meniscectomia parcial, pode ser bastante difícil se avaliar uma nova ruptura de um resto de menisco ou uma ressecção meniscal incompleta. O coto meniscal artroscopicamente normal varia em sua aparência na imagem de RM. Ele pode demonstrar um contorno liso com intensidade de sinal homogêneo. Os critérios em RM padrões para as rupturas meniscais são úteis somente nesta situação. Outros destes cotos "normais" podem demonstrar um contorno de superfície irregular com uma intensidade de sinal heterogênea. De fato, esta aparência pós-operatória representa um pedaço normal de menisco na maioria das vezes. Entretanto, nesta situação, é bastante difícil se delinear a verdadeira patologia (Fig. 9.26) (SMITH e TOTTY, 1990).

As rupturas periféricas do menisco geralmente são tratadas de modo conservador ou com reparo artroscópico (LYNCH *et al.*, 1983; MILLER, 1988; DEHAVEN, 1985; HAMBERG *et al.*, 1983; GRAF *et al.*, 1987; ARNOCZKY *et al.*, 1985). Em qualquer situação já foi demonstrado que a intensidade de sinal aumentada e persistente na periferia do menisco permanece inalterada em relação ao que é observado nos estudos pré-operatórios dos pacientes que passaram a ser assintomáticos e presumivelmente cicatrizados. A presença deste sinal, portanto, não deve ser mal interpretada como uma nova ruptura meniscal. A este respeito, alguns casos de imagens de RM falso-positivas podem de fato representar lesões antigas que já haviam cicatrizado no momento da realização do exame artroscópico (DEUTSCH *et al.*, 1990).

A artrografia por RM do joelho está recomendada nos casos de meniscectomia prévia ou reparo artroscópico de uma ruptura periférica. Gd-DTPA diluído pode ser injetado diretamente na articulação do joelho ou por via intravenosa com as imagens sendo realizadas após 10-15 min de exercício moderado. O contraste irá se insinuar nas lesões verdadeiras e não se estenderá para áreas de cicatrização (Fig. 9.27). As imagens ponderadas T1 com supressão de gordura são recomendadas após a injeção intra-articular de solução salina de Gd-DTPA. Se um derrame articular estiver presente, uma RM de rotina do joelho pode ser diagnóstica. O líquido, assim como o contraste, pode se insinuar dentro de uma ruptura verdadeira (APPLEGATE *et al.*, 1993).

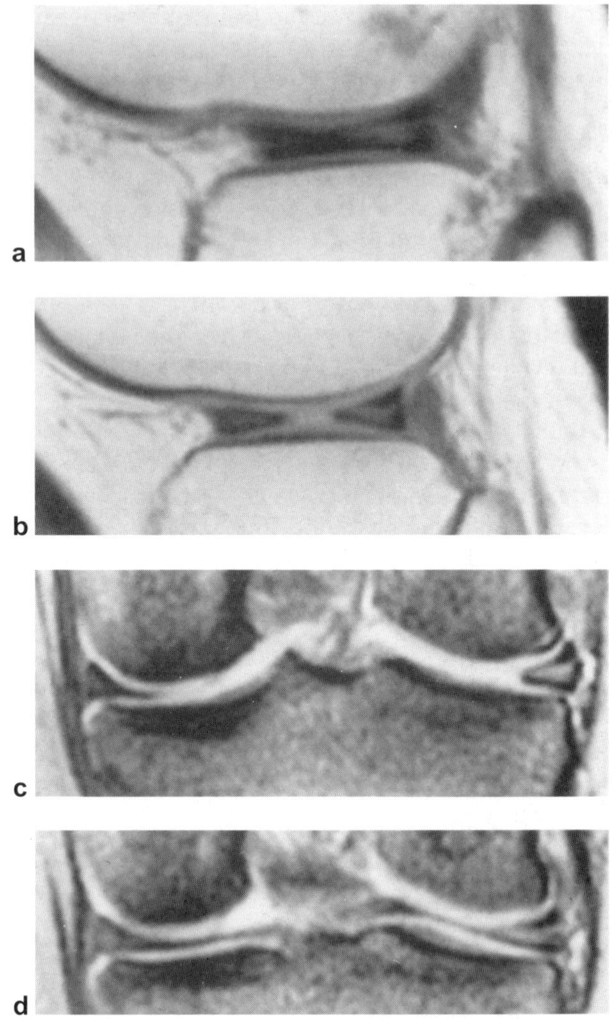

**Fig. 9.26a-d.** Nova ruptura após uma meniscectomia parcial. Imagens em densidade de próton sagital (**a, b**) e ecogradiente 2D coronal (**c, d**) demonstram um sinal aumentado no menisco lateral, após uma meniscectomia parcial em um paciente assintomático.

Nos últimos anos, o transplante meniscal utilizando aloenxertos se tornou uma técnica aceita para o tratamento de pacientes submetidos a meniscectomia total ou subtotal prévia com uma perda progressiva de tecido meniscal devido a traumas repetidos e em pacientes com uma osteoartrite precoce confinada a um dos compartimentos da articulação femorotibial e um alinhamento normal do joelho (POTTER *et al.*, 1996). A imagem de RM tem sido útil na avaliação pré-operatória dos aloenxertos em cartilagem articular adjacente, para identificar pré-operatoriamente os pacientes que apresentam riscos de falha em seus meniscos transplantados.

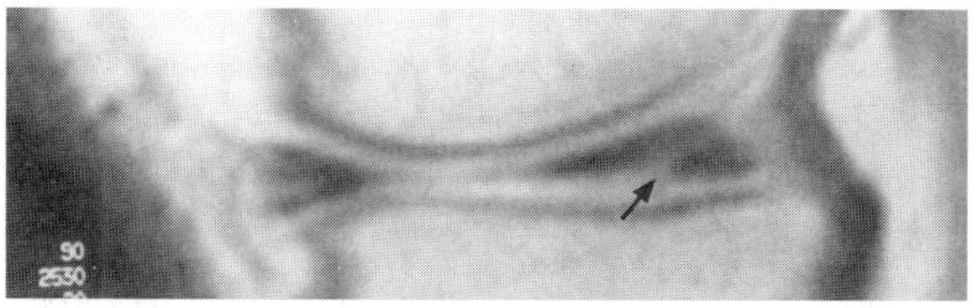

a

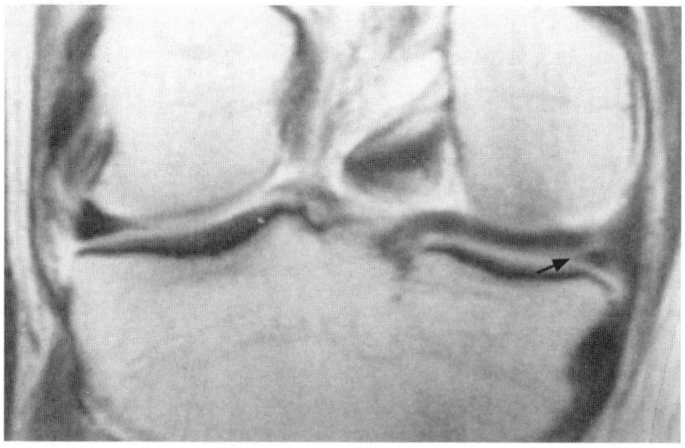

c

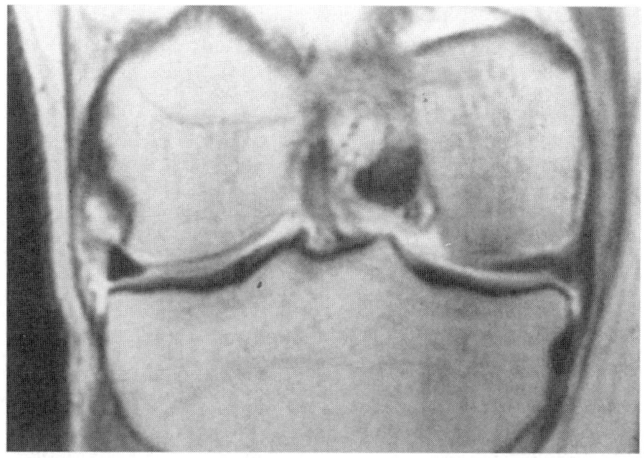

b

**Fig. 9.27a-c.** Artrografia por RM. Nova ruptura após uma meniscectomia parcial. Imagens ponderadas em T1 sagital (**a**) e coronal (**b, c**) após a injeção intra-articular de solução salina com gadolínio demonstrando o contraste dentro do coto do menisco medial após uma meniscectomia parcial, consistente com uma nova ruptura (*setas*).

## 9.7 Precisão

Múltiplos estudos foram publicados avaliando a precisão das imagens de RM, utilizando a artroscopia como o "padrão ouro" (CRUES *et al.*, 1986; REICHER *et al.*, 1986; DE SMET *et al.*, 1993a,b; 1994; QUINN *et al.*, 1992). Em geral existe um consenso de que a RM é uma técnica bastante precisa para a avaliação pré-operatória das lesões meniscais suspeitas. As análises publicadas registraram uma melhor sensibilidade das imagens de RM para a detecção de rupturas envolvendo o menisco medial, quando comparado com o menisco lateral (DE SMET *et al.*, 1993a; RAUNEST *et al.*, 1991). Um dos principais impactos das imagens de RM no joelho se relaciona ao custo-benefício quando utilizadas como uma ferramenta de avaliação antes da artroscopia, evitando assim cirurgias desnecessárias (SUAREZ-ALMAZOR *et al.*, 1999; ELVENES *et al.*, 2000; BUI-MANSFIELD *et al.*, 1997).

As primeiras publicações na literatura ortopédica questionaram a precisão das imagens de RM do joelho (FISHER *et al.*, 1991; GLASHOW *et al.*, 1989; JACKSON *et al.*, 1988). Entretanto, depois de mais de 15 anos de uso disseminado, as imagens de RM atualmente são bem aceitas como a técnica de escolha para a avaliação de joelhos com suspeitas de patologias internas. No passado surgiram controvérsias quando foram comparadas as imagens de RM com a artroscopia. Diversos fatores contribuíram para estas controvérsias. Estes incluem artroscopias tecnicamente difíceis, atrasos entre a imagem de RM e a artroscopia e ambigüidades na redação tanto do encaminhamento médico como do registro radiológico. É reconhecido que a detecção artroscópica de rupturas envolvendo o corno posterior do menisco medial pode ser de detecção bastante difícil por via artroscópica, especialmente quando elas se estendem para a superfície articular inferior do menisco (QUINN *et al.*, 1992; MACKENZIE *et al.*, 1995). Estes fatores devem ser considerados quando se avalia a performance diagnóstica tanto das imagens de RM como da artroscopia.

## Referências Bibliográficas


Applegate GR, Flannigan BD, Tolin BS *et al.* (1993) MR diagnosis of recurrent tears in the knee: value of intraarticular contrast material. AJR 161:821-825

Araki Y, Yamamoto H, Nakamura H *et al.* (1994) MR diagnosis of discoid lateral menisci of the knee. Eur J Radiol 18:92-95

Arnoczky SP, Warren RF (1983) The microvasculature of the meniscus and its response to injury: an experimental study in the dog. Am J Sports Med 11:131-141

Arnoczky SP, Warren RF, Kaplan N (1985) Meniscal remodeling following partial meniscectomy: an experimental study in the dog. J Arthrosc 1:247-252

Arnoczky SP, Warren RF, Spivak JM (1988) Meniscal repair using an exogenous fibrin clot. J Bone Joint Surg [Am] 70:1209-1219

Barnett MJ (1993) MR diagnosis of internal derangements of the knee: effect of field strength on efficacy. AJR 161:115-118

Berg EE (1991) The meniscal ossicle: the consequence of a meniscal avulsion. Arthroscopy 7:241-243

Boden SD, Davis DO, Dina TS *et al.* (1992) A prospective and blinded abnormal findings in asymptomatic subjects. Clin Orthop 282:177-185

Buckwalter KA, Braunstein EM, Janizek DB *et al.* (1993) MR imaging of meniscal tears: narrow versus conventional window width photography. Radiology 187:827-830

Bui-Mansfield IT, Youngberg RA, Warme W *et al.* (1997) Potential cost savings of MR imaging obtained before arthroscopy of the knee: evaluation of 50 consecutive patients. AJR 169:913-918

Chan PS, Kneeland JB, Gannon FH *et al.* (1998) Identification of the vascular and avascular zones of the human meniscus using magnetic resonance imaging: correlation with histology. Arthroscopy 14:820-823

Cheung LP, King CPL, Hollett MD *et al.* (1997) Meniscal tears of the knee: accuracy of detection with fast spin-echo MR imaging and arthroscopic correlation in 293 patients. Radiology 203:508-512

Cotten A, Delfaut E, Demondion X *et al.* (2000) MR imaging of the knee at 0.2 and 1.5 T: correlation with surgery. AJR 174:1093-1097

Crues JB, Stoller DW (1993) The menisci. In: Mink J *et al.* (eds) Magnetic resonance imaging of the knee. Raven, New York, pp 91-140

Crues JV, Mink J, Levy TL *et al.* (1986) Meniscal tears of the knee. AJR 47:293-30

Crues JV, Mink J, Levy TL *et al.* (1987) Meniscal tears of the knee: accuracy of MR imaging. Radiology 164:445-448

Crues JV, Ryu R, Morgan FW (1990) Meniscal pathology: the expanding role. of magnetic resonance imaging. Clin Orthop 252:80-87

Czervionke LF, Czervionke JM, Daniels DL *et al.* (1988) Characteristic features of MR truncation artefacts. AJR 151:1219-1228

Dandy D.J (1990) The arthroscopic anatomy of symptomatic meniscal lesions. J Bone Joint Surg [Br] 72:628-633

Dandy DJ, Jackson RW (1975) Meniscectomy and chondromalacia of the femoral condyle. J Bone Joint Surg [Am] 57:1116-1119

DeHaven KE (1985) Rationale for meniscus repair or excision. Clin Sports Med 4:267-273

DeSmet AA, Norris MA, Yandow DR *et al.* (1993a) MR diagnosis of meniscal tears of the knee: importance of high signal in the meniscus that extends to the surface. AJR 161:101-107

DeSmet AA, Norris MA, Yandow DR *et al.* (1993b) Diagnosis of meniscal tears of the knee with MR imaging: effect of observer variation and sample size on sensitivity and specificity. AJR 160:555-559

DeSmet AA, Tuite MJ, Norris MA *et al.* (1994) MR diagnosis of meniscal tears: analysis of causes of errors. AJR 163:1419-1423

Deutsch AL, Mink JH, Fox JM *et al.* (1990) Peripheral meniscal tears: MR findings after conservative treatment or arthroscopic repair. Radiology 176:484-488

Dillon EH, Pope CF, Lynch K (1990) The clinical significance of stage 2 meniscal abnormalities on magnetic resonance knee- images. Magn Reson Imaging 8:411-415

Dillon EH, Pope CF, Jokl P *et al.* (1991) Follow-up of grade 2 maniacal abnormalities in the stable knee. Radiology 181:849-852

Disler DG, Kattapuram SV, Chew FS *et al.* (1993) Maniacal tears of the knee: preliminary comparison of three-dimensional MR reconstruction with two-dimensional MR imaging and arthroscopy. AJR 160:343-345

Elvenes J, Jerome CP, Reikeras O *et al.* (2000) Magnetic resonance imaging as a screening procedure to avoid arthroscopy for maniacal tears. Arch Orthop Trauma Surg 120(1/2):14-16

Erickson SJ, Cox IH, Hyde JS *et al.* (1991) Effect of tendon orientation on MR imaging signal intensity: a manifestation of the "magic angle" phenomenon. Radiology 181:389-392

Erickson SJ, Frost TW, Timins ME (1993) The "magic angle" effect: background physics and clinical relevance. Radiology 188:23-25

Escobedo EM, Hunter JC, Zink-Brody GC *et al.* (1996) Usefulness of turbo spin-echo MR imaging in the evaluation of maniacal tears: comparison with a conventional spin-echo sequence. AJR 167:1223-1227

Eustace S, Hentzen P, Adams J *et al.* (1999) Comparison of conventional and turbo spin-echo T1 -weighted MR imaging in acute knee trauma. AJR 172:1393-1395

Ferrer-Roca O, Vilalta C (1980) Lesion of the meniscus. Part I. Macroscopic and histologic findings. Clin Orthop 146:301-307

Fischer SP, Fox JM, DelPizzo W *et al.* (1991) Accuracy of diagnoses from magnetic resonance imaging of the knee. J Bone Joint Surg [Am] 73:2-10

Franklyn PD, Lemon RA, Barden HS (1997) Accuracy of imaging the menisci on an in-office, magnetic resonance imaging extremity system. Am J Sports Mad 25:383-388

Fullerton G, Cameron I, Ord V (1985) Orientation of tendons in the magnetic field and its effect on T2 relaxation times. Radiology 155:433-435

Gillquist J, Messnar K (1993) Long-term results of maniacal repair. Sports Mad Arthrosc Rev 1:159-163

Glashow JL, Katz R, Schneider M *et al.* (1989) Double-blind assessment of the value of magnetic resonance imaging in the diagnosis of anterior cruciate and maniacal lesions. J Bone Joint Surg [Am] 71:113-119

Graf B, Docter T, Clancy W Jr (1987) Arthroscopic maniacal repair. Clin Sports Mad 6:525-535

Haggar AM, Froelich JW Hearshen *et al.* (1988) Maniacal abnormalities of the knee: 3DFT fast-scan grass MR imaging. AJR 150:1341-1344

Hamberg P, Gillquist J, Lysholm J (1983) Suture of new and old peripheral meniscus tears. J Bone Joint Surg [Am] 65:193-197

Haramati N, Staron RB, Rubin S *et al.* (1993) The flipped meniscus sign. Skeletal Radiol 22:273-277

Hauger O, Frank LR, Boutin RD *et al.* (2000) Characterization of the "red zone" of knee meniscus: MR imaging and histologic correlation. Radiology 217:193-200

Haven KE, Gillquist J (1989) Non-operative treatment of maniacal tears. J Bone Joint Surg [Am] 71:811-822

Helms CA, Laorr A, Cannon DW (1998) The absent bow tie sign in bucket-handle tears of the menisci in the knee. AJR 170:57-61

Hendler RC (1984) Arthroscopic maniacal repair; surgical technique. Clin Orthop 190:163-169

Henning CE, Lynch MA (1985) Current concepts of maniacal function and pathology. Clin Sports Mad 4:259-265

Henning CE, Yearout KM, Vequist SW *et al.* (1991) Use of the fascia sheath coverage and exogenous fibrin clot in the treatment of complex maniacal tears. Am J Sports Mad 19:626-631

Herman LJ, Beltran J (1988) Pitfalls in MR imaging of the knee. Radiology 167:775-781

Jackson JP (1968) Degenerative changes in the knee after meniscectomy. Br Mad J 2:525-527

Jackson DW, Jennings LD, Maywoon RM *et al.* (1988) Magnetic resonance imaging of the knee. Am J Sports Med 16:29-38

Kaplan PA, Nelson NL, Garvin KL *et al.* (1991) MR of the knee: the significance of high signal in the meniscus that does not clearly extend to the surface. AJR 156:333-336

Kersting-Sommerhoff B, Gerhardt P *et al.* (1995) MR of the knee joint: first results of a comparison of 0.2 T specialized system and 1.5 T high field strength magnet. Rofo Fortschr Geb Rontgenstr Neuen Bildgeb Verfahr 162:390-395

Kinnunen J, Bondestam S, Kivioja A *et al.* (1994) Diagnostic performance of low field MR imaging in acute knee injuries. Magn Reson Imaging 12:1155-1160

Kornick J, Trefelner E, McCarthy S *et al.* (1990) Meniscal abnormalities in the asymptomatic population at MR imaging. Radiology 177:463-465

Lal NR, Jamadar DA, Doi K, Newman JS *et al.* (2000) Evaluation of bone contusions with fat-saturated fast spin-echo proton-density magnetic resonance imaging. Can Assoc Radiol J 51(3):182-185

Lecas LK, Helms CA, Kosarek FJ *et al.* (2000) Inferiorly displaced flap tears of the medial meniscus: MR appearance and clinical significance. AJR 174:161-164

Lektrakul N, Skaf A, Heh L *et al.* (1999) Pericruciate meniscal cysts arising tears of the posterior horn of the medial meniscus: MR imaging features that simulate posterior cruciate ganglion cysts. AJR 172:1575-1579

Listerud J, Einstein S, Outwater E *et al.* (1992) First principles of fast spin echo. Magn Reson Q 8:199-244

Lotysch M, Mink J, Crues JV *et al.* (1986) Magnetic resonance imaging in the detection of meniscal injuries. Magn Reson Imaging 4:185

Lufkin RB, Pusey R, Stark DD *et al.* (1986) Boundary artefact due to truncation errors in MR imaging. AJR 147:1283-1287

Lynch MA, Henning C, Glick KR Jr (1983) Knee joint surface changes, long-term follow-up meniscus tear treatment in stable anterior cruciate ligament reconstructions. Clin Orthop 172:148-153

Mackenzie R, Keene GS, Lomas DJ *et al.* (1995) Errors at knee magnetic resonance imaging: true or false? Br J Radiol 68(814):1045-1051

Martinoli C, Bianchi S, Spadola L *et al.* (2000) Multimodality imaging assessment of meniscal ossicle. Skeletal Radiol 29:481-484

Marty-Delfaut E, Beltran J (1999) Fat saturation: MRI techniques and pitfalls. Radiographics 19:373-382

McGinty JB, Guess LF, Marvin RA (1977) Partial or total meniscectomy: a comparative analysis. J Bone Joint Surg 59:763-766

Melki PS, Mulkern RV, Schwartz RB *et al.* (1991) Comparing the FALSE method with conventional dual-echo sequences. J Magn Resort Imaging 1:319-326

Metcalf RW (1991) Arthroscopic meniscal surgery. In: McGinty JB (ed) Operative arthroscopy. Raven, New York, pp 227-236

Miller' DB (1988) Arthroscopic meniscus repair. Am J Sports Med 16:315-320

Mink JH, Levy T, Crues JV (1988) Tears of the anterior cruciate ligament and menisci of the knee: MR imaging evaluation. Radiology 167:769-774

Newman AP, Daniels AU, Burks RT (1993) Principles and decision making in meniscal surgery. Arthroscopy 9:33-51

Noble J, Hamblen DL (1975) The pathology of the degenerate meniscus lesion. J Bone Joint Surg [Br] 57:180-186

Parizel PM, Dijkstra HAJ, Geenen PJ *et al.* (1995) Low-field versus high-field MR imaging of the knee: a comparison of signal behavior and diagnostic performance. Eur J Radiol 19:132-138

Peterfy CG, Janzen DL, Tirman PFJ *et al.* (1994) «Magic-angle» phenomenon: a cause of increased signal in the normal lateral meniscus on short-TE MR images of the knee. AJR 163:149-154

Poehling GG, Ruch DS, Chabon SJ (1990) The landscape of meniscal injuries. Clin Sports Med 9:539-549

Potter HG, Rodeo SA, Wickiewicz TL *et al.* (1996) MR imaging of meniscal allografts: correlation with clinical and arthroscopic outcomes. Radiology 198:509-514

Price CT, Allen WC (1978) Ligament repair in the knee with preservation of the meniscus. J. Bone Joint Surg [Am] 60:61-65

Quinn SF, Brown TF (1991) Meniscal tears diagnosed with MR imaging versus arthroscopy: how reliable a standard is arthroscopy? Radiology 181:843-847

Quinn SF, Brown TR, Szumowski (1992) Menisci of the knee: radial MR imaging correlated with arthroscopy in 259 patients. Radiology 185:577-580

Rainuest J, Oberle K, Loehnert J *et al.* (1991) The clinical value of magnetic resonance imaging in the evaluation of meniscal disorders. J Bone Joint Surg [Am] 73:11-16

Reicher MA, Hartzman S, Duckwiler GR *et al.* (1986) Meniscal injuries: detection using MR imaging. Radiology 159:753-757

Richmond JC, Sarno RC (1988) Posttrauma intracapsular bone fragments; association with meniscal tear. AJR 150:159-160

Riel KA, Reinish M, Kersting-Sommerhoff B *et al.* (1997) 0.2 Tesla magnetic resonance imaging of internal lesions of the knee joint: a prospective arthroscopically controlled clinical study. Knee Surg Sports Traumatol Arthrosc 7:37-41

Rubenstein JD, Kim JK, Morava-Protzner I *et al.* (1993) Effects of collagen orientation on MR imaging characteristics of bovine cartilage. Radiology 188:219-226

Rubin DA, Kneeland JB, Listerud J *et al.* (1994) MR diagnosis of meniscal tears of the knee: value of fast spin-echo vs. conventional spin-echo pulse sequences. AJR 162:1131-1135

Rubin DA, Britton CA, Towers JD *et al.* (1996) Are MR imaging signs of menisco-capsular separation valid? Radiology 201:829-836

Ruff C, Weingardt JP, Russ PD *et al.* (1998) MR imaging patterns of displaced meniscus injuries of the knee. AJR 170:63-67

Ruwe PA, Wright J, Randall RL *et al.* (1991) Can MR imaging effectively replace diagnostic arthroscopy? Radiology 181:335-339

Ryu KN, Kim IS, Kim EJ, Ahn JW *et al.* (1998) MR imaging of tears of discoid lateral menisci. AJR 171:963-967

Schnarkowski P, Tirman PFJ, Fuchigami KD *et al.* (1995) Meniscal ossicle: radiographic and MR imaging findings. Radiology 196:47-50

Seedholm BB (1979) Transmission of the load in the knee joint with special reference to the role of the menisci. Part I. Anatomy, analysis, and apparatus. Eng Med 8:207-219

Seedholm BB, Hargreaves DJ (1979) Transmission of the load in the knee with special reference to the role of the menisci. Part II. Experimental results, discussion and conclusion. Eng Med 8:220-228

Shakespeare D, Rigby H (1983) The bucket-handle tear of the meniscus. J Bone Joint Surg [Br] 65B:383-387

Shankman S, Beltran J, Melamed E *et al*. (1997) Anterior horn of the lateral meniscus: another potential pitfall in MR imaging of the knee. Radiology 204:181-184

Shellock FG, Stone K, Crues JV III (1998) Assessment of the knee using an extremity MR imaging system: diagnostic finding compared to arthroscopy (abstract). Radiology 209(P):192

Shogry MEC, Pope TL (1991) Vacuum phenomenon simulating meniscal or cartilaginous injury of the knee at MR imaging. Radiology 180:513-515

Silverman JM, Mink JH, Deutsch AL (1989) Discoid menisci of the knee: MR imaging appearance. Radiology 173:351-354

Singson RD. Feldman F, Staron R *et al*. (1991) MR imaging of displaced bucket-handle tear of the medial meniscus. AJR 156:121-124

Smillie IS (1970a) Clinical features of internal derangements relative to the menisci. In: Injuries of the knee joint, 4th edn. Livingstone, London, pp 70-97

Smillie IS (1970b) Surgical pathology of the menisci. In: Injuries of the knee joint, 4th edn. Livingstone, London, pp 39-69

Smith DK, Totty WG (1990) The knee after partial meniscectomy: MR imaging features. Radiology 176:141-144

Stoller DW (1989) Magnetic resonance imaging in orthopaedics and rheumatology. Lippincott, Philadelphia, p 99

Stoller DW, Martin C, Crues JV *et al*. (1987) Meniscal tears: pathologic correlation with MR imaging. Radiology 163:731-735

Stone RG (1979) Peripheral detachment of the menisci of the knee. Orthop Clin North Am 10:643-657

Strand T, Engesaeter LB, Molster AO (1985) Meniscus repair in knee ligament injuries. Acta Orthop Scand 56:130-132

Suarez-Almazor ME, Kaul P, Kendall CJ *et al*. (1999) The costeffectiveness of magnetic resonance imaging for patients with internal derangement of the knee. Int J Technol Assess Health Care 15:392-405

Trattnig S, Huber M, Breitenseher MJ *et al*. (1998) Imaging articular cartilage defects with 3D fat-suppressed echo planar imaging: comparison with conventional 3D fat-suppressed gradient echo sequence and correlation with histology. J Comput Assist Tomogr 22:8-14

Tuckman GA, Miller WJ, Remo JW *et al*. (1994) Radial tears of the menisci: MR findings. AJR 163:395-400

Turner DA, Rapoport MI, Erwin WD *et al*. (1991) Truncation artefact: a potential pitfall in MR imaging of the menisci of the knee. Radiology 179:629-633

Tyson LL, Daughters TC Jr, Ryu RKN *et al*. (1995) MR imaging appearances of meniscal cysts. Skeletal Radiol 24:421-424

Vahey TN, Bennett HT, Arrington LG, Shelbourne KD, Ng J (1990) MR imaging of the knee: pseudotear of the lateral meniscus caused by the meniscofemoral ligament. AJR 154:11237-1239

Vahlensieck M, Sommer T, Textor J *et al*. (1998) Indirect MR arthrography: techniques and applications. Eur Radiol 8:232-235

Warren RF (1985) Arthroscopic meniscus repair. Arthroscopy 1:170-172

Weiss KL, Morehouse HT, Levy IM (1991) Sagittal MR imaging of the knee: a low-signal band parallel to the posterior cruciate ligament caused by a displaced bucket-handle tear. AJR 156:117-119

Wennogle CF, Chang PS (1998) Diagnostic accuracy of a low field strength extremity-only MR scanner in internal derangement of the knee: correlation with arthroscopy and 1.5 Tesla MR imaging (abstract). Radiology 209(P):192

White LM, Schweitzer ME, Johnson WJ *et al*. (1996) The role of T2 weighted fast-spin-echo imaging in the diagnosis of meniscal tears. J Magn Reson Imaging 6:874-877

Wood MR, Henkelman RM (1985) Truncation artefacts in magnetic resonance imaging. Magn Reson Med 2:517-526

Wright DH, DeSmet AA, Norris M (1995) Bucket-handle tears of the medial and lateral menisci of the knee: value of MR imaging in detecting displaced fragments. AJR 165:621-625

Yu JS, Cosgarea AJ, Kaeding CC, Wilson D (1997) Meniscal flounce MR imaging. Radiology 203:513-515

# 10 Ligamentos Cruzados e Colaterais

Charles P. Ho

CONTEÚDO



## 10.1 Introdução

As estruturas ligamentares encontradas no joelho geram o suporte e a estabilidade para seu funcionamento em atividades atléticas e ocupacionais, bem como nas atividades do dia-a-dia. Os principais ligamentos cruzados e colaterais, bem como os ligamentos secundários de suporte capsular e outros ligamentos de suporte podem ser causas importantes de disfunção do joelho tanto quando são lesionados de modo agudo como nos casos crônicos. A avaliação clínica isolada pode ser incompleta e difícil, particularmente nas situações mais agudas, quando edema e hemorragia substanciais, espasmo muscular ou defesa do paciente podem tornar o exame bastante difícil. Além disto, a quantidade variada de lesões associadas pode não ser evidente no exame clínico mas pode ser importante para o médico durante a recomendação e planejamento do tratamento ideal para o paciente, bem como na orientação do paciente em relação aos prognósticos a longo prazo.

Por este motivo, os exames diagnósticos por imagens se tornam uma parte valiosa na avaliação abrangente do joelho lesionado. Antes do desenvolvimento das imagens de RM a amplitude e a resolução dos exames por imagens do joelho eram relativamente limitadas. A radiografia permanece sendo um exame de avaliação inicial excelente e importante das estruturas ósseas do joelho. Entretanto, seu contraste e resolução para tecidos moles são bastante limitados e os achados radiológicos relacionados com os desarranjos ligamentares geralmente são ausentes ou limitados. Fragmentos de avulsão cortical nas fixações ligamentares podem ser discernidos como evidências de uma desinserção ligamentar completa. Por exemplo, a eminência/espinha tibial anterior pode estar avulsionada com a fixação tibial da parte distal do ligamento cruzado anterior (LCA). O fragmento da avulsão óssea ou a ossificação heterotópica ao longo do côndilo femoral medial superior nas alterações de Pellegrini-Stieda podem ser vistos nas rupturas mais proximais e crônicas do complexo do ligamento colateral medial. O pequeno fragmento da avulsão tibial lateral proximal, denominado fratura de Segond (GOLDMAN *et al.*, 1998) tem sido um importante achado nas radiografias ântero-posteriores como uma evidência de avulsão da cápsula lateral, mas também por sua associação muito alta com as rupturas completas do LCA. Entretanto, estes achados radiográficos podem ser sutis (DELZEL *et al.*, 1996) e as avulsões corticais constituem somente um pequeno subgrupo de lesões ligamentares que ocorrem no joelho. A artrografia, embora precisa na avaliação dos meniscos, pode ter uso limitado na avaliação das estruturas ligamentares que são extra-sinoviais e extracapsulares. A ultra-sonografia é um exame bastante direto e objetivo com uma penetração limitada e uma avaliação abrangente de todos as estruturas de suporte ligamentar do joelho podendo ser de difícil interpretação.

Com a evolução das imagens de RM, uma avaliação abrangente dos ligamentos cruzados e colaterais atualmente pode ser realizada (RUBIN *et al.*, 1998) como parte de um exame completo e padrão do joelho que é a RM. A extensão/grau e a localização precisa das lesões ligamentares, bem como de outras lesões associadas do joelho, podem ser determinadas e registradas de maneira precisa, para auxiliar o médico durante o planejamento do tratamento.

C. P. Ho, MD, PhD
National Orthopaedic Imaging Associates, Sand Hill Imaging Center, 2882 Sand Hill Road, Suite 118, Menlo Park, CA 94025, USA

## 10.2
## Ligamento Cruzado Anterior

O LCA proporciona um importante suporte contra as forças translacionais ântero-posteriores bem como contra as forças rotacionais sobre o joelho. Ele se origina em sua fixação proximal ao longo da face póstero-superior lateral da incisura intercondilar e cursa em direção ântero-inferior levemente medial até sua fixação distal na eminência tibial anterior. O ligamento é intracapsular, mas é extra-sinovial, circundado por uma camada sinovial, e consiste em duas grandes bandas separadas por tecido adiposo (Lee *et al.*, 1996). Em comparação com a banda pósteromedial, a banda ântero-medial se origina mais superiormente na fixação femoral e se prende mais anterior e medialmente na eminência tibial. Funcionalmente, a banda póstero-lateral está tensa e rígida inicialmente em extensão, enquanto a banda ântero-medial fica tensionada primeiro em flexão. O ligamento é descrito como isométrico, mantendo uma aparência e cursos geralmente retos, apesar das bandas individualmente poderem se contrair e relaxar separadamente.

### 10.2.1
### Técnica de Imagens na RM

O curso do LCA é levemente oblíquo em relação ao plano sagital do joelho, sendo angulado em alguns graus para fora do plano sagital como visto tanto no plano transversal como no coronal do joelho. As imagens sagitais do joelho podem ser otimizadas para a avaliação do LCA, bem como o restante do joelho através da leve angulação das imagens em relação ao plano sagital verdadeiro do joelho ao longo da direção do LCA, planejada com base nas imagens de reconhecimento transversais e coronais (Ho *et al.*, 1999). O comprimento total do LCA pode então ser demonstrado de modo confiável em uma única imagem sagital angulada. Como elas estão levemente anguladas para fora do plano sagital verdadeiro do joelho, estas imagens sagitais oblíquas podem ser estendidas pelo restante do joelho para uma avaliação completa do joelho no plano sagital, ao invés de se limitarem a uma seqüência especializada separada do LCA juntamente com as imagens sagitais verdadeiras para o restante do joelho.

### 10.2.2
### O LCA Normal

Os densos ramos de colágeno organizados dos ligamentos com elementos celulares esparsos possuem poucas moléculas de água e núcleos de prótons de hidrogênio relativamente móveis para gerar sinal nas imagens de RM. Os ligamentos devem ser estruturas lisas e bem definidas com pouco ou nenhum sinal em todas as seqüências de imagens de RM. As bandas funcionais do LCA podem ser resolvidas separadamente por causa da presença do tecido adiposo de alto sinal interposto e podem ser avaliadas individualmente em uma base rotineira e confiável. Todo o comprimento e a fixação tibial distal do LCA são mais bem avaliados nas imagens sagitais (Fig. 10.1a) já descritas. Entretanto, a fixação femoral proximal do LCA não é demonstrada de modo confiável nas imagens sagitais por causa do efeito de volume parcial do LCA com a margem cortical do côndilo femoral lateral na fixação femoral. O LCA proximal e a fixação femoral são mais bem avaliados

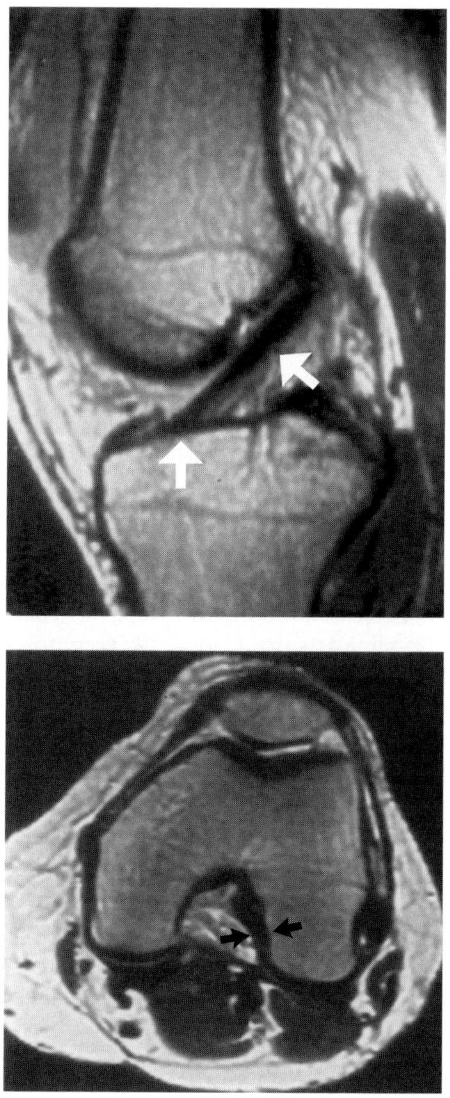
a
b

**Fig. 10.1a, b.** LCA intacto. **a** Todo o comprimento e a fixação tibial do LCA (*setas*) são mais bem avaliados em imagens sagitais levemente oblíquas orientadas ao longo do curso do LCA. **b** A fixação femoral proximal do LCA (*setas*) é mais bem observada nas imagens transversais. Imagens de densidade de próton turbo *spin*-eco (TR longo, TE curto).

nas imagens transversais (Fig. 10.1b), que demonstram a substância do ligamento em um diâmetro de aquisição transversal relativamente curto nas imagens seqüenciais através de todo seu comprimento, se estendendo para a fixação femoral (Ho *et al.*, 1999; Roychoedhury *et al.*, 1997). As imagens coronais geram outra visão tanto da fixação proximal como da distal de modo a suplementar e corroborar os achados em outros planos.

## 10.2.3 O LCA Lesionado

Na lesão aguda, o edema de alto sinal e a hemorragia distorcem a morfologia e o sinal do ligamento. A distensão intra-substancial/intersticial resulta em um espessamento proeminente do ligamento com um aumento de sinal mal definido e geralmente com margens irregulares e indistintas (Fig. 10.2). O ligamento pode demonstrar ondulações e abaulamento. A distensão, bem como as rupturas parciais mais focais podem envolver primariamente qualquer uma das duas bandas funcionais, com a banda póstero-lateral sendo envolvida mais nas lesões em hiperextensão e a banda ântero-medial mais nas lesões do tipo flexão (Fig. 10.3). As rupturas completas do LCA podem revelar discretos defeitos repletos com hemorragia interveniente nas imagens de RM.

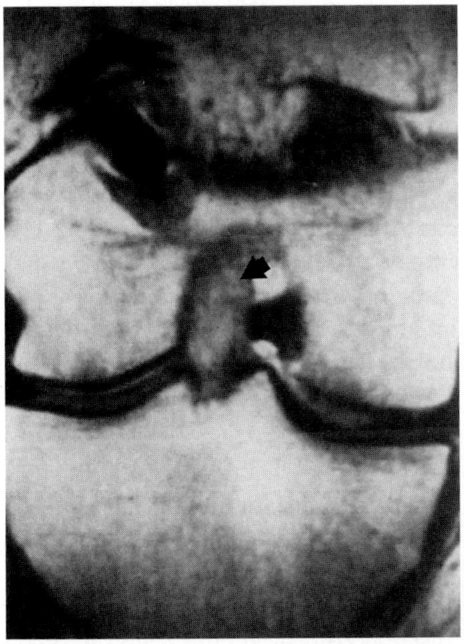

**Fig. 10.2.** Severa distensão intra-substancial do LCA. Imagem em densidade de próton coronal demonstrando um espessamento difuso com sinal aumentado mal definido dentro do ligamento, com margens indistintas (*seta*).

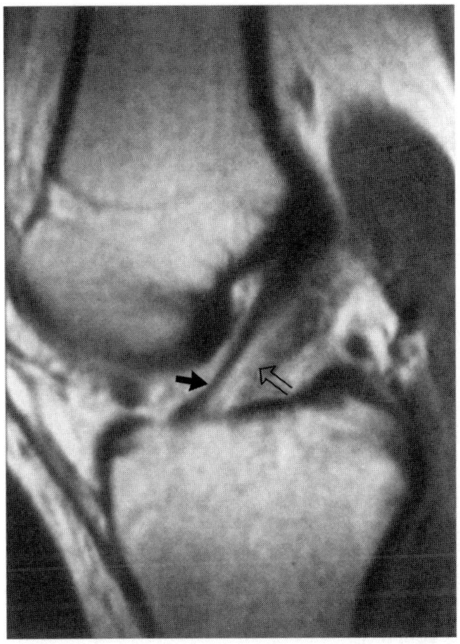

**Fig. 10.3.** Distensão envolvendo a banda póstero-lateral do LCA. Imagem sagital de densidade de próton demonstrando uma banda póstero-lateral indistinta e edematosa (*seta aberta*) enquanto que a banda ântero-medial (*seta*) permanece bem definida com baixo sinal.

A localização exata e a extensão da lesão do LCA podem influenciar o tratamento clínico, de procedimentos cirúrgicos a conservadores, e devem ser avaliadas de modo preciso. As rupturas ou desinserções proximais (Fig. 10.4) podem ser tratadas através do reparo primário ou reinserção. As rupturas da substância média (Fig. 10.5) geralmente não respondem bem ao reparo devido à relativa hipovascularidade e estresses existentes nesta região, e geralmente necessitam de uma reconstrução completa no indivíduo ativo. A falha distal do LCA pode envolver a avulsão da eminência tibial anterior com a fixação distal do ligamento (Fig. 10.6). Se não estiverem desviadas, estas avulsões podem se consolidar em uma posição anatômica ou quase anatômica e não necessitar de intervenção cirúrgica. Entretanto, a elevação, rotação, ou fragmentação da eminência tibial com o LCA podem consolidar com um ligamento clinicamente insuficiente/deficiente se não for reduzida cirurgicamente para uma posição mais anatômica. As avulsões tibiais, algumas vezes, podem ser relativamente sutis nas radiografias convencionais, que em geral também subestimam o grau de elevação ou rotação do fragmento avulsionado. As imagens de RM podem revelar de modo preciso a extensão desta lesão, bem como a extensão do dano à substância do ligamento.

Nas rupturas crônicas do LCA, a hemorragia e o edema não estão mais presentes para destacar a lesão ligamentar, e a avaliação depende do reconhecimento de uma

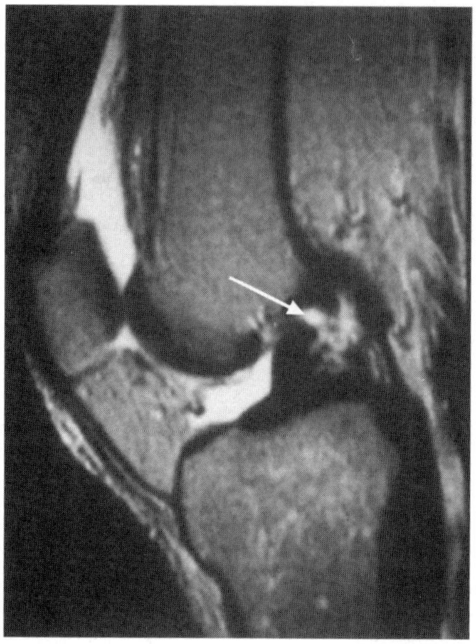

**Fig. 10.4.** Ruptura proximal completa do LCA. Imagem ponderada em T2 sagital revelando um discreto defeito no terço proximal do ligamento, preenchido com líquido e hemorragia com alto sinal (*seta*).

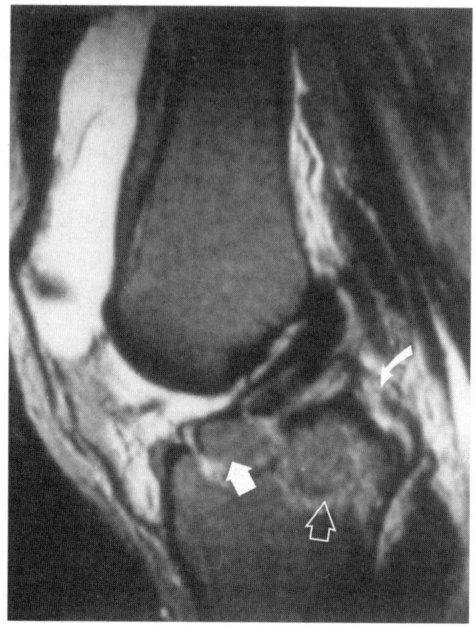

**Fig. 10.6.** Avulsão distal do LCA. Imagem ponderada em T2 sagital demonstrando um fragmento de avulsão de 1,5 cm da eminência tibial anterior (*seta*) na fixação do LCA, com uma elevação do fragmento de cerca de 1 cm. Observe também a fratura com desvio mínimo da eminência tibial posterior (*seta aberta*) e a ruptura da cápsula posterior (*seta curva*).

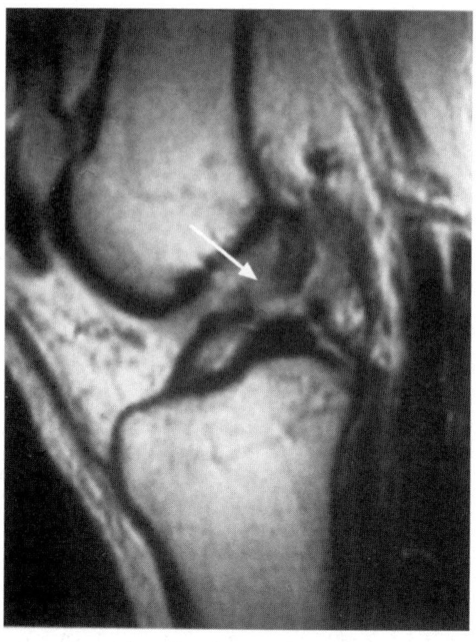

**Fig. 10.5.** Ruptura completa da substância média do LCA (*seta*). Imagem em densidade de próton sagital.

morfologia anormal do LCA. O ligamento pode aparecer irregular com uma cicatriz de baixo sinal obliterando o plano adiposo normal entre as bandas funcionais, com ondulação e abaulamento. A cicatrização e a obliteração dos tecidos sinoviais circundantes também podem ser vistas com a possível cicatrização do ligamento cruzado posterior adjacente. As rupturas crônicas também podem resultar em uma atenuação e reabsorção acentuada do ligamento, somente com pequenas e irregulares reminiscências proximal e distal ou a ausência completa do LCA nas imagens (Fig. 10.7). Entretanto, deve ser observado que uma falha em observar o LCA nas imagens de RM raramente podem ser causadas por uma ausência congênita dos ligamentos. A presença de severa cicatrização intra-substancial crônica e/ou degeneração do ligamento pode resultar no aparecimento de um ligamento difusamente espessado com uma aparência amorfa e heterogênea, com sinal relativamente aumentado, que pode ser de difícil diferenciação de uma distensão intra-substancial ou ruptura parcial mais aguda. Os achados da imagem de RM são claramente anormais em qualquer um dos casos, mas a situação clínica tem valor inestimável na interpretação dos achados anormais.

Inúmeros achados secundários das imagens de RM nas rupturas de LCA já foram descritos. Estes incluem uma deformação acentuada ou abaulamento do ligamento cruzado posterior e a translação anterior do platô tibial lateral em relação ao côndilo femoral lateral com a não cobertura do corno posterior do menisco lateral. Os padrões de contusão óssea ou lesão de impactação também podem ser característicos (KAPLAN *et al.*, 1992; HO *et al.*, 1999) e são mais bem observados nas imagens ponderadas em T2 com

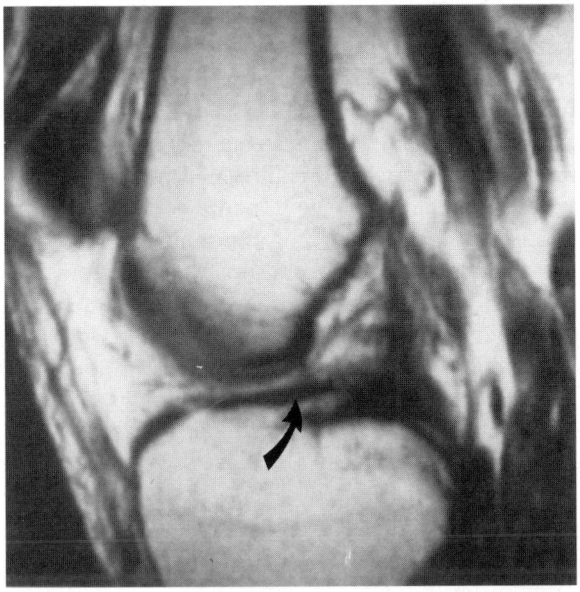

**Fig. 10.7.** Ruptura crônica do LCA. Imagem em densidade de próton sagital demonstrando uma atenuada remanescência do LCA distal (*seta*) e um abaulamento posterior na incisura intercondilar.

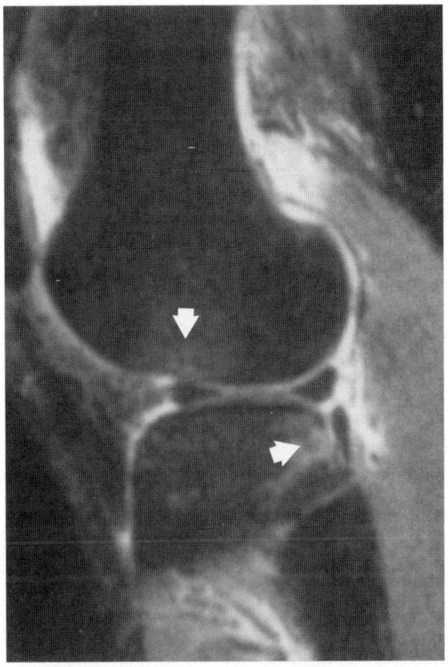

**Fig. 10.8.** Característico padrão de contusão óssea encontrado com o mecanismo de desvio de eixo ântero-lateral da ruptura do LCA. Imagem sagital em recuperação de inversão com supressão de gordura (STIR) revelando um alto sinal oriundo de uma contusão óssea e edema (*setas*) no côndilo tibial póstero-lateral e côndilo femoral ântero-lateral.

supressão de gordura ou imagens STIR nas situações agudas. Estes padrões de contusão dependem do mecanismo da lesão do LCA. No caso de um desvio de eixo de rotação interno anterior da tíbia em relação ao fêmur com uma ruptura do LCA, a tíbia luxada ântero-lateralmente pode fazer um impacto contra o fêmur distal na posição luxada, com a impactação do platô tibial/côndilo póstero-lateral contra o côndilo femoral ântero-lateral. O joelho geralmente já está reduzido no momento do exame RM, mas a contusão óssea resultante ou as lesões por impactação (Fig. 10.8) são bastante características deste mecanismo de lesão e demonstram de modo dramático a quantidade de desvio de eixo ântero-lateral no momento da ruptura do LCA. A lesão por impactação do côndilo femoral ântero-lateral na região do *gulcus terminalis* foi descrita como o sinal do sulco profundo nas radiografias laterais convencionais bem como nas imagens de RM. Na ruptura do LCA por hiperextensão, as contusões ósseas combinadas do côndilo femoral ântero-lateral e do platô tibial e/ou côndilo femoral ântero-medial e platô tibial (Fig. 10.9) podem ser vistas. Os achados secundários não são constantes e o LCA propriamente dito deve ser avaliado de modo direto e completo pelas imagens (HA *et al.*, 1998; HO *et al.*, 1999). Os achados secundários, quando presentes, podem ser descritos como corroborativos da ruptura do LCA (BRANDSER *et al.*, 1996).

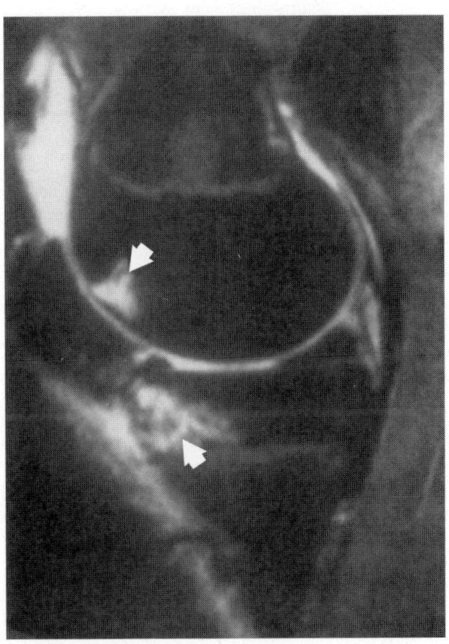

**Fig. 10.9.** Padrão de contusão óssea do mecanismo de hiperextensão da ruptura do LCA. Imagem STIR sagital demonstrando as contusões ósseas de alto sinal (*setas*) combinadas do côndilo femoral ântero-medial e côndilo tibial ântero-medial.

## 10.3 Ligamento Cruzado Posterior

O ligamento cruzado posterior (LCP) se origina em sua fixação proximal no côndilo femoral medial ao longo da face medial ânteror-superior da incisura intercondilar e demonstra um leve curso posterior na direção de sua fixação distal ao longo da eminência tibial posterior na posição supina com o joelho em extensão (Fig. 10.10). Como o LCA consiste em duas bandas funcionais, a banda póstero-medial é tensionada primeiro em extensão, enquanto que a banda ântero-lateral é tensionada primeiro durante a flexão. Ao contrário do que ocorre com o LCA, as bandas do LCP tipicamente não são distinguíveis como bandas separadas nas imagens de RM, já que normalmente não se observa um tecido adiposo macroscópico interposto ou um sinal. Ao invés disto, o ligamento é visto como liso e com sinal baixo/preto homogêneo. Por causa de sua espessura relativa, todo o comprimento, bem como suas fixações proximal e distal geralmente podem ser vistas em uma ou mais imagens sagitais adjacentes mesmo quando as imagens sagitais estão em uma angulação levemente oblíqua ao longo da orientação do LCA, como descrito anteriormente. O curto diâmetro transversal do LCP deve ser avaliado proximalmente nas imagens coronais e distal-

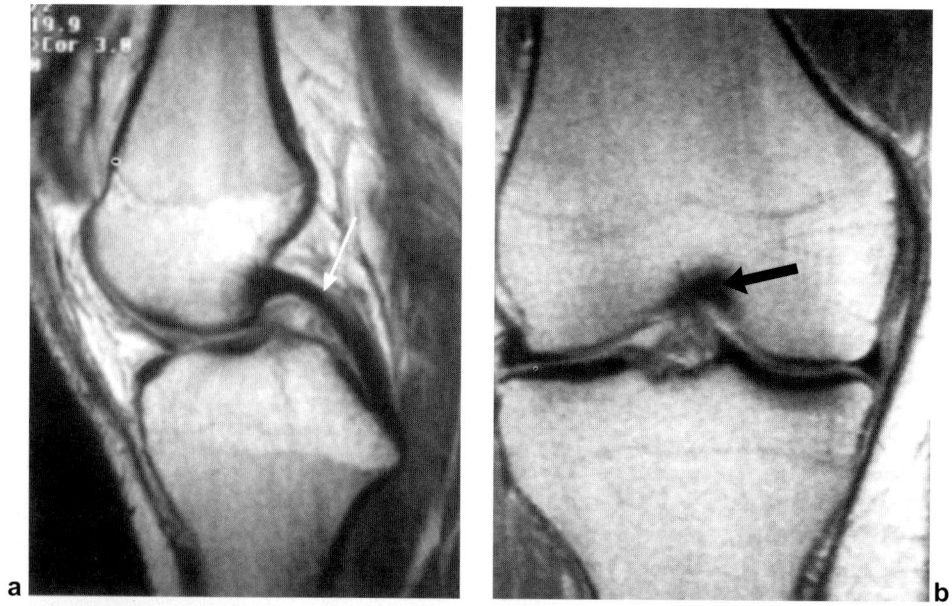

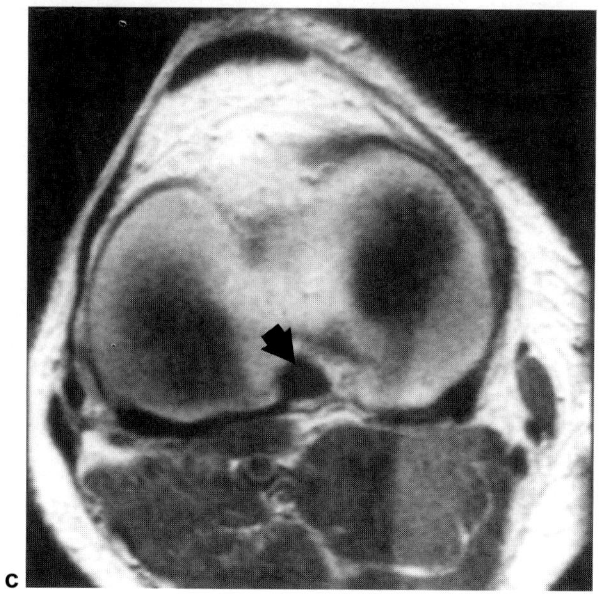

**Fig. 10.10a-c.** LCP intacto. **a** Imagem sagital demonstrando todo o comprimento do LCP (*seta*) da fixação femoral proximal até a fixação tibial distal como um ligamento liso e bem definido com um abaulamento posterior no joelho em extensão. **b** A porção proximal do LCP (*seta*) é mais bem avaliada em cortes transversais de diâmetro curto nas imagens coronais. **c** A porção distal do LCP (*seta*) é visto de modo ideal nos cortes transversais de diâmetro curto nas imagens transversas. Imagens TSE em densidade de próton.

mente nas imagens transversais para a avaliação da extensão das rupturas ou degeneração parciais intra-substanciais (Fig. 10.10b,c).

Assim como no LCA, uma distensão intra-substancial ou intersticial em uma situação aguda resulta no espessamento da substância do ligamento com hemorragia e edema de sinal aumentado mal definido e margens ligamentares irregulares e possivelmente indistintas (Figs. 10.11 e 10.12). As rupturas completas com alto sinal focal de hemorragia e líquido entre as extremidades rompidas do ligamento podem ocorrer tipicamente nas porções média a proximal, e devem ser avaliadas e registradas de modo preciso. Uma falha distal do LCP pode ser vista como uma fratura em avulsão da eminência tibial posterior na fixação do LCP (Fig. 10.6). Estas lesões, clinicamente indistinguíveis das rupturas da substância do LCP, podem ser relativamente sutis nas radiografias convencionais. As imagens de RM podem ser bastante úteis e precisas na determinação do tamanho, cominução, desvio/elevação e rotação dos fragmentos avulsionados, bem como na extensão das lesões associadas da substância do ligamento. Toda esta informação pode ser muito importante na determinação de um plano de tratamento e deve ser registrada de modo preciso.

As rupturas do ligamento cruzado posterior não são tão comuns quanto as rupturas do LCA, e os achados secundários não são tão característicos ou bem descritos. Os padrões de contusão óssea, quando presentes, novamente podem ajudar a indicar o mecanismo da lesão. As contusões anteriores diretas como em uma lesão contra o painel de um veículo podem demonstrar uma contusão/impacto ósseo contra a tíbia proximal anterior em conjunção coma ruptura do LCA. As lesões por hiperextensão podem demonstrar contusões ósseas combinadas dos côndilos femorais anteriores e dos platôs tibiais similares às vistas em conjunção com as rupturas de LCA.

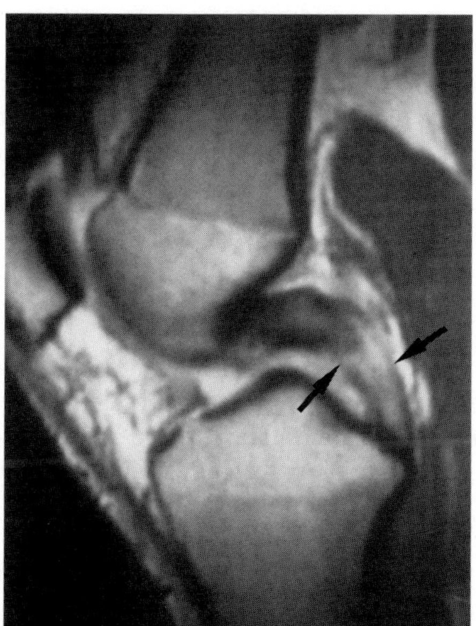

**Fig. 10.11.** Severa distensão intra-substancial do LCP. Imagem em densidade de próton sagital demonstrando extensa hemorragia e edema com alto sinal mal definido com margens irregulares e indistintas (*setas*).

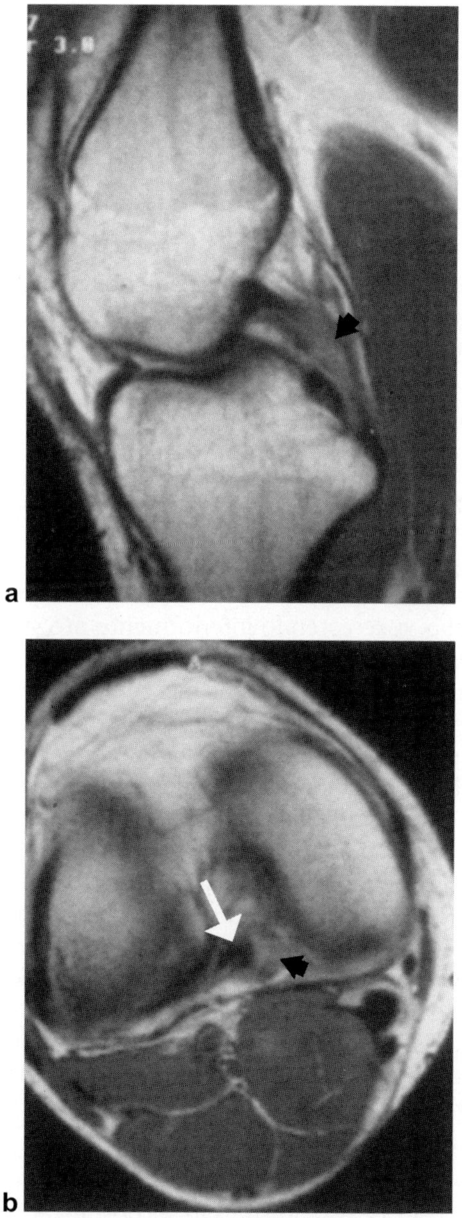

a

b

**Fig. 10.12a, b.** Distensão da banda póstero-medial do LCP. **a** Imagem sagital demonstrando um proeminente edema intra-substancial (*seta*) das porções média e distal do LCP. **b** Imagem transversal de curto diâmetro em secção transversa do LCP distal revelando uma distensão que envolve primariamente a banda póstero-medial (*seta*); a banda ântero-lateral (*seta branca*) permanece bem definida e com baixo sinal.

## 10.4 Gânglios Cruzados

Gânglios intra-articulares no joelho geralmente derivam dos ligamentos cruzados, mais comumente do LCA (TYRRELL *et al.*, 2000; KIM *et al.*, 2001). Eles possuem a aparência típica de gânglios de tecidos moles na RM, *i. e.*, eles são homogeneamente hiperintensos nas imagens ponderadas em T2 e levemente hipo ou isointensos em relação ao musculoesquelético nas imagens ponderadas em T1. Cistos oriundos do LCA possuem um formato fusiforme já que estão intimamente relacionados com as fibras dos ligamentos.

## 10.5 Ligamento Colateral Medial

O ligamento colateral medial (LCM) se prende proximalmente na face superior do côndilo femoral medial ou epicôndilo, e se estende inferiormente até sua fixação distal na tíbia medial proximal, geralmente 5 a 6 cm abaixo da linha articular medial. O complexo ligamentar consiste em um ligamento superficial medial ou tibial colateral bem definido, com componentes capsulares profundos (incluindo os ligamentos meniscofemoral medial e menisco tibial coronal) separados por tecido adiposo de sinal relativamente alto. Um ligamento oblíquo posterior também está presente. Todo o comprimento do LCM desde a fixação femoral até a tibial é mais bem observado nas imagens coronais. Entretanto, as imagens axiais também são bastante úteis na demonstração do diâmetro transversal do LCM em imagens seqüenciais ao longo de todo seu comprimento, e são vitais para a avaliação da extensão de rupturas parciais ou uma distensão intra-substancial.

O trauma com um componente da força em valgo tendendo a abrir a linha articular medial pode resultar em lesão do LCM. A distensão intra-substancial ou as rupturas parciais são vistas como um espessamento ligamentar com uma região intra-substancial mal definida bem como um edema e hemorragia dos tecidos moles e do subcutâneo sobrejacentes, com margens irregulares e indistintas. Uma ruptura intra-substancial severa pode resultar no alongamento e ondulação ou distensão (deformidade plástica) do ligamento sem um defeito discreto, apesar de o ligamento poder estar completamente incompetente sob o ponto de vista funcional. As rupturas discretas comumente podem ser vistas na fixação femoral proximal. As rupturas distais ou desinserções são menos freqüentes e podem ter uma detecção mais difícil, já que a fixação tibial distal pode se estender além do bordo do campo de visão em um exame de joelho de alta resolução com um pequeno campo de visão. Nestes casos, as rupturas distais podem ser suspeitadas devido às ondulações e retração proximal da porção visualizada do LCM.

As distensões ou rupturas do LCM geralmente se adaptam bem ao tratamento conservador (Fig. 10.13). Mesmo nas rupturas completas, o ligamento pode cicatrizar com o tecido cicatricial preenchendo completamente os defeitos e unindo os segmentos rompidos. O tecido cicatricial sob o ponto de vista biomecânico não é tão forte ou bem organizado quanto o tecido ligamentar original, e geralmente resulta em um ligamento que demonstra o esperado sinal baixo/preto mas que aparece espessado como uma evidência de lesões ligamentares prévias ou crônicas.

Entretanto, ocasionalmente, a intervenção cirúrgica pode ser necessária, particularmente quando as rupturas completas resultam no aprisionamento de uma extremidade ligamentar rompida na linha articular medial (Fig. 10.14), impedindo a cicatrização do ligamento em uma posição anatômica, o que é necessário para a restauração da função ligamentar. Além disto, as rupturas completas podem estar acompanhadas pelo desvio ou extrusão associadas do menisco medial, e o tratamento cirúrgico novamente pode ser necessário. As imagens de RM são valiosíssimas para a demonstração e registro destas situações, que podem não ser claras somente pelo exame físico.

Com as rupturas do LCM, as estruturas secundárias de suporte medial também podem estar lesionadas e devem ser avaliadas (SCHWEITZER *et al.*, 1995). A distensão ou a ruptura do retináculo medial e a ruptura do ligamento patelofemoral medial pode ocorrer, particularmente com a luxação lateral da patela, e são mais bem avaliadas nas imagens transversais. As estruturas do bordo póstero-medial, incluindo a cápsula póstero-medial, semimembranoso distal e gastrocnêmio proximal medial, também devem ser avaliadas nas imagens transversais e sagitais à procura de possíveis distensões.

## 10.6 Ligamento Colateral Lateral

O ligamento colateral lateral (LCL) ou primariamente o ligamento fibulocolateral se fixa proximalmente na face súpero-lateral do côndilo femoral lateral ou epicôndilo, e se estende obliquamente na direção posterior, inferior e lateral até sua fixação conjunta com o tendão distal do bíceps femoral na cabeça fibular. Devido a seu curso oblíquo, o ligamento geralmente não é visto ao longo de todo seu trajeto em uma imagem coronal única (a menos que o joelho esteja levemente flexionado e as imagens coronais tenham sido anguladas ao eixo da tíbia ao invés do fêmur, ou a menos que a tíbia esteja luxada ântero-lateralmente em relação ao fêmur, como no caso de um joelho com deficiência do LCA). O LCL

a

b

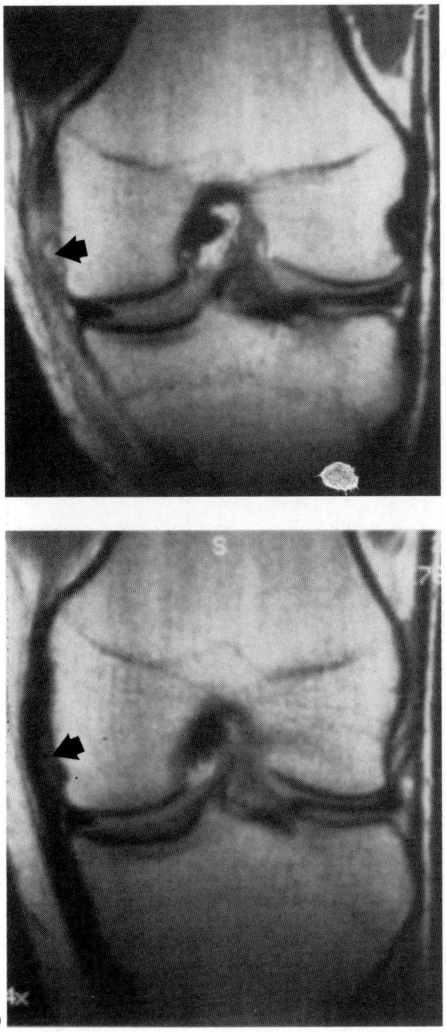

Fig. 10.13a, b Cicatrização de uma ruptura do LCM. **a** Ruptura severa do LCM com um proeminente edema com alto sinal e margens mal definidas (*seta*). **b** Repetição do exame seis semanas mais tarde demonstra uma boa evolução com uma espessa cicatriz bem definida e de baixo sinal (*seta*). Imagens em densidade de próton coronais.

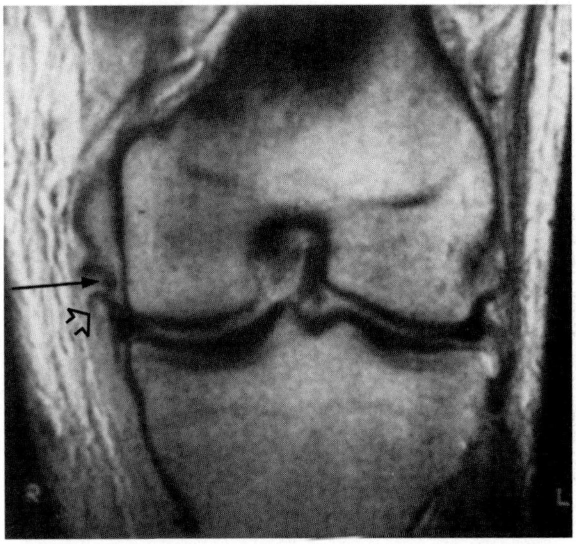

**Fig. 10.14.** Imagem em densidade de próton coronal demonstrando a ruptura completa do LCM com o aprisionamento da extremidade proximal superficial do LCM (*seta*) na linha articular medial profundamente ao ligamento coronário meniscofemoral rompido (*seta aberta*). Este aprisionamento impede uma cicatrização anatômica adequada e necessita de tratamento cirúrgico.

deve ser acompanhado em imagens coronais seqüenciais da região ântero-superior até a póstero-inferior ao longo de seu trajeto oblíquo. As imagens transversais são vitais para a avaliação do ligamento em uma secção transversal de diâmetro curto das distensões ou rupturas ligamentares parciais e para acompanhar a continuidade ligamentar nas imagens transversais seqüenciais do côndilo femoral proximal até a cabeça fibular distal.

Com as forças em varo, como nos casos de um impacto medial direto, o LCL pode ser lesionado. A distensão intra-substancial ou a ruptura parcial produzem um ligamento que geralmente está ondulado ou espessado, com uma hemorragia ou edema que apresenta alto sinal heterogêneo dentro e sobre o ligamento, que pode ser avaliado nas imagens coronais e confirmado nas imagens transversais. As rupturas completas podem resultar em defeitos discretos com alto sinal, de líquido ou hemorragia mais focal entre as extremidades rompidas do ligamento, em geral com uma ruptura discreta nas porções proximal ou média. Uma falha do LCL distal pode envolver discretas rupturas ligamentares ou fraturas por avulsão da cabeça fibular na fixação conjunta do ligamento/tendão do bíceps femoral (Figs. 10.15 e 10.16). A localização precisa da ruptura, o tamanho do defeito e a localização das extremidades proximal e distal do ligamento devem ser avaliadas e registradas de modo preciso para auxiliar o médico a planejar o local da incisão e o procedimento, quando uma intervenção cirúrgica está indicada.

Com a lesão do LCL, outras estruturas de suporte lateral também podem estar lesionadas e devem ser avaliadas com cuidado. O ligamento capsular lateral pode estar rompido ou avulsionado (como a fratura de Segond) e é mais bem avaliado nas imagens coronais e transversais. A ruptura do retináculo lateral deve ser avaliada nas imagens transversais. A distensão/ruptura ou avulsão associada do tendão distal do bíceps femoral também deve ser avaliada nas imagens coronais e transversais. As estruturas do canto póstero-lateral também podem estar lesionadas (Miller *et al.*, 1997), como no geral é o caso das lesões associadas do LCA já descritas, e devem ser avaliadas nas imagens transversais e sagitais (Fig. 10.17). As lesões com impac-

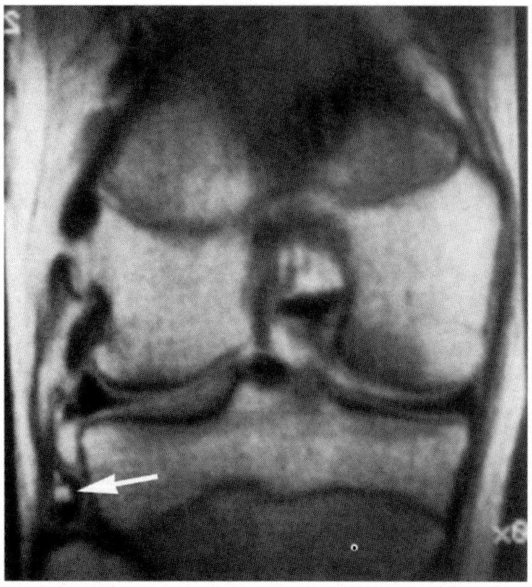

**Fig. 10.15.** Imagem em densidade de próton demonstrando uma avulsão distal completa subaguda do LCL a partir da cabeça fibular com um pequeno fragmento ósseo avulsionado (*seta*) proximalmente retraído com um espaço de cerca de 1 cm. Uma cicatrização mal definida é demonstrada.

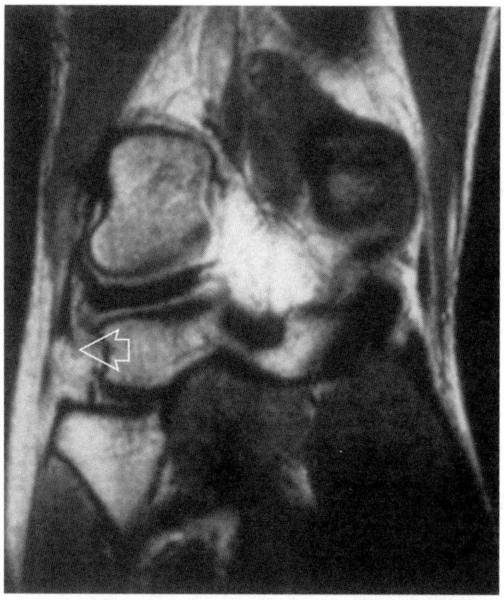

a

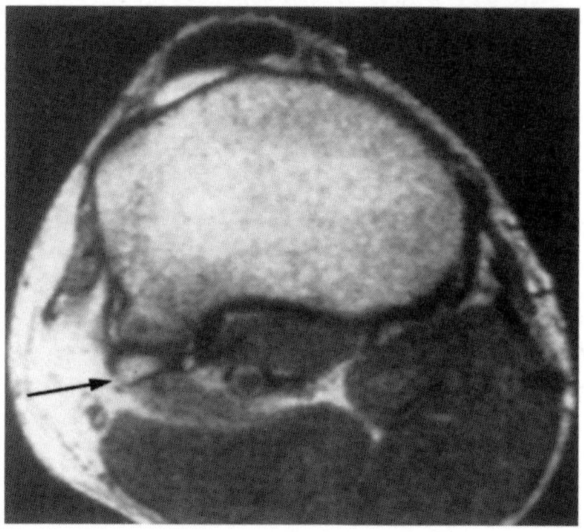

b

**Fig. 10.16a, b.** Ruptura distal com avulsão completa da inserção conjunta do LCL e tendão distal do bíceps femoral na cabeça fibular. **a** Imagem coronal demonstrando um defeito de 1,5 cm entre as extremidades do ligamento/tendão proximalmente retraídas (*seta*) e a cabeça fibular. **b** Imagem transversal na face superior da cabeça fibular demonstrando a irregularidade e um pequeno defeito cortical (*seta*) permanecendo na cabeça fibular. Uma extensa hemorragia com alto sinal e a ruptura da fáscia superficial sobrejacente estão demonstradas. Imagens ponderadas em T2.

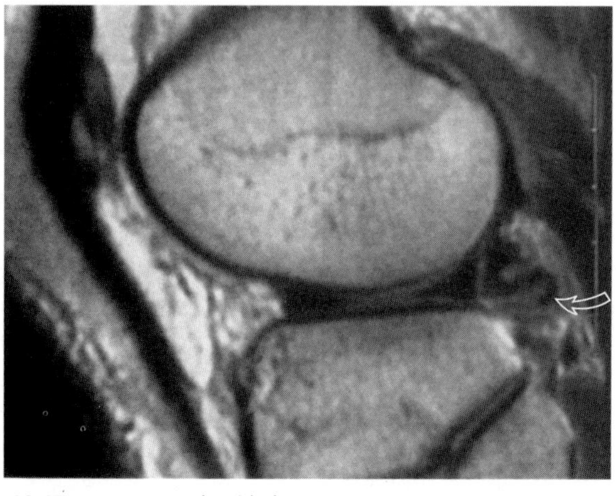

**Fig. 10.17.** Imagem em densidade de próton sagital revelando a ruptura dos estabilizadores do bordo póstero-lateral, incluindo uma ruptura completa da junção miotendínea poplítea com uma extremidade de tendão ondulada e retraída proximalmente (*seta*).

tação/contusão óssea na face medial do joelho podem ocorrer em conjunto com a força em varo sobre as estruturas laterais, e devem ser avaliadas nas imagens coronais e transversais, sendo mais bem visualizadas nas imagens em STIR com supressão de gordura e nas imagens ponderadas em T2, nas situações agudas.

## 10.7 Conclusão

Os ligamentos cruzados e colaterais, bem como as outras estruturas de suporte do joelho, são vitais para a estabilidade e função do joelho. As imagens podem ser bastante úteis para o médico na avaliação de todo o espectro das lesões dos ligamentos cruzados e colaterais, bem como das lesões associadas em situações agudas e crônicas, quando o exame físico não for suficiente. As imagens de RM revolucionaram a capacidade e o papel das imagens diagnósticas na avaliação das estruturas ligamentares do joelho, já que estas atualmente podem ser visualizadas diretamente através das imagens e avaliadas de modo preciso. O exame abrangente das estruturas ligamentares bem como do restante do joelho nas imagens de RM é mais bem realizado com o uso de imagens nos três planos ortogonais do joelho, pois cada plano é importante e mais indicado para a visualização de porções específicas destas estruturas.

## Referências Bibliográficas


Brandser EA, Riley MA, Berbaum KS *et al.* (1996) MR imaging of anterior cruciate ligament injury: independent value of primary and secondary signs. AJR 167:121

Delzell PB, Schils JP, Recht MP (1996) Subtle fractures about the knee. Innocuous-appearing yet indicative of significant internal derangement. AJR 167:699

Goldman AB, Pavlov H, Rubenstein D (1998) The Segond fracture of the proximal tibia: a small avulsion that reflects major ligamentous damage. AJR 151:1163-1167

Ha TPT, Li KCP, Beaulieu CF *et al.* (1998) Anterior cruciate ligament injury: fast spin-echo MR imaging with arthroscopic correlation in 217 examinations. AJR 170:1215

Ho CP, Marks PH, Steadman JR (1999) MR imaging of knee anterior cruciate ligament and associated injuries in skiers. MRI Clin North Am 7:117-130

Kaplan PA, Walker CW, Kilcoyne RF *et al.* (1992) Occult fracture patterns of the knee associated with anterior cruciate ligament tears: assessment with MR imaging. Radiology 183:835-838

Kim MG, Kim BH, Choi JA *et al.* (2001) Intra-articular ganglion cysts of the knee. Eur Radiol 11:834-840

Lee SH, Petersilge CA, Trudell DJ *et al.* (1996) Extrasynovial spaces of the cruciate ligaments: anatomy, MR imaging and diagnostic implications. AJR 166:1433

Miller TT, Gladden P, Staron RB *et al.* (1997) Posterolateral stabilizers of the knee: anatomy and injuries assessed with MR imaging. AJR 169:1641

Roychowdhury S, Fitzgerald SW, Sonin AH *et al.* (1997) Using MR imaging to diagnose partial tears of the anterior cruciate ligament: value of axial images. AJR 168:1487

Rubin DA, Kettering JM, Towers JD *et al.* (1998) MR imaging of knees having isolated and combined ligament injuries. AJR 170:1207

Schweitzer ME, Tran D, Deely DM *et al.* (1995) Medial collateral ligament injuries: evaluation of multiple signs, prevalence and location of associated bone bruises, and assessment with MR imaging. Radiology 194:825-829

Tyrrell PNM, Cassar-Pullicino VN, McCall IW (2000) Intraarticular ganglion cysts of the cruciate ligaments. Eur Radiol 10:1233-1238

# 11 Joelho Pós-Operatório 1: Meniscos, Ligamentos Cruzados, Cartilagem

Victor N. Cassar-Pullicino • S. N. J. Roberts

CONTEÚDO



## 11.1 Introdução

A interpretação precisa do estado pós-operatório do joelho não pode ser feita sem o conhecimento dos procedimentos e técnicas cirúrgicas utilizadas, bem como uma familiaridade com a aparência esperada das estruturas que foram reparadas, ressecadas ou substituídas. Uma completa compreensão destas duas áreas é, portanto, um pré-requisito para a identificação e correta interpretação dos problemas recorrentes ou novos no joelho pós-operatório. Este capítulo irá tratar primariamente da avaliação pós-operatória do joelho nas cirurgias dos meniscos, ligamentos cruzados e cartilagem articular.

V. N. Cassar-Pullicino, MD
Consultant Radiologist, Department of Diagnostic Imaging, The Robert Jones and Agnes Hunt Orthopaedic and District Hospital, Oswestry, Shropshire, SY10 7AG, UK.
S. N. J. Roberts, MA, FRCS (Orth)
Consultant Orthopaedic and Sports Injury Surgeon, The Robert Jones and Agnes Hunt Orthopaedic and District Hospital, Oswestry, Shropshire, SY10 7AG, UK

## 11.2 Revisão Cirúrgica

Do ponto de vista de um cirurgião ortopédico, a apresentação clínica dos problemas de joelho pode ser dividida em três categorias: dor, muito movimento e pouco movimento. As causas intra-articulares mais comuns de dor depois que uma lesão aguda regrediu são o dano condral e osteocondral juntamente com o dano aos meniscos. Muito (ou o tipo errado de) movimento é causado por uma inadequação seja dos mecanismos de restrição estáticos (ligamentos) ou dinâmicos (músculos) aos movimentos do joelho. De longe, a causa cirúrgica mais comum de instabilidade do joelho é uma deficiência do ligamento cruzado anterior (LCA). "Movimento não suficiente" pode ser causado por uma rigidez que sempre esteve presente no joelho causada por patologias intra ou extra-articulares ou por uma sensação de apreensão ou de bloqueio intermitente, que provavelmente é causada por uma subluxação patelar ou por um fragmento intra-articular móvel como um corpo livre ou uma ruptura meniscal.

### 11.2.1 Instabilidade

O joelho é estabilizado por quatro grandes ligamentos: os ligamentos colaterais medial e lateral e os ligamentos cruzados anterior e posterior. Existem importantes estruturas de restrição secundária e um recente e considerável interesse cirúrgico sobre o papel do complexo de tecidos moles da borda póstero-lateral. Os meniscos em formato de cunha também contribuem para a estabilidade do joelho, particularmente no sentido ântero-posterior.

Geralmente, apesar de não universalmente, é aceito que mesmo rupturas completas de ligamentos extra-articulares isoladas cicatrizam de modo adequado sem cirurgia e que o resultado funcional é melhor do que com uma reconstrução ou reparo cirúrgico. Isto foi demonstrado mais claramente nos casos de rupturas isoladas do ligamento colateral medial. Os ligamentos cruzados intra-articulares não cicatrizam tão bem, mas sem dúvida um "descascamento" causado por mecanismo de baixa energia da origem femoral do LCA pode manter um coto viável que é capaz de se auto-inserir a uma área adjacente à sua origem anatômica ou ao ligamento cruzado posterior (LCP), permitindo que haja um certo grau de função na estabilização ântero-posterior.

Parcialmente por este motivo, e também por causa da capacidade variável de reabilitação dos indivíduos em relação a seus estabilizadores dinâmicos através do treinamento proprioceptivo e neuromuscular, nem todos os LCAs rompidos levarão a um déficit funcional significante. Inúmeras tentativas foram feitas para criar sistemas de classificação no intuito de prever quais indivíduos irão se adaptar bem ao trabalho de reabilitação e quais serão incapazes de se adaptar, com o nível de atividade que eles precisarão, sem uma reconstrução ligamentar. Entretanto, um consenso universal a este respeito ainda não foi atingido. Eles se baseiam na quantidade e no nível de atividade necessária, mas existe uma fraca correlação entre o grau de frouxidão ântero-posterior e a probabilidade de necessidade de reconstrução. No Reino Unido atualmente, seria razoável sugerir que a reconstrução do LCA na maioria, mas não em todos os pacientes, somente deve ocorrer após uma tentativa mal-sucedida de tratamento conservador. A exceção a esta regra seria uma avulsão óssea, já que nesta situação um reparo quase anatômico, ao contrário de uma reconstrução, poderia ser realizado.

Se uma função adequada não pode ser conseguida no joelho após a reabilitação, a reconstrução cirúrgica utilizando um enxerto deve ser realizada. A indicação para a reconstrução cirúrgica do LCA portanto é uma instabilidade. Se é observada uma dor significante além dos episódios de instabilidade, então um diagnóstico alternativo deve ser procurado, *i. e.*, patologia meniscal ou condral. Inversamente, as evidências radiológicas de alterações degenerativas ou relacionadas à idade cronológica não são uma contra-indicação para a estabilização cirúrgica de um joelho instável se a instabilidade é a queixa principal.

Quando a decisão pela cirurgia for tomada, o cirurgião tem inúmeras escolhas em relação ao tipo de enxerto, posicionamento do enxerto e sua fixação ao osso em cada uma das extremidades.

#### *11.2.1.1*
#### *Escolha do Enxerto*

Diversos enxertos protéticos que foram populares na década de 80 foram abandonados, particularmente em pacientes jovens, já que o índice de falhas a médio prazo foi inaceitavelmente alto. Eles ainda podem ter um papel em pacientes mais velhos com baixas demandas. Aloenxertos, como os de tendão patelar e de Aquiles, possuem a vantagem de não causar morbidade ao sítio doador, mas já está demonstrado que se incorporam muito lentamente. Portanto eles tanto atrasam o retorno do indivíduo a atividades desportivas ou falham se uma reabilitação mais lenta não é realizada.

As escolhas comuns de auto-enxertos são o osso-tendão patelar-osso (OTPO), tendões do jarrete (STG) (semitendíneo e grácil) e, menos comumente, o tendão do quadríceps. O terço central do tendão patelar é o mais comumente utilizado (apesar do terço medial também ser recomendado). Isto produz um tendão de aproximadamente 10 mm de diâmetro e permite que o cirurgião faça a coleta de um bloco de osso da patela e da tuberosidade da tíbia em continuidade com este enxerto, fazendo que o tamanho total do enxerto OTPO tenha 10 ou 11 cm (Fig. 11.1). O tendão patelar é mais amplo proximalmente do que na região distal, de modo que se a coleta é feita em paralelo às fibras do tendão, o bloco de osso proximal será levemente maior do que o distal, em geral produzindo um enxerto cilíndrico de 10 mm de diâmetro da patela e um bloco de osso de 9 mm da tíbia. Isto é cirurgicamente con-

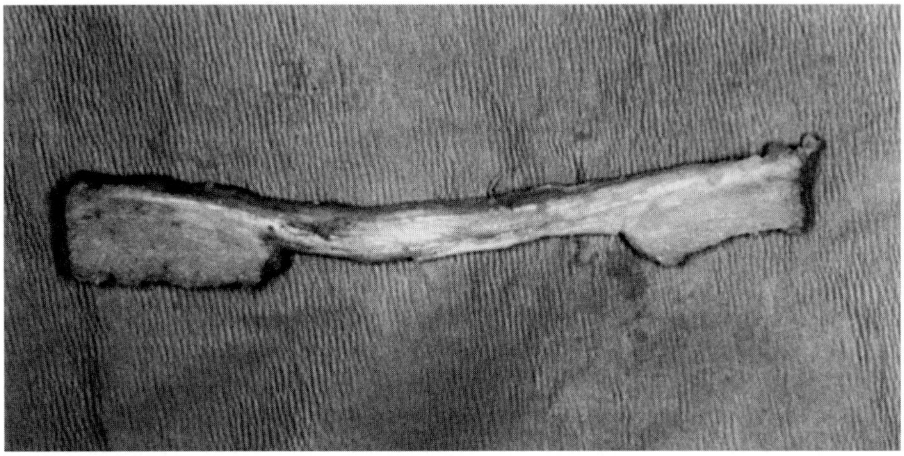

**Fig. 11.1.** Enxerto OTPO demonstrando o tendão preso a blocos de osso em ambas as extremidades. (Ver *Prancha* em *Cores*.)

veniente já que permite que o enxerto seja invertido e o bloco menor seja passado através do túnel tibial com 10 mm de diâmetro e em um túnel femoral de 9 mm de diâmetro de um modo mais fácil. Ele também recria em certa parte a anatomia levemente convergente do LCA natural, que possui uma configuração tibial mais larga do que a femoral. Durante a cirurgia, uma pequena quantidade de enxerto ósseo geralmente é coletada da tíbia para preencher o sítio doador na patela em uma tentativa de minimizar a dor na região anterior do joelho após a cirurgia.

Os tendões do jarrete são coletados através de uma pequena incisão sobre sua inserção na tíbia. A fáscia do sartório é dividida e elevada, revelando os tendões do grácil e do semitendíneo. Ambos os tendões STG são coletados integralmente com um extrator de tendão. Eles são dobrados na metade, gerando um enxerto com quatro membros com uma resistência final de mais de 4.000 N, aproximadamente o dobro da resistência do ligamento cruzado rompido que irá substituir. A despeito de ser 30% mais forte, o diâmetro deste enxerto é tipicamente bem menor do que o tendão patelar. Isto se dá porque ele possui um perfil mais circular do que o tendão patelar, que é mais plano e, portanto, contém mais colágeno. A reabilitação permite a recuperação da função do tendão coletado dentro de um ano. As imagens revelam a formação de um neotendão ao longo da linha de coleta do tendão, mas com uma inserção mais proximal. No caso do tendão patelar, o reparo do defeito é tão bom que revisões da reconstrução foram realizadas com a reutilização do mesmo terço central utilizado para a cirurgia primária. Atualmente, este processo não é recomendado devido à qualidade inferior do tecido cicatricial.

O enxerto é escolhido de acordo com o treinamento e a preferência do cirurgião, existindo muito pouca diferença nos resultados publicados. Provavelmente existe uma maior morbidade associada com o enxerto de tendão patelar (em particular, dor na região anterior do joelho), mas a vantagem da fixação de osso ao osso pode superar estas desvantagens em alguns pacientes.

#### *11.2.1.2*
#### *Posicionamento do Enxerto*

A posição ideal do sítio de fixação tibial do neo-LCA é no centro do platô tibial e um túnel é perfurado com um gabarito a partir da córtex tibial ântero-medial, penetrando o joelho neste ponto. Um túnel femoral sem saída é perfurado através do túnel tibial ou utilizando o portal medial da artroscopia. O ponto de partida deste túnel femoral é crítico para o sucesso do procedimento e o erro mais comum que contribui para sua falha. O ponto de entrada do túnel precisa ser o mais posterior possível no teto da incisura intercondilar, permitindo um mínimo de 2 mm de córtex femoral atrás dele para evitar que o túnel se desvie na direção da fossa poplítea. O túnel não pode ser feito muito atrás da incisura sem "escapar" e alguns cirurgiões passam o enxerto a uma posição "acima do topo" – fora do fêmur – sem que nenhum túnel seja perfurado. Esta conduta aceita uma posição que é um pouco mais para trás, mas assegura que o erro de colocar o enxerto em uma posição muito para frente não aconteça (Fig. 11.2).

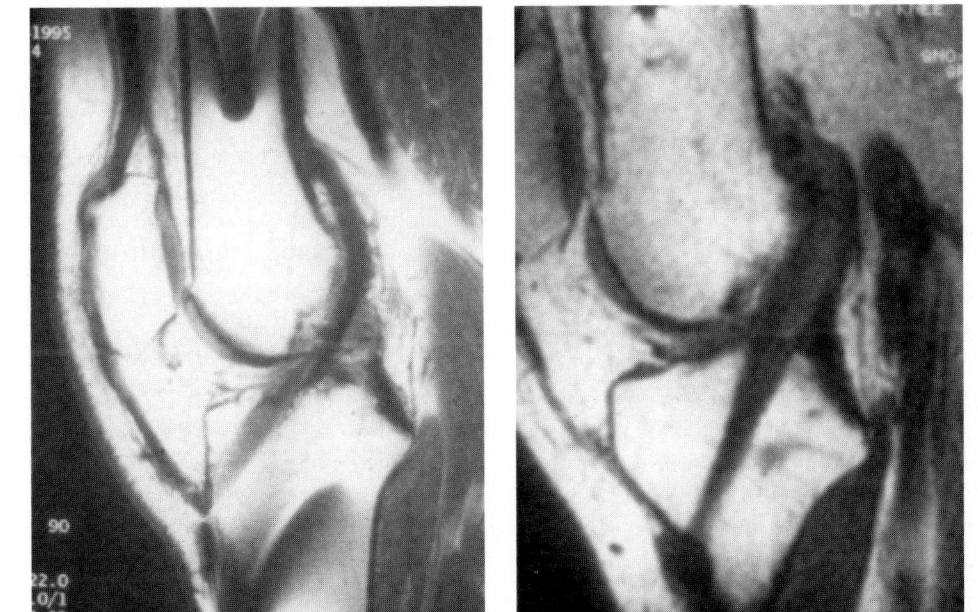

**Fig. 11.2a, b.** Reconstrução do ligamento cruzado anterior utilizando a técnica "acima do topo".

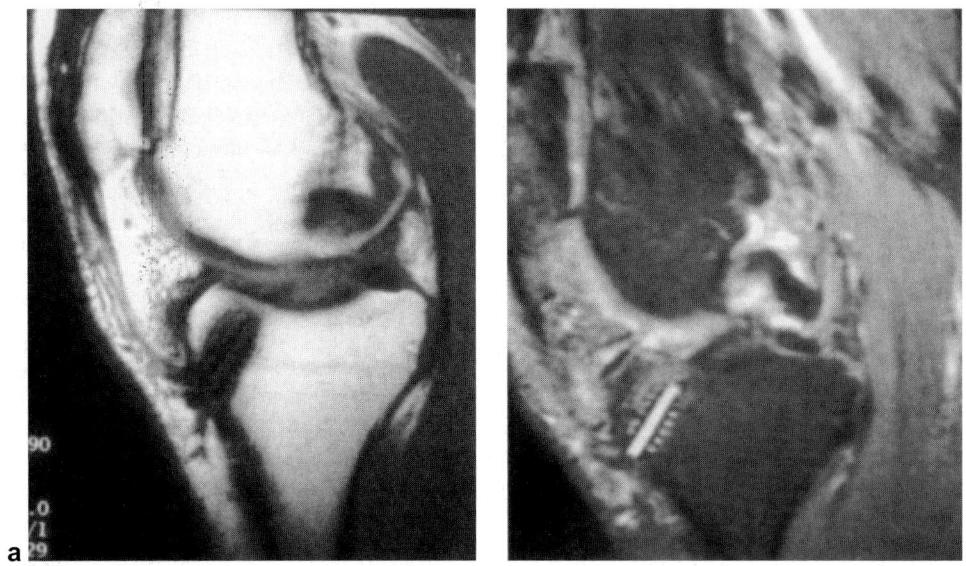

**Fig. 11.3.** Imagens ponderadas em T1 (**a**) e T2 (**b**) sagitais demonstrando o uso de um parafuso biodegradável para a fixação de um bloco ósseo no túnel tibial.

O papel da "sulcoplastia" (remoção de osso dos bordos da incisura intercondilar) é controverso. Em casos de deficiência de LCA de longa duração, em geral se observa uma obstrução osteofítica do local, deixando um espaço inadequado para o posicionamento do enxerto. Este não é o caso nas reconstruções precoces, mas os cirurgiões geralmente acham útil a remoção de um pouco de osso do bordo medial do côndilo femoral lateral para assegurar que não haja impacto sobre o enxerto, e também para auxiliar na visualização do posicionamento do túnel femoral. O índice de ruptura do LCA tem sido correlacionada com a largura medida da incisura (provavelmente em resultado da correlação entre uma incisura congenitamente estreita e um LCA congenitamente pequeno e fraco), e alguns pacientes necessitarão de um grau de sulcoplastia para permitir a passagem adequada do enxerto.

#### *11.2.1.3*
#### *Materiais de Fixação*

Depois do tensionamento, o enxerto OTPO tipicamente é fixado com o uso de um parafuso de interferência que pode ser metálico ou de um polímero bioabsorvível – geralmente o ácido polilático (Fig. 11.3). Estes parafusos biodegradáveis não criam nenhum artefato, permitindo uma avaliação ideal do enxerto, seus túneis e o estado da fixação. Como os parafusos biodegradáveis não são facilmente visíveis nas radiografias, eles são mais bem avaliados com o uso da tomografia computadorizada (TC) e de ressonância magnética (RM). Eles se mostraram mais eficientes e seguros para a fixação de blocos de osso durante a reconstrução do LCA, sem o registro de respostas clínicas adversas durante o processo de degradação (LAJTAI *et al.*, 1999; WARDEN *et al.*, 1999). O parafuso é passado ao longo do lado do bloco ósseo, preenchendo o túnel e comprimindo o bloco de encontro à parede lateral (Fig. 11.4).

Existem inúmeras técnicas de fixação alternativas mais comumente empregadas quando um enxerto de jarrete STG é utilizado. Se o tendão do jarrete é utilizado, ele é colocado exatamente da mesma forma descrita, mas inúmeras técnicas são utilizadas para sua fixação já que muitos cirurgiões acreditam que a fixação com parafuso de interferência é menos satisfatória na ausência de um bloco de osso preso em cada uma das extremidades do enxerto.

As imagens pré-operatórias nestes casos excluem uma anormalidade anatômica e patologias secundárias. Radiografias em AP e lateral do joelho confirmam uma posição satisfatória do enxerto e sua fixação (Fig. 11.5).

#### *11.2.1.4*
#### *Ligamento Cruzado Posterior*

O LCP é três vezes mais forte do que o LCA e talvez sua ruptura seja de 8 a 10 vezes menos comum do que o LCA, mas é indubitavelmente verdadeiro que alguns pacientes com uma ruptura isolada do LCP podem ser tratados de modo conservador e obter bons resultados sem déficits funcionais mesmo a nível desportivo profissional. Tem sido crescentemente reconhecido que as lesões combinadas, particularmente do LCP com o complexo do canto póstero-lateral, apresentam uma história natural menos

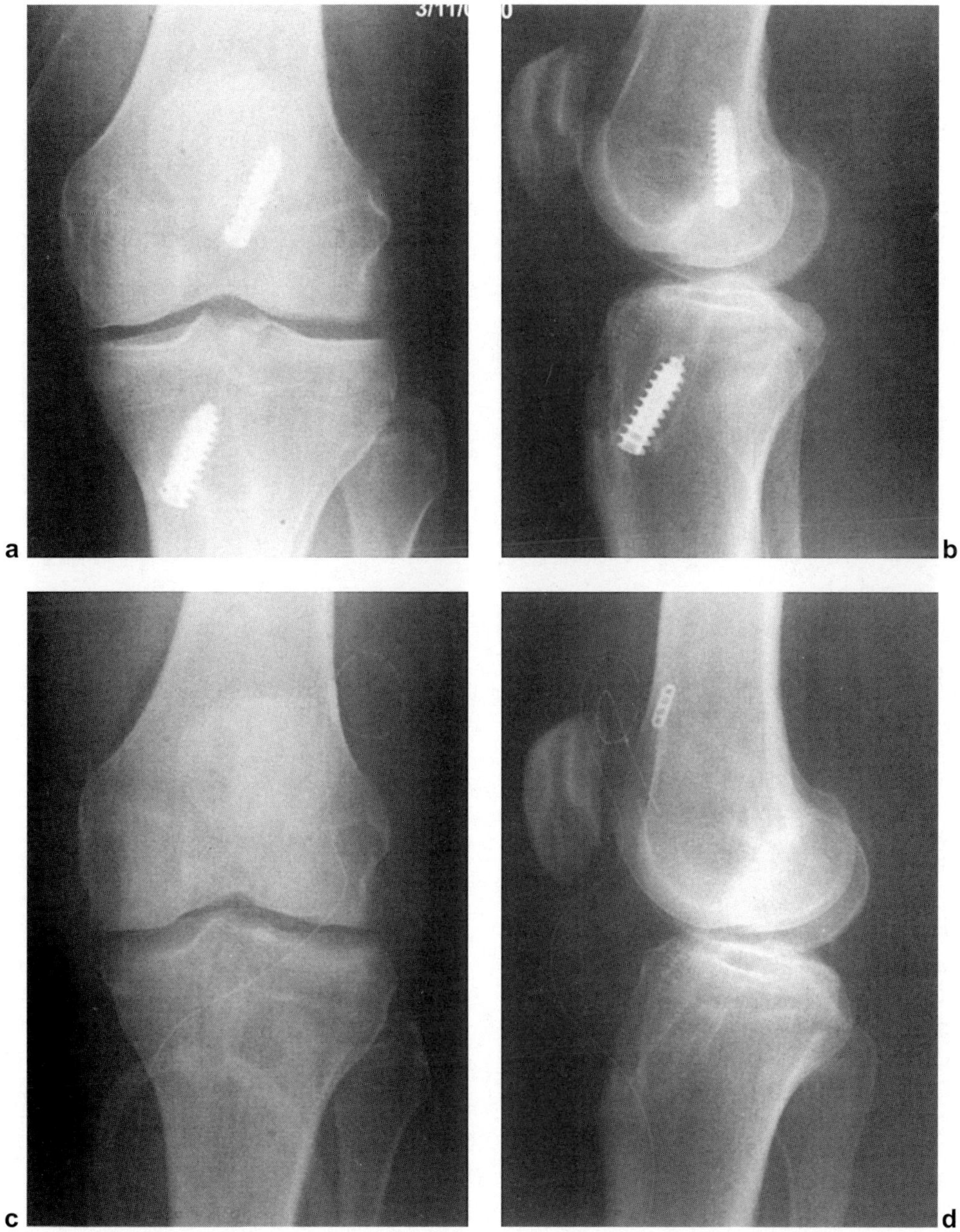

**Fig. 11.4.** Radiografias AP (**a**) e lateral (**b**) logo após uma reconstrução de LCA com OTPO utilizando parafusos metálicos de interferência que foram colocados dentro dos túneis tibial e femoral. Após a falha desta reconstrução, uma reconstrução de revisão com o uso da musculatura do jarrete (STG) foi realizada com a remoção dos parafusos de interferência (**c, d**).

satisfatória, e muitos cirurgiões atualmente defendem a cirurgia precoce nestes casos.

Amplamente, a técnica cirúrgica para a reconstrução do LCP é similar à da reconstrução do LCA, apesar do túnel tibial precisar entrar na articulação na fossa poplítea e a artéria poplítea está sob risco significante por este motivo. O túnel tibial é perfurado diretamente na direção da artéria poplítea e sai da tíbia a alguns poucos milímetros deste vaso. Se esta técnica for utilizada, o enxerto precisa ser passado através do túnel tibial e para frente sobre o platô tibial posterior – um ângulo reto conhecido como a "curva assassina" – para permitir que o enxerto passe para frente através da articulação do joelho até sua inserção no côndilo femoral medial. De modo a evitar esta angulação aguda, foi sugerido que uma técnica de "embutimento" deva ser utilizada, que envolveria uma exposição cirúrgica

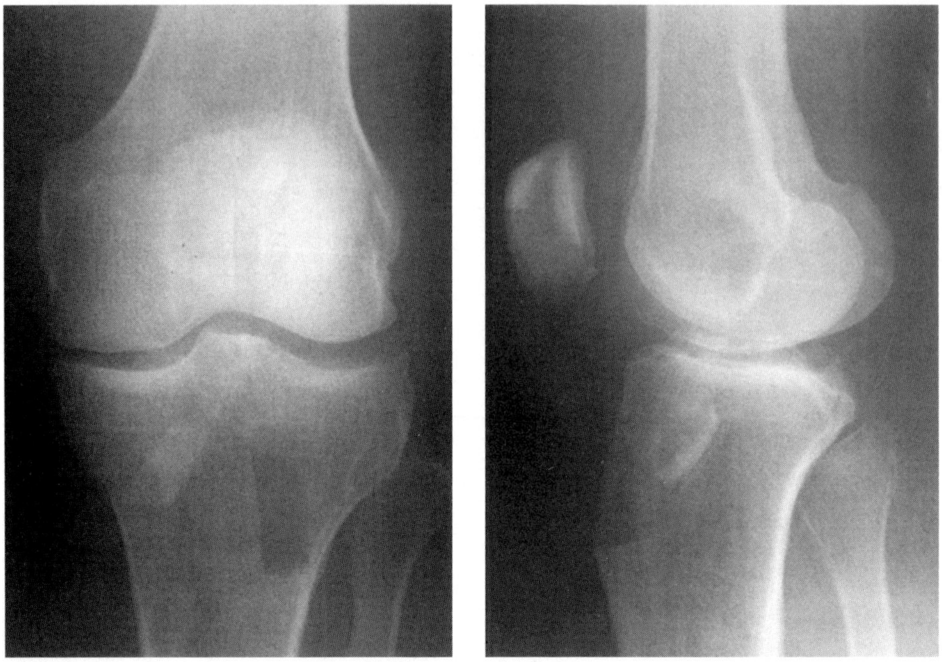

a b

**Fig. 11.5.** Incidências em AP (**a**) e lateral (**b**) demonstram os sítios de coleta dentro da patela e tuberosidade tibial claramente delineados como defeitos cirúrgicos, juntamente com *plugs* ósseos que se localizam dentro dos túneis femoral e tibial, respectivamente. Observe os parafusos biodegradáveis utilizados para a fixação.

da fossa poplítea e um bloco de osso sendo posicionado de encontro a córtex tibial posterior. Isto diminui o ângulo através do qual o enxerto deve se curvar para entrar na articulação do joelho (Bergfeld *et al.*, 2001). Existem debates sobre a localização ideal da inserção femoral no côndilo medial do fêmur e um interesse considerável no uso de dois túneis femorais, com parte do enxerto sendo passado por cada um deles, em uma tentativa de recriar os múltiplos troncos do LCP natural.

## 11.2.2 Rupturas Meniscais

O menisco fibrocartilaginoso em formato de "C" converte um platô tibial quase plano em algo semelhante a um encaixe para acomodar o côndilo femoral convexo. Forças compressivas são convertidas em uma "braçadeira de estresse" de modo que grande parte da força suportada pelo menisco é circunferencial ao invés de radial. A maior parte do colágeno no menisco cursa circunferencialmente ao invés de radialmente, confirmando isto, e é por este motivo que as divisões longitudinais do corpo meniscal como as produzidas pelas lesões em alça de balde podem ser reparadas de modo bem-sucedido. As rupturas radiais, que inevitavelmente cortam através de grande parte das fibras de colágeno de suporte de estresse, não possuem um alto índice de cicatrização. No menisco humano do adulto e mesmo do adolescente, somente o terço periférico do menisco possui um suprimento sangüíneo e, portanto, somente as rupturas nesta região que geralmente são consideradas reparáveis. A vascularidade em cada lado da ruptura pode ser avaliada artroscopicamente sem torniquete (Fig. 11.6) e tipicamente as rupturas com um suprimento sangüíneo em pelo menos um dos lados (descrito como "vermelho no branco") possuem um alto índice de cicatrização (mais de 85%).

Uma variedade bastante ampla de técnicas tem sido utilizada para reparar as rupturas meniscais. Inicialmente, diversas técnicas de sutura foram empregadas, seja passando de fora para dentro (com um nó na superfície intra-articular do menisco) ou passando de dentro para fora através de agulhas curvas com os fios sendo amarrados sobre a cápsula. Estas técnicas mais recentes de dentro para fora necessitam de pequenas incisões na pele para permitir uma localização segura do nó, excluindo o encarceramento neurovascular na sutura. Mais recentemente, técnicas "totalmente dentro" foram desenvolvidas utilizando setas bioabsorvíveis, (materiais com farpas passados através da ruptura para manter os bordos unidos), grampos e parafusos canulados. Estes evitam tanto uma incisão na pele como o risco de dano às estruturas neurovasculares e parecem apresentar índices de sucesso similares aos das técnicas mais invasivas.

Tem sido observado que os maiores índices de sucesso foram alcançados com o reparo meniscal em conjunção com a reconstrução do ligamento cruzado, e tem sido sugerido que isto se dá por causa da hemartrose que ocor-

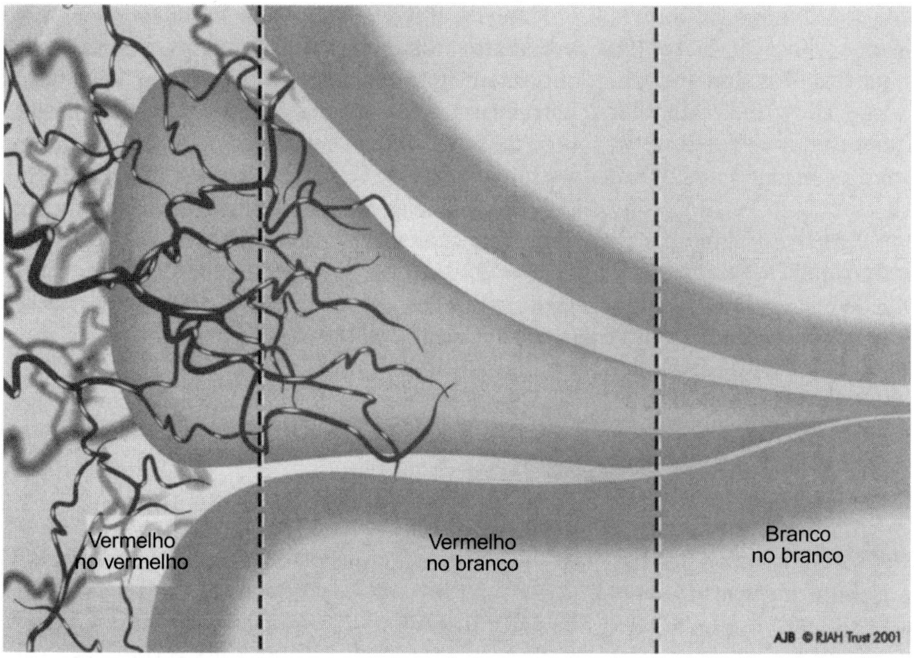


**Fig. 11.6.** Um diagrama delineando o suprimento sangüíneo do menisco e as zonas "vermelha" e "branca". (Ver *Prancha em Cores.*)

re pós-operatoriamente. Esta hemorragia pode levar os fatores de cicatrização à zona de cicatrização mal vascularizada. Alguns cirurgiões também vêm tentando melhorar o ambiente local inserindo e suturando um coágulo de fibrina através do reparo, mas esta técnica hoje não é utilizada comumente.

Quando o reparo meniscal é impossível, o artroscopista precisa realizar uma meniscectomia parcial. A perda de função do menisco varia com a quantidade de menisco removida, e deste modo, se o reparo não é considerado adequado ou se mostra malsucedido, o cirurgião tenta deixar o máximo de menisco funcional possível. Existe uma correlação entre a quantidade de menisco removida e o risco de osteoartrite a médio prazo. A quantidade removida geralmente é registrada como uma proporção da largura radial do menisco.

### 11.2.3 Dano Condral e Osteocondral

A cartilagem articular não possui suprimento sangüíneo, nem suprimento neural, nem drenagem linfática e possui um índice metabólico bastante baixo. Ela possui pouca ou nenhuma capacidade de regeneração. Os defeitos sintomáticos na superfície articular são, portanto, de tratamento muito difícil e inúmeras técnicas têm sido utilizadas.

Os processos de reparo cartilaginoso têm sido utilizados com graus variáveis de sucesso com o passar dos anos. Os procedimentos incluem a artroplastia por abrasão, transplante de condrócitos autólogos, técnica das microfraturas, transplante de cartilagem articular, aloenxertos osteocondrais frescos e transferência de auto-enxertos no formato de *plugs* osteocondrais. A penetração do osso subcondral (algumas vezes conhecida como o procedimento de Pridie) foi utilizada por mais de 50 anos em uma tentativa de permitir que o tecido de granulação e, subseqüentemente, uma cicatriz fibrocartilaginosa, se forme no defeito condral. Isto pode ser feito tanto através de uma perfuração como por uma técnica bastante semelhante à das microfraturas, que envolve a passagem de um cinzel através do osso subcondral em uma tentativa de produzir um túnel com uma margem áspera, ao invés de lisa, permitindo uma maior aderência de coágulos. Não são feitas tentativas de reconstrução da cartilagem hialina com esta técnica, e é sabido que a cicatriz de fibrocartilagem que é produzida não é tão durável quanto a cartilagem articular que ela substitui e que ela não possui uma fixação coesiva ao osso subjacente.

Os auto-enxertos osteocondrais (OATS) se tornaram populares no início da década de 1990 como um meio de preenchimento de defeitos sintomáticos. A técnica envolve a coleta de um *plug* cilíndrico de uma parte supostamente menos importante da superfície articular do joelho. O *plug* é levado perpendicularmente até a superfície articular incluindo a cartilagem articular, osso subcondral e um comprimento do osso esponjoso subcondral. Diversos fabricantes atualmente produzem conjuntos de instrumentos que permitem que *plugs* de tamanho apropriado sejam colhidos, variando em diâmetro de 4 mm em diante. Um cilindro de tamanho ligeiramente menor é perfurado no sítio receptor e o enxerto é encaixado sob pressão. Se múltiplos *plugs* forem utilizados eles são combinados lado a lado, de modo a formar um "mosaico" (daí o termo "mosaicoplastia") e uma cuidadosa seleção, e a combinação de *plugs* de diversos tamanhos pode permitir que os defeitos triangulares entre os *plugs* sejam minimizados. Esta técnica também pode ser empregada utilizando maiores doadores de aloenxertos (Fig. 11.7).

Desde meados da década de 1980 as técnicas de cultura de condrócitos autólogos foram desenvolvidas nas quais um tecido com uma organização de cartilagem hialina poderia ser introduzido em um defeito. Esta técnica foi criada na Suécia e é conhecida como o implante de condrócitos autólogos (ICA) ou transplante de condrócitos autólogos. A técnica clássica envolve um procedimento em dois estágios. Primeiramente, uma pequena biópsia é colhida da cartilagem articular, geralmente da crista supracondilar lateral. Esta é picada, digerida e cultivada em laboratório por aproximadamente três semanas antes que o segundo estágio do procedimento seja realizado. O segundo procedimento envolve uma artrotomia aberta e, após o desbridamento das margens do defeito, um retalho periostial geralmente coletado da tíbia anterior é moldado e suturado sobre a cartilagem circundante como a pele que cobre a bolha de uma queimadura. Uma selagem à prova d'água é tentada e geralmente suplementada com o uso de uma cola de fibrina antes que a suspensão com a cultura de condrócitos seja injetada sob o retalho. Excelentes resultados a longo prazo foram publicados em um coorte de até 10 anos, mas existem poucos resultados oriundos de pesquisas randomizadas.

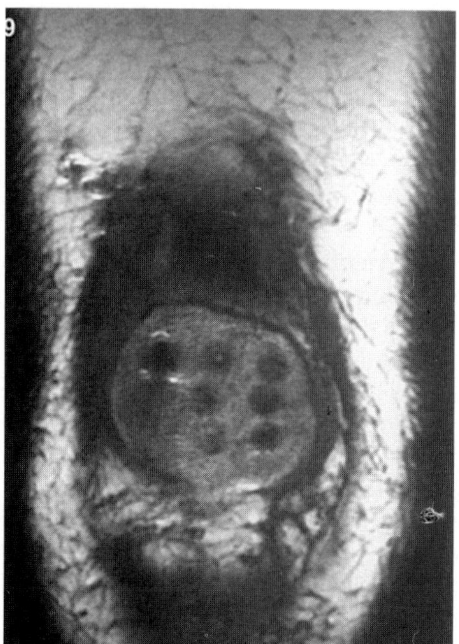

**Fig. 11.7.** Imagem ponderada em T1 coronal da patela após uma mosaicoplastia.

Esforços consideráveis têm sido feitos para produzir uma avaliação não-invasiva dos resultados qualitativos e quantitativos da regeneração da cartilagem hialina no defeito, particularmente com o uso de seqüências de RM. Apesar de pouco se conhecer sobre a organização estrutural e biológica do tecido reparado, recentes estudos com biópsias indicam que dentro de 12 meses o ICA produz de modo bem-sucedido um tecido de substituição cartilaginosa que consiste em uma zona mais profunda tipo cartilagem hialina, com uma zona superior que possui natureza mais fibrocartilaginosa (Richardson *et al.*, 1999).

## 11.3 Perspectivas das Imagens

Apesar das opções de imagens incluírem a radiografia convencional e a TC, a avaliação se baseia fortemente na RM. Por este motivo, é crucial que se compreendam os processos biológicos que ocorrem sob condições normais e patológicas nas três áreas identificadas: reconstrução do ligamento cruzado, ressecção ou reparo meniscal e cirurgia da cartilagem articular. Apesar do objetivo ideal ser o uso da RM como o método de escolha para a avaliação do problemático joelho pós-operatório em preferência a uma artroscopia, existem armadilhas em potencial para corrigir a interpretação. Observou-se um aumento constante nas solicitações de RM do joelho pós-operatório, o que resultou e um aumento gradual no conhecimento necessário para uma avaliação precisa. Ao mesmo tempo, avanços na tecnologia da RM, novas seqüências, avaliação dinâmica e a artrografia por RM estão auxiliando a aumentar a especificidade da RM nos exames de pós-operatórios.

### 11.3.1 Reconstrução do Ligamento Cruzado

O reparo das rupturas intra-substanciais dos ligamentos cruzados demonstrou consistentemente resultados insatisfatórios, com uma tendência das rupturas reparadas do LCA de apresentarem uma cicatrização inadequada ou uma nova lesão. Com a exceção para as avulsões ósseas dos ligamentos cruzados, que são tratadas com a fixação cirúrgica, a principal alternativa para o tratamento cirúrgico das rupturas ligamentares é a reconstrução do ligamento. A despeito do material do enxerto utilizado, três fases de maturação diferentes são reconhecidas pela RM no resultado bem-sucedido de um neoligamento cruzado proliferação periligamentar, proliferação intraligamentar e cicatrização definitiva com incorporação (Bellelli *et al.*, 1999). Inicialmente, o material do enxerto atua meramente como um andaime, que permite que ele seja invadido por sinóvia, resultando em uma neovascularização e eventualmente uma neo-ligamentização (Fig. 11.8). No estágio

1 (1-3 meses após a cirurgia), a proliferação de tecidos moles é vista ao redor do enxerto, que mantém suas características de RM típica de um tendão, com baixo sinal. No estágio 2 (3-9 meses após a cirurgia), o enxerto se torna progressivamente hiperintenso, enquanto que no estágio 3 (12 meses após a cirurgia), em geral ocorre uma ligamentização completa (Fig. 11.9). No LCP, as reconstruções no processo de ligamentização, identificadas pela RM é similar, mas leva mais tempo, necessitando em média 24 meses. Os estudos por RM da localização do túnel na reconstrução do LCP demonstraram que uma localização inapropriada do túnel femoral e os sinais clínicos de instabilidade são estatisticamente significantes. O túnel tibial geralmente está bem localizado, mas a localização apropriada do túnel femoral parece ser mais importante devido à ausência de marcos anatômicos específicos

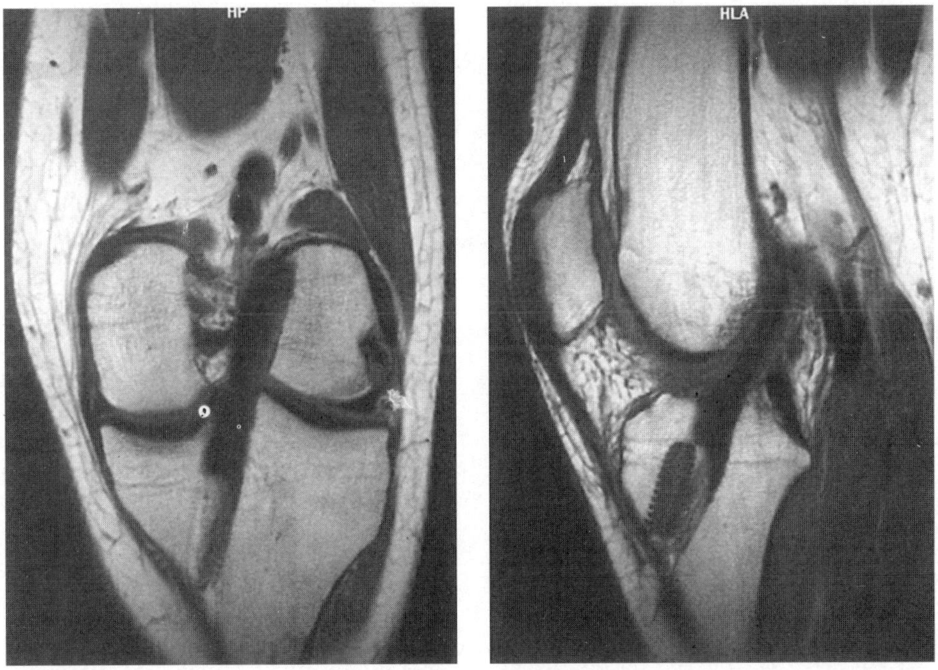


a b

**Fig. 11.8.** Imagens ponderadas em T1 coronal (**a**) e sagital (**b**) de uma reconstrução de LCA com OTPO bem posicionado que é fixado com parafusos biodegradáveis. Observe o baixo sinal do enxerto.

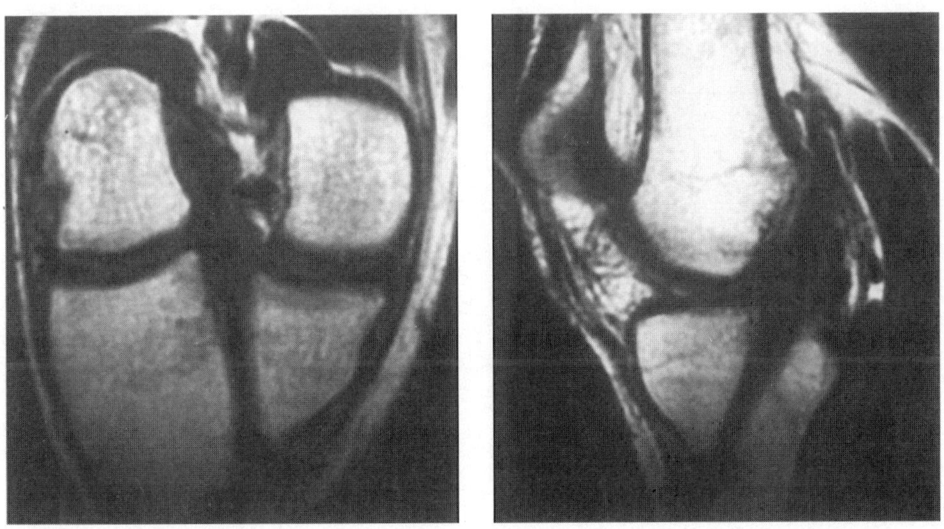

a b

**Fig. 11.9.** Imagens ponderadas em T1 coronal (**a**) e sagital (**b**) 9 meses após a reconstrução do LCA, demonstrando a ligamentização.

durante a cirurgia (MARIANI *et al.*, 1999). Os estudos contrastados, apesar de serem interessantes, não são necessários no ligamento transplantado de modo bem-sucedido e devem ser reservados para os casos de suspeita de impacto sobre o enxerto onde as alterações internas dentro do ligamento apresentam realce. Não existe a necessidade do uso rotineiro da RM do ligamento cruzado reconstruído como uma avaliação clínica, já que a radiografia convencional se mostra adequada para este propósito. Quando o curso pós-operatório ou o resultado da cirurgia é considerado insatisfatório, seja pelo paciente ou pelo cirurgião, a RM é necessária (Figs. 11.10 e 11.11). Em geral existe uma fraca correlação entre a avaliação do cirurgião e a percepção da estabilidade e função do joelho por parte do paciente.

A rigidez do joelho e a instabilidade residual do joelho são as duas indicações mais comuns para as imagens pós-operatórias no período pós-operatório inicial, geralmente dentro dos primeiros seis meses e incomumente até 12 meses. A rigidez de joelho, que geralmente é anunciada por uma incapacidade de estender totalmente o joelho, necessita da exclusão de um impacto do enxerto no teto, artrofibrose e a lesão "ciclópica". Uma instabilidade residual nos primeiros seis meses geralmente é o resultado de uma técnica cirúrgica inadequada, falha de incorporação do enxerto ou uma ruptura do enxerto, que pode ser resultante de uma reabilitação agressiva. As falhas que ocorrem mais de um ano após a cirurgia geralmente são causadas por trauma, que ocorre após o retorno total às atividades. As recorrências de lesão de origem traumática têm sido registradas em cerca de 5 a 10% da população atlética (JOHNSON *et al.*, 1996). Estes pacientes geralmente se apresentam com uma nova hemartrose após uma lesão e clinicamente apresentam um aumento da frouxidão. Entretanto, deve ser destacado que durante o primeiro ano após a reconstrução, a resistência e a rigidez do enxerto são de 30 a 50% do normal e que cargas excessivas podem levar a uma deformação plástica e alongamento (CLANCY e SMITH, 1991; DREZ *et al.*, 1991). Nestes casos, além da necessidade de avaliação da integridade do enxerto do ligamento cruzado, é necessário que sejam feitas pesquisas adicionais para excluir lesões meniscais, condral e osteocondral associadas. Nos casos em que existe uma evidência clara de instabilidade residual, as imagens serão necessárias para avaliar a anatomia óssea e de tecidos moles no pós-operatório em uma preparação para um procedimento de revisão de uma reconstrução ineficaz do ligamento cruzado. Apesar da RM novamente ser a principal ferramenta desta investigação, a TC também pode ser necessária para uma completa avaliação dos contornos e túneis ósseos.

#### 11.3.1.1 Técnica de Imagem

As radiografias convencionais do joelho pós-operatório são obtidas antes da avaliação por RM para proporcionar informações em relação à localização dos túneis femoral e tibial, método de fixação, tipo de material de enxerto utilizado, exclusão de corpos livres radiopacos e localização da patela. O principal papel da RM na investigação é a aquisição de uma completa avaliação do joelho para incluir as superfícies articulares, meniscos e outros ligamentos, juntamente com uma avaliação detalhada do novo ligamento. As técnicas *spin*-eco convencionais ou *fast spin*-eco são utilizadas comumente para avaliar o joelho no pós-operatório. As imagens ecogradiente não são as ideais devido à sensibilidade aos artefatos metálicos, que são bastante comuns neste tipo de cirurgia. As imagens sagitais ponderadas em densidade de próton (TR-TE, 2600/16) e T2 turbo *spin*-eco (TSE, 2600/98) juntamente com seqüên-

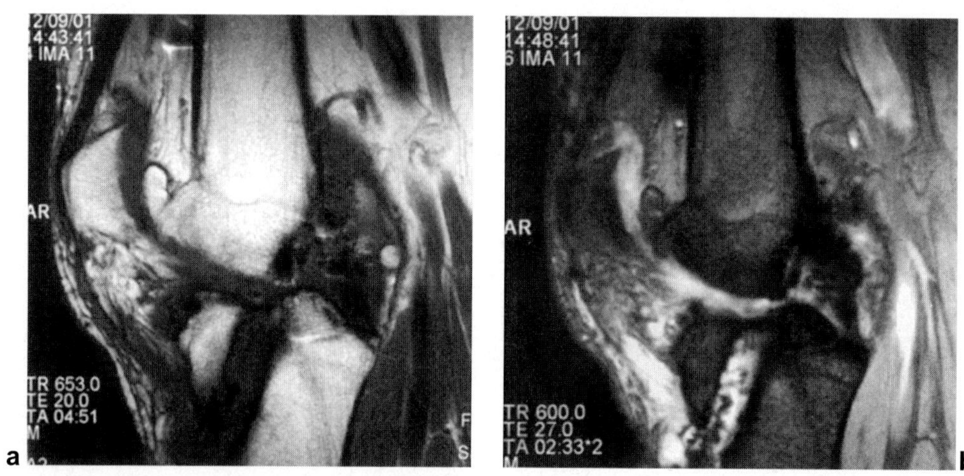

**Fig. 11.10.** Seqüências ponderadas em T1 (**a**) e T2 (**b**) sagitais demonstrando o alargamento do túnel tibial, fragmentação do parafuso biodegradável e bloco ósseo, bem como a formação de uma coleção líquida asséptica anteriormente à tíbia.

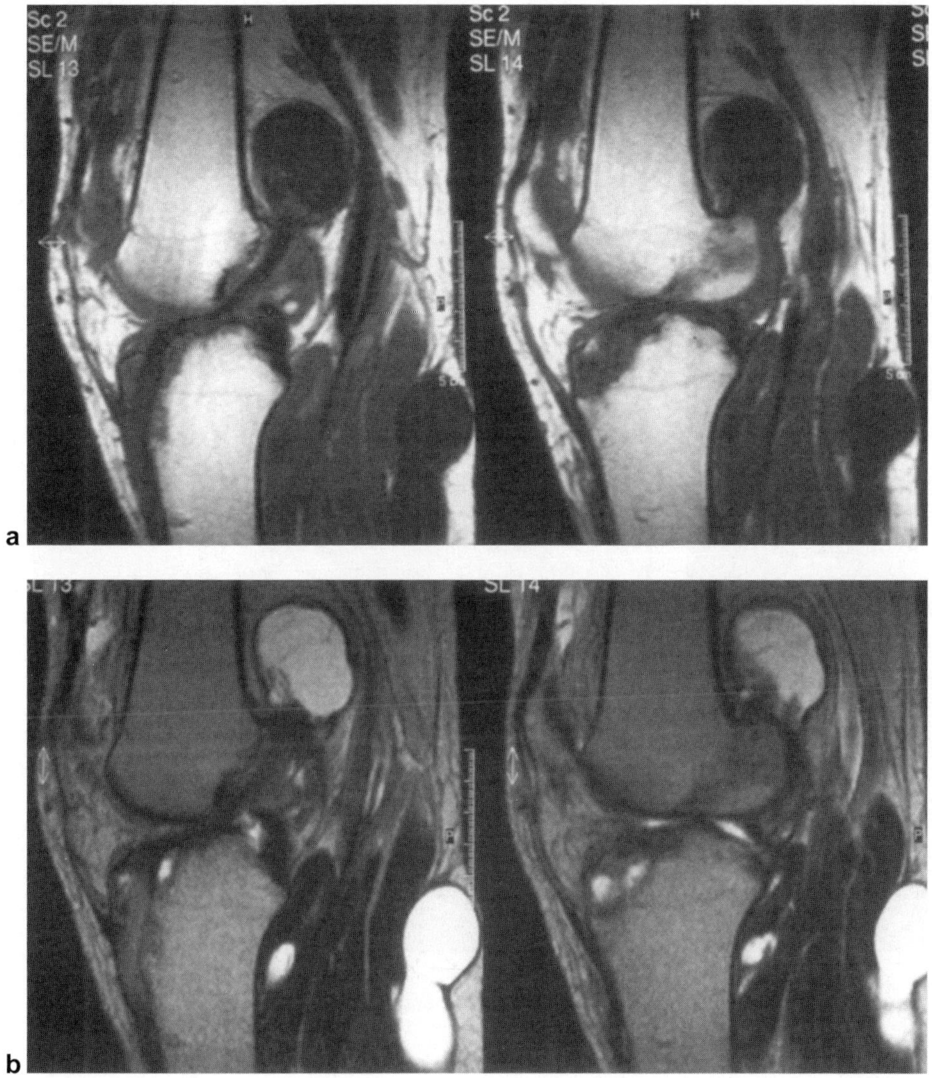


**Fig. 11.11.** Seqüências ponderadas em T1 (**a**) e T2 (**b**) sagitais, demonstrando a rara complicação de infecção pós-operatória e formação de abscesso.

cias *spin*-eco ponderadas em T1 coronais (500/12), em densidade de próton coronais com supressão de gordura (TRTE 2600/16) e seqüências ponderadas T2 coronais turbo *spin*-eco (TSE 2600-98) são obtidas, juntamente com uma seqüência T2 *fast spin*-eco axial. Apesar de não ser rotineiramente necessária, as imagens oblíquas coronais e sagitais também podem ser obtidas ao longo do curso do enxerto utilizando as imagens prévias como incidências de reconhecimento, o que permite a visualização de todo o enxerto em sua porção intra-articular em uma única imagem (Fig. 11.12).

O processo de uma incorporação biológica bem-sucedida dos auto-enxertos, aloenxertos e enxertos sintéticos inclui necrose do enxerto, revascularização, repopulação celular, deposição de colágeno e remodelação da matriz (Corsetti e Jackson, 1996; Arnoczky *et al.*, 1994). A avaliação deste processo de "ligamentização" pode em parte ser feito utilizando gadolínio-DTPA para avaliar o grau de realce do enxerto e os tecidos periligamentares. O gadolínio-DTPA não é utilizado de modo rotineiro, entretanto, e provavelmente tem valor clínico limitado exceto em casos de suspeita de impacto do enxerto. Recentemente, estudos seqüenciais de RM com contraste, realizados durante um período de dois anos em reconstruções de LCA bem-sucedidas demonstrou um realce quantitativo de 9% após duas semanas da cirurgia, uma média de 50% de realce entre 12 e 52 semanas após a cirurgia e uma média de 65% de realce após um ano, com uma redução para 25% após 76 semanas (Vögl *et al.*, 2001). Aparelhos de baixo campo com "niche" e mais recentemente os aparelhos "abertos" permitem a avaliação dinâmica do joelho e de estruturas intra-articulares durante o funcionamento do joelho. Nos locais em que está disponível, pode ser acrescentada uma outra dimensão ao estado do neo-ligamento e em particular, auxiliar o estabelecimento de uma falha ou impacto do enxerto. Apesar da artrografia

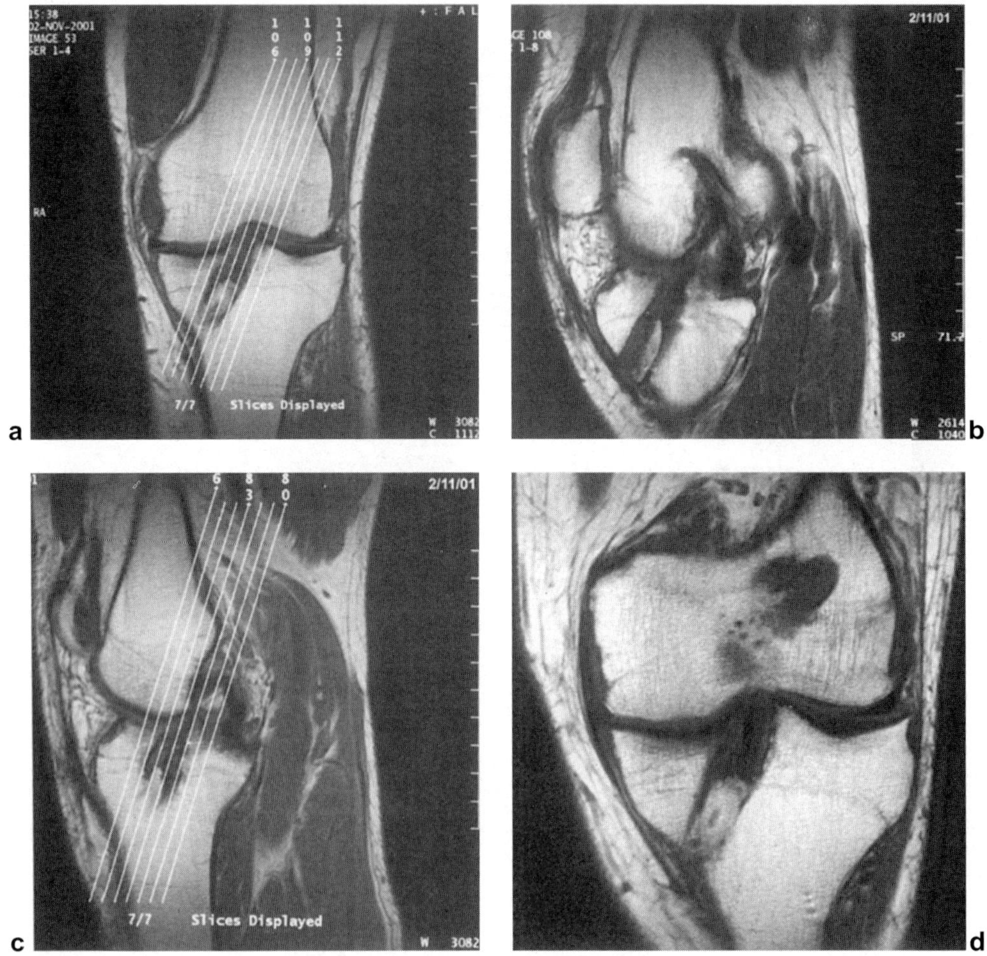

**Fig. 11.12.** O uso de imagens oblíquas sagitais (**a, b**) e coronais (**c, d**) obtidas com o uso de seqüências ponderadas em T1 para otimizar a visualização da porção intra-articular da reconstrução do LCA.

por RM ter um papel crescente na avaliação do joelho pós-operatório e certamente demonstrar o delineamento do neoligamento de maneira ideal, esta técnica é mais útil na avaliação do menisco e da cartilagem articular.

### *11.3.1.2*
### *Neoligamento Bem-Sucedido*

As radiografias convencionais no período pós-operatório imediato após a reconstrução do LCA confirmam a localização quase anatômica dos túneis tibial e femoral, a localização e orientação correta dos materiais utilizados e a ausência de detritos ósseos significantes dentro da articulação, e identificam anormalidades relacionadas ao sítio da coleta do enxerto, com uma referência em particular para a patela. A localização ideal do túnel femoral é o mais posteriormente possível à incisura sem a violação da parede cortical posterior (escape). Atualmente, sabe-se que a localização do túnel tibial tem um profundo efeito sobre o resultado pós-operatório da reconstrução do LCA e de maneira ideal deve estar posicionado na porção póstero-medial da localização original do LCA. O túnel deve ser visto passando em uma orientação paralela, mas também posterior à linha de Blumensaat quando o joelho está em extensão completa, de modo a eliminar o potencial de impacto do enxerto. A radiografia convencional pode diagnosticar diversas complicações em potencial para a técnica artroscópica utilizando osso-tendão patelar-osso (OTPO) utilizada para as reconstruções do LCA. Estas complicações incluem fratura da patela, migração do *plug* ósseo e falha do material de síntese (Graf e Uhr, 1988, Manaster *et al.*, 1988). Além disto, se a radiografia lateral demonstrar que a abertura intra-articular do túnel tibial é anterior ao teto da incisura (linha de Blumensaat), o impacto entre o enxerto e o bordo anterior da incisura intercondilar pode ser esperado.

Durante os últimos 10 anos foi observado um aumento gradual na compreensão das alterações da RM dentro do novo ligamento cruzado, que estão temporariamente relacionadas e refletem os processos biológicos em evolução que ocorrem dentro de uma reconstrução bem-sucedida do enxerto. Após o pessimismo inicial em relação ao papel em potencial da RM, e algumas vezes registros conflitantes, atualmente existe um consenso geral na aparência esperada durante o período inicial do enxerto, durante sua incorporação e ligamentização e após sua maturação em dois anos.

No período pós-operatório imediato o enxerto (OTPO ou STG) é visualizado como uma ampla banda de baixa intensidade de sinal, aproximadamente igual à do tendão patelar. Ela possui uma baixa intensidade de sinal em todas as seqüências de pulso nos primeiros três meses (MINK *et al.*,1993; HOWELL *et al.*, 1991a). Tecido periligamentar ricamente vascularizado é visto cobrindo o enxerto um mês após a cirurgia (HOWELL *et al.*, 1991b, 1995). Após o período pós-operatório inicial de três a quatro meses, alguns enxertos intactos sem impacto permanecem com baixa intensidade de sinal durante os primeiros três anos após a cirurgia (HOWELL *et al.*, 1991b). Entretanto, inúmeros artigos demonstraram que entre três e nove meses após a cirurgia, conforme o processo de ligamentização progride e evolui, o enxerto aumenta sua intensidade de sinal e algumas vezes pode se tornar indistinguível dos tecidos circundantes nas imagens em densidade de próton e nas imagens ponderadas em T1 (RAK *et al.*, 1991; YAMATO e YAMAGISHI, 1992; SCHATZ *et al.*, 1997; CASSAR-PULLICINO *et al.*, 1994; TUITE e DE SMET, 1996; STOCKLE *et al.*, 1998). Devido à revascularização do enxerto, a incorporação celular e a proliferação sinovial neste período pós-operatório, espera-se que o sinal da RM seja alterado nas imagens ponderadas em T1 e densidade de próton. Na RM este processo de ligamentização provavelmente é observado nos auto-enxertos STG ao invés de nos reparos com OTPO, mais provavelmente porque o tecido periligamentar se desenvolve mais prontamente ao redor de cada uma das quatro faixas do autoenxerto do jarrete do que ao redor de uma única faixa do OTPO (JANSON *et al.*, 2001). Esta atividade biológica durante o período pós-operatório de três a nove meses também é refletida nas aparências do enxerto estável sem impacto nas imagens ponderadas em T2. Nos casos em que o enxerto aparece como um sinal baixo em T1 e densidade de próton, as aparências de um baixo sinal em T2 devem ser esperadas. Entretanto, quando o processo de revascularização acontece, evidências de ligamentização são geradas por um sinal em T2 aumentado dentro do enxerto e tecidos periligamentares. Este sinal aumentado pode ser difuso, mas também pode ocorrer em uma distribuição segmentar (CHEUNG *et al.*, 1992; YAMATO e YAMAGISHI, 1992). Estes autores demonstraram que em alguns casos, a revascularização de toda a espessura do enxerto ocorre mesmo que algumas vezes não haja uma distribuição uniforme ao longo do comprimento do enxerto. O sinal aumentado em T2 nunca é tão claro quanto líquido, e fibras residuais de baixo sinal podem ser identificadas atravessando o comprimento do enxerto nestas imagens ponderadas em T2. Um estudo recente (JANSSON *et al.*, 2001) demonstrou que nas imagens ponderadas em T2 e STIR, o tecido periligamentar tipicamente é visto como faixas de intensidade de sinal intermediário ao longo e dentro do enxerto. Neste estudo, JANSSON *et al.*, concluíram que 10 entre seus 20 casos demonstraram intensidade de sinal intermediária dentro da porção intra-articular do enxerto nas imagens em densidade de próton e T1. Entretanto, sete entre estes 10 casos, apresentavam enxertos de tendão do jarrete os estudos prévios a respeito da maturação dos auto-enxertos de tendão STG demonstraram uma variedade de achados de imagens na RM pós-operatória, incluindo uma área de intensidade de sinal alto dentro do túnel ósseo tibial (MURAKAMI *et al.*, 1998, 1999). Estes artigos demonstram que a maturação da interface osso-tendão no túnel tibial se estabelece mais cedo do que a maturação dentro do segmento intra-articular do enxerto.

Após 8-12 meses o processo de ligamentização deve ter evoluído e a maturação do enxerto deve ser esperada a despeito de sua origem (auto-enxerto de jarrete ou OTPO). Existem evidências histológicas de que 12 meses após a reconstrução autógena do LCA, o enxerto se assemelha com o LCA intacto (JOHNSON, 1993). MURAKAMI *et al.* (1999) também demonstrou que após 12 meses todo o auto-enxerto de jarrete aparecia como um tronco de baixa intensidade de sinal nas imagens ponderadas em densidade de próton *spin*-eco nos aparelhos com 0,2T. Portanto, existe um consenso geral de que a maturação do auto-enxerto de LCA deve estar completa 12 meses após a cirurgia e deve ser demonstrada como uma intensidade de baixo sinal nas imagens ponderadas de densidade de próton.

O neoligamento normalmente alinhado em seu curso intra-articular deve se localizar em paralelo e imediatamente posterior ao teto da incisura intercondilar. O túnel tibial também deve estar em paralelo e posterior ao teto intercondilar (linha de Blumensaat) visto nas imagens sagitais. A parede anterior do túnel tibial de maneira ideal deve se localizar posteriormente à linha de Blumensaat de modo que a abertura do túnel tibial seja entre 42 e 50% da distância ântero-posterior do bordo anterior da tíbia (HOWELL *et al.*, 1991a; CASSAR-PULLICINO *et al.*, 1994; MANASTER *et al.*, 1998). A porção intra-articular do enxerto deve penetrar no túnel tibial na margem póstero-superior da incisura intercondilar. A posição do túnel femoral idealmente deve ser na interseção da córtex femoral posterior com a cicatriz fisária posterior, como visto na seqüência de RM sagital (MANASTER *et al.*, 1988). Nas imagens de RM coronais o túnel femoral deve estar em uma posição de 11 horas no joelho direito e de 1 hora no joelho esquerdo. A posição deste túnel femoral é crítica para que se assegure uma isometria, que é um pré-requisito para a manutenção de um comprimento e tensão constante do enxerto durante toda a amplitude da flexão e extensão do joelho. Um desvio significante da localização deste túnel femoral irá impedir a isometria do enxerto, tornando o joelho eventualmente instável. O túnel tibial nas imagens de RM coronais deve se abrir na eminência intercondilar da tíbia na linha média.

Artefatos no momento da realização da RM devem ser esperados. A presença de interferência pelos parafusos de metal dentro do túneis femoral e tibial irá gerar um grau variável de artefatos, que evitam uma avaliação completa dos túneis. Entretanto, não existe interferência na avaliação do componente intra-articular do enxerto. Materiais de fixação não metálicos permitem uma melhor avaliação da fixação e do enxerto dentro dos túneis. Não é rara a presença de fragmentos microscópicos dentro da articulação e estes irão dar origem a graus variáveis de artefatos de susceptibilidade (Fig. 11.13). As seqüências ecogradiente são mais vulneráveis a esses tipos de artefatos. As seqüências de RM obtidas nos aparelhos mais modernos utilizando tempos de eco mais curtos dão origem a áreas focais de intensidade de sinal aumentada nas imagens em densidade de próton ou ponderadas em T1 dentro das reconstruções do ligamento cruzado estáveis e assintomáticas (SCHICK *et al.*, 1995). Provavelmente é improvável que um sinal aumentado visto em alguns casos de enxertos de LCA estáveis, assintomáticos e sem impacto seja causado pelo também chamado fenômeno do ângulo mágico que pode ocorrer em tendões e ligamentos (ERICKSON *et al.*, 1993).

As reconstruções do ligamento cruzado posterior são realizadas com menor freqüência do que as do LCA. A reconstrução está indicada particularmente em atletas e nos pacientes que demonstrem uma instabilidade sintomática. O LCP rompido também é reconstruído de maneira ideal com a utilização de um enxerto de tendão patelar, apesar de nem sempre ser possível em vista do maior comprimento que é necessário e pelas dificuldades técnicas da reconstrução do LCP. Na RM, o enxerto intacto se mostrou com uma intensidade de sinal uniformemente baixa nas imagens ponderadas em T1 (MUNK *et al.*, 1992) e o neoligamento estável, ao contrário do LCA, permanece similar em aparência ao tendão patelar após a cirurgia, exibindo baixo sinal em todas as seqüências de pulso de RM (TUITE e DE SMET, 1996). O túnel femoral deve se abrir em uma posição imediatamente anterior à inserção femoral do LCP nativo enquanto que o túnel tibial deve se abrir na articulação na linha média dentro da pequena depressão que se localiza imediatamente posterior e abaixo da superfície articular (MANASTER *et al.*, 1988). Este é um campo em desenvolvimento em uma área desafiadora da cirurgia reconstrutiva do joelho e o uso recente de feixes duplos foi recomendado (RACE e AMIS, 1998).

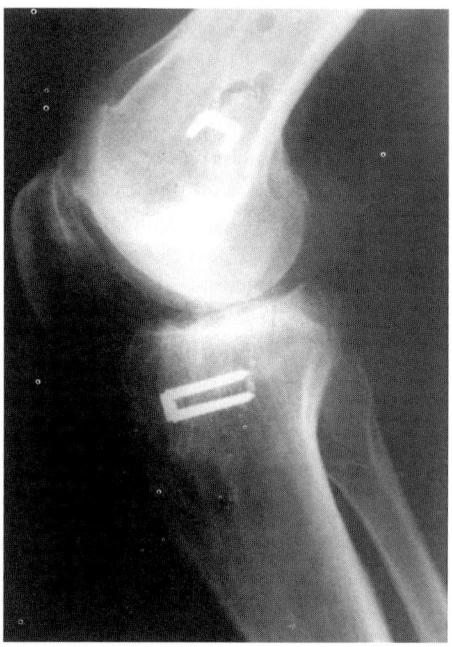

a

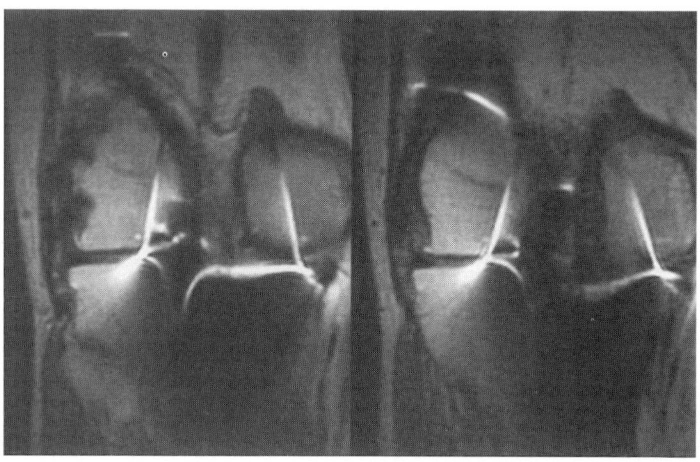

b

**Fig. 11.13a, b.** Artefatos metálicos após a remoção de parafusos de interferência no momento da revisão do LCA a partir do túnel tibial. Observe os fragmentos metálicos que causam um artefato significante nas imagens de RM coronais.

### *11.3.1.3*
### *Neoligamento Problemático*

Cada vez mais se torna aparente que o programa de reabilitação empregado após uma reconstrução do ligamento cruzado pode determinar a probabilidade dos sintomas correntes, que variam de uma rigidez até uma instabilidade recorrente. A rigidez pode surgir de uma artrofibrose, que pode ser difusa ou localizada anteriormente via produção da também chamada lesão ciclópica, ou do impacto do enxerto produzido por um enxerto posicionado de maneira inadequada. Protocolos de reabilitação mais agressivos e acelerados ganharam uma maior aceitação pela crença de que eles podem melhorar os resultados funcionais e diminuir significantemente a prevalência da rigidez pós-operatória. O revés desta técnica de reabilitação agressiva é o risco elevado de lesão do enxerto no momento em que ele está atuando meramente como um arcabouço e quando ele está parcialmente vascularizado. O enxerto OTPO no momento da coleta é 50% mais forte do que o LCA nativo, mas o processo de revascularização o enfraquece de modo que um mês após a cirurgia ele tem somente 40% da força que possuía originalmente (COUPENS *et al.*, 1992).

#### 11.3.1.3.1
#### Artrofibrose

A artrofibrose pode ser difusa em natureza, intra-articular. Ela provavelmente é o resultado de uma hemartrose significante, seja antes de uma reconstrução de ligamento cruzado, seja após a cirurgia e causa uma rigidez aumentada na articulação. Em sua forma localizada, anterior à inserção tibial do neoligamento, a artrofibrose assume a configuração de um nódulo fibroso local, localizado inferior e anteriormente à incisura intercondilar, localizada atrás do coxim adiposo de Hoffa. Nesta localização ela atua como um bloqueio mecânico já que fica aprisionada entre o fêmur e a tíbia anteriormente, evitando uma extensão total do joelho, sendo uma das principais causas de morbidade após uma reconstrução do LCA. Após o uso de contraste intravenoso, o nódulo demonstra um realce devido à sua consistência fibrovascular. Imagina-se que ela surja no sítio do coto do LCA rompido, provavelmente como o resultado de detritos produzidos pela perfuração do túnel tibial. O termo "ciclope" é dado por sua aparência diagnóstica na artroscopia, que também permite que ela seja ressecada. Entretanto, é importante se compreender que uma das causas da localização anterior da lesão ciclópica é o impacto do enxerto, significando que uma pesquisa cuidadosa para um impacto associado ao enxerto precisa ser feita se esta lesão for demonstrada na RM (RECHT *et al.*, 1995). Na RM ponderada em T1 e densidade de próton, a lesão ciclópica aparece como uma lesão nodular focal de intensidade de sinal baixa ou intermediária, enquanto que nas imagens ponderadas em T2, ela exibe uma intensidade de sinal heterogênea, mas predominantemente baixa, geralmente delineada pelo líquido articular livre ao redor dela.

Como foi previamente identificado, problemas após a reconstrução ligamentar podem surgir no período pós-operatório inicial (os primeiros seis meses) ou na direção do final do primeiro ano. Os problemas que ocorrem mais cedo na maioria das vezes são indicativos de uma falha causada por uma técnica cirúrgica imperfeita. Sem dúvida, erros na técnica cirúrgica são a causa mais comum de falha do enxerto em pacientes que se apresentam com instabilidade recorrente após a reconstrução do LCA. Os motivos cirúrgicos/técnicos para a falha do enxerto incluem impacto do enxerto, tensionamento inapropriado do enxerto, localização não anatômica do túnel e fixação inadequada do enxerto dentro dos túneis ósseos. Além destas causas de falha do enxerto, também é necessária a consideração para o material de enxertia utilizado, falha na ligamentização adequada do enxerto, e falha causada por um trauma propriamente dito geralmente é um problema após o retorno à atividade total do joelho.

#### 11.3.1.3.2
#### Impacto do Enxerto

O impacto do enxerto se apresenta clinicamente com rigidez e particular perda do término da extensão, juntamente com dor. O impacto pode ocorrer no plano sagital quando o LCA entra em contato com o teto intercondilar, ou pode ser evidente no plano coronal quando o neoligamento de LCA faz um impacto nas paredes laterais da incisura. Este último é um problema menos comum, particularmente porque isto geralmente é detectado durante a cirurgia pelo artroscopista que também realiza uma sulcoplastia profilática. Em contraste, o impacto no teto não é de fácil detecção no momento da cirurgia pelo artroscopista porque ele tende a ocorrer nos últimos 5-10° da extensão. O impacto do teto é causado mais comumente pela localização do túnel tibial, tendo sido criado muito anteriormente (JOWELL e CLARK, 1992; CASSAR-PULLICINO *et al.*, 1994) (Fig. 11.14). A entrada do túnel tibial na superfície articular da cartilagem deve se localizar completamente posterior à interseção do teto intercondilar na superfície tibial em uma incidência lateral do joelho em extensão total, vista tanto em imagens radiológicas e de RM. A parede anterior da abertura do túnel tibial em particular precisa estar localizada posteriormente à linha de Blumensaat. Quando o túnel tibial está parcial ou completamente anterior à inclinação do teto intercondilar com o joelho em extensão, ocorre o impacto do enxerto. Quando emerge do túnel tibial, o enxerto faz uma angulação aguda conforme cai ao redor da margem ântero-inferior do teto da inci-

a
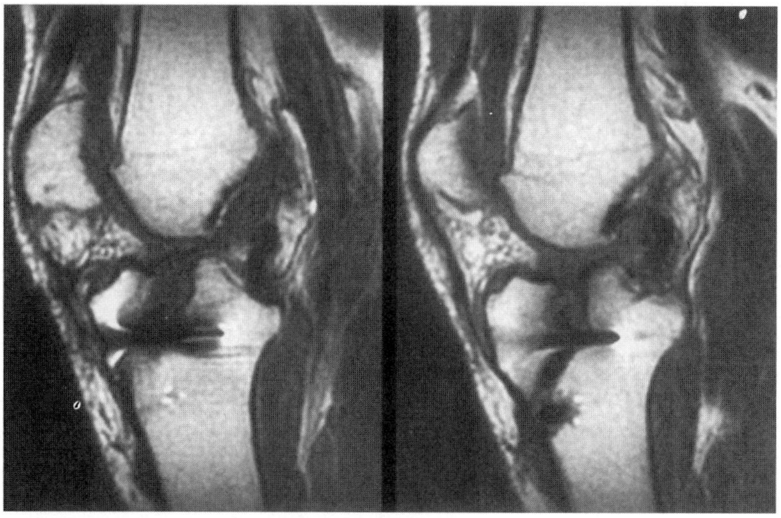

b
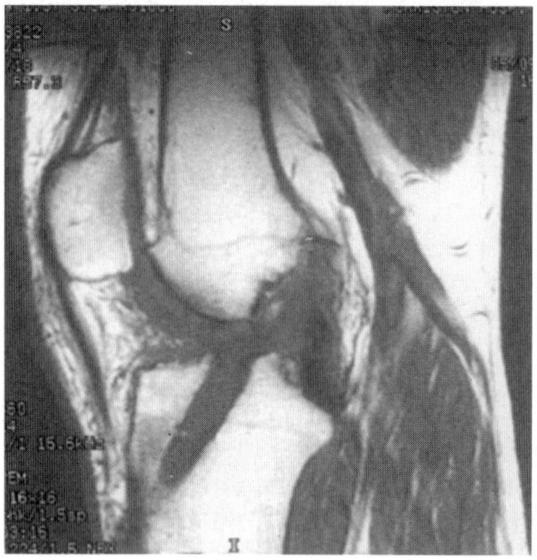

**Fig. 11.14a, b.** Imagens ponderadas em T1 sagitais de dois pacientes diferentes demonstrando uma falha do enxerto de LCA devido a um túnel tibial localizado anteriormente. Observe a interseção do teto intercondilar com o caminho do túnel tibial.

sura intercondilar, ou pode estar abaulado posteriormente (Fig. 11.15). As anormalidades de sinal devem ser esperadas no enxerto sob impacto por volta do terceiro mês após a cirurgia. As imagens ponderadas em T1 e densidade de próton demonstram uma intensidade de sinal aumentada dentro dos dois terços distais do enxerto no sítio do impacto (HOWELL *et al.*, 1991a). Além disto, quando a RM é feita há menos de três meses ou mais de 12 meses após a cirurgia, o impacto deve ser suspeitado se houver um aumento de sinal nas imagens ponderadas em T2 no ponto de contato (HOWELL *et al.*, 1991a). Após a correção apropriada da posição do túnel tibial ou sulcoplastia, o sinal da RM retorna ao normal em 12 semanas após a cirurgia. No momento do diagnóstico de impacto do enxerto pela RM, também é necessária a avaliação do joelho em relação a condições associadas como uma ruptura do enxerto (parcial ou completa) e lesão associada em ciclope.

#### 11.3.1.3.3 Ruptura do Enxerto

Além do posicionamento quase anatômico dos túneis femoral e tibial, a prevenção do impacto sobre o enxerto também pode ser garantida por uma sulcoplastia adequada, que em alguns casos é rotineiramente feita no momento da inserção do enxerto. Não é raro que exista uma estenose da arquitetura da incisura intercondilar com a presença de osteófitos, que provavelmente se desenvolvem após a falha do LCA original. Estes, por sua vez, a menos que sejam removidos, irão promover um impacto e falha secundária do enxerto devido ao trauma repetitivo e dano ao neoligamento. O impacto do enxerto no teto intercondilar não está associado somente com o desenvolvimento de uma lesão ciclópica, mas também pode comprometer a incorporação biológica do enxerto. Entretanto, uma sulcoplastia muito indulgente irá gerar problemas relacionados com a localização anatômica do túnel femoral, o que pode

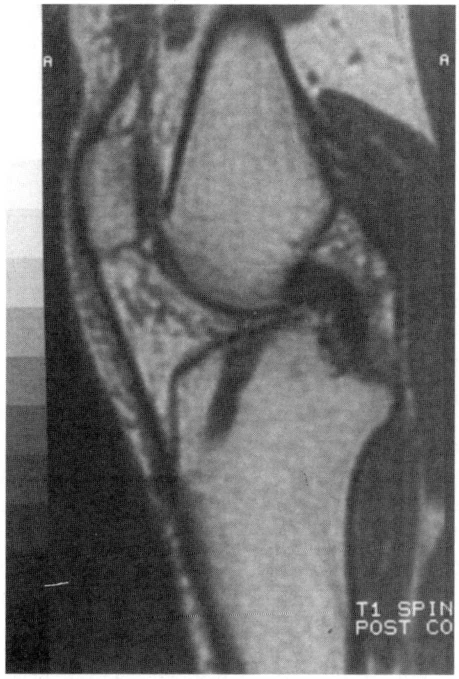

a

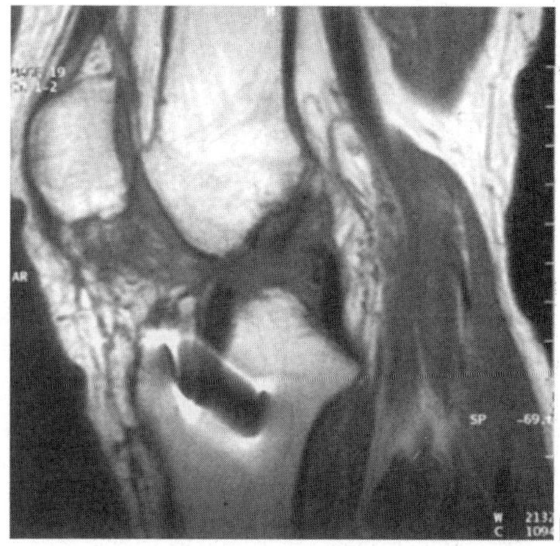

b

**Fig. 11.15a, b.** Um túnel tibial localizado anteriormente promove um impacto sobre o ligamento, que aparece em contato com a face posterior do teto intercondilar.

levar a uma incongruência nas articulações patelofemoral e tíbio-femoral (JOHNSON, 1993).

A falha biológica se apresenta como uma instabilidade recorrente em um paciente sem história de novos episódios de trauma, e nos quais não existem evidências de um erro cirúrgico/técnico na localização do enxerto. A falha biológica resulta quando o processo de ligamentização é inadequado e como resultado o molde do enxerto é facilmente alongado se tornando biomecanicamente frágil e propenso ao dano. Inúmeros fatores afetam a ligamentização do enxerto, a maioria deles não podendo ser avaliada pela RM; estes incluem o tipo do enxerto, cargas biomecânicas durante a reabilitação, fixação e resposta do hospedeiro. A RM na ruptura do enxerto demonstra uma ausência da continuidade esperada das fibras intactas do enxerto. Além da descontinuidade, a ausência do ligamento dentro dos túneis ósseos e um abaulamento acentuado do ligamento são sinais adicionais de falha do enxerto. Estes sinais são úteis dentro dos primeiros três meses após a cirurgia, ou depois que a maturação se estabeleceu, um ano após a cirurgia. Nas imagens ponderadas em T2, uma intensidade de sinal elevada isointensa em relação ao líquido está presente dentro da porção intra-articular do enxerto (MUNK *et al.*, 1992; YAMATO e YAMAGISHI, 1992; TUITE e DE SMET, 1996); este é o sinal mais específico de uma ruptura aguda e completa do enxerto (Fig. 11.16). Como já foi previamente descrito, a seqüência ponderada em T2 é muito importante na diferenciação da revascularização entre o período pós-operatório de três e 12 meses já que o neoligamento estável e sem impacto pode ter um sinal aumentado nas imagens de RM ponderadas em densidade de próton e com TE curto. As rupturas parciais do neoligamento também podem ocorrer: elas são destacadas por áreas de sinal aumentado tipo líquido nas imagens ponderadas em T2, afetando somente parte da substância do enxerto com fibras contínuas residuais intactas ainda presentes. Em 1993, MAYWOOD *et al.* corretamente identificou tais rupturas parciais do neoligamento utilizando imagens ponderadas em T2 sagitais oblíquas ao longo do plano do enxerto. Entretanto, CHEUNG *et al.* e YAMATO e YAMAGISHI em 1992 demonstraram um contorno ondulado com alto sinal em T2 periférico nos enxertos normais assintomáticos dentro do primeiro ano após a cirurgia, que pode ser mal interpretado como rupturas parciais do enxerto pela RM.

Além da falha biológica, mecânica e estrutural do enxerto, a frouxidão articular pode surgir também devido a uma localização inapropriada dos túneis ósseos, tamanho inapropriado do comprimento do enxerto e desprendimento ou fratura da fixação com referência particular para o *plug* ósseo do autoenxerto OTPO. Estas possibilidades também podem ser adequadamente avaliadas pela RM.

Resumindo, em qualquer estágio pós-operatório, um enxerto exibindo continuidade de estrutura e uma intensidade de sinal homogeneamente baixa a partir do túnel tibial atravessando o componente intra-articular até o túnel femoral é indicativo de um enxerto intacto. Após o primeiro ano, também se espera que o enxerto tenha amadurecido devendo exibir um sinal primariamente baixo. Durante este período, particularmente entre o terceiro e o

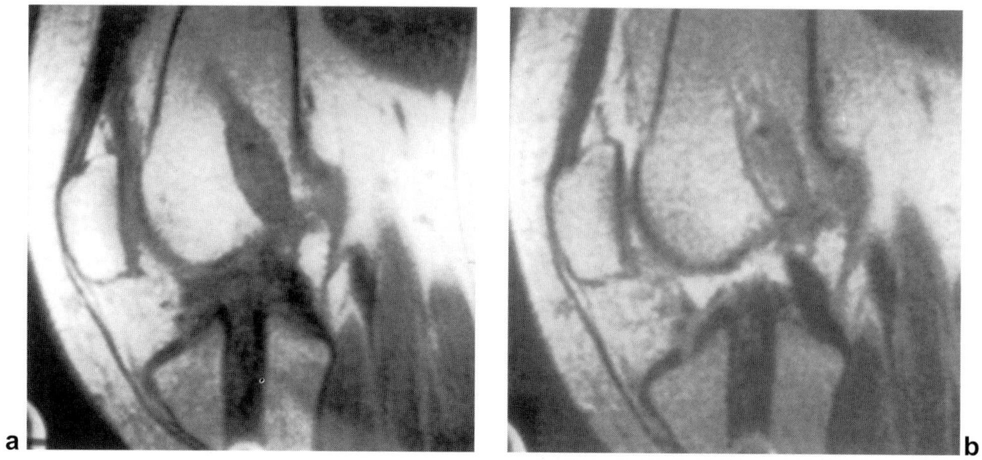

**Fig. 11.16.** Imagens ponderadas em T1 (**a**) e T2 (**b**) sagitais demonstrando uma clara falha completa do enxerto do LCA.

nono mês de pós-operatório, uma intensidade de sinal aumentada pode ser vista como um achado normal devido ao processo de revascularização e ligamentização com um enxerto intacto sem impacto. Entretanto, uma intensidade aumentada de sinal demonstrada nas seqüências ponderadas em T1 e densidade de próton nestes casos pode ser indicativa de ruptura dos enxertos bem como enxertos intactos, mas com impacto. Por este motivo, a integridade do enxerto de LCA não pode ser determinada simplesmente com base nas imagens ponderadas em T1 e densidade de próton. As imagens ponderadas em T2 são essenciais. Sem as imagens ponderadas em T2, as imagens em densidade de próton e T1 podem levar a um índice de 50% de diagnóstico falso-positivo de ruptura de enxerto (JANSSON *et al.*, 2001).

#### 11.3.1.3.4
#### Túneis Ósseos

Uma localização quase anatômica dos túneis tibial e femoral é um pré-requisito essencial para o sucesso do enxerto, como já foi previamente descrito. Além disto, o impacto de uma técnica cirúrgica inadequada e a localização do túnel relacionados com o impacto e a falha do enxerto já foram destacados. A dilatação dos túneis ósseos, entretanto, também pode ser identificada após o reparo do LCA, tanto radiologicamente como através da RM (Figs. 11.17, 11.18). Cada um dos túneis ou ambos podem apresentar uma dilatação; este fenômeno primariamente é testemunhado após um auto-enxerto com tendão STG, mas ocasionalmente é visto com os enxertos OTPO. Em parte isso é devido à geração de uma resposta tecidual mais periligamentar nos quatro ramos do auto-enxerto do jarrete, promovendo a dilatação dos túneis, ou a biomecânica diferente que resulta da fixação diferente do auto-enxerto de jarrete em comparação com o enxerto OTPO. Além disto, cistos periligamentares podem se formar dentro dos túneis, presumivelmente surgindo de uma invaginação da sinóvia, com líquido sinovial dentro dos túneis ósseos (MURAKAMI *et al.*, 1999). Apesar de incomum, ocasionalmente podem ser identificadas também áreas de edema de medula óssea ao redor do túnel ósseo dilatado; isto pode significar um processo verdadeiramente osteolítico, possivelmente secundário a uma blindagem ao estresse neste sítio. A demonstração deste túnel anormal na RM é uma importante notificação quando se considera uma cirurgia de revisão (FAHEY e INDELICATO, 1994).

### 11.3.2
### Menisco Pós-Operatório

As rupturas meniscais podem ser tratadas de modo totalmente conservador, ou por técnicas cirúrgicas conservadoras que incluem a meniscectomia parcial (SCHIMMER *et al.*, 1998), reparo meniscal com sutura (VAN TROMMEL *et al.*, 1998) ou reparo meniscal com setas bioabsorvíveis (WHITMAN e DIDUCH, 1998). O objetivo do tratamento é a restauração de uma anatomia quase normal do menisco, com a recuperação de sua estabilidade. Como princípio geral, a preservação meniscal atualmente é o principal objetivo quando se trata uma ruptura meniscal. Se as rupturas são estáveis e assintomáticas e o cirurgião considera que sua propagação é improvável, é justificável a não intervenção cirúrgica, permitindo que as rupturas cicatrizem espontaneamente. Nas rupturas sintomáticas que comprometem a função meniscal, de maneira ideal, o reparo meniscal deve ser realizado utilizando suturas ou implantes absorvíveis através das diversas técnicas artroscópicas (CASSIDY e SHAFFER, 1981; DEHAVEN, 1985; HANKS *et al.*, 1991). Se a ruptura meniscal na artroscopia é considerada não reparável, uma meniscectomia parcial é realizada. Somente o fragmento meniscal instável é removido e, em particular, a porção rompida do menisco que está

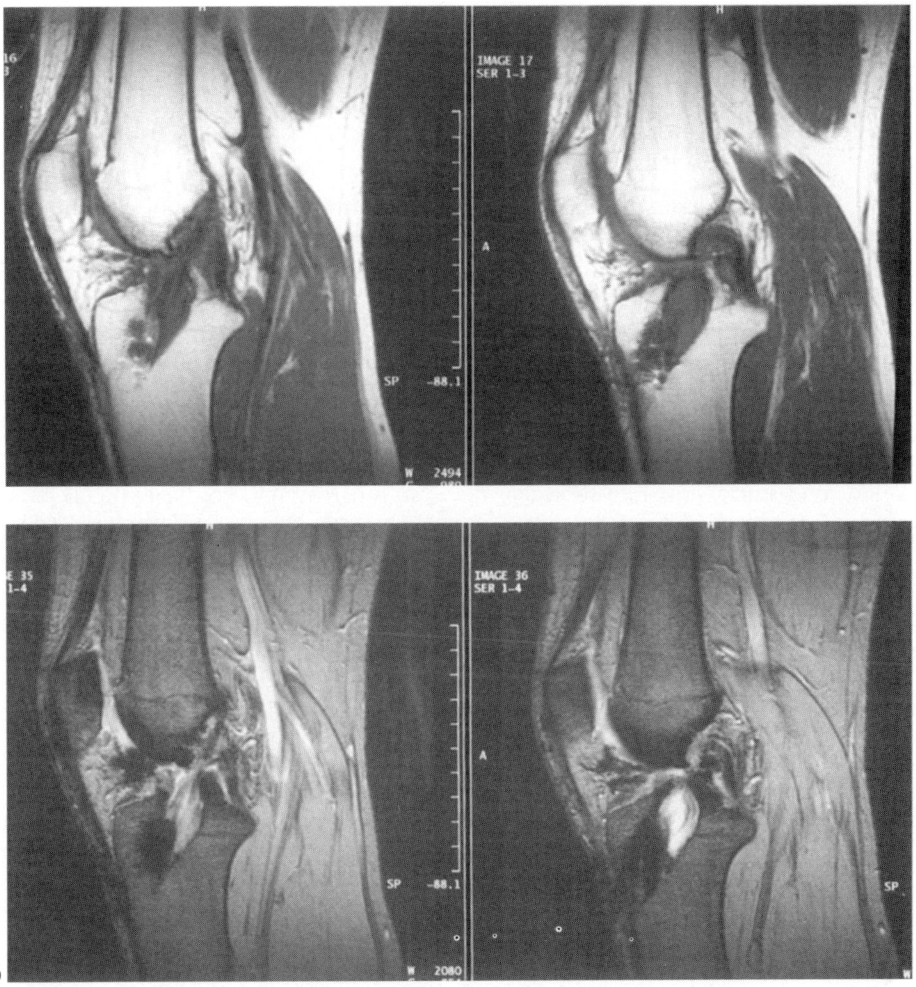

a

b

**Fig. 11.17a, b.** Observa-se um impacto na face anterior do enxerto por um osteófito que surgiu do teto intercondilar, tratado por sulcoplastia. Observe também o alargamento do túnel tibial.

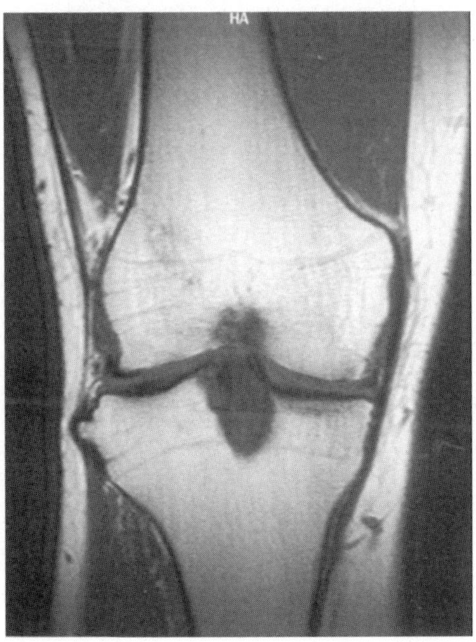

a

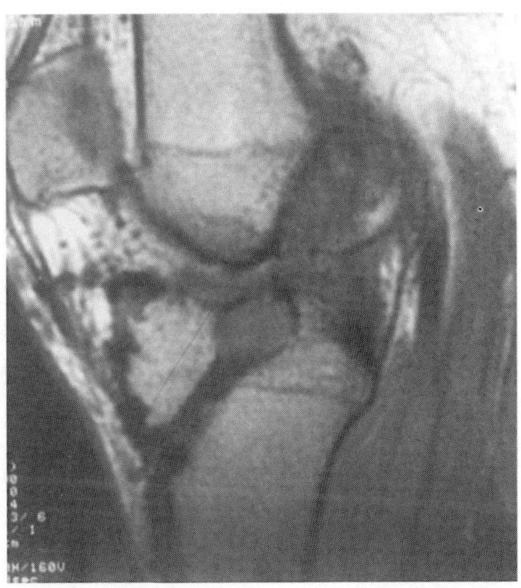

b

**Fig. 11.18a, b.** Dois exemplos nos planos coronal e sagital demonstrando um túnel tibial em formato de trompete com alargamento anormal na região da eminência intercondilar. Observe uma fratura de Segond consolidada em **a**.

fazendo protrusão para dentro da articulação é excisada completamente. O cirurgião tenta raspar, moldar e aparar o bordo meniscal residual da região anterior para a posterior em uma tentativa de deixá-lo o mais perfeitamente liso possível para diminuir o risco de problemas pós-operatórios. Mais recentemente, o transplante meniscal e a substituição meniscal *e. g.*, utilizando um implante meniscal de colágeno, foram introduzidos como opções nos casos de rupturas meniscais significantemente complexas (Potter *et al.*, 1996).

Durante a última década, conforme os refinamentos e conceitos artroscópicos do tratamento da ruptura meniscal evoluíram, foi observado um aumento gradual no conhecimento das aparências da RM esperadas após a ressecção e reparo meniscal. A familiaridade com estas esperadas aparências na RM é essencial antes de se avaliar o menisco pós-operatório já que elas formam a base da correta interpretação das imagens em RM (Fig. 11.19). Inicialmente, a RM convencional foi utilizada na avaliação do menisco pós-operatório. Entretanto, gradualmente ela foi substituída pela artrografia por RM, bem como a avaliação dinâmica do joelho para aumentar o índice de precisão através da diminuição do grau de incerteza na distinção das imagens esperadas no pós-operatório dos estados patológicos do menisco.

Existem dois critérios de RM fundamentais para o diagnóstico de uma ruptura meniscal no joelho não operado: demonstração de um sinal interno aumentado em uma imagem com TE curto contatando de maneira inequívoca uma superfície articular do menisco, e um formato meniscal anormal. Entretanto, apesar destes dois critérios, se presentes, apresentarem uma precisão de mais de 90%, eles não podem ser aplicados com o mesmo grau de confiança no estado pós-operatório. Após o desbridamento meniscal, raspagem, meniscectomia parcial ou reparo meniscal, a RM convencional do menisco pós-operatório se mostrou não confiável (Eggli *et al.*, 1995; Bronstein *et al.*, 1992; Tsai *et al.*, 1992), com sua precisão variando entre 38 e 80%. Em parte isto ocorre porque deve se esperar uma morfologia anormal do menisco após uma ruptura prévia tratada através da meniscectomia parcial. Além disto, quando uma meniscectomia parcial é realizada, a

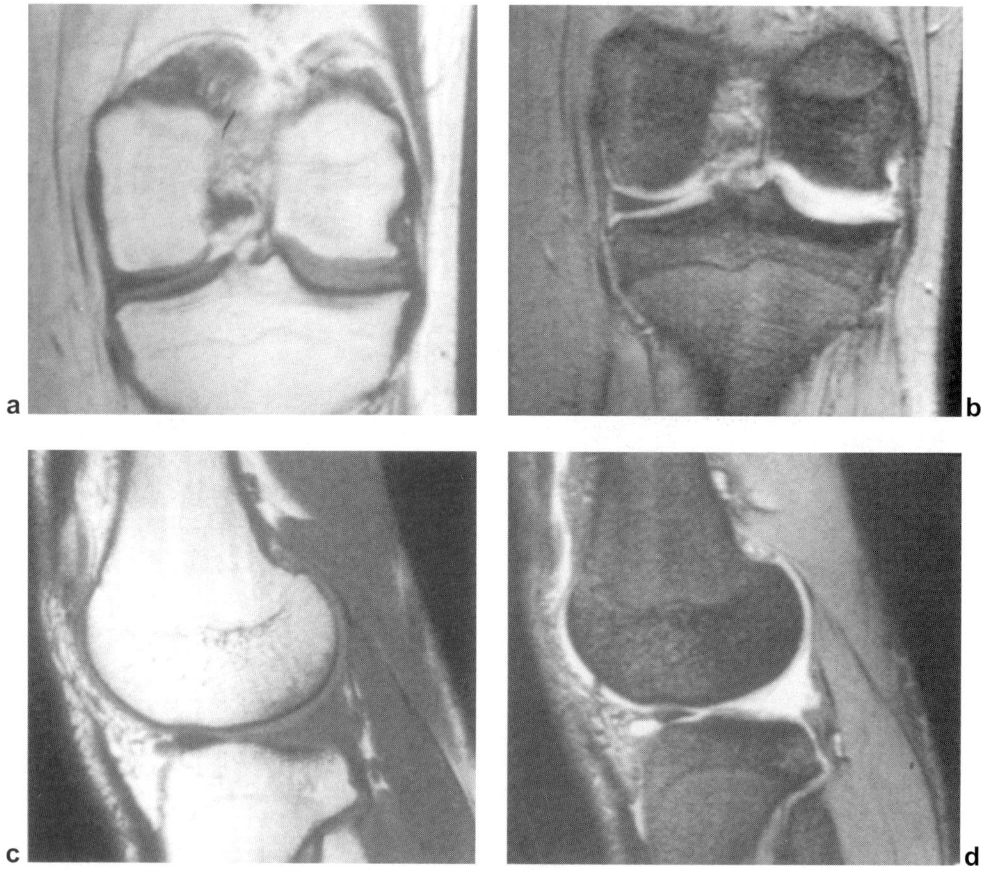

**Fig. 11.19.** Imagens ponderadas em T1 e em T2 coronais (**a, b**) e ponderadas em T1 e T2 sagitais (**c, d**) demonstrado o "fantasma" meniscal nas seqüências ponderadas em T1 devido à presença de líquido após uma meniscectomia total.

intensidade de sinal hiperintensa da substância interna (graus I e II) que estava presente dentro do menisco antes da cirurgia pode ser convertida em uma intensidade de sinal muito semelhante a um grau III, simulando uma ruptura meniscal (Figs. 11.20 e 11.21).

É mais provável do que improvável que, após uma lesão, um menisco nunca retorne a sua intensidade de sinal pré-lesão nas imagens ponderadas em T1 e densidade de próton (ARNOCZKY *et al.*, 1994; MUELLNER *et al.*, 1999). Isto significa que mesmo após um reparo meniscal bem-sucedido, o menisco cicatrizado ainda pode demonstrar um sinal hiperintenso dentro de sua substância no sítio do tecido reparado, que irá aparecer como um achado espe-

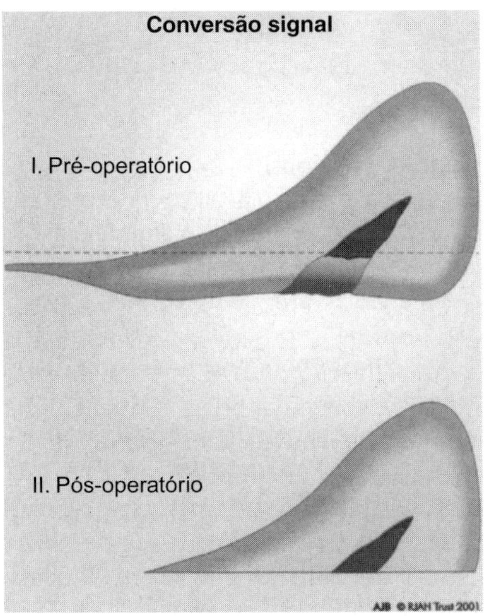


**Fig. 11.20.** Representação diagramática para explicar as aparências que podem ocorrer após uma meniscectomia parcial, produzindo uma "conversão" meniscal. (Ver *Prancha* em *Cores.)*

rado nas seqüências com TE curto (T1 e densidade de próton) e pode ser confundido com uma ruptura meniscal. O acesso à RM pré-operatória, aos achados artroscópicos e detalhes da cirurgia, uso da artrografia por RM e a avaliação dinâmica, utilizando um aparelho de RM aberta, ajudarão a diminuir as incertezas, permitindo a interpretação correta dos achados meniscais pós-operatórios.

### *11.3.2.1 Avaliação Pós-Meniscectomia*

Sintomas recorrentes após a cirurgia meniscal podem ser avaliados pela RM convencional, artrografia convencional, artrografia por RM ou artroscopia. Como já foi previamente indicado, as alterações de sinal grau III vistas na RM convencional em um menisco pós-operatório através de imagens com TE curto (T1 e densidade de próton) são indicadores não confiáveis de uma nova ruptura. Apesar da demonstração de um sinal grau III nas seqüências ponderadas em T2 de RM convencionais ser um bom indicador de ruptura recorrente ou residual, deve ser lembrado que a sensibilidade é somente de 60% (FARLEY *et al.*, 1991). Sem dúvida, FARLEY *et al.* concluíram que a artrografia convencional é mais útil do que a RM convencional na avaliação do menisco pós-operatório.

Vários autores destacaram a importância do conhecimento da extensão da ressecção meniscal já que esta afeta a precisão da RM convencional na avaliação do menisco após uma meniscectomia parcial (Fig. 11.22). Apesar de indubitavelmente estas serem informações muito valiosas no momento da avaliação das imagens de RM, raramente estão disponíveis na prática clínica. Quando disponível, com base no trabalho realizado por MINK *et al.* (1993), DEUTSCH *et al.* (1992) e SMITH e TOTTY (1990), existem algumas linhas de base razoáveis que podem ser seguidas. Quando menos de 25% do menisco foi resseca-

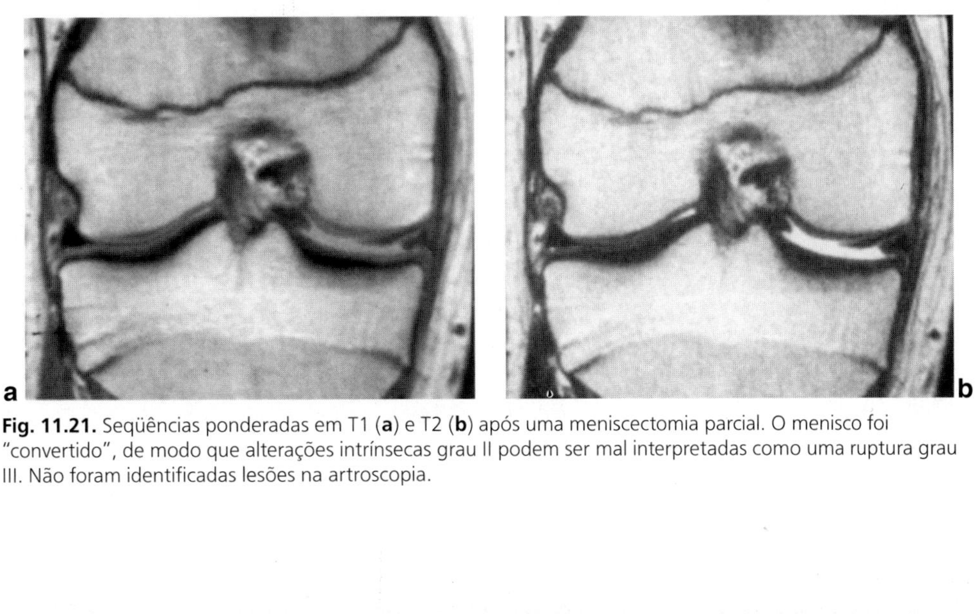


**Fig. 11.21.** Seqüências ponderadas em T1 (**a**) e T2 (**b**) após uma meniscectomia parcial. O menisco foi "convertido", de modo que alterações intrínsecas grau II podem ser mal interpretadas como uma ruptura grau III. Não foram identificadas lesões na artroscopia.

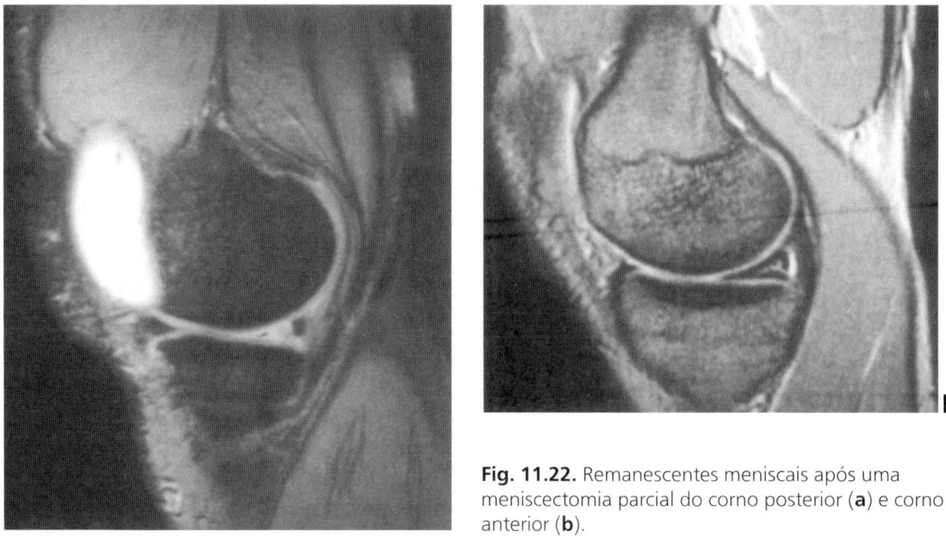

a b

**Fig. 11.22.** Remanescentes meniscais após uma meniscectomia parcial do corno posterior (**a**) e corno anterior (**b**).

do, ele pode ser avaliado através de critérios de RM empregados no estado pré-operatório. Nestes estudos, virtualmente 90% dos meniscos que exibem intensidade de sinal grau III na artroscopia demonstraram uma nova ruptura. Quando a meniscectomia parcial é mais extensa (mais de 30%), os critérios de RM padrão utilizados no menisco não operado se tornam significantemente menos precisos. DEUTSCH *et al.* (1992) dividiram os pacientes com meniscectomia mais extensa (mais de 30%) em dois grupos, dependeram se eles foram submetidos ou não a uma ressecção de mais ou menos de 75% do menisco. No grupo com menos de 75% de ressecção meniscal, nem a presença de um sinal interno grau III entrando em contato com a superfície meniscal, nem anormalidades no formato meniscal foram tão precisas na previsão de uma ruptura meniscal recorrente quanto no estado não operado, com a geração de um número significante de diagnósticos falso-positivos e falso-negativos das rupturas recorrentes. Os autores cunharam o termo "conversão de sinal", onde um sinal grau III aparente pode ser gerado após uma ressecção artroscópica em um menisco que originalmente demonstrou uma anormalidade de sinais graus I ou II. Frente a esta conversão de sinal, os autores propuseram dois critérios que podem ser utilizados para distinguir uma nova ruptura de um menisco pós-operatório estável. Em primeiro lugar, a demonstração de um fragmento meniscal deslocado deve ser considerada um achado altamente específico mas insensível em pacientes com ruptura meniscal recorrente. Em segundo lugar, se uma anormalidade de sinal vista em imagens com TE curto também corresponde a uma área de alto sinal nas imagens ponderadas em T2, pode ser considerado que uma nova ruptura está presente (Fig. 11.23). Apesar da demonstração deste alto sinal linear em T2 dentro do menisco provavelmente ser o critério mais comumente utilizado no diagnóstico da ruptura

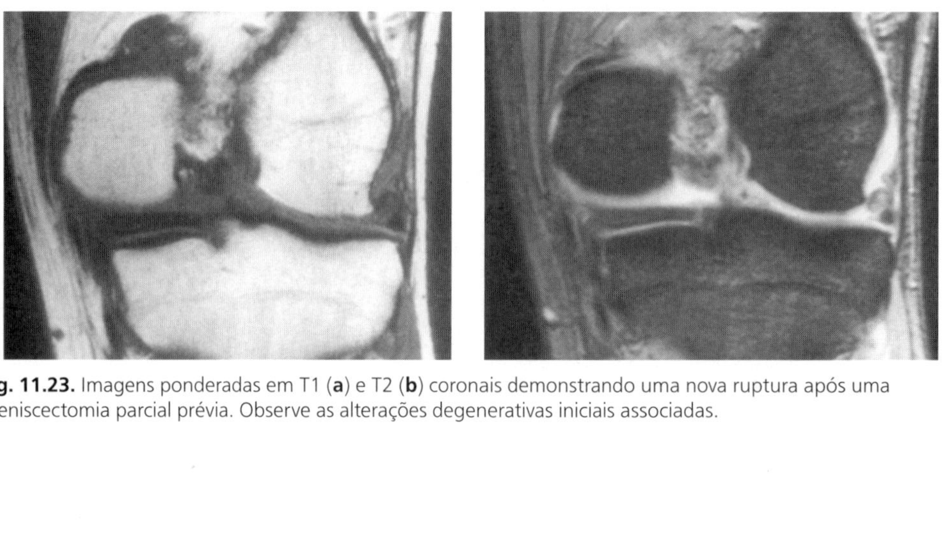

a b

**Fig. 11.23.** Imagens ponderadas em T1 (**a**) e T2 (**b**) coronais demonstrando uma nova ruptura após uma meniscectomia parcial prévia. Observe as alterações degenerativas iniciais associadas.

recorrente nas imagens de RM convencionais, deve se lembrar que ela somente está presente em 33% das rupturas nos meniscos não operados (MINK *et al.*, 1998). Em uma avaliação comparativa entre a artrografia e a RM convencional, FARLEY *et al.* (1991) mostraram que a demonstração em T2 de uma ruptura meniscal foi o achado mais comum, enquanto que APPLEGATE *et al.* (1993) utilizaram este critério em pacientes pós-meniscectomia que apresentaram um derrame articular, e registraram uma sensibilidade de 56% e especificidade de 90% para o diagnóstico de uma nova ruptura do menisco. No grupo de pacientes nos quais mais de 75% do menisco foi removido, a RM convencional teve uma precisão de 85% em relação à artroscopia. A especificidade para uma nova ruptura de um menisco, quando um sinal anormal isointenso em relação ao líquido é visto em imagens ponderadas em T2, sugere claramente que existe um papel valioso para a artrografia por RM na avaliação do menisco pós-operatório após uma meniscectomia parcial. APPLEGATE *et al.* (1993) realizaram artrogramas RM em seus pacientes no pós-operatório e aumentaram a sensibilidade para novas rupturas meniscais de 56% para 90%, mantendo uma especificidade próxima a 90%.

### *11.3.2.2*
### *Reparo Pós-Meniscal*

O potencial para cicatrização de rupturas meniscais existe particularmente dentro do terço externo vascularizado do menisco. Pequenas rupturas periféricas e estáveis identificadas, por exemplo, na reconstrução do LCA são tratadas de forma completamente conservadora e cicatrizam espontaneamente. Houve acentuados refinamentos nas técnicas cirúrgicas artroscópicas para o reparo de grandes rupturas instáveis. Da mesma forma que no estado pós-meniscectomia, a avaliação através da RM convencional do menisco reparado pode ser difícil. Morfologicamente o menisco apresenta uma maior probabilidade de aparecer normal, mas a ruptura cicatrizada ainda produzirá uma aparência de sinal grau III nas imagens com TE curto. Uma segunda artroscopia demonstrou que o menisco estava cicatrizado e estável (DEUTSCH *et al.*, 1990) nestas circunstâncias. FARLEY *et al.* (1991) também demonstraram uma anormalidade de sinal grau III nas imagens ponderadas em T1 e densidade de próton em 27 entre 29 casos de reparo meniscal, concluindo que a presença de sinal entrando em contato com a superfície articular do menisco não é um previsor confiável de uma ruptura meniscal recorrente ou residual. A demonstração de um alto sinal isointenso em relação ao líquido nas imagens ponderadas em T2 previram uma ruptura meniscal recorrente, um reparo que não cicatrizou ou uma nova ruptura com uma sensibilidade de 60% e especificidade de 92% (FARLEY *et al.*, 1991). Claramente se uma anormalidade de sinal grau III é vista nas imagens com TE curto no sítio que conhecidamente era normal na RM pré-operatória, ela pode ser seguramente considerada uma nova ruptura meniscal. Resultados e conclusões semelhantes foram obtidos por APPLEGATE *et al.* em 1993, mas novamente estes autores destacaram o importante papel da artrografia por RM na distinção entre um reparo meniscal cicatrizado de um que se rompeu novamente. Em um estudo comparativo utilizando a RM convencional e a artrografia convencional na avaliação do reparo meniscal, VAN TROMMEL *et al.* em 1998 registraram uma pequena série de pacientes nos quais a técnica de RM foi mais precisa do que a artrografia na discriminação de cicatrizações parciais ou completas. Estes autores utilizaram seqüências *fast spin*-eco com supressão de gordura para avaliar o reparo meniscal, mas somente oito casos foram confirmados artroscopicamente. Como FARLEY *et al.* em 1991, VAN TROMMEL *et al.* (1998) destacou a importância de uma linha de alta intensidade de sinal T2 isointensa em relação ao líquido como um indicador de cicatrização incompleta de um reparo meniscal. Em uma série um pouco maior, LIM *et al.* (1999) realizaram um estudo retrospectivo no qual compararam cinco achados específicos na RM convencional com confirmação artroscópica em pacientes avaliados para uma possível repetição da ruptura do menisco pós-operatório. Os autores concluíram que os dois sinais com maior correlação foram (a) sinal se estendendo para superfície meniscal em uma imagem ponderada em densidade de próton e (b) intensidade de sinal de líquido em uma imagem ponderada em T2 se estendendo para o menisco. Como encontrado em estudos prévios, as anormalidades pós-operatórias na morfologia meniscal tiveram pouco valor na previsão das rupturas recorrentes.

### *11.3.2.3*
### *Artrografia por RM*

Estudos avaliando o menisco pós-operatório através da RM convencional demonstraram a alta especificidade de um sinal grau III dentro do menisco que demonstra a intensidade de sinal que é isointensa em relação ao líquido na seqüência ponderada em T2. Portanto, a artrografia por RM direta utilizando gadolínio-DTPA (Gd-DTPA) diluído em solução salina em uma proporção de aproximadamente 1:250 irá aumentar a precisão da RM. Recentemente, vem ocorrendo um interesse crescente no desenvolvimento da artrografia por RM indireta após a injeção intravenosa de Gd-DTPA na avaliação do joelho pós-operatório. APPLEGATE *et al.* (1993) demonstraram que 66% dos pacientes em pós-operatório que se apresentam com uma nova dor em joelho demonstram uma ruptura meniscal recorrente confirmada pela artroscopia. O maior valor da artrografia por RM se baseia na realização de imagens do menisco pós-operatório que demonstra uma anormalidade grau III em uma seqüência ponderada em T1 e densidade de próton que também não é vista como um alto sinal nas imagens ponderadas em T2. Isto é particularmente relevante em pacientes que foram submetidos a um reparo meniscal e naqueles que foram submetidos a uma meniscectomia parcial entre 25 a 75% do menisco. Nestes casos, a artrografia por RM pode substituir a artroscopia como um meio de avaliar se existem evidências de nova ruptura meniscal. Nas séries de Applegate, a RM convencional foi comparada com a artrografia por RM e a precisão desta última foi significantemente melhor (88% × 66%). Este estudo demonstrou que ambas as técnicas apresentaram uma precisão de 90% em casos de ressecção meniscal mínima, enquanto que nos casos em que uma maior quantidade do menisco foi ressecada, a artrografia por RM foi significantemente mais precisa. Na presença de um pequeno resquício meniscal, a precisão da artrografia por RM foi próximo a 100%. Mais recentemente, SCIULLI *et al.* (1999) compararam a RM convencional, a artrografia por RM utilizando meio de contraste à base de gadolínio, artrografia convencional e RM após uma artrografia convencional em 33 pacientes submetidos a cirurgia meniscal. Os autores concluíram que a artrografia por RM utilizando gadolínio diluído gerou o diagnóstico mais preciso de rupturas meniscais recorrentes quando comparadas com os resultados artroscópicos obtidos em 12 de seus 33 pacientes.

Resumindo, a descrição de um fragmento meniscal desviado sempre indica a presença de uma nova ruptura tanto em pacientes com meniscectomia parcial como em pacientes com reparo meniscal. Em pacientes com meniscectomia parcial, a artrografia por RM pode confirmar a conversão das anormalidades de sinal dentro do menisco quando não existem evidências de contraste se estendendo para a anormalidade. Além disto, pela demonstração da extensão do contraste para a substância do menisco, ela pode exibir repetição das rupturas ou novas rupturas dentro do menisco. Após um reparo meniscal, pode ser concluído com confiança que a ruptura cicatriza quando o agente de contraste não penetra no sítio do reparo na artrografia por RM. No menisco reparado, a artrografia por RM pode demonstrar precisamente rerupturas completas ou parciais juntamente com novas rupturas. A artrografia por RM tem sua maior utilidade na avaliação dos meniscos pós-operatórios onde ressecções significantes ocorrem. Ela gera uma maior proporção sinal-ruído, maior resolução e maior contraste entre o líquido e os outros componentes de tecidos moles. A presença de alterações com um contorno pontiagudo abrupto e a descrição de fragmentos meniscais livres sempre devem sugerir a presença de uma re-ruptura.

## 11.3.3 Avaliação da Cartilagem Articular

### *11.3.3.1 Osteoartrite*

Os sintomas pós-operatórios no joelho, em particular dor, podem ser causados por lesões condrais subjacentes, defeitos osteocondrais ou osteoartrite franca. Em parte, a lesão concomitante à superfície articular no momento do dano ao ligamento cruzado ou menisco pode ser o fator desencadeante que depois progride a despeito de uma cirurgia em ligamento cruzado ou menisco bem sucedida. Na avaliação de pacientes após uma cirurgia em ligamento cruzado ou menisco, é portanto imperativo que as superfícies condrais e osteocondrais sejam completamente avaliadas como causas potenciais da patologia subjacente. Um atraso entre a lesão e a cirurgia corretiva também pode desempenhar um papel significante no desenvolvimento de uma lesão condral. Somente 30% dos pacientes com uma ruptura de LCA apresentam uma instabilidade sintomática (MINK e DEUTSCH, 1989) ainda que virtualmente todos eles irão desenvolver um dano condral prematuro à osteoartrite se o joelho permanecer instável (KANNUS e JARVINEN, 1987). Entretanto, não se sabe se isto é determinado pela presença de dano meniscal e cirurgia, que predispõem a degeneração da cartilagem articular. Antes do advento da artroscopia, as rupturas meniscais eram tratadas através de uma meniscectomia completa, o que estava associado com uma alta incidência de osteoartrite acelerada ou prematura (ALLEN *et al.* 1984; ROOS *et al.* 1998) (Fig. 11.24). Os resultados a longo prazo após a meniscectomia sugerem uma redução na incidência de osteoartrite (BOLANO e GRANA, 1993; COVALL e WASILEWSKI, 1992; RANGGER *et al.*, 1995). Apesar de haver um risco significante de osteoartrose após a remoção de qualquer parte do menisco, e a preservação meniscal atualmente ser objetivo primário no tratamento da ruptura meniscal, diversos estudos demonstraram que a incidência e severidade da osteoartrite após a meniscectomia é diretamente proporcional à quantidade de tecido meniscal ressecado (KITZIGER e DELEE, 1990) (Fig. 11.25). De fato, KITZIGER e DELEE demonstraram uma correlação direta entre a quantidade de menisco removida e o grau de alterações osteoartríticas nas radiografias. Antes deste estudo, FAIRBANK (1948) demonstrou evidências radiológicas de osteoartrite significante em 60% dos pacientes após uma meniscectomia total. Estas alterações não precisam de RM para o diagnóstico, mas não existem dúvidas de que a RM tem uma maior sensibilidade em demonstrar alterações dentro da cartilagem articular, não apreciadas nas radiografias pós-operatórias. A patologia condral da superfície articular adjacente ao menisco danificado ou operado foi considerada a causa dos sintomas recorrentes no joelho

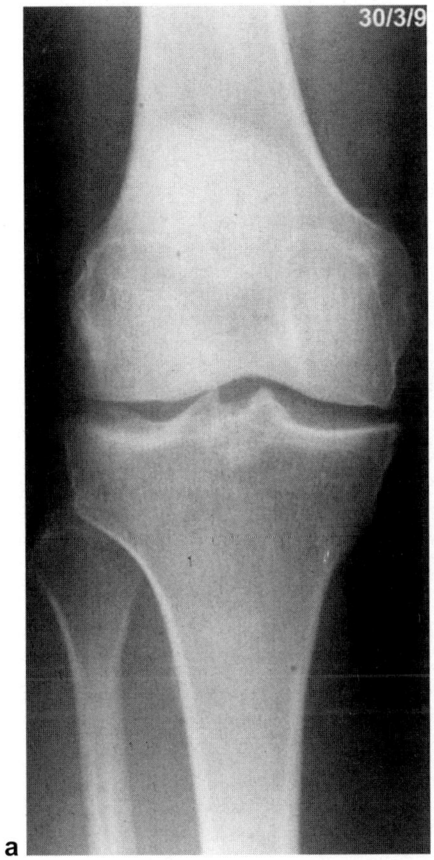

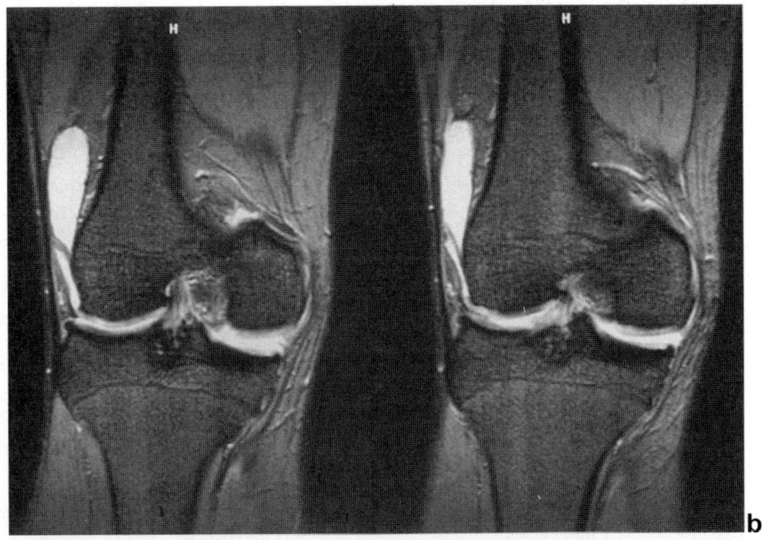

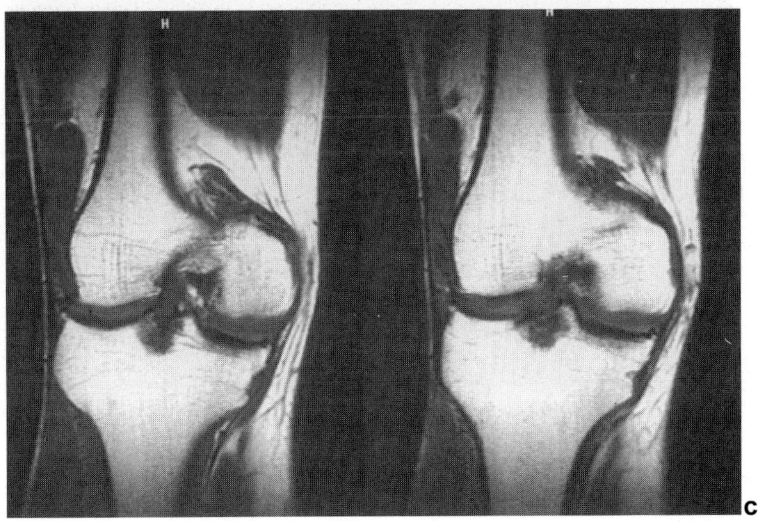

**Fig. 11.24.** Radiografia AP (**a**) e imagens ponderadas em T2 (**b**) e T1 (**c**) após uma meniscectomia bilateral completa. Observe a formação inicial de osteófitos marginais.

em 40% dos pacientes após uma meniscectomia parcial (DANDY e JACKSON, 1975). Fracamente denominada como "condromalácia", esta é vista artroscopicamente e também nas imagens de RM como um afinamento da cartilagem com fissuras, em combinação com defeitos focais dentro da cartilagem hialina que são mais bem visualizadas com o uso de técnicas T2 ou *gradient re-call eco* com supressão de gordura ou artrografia por RM. A incidência de uma osteoartrite detectada por radiografia e os sintomas recorrentes do joelho é muito menor após um reparo de uma ruptura meniscal do que após o tratamento através de meniscectomia total ou parcial (JOHNSON e BEALLE, 1999).

#### *11.3.3.2 Transplante de Condrócitos Autólogos e Osteocondral*

As lesões da superfície da cartilagem hialina detectadas pela artroscopia geralmente são tratadas através do desbridamento em um esforço de evitar seu crescimento. A RM pós-operatória nestes casos irá demonstrar as áreas de afinamento cartilaginoso em uma localização focal ao invés de difusa. O osso subcondral subjacente deve ser normal, apesar de ocasionalmente serem observadas alterações iniciais de esclerose nestes sítios. Quando os defeitos condrais são vistos envolvendo o osso subcondral subjacente, o tratamento geralmente se dá através de

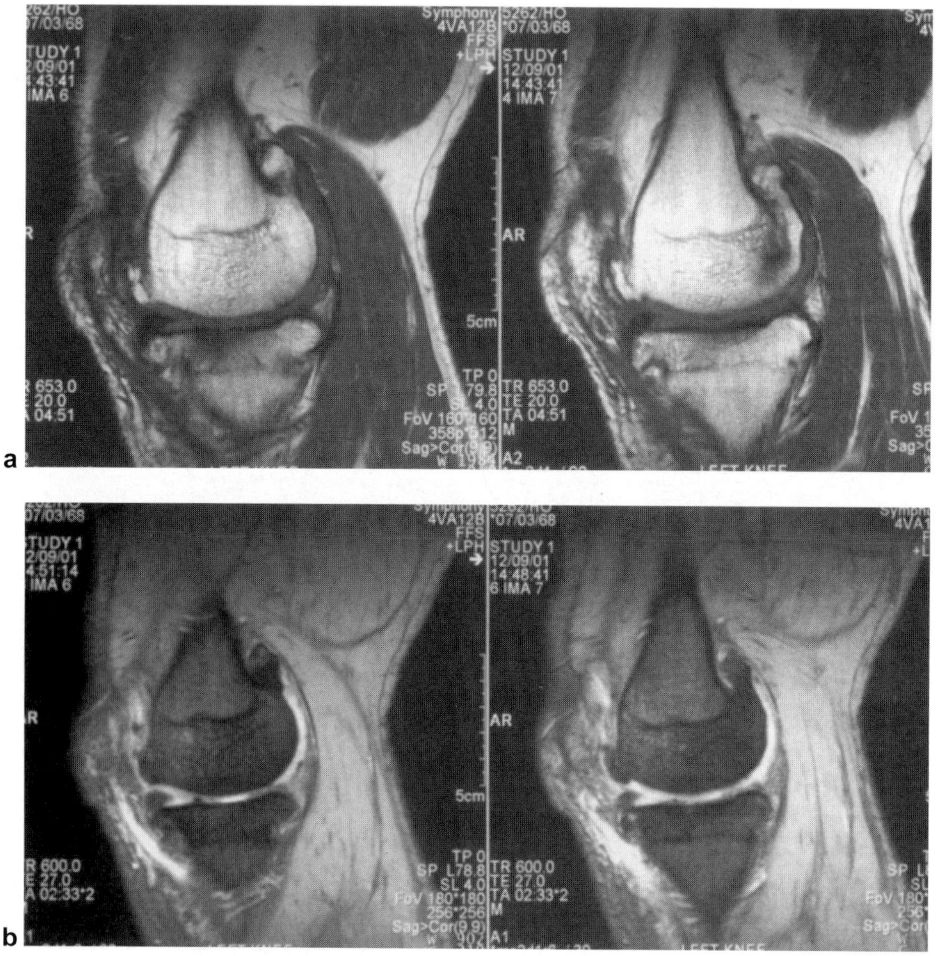

**Fig. 11.25.** Alterações osteoartríticas avançadas demonstradas no compartimento medial após uma meniscectomia nas seqüências ponderadas em T1 (**a**) e T2 (**b**) sagitais.

uma artroplastia por abrasão ou perfuração, o que encoraja o sangramento na esperança que o coágulo sangüíneo estimule o desenvolvimento de um reparo de fibrocartilagem. Tuite e De Smet (1996) publicaram que a aparência na RM desta fibrocartilagem exibe um sinal mais alto nas imagens ponderadas em T2 quando comparadas com a fibrocartilagem meniscal. Mais recentemente, os procedimentos de reparo da cartilagem foram desenvolvidos e estão sendo constantemente refinados. Os dois mais comumente empregados são o transplante de condrócitos autógenos e o transplante de autoenxerto osteocondral (OATS, mosaicoplastia). Diferentes técnicas cirúrgicas são empregadas para se atingir estes procedimentos de reparo, gerando demandas únicas sobre a escolha das seqüências de pulso na RM no pós-operatório, e criando problemas para a correta interpretação das imagens de RM pós-operatórias. As seqüências ideais para a demonstração do contorno e dos detalhes intrínsecos da cartilagem devem ser utilizados. Além disto, em alguns casos a artrografia por RM pode gerar melhores detalhes da superfície articular, enquanto que os estudos dinâmicos intravenosos podem ajudar a monitorar os resultados do tratamento em casos de transplante osteocondral autógeno. Conforme as técnicas cirúrgicas se tornam mais refinadas e aceitáveis, é provável que possa haver uma demanda crescente para métodos não invasivos de monitoramento dos resultado do tratamento. Entretanto, ainda está para ser comprovado se a RM em seu papel de monitoramento afeta o resultado destes procedimentos terapêuticos, ou se ela é útil no direcionamento do tratamento de um crescimento exagerado da cartilagem transplantada antes que venha a se tornar sintomática.

Os estudos de RM após o transplante autólogo de condrócitos demonstram um grau variável de artefatos na superfície do enxerto, o que interfere com a avaliação precisa da espessura e do contorno da superfície do tecido de reparo (Fig. 11.26). As seqüências rápidas ponderadas em densidade de próton com supressão de gordura são bas-

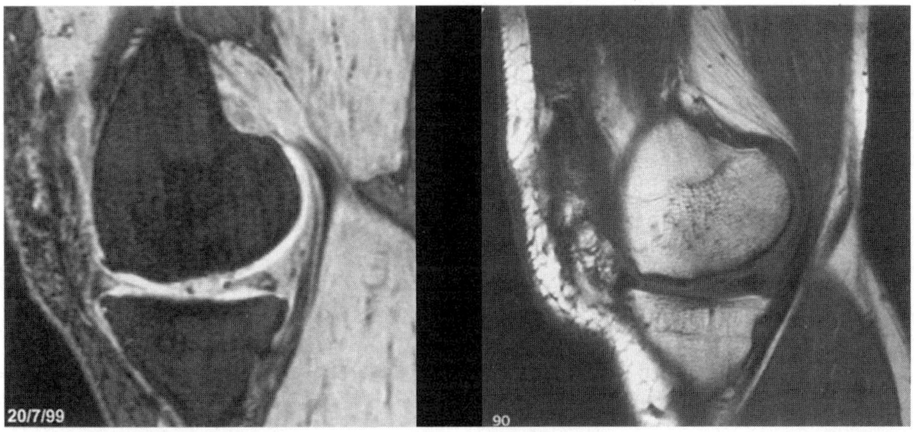


**Fig. 11.26.** Transferência de condrócitos autólogos no côndilo femoral medial. Observe a boa espessura no sítio operado com a presença de pequenos artefatos metálicos na superfície.

tante úteis na minimização deste artefato, permitindo uma avaliação morfológica adequada (RECHT *et al.*, 2001). O estudo do enxerto de LCA deve incluir uma estimativa do volume do enxerto que preenche o defeito original, restauração do contorno da superfície, estado do osso subcondral e edema da medula óssea vizinha (Fig. 11.27). Estudos seqüenciais de RM permitem a identificação de uma deslaminação parcial ou completa com ou sem o uso da artrografia por RM (Fig. 11.28) (ALPARSLAN *et al.*, 2001). A RM também detecta de modo confiável a hipertrofia do enxerto. Isto pode ocorrer pela extensão para a incisura intercondilar ou quando o crescimento excessivo ocorre, geralmente nos bordos com a cartilagem nativa, particularmente nas superfícies que não suportam peso. A relevância e a interpretação das alterações de sinal dentro da cartilagem reparada permanece como tópicos ativos de pesquisas. No momento, a RM é incapaz de determinar precisamente o tipo de tecido(s) dentro do enxerto.

As transferências osteocondrais autógenas recentemente têm sido avaliadas pela radiologia convencional, TC e RM com o uso de contraste de Gd-DTPA por via intravenosa (VERSTRAETE *et al.*, 2000). Além disto, as aparências da RM no pós-operatório também foram correlacionadas com o estado clínico pós-operatório (SANDERS *et al.*, 2001). Em cerca de 50% dos casos a radiografia detecta os sítios doador e receptor. O tamanho do enxerto, seu relacionamento com o osso subcondral e o contorno da cartilagem podem ser avaliados como também o alinhamento subcondral. Este ocorre em menos de 40%, enquanto que o alinhamento do contorno da superfície da cartilagem é perfeito em 80% dos casos. Conforme o *plug* osteocondral é coletado de uma diferente parte da superfície articular, ela geralmente tem uma espessura diferente da cartilagem articular. No momento da colocação, a ênfase é assegurar a continuidade do contorno da cartilagem e por este motivo, não é de se surpreender que em geral haja uma discre-

a

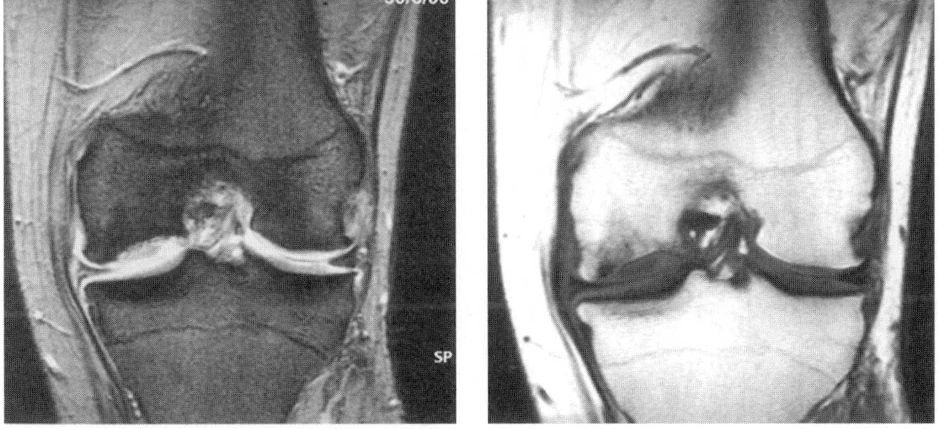


b

**Fig. 11.27a, b.** Reconstituição satisfatória da cartilagem do côndilo femoral medial após um transplante de condrócitos autólogos. Observe o sinal heterogêneo dentro do leito de cartilagem.

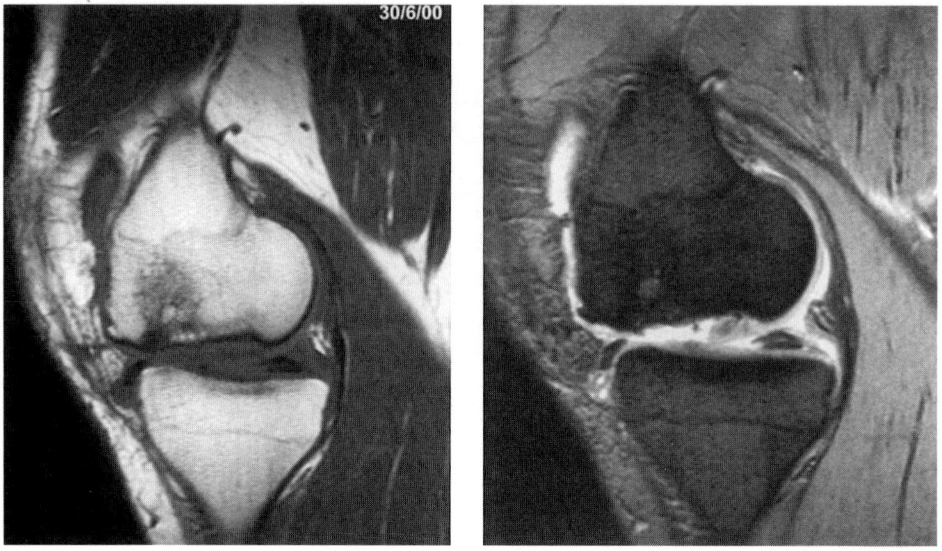


**Fig. 11.28a, b.** Deslaminação parcial no sítio de um transplante prévio e bem-sucedido de condrócitos autólogos.

pância no alinhamento do osso subcondral e do *plug* com a área receptora (Fig. 11.29). A TC é melhor para a demonstração do estado de impactado do componente ósseo do *plug*, sua incorporação e a formação dos cistos de reabsorção localizados na periferia. A RM demonstra um edema de medula óssea ao redor do *plug* e nos primeiros dias, que aumenta entre três e nove meses após a cirurgia e depois desaparece gradualmente. O *plug* osteocondral transplantado mantém sua intensidade de sinal na medula óssea gordurosa nos estudos de RM realizados após duas semanas, mas após quatro semanas, o sinal heterogêneo é notado, destacado pela aparência diminuída em T1 e elevada em T2. Na sexta semana de pós-operatório, os *plugs* demonstram uma intensidade de sinal uniformemente diminuídas nas seqüências ponderadas em T1 com uma intensidade de sinal uniformemente aumentada em T2. Cinco meses após a cirurgia, os *plugs* novamente aparecem heterogêneos já que existe um retorno gradual do sinal normal de medula óssea gordurosa, geralmente começando dentro da porção central do *plug*. *Plugs* transplantados de modo bem-sucedido demonstram sinal de medula gordurosa normal dentro de um ano após a cirurgia (Fig. 11.30). O realce dinâmico do Gd-DTPA da medula que circunda o enxerto é intenso começando duas semanas após a cirurgia, e diminui gradualmente com o tempo, de modo que por volta de 6-9 meses após a cirurgia se observa uma quantidade mínima de realce ou nenhum realce na medula óssea circundante. Considera-se que este padrão de realce faça um paralelo com a revascularização do *plug*, que é inicialmente avascular e demonstra um início de revascularização após quatro semanas, com melhora após seis semanas. O desenvolvimento de edema dentro do enxerto juntamente com este padrão de realce e o eventual retorno a um sinal normal de medula óssea em um ano indica uma incorporação normal do enxerto. Após uma fase inicial de revascularização, o enxerto passa por uma fase de reabsorção que por sua vez é seguida pela fase de incorporação destacada por remodelação e reparo ósseo (Einhorn, 1995).

Em 20% dos casos de OATS, a protuberância ou depressão do enxerto variando entre 1 e 2 mm pode ser esperada. Isto não parece mudar com o tempo nas investigações por RM subseqüentes, nem parece ter nenhuma influência no resultado clínico a curto prazo. Os estudos artroscópicos do acompanhamento das transferências de *plugs* osteocondrais registraram um tecido de fibrocartilagem que preenche os espaços entre os *plugs* osteocondrais transplantados, melhorando a congruência da superfície articular (Hangody *et al.*, 1997). Os estudos por RM de acompanhamento a curto prazo, entretanto, não confirmaram este achado e podem ser um fenômeno que se desenvolva com o tempo. A superfície osteocondral nos sítios doadores aparece irregular na RM, com muito pouca alteração nos exames de acompanhamento. No geral não há a reconstituição do osso, ou esta é muito pequena neste local, havendo no máximo um fino tecido fibrocartilaginoso dentro da cratera dos defeitos. O edema de medula óssea do sítio doador geralmente é menos conspícuo do que o edema do sítio do enxerto. Um grau variável de artefatos gerados por micrometais pode ser identificado em alguns casos tanto no sítio doador como no sítio receptor.

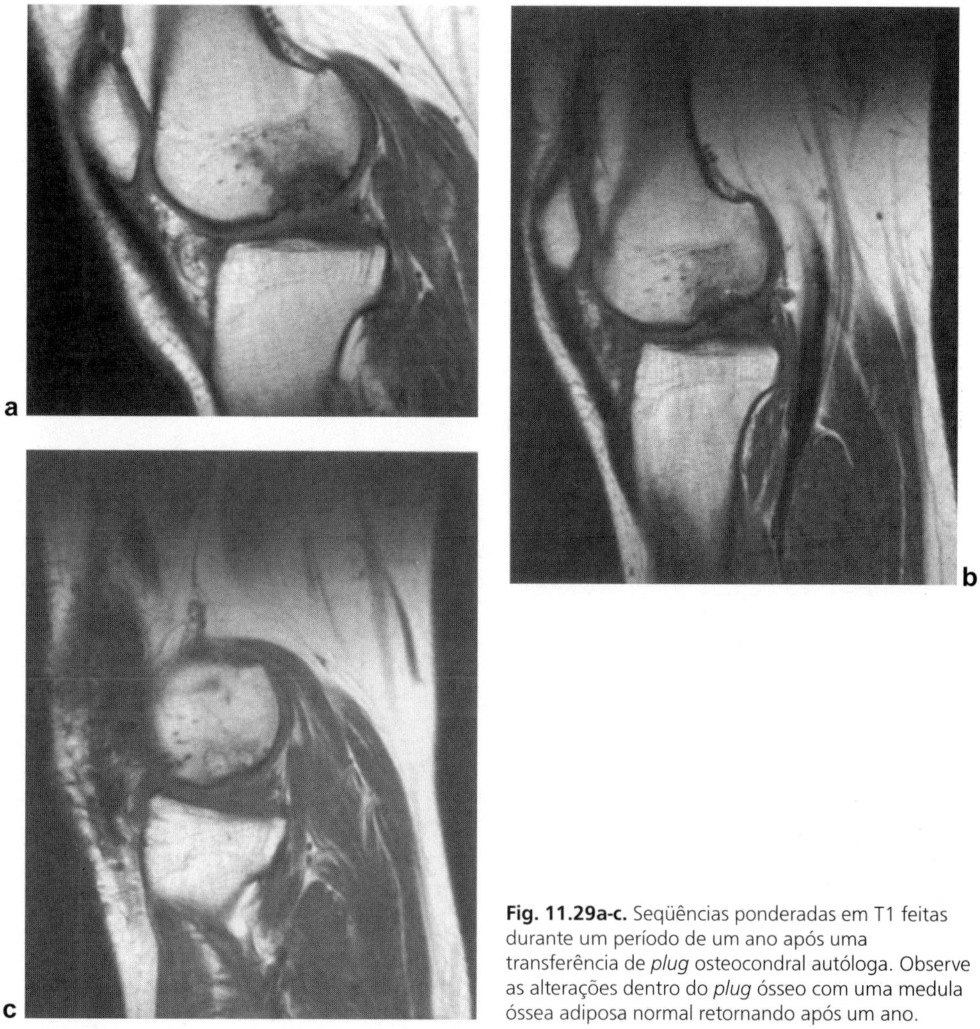

**Fig. 11.29a-c.** Seqüências ponderadas em T1 feitas durante um período de um ano após uma transferência de *plug* osteocondral autóloga. Observe as alterações dentro do *plug* ósseo com uma medula óssea adiposa normal retornando após um ano.

## 11.3.4 Estruturas Extra-Articulares

Ultra-sonografia, RM e em menor extensão a TC, geralmente são as melhores modalidades para a avaliação do estado pós-operatório dos tecidos extra-articulares.

### *11.3.4.1 Cicatrizes e Artefatos Metálicos*

As alterações dos tecidos moles extra-articulares ocorrem universalmente a despeito se o procedimento cirúrgico real foi feito fora ou dentro da articulação com o uso de técnicas artroscópicas. Inevitavelmente, a RM detecta um grau variável de fibrose pós-operatória e a presença de microfragmentos metálicos em sítios ou trilhas da instrumentação cirúrgica. Em combinação, o tecido cicatricial e os artefatos metálicos produzem um sinal bastante baixo tanto nas seqüências ponderadas em T1 e T2 e são prontamente identificadas, especialmente nas seqüências ponderadas em T2 dentro dos tecidos moles nos sítios dos portais artroscópicos e no *coxim* adiposo de Hoffa.

### *11.3.4.2 Estruturas de Suporte*

A cirurgia dos ligamentos colaterais e retináculo da patela resulta na formação de tecido cicatricial, levando a uma perda do detalhamento anatômico normal das estruturas envolvidas, que aparecem espessadas nos estudos de RM. O reparo primário das estruturas de suporte medial após uma luxação patelar aguda produz uma banda espessada contínua de baixo sinal, que incorporam os três principais ligamentos mediais. Inversamente, nos procedimentos de liberação lateral realizados para o tratamento de trilhas patelares inadequadas e inclinação patelar excessiva, um defeito deve ser esperado dentro do retináculo lateral.

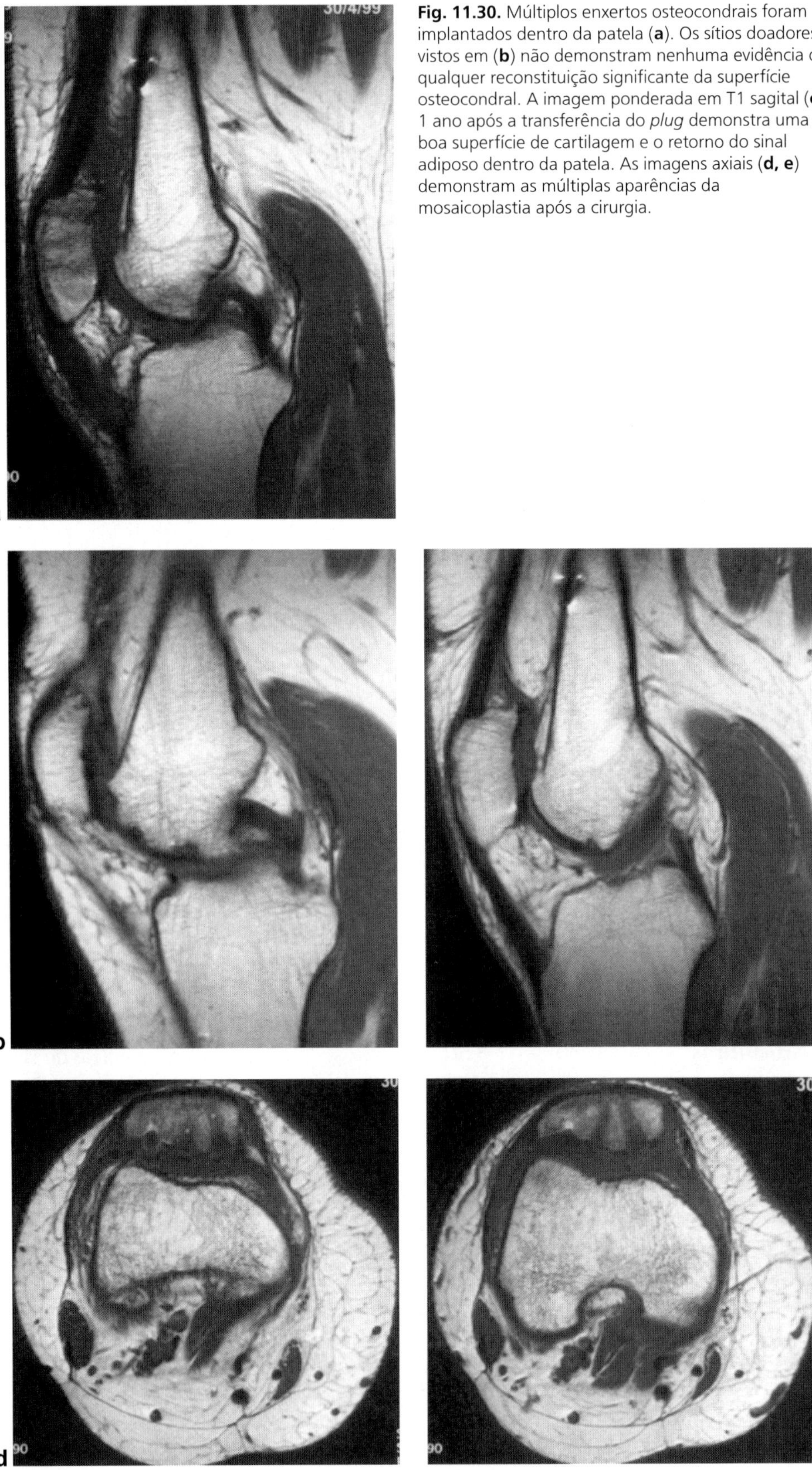


**Fig. 11.30.** Múltiplos enxertos osteocondrais foram implantados dentro da patela (**a**). Os sítios doadores vistos em (**b**) não demonstram nenhuma evidência de qualquer reconstituição significante da superfície osteocondral. A imagem ponderada em T1 sagital (**c**) 1 ano após a transferência do *plug* demonstra uma boa superfície de cartilagem e o retorno do sinal adiposo dentro da patela. As imagens axiais (**d, e**) demonstram as múltiplas aparências da mosaicoplastia após a cirurgia.

#### 11.3.4.3
#### *Sítios Doadores*

Há alterações dentro dos tecidos moles nos locais em que ocorre a coleta do reparo do LCA. A regeneração do sítio doador dos tendões semitendíneo e grácil após sua transecção ocorre tanto clinicamente como objetivamente. A RM demonstrou que os tendões crescem novamente, se inserindo como uma fixação difusa em formato de hélice na fáscia poplítea medial, e acredita-se que ele recupere sua função (CROSS *et al.*, 1992). Após as reconstruções do LCA com OTPO, a aparência sonográfica e na RM imediatamente após a coleta do tendão residual é anormal. Um defeito no sítio da remoção do terço central do tendão é facilmente discernível, especialmente por vias sonográficas. O tendão demonstra um espessamento difuso com sinais aumentados em T1 e T2 por até 12 meses. No estado cicatrizado assintomático, os tendões permanecem espessados, mas as características de baixo sinal do tendão normal devem retornar. Sonograficamente, a ecogenicidade anormal do tendão diminui após um ano e as margens do defeito se tornam menos distintas. Os sintomas podem ser causados por uma tendinose patelar ou, raramente, uma ruptura do tendão patelar, ambos necessitando de ultra-sonografia ou RM para o diagnóstico.

Estudos utilizando a ultra-sonografia (WILEY *et al.*, 1997), RM e o exame histológico de biópsias de tendão no sítio previamente coletado dentro do tendão patelar demonstraram que após dois anos o defeito do terço central do tendão se torna indistinguível do resto do tendão normal (NIXON *et al.*, 1995; ADRIANI *et al.*, KARTUS *et al.*, 2000). Em cerca de 25% dos casos, existe a persistência do defeito do tendão (LIU *et al.*, 1996; BERNICKER *et al.*, 1998). Além disto, a avaliação histológica nos pontos de inserção óssea demonstra a ausência da zona de fibrocartilagem normal na extremidade do tendão reparado. Estas alterações morfológicas também foram demonstradas em estudos animais (PROCTOR *et al.*, 1997), que indicam que a porção reparada do tendão não possui as mesmas propriedades ultra-estruturais e biomecânicas que o tendão normal dois anos após a cirurgia. No estudo mais recente com 19 pacientes utilizando a ultra-sonografia, RM e histologia, os autores concluíram que a nova coleta no tendão patelar cicatrizado, pelo menos dois anos após a coleta primária, não é recomendada para a revisão da reconstrução do LCA já que este enxerto pode ser biomecanicamente frágil (KARTUS *et al.*, 2000).

#### 11.3.4.4
#### *Patela/Articulação Patelofemoral*

Trilha patelar inadequada, avaliada por imagens axiais (TC ou RM) em estudos estáticos e cinemáticos, não é comum após a cirurgia. Uma lateralização residual da patela geralmente persiste a despeito do reparo primário das estruturas de tecidos moles mediais para a luxação aguda da patela ou após uma generosa liberação do retináculo lateral para o tratamento de uma trilha inadequada. Menos freqüentemente, a patela pode se desviar medialmente após a cirurgia como o resultado de uma liberação lateral exagerada, que pode ser clinicamente significante. A trilha patelar inadequada também pode ser observada após a coleta de um enxerto OTPO, mas existem casos em que ela já existia antes da cirurgia. É comum se observar uma patela de baixa localização (patela baixa) nos primeiros seis meses após um procedimento OTPO, com um retorno para a posição normal após 12 meses (MINK *et al.*, 1993). Fraturas de estresse transversalmente orientadas foram registradas e raramente fraturas completas por avulsão da patela também podem complicar o procedimento de coleta de um grande *plug* ósseo enfraquecendo significantemente a resistência do osso da patela.

## 11.4
## Conclusão

Este capítulo focalizou particularmente a cirurgia do ligamento cruzado e a avaliação após tais reparos, cirurgias meniscais e a avaliação dos distúrbios da cartilagem articular e seu tratamento. Existem outras causas intra-articulares de sintomas, incluindo corpos livres, osteonecrose dos côndilos femoral e tibial e distrofia simpática reflexa, todas estas condições sendo tratadas em outras seções do livro.

## Referências Bibliográficas


Adriani E, Mariani PP, Maresca G, Santori N (1995) Healing of the patellar tendon after harvesting of its mid-third for anterior cruciate ligament reconstruction and evolution of the unclosed donor site defect. Knee Surg Sports Traumatol Arthrosc 3:138-143

Allen PR, Denham RA, Swan AV (1984) Late degenerative changes after meniscectomy. Factors affecting the knee after operation. J Bone Joint Surg Br 66:666-671

Alparslan L, Minas T, Winalski CS (2001) Magnetic resonance imaging of autologous chondrocyte implantation. Semin Ultrasound CT MR 22:341-351

Applegate GR, Flannigan BD, Tolin BS, Fox JM, Del Pizzo W (1993) MR diagnosis of recurrent tears in the knee: value of intraarticular cont material. AJR Am J Roentgenol 16:821-825

Arnoczky SP, Cooper TG, Stadelmaier DM, Hannafin JA (1994) Magnetic resonance signals in healing menisci: an experimental study in dogs. Arthroscopy 10:552-557

Bellelli A, Adriani E, Margheritini F, Camillieri G, Della Rocca C, Mariani PP (1999) Synovial healing in reconstructed cruciate ligaments. Our personal experience compared in single interventions and combined reconstruction (in Italian). Radiol Med (Torino) 98:454-461

Bergfeld JA, McAllister DR, Parker RD, Valdevit AD, Kambic HE (2001) A biomechanical comparison of posterior cruciate ligament reconstruction techniques. Am J Sports Med 29:129-136

Bernicker JP, Haddad JL, Lintner DM, DiLiberti TC, Bocell JR (1998) Patellar tendon defect during the first year after anterior cruciate ligament reconstruction: appearance on serial magnetic resonance imaging. Arthroscopy 14:804-809

Bolano LE, Grana WA (1993) Isolated arthroscopic partial meniscectomy. Functional radiographic evaluation at five years. Am J Sports Med 21:432-437

Bronstein R, Kirk P, Hurley J (1992) The usefulness of MRI in evaluating menisci after meniscus repair. Orthopaedics 15:149-152

Cassar-Pullicino VN, McCall IW, Strover AE (1994) MRI of the knee following prosthetic cruciate ligament reconstruction. Clin Radiol 49:89-99

Cassidy RE, Shaffer AJ (1981) Repair of peripheral meniscustears. A preliminary report. Am J Sports Med 9:209-214

Cheung Y, Magee TH, Rosenberg ZS, Rose DJ (1992) MRI of anterior cruciate ligament reconstruction. J Comput Assist Tomgr 16:134-137

Clancy WG Jr, Smith L (1991) Arthroscopic anterior and posterior cruciate ligament reconstruction technique. Ann Chir Gynaecol 80:141-148

Corsetti JR, Jackson DW (1996) Failure. of anterior cruciate ligament reconstruction: the biologic basis. Clin Orthop 325:42-49

Coupens SD, Yates CK, Sheldon C, Ward C (1992) Magnetic resonance imaging evaluation of the patellar tendon after use central one-third for anterior cruciate ligament reconstruction. Am J Sports Med 20:332-335

Covall DJ, Wasilewski SA (1992) Roentgenographic changes after arthroscopic meniscectomy: five year follow-up in patients more than 45 years old. Arthroscopy 8:242-246

Cross MJ, Roger G, Kujawa P, Anderson IF (1992) Regeneration of the semitendinosus and gracilis tendons following their transection for repair of the anterior cruciate ligament. Am J Sports Med 20:221-223

Dandy DJ, Jackson RW (1975) Meniscectomy and chondromalacia of the femoral condyle. J Bone Joint Surg Am 57:1116-1119

DeHaven KE (1985) Meniscus repair in the athlete. Clin Orthop 198:31-35

Deutsch AL, Mink JH, Fox JM, Arnoczky SP, Rothman BJ, Stoller DW, Cannon WD Jr (1990) Peripheral meniscal tears: MR findings after conservative treatment or arthroscopic repair. Radiology 176:484-488

Deutsch AL, Mink JH, Fox JM, Friedman MJ, Howell SM (1992) The postoperative knee. Magn Reson Q 8:23-54

Drez DJ Jr, DeLee J, Holden JP, Arnoczky S, Noyes FR, Roberts TS (1991) Anterior cruciate ligament reconstruction using bone-patellar tendon-bone allografts. A biological and biomechanical evaluation in goats. Am J Sports Med 19:256-263

Eggli S, Wegmuller H, Kosina J, Huckell C, Jakob RP (1995) Long-term results of arthroscopic meniscal repair. An analysis of isolated tears. Am J Sports Med 23:715-720

Einhorn TA (1995) Enhancement of fracture-healing. J Bone Joint Surg Am 77:940-956

Erickson SJ, Prost RW, Timins ME (1993) The "magic angle" effect: background physics and clinical relevance. Radiology 188:23-25

Fahey M, Indelicato PA (1994) Bone tunnel enlargement after anterior cruciate ligament replacement. Am J Sports Med 22:410-414

Fairbank TJ (1948) Knee joint changes after meniscectomy. J Bone Joint Surg Br 30:664-670

Farley TE, Howell SM, Love KF, Wolfe RD, Neumann CH (1991) Meniscal tears: MR and arthrographic findings after arthroscopic repair. Radiology 180:517-522

Graf B, Uhr F (1988) Complications of intra-articular anterior cruciate reconstruction. Clin Sports Med 7:835-848

Hangody L, Kish G, Karpati Z, Szerb I, Udvarhelyi I (1997) Arthroscopic autogenous osteochondral mosaicplasty for the treatment of femoral condylar articular defects. A preliminary report. Knee Surg Sports Traumatol Arthrosc 5:262-267

Hanks GA, Gause TM, Sebastianelli WJ, O'Donnell CS, Kalenak A (1991) Repair of peripheral meniscal tears: open versus arthroscopic technique. Arthroscopy 7:72-77

Harter RA, Osternig LR, Singer KM, James SL, Larson RL, Jones DC (1988) Long-term evaluation of knee stability and function following surgical reconstruction for anterior cruciate ligament insufficiency. Am J Sports Med 16:434-443

Howell SM, Clark JA (1992) Tibial tunnel placement in anterior cruciate ligament reconstructions and graft impingement. Clin Orthop 283:187-195

Howell SM, Berns GS, Farley TE (1991a) Unimpinged and impinged anterior cruciate ligament grafts: MR signal intensity measurements. Radiology 179:639-643

Howell SM, Clark JA, Blasier RD (1991b) Serial magnetic resonance imaging of hamstring anterior cruciate ligament autografts during the first year of implantation. A preliminary study. Am J Sports Med 19:42-47

Howell SM, Knox KE, Farley TE, Taylor MA (1995) Revascularization of a human anterior cruciate ligament graft during the first two years of implantation. Am J Sports Med 23:42-49

Howell SM, Gittins ME, Gottlieb JE, Traina SM, Zoellner TM (2001) The relationship between the angle of the tibial tunnel in the coronal plane and loss of flexion and anterior laxity after anterior cruciate ligament reconstruction. Am J Sports Med 29:567-574

Jansson KA, Karjalainen PT, Harilainen A, Sandelin J, Soila K, Tallroth K, Atonen HJ (2001) MRI of anterior cruciate ligament repair with patellar and hamstring tendon autografts. Skeletal Radiol 30:8-14.

Johnson LL (1993) The outcome of a free autogenous semitendinosus tendon graft in human anterior cruciate reconstructive surgery: a histological stydy. Arthroscopy 9:131-142

Johnson DL, Bealle D (1999) Meniscal allograft transplantation. Clin Sports Med 18:93-108

Johnson DL, Either DB, Vanarthos WJ (1996) Herniation of the patellar fat pad through the patellar tendon defect after autologous bone-patellar tendon-bone anterior cruciate ligament reconstruction. A case report. Am J Sports Med 24:201-204

Kannus P, Jarvinen M (1987) Conservatively treated tears of the anterior cruciate ligament. Long-term results. J Bone Joint Surg Am 69:1007-1012

Kartus J, Rostgard-Christensen L, Movin T, Lindahl S, Ejerhed L, Karlsson J (2000) Evaluation of harvested and normal patellar tendons: a reliability analysis of magnetic resonance imaging and ultrasonography. Knee Surg Sports Traumatol Arthrosc 8:275-280

Kitziger KJ, DeLee JC (1990) Failed partial meniscectomy. Clin Sports Med 9:641-660

Lajtai G, Humer K, Aitzetmuller G, Unger F, Noszian I, Orthner E (1999) Serial magnetic resonance imaging evaluation of a bioabsorbable interference screw and the adjacent bone. Arthroscopy 15:481-488

Lim PS, Schweitzer ME, Bhatia M, Giuliano V, Kaneriya PP, Senyk RM, Oliveri M, Johnson W, Amster B, Parker L (1999) Repeat tear of postoperative meniscus: potential MR imaging signs. Radiology 210:183-188

Liu SH, Hang DW, Gentili A, Finerman GA (1996) MRI and morphology of the insertion of the patellar tendon after graft harvesting. J Bone Joint Surg Br 78:823-826

Manaster BJ, Remley K, Newman AP, Mann FA (1988) Knee ligament reconstruction: plain film analysis. AJR Am J Roentgenol 150:337-342

Mariani PP, Adriani E, Bellelli A, Maresca G (1999) Magnetic resonance imaging of tunnel placement in posterior cruciate ligament reconstruction. Arthroscopy 15:733-740

Maywood RM, Murphy BJ, Uribe JW, Hechtman KS (1993) Evaluation of arthroscopic anterior cruciate ligament reconstruction using magnetic resonance imaging. Am J Sports Med 21:523-527

Mink JH, Deutsch AL (1989) Magnetic resonance imaging of the knee. Clin Orthop 244:29-47

Mink JH, Reicher MA, Crues JV III, Deutsch AL (1993) MRI of the knee, 2nd edn. Raven Press. New York

Mink JH, Levy T, Crues JV 3rd (1998) Tears of the anterior cruciate ligament and menisci of the knee: MR imaging evaluation. Radiology 167:769-774

Muellner T, Egkher A, Nikolic A, Funovics M, Metz V (1999) Open meniscal repair: clinical and magnetic resonance imaging findings after twelve years. Am J Sports Med 27:16-20

Munk PL, Vellet AD, Fowler PJ, Miniaci T, Crues JV 3rd (1992) Magnetic resonance imaging of reconstructed knee ligaments. Can Assoc Radiol J 43:411-419

Murakami Y, Sumen Y, Ochi M, Fujimoto E, Adachi N, Ikuta Y (1998) MR evaluation of human anterior cruciate ligament autograft on oblique axial imaging. J Comput Assist Tomogr 22:270-275

Murakami Y, Sumen Y, Ochi M, Fujimoto E, Deie M, Ikuta Y (1999) Appearance of anterior cruciate ligament autografts in their tibial bone tunnels on oblique axial MRI. Magn Reson Imaging 17:679-687

Nixon RG, SeGall GK, Sax SL, Cain TE, Tullos HS (1995) Reconstitution of the patellar tendon donor site after graft harvest. Clin Orthop 317:162-171

Potter HG, Rodeo SA, Wickiewicz TL, Warren RF (1996) MR imaging of meniscal allografts: correlation with clinical and arthroscopic outcomes. Radiology 198:509-514

Proctor CS, Jackson DW, Simon TM (1997) Characterization of the repair tissue after removal of the central one-third of the patellar ligament. An experimental study in goat model. J Bone Joint Surg Am 79:997-1006

Race A, Amis AA (1998) PCL reconstruction. In vitro biomechanical comparison of "isometric" v single and doublebundled "anatomic" grafts. J Bone Joint Surg Br 80:173-179

Rak KM, Gillogly SD, Schaefer RA, Yakes WF, Liljedahl RR (1991) Anterior cruciate ligament reconstruction: evaluation with MR imaging. Radiology 178:553-556

Rangger C, Klestil T, Gloetzer W, Kemmler G, Benedetto KP (1995) Osteoarthritis after arthroscopic partial meniscectomy. Am J Sports Med 23:240-244

Recht MP, Piraino DW, Cohen MA, Parker RD, Bergfeld JA (1995) Localized anterior arthrofibrosis (cyclops lesion) after reconstruction of anterior cruciate ligament: MR imaging findings. AJR Am J Roentgenol 165:383-385

Recht M, Bobic V, Burstein D, Disler D, Gold G, Gray M, Kramer J, Lang P, McCauley T, Winaiski C (2001) Magnetic resonance imaging of articular cartilage. Clin Orthop 391 (Suppl):S379-S396

Richardson JB, Caterson B, Evans EH, Ashton BA, Roberts S (1999) Repair of human articular cartilage after implantation of autologous chondrocytes. J Bone Joint Surg Br 81:1064-1068

Roos H, Lauren M, Adalberth T, Roos EM, Jonsson K, Lohmander LS (1998) Knee osteoarthritis after meniscectomy: prevalence of radiographic change after twenty-one years compared with matched controls. Arthritis Rheum 41:687-693

Sanders TG, Mentzer KD, Miller MD, Morrison WB, Campbell SE, Penrod BJ (2001) Autogenous osteochondral "plug" transfer for the treatment of focal chondral defects: postoperative MR appearance with clinical correlation. Skeletal Radio! 30:570-578

Schatz JA, Potter HG, Rodeo SA, Hannafin JA, Wickiewicz TL (1997) MR imaging of anterior cruciate ligament reconstruction. AJR Am J Roentgenol 169:223-228

Schick F, Dammann F, Lutz 0, Claussen CD (1995) Adapted techniques for clinical MR imaging of tendons. MAGMA 3:103-107

Schimmer RC, Brulhart KB, Duff C, Glinz W (1998) Arthroscopic partial meniscectomy: a 12-year follow-up and two-step evaluation of the long-term course. Arthroscopy 14:136-142

Sciulli RL, Boutin RD, Brown RR, Nguyen KD, Muhle C, Lektrakul N, Pathria MN, Pedowitz R, Resnick D (1999) Evaluation of the postoperative meniscus of the knee: a study comparing conventional arthrography, conventional MR imaging, MR arthrography with iodinated contrast material, and MR arthrography with gadolinium based contrast material. Skeletal Radiol 28:508-514

Smith DK, Totty WG (1990) The knee after partial meniscectomy: MR imaging features. Radiology 176:141-144

Stockle U, Hoffmann R, Schwedke J, Lubrich J, Vogl T, Sudkamp NP, Haas N (1998) Anterior cruciate ligament reconstruction: the diagnostic value of MRI. Int Orthop 22:288-292

Tsai CL, Liu CN, Lim AC (1992) Meniscal repair with autogenous periosteum and fibrin adhesive system (in Chinese). Zhonghua Yi Xue Za Zhi (Taipei) 49:170-176

Tuite MJ, De Smet AA (1996) MR of the postoperative knee. Top Magn Reson Imaging 8:2-14

Van Trommel MF, Simonian PT, Potter HG, Wickiewicz TL (1998) Arthroscopic meniscal repair with fibrin clot of complete radial tears of lateral meniscus in the avascular zone. Arthroscopy 14:360-365

Verstraete KL, Huysse WCJ, Steines D, Lang P, Declercq D, Rousseaux M (2000) Assessment of osteochondral autografts of the knee with CT, conventional MRI, dynamic contrast-enhanced and cartilage thickness images. Seventh Annual Meeting, European Society of Musculoskeletal Radiology, Leiden

Vogl TJ, Schmitt J, Lubrich J, Hochmuth K, Diebold T, Del Tredici K, Sudkamp N (2001) Reconstructed anterior cruciate ligaments using patellar tendon ligament grafts: diagnostic value of contrast-enhanced MRI in a 2 year follow-up regimen. Eur Radiol 11:1450-1456

Warden WH, Friedman R, Teresi LM, Jackson DW (1999) Magnetic resonance imaging of bioabsorbable polylactic acid interference screws during the first 2 years after anterior cruciate ligament reconstruction. Arthroscopy 15:474-480

Whitman TL, Diduch DR (1998) Transient posterior knee pain with the meniscal arrow. Arthroscopy 14:762-763

Wiley JP, Bray RC, Wiseman DA, Elliott PD, Ladly KO, Vale LA (1997) Serial ultrasonographic imaging evaluation of the patellar tendon after harvesting its central one third for anterior cruciate ligament reconstruction. J Ultrasound Med 16:251-255

Yamato M, Yamagishi T (1992) MRI of patellar tendon anterior cruciate ligament autografts. J Comput Assist Tomogr 16:604-607

# 12 Joelho Pós-Operatório 2: Artroplastia, Artrodese, Osteotomia

Thomas H. Berquist

CONTEÚDO



## 12.1 Introdução

É essencial para os examinadores a compreensão das indicações, abordagens cirúrgicas, e as complicações potenciais dos procedimentos reconstrutivos do joelho. Este capítulo focaliza a artroplastia, osteotomia e a artrodese do joelho. As técnicas de imagens desempenham um papel vital na avaliação dos resultados cirúrgicos e as complicações potenciais destes procedimentos.

## 12.2 Artroplastia do Joelho

A artroplastia total de joelho surgiu como uma alternativa para a artrodese na década de 1930 (Stuart, 1991). Os primeiros componentes articulados freqüentemente falharam devido ao desprendimento (Berquist, 1995). Na década de 1970, o design condilar (Fig. 12.1) se tornou o "padrão ouro" sobre o qual novas modificações foram desenvolvidas. Esta seção irá discutir a base da artroplastia do joelho com ênfase nas imagens de pacientes com artroplastia de joelho e suas complicações em potencial.

### 12.2.1 Indicações/Contra-Indicações

Os objetivos da artroplastia são o alívio da dor, melhoria da movimentação e função e aumento da estabilidade (Berquist, 1995; Engh e Ammeen, 1997; Insall *et al.*, 1989; Stuart,1991).

A artroplastia do joelho está contra-indicada em pacientes com uma infecção ativa ou com uma fusão. A diminuição da força do mecanismo extensor, artropatia neuropática, e insuficiência vascular são contra-indicações relativas. Além disto, pacientes com demandas ocupacionais ou físicas excessivas bem como pacientes obesos são considerados candidatos inadequados para a artroplastia de joelho (Berquist, 1995; Stuart, 1991).

### 12.2.2 *Design* do Componente

Os implantes de artroplastia do joelho são projetados para reproduzir certos movimentos do joelho dependendo da articulação da prótese. Articulação é o termo utilizado para se referir à estabilidade do joelho oferecida pela configuração ou contorno dos componentes (Berquist, 1995). Uma prótese não articulada é uma prótese de recobertura que se baseia na presença de ligamentos colaterais e cruzados intactos. Os componentes tibiais são relativamente planos e o movimento normal do joelho é mantido (Berquist, 1995; Stuart, 1991).

Uma prótese semi-articulada possui uma inserção tibial côncava (Fig. 12.1). A instabilidade é reduzida com a escolha de uma inserção tibial com uma espessura apropriada para manter os ligamentos colaterais com uma tensão apropriada. O ligamento cruzado anterior é sacrificado e o ligamento cruzado posterior é preservado (Fig.

T. H. Berquist, MD, FACR Diagnostic Radiology, Mayo Clinic, 4500 San Pablo Road, Jacksonville, FL 32224, USA

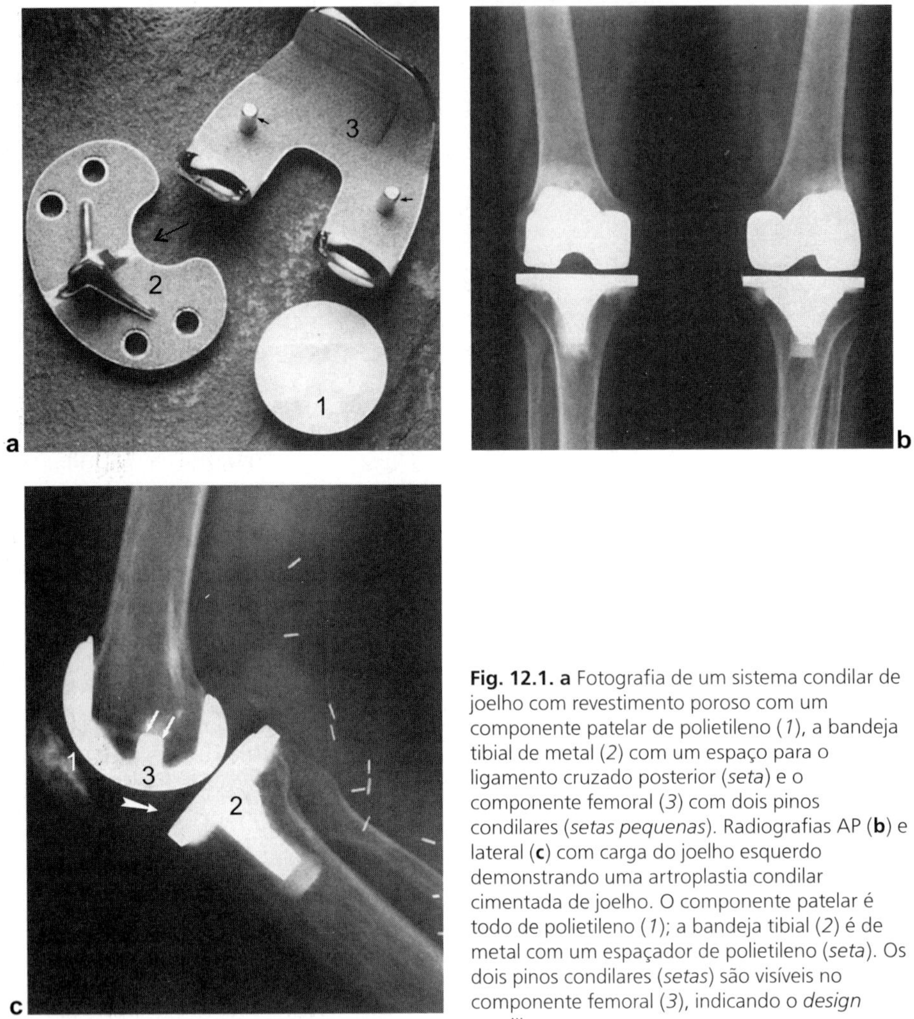


**Fig. 12.1.** **a** Fotografia de um sistema condilar de joelho com revestimento poroso com um componente patelar de polietileno (*1*), a bandeja tibial de metal (*2*) com um espaço para o ligamento cruzado posterior (*seta*) e o componente femoral (*3*) com dois pinos condilares (*setas pequenas*). Radiografias AP (**b**) e lateral (**c**) com carga do joelho esquerdo demonstrando uma artroplastia condilar cimentada de joelho. O componente patelar é todo de polietileno (*1*); a bandeja tibial (*2*) é de metal com um espaçador de polietileno (*seta*). Os dois pinos condilares (*setas*) são visíveis no componente femoral (*3*), indicando o *design* condilar.

12.1a). Uma prótese condilar com estabilização posterior é utilizada quando o ligamento cruzado posterior é ressecado. Um poste tibial central e uma caixa no componente femoral (Fig. 12.2) proporciona a estabilidade neste sistema semi-articulado (Berquist, 1995; Coyte *et al.*, 1999).

As próteses articuladas são utilizadas em pacientes com um suporte inadequado de tecidos moles ou uma perda óssea ou ainda nos casos de artroplastia de revisão. Estão disponíveis *designs* conectados e os não conectados (Fig. 12.3). *Designs* totalmente articulados (Fig. 12.3) freqüentemente falham.

### 12.2.3 Escolha do Componente

Muitas pesquisas foram realizadas para o desenvolvimento das ligas metálicas e plásticos mais apropriados para os implantes articulares. O aço inoxidável, apesar de ser eficiente em pacientes idosos, foi abandonado em favor das ligas de titânio e da base de cobalto. As ligas de cobalto-cromo e cobalto-cromo-molibdênio e as ligas de titânio-alumínio-vanádio são as mais comumente utilizadas em conjunção com superfícies articulares de polietileno de peso molecular ultra-alto (Berquist, 1995; Bryan e Peters, 1973; Friedman *et al.*, 1993).

O design dos componentes varia para os implantes tibial, femoral e patelar. Os componentes tibiais podem ser simétricos (Fig. 12.4) ou anatômicos (Fig. 12.5) (inserções de polietileno medial ou lateral configuradas para o tamanho do côndilo tibial). As bandejas tibiais podem ser revestidas de metal com espessuras variáveis de inserções (Figs. 12.4 e 12.5) ou serem totalmente de polietileno (Fig. 12.6). Os componentes podem ser projetados para crescimento interno, caso em que podem ser utilizados parafu-

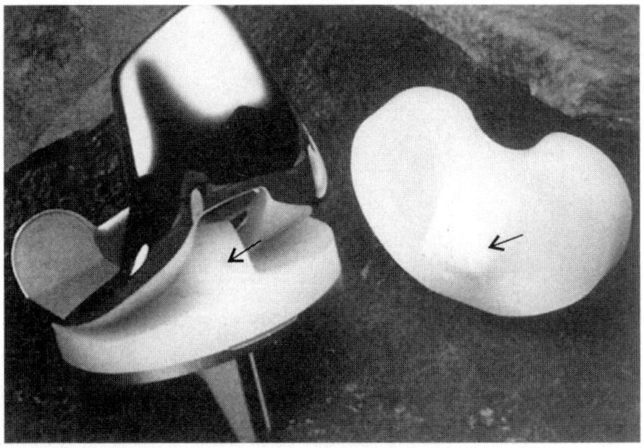

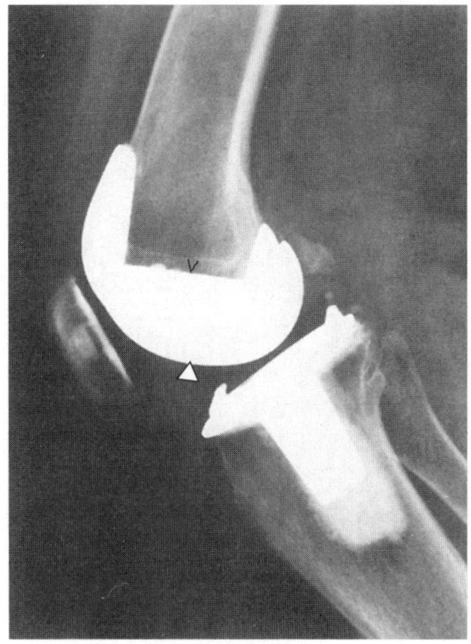

**Fig. 12.2.** **a** Fotografia de um sistema semi-articulado com estabilização posterior com um poste tibial central (*seta*). A caixa para o poste central faz com que haja uma aparência diferente na radiografia lateral (**b**) indicando o design e a ressecção do ligamento cruzado posterior. Observe a espessura do componente femoral (*pontas de seta*) e a ausência de pinos em comparação com a Fig. 12.1c.

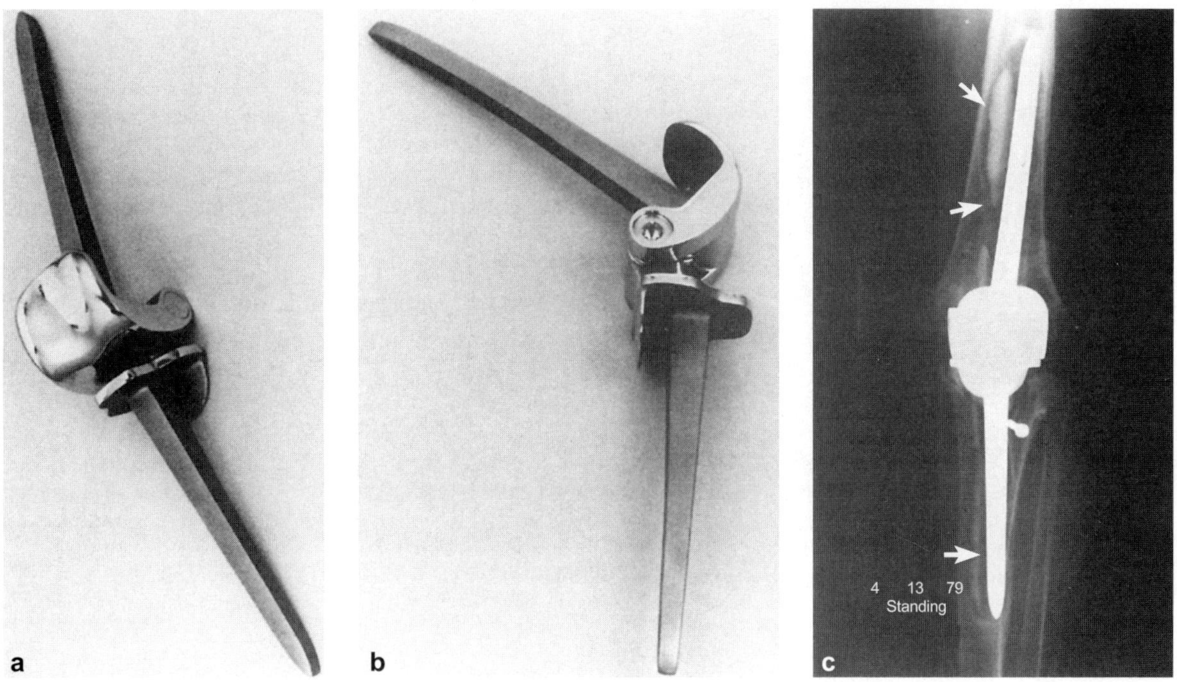


**Fig. 12.3.** **a** Fotografias frontal e **b** lateral de uma prótese articulada de Guepar. **c** Fotografia em AP de uma prótese de Guepar solta com a fratura do cimento e uma lucência (*setas*) causada pelo desprendimento dos componentes.

sos para a fixação adicional ou para a fixação com cimento (Fig. 12.7). As hastes ou cunhas de alongamento podem ser utilizadas nos casos de perda óssea (Fig. 12.8). Também se encontram sistemas para a artroplastia unicompartimental (APEL *et al.*, 1991; BERQUIST, 1995; STUART, 1991).

Os componentes femorais podem ter uma cobertura porosa para permitir o crescimento ósseo ou eles podem ser projetados para serem fixados com cimento. *Designs* simétricos e anatômicos estão disponíveis, assim como os componentes tibiais. As hastes de alongamento estão

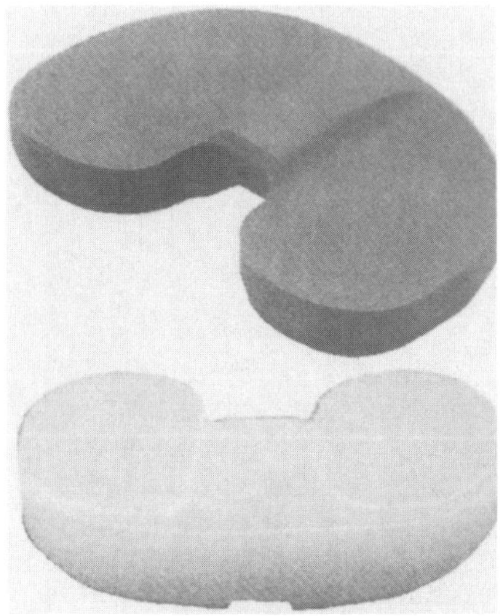

Fig. 12.4. Espaçadores não anatômicos de polietileno com o mesmo tamanho e configuração para ambos os côndilos.

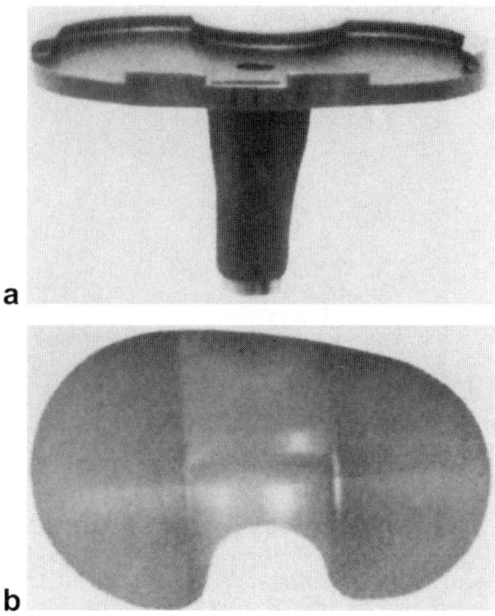

a

b

Fig. 12.5. a Fotografia de uma bandeja tibial de Gênesis com superfície articular para uma inserção de polietileno anatômica. b A inserção de polietileno é assimétrica de modo a se combinar com a configuração anatômica dos côndilos.

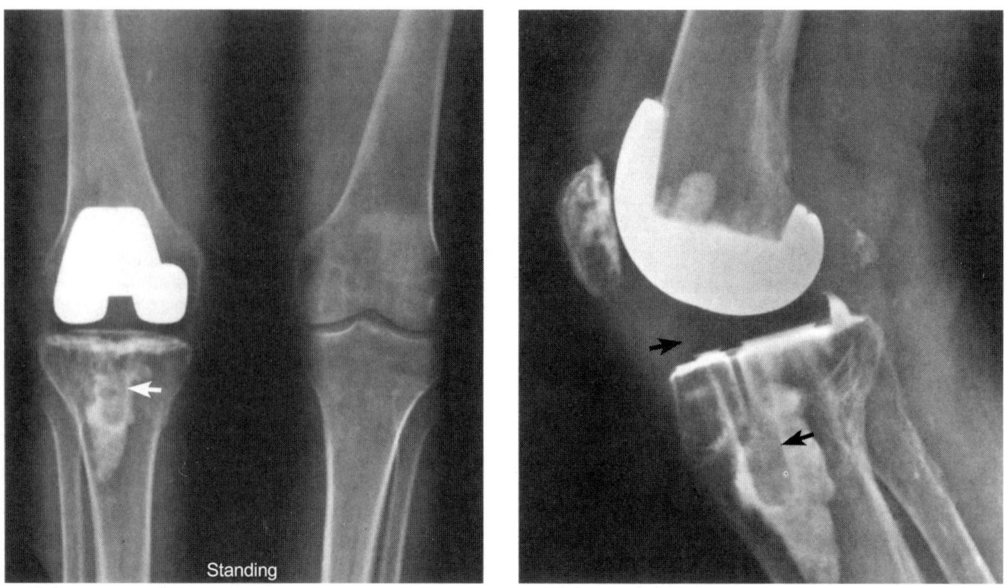


a b

Fig. 12.6. Radiografias em AP (a) e lateral (b) de uma artroplastia de joelho cimentada com estabilização posterior. O componente tibial é de polietileno e aparece como uma lucência (*setas*) em comparação com o cimento opaco.

disponíveis para os casos de perda óssea ou para os procedimentos de revisão (Berquist, 1995; Coyte *et al.*, 1999). Os componentes femorais apresentam menos problemas de desprendimento do que os componentes tibiais (Berquist, 1995; Collier *et al.*, 1991).

A recobertura patelar pode não ser necessária. Os artigos recentes sugerem que os resultados da recobertura patelar e a retenção da patela são similares. Entretanto, o reparo futuro ainda é necessário em 10% dos pacientes (Barrack *et al.*, 1997).

A substituição da superfície patelar na maioria das vezes ainda é feita para diminuir a dor e para evitar complicações tardias (Barrack *et al.*, 1997; Berquist, 1995; Merkow *et al.*, 1985). Os componentes patelares podem ser totalmente de polietileno ou ter um revestimento metálico (Fig. 12.9). A maioria dos cirurgiões preferem as inserções cimentadas totalmente de polietileno (ver Fig. 12.11) (Bauer e Schells, 1999; Berquist, 1995).

A artroplastia unicompartimental recuperou um certo apoio nos últimos anos (Berquist, 1995). Esta técnica está

a

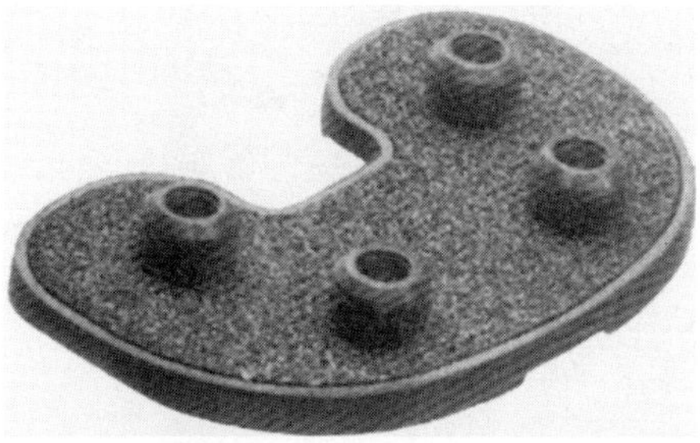

b

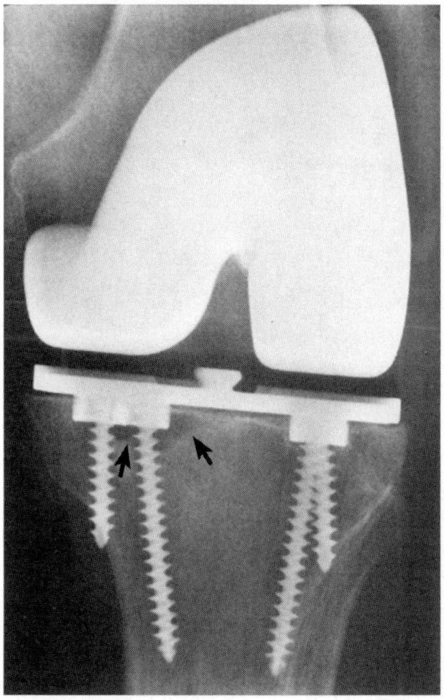

**Fig. 12.7. a** Prótese de Miller-Galante com superfície porosa (malha de fibra de titânio) com quatro pinos porosos que podem ser utilizados para a fixação do parafuso. (Cortesia de Zimmer, Warsaw, Indiana).
**b** Incidência AP do joelho demonstra o mesmo componente tibial com o uso de quatro parafusos para a fixação. Observa-se uma lucência mal definida (*setas*) à direita causada por infecção. (De BERQUIST, 1995.)

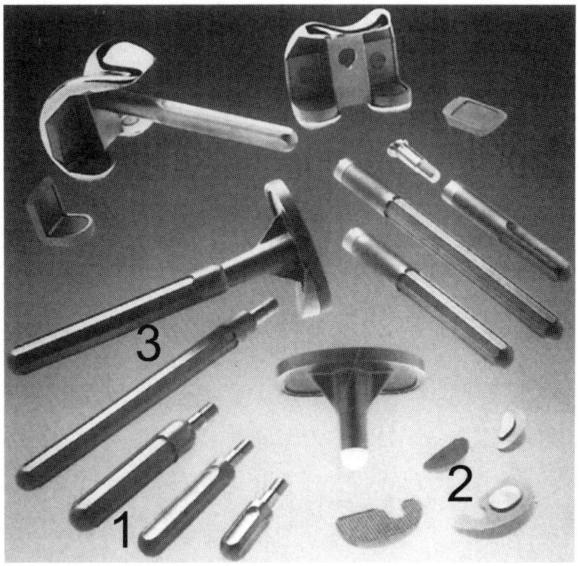


**Fig. 12.8.** Fotografia de um joelho modular P.F.C. da Johnson e Johnson com hastes de alongamento (*1*), cunhas de alongamento (*2*) e os componentes montados (*3*).

a

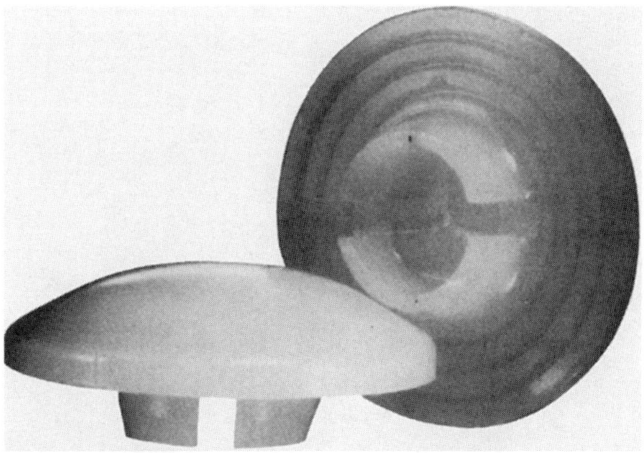

b

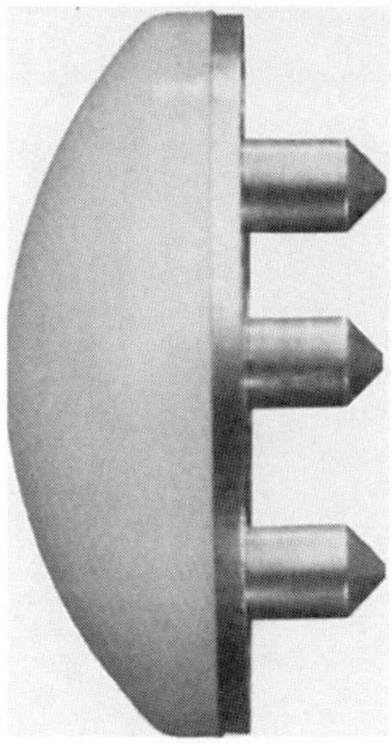

**Fig. 12.9.** Fotografias de componentes patelares totalmente de polietileno (**a**) e com revestimento de metal (**b**).

indicada como uma alternativa para a osteotomia tibial para a artroplastia tricompartimental em pacientes com uma osteoartrite unicompartimental (BERQUIST, 1995; COVENTRY, 1984). Existe uma certa perda óssea e lesão dos tecidos moles com esta técnica (Fig. 12.10). Portanto, ela pode estar mais indicada como um procedimento inicial em pacientes mais jovens.

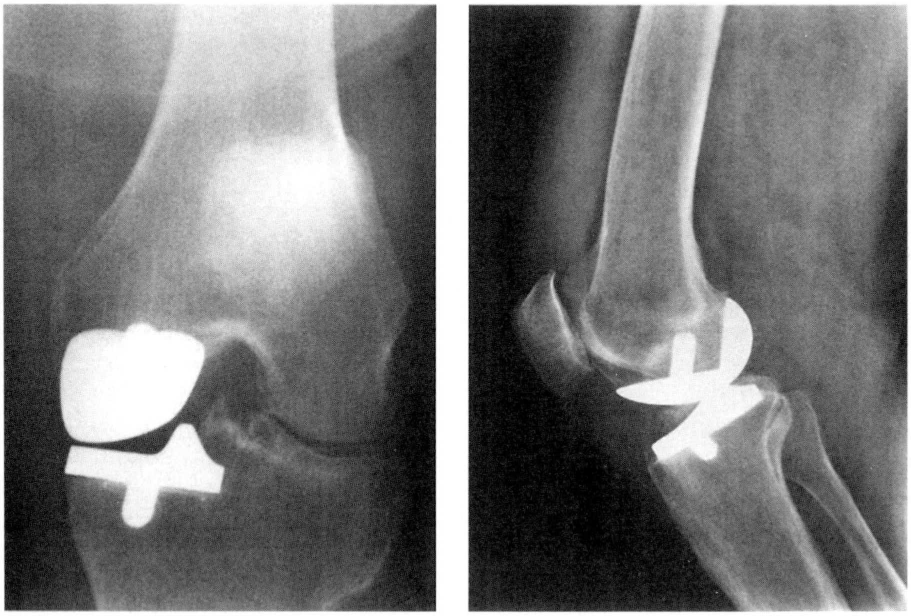

a b

Fig. 12.10. Radiografias AP (**a**) e lateral (**b**) de uma artroplastia do compartimento medial utilizando componentes com revestimento metálico com cobertura porosa.

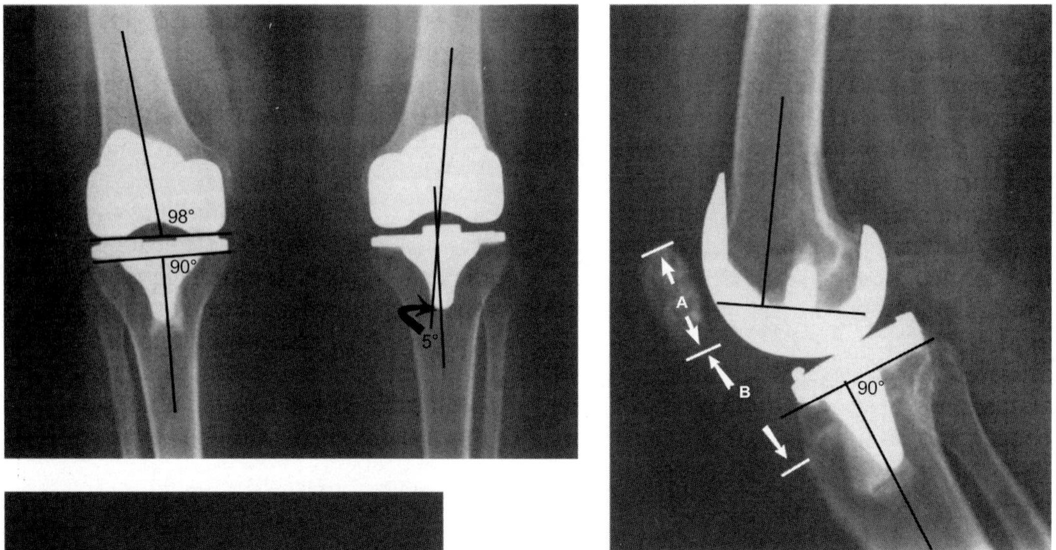


a b

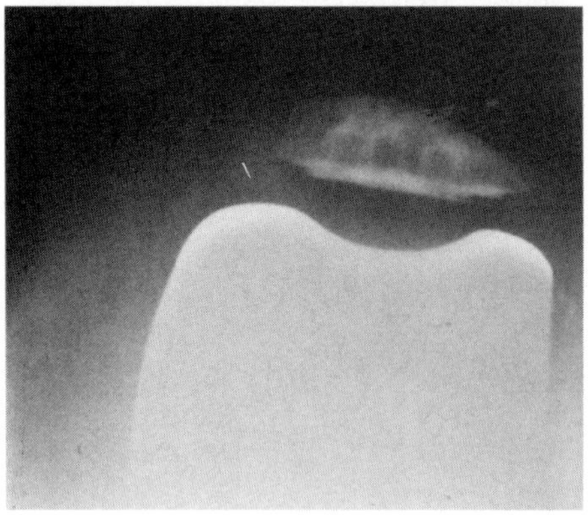

c

**Fig. 12.11. a** Incidência AP com carga dos joelhos em um paciente com implantes Duracon da Howmedica. O ângulo tibial-femoral do lado esquerdo é de 5° de valgo. A bandeja tibial direita está a 90° em relação ao eixo tibial. O componente femoral está a 98° em relação ao eixo femoral. **b** Incidência lateral do joelho demonstrando as posições dos componentes femoral e tibial. O componente tibial deve estar a 90° em relação ao eixo tibial na incidência em AP. Se o componente apresenta um posicionamento > 90° ele é considerado estendido, e se o posicionamento for < 90°, ele é considerado flexionado. O componente femoral deve estar em uma posição perpendicular ao eixo femoral. A patela deve estar posicionada de modo que a altura (*A*) e o comprimento do tendão patelar (*B*) apresentem uma proporção de cerca de 1:1. **c** Incidência patelar demonstrando o posicionamento simétrico da patela com um implante totalmente de polietileno.

## 12.3 Imagens Pós-Operatórias e Complicações

Radiografias ântero-posterior (AP) e lateral são obtidas no período pós-operatório imediato para checar o alinhamento e a posição do componente e para excluir problemas óbvios como luxação ou fratura periprotética (BERQUIST, 1995; SCHNEIDER *et al.*, 1984). Quando o paciente pode tolerar uma série completa de joelho esta deve ser feita para a obtenção de um estudo basal. Ela deve incluir incidências AP com carga (preferivelmente um estudo panorâmico do quadril até o tornozelo), lateral e patelar. Nós preferimos posicionar fluoroscopicamente as incidências em AP e lateral para assegurar uma visualização ideal das interfaces componente-osso e osso-cimento. As incidências laterais em flexão e extensão podem ser obtidas para determinar a amplitude de movimentos. Os pacientes em geral são estudados novamente aos seis e 12 meses. O acompanhamento anual é adequado a partir do primeiro ano a menos que os sintomas determinem uma avaliação mais freqüente.

Características específicas devem ser avaliadas em cada incidência radiográfica. A posição dos componentes tibial e femoral e o ângulo femoro-tibial devem ser avaliados na incidência AP com carga do joelho (Fig. 12.11a). A bandeja tibial deve estar em 90° em relação ao eixo tibial e a cobrir +85% do côndilo ósseo. Se a bandeja tibial está > 90° ela é considerada em valgo e se está < 90° ela é considerada em varo. O componente femoral deve estar a 97-98° em relação ao eixo femoral na incidência em AP. O ângulo femoro-tibial deve estar em 5-10° de valgo (BERQUIST, 1995; COLLIER *et al.*, 1991; PATEL *et al.*, 1991).

A posição da bandeja tibial, componente femoral e da patela também devem ser avaliadas na incidência lateral. A bandeja tibial deve estar a 90° em relação ao eixo tibial (Fig. 12.11b). Se o ângulo é superior a 90° é considerado estendido, e se for inferior a 90° ele está flexionado. O eixo femoral deve ser perpendicular a uma linha ao longo da base do componente (Fig. 12.11b). A altura patelar deve ser aproximadamente a mesma do comprimento do tendão patelar. O movimento também pode ser avaliado com incidências laterais em flexão e extensão. Aproximadamente 65° de flexão é necessário para que se suba uma escada e 70° para uma marcha normal. Descer escadas necessita de 85° e levantar de uma posição sentada, 105° de flexão (BERQUIST, 1995; BURGER *et al.*, 1991).

Zonas lucentes devem ser avaliadas nas incidências AP e lateral. O posicionamento fluoroscópico é mais eficaz para a obtenção de uma avaliação ideal das interfaces osso-cimento e metal-osso.

A incidência patelar deve ser avaliada à procura de simetria, inclinação patelar e desprendimento (Fig. 12.11c).

### 12.3.1 Complicações

As complicações da artroplastia total de joelho estão resumidas no Quadro 12.1. Certas complicações podem ser tratadas conservadoramente. Desprendimento, infecção, osteólise, fratura, e instabilidade necessitam de uma terapia mais agressiva (BAUER e SCHELS, 1999; BERQUIST, 1995; BOYD *et al.*, 1993; COYTE *et al.*, 1999; ELLINGSEN e RAND, 1994; GILLS e MILLS, 1991; KIM, 1990).

**Quadro 12.1.** Complicações da artroplastia total de joelho

| |
|---|
| Cicatrização da ferida |
| Infecção |
| Disfunção do mecanismo extensor |
| Desprendimento |
| Instabilidade |
| Fratura/luxação |
| Trombose venosa profunda |
| Embolia pulmonar |
| Bursite do pé anserino |
| Sinovite |
| Osteólise |
| Paralisia do nervo fibular |

BAUER e SCHELS (1999); BERQUIST (1995); BOYD et al. (1993); COYTE et al. (1999); CUCKLER *et al.* (1991); ELLINGSEN e RAND (1994); ENGH e AMMEEN (1997); GILLS e MILLS (1991); IDUSUYI e MORREY (1996); KIM (1990); SAMBATAKAKIS et al. (1991); WILSON *et al.* (1990)

### 12.3.2 Disfunção do Mecanismo Extensor

A disfunção do mecanismo extensor é a complicação mais comum da artroplastia total de joelho, sendo responsável por cerca de 50% dos procedimentos de revisão (BARRACK *et al.*, 1997; BERQUIST, 1995; MERKOW *et al.*, 1985). A maioria das complicações ocorrem dentro dos primeiros dois anos após a artroplastia (BERQUIST, 1995; BLOEBAUM *et al.*, 1998; BOYD *et al.*, 1993). As complicações incluem o desequilíbrio dos tecidos moles com um posicionamento patelar anormal e/ou impacto sobre o côndilo femoral (Fig. 12.12), luxação, fratura, desprendimento (Fig. 12.13), desgaste do componente e falha ou ruptura do tendão patelar e do mecanismo do quadríceps (Fig. 12.14) (BERQUIST, 1995; BLOEBAUM *et al.*, 1998; BOYD *et al.*, 1993; MERKOW *et al.*, 1985; SAMBATAKAKIS *et al.*, 1991). Radiografias em série geralmente são adequadas para o diagnóstico (BERQUIST, 1995).

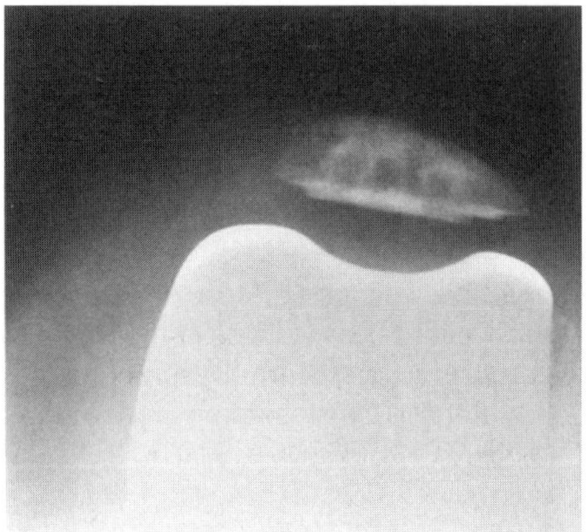

a

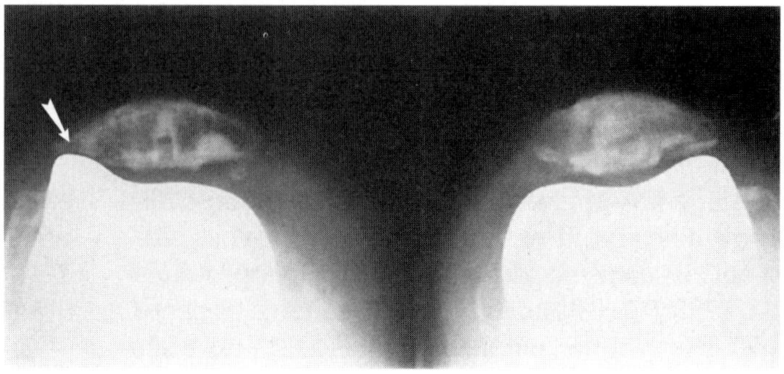

b

Fig. 12.12. Incidências patelares normal (**a**) e anormal (**b**). Existe um impacto (*seta*) causado pelo desequilíbrio do mecanismo extensor em **b**.

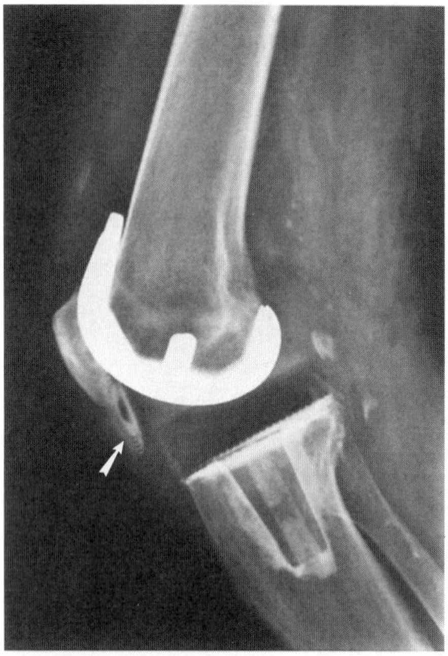

a

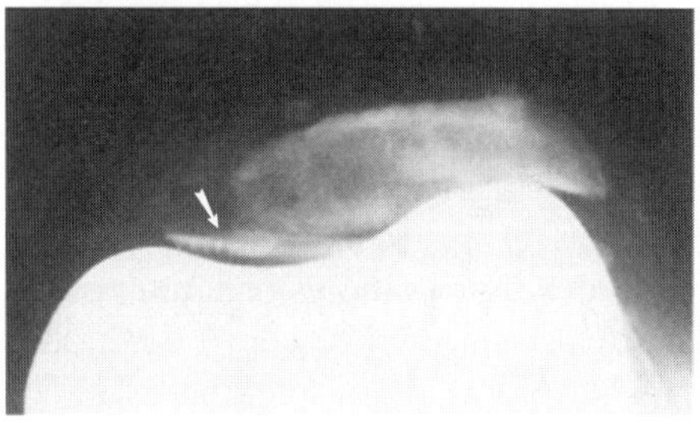

b

**Fig. 12.13.** Incidências lateral (**a**) e patelar (**b**) demonstram o deslocamento (desprendimento) do componente patelar (*seta*). A patela está subluxada lateralmente.

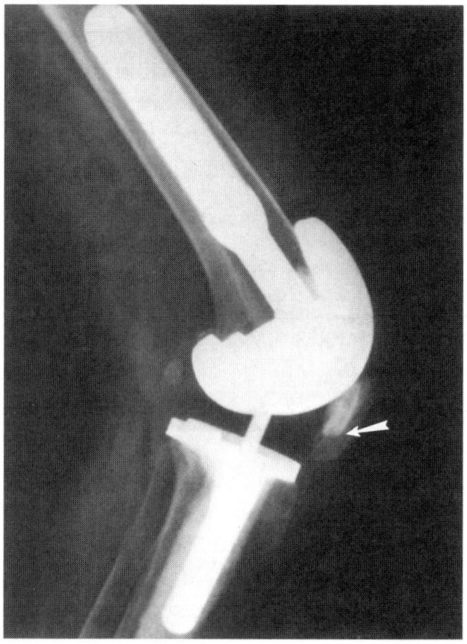

**Fig. 12.14.** Incidência lateral do joelho com componentes de revisão de estabilização posterior. Observa-se uma patela de localização baixa (*seta*) devido à ruptura do quadríceps.

## 12.3.3 Desprendimento

O desprendimento já foi bastante comum (20-30%) com os componentes articulados (ver Fig. 12.3c) (BERQUIST, 1995; HUE e FITZGERALD, 1990). O desenvolvimento de componentes condilares (ver Fig. 12.1) e as modificações recentes diminuíram a freqüência de desprendimentos para somente 1-2% (APEL *et al.*, 1991; BERQUIST, 1995; PATEL *et al.*, 1991; SILVERTON *et al.*, 1996).

Pacientes com desprendimento mecânico geralmente se apresentam com dor. Fatores que contribuem para o desprendimento incluem a frouxidão ligamentar, tamanho inapropriado do componente, obesidade e perda óssea tibial. O desprendimento do componente tibial ocorre mais freqüentemente (Aper *et al.*, 1991; Berquist, 1995; Boyd *et al.*, 1993; Schneider *et al.*, 1984; Silverton *et al.*, 1996).

Radiografias em série, especialmente se forem posicionadas fluoroscopicamente, são bastante úteis para a detecção do desprendimento do componente (Berquist, 1995). Zonas lucentes nas interfaces metal-osso ou cimento-osso são facilmente avaliadas em radiografias em série apropriadamente posicionadas (Berquist 1995; Boyd *et al.*, 1993; Schneider *et al.*, 1984). Linhas lucentes inferiores a 2 mm geralmente são identificadas nas zonas periféricas dos componentes tibial (~65%) e femoral (15-20%) (Berquist, 1995; Burger *et al.*, 1991; Gills e Mills, 1991). Linhas lucente com menos de 2 mm que são incompletas geralmente não representam um desprendimento. A progressão da largura das linhas lucentes (>2 mm) ou extensão do envolvimento da superfície é mais significante (Fig. 12.15). Linhas lucentes ou o desprendimento progressivo de contas indica o desprendimento de componentes não cimentados (Berquist, 1995; Manaster, 1995; Silverton *et al.*, 1996). Outras indicações do desprendimento do componente incluem a fratura do cimento, colapso do osso trabecular adjacente, afundamento, desgaste do polietileno e desvio da posição do componente (Apel *et al.*, 1991; Berquist, 1995; Boyd *et al.*, 1993).

As características radiológicas podem não ser conclusivas. No paciente sintomático, novas imagens podem ser necessárias. As cintilografias ósseas com radionuclídeos (tecnécio-99 m) têm pouco valor nos primeiros 8-10 meses após a cirurgia. As cintilografias ósseas podem ser positivas em pacientes assintomáticos por até um ano (Berquist, 1995; Manaster, 1995).

A artrografia de subtração não é tão útil no joelho quanto é no quadril (Berquist, 1995). O espaço articular e os compartimentos bursais do joelho possuem uma grande capacidade, o que descomprime a articulação, fazendo com que seja difícil a detecção de contraste se estendendo entre o osso ou cimento e os componentes.

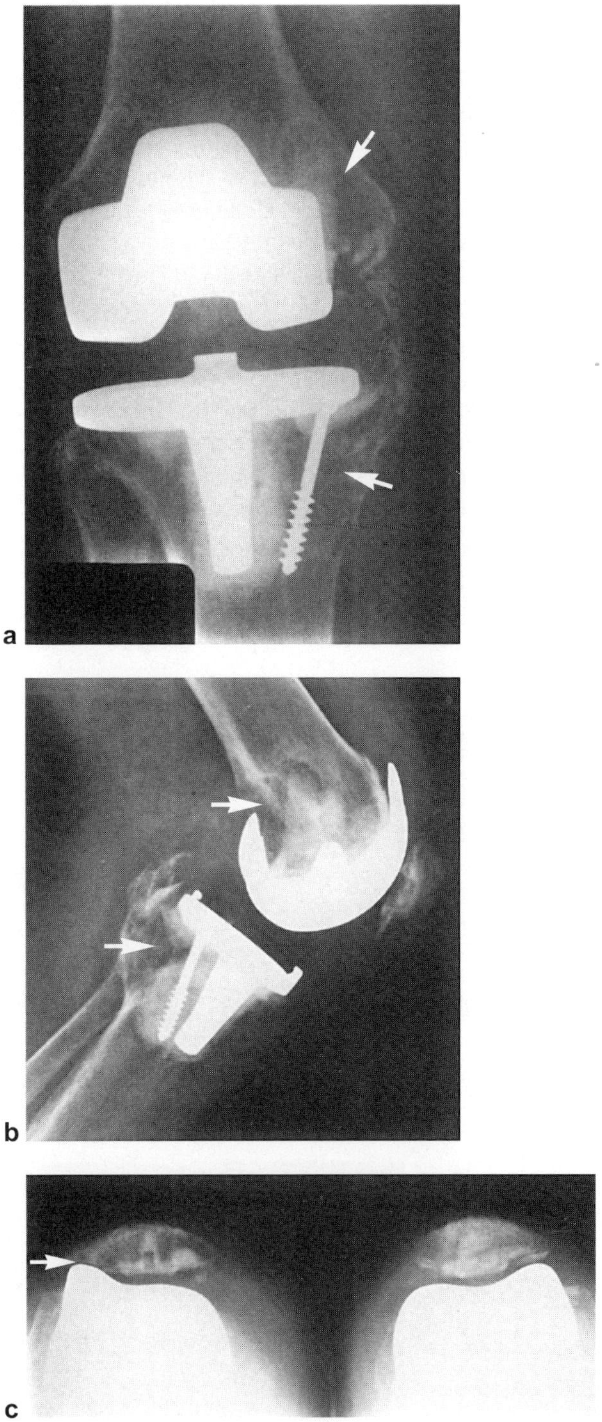

a b c

**Fig. 12.15.** Incidências AP (**a**), lateral (**b**) e patelar (**c**) demonstram uma lucência nas faces posteriores dos componentes tibial e femoral (*setas*). Observa-se também a fragmentação do cimento (*seta aberta* em **a**). A incidência patelar (**c**) demonstra o desequilíbrio do mecanismo extensor com um impacto lateral (*seta*).

## 12.3.4 Infecção

As infecções podem ser superficiais (infecção da ferida) ou profundas. As primeiras geralmente ocorrem no período pós-operatório inicial e apresentam uma menor probabilidade de necessitar a remoção do componente.

A infecção profunda é um problema mais sério. Os pacientes geralmente se apresentam com dor e edema com uma evolução de meses. Em uma grande série a incidência de infecção profunda varia de 1 a 19% (Bauer e

SCHELS, 1999; BENGSTON e KNUTSON, 1991; BERQUIST, 1995; RAND, 1993; WILSON *et al.*, 1990). A incidência geral em nossa instituição é de 1,2% (BERQUIST, 1995). A incidência de infecção também varia com o tipo de implante utilizado. As próteses articuladas se tornaram infectadas em 19%; os componentes estabilizados em 5,1%; *designs* de recobertura em 2,8% e os componentes unicompartimentais em somente 0,8%. A incidência de infecção com a revisão também é maior (9%) (BERQUIST, 1995; RAND, 1993; WILSON *et al.*, 1990).

As radiografias são normais em quase 75% dos pacientes com infecção (BERQUIST, 1995; MANASTER, 1995). Entretanto, as radiografias em série podem demonstrar uma lucência irregular sobre os componentes, sinais de desprendimento e edema de tecidos moles (Fig. 12.16) (BAUER e SCHELLS, 1999; BERQUIST, 1995; MANASTER, 1995).

As imagens com radionuclídeos são úteis em pacientes com suspeita de infecção (BENGSTON e KNUTSON, 1991; KIM, 1990; MINIACI *et al.*, 1989; STUART, 1991). A maioria prefere uma técnica radionuclídeo-dual empregando difosfonato metileno de tecnécio-99 m ou imagens com enxofre colóide combinado com leucócitos marcados com índio-11 (BERQUIST, 1995; MANASTER, 1995; PALESTRO *et al.*, 1991). A precisão das imagens combinadas com tecnécio e leucócitos se aproxima dos 96% (Fig. 12.17). (BERQUIST, 1995; PALETRO *et al.*, 1991; WILSON *et al.*, 1990).

As infecções geralmente são causadas por *Staphylococcus aureus* (64%), *Pseudomonas aeruginosa* (12%), *Escherichia coli* (5%) e organismos anaeróbicos (6%) (BAUER e SCHELS, 1999; BENGSTON e KNUTSON, 1991; BERQUIST, 1995; PALESTRO *et al.*, 1991). O tratamento varia com a condição do paciente e com a virulência do organismo (BERQUIST, 1995; CUCKLER *et al.*, 1991; RAND, 1993; WILSON *et al.*, 1990). A terapia antibiótica sem a remoção do componente pode ser bem-sucedida se a infecção for causada por organismo de baixa virulência quando os componentes não estão soltos. Com os organismos mais virulentos, remoção do componente, desbridamento e antibióticos intra-articulares e intraveno-

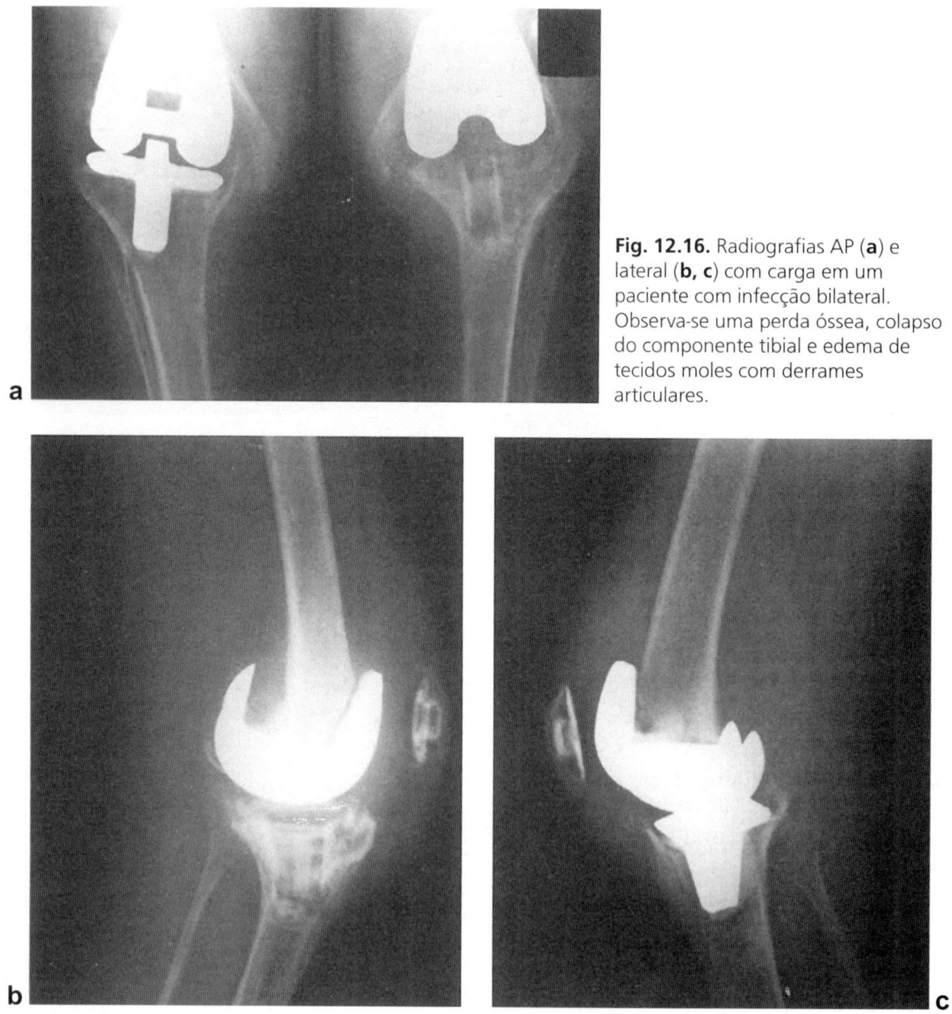


**Fig. 12.16.** Radiografias AP (**a**) e lateral (**b, c**) com carga em um paciente com infecção bilateral. Observa-se uma perda óssea, colapso do componente tibial e edema de tecidos moles com derrames articulares.

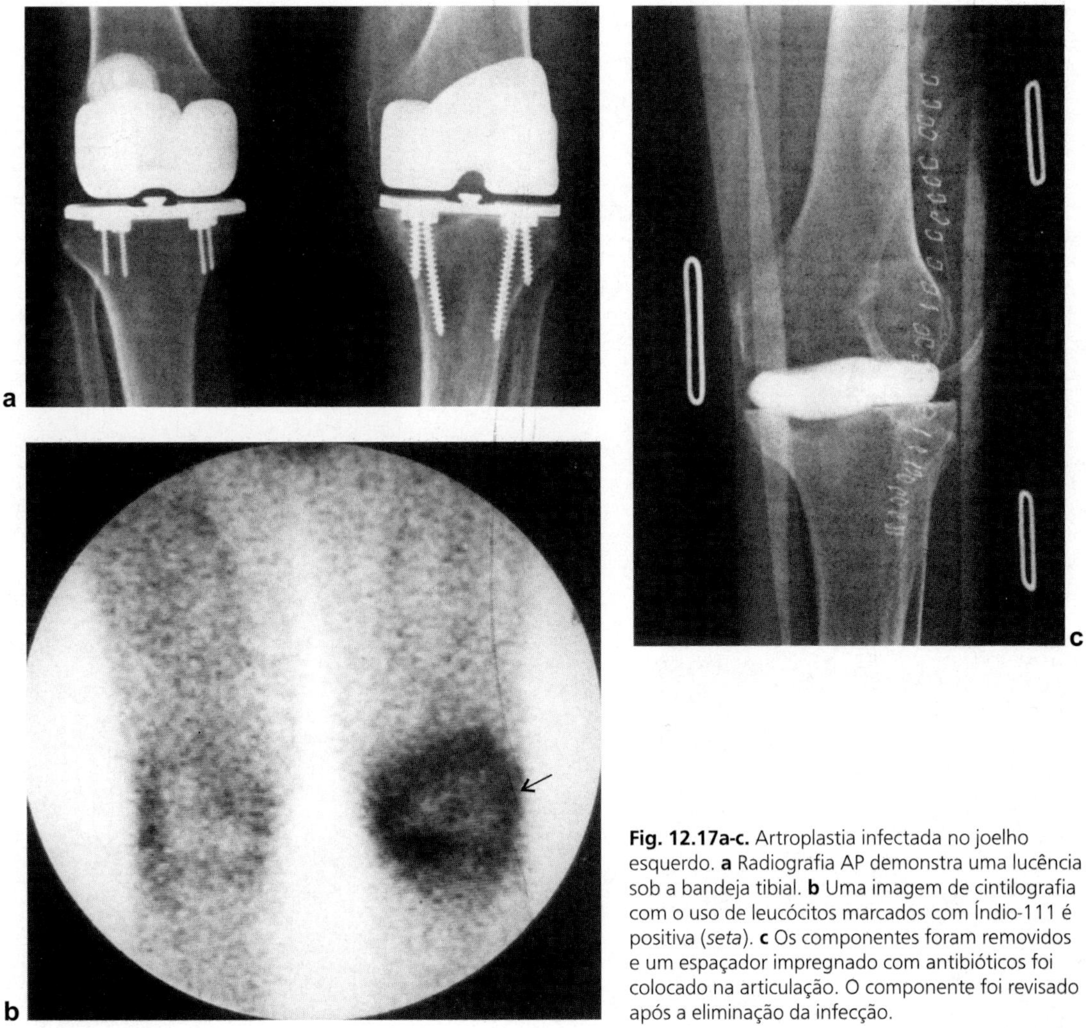


**Fig. 12.17a-c.** Artroplastia infectada no joelho esquerdo. **a** Radiografia AP demonstra uma lucência sob a bandeja tibial. **b** Uma imagem de cintilografia com o uso de leucócitos marcados com Índio-111 é positiva (*seta*). **c** Os componentes foram removidos e um espaçador impregnado com antibióticos foi colocado na articulação. O componente foi revisado após a eliminação da infecção.

sos estão indicados (Fig. 12.17) (BERQUIST 1995; CUCKLER *et al.* 1991). A artrodese também pode ser utilizada em pacientes mais jovens, pacientes com maior mobilidade e nos pacientes com infecções virulentas (CUCKLER *et al.*, 1991; ELLINGSEN e RAND, 1994; NICHOLS *et al.*, 1991; RAND, 1993).

## 12.3.5 Fraturas

A incidência de fraturas após as artroplastias de joelho é de 1,2 a 3% (BERQUIST, 1995; CORDEIRO *et al.*, 1990; ENGH e AMMEEN, 1997; SCHNEIER *et al.*, 1984). As fraturas podem ocorrer durante a inserção do componente. Nesta situação, as fraturas geralmente não estão desviadas e podem ser tratadas durante a artroplastia (ENGH e AMMEEN, 1997). As fraturas pós-operatórias podem resultar de distúrbios sistêmicos (osteoporose) ou desprendimento do componente ou ser causada pelo tipo de componente. As fraturas são mais comuns com as próteses articuladas (BERQUIST, 1995; HUE e FITZGERALD, 1990). Elas são mais comuns na região supracondilar (Fig. 12.18), mas as fraturas tibial e patelar também ocorrem. A fratura do componente (Fig. 12.19) é incomum e está relacionada com uma patologia do osso adjacente. O tratamento cirúrgico agressivo das fraturas é preferido ao invés de um repouso no leito ou longos períodos de restrição da deambulação (CORDEIRO *et al.*, 1990; GHAVAZI *et al.*, 1997).

## 12.3.6 Instabilidade

A instabilidade ligamentar foi registrada em até 13% dos pacientes após uma artroplastia total do joelho (BERQUIST, 1995; SAMBATAKAKIS *et al.*, 1991). As deformidades pré-operatórias geralmente são corrigidas e a espes-

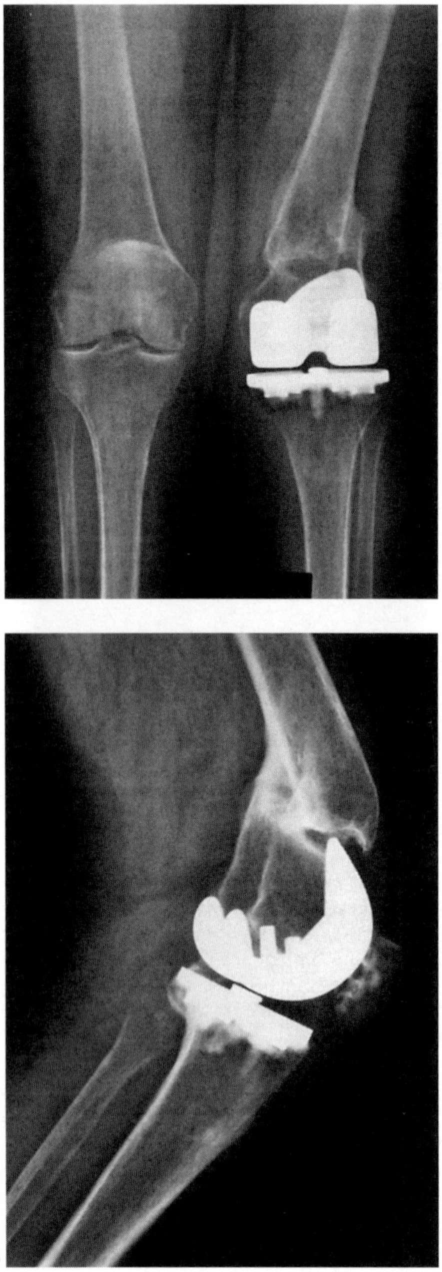

a

b

Fig. 12.18. Radiografias AP (**a**) e lateral (**b**) de uma fratura supracondilar em consolidação com pseudoartrose. O componente femoral entra na linha anterior da fratura.

sura do espaçador de polietileno é escolhida de modo a alcançar um comprimento apropriado do membro inferior e estabilidade articular. A instabilidade pós-operatória pode ser em varo, valgo, ântero-posterior ou rotacional. O exame clínico geralmente é suficiente para o diagnóstico. As radiografias com estresses em varo, valgo, ântero-posterior e rotacional podem ser realizadas com assistência fluoroscópica (Berquist, 1995).

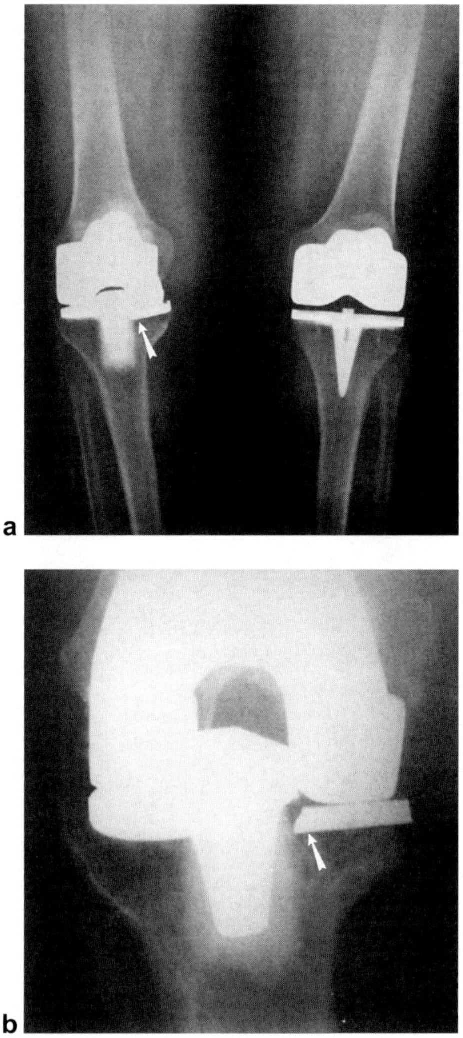

a

b

Fig. 12.19. Radiografia AP (**a**) e incidência para a incisura (**b**) com carga de uma fratura da parte direita da bandeja tibial (*seta*) devido a uma osteólise subjacente.

## 12.3.7 Outras Complicações

Complicações adicionais (Quadro 12.1) incluem desgaste do polietileno, sinovite ou osteólise causada pela corrosão do metal, cimento ou partículas do polietileno, e paralisia do nervo fibular (Apel *et al.*, 1991; Berquist, 1995; Christensen *et al.*, 1990; Ghavazi *et al.*, 1997; Gross e Lennon, 1992; Westrich *et al.*, 1997). A bursite do pé anserino é vista mais freqüentemente com a artroplastia unicompartimental e onde se observa um ressalto da bandeja tibial.

A luxação do polietileno dos componentes patelar e tibial pode ocorrer além do desgaste. Finas superfícies de polietileno tendem a apresentar mais problemas em relação ao desgaste. As partículas geradas pelo desgaste resultam em reações de células gigantes na sinóvia levando a uma sinovite e osteólise (BERQUIST, 1995; CHRISTENSEN *et al.*, 1990).

### 12.3.8 Trombose Venosa Profunda

Obesidade, imobilização prolongada, doença venosa prévia e hiperlipidemia aumentam a incidência de trombose venosa profunda após uma artroplastia total de joelho (BERQUIST, 1995; OISHI *et al.*, 1994). Não parece haver uma diferença significante em relação à cirurgia em um ou em ambos os joelhos ao mesmo tempo. A incidência de trombose venosa profunda é de 0,4-3% (BERQUIST, 1995). Entretanto, com uma avaliação ultra-sonográfica pós-operatória mais freqüente, a trombose sintomática e a assintomática podem ser evidentes em até 9% dos pacientes (OISHI *et al.*, 1994).

## 12.4 Artrodese

A artrodese do joelho não é comumente realizada nos dias de hoje (ARROYO *et al.*, 1997; RAND, 1993). A indicação mais comum em nossa instituição é um procedimento de salvação com neoplasias esqueléticas (ARROYO *et al.*, 1997). A artrodese ainda pode ser útil em pacientes com uma artrodese de joelho falha ou outros procedimentos cirúrgicos falhos e também pode ser considerada em pacientes que não são candidatos para a artroplastia do joelho (ARROYO *et al.*, 1997; BERQUIST, 1995; GHAZAVI *et al.*, 1997).

Os melhores candidatos para a artrodese são pacientes mais jovens com uma maior demanda funcional, pacientes com uma cobertura ou suporte de tecidos moles inadequada, e pacientes imunocomprometidos (ELLINGSEN e RAND, 1994). A artrodese está contra-indicada em pacientes com patologias bilaterais de joelho, quando existe uma severa perda óssea, ou quando existe uma anormalidade associada do quadril ou tornozelo ipsilateral (ELLINGSEN e RAND, 1994).

Existem múltiplas abordagens cirúrgicas para estabelecer um joelho fundido livre de dor. A fixação externa (artrodese de compressão), pinos intramedulares e fixação com placas têm sido empregados (Figs. 12.20 e 12.21) (ARROYO *et al.*, 1997; ELLINGSEN e RAND, 1994; GHAZAVI *et al.*, 1997; RAND, 1993; WEINER *et al.*, 1996). Os índices de fusão com fixação externa e técnica de compressão são em geral de somente 50% (Fig. 12.20) (ELLINGSEN e RAND, 1994). A fixação intramedular está se tornando a técnica mais popular, com índices de sucesso de mais de 90% (ARROYO *et al.*, 1997; ELLINGSEN e RAND, 1994).

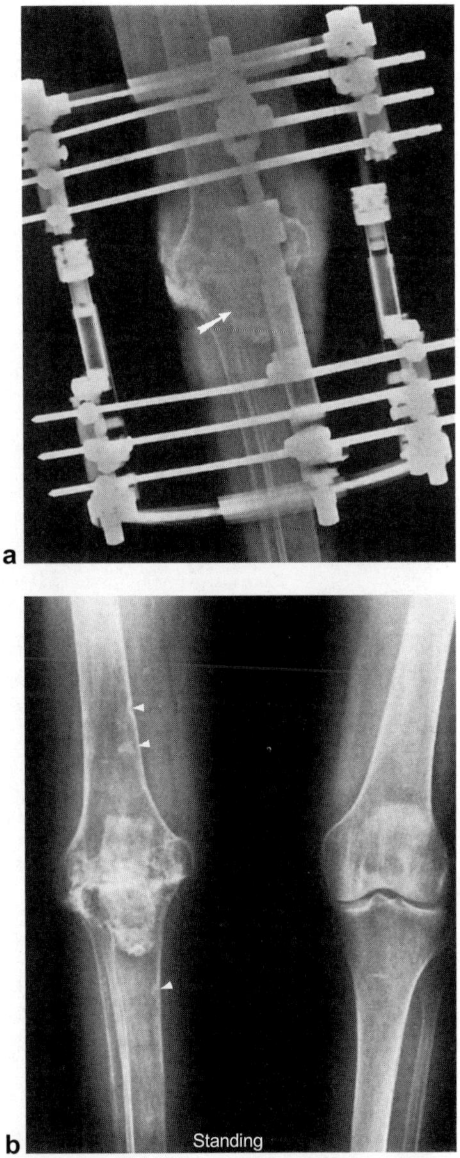


a b

**Fig. 12.20a, b.** Artrodese de compressão com fixação externa e enxertia óssea. **a** Radiografia AP com enxerto ósseo (*seta*) e fixação externa da fratura. **b** Radiografia AP com carga apresentando uma fusão sólida. Observe os tratos dos pinos (*pontas de seta*).

As complicações associadas com a artrodese variam em certo ponto de acordo com o procedimento utilizado. Por exemplo, para infecções do trato do pino associados com as estruturas de fixação externa (ARROYO *et al.*, 1997). Outras complicações comuns incluem pseudo-artrose, retardo de consolidação, fratura do osso ou do implante, infecção profunda, distrofia simpática reflexa e paralisia do nervo fibular (ARROYO *et al.*, 1997; ELLINGSEN e RAND, 1994; GHAVAZI *et al.*, RAND, 1993; WEINER *et al.*, 1996). No total, as complicações podem ser observadas em 40-55%

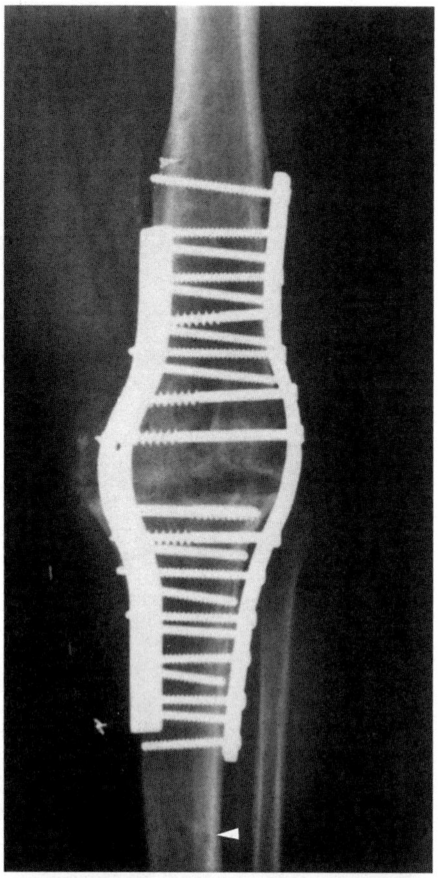

a

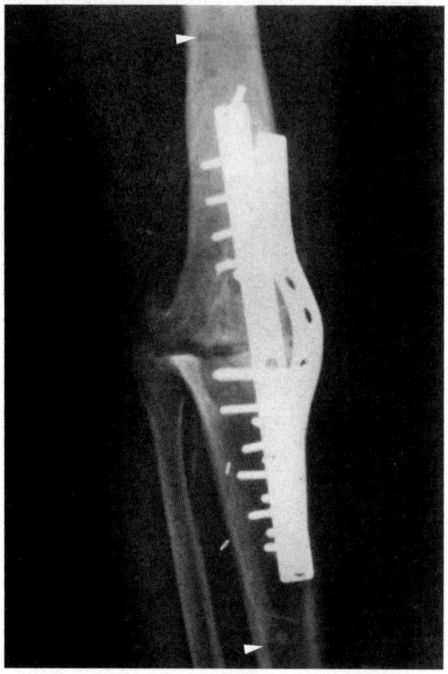

b

**Fig. 12.21. a, b.** Artrodese de compressão ineficaz tratada com fixação através de placa e parafusos. Radiografias AP (**a**) e oblíqua (**b**) demonstra a fixação com os tratos dos pinos (*pontas de seta*) da fixação externa prévia.

das artrodeses do joelho. A fixação intramedular reduz estas complicações para 38% e a maioria das complicações não são significantes (ARROYO *et al.*, 1997).

As imagens das complicações podem ser conseguidas com o uso de radiografias em série. Certos casos podem necessitar que seja assegurado um posicionamento correto para avaliar o implante e estruturas ósseas. As infecções do trato do pino (seqüestros no trato do pino) também são mais facilmente avaliadas com o uso do posicionamento fluoroscópico. As incidências de estresse podem ser úteis nos casos de suspeita de pseudo-artrose.

A pseudo-artrose e a lesão do nervo fibular pode ser avaliadas de maneira ideal com as imagens de RM. Entretanto, as imagens de RM podem ser degradadas por artefatos metálicos. Estes artefatos são mais severos com as técnicas de placa e parafusos (Fig. 12.21). Os artefatos são menos significantes com as hastes intramedulares e os implantes de titânio (BERQUIST, 1995).

A infecção profunda pode ser avaliada com estudos combinados com radionuclídeos, como descrito na seção anterior (BERQUIST, 1995; MANASTER, 1995; PALESTRO *et al.*, 1991; WILSON *et al.*, 1990).

## 12.5 Osteotomia

A osteoartrite unilateral ou unicompartimental pode ser tratada com uma osteotomia tibial ou supracondilar. O motivo desta técnica é diminuir a carga sobre o compartimento envolvido e transferência do peso para o lado não envolvido da articulação (BERQUIST, 1995; COVENTRY, 1984,1987).

A osteotomia tipicamente é considerada em pacientes mais jovens (< 65 anos) com dor unicompartimental (medial ou lateral) que se correlaciona com o envolvimento radiológico (BERQUIST, 1995; COVENTRY, 1984, 1987). As osteotomias supracondilares do fêmur são reservadas para distúrbios que se originam no fêmur com deformidades em valgo (Fig. 12.22) (BERQUIST, 1995; COVENTRY, 1984, 1987; MINIACI *et al.*, 1989). As contra-indicações para a osteotomia tibial incluem uma doença vascular periférica severa, diminuição da amplitude de movimentos, contratura, perda óssea significante e instabilidade ligamentar (BERQUIST, 1995; COVENTRY, 1984, 1987).

As osteotomias femoral e tibial podem ser realizadas com diversos sistemas de fixação (Figs. 12.22, 12.23) incluindo placas-lâminas, placas de contra-forte, e fixação com parafuso (COVENTRY, 1984, 1987; MINIACI *et al.*, 1989.)

A maioria dos estudos demonstram índices de sucesso de 85% após a osteotomia (MINIACI *et al.*, 1989). Entretanto, não é raro que a degeneração articular progrida. Outras complicações incluem retardo de consolidação (Fig. 12.22) ou pseudo-artrose (Fig. 12.24), perda da redu-

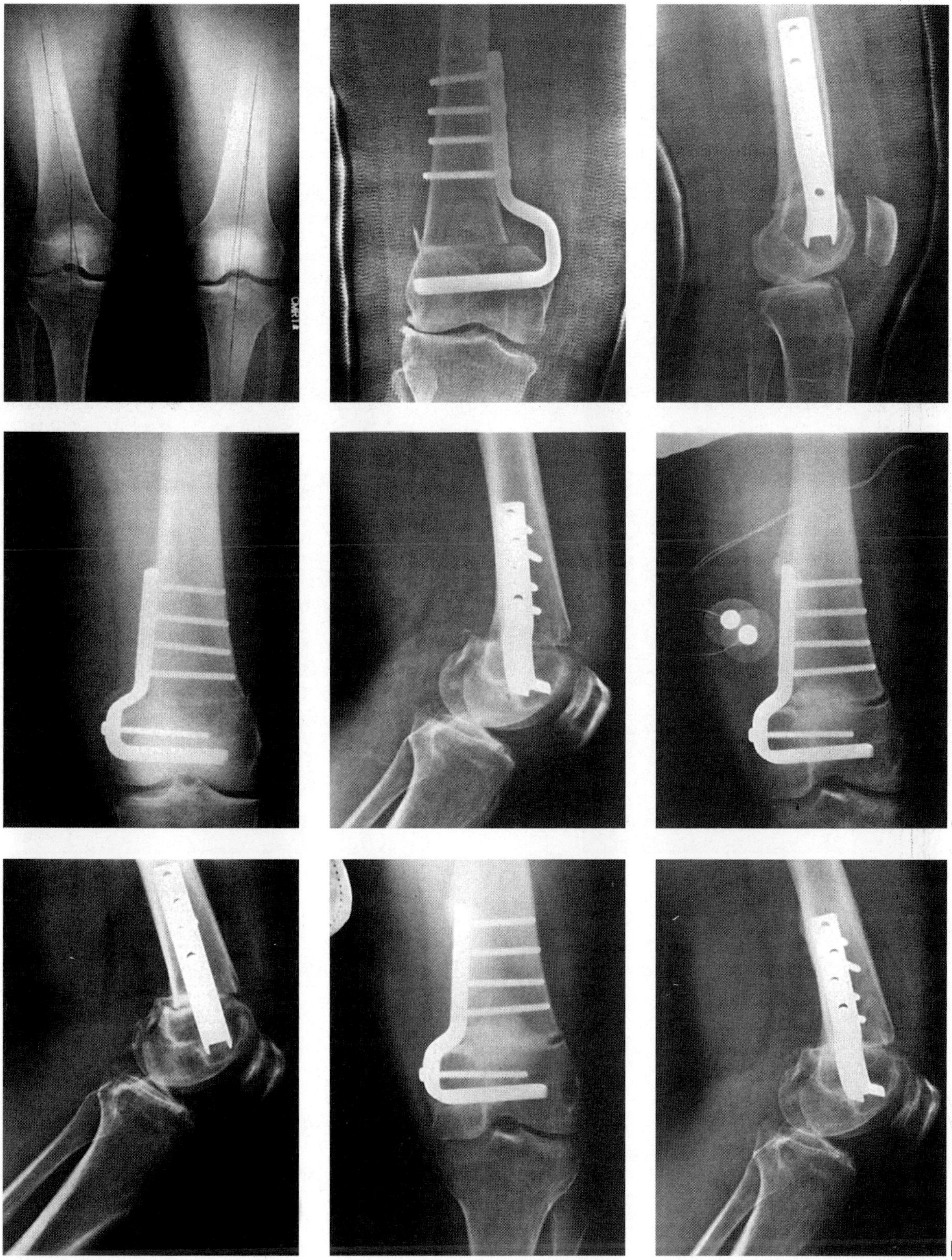

a b, c
d e, f
g h, i

**Fig. 12.22a-i.** Osteotomia supracondilar do fêmur. **a** Radiografia AP com carga demonstra uma deformidade em valgo do lado direito com uma artrose do compartimento lateral. Radiografias pós-operatórias em incidências AP (**b**) e lateral (**c**) após uma osteotomia em varo com uma placa em lâmina de 90° e parafusos corticais para a fixação. Radiografias em AP (**d, f, h**) e lateral (**e, g, i**) após um mês (**d, e**), cinco meses (**f, g**) e 10 meses (**h, i**), demonstrando um retardo de consolidação.

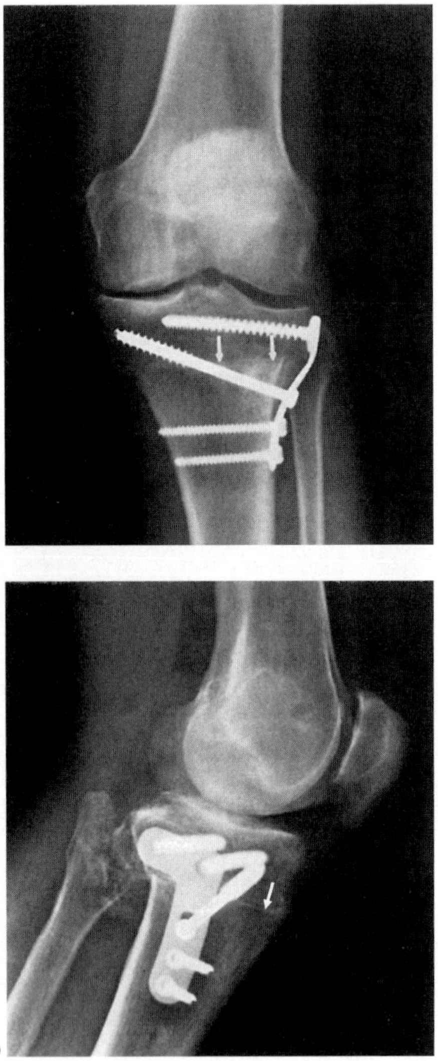

a

b

**Fig. 12.23a, b.** Radiografia pós-operatória de uma osteotomia tibial com fixação utilizando placa em contraforte-L e parafusos. A linha de osteotomia está bem definida (*setas*) nas radiografias em AP (**a**) e lateral (**b**).

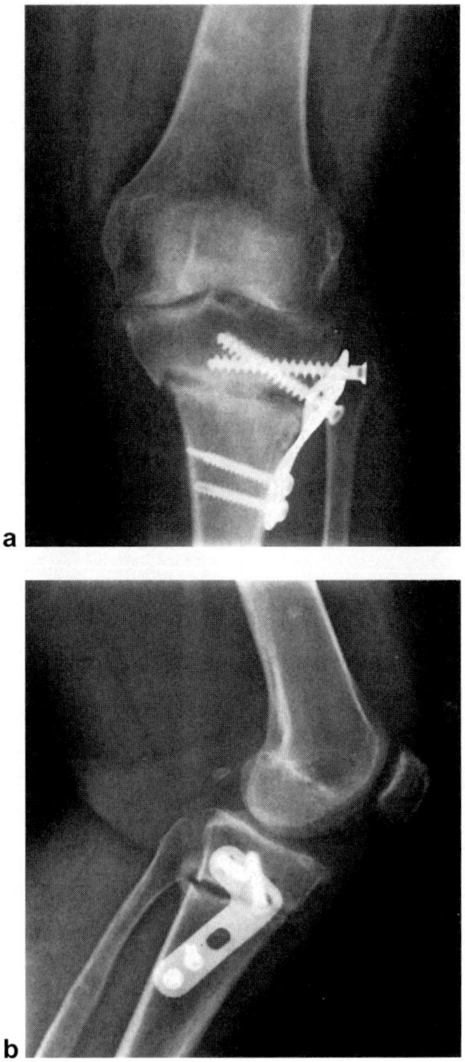

a

b

**Fig. 12.24.** Pseudo-artrose demonstrada nas radiografias AP (**a**) e lateral (**b**).

ção, infecção, trombose venosa profunda e paralisia do nervo fibular (Berquist, 1995; Coventry, 1984, 1987; Kirgis e Albrecht, 1992).

Radiografias em série (Fig. 12.22) são mais úteis para a avaliação da consolidação e da deformidade progressiva (Berquist, 1995). As incidências em AP com carga são essenciais para comparar as medidas pré e pós-operatórias. A trombose venosa pode ser avaliada com o uso da ultrasonografia. Pacientes com paralisia do nervo fibular podem ser estudados com RM já que os artefatos metálicos não são significantes.

## Referências Bibliográficas


Apel DM, Tozzi JM, Dorr LD (1991) Clinical comparison of all polyethylene and metal backed tibial components in total knee arthroplasty. Clin Orthop 273:243-252

Arroyo JS, Gurvin KL, Neff JR (1997) Arthrodesis of the knee with a modular titanium intra-medullary nail. J Bone Joint Surg 79A:26-35

Barrack RL, Wolfe MW, Waldman DA, Milicic AM, Bertot AJ (1997) Resurfacing of the patella in total knee arthroplasty. J Bone Joint Surg 79A:1121-1131

Bauer TW, Schels J (1999) The pathology of total joint arthro-plasty. II. Mechanisms of implant failure. Skeletal Radiol 28:483-497

Bengston S, Knutson K (1991) The infected knee arthroplasty. A 6 year follow-up of 357 cases. Acta Orthop Scand 62:301-311

Berquist TH (1995) Imaging atlas of orthopedic appliances and prosthesis. Raven, New York

Bloebaum RD, Backus KN, Jensen JW, Scott DF, Hofmann AA .(1998) Porous-coated metal-backed patellar components in total knee arthroplasty. J Bone Joint Surg 80A:518-528

Boyd AD, Ewald FC, Thomas WH, Poss R, Sledge CB (1993) Long-term complications after total knee arthroplasty with or without patellar resurfacing. J Bone Joint Surg 75A:674-681

Bryan RS, Peters on LEA (1973) Polycentric total knee arthroplasty. Orthop Clin North Am 4:575-585

Burger RR, Basch T, Hopson CN (1991) Implant salvage in infected total knee arthroplasty. Clin Orthop 273:105-112

Christensen OM, Christiansen TJ, Johansen T (1990) Polyethylene failure in PCA unicompartmental knee prosthesis. Acta Orthop Scand 61:578-579

Collier JP, Mayor MB, McNamara JL, Surprenant VA, Jensen RE (1991) Analysis of the failure of 122 polyethylene inserts from uncemented tibial components. Clin Orthop 273:232-242

Cordeiro EN, Costa RC, Carazzato JG, Silva JD (1990) Periprosthetic fracture in patients with total knee arthroplasties. Clin Orthop 252:182-189

Coventry MB (1984) Upper tibial osteotomy. Clin Orthop 182:46-52

Coventry MB (1987) Proximal tibial varus osteotomy for osteoarthritis of the lateral compartment of the knee. J Bone Joint Surg 69A:32-38

Coyte PC, Hawker G, Croxford R, Wright JG (1999) Rates of revision knee replacement in Ontario, Canada. J Bone Joint Surg 81A:773-782

Cuckler JM, Star AM, Alavi A, Noto RB (1991) Diagnosis and management of infected total joint arthroplasty. Orthop Clin North Am 22:523-530

Ellingsen DE, Rand JA (1994) Intra-medullary arthrodesis of the knee after failed total knee arthroplasty. J Bone Joint Surg 76A:870-877

Engh GA, Ammeen DJ (1997) Perprosthetic fractures adjacent to total knee implants. J Bone Joint Surg 79A:1 100-1113

Friedman RJ, Black J, Galante JO, Jacobs JJ, Skinner HB (1993) The current concepts in orthopedics, biomaterials, and implant fixation. J Bone Joint Surg 75A:1086-1109

Ghazavi MT, Stockly I, Yee G, Davis A, Gross AE (1997) Reconstruction of massive bone defects with allograft in revision total knee arthroplasty. J Bone Joint Surg 79A:17-25

Gills ES, Mills DM (1991) Long-term follow-up evaluation of 1000 consecutive cemented total knee arthroplasties. Clin Orthop 273:66-76

Gross TP,. Lennon DW (1992) Osteolytic cyst like area associated with polyethylene and metal debris after total knee replacement with an uncemented Vitallium prosthesis. J Bone Joint Surg 74A:1096-1102

Hue FC, Fitzgerald RH Jr (1990) Hinged total knee arthroplasty. J Bone Joint Surg 65A:513-519

Idusuyi OB, Morrey BF (1996) Peroneal nerve palsy after total knee arthroplasty. J Bone Joint Surg 78A:177-184

Insall JN, Dorr LD, Scott RD, Scott WN (1989) Rationale of the knee society clinical grading system. Clin Orthop 248:13-14

Kim Y (1990) Incidence of deep vein thrombosis after cementless and cemented knee replacement. J Bone Joint Surg 72B:779-783

Kirgis A, Albrecht S (1992) Palsy of the deep peroneal nerve after proximal tibial osteotomy. J Bone Joint Surg 74A:1180-1185

Manaster BJ (1995) Total knee arthroplasty: post-operative radiologic findings AJR 165:899-904

Merkow RL, Soundry M, Insall JN (1985) Patellar dislocation following total knee replacement. J Bone Joint Surg 67A:1321-1327

Miniaci A, Ballmer FT, Ballmer PM, Jakob RP (1989) Proximal tibial osteotomy: a new fixation device. Clin Orthop 246:250-259

Nichols SJ, Landon GG, Tallos HS (1991) Arthrodesis with dual plates after failed total knee arthroplasty. J Bone Joint Surg 73A:1020-1024

Oishi CS, Grady-Benson JC, Otis SM, Colwell CW, Walker RH (1994) The clinical course of distal deep venous thrombosis after total hip and total knee arthroplasty as determined by duplex ultra-sonography. J Bone Joint Surg 76A:1658-1663

Palestro CJ, Swyer AJ, Kim AK, Goldsmith SJ (1991) Infected knee prosthesis: diagnosis with In-111 leukocyte, Tc-99m sulfur coloid, and Tc-99m MDP imaging. Radiology 179:645-648

Patel DV, Ferris BD, Aichroth PM (1991) Radiologic study of alignment after total knee replacement. Int Orthop 15:209-210

Rand JA (1993) Alternatives to reimplantation for salvage of total knee arthroplasty complicated by infection. J Bone Joint Surg 75A:282-288

Sambatakakis A, Welton TJ, Newton G (1991) Radiographic signs of persistent soft tissue imbalance after knee replacement. J Bone Joint Surg 73B:751-756

Schneider R, Abenovoli AM, Soundry M, Insall J (1984) Failure of total condylar knee replacement. Correlation of radiographic clinical and surgical findings. Radiology 152:309-315

Silverton C, Rosenberg AO, Barden RM, Sheinkop MB, Galante JO (1996) The prosthesis-bone interface adjacent to tibial components inserted without cement. J Bone Joint Surg 78A:340-346

Stuart MJ (1991) Indications and patient selection. In: Morrey BF (ed) Joint replacement arthroplasty. Churchill-Livingstone, New York, pp 971-979

Weiner SD, Scarborough M, VanderGreend R (1996) Resection arthrodesis of the knee with intercalory allograft. J Bone Joint Surg 78A:185-193

Westrich GH, Hidaka C, Winsor RE (1997) Disengagement of a locking screw from a modular stem in revision total knee arthroplasty. J Bone Joint Surg 79A:254-258

Wilson MG, Kelley K, Thornhill TS (1990) Infection as a complication of total knee replacement arthroplasty. J Bone Joint Surg 72A:878-883

# 13 Mecanismo Patelar e do Quadríceps

Niels Egund • Leif Ryd

CONTEÚDO



## 13.1 Introdução

O mecanismo extensor do joelho é composto do grupo muscular e tendão do quadríceps, a patela, o ligamento patelar, o tubérculo da tíbia e o retináculo patelar. A articulação patelofemoral centraliza todo o mecanismo na superfície anterior do fêmur, e durante a extensão do joelho ela media as forças geradas pelos maiores músculos através dos maiores braços de alavanca do corpo. Pequenas variações em cada componente do mecanismo extensor podem afetar a função centralizadora da articulação patelofemoral por alterar a trilha patelar no sulco do fêmur e resultar em dor patelofemoral e degeneração articular. A despeito de extensas pesquisas experimentais e clínicas, os problemas da articulação patelofemoral permanecem um desafio para médicos, e sem uma clara compreensão sobre o motivo dos problemas da patela, não é de surpreender que não exista um consenso sobre o tratamento (THOMEE *et al.*, 1999). Nem a ampla utilização da artroscopia, nem a disponibilidade de novas técnicas de imagens como a ultra-sonografia, tomografia computadorizada (TC) e imagens de ressonância magnética (RM) contribuíram significantemente para a compreensão dos distúrbios relacionados com a disfunção do mecanismo extensor ou para o tratamento tradicional dos distúrbios patelofemorais (INSALL, 1995).

A avaliação clínica e as imagens da articulação patelofemoral normal e a lesionada requerem o conhecimento não somente da anatomia e biomecânica do joelho e do mecanismo extensor, mas também sobre os sítios e as características anatomopatológicas dos diferentes distúrbios em questão. Em cada situação clínica, o (MERCHANT, 1988) sistema de classificação dos distúrbios patelofemorais (Quadro 13.1) pode ser útil na identificação de diferentes anormalidades. O sistema define a etiologia e a patomecânica dos distúrbios patelofemorais e categoriza o diagnóstico de modo que os planos relevantes do exame possam ser iniciados e o tratamento sugerido. Entretanto, na ausência de evolução na classificação, exame e tratamento dos distúrbios patelofemorais, o sentimento dos autores deste capítulo é que alguns fundamentos da biomecânica do joelho foram ignorados por muitos anos e que a relação entre algumas observações científicas e achados anatomopatológicos e cirúrgico tem sido menosprezada (FULKERSON, 1997; SCUDERI, 1995).

N. Egund, MD
Professor, Department of Radiology, Aarhus University Hospital, Noerrebrogade 44, 8000 Aarhus C, Denmark L. Ryd, MD Associate Professor, Department of Orthopedics, University Hospital of Lund, 22185 Lund, Sweden

**Quadro 13.1** O sistema de classificação de Merchant dos distúrbios patelofemorais

*I. Trauma (condições causadas pelo trauma em joelhos normais)*
- A. Trauma agudo
  - 1. Contusão
  - 2. Fratura
    - a) Patela
    - b) Tróclea femoral
    - c) Epífise tibial proximal (tubérculo)
  - 3. Luxação (rara em joelhos normais)
  - 4. Ruptura
    - a) Tendão do quadríceps
    - b) Tendão patelar
- B. Trauma repetitivo (síndromes de *overuse*)
  - 1. Tendinite patelar ("joelho do saltador")
  - 2. Tendinite do quadríceps
  - 3. Tendinite peripatelar (*e. g.*, dor na face anterior do joelho no adolescente causada pela contratura da musculatura posterior da coxa)
  - 4. Bursite pré-patelar ("joelho da dona de casa")
  - 5. Apofisite
    - a) Doença de Osgood Schlatter
    - b) Doença de Sinding-Larsen-Johansson
- C. Efeitos tardios do trauma
  - 1. Condromalácia patelar pós- traumática
  - 2. Artrite patelofemoral pós-traumática
  - 3. Síndrome do coxim adiposo anterior (fibrose pós-traumática)
  - 4. Distrofia simpática reflexa da patela
  - 5. Distrofia óssea da patela
  - 6. Patela ínfera adquirida
  - 7. Fibrose adquirida do quadríceps

*II. Displasia patelofemoral*
- A. Síndrome da compressão patelar lateral
  - 1. Condromalácia secundária da patela
  - 2. Artrite patelofemoral secundária
- B. Subluxação crônica da patela
  - 1. Condromalácia secundária da patela
  - 2. Artrite patelofemoral secundária
- C. Luxação recorrente da patela
  - 1. Fraturas associadas
    - a) Osteocondral (intra-articular)
    - b) Avulsão (extra-articular)
- D. Luxação crônica da patela
  - 1. Desenvolvimentar
  - 2. Adquirida

*III. Condromalácia idiopática da patela*

*IV. Osteocondrite dissecante*
- A. Patela
- B. Tróclea femoral

*V. Plicas sinoviais (variantes anatômicas que se tornaram sintomáticas por trauma agudo ou repetitivo)*
- A. Plica patelar medial patológica ("prateleira")
- B. Plica suprapatelar patológica
- C. Plica patelar lateral patológica

*VI. Distúrbios iatrogênicos*
- A. Síndrome da compressão patelar medial iatrogênica
- B. Subluxação medial crônica da patela iatrogênica
- C. Patela ínfera iatrogênica

Geralmente é aceito que a avaliação radiográfica dos espaços articulares fêmuro-tibiais devem ser realizadas com o paciente em pé, na posição de carga com o joelho em semiflexão. Com o paciente em pé sobre um dos membros, esta incidência radiográfica em AP ou PA também permite a avaliação das angulações em varo ou valgo e das subluxações. Os exames e testes clínicos bem como as imagens da articulação patelofemoral em geral são realizados na posição de decúbito dorsal sem carga; entretanto, ainda está incerto e inexplorado qual é a validade destas medidas para a performance na posição em pé, nas quais os distúrbios se desenvolvem e podem dar origem a dor. Após uma monografia (AHLBACK, 1968), os autores do presente capítulo têm utilizado as incidências radiográficas com carga do joelho incluindo a articulação patelofemoral, tanto clinicamente como na pesquisa. Recentemente, durante uma pesquisa, nós tivemos ciência de algumas das grandes diferenças entre as imagens com carga e sem carga, que atualmente podem ser consideradas controversas, mas irão contribuir na compreensão e tratamento dos distúrbios patelofemorais.

## 13.2 Anatomia

A articulação patelofemoral consiste na tróclea (sulco patelar, sulco femoral) do fêmur e das superfícies articulares da patela (Fig. 13.1). A embriologia da patela e da tróclea do fêmur é fascinante (LANGER, 1929) com características iniciais essenciais do adulto. Inicialmente, as facetas medial e lateral são iguais em tamanho, mas após a 23ª semana de gestação, a faceta lateral tende a predominar. Antes desta época, a faceta lateral da tróclea possui uma maior largura transversal e é mais proeminente anteriormente, apesar da patela estar posicionada distalmente, sem entrar em contato com a tróclea. Durante o crescimento e funcionamento a seguir, o formato da patela pode ser modificado. WIBERG (1941) descreveu três configurações da articulação patelar (Fig. 13.2) A articulação tipo II de Wiberg (Fig. 13.1) possui uma faceta medial menor e representa a anatomia patelar mais comum. WIBERG sugeriu que o tipo III pode estar correlacionado com uma condromalácia, mas isto ainda não foi confirmado. Inúmeras variações anatômicas diferentes e variações da ossificação podem ser observadas (KEATS, 1996).

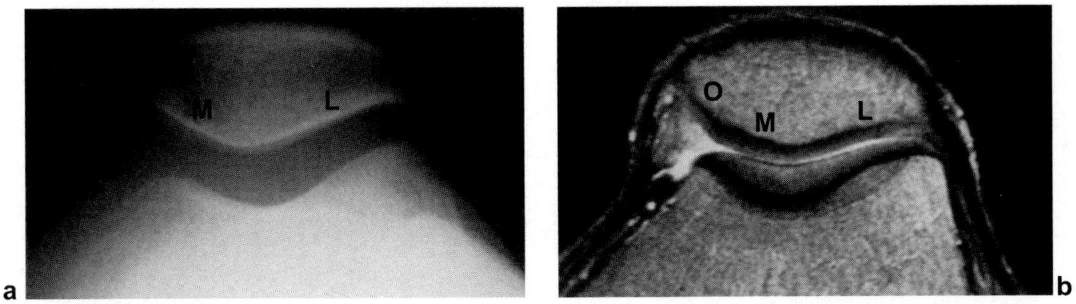


**Fig. 13.1a, b.** Articulação patelofemoral normal em um homem de 24 anos de idade. **a** Incidência radiográfica axial e RM transaxial **b** através do meio da patela obtida por uma seqüência de próton com saturação de gordura com o joelho em 20° de flexão. As facetas laterais (*L*) da patela e do côndilo femoral são maiores do que as facetas mediais (*M*) e a profundidade do sulco condilar ósseo é maior do que a cartilaginosa. A faceta cartilaginosa medial da patela está separada da faceta *odd* (*O*) por uma crista.

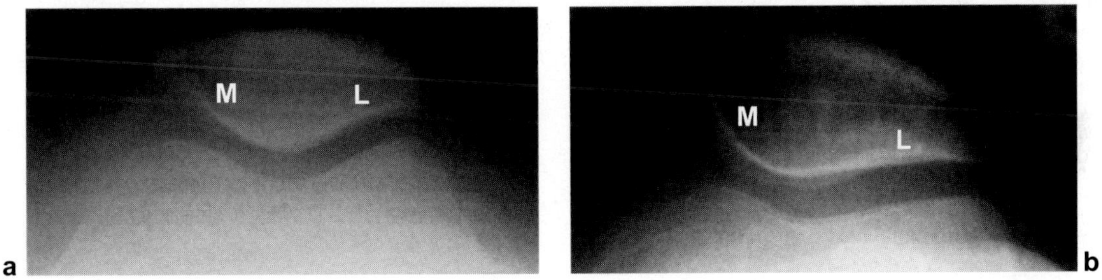


**Fig. 13.2a, b.** Incidências radiográficas axiais de duas articulações patelofemorais. O tipo I de Wiberg é raro (**a**) e as facetas medial (*M*) e lateral (*L*) têm tamanho quase igual. O tipo III de Wiberg (**b**) possui uma faceta lateral grande (*L*) e uma faceta medial pequena (*M*) e está comumente associado com um ângulo grande do sulco. O tipo II, o mais comum deles, está demonstrado na Fig. 13.1.

## 13.2.1 Tecidos Moles Estabilizadores

A patela é o ponto crucial da convergência das estruturas retinaculares, que consistem de ligamentos, músculos e cápsula articular (Fig. 13.3). Com a grande amplitude de movimentos dentro da articulação patelofemoral, a cápsula articular, com uma extensa expansão sinovial, é mal definida e não contribui para a estabilização patelar.

### *13.2.1.1 Estabilizadores Ativos da Articulação Patelofemoral*

Os estabilizadores ativos da articulação patelofemoral consistem em quatro principais músculos do quadríceps, que se fundem distalmente no tendão do quadríceps. Na inserção na patela, três camadas separadas do tendão do quadríceps podem ser identificadas (Fig. 13.4). O reto femoral se origina de duas fixações no ilíaco e se insere no

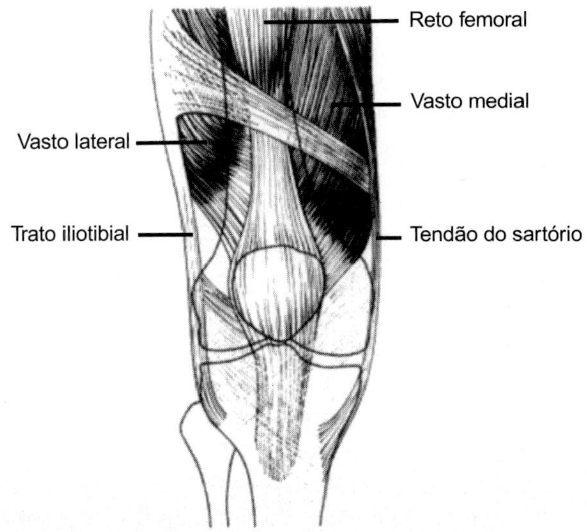


**Fig. 13.3.** A porção superficial do aparelho extensor. Medialmente observa-se uma fixação fibrosa entre a patela e o trato iliotibial, e lateralmente uma fixação ao tendão do sartório.

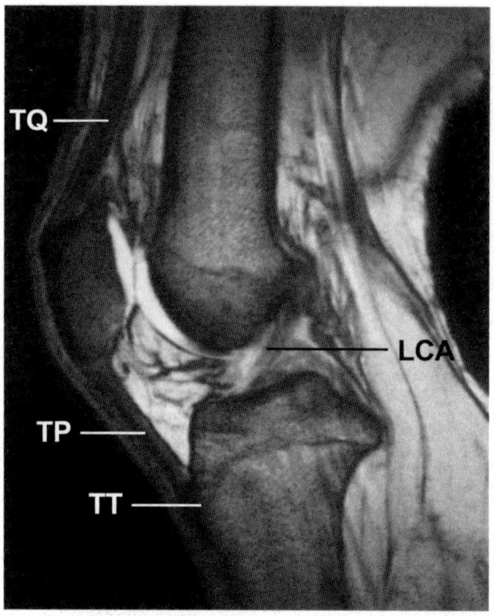


**Fig. 13.4.** Anatomia RM normal no plano sagital do aparelho extensor demonstrando as camadas separadas do tendão do quadríceps (*TQ2*). A patela está presa à tuberosidade tibial (*TT*) pelo tendão patelar (*TP*). *LCA*, Ligamento cruzado anterior. Observa-se um sinal brilhante oriundo da cartilagem patelar e femoral nesta seqüência ponderada em T1 2D Flash.

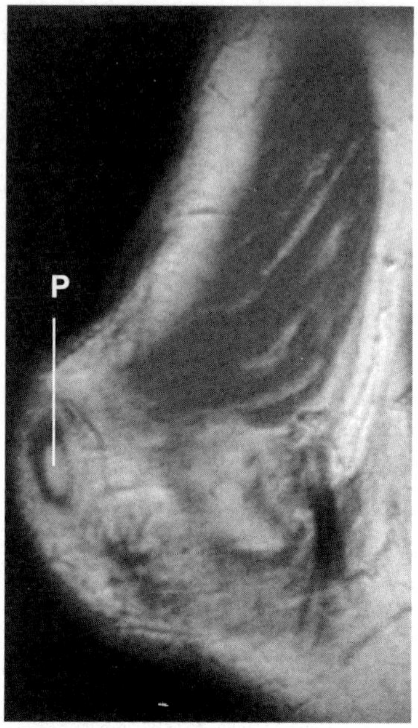


**Fig. 13.5.** A anatomia por RM normal do vasto medial e sua fixação à porção medial da patela (*P*). O curso das fibras distais do músculo e seu tendão é quase horizontal. Seqüência ponderada em T1.

topo anterior e no terço superior da superfície anterior da patela, com algumas fibras contribuindo para o tendão patelar. Os vastos medial e lateral se originam das faces súpero-medial e lateral do fêmur, respectivamente, e se unem na linha média em uma sólida aponeurose que se insere na base da face medial e lateral da patela. Na porção mais distal do vasto medial e lateral existem pequenos grupos musculares separados com uma orientação oblíqua de suas fibras musculares, denominadas vasto medial oblíquo (Fig. 13.5) e vasto lateral oblíquo, respectivamente. Estes proporcionam uma tração medial e lateral direta sobre o mecanismo extensor e são importantes para o equilíbrio patelar na tróclea femoral. O vasto intermédio se insere com um tendão fino mas amplo na base da patela posterior aos outros tendões.

### *13.2.1.2*
### *Estabilizadores Passivos*

O tendão patelar, a porção central do tendão do quadríceps e os retináculos medial e lateral são os elementos passivos da estabilização gerada pelos tecidos moles. O ligamento patelar conecta a patela com a tuberosidade tibial e possui um comprimento de 4-6 cm, uma largura de 25-40 mm e uma espessura de 6-8 mm (Fig. 13.4). A orientação do tendão patelar é paralela ao eixo longo da extremidade inferior. Os retináculos são compostos por camadas superficial e profunda (Figs. 13.6 e 13.7). O fino retináculo superficial oblíquo liga a patela e o ligamento patelar medialmente ao tendão do sartório e à fáscia profunda da perna lateralmente à fáscia lata. Nas camadas

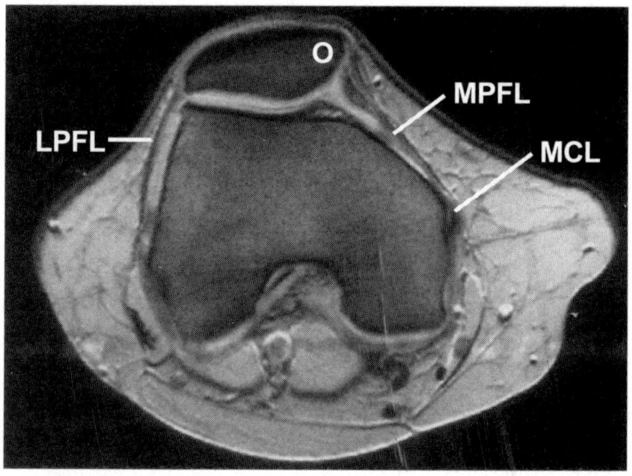


**Fig. 13.6.** Anatomia por RM normal do retináculo da patela na seqüência ponderada em T1 2D Flash. A porção superior do ligamento patelofemoral medial (*MPFL*) possui uma ampla fixação fibrocartilaginosa à faceta *odd (O)* da patela e está dorsalmente fixada ao côndilo femoral e ligamento colateral medial (*MCL*) com extensão para a fáscia dos músculos dorsais . *LPFL*, Ligamento patelofemoral lateral.

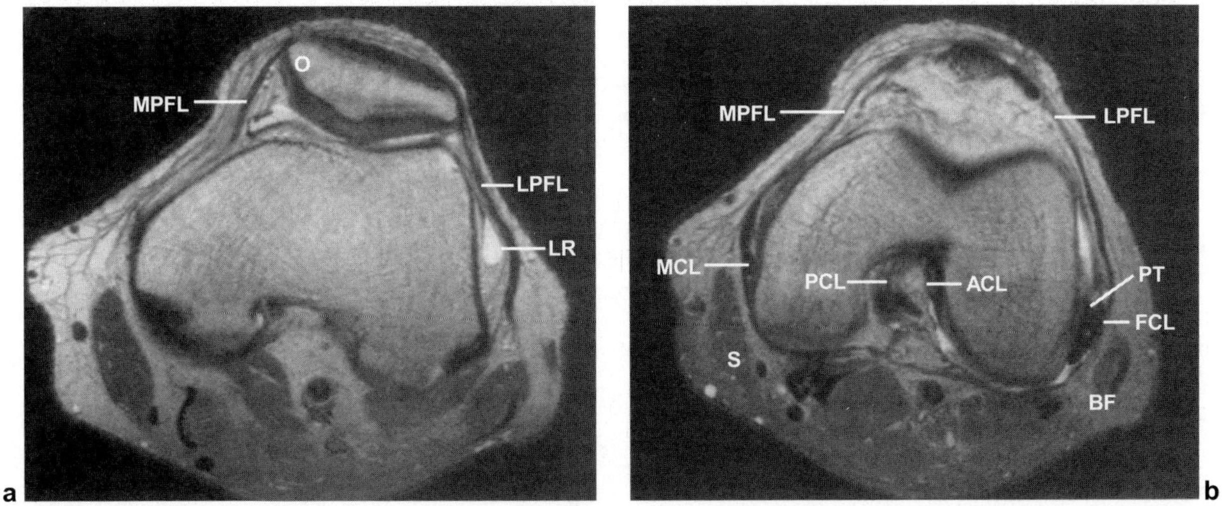


**Fig. 13.7.** Anatomia por RM normal das porções patelar (**a**) e infrapatelar (**b**) dos retináculos medial e lateral em uma seqüência de próton com saturação de gordura. *PCL*, Ligamento cruzado posterior; *ACL*, ligamento cruzado anterior; *LR*, recesso sinovial lateral; *PT*, tendão poplíteo; *BF*, músculo e tendão do bíceps; *FCL*, ligamento colateral lateral; *S*, músculo sartório. Outras abreviações são as mesmas da Fig. 13.6.

mais profundas, condensações capsulares formam camadas fibrosas que ligam a patela aos epicôndilos medial e lateral do fêmur e à face anterior dos meniscos (Fig. 13.49). Eles incluem os ligamentos patelofemorais medial e lateral e, abaixo, os ligamentos menisco-tibiais medial e lateral. Entre o ligamento patelofemoral medial e o ligamento menisco-femoral, o retináculo transversal profundo cursa diretamente do trato iliotibial para a patela. É suposto que os estabilizadores de tecidos moles sejam mais fortes na face lateral. As aparências da RM e sonográficas normais do retináculo patelar foram descritas em detalhes por Starok *et al.* (1997).

## 13.3 Considerações Biomecânicas

A principal função biomecânica da patela é a de melhorar a eficiência do quadríceps por aumentar o braço de alavanca do mecanismo extensor. Durante toda a amplitude de movimentos, a patela desloca o tendão do quadríceps e tendão patelar para longe do ponto de contato femoral e aumenta a força da extensão em cerca de 50% (Fig. 13.8). O grau de tensão do mecanismo extensor e a força resultante, a força de reação da articulação patelofemoral, atuando perpendicularmente às superfícies articulares, foi medida e calculada por vários autores, com consideráveis divergências entre os valores quantitativos. Estes valores dependem de vários fatores, incluindo peso corporal, força do quadríceps, ângulo de flexão, e fatores anatômicos individuais. Está além dos objetivos deste capítulo entrar em detalhes sobre estas considerações, o que pode ser encontrado nos livros texto de ortopedia (Fulkerson 1997; Scuderi, 1995). Entretanto, a força de reação da articulação patelofemoral pode variar entre 0,5 vez o peso corporal durante a deambulação e 25 vezes o peso corporal

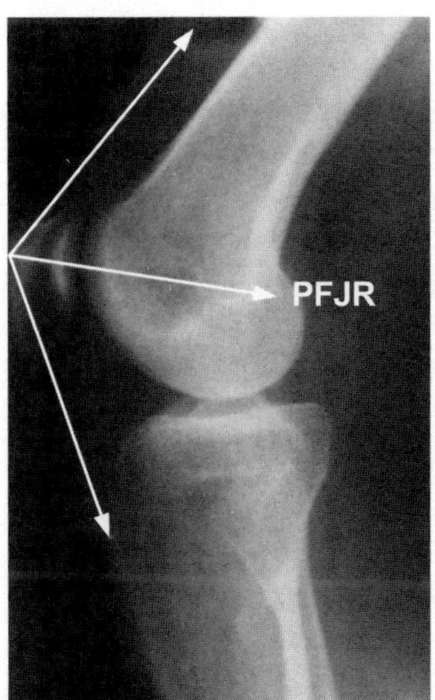


**Fig. 13.8.** A força de reação da articulação patelofemoral (*PFJR*) é o vetor resultante da força do quadríceps e do tendão patelar.

durante o levantamento de peso e aos 90° de flexão do joelho. Assim, na avaliação dos distúrbios patelofemoral, as atividades ocupacionais e desportivas constituem uma das bases da história do paciente, especialmente nos casos de síndromes de *overuse* e os efeitos tardios destas síndromes.

A segunda, e a partir do ponto de vista das imagens, mais essencial, parte da biomecânica do mecanismo extensor é o comportamento da trilha patelar. A avaliação clínica e radiológica da articulação patelofemoral requerem uma compreensão dos fatores normais e anormais que influenciam a patela em seu curso através da tróclea femoral durante a flexão e a extensão do joelho.

### 13.3.1 Trilha Patelar e Ângulo Q

O ângulo Q é o ângulo formado por uma linha traçada da espinha ilíaca anterior superior da pelve através do centro da patela e uma linha traçada da patela até o centro da tuberosidade da tíbia (Fig. 13.9). O ângulo Q é uma medida clínica comum e é freqüentemente discutida como uma reflexão do ângulo em valgo do mecanismo extensor, com a suposição de que quanto maior for o ângulo Q, maior o momento lateral da patela. A medida clínica do ângulo Q é mais comumente realizada com o paciente na posição supina com o joelho em extensão, apesar que a medida em pé refletiria a função de suporte de peso de modo mais preciso (POST, 1997). Diferentes publicações citam diferentes valores para o ângulo Q normal, de 11 a 20° e é levemente maior em indivíduos em pé (WOODLAND e FRANCIS, 1992). Apesar das medidas do ângulo Q serem extensivamente utilizadas por cirurgiões ortopédicos clinicamente e no planejamento dos procedimentos cirúrgicos, tem sido afirmado (POST, 1997) que não foi estabelecida por critérios científicos uma correlação direta com os distúrbios patelofemorais.

O ângulo Q é útil na compreensão da função do mecanismo extensor e da trilha patelar. Na literatura, geralmente há um consenso que, nos 30° terminais da flexão para a extensão o mecanismo *screw home* roda a tíbia para fora em relação ao fêmur, deslocando a tuberosidade da tíbia lateralmente e aumentando o ângulo Q (Fig. 13.9). Com uma posição lateral do ângulo Q (ângulo Q grande), a tensão sobre o quadríceps tenderá a produzir um vetor de desvio lateral da patela, uma diminuição no ângulo Q, que é resistida pelo vasto medial oblíquo, o retináculo medial e a faceta lateral da tróclea. Com o joelho em extensão total e o quadríceps contraído, a patela se localiza proximalmente à tróclea. Durante os primeiros 30 graus da flexão, a tíbia roda para dentro, diminuindo o ângulo Q e também o vetor lateral, e a patela é direcionada para a tróclea pela face lateral (HUNGERFORD e BARRY, 1979). Estas considerações estão de acordo em grande parte com as interpretações clássicas da incidência radiológica axial da articulação patelofemoral (LAURIN *et al.*, 1978; MERCHANT *et al.*, 1974) e das imagens transaxiais estáticas e cinemáticas pela TC (DELGADO-MARTINS, 1979; DUPUY *et al.*, 1977; MARTINEZ *et al.*, 1983a,b) e imagens RM (BROSSMANN *et al.*, 1993, 1994; SHELLOCK *et al.*, 1989). Todas estas investigações foram realizadas na posição de decúbito dorsal e, até o momento, a performance para a biomecânica e trilha patelar na posição de suporte de carga não foi estabelecida com o uso de critérios científicos.

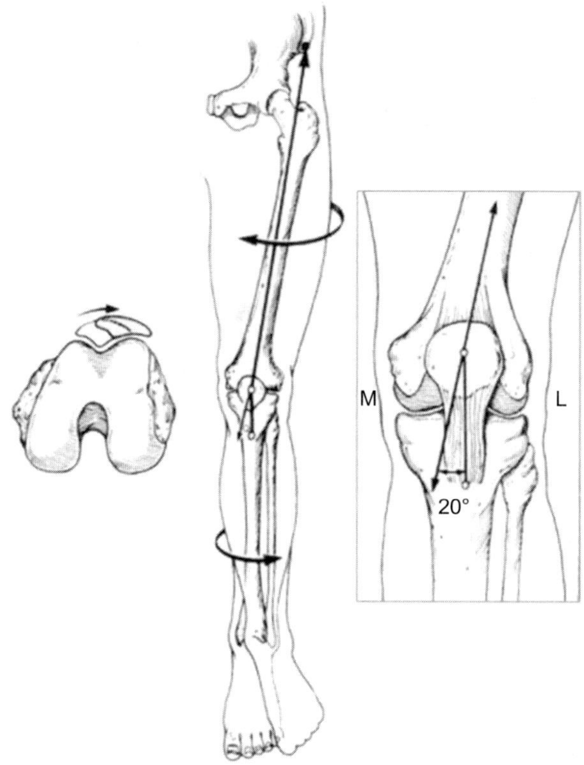


**Fig. 13.9.** O ângulo Q do joelho aumenta com o aumento da torção tibial para fora, que também pode ser o resultado do aumento da anteversão do colo femoral. A compreensão da rotação femorotibial e da anatomia e função dos estabilizadores ativos e passivos da articulação patelofemoral (Fig. 13.3) é um pré-requisito para a compreensão das anormalidades do mecanismo extensor (SCUDERI, 1995).

A análise radiológica estereofotogramétrica, descrita a seguir, permite medidas bastante precisas do movimento entre corpos rígidos em todos os três planos, incluindo a rotação (SELVIK, 1974), e tem sido extensamente utilizada na pesquisa ortopédica e biomecânica. Utilizando esta técnica, BLANKEVOORT *et al.* (1988) demonstraram que os padrões de movimento do joelho são altamente suscetíveis a pequenas alterações na configuração de carregamento externo e especificamente que o mecanismo *screw home* não é um efeito obrigatório das características passivas da articulação, mas um resultado direto das cargas externas. Isto suporta as observações publicadas por STEIN *et al.* (1993), que fizeram imagens fluoroscópicas da articulação patelofemoral de voluntários saudáveis no plano ântero-posterior durante a deambulação. Eles registraram um padrão uniforme de excursão medial da patela em relação ao fêmur, com um desvio súbito da posição lateral para a medial, e concluíram que ao contrário do consenso convencional, a patela se desvia em direção medial ao invés da lateral durante a deambulação.

## 13.4 Considerações Clínicas e Patológicas

Etiologias multifatoriais da dor anterior do joelho podem estar relacionadas a variações da anatomia da patela e a alterações nas forças tensoras do mecanismo extensor aplicadas às superfícies articulares da articulação patelofemoral, geradas durante o movimento complexo da articulação. Estas alterações podem ser causadas por *overuse*, desuso, e lesões ao osso, cartilagem e tecidos moles de suporte. Apesar da classificação dos distúrbios patelofemorais (Quadro 13.1) criada por MERCHANT (1988) gerar uma útil estrutura de trabalho na abordagem clínica e dos exames por imagens para a obtenção do diagnóstico e tratamento, acredita-se que ela falhe em reconhecer e interpretar a patogênese dos distúrbios mais comuns da articulação patelofemoral.

A cartilagem articular da patela apresenta diferentes modos de degeneração. *Condrose* significa um distúrbio que afeta somente a cartilagem articular e *artrose*, um distúrbio que afeta todos os três componentes da articulação: cartilagem, osso subcondral e membrana sinovial. A *condromalácia da patela* é um termo aplicado para uma síndrome de dor na região anterior do joelho de adolescentes e adultos jovens (ALEMAN, 1928; WIBERG, 1941) e as aparências anatomopatológicas são descritas como amolecimento (malácia), edema e dilatação da cartilagem. Uma classificação proposta para a severidade cirúrgica e artroscópica da condromalácia (FULKERSON e SHEA, 1990) é quase idêntica à da artrose: grau 1 representa um amolecimento e dilatação da cartilagem; grau 2 é o colapso da cartilagem (fibrilação) de meia polegada ou inferior; o grau 3 é um colapso da cartilagem superior a meia polegada; e o grau 4 representa a erosão da cartilagem até o osso (OUTERBRIDGE, 1961). Esta classificação também é útil na graduação da destruição articular nas imagens de RM (Cap. 3). O termo "condromalácia da patela", entretanto, se tornou controverso já que pode cobrir um grande número de doenças que levam à dor patelofemoral (RADIN, 1979) nas quais a perda da cartilagem patelar não está documentada, não está presente ou ocorre em combinação com outras anormalidades como uma bursite (pré e infrapatelar, do pé anserino), a síndrome da plica, a síndrome do coxim adiposo, artrose, sinovite e rupturas meniscais.

Os termos "*compressão por inclinação patelar*" e "*síndrome da pressão lateral excessiva*" (SPLE) foram introduzidos por FICAT e HUNGERFORD (1977). Estas condições são caracterizadas clinicamente por dor e radiologicamente pela inclinação lateral da patela evidenciada nas radiografias axiais da articulação patelofemoral, TC e imagens de RM (FULKERSON, 1997). Elas estão comumente associadas com a condromalácia da patela e, quando ocorrem manifestações articulares, o sítio das lesões cartilaginosas é o mesmo. Classicamente, é dito que a faceta medial da patela é o local típico e primário das lesões cartilaginosas nos casos de condromalácia, particularmente sobre a crista que separa as facetas medial e *odd* (WIBERG, 1941; INSALL *et al.*, 1976). As alterações da cartilagem sobre a faceta medial da patela com um suposto contato deficiente em relação a tróclea do fêmur (HENCHE *et al.*, 1981) têm sido atribuídas a vários fatores etiológicos. Diversos autores destacaram a tendência que está fora do contato com a outra cartilagem de sofrer uma fibrilação da superfície (GOODFELLOW *et al.*, 1976) e não possuem um mecanismo apropriado de nutrição pelo líquido sinovial (FULKERSON, 1983; LAURIN *et al.*, 1978).

### 13.4.1 Solicitação do Exame por Imagens-História e Exame Físico

A avaliação clínica concisa e precisa do paciente com suspeita de distúrbios do joelho quase sempre sugere uma hipótese diagnóstica. Juntamente com a informação clínica, esta hipótese diagnóstica forma a base do feitio do exame radiológico e, claro, para a interpretação das imagens. Portanto é essencial que a solicitação das imagens seja vista por um radiologista experiente e que o técnico em radiologia receba uma orientação precisa por escrito explicando o protocolo de exames a ser seguido. A informação clínica deve incluir achados de imagens prévias que sejam relevantes, traumas e tratamentos e deve incluir a coluna, quadris e tornozelo. Qualquer história ou sinal de artrite, especialmente a artrite soronegativa ou espondiloartropatia, pode ser decisiva para a escolha do tipo de exame e para o diagnóstico diferencial (entesopatias comumente são mal interpretadas). Na Escandinávia, muitos departamentos de radiologia rotineiramente emitem o laudo do exame antes que o paciente deixe o departamento, o que gera uma oportunidade de contato com o paciente e que incidências radiológicas suplementares ou exames de ultra-sonografia sejam realizados imediatamente quando relevantes. Como resultado, muitos adultos e pacientes que são encaminhados para o departamento de radiologia com queixas no joelho deixam nossos departamentos com um diagnóstico de sinovite e/ou artrose da articulação do quadril.

## 13.5 Radiografia de Rotina

Nosso exame radiológico padrão é suficiente para a avaliação da maioria dos pacientes de meia-idade e idosos com queixas de dores não traumáticas no joelho. O exame compreende três incidências radiológicas padronizadas – incidências lateral e póstero-anterior do joelho e uma incidência trans-axial da articulação patelofemoral – todas obtidas na posição em pé, com carga. Para o exame em todas as três incidências, o joelho é apoiado em uma estrutura (Figs. 13.10, 13.11 e 13.16) que representa uma simples composição de duas estruturas separadas (EGUND, 1986; EGUND e FRIDEN, 1988) e foi adaptada por vários departamentos de radiologia na Dinamarca. O fundo para a montagem da estrutura é o ângulo normal do platô tibial (Figs. 13.12 e 13.14) em relação à crista tibial de 14° (+/- 3,6°, variação de 7-22°) (MOORE e HARVEY, 1974) e o alinhamento normal em relação ao plano vertical da superfície articular posterior da patela em 15° de inclinação da perna, com o paciente em pé na posição de carga da articulação (EGUND, 1986).

### 13.5.1 Incidência Lateral

O posicionamento do paciente com o contato da superfície anterior da perna com a placa da estrutura (Figs. 13.10 e 13.12) é um pré-requisito para a otimização das incidências póstero-anterior e axial. A posição rotacional do pé deve ser a mesma observada na marcha, o que assegura uma visão lateral quase verdadeira dos côndilos femorais. Nós utilizamos uma flexão do joelho entre 25 e 35°. A frouxidão rotacional fêmuro-tibial na posição de carga é +/- 12° e portanto os pacientes são orientados para olhar para frente. Um pouco antes da exposição, o paciente é orientado a colocar seu peso corporal sobre a perna que está sendo examinada, simulando o posicionamento do joelho de um corredor antes da extensão. A incidência lateral nesta posição também per-

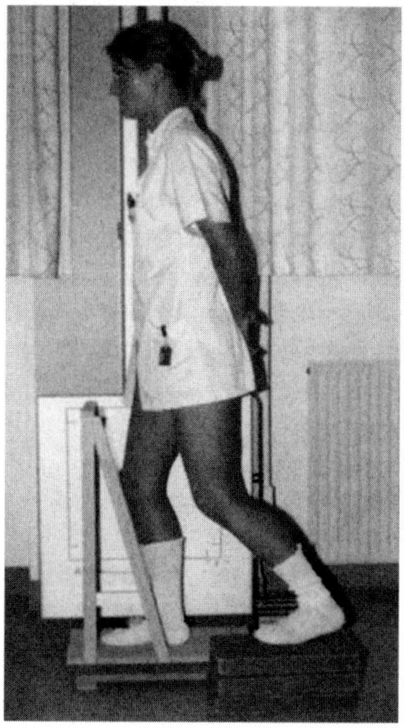

**Fig. 13.10.** Equipamento para suporte da perna e posicionamento do paciente para a radiografia lateral do joelho.

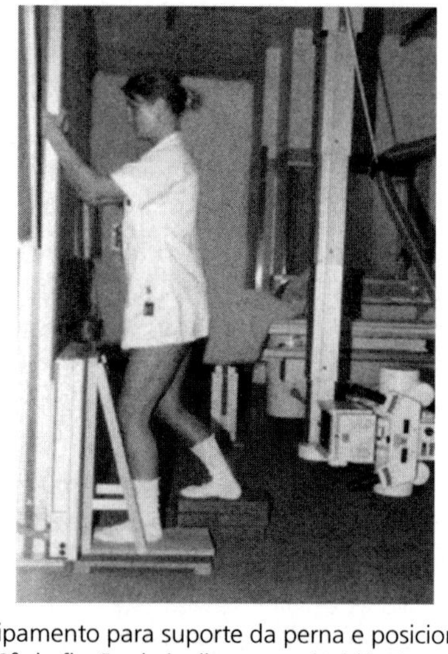

**Fig. 13.11.** Equipamento para suporte da perna e posicionamento do paciente com 30° de flexão de joelho para a incidência radiológica ântero-posterior. O "apoio em uma perna" é confirmado pela atividade da musculatura do quadríceps.

mite a avaliação da frouxidão sagital (Fig. 13.13) (EGUND e FRIDEN, 1988; EGUND *et al.*, 1993; FRIDEN *et al.*, 1992, 1993). As inclinações do platô tibial e da superfície articular da patela são estimadas no filme (Figs. 13.12 e 13.32), bem como a posição do feixe central de raios-X.

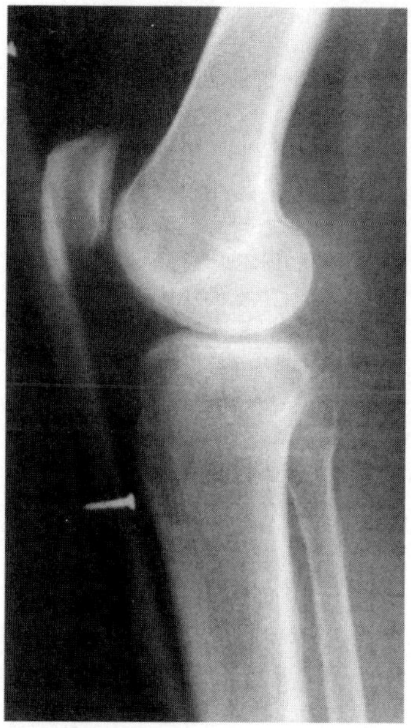

**Fig. 13.12.** Incidência radiográfica lateral verdadeira do joelho obtida na posição em pé utilizando o equipamento descrito (parafusos metálicos estão visíveis). O platô tibial está horizontal e a posição é adequada para a projeção ântero-posterior do espaço articular fêmoro-tibial. Observa-se uma inclinação dorsal da superfície articular da patela, com a posição abaixo da ideal para a incidência radiográfica axial com uma direção vertical do feixe de raios-X.

### 13.5.2 Incidência Póstero-Anterior

A inclinação do platô tibial é horizontalmente ajustada com a colocação de um acolchoamento em forma de cunha entre a placa da estrutura e o joelho (inclinação da perna é diminuída) na inclinação anterior da incidência lateral ou pela colocação do pé em uma posição mais posterior (inclinação da perna é aumentada) na inclinação dorsal. A posição rotacional do pé e a flexão do joelho (25-35°) devem ser a mesma utilizada para a incidência lateral. A carga, o posicionamento sobre o membro examinado (Fig. 13.11) é vigorosa, e uma exposição rápida é necessária para evitar uma extensão do joelho, situação em que o estreitamento do espaço articular pode não ser observado. O uso da estrutura permite a exposição em série em diferentes graus de flexão. Deve ser mencionado que quando se avaliam os espaços femorotibiais, a inclinação das superfícies articulares medial e lateral da tíbia no plano sagital raramente é a mesma (Figs. 13.14 e 13.15): a diferença média é de 3° (variação 0-5°), e em condições anormais pode chegar aos 9° (EGUND *et al.*, 2000). Portanto, não é possível medir precisamente ambos os espaços femorotibiais mínimos medial e lateral (BOEGARD *et al.*, 1998b; BUCKLAND-WRIGHT, 1994) em uma única radiografia em AP ou PA.

### 13.5.3 A Incidência Axial com o Paciente em Pé

A técnica para a realização das imagens radiológicas axiais da articulação patelofemoral com o paciente em pé foi introduzida por AHLBACK (1968). Seu equipamento para o apoio da patela durante o exame ainda é amplamente

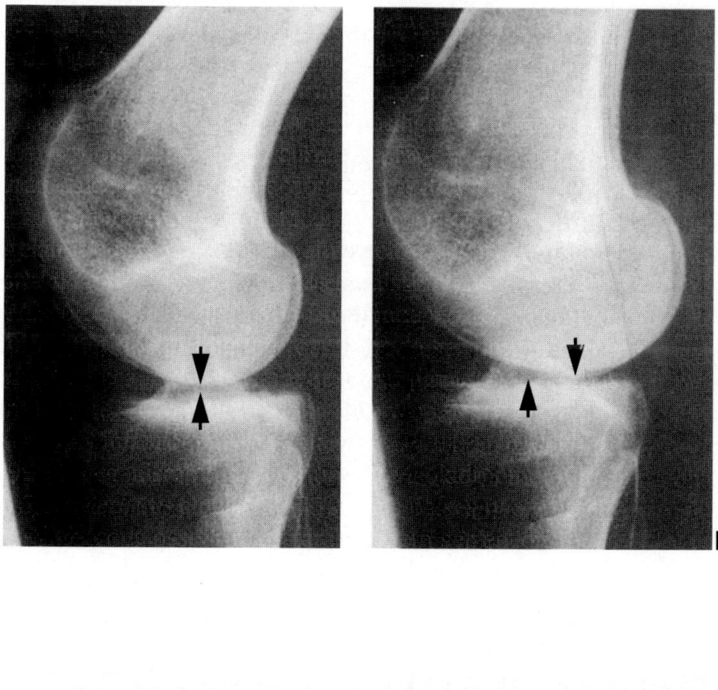

a b

**Fig. 13.13a, b.** Incidências radiológicas laterais de uma mulher de 23 anos de idade com ruptura do ligamento cruzado anterior. Radiografias em pé sem carga (**a**) e com carga (**b**). Normalmente, em qualquer grau de flexão do joelho, em pé ou decúbito dorsal, os pontos mais baixos das superfícies articulares dos côndilos femorais (*seta*) estão acomodados no centro (*ponta de seta*) da eminência tibial (**a**). Na radiografia com carga (**b**), a tíbia está deslocada ventralmente em relação ao fêmur, indicando instabilidade articular em todas as etapas da marcha.

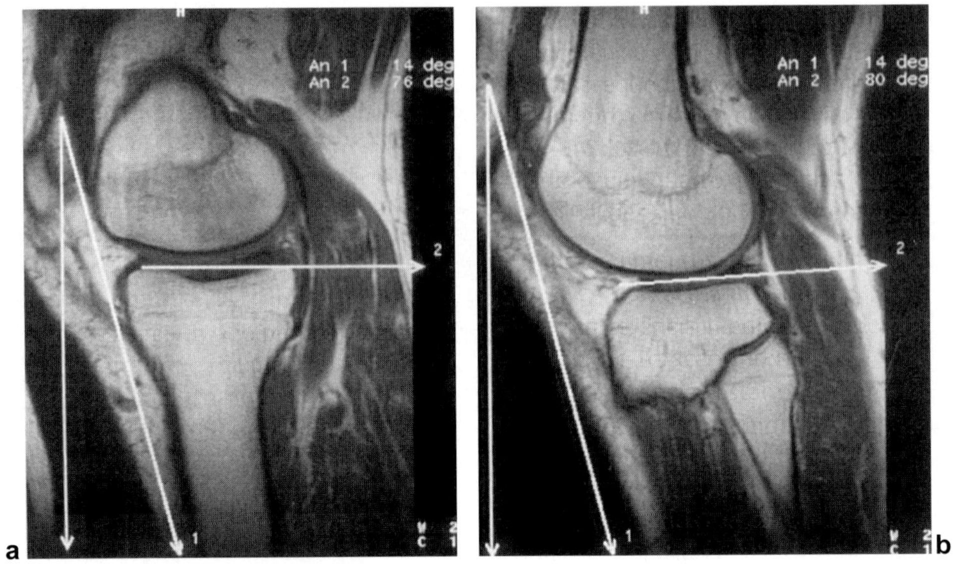


**Fig. 13.14a, b.** Imagens de RM ponderadas em T1 sagitais dos côndilos femorais e tibiais medial e lateral. A linha oblíqua (*1*) está em uma imagem diferente unindo a crista anterior da tíbia. Em relação à vertical (horizontal), a inclinação da tíbia é de 14°. O contorno côncavo dos côndilos tibiais mediais (**a**) está horizontal e assim possui uma inclinação dorsal de 14°. A orientação do contorno reto (comumente convexo) do côndilo tibial lateral (**b**) é 4° a menos do que o do côndilo tibial medial.

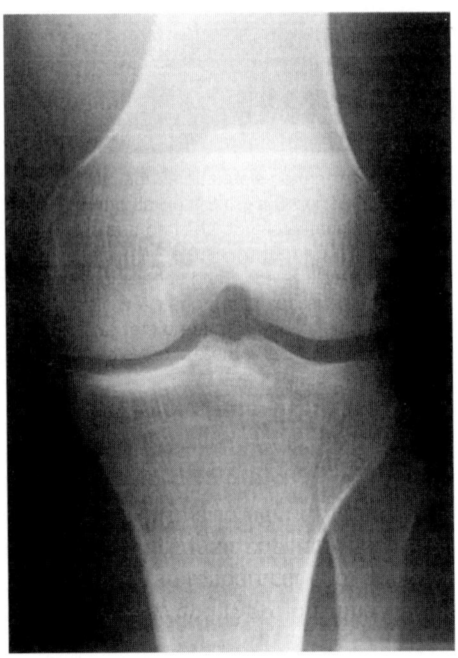

**Fig. 13.15.** Incidência radiográfica ântero-posterior do joelho com uma diferença normal de 4° na inclinação dos côndilos femorais medial e lateral no plano sagital. A incidência através do espaço articular lateral é tangencial ao contorno ósseo do côndilo tibial. A avaliação do espaço articular medial está dificultada pelas faces anterior e posterior do côndilo tibial.

utilizado na Suécia, mas ele foi refinado e a técnica de exame foi padronizada (EGUND, 1986). Atualmente utilizamos o equipamento apresentado na Fig. 13.16. Guiado pela incidência lateral (Fig. 13.12), a inclinação da perna é ajustada de modo a trazer a superfície articular da patela para o plano vertical. Deve haver uma distribuição equilibrada do peso corporal sobre as duas pernas e a flexão do joelho em nossa incidência de rotina é de cerca de 30°. A técnica permite radiografias axiais em diferentes graus de flexão do joelho entre 20 e 100° (Fig. 13.17) sem o reposicionamento do joelho em relação ao equipamento ou a mudança da inclinação da perna (EGUND, 1986).

### 13.5.4
### A Incidência Axial com o Paciente em Decúbito Dorsal

Desde que SETTEGAST (1921) reconheceu a incidência axial da articulação patelofemoral, várias técnicas (Fig. 13.18) foram descritas (BRATTSTRÖM, 1964; JAROSCHY, 1924; KNUTSSON, 1941), mas as técnicas mais simples e aceitáveis para a rotina e para propósitos científicos são as descritas por MERCHANT *et al.* (1974) e LAURIN *et al.* (1979) (Figs. 13.18 e 13.19). A técnica de Merchant originalmente descrita necessitava de 45° de flexão do joelho e um suporte específico para o chassi. Por comparação, foi sugerido que o método de Laurin fosse realizado em 20° de flexão do joe-

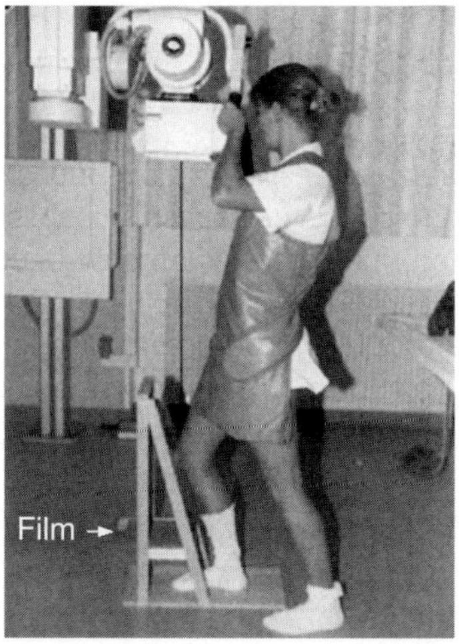


**Fig. 13.16.** Equipamento para apoio do joelho e posicionamento do paciente para a incidência radiológica axial da articulação patelofemoral com o paciente em pé. Em relação à posição na Fig. 13.10, a inclinação da perna aumentou, com o pé sendo colocado mais dorsalmente, o que traz as superfícies articulares da patela na Fig. 13.12 para um alinhamento com o plano vertical.

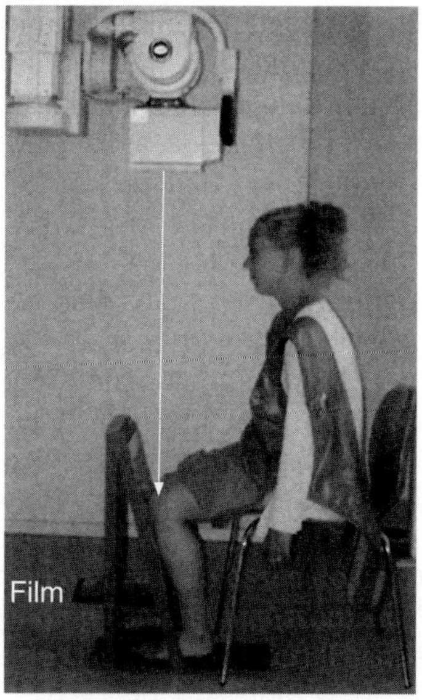


**Fig. 13.17.** Posicionamento do paciente para a obtenção da incidência radiológica axial com o joelho em 90° de flexão.

lho. Técnicas com o feixe de raios-X direcionados do tornozelo para o joelho (BRADLEY e OMINSKY, 1981; LAURIN *et al.*, 1979) e com o paciente na posição sentada devem ser abandonadas por motivos de proteção contra a radiação. Entretanto, tanto a técnica de Merchant como a de Laurin podem ser utilizadas em diferentes graus de flexão do joelho. Em decúbito dorsal, os feixes devem ser angulados em aproximadamente 10° em relação ao eixo da perna (Figs. 13.18 e 13.19) de modo a obter imagens tangenciais à superfície articular da patela; isto porque nesta posição a patela está em uma localização mais baixa do que na posição em pé (Figs. 13.16 e 13.32).

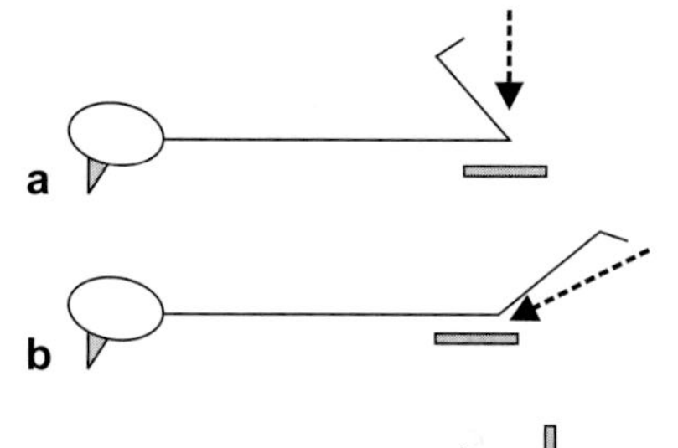


**Fig. 13.18a-d.** Diferentes métodos de obtenção de uma incidência radiológica axial da articulação patelofemoral na posição de decúbito dorsal ou ventral: **a** SETTEGAST (1921); **b** JAROSCHY (1924); **c** KNUTSSON (1941); **d** LAURIN (1979).

## 13.5.5 Medida Radiológica do Eixo do Joelho

A avaliação radiológica total da trilha patelar requer a medida do eixo longo da extremidade inferior, o ângulo QJT (ângulo quadril-joelho-tornozelo) e o ângulo Q da forma descrita por SANFRIDSSON *et al.* (2001b). Estes autores utilizavam o complicado sistema de Radiografia de Precisão QUESTOR (QPR) (SIU *et al.*, 1991) para medidas padronizadas e reprodutíveis na posição em pé e relataram uma ausência variável de correlação entre a medida clínica do ângulo Q em decúbito dorsal e a medida radiográfica com o paciente em pé. Parece, a partir de seus resultados (SANFRIDSSON *et al.*, 2001a), que o eixo da diáfise femoral é confiável na medida radiográfica do ângulo Q e portanto,

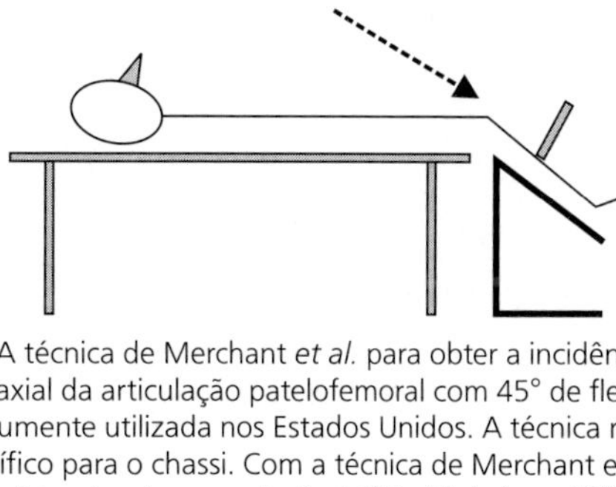

**Fig. 13.19.** A técnica de Merchant *et al.* para obter a incidência radiológica axial da articulação patelofemoral com 45° de flexão do joelho, comumente utilizada nos Estados Unidos. A técnica requer um apoio específico para o chassi. Com a técnica de Merchant e a de Laurin, a direção do feixe de raios em relação à tíbia é inferior a 10°, enquanto que na técnica em pé ela é de 15° (+/- 6°).

uma incidência ântero-posterior verdadeira do joelho com o paciente em pé pode ser utilizada para a medida (Figs. 13.20 e 13.21). O significado clínico das medidas radiológicas do ângulo Q com o paciente em pé precisa de maiores investigações.

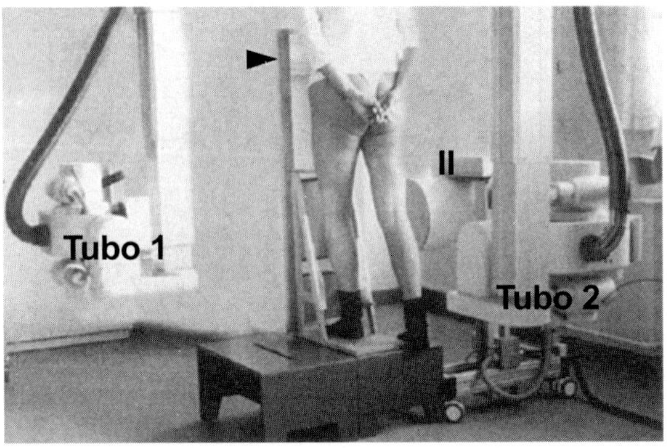


**Fig. 13.20.** Radiografia biplanar do joelho apoiado na estrutura. Uma posição lateral verdadeira dos côndilos femorais é obtida por fluoroscopia utilizando a ampola 1 e o intensificador de imagens (*II*). Uma incidência ântero-posterior verdadeira é obtida perpendicularmente a partir da ampola 2. O filme é colocado em um suporte para chassi (*ponta de seta*) também utilizado para radiografias de todo o membro.

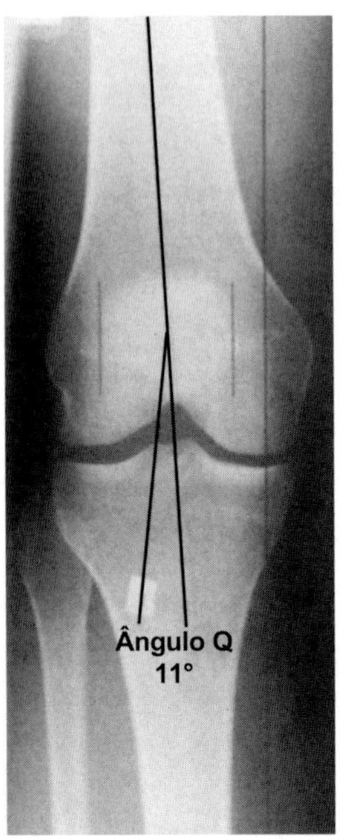


**Fig. 13.21.** Medida do ângulo Q em radiografia ântero-posterior verdadeira com o paciente em pé do joelho em 20° de flexão. A tuberosidade da tíbia foi marcada por um pedaço de chumbo.

## 13.6 Análise Radiológica Estereométrica

A análise radiológica estereométrica (ARE) é uma técnica pela qual os movimentos relativo de dois objetos, durante o tempo ou antes e depois da aplicação de forças externas ou internas, podem ser avaliados com a utilização de uma rígida cinética corporal. Como o esqueleto consiste em inúmeros corpos rígidos, o método é particularmente adaptado para a radiologia esquelética. Ele obteve uma popularidade crescente na avaliação da fixação das artroplastias (ÖNSTEN *et al.*, 1993; KÄRRHOLM *et al.*, 1994a; RYD *et al.*, 1995) e consolidação de fraturas (KÄRRHOLM *et al.*, 1983; AHL *et al.*, 1988; RAGNARSSON *et al.*, 1992). No joelho, além dos usos acima, a ARE tem sido aplicada para as deficiências do ligamento cruzado anterior (KÄRRHOLM *et al.*, 1988; FRIDEN *et al.*, 1992) e exames *in vitro* da articulação patelar (BLANKENVOORT *et al.*, 1988).

A ARE combina os princípios da estereogrametria, marcação esquelética e um moderno sistema de computação que permite a medida dos movimentos até pelo menos 0,1° ou 100µm (RYD *et al.*, 1986). Os objetos de interesse são marcados com bolas feitas de tântalo. O tântalo é inerte nos líquidos corporais e também é pesado (peso atômico = 73), e conseqüentemente gera imagens radiológicas distintas. Estes marcadores devem ser colocados nos objetos de interesse com a maior distância possível entre si. Um mínimo de três marcadores em cada objeto é necessário, mas a inserção de cinco a sete marcadores em cada aumenta a precisão. As imagens radiográficas são obtidas simultaneamente. Um objeto de calibração também é exposto, seja antes do paciente ser examinado ou, preferivelmente, de modo simultâneo com o exame do paciente. Geralmente existem duas formas disponíveis: uma preparação biplanar e uma preparação estéreo de raios-convergentes. Na primeira, a parte de interesse do corpo, geralmente um braço ou uma perna, é colocada dentro da caixa de calibração, e exposições frontal e lateral são obtidas. Na alternativa com raios convergentes, as ampolas de raios-X são direcionadas com uma angulação aproximada de 40° entre si e os filmes são expostos no mesmo plano sob um objeto de calibração, que, por sua vez, está situado em baixo do topo da mesa que sustenta o paciente. Os dois filmes, constituindo um "par estéreo", são subseqüentemente digitalizados e as coordenadas x e y são alimentadas no software para produzir o primeiro conjunto de coordenadas 3D para cada marcador no paciente e finalmente a análise cinemática de como dois "corpos rígidos", *i. e.*, objetos de interesse (por exemplo, a patela e o fêmur) se moveram entre si.

A ARE proporciona duas vantagens. Primeiro, a precisão é de uma ordem de magnitude melhor do que a radiografia convencional e, segundo, o sistema permite uma perfeita caracterização do movimento em todos os 6 graus de liberdade de movimento. Por este motivo, um movimento "fora-do-plano" também pode ser analisado.

A ARE não foi previamente utilizada em conexão com o movimento patelar propriamente dito. BLANKENVOORT *et al.* (1988) utilizou-a para estudar o mecanismo do *screw home*, que está inerentemente envolvido nos movimentos complexos da patela. Eles concluíram que o movimento *screw home* é uma ocorrência facultativa, dependendo de como o fêmur e a tíbia se posicionam rotativamente entre si em um ponto inicial no tempo. Similarmente, KÄRRHOLM e colaboradores publicaram inúmeros artigos sobre a cinemática do joelho, incluindo o movimento rotacional entre o fêmur e a tíbia (KÄRRHOLM *et al.*, 1994b; UVEHAMMER *et al.*, 2000). Em geral, eles concluíram que a rotação femoral é menor no joelho artificial do que no normal. O potencial da ARE ainda não foi totalmente estudado em relação à articulação patelar, apesar de estudos estarem em progresso em Lund com pacientes nos quais todos os três ossos (fêmur, tíbia e patela) foram marcados.

## 13.7 TC e Imagens de RM da Trilha Patelar

As imagens transaxiais da articulação patelofemoral por TC e imagens de RM permitem a avaliação da posição da patela acima e dentro da tróclea femoral durante uma variação de extensão e flexão leve do joelho que é inacessível para o exame radiológico no plano axial (Figs. 13.27 e 13.28). O motivo para a visualização do relacionamento patelofemoral na flexão média se baseia no fato de que a maioria das subluxações e luxações patelares ocorrem dentro dos primeiros 20 a 30° de flexão. A TC e as imagens de RM estáticas podem ser utilizadas para obter imagens axiais em graus definidos de flexão com e sem a contração da musculatura do quadríceps (DELGADO-MARTINS, 1979; MARTINEZ *et al.*, 1983b). A avaliação da trilha patelar pela TC e pela RM cinemáticas foi publicada por diversos autores (MCNALY *et al.*, 2000; DUPUY *et al.*, 1997; SHELLOCK *et al.*, 1989; BROSSMANN *et al.*, 1993, 1994) com e sem carregamento ativo durante a flexão e extensão e inúmeros equipamentos foram desenvolvidos para estes propósitos.

### 13.7.1 Medidas

A altura vertical da patela é importante para a biomecânica e estabilidade do mecanismo extensor e articulação patelofemoral. As medidas são realizadas na incidência radiográfica lateral com pelo menos 30° de flexão, na qual o tendão patelar é considerado sob tensão em decúbito dorsal, apesar de este fato não ter sido documentado. Nós realizamos todas as medidas da altura patelar a partir das incidências laterais com o paciente em pé em mais de 20° de flexão. O método mais amplamente empregado para a avaliação da altura patelar foi descrito por INSALL e SALVARTI (1971) e é baseado no comprimento do tendão patelar dividido pelo maior comprimento diagonal da patela (Fig. 13.22a). A proporção normal é de 1,02 com um DP de

a

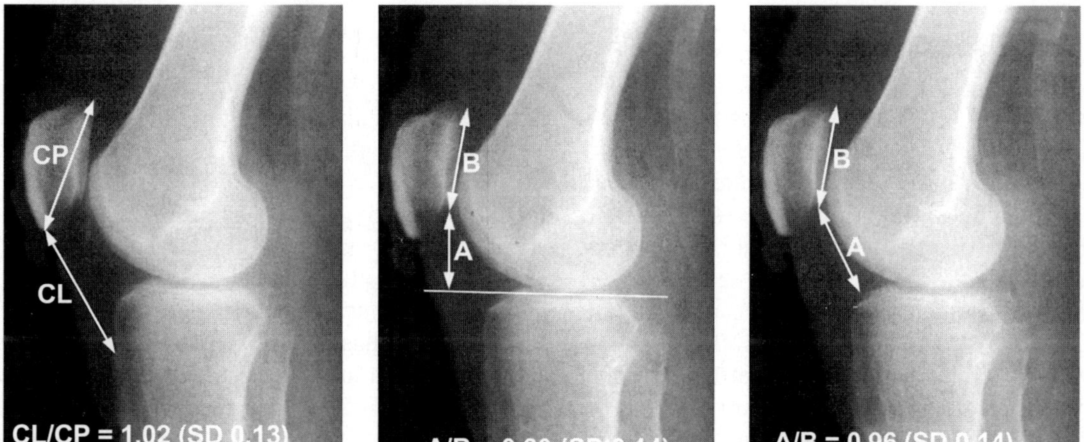


b, c

**Fig. 13.22a-c.** Os métodos mais comuns para a medida da altura patelar: **a** INSALL e SALVARTI (1971); **b** BLACKBURNE e PEEL (1977); **c** CATON *et al.* (1982). LL, Comprimento do tendão patelar; *LP*, comprimento diagonal máximo da patela.

0,13. Uma proporção de menos de 0,80 é considerada indicativa de patela baixa e uma proporção de mais de 1,20 é indicativa de patela alta. O índice de Insall-Salvarti pode dar uma impressão imprecisa da altura patelar em relação aos côndilos femorais devido a variações no comprimento da patela e a posição da tuberosidade tibial (GRELSAMER e MEADOWS, 1992); isto é especialmente válido após a transferência da tuberosidade tibial.

Para avaliar a altura da patela, BLACKBURNE e PEEL (1977) dividiram a distância perpendicular da margem inferior da superfície articular da patela até uma linha que liga os platôs tibiais pelo comprimento da superfície articular da patela (Fig. 13.22b). A proporção normal foi de 0,80 com um DP de 0,14. Geralmente se considera que, comparado com o índice de Insall-Salvati, este método gera uma medida mais confiável da altura patelar em relação à tróclea femoral, com uma menor variabilidade entre observadores (SEIL *et al.*, 2000); além disto, ele também foi adotado nas pesquisas clínicas. O método descrito por CATON *et al.* (1982) representa uma medida similar da altura da patela (Fig. 13.22c). A posição vertical da patela foi avaliada em relação a uma linha traçada através dos côndilos femorais distais e perpendicular ao eixo longo da tíbia, evitando assim as confusões potenciais geradas pelas variações na inclinação do platô tibial (EGUND *et al.*, 1988). Esta medida foi expressa em relação à altura corporal e possui uma correlação bastante alta com o índice de Blackbourne e Peel.

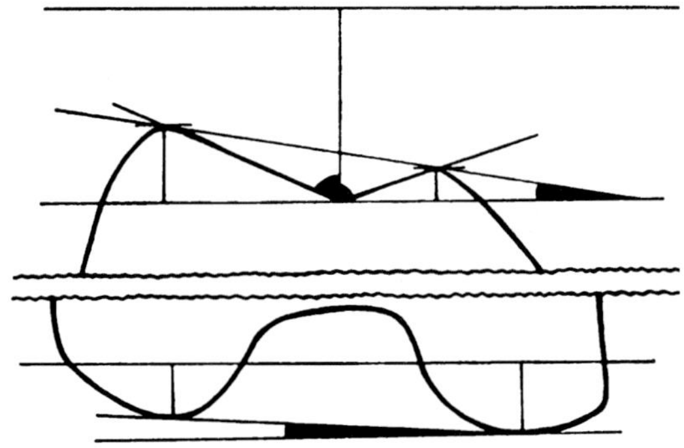

**Fig. 13.23.** As medidas radiográficas da articulação patelofemoral realizadas por BRATTSTRÖM (1964) obtidas com altas doses de radiação para o paciente a partir de duas projeções complicadas das faces anterior e posterior dos côndilos femorais.

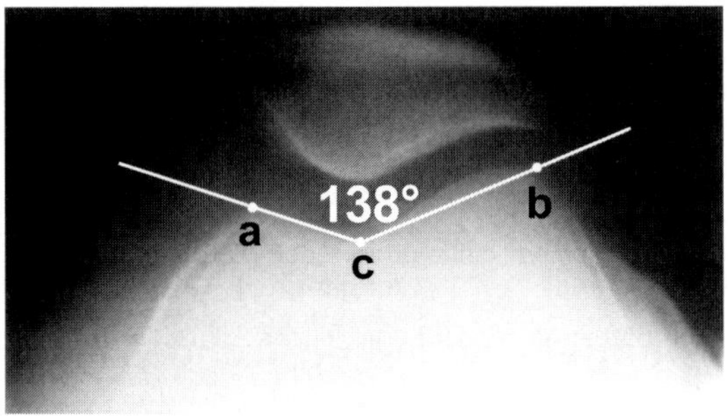


**Fig. 13.24.** Medidas do ângulo do sulco de acordo com Brattström (com comunicação pessoal). **a** Bordo medial da superfície óssea articular; **b** marco anatômico arbitrário próximo ao bordo lateral da superfície articular; **c**, ponto mais baixo do sulco intercondilar.

## 13.7.2 A Tróclea Femoral e a Trilha Patelar

O trabalho clássico por meio da radiografia sobre a configuração dos côndilos femorais é o de BRATTSTRÖM (1964), que investigou os ângulos e distância da tróclea femoral em relação ao plano coronal da face dorsal dos côndilos femorais (Figs. 13.23 e 13.24). O *ângulo do sulco* normal de 142° (DP +/- 0,6° sem diferenças significantes em relação ao lado direito ou esquerdo ou diferenças sexuais), foi obtido a partir de radiografias da tróclea femoral em um ângulo de aproximadamente 25° entre o feixe de raios e o eixo longitudinal do fêmur. Com a direção inversa do feixe de raios, MERCHANT *et al.*, (1974) obtiveram medidas semelhantes em relação ao ângulo do sulco, 138° (DP +/- 6°, variação 126-150°) e não encontrou alteração significante no formato da tróclea através da variação do feixe de raios para ângulos do fêmur de 15 a 75°. Em pacientes com desvio patelar uni ou bilateral, o ângulo do sulco pode estar aumentado para mais de 150° sem significantes diferenças entre direito/esquerdo (BRATTSTRÖM, 1964).

O *ângulo de congruência*, que mede o relacionamento da crista articular patelar em formato de V com o sulco da tróclea femoral (Fig. 13.25), foi introduzido por MERCHANT *et al.* (1974). Eles sugeriram que qualquer ângulo de congruência superior a +16° é anormal e pode indicar uma instabilidade lateral da patela. Outra medida da trilha patelar que pode ser apropriada é o *ângulo patelofemoral lateral* (LAURIN *et al.*, 1978, 1979). Nas radiografias axiais, normalmente um ângulo formado entre uma linha conectando as faces anteriores dos côndilos femorais e uma segunda linha unindo as facetas laterais da patela se abre lateralmente (Fig. 13.26). Em todos seus 30 pacientes com subluxação recorrente, estas linhas ou estavam paralelas ou se abriam medialmente, mas as linhas estavam anormais em 90% dos pa-

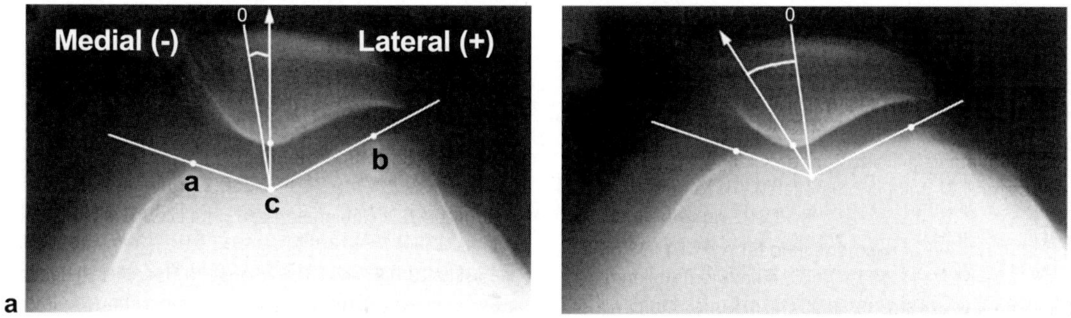


**Fig. 13.25.** Medida do ângulo de congruência de acordo com MERCHANT *et al.* (1974), com **a**, a técnica de exame em decúbito dorsal (LAURIN) e **b** a técnica com o paciente em pé é no mesmo joelho normal. Os marcos anatômicos *a* e *c* são os mesmos na Fig. 13.24 e *b* representa o ponto mais alto do côndilo lateral. A *linha O* divide o ângulo do sulco e a *seta com linha* se encontra com o ponto mais baixo da crista articular da patela (d) (não marcado na figura). Observa-se um desvio medial óbvio da patela entre as partes **a** e **b** da figura, mas pequenas diferenças na posição de (d) irão influenciar a medida do ângulo.

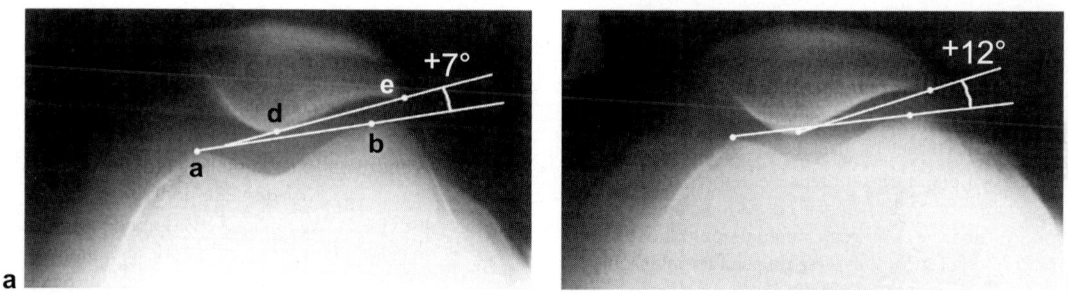


**Fig. 13.26.** Medidas do ângulo patelofemoral lateral normal de acordo com LAURIN *et al.* (1978, 1979), com a técnica em decúbito dorsal **a** e com a técnica de exame com o paciente em pé **b**. A *linha a-b* une os pontos mais altos dos côndilos femorais e a *linha d-e* a superfície articular lateral da patela. Parece que o *ponto b* não corresponde ao *ponto e*. Ângulos de 0° ou a abertura medial (-) são anormais e indicam uma inclinação lateral.

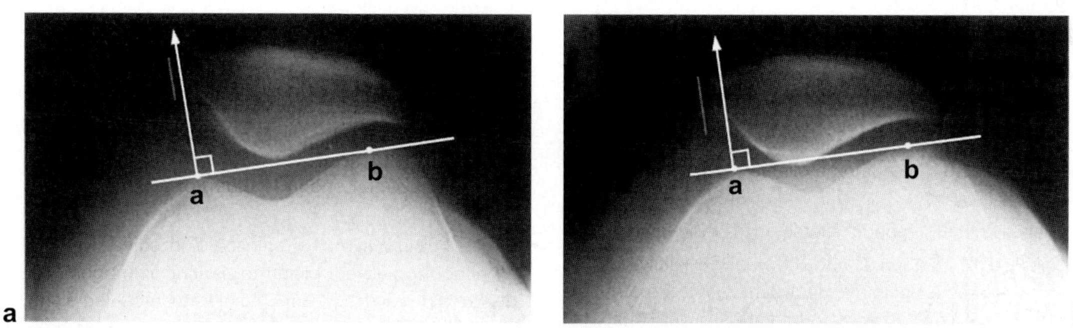


**Fig. 13.27a, b.** Medida do desvio patelar medial-lateral de acordo com LAURIN *et al.* (1979). **a** e **b** são obtidos na posição de decúbito dorsal e em pé, respectivamente. O desvio patelar é medido como a distância em milímetros entre a *linha com seta* traçada 90° em relação à *linha a-b* e o bordo medial da patela. A largura entre os pontos *a* e *b* varia com o ângulo de tangência do feixe de raios para os côndilos femorais e entre indivíduos.

cientes com condromalácia. LAURIN *et al.* (1979) também introduziram uma medida do desvio patelar (Fig. 13.27). O ângulo de congruência, o ângulo patelar lateral, e a medida do desvio patelar lateral todos tem sido freqüentemente utilizados na avaliação da instabilidade patelar por meio da TC e da RM (DUPUY *et al.*, 1997; MC NALLY *et al.*, 2000; BROSSMANN *et al.*, 1993). As imagens transaxiais diretas e oblíquas dos côndilos femorais com o uso da TC ou RM permite a avaliação dos eixos transversais e da superfície articular transversal da patela em relação ao plano posterior dos côndilos femorais (Figs. 13.28 e 13.29), que é considerado um plano de referência confiável (SCHUTZER *et al.*, 1986; BROSSMANN *et al.*, 1993, 1994).

A posição da tuberosidade tibial em relação ao plano sagital através do sulco da tróclea femoral (Fig. 13.30) tem sido medido pela TC e RM em indivíduos com trilha patelar normal e em pacientes com instabilidade patelar (ANDO *et al.*, 1993; MUNETA *et al.*, 1994; BEACONSFIELD *et al.*, 1994; JONES *et al.*, 1995; MCNALLY *et al.*, 2000). A consistência dos resultados indica que uma distância superior a 20 mm pode ser indicativa de uma severa trilha mal posicionada. Utilizando um marcador metálico na tuberosidade tibial e incidências radiológicas axiais, NAGAMINE *et al.* (1999) demonstraram um posicionamento lateral anormal da tuberosidade tibial em pacientes com artrose patelofemoral lateral em 30° de flexão, e em comparação com a TC, a posição lateral anormal da tuberosidade tibial permaneceu inalterada em extensão (NAGAMINE *et al.*, 1997).

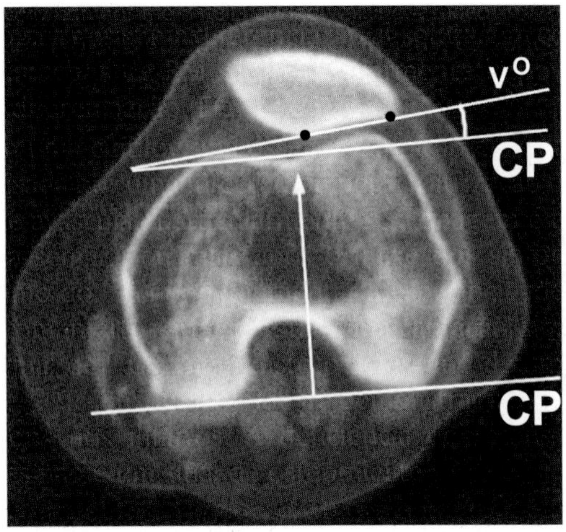


**Fig. 13.28.** Medida na TC do ângulo patelofemoral lateral (*v°*) *em relação ao plano condilar femoral (CP)*.

As incidências radiográficas axiais na posição em pé com carga (AHLBÄCK, 1968; EGUND, 1986) foram amplamente utilizadas em estudos na Suécia e também na avaliação da articulação patelofemoral degenerativa em comparação com as imagens de RM (BOEGAARD *et al.*, 1998c). As incidências radiológicas axiais obtidas com o paciente em pé e em decúbito dorsal foram comparadas em 111 joelhos de 57 pacientes (EGUND, 2001). Em 39 joelhos sem alterações no desvio patelar foi observada uma inclinação lateral média de 3° da posição em pé para o decúbito dorsal e, em 33 joelhos tanto com desvio como com inclinação lateral na posição de decúbito dorsal, a patela retornou para o alinhamento completo na posição em pé (Figs. 13-25-13.27, 13.39). Além disto, na posição em pé e extensão ou leve flexão do joelho nenhum desvio lateral da patela observado na imagem em decúbito dorsal foi anulado (Fig. 13.31) (EGUND *et al.*, 2001). Incidências radiológicas axiais ideais com a direção dos feixes de raios-X tangencial em relação à superfície da articulação patelar foram obtidas na posição em pé com uma inclinação de 15° da perna (EGUND, 1986), mas o ângulo teve que ser diminuído na maioria dos exames na posição em decúbito dorsal. Isto indica que a altura patelar e as áreas de contato patelofemoral são diferentes na posição em pé e em decúbito dorsal (Fig. 13.32). Além disto, a técnica de exa-

a

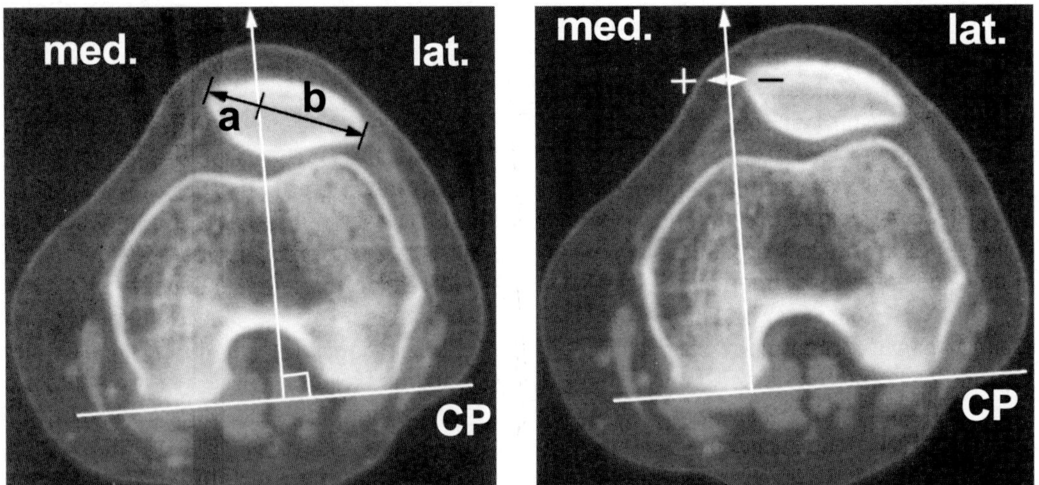


b

**Fig. 13.29a, b.** Medida por TC do desvio patelar lateral de acordo com BROSSMANN *et al.* **a** Compensação da secção é percentagem, *a/b* +100, da patela lateral em relação à linha perpendicular projetada. **b** Similar às medidas de LAURIN *et al.* (Fig. 13.27).

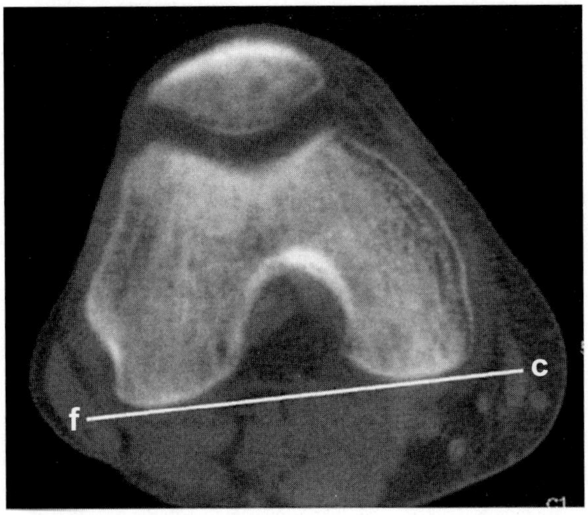


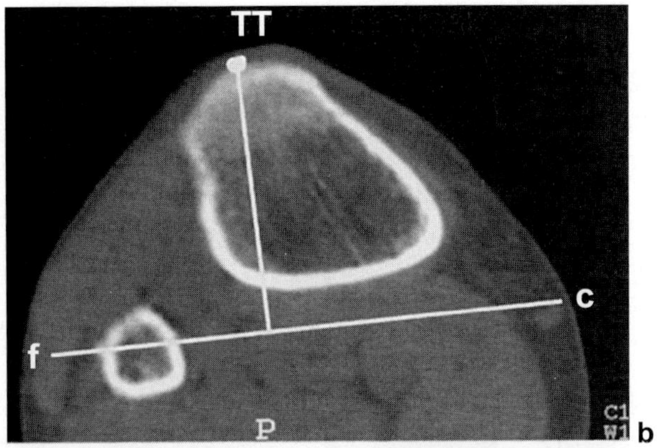


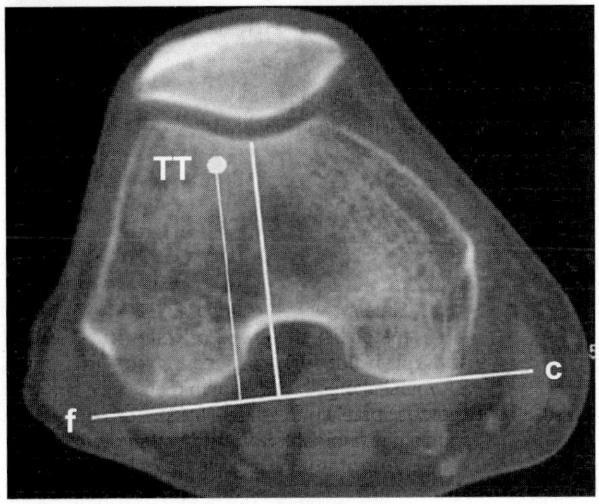


**Fig. 13.30a-c.** Medida da posição da tuberosidade tibial em relação ao sulco femoral na TC. Na estação de trabalho, as linhas são traçadas na tela e em três cortes diferentes: uma linha f-c (**a**), que une as faces mais dorsais dos côndilos tibiais, e duas linhas perpendiculares a f-c, uma através da tuberosidade tibial (*TT*; **b**) e uma através do ponto mais profundo do sulco femoral (**c**).

me utilizada pode influenciar a rotação femorotibial (Fig. 13.32) e assim a posição da tuberosidade tibial em relação à tróclea femoral.

### 13.7.3 Sumário das Medidas Radiológicas da Trilha Patelar

Os resultados registrados na literatura sobre o movimento normal da patela ainda são inconsistentes, mas em geral, os resultados e conceitos originais de LAURIN *et al.* (1978) e MERCHANT *et al.* (1974) foram confirmados por intermédio da TC e RM.

Na *posição supina sem carga* e em joelhos sintomáticos, com 30° de flexão e com a musculatura do quadríceps relaxada, as superfícies articulares da patela estão alinhadas com as da tróclea, mas em alguns indivíduos observa-se uma leve tendência na direção da inclinação lateral e desvio. Entre os 20° de flexão e a extensão completa, existe uma tendência elevada na direção do desvio lateral e deslocamento. O deslocamento e a inclinação lateral podem estar reduzidos (DUPUY *et al.*, 1997) ou elevados (BROSSMANN *et al.*, 1994) durante a função ativa do quadríceps.

Em indivíduos normais, a tuberosidade da tíbia está posicionada lateralmente ao plano sagital através do ponto mais profundo da tróclea femoral em uma distância de menos de 20 mm (BEACONSFIELD *et al.*, 1994) e na maioria dos pacientes com trilha inadequada esta distância é de mais de 20 mm (JONES *et al.*, 1995; MCNALLY *et al.*, 2000).

Na *posição de suporte de carga*, a incidência radiográfica axial em indivíduos normais sempre demonstra o alinhamento entre as superfícies articulares medial e lateral da articulação patelofemoral (EGUND, 2001) e isto também é verdadeiro naqueles com inclinação lateral e deslocamento quando o exame é realizado em decúbito dorsal (Figs. 13.25 e 13.31). Durante a deambulação, a excursão da patela é medial ao invés de lateral (STEIN *et al.*, 1993). Entre a flexão e a extensão completa quando o paciente está em pé sobre as duas pernas, existe uma rotação para fora da tíbia em relação ao fêmur de 5° (SANFRIDSON *et al.*,

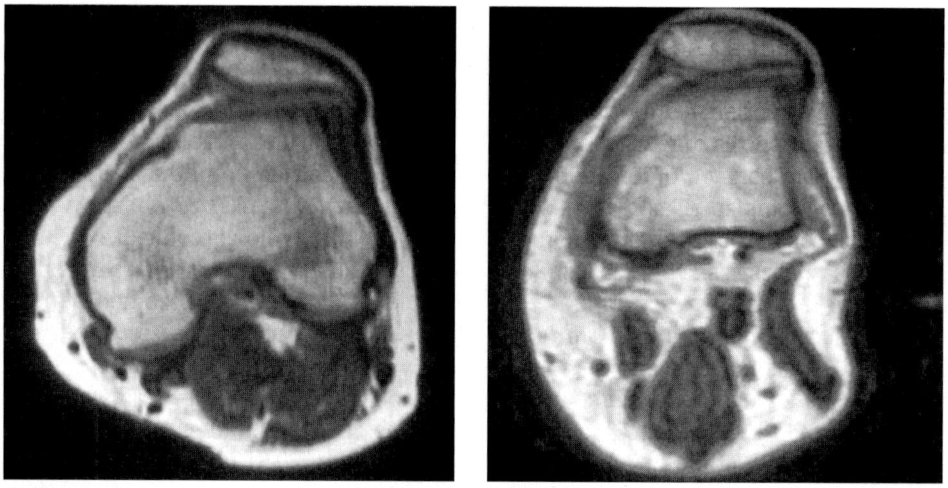

a b

**Fig. 13.31.** Imagens de RM transaxiais de um homem de 28 anos de idade com instabilidade patelar, obtidas com o paciente em decúbito dorsal (**a**) com 10° de flexão do joelho e (**b**) em pé, com carga e em extensão. O desvio lateral normal da patela na posição supina não ocorre na posição em pé, mesmo em extensão (**b**).

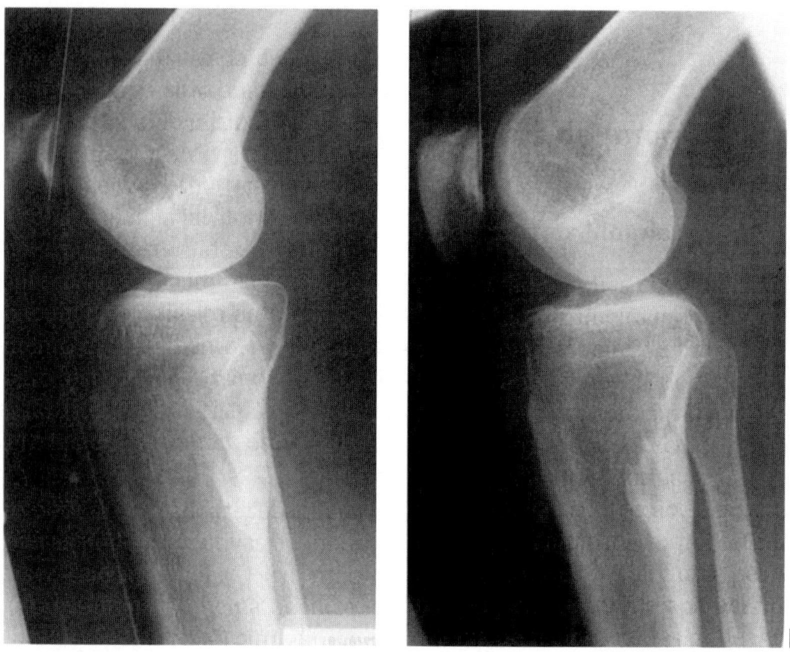

a b

**Fig. 13.32. a** Incidência radiográfica lateral em pé de um joelho controlado por esclerose cortical da tíbia. A porção distal da tíbia não está em contato com a placa do equipamento (ver Fig. 13.12) e o platô tibial não está horizontal. A flexão do joelho é muito alta para a incidência ântero-posterior. **b** Uma incidência lateral prévia obtida na posição de decúbito dorsal. A rotação femoral é quase idêntica em **a** e **b**, mas existe uma grande diferença na rotação tibial, indicada pela posição da fíbula. Observa-se também uma grande diferença na posição da patela entre a radiografia com o paciente em pé (**a**) e deitado (**b**), na visualização da orientação da altura vertical e da superfície articular (*linha cinza*) em relação à superfície tibial.

2001b), que pode não ocorrer no joelho sem carga (Blankevoort *et al.*, 1988).

Concluindo, como foi previamente sugerido por Stein *et al.* (1993), o exame com o paciente em pé deve ser considerado a melhor técnica para a avaliação da trilha patelar. A visualização da função, performance e biomecânica do joelho são inadequadas quando se utilizam as imagens em decúbito dorsal, incluindo artroscopia. Conseqüentemente, existe a necessidade de reavaliar as conclusões tiradas sem o uso de incidências obtidas na posição em pé.

Esta reavaliação deve incluir a suposta etiologia presente de síndrome de pressão lateral excessiva (FICAT e HUNGERFORD, 1977) e condromalácia da cartilagem patelar medial.

## 13.8 Osteoartrose da Articulação Patelofemoral

A osteoartrite (OA) sintomática do joelho pode ocorrer em 1,6-9,4% dos adultos (FLESON, 1998) e a OA confinada à articulação patelofemoral ou concomitante com a OA femorotibial é comum (AHLBÄCK, 1968; LENDINGHAM *et al.*, 1993). Entretanto, estes achados são principalmente registrados nas incidências radiológicas laterais e a distribuição dentro das facetas patelofemorais medial e lateral não foi estabelecia por meios de incidências radiográficas axiais. A OA patelofemoral lateral também é comum em joelhos com OA femorotibial medial e angulação em varo (HARRISON *et al.*, 1994), mas a combinação de OA femorotibial lateral e patelofemoral medial é rara. A OA patelofemoral lateral pode estar associada com uma posição lateral anormal da tuberosidade da tíbia, quando examinada em decúbito dorsal por incidências radiográficas axiais e pela TC (NAGAMINE *et al.*, 1997, 1999).

As características clínicas em pacientes com OA patelofemoral são similares àquelas de outros problemas de dores patelofemorais, mas muitos pacientes e especialmente os mais jovens podem aparecer com edema e sintomas causados por uma sinovite e derrame articular causados por cistos de Baker e/ou a ruptura destes cistos (Figs. 13.33 e 13.34). A dor comumente é referida na articulação femorotibial anterior medial e/ou lateral, mas encontra-se a incapacidade característica para subir e descer degraus, além de uma dor súbita quando o paciente se levanta de uma cadeira. A combinação da OA femorotibial e patelofemoral é comum, e a falta de correlação entre a severidade dos sintomas e o estágio da degeneração radiológica é bastante conhecia. Deve ser mantido em mente que qualquer condição que envolve a articulação do quadril com derrame/sinovite pode aparecer com uma dor dominante referida sobre o joelho.

O método de graduação das alterações radiográficas da OA foi desenvolvido por KELLGREN e LAWRENCE (1957), mas a imperfeição de seus critérios levou a um grande número de escalas de graduação para estudos epidemiológicos em cortes transversais e longitudinais. Nós utilizamos um sistema de graduação específico para a articulação do joelho (Quadro 13.2), que leva em consideração características radiológicas gerais da OA proposta por KELLGREN e LAWRENCE (1957), mas com uma medida mais específica da perda do espaço articular e atrito proposta por AHLBÄCK (1968) e EGUND (1986). A principal objeção para o sistema de graduação de KELLGREN e LAWRENCE (1957) é o questionamento se os osteófitos marginais (SPECTOR e HOCHBERG, 1994; BRANDT *et al.*, 1991) represen-

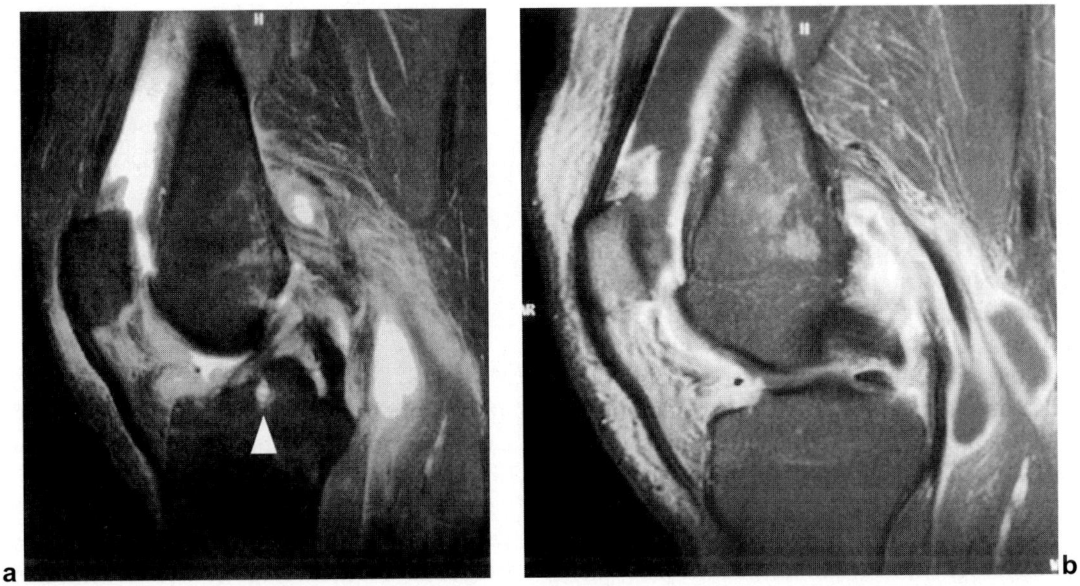

**Fig. 13.33a, b.** Imagens de RM sagitais do joelho de uma mulher de 36 anos de idade com dor e edema na região anterior do joelho. A seqüência STIR (**a**) e a seqüência T1 com saturação de gordura contrastada com gadolínio (**b**) demonstram uma sinovite extensa com cisto de Baker. Alterações no ligamento cruzado anterior comumente e precocemente resultam em um fenômeno de retração na tíbia proximal (*ponta de seta*). Esta é uma condição comum, com radiografias normais, um resultado de artrite reativa ou secundária a uma osteoartrite inicial?

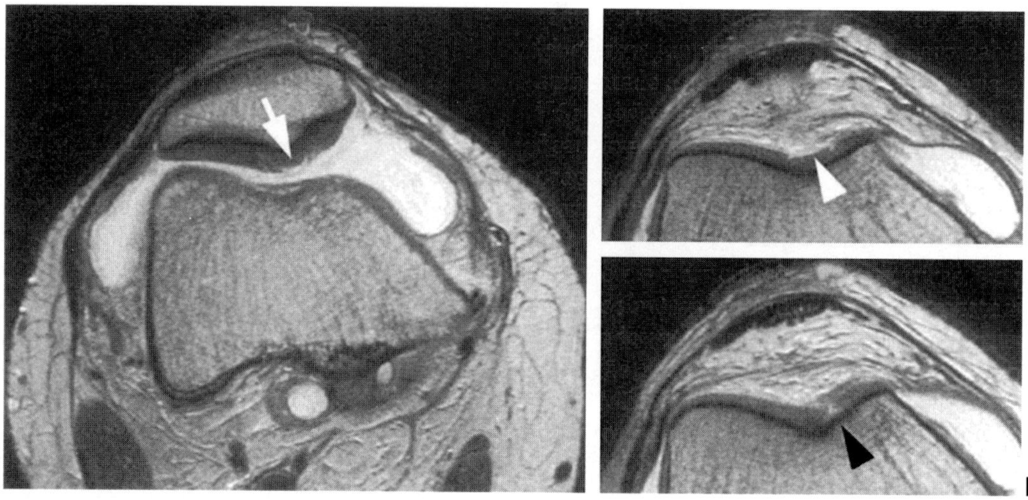

a b

**Fig. 13.34a, b.** Imagens de RM transaxiais do joelho no mesmo paciente da Fig. 13.33. Na patela (*seta*) e côndilo femoral (*ponta de seta branca*) existem vários defeitos superficiais na cartilagem e em outros cortes fissuras da cartilagem até o osso subcondral (*ponta de seta preta*). Mesmo pequenas lesões cartilaginosas podem ser demonstradas com esta seqüência de próton com saturação de gordura.

**Quadro 13.2.** Sistema de graduação da articulação do joelho empregado pelos autores

| *Característica* | *Grau* | *Definição* | *Compartimento* | | | |
|---|---|---|---|---|---|---|
| | | | *Femorotibial* | | *Patelofemoral* | |
| | | | *Medial* | *Lateral* | *Medial* | *Lateral* |
| Estreitamento do espaço articular | 0 | Nenhum | ☐ | ☐ | ☐ | ☐ |
| | 0,5 | 25% de estreitamento do espaço articular | ☐ | ☐ | ☐ | ☐ |
| | 1 | 50% de estreitamento do espaço articular | ☐ | ☐ | ☐ | ☐ |
| | 1,5 | 75% de estreitamento do espaço articular | ☐ | ☐ | ☐ | ☐ |
| | 2 | 100% de estreitamento do espaço articular | ☐ | ☐ | ☐ | ☐ |
| | 3 | < 5 mm de atrito | ☐ | ☐ | ☐ | ☐ |
| | 4 | 5-10 mm de atrito | ☐ | ☐ | ☐ | ☐ |
| Osteófitos | 0 | Nenhum | | | | |
| | 1 | Osteófitos pequenos (definidos) | | | | |
| | 2 | Osteófitos moderados | | | | |
| | 3 | Grandes osteófitos | | | | |
| Esclerose subcondral | 0 | Ausente | | | | |
| | 1 | Presente | | | | |
| Afinamento da espinha tibial | 0 | Ausente | | | | |
| | 1 | Presente | | | | |
| Condrocalcinose | 0 | Ausente | | | | |
| | 1 | Presente | | | | |
| Osteonecrose | 0 | Ausente | | | | |
| | 1 | Presente | | | | |

tam ou não uma evidência definitiva de degeneração da cartilagem (BOEGARD *et al.*, 1998a): isto é um assunto que ainda pode unir ou dividir os radiologistas. Os osteófitos marginais aparecem como um sinal de reação óssea em sítios onde a cartilagem articular é contínua com a membrana sinovial e o periósteo (RESNICK e NIWAYAMA, 1995). Os sítios dos osteófitos marginais estão mais comumente longe da lesão cartilaginosa focal da OA. Sua presença deve ser considerada um sinal do processo na sinóvia e tecidos moles circundantes que pode reagir a mediadores do dano e reparo da cartilagem (EDWARDS, 1998; VAN DER BERG *et al.*, 1998).

## 13.8.1 Imagens da Osteoartrose Patelofemoral

Como pode ocorrer a OA femorotibial e patelofemoral tanto isolada como combinada, os exames radiológicos de rotina para o diagnóstico da OA do joelho sempre devem compreender as incidências em AP e lateral com carga do joelho, bem como incidências transaxiais da articulação patelofemoral (Fig. 13.12). A radiografia axial obtida em decúbito dorsal somente ocasionalmente pode demonstrar a OA patelofemoral medial (Figs. 13.35-13.37); além disto, a OA patelofemoral lateral ocasionalmente pode não ser diagnosticada na posição de decúbito dorsal apesar de ser visível com estas técnicas com o paciente em pé (EGUND, 2001). A OA patelofemoral medial e lateral está comumente associada com o deslocamento medial ou lateral da patela, respectivamente, e portanto, as imagens em decúbito dorsal podem não demonstrar a condição do espaço articular da outra faceta (Fig. 13.38). Pode ser necessária a realização de um exame com o paciente em pé em diferentes graus de flexão do joelho para visualizar a OA patelofemoral e femorotibial.

Um motivo comum para o exame é a necessidade de realização das imagens de RM para o diagnóstico da OA inicial da articulação patelofemoral quando os espaços são normais em todos os três compartimentos nas radiografias em pé. Além da dor na região anterior do joelho, muitos destes pacientes se apresentam com dilatação do joelho e derrame com sinovite nas imagens de RM contrastadas (Figs. 13.33, 13.34). Nosso protocolo de imagens nestes pacientes compreende:

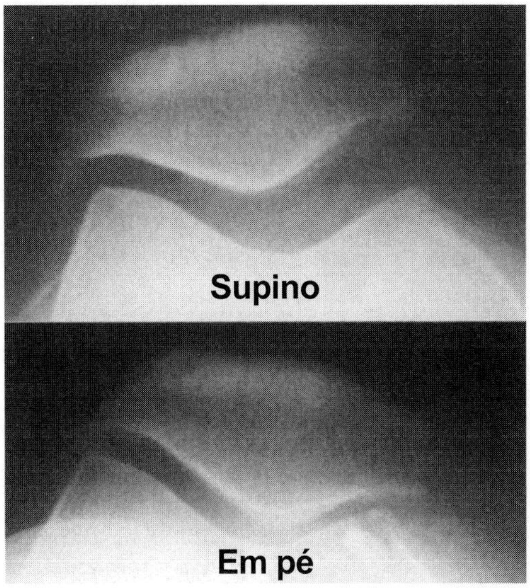


**Fig. 13.36.** Incidências radiográficas axiais obtidas nas posições de decúbito dorsal e em pé em um homem de 51 anos de idade com dor na face anterior do joelho. Uma redução de 75% (estágio 1,5) do espaço articular medial somente pode ser demonstrado no exame em pé.

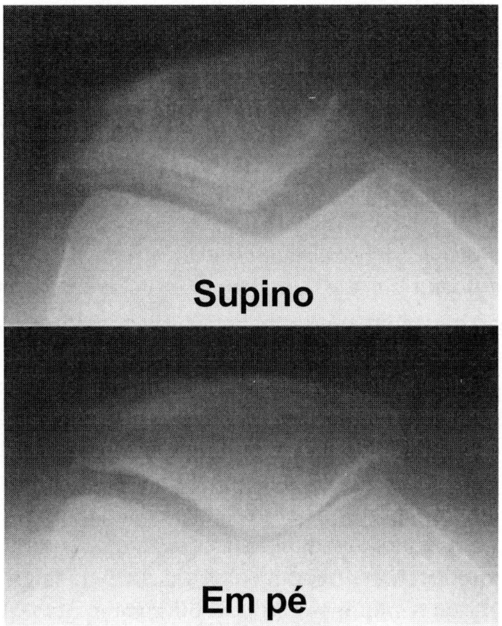


**Fig. 13.37.** Radiografias axiais obtidas nas posições de decúbito dorsal e em pé de uma mulher com artrose femorotibial medial. Artrose estágio 2,0 no espaço articular medial foi visualizada somente na posição em pé.

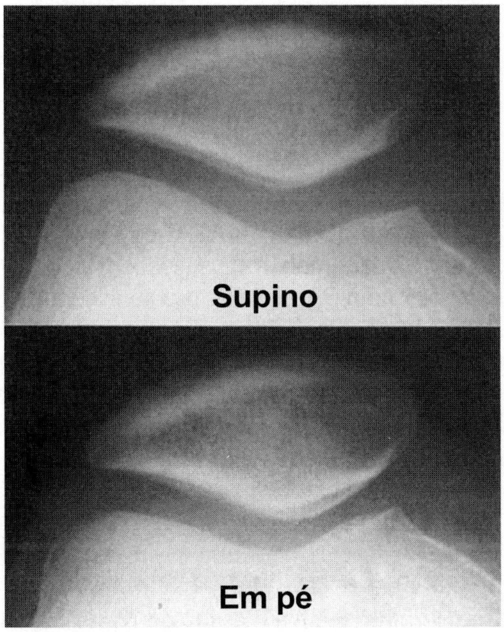


**Fig. 13.35.** Incidências radiográficas axiais obtidas nas posições de decúbito dorsal e em pé em uma mulher de 48 anos de idade com dor na região anterior do joelho. Artrose suspeita devido a uma leve redução do espaço articular visível somente no exame em pé, mas confirmada pelo exame de RM.

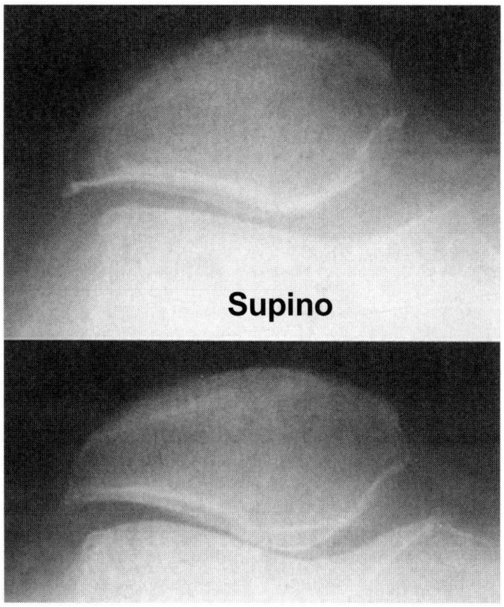


**Fig. 13.38.** Incidências radiológicas axiais de uma artrose patelar lateral visualizada na posição de decúbito dorsal e em pé. Observa-se um desvio medial da patela entre a incidência em decúbito dorsal e a incidência com carga.

1. STIR sagital, matriz 512.
2. T1 sagital, matriz 512.
3. T1 axial oblíqua, matriz 512.
4. Densidade de próton com saturação de gordura axial oblíqua ou duplo-oblíqua, matriz 512.
5. T1 sagital contrastada com saturação de gordura.
6. T1 axial oblíqua ou oblíqua dupla contrastada com saturação de gordura.

As seqüências STIR e ponderadas em T1 geram uma excelente visão e caracterização das anormalidades dos tecidos moles, ossos e cartilagem (Fig. 13.33a). Além disto, as seqüências ponderadas em T1 são sensíveis na detecção das anormalidades subcondrais, que comumente estão associadas com degeneração focal da cartilagem, mas também podem preceder a deterioração da cartilagem, como sugerido por Radin e Rose (1986). As seqüências convencionais ponderadas em T2 não irão visualizar estas lesões subcondrais ou edema de medula óssea e possuem pouca relevância na imagem de RM da OA ou artrite. Entre as seqüências utilizadas para as imagens da cartilagem, nós preferimos uma seqüência em densidade de próton com saturação de gordura de alta resolução, que permite a graduação da degeneração articular de acordo com Outerbridge (1961) (Figs. 13.34, 13.39 e 13.40). Quando as lesões da cartilagem até o osso são evidentes nas imagens STIR e ponderadas em T1, a seqüência em densidade de próton com saturação de gordura é excluída. As seqüências pós-contraste irão permitir uma estimativa geral e gradação do componente inflamatório da OA na sinóvia e os tecidos moles ao seu redor (Ostergaard *et al.*, 1998) bem como no osso subcondral e medula óssea adjacente (Fig. 13.33b). Os defeitos da cartilagem e as lesões comuns do menisco na OA femorotibial também são bem visualizadas nesta seqüência pós-contraste.

Foi sugerido que o papel dos processos no osso subcondral em relação aos que ocorrem na cartilagem adjacente pode ser elucidado com o uso de medidas de perfusão e permeabilidade em exames contrastados (Kuhl e Schild, 2000) seguidos pelas medidas das alterações na concentração de glicosaminoglican na cartilagem (Bashir *et al.*, 1999; Burstein *et al.*, 2001).

## 13.9 Condições Traumáticas e de *Overuse*

As lesões do mecanismo extensor podem ocorrer em todas as idades, mas são mais comumente vistas em pacientes mais jovens e em associação com atividades desportivas. Uma distinção deve ser feita entre a lesão aguda e crônica. Para uma compreensão do mecanismo do trauma e o que procurar, qualquer condição traumática é melhor considerada após uma lesão primária aos tecidos moles que pode envolver o osso. Na lesão crônica e síndromes de *overuse*, é menos apropriado fazer uma distinção entre a lesão dos tecidos moles e osso, considerando a anatomia e os sítios mais comuns de lesão nas fixações dos tendões ao osso e cartilagem (Fig. 13.34).

### 13.9.1 Luxação da Patela

A luxação da patela indica que a patela está completamente separada da tróclea femoral. A direção do desvio é quase invariavelmente para a face lateral. A *luxação congênita da patela* (Fig. 13.41) está comumente associada com as deficiências neuromusculares e freqüentemente requer o tratamento cirúrgico. As radiografias com o paciente em pé podem ser úteis no planejamento deste tratamento (Fig. 13.42). A *luxação aguda* primária pode resultar de trauma direto à patela, mas na maioria das vezes é causada por uma lesão de torção sobre um pé fixo com uma rotação para fora em excesso da tíbia associado a uma flexão leve a moderada do joelho. Inúmeras anormalidades anatômicas do osso e tecidos moles predisponentes têm sido discutidas, e as mais consistentes destas são um ângulo troclear anormalmente

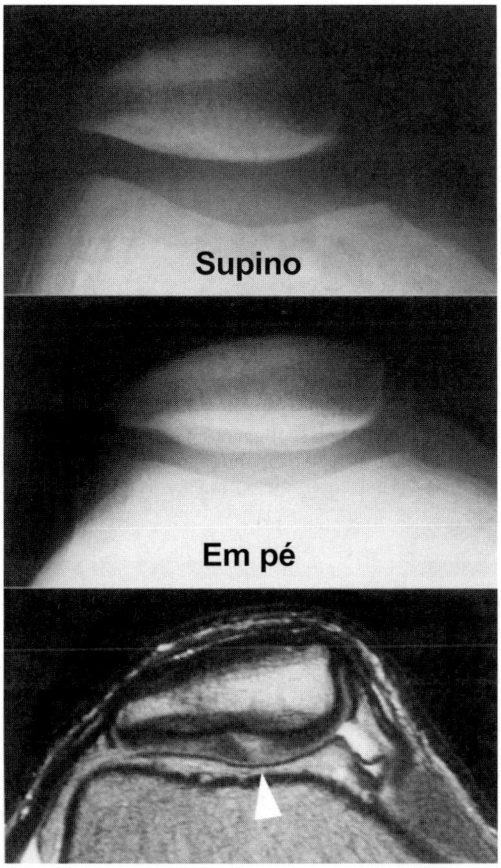


**Fig. 13.39.** Incidências radiográficas axiais da articulação patelofemoral de um homem de 19 anos de idade com dor na região anterior do joelho e instabilidade patelar, obtidas nas posições de decúbito dorsal e em pé. RM em densidade de próton com saturação de gordura demonstrou um edema localizado da cartilagem (*ponta de seta*). O paciente era candidato para uma liberação lateral até que uma incidência radiográfica em pé demonstrou uma posição normal da patela. Observe edema na medula óssea da patela. O paciente ficou livre da dor após a fenestração cirúrgica.

alto (BRATTSTRÖM, 1964), patela alta (INSALL *et al.*, 1976), inclinação e desvio patelar lateral (ATKIN *et al.*, 2000) e frouxidão ligamentar generalizada (RÜNOW, 1983). Por volta de 50% dos casos de luxações agudas primárias são em joelhos sem estas anormalidades e o resultado do trauma é mais severo nestes pacientes. A artroscopia pode revelar lesões osteocondrais envolvendo a patela e o côndilo lateral do fêmur em cerca de dois terços do ligamento patelofemoral medial, muitos com fragmentos soltos, e as rupturas do ligamento patelofemoral medial são encontradas em quase todos os joelhos durante a exploração cirúrgica aberta (SALLAY *et al.*, 1996; STANITSKI, 1995; STANITSKI e PALETTA, 1998).

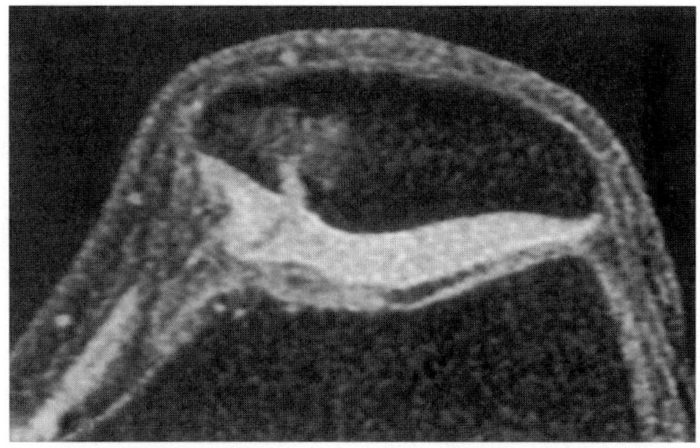

**Fig. 13.40.** RM de uma fissura na cartilagem e lesões na medula óssea adjacente em uma seqüência SPGR/FLASH 3D. (Cortesia de J. Gelineck, MD, Aarhus, Dinamarca.)

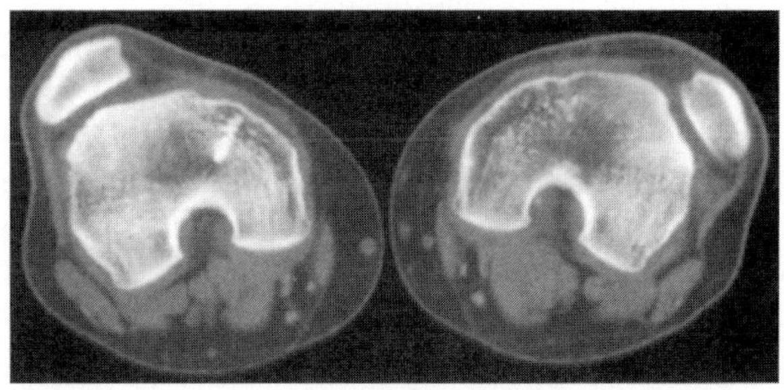

**Fig. 13.41.** TC transaxial da articulação patelofemoral em um menino de 16 anos de idade, com luxação congênita da patela, que havia sido previamente submetido a uma cirurgia no joelho direito. Além da grande rotação para fora de ambos os joelhos, o paciente apresentava ângulos de anteversão anormais dos quadris.

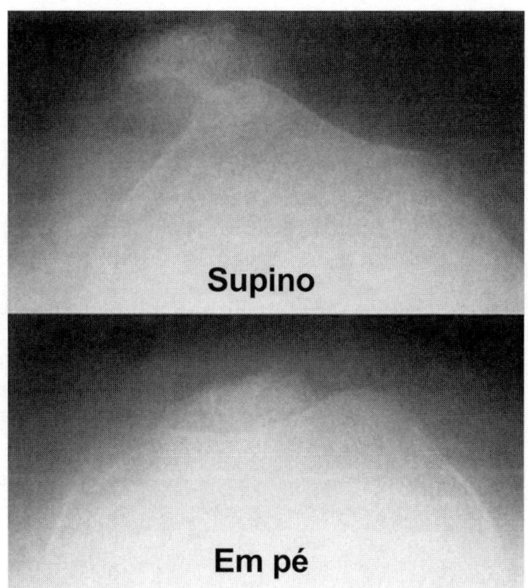


**Fig. 13.42.** Tentativas de obtenção de incidências radiológicas axiais em um paciente com luxação patelar congênita na posição de decúbito dorsal. Não existe um deslocamento patelar na posição em pé, o que levou a uma alteração no tratamento cirúrgico planejado.

### *13.9.1.1*
### *Imagens do Joelho com Luxação Patelar Aguda*

O exame radiológico do desvio patelar agudo deve incluir incidências AP, lateral e duas oblíquas do joelho, bem como uma incidência axial da articulação patelofemoral. Quase invariavelmente, o estudo radiográfico demonstrará um grande derrame da bursa suprapatelar e comumente uma lipohemartrose, mas poucos fragmentos osteocondrais intra-articulares soltos (Fig. 13.43) podem ser identificados (STANITSKY e PALETTA, 1998). A incidência axial pode demonstrar uma avulsão da face medial da patela (Fig. 13.43) e um espaço patelofemoral aumentado com desvio lateral da patela causado pelo derrame (Figs. 13.44 a 13.49).

As imagens de RM podem detectar somente a metade das lesões osteocondrais vistas nas artroscopias, mas a maioria das lesões do ligamento patelofemoral medial (SALLAY *et al.*, 1996). Nós examinamos estas lesões utilizando uma bobina própria de joelho em 20° de flexão do joelho e nosso protocolo padrão inclui seqüências ponderadas em T1 e STIR sagital e axial (Fig. 13.44) e densidade de próton axiais com saturação de gordura, todas com uma matriz de 512. Até o momento, em 41 luxações patelares agudas, nós observamos lesões osteocondrais em

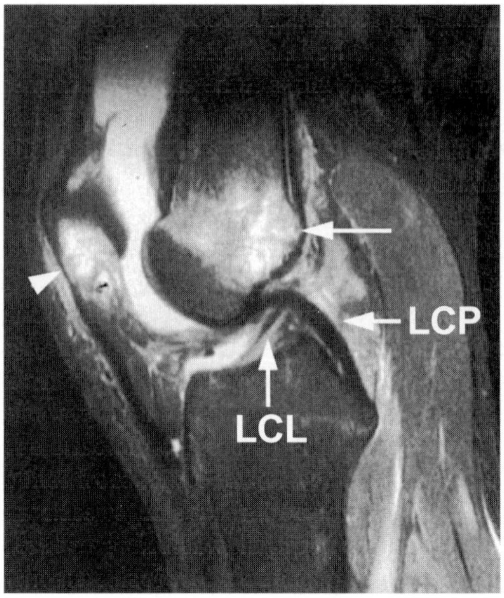


**Fig. 13.44.** Luxação patelar aguda primária. Seqüência STIR sagital no centro do joelho. Derrame articular. Observa-se uma lesão da medula óssea na metade distal da patela (*ponta de seta branca*) e um grande edema da medula óssea do fêmur (*seta branca*) na inserção dos ligamentos cruzados anterior (*ACL*) e posterior (*PCL*).

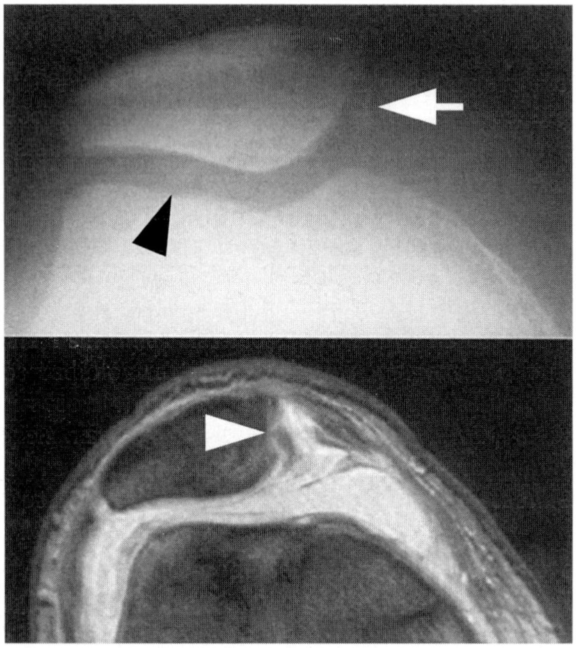

**Fig. 13.43.** Luxação patelar aguda primária. A incidência radiológica axial na posição em pé (*acima*) demonstra a avulsão de um fragmento osteocondral da faceta *odd* da patela (*seta branca*) além de um fragmento no espaço articular lateral (*ponta de seta preta*). A RM (*abaixo*) confirmou uma avulsão osteocondral da faceta *odd*. Para a anatomia normal, compare com a Fig. 13.6.

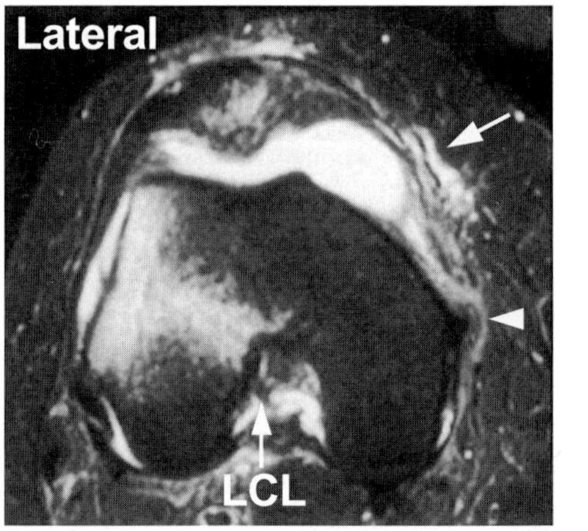


**Fig. 13.45.** Luxação patelar aguda primária. Plano transaxial de RM através dos côndilos femorais com uma seqüência STIR. O derrame articular está presente e existem lesões da porção média do ligamento patelofemoral medial (*seta branca*) e no sítio do ligamento colateral medial (*ponta de seta branca*). Observa-se uma lesão característica da medula óssea seguindo o contorno do côndilo femoral lateral e também uma lesão da medula óssea comumente observada se estendendo na direção lateral a partir da inserção do ligamento cruzado anterior (*ACL*).

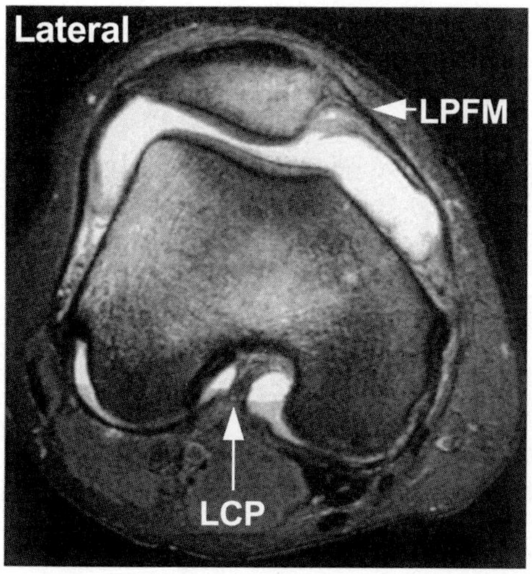


**Fig. 13.46.** Luxação patelar aguda primária. Plano transaxial através dos côndilos femorais em uma seqüência STIR com uma matriz de 512. Derrame articular. Observam-se pequenas lesões no ligamento patelofemoral medial (*MPFL*) na inserção da patela, mas na cirurgia também foi observada uma ruptura na fixação no côndilo femoral medial. Observa-se uma característica lesão da medula óssea dos dois terços mediais da patela e côndilo femoral medial. Além disto, uma lesão da medula óssea se estende a partir da inserção do ligamento cruzado posterior (*PCL*).

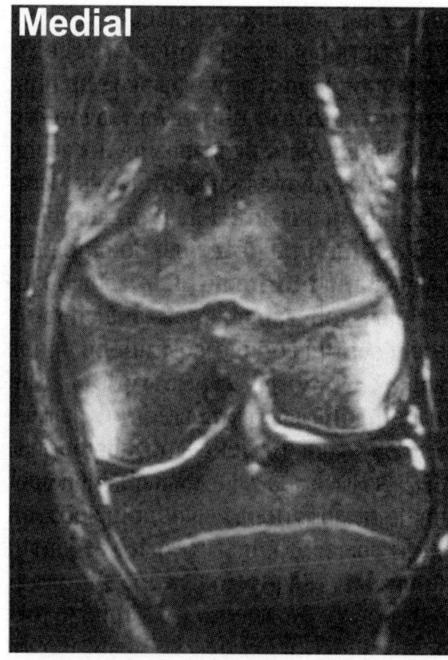


**Fig. 13.47.** Luxação patelar aguda e primária com a característica lesão da medula óssea do côndilo femoral lateral e também uma lesão do côndilo femoral medial em uma seqüência STIR coronal.

cerca de 40% dos casos na artroscopia, mas menos da metade destes casos havia sido visualizada nas imagens de RM (Egund, Wulf, Kristiansen, comunicação pessoal) (Figs. 13.43, 13.48 e 13.49). As rupturas parciais e completas do ligamento patelofemoral foram vistas em todos, exceto dois casos e foram confirmadas no reparo cirúrgico (Fig. 13.45). As lesões do ligamento colateral medial são comuns, assim como as lesões da medula óssea. Os sítios desta última são característicos para luxação patelar (Figs. 13-44 a 13.47) e indicam uma lesão rotacional séria da articulação femorotibial (Figs. 13.45 e 13.46), gerando o potencial de instabilidade ligamentar. As rupturas completas do ligamento cruzado anterior ou posterior não foram observadas, mas as lesões comuns e características da medula óssea adjacente às inserções dos ligamentos nos côndilos femorais (Figs. 13.44 a 13.46 e 13.49) podem ser resultantes de lesões por tração (Egund *et al.*, comunicação pessoal em preparação para uma publicação). A luxação patelar aguda também pode envolver o coxim adiposo de Hoffa (Fig. 13.44) (Apostolaki *et al.*, 1999). As lesões do menisco ocasionalmente são observadas.

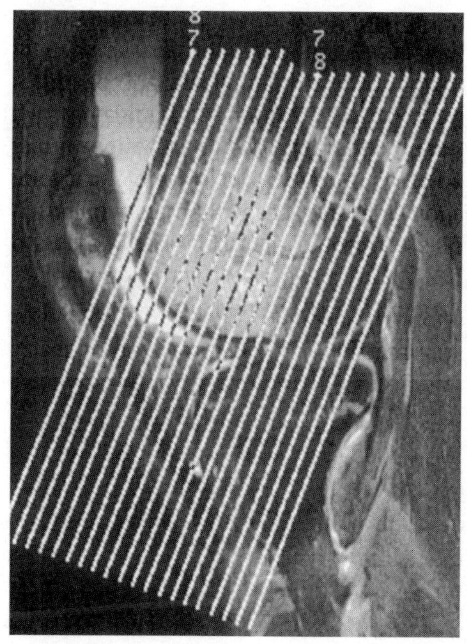

**Fig. 13.48.** Luxação patelar aguda e primária com uma seqüência STIR. A típica lesão da medula óssea é demonstrada no côndilo femoral lateral. Para visualizar a maioria das lesões osteocondrais na imagem de RM, são necessários planos transaxiais e coronais oblíquos (demonstrado).

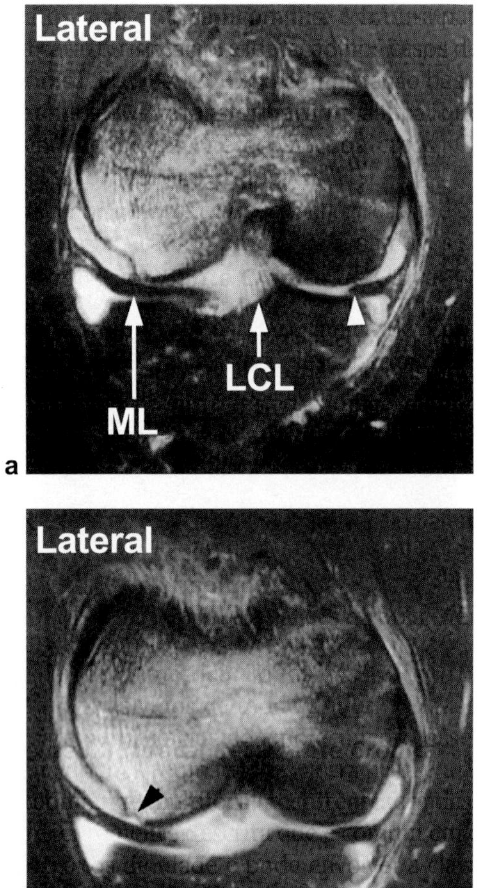


**Fig. 13.49a, b.** Luxação aguda da patela no mesmo paciente e com a mesma direção do plano da Fig. 13.48. **a** O derrame articular contribui para a visualização da anatomia da porção anterior dos meniscos medial (*ponta de seta*) e lateral (*LM*) e suas fixações no retináculo patelar. A direção do plano de corte pode otimizar a avaliação do ligamento cruzado anterior (*ACL*). **b** Anteriormente, observa-se um defeito osteocondral (*ponta de seta preta*) do côndilo femoral lateral. Grandes lesões da medula óssea estão presentes lateral e centralmente.

### 13.9.2 Luxação Recorrente da Patela

Após a luxação primária aguda da patela, a maioria dos pacientes devem reduzir suas atividades desportivas (Atkin *et al.*, 2000) e irão reaparecer com dor e incapacidade patelar (Hawkins *et al.*, 1986) ou uma ou mais novas luxações. A luxação patelar recorrente apresenta um pico de incidência em 14-15 anos (variação 10-30 anos) e ocorre mais freqüentemente em mulheres (Fulkerson, 1997). O tratamento cirúrgico da luxação patelar recorrente permanece um desafio para os cirurgiões ortopédicos e pode ser dividido em quatro principais tipos de procedimentos, combinações que podem ser empregadas:

1. Procedimentos de realinhamento dos tecidos moles, *e. g.*, liberação lateral.
2. Transferência medial da tuberosidade tibial/osteotomia de rotação interna.
3. Transferência distal da tuberosidade tibial.
4. Osteotomia do côndilo lateral do fêmur (sem resultados a longo prazo).

Os resultados a curto prazo destes procedimentos são "bons" em relação à luxação recorrente, mas menos promissores no longo prazo devido à incapacidade, redução das atividades físicas e o desenvolvimento de osteoartrose patelofemoral (Hapson e Hill, 1975; Macnab, 2001; Maenpaa e Letho, 1997a,b). Em comparação com a cirurgia e independente do procedimento cirúrgico utilizado, o tratamento conservador pode gerar melhores resultados clínicos e diminuir a ocorrência de osteoartrite (Arnbjörnsson *et al.*, 1992). Utilizando técnicas radiológicas com carga, a osteoartrite patelofemoral medial foi registrada em 65% de 114 joelhos operados, acompanhados por 14 anos, enquanto que a osteoartrite patelofemoral lateral ocorreu somente em três (Arnbjörnsson *et al.*, 2002). O desenvolvimento de uma osteoartrite femorotibial principalmente medial também pode ser relacionada com a luxação patelar (Juliusson e Markhede, 1984): com base no uso das radiografias com carga, sua prevalência 14 anos após a cirurgia foi de 52% com uma significante correlação para uma luxação medial ou lateral da patela (3/114) na posição em pé (Arnbjörnsson *et al.*, 2002). Em pacientes com luxação recorrente da patela unilateral, o desvio medial da patela de joelhos "saudáveis" foi demonstrada na posição em pé; além disto, uma correlação foi observada entre estas luxações recorrentes e a osteoartrose (Arnbjönsson *et al.*, 2001b) comparável com achados nos pacientes com o tratamento conservador das luxações (Arnbjönsson *et al.*, 2001a). Estas observações podem estar de acordo com as de Sanfridson *et al.* (2001a), que demonstraram uma rotação interna aumentada da tíbia em pacientes com luxações patelares.

### *13.9.2.1 Imagens do Joelho com Luxação Recorrente da Patela*

Acredita-se que para a avaliação radiológica pré e pós-operatória de rotina da luxação patelar recorrente, não haja alternativas para as técnicas radiológicas em pé com carga. Estas devem incluir incidências AP, femorotibial lateral e axial patelofemoral (Figs. 13.10 e 13.16). Mesmo se houver um desvio patelar na posição supina, uma posição normal ou um desvio medial da patela em relação à tróclea femoral na incidência radiológica axial na posição em pé (Fig. 13.50) pode servir como uma contra-indicação para a transferência cirúrgica da tuberosidade tibial e liberação lateral (Fig. 13.39). O uso do índice de Insall-Salvarti da altura patelar também resultou em muitas transferências distais da tuberosidade tibial, o que pode ser evitado pela medição proposta por BLACKBURNE e PEEL (1977).

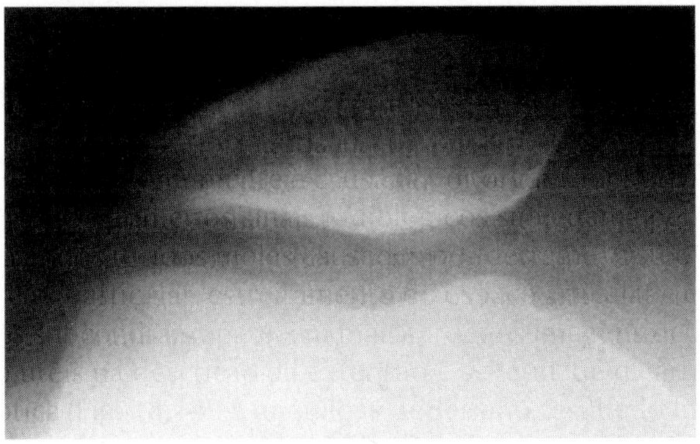

**Fig. 13.50.** Incidência radiológica axial da articulação patelofemoral obtida com o paciente em pé em uma mulher de 19 anos de idade com dor em face anterior do joelho e instabilidade patelar. Algum cirurgião poderia realizar uma liberação lateral ou transferência medial da tuberosidade tibial após esta imagem?

As radiografias avançadas (Figs. 13.20 e 13.21) e as imagens de RM (Fig. 13.31) na posição em pé com medidas da trilha patelar e rotação femorotibial ainda estão em um estágio inicial das pesquisas, mas nos próximos anos podem contribuir para uma melhor compreensão e tratamentos da luxação recorrente.

### 13.9.3 Síndromes de *Overuse*

O termo "joelho do saltador" tem sido utilizado para descrever uma comum condição dolorosa em atletas do mecanismo do quadríceps na junção osso-ligamento do pólo patelar inferior e menos comumente no pólo patelar superior e tuberosidade tibial. A condição está relacionada com uma extensão súbita e repetitiva do joelho como a que ocorre quando o indivíduo corre, salta e chuta. A correlação entre a histopatologia, ultra-sonografia e imagens de RM foi bem descrita (KHAN *et al.*, 1996, 1997) e indica que o termo comumente utilizado "tendinite" pode ser inapropriado e deve ser substituído por "tendinose". A histopatologia pode demonstrar a falha da fibra, degeneração mucóide e necrose fibrinóide. A ruptura completa do quadríceps ou do ligamento patelar é rara (SONIN *et al.*, 1995). No atleta esqueleticamente imaturo, uma fragmentação focal ou avulsão aguda pode ocorrer nos sítio de inserção óssea do ligamento patelar (doença de Sinding-Larsen-Johansson) ou tuberosidade tibial (doença de Osgood-Schlatter) (Figs. 13.51, 13.52 e 13.53).

O procedimento primário de imagens de pacientes com história e sintomas de tendinose patelar deve ser a ultra-sonografia (Fig. 13.54). Entretanto, as anormalidades dos tendões na sonografia podem não estar correlacionadas com os sintomas (COOK *et al.*, 1997, 2000). A tendinose patelar não é um achado incidental raro nas imagens de RM em pacientes com dor em região anterior do joelho e possui aparências características (KHAN *et al.*, 1996). As seqüências STIR, ponderadas em T2 com saturação de gordura e ponderada em T1 contrastada com gadolínio e saturação de gordura podem demonstrar descontinuidade das fibras e anormalidades adjacen-

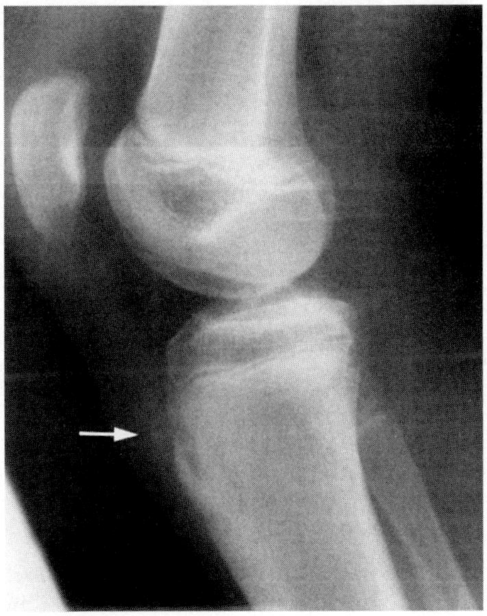

**Fig. 13.51.** Incidência radiológica lateral de uma avulsão da tuberosidade tibial (*seta*) em uma menina de 10 anos de idade com dor na região anterior do joelho.

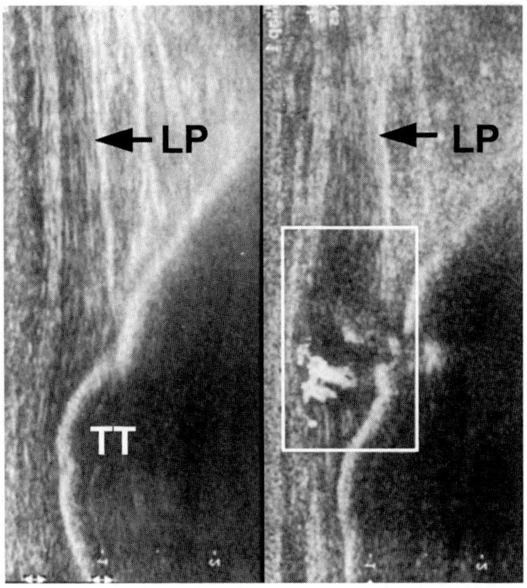


**Fig. 13.52.** Ultra-sonografia da face anterior da tuberosidade tibial (*TT*) e ligamento patelar (*PL*) no joelho normal (*esquerda*) no mesmo paciente da Fig. 13.51. A avulsão com seu defeito ósseo é visualizada (*dir*) com perda das estruturas normais do ligamento patelar e contraste de Doppler distal à avulsão.

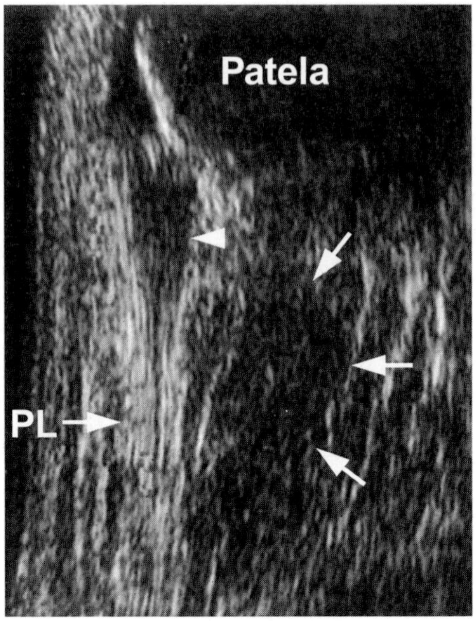


**Fig. 13.54.** Joelho do saltador. Ultra-sonografia no plano sagital do corte da face anterior do ligamento patelar (*PT*) na patela. Observa-se a ruptura das fibras do ligamento patelar (*ponta de seta*) e alterações inflamatórias presentes no coxim adiposo de Hoffa (*setas*). (Cortesia de L. Bolvig, MD, Aarhus, Dinamarca.)

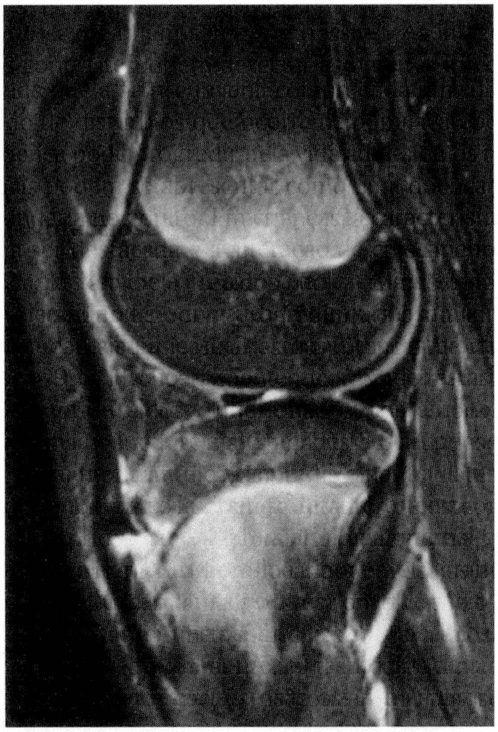

**Fig. 13.53.** Seqüência STIR sagital do mesmo joelho das Figs. 13.51 e 13.52. O defeito do ligamento patelar no sítio da tuberosidade tibial é visualizado, mas a seqüência não contribui para nenhuma informação adicional em comparação com as Figs. 13.51 e 13.52.

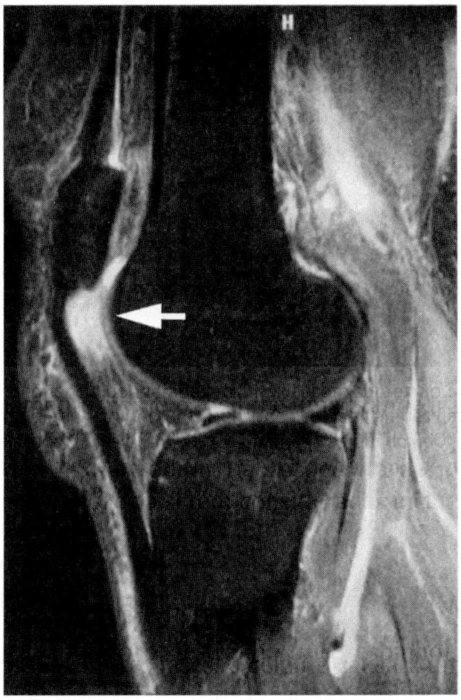


**Fig. 13.55.** Joelho do saltador. Seqüência STIR demonstrando uma lesão inflamatória do coxim adiposo de Hoffa (*seta*) e pequenas lesões no ligamento patelar em sua fixação na patela.

tes do coxim adiposo (Fig. 13.55). O fenômeno do ângulo mágico pode influenciar a avaliação das anormalidades do ligamento patelar (KARANTANAS *et al.*, 2001). Tanto a imagem de RM como a cintilografia óssea (KAHN e WILSON, 1987) podem demonstrar o envolvimento ósseo da patela.

## 13.10 Conclusão

Durante muitos anos a compreensão e o tratamento dos distúrbios foram influenciados pelas radiografias convencionais e imagens avançadas, bem como o exame físico obtido em decúbito dorsal. Acreditamos que o exame da articulação patelofemoral com carga pode contribuir não somente para um diagnóstico mais preciso como também para a compreensão sobre os motivos da dor na região anterior do joelho, como solicitado por INSALL (1995). As técnicas de exames com carga não abrem imediatamente um mundo novo de tratamento para instabilidade patelofemoral, mas elas podem evitar que pacientes possam ser submetidos a um tratamento cirúrgico tradicional, que a partir de um ponto de vista radiológico "em pé", comumente, parece estar contra-indicado. Temos a esperança que nossos colegas em todo o mundo logo irão considerar as técnicas de exames em pé com o mesmo entusiasmo que existe para o exame na posição em decúbito dorsal.

O papel da artrite soronegativa e espondiloartropatia com o possível envolvimento das enteses na dor em face anterior do joelho não foi explorado, mas sempre deve ser mantido em mente quando se fazem as imagens destes pacientes.

## Referências Bibliográficas


Ahl T, Dalen N, Selvik G (1988) Mobilization after operation of ankle fractures. Good results of early motion and weight bearing. Acta Orthop Scand 59:302-306

Ahlbäck S (1968) Osteoarthrosis of the knee. A radiographic investigation. Acta Radiol Diagn (Stockh) [Suppl] 72:1-72

Aleman O (1928) Chondromalacia post-traumatica patellae. Acta Chir Scand 63:194

Ando T, Hirose H, Fnoue M, Shino K, Doi T (1993) A new method using computed tomographic scan to measure the rectus femoris-patellar tendon Q-angle comparison with conventional method. Clin Orthop 289:213-219

Apostolaki E, Cassar-Pullicino VN, Tyrrell PN, McCall FW (1999) MRI appearances of the infrapatellar fat pad in occult traumatic patellar dislocation. Clin Radiol 54:743-747

Arnbjörnsson A, Egund N, Rydling O, Stockerup R, Ryd L (1992) The natural history of recurrent dislocation of the patella. Long-term results of conservative and operative treatment. J Bone Joint Surg [Br] 74:140-142

Arnbjörnsson A, Egund N, Ryd L (2002) Recurrent dislocation of the patella: the recurrence and site of osteoarthritis in 114 operated knees followed for 14 years. Int Orthop (in press)

Atkin DM, Fithian DC, Marangi KS, Stone ML, Dobson BE, Mendelsohn C (2000) Characteristics of patients with primary acute lateral patellar dislocation and their recovery within the first 6 months of injury. Am J Sports Med 28:472-479

Bashir A, Gray ML, Hartke J, Burstein D (1999) Nondestructive imaging of human cartilage glycosaminoglycan concentration by MRI. Magn Reson Med 41:857-865

Beaconsfield T, Pintore E, Maffulli N, Petri GJ (1994) Radiological measurements in patellofemoral disorders. A review. Clin Orthop 308:18-28

Blackburne JS, Peel TE (1977) A new method of measuring patellar height. J Bone Joint Surg [Br] 59:241-242

Blankevoort L, Huiskes R, de Lange A (1988) The envelope of passive knee joint motion. J Biomech 21:705-720

Boegard T, Rudling O, Petersson IF, Jonsson K (1998a) Correlation between radiographically diagnosed osteophytes and magnetic resonance detected cartilage defects in the patellofemoral joint. Ann Rheum Dis 57:395-400

Boegard T, Rudling O, Petersson IF, Jonsson K (1998b) Joint space width in the weight-bearing radiogram of the tibiofemoral joint. Should the patient stand on one leg or two? Acta Radiol 39:32-35

Boegard T, Rudling O, Petersson IF, Sanfridsson J, Saxne T, Svensson B, Jonsson K (1998c) Joint-space width in the axial view of the patello-femoral joint. Definitions and comparison with MR imaging. Acta Radiol 39:24-31

Bradley WG, Ominsky SH (1981) Mountain view of the patella. AJR Am J Roentgenol 136:53-58

Brandt KD, Fife RS, Braunstein EM, Katz B (1991) Radiographic grading of the severity of knee osteoarthritis: relation of the Kellgren and Lawrence grade to a grade based on joint space narrowing, and correlation with arthroscopic evidence of articular cartilage degeneration. Arthritis Rheum 34:1381-1386

Brattström H (1964) Shape of the intercondylar groove normally and in recurrent dislocation of patella. A clinical and x-ray-anatomical investigation. Acta Orthop Scand Suppl 68:1-148

Brossmann J, Muhle C, Schroder C, Melchert UH, Bull CC, Spielmann RP, Heller M (1993) Patellar tracking patterns during active and passive knee extension: evaluation with motiontriggered cine MR imaging. Radiology 187:205-212

Brossmann J, Muhle C, Bull CC, Schroder C, Melchert UH, Zieplies J, Spielmann RP, Heller M (1994) Evaluation of patellar tracking in patients with suspected patellar malalignment: cine MR imaging vs arthroscopy. AJR Am J Roentgenol 162:361-367

Buckland-Wright JC (1994) Quantitative radiography of osteoarthritis. Ann Rheum Dis 53:268-275

Burstein D, Velyvis J, Scott KT, Stock KW, Kim YJ, Jaramillc D, Boutin RD, Gray ML (2001) Protocol issues for delayed Gd(DTPA) (2-)-enhanced MRI (dGEMRIC) for clinical evaluation of articular cartilage. Magn Reson Med 45:36-41

Caton J, Deschamps G, Chambat P, Lerat JL, Dejour H (1982; Patella infera. Apropos of 128 cases. Rev Chir Orthop Repa. ratrice Appar Mot 68:317-325

Cook JL, Khan KM, Harcourt PR, Grant M, Young DA, Bonar SF (1997) A cross sectional study of 100 athletes with jumper'; knee managed conservatively and surgically. The Victoriar Institute of Sport Tendon Study Group. Br J Sports Me( 31:332-336

Cook JL, Khan KM, Kiss ZS, Purdam CR, Griffiths L (2000) Prospective imaging study of asymptomatic patellar tendinopathy in elite junior basketball players. J Ultrasound Med 19:473-479

Delgado-Martins H (1979) A study of the position of the patella using computerised tomography. J Bone Joint Surg [Br] 61:443-444

Dupuy DE, Hangen DH, Zachazewski JE, Boland AL, Palmer W (1997) Kinematic CT of the patellofemoral joint. AJR Am J Roentgenol 169:211-215

Edwards JCV (1998) Synovial physiology in the context of osteoarthritis. In: Brandt KD, Doherty M, Lohmander LS (eds) Osteoarthritis. Oxford University Press, Oxford, pp 167-175

Egund N (1986) The axial view of the patello-femoral joint. Description of a new radiographic method for routine use. Acta Radiol Diagn (Stockh) 27:101-104

Egund N (2001) The radiographic axial view of the patellofemoral joint: examination in the supine or standing position? (abstract). Eur Radiol 11:130

Egund N, Friden T (1988) Lesion of the anterior cruciate ligament and sagittal disalignment of the knee in weight-bearing. Acta Radiol 29:559-563

Egund N, Lundin A, Wallengren NO (1988) The vertical position of the patella. A new radiographic method for routine use. Acta Radiol 29:555-558

Egund N, Friden T, Hjarbaek J, Lindstrand A, Stockerup R (1993) Radiographic assessment of sagittal knee instability in weight bearing. A study on anterior cruciate-deficient knees. Skeletal Radiol 22:177-181

Egund N, Jacobsen BW, Jørgensen A, Kristiansen SE (2000) Angles and shape of the articular surfaces of the tibial condyles: measurement by MR imaging in the sagittal plane. Presented at the European Society of Musculoskeletal Radiology, Leiden

Egund N, Hol PK, Johnston V, Tillung T, Fosse E (2001) Normal femorotibial rotation and patellar tracking in the weight-bearing standing and the non-loaded supine position: assessment and comparison by kinematic MR imaging (abstract). Radiology (Suppl) 609

Felson DT (1998) Epidemiology of osteoarthritis. In: Brandt KD, Doherty M, Lohmander LS (eds) Osteoarthritis. Oxford University Press, Oxford, pp 13-22

Ficat R, Hungerford DS (1977) Disorders of the patello-femoral joint. Williams & Wilkins, Baltimore

Friden T, Sommerlath K, Egund N, Gillquist J, Ryd L, Lindstrand A (1992) Instability after anterior cruciate ligament rupture. Measurements of sagittal laxity compared in 11 cases. Acta Orthop Scand 63:593-598

Friden T, Egund N, Lindstrand A (1993) Comparison of symptomatic versus nonsymptomatic patients with chronic anterior cruciate ligament insufficiency. Radiographic sagittal displacement during weightbearing. Am J Sports Med 21:389-393

Fulkerson JP (1983) The etiology of patellofemoral pain in young, active patients: a prospective study. Clin Orthop 179:129-133

Fulkerson JP (1997) Disorders of the patellofemoral joint. Williams and Wilkins, Baltimore

Fulkerson JP, Shea KP (1990) Disorders of patellofemoral alignment. J Bone Joint Surg [Am] 72:1424-1429

Goodfellow J, Hungerford DS, Woods C (1976) Patello-femoral joint mechanics and pathology. 2. Chondromalacia patellae. J Bone Joint Surg [Br] 58:291-299

Grelsamer RP, Meadows S (1992) The modified Insall-Salvati ratio for assessment of patellar height. Clin Orthop 282:170-176

Hampson WG, Hill P (1975) Late results of transfer of the tibial tubercle for recurrent dislocation of the patella. J Bone Joint Surg [Br] 57:209-213

Harrison MM, Cooke TD, Fisher SB, Griffin MP (1994) Patterns of knee arthrosis and patellar subluxation. Clin Orthop 309:56-63

Hawkins RJ, Bell RH, Anisette G (1986) Acute patellar dislocations. The natural history. Am J Sports Med 14:117-120

Henche HR, Kunzi HU, Morscher E (1981) The areas of contact pressure in the patello-femoral joint. Int Orthop 4:279-281

Hungerford DS, Barry M (1979) Biomechanics of the patellofemoral joint. Clin Orthop 144:9-15

Insall JN (1995) Foreword. In: Scuderi GR (ed) The patella. Springer, Berlin Heidelberg New York

Insall JN, Salvarti E (1971) Patella position in the normal knee. Radiology 101:101-104

Insall JN, Falvo KA, Wise DW (1976) Chondromalacia patellae. A prospective study. J Bone Joint Surg [Am] 58:1-8

Jaroschy W (1924) Die diagnostiche Verwertbarkeit der Patellaraufnahmen. Fortschr Roentgenstr 31:781-782

Jones RB, Barlett EC, Vainright JR, Carroll RG (1995) CT determination of tibial tubercle lateralization in patients presenting with anterior knee pain. Skeletal Radiol 24:505-509

Juliusson R, Markhede G (1984) A modified Hauser procedure for recurrent dislocation of the patella. A long-term follow-up study with special reference to osteoarthritis. Arch Orthop Trauma Surg 103:42-46

Kahn D, Wilson MA (1987) Bone scintigraphic findings in patellar tendonitis. J Nucl Med 28:1768-1770

Karantanas AH, Zibis AH, Papanikolaou N (2001) Increased signal intensity on fat-suppressed three-dimensional T1 weighted pulse sequences in patellar tendon: magic angle effect? Skeletal Radiol 30:67-71

Kärrholm J, Hansson LI, Svensson K (1983) Prediction of growth pattern after ankle fractures in children. J Pediatr Orthop 3:319-325

Kärrholm J, Selvik G, Elmqvist LG, Hansson LI (1988) Active knee motion after cruciate ligament rupture. Stereoradiography. Acta Orthop Scand 59:158-164

Kärrholm J, Borssen B, Lowenhielm G, Snorrason F (1994a) Does early micromotion of femoral stem prostheses matter? 4-7-year stereoradiographic follow-up of 84 cemented prostheses. J Bone Joint Surg [Br] 76:912-917

Kärrholm J, Jonsson H, Nilsson KG, Soderqvist I (1994b) Kinematics of successful knee prostheses during weight-bearing: three-dimensional movements and positions of screw axes in the Tricon-M and Miller-Galante designs. Knee Surg Sports Traumatol Arthrosc 2:50-59

Keats TE (1996) Atlas of normal roentgen variants that may simulate disease. Mosby, St Louis

Kellgren JH, Lawrence JS (1957) Radiologic assessment of osteoarthritis. Ann Rheum Dis 16:494-501

Khan KM, Bonar F, Desmond PM, Cook JL, Young DA, Visentini PJ, Fehrmann MW, Kiss ZS, O'Brien PA, Harcourt PR, bowling RJ, O'Sullivan RM, Crichton KJ, Tress BM, Wark JD (1996) Patellar tendinosis (jumper's knee): findings at histopathologic examination, US, and MR imaging. Victorian Institute of Sport Tendon Study Group. Radiology 200:821-827

Khan KM, Cook JL, Kiss ZS, Visentini PJ, Fehrmann MW, Harcourt PR, Tress BW, Wark JD (1997) Patellar tendon ultrasonography and jumper's knee in female basketball players: a longitudinal study. Clin J Sport Med 7:199-206

Knutsson F (1941) Über die Röntgenologie des Femoropatellargelenks sowie eine gute Projektion für das Kniegelenk. Acta Radiol Diagn (Stockh) 22:371-376

Kuhl CK, Schild HH (2000) Dynamic image interpretation of MRI of the breast. J Magn Reson Imaging 12:965-974

Langer M (1929) Über die Entwicklung des Kniegelenkes. Z Gesamte Anat 89:83-101

Laurin CA, Levesque HP, Dussault R, Labelle H, Peides JP (1978) The abnormal lateral patellofemoral angle: a diagnostic roentgenographic sign of recurrent patellar subluxation. J Bone Joint Surg [Am] 60:55-60

Laurin CA, Dussault R, Levesque HP (1979) The tangential x-ray investigation of the patellofemoral joint: x-ray technique, diagnostic criteria and their interpretation. Clin Orthop 144:16-26

Ledingham J, Regan M, Jones A, Doherty M (1993) Radiographic patterns and associations of osteoarthritis of the knee in patients referred to hospital. Ann Rheum Dis 52:520-526

Macnab J (2001) Recurrent dislocation of the patella. J Bone Joint Surg [Am] 34:957-967

Mäenpaa H, Lehto MU (1997a) Patellar dislocation. The longterm term results of nonoperative management in 100 patients. Am J Sports Med 25:213-217

Mäenpaa H, Lehto MU (1997b) Patellofemoral osteoarthritis after patellar dislocation. Clin Orthop 339:156-162

Martinez S, Korobkin M, Fondren FB, Hedlund LW, Goldner JL (1983a) Computed tomography of the normal patellofemoral joint. Invest Radiol 18:249-253

Martinez S, Korobkin M, Fondren FB, Hedlund LW, Goldner JL (1983b) Diagnosis of patellofemoral malalignment by computed tomography. J Comput Assist Tomogr 7:1050-1053

McNally EG, Ostlere SJ, Pal C, Phillips A, Reid H, Dodd C (2000) Assessment of patellar maltracking using combined static and dynamic MRI. Eur Radiol 10:1051-1055

Merchant AC (1988) Classification of patellofemoral disorders. Arthroscopy 4:235-240

Merchant AC, Mercer RL, Jacobsen RH, Cool CR (1974) Roentgenographic analysis of patellofemoral congruence. J Bone Joint Surg [Am] 56:1391-1396

Moore TM, Harvey JP (1974) Roentgenographic measurement of tibial-plateau depression due to fracture. J Bone Joint Surg [Am] 56:155-160

Muneta T, Yamamoto H, Ishibashi T, Asahina S, Furuya K (1994) Computerized tomographic analysis of tibial tubercle position in the painful female patellofemoral joint. Am J Sports Med 22:67-71

Nagamine R, Miura H, Inoue Y, Tanaka K, Urabe K, Okamoto Y, Nishizawa M, Iwamoto Y (1997) Malposition of the tibial tubercle during flexion in knees with patellofemoral arthritis. Skeletal Radiol 26:597-601

Nagamine R, Miura H, Urabe K, Matsuda S, Chen WJ, Matsunobu T, Iwamoto Y (1999) Radiological assessment of the position of the tibial tuberosity by means of a marking wire in knees with patellofemoral arthritis. Skeletal Radiol 28:27-32

Önsten I, Bengner U, Besjakov J (1993) Socket migration after Charnley arthroplasty in rheumatoid arthritis and osteoarthritis. A roentgen stereophotogrammetric study. J Bone Joint Surg [Br] 75:677-680

Østergaard M, Stoltenberg M, Lovgreen-Nielsen P, Volck B, Sonne-Holm S, Lorenzen 1(1998) Quantification of synovitis by MRI: correlation between dynamic and static gadolinium-enhanced magnetic resonance imaging and microscopic and macroscopic signs of synovial inflammation. Magn Reson Imaging 16:743-754

Outerbridge R (1961) The etiology of chondromalacia patellae. J Bone Joint Surg [Br] 43:752-757

Post WR (1997) History and physical examination. In: Fulkerson JP (ed) Disorders of the patellofemoral joint. Williams and Wilkins, Baltimore, pp 39-71

Radin EL (1979) A rational approach to the treatment of patellofemoral pain. Clin Orthop 144:107-109

Radin EL, Rose RM (1986) Role of subchondral bone in the initiation and progression of cartilage damage. Clin Orthop 213:34-40

Ragnarsson JI, Eliasson P, Karrholm J, Lundstrom B (1992) The accuracy of measurements of femoral neck fractures. Conventional radiography versus roentgen stereophotogrammetric analysis. Acta Orthop Scand 63:152-156

Resnick D, Niwayama G (1995) Degenerative diseases. In: Resnick D (ed) Diagnosis of bone and joint disorders. Saunders, Philadelphia, pp 1263-1371

Rünow A (1983) The dislocating patella. Etiology and prognosis in relation to generalized joint laxity and anatomy of the patellar articulation. Acta Orthop Scand Suppl 201:1-53

Ryd L, Lindstrand A, Rosenquist R, Selvik G (1986) Tibial component fixation in knee arthroplasty. Clin Orthop 213:141-149

Ryd L, Albrektsson BE, Carlsson L, Dansgard F, Herberts P, Lindstrand A, Regner L, Toksvig-Larsen S (1995) Roentgen stereophotogrammetric analysis as a predictor of mechanical loosening of knee prostheses. J Bone Joint Surg [Br] 77:377-383

Sallay PI, Poggi J, Speer KP, Garrett WE (1996) Acute dislocation of the patella. A correlative pathoanatomic study. Am J Sports Med 24:52-60

Sanfridsson J, Arnbjornsson A, Friden T, Ryd L, Svahn G, Jonsson K (2001 a) Femorotibial rotation and the Q-angle related to the dislocating patella. Acta Radiol 42:218-224

Sanfridsson J, Ryd L, Svahn G, Friden T, Jonsson K (2001b) Radiographic measurement of femorotibial rotation in weight-bearing. The influence of flexion and extension in the knee on the extensor mechanism and angles of the lower extremity in a healthy population. Acta Radiol 42:207-217

Schutzer SF, Ramsby GR, Fulkerson JP (1986) Computed tomographic classification of patellofemoral pain patients. Orthop Clin North Am 17:235-248

Scuderi GR (1995) The patella. Springer, Berlin Heidelberg New York

Seil R, Muller B, Georg T, Kohn D, Rupp S (2000) Reliability and interobserver variability in radiological patellar height ratios. Knee Surg Sports Traumatol Arthrosc 8:231-236

Selvik G (1974) A roentgen stereophotogrammetric method for the study of the kinematics of the skeletal system. Lund University, Sweden

Settegast J (1921) Typische Röntgenbilder von normalen Menschen. Lehmanns Med Atlanten 5:211

Shellock FG, Mink JH, Deutsch AL, Fox JM (1989) Patellar tracking abnormalities: clinical experience with kinematic MR imaging in 130 patients. Radiology 172:799-804

Siu D, Cooke TD, Broekhoven LD, Lam M, Fisher B, Saunders G, Challis TW (1991) A standardized technique for lower limb radiography. Practice, applications, and error analysis. Invest Radiol 26:71-77

Sonin AH, Fitzgerald SW, Bresler ME, Kirsch MD, Hoff FL, Friedman H (1995) MR imaging appearance of the extensor mechanism of the knee: functional anatomy and injury patterns. Radiographics 15:367-382

Spector TD, Hochberg MC (1994) Methodological problems in the epidemiological study of osteoarthritis. Ann Rheum Dis 53:143-146

Stanitski CL (1995) Articular hypermobility and chondral injury in patients with acute patellar dislocation. Am J Sports Med 23:146-150

Stanitski CL, Paletta GA (1998) Articular cartilage injury with acute patellar dislocation in adolescents. Arthroscopic and radiographic correlation. Am J Sports Med 26:52-55

Starok M, Lenchik L, Trudell D, Resnick D (1997) Normal patellar retinaculum: MR and sonographic imaging with cadaveric correlation. AJR Am J Roentgenol 168:1493-1499

Stein LA, Endicott AN, Sampalis JS, Kaplow MA, Patel MD, Mitchell NS (1993) Mntinn of the natella during walking: a video digital-fluoroscopic study in healthy volunteers. AJR Am J Roentgenol 161:617-620

Thomee R, Augustsson J, Karlsson J (1999) Patellofemoral pain syndrome: a review of current issues. Sports Med 28:245-262

Uvehammer J, Karrholm J, Brandsson S (2000) In vivo kinematics of total knee arthroplasty. Concave versus posterior-stabilised tibial joint surface. J Bone Joint Surg [Br] 82:499-505

van den Berg WB, van der Kraan PM, van Beuningen HM (1998) Synovial mediators of cartilage damage and repair in OA. In: Brandt KD, Doherty M, Lohmander LS (eds) Osteoarthritis. Oxford University Press, Oxford, pp 157-167

Wiberg G (1941) Roentgenographic and anatomic studies on the femoro-patellar joint. Acta Orthop Scand 12:319-410

Woodland LH, Francis RS (1992) Parameters and comparisons of the quadriceps angle of college-aged men and women in the supine and standing positions. Am J Sports Med 20:208-211

# 14 Infecção

Mohamed E. Abd El Bagi • Mona S. Al Shahed • Bassam M. Sammak

CONTEÚDO



M. E. Abd El Bagi, MD, DMRD, FFRRCSI
Senior Consultant Radiologist (Teaching), Department of Radiology, Riyadh Armed Forces Hospital, PO Box 7897, Riyadh 11159, kingdom of Saudi Arabia
M. S. Al Shahed, MD, FRCR
Department of Radiology, Riyadh Armed Forces Hospital, PO Box 7897, Riyadh 11159, Kingdom of Saudi Arabia
B. M. Sammak, MD, FRCR
Consultant Radiologist, Department of Radiology, Riyadh Armed Forces Hospital, PO Box 7897, Riyadh 11159, Kingdom of Saudi Arabia

## 14.1 Introdução

O joelho é um sítio comum para infecções (Dirschl e Kinders, 1993). Ele também é um sítio comum para trauma, artropatias, hemartrose, infartos e doenças degenerativas. Além disto, o joelho é o sítio mais comum para as malignidades ósseas e algumas malignidades de tecidos moles (Frink *et al.*,1998). O diagnóstico preciso do joelho sintomático é portanto de importância clínica primordial. Os sinais e sintomas das infecções de joelho podem ser produzidos por várias condições não-invasivas; tais sinais e sintomas incluem edema local, dor, calor, rubor, limitação de movimentos, febre e sintomas constitucionais. Igualmente, os derrames articulares podem ser causados por trauma, incluindo os desarranjos internos e síndromes de uso excessivo *(overuse)*, ou não traumáticas como a artrite, doença dos cristais, sinovite e, mais seriamente, infecção e malignidade. Por outro lado, a infecção pode coexistir com ou complicar doenças preexistentes como infartos, trauma ou artrites. Uma completa história médica é um componente chave da avaliação. O exame físico sistemático e a comparação com o joelho não afetado são essenciais.

### 14.1.1 Revisão

A detecção precoce das infecções musculoesqueléticas em um estágio onde a resolução completa ainda é possível é um desafio tanto para médicos como para radiologistas (Elgazzar *et al.*, 1995). Entretanto, o termo "cura" não é aplicável na osteomielite porque ela pode recorrer anos mais tarde se o osso é sujeitado a trauma ou se a imunidade do paciente diminui (Mader *et al.*, 1999). Não existe um padrão ouro para o diagnóstico da osteomielite (Schawecker *et al.*, 1990). Portanto, é vital que se compreendam as limitações de cada modalidade de imagem para evitar um retardo no diagnóstico (Sammak *et al.*, 1999). Da mesma forma, as investigações laboratoriais, testes sangüíneos e aspirações de líquido locais possuem suas limitações mesmo quando combinadas. Hemoculturas seriadas são negativas em 40-50% dos pacientes com osteomielite. As culturas do sangue e dos aspirados são negativas em 20% (ELGAZZAR *et al.*, 1995). As hemoculturas freqüentemente são positivas na osteomielite aguda mas geralmente são negativas nos casos crônicos. A sensibilidade das culturas microbiológicas de aspirados publicada é de 42%, mas pode chegar a 84% quando os testes de cultura são combinados com biópsias e exames histológicos (WHITE *et al.*, 1995). Certos testes laboratoriais como a leucometria (WBC) velocidade de hemossedimentação (VHS) e proteína-C reativa (PCR) são testes diagnósticos e de determinação de valores basais úteis. Em um estudo a WBC isolada estava alta em somente 25% das crianças com osteomielite, enquanto que a contagem diferencial estava anormal em 65% (DIRSCH e KINDERS, 1993). As medidas seriadas da PCR são um meio mais preciso de monitoramento da resposta ao tratamento e previsão dos resultados do que o VHS e as radiografias (ROINE *et al.*, 1995).

### 14.1.2
### Classificação das Infecções do Joelho

A infecção de joelho pode ser classificada em vários tipos com base na rota de infecção, o sítio anatômico, a idade do paciente, a etiologia e o tipo de início dos sintomas. A predisposição para as infecções de joelho pode resultar de trauma, doenças em geral, desnutrição, idades extremas, diabetes, neuropatias, anemia falciforme, cirurgias, intervenções, tratamento com esteróides e comprometimento imune. A compreensão da anatomia patológica das infecções de joelho é um pré-requisito para o diagnóstico correto e planejamento do tratamento. A infecção de joelho pode surgir no osso (osteomielite), sinóvia (sinovite), estruturas articulares (artrite séptica), cistos sinoviais (bursite), músculo (miosite) e tecidos subcutâneos (celulite ou fascite).

As infecções de joelho podem ser agudas, subagudas ou crônicas. As formas crônicas podem ser ativas ou inativas. As infecções podem ser causadas por (1) extensão direta de um foco local, (2) disseminação hematogênica, (3) implantação direta de um patógeno ou (4) cirurgia. Ao considerar a técnica de imagem escolhida, é importante se saber se a infecção está se desenvolvendo em um "joelho violado", *i. e.*, violado por cirurgias ou lesões, ou em um "joelho não violado". As infecções pós-operatórias são tratadas no Capítulo 11. Neste capítulo iremos nos concentrar nas infecções em joelhos não violados.

A disseminação hematogênica de uma infecção óssea pode surgir de uma infecção do trato urinário, pneumonia, queimaduras de pele, otite ou endocardite, mas a fonte pode permanecer não identificada (DIRSCHL e KINDERS, 1993). As origens acima mencionadas podem induzir uma bacteremia, mas a bacteremia transitória é um evento diário, *i. e.*, após o ato de escovar os dentes. Os estafilococos são a causa mais comum de todas as infecções articulares e ósseas em todos os grupos. Mais de 98% destes organismos são resistentes às penicilinas e por este motivo são tratadas com cefalosporinas. Nos casos de *staphylococcus aureus* resistente à meticilina (MRSA), a proteína da parede celular é resistente a todas as drogas β-lactâmicas e glicopeptídeos como a vancomicina são necessários (BOUZA e MUNOZ, 1999). Os estafilococos coagulase-negativos comumente afetam as articulações protéticas. Os anaeróbios são mais comuns nas vasculopatias e diabetes. A tuberculose multidroga resistente é uma doença emergente na síndrome da imunodeficiência adquirida (AIDS). Em pacientes tropicais e pacientes predispostos, infecções ósseas raras comumente envolvem o joelho, *e. g.*, tuberculose, brucelose, salmonela e fungos (ABD EL BAGI *et al.*, 1999).

A avaliação radiológica da infecção do joelho é extremamente útil para os planos de tratamento. A diferenciação entre osteomielite, celulite e formação de abscessos é crucial na seleção das opções de tratamento como a intervenção cirúrgica, drenagem percutânea ou tratamento medicamentoso (BOUTIN *et al.*, 1998).

## 14.2
## Técnicas de Imagens para Infecções

### 14.2.1
### Radiografias Simples

As radiografias convencionais em projeções frontal e lateral são a primeira modalidade para a avaliação de pacientes com suspeita de infecções de joelho. Elas são simples, prontamente disponíveis e baratas (Fig. 14.1). A primeira alteração apreciável nas infecções do joelho é o edema periarticular dos tecidos moles ou o deslocamento dos planos adiposos normais. Isto pode ser aparente já no segundo dia de infecção. O desenvolvimento de hiperemia óssea se manifesta como osteopenia após 7-10 dias. A alteração óssea inicial é uma perda do padrão trabecular. A reação periostal pode aparecer a seguir. A localização do edema de tecidos moles pode indicar um refúgio da infecção, *i. e.*, dilatação no recesso suprapatelar nos casos de artrite séptica ou atrás da articulação em um cisto de Baker infectado. Na osteomielite aguda, a perda da densidade óssea pode atingir 30-50% antes que as radiografias se tornem normais. Uma necrose óssea patente leva de duas a seus semanas para surgir nas radiografias simples. Na osteomielite crônica, uma esclerose difusa, seqüestros, formação de invólucros e abscessos intramedulares são evidentes nas radiografias simples (DAVID *et al.*, 1987).

As radiografias simples geralmente ajudam na interpretação da plenitude dos achados de testes sofisticados em casos complicados. Um importante papel, mas pouco enfatizado para as radiografias simples seria a indicação de outras patologias ou condições que possam simular

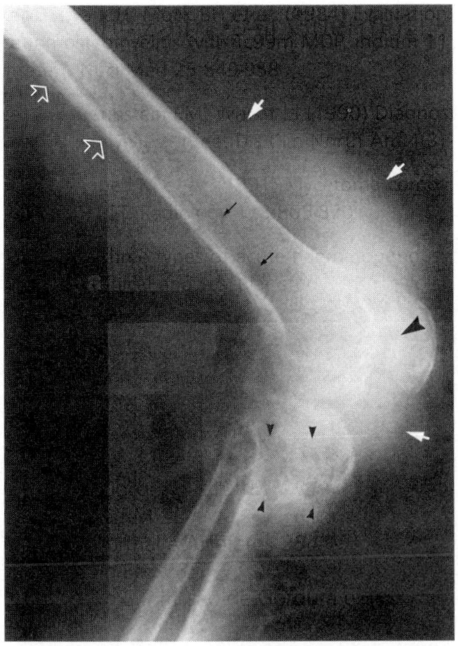

**Fig. 14.1.** Sinais de infecção em uma radiografia normal: (1) edema de tecidos moles (*setas brancas curtas*); (2) periostite (*setas abertas brancas*); (3) erosões ósseas (*pontas de seta pretas curtas*); (4) erosões articulares (*ponta de seta preta grande*); (5) osteopenia e rarefação (*setas pretas curtas*).

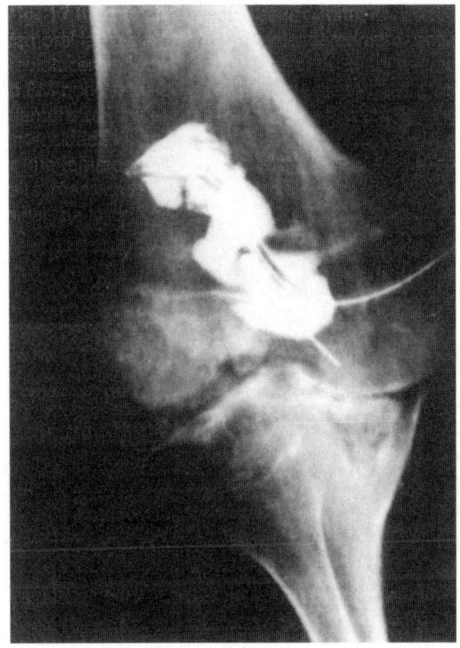

**Fig. 14.2.** Fistulografia demonstrando a extensão e direção do pequeno abscesso que se abre na pele.

uma infecção. As malignidades ósseas escleróticas podem ser confundidas com a osteomielite crônica. As lesões traumáticas e a osteocondrite pode simular uma infecção. Uma articulação neuropática de Charcot pode demonstrar uma esclerose característica, desorganização ou periostite.

*Abscesso e fistulografia*. Quando um abscesso de drenagem crônica está presente, a injeção de agente de contraste solúvel em água na abertura cutânea pode proporcionar uma excelente demarcação de sua extensão e direção (Fig. 14.2).

## 14.2.2 Imagens de Medicina Nuclear

### *14.2.2.1 Cintilografia Óssea em Três Fases*

A cintilografia óssea em três fases pode se tornar positiva poucas horas após o início de infecções focais, mas na prática ela não é realizada até 24-48 horas após o início dos sintomas clínicos. O difosfonato de metileno (MDP) com tecnécio-99 m ($^{99m}$Tc) é o principal radioisótopo na maioria das instituições. Menos comumente, o difosfonato de hidroximetileno (HMDP) é utilizado. Uma captação aumentada no início da fase de perfusão da primeira passagem e a fase de represamento sangüíneo em cerca de 10 min após a injeção indica a inflamação dos tecidos moles ou infecção. Se esta captação está combinada com o aumento do acúmulo do marcador na fase estática de demora após 3h, a osteomielite deve ser diagnosticada (Fig. 14.3). Entretanto, se são observadas bolsas subperiostais pustulares de tamanho considerável, grandes derrames articulares ou processos rapidamente destrutivos, podem aparecer pontos frios.

A sensibilidade da cintigrafia com $^{99m}$Tc-MDP varia de 32 a 100% (David *et al.*, 1987). A sensibilidade mais alta ocorre nos tecidos não violados, que não foram submetidos a trauma ou materiais ortopédicos. A cintilografia é altamente sensível mas não é específica. A correlação com achados clínicos e radiológicos é essencial. A sensibilidade é menor em crianças, osteoporose, vasculopatias e doenças metabólicas do osso. A especificidade está bastante reduzida nos casos de joelhos violados porque os efeitos fisiológicos do trauma e da infecção são similares. Uma tomografia computadorizada com emissão de prótonúnico aumenta a sensibilidade do teste para pequenas lesões devido à resolução superior. Outras lesões, como a artrite, fraturas em consolidação ou osteomielite previamente tratada demonstram poucas anormalidades nas duas primeiras fases, mas podem demonstrar uma captação acentuadamente elevada nas imagens ósseas de demora. Além disto, uma cintilografia de quatro fases incorporando uma imagem realizada com uma espera de 24 horas irá ajudar a esclarecer o significado de qualquer ati-

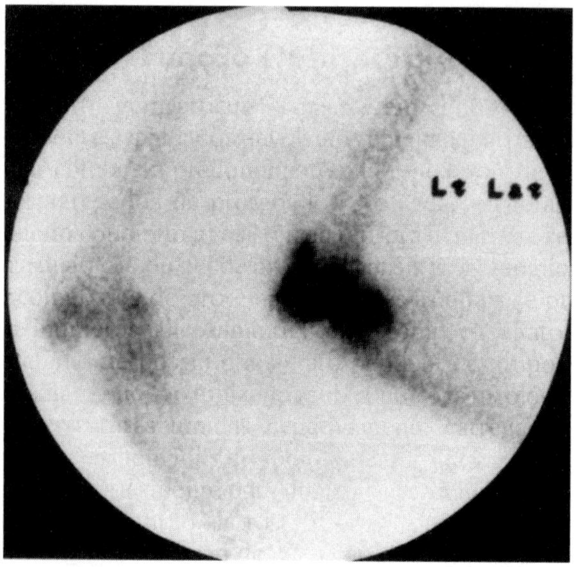


**Fig. 14.3.** Cintilografia óssea com $^{99m}$Tc-MDP demonstrando uma captação aumentada na fase estática devido a uma osteoporose.

vidade duvidosa. Em uma imagem de quatro fases feita após 24h, a atividade do osso normal desaparece enquanto que a atividade em um osso imaturo "enovelado" como na osteomielite ainda está presente, aumentando a proporção entre a lesão e o local adjacente. A presença de osso enovelado também é encontrada nas fraturas, tumores e doenças degenerativas, quando uma imagem em quatro fases é menos recompensadora (PALESTRO e TORRES, 1997). Alguns autores enfatizam a comparação das proporções de quantificação nas imagens em três e quatro fases para melhorar a especificidade da cintilografia óssea (GUPTA e PREZIO, 1988). Em comparação com uma imagem em três fases, as imagens de quatro fases demonstraram um aumento na especificidade para a detecção de infecções em ossos violados de 73 para 87% em um grupo selecionado de pacientes, apesar de esta especificidade não poder ser conseguida sem uma redução na sensibilidade (ELGAZZAR *et al.*, 1995). Outros radioisótopos discutidos abaixo irão melhorar a especificidade da imagem em quatro fases. Entretanto, se a cintilografia óssea é normal, não é necessário se utilizar outros radiofármacos. Ao invés disto, o paciente deve ser reavaliado em relação a condições não infecciosas. Nenhuma imagem única com radioisótopos é útil em todas as situações (PALESTRO e TORRES, 1997).

### 14.2.2.2 *Gálio-67*

A imagem com citrato de gálio ($^{67}$Ga) leva mais tempo (24-72 h) do que uma imagem com $^{99m}$Tc-MDP e possui uma maior dose de radiação. A captação elevada de $^{67}$Ga no sítio da infecção é atribuída a marcação *in vivo* de proteínas séricas, lisossomos e retículo endoplasmático de leucócitos juntamente com uma permeabilidade vascular aumentada e captação direta pela bactéria. A imagem com $^{67}$Ga é útil quando a imagem com $^{99m}$Tc-MDP não é específica. Uma imagem seqüencial tecnécio-gálio possui uma precisão de 70% (MERKEL *et al.*, 1985). A técnica dual de marcadores é útil porque os dois agentes possuem mecanismos diferentes. Entretanto, ela é menos útil no osso violado e em articulações neuropáticas. De acordo com os critérios modificados de Rosenthal, a osteomielite é diagnosticada quando existe uma incongruência ou mais captação na imagem $^{67}$Ga quando comparada com a $^{99m}$Tc-MDP (DONOHOE, 1998). Uma captação normal ou ligeiramente inferior em um ponto quente na imagem $^{99m}$Tc-MDP exclui uma infecção (MERKEL *et al.*, 1985). Uma imagem seqüencial gálio-tecnécio é equívoca para as infecções quando a distribuição de ambos os radiomarcadores é especificamente congruente e a intensidade relativa de ambos é a mesma. A captação de $^{67}$Ga isolada não é muito específica para osteomielite já que o $^{67}$Ga também se acumula em sítios de celulite. Além disto, a resolução de uma imagem $^{67}$Ga não é suficiente para diferenciar entre osso e tecido mole. Uma imagem com gálio pode ser falso-negativa em pacientes que foram submetidos a tratamento antibiótico ou com osteomielite de baixo grau. A imagem com $^{67}$Ga também é possível em casos de tumores primários ou secundários. Em crianças, a imagem com $^{67}$Ga possui uma maior precisão diagnóstica do que as cintilografias convencionais, mas é menos específica nas extremidades (GUPTA e PREZIO, 1988). O $^{67}$Ga é preferido em relação ao $^{99m}$Tc para a avaliação da resposta das infecções crônicas à terapia.

### 14.2.2.3 *Leucócitos Marcados com Índio-111*

As imagens com leucócitos marcados com complexo índio-111 b-hidroxiquinolina (oxina) ($^{111}$In-WBCs) podem ser positivas na primeira hora mas tipicamente são realizadas após 4 e 24 h. Esta técnica possui sensibilidade de 83% e especificidade de 94% (KOLINDOU *et al.*, 1996), em comparação com 50% de sensibilidade e 78% de especificidade para uma imagem seqüencial $^{99m}$Tc/$^{67}$Ga (MERKEL *et al.*, 1985). Os sítios de infecção geralmente são quentes, mas pontos frios têm sido registrados em 12%, geralmente em áreas ricas em medula vermelha (DATZ e THORNE, 1987). A imagem com $^{111}$In-WBC é portanto de valor limitado em áreas contendo medula óssea vermelha como a coluna, quadris e joelho. A comparação deve ser feita com o lado contralateral. Alternativamente, uma imagem da medula óssea com $^{99m}$Tc-enxofre colóide é útil. Se a imagem da medula óssea demonstrar uma acumulação elevada, isto indica uma hematopoiese elevada. Quando existe uma atividade elevada nas imagens com $^{111}$In-WBC sem aumento da atividade na imagem da medula óssea, o teste combinado é positivo para infecção. Se os dois marcadores de WBC e medula óssea são congruentes, a infecção é improvável. A precisão das imagens combinadas de leucócitos/medula óssea varia de 89% a 98% (PALESTRO e TORRES, 1997). A imagem $^{111}$In-WBC é menos sensível para a osteomielite crônica (60%), apesar de ser altamente específica (96%). Isto se dá pela falta de granulócitos nos tecidos com inflamação crônica (SCHAUWECKER *et al.*, 1984).

Os compostos marcados com $^{111}$In, entretanto, geram resultados falso-positivos nos casos de trauma, artrite, articulações neuropáticas e tumores. Outra desvantagem é a alta dose de radiação. Além disto, a marcação do $^{111}$In é um procedimento trabalhoso já que 40-60 cc de sangue total devem ser extraídos, marcados e reinjetados. Isto é um problema particularmente em crianças. O teste com $^{111}$In-WBC é mais caro e não está prontamente disponível, necessitando de solicitações especiais. A despeito destas limitações, os compostos de $^{111}$In-marcado provavelmente são os marcadores de escolha para o diagnóstico e localização da osteomielite. O uso combinado de $^{111}$Tc-WBC e $^{99m}$Tc apresentou uma alta sensibilidade de 86% e uma especificidade de 94% quando a infecção ocorreu na presença de fratura preexistente, artropatias, cirurgias prévias ou lesões na pele (KOLINDOU *et al.*, 1996).

#### *14.2.2.4* *Imunoglobulina Policlonal Marcada com Índio-111*

Os estudos clínicos indicam que este novo agente é tão eficaz quanto o $^{111}$In-WBCs ou citrato de $^{67}$Ga para a avaliação da infecção focal. Sua preparação é mais simples do que a do $^{111}$In-WBC, não utilizando a flebotomia e métodos de marcação trabalhosos. Ao contrário do uso do $^{67}$Ga, não existe captação gastrointestinal ou da medula óssea. Uma dose de radiação mais baixa é liberada, mas as proporções entre a lesão e a atividade do fundo são relativamente baixas. O agente é preparado a partir de gamaglobulina sérica humana represada e marcada com $^{111}$In através de quelação DTPA ($^{111}$In-IgG). Nas primeira 24h a IgG policlonal não específica demonstra uma captação pela lesão igual à da captação de IgG monoclonal específica. A partir daí, a captação pela lesão de IgG monoclonal excede à da IgG controle não específica (NIJHOF *et al.*, 1997). O marcador não diferencia entre uma infecção e uma inflamação estéril. O índio raramente é captado por neoplasias. Os resultados falso-positivos foram relatados em casos de artrites e articulações de Charcot.

#### *14.2.2.5* *Leucócitos Marcados com Tecnécio-99 m d,l-HMPAO*

As vantagens dos leucócitos marcados com $^{99m}$TC em relação aos marcados com $^{111}$In incluem custo, disponibilidade, dosimetria, tempo de aquisição mais curto e uma melhor qualidade de imagens. A imagem WBC utilizando o complexo lipofílico *d,l*-hexametilpropileno amina oxime (HMPAO) apresentou uma especificidade de 93% e uma sensibilidade de 100% (RODIE *et al.*, 1998). A $^{99m}$Tc-HMPAO é bastante confiável e provavelmente é o melhor agente de marcação de leucócitos para a avaliação da osteomielite crônica (MCAFEE, 1990). A atividade da medula óssea é mais proeminente nas imagens $^{99m}$Tc-HMPAO-WBC do que nas imagens $^{111}$In- WBC; isto pode dar origem a resultados falso-positivos.

### 14.2.3 Imagens de Ressonância Magnética

Para a detecção da osteomielite, as imagens de ressonância magnética (RM) são superiores à cintilografia óssea com $^{99m}$Tc MDP em termos de sensibilidade e especificidade (MAZUR *et al.*, 1995). Assim, diversos estudos relataram sensibilidades e especificidades para a RM de 92-100% e 89-100% respectivamente (SCHAWECKER *et al.*, 1990). Similar à cintilografia, a aparência da osteomielite na RM pode ser não específica devido aos tumores infiltrantes e fraturas de estresse que podem gerar a mesma aparência (BOUTIN *et al.*, 1998).

A excelente resolução do contraste para medula óssea e tecidos moles e a capacidade multiplanar das imagens de RM oferecem um maior detalhamento do que as tomografias computadorizadas (TC) ou radiografias convencionais. As alterações iniciais no sinal da medula óssea na RM são indicadores mais sensíveis de doença do que as lesões ósseas destrutivas de desenvolvimento tardio, que precisam de mais tempo para serem demonstradas radiologicamente. As imagens de RM se tornam positivas após algumas horas mas uma radiografia leva mais de uma semana. As infecções ativas substituem a gordura da medula óssea por água secundária ao edema, exsudato, hiperemia e isquemia. Isto leva a um alto sinal nas imagens ponderadas em T2 e um sinal baixo a intermediário nas imagens ponderadas em T1. As imagens *short tau inversion recovery* (inversão-recuperação em tempo curto) (STIR) e supressão de gordura antes e imediatamente após o uso de contraste aumentam a detecção de osteomielite e infecção dos tecidos moles.

O sinal da medula óssea se torna heterogêneo com o advento da cronicidade. O tecido de granulação é hiperintenso nas seqüências T2, STIR e ecogradiente (Fig. 14.4). Quando os sinais primários de infecção são equívocos (sinal baixo a intermediário nas imagens ponderadas em T1 e alto sinal nas imagens ponderadas em T2), sinais secundários de osteomielite irão auxiliar no diagnóstico diferencial de tumores, artrite e condições neuropáticas (MORISSON *et al.*, 1998). Sinais secundários de infecção incluem úlceras, celulite, formação de abscesso, seqüestro cortical e formação de abscesso subperiostal. Recentemente, um sinal de penumbra nas imagens ponderadas em T1 foi considerado como útil na diferenciação entre

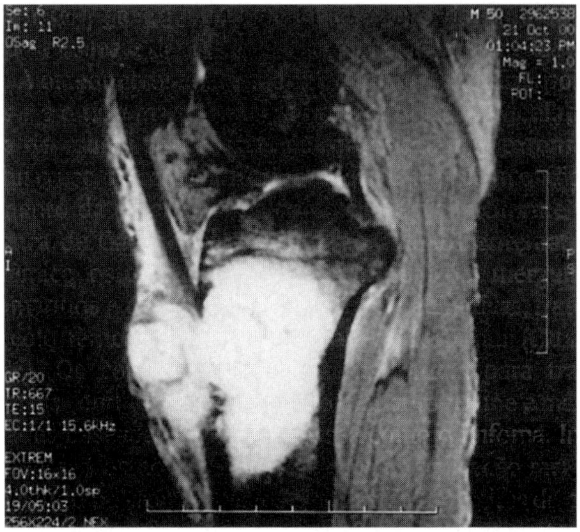

Fig. 14.4. Este paciente possuía uma radiografia simples consistente com osteomielite crônica. A imagem de RM demonstrou um tecido de granulação hiperintenso na seqüência ecogradiente. Observa-se o colapso da córtex e um componente de tecidos moles. Isto levantou a possibilidade de um tumor. Um corte congelado e a biópsia cirúrgica foram negativas para tumores ou linfoma. A biópsia de linfonodos paraaórticos e a cultura revelaram tuberculose (ver Fig. 14.21).

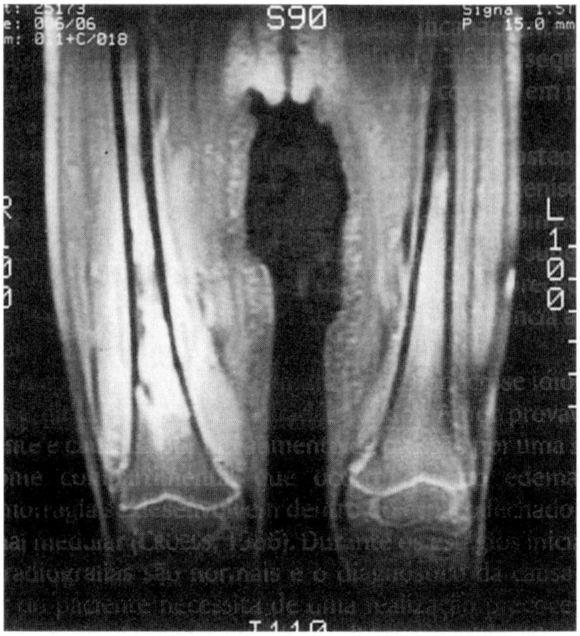

Fig. 14.5. Imagem de RM ponderada em T1 coronal com supressão de gordura em uma menina com osteomielite aguda do fêmur direito e envolvimento dos tecidos moles.

uma osteomielite subaguda e tumores ósseos, demonstrando sensibilidade de 75% e especificidade de 99% (GREY *et al.*, 1998). A imagem de RM contrastada é uma técnica altamente sensível para o diagnóstico de infecção musculoesquelética e de diferenciação entre abscesso e miosite ou celulite ao seu redor (HOPKINS *et al.*, 1995) (Fig. 14.5). A falta de contraste afasta a possibilidade de infecção com um algo grau de certeza mas a presença de contraste não pode ser utilizada para excluir completamente condições inflamatórias não infecciosas. Apesar das imagens de RM serem crescentemente úteis para o diagnóstico e planejamento do tratamento cirúrgico, elas têm uso limitado nos casos de infecção multifocal. Isto enfatiza o valor da cintilografia, que permite a realização de uma avaliação de todo o corpo. Esta capacidade é de utilidade particular em crianças, 7% das quais apresentam doença multifocal.

### 14.2.4 Tomografia Computadorizada

A tomografia computadorizada é superior às imagens de RM para a visualização da destruição óssea e formação de gás (RAM *et al.*, 1981) (Fig. 14.6). A TC demonstra as anormalidades ósseas muito mais cedo do que as radiografias. O primeiro sinal na TC é o aumento dos valores de atenuação da cavidade medular, uma anormalidade não detectável pelas radiografias. Alterações da osteomielite crônica são bem demonstradas pela TC já que não existe uma superposição, que é um problema nas radiografias. O melhor contraste dos tecidos moles e o uso de meios de contraste são úteis para o diagnóstico das infecções ósseas e dos tecidos moles, particularmente a formação de abscessos. A TC é especialmente importante em pacientes nos quais as imagens de RM estão contra-indicadas. Ela também é bastante útil quando a infecção está superposta a fraturas cominutivas (LEDDERMANN *et al.*, 2000) (Fig. 14.6). A TC pode diferenciar se um acúmulo elevado de radioisótopos ocorre por infecção ou formação de osso novo (Fig. 14.7). Uma outra grande vantagem da TC é sua capacidade de guiar precisamente as biópsias ósseas (Fig. 14.8a).

### 14.2.5 Ultra-Sonografia

A ultra-sonografia é uma técnica rápida, simples e barata. Como não envolve radiação ionizante e não necessita de sedação, está se tornando mais popular para as imagens em crianças. A introdução de sondas de alta resolução em uma amplitude de 5 a 12-MHz fez com que a ultra-sonografia se tornasse uma ferramenta útil para a avaliação da articulação e de patologias periarticulares superficiais.

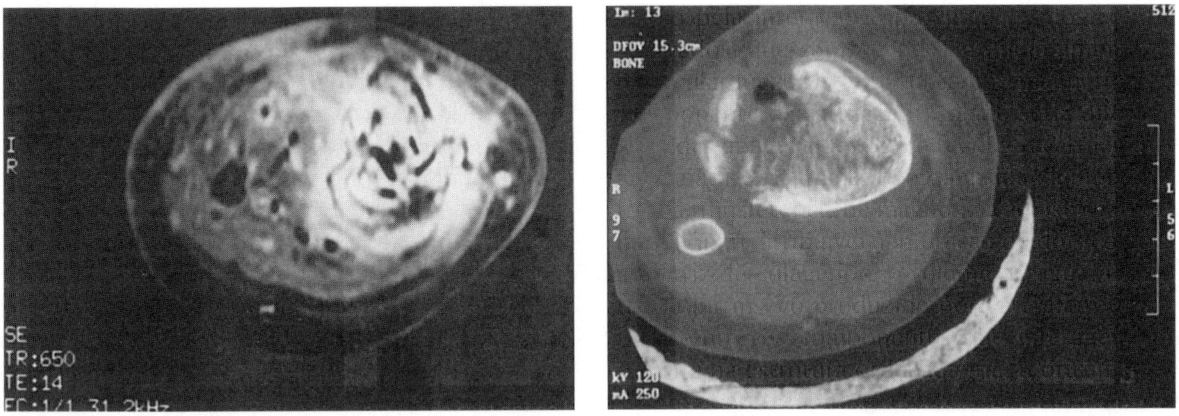


a b

**Fig. 14.6. a** Aparência mista confusa de realce intenso e destruição nas imagens de RM pós-contraste em um joelho violado. **b** A TC demonstrou claramente a formação de gás, edema de tecidos moles e elevação subperiostal em um paciente com uma fratura não consolidada complicada por uma osteomielite crônica.

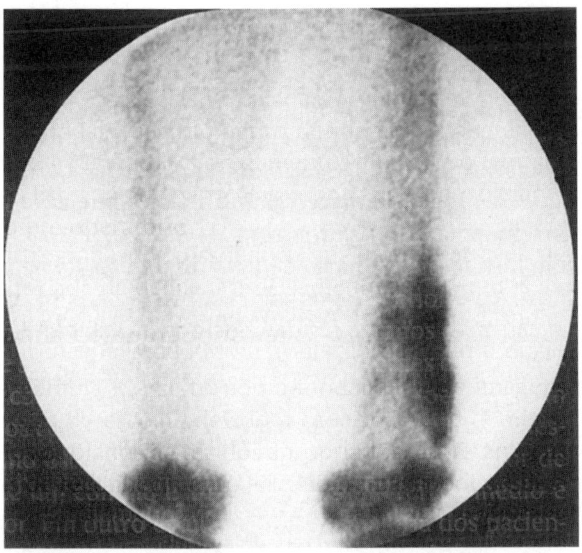

a

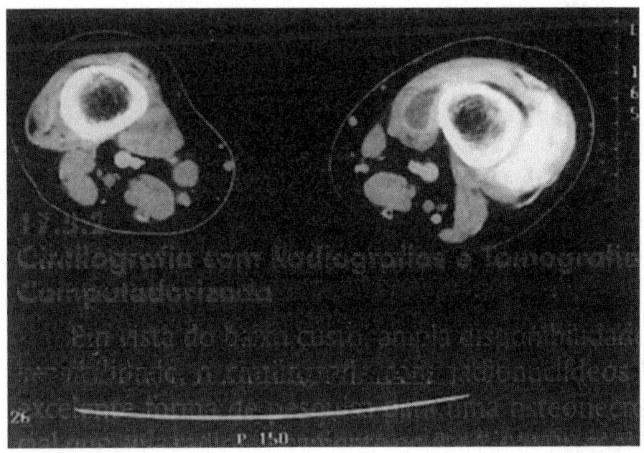

b

**Fig. 14.7. a** Criança com diagnóstico conhecido de miosite ossificante e doença mitocondrial. Uma cintilografia óssea demonstrou uma captação aumentada nos tecidos moles. Todas as aparências inicialmente foram consideradas como uma miosite ossificante. **b** A imagem de TC identificou um abscesso intramuscular separado do sítio de ossificação.

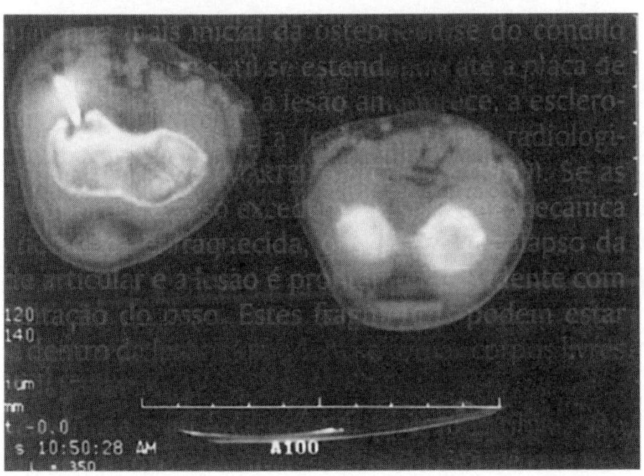

a

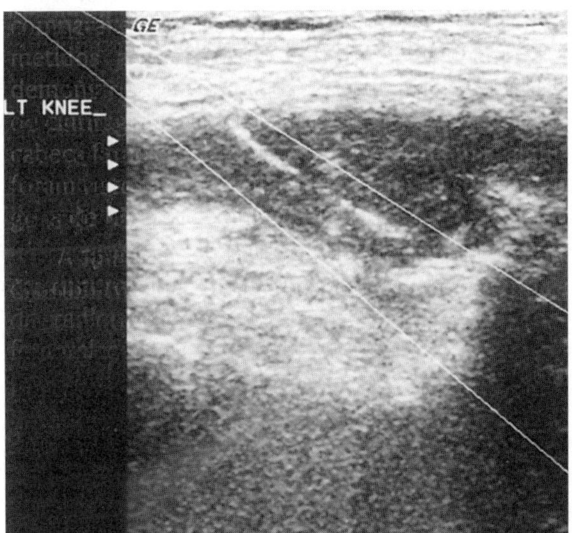


b

**Fig. 14.8. a** Biópsia óssea guiada por TC para um foco infeccioso na extremidade inferior do fêmur esquerdo. **b** Biópsia sinovial guiada por ultra-sonografia. A aspiração com agulha foi negativa para líquido livre. A biópsia e a cultura sinovial guiada por ultra-sonografia foram positivas para tuberculose.

As infecções musculoesqueléticas podem demonstrar sinais ultra-sonográficos em um ou dois dias. Os sinais de infecção do joelho incluem anormalidades de tecidos moles, irregularidades corticais e coleção de líquido subperiostal. Além disto, a ultra-sonografia pode revelar derrames articulares e abscessos ou bursites periarticulares (FESSEL *et al.*, 2000). O diagnóstico precoce da artrite séptica necessita da análise do líquido articular (BUREAU *et al.*, 1999). Neste contexto, a aspiração guiada pelo ultra-som é um procedimento rápido, simples e preciso. Além disto, quando não existe uma grande quantidade de líquido, a biópsia sinovial pode ser realizada guiada pela ultra-sonografia (BUREAU *et al.*, 1999) (Fig. 14.8b). A falta de um uso mais amplo da ultra-sonografia para o diagnóstico das infecções se dá pela falta de interesse por parte dos radiologistas do que por limitações da técnica. O campo de visão com o uso da ultra-sonografia de alta resolução é limitado, mas suficiente para a maioria das infecções superficiais. A ultra-sonografia possui limitações nas lesões mais profundamente localizadas, no joelho violado, processos puramente intra-ósseos e detecção de sítios múltiplos ou ocultos. Uma imagem de ultra-sonografia normal não exclui a presença de infecção.

## 14.3 Infecções Comuns do Joelho

### 14.3.1 Osteomielite

O termo "osteomielite" é utilizado para descrever as infecções que envolvem o osso e a medula óssea. O osso normal geralmente é resistente às infecções a menos que o organismo seja altamente virulento ou a condição geral do paciente seja deficiente. Por causa da ausência de um teste considerado como o padrão ouro, o diagnóstico da osteomielite é estabelecido se dois dos seguintes critérios estiverem presentes: (1) presença dos sinais e sintomas clássicos; (2) achados típicos nas imagens radiológicas ou em outras imagens; (3) pus na aspiração; (4) hemocultura, biópsia por aspiração ou biópsia histológica positiva (PELTOLA e VAHVANEN, 1984). Nós previamente sugerimos uma abordagem simplificada para o diagnóstico radiológico da osteomielite (SAMMAK *et al.*, 1999).

A osteomielite pode ser hematogênica ou ser causada por uma sepse local. Diversos tipos foram descritos por Truetta de acordo com a variação no suprimento sangüíneo metafisário em diferentes grupos etários (TRUETTA, 1957). O comportamento da bactéria na microcirculação do osso é bem descrito (HOBO, 1921). Os capilares metafisários e sinusóides possuem uma fraca atividade fagocítica. Na *forma infantil* da osteomielite, nos locais em que os vasos metafisários penetram na placa de crescimento para suprir as epífises, a infecção pode se disseminar rapidamente a partir da medula óssea metafisária com a destruição da placa de crescimento e a probabilidade de artrite séptica. O derrame articular está presente em 70% dos casos e um retardo focal do crescimento pode ocorrer. A doença infantil é um desafio real pela ausência de sinais clínicos sistêmicos e locais (DAVID *et al.*, 1987). Entre o primeiro ano e a puberdade, na *forma juvenil*, a penetração vascular da placa de crescimento não existe mais e a infecção se localiza nos sinusóides metafisários. A pressão elevada força o exsudato a se direcionar lateralmente através dos canais de Volkman e Havers, se disseminando para perfurar a córtex e elevar o espesso mas fracamente fixado periósteo (Fig. 14.9), formando a clássica coleção subperiostal. A disseminação para o espaço articular é improvável na forma juvenil, exceto em articulações em que as metáfises são essencialmente intra-articulares, *i. e.*, quadris, cotovelo e ombro. Após o fechamento da placa de crescimento em *adultos* e absorção da cartilagem epifisária, a infecção pode se disseminar da medula óssea metafisária para a região subarticular. A infecção óssea é classificada de acordo com o sítio anatômico exato, opções de tratamento e fatores prognósticos. De acordo com MADER, o estágio 1 é o estágio intramedular inicial de uma disseminação hematogênica. No estágio 2 observa-se uma osteomielite superficial causada por uma ferida infectada. O estágio 3 é carac-

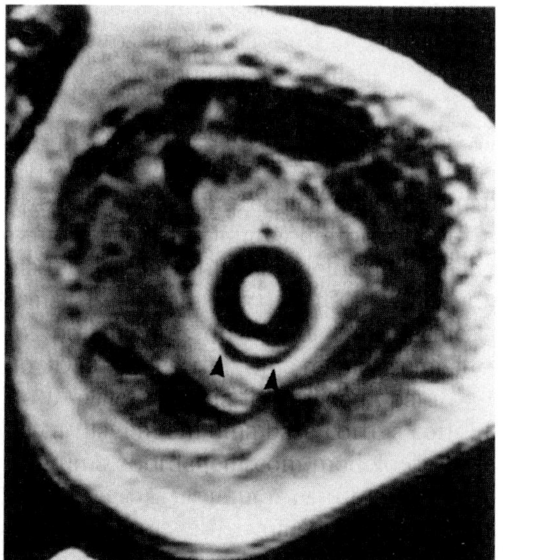

**Fig. 14.9.** Imagem ponderada em T1 axial com supressão de gordura pós-contraste do fêmur inferior de uma criança, demonstrando uma elevação periostal característica e formação de abscesso subperiostal (*pontas de seta*) com o realce intenso dos tecidos moles circundantes e do canal intramedular.

terizado por um seqüestro cortical de toda a espessura. Finalmente, o estágio 4 corresponde ao envolvimento do osso de lado a lado que pode necessitar de ressecção com estabilização (MADER *et al.*, 1999). De acordo com os critérios modificados de Robert, a osteomielite é classificada de acordo com o sítio anatômico exato (ROBERTS *et al.*, 1982). O tipo 1 se refere ao envolvimento da região metafisária central, o tipo 2, a erosões corticais excêntricas da metáfise, o tipo 3, a erosão diafisária excêntrica, tipo 4, a uma periostite difusa sem erosões e o tipo 5, a lesões primárias da placa epifisária. Nós consideramos a lesão tipo 6 quando ela envolve tanto epífises como metáfises (Fig. 14.10).

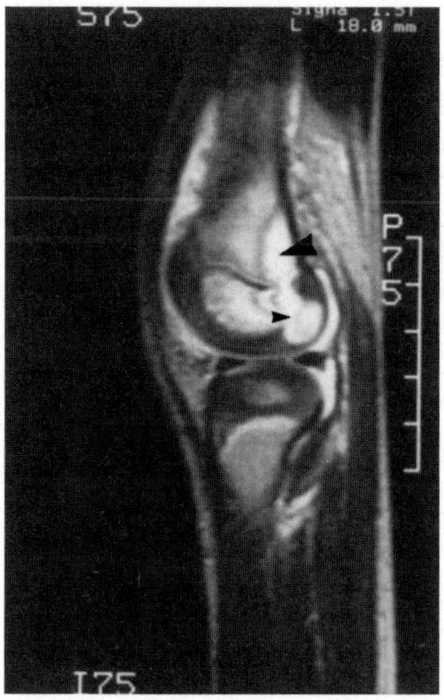

**Fig. 14.10.** Imagem ponderada em T2 sagital do joelho de uma criança, demonstrando uma lesão tipo 6, envolvendo ambos os lados das fises com lesões hiperintensas nas metáfises (*ponta de seta grande*) e epífises (*ponta de seta pequena*).

A osteomielite aguda é mais comum em crianças (Fig. 14.5). A osteomielite tende a ser subaguda ou crônica em adultos, nos quais ela geralmente não é hematogênica, sendo causada por trauma ou sepse local. A disseminação hematogênica tem vinculação com um único organismo, enquanto a disseminação local da infecção em um tecido violado atrai vários organismos. A disseminação hematogênica extra-espinhal em adultos é rara, exceto em imunocomprometidos. A infecção óssea pode ser piogênica ou não-piogênica. Nós previamente resumimos as bactérias comumente encontradas bem como os patógenos que causam as infecções ósseas mais raras (ABD EL BAGI *et al.*, 1999). O organismo mais comumente isolado em adultos é o *Staphylococcus aureus* (50-75%). Nos países não tropicais, as infecções ósseas mais raras podem ser encontradas em pacientes com qualquer um dos três mecanismos de distúrbios do hospedeiro (DIRSCHL e KINDERS, 1993). Ficou demonstrado que os pacientes com alterações nas defesas por neutrófilos, como as que ocorrem nas malignidades hematológicas ou que estão em tratamento citotóxico, apresentam bacilos gram-negativos, *Aspergillus* ou *Nocardia*. Os pacientes com defeitos na imunidade humoral, como no mieloma ou leucemia, tendem a apresentar bactérias encapsuladas e *Streptococcus pneumoniae*. Pacientes com imunodeficiências mediadas por células como na AIDS tendem a adquirir patógenos intracelulares como as micobactérias e *Nocardia*. Usuários de drogas possuem uma deficiência combinada da ação dos neutrófilos e da imunidade mediada por células e provavelmente adquirem *Pseudomonas e Candida* (DIRSCHL e KINDERS, 1993). Apesar das infecções piogênicas continuarem a causar a maioria das infecções ósseas, as infecções não piogênicas são causadas por infecções oportunistas nos imunocomprometidos. Um exemplo é a espécie *Mycobacterium* e as colônias de fungos.

A osteomielite é considerada aguda se ela tem menos de um mês de duração, subaguda se estiver presente por 1-3 meses e crônica se durar mais do que três meses (GREY *et al.*, 1998). A osteomielite crônica é comum ao redor do joelho, e ocorre predominantemente em homens de meia-idade. Um orifício de drenagem pode ser a primeira apresentação na osteomielite crônica. As radiografias demonstram uma espessa reação periostal e osso esclerótico. Após a trombose dos vasos metafisários, ocorre uma necrose cortical, resultando em um segmento desvitalizado que forma um seqüestro de osso necrótico denso e desinserido. A elevação periostal leva à deposição de osso novo, formando um invólucro de osso periostal ao redor do seqüestro morto (Fig. 14.11). O invólucro pode apresentar espaços, "cloacas", através dos quais o pus escapa. Em adultos, o periósteo está bem fixado e menos elevado,

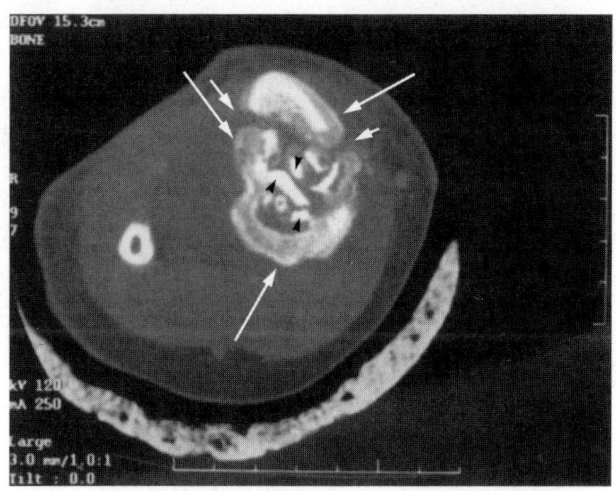

**Fig. 14.11.** TC axial da panturrilha direita demonstrando um denso seqüestro "morto" (*pontas de setas pequenas*) e um invólucro (*setas longas*) com espaços, "cloacas" *(setas curtas)*.

mas os tratos dos seios são comuns. A fratura patológica pode ter a característica apresentação nos casos de osteomielite crônica (Fig. 14.12). Uma complicação bastante rara da osteomielite é a transformação maligna, que foi registrada em menos de 0,2 a 1,7% dos casos (GUPTA e PREZIO, 1988).

#### *14.3.1.1 Osteomielite Esclerosante Crônica de Garré*

A osteomielite esclerosante crônica de Garré é conhecida desde 1893, antes da descoberta dos raios-X. Observa-se uma esclerose difusa com intensa proliferação periostal e espessamento cortical sem seqüestro ou supuração. Esta doença é particularmente comum em adolescentes, o que pode levar a confusões com tumores ósseos escleróticos benignos ou malignos. Ela afeta as diáfises e se estende verticalmente, levando a uma remodelação arquitetural fusiforme que causa a invasão do canal medular (DAVID *et al.*, 1987). As diáfises da tíbia e fêmur são os sítios mais comuns.

#### *14.3.1.2 Osteomielite Multifocal Recorrente Crônica*

A osteomielite multifocal recorrente crônica é uma entidade recentemente descrita que é comum em crianças entre 5 e 10 anos de idade e pode envolver a clavícula, tíbia e fêmur. A doença é considerada auto-imune. Em geral existe uma falha em isolar os patógenos nas áreas afetadas. A doença é caracterizada por múltiplos sítios de envolvimento ósseo, exacerbações e remissões periódicas e falha em isolar o patógeno a partir das áreas afetadas.

#### *14.3.1.3 Abscesso de Brodie*

Os abscessos ósseos que ocorrem durante o estágio subagudo ou crônico de uma osteomielite hematogênica são conhecidos como abscessos de Brodie (BOUTIN *et al.*, 1998). O abscesso de Brodie foi descrito primeiramente em 1832. A lesão tipicamente é cística com uma margem interna esclerótica bem definida (geográfica) medindo 1-4 cm. Ela comumente é excêntrica. Ela pode ser mais bem apreciada na RM, particularmente após a injeção intravenosa de gadolínio (Fig. 14.13). A tíbia e o fêmur são os sítios mais comuns. O abscesso de Brodie é mais comum em homens jovens.

### 14.3.2 Artrite Séptica

A artrite séptica é uma emergência médica. O joelho é a grande articulação mais comumente afetada (PEREZ, 1999). A artrite infecciosa geralmente é monoarticular (MADER *et al.*, 1999). A artrite séptica pode ser causada por qualquer bactéria. A sinóvia não possui uma placa basal limitante, permitindo a fácil penetração dos organismos. Os organismos infecciosos estimulam a liberação de enzimas proteolíticas, que causam sinovite e dano cartilaginoso. *Staphylococcus aureus* e *Neisseria gonorrhoeae* são altamente seletivos para a sinovite, assim como a *Brucella*. Os fatores predisponentes para a artrite séptica incluem a idade, artrites, tratamento com esteróides, diabetes, abuso de drogas intravenosas, infecções por HIV, cirrose, malignidade e citotóxicos. A artrite gonocócica costumava ser comum nas mulheres norte americanas, mas sua incidência diminuiu acentuadamente. A pioartrose não-

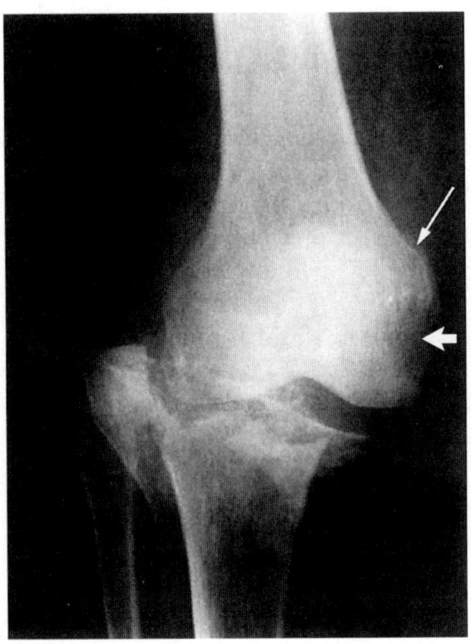
a

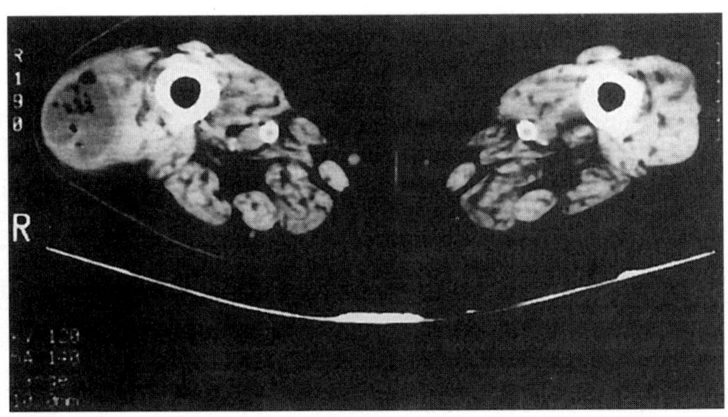

b

**Fig. 14.12. a** Paciente com diabetes descontrolada que se apresentou com uma fratura patológica da tíbia superior. Observa-se uma erosão óssea na margem medial do côndilo medial do fêmur (*seta curta*) e periostite (*seta longa*) causada por osteomielite. **b** Imagem de TC do mesmo paciente demonstrou um abscesso intramuscular complicador.

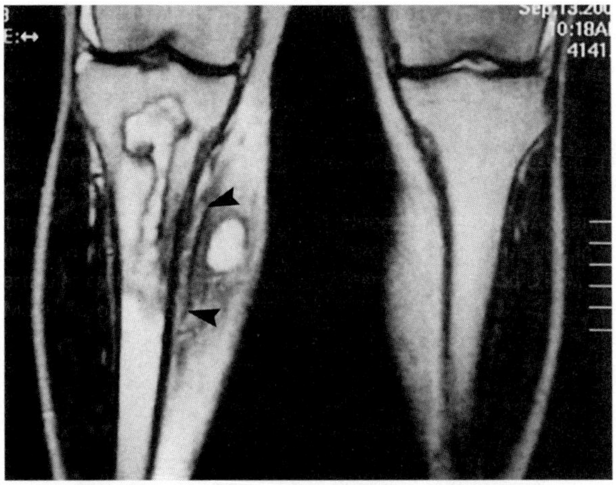

**Fig. 14.13.** Imagem ponderada em T2 coronal demonstrando um abscesso de Brodie geograficamente bem demarcado do terço superior da tíbia com a formação de um túnel alongado e abscesso subcutâneo. Observa-se uma elevação periostal e o característico abscesso subperiostal (*pontas de seta*).

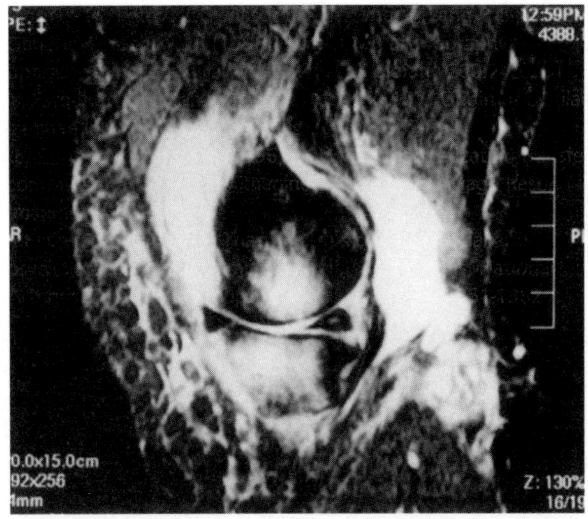

**Fig. 14.14.** Seqüência STIR sagital. Severa artrite séptica demonstrando: (1) grande derrame articular, (2) erosões subcondrais hiperintensas do fêmur e tíbia, (3) bursite por cisto de Baker posteriormente; (4) celulite infecciosa circundante com linfangite, anteriormente.

gonocócica comumente é causada por organismos *Pseudomonas*. Os primeiros sinais radiológicos são edema periarticular dos tecidos moles causados por derrame. Osteoporose periarticular, estreitamento do espaço articular e erosões subcondrais aparecem mais tarde. As imagens de RM são úteis na descrição da extensão e severidade da artrite séptica (Fig. 14.14). A anquilose pode ser o resultado final. O *Staphylococcus aureus* resistente à meticilina é comum em usuários de drogas. A artrocentese diagnóstica deve ser utilizada para leucometria, cultura, análise de cristais, níveis elevados de ácido lático e glicose baixa ou ausente.

## 14.3.3 Miosite Piogênica

A miosite piogênica é mais comum em usuários de drogas, e geralmente é causada por *Staphylococcus aureus*. Uma miosite viral é comum. A ultra-sonografia é uma ferramenta útil para a detecção de edema ou formação de abscessos (Fig. 14.15), mas a RM é mais precisa para as inflamações sutis ou difusas (Fig. 14.16). O músculo pode estar envolvido por extensão de uma osteomielite nas vizinhanças. A infecção muscular pode ser uma complicação de trauma ou fraturas patológicas (Fig. 14.12).

## 14.3.4 Bursite Séptica

As bursas são espaços sinoviais que facilitam o deslizamento dos componentes do sistema locomotor. A sepse

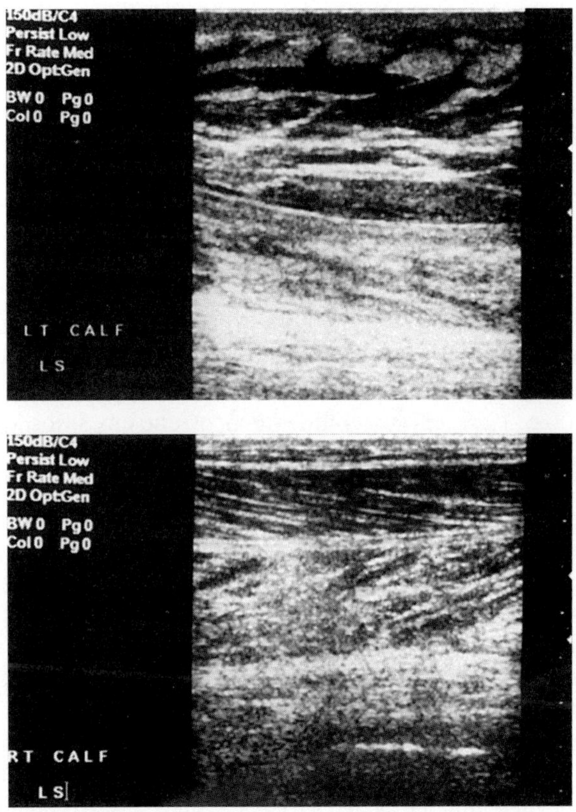


**Fig. 14.15. a** Ultra-sonografia de alta resolução demonstrando edema extenso no ventre medial do músculo gastrocnêmio causado por uma miosite infecciosa. **b** Aparência normal da disposição das fibras musculares do gastrocnêmio direito na ultra-sonografia.

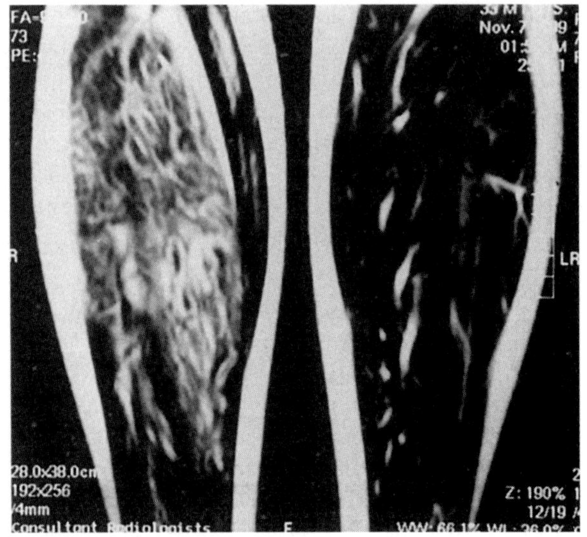

**Fig. 14.16.** RM ponderada em T2 coronal demonstrando edema difuso da musculatura da panturrilha devido a miosite.

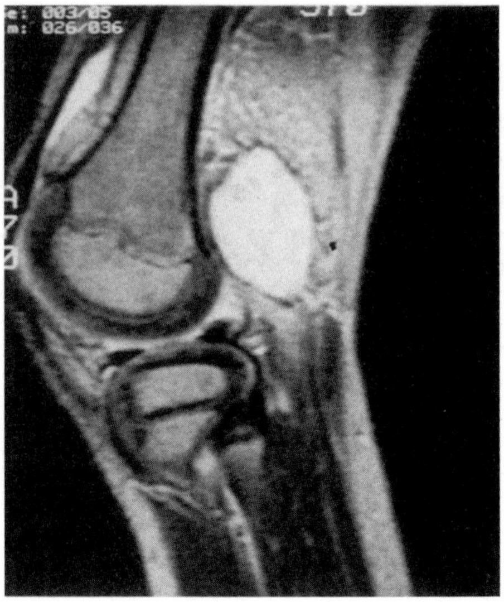

**Fig. 14.17.** Uma criança com edema doloroso de joelho. Seqüência ponderada em T2 sagital demonstra uma estrutura oval distendida hiperintensa e repleta de líquido atrás do joelho, circundada por tecido edemaciado. Observa-se um traço de derrame no recesso suprapatelar. As aparências são de bursite poplítea.

é responsável por 30% das bursites. Ela é comum na bursa poplítea, que pode se comunicar ou não com as articulações (Fig. 14.17). A diferenciação de uma bursite séptica de uma asséptica nem sempre é possível. As imagens de RM pós-contraste podem detectar as bursites infecciosas (Fig. 14-18).

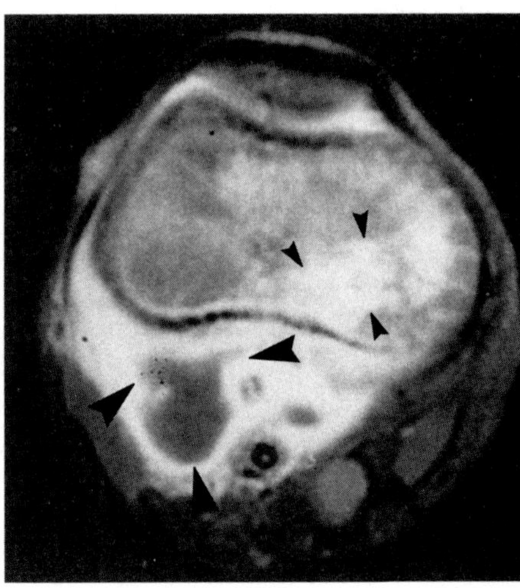

**Fig. 14.18.** Seqüência ponderada em T1 axial com supressão de gordura pós-contraste demonstrando um intenso realce das paredes da bursa poplítea e tecidos moles circundantes preenchidas por líquido (*pontas de seta grandes*); observa-se também um realce da osteomielite no côndilo femoral medial (*pontas de seta pequenas*).

## 14.3.5 Celulite Infecciosa

Infecções da pele, tecidos moles e musculares são bastante comuns e podem progredir para produzir infecções locais ou sistêmicas sérias ou potencialmente letais (Brook, 1999). Elas geralmente ocorrem em sítios que foram comprometidos ou lesionados por corpos estranhos, trauma, isquemia, malignidades ou cirurgias. A diabetes é uma importante causa predisponente. Estas infecções podem induzir ou serem resultantes de osteomielite ou artrite séptica (Fig. 14.4). *Staphylococcus aureus*, estreptococos do grupo A e a flora local podem ser os agentes causadores de uma inflamação difusa envolvendo a derme e tecidos subcutâneos. Esta infecção pode levar a osteomielite nos ossos adjacentes. A apresentação clínica varia desde erisipelas até fascites nercotizantes mais sérias e gangrena gasosa (Boutin *et al.*, 1998). Observa-se um eritema local e linfangite (Fig. 14.14). As infecções dos tecidos moles geralmente são aparentes no exame clínico. As imagens são necessárias para a exclusão de formação de abscessos e envolvimento do osso subjacente. Em uma cintilografia óssea em três fases, a celulite causará uma captação difusamente aumentada nas fases de perfusão e represamento do sangue sem um aumento correspondente na fase estática de demora. As imagens de RM irão demonstrar edema de tecidos moles, particularmente nas seqüências STIR, sem lesões periostais ou ósseas.

## 14.4 Infecções Ósseas Raras

As infecções ósseas raras são situações onde uma pequena percentagem do organismo infeccioso apresenta manifestações ósseas ou em que o organismo infeccioso propriamente dito é raro (ABD EL BAGI *et al.*, 1999).

### 14.4.1 Tuberculose

Atualmente acredita-se que o joelho seja o sítio extra-espinhal mais comum de tuberculose osteoarticular (HUGOSSON, *et al.*, 1996). O envolvimento esquelético pode preceder os sintomas constitucionais por um longo tempo. Em um entre quatro pacientes, houve um período de seis meses entre a ocorrência de sinais e sintomas significantes no joelho e o desenvolvimento de uma tuberculose miliar (Fig. 14.19). A tuberculose pulmonar e osteoarticular concomitante ocorre em 12-50% dos pacientes. A infecção do joelho com bacilos ácido-rápidos causa uma necrose caseosa destrutiva do osso e tecidos moles, levando à formação de abscessos frios e seios. O trauma tem sido associado com a tuberculose em 30 a 50% dos casos. Os sinais radiológicos incluem edema de tecidos moles, periostite, erosões, esclerose reativa leve, pequenos seqüestros e lesões císticas (Fig. 14.20). A tríade de Phemister envolve (a) osteoporose periarticular, (b) lesões ósseas periféricas e (c) gradual estreitamento do espaço articular (PHEMISTER e HATCHER, 1933).

A tuberculose pode simular outras doenças traumáticas, neoplásicas, colagenosas ou degenerativas (RASOOL *et al.*, 1994). O paciente na Fig. 4.19a e b foi diagnosticado inicialmente como um caso de osteocondrite dissecante em radiografias seriadas e imagens de RM. O paciente nas Figs. 14.4 e 14.21 se apresentou com edema no joelho e foi considerado como uma osteomielite crônica com formação de abscessos com base nos achados das radiografias simples. As imagens de RM demonstraram uma lesão de tecidos moles de contraste homogêneo se estendendo por via subcutânea sem apresentar características caseosas ou coleção de pus (Fig. 14.4). Isto levantou a possibilidade de um tumor. A biópsia cirúrgica e o corte por congelamento foram negativos para linfoma, tumor e tuberculose. O paciente apresentava uma linfadenopatia paraaórtica e pequenas áreas de espessamento de alças intestinais (Fig. 14.21). A biópsia guiada por TC dos linfonodos paraaórticos foi altamente sugestiva para granuloma tuberculoso. A cultura de inoculação provou ser positiva para tuberculose.

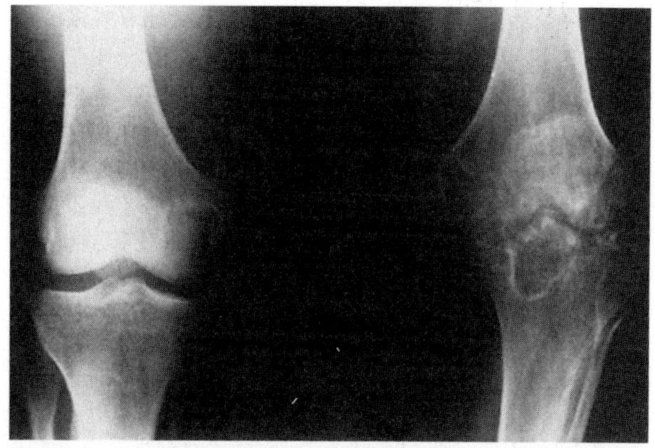

**Fig. 14.20.** Radiografia frontal dos joelhos demonstrando sinais de tuberculose no joelho esquerdo: (1) extensa osteoporose periarticular; (2) inúmeras erosões articulares; (3) lesões císticas subarticulares; (4) estreitamento e irregularidade do espaço articular; (5) encurtamento da perna esquerda. (Cortesia de Dr. Munir Madkour)

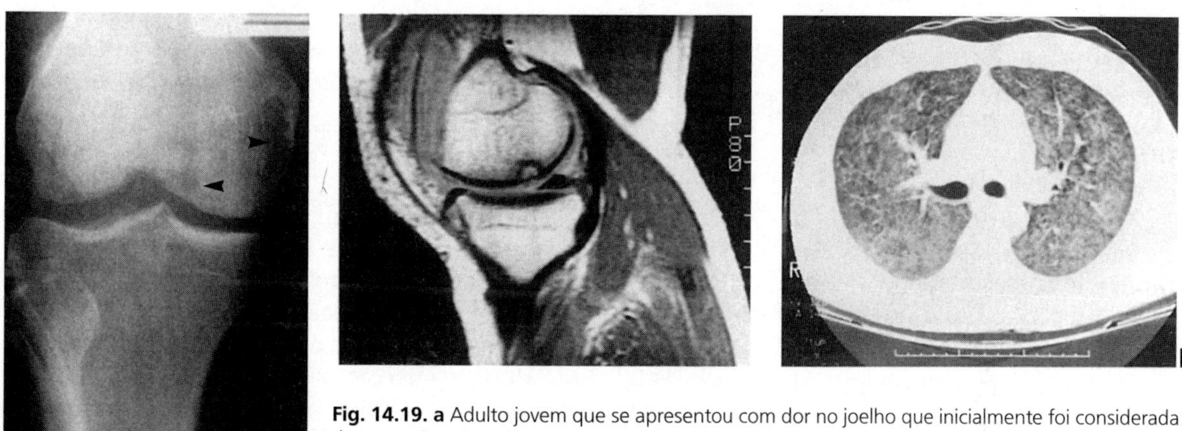

a

b, c

**Fig. 14.19. a** Adulto jovem que se apresentou com dor no joelho que inicialmente foi considerada degenerativa. O paciente respondeu bem aos analgésicos e drogas antiinflamatórias. Observe a rarefação no côndilo femoral medial (*pontas de seta*). **b** Os sintomas do paciente recorreram e ele foi submetido a exames de RM. A causa dos sintomas foi considerada osteocondrite neste momento. **c** O paciente apresentou uma rápida deterioração após seis meses. A TC demonstrou um mosqueamento miliar consistente com tuberculose. (Cortesia de Dr. Munir Madkour.)

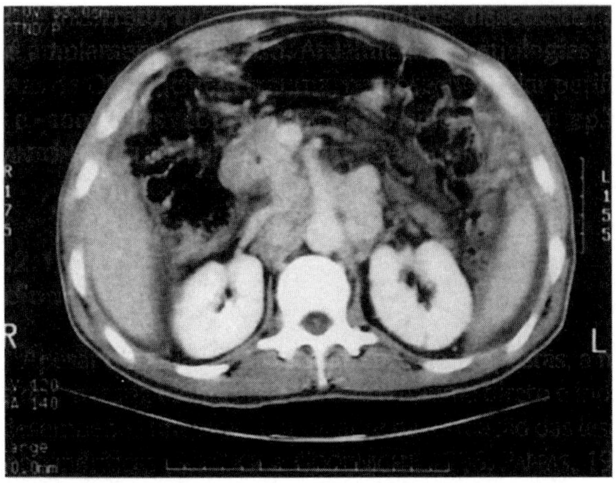

**Fig. 14.21.** TC do abdômen do paciente demonstrado na Fig. 14.4. Adenopatia paraaórtica combinada. A biópsia guiada pela TC foi sugestiva de tuberculose. Este diagnóstico foi confirmado pela cultura.

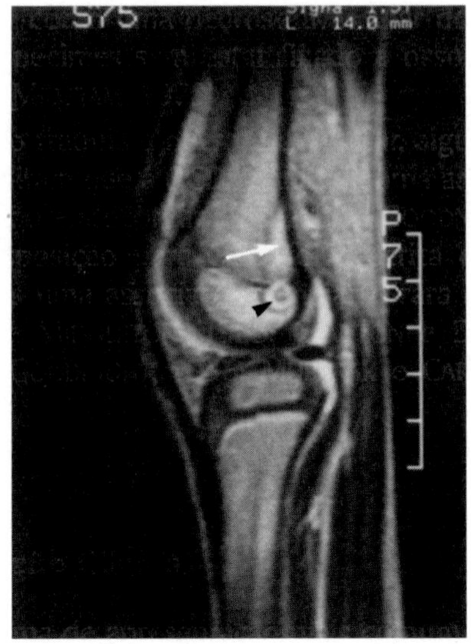

**Fig. 14.22.** Imagem ponderada em T2 sagital demonstrando uma lesão epifisária com um pequeno "botão" de seqüestro (*pontas de seta*). Observe um foco metafisário da infecção (*seta*).

A infecção tuberculosa das articulações pode cicatrizar formando uma anquilose. O resultado pode ser um encurtamento do membro (Fig. 14.20). A tuberculose geralmente afeta as metáfises, mas as lesões epifisárias podem ocorrer (Fig. 14.21). Ela tende a formar pequenos seqüestros, ao contrário das lesões piogênicas (Fig. 14.22). A tuberculose é lenta para invadir articulações por causa da ausência de enzimas proteolíticas (Davidson e Horowitx, 1970). Houve um ressurgimento da tuberculose por causa da epidemia do HIV. É importante observar que os pacientes com tuberculose podem ter um teste de Mantoux negativo em 20% dos casos (Rooney *et al.*, 1976). Um ensaio imunoabsorvente ligado a enzimas (ELISA) é considerado altamente sensível nos casos iniciais de tuberculose, mas não nos casos avançados (Pandey e Talib, 1993). Geralmente, a tuberculose tende a afetar as idades extremas. Ela é mais prevalente nos jovens nos quais a doença é comum, e mais prevalente nos idosos nos quaisa doença é rara.

### 14.4.2 Brucelose

A infecção dos ossos periféricos é rara nos casos de brucelose, mas o joelho é um dos sítios extra-espinhais mais comuns (Al Sahed *et al.*, 1994). O envolvimento sinovial é registrado em 81% de todas as lesões periféricas. Isto é um importante ponto diferenciador em relação a uma tuberculose, que tende a poupar as articulação até os estágios avançados. Ambas as doenças são prevalentes em áreas endêmicas e podem coexistir. O ELISA é mais sensível do que outros testes sorológicos. Avanços nas técnicas moleculares, como a reação em cadeia de polimerase (PCR), logo se tornarão o método de escolha para o diagnóstico da brucelose e outros microrganismos de crescimento lento (Young, 2001). A criação de animais em ambiente impróprio, higiene alimentar inadequada e o consumo de leite cru são fatores predisponentes para a doença.

### 14.4.3 Salmonelose

A salmonelose é causada por bacilos aeróbicos gram-negativos. Eles geralmente estão associados com a doença das células falciformes (DCF), hemoglobinopatias, higiene pessoal inadequada, distúrbios do tecido conjuntivo, linfoma e estados imunossupressivos (Tui e Chink, 1997). A infecção com *Salmonella* é mais comum ao redor do joelho.

### 14.4.4 Micetoma

O micetoma comumente afeta os pés na África subsaariana, Índia e partes da península arábica. Ele possui características radiográficas e de RM distintas. Os sinais radiológicos foram classificados por Davies (1958) e as características de sinal de RM foram descritas por Sharif *et al.* (1991). A infecção prolifera por baixo da pele para formar abscessos profundos com tratos de seios e tumefações levando a lesões bizarras (Fig. 14.23). A presença de grãos coloridos ajuda no diagnóstico e classificação da doença; estes grãos aparecem como pontos de ausência de sinal nas imagens de RM.

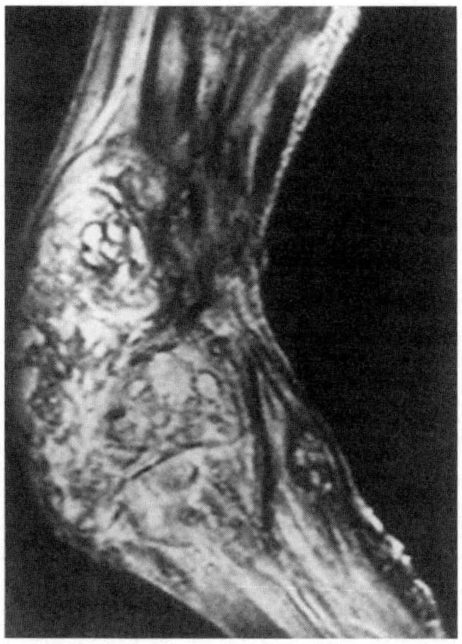

**Fig. 14.23.** Micetoma do joelho com extensa destruição óssea envolvendo todo o terço inferior do fêmur, a extremidade superior da tíbia e patela.

### 14.4.5
### Doença Hidática

O homem é o hospedeiro deste pequeno parasita de cães, com a infecção ocorrendo através do consumo das larvas na carne de ovelhas ou vegetais contaminados. O fígado é infectado em 75% dos pacientes. O osso está envolvido em 1-4% (MERKLE *et al.*, 1997). As lesões ósseas incluem a clássica aparência em "bolha de sabão", esclerose, periosite, e fraturas patológicas. Os testes intradérmicos e a imunoeletroforese são utilizados para estabelecer o diagnóstico. Entretanto, ambos podem ser falso-positivos ou falso-negativos em 15-20% dos casos.

## 14.5
## Tópicos Selecionados

### 14.5.1
### Infecções de Joelho em Crianças

Perlman declarou que a incidência de infecção na vizinhança de articulações na criança com osteomielite é muito maior do que o sugerido na literatura (PERLMAN *et al.*, 2000). As infecções de joelho são mais comuns em meninos, possivelmente o efeito de trauma repetidos. A osteomielite na criança difere da do padrão encontrado em adultos. Ela geralmente é aguda e hematogênica em crianças, enquanto que tende a ser subaguda ou crônica em adultos. O fêmur e a tíbia são os sítios mais comuns. A infecção geralmente ocorre nas metáfises, onde se encontra um fluxo mais lento nos plexos sinusais, que possuem uma atividade fagocítica reduzida. O trauma e a trombose local são fatores predisponentes. A macronecrose leva ao seqüestro de grandes fragmentos desvascularizados. A deposição de osso novo em periósteo e endósteo forma um invólucro. O *Staphylococcus aureus* é o patógeno mais comum. O estreptococo do grupo B é mais prevalente em neonatos. *Haemophilus influenzae* está diminuindo sua incidência devido à vacinação. O tratamento das infecções de joelho deve ser iniciado em 72 horas para evitar seqüelas permanentes. Como o pus é condrolítico, a artrite séptica em crianças é uma emergência cirúrgica nas mesmas. As radiografias podem demonstrar um espaço articular amplo, podendo mesmo ocorrer uma luxação.

A falta de manifestações clínicas em neonatos torna o diagnóstico difícil ou retardado. A dor com os movimentos é um sinal de alerta. Por causa da fina córtex e a fraca aderência do periósteo, os tecidos moles logo são invadidos. A combinação de radiografias simples e ultra-sonografia de alta resolução é a ideal para a investigação de crianças com suspeitas de osteomielite. A RM para crianças traz os problemas da necessidade de sedação, custo e incapacidade de detectar múltiplos sítios. O uso do contraste pode ser exagerado por um fluxo sangüíneo elevado causado pelo crescimento ósseo rápido (JARAMILLO *et al.*, 1995).

### 14.5.2
### Infecções de Joelho na Anemia Falciforme

#### *14.5.2.1*
#### *Osteomielite*

A anemia falciforme é a variante mais comum da hemoglobina no mundo. Em comparação com os indivíduos controle, os afetados pela anemia falciforme são cem vezes mais suscetíveis à osteomielite (DAVID *et al.*, 1987) e apresentam uma probabilidade 25 vezes maior de adquirir uma infecção por salmonela (WANE, 1997). Existem três motivos para isto. Primeiro, o osso infartado na anemia falciforme é mais suscetível à infecção. Segundo, a alça intestinal infartada causa uma translocação aumentada pela mucosa, levando à bacteremia. Terceiro, a asplenia funcional reduz a atividade opsônica dos anticorpos contra as bactérias.

#### *14.5.2.2*
#### *Infecção* Versus *Infarto*

A osteomielite por *Salmonela* e os infartos ósseos são comuns em portadores de anemia falciforme: ambos podem coexistir em um ou vários sítios e pode ter havido episódios prévios de infartos ósseos. A diferenciação representa um dilema diagnóstico. Os sintomas clínicos iniciais são similares. A elevação periostal e os bolsões pustulares são sinais de infecção (Fig. 14.9). A presença de um edema de tecidos moles de tamanho considerável e intenso contraste com o colapso da córtex são características da osteomielite não observadas nos infartos (Fig. 14.24). Nas radiografias simples, os infartos geralmente são escleróticos enquanto que as infecções em geral são líticas. A infecção produz uma reação periostal mais espessa e anormalidades corticais. Tanto as infecções como os infartos afetam o espaço medular de ossos longos e os ossos tubulares curtos das mãos e pés. A aparência de um pseudo-osso dentro do osso é mais comum na infecção do que nos infartos. Nenhuma característica radiológica gera uma diferenciação absoluta. Em contraste, as imagens de RM são particularmente importantes para a diferenciação (Fig. 14.25).

Em uma cintilografia óssea, a captação elevada pode ser causada por uma infecção ou pela cicatrização de uma necrose avascular, particularmente se a imagem é realizada uma semana ou mais após o início dos sintomas. O acréscimo do $^{67}$Ga pode aumentar a especificidade: pacientes com infartos apresentarão uma captação diminuída ou normal de $^{67}$Ga. Além disto o acréscimo de uma imagem de $^{99m}$Tc- enxofre colóide irá demonstrar a deficiência de fótons nos infartos. A deficiência de fótons radiocolóides não é um sinal de osteomielite.

### 14.5.3 O Paciente Imunocomprometido

As infecções musculoesqueléticas associadas com estados de imunodeficiência ainda são raras (ESPINOZA e BERMAN, 1999). A artrite séptica é a mais comum do que a osteomielite. Infecções oportunistas e não oportunistas podem ocorrer no paciente imunocomprometido (LEE e SARTORIS, 1994). Estas podem assumir a forma de uma celulite, abscesso subcutâneo, piomiosite ou osteomielite. A infecção pode ser hematogênica mesmo em adultos. As infecções locais são mais comuns em usuários de drogas. O HIV é culpado pelo ressurgimento da tuberculose, e a incidência de piomiosite está aumentando entre estes pacientes. O patógeno mais comum é o *Staphylococcus aureus*, seguido pelo *Streptococcus pneumoniae*. Como organismos incomuns podem ser encontrados, as aspirações e biópsias são essenciais para um diagnóstico preciso. Os exemplos são o *Histoplasma capsulatum* e a angiomatose bacilar, que é agressivamente osteolítica. Os usuários de drogas podem adquirir uma mionecrose por clostrídios e por organismos não-clostrídios ou gangrena gasosa.

## 14.6 Resumo

O joelho é um local bastante comum para a maioria das infecções ósseas e articulares. O diagnóstico rápido e preciso é importante para evitar complicações nesta articulação de suporte de peso. O joelho também é um sítio comum para a maioria dos tumores, doença degenerativa periférica, trauma e infartos. A diferenciação destas representa um desafio diagnóstico. Não existe um padrão ouro para o diagnóstico da infecção do joelho já que nenhuma modalidade isolada é a ideal em todas as situações. Nós recomendamos um algoritmo para a investigação dos pacientes com suspeita de infecção do joelho (Fig. 14.26).

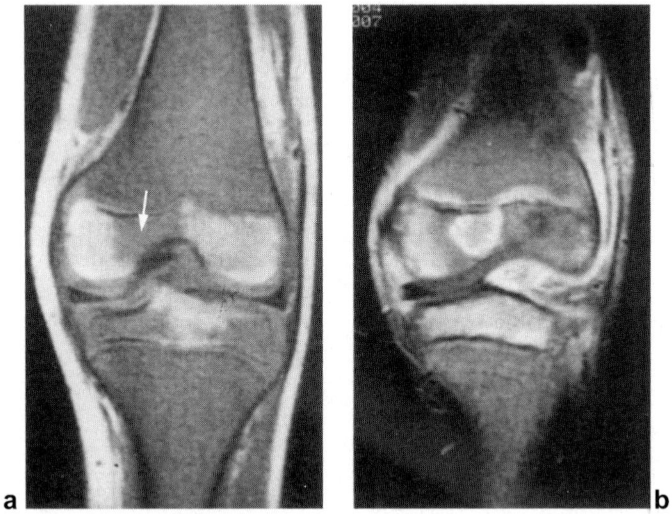

**Fig. 14.24. a** Imagem ponderada em T1 coronal de um paciente com anemia falciforme e que se apresentou com dor no joelho, demonstrando uma lesão epifisária hipointensa (*seta*) tanto de um infarto ou de infecção. **b** Nas imagens ponderadas em T1 pós-contraste com supressão de gordura houve um contraste focal intenso bem como um realce sinovial. Isto é sugestivo de infecção, mais provavelmente salmonela.

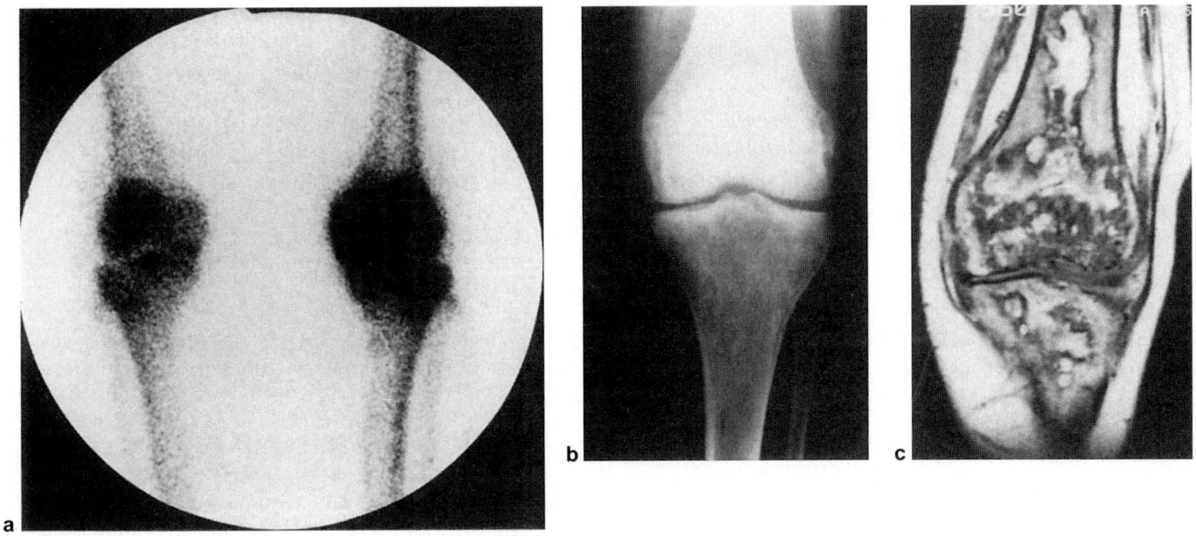

**Fig. 14.25. a** Um paciente com anemia falciforme conhecida que se apresentou com dor de joelho. A captação aumentada é vista na região inferior do fêmur na cintilografia óssea. Esta pode ser causada por uma infecção ou infarto. **b** Fêmur inferior predominantemente esclerótico, sugestiva de osteonecrose. **c** Padrão geográfico da medula óssea na RM sem envolvimento periostal ou de tecidos moles, compatíveis com infarto.

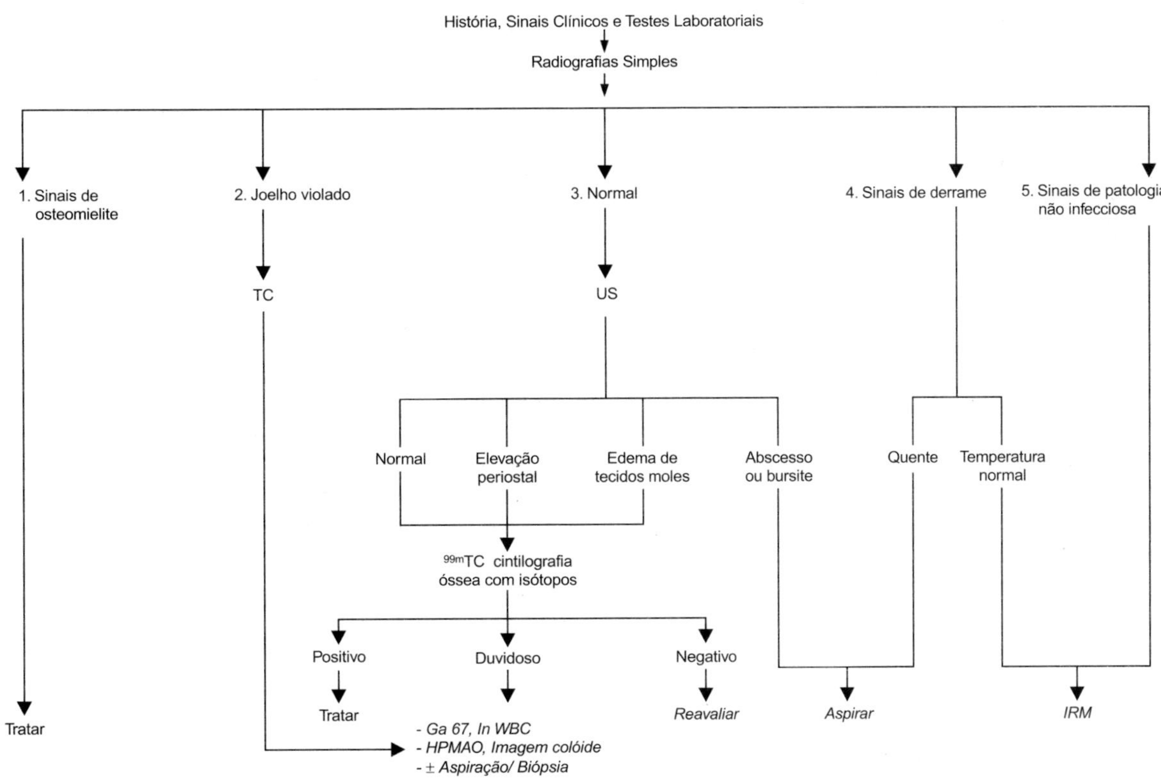


**Fig. 14.26.** Algoritmo a ser seguido nos casos de osteomielite suspeita.

## Referências Bibliográficas


Abd El Bagi ME, Sammak BM, Al Shahed MS *et al.* (1999) Rare bone infections "excluding the spine". Eur Radiol 9:1078-1087

Al Shahed MS, Sharif HS, Haddad MC *et al.* (1994) Imaging features of musculoskeletal brucellosis. Radiographics 14:333-348

Boutin RD, Brossmann J, Sartoris DJ *et al.* (1998) Update on imaging of orthopaedic infections. Orthop Clin North Am 29(1):41-65

Bouza E, Munoz P (1999) Microorganisms responsible for osteoarticular infections. Baillieres Clin Rheumatol 13(1):21-35 Brook 1(1999) Soft tissue and muscular infections (including group A streptococci). Baillieres Clin Rheumatol 13(1):95-114

Bureau NJ, Chhem RK, Cardinal E (1999) Musculoskeletal infections: US manifestations. Radiographics 19:1585-1592

Datz FL, Thorne DA (1987) Cause and significance of cold bone defects on In"' labeled leucocyte imaging. J Nucl Med 28:820-823

David R, Barron BJ, Madewell JE (1987) Osteomyelitis acute and chronic. Radiol Clin North Am 25(6):1171-1201

Davidson PT, Horowitx J (1970) Skeletal tuberculosis: a review with patients: presentation and discussion. Am J Med 48:77-84

Davies AGM (1958) The bone changes of Madura foot. Observations in Uganda Africans. Radiology 70:841-847

Dirschl DR, Kinders A (1993) Osteomyelitis: common causes and treatment recommendations. Drugs 45(1):29-43

Donohoe KJ (1998) Selected topics in orthopaedic nuclear medicine. Orthop Clin North Am 29(1):85-99

Elgazzar AH, Abd El Dayem HM, Clark JD *et al.* (1995) Multimodality imaging of osteomyelitis. Eur J Nucl Med 22(9):1033-1063

Espinoza LR, Berman A (1999) Soft tissue and osteoarticular infections in HIV infected patients and other immunodeficient states. Baillieres Clin Rhematol 13(1):115-128

Fessell DP, Jacobson JA, Craig J *et al.* (2000) Using sonography to reveal and aspirate joint effusions. AJR 174:1353-1362

Frink SJ, Snearly W, Parsons TW III (1998) Malignant tumours about the knee. Am J Knee Surg 11(4):257-266

Grey AC, Davies AM, Mangham DC *et al.* (1998) The 'penum-bra sign' on $T_1$, weighted MR Imaging in subacute osteomyelitis, frequency cause and significance. Clin Rad 53(8) 587-592

Gupta NC, Prezio JA (1988) Radionuclide imaging in osteomyelitis. Semin Nucl Med 19(4):287-299

Hobo TZ (1921) Zur der Vitolfarbungslehere Pathogenese de Akuten Haematogenen Osteomyelitis. Mit Beruckishtigun Univ Imp Kioto 4:1-29

Hopkins KL, Li KC, Bergman G (1995) Gadolinium DTPA enhanced MRI of musculoskeletal infectious processes. Skeletal Radiol 24(5):325-330

Hugosson L, Nyman R, Ny Brismar R (1996) Peripheral osteoarticular and soft tissue tuberculosis. Acta Radiol 37:512-516

Jaramillo D, Treves St, Kaser JR *et al.* (1995) Osteomyelitis and septic arthritis in children; appropriate use of imaging to guide treatment. AJR 165(2):399-403@BIBLOUT = Kolindou A, Li Y, Ozker *et al.* (1996) $In^{111}$ WBC imaging of osteomyelitis in patients with underlying bone scan abnormalities. Clin Nucl Med 21(3):183-191

Ledermann HP, Kaim A, Bongartz G *et al.* (2000) Pitfalls and limitations of magnetic resonance imaging in chronic post traumatic osteomyelitis. Eur Radiol 10:1815-1823

Lee DJ, Sartoris DJ (1994) Musculoskeletal manifestations of the human immunodeficiency virus infection: review of imaging characteristics. Radiol Clin North Am 32(2):399-411

Mader JT, Shirtliff M, Calhoun JH (1999) The host and the skeletal infection: classification and pathogenesis of acute bacterial bone and joint sepsis. Baillieres Clin Rheumatol 13(1):1-20

Mazur JM, Ross G, Cummings RJ *et al.* (1995) Usefulness of magnetic resonance imaging for the diagnosis of acute musculoskeletal infections in children. J Paediatr Orthop 15:144-147

McAfee JG (1990) What is the best method for imaging focal bone infections? J Nucl Med 31(4):413-416

Merkel KD, Brown ML, Dewanjee MK *et al.* (1985) Comparison of indium labeled leucocyte imaging with sequential technetium gallium scanning in the diagnosis of low grade musculoskeletal sepsis. J Bone Joint Am Surg 67:465

Merkle E, Schulte M, Vogel J (1997) Musculoskeletal involvement in cystic echinococcosis - a report of eight cases and review of the literature. AJR 168:1531-1534

Morrison WB, Schweitzer ME, Granville BW *et al.* (1998) Osteomyelitis of the foot: relative importance of primary and secondary MR signs. Radiology 207:625-632

Nijhof MW, Oyen WSG, Van Kemper A *et al.* (1997) Evaluation of infections of the locomotor system with indium"' labeled human IgG scintigraphy. J Nucl Med 38:1300-1305

Palestro CJ, Torres MA (1997) Radionuclide imaging in orthopaedic infection. Semin Nucl Med 27(4):334-345

Pandey J, Talib VH (1993) Laboratory diagnosis of tuberculosis, use of ELISA and PCR. Indian J Pathol Microbiol 35:512-518

Peltola H, Vahvanen J (1984) A comparative study of osteomyelitis and purulent arthritis with special reference to aetiology and recovery. Infection 12:75

Perez LC (1999) Septic arthritis. Baillieres Clin Rheumatol 13(1):37-58

Perlman MH, Patzakis MJ, Kumar PJ *et al.* (2000) The incidence of joint involvement with adjacent osteomyelitis in paediatric patients. J Paediatr Orthop 20(1):40-43

Phemister DB, Hatcher CM (1933) Correlation of pathological and roentgenological findings in the diagnosis of tuberculosis. Arthritis Am J Roentgenol 29:736-752

Ram P, Martinez S, Korobkin M *et al.* (1981) CT detection of intraosseous gas. A new sign of osteomyelitis. AJR 137:721-723

Rasool MN, Govender S, Naidoo KS (1994) Cystic tuberculosis of bone in children. J Bone Joint Surg [Br] 76B:113-117

Roberts JM, Drummond DS, Bread AL *et al.* (1982) Subacute hematogenous osteomyelitis in children, a retrospective study. J Pediatr Orthop 2:249-254

Roddie ME, Peter AM, Osman S *et al.* (1988) Osteomyelitis. Nucl Med Commun 9:713-717

Roine I, Faingezicht I, Arguedas A (1995) Serial serum C-reactive protein to monitor recovery from acute osteomyelitis in children. Paediatr Infect Dis J 14(1):40-44

Rooney J Jr, Crocco JA, Kramer S *et al.* (1976) Further dissections in tuberculin reaction in active tuberculosis. Am J Med 60:517-522

Sammak BM, Abd El Bagi ME, Al Shahed MS *et al.* (1999) Osteo-myelitis: a review of currently used imaging techniques. Eur Radiol 9:894-900

Schauwecker DS, Park H, Mock BH *et al.* (1984) Evaluation of complicating osteomyelitis with Tc99m MDP, indium 111 and Ga67 citrate. J Nucl Med 25:849-958

Schauwecker DS, Braunstein EM, Wheat LJ (1990) Diagnostic imaging of osteomyelitis. Infect Dis Clin North Am 4(3):441-461

Sharif H, Clark D, Aabed M *et al.* (1991) Mycetoma comparison of MR imaging with CT. Radiology 178:865-870

Truetta J (1957) The three types of acute haematogenous osteomyelitis. A clinical and vascular study. J Bone Joint Surg [Br] 41:671-680

Tui H, Chink LK (1997) Osteomyelitis of the spine due to salmonella infection. Conservative treatment with quinolone: a case report. Can J Surg 40:48-50

Wane R (1997) Salmonella infection in sickle cell disease. A clear and present danger. J Paediatr 130:350-351

White LM, Schweitzer ME, Deely DM *et al.* (1995) Study of osteomyelitis: utility of combined histologic and microbiologic evaluation of percutaneous biopsy samples. Radiology 197(3):840-842

Young EJ (2001) Immunology of brucellosis in Madkour's brucellosis. Springer, Berlin Heidelberg New York, pp 44-45

# 15 Artrite

Charles Wakeley • Iain Watt

CONTEÚDO



## 15.1 Introdução

Cada articulação é anatomicamente diferente e cada sítio anatômico possui riscos e suscetibilidades individuais. No caso do joelho, três importantes considerações influenciam as manifestações de artrite:

1. A articulação do joelho possui o maior volume de cartilagem hialina entre todas as articulações. Por este motivo, este é o tecido "alvo" nas diversas artrites do joelho, mais notavelmente a osteoartrite (OA). Mesmo na doença reumatóide, o efeito predominante é um afinamento difuso da cartilagem hialina, ao invés da erosão do osso. Por que? Porque a "área nua" (onde a sinóvia entra em contato direto com o osso) é proporcionalmente pequena. Assim, a erosão óssea pela sinóvia não é tão acentuada como em uma articulação metacarpofalangiana. Entretanto, a sinóvia é abundante, por exemplo no espaçoso recesso suprapatelar. Por este motivo, a sinovite pode ser acentuada, ainda que a erosão óssea real seja esparsa. Além disto, o joelho possui duas grandes fibrocartilagens. Esta mistura de cartilagem hialina e fibrocartilagem parece crucial para o desenvolvimento de condrocalcinose. Novamente, o joelho é o local mais comum para episódio de deposição de cristais – pseudogota.

2. O joelho é uma das principais articulações de suporte de peso do corpo. Ela está em risco de lesão especialmente nas diversas atividades desportivas. Além disto, o desarranjo interno aumenta o risco de uma OA "secundária". O relacionamento entre as patologias meniscais e da cartilagem hialina começou a receber atenção somente há pouco tempo. Certamente, a falha de um movimento meniscal normal parece estar relacionado com a doença da cartilagem hialina e, por sua vez, os meniscos são empurrados para fora da linha articular pela osteofitose. O carregamento anormal do joelho é crucial para o dano articular. No mundo ocidental pelo menos, a obesidade está se tornando mais prevalente e com uma incidência crescente de OA tibiofemoral.

3. O joelho não é uma mas sim, pelo menos, duas articulações. Existe uma tendência de agrupar estas articulações, mas estudos epidemiológicos sugerem que a OA patelofemoral e tíbio-femoral são estados patológicos diferentes.

Quando estamos tratando de um paciente com queixas que parecem ser uma artrite de joelho, três considerações surgem:

1. Esta é uma doença local ou sistêmica? No caso de uma doença local, deve ser feita uma maior consideração em relação a infecção, trauma ou tumor sinovial benigno. Se for sistêmica, imagens de outros sítios articulares já foram obtidas? Claramente, as mais relevantes são as mãos e os pés, já que nestes locais a maioria das artrites se manifestam, geralmente em um estágio mais precoce do que no joelho. Assim, o diagnóstico pode ser mais fácil com estas informações.
2. Existe a história de trauma, ainda que remota? Os efeitos imediatos do trauma meniscal ou ligamentar podem ser


C. Wakeley, MD; I. Watt, MD
Department of Clinical Radiology, Bristol Royal Infirmary, Bristol, BS2 8HW, UK

mascarados como uma "dor articular" ou "artrite", mas também as seqüelas tardias incluem a OA.

3. Quais são os diagnósticos prováveis? No caso do joelho, as principais causas incluem a AO, diversas artropatias inflamatórias, especialmente a artrite reumatóide, episódios de deposição de cristais e infecção.

## 15.2 Como Investigar o Joelho Radiologicamente?

### 15.2.1 Princípios Básicos

A radiologia simples demonstra imagens anatômicas ou morfológicas em qualquer momento de tempo em particular. As manifestações ósseas terão evoluído há algum tempo antes da radiografia (exceto nos casos de lesão aguda). Por outro lado, as alterações de tecidos moles são mais recentes. Um sentido sobre a evolução da doença pode ser obtido pelo estudo tanto das imagens prévias como das imagens de acompanhamento. Entretanto, informações funcionais em relação aos processos patológicos podem ser obtidos com estudos por perfusão incluindo a cintilografia, ultra-sonografia com Doppler e imagem de ressonância magnética pós-injeção de meio de contraste (RM). Mais raramente, a tomografia computadorizada (TC) pode ser útil.

Quando se considera qualquer articulação, deve se lembrar de considerar este local como um órgão completo. Assim, alterações nos principais tecidos são inter-relacionadas, apesar das manifestações poderem predominar em um. No caso de uma articulação sinovial, três tipos de tecidos coexistem: sinóvia, cartilagem e osso. Entretanto, de modo a fazer o diagnóstico de qualquer doença em particular, a localização e distribuição dos sinais radiológicos e características dentro de cada tecido são úteis. Porém, a sinóvia, cartilagem e osso podem somente reagir a diversos gatilhos etiológicos em um número limitado de maneiras, de modo que as alterações podem ser inespecíficas. Por exemplo, uma sinovite é uma sinovite e pode ter dúzias de causas, a menos ou até que um sinal mais específico venha a emergir, como uma erosão óssea.

Como indicado, é útil se distinguir dois grandes compartimentos no joelho, a articulação patelofemoral (APF) e a articulação tíbio-femoral (ATF). A OA pode envolver qualquer uma das articulações, talvez com diferentes subtipos de doença, apesar de nos dias de hoje a articulação TF ser a mais afetada. Outros processos patológicos como a condromalácia e a trilha inadequada tipicamente envolvem a APF.

No esqueleto em desenvolvimento, diferentes processos patológicos podem resultar em efeitos terminais similares; por exemplo, hemofilia, infecção e artrite juvenil resultam em hipertrofia epifisária e fusão prematura da placa de crescimento causada pela hiperemia associada.

### 15.2.2 O que as Diversas Técnicas de Imagens nos Ensinam?

#### *15.2.2.1 Radiografias Simples*

Como existe a necessidade básica de se ver os tecidos moles bem como as estruturas ósseas, o princípio das duas incidências em ângulos retos ainda se aplica. A radiografia lateral é vital para estabelecer a presença de um derrame articular, bem como documentar a posição patelar. Um delineamento mal definido do recesso suprapatelar sugere uma sinovite ativa (Fig. 15.1) ou mesmo uma infecção. Um delineamento bem definido sugere um simples derrame articular ou alguma forma de lesão sinovial em massa de baixo grau. Incidências axiais adicionais da APF são úteis quando se pesquisa a largura da cartilagem ou se avaliam sinais de trilha patelar inadequada. As incidências em PA do joelho devem ser realizadas com carga, já que um estreitamento do espaço articular e angulação podem ser subestimados nas imagens em decúbito dorsal (Fig. 15.2). Os platôs tibiais são angulados e, para visualizar a ATF e maximizar o perfil das superfícies articulares, a incidência em PA também deve ser realizada em uma posição semiflexionada, utilizando uma angulação caudal do feixe de raios-X (Fig. 15.3). A incidência mais recentemente recomendada é remanescente da posição de "**schuss**" do esqui. Entretanto, mesmo nestes casos a avaliação da largura do espaço articular somente pode ser obtida no compartimento medial.

Quando o alinhamento geral do membro precisa ser avaliado, incidências panorâmicas de todo o membro inferior podem ser obtidas utilizando três filmes articulados

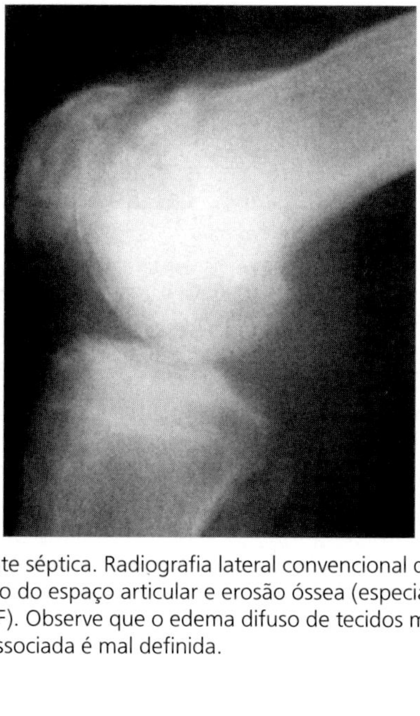

**Fig. 15.1.** Artrite séptica. Radiografia lateral convencional demonstrando o estreitamento do espaço articular e erosão óssea (especialmente afetando a APF). Observe que o edema difuso de tecidos moles causado pela sinovite associada é mal definida.

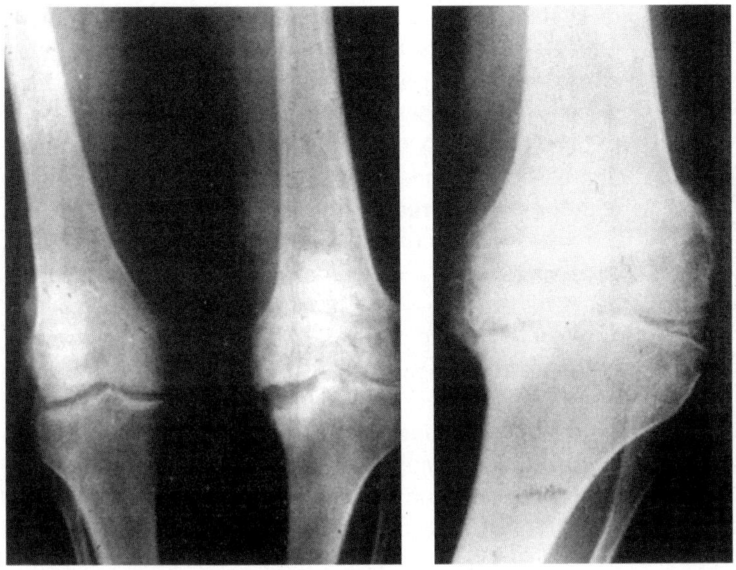


**Fig, 15.2a,b.** O efeito da "carga". **a** Radiografia em decúbito dorsal de ambos os joelhos. **b** Observe o aumento da angulação em varo do joelho esquerdo em uma radiografia com carga.

em um chassi com telas graduadas. O comprimento dos ossos individuais, encurtamento de membros, angulação articular e a "linha de carregamento clínico" podem ser medidas. Estes são de particular importância para o planejamento pré-operatório.

### *15.2.2.2 Tomografia Computadorizada*

Em geral, a RM se tornou a modalidade de imagens transversais de escolha devido à capacidade de demonstrar todos os planos de tecidos apropriados. Entretanto, as imagens de reconhecimento (escanogramas) podem substituir as radiografias panorâmicas convencionais e as imagens axiais de TC adquiridas através dos quadris, joelhos e tornozelos facilitando o cálculo do perfil de torsão dos ossos individualmente, para o planejamento pré-operatório.

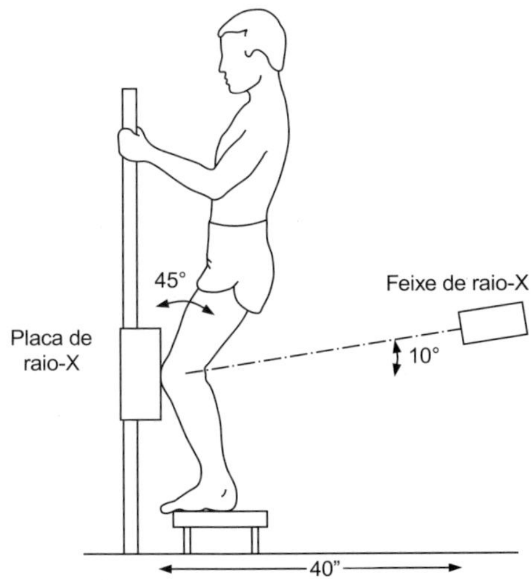


**Fig. 15.3.** Técnica para a realização de uma radiografia com carga com flexão póstero-anterior de 45°. [De Rosenberg TD, Paulos LE, Parker RD, Coward DB, Scott SM (1988). The forty-five degree posteroanterior flexion weight-bearing radiograph of the knee. J Bone Joint Surg Am 70:1479-1483]

### *15.2.2.3 Radiologia com Radionuclídeos*

A cintilografia do esqueleto utilizando agentes difosfonatos para imagens ósseas marcados com o tecnécio-99 m são úteis para a identificação dos sítios de doença ativa, e também sua distribuição. Diversos subgrupos de padrões na cintilografia tem sido associados com a evolução e o prognóstico da OA (ver adiante).

### *15.2.2.4 Ultra-Sonografia*

A ultra-sonografia é particularmente útil na distinção entre massas císticas e sólidas ao redor do joelho [*i. e.*, distensão da bursa semimembranosa – o também chamado cisto de Baker (Fig. 15.4)]. Está surgindo um espaço para os exames com Doppler no estudo da inflamação sinovial, particularmente em relação às doenças modificadas por drogas.

### *15.2.2.5 Ressonância Magnética*

O soberbo contraste dos tecidos moles, facilidade multiplanar e a natureza não ionizante da RM faz com que ela seja a modalidade de escolha em muitos casos. A resolução espacial e a definição anatômica dos comparti-

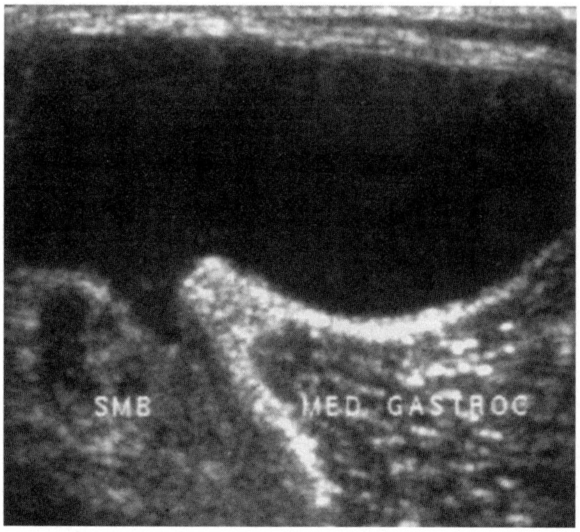


**Fig. 15.4.** Imagem transversal de ultra-sonografia da fossa poplítea demonstrando uma grande bursa semimembranosa hipoecóica. Observe seu colo herniário passando entre o tendão excêntrico do gastrocnêmio medial e o tendão semimembranoso (*SMB*).

mentos demonstram os sítios de anormalidade. Anormalidades associadas dos meniscos, ligamentos, medula óssea e tecidos moles também são demonstradas. O destaque dos perfis da sinóvia após o uso de agentes de contraste intravenoso é útil no estudo da resposta a doenças modificadas por drogas. As seqüências ecogradiente são rotineiramente utilizadas para quantificar o volume da cartilagem hialina com um crescente grau de precisão.

## 15.3 Quais São as Artrites que Envolvem o Joelho?

Sem dúvida, a artropatia mais comum a envolver o joelho é a OA. Entretanto, todas as grandes artrites inflamatórias envolvem o joelho, apesar de o joelho não ser a articulação de apresentação em doenças como a artrite reumatóide. A síndrome de Reiter e a artrite séptica podem envolver primeiro o joelho. O que se segue é uma revisão dos principais achados das artrites mais comuns. O Quadro 15.1 lista as principais causas de artrite de joelho.

### 15.3.1 Osteoartrite

A patologia primária da OA é desconhecida, mas os efeitos resultam em um dano localizado à cartilagem hialina com alterações associadas do osso subcondral que podem resultar em deformidade e perda de função. Principalmente, a etiologia é desconhecida. Assim, por conveniência pode se considerar a OA como sendo idiopática, ou secundária quando algumas causas de desarranjo articular preexistentes podem ser demonstradas. Entretanto, não se deve ter pressa no diagnóstico da OA. Conforme nossa população envelhece muitas alterações se tornaram mais comuns. A OA verdadeira propriamente dita é um distúrbio relacionado com a idade. Entretanto, o afinamento total simples ou a espessura da cartilagem hialina, com pequena osteofitose no bordo, reflete uma instabilidade articular, e uma tentativa de "enrijecer" a articulação. Estas são alterações normais relacionadas com a idade. Além disto, foi destacado que as articulações se tornam progressivamente congruentes com a idade, diminuindo o mecanismo de bombeamento natural da flexão das superfícies articulares, uma sobre a outra, para circular o líquido sinovial que proporciona a principal fonte de nutrição para os condrócitos.

*OA idiopática ou primária* vem crescendo gradualmente sua prevalência, geralmente começando na quinta década. A OA apresenta um espectro de doença que geralmente envolve um ou dois dos três principais compartimentos do joelho (Fig. 15.5). A OA afetando a ATF ou APF pode ser de diferentes subgrupos da doença. Por exemplo, no passado a APF era a mais comumente afetada; atualmente, com uma população cada vez mais obesa, a doença na ATF predomina. Ambas devem ser distinguidas do processo normal de envelhecimento da articulação do joelho. As características radiológicas da OA incluem:

1. Estreitamento focal do espaço articular.
2. Alterações do osso subcondral.
3. Derrame articular.
4. Formação de osteófitos.
5. Deformidade e atrito ósseo.
6. Corpos osteocondrais separados.

**Quadro 15.1** Causas de Artrite do Joelho

| | |
|---|---|
| Osteoartrite | 1° |
| | 2° (trauma, displasia, inflamação) |
| Inflamatória | Artrite reumatóide |
| | Espondiloartropatias |
| | (psoríase, síndrome de Reiter, espondilite anquilosante, artrite juvenil) |
| Infecção | |
| Metabólica | Gota |
| | Cristais de CPPD |
| | Cristais BCP |
| | Hemocromatose |
| Miscelânea | Distúrbios da coagulação (*i. e.*, hemofilia) |
| | Tumores (*i. e.*, SVMP) |
| | Neuropática |
| | Corpo estranho (*i. e.*, espinho) |

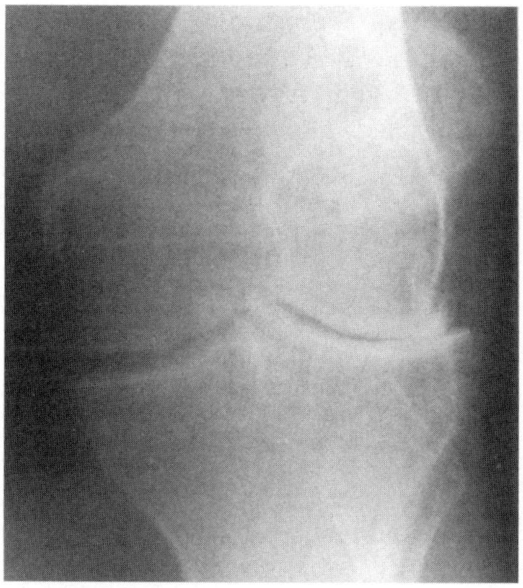

**Fig. 15.5.** Osteoartrite. Radiografia AP convencional do joelho demonstrando OA afetando predominantemente o compartimento lateral com estreitamento do espaço articular e formação de osteófitos marginais.

*Estreitamento do Espaço Articular.* Este deve ser distinguido das alterações difusas observadas com o processo de envelhecimento normal. Na OA, o estreitamento geralmente é localizado, afetando predominantemente um ou dois compartimentos. O estreitamento do espaço articular provavelmente é superior a dois terços da largura estimada do espaço articular. A estimativa da largura do espaço articular é repleta de dificuldades, entretanto. O espaço entre as duas extremidades ósseas pode conter cartilagem hialina, líquido articular ou menisco. As radiografias convencionais com carga ajudam a avaliar esta distância entre ossos, mas somente são verdadeiramente confiáveis no compartimento medial do joelho e na APF. A RM irá demonstrar muito bem a cartilagem articular, mas não pode ser justificada na maioria dos casos.

*Alterações Subcondrais.* A esclerose subcondral é uma resposta do osso ao sítio do dano à cartilagem hialina que pode representar tanto uma tentativa de cicatrização, uma falha trabecular, ou ambos! Crescentemente, pode parecer que a organização trabecular subcondral é crucial para o desenvolvimento e contenção da AO. Os processos envolvidos são complexos e somente há pouco tempo está recebendo atenção. Radiolucências subcondrais justa-articulares adjacentes ou "cistos" são vistos, mais provavelmente devido ao ingresso de líquido sinovial através da cartilagem hialina danificada. Tais lesões geralmente implicam doença significante, e não ocorrem na instabilidade articular relacionada com a idade. Tais "cistos" podem se estabilizar, mas o colapso pode sinalizar outro ataque agudo de dor articular. O paciente pode perceber que a OA segue um curso de declínio íngreme com estes episódios marcando as crises agudas.

*Derrame Articular.* O derrame articular é um sinal inespecífico, mas significa uma patologia articular em atividade. Inversamente, sua ausência faz com que uma OA agressiva seja improvável. Quando um derrame articular está presente, deve ser considerada sua causa. Outra patologia poderia estar presente, como um episódio de deposição de cristais ou o acréscimo de artrite inflamatória? O delineamento está mal definido nas radiografias (ou está hipervascular nos exames com Doppler)? Caso positivo, provavelmente é inflamatório.

*Osteófitos.* Os osteófitos são formados pela ossificação endocondral dos condrófitos, geralmente formados na periferia da articulação. Estes podem ser uma tentativa de manter a estabilidade articular e são característicos da OA. Outros sítios incluem a incisura intercondilar e curiosamente, ao longo da superfície articular. Este último, conhecido como osteófito em "viga", representa uma ossificação endocondral da proliferação reparativa dos condrócitos através da córtex articular danificada. Os osteófitos podem ser considerados como "bons" por representar um reparo articular ativo através da condrogênese. Por este motivo, o paciente está formando osso, reparando o dano articular, até que ocorra uma nova crise articular ou uma falha progressiva.

*Deformidade.* A OA em estágio terminal pode resultar em uma deformidade macroscópica da articulação causada por uma combinação de diminuição do espaço articular, colapso subcondral ou atrito ósseo, angulação e formação de osteófitos. A deformidade pode ser de difícil avaliação nas incidências simples em decúbito dorsal. Por este motivo, as imagens com carga e da linha de carga são úteis na avaliação pré-operatória do joelho.

*Corpos Osteocondrais.* Corpos osteocondrais intra-articulares separados, apesar de não necessariamente soltos geralmente estão relacionados com a OA e não são comumente vistos em outros tipos de artropatia. Como indicado, eles não estão necessariamente soltos, geralmente estando envolvidos por sinóvia. Os subtipos de OA são descritos em relação à deposição de cristais. Em associação com o pirofosfato de cálcio, uma forma de AO hipertrófica (formação de osteófitos floridos) particularmente afetando a APF é descrita ("artropatia do pirofosfato"). A presença de diversos cristais de hidroxiapatita de cálcio, ou fosfatos de cálcio básicos, é vista em associação com uma forma mais atípica de AO (com uma ausência relativa de osteófitos: OA atrófica destrutiva). O relacionamento exato entre estes cristais e a artrite associada ainda é debatível. Atualmente acredita-se que a distinção entre uma OA "relacionada a cristais" e "não relacionada a cristais" é altamente artificial e que as respostas dos cristais e do osso são epifenômenos, não causa e efeito (ver Seção

15.4.7). Informações funcionais sobre os diversos padrões característicos de captação cintilográfica foram descritas em pacientes com OA o que permite não somente a classificação dos diversos subgrupos de OA do joelho, mas também relaciona estas alterações com a progressão e o prognóstico provável da patologia.

*OA secundária a outras causas de dano articular* é o resultado de uma combinação de processos reparativos secundários superpostos a patologias articulares preexistentes. O insulto inicial à articulação pode ser causado por uma deformidade congênita ou desenvolvimentar, trauma, infecções prévias ou artrites inflamatórias preexistentes (*i. e.*, artrite reumatóide). A distribuição compartimental da OA irá depender da deformidade articular inicial ou do insulto articular. As pistas de uma natureza secundária de OA incluem:

1. Anormalidades da moldagem. A articulação adquire aparência retangular ou as áreas epifisárias iniciais são maiores do que o usual, sugerindo um crescimento exagerado na infância?
2. Envolvimento simétrico. Todos os três compartimentos estão envolvidos de modo uniforme? Caso positivo, existem evidências de amolecimento ósseo como em uma doença reumatóide? Outra pista é a ausência relativa de osteófitos em face de uma extensa perda de cartilagem hialina.

Uma piora súbita da OA pode estar associada com uma rápida perda focal da cartilagem hialina ou um aumento do estresse. Esta última causa inclui fraturas por insuficiência da tíbia proximal e dos côndilos femorais e a osteonecrose espontânea do joelho. Caracteristicamente, as fraturas osteocondrais por insuficiência envolvem de modo predominante o côndilo medial em mulheres idosas e osteoporóticas ou homens de meia-idade. O colapso subcondral subseqüente causa um avanço rápido da OA naquele compartimento. As fraturas por insuficiência podem resultar em um carregamento excêntrico elevado de um dos compartimentos, levando a uma angulação. Esta característica já foi previamente explicada como uma necrose avascular (necrose femoral medial idiopática, ou "SONC" necrose de início súbito do côndilo). Se uma necrose avascular espontânea ou não verdadeira ocorre no joelho ainda é assunto de debates. Tanto uma avascularidade cortical como medular ocorrem nas doenças sistêmicas como nos casos de uso crônico de esteróides ou alcoolismo. Sem dúvida, os côndilos femorais e o canal medular inferior do fêmur são os locais típicos.

## 15.3.2 Artrites Inflamatórias

Um grande número de condições causam uma artrite inflamatória aguda ou crônica no joelho. Muitas não possuem características radiológicas específicas, simplesmente dividindo os achados comuns de distensão articular mal definida, diminuição local da densidade óssea e afinamento difuso da cartilagem hialina. Em todos os casos, uma quantidade elevada de líquido articular será observada na ultra-sonografia com graus variáveis de aumento do fluxo sangüíneo nos exames com Doppler. A RM também é inespecífica, a menos que outras características surjam, como a erosão do osso.

### 15.3.2.1 Artrite Reumatóide

A artrite reumatóide (AR) é a artrite inflamatória específica que mais comumente envolve o joelho. Outras incluem as diversas espondiloartrites (especialmente a espondilite anquilosante, psoríase e síndrome de Reiter).

Na AR o processo da doença é essencialmente uma sinovite inflamatória com erosão secundária do osso e da cartilagem articular que progride das "áreas nuas" marginais da articulação para dentro. As também chamadas áreas nuas são as porções intracapsulares do osso nos bordos das articulações que não são cobertas por cartilagem articular. As características da AR incluem:

1. Distensão dos tecidos moles e derrame articular.
2. Erosões marginais.
3. Estreitamento difuso do espaço articular.
4. Geodos subarticulares.
5. Desmineralização do esqueleto.

Ao contrário da OA, as alterações da AR tendem a envolver todos os três compartimentos da articulação de forma difusa, com a ausência de esclerose subcondral e formação de osteófitos.

*Distensão Tecidual e Derrame Articular.* Além do derrame articular poder ser pronunciado, a hipertrofia sinovial e a inflamação subjacentes resultando em um delineamento mal definido nas radiografias simples. Assim, é difícil a distinção entre a hipertrofia sinovial e o derrame articular. A ultra-sonografia e a RM podem distinguir de modo confiável entre estas apresentações. A última pode ser utilizada para avaliar a extensão total do envolvimento articular e documentar os efeitos da terapia. A RM dinâmica utilizando agentes de contraste intravenosos (Fig. 15.6) e a criação de perfis de realce para a sinóvia é um meio potente de avaliação do valor da doença modificada por drogas.

Aproximadamente 30% das pessoas apresentam uma comunicação entre a articulação do joelho com uma das bursas na fossa poplítea. A distensão desta bursa, com um retalho em formato de válvula de fluxo de via única, resulta em uma massa poplítea, o também chamado cisto de Baker. Qualquer artrite inflamatória ou causa de derrame articular crônico irá resultar na distensão do cisto, em geral

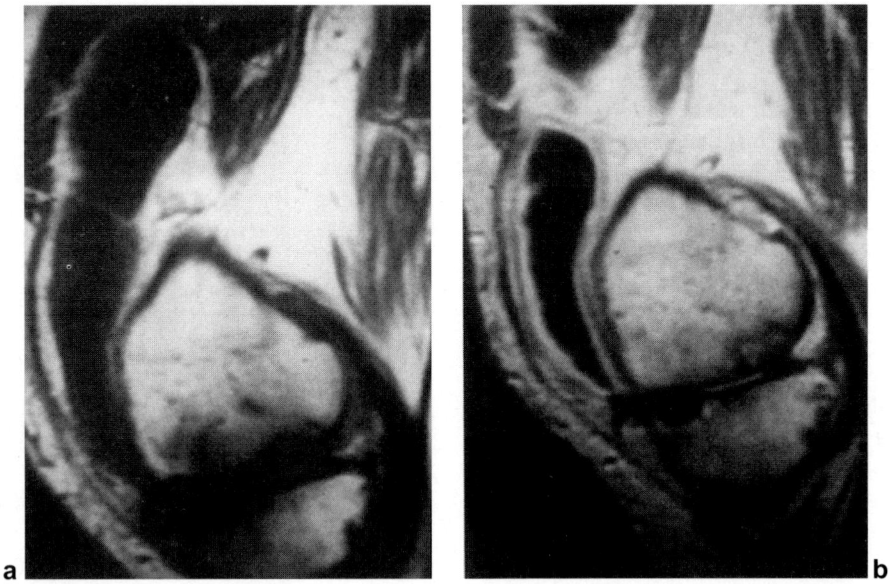

Fig. 15.6a, b. RM dinâmica do joelho. Imagens ponderadas em T1 sagitais; pré-contraste (a) e pós-contraste (b). Observe o derrame articular de baixo sinal no recesso suprapatelar com uma banda de alto sinal periférico de realce sinovial na imagem pós-contraste (b).

até o ponto de causar uma ruptura. Esta ruptura está associada com uma dor aguda na panturrilha, levantando o diagnóstico diferencial de trombose venosa profunda. A ultra-sonografia é uma forma segura de diagnosticar um cisto não rompido e pode ser útil nos casos de escape. Entretanto, geralmente o diagnóstico de trombose venosa na panturrilha irá necessitar de uma venografia.

*Erosões Marginais*. As erosões marginais na AR do joelho não são tão comuns quanto nas articulações da mão. Elas ocorrem nas áreas nuas. Estas são proporcionalmente menores no joelho. Conseqüentemente, a erosão óssea no joelho é consideravelmente menos comum do que nas articulações metacarpofalangianas. Entretanto, como nas articulações da mão, as margens mal definidas das erosões sugerem que elas são mais comuns, enquanto que margens corticais sugerem uma inatividade biológica. Não existe formação de osso novo associada com as erosões reumatóides, enquanto que a formação de osso novo acompanha as erosões associadas com as espondiloartrites.

*Estreitamento do Espaço Articular.* Ao contrário do estreitamento do espaço articular na OA, o da AR é difuso e envolve todos os compartimentos. Sem dúvida o maior impacto da AR no joelho é uma perda difusa da cartilagem hialina, ao invés de uma erosão óssea focal.

*Geodos Subarticulares*. O joelho é um dos três sítios clássicos para estas grandes lesões císticas (Fig. 15.7), os outros locais são a face súpero-lateral do colo femoral e as cabeças metacarpianas. Tipicamente, a lesão é encontrada centralmente na tíbia superior, subadjacente às espinhas tibiais. A etiologia é obscura. Lesões "císticas" menores geralmente surgem como parte de uma OA secundária.

*Osteopenia Regional Difusa.* Na AR ativa, a osteopenia regional difusa pode ser pronunciada nas regiões subcondral, transmetafisária associada com uma algodistrofia. Mais tarde, a AR está associada com atrofia óssea. Ainda que pouca importância diagnóstica primária seja ligada a este sinal clínico "suave", ele apresenta uma variância com

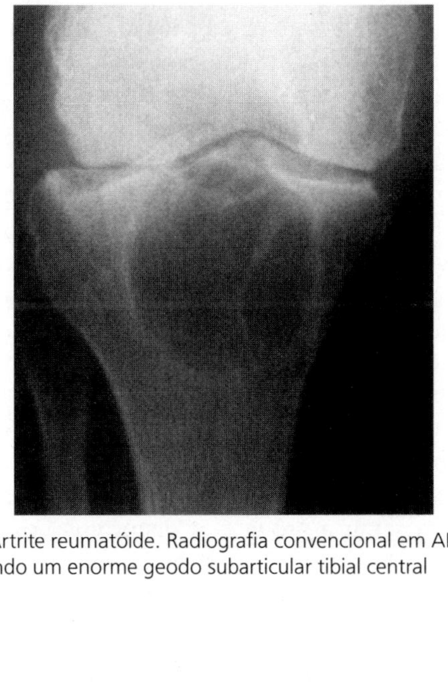

Fig. 15.7. Artrite reumatóide. Radiografia convencional em AP do joelho demonstrando um enorme geodo subarticular tibial central

as alterações de densidade óssea na OA primária. A combinação de desmineralização, desalinhamento articular e amplitudes de movimento restringidas é uma potente causa de fratura por insuficiência na AR. Estas lesões geralmente são encontradas no platô tibial e devem ser consideradas quando ocorre uma rápida piora nos sintomas do paciente.

#### *15.3.2.2*
#### *Espondiloartrite*

Tanto a psoríase como a síndrome de Reiter podem afetar o joelho, apesar de serem menos comuns do que a AR. As características cardinais são similares às encontradas na mão. Por este motivo, a osteopenia é menos provável no joelho. Sem dúvida, a densidade pode aparecer aumentada da mesma forma que o osso medular esclerótico visto nas falanges. Uma formação mal definida de osso novo é demonstrada no sítio das erosões marginais, apesar de serem menos floridas do que nas mãos ou pés. A RM distingue entre uma AR e uma espondiloartrite. Na primeira, a patologia está confinada dentro da cápsula articular, mas na última, ela pode começar no tecido conjuntivo periarticular. Isto pode ser confirmado com a utilização de técnicas de supressão de gordura como o STIR.

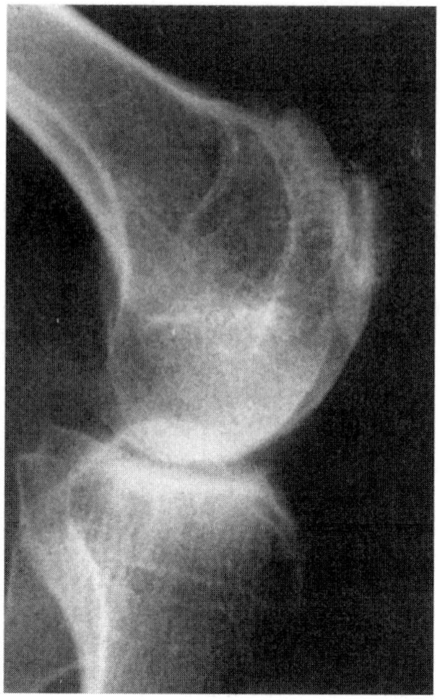

**Fig. 15.8.** Artrite juvenil. Radiografia lateral convencional do joelho demonstrando a hipertrofia dos côndilos femoral e tibial, um padrão trabecular grosseiro e afinamento difuso da cartilagem hialina.

#### *15.3.2.3*
#### *Artrite Juvenil*

Ainda que a artrite juvenil compreenda um subgrupo separado de distúrbios que ocorre na população pediátrica, a doença pode progredir pela vida adulta ou os resultados finais podem se apresentar como uma doença articular secundária no adulto. Em crianças, a característica particular a ser destacada é a alteração de crescimento inespecífica relacionada com a hiperemia. Mais comumente observada são epífises expandidas, uma incisura intercondilar dilatada, diáfises gráceis e a fusão prematura da placa de crescimento. Como previamente indicado, estas alterações são inespecíficas e podem ser vistas em pacientes com hemofilia ou artrite séptica (Fig. 15.8). A persistência destas alterações da moldagem na vida adulta dá uma pista sobre o momento da doença durante o tempo de vida do paciente, bem como sobre a etiologia original quando uma OA secundária surgiu. Uma sinovite em grandes articulações em adolescentes pode ser um presságio para o desenvolvimento de uma espondilite anquilosante. Isto é importante já que inicialmente, os resultados do antígeno HLA podem ser normais. A erosão óssea na artrite juvenil do joelho é ainda menor do que a encontrada na AR. Devido aos achados bastante inespecíficos, deve ser dada muita atenção às alternativas. Estas incluem artrites infecciosas de baixo grau e crônicas e distúrbios hemorrágicos crônicos.

A avaliação radiológica na artrite juvenil do joelho é mais prática com as radiografias simples, criteriosamente respeitando as carga de radiação. A ultra-sonografia é extremamente valiosa já que pode confirmar sinovite, líquido articular e erosão sem a necessidade de radiação ionizante. Como na AR, as imagens com radionuclídeos de todo o corpo são consideradas quando clinicamente necessárias.

## 15.4
## Que Outras Condições no Joelho Podem se Apresentar como uma Artrite?

Obviamente, como o joelho é uma grande articulação sinovial, muitos processos patológicos podem estar associados com uma artropatia não específica do joelho. As principais condições a serem consideradas incluem:

1. Tumores.
2. Osteoartropatia hipertrófica.
3. Sinovite por corpo estranho (*i. e.*, espinho).
4. Hemofilia e outros distúrbios hemorrágicos.
5. Envolvimento neuropático.
6. Infecções.
7. Distúrbios de natureza possivelmente metabólica.

## 15.4.1 Tumores

### *15.4.1.1 Tumores Sinoviais*

Três tumores ou doenças que simulam tumor envolvem o joelho. Estes compreendem a sinovite vilonodular pigmentada (SVNP), condromatose sinovial e lipoma arborescens. Nenhuma delas é considerada como uma neoplasia e todas seguem um curso benigno. Uma malignidade é chamada como sinovioma, mas como será dito adiante, ele provavelmente não é uma neoplasia da sinóvia. Sem dúvida, é impressionante como raramente uma malignidade, seja primária como secundária, envolve uma articulação. O segredo da aparente preservação das articulações sinoviais em relação às malignidades não é conhecido.

A *SVNP* é um processo inflamatório da sinóvia que resulta de uma massa tipo tumor de tecido sinovial que causa uma sinovite/artrite não específica. Se o tumor se expande próximo à cápsula articular, ocorre uma erosão por pressão do osso, com margens escleróticas e bem definidas. A RM pode avaliar a extensão da SVNP e geralmente identifica um baixo sinal dentro da lesão devido a depósitos de hemossiderina causados por episódios de hemorragia (Fig. 15.9). Entretanto, um baixo sinal na sinóvia também está associado com qualquer causa de sangramento crônico dentro da articulação, condromatose sinovial e amiloidose, e assim, não é específico. A SVNP pode ser focal dentro da articulação, sendo que um sítio clássico é o recesso distal ao coxim adiposo de Hoffa.

A *condromatose sinovial* (osteocondromatose) é um distúrbio comum no joelho, assim como a SVNP, sendo um sítio clássico de apresentação. A doença resulta do desenvolvimento de cartilagem metaplásica dentro da sinóvia, de etiologia inicial desconhecida. A dilatação e a deposição de focos cartilaginosos resultam em corpos condrais separados múltiplos ou únicos que podem sofrer ossificação endocondral (por este motivo o nome "osteocondromatose"). O paciente se queixa do efeito de massa de sinóvia que se dilata ou dos efeitos mecânicos de corpos osteocondrais separados. A erosão óssea é menos comum do que a SVNP e a sinóvia pode aparecer opaca nas radiografias simples devido a calcificação ou ossificação dentro da massa sinovial, ao invés de uma opacificação difusa causada pelo ferro, como nos distúrbios hemorrágicos ou SVNP.

O *lipoma arborescens* ocorre mais comumente no joelho. Ele é caracterizado por uma massa de inúmeras projeções vilosas sinoviais repletas de gordura que nas radiografias convencionais podem ser evidentes como uma massa ramificada contendo gordura se originando na articulação. A lesão pode ser demonstrada na TC ou RM, confirmando a natureza gordurosa do tumor.

O *sinovioma* é um tumor altamente maligno, de crescimento rápido com o envolvimento precoce dos linfonodos. Ele surge em adultos jovens em uma região adjacente, mas provavelmente não oriundo da sinóvia, bainhas de tendão ou bursas. O joelho, especialmente a fossa poplítea é o sítio em 70% dos casos. Tipicamente, uma massa de tecidos moles está presente, com um entre cinco pacientes demonstrando uma calcificação lesional amorfa. Cerca dos 10% dos sinoviomas estão associados com o envolvi-

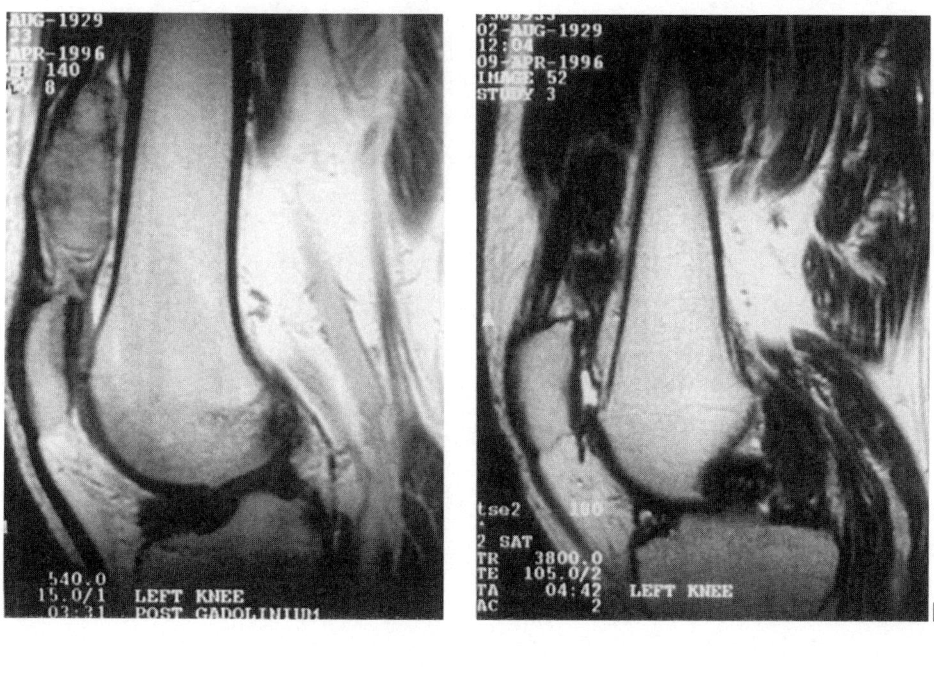


a b

**Fig. 15.9a, b.** SVNP. RM sagitais do joelho. Na imagem ponderada em T1 pós-gadolínio (**a**) uma grande lesão configurando massa com alto sinal e de realce intermediário é vista ocupando predominantemente o recesso suprapatelar. A imagem ponderada em T2 correspondente (**b**) demonstra o efeito do baixo sinal dos depósitos de hemosiderina dentro da massa.

mento ósseo, geralmente destruição óssea irregular nas fixações capsulares. Obviamente, estes raros tumores devem ser considerados no diagnóstico diferencial de um paciente mais jovem com dor em joelho e uma dilatação na região poplítea. O uso da ultra-sonografia para distinguir entre um cisto de Baker e o sinovioma ecogênico é vital.

#### *15.4.1.2*
#### *Tumores Ósseos Primários*

O fêmur inferior e a tíbia e fíbula superiores são potentes sítios para o desenvolvimento de tumores ósseos primários. Está além dos objetivos deste capítulo considerá-los em detalhes. Entretanto, os tópicos abaixo devem ser lembrados:

1. *Defeitos corticais fibrosos:* estes são bastante comuns ao redor do joelho em adolescentes, mas são assintomáticos exceto nas ocasionais lesões por tração ou síndrome de avulsão cortical associada com a doença da entese traumática na origem da cabeça do gastrocnêmico.
2. *Osteoma osteóide:* a área da articulação do joelho é um sítio bastante comum para estas lesões, bem como a dor referida no joelho oriunda de um osteoma no quadril. Lembre que um osteoma osteóide próximo a uma articulação pode se apresentar como uma sinovite não específica e, em crianças, como distúrbios de crescimentos semelhantes aos da artrite juvenil. Radiografias simples, cintigrafias esqueléticas e a TC geralmente são adequadas para a realização do diagnóstico. A RM, ainda que demonstre o edema de medula óssea, pode obscurecer o nidus real.
3. *Osteossarcoma*: este é o tumor maligno primário mais comum do osso, e geralmente ocorre próximo ao joelho. Novamente, é importante se estar vigilante quando um paciente jovem se apresenta com dor no joelho, para que se tenha a certeza de que este tumor não está presente.
4. *Tumores de Células Redondas Malignos*: a área do joelho, especialmente a fíbula superior, é um sítio clássico.
5. *Tumor de Células Gigantes*: No esqueleto adulto, a presença de lesões puramente líticas, excêntricas típicas devem deixar poucas dúvidas em relação ao diagnóstico diferencial.

### 15.4.2
### Osteoartropatia Hipertrófica

Das múltiplas causas de osteoartropatia hipertrófica (OAH), a mais comum é o carcinoma brônquico. No membro inferior outras causas como uma doença inflamatória intestinal e enxertos vasculares aorto-ilíacos cronicamente infectados devem ser considerados. Como em qualquer local, a característica predominante é uma periostite envolvendo as regiões metafisárias do fêmur distal e tíbia proximal, excluindo suas regiões epifisárias. Uma sinovite não específica associada e edema de tecidos moles são características adicionais (Fig. 15.10).

### 15.4.3
### Reação de Corpo Estranho

A reação de corpo estranho causada por uma ferida penetrante, como por um espinho, pode iniciar uma sinovite ativa agressiva que pode ser de difícil distinção tanto de uma artrite séptica como de uma artropatia inflamatória aguda. À luz de tal história clínica, uma artroscopia precoce e a remoção do corpo estranho é necessária. Se não for tratado, pode ocorrer uma severa destruição da cartilagem hialina, além de uma artrite séptica.

### 15.4.4
### Distúrbios Hemorrágicos

O joelho é uma das articulações em que classicamente ocorrem sangramentos, devido não somente ao tamanho da articulação, mas também pela freqüência de lesões. Hemorragias intra-articulares repetidas, ainda que causando inicialmente distensão articular e dos tecidos moles devido à hemartrose, subseqüentemente resultam em um

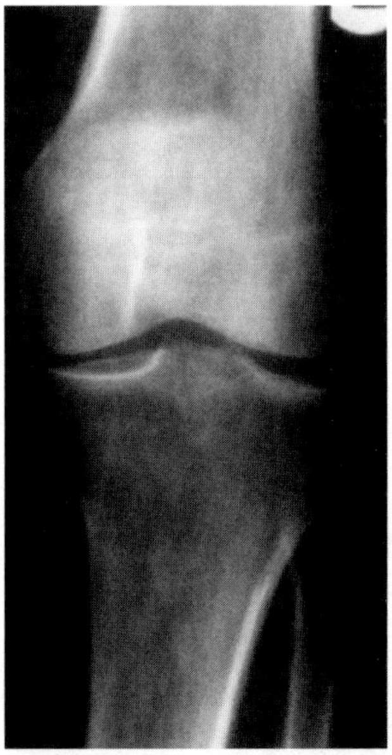

**Fig. 15.10.** Osteoartropatia hipertrófica. Radiografia convencional em AP do joelho demonstrando uma reação periostal lisa ao redor das diáfises femoral distal e tibial proximal.

espessamento sinovial e ocasionalmente erosões articulares. Apesar destas características serem inespecíficas, o diagnóstico geralmente é evidente em uma história conhecida de hemofilia, doença de Christmas ou doença de von Willebrand. O envolvimento significante na infância resulta em hipertrofia epifisária e fusão prematura da placa de crescimento causada por episódios de hiperemia. A deposição excessiva de ferro em vários distúrbios hemorrágicos pode resultar em uma radiopacidade elevada da sinóvia nas radiografias simples (Fig. 15.11) e uma diminuição do sinal sinovial em todas as seqüências de pulso na RM. A hemartrose recorrente após a artroplastia do joelho pode ser causada por uma malformação arteriovenosa na sinóvia. Não se sabe se este fenômeno surge novamente, ou se é um efeito da cirurgia. O principal resultado final é uma OA secundária. As características típicas incluem perda difusa da cartilagem hialina, radiolucências subcondrais, osteófitos dispersos e sinóvia opaca. O início na infância está associado com os distúrbios secundários ao crescimento descritos.

### 15.4.5 Envolvimento Neuropático

O envolvimento neuropático do joelho é incomum e geralmente se apresenta como uma variante hipertrófica de uma articulação de Charcot. A articulação neuropática atrófica é rara no joelho. Uma sinovite não específica e derrame articular podem ser os primeiros sinais. Isto pode ser clinicamente saliente, apesar de que é válido lembrar que a descrição original de Charcot incluía joelhos dolorosos. As alterações hipertróficas subseqüentes com esclerose subcondral e formação de osteófitos são observadas, como descrito na OA. Caracteristicamente uma falência articular está associada com uma fragmentação osteocondral macroscópica das superfícies articulares, preenchimento da cavidade articular com detritos resultando finalmente no colapso da articulação (Fig. 15.12).

### 15.4.6 Infecções

Uma artrite infecciosa é relativamente comum no joelho, particularmente causada por organismos atípicos incluindo o gonococo e a tuberculose. As populações em risco incluem os usuários de drogas intravenosas e aqueles com distúrbios sexualmente transmitidos. Além disto, o joelho é um sítio comum de penetração de distúrbios relacionados com carrapatos, por exemplo, a doença de Lyme. A aspiração articular inicial pode não ser diagnóstica, mas a sinovite persistente resulta em uma significante destruição da cartilagem hialina. Similarmente, o joelho pode ser o local de apresentação de uma infecção óssea característica, especialmente o abscesso de Brodie. A artrite séptica aguda (ver também Cap. 14). Em sua fase inicial pode ser indistinguível de outras artropatias inflamatórias agudas. A artrite séptica é importante, já que é tratável e, se não for diagnosticada e tratada, resulta em destruição articular. Assim, é importante sempre considerar uma infecção como a causa de uma artrite aguda e sempre considerar a aspiração da articulação para uma microscopia bacteriana bem como análise de cristais. Na fase inicial da

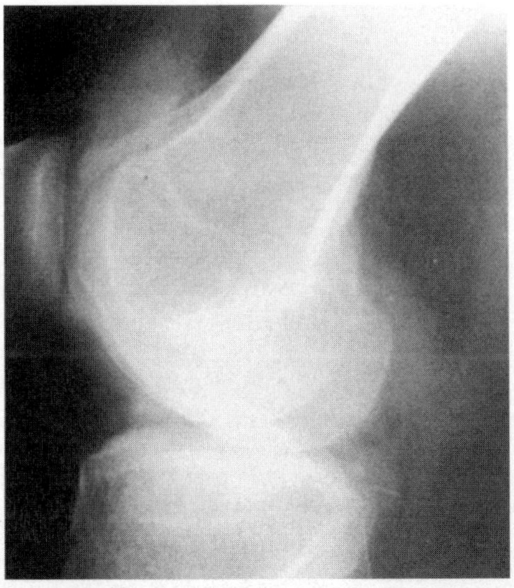

**Fig. 15.11.** Hemofilia. Radiografia lateral convencional do joelho demonstrando uma sinóvia radiopaca de alta densidade, mais bem apreciada no recesso suprapatelar.

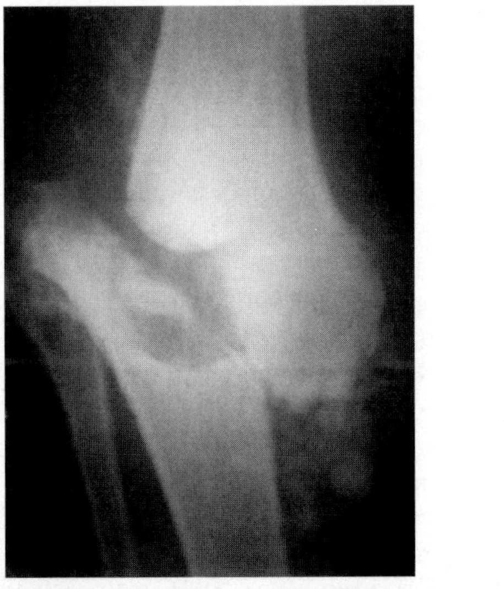

**Fig. 15.12.** Articulação neuropática. Radiografia convencional em AP do joelho demonstrando uma alteração destrutiva hipertrófica macroscópica e desorganização.

artrite séptica, observa-se um espessamento sinovial, derrame articular e edema de tecidos moles. Nas radiografias convencionais, a distorção dos planos adiposos associados pode ser de difícil visualização devido ao edema de tecidos moles que obscurece o delineamento normal dos planos adiposos. Uma hiperemia associada geralmente resulta em osteopenia periarticular. Se não for tratada, a artrite séptica irá levar a uma destruição da cartilagem seguida por destruição subcondral do osso e eventualmente o colapso de toda a articulação. O resultado final é uma anquilose fibrosa ou óssea.

A cintilografia esquelética geralmente é útil na distinção entre a inflamação dos tecidos moles e o envolvimento ósseo ou articular. A RM não somente demonstra o componente sinovial, mas também avalia a cartilagem hialina e a medula óssea subjacente.

## 15.4.7 Condições Metabólicas

Dois subtipos principais de doenças afetam o joelho:

- Os associados com a deposição de cristais dentro e ao redor da articulação.
- Os causados por doenças metabólicas sistêmicas.

### *15.4.7.1 Deposição de Cristais*

Três principais cristais estão associados com as principais sinovites inflamatórias em humanos. Eles compreendem o di-hidrato de pirofosfato de cálcio (DPFC), a hidroxiapatita de cálcio (também conhecida como fosfato de cálcio básico FCB) e o urato monohidratado monosódico (UMMS). O papel dos cristais na patogênese da artrite é debatível. A visão atual é que os cristais realmente são um marcador da doença e não simplesmente parte do fator de causa e efeito. Uma associação entre DPFC e uma resposta óssea hipertrófica entre o FCB e uma resposta atrófica é reconhecido. Estes processos relacionados podem ser causados por fatores originais desconhecidos que resultam tanto de uma resposta hipertrófica ou atrófica a insultos ou falhas articulares. Entretanto, estes processos são processos e não doenças, e não são mutuamente exclusivos. Por exemplo, a forma hipertrófica da doença pode progredir para uma forma atrófica. Os presumidos controladores sistêmicos das diversas respostas ósseas à lesão não são conhecidos. Para aumentar a confusão ao redor da relação causa-efeito entre os cristais e os processos patológicos, existe ainda um grau de associação entre estas doenças. Por exemplo, a DPFC compartilha uma forte associação com o hiperparatireoidismo primário, gota e hemocromatose.

*DPFC*. A condrocalcinose radiológica é um fenômeno normal relacionado com a idade. Aproximadamente 40% dos pacientes assintomáticos normais com 80 anos de idade exibem condrocalcinose em suas radiografias de joelho. Pacientes com hiperparatireoidismo ou hemocromatose possuem uma maior incidência de condrocalcinose do que a população normal. O joelho é o sítio clássico para a DPFC, já que tipicamente a deposição ocorre em articulações com cartilagem hialina e fibrocartilagem dentro de si. A deposição de DPFC resulta em uma calcificação linear ou granular da cartilagem hialina ou da fibrocartilagem (Fig. 15.13). Em casos macroscópicos, ela também será observada nas cápsulas e enteses. Além de ser o sítio clássico de deposição aguda de cristais ("pseudogota"), como as camadas superficiais da cartilagem hialina estão abrigadas dentro da articulação, o joelho pode exibir OA, geralmente com uma resposta hipertrófica florida (Fig. 15.14). É duvidoso se existe qualquer diferença real entre a OA com ou sem a deposição de cristais. Apesar da OA da APF ter sido enfatizada em associação com DPFC, este pode ser um subgrupo separado de OA, e novamente a etiologia relacionada aos cristais é dúbia.

*FCB*. A hidroxiapatita de cálcio na maioria das vezes se deposita nas regiões periarticulares (como no tendão supra-espinhal do ombro). Entretanto, ela também é obtida em aspirações articulares de pacientes com uma forma de OA destrutiva atrófica do joelho e ombro. É importante enfatizar que a aspiração de líquido de articulações normais de joelho irá demonstrar cristais FCB. Eles são um componente do líquido articular normal. Entretanto, eles estão em quantidade excessiva nos casos de OA destrutiva atrófica. As principais características radiológicas da última são destruição óssea rapidamente progressiva na ausência de uma resposta óssea secundária. Grandes derrames arti-

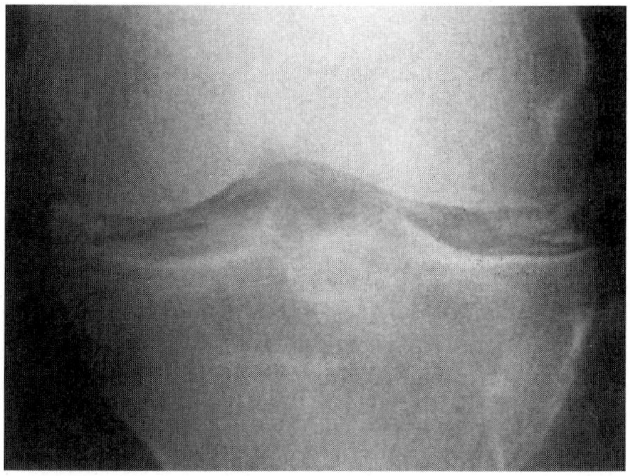

**Fig.15.13.** Condrocalcinose. Radiografia AP convencional do joelho demonstrando condrocalcinose dos meniscos e da cartilagem hialina.

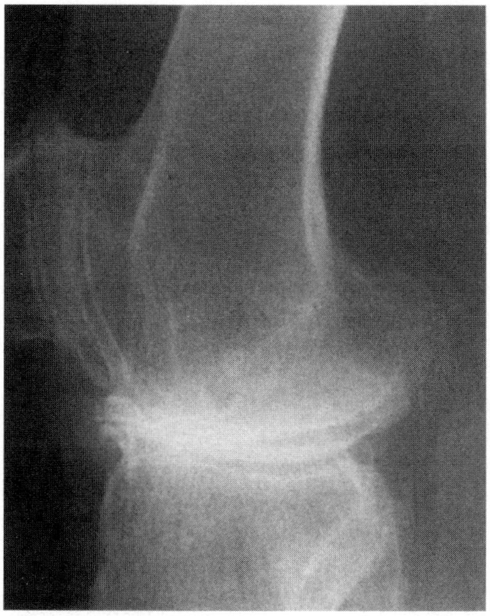

**Fig. 15.14.** DPFC. Radiografia convencional lateral demonstrando uma OA hipertrófica em associação com DPFC.

culares (geralmente hemorrágicos) contendo quantidades abundantes de cristais de FCB são obtidas. Assim como a DPFC, o papel destes cristais é debatível. Ainda que muitos representem provavelmente uma "poeira óssea" causada pela desintegração óssea, algumas podem ser recentemente formadas, mas com significado etiológico incerto.

*UMMS*. A deposição de cristais de UMMS ocorre com o passar de muitos anos. Ainda não está claro por que estes cristais se depositam, mas quando se depositam eles causam uma severa artropatia aguda. A gota aguda não afeta comumente o joelho, a articulação típica permanece sendo a articulação metatarsofalangiana do hálux em cerca de 80% dos casos. Na gota secundária mais insidiosa, geralmente relacionada com uma terapia diurética e insuficiência renal, ataques agudos são raros e os pacientes se apresentam com uma forma tofácea crônica da doença. O joelho é um sítio raro de apresentação primária da gota aguda e por este motivo, as alterações radiológicas raramente são vistas. Na forma crônica, erosões periarticulares podem ocorrer em associação com os depósitos tofáceos. Estes se apresentam como erosões periarticulares bem definidas com margens pendentes proeminentes. As lesões intra-ósseas também são descritas.

### 15.4.8 Distúrbios Metabólicos Sistêmicos

*Hemocromatose*. Este raro distúrbio no metabolismo do ferro resulta na deposição de ferro em vários locais em todo o corpo. No sistema musculoesquelético, as pequenas articulações das mãos são primariamente envolvidas, mas eventualmente as articulações grandes (incluindo o joelho e quadril) são afetadas. Mais pacientes sobrevivem até a vida adulta e por este motivo a doença em grandes articulações vem tendo uma maior significância, levando a artroplastia. Dez homens são afetados para cada mulher. Até 50% dos pacientes também apresentam DPFC com condrocalcinose nas radiografias simples. Existem argumentações se a DPFC é responsável pelas alterações estruturais artropáticas ou se existe uma verdadeira artropatia hemocromatótica. Há um íntimo relacionamento entre o metabolismo do cálcio, magnésio e do ferro, especialmente na cartilagem hialina. As características radiográficas da artrite relacionada com a hemocromatose são relativamente inespecíficas, com estreitamento do espaço articular e esclerose subcondral. Várias lesões "císticas" subarticulares são bastante sugestivas do diagnóstico. As lesões são causadas pela separação da cartilagem hialina do osso subcondral como resultado de uma retificação da zona normalmente corrugada da calcificação provisória a "marca da maré". Com a deposição na cartilagem hialina, ocorrem as manifestações ósseas de OA com formação de osteófitos.

*Hiperparatireoidismo*. Ainda que principal manifestação desta doença se apresente fora do joelho, um achado constante é uma florida e prematura condrocalcinose (ver acima). Assim esta condição deve ser mantida em mente quando um paciente mais jovem se apresenta com esta calcificação. Dois aspectos também distinguem o paciente com hiperparatireoidismo do paciente com DPFC "idiopática". Eles são a raridade de episódios agudos de deposição de cristais (pseudogota) e a ausência de uma alteração estrutural significante ("artropatia pelo pirofosfato"). Esta impressionante diferença desafia também o conceito de causa-efeito simplista dos cristais de DPFC como a causa da artropatia pelo pirofosfato.

*Alcaptonúria e Ocronose*. A alcaptonúria é um defeito metabólico hereditário autossômico recessivo extremamente raro resultando em deposição de ácido homogenístico na cartilagem articular. As características radiológicas podem ser similares a uma OA severa, com estreitamento do espaço articular, formação de osteófitos e calcificação periarticular. A associação destas alterações com espondilose degenerativa severa de múltiplos níveis e calcificação discal deve sugerir o diagnóstico, além da óbvia pigmentação da cartilagem clinicamente.

## 15.5 Resumo

O joelho é uma articulação importante, freqüentemente sujeita a trauma, e a suporte de cargas elevadas em uma população cada vez mais obesa. Além disso, nossa população idosa, com todo o direito, quer permanecer ativa. Um potente risco a esta mobilidade é a artrite do joelho. A radiologia tem um papel fundamental na demonstração das alterações morfológicas na artrite e na distinção destas alterações dos processos de envelhecimento normal. Este capítulo resumiu as principais artrites e as armadilhas diagnósticas que podem ser encontradas. Mais freqüentemente, um laudo radiológico é feito a um médico de família, que nunca terá que ver o filme e se baseia somente no laudo. Como em outros casos, o radiologista está lá para servir ao paciente e para guiar o tratamento clínico da melhor forma. No caso de uma grande articulação como o joelho, este papel é crucial.

## Referência Bibliográfica

Resnick D (ed) (1995) Diagnosis of bone and joint disorders, 3rd edn. Sauders, Philadelphia

# 16 Avaliação da Cartilagem do Joelho

Souhil Zaim • Ali Guermazi • John A. Lynch • Charles G. Peterfy • Harry K. Genant

CONTEÚDO



## 16.1 Introdução

A avaliação da cartilagem articular vem recebendo uma atenção crescente da comunidade científica já que as lesões e as alterações degenerativas na cartilagem articular são uma causa significante de morbidade e danos à qualidade de vida (YELIN e CALLAHAN, 1995), com um impacto crescente na camada mais velha da sociedade. O componente fundamental da osteoartrite é a degradação e perda subseqüiente da cartilagem articular.

A osteoartrite afeta cerca de 16 milhões de americanos e é uma das principais causas de incapacidade entre os idosos. Com o crescimento da população idosa nos EUA, a osteoartrite terá um impacto crescente sobre as políticas de saúde no futuro.


S. Zaim, MD; A. Guermazi, MD; J. A. Lynch, PhD; C. G. Peterfy, MD, PhD; H. K. Genant, MD, Professor Osteoporosis and Arthritis Research Group, Department of Radiology, University of California San Francisco, 350 Parnassus Avenue, Suite 150, San Francisco, CA 94143-13489, USA


A cartilagem hialina que reveste as superfícies articulares da articulação é um tecido singular e notável. A cartilagem articular suporta altas cargas do peso corporal e gera uma superfície de baixa fricção com uma performance sem paralelo. Além de suportar impressionantes especificações biomecânicas, a cartilagem articular é um tecido vivo, no qual o atrito mecânico é continuamente equilibrado através de síntese biológica e reparo. A cartilagem normal pode durar por toda a vida suportando altas cargas sem apresentar um desgaste significante. A preservação da integridade deste tecido é importante para a função normal das articulações, e acredita-se que a falha das propriedades biomecânicas e biológicas da cartilagem articular seja um elemento central na fisiopatologia da osteoartrite.

A avaliação da osteoartrite e das lesões cartilaginosas inclui exames clínicos, artroscópicos e através de imagens. A artroscopia é o padrão de referência mais comum para a avaliação das anormalidades cartilaginosas; entretanto, ela somente proporciona informações sobre a superfície articular, é invasiva e cara, além de não poder ser utilizada para o diagnóstico e monitoramento do dano cartilaginoso e de seu reparo. A radiografia proporciona informações sobre as alterações ósseas associadas com a osteoartrite e permite a avaliação indireta da cartilagem por meio do estreitamento do espaço articular, que já se mostrou como um indicador fraco sobre a integridade articular (CHAN *et al.*, 1991). A artrografia convencional e sua variante, a artrografia por TC não são mais utilizadas na avaliação dos desarranjos internos do joelho. A ressonância magnética emergiu como o método de imagem de escolha principalmente por causa de seu excelente contraste dos tecidos e por sua característica não invasiva.

O foco deste capítulo se concentrará nas técnicas de imagens de RM existentes e amplamente utilizadas, e tratará sobre os avanços na avaliação por RM da cartilagem articular do joelho com o uso de novas seqüências de imagens e novas técnicas de processamento da imagem para avaliar a morfologia da cartilagem e os parâmetros biomecânicos.

## 16.2 Anatomia, Função e Estrutura

A cartilagem articular consiste em condrócitos esparsamente espalhados envolvidos em uma matriz extracelular composta predominantemente de fibras de colágeno, agregados de proteoglicans e água. As fibras de colágeno conferem a resistência tensora à matriz e resistem à dilatação do gel de proteoglicans. Os proteoglicans são compostos de proteínas nucleares às quais se prendem inúmeros glicosaminoglicans, como o sulfato de queratan, que possui um sulfato pendente e grupos de carboxilato que são ionizados sob condições fisiológicas. Estas estruturas úmidas negativamente carregadas se repelem e atraem íons de sódio, que por sua vez aspiram a água osmoticamente para dentro da cartilagem. A combinação da repulsão eletrostática com a pressão osmótica produz uma pressão de dilatação que mantém a cartilagem inflada e as fibras de colágeno sob tensão (AKESON *et al.*, 1995).

A estrutura da cartilagem é altamente organizada e é composta por várias camadas contíguas (Fig. 16.1). A zona tangencial ou superficial é composta de fibras de colágeno firmemente dispostas que estão de modo paralelo à superfície articular, e zona transicional ou intermediária, logo abaixo da zona superficial, consiste em fibras de colágeno com orientações oblíquas. A zona radial ou profunda é caracterizada por fibras de colágeno em uma orientação perpendicular à placa de osso subcondral e está ancorada na zona calcificada da cartilagem.

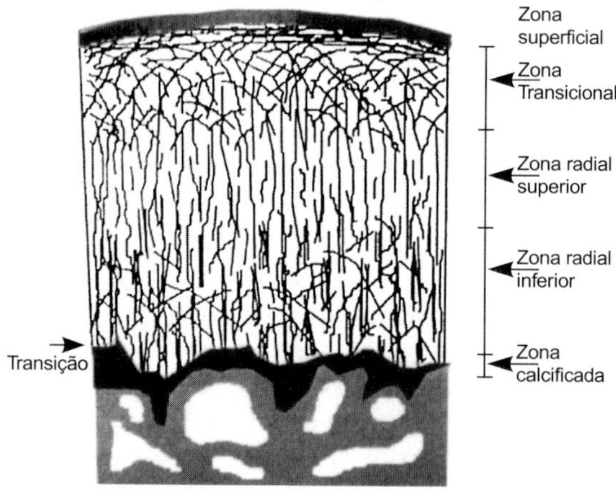


**Fig. 16.1.** Organização zonal da cartilagem hialina

## 16.3 Aparência na RM

A aparência da cartilagem nas imagens de RM reflete sua estrutura e composição. O contraste resulta principalmente do conteúdo de água, *i. e.*, a densidade do próton. O alto conteúdo de água da cartilagem articular forma a base para o sinal da RM. Entretanto este sinal fundamental é modulado por inúmeros processos, incluindo relaxamento T1, relaxamento T2, transferência de magnetização e difusão da água. A espessura da cartilagem também representa um desafio já que a cartilagem mede apenas alguns milímetros, se muito, sendo que a cartilagem patelar é a mais espessa. Não é de surpreender que a cartilagem patelar seja o foco da maioria dos estudos *in vivo*.

### 16.3.1 Aparência Normal e Artefatos

A espessura da cartilagem articular varia no joelho, como a cartilagem mais espessa sendo encontrada na patela e a mais fina no platô tibial. Em 1,5 Tesla, o T1 da cartilagem é de cerca de 700 ms e o T2 varia entre 30 ms na zona radial e 70 ms na zona de transição (DARDZINSKI *et al.*, 1997). Este padrão de variação T2, também conhecido como anisotropia T2, é o resultado da orientação de fibras de colágeno organizadas em relação ao campo magnético estático ($B_0$), ou o efeito do "ângulo mágico" (ERICKSON *et al.*, 1996). O efeito do ângulo mágico explica a disposição em camadas da cartilagem relacionada com sua disposição ultra-estrutural quando imagens de alta resolução, especialmente imagens *in vitro* com atenção especial à técnica, é realizada (RUBENSTEIN *et al.*, 1993; XIA *et al.*, 1997). Adicionalmente, o fenômeno do ângulo mágico é responsável por áreas de sinal aumentado observadas nas áreas curvas da cartilagem, tipicamente na tróclea femoral (Fig. 16.2) e côndilos femorais.

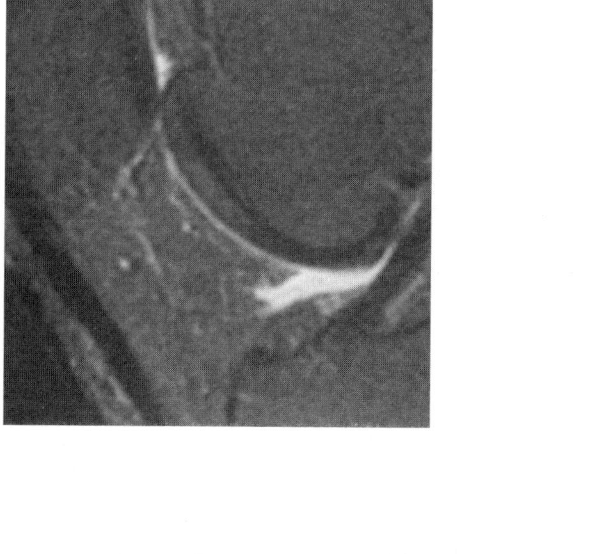

**Fig. 16.2.** Artefato do ângulo mágico. Uma área focal de sinal aumentado é observado na área curva de cartilagem da tróclea femoral (*ponta de seta*).

A aparência laminar da cartilagem deve ser distinguida de artefatos de truncagem que aparecem nas seqüências onde a cartilagem está em alto contraste, como nas seqüências ecogradiente degradadas com supressão de gordura (SPGR) (ERICKSON *et al.*, 1996). Ela se manifesta como uma ou diversas bandas finas de baixa intensidade de sinal a meio caminho através da cartilagem nas imagens com TE curto. Artefatos de truncagem são menos comuns nas imagens de alta resolução, mas geralmente estão presentes nas imagens SPGR 3D com supressão de gordura geradas com a maioria dos protocolos clínicos (Fig. 16.3).

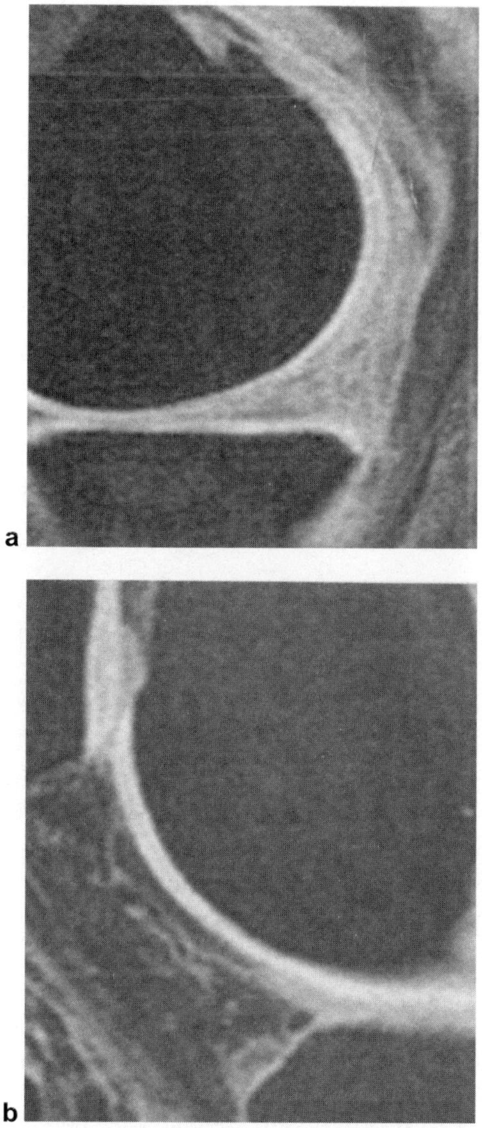

**Fig. 16.3a, b.** Artefato de truncagem. Imagens ponderadas em T2 com supressão de gordura sagitais demonstram uma fina banda de baixa intensidade de sinal a meio caminho através da cartilagem (*ponta de seta*) dentro do côndilo femoral (**a**) e da tróclea femoral (**b**).

### 16.3.2 Imagens *Spin*-Eco

As imagens *spin*-eco da cartilagem combina a simplicidade com ampla disponibilidade. Nas seqüências ponderadas em T1 e de densidade de próton, a cartilagem aparece homogênea em sinal, demonstrando um bom contraste com o osso subcondral e um contraste ruim com o líquido articular. As seqüências em T2 capitalizam o efeito tipo artrografia gerado pelo líquido sinovial adjacente, destacando assim a presença de defeitos de superfície da cartilagem. Anormalidades intra-substanciais da cartilagem no T2 também podem ser detectadas. As seqüências T2 convencionais sofrem de uma proporção sinal-ruído reduzido e de um sinal fraco da cartilagem quando tempos de ecos longos são utilizados.

### 16.3.3 Imagens com Supressão de Gordura e *Fast Spin*-Eco

Uma abordagem interessante para aumentar o contraste em T1 é a supressão do sinal de gordura e a realização de uma nova escala do contraste no T1 residual inferior da imagem. Isto gera imagem onde a cartilagem é vista como uma banda de alta intensidade de sinal em um contraste definido em relação ao líquido articular adjacente de baixo sinal, a gordura suprimida e o osso. A supressão de gordura também elimina os artefatos de desvio químico que podem distorcer a interface cartilagem-osso (Fig. 16.4) (CHANDNANI *et al.*, 1991; PETERFY *et al.*, 1994a).

As imagens ponderadas em T2 *fast spin*-eco aumentam a proporção sinal-ruído com um tempo de imagem reduzido. Além disto, o efeito de transferência de magnetização (YAO *et al.*, 1996) próprio desta seqüência, resulta em um melhor contraste geral com os tecidos adjacentes. Diversos estudos demonstraram a precisão diagnóstica das imagens *fast spin*-eco combinadas com supressão de gordura no diagnóstico das lesões cartilaginosas do joelho (BREDELLA *et al.*, 1999; POTTER *et al.*, 1998). Utilizando este tipo de seqüência, um estudo recente demonstrou que a presença de alterações na medula óssea do osso subcondral, especialmente o edema da medula óssea, aumenta a sensibilidade para a detecção de lesões cartilaginosas focais (Figs. 16.5 e 16.6) (RUBIN *et al.*, 2000).

### 16.3.4 Imagens Ecogradiente Degradadas com Supressão de Gordura

O aumento do contraste em T1 também pode ser combinado com plano de resolução espacial mais alto e uma maior proporção sinal-ruído utilizando uma técnica ecogradiente em três dimensões. Esta técnica permite a aquisição de cortes finos em um modo tridimensional com

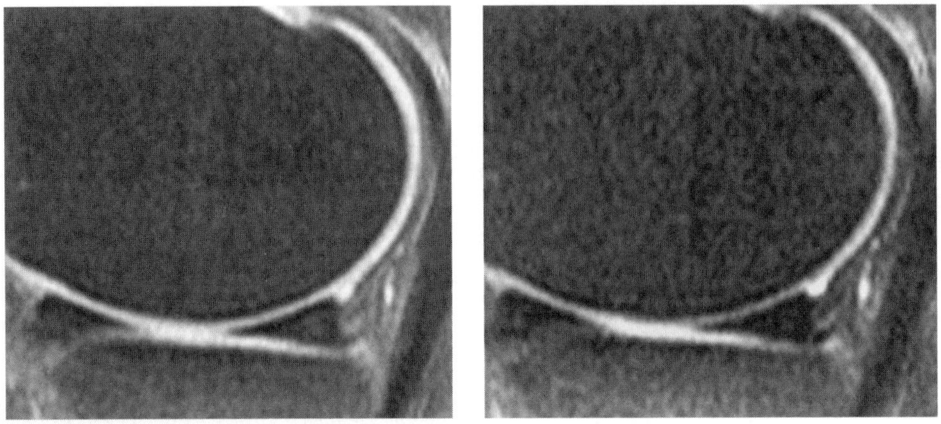

a b

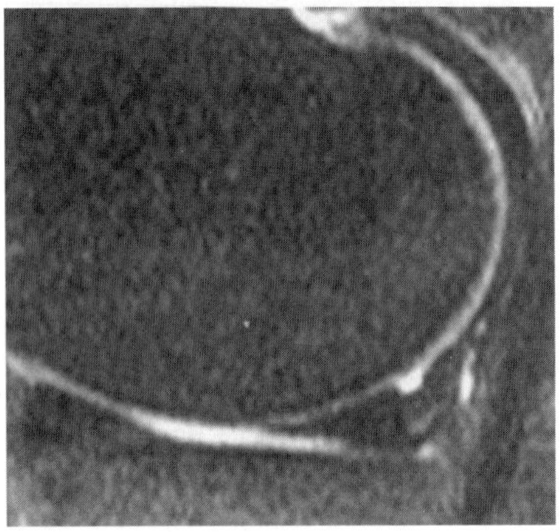

c

**Fig. 16.4a-c.** Imagens *spin*-eco sagitais convencionais com supressão de gordura e valores TE de 30 ms (**a**), 60 ms (**b**) e 90 ms (**c**) do mesmo corte anatômico. A cartilagem perde sinal gradualmente com uma aparente diminuição da espessura conforme a ponderação T2 aumenta (as imagens foram feitas com o mesmo ajuste de janela e de nível).

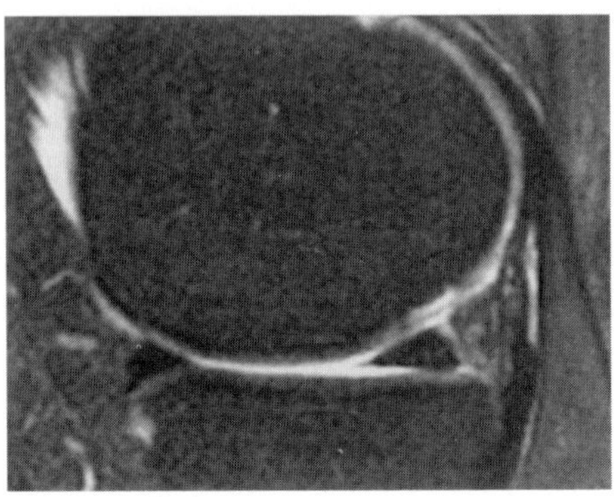

**Fig. 16.5.** Defeito focal da cartilagem em uma RM ponderada em T2 *fast spin*-eco. Um grande defeito focal (*ponta de seta*) é observado dentro da cartilagem femoral medial posterior e é destacado pelo líquido sinovial adjacente.

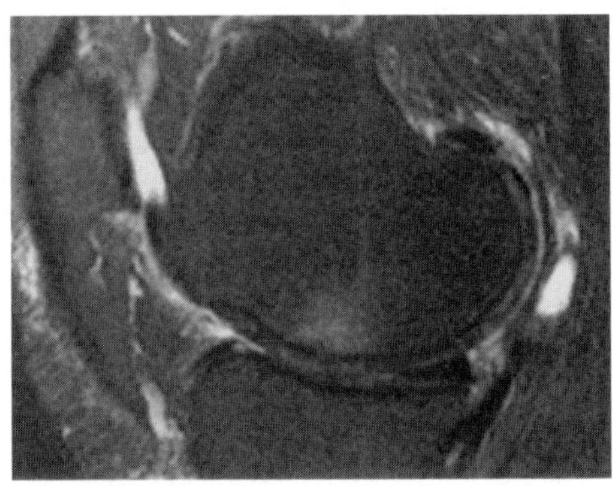

**Fig. 16.6.** Edema e condromalácia em uma RM ponderada em T2 *fast spin*-eco com supressão de gordura. Uma grande área de condromalácia da cartilagem femoral de suporte de peso está associada com edema da medula óssea subcondral (*pontas de seta*).

alto contraste de cartilagem (Fig. 16-7). A técnica está amplamente disponível (3D SPGR, 3D FLASH) e se tornou a técnica clínica mais sensível para delinear as lesões da cartilagem articular (Disler *et al.*, 1996; Recht *et al.* 1996) e para a medida do volume e da espessura articular (Peterfy *et al.*, 1994a; Eckstein *et al.*, 1996). Entretanto, esta técnica necessita de tempos longos para a aquisição das imagens de aproximadamente 12 minutos para todo o joelho e está propensa a artefatos de susceptibilidade e heterogeneidade pela saturação do sinal da gordura. Ela não permite a análise da avaliação do sinal intra-substancial da cartilagem.

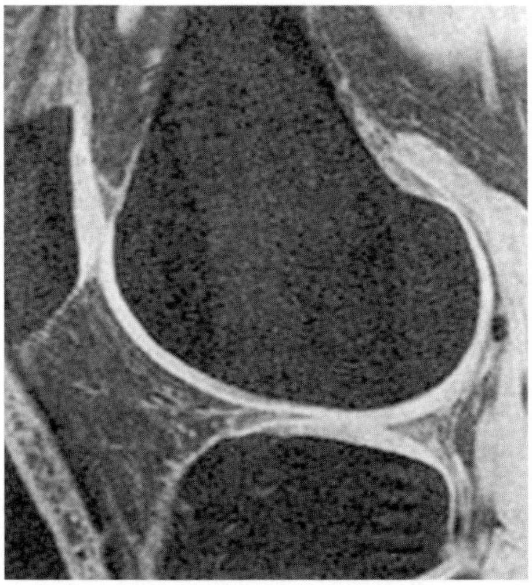

**Fig. 16.7.** Aparência normal da cartilagem fêmoro-tibial lateral em uma seqüência SPGR 3D.

### 16.3.5
### Artrografia por Ressonância Magnética

A artrografia por ressonância magnética, através de sua capacidade de delinear precisamente as estruturas intra-articulares, expande ainda mais o uso clínico das imagens convencionais de RM na avaliação da lesão e degeneração cartilaginosa (VAHLENSIECK *et al.*, 1996).

Na artrografia por RM (artro-RM) direta, uma mistura de Gd-DTPA e solução salina é injetada na articulação. A artro-RM demonstrou uma excelente precisão no diagnóstico e estadiamento da lesão e degeneração condral e osteocondral. O uso clínico da artro-RM direta utilizando uma mistura de solução salina e gadolínio é limitado por vários motivos: a conversão de um procedimento não-invasivo para um procedimento minimamente invasivo, o custo aumentado e o tempo necessário para a realização da artro-RM em comparação com as imagens de RM convencionais e a excelente precisão das imagens convencionais na avaliação da cartilagem articular. Atualmente, o principal papel da artro-RM é o estadiamento das lesões osteocondrais.

## 16.4
## Outras Técnicas de RM Avançadas

### 16.4.1
### Transferência de Magnetização

Nas imagens de transferência de magnetização um tecido e seus componentes são expostos a um campo magnético imposto. O efeito do campo imposto é modificado pela interação e proximidade dos componentes separados, que compreende um meio ambiente macromolecular local. O efeito do campo magnético sobre um componente da cartilagem isolado seria diferente do efeito das imagens de todo o tecido. A cartilagem, devido a sua natureza altamente organizada, demonstra os efeitos da transferência de magnetização. Isto parece ser primariamente atribuível à interação de dois componentes, a matriz de colágeno e o volume de água. Como o contraste intrínseco produzido por este efeito depende da troca entre os componentes que interagem, qualquer ruptura na estrutura ordenada iria, teoricamente, envolver uma alteração neste contraste. Nesta forma atual, a transferência de magnetização resulta em um contraste-ruído somente moderado e seus efeitos sobre a cartilagem anormal não são conhecidos. Sua sensibilidade para o meio macromolecular pode se mostrar útil para a identificação e monitoramento das alterações iniciais na cartilagem (GRAY *et al.*, 1995).

### 16.4.2
### Equilíbrio Dirigido

A seqüência Fourier de transferência com equilíbrio dirigido produz um contraste de imagem que é uma função da densidade de próton, T1 e T2 intrínseco, tempo de eco e o de repetição (HARGREAVES *et al.*, 1999). Seu contraste é adequado para a cartilagem articular. O líquido sinovial apresenta intensidade de sinal alta e a cartilagem articular tem intensidade de sinal intermediária. O osso é escuro e a gordura está suprimida, resultando em um contraste excelente da cartilagem em relação aos tecidos vizinhos. Ao mesmo tempo que mantém este contraste, esta seqüência também é bem-sucedida na manutenção de uma proporção sinal-ruído alta e permite a visualização dos elementos estruturais da cartilagem. A capacidade de realização de imagens tridimensionais foi desenvolvida para esta seqüência com tempos de imagens que são aceitáveis para as aplicações clínicas.

### 16.4.3
### Imagem Contrastada

A imagem da concentração de proteoglicans e sua distribuição na cartilagem pode ser conseguida através das imagens contrastadas com gadolínio. A validade histológica e bioquímica desta abordagem tem sido bem demonstrada (BASHIR *et al.*, 1997) e é baseada no fato de que os proteoglicans são perdidos logo após a lesão ou degeneração. Como resultado, suas cargas negativas também estão perdidas e conseqüentemente, quando um agente de contraste de carga negativa como o Gd-DTPA é administrado por via intravenosa, ele irá se acumular na cartilagem degradada, não sendo mais repelido pela carga negativa dos proteoglicans. Com a utilização de seqüências de inversão de recuperação com anulação de cartilagem em altas resoluções espaciais e alta potência de campo, uma correlação histológica alta da distribuição antiiônica do Gd-DTPA com a depleção dos proteoglicans pode ser demonstrada (BASHIR *et al.*, 1997; TRATTING *et al.*, 1999). O efeito do Gd-DTPA$^{2-}$ pode ser avaliado visualmente e quantitativamente com o uso de técnicas de mapeamento (ver adiante).

### 16.4.4 Imagem de Difusão

A difusão da água na cartilagem também contribui para uma perda de sinal nas imagens de RM ponderadas em T2. Como as moléculas de água que mudaram de posição durante uma porção da aquisição da imagem de RM não podem mais contribuir ao máximo para o sinal em rede, uma perda resultante da coerência de fase é proporcional à distância viajada pelos prótons de água difundidos e é, portanto, pior nas imagens com TE longo. A presença de proteoglicans, particularmente sulfato de condroitina, na cartilagem normal inibe a difusão de água e mantém este efeito relativamente baixo, apesar de que em gradientes bastante fortes e seqüências de pulso fase-sensitivas especializadas, a difusão da água poder ser demonstrada e quantificada na cartilagem normal (BURSTEIN *et al.*, 1993). Com a degeneração da cartilagem e a perda de proteoglicans, entretanto, a difusão da água aumenta consideravelmente. Assim, a difusão pode desempenhar um papel significante na modulação do sinal da cartilagem na osteoartrite do joelho.

### 16.4.5 Imagem de Ressonância Magnética com Sódio

Outra técnica de imagem que se mostra promissora em relação ao estado bioquímico da cartilagem é a RM com sódio (INSKO *et al.*, 1997). Similar ao uso de componentes iônicos do gadolínio, as imagens com sódio também permitem a avaliação do conteúdo de proteoglicans da cartilagem. Também baseada na perda relacionada à carga fazendo paralelo com a depleção de proteoglicans, as imagens com sódio podem descrever as mesmas regiões. Infelizmente, esta técnica necessita de um sofisticado equipamento de RM e uma imagem de alta resolução. Além disto, apresenta uma proporção sinal-ruído muito baixa, fazendo com que seja questionável seu valor clínico em sua forma atual.

## 16.5 Medidas Quantitativas da Cartilagem

Dados quantitativos verdadeiramente composicionais podem ser obtidos para o tecido biológico sujeitando-o a uma volumosa análise química. Entretanto, isto não proporciona informação sobre a distribuição dos componentes da matriz e também resulta em uma completa destruição do tecido. Mas, *in vivo*, é possível a mensuração do volume da cartilagem utilizando seqüências morfológicas e é possível se gerar um mapeamento baseado nos parâmetros teciduais da cartilagem.

### 16.5.1 Medida do Volume e Espessura da Cartilagem

As medidas da espessura e do volume da cartilagem são tipicamente realizadas a partir de imagens GRE 3D degradadas (Fig. 16.8). Os métodos iniciais (PETERFY *et al.*, 1994a,b; RECHT *et al.*, 1996; ECKSTEIN *et al.*, 1994; MARSHALL *et al.*, 1995; PILCH *et al.*, 1994) envolveram técnicas de crescimento de região em uma base corte a corte, com o traçado manual dos limites sutis, onde as superfícies cartilaginosas estavam em contato ou onde os tecidos sobrejacentes com intensidades similares estavam presentes. Estes métodos eram tediosos e consumiam muito tempo, necessitando de muitas decisões subjetivas de observadores humanos experientes, especialmente em regiões onde o efeito de volume parcial ocorreu, mas podem ser relativamente confiáveis para a medida dos volumes totais da cartilagem (ECKSTEIN *et al.*, 1994, 1998a,b; HARDY *et al.*, 2001; TIESCHKY *et al.*, 1997). Estas técnicas têm sido utilizadas para examinar a progressão na osteoartrite (PETERFY *et al.*, 1998), os efeitos do exercício sobre a cartilagem (ECKSTEIN *et al.*, 1998c) e a distribuição da cartilagem dentro do joelho (ECKSTEIN *et al.*, 1998d).

Outros pesquisadores (COHEN *et al.*, 1999; LYNCH *et al.*, 2000; SOLLOWAY *et al.*, 1997; STAMMBERGER *et al.*, 1999, 2000) desenvolveram uma técnica mais automática que utiliza a informação dos limites de força dentro da imagem. Uma técnica que utiliza modelos de formato 2D ativos deformáveis já foram descritos (COHEN *et al.*, 1999) e os resultados preliminares do uso de uma técnica de segmentação 3D já foi descrita. Uma técnica semi-automática utilizando *B-spline snakes* já foi utilizada para delinear os limites da cartilagem em uma base corte a corte (LYNCH *et al.*, 2000) e uma abordagem com modelo de base 3D foi utilizada para segmentar muitas estruturas dentro do joelho, incluindo a cartilagem. Uma comparação de uma técnica de segmentação manual e uma semi-automática também já foi realizada (STAMMBERGER *et al.*, 1999). Todas estas técnicas automáticas e semi-automáticas possuem o potencial de reduzir a quantidade de interação humana necessária para a segmentação da cartilagem das imagens de

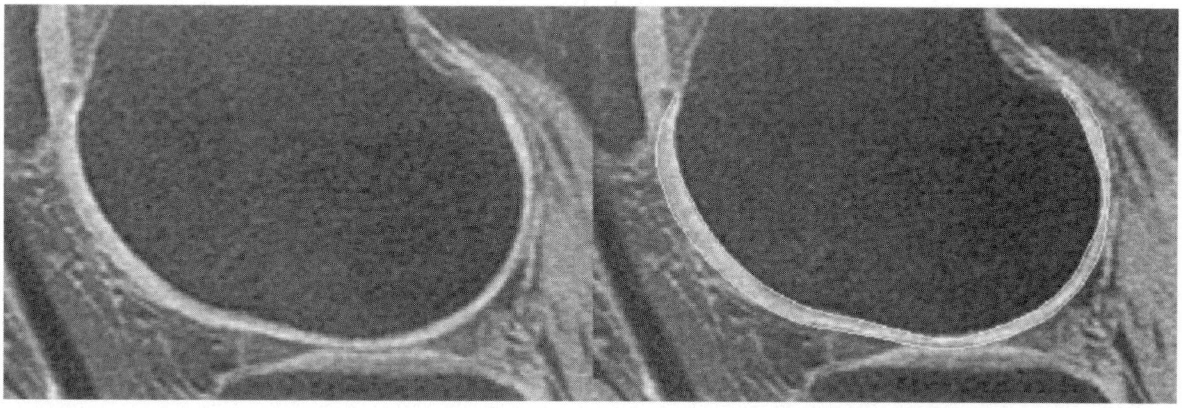

**Fig. 16.8.** Quantificação do volume da cartilagem utilizando uma seqüência SPGR 3D e software de segmentação. O delineamento da cartilagem é obtido em uma base corte a corte, permitindo o cálculo do volume total e dados que podem ser expressos como um mapeamento da espessura.

RM do joelho e também podem proporcionar medidas mais confiáveis da espessura e do volume.

Mais recentemente, técnicas para a medida de várias alterações em espessura e volume localizados foram desenvolvidas (STAMMBERGER *et al.*, 1999, 2000). Uma técnica utilizou métodos para a combinação das superfícies cartilaginosas basais e seu acompanhamento (STAMBERGER *et al.*, 1999), para permitir a mensuração das alterações localizadas da espessura. Uma abordagem diferente foi feita por outros pesquisadores, que utilizaram o registro de imagens baseado na intensidade do *voxel* para se combinar com os dados das imagens basais e de acompanhamento (LYNCH *et al.*, 2001). Combinada com um método semi-automático de delineamento da cartilagem articular (STAMBERGER *et al.*, 2000), isto permitiu a mensuração de alterações localizadas na cartilagem com uma alta reprodutibilidade e mínima interação humana.

## 16.5.2 Mapeamento dos Parâmetros

O mapeamento dos parâmetros fisiológicos com as imagens de RM emergiu como um meio promissor para a avaliação quantitativa da estrutura e função da cartilagem nos estados patológicos e normais. Os tempos de relaxamento são calculados em uma base *pixel* por *pixel* utilizando uma seqüência *spin*-eco de múltiplos ecos e os valores obtidos tipicamente geram uma cor e um mapa T1 ou T2 é gerado (Fig. 16.9) (DARDZINSKI *et al.*, 1997). A técnica geralmente é utilizada para gerar mapas T1 após a administração de gadolínio bem como para a avaliação da distribuição T2 dentro da cartilagem. Esta técnica necessita de uma alta resolução, geralmente com o uso de um aparelho de alto campo magnético ou bobinas de gradiente local; também necessita de um tempo de imagem e pós-processamento significantes.

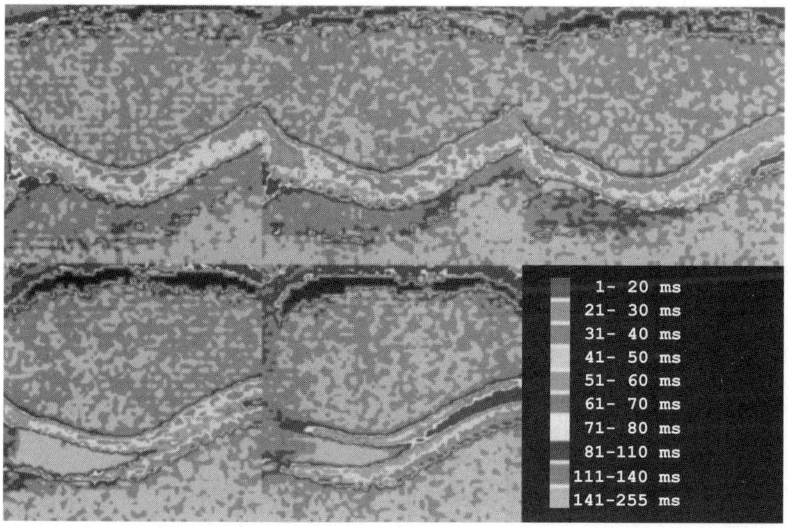


**Fig. 16.9.** Mapeamento transversal T2 da cartilagem fêmoro-patelar e escala de cores (*em baixo à direita*). Dependência espacial T2 da cartilagem articular é observada. Observe que os baixos valores T2 aumentam progressivamente da zona radial para a superficial. (Cortesia de Timothy J. Mosher, MD, Pennsylvania State University College of Medicine.) (Ver *Prancha* em *Cores*.)

## Referências Bibliográficas


Akeson WH, Amiel DA, Gershuni DH (1995) Articular cartilage physiology and metabolism. In: Resnick D (ed) Diagnosis of bone and joint disorders, 3rd edn. Saunders, Philadelphia, pp 769-790

Bashir A, Gray ML, Boutin RD, Burstein D (1997) Glycosaminoglycan in articular cartilage: in vivo assessment with delayed Gd $DTPA^{2-}$-enhanced MR imaging. Radiology 205:551-558

Bredella MA, Tirman PF, Peterfy CG, Zarlingo M, Feller JF, Bost FW, Belzer JP, Wischer TK, Genant HK (1999) Accuracy of T2-weighted fast spin-echo MR imaging with fat saturation in detecting cartilage defects in the knee: comparison with arthroscopy in 130 patients. Am J Roentgenol 172:1073-1080

Burstein D, Gray ML, Hartman AL, Gipe R, Foy BD (1993) Diffusion of small solutes in cartilage as measured by nuclear magnetic resonance (NMR) spectroscopy and imaging. J Orthop Res 11:465-478

Chan WP, Lang P, Stevens MP, Sack K, Majumdar S, Stoller DW, Basch C, Genant HK (1991) Osteoarthritis of the knee: comparison of radiography, CT, and MR imaging to assess extent and severity. Am J Roentgenol 157:799-806

Chandnani VP, Ho C, Chu P, D Trudell D, Resnick D (1991) Knee hyaline cartilage evaluated with MR imaging: a cadaveric study involving multiple imaging sequences and intraarticular injection of gadolinium and saline solution. Radiology 178:557-561

Cohen ZA, McCarthy DM, Kwak SD, Legrand P, Fogarasi F, Ciaccio EJ, Ateshian GA (1999) Knee cartilage topography, thickness and contact areas from MRI: in vitro calibration, and in vivo measurements. Osteoarthritis Cartilage 7:95-109

Dardzinski BJ, Mosher TJ, Li S, Van Slyke MA, Smith MB (1997) Spatial variation of T2 in human cartilage. Radiology 205:546-550

Disler DG, McCauley TR, Kelman CG, Fuchs MD, Ratner LM, Wirth CR, Hospodar PP (1996) Fat-suppressed threedimensional spoiled gradient-echo MR imaging of hyaline cartilage defects in the knee: comparison with standard MR imaging and arthroscopy. Am J Roentgenol 167:127-132

Eckstein F, Sittek H, Milz S, Putz R, Reiser M (1994) The morphology of articular cartilage assessed by magnetic resonance. Surg Radiol Anat 16:429-438.

Eckstein F, Gavazzeni A, Sittek H, Haubner M, Losch A, Milz S, Englmeier KH, Schulte E, Putz R, Reiser M (1996) Determination of knee joint cartilage thickness using threedimensional magnetic resonance chondro-crassometry (3D MR-CCM). Magn Reson Med 36:256-265

Eckstein F, Schnier M, Haubner M, Priebsch J, Glaser C, Englmeier KH, Reiser M (1998a) Accuracy of 3D knee joint cartilage volume and thickness measurements with MRI. Clin Orthop Rel Res 52:137-148

Eckstein F, Westhoff J, Sittek H, Maag KP, Haubner M, Faber S, Engelmeier KH, Reiser M (1998b) In vivo reproducibility of three-dimensional cartilage volume and thickness measurements with MRI. Am J Roentgenol 170:593-597

Eckstein F, Tieschky M, Faber SC, Haubner M, Kolem H, Englmeier KH (1998c) Effect of physical exercise on cartilage volume and thickness in vivo: an MRI study. Radiology 207:243-248

Eckstein F, Winzheimer M, Westhoff J, Schnier M, Haubner M, Englmeier KH, Reiser M, Putz R (1998d) Quantitative relationships of normal cartilage volumes of the human knee joint: assessment by MRI. Anat Embryol (Berl) 197:383-390

Erickson SJ, Waldschmidt JG, Czervionke LF, Prost RW (1996) Hyaline cartilage: truncation artifact as a cause of trilaminar appearance with fat-suppressed three-dimensional spoiled gradient-recalled sequences. Radiology 201:260-264

Gray ML, Burstein D, Lesperance LM, Gehrke L (1995) Magnetization transfer in cartilage and its constituent macromolecules. Magn Reson Med 34:319-325

Hardy PA, Nammalwar P, Kuo S (2001) Measuring thickness of articular cartilage from MR images. J Magn Reson Imaging 13:120-126

Hargreaves BA, Gold GE, Lang PK, Conolly SM, Pauly JM, Bergman G, Vandevenne J, Nishimura DG (1999) MR imaging of articular cartilage using driven equilibrium. Magn Reson Med 42:695-703

Insko EK, Reddy R, Leigh JS (1997) High resolution, short echo time sodium imaging of articular cartilage. J Magn Reson Imaging 7:1056-1059

Lynch JA, Zaim S, Zhao J, Peterfy CG, Genant HK (2000) Cartilage segmentation of 3D MRI scans of the osteoarthritic knee combining user knowledge and active contours. Proc SPIE 3979:925-935

Lynch JA, Zaim S, Zhao J, Peterfy CG, Genant HK (2001) Automating measurement of subtle changes in articular cartilage from MRI of the knee by combining 3D image registration and segmentation. Proc SPIE 4322:431-439

Marshall KW, Mikulis DJ, Guthrie BM (1995) Quantification of articular cartilage using magnetic resonance imaging and three-dimensional reconstruction. J Orthop Res 13:814-823

Peterfy CG, Majumdar S, Lang P, van Dijke CF, Sack K, Genant HK (1994a) MR imaging of the arthritic knee: improved discrimination of cartilage, synovium, and effusion with pulsed saturation transfer and fat-suppressed T1-weighted sequences. Radiology 191:413-419

Peterfy CG, van Dijke CF, Janzen DL, Gluer C, Namba R, Majumdar S, Lang P, Genant HK (1994b) Quantification of articular cartilage in the knee by pulsed saturation transfer and fat-suppressed MRI: optimization and validation. Radiology 192:485-491

Peterfy CG, White DL, Zhao J, van Dijke CF, Genant HK (1998) Longitudinal measurement of knee articular cartilage volume in osteoarthritis. Arthritis Rheum 41:1970

Pilch L, Stewart C, Gordon D, Inman R, Parsons K, Pataki I, Stevens J (1994) Assessment of cartilage volume in the femorotibial joint with magnetic resonance imaging and computer reconstruction. J Rheumatol 21:2307-2319

Potter HG, Linklater JM, Allen AA, Hannafin JA, Haas SB (1998) Magnetic resonance imaging of articular cartilage in the knee. An evaluation with use of fast-spin-echo imaging. J Bone Joint Surg Am 80:1276-1284

Recht MP, Piraino DW, GA Paletta, JP Schils, Belhobek GH (1996) Accuracy of fat-suppressed three-dimensional spoiled gradient-echo FLASH MR imaging in the detection of patellofemoral articular cartilage abnormalities. Radiology 198:209-212

Rubenstein JD, Kim JK, Morova-Protzner I, Stanchev PL, Henkelman RM (1993) Effects of collagen orientation on MR imaging characteristics of bovine articular cartilage. Radiology 188:219-226

Rubin DA, Harrier CD, Costello JM (2000) Treatable chondral injuries in the knee: frequency of associated focal subchondral edema. Am J Roentgenol 174:1099-1106

Solloway S, Hutchison CE, Waterton JC, Taylor CJ (1997) The use of active shape models for making thickness measurements of articular cartilage from MR images. Magn Reson Med 36:943-952

Stammberger T, Eckstein F, Michaelis M, Englmeier KH, Reiser M (1999) Interobserver reproducibility of quantitative cartilage measurements: comparison of B-spline snakes and manual segmentation. Magn Reson Med 17:1033-1042

Stammberger T, Hohe J, Engelmeier KH, Reiser M, Eckstein F (2000) Elastic registration of 3D cartilage surfaces from MR image data for detecting local changes in cartilage thickness. Magn Reson Med 44:592-601

Tieschky M, Faber S, Haubner M, Kolem H, Schulte E, Englmeier KH, Reiser M, Eckstein F (1997) Repeatability of patellar cartilage thickness patterns in the living, using a fatsuppressed MRI sequence with short acquisition time and 3D data processing. J Orthop Res 15:808-813

Trattnig S, Mlynarik V, Breitenseher M, Huber M, Zembsch A, Rand T, Imhof H (1999) MRI visualization of proteoglycan depletion in articular cartilage via intravenous administration of Gd-DTPA. Magn Reson Imaging 17:577-583

Vahlensieck M, Peterfy CG, Wischer T, Sommer T, Lang P, Schlippert U, Genant HK, Schild HH (1996) Indirect MR arthrography: optimization and clinical applications. Radiology 200:249-254

Xia Y, Farquhar T, Burton-Wurster N, Lust G (1997) Origin of cartilage laminae in MRI. J Magn Reson Imaging 7:887-894

Yao L, Gentili A, Thomas A (1996) Incidental magnetization transfer contrast in fast spin-echo imaging of cartilage. J Magn Reson Imaging 6:180-184

Yelin E, Callahan LF (1995) The economic cost and social and psychological impact of musculoskeletal conditions. National Arthritis Data Work Groups. Arthritis Rheum 38:1351-1362

# 17 Osteocondrite e Osteonecrose

Arthur A. De Smet

CONTEÚDO



## 17.1 Introdução

A osteocondrite dissecante (OCD) e a osteonecrose são dois entre diversos tipos de patologia que podem afetar as estruturas ósseas do joelho. Elas são similares em pelo menos três formas. Ambas as lesões ocorrem mais comumente nos côndilos femorais quando elas envolvem o joelho. Nas lesões avançadas, tanto a OCD como a osteonecrose se manifestam radiograficamente pelo colapso da placa de osso subcondral com a formação de corpos livres intra-articulares. Finalmente, elas podem ter uma histologia similar, com osso necrótico sendo identificado dentro das regiões envolvidas.


A. A. De Smet, MD
Professor, Department of Radiology – E3/311, University of Wisconsin Hospital and Clinics, 600 Highland Avenue, Madison, WI 53792, USA


Entretanto, elas diferem em sua etiologia provável e distribuição etária. Como a OCD geralmente é vista em indivíduos que são ativos em esportes, o trauma agudo ou repetitivo provavelmente é importante em sua etiologia. Em contraste, muitos casos de osteonecrose são relatados em associação a causas sistêmicas predisponentes como o uso de corticosteróides, alcoolismo, doença vascular do colágeno e distúrbios do acondicionamento da medula óssea como a anemia falciforme.

A distribuição etária é diferente com a OCD, que caracteristicamente ocorre no adolescente, apesar de poder se apresentar inicialmente na terceira ou quarta década de vida. A osteonecrose é mais comum nos indivíduos de meia-idade e idosos, dependendo das causas predisponentes.

Em vista das significantes diferenças entre estas duas condições elas serão discutidas separadamente com a comparação e contraste conforme o apropriado.

## 17.2 Osteocondrite Dissecante

A osteocondrite dissecante é uma condição na qual um fragmento osteocondral demonstra uma separação radiográfica do osso subjacente. Em alguns casos, o fragmento está firmemente conectado ao osso subjacente através de uma união fibrosa, cartilaginosa ou fibrocartilaginosa. Apesar de não ser tão firme quanto uma união óssea, esta pode ser assintomática. Entretanto, sem união óssea, geralmente existe um movimento do fragmento, o que dá origem à dor com o uso da articulação.

Em 1888, KOENIG foi o primeiro a utilizar o termo "osteocondrite dissecante" (CLANTON e DELEE, 1982; SCHENCK e GOODNIGHT, 1996). Ele acreditava que a OCD seria causada pela inflamação do osso e cartilagem com necrose subseqüente e dissecção do fragmento do osso subjacente (SCHENCK e GOODNIGHT, 1996).

A avaliação histológica demonstrou que estas não são lesões inflamatórias, como KOENIG acreditava, mas a etiologia exata não está comprovada. Apesar de ser etiologicamente incorreto, o termo "osteocondrite dissecante" ainda é amplamente utilizado. Atualmente as etiologias propostas de OCD incluem trauma, necrose avascular periférica e anomalias congênitas da ossificação da epífise (CLANTON e DELEE, 1982; GARRETT 1991).

### 17.2.1 Etiologia

Apesar de várias etiologias terem sido propostas, a maioria dos investigadores acredita que o trauma direto e indireto desempenha um papel importante na formação das lesões osteocondríticas (SCHENCK e GOODNIGHT, 1996; PAPPAS, 1981; FAIRBANK, 1933; MILGRAM, 1978; CAHILL *et al.*, 1989). Existe uma história prévia de trauma no joelho em 40-60% dos pacientes que tiveram uma OCD do joelho (CLANTON e DELEE, 1982). A OCD é mais comumente vista em atletas do que nos indivíduos que não participam de esportes organizados (SCHNECK e GOODNIGHT, 1996). A OCD também ocorre em uma incidência duas a três vezes maior em homens do que em mulheres (CLANTON e DELEE, 1982; SCHENCK e GOODNIGHT, 1996; LINDEN, 1976). Esta predominância masculina foi utilizada como evidência de etiologia traumática em vista dos maiores níveis de atividade dos meninos em relação às meninas, já que este era o padrão nos últimos anos. Além disto, a localização destas lesões nas superfícies convexas sugere uma lesão de cisalhamento ou impactação. Os sítios mais comuns para OCD no corpo são as superfícies articulares convexas dos côndilos femorais (CLANTON e DELEE, 1982).

Os estudos prévios das características histológicas da OCD no joelho não identificaram de modo definitivo uma etiologia. Os fragmentos podem consistir em cartilagem articular isoladamente ou com quantidades variáveis de osso subcondral fixado, viável ou necrótico. Alguns estudos feitos com biópsias do osso subjacente constataram osso normal viável com tecido de granulação reparativo, de modo que pelo menos nestes casos, as lesões osteocondríticas não foram causadas por necrose avascular periférica (CHIROFF e COOKE, 1975). Entretanto, outros observaram alterações isquêmicas na base das lesões, fazendo-se com que se acredite que a OCD representam "...fraturas patológicas através do osso necrótico subcondral..." (CAMPBELL e RANAWAT, 1966). Com base nesta extensa pesquisa, MILGRAM (1978) concluiu que a OCD não é uma forma de osteonecrose periférica. Ele analisou 29 fragmentos osteocondríticos parcialmente fixados e 21 totalmente desinseridos e concluiu que focos de intensidade aumentada vistos nas radiografias dentro de uma OCD podem ser causados por: (1) osso subcondral fixado, (2) calcificação da cartilagem em degeneração, (3) formação de um novo osso ou (4) calcificação de novas camadas de superfícies de cartilagem e osso. Por causa da ausência de osso fixado em 24 fragmentos, ele comentou, "É difícil se entender como uma necrose avascular do osso pode produzir espécimes sem estar fixado a osso subcondral necrótico" (MILGRAM, 1978).

Além do trauma e necrose avascular, algumas autoridades acreditam que a OCD resulta de uma anormalidade da ossificação endocondral (SCHENCK e GOODNIGHT, 1996). Uma predisposição para OCD foi descrita em diversas famílias mas uma associação familiar é rara (PAES, 1989; LOZLOWSKI e MIDDLETON, 1985; CLANTON e DELEE, 1982; SCHENCK e GOODNIGHT, 1996; MUBARAK e CARROLL, 1979, 1981).

### 17.2.2 Apresentação Clínica

O sintoma de apresentação mais comum dos pacientes com OCD é uma dor articular vaga. Se o fragmento está parcial ou totalmente solto, pode haver sintomas de apreensão, bloqueio ou edema com o uso do joelho afetado (CLANTON e DELEE, 1982; SCHENCK e GOODNIGHT, 1996). A OCD do joelho se apresenta mais comumente na infância e no início da adolescência do que a OCD em outros sítios do corpo. As lesões osteocondríticas do côndilo femoral têm uma probabilidade duas a três vezes maior de serem unilaterais do que bilaterais (CLANTON e DELEE, 1982; SCHENCK e GOODNIGHT, 1996).

A osteocondrite dissecante do joelho é dividida em formas juvenil e adulta com base na idade do paciente na ocasião da apresentação (CLANTON e DELEE, 1982; SCHENCK e GOODNIGHT, 1996). Na OCD juvenil, a lesão inicialmente se torna sintomática antes do fechamento da placa de crescimento adjacente (Fig. 17.1). Na forma adulta, a placa de crescimento adjacente está fundida no momento da apresentação clínica (Fig. 17.2). Esta distinção é importante para o tratamento do paciente. As lesões juvenis geralmente irão cicatrizar com o tratamento conservador enquanto que pacientes com OCD de côndilo femoral na forma adulta geralmente apresentam uma incapacidade persistente do joelho, a menos que suas lesões sejam tratadas cirurgicamente.

Apesar de serem muito menos comuns do que as lesões do côndilo femoral. A OCD patelar não é uma entidade rara. Uma pesquisa na literatura feita em 1977 encontrou 40 casos registrados (EDWARDS e BENTLEY, 1977). Desde aquele tempo houve duas séries com 13 casos em um estudo e 12 no outro (DESAI *et al.*, 1987; RENU *et al.*, 1994). Apesar de episódios específicos de trauma prévio não estarem associados com a OCD patelar, todos os 13 pacientes de uma série apresentavam história de trauma repetido em esportes (DESAI *et al.*, 1987). O sintoma de apresentação mais comum nestes pacientes é um início gradual de dor vaga na região anterior do joelho. Pacientes com OCD parcial na maioria das vezes são homens e geral-

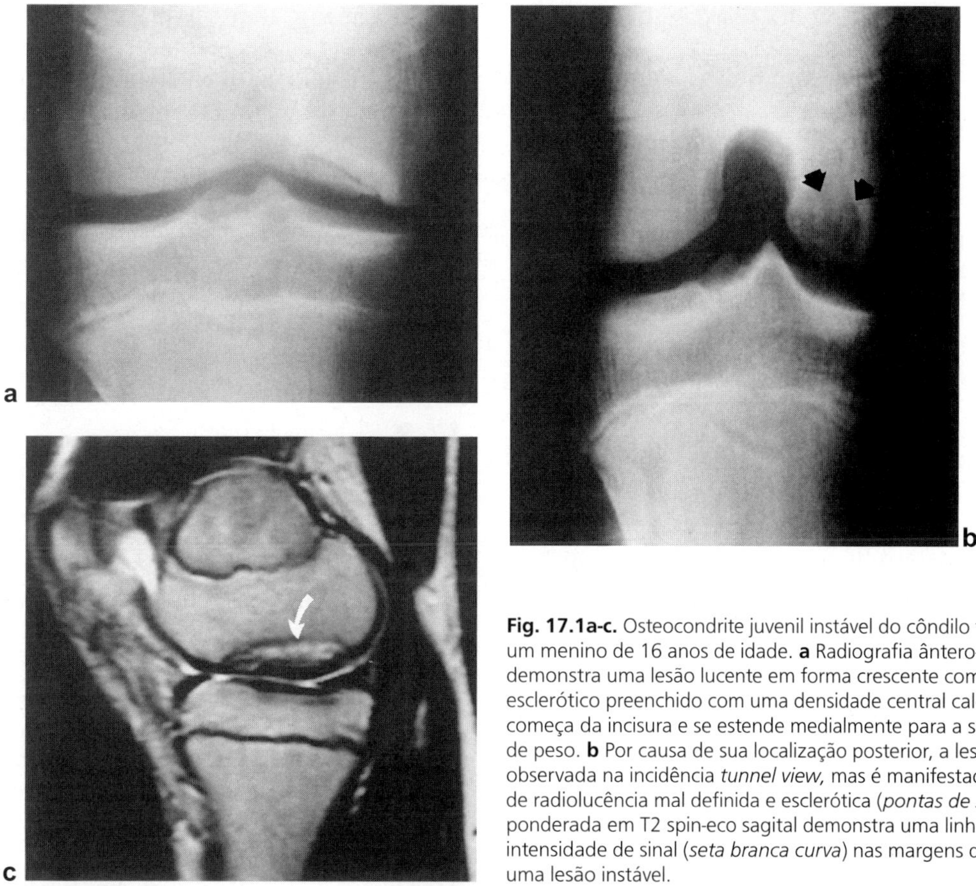

**Fig. 17.1a-c.** Osteocondrite juvenil instável do côndilo femoral medial em um menino de 16 anos de idade. **a** Radiografia ântero-posterior demonstra uma lesão lucente em forma crescente com um bordo esclerótico preenchido com uma densidade central calcificada, que começa da incisura e se estende medialmente para a superfície de suporte de peso. **b** Por causa de sua localização posterior, a lesão não é bem observada na incidência *tunnel view,* mas é manifestada como uma área de radiolucência mal definida e esclerótica (*pontas de seta pretas*). **c** RM ponderada em T2 spin-eco sagital demonstra uma linha de alta intensidade de sinal (*seta branca curva*) nas margens da lesão, indicando uma lesão instável.

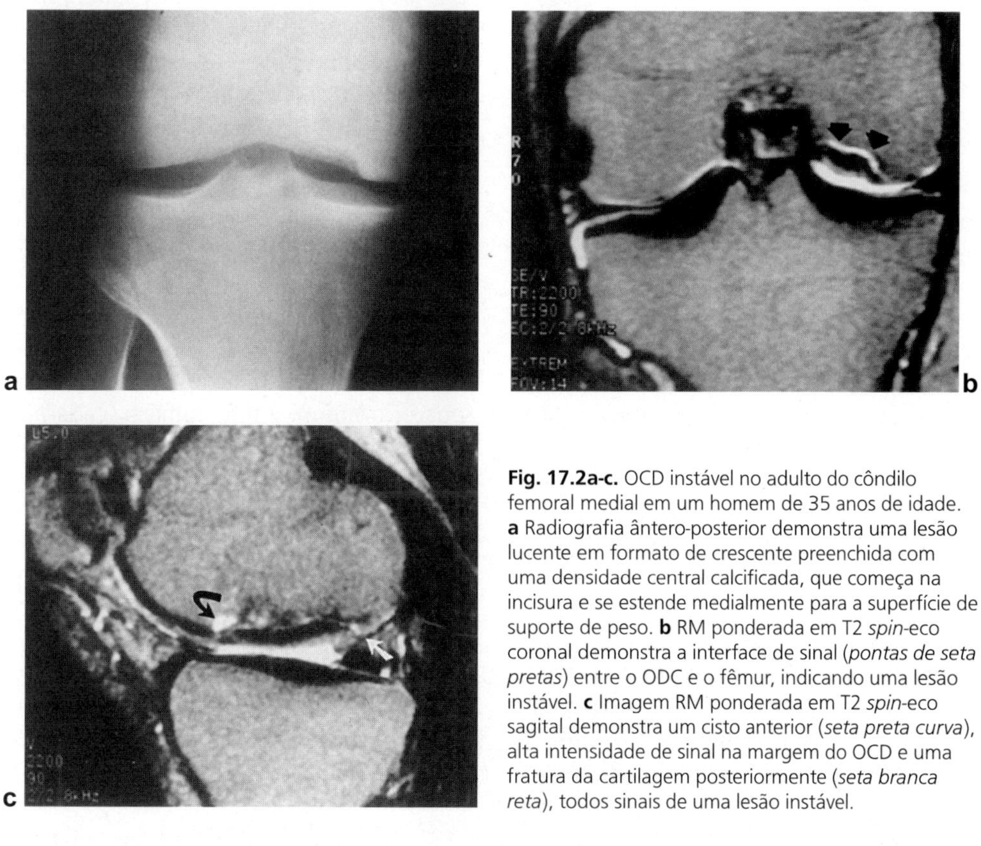

**Fig. 17.2a-c.** OCD instável no adulto do côndilo femoral medial em um homem de 35 anos de idade. **a** Radiografia ântero-posterior demonstra uma lesão lucente em formato de crescente preenchida com uma densidade central calcificada, que começa na incisura e se estende medialmente para a superfície de suporte de peso. **b** RM ponderada em T2 *spin*-eco coronal demonstra a interface de sinal (*pontas de seta pretas*) entre o ODC e o fêmur, indicando uma lesão instável. **c** Imagem RM ponderada em T2 *spin*-eco sagital demonstra um cisto anterior (*seta preta curva*), alta intensidade de sinal na margem do OCD e uma fratura da cartilagem posteriormente (*seta branca reta*), todos sinais de uma lesão instável.

mente estão na segunda ou terceira décadas de vida (DESAI *et al.*, 1987).

### 17.2.3 História Natural e Tratamento

Em geral, uma apresentação de OCD em pacientes mais jovens apresentam um melhor prognóstico a longo prazo para uma boa função articular. A OCD juvenil dos côndilos femorais possui um melhor prognóstico do que a forma adulta (LINDEN e TELHAG, 1977; TWYMAN *et al.*, 1991). A maioria dos casos de OCD juvenil cicatriza sem seqüelas se o fragmento não se desloca (PAPPAS, 1981; GARRETT, 1991). A limitação da atividade é o tratamento recomendado quando o fragmento não está desviado (CLANTON e DELEE, 1982; CAHILL, 1985; SCHENCK e GOODNIGHT, 1996). Por causa da atrofia muscular que ocorre com a imobilização a longo prazo, uma restrição contra a carga com um aparelho ou muletas atualmente é sugerido como o tratamento (SCHENCK e GOODNIGHT, 1996). Em contraste com os bons resultados do tratamento conservador da OCD em adolescentes, é raro que um adulto com OCD sintomática se torne assintomática sem intervenção cirúrgica (DE SMET *et al.*, 1997).

O tamanho da lesão é de importância considerável na previsão da estabilidade e da capacidade de cicatrização subseqüente. Múltiplos autores demonstraram que quanto maior a lesão, menor a probabilidade que a lesão cicatrize com o tratamento conservador (MESGARZADEH *et al.*, 1987; DESMET *et al.*, 1997; HUGHSTON *et al.*, 1984; CAHILL e BERG, 1983). A área de uma OCD é determinada pela multiplicação do comprimento da lesão por sua largura. As lesões estáveis apresentaram uma área média de 194-424 $mm^2$ enquanto que as lesões instáveis apresentaram em média de 436-815 $mm^2$ (MESGARZADEH *et al.*, 1987; DE SMET *et al.*, 1997; HUGHSTON *et al.*, 1984; CAHILL e BERG, 1983). Consistente com estes resultados, as lesões osteocondríticas mediais geralmente são menores e assim apresentam uma maior probabilidade de cicatrizar do que as lesões laterais (GARRETT, 1991).

Inúmeras opções cirúrgicas estão disponíveis para o tratamento da OCD. Quando possível, a preservação da superfície articular é o tratamento preferido (SCHENCK e GOODNIGHT, 1996). O tratamento cirúrgico inclui a perfuração através do fragmento osteocondral para induzir a cicatrização na base. O fragmento pode ser fixado internamente com pinos ósseos, fios de Kirschner ou parafusos embutidos abaixo da cartilagem articular (SCHENCK e GOODNIGHT, 1996; GARRET, 1991). Ocasionalmente, quando o fragmento está multipartido ou é muito pequeno para ser estabilizado, o desbridamento da lesão é necessário. Por causa de seu menor tamanho, as lesões osteocondríticas em locais diferentes dos côndilos femorais geralmente necessitam de desbridamento ao invés de fixação. Mais recentemente, os aloenxertos osteocondrais foram utilizados para o tratamento da OCD femoral quando existe um grande defeito na superfície articular (SCHENCK e GOODNIGHT, 1996; GARRETT, 1991). Bons resultados também são comuns em pacientes com OCD patelar que são tratados inicialmente com métodos conservadores e depois com desbridamento e perfuração se a lesão falha em cicatrizar com o tratamento conservador (DESAI *et al.*, 1987; RENU *et al.*, 1994; EDWARDS e BENTLEY, 1977).

## 17.3 Imagens da Osteocondrite Dissecante

### 17.3.1 Radiografia da OCD dos Côndilos Femorais

As radiografias recomendadas para a avaliação de um paciente com OCD é uma série de quatro incidências consistindo em: ântero-posterior, lateral, *tunnel view* e axial (MCGILL *et al.*, 1995). O protótipo da OCD do joelho é uma lesão no côndilo femoral medial, que começa próximo ou no sulco intercondilar e se estende medialmente para a superfície de suporte de peso do côndilo (Figs. 17.1 e 17.2). As lesões do côndilo femoral medial são três a quatro vezes mais comuns do que as lesões laterais (SCHENCK e GOODNIGHT, 1996; LINDEN, 1976). Somente 12% das lesões do côndilo medial são na superfície central do côndilo (AICHROTH, 1971). Em contraste, as lesões laterais são quase sempre centralizadas na superfície de suporte de peso central (Fig. 17.3) (AICHROTH, 1971; GARRETT *et al.*, 1992).

As lesões mediais também tendem a ser mais anteriores do que as lesões laterais. Se uma linha é traçada em uma radiografia lateral pela córtex femoral posterior do fêmur, ela geralmente faz uma interseção com uma lesão no côndilo femoral medial (Fig. 17.4a). As lesões laterais geralmente têm uma localização posterior, onde existe o suporte de peso com o joelho em flexão (GARRET *et al.*, 1992). Nestes casos, a lesão osteocondrítica é projetada posteriormente a uma linha traçada pela córtex femoral posterior em uma radiografia lateral (Fig. 17.4b). Por causa desta localização posterior, as lesões laterais geralmente são mais bem observadas em uma incidência *tunnel view* do joelho (Fig. 17.3c).

A aparência radiológica típica de uma OCD do côndilo femoral é uma lesão radiolucente elíptica se estendendo da placa óssea subcondral para o espaço medular com um bordo proximal convexo e um bordo de esclerose bem definido (CLANTON e DELEE, 1982; SCHENCK e GOODNIGHT, 1996). A esclerose pode variar em espessura de 1 a até 10 mm. A lesão propriamente dita pode ser completamente radiolucente (Fig. 17.3), pode ter um ou mais pequenos

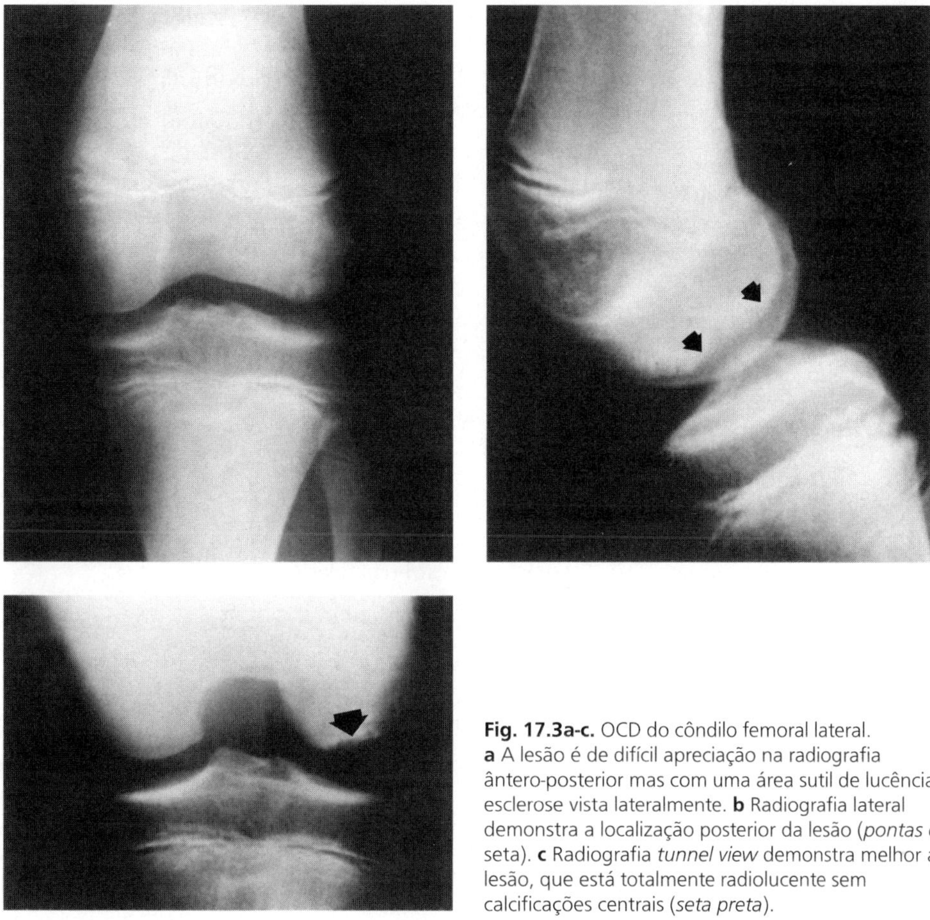

a b c

**Fig. 17.3a-c.** OCD do côndilo femoral lateral. **a** A lesão é de difícil apreciação na radiografia ântero-posterior mas com uma área sutil de lucência e esclerose vista lateralmente. **b** Radiografia lateral demonstra a localização posterior da lesão (*pontas de seta*). **c** Radiografia *tunnel view* demonstra melhor a lesão, que está totalmente radiolucente sem calcificações centrais (*seta preta*).

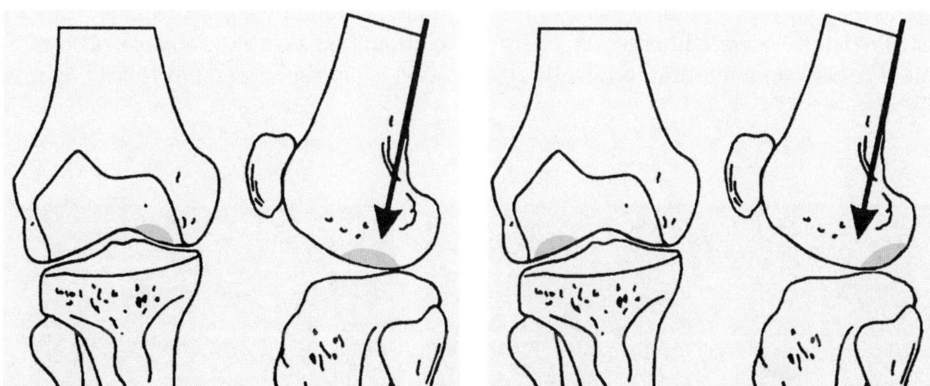

a b

**Fig. 17.4a,b.** Desenhos ilustrando as localizações típicas da OCD. **a** Lesão do côndilo femoral medial começando na incisura e se estendendo para a superfície de suporte de peso. Na projeção lateral, ela se localiza centralmente na superfície de suporte de peso, de modo que uma linha traçada através da córtex femoral posterior faz uma interseção com a lesão. **b** Lesão do côndilo femoral lateral que se localiza centralmente no plano coronal, mas posteriormente no plano sagital, de modo que uma linha traçada através da córtex da diáfise femoral posterior passa anteriormente à lesão.

fragmentos dentro da lesão (Fig. 17.2) ou pode ser quase completamente preenchida por um fragmento ósseo solitário (Fig. 17.1). Geralmente existe a ruptura da placa de osso subcondral nas margens da lesão a menos que a lesão tenha cicatrizado.

Em crianças por volta dos 10 anos de idade, o principal diagnóstico diferencial é uma variação normal na ossificação da epífise. Em algumas crianças, a epífise não irá se ossificar a partir de um único centro de ossificação, mas apresentará ilhas de ossificação. Conforme a criança se desenvolve, uma das pequenas ilhas de ossificação pode persistir na superfície articular e pode simular uma OCD. A variação normal difere de uma OCD já que não existe uma esclerose marginal na base do centro de ossificação, enquanto que um fragmento osteocondrítico geralmente tem um bordo de esclerose reativa.

### 17.3.2 Radiografia de Sítios Menos Comuns de OCD

As lesões osteocondríticas patelofemorais são consideradas menos comuns do que aquelas nos côndilos femorais. Entretanto, elas possuem achados distintos, que podem facilmente passar despercebidos se não realizadas imagens apropriadas. Como elas ocorrem nas superfícies inclinadas do sulco femoral ou das facetas patelares, elas são mais bem visualizadas na incidência lateral do joelho ou na incidência tangencial da articulação patelofemoral, como na incidência de Laurin.

As lesões patelares aparecem como defeitos radiolucentes adjacentes à superfície articular com finos bordos bem definidos, que podem ter ou não fragmentos ósseos centrais (Fig. 17.5). Elas estão mais comumente presentes na metade inferior da patela, especialmente na crista mediana e faceta medial, com uma minoria localizada na faceta lateral (Desai *et al.*, 1987; Renu *et al.*, 1994; Edwards e Bentley, 1977). Nenhuma lesão foi observada no resto da faceta ou nas margens da patela.

As lesões femorais anteriores são quase sempre radiolucentes com quantidades variáveis de esclerose marginal que podem ser pequenas ou extensas (Fig. 17.6). As lesões podem ocorrer em qualquer local do sulco femoral, com os sítios variando do bordo medial através do sulco central até o bordo lateral do sulco intercondilar (Cayea *et al.*, 1981; Kurzeweil *et al.*, 1988).

O platô tibial e a espinha tibial anterior são sítios raros de OCD no joelho (Bui-Mansfield *et al.*, 2000; Sagastibelza *et al.*, 1992; Towbin *et al.*, 1982). Apesar de poucas lesões terem sido registradas nestes dois sítios, a aparência radiográfica geralmente é a de uma área radiolucente bem definida circundada por quantidades variáveis de esclerose marginal e muitas vezes contendo um fragmento central ossificado.

### 17.3.3 Cintilografia Óssea com Radionuclídeos

A cintilografia óssea com radionuclídeos é altamente sensível na detecção das lesões osteocondríticas do fêmur (Loomer *et al.*, Ly e Fallat, 1993; Cahill e Berg, 1983). A aparência típica é a de um foco intenso de captação de radionuclídeos no côndilo femoral que se estende para a placa óssea subcondral. Mesgarzdeh *et al.* (1987) concluiu que a presença de hiperemia na fase de represamento de sangue foi 100% sensível e 83% específica na identificação de lesões OCD instáveis e que a captação intensa nas imagens realizadas mais tarde correspondeu a 90% de sensibilidade e 100% de especificidade. Cahill e Berg (1983) concluíram que a cintilografia óssea com radionuclídeos realizada a cada seis semanas foi útil na previsão do potencial

a 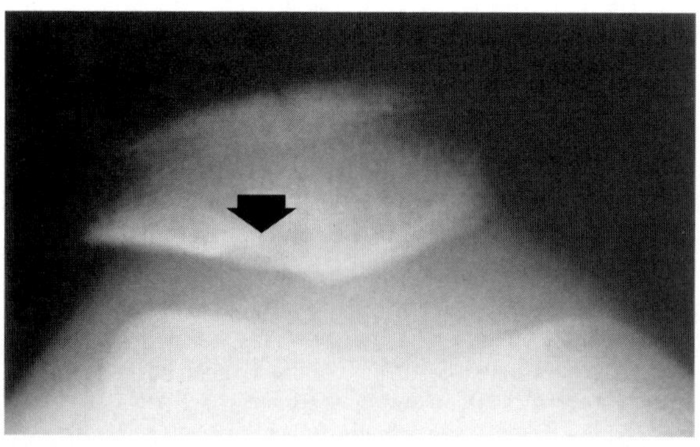 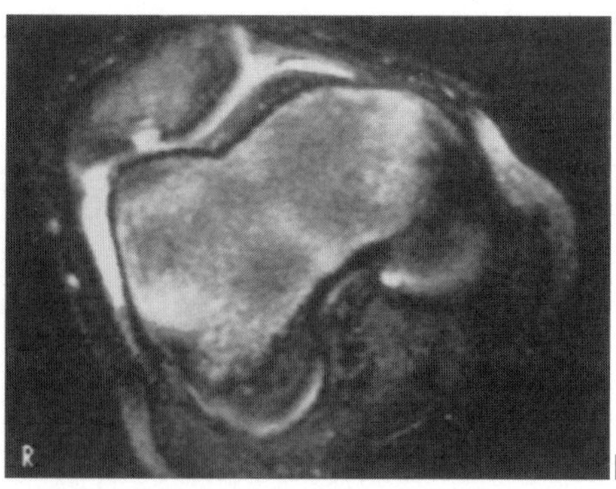 b

**Fig. 17.5a, b.** OCD patelar instável. **a** Radiografia axial da articulação patelofemoral demonstra uma radiolucência sutil (*ponta de seta preta*) lateral à crista mediana da patela. **b** RM STIR axial demonstra um líquido de alta intensidade de sinal preenchendo o defeito na faceta lateral da patela, indicando uma OCD em estágio terminal na qual o fragmento se transformou em um corpo livre.

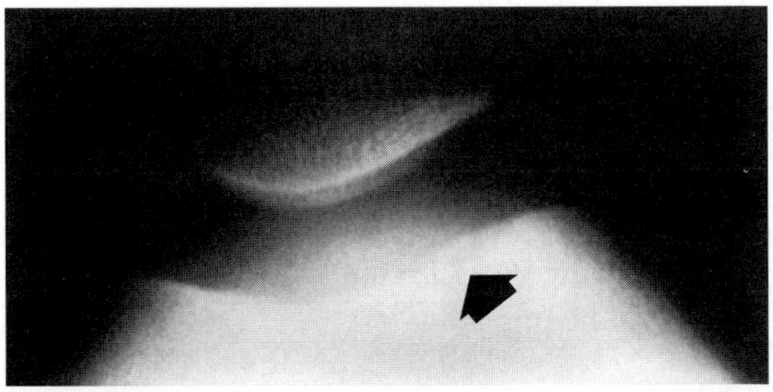

a

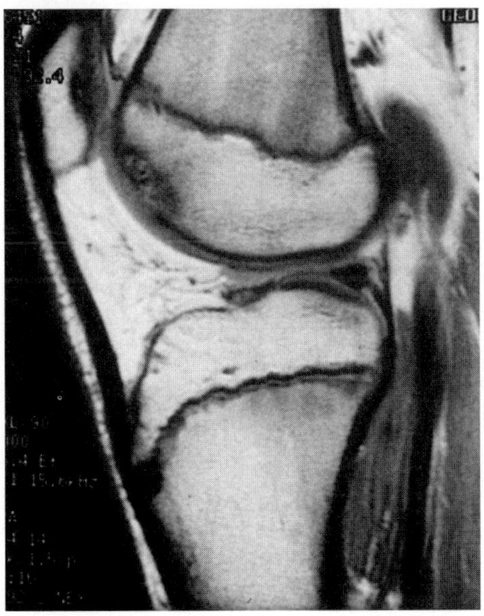

b

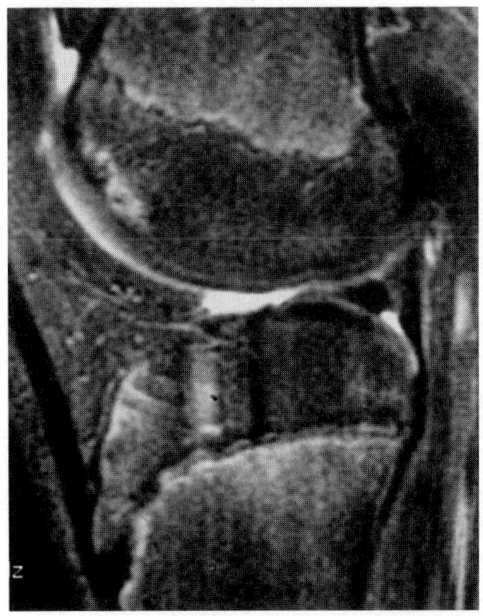

c

**Fig. 17.6a-c.** OCD estável da região anterior do côndilo femoral lateral. **a** Radiografia axial demonstra uma sutil radiolucência (*ponta de seta preta*) do côndilo femoral lateral. **b** RM ponderada em densidade de próton *fast spin*-eco sagital demonstra uma grande lesão com a ruptura do sinal de intensidade baixo da placa óssea subcondral anteriormente. **c** Imagem ponderada em T2 *fast spin*-eco sagital demonstra alta intensidade de sinal dentro da lesão mas nenhum dos sinais de instabilidade.

para cicatrização da OCD. Se cintigrafias ósseas em série demonstrarem níveis altos continuados ou crescentes de captação, o sítio está sofrendo uma remodelação constante e o prognóstico para cicatrização com o tratamento é bom (Cahil e Berg, 1983). As imagens seriadas com radionuclídeos não são amplamente utilizadas por causa da exposição do paciente à radiação. A maioria dos médicos recomendam uma diminuição da carga sobre o joelho em pacientes com OCD juvenil e o uso de radiografias em série e alterações dos sintomas para avaliar a cicatrização.

### 17.3.4 Tomografia Computadorizada

A tomografia computadorizada (TC) ocasionalmente detectará uma lesão que está oculta nas radiografias e pode ser utilizada para o estadiamento pré-operatório pela determinação do tamanho exato da lesão e o grau de fragmentação (Howie, 1985; Holland e Davies, 1994; Loomer *et al.*, 1993; Ly e Fallat, 1993). Na minha prática, a TC geralmente é utilizada para avaliar o tamanho dos fragmentos ósseos dentro da lesão (Fig. 17.7). A determinação do fragmento ósseo permite o planejamento cirúrgico para o método de estabilização do fragmento. Fragmentos maiores são tratáveis através da fixação com parafuso enquanto que fragmentos menores não podem ser fixados internamente.

### 17.3.5 Artrografia

Os registros iniciais sugerem que a artrografia pode ser uma técnica útil para a avaliação da estabilidade da lesão e a integridade da cartilagem articular sobrejacente (Almgard e Wikstad, 1964). Na teoria, o material de contraste injetado dentro da articulação deve passar por baixo do fragmento. A visualização do contraste radiopaco em baixo da lesão é a prova de um defeito na cartilagem articular e confirma uma lesão instável. Entretanto, como estas lesões comumente apresentam tecido de granulação em baixo delas, a quantidade de contraste que passa por baixo da lesão freqüentemente é pequeno e dificilmente é

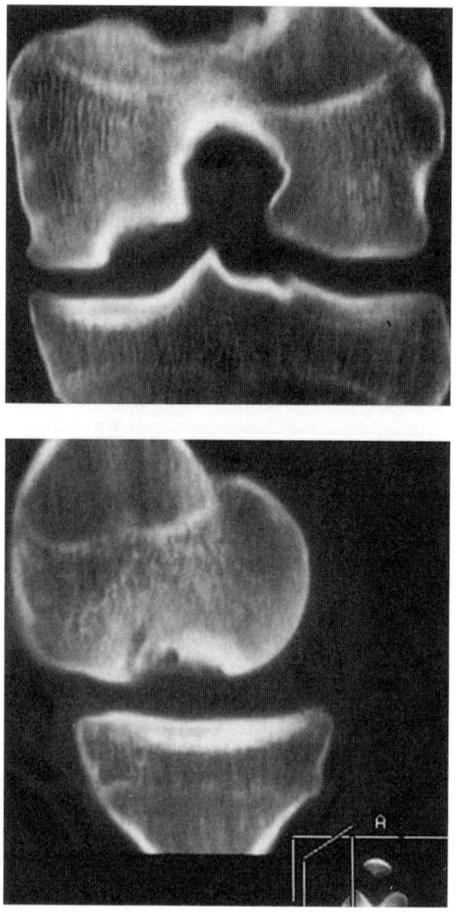

a

b

**Fig. 17.7.a,b.** OCD do côndilo femoral medial. Imagens TC reformatadas coronal (**a**) e sagital (**b**) demonstram uma lesão totalmente radiolucente sem fragmentos centrais calcificados que possam ser tratados através de fixação interna.

detectada pelas radiografias. Por este motivo, a artrografia convencional não é muito útil para a avaliação da estabilidade da lesão.

A artrotomografia computadorizada é uma modificação útil da artrografia convencional. Com sua alta resolução, capacidade de realização de imagens transversais e sensibilidade para as diferenças de contraste dos tecidos, a TC após a injeção de contraste intra-articular permite uma excelente definição da cartilagem articular (Holland e Davies, 1994; Paille *et al.*, 1988). Entretanto, apesar da artrografia por TC poder ser uma forma precisa de determinar a integridade da cartilagem articular sobre uma OCD, poucos estudos compararam sua precisão com achados cirúrgicos de estabilidade ou instabilidade.

Uma modificação mais recente da artrografia de joelho foi o uso da ressonância magnética (RM) após a injeção intra-articular de gadolínio (Kramer *et al.*, 1992). Em um estudo, a artrografia por RM do joelho estava correta na diferenciação de lesões osteocondríticas intactas de lesões parcial ou totalmente soltas em 24 entre 25 lesões (Kramer *et al.*, 1992). Modelos animais também demonstraram que a artrografia por RM é um meio confiável de detecção dos defeitos da cartilagem e das fraturas na OCD femoral (Kramer *et al.*, 1992).

## 17.3.6 Imagens de RM

A imagem de ressonância magnética é o melhor método não-invasivo para a avaliação da estabilidade e extensão de uma lesão na OCD. Vários registros confirmaram que as imagens de RM são um método preciso de determinação se uma lesão é estável ou instável (Pfeiffer *et al.*, 1991). Uma lesão OCD é considerada instável se o fragmento está parcial ou completamente solto ou se a lesão é mobilizada por uma sonda na artroscopia.

Uma variedade de técnicas de RM foram utilizadas para a avaliação da OCD. Estas incluíram imagens ponderadas em T1, densidade de próton e ponderadas em T2 *spin*-eco, e imagens gradiente *recalled* eco (DiPaola *et al.*, 1991; Adam *et al.*, 1991; Engel *et al.*, 1990). Por causa dos artefatos de susceptibilidade magnética que ocorrem dentro do osso esponjoso, as imagens gradiente *recalled* eco não contrastadas podem tornar a identificação da instabilidade difícil. As imagens ponderadas em T2 foram mais úteis na avaliação da instabilidade de uma lesão osteocondrítica já que a detecção de tecido de granulação ou líquido em baixo da lesão é um indicador confiável de instabilidade. Além disto, o efeito artrográfico produzido pela alta intensidade de sinal do líquido articular permite a avaliação de defeitos na cartilagem articular.

Em um estudo realizado utilizando um modelo animal para OCD, as imagens ponderadas em T1 com a injeção intravenosa de gadolínio foram tão úteis quanto as imagens ponderadas em T2 para a identificação de um fragmento estável ou instável (Adam *et al.*, 1991). O mesmo estudo proporcionou confirmação histológica de que a interface entre uma lesão instável e o fêmur sobrejacente consistia de tecido de granulação vascularizado (Adam *et al.*, 1991).

Meu protocolo atual para a avaliação da OCD femoral é uma imagem ponderada em T2 *fast spin*-eco com saturação de gordura nos planos coronal e sagital utilizando um campo de visão de 14 cm, matriz de 256 + 192, duas excitações, um comprimento da seqüência de eco de 8, uma espessura de corte de 3 mm, um TR de 3.000 e um TE de 80eff. Isto é combinado com imagens de rotina ponderadas em T1 coronais e ponderadas em densidade de próton sagitais para avaliar os meniscos, já que pacientes com OCD geralmente são atleticamente ativos e a dor do joelho pode ser causada por uma ruptura meniscal ao invés de uma lesão OCD instável.

Os critérios para o diagnóstico da instabilidade de uma lesão por OCD foram bem descritos (De Smet *et al.*, 1990, 1996; Mesgarzadeh *et al.*, 1987). Uma lesão é instável pelos critérios de RM se: (1) existe uma linha de alta intensidade de sinal representando tecido de granulação ou líquido em baixo da porção profunda da lesão, (2) existe um cisto de mais de 5 mm de largura em baixo da lesão, (3) se é observado um defeito articular focal, ou (4) quando se observa a passagem de líquido através de uma fratura na cartilagem articular (De Smet *et al.*, 1996). Se um ou mais destes sinais estiver presente, a lesão pode ser diagnosticada como instável (Fig. 17.1, 17.2 e 17.5). Utilizando estes critérios, as imagens de RM foram consideradas 97% sensíveis e 100% específicas para o diagnóstico da instabilidade das lesões de OCD em 31 pacientes com lesões do côndilo femoral e nove pacientes com lesões na cúpula talar (De Smet *et al.*, 1996). No mesmo estudo, o sinal mais comum foi uma linha de alta intensidade de sinal em baixo da lesão, que foi observada em 72% das lesões instáveis. Cinqüenta e seis por cento dos 40 casos apresentaram somente um dos quatro sinais acima mencionados nas imagens de RM (De Smet *et al.*, 1996).

Se a lesão propriamente dita possui sinal dentro dela, mas nenhum dos quatro sinais está presente, a lesão pode ser diagnosticada pela RM como estável (Fig. 17.6). Houve somente dois casos registrados nos quais uma linha de alta intensidade de sinal estava presente em baixo de lesões que foram cirurgicamente comprovadas como sendo estáveis (Mesagarzadeh *et al.*, 1987; De Smet *et al.*, 1990). As imagens ponderadas em T2 *fast spin*-eco com saturação de gordura devem ser um método ainda mais sensível do que as imagens ponderadas em T2 *spin*-eco convencionais na determinação da instabilidade da lesão, mas não existem estudos publicados para confirmar sua precisão.

Apesar das imagens de RM serem precisas na avaliação da estabilidade ou não da lesão, elas não são definitivas para a avaliação da integridade da cartilagem articular. Uma lesão pode ser instável com o movimento detectado pela mobilização de sua superfície na cirurgia, mas ainda pode ter uma cartilagem sobrejacente intacta (De Smet *et al.*, 1990). Apesar da instabilidade propriamente dita poder ser uma indicação para a cirurgia em uma criança cuja lesão não respondeu ao tratamento conservador, alguns cirurgiões desejam comprovar que a cartilagem está fraturada antes de realizar a cirurgia. Neste cenário, a artrografia por RM gera a melhor avaliação da cartilagem articular. Um estudo registrou uma precisão de 100% na avaliação do estado da cartilagem articular sobre a OCD em 25 joelhos (Kramer *et al.*, 1992).

As imagens de ressonância magnética também podem ser úteis na previsão do resultado dos pacientes quando a OCD é tratada conservadoramente. Um estudo recente publicou o acompanhamento a longo prazo de 14 pacientes tratados conservadoramente durante 1,5-8,5 anos. Os pacientes com lesões estáveis, diagnosticadas pelas imagens de RM apresentaram bons resultados enquanto que 10 entre 12 pacientes nos quais as lesões foram consideradas instáveis pelas imagens de RM apresentaram resultados ruins com incapacidade persistente do joelho ou necessitaram de cirurgia (De Smet *et al.*, 1997).

As imagens de ressonância magnética também parecem ser eficientes na confirmação da cicatrização da OCD tratada cirurgicamente. Cinqüenta e seis por cento dos pacientes com OCD do joelho tratados cirurgicamente pela perfuração retrógrada foram acompanhados no pós-operatório com exame físico, radiografias e RM (Schneider *et al.*, 1998). As imagens de RM foram superiores às radiografias na previsão da cicatrização das lesões (Schneider *et al.*, 1998). Um relato de caso observou que as imagens de RM poderiam ser utilizadas para avaliar a cicatrização da OCD mesmo quando pinos absorvíveis foram utilizados para a fixação do fragmento osteocondrítico (Smith *et al.*, 1994).

## 17.4 Osteonecrose do Joelho

A osteonecrose do joelho é similar à OCD por ter etiologia desconhecida quando é uma condição primária. Entretanto, como a OCD, nos locais onde existe uma histologia variável, a osteonecrose por definição sempre demonstra necrose no exame histológico. Em seus estágios iniciais, a necrose primariamente envolve a medula óssea, já que este é o tecido mais sensível à isquemia (Munk e Vellet, 1993). Com a continuidade da isquemia, observa-se a morte do osso com necrose dos osteócitos. Sendo relativamente resistente à isquemia, a gordura dentro da cavidade medular é o último tecido a sofrer necrose. Se uma causa predisponente é conhecida, o médico geralmente irá suspeitar de osteonecrose quando o paciente se apresenta com dor no joelho mesmo antes das imagens serem realizadas.

### 17.4.1 Etiologia

A osteonecrose pode ser considerada apresentando dois tipos, idiopática e secundária. Apesar da lesão vascular e o trauma terem sido propostos como causas de osteonecrose idiopática do joelho, a etiologia exata é desconhecida (Lotke e Ecker, 1988). Aqueles que pensam que ela seja causada por uma lesão vascular acreditam que exista uma oclusão da microcirculação, enquanto que aqueles que são favoráveis a uma etiologia traumática especulam que microfraturas subcondrais no osso osteopênico causem sangramentos com aumento da pressão da medula óssea e depois isquemia (LOTKE e ECKER, 1988).

A osteonecrose secundária possui várias causas possíveis e é o tipo mais comum de osteonecrose do joelho. A lista de causas secundárias de osteonecrose é extensa e inclui o uso de corticoesteróides, distúrbios do acondicionamento da medula óssea como a anemia falciforme e a doença de Gaucher, alcoolismo, gota, lúpus eritematoso sistêmico, osteonecrose disbárica causada por mergulhos submarinos e o trabalho em câmaras pneumáticas, fratura do colo femoral e luxação da cabeça do fêmur (CRUESS, 1986). Os corticoesteróides são utilizados para tratar diversas condições como uma doença auto-imune e malignidades baseadas na medula óssea como o linfoma. Infelizmente, a osteonecrose não é uma complicação rara do uso agudo ou crônico de doses moderadas ou altas de corticosteróides utilizados para suprimir a rejeição de transplantes em pacientes que receberam órgãos transplantados (Fig. 17.8). Recentemente, a osteonecrose dos côndilos femorais e platô tibial foram identificados após o uso de *laser* para a realização de uma meniscectomia (JANZEN et at., 1997).

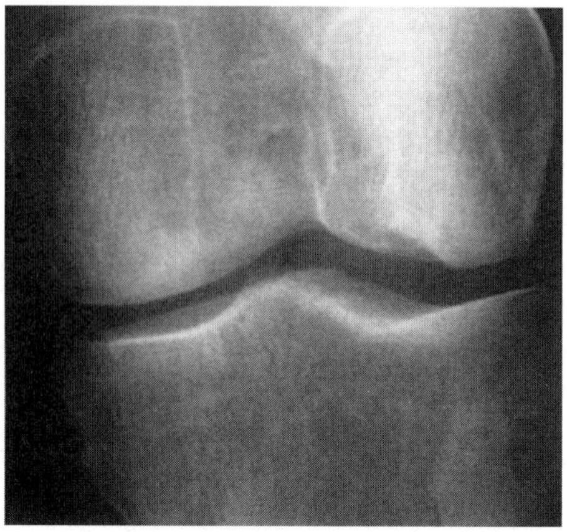

**Fig. 17.8.** Uma mulher de 22 anos de idade em uso de corticoesteróides devido a um transplante de fígado. Radiografia ântero-posterior demonstra o colapso da superfície articular do côndilo femoral lateral causado por osteonecrose.

## 17.4.2 Apresentação Clínica e História Natural

A forma mais comum de osteonecrose idiopática do joelho é a osteonecrose espontânea (LOTKE e ECKER, 1988). Ela é vista nos idosos e é muito mais comum no côndilo femoral medial do que no côndilo lateral do fêmur ou côndilos tibiais (LOTKE e ECKER, 1988). Os pacientes geralmente se apresentam com início súbito de dor severa em pequenas atividades como a deambulação ou o ato de subir escadas. A dor pode ser bastante incapacitante e o colapso da superfície articular é uma infeliz seqüela comum. A osteonecrose é três vezes mais comum em mulheres do que em homens (LOTKE e ECKER, 1988).

Uma associação tem sido observada entre a osteonecrose espontânea do joelho e as rupturas meniscais (NORMAN e BAKER, 1978). Como muitos pacientes com osteonecrose espontânea apresentarão o colapso da superfície articular, não está certo se a ruptura meniscal precedeu a osteonecrose ou se ocorreu devido à incongruência articular.

A apresentação mais comum da osteonecrose idiopática e da osteonecrose secundária é dor. A dor provavelmente é causada por um aumento de pressão por uma síndrome compartimental que ocorre quando edema e hemorragia se desenvolvem dentro do espaço fechado do canal medular (CRUESS, 1986). Durante os estágios iniciais, as radiografias são normais e o diagnóstico da causa da dor do paciente necessita de uma realização precoce de cintilografia óssea com radionuclídeos ou RM (CRUESS, 1986; LOTKE e ECKER, 1988). Apesar da dor poder ser severa, não existe uma anormalidade mecânica no joelho. Se o equilíbrio entre a reabsorção do osso necrótico e o reparo ósseo se desvia na direção para a reabsorção óssea, uma fratura subcondral e o colapso da porção de suporte de peso do osso pode ocorrer (Fig. 17.9). Neste ponto, ocorre a incongruência da superfície articular e a limitação da amplitude de movimentos do joelho.

Felizmente, geralmente existe reparo suficiente da osteonecrose de modo que o osso possa se recuperar completamente sem que haja um déficit funcional para o paciente (CRUESS, 1986). A resolução completa da osteonecrose não foi documentada nos casos de osteonecrose do joelho, mas foi confirmada nas cabeças femorais de pacientes que receberam corticosteróides após um transplante renal. Utilizando a avaliação rotineira com RM dos quadris em 104 pacientes após um transplante renal, KOPECKY *et al.*, (1991) encontrou osteonecrose em 25 quadris ainda que somente sete destes quadris se tornassem sintomáticos. Os exames de RM voltaram ao normal em 6 entre 18 quadris assintomáticos.

# 17.5 Imagens da Osteonecrose

## 17.5.1 Radiografia

Em contraste com a OCD do joelho, na qual as lesões sintomáticas sempre são vistas nas radiografias, os exames radiológicos de pacientes com dor causada por uma osteonecrose inicial são normais (CONKLIN *et al.*, 1983). Somente quando a doença se torna mais avançada que as

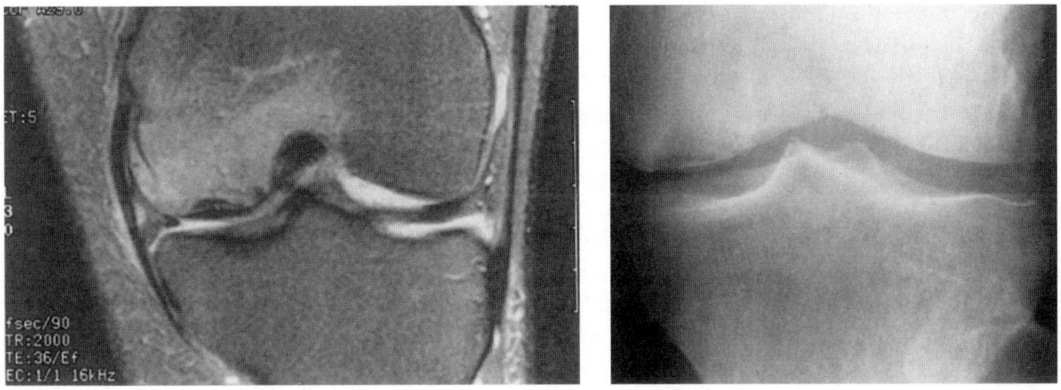

**Fig. 17.9a, b.** Um homem de 55 anos de idade com dor no joelho de início súbito devido a uma osteonecrose espontânea do côndilo femoral medial. **a** Imagem ponderada em densidade de próton *fast spin*-eco coronal com saturação de gordura demonstra uma área em formato crescente com baixa intensidade de sinal abaixo da placa de osso subcondral no côndilo femoral medial e edema difuso no côndilo. As radiografias neste momento eram normais. **b** Radiografia ântero-posterior obtida dois meses mais tarde demonstra uma fratura subcondral com uma radiolucência circundante.

radiografias demonstram as anormalidades. Assim como a OCD, os sítios mais comuns para a osteonecrose do joelho são os côndilos femorais (Fig. 17.8). A freqüência com a qual este sítio está envolvido depende da etiologia subjacente. Em um estudo com 46 joelhos afetados com osteonecrose secundária ao uso de corticosteróides ou alcoolismo, o côndilo lateral foi afetado em 20 joelhos, com ambos os côndilos afetados em 23 (SAKAI *et al.*, 1998). Neste mesmo estudo, 29 lesões foram no terço posterior de somente um côndilo e 14 envolveram os terços médio e posterior. Em outro estudo no qual a maioria dos pacientes apresentava uma osteonecrose espontânea, quase todas as lesões envolveram o côndilo medial do fêmur (Fig. 17.9) (MOTOHASHI *et al.*, 1991).

A aparência mais inicial da osteonecrose do côndilo femoral é uma lucência sutil se estendendo até a placa de osso subcondral. Conforme a lesão amadurece, a esclerose começa nas margens e a lesão se torna radiologicamente mais evidente (MARTEL e SITTERLEY, 1969). Se as forças de suporte de peso excedem a resistência mecânica da área necrótica enfraquecida, observa-se o colapso da superfície articular e a lesão é prontamente evidente com a fragmentação do osso. Estes fragmentos podem estar contidos dentro da lesão ou podem se tornar corpos livres osteocartilaginosos.

Em contraste com a OCD, onde as lesões tibiais são raras, a osteonecrose espontânea do joelho não é rara nos côndilos tibiais. A aparência radiológica é similar à da osteonecrose nos côndilos, com progressão da sutil radiolucência para uma radiolucência e esclerose mistas e finalmente para o colapso subcondral.

### 17.5.2
### Cintilografia com Radiografias e Tomografia Computadorizada

Em vista do baixo custo, ampla disponibilidade e alta sensibilidade, a cintilografia com radionuclídeos é uma excelente forma de pesquisa para uma osteonecrose inicial que seja radiologicamente oculta (CONKLIN *et al.*, 1983; D'AMBROSIA *et al.*, 1978). Em um estudo com 40 joelhos em 31 pacientes com osteonecrose espontânea, a cintilografia foi positiva em 11 joelhos com radiografias normais. Uma outra vantagem da cintilografia é a capacidade de pesquisar todo o esqueleto a procura de múltiplos sítios de osteonecrose, o que pode ocorrer nas formas secundárias. A precisão da cintilografia e das imagens de RM são comparáveis. Um estudo prospectivo com pacientes submetidos a transplante renal tratados com corticóides demonstrou um consenso significante entre as imagens de cintilografia e RM para a detecção da osteonecrose da cabeça femoral (SIDDIQUI *et al.*, 1993). Apenas alguns casos foram vistos somente na cintilografia ou somente nas imagens de RM (SIDDIQUI *et al.*, 1993).

A aparência da osteonecrose nas imagens cintilográficas com retardo é caracterizada por uma intensa captação de radionuclídeos centralizada dentro de um côndilo femoral ou tibial (GREYSON *et al.*, 1982). Ainda que este padrão não seja específico para osteonecrose, ele pode ser suficientemente diagnóstico quando o cenário clínico é típico para osteonecrose. Nos indivíduos de meia-idade e em idosos, que são mais comumente afetados pela osteonecrose, a captação localizada em um côndilo femoral pode ser causada por uma severa doença articular degenerativa ou uma neoplasia primária ou metastática. A correlação com as radiografias geralmente permite a diferenciação entre estas condições e a necrose avascular.

Se uma cintilografia óssea em três fases é realizada, observa-se um aumento no fluxo sangüíneo no sítio da osteonecrose aguda com uma captação intensa dentro da lesão na fase de represamento do sangue (GREYSON *et al.*, 1982). Conforme a lesão amadurece, a hiperemia e a elevada atividade dos radionuclídeos na fase de represamento do sangue não são mais observadas (GREYSON *et al.*, 1982).

Quando a captação de radionuclídeos ocorre nos côndilos tibiais, um diagnóstico diferencial adicional no idoso pode ser uma fratura tibial por insuficiência. As fraturas por insuficiência geralmente apresentam um padrão linear de captação do radionuclídeo, o que permite a diferenciação do padrão de captação globular da osteonecrose. Apesar de as radiografias iniciais poderem ser negativas nos estágios iniciais de uma fratura tibial por insuficiência, as radiografias em série irão demonstrar um padrão linear característico de esclerose no côndilo tibial em paralelo ao platô tibial adjacente.

A tomografia tem pouco valor no diagnóstico inicial da osteonecrose do joelho. Se a lesão não é visível nas radiografias, ela ocasionalmente será visível na TC. A TC pode ser útil na determinação da quantidade exata de perda óssea para o planejamento cirúrgico antes de uma artroplastia total de joelho, como já foi demonstrado na avaliação da osteonecrose das cabeças femorais.

### 17.5.3 Imagens de RM

As imagens de ressonância magnética se tornaram o método definitivo para a avaliação da necrose avascular oculta porque oferece alta sensibilidade e alta especificidade. Suas principais limitações quando comparada com as imagens de cintilografia com radionuclídeos são seu maior custo e a incapacidade de avaliar várias áreas do corpo em um único exame. A diferença de custo entre a RM e a cintilografia pode ser diminuída com o uso de um protocolo rápido de imagens. Apesar da eficácia do protocolo rápido não ter sido comprovada para o joelho, o uso somente de imagens ponderadas em T1 coronais se mostrou sensível para a detecção da osteonecrose nas cabeças femorais em pacientes transplantados (TERVONEN *et al.*, 1992; MULLIKEN *et al.*, 1994). É provável que as imagens ponderadas em T1 possam ter a mesma relação custo-benefício para a detecção da osteonecrose nos joelhos que a encontrada nos quadris.

A aparência na RM da osteonecrose dos côndilos femorais e tibiais varia de acordo com o grau de agudez da lesão. No início, as lesões podem se manifestar como um edema difuso, que é visualizado como uma grande área mal definida de baixa intensidade de sinal nas imagens ponderadas em T1 e alta intensidade de sinal nas imagens ponderadas em T2 (Fig. 17.9). Esta não é uma aparência específica e também pode ser vista na osteomielite e nas contusões ósseas causadas por trauma. A apresentação clínica geralmente irá permitir a fácil discriminação com febre e sintomas sistêmicos na osteomielite e uma história de trauma recente nos casos de contusão óssea. Nestes casos, também é importante comparar as radiografias com as imagens de RM. Pacientes idosos com fraturas do platô tibial por insuficiência podem se apresentar clinicamente com dor medial espontânea que pode se assemelhar à dor da osteonecrose espontânea. Entretanto, as imagens de RM permitem o diagnóstico definitivo de uma fratura por insuficiência, que demonstra um padrão linear de intensidade de sinal anormal diferente do padrão globular da osteonecrose (LE GARS *et al.*, 1996).

Entretanto, a maioria dos casos de necrose avascular possui uma aparência característica uma vez que atinjam a fase crônica. A resistência da medula gordurosa à isquemia resulta em lesões que nas imagens ponderadas em T1 apresentam uma alta intensidade de sinal central oriunda da gordura e um bordo fino de baixa intensidade de sinal. Este bordo de baixa intensidade de sinal pode permanecer com baixa intensidade de sinal nas imagens ponderadas em T2, refletindo a esclerose ou fibrose, ou podem apresentar uma alta intensidade de sinal causada pelo tecido de granulação. Uma lesão ativa também pode apresentar uma grande zona circundante de edema, que possui baixa intensidade de sinal nas imagens ponderadas em T1 e alta intensidade de sinal nas imagens ponderadas em T2.

## 17.6 Resumo

A osteocondrite dissecante e a osteonecrose são duas condições interessantes que afetam a superfície articular do joelho. Apesar de terem características histológicas e radiológicas similares, elas são entidades distintas. A OCD afeta caracteristicamente indivíduos mais jovens na segunda e terceira décadas de vida, enquanto que a osteonecrose afeta somente os indivíduos de meia-idade e idosos. A aparência da RM é acentuadamente diferente, com uma lesão elíptica focal adjacente à superfície articular na OCD e uma grande área oval de edema dentro de um côndilo femoral na osteonecrose.

## Referências Bibliográficas

Adam G, Buhne M, Prescher A *et al.* (1991) Stability of osteochondral fragments of the femoral condyle: magnetic resonance imaging with histopathologic correlation in an animal model. Skeletal Radio! 20:601-606

Aichroth P (1971) Osteochondritis dissecans of the knee: a clinical survey. J Bone Joint Surg 53B(3):440-447

Almgard LE, Wikstad 1(1964) Late results of surgery for osteochondritis dissecans of the knee joint. Acta Chir Scand 127:588

Bui-Mansfield LT, Kline M, Chew FS *et al.* (2000) Osteochondritis dissecans of the tibial plafond: imaging characteristics and a review of the literature. AJR 175:1305-1308

Cahill BR (1985) Treatment of juvenile osteochondritis dissecans and osteochondritis dissecans of the knee. Clin Sports Med 4:67

Cahill BR, Berg BC (1983) 99 m -Technetium phosphate compound joint scintigraphy in the management of juvenile osteochondritis dissecans of the femoral condyles. Am J Sports Med 11(5):329-335

Cahill BR, Phillips MR, Navarro R *et al.* (1989) The results of conservative management of juvenile osteochondritis dissecans using joint scintigraphy: a prospective study. Am J Sports Med 17:601

Campbell CJ, Ranawat CS (1966) Osteochondritis dissecans: the question of etiology. J Trauma 6(2):201-221

Cayea PD, Pavlov H, Sherman MF *et al.* (1981) Lucent articular lesion in the lateral femoral condyle: source of patellar femoral pain in the athletic adolescent. AJR 137:1145-1149

Chiroff RT, Cooke CP III (1975) Osteochondritis dissecans: a histologic and microradiographic analysis of surgically excised lesions. J Trauma 15(8):689-696

Clanton TO, DeLee JC (1982) Osteochondritis dissecans: history, pathophysiology and current treatment concepts. Clin Orthop 167:50-64

Conklin JJ, Alderson PO, Zizic TM *et al.* (1983) Comparison of bone scan and radiograph sensitivity in the detection of steroid-induced ischemic necrosis of bone. Radiology 147:221-226

Cruess RL (1986) Osteonecrosis of bone: current concepts as to etiology and pathogenesis. Clin Orthop 208:30-39

D'Ambrosia RD, Shoji H, Riggins RS *et al.* (1978) Scintigraphy in the diagnosis of osteonecrosis. Clin Orthop 130:139-143 Desai SS, Patel MR, Michelli LJ *et al.* (1987) Osteochondritis dissecans of the patella. J Bone Joint Surg [Br] 69B(2):320-325

De Smet AA, Fisher DR, Graf BK *et al.* (1990) Osteochondritis dissecans of the knee: value of MR imaging in determining lesion stability and the presence of articular cartilage defects. AJR 155:549-553

De Smet AA, Ilahi OA, Graf BK *et al.* (1996) Reassessment of the MR criteria for stability of osteochondritis dissecans in the knee and ankle. Skeletal Radiol 25:159-163

De Smet AA, Ilahi OA, Graf BK *et al.* (1997) Untreated osteochondritis dissecans of the femoral condyles: prediction of patient outcome using radiographic and MR findings. Skeletal Radiol 26:463-467

Dipaola JD, Nelson DW, Colville MR *et al.* (1991) MR: characterizing osteochondral lesions by magnetic resonance imaging. Arthroscopy 7:101

Edwards DH, and Bentley G (1977) Osteochondritis dissecans patellae. J, Bone Joint Surg [Br] 59B(1):58-63

Engel A, Hajek P, Kramer J *et al.* (1990) Magnetic resonance knee arthrography. Acta Orthop Scand 61 [Suppl 240]:33-43

Fairbank HAT (1933) Osteochondritis dissecans. Br J Surg 21:67-82

Garrett JC (1991) Osteochondritis dissecans. Clin Sports Med 10(3):569-593

Garrett JC, Kress KJ, Mudano M (1992) Osteochondritis dissecans of the lateral femoral condyle in the adult. Arthroscopy 8(4):474-481

Greyson ND, Lotem MM, Gross AE *et al.* (1982) Radionuclide evaluation of spontaneous femoral osteonecrosis. Radiology 142:729-735

Holland P, Davies AM (1994) Computed tomographic arthrography in the assessment of osteochondritis dissecans of the elbow. Clin Radiol 49:231-235

Howie JL (1985) Computed tomography in osteochondritis dissecans of the patella. J Can Assoc Radiol 36:197-199

Hughston JC, Hergenroeder PT, Courtenay BG *et al.* (1984) Osteochondritis dissecans of the femoral condyles. J Bone Joint Surg 66A(9):1340-1348

Janzen DL, Kosarek FJ, Helms CA *et al.* (1997) Osteonecrosis after contact neodymium: yttrium aluminum garnet arthroscopic laser meniscectomy. AJR 169:855-858

Kopecky KK, Braunstein EM, Brandt KD *et al.* (1991) Apparent avascular necrosis of the hip: appearance and spontaneous resolution of MR findings in ranal allograft recipients. Radiology 179:523-527

Kozlowski K, Middleton R (1985) Familial osteochondritis dissecans: a dysplasia of articular cartilage? Skeletal Radiol 13:207-210

Kramer J, Stiglbauer R, Engel A *et al.* (1992) MR contrast arthrography (MRA) in osteochondrosis dissecans. J Comput Assist Tomogr 16(2):254-260

Kurzeweil PR, Zambetti GJ, Hamilton WG *et al.* (1988) Osteochondritis dissecans in the lateral patellofemoral groove. Am J Sports Med 16(3):308-310

Le Gars LL, Orcel P, Liote F *et al.* (1996) Osteonecrosis-like syndrome of the medial tibial plateau can be due to a stress fracture. Rev Rheum 66(6):323-330

Linden B (1976) The incidence of osteochondritis dissecans in the condyles of the femur. Acta Orthop Scand 47:664-667

Linden B, Telhag H (1977) Osteochondritis dissecans: a histologic and autoradiographic study in man. Acta Orthop Scand 48:682-686

Loomer R, Fisher C, Lloyd-Smith R *et al.* (1993) Osteochondral lesions of the talus. Am J Sport Med 21:13

Lotke PA, Ecker ML (1988) Current concepts review osteonecrosis of the knee. J Bone Joint Surg 70A(3):470-474

Ly PN and Fallat LM (1993) Transchondral fractures of the talus: a review of 64 surgical cases. J Foot Ankle Surg 32:352

Martel W, Sitterley BH (1969) Roentgenologic manifestations of osteonecrosis. AJR 106(3):509-522

McGill JJ, Demos TC, Lomasney LM *et al.* (1995) Osteochondritis dissecans: imaging modalities. Orthopedics 18(12):1180-1185

Mesgarzadeh M, Sapega AA, Bonakdarpour A *et al.* (1987) Osteochondritis dissecans: analysis of mechanical stability with radiography, scintigraphy, and MR imaging. Radiology 165:775-780

Milgram JW (1978) Radiological and pathological manifestations of osteochondritis dissecans of the distal femur. Radiology 126:305-311

Motohashi M, Morii, T, Koshino T *et al.* (1991) Clinical course and roentgenographic changes of osteonecrosis in the femoral condyle under conservative treatment. Prognosis Medial Gonarthrosis 266:156-161

Mubarak SJ, Carroll NC (1979) Familial osteochondritis dissecans of the knee. Clin Orthop 140:131-136

Mubarak SJ, Carroll NC (1981) Juvenile osteochondritis dissecans of the knee: etiology. Clin Orthop 157:200-211

Mulliken BD, Renfrew DL, Brand RA *et al.* (1994) Prevalence of previously undetected osteonecrosis of the femoral head in renal transplant recipients. Radiology 192:831-834

Munk PL, Vellet AD (1993) Lesions of cartilage and bone around the knee. Top Magn Reson Imaging 5(4):249-262

Norman A, Baker ND (1978) Spontaneous osteonecrosis of the knee and medial meniscal tears. Radiology 129:653-656

Paes RA (1989) Familial osteochondritis dissecans. Clin Radiol 40:501-504

Faille P, Quesnel C, Baunin C *et al.* (1988) Computed arthrography: its role in the screening of joint diseases in pediatric radiology. Pediatr Radiol 18:386-390

Pappas AM (1981) Osteochondrosis dissecans. Clin Orthop 158:59-69

Pfeiffer WH, Gross ML, Seeger LL *et al.* (1991) Osteochondritis dissecans of the patella: MRI evaluation and a case report. Clin Orthop 271:207-211

Renu JM, Bou CV, Portet RV *et al.* (1994) Osteochondritis dissecans of the patella: 12 cases followed for 4 years. Acta Orthop Scand 65(1):77-79

Sagastibelza J, Zuniga JJ, Blasco JJ *et al.* (1993) Osteochondritis dissecans of the anterior tibial spine. Arthroscopy 9(6):695-696

Sakai T, Sugano N, Ohzono K *et al.* (1998) MRI evaluation of steroid- or alcohol-related osteonecrosis of the femoral condyle. Acta Orthop Scand 69(6):598-602

Schenck RC, Goodnight JM (1996) Current concepts review osteochondritis dissecans. J Bone Joint Surg 78A(3):439-456

Schneider T, Fink B, Jerosch J *et al.* (1998) The value of magnetic resonance imaging as postoperative control after arthroscopic treatment of osteochondritis dissecans. Arch Orthop Trauma Surg 117:235-239

Siddiqui AR, Kopecky KK, Wellman HN *et al.* (1993) Prospective study of magnetic resonance imaging and SPECT bone scans in renal allograft recipients: evidence for a self-limited subclinical abnormality of the hip. J Nucl Med 34:381-386

Smith DS, Sharp DC, Resendes M *et al.* (1994) MRI of healing osteochondritis dissecans fragment with absorbable pins. J Comput Assist Tomogr 18(5):832-833

Tervonen O, Mueller DM, Matteson EL *et al.* (1992) Clinically occult avascular necrosis of the hip: prevalence in an asymptomatic population at risk. Radiology 182:845-847

Towbin J, Towbin R, Crawford A *et al.* (1982) Osteochondritis dissecans of the tibial plateau. J Bone Joint Surg [Am] 64A(5):783-784

Twyman RS, Desai K, Aichroth PM *et al.* (1991) Osteochondritis dissecans of the knee: a long-term study. J Bone Joint Surg [Br] 73(B):461

# 18 Tumores e Lesões Tipo Tumorais

A. Mark Davies • Daniel Vanel

CONTEÚDO



## 18.1 Introdução

Os sarcomas ósseos são incomuns em comparação com outras malignidades, sendo responsáveis somente por 0,2% de todos os tumores (DORFMAN e CZERNIAK, 1995). Sua incidência é aproximadamente um décimo da encontrada nos sarcomas de tecidos moles (MACK, 1995) e de um dezesseis avos dos carcinomas de pulmão ou da mama. A incidência anual dos sarcomas ósseos é de aproximadamente 0,8/100000 (DORFMAN e CZERNIAK, 1995). O assunto é particularmente pertinente quando se trata do joelho, já que o fêmur distal e a tíbia proximal são os sítios de predileção para vários tumores benignos e malignos do osso (Quadro 18.1). O propósito deste capítulo é detalhar o papel das imagens na detecção e diagnóstico dos tumores ósseos e de tecidos moles dentro e ao redor da articulação do joelho, bem como no estadiamento cirúrgico e acompanhamento dos pacientes após o tratamento inicial. Nós também iremos destacar as inúmeras lesões tipo-tumorais que podem confundir um observador desatento. A menos que declare o contrário, os dados citados foram calculados pela combinação dos resultados de diversos textos de autoridades no assunto (MULDER *et al.*, 1993; UNNI, 1996; CAMPANACCI, 1999).

**Quadro 18.1.** Incidência global relativa dos quatro mais comuns sarcomas ósseos (coluna A*) e incidência de cada tipo ao redor do joelho (coluna B)

| | *A* | *B* |
|---|---|---|
| Osteossarcoma | 35% | 56% |
| Condrossarcoma | 26% | 17% |
| Sarcoma de Ewing | 16% | 14% |
| Fibrossarcoma/HFM | 6% | 38% |

HFM, histiocitoma fibroso maligno

*De DORFMAN e CZERNIAK (1995).

## 18.2 Detecção

A maioria dos pacientes com um tumor ósseo ou de tecidos moles irá se apresentar com dor e/ou edema. Alternativamente, uma fratura patológica pode ser a característica de apresentação. Ocasionalmente, um tumor ósseo, tipicamente uma lesão benigna, pode ser um achado radiológico acidental. A despeito das novas técnicas de imagens, a radiografia é o método de imagem preliminar mais importante nas investigações. Freqüentemente, o diagnóstico pode ser óbvio nos olhos mais treinados, e imagens adicionais, se necessárias, são direcionadas para o estadia-

A. M. Davies, MD
Consultant Radiologist, MRI Centre, Royal Orthopaedic Hospital, Bristol Road, Birmingham, B31 2AP, UK
S. Vanel, MD
Department of Radiology, Institut Gustav Roussy, 39 rue Camille Desmoulins, Villejuif 94895, France

mento da lesão. Alternativamente, se uma anormalidade estiver presente na imagem e a natureza precisa não é imediatamente aparente, certas características irão indicar um diagnóstico diferencial e outras formas de imagens podem ser empregadas para auxiliar no estabelecimento de um diagnóstico radiológico mais definitivo. Entretanto, se a radiografia inicial é normal, com a persistência ou aumento dos sintomas, uma repetição da radiografia pode estar indicada.

Os sinais iniciais de um tumor ósseo, ou uma infecção em questão, incluem áreas sutis de lise ou esclerose mal definida, destruição cortical, formação de osso novo periostal e edema de tecidos moles (Fig. 18.1) (ROSENBERG *et al.*, 1995). Não é de surpreender que as lesões ósseas freqüentemente não sejam diagnosticadas ou detectadas nas radiografias iniciais. Em uma auditoria realizada na instituição de um dos autores (A.M.D.) em aproximadamente 20% dos casos nem o médico, nem o radiologista no centro de referência detectaram o tumor ósseo nas radiografias iniciais, apesar das evidências estarem presentes nas revisões retrospectivas das radiografias (GRIMER e SNEATH, 1990). Este é um problema maior nos tumores em ossos chatos, como a pelve, do que ao redor da articulação do joelho. O processo patológico pode estar bem estabelecido mesmo na presença de uma radiografia normal. Pelo menos 40-50% do osso trabecular deve estar destruído antes que uma discreta área de lucência possa ser discernida nas radiografias (ARDRAN, 1951; EDELSTYN *et al.*, 1967). A erosão ou destruição da córtex é mais prontamente visível. É evidente que quanto menor o osso envolvido, com uma maior proporção de osso cortical em relação ao medular, mais fácil é a detecção de uma anormalidade nas radiografias. Portanto, se três tumores de tamanho similar surgirem ao redor da articulação do joelho, uma lesão que afetar o menor osso, a fíbula proximal, será mais evidente radiologicamente do que aquelas no fêmur ou na tíbia. Entretanto, tenha cuidado com a patela. Apesar de ser um sítio raro, os tumores da patela são facilmente desprezados já que o osso se projeta sobre o fêmur distal nas projeções ântero-posteriores.

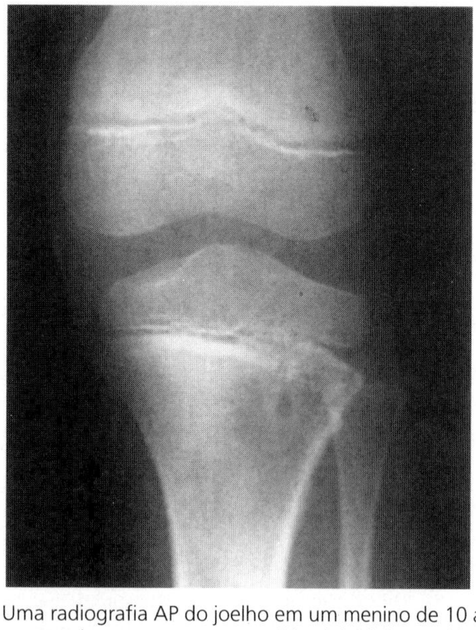

**Fig. 18.1.** Uma radiografia AP do joelho em um menino de 10 anos de idade demonstrando um osteossarcoma lítico inicial da metáfise proximal da tíbia.

Na presença de uma radiografia normal, uma dor referida precisa ser considerada. A patologia do quadril se apresentando como uma dor referida no joelho é uma entidade bastante conhecida em crianças. Se a dor referida for suspeitada, as radiografias da pelve e do fêmur proximal estão indicadas. Na ocasião, lesões radiologicamente ocultas podem ser detectadas pela cintigrafia óssea e/ou ressonância magnética (RM). É importante destacar que, devido à sua maior sensibilidade, as imagens de RM freqüentemente revelam anormalidade de pouca ou nenhuma significância clínica. Um número crescente de RM do joelho são realizadas a cada ano por uma variedade de motivos. As anormalidades medulares incidentais serão reveladas na metadiáfise distal do fêmur em uma pequena percentagem dos casos que quase invariavelmente se mostra como um condroma inócuo (Fig. 18.2).

## 18.3 Diagnóstico

### 18.3.1 Diagnóstico dos Tumores Ósseos

Uma vez que uma anormalidade esquelética tenha sido detectada ao redor do joelho, o próximo objetivo da imagem é o de tentar caracterizar a lesão e, ao fazer isto, indicar um diagnóstico diferencial apropriado para o médico que solicitou o exame. Neste estágio, importantes máximas que devem ser apreciadas incluem não sobrevalorizar uma lesão benigna, não desprezar uma lesão maligna e não indicar de modo inadequado uma biópsia, que pode prejudicar um tratamento cirúrgico subseqüente (MOSER e MADEWELL, 1987). Antes de avaliar a imagem, o radiologista prudente deve estabelecer alguns fatos básicos em relação ao paciente. Reconhecendo a relevância de certos detalhes clínicos, um extenso diagnóstico diferencial pode ser significantemente reduzido mesmo antes que a imagem seja considerada. Importantes fatores a serem considerados incluem:

1. *Idade*. A idade do paciente é a peça de informação isolada mais útil já que freqüentemente influencia o diagnóstico diferencial. Muitas neoplasias musculoesqueléticas exibem um pico de incidência em idades diferentes. Para o osteossarcoma, este pico ocorre na segunda e terceira décadas (Fig. 18.1). As metástases e o mieloma sempre devem ser considerados em

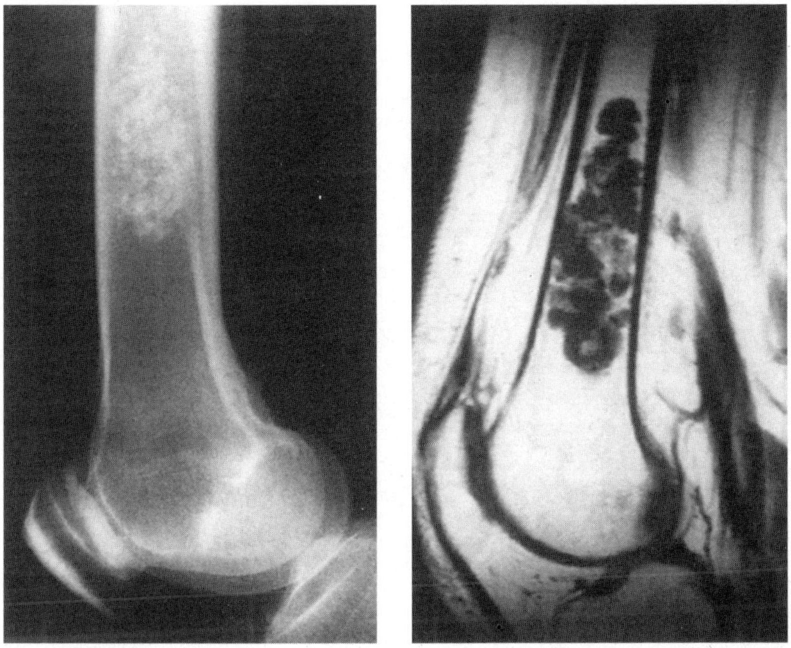

a b

**Fig. 18.2. a,b.** Encondroma da diáfise femoral distal que inicialmente foi um achado incidental nas imagens de RM. **a** Radiografia lateral; **b** RM ponderada em T1 sagital.

pacientes com mais de 40 anos de idade (Fig. 18.3). Similarmente, o neuroblastoma metastático deve estar no diagnóstico diferencial em idades de 2 anos ou menos. Inversamente, um tumor que surge na adolescência ou no início da vida adulta raramente será uma metástase.

2. *Sexo e origem étnica*. Muitos tumores ósseos são mais comuns em meninos, mas este fato não desempenha um papel significante quando se formula o diagnóstico diferencial. O sarcoma de Ewing é incomum já que é prevalente em caucasianos, mas raramente é visto em afro-caribenhos. Inúmeras lesões não-neoplásicas que podem na ocasião simular uma neoplasia também demonstram uma disposição racial, *i. e.*, anemia falciforme, doença de Gaucher, e doença de Paget. A origem geográfica do paciente também pode ser significante já que a incidência de infecções ósseas e articulares é muito mais comum em países subdesenvolvidos.
3. *História Familiar.* Existem poucas evidências de uma predisposição familiar em relação à formação de neoplasias musculoesqueléticas na maioria dos casos. A exceção são certas condições congênitas que podem sofrer transformação maligna, *i. e.*, aclasia diafisária (Fig. 18.4), doença de Ollier e síndrome de Maffucci.
4. *Multiplicidade.* É importante no tratamento inicial do paciente que se estabeleça se a lesão é solitária ou múltipla já que isto irá influenciar o diagnóstico diferencial. Freqüentemente esta questão não será definitivamente respondida até que a imagem de estadiamento seja realizada.

É neste estágio que a atenção deve ser voltada para as imagens. A radiografia permanece sendo a mais precisa de todas as técnicas de imagens disponíveis atualmente para a determinação do diagnóstico diferencial de uma lesão óssea (Kricun, 1983). Apesar de muitas lesões serem instantaneamente reconhecíveis, é prudente analisar as características radiológicas presentes. A análise pode ser realizada respondendo as seguintes questões: Qual osso e qual parte do osso está envolvida? O que o tumor está fazendo ao osso (padrão de destruição)? Que forma de rea-

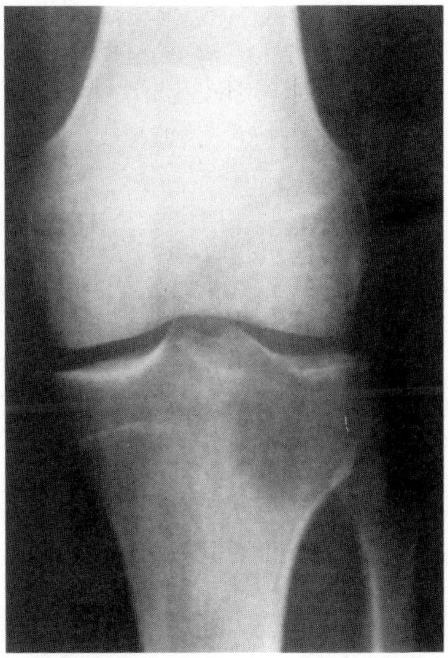

**Fig. 18.3.** Radiografia AP em um homem de 60 anos de idade com uma metástase renal solitária na metáfise tibial. As características radiológicas simulam um TCG.

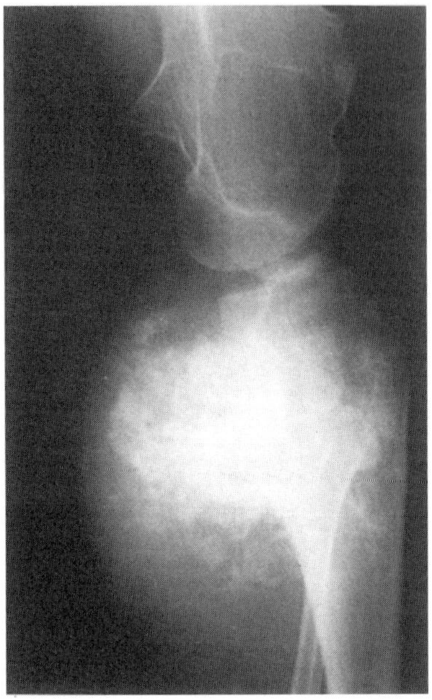

Fig. 18.4. Radiografia lateral demonstrando um condrossarcoma periférico em um paciente com aclasia diafisária.

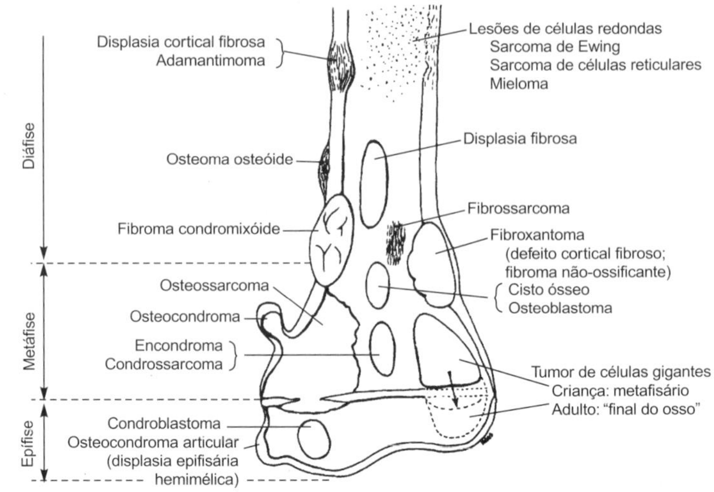


Fig. 18.5. Diagrama composto dos sítios de origem dos tumores ósseos primários. (De MADEWELL *et al.*, 1981, com permissão).

ção periostal, se houver, está presente? Que tipo de mineralização da matriz, se houver, está presente?

*Sítio no Esqueleto.* A maioria dos tumores e infecções do osso ocorrem ao redor do joelho e por este motivo, poucas informações diagnósticas podem ser deduzidas através da observação do osso afetado na maioria dos casos. Existem exceções. A maioria dos tumores que surgem na patela são benignos. A maioria dos tumores a envolver a fíbula proximal são cistos ósseos aneurismáticos (COAs), tumores de células gigantes, (TCGs), osteossarcomas e sarcomas de Ewing.

*Localização no Osso.* O sítio de origem de um tumor ósseo é um parâmetro importante no diagnóstico (Fig. 18.5) (MADEWELL *et al.*, 1981). Ele reflete o sítio de maior atividade celular. Durante o esforço de crescimento na adolescência, a maioria das áreas ativas se localizam nas metáfises ao redor do joelho e no úmero proximal. Os tumores originários de células da medula óssea podem ocorrer em qualquer local ao longo do osso. O osteossarcoma convencional tenderá a se originar da células de medula óssea na metáfise e metadiáfise, enquanto que o sarcoma de Ewing tende a surgir na metáfise ou, mais distintivamente, na diáfise (Fig. 18.6). Na criança, o diagnóstico diferencial de uma lesão que surge dentro de uma epífise pode ser limitado realisticamente a um condroblastoma (Fig. 18.7), abscesso epifisário (piogênico ou tuberculoso) e, raramente, granu-

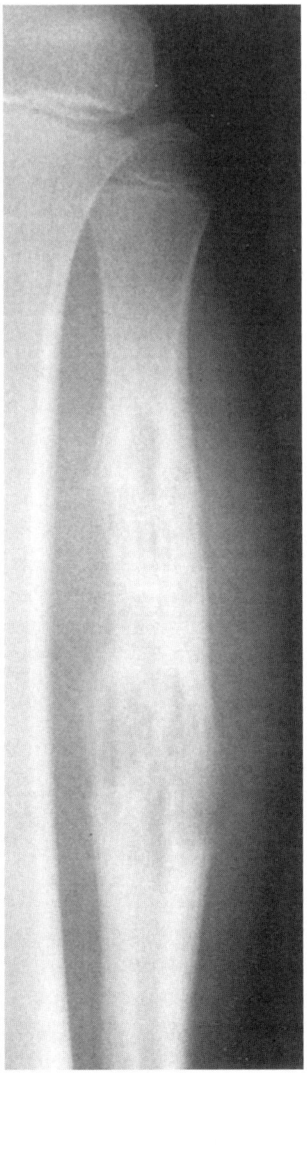

Fig. 18.6. Radiografia AP de um sarcoma de Ewing da diáfise fibular proximal. Características típicas incluem uma destruição óssea mal definida, reação periostal lamelar e triângulos de Codman medialmente.

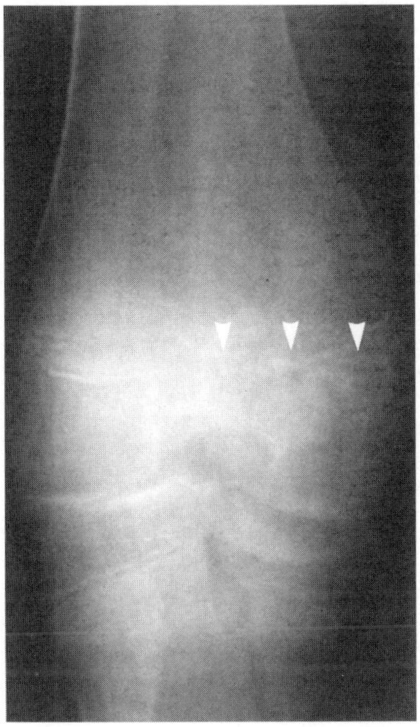

a

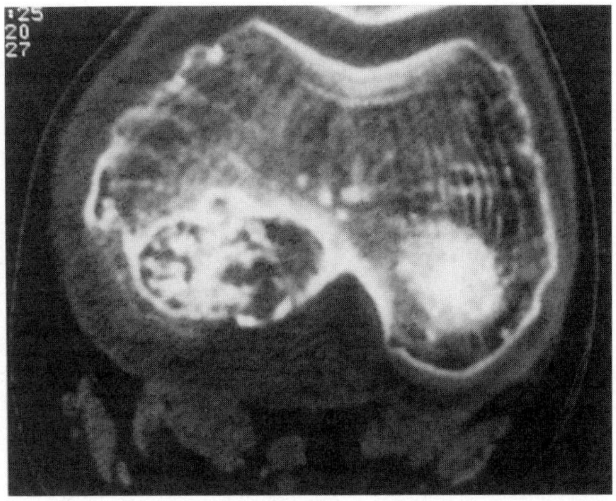

b

**Fig. 18.7. a** Radiografia AP de um menino de 14 anos de idade com um condroblastoma surgindo na epífise femoral (*pontas de seta*). **b** A mineralização da matriz é facilmente vista na TC.

loma eosinofílico. Após a fusão esquelética, lesões subarticulares análogas no adulto às lesões epifisárias incluem o TCG, condrossarcoma de células claras (raro) e gânglios intra-ósseos. A maioria dos casos de osteomielite irão surgir dentro da metáfise de um osso longo, tipicamente a tíbia e fêmur.

Também pode ser útil se identificar a origem do tumor em relação ao plano transversal do osso. O tumor é transversal, excêntrico ou baseado na córtex? Por exemplo, um cisto ósseo simples, displasia fibrosa e sarcoma de Ewing tenderão a apresentar uma localização central. O fibroma condromixóide e o defeito cortical fibroso/fibroma não ossificante (Fig. 18.8) são tipicamente excêntricos. As lesões que geralmente surgem em uma posição excêntrica podem aparecer centrais se o tumor é particularmente grande ou o osso envolvido é de pequeno calibre. Portanto, a maioria dos tumores surgindo na fíbula proximal irão parecer "centrais". Existem inúmeras lesões da superfície do osso que estão relacionadas com a córtex externa (KENAN *et al.*, 1993a; SEEGER *et al.*, 1998). A maioria das lesões malignas da superfície do osso são formas raras de osteossarcoma, *i. e.*, osteossarcoma periostal de superfície de alto grau e osteossarcoma parosteal. A maioria dos casos de osteossarcoma parosteal surgem a partir da metáfise posterior do fêmur distal.

*Padrão da Destruição Óssea.* A análise da interface entre o tumor e o osso hospedeiro é um bom indicador da taxa de crescimento da lesão. Uma lesão com margens lisas geralmente denota um crescimento mais lento do que uma lesão não marginada (Fig. 18.8). Quanto mais rápido for o crescimento, mais agressivo o padrão de destruição e mais larga a zona de transição entre o tumor e o osso normal (Fig. 18.1). A agressividade por si só não indica conclusivamente uma malignidade, mas os tumores malignos tendem a ter um crescimento mais rápido do que suas contrapartes benignas. A destruição geográfica do osso é o termo utilizado para lesões ósseas que aparecem bem marginadas com uma fina zona de transição. Quanto mais espesso for o bordo esclerótico, mais tempo o osso hospedeiro tem que responder à lesão e, portanto, por implicação, mais lenta é a taxa de crescimento da lesão. A vasta maioria dos tumores ósseos em crianças que demonstra um padrão geográfico são benignos, como o cisto ósseo simples (COS), COAs, displasia fibrosa e encondroma.

Destruição óssea mosqueada e permeativa são termos utilizados para descrever a destruição óssea na qual existem múltiplas e pequenas lucências corticais com uma zona de transição mal definida. Estes padrões indicam a natureza agressiva destas lesões em contraste com as lesões que apresentam padrão geográfico. O rápido crescimento destas lesões não permite que o osso tenha tempo suficiente para reagir e produzir uma resposta. Tipicamente malignidades, incluindo o osteossarcoma, sarcoma de Ewing e metástases de neuroblastomas, exibem um padrão mosqueado ou permeativo de destruição óssea (Figs. 18.1, 18.6 e 18.9). A osteomielite aguda é a condição "benigna" que também pode gerar uma aparência mosqueada.

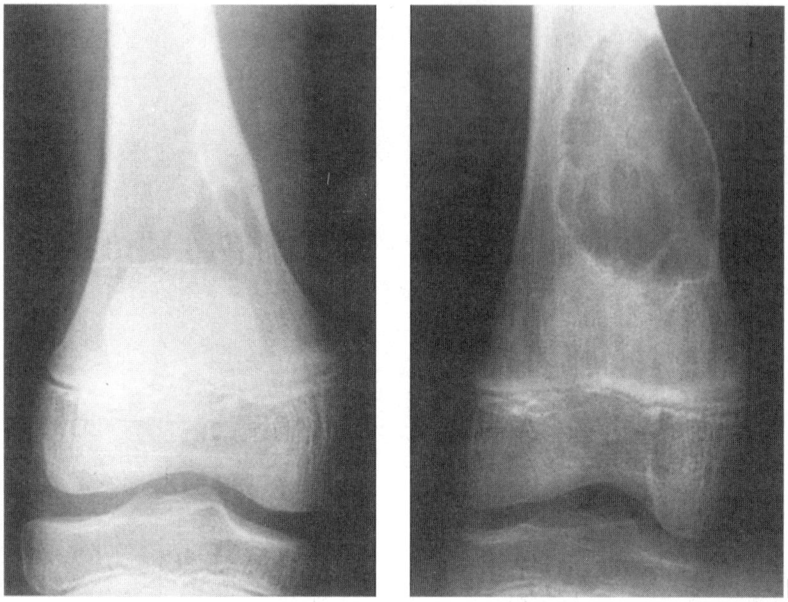

Fig. 18.8a, b. Radiografias AP com 27 meses de diferença entre elas demonstrando o crescimento de um defeito cortical fibroso/fibroma não ossificante da metáfise femoral.

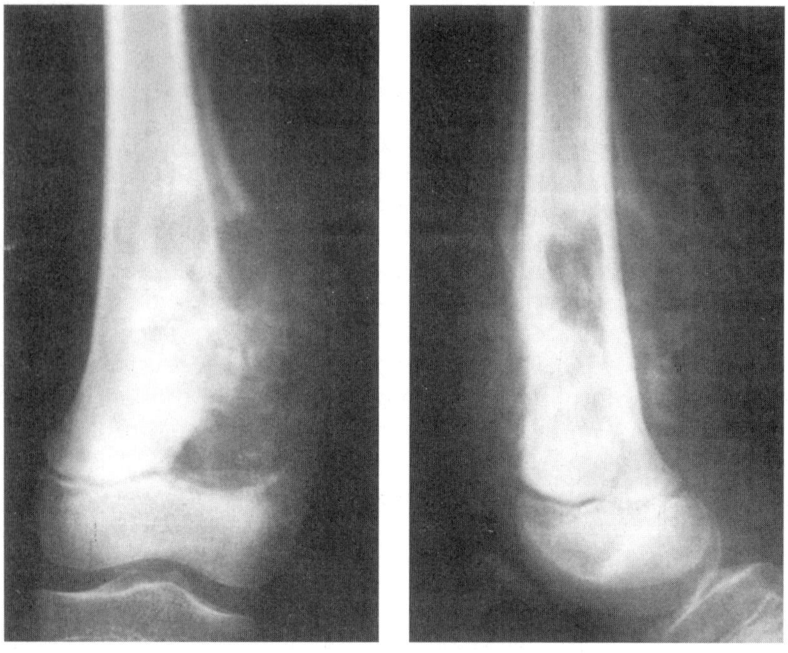

Fig. 18.9a, b. Radiografias AP e lateral de uma lesão lítica mista e esclerótica de um osteossarcoma. Observa-se uma reação periostal lamelar e espiculada combinada com triângulos de Codman.

*Reação Periostal.* O periósteo normalmente é radiolucente mas irá mineralizar quando estimulado por um processo ósseo ou para-ósseo adjacente. A taxa de mineralização é parcialmente dependente da idade do paciente. Quanto mais jovem for o paciente, mais rápida a alteração radiológica e vice-versa. A reação periostal, conhecida também como formação de osso novo periostal, pode ocorrer em qualquer condição que eleve o periósteo, seja ela sangue, pus ou tumor. A aparência e a natureza da reação freqüentemente é valiosa para que seja estreitado o diagnóstico diferencial de um tumor ósseo.

Uma "casca" é utilizada para descrever uma lesão lítica com expansão óssea. A "casca" é a deposição de osso novo periostal em resposta ao crescimento do tumor. Quanto mais espessa for a "casca", mais lento será o crescimento do tumor e vice-versa. As "cascas" tipicamente são encontradas nos tumores benignos como o COS, COA, displasia fibrosa e no fibroma condromixóide (Fig. 18.10).

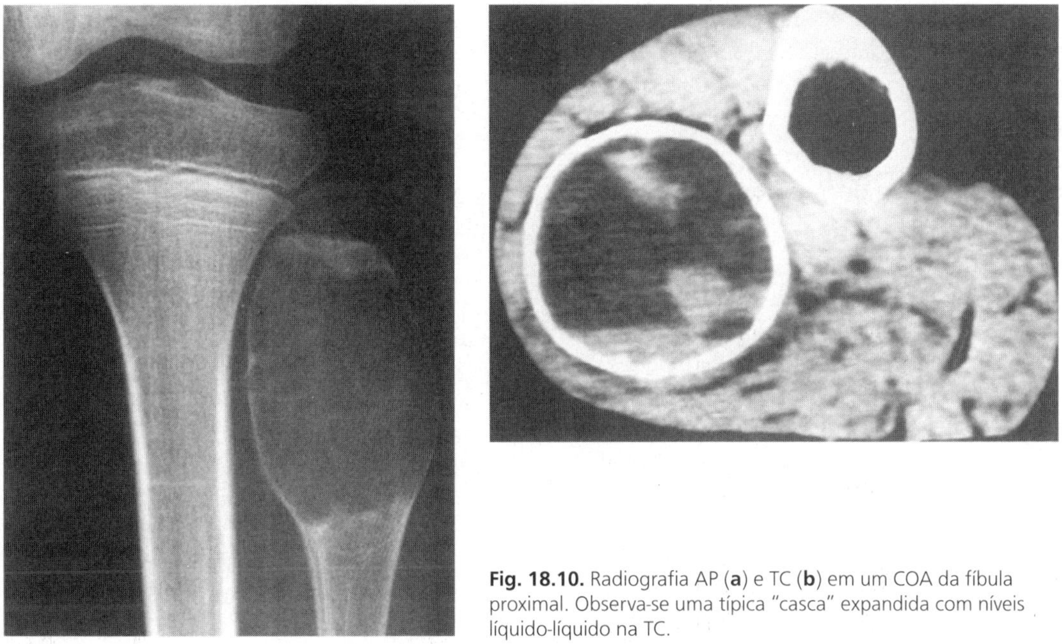

a b

**Fig. 18.10.** Radiografia AP (**a**) e TC (**b**) em um COA da fíbula proximal. Observa-se uma típica "casca" expandida com níveis líquido-líquido na TC.

Elas também podem ser vistas no osteossarcoma teleangiectásico, que freqüentemente simula um COA. Em um grupo etário mais velho, as "cascas" são encontradas nas metástases expansivas de tumores primários do rim e tireóide e no plasmacitoma.

Uma reação periostal lamelar é vista em várias condições traumáticas e inflamatórias. A reação periostal lamelar, conhecida também como lesão em casca de cebola, é vista no sarcoma de Ewing, osteossarcoma, granuloma eosinofílico e osteomielite aguda (Figs. 18.6 e 18.9). Uma reação periostal espiculada ocorre quando a mineralização é orientada perpendicularmente à córtex e denota um processo de evolução mais rápida. Ela é típica dos tumores malignos como o osteossarcoma e o sarcoma de Ewing (Fig. 18.9). Ela pode ser vista nos tumores benignos como o hemangioma do osso e nas condições não neoplásicas como a talassemia e acropaquia da tireóide, mas não em relação ao joelho.

*Matriz*. Inúmeros tumores produzem uma matriz, a substância intracelular, que pode calcificar ou ossificar. Os focos radiodensos devem ser diferenciados de outras causas de calcificação como os calos de fratura, resposta esclerótica adjacente ao tumor, detritos necróticos e calcificação distrófica. A matriz tumoral radiodensa pode ser osteóide ou condróide. A exceção é a displasia fibrosa, onde a matriz colagenosa pode ser suficientemente densa para gerar uma aparência em vidro fosco. O tumor osteóide é tipificado por padrões sólidos (bordos lisos) ou padrões nebulosos ou tipo-marfim (bordos mal definidos) (Fig. 18.9). A cartilagem nos tumores é descrita de várias formas tendo aparências tipo pontilhadas, floculares, anel-e-arco e em formato de pipoca (Figs. 18.2a e 18.11). A identificação do padrão da calcificação da matriz irá diminuir significantemente o diagnóstico diferencial, mas a matriz propriamente dita não tem influência na determinação da benignidade ou malignidade da lesão. A distribuição pode ser útil. Por exemplo, o encondroma e o infarto medular, que freqüentemente surgem no fêmur distal, podem demonstrar uma

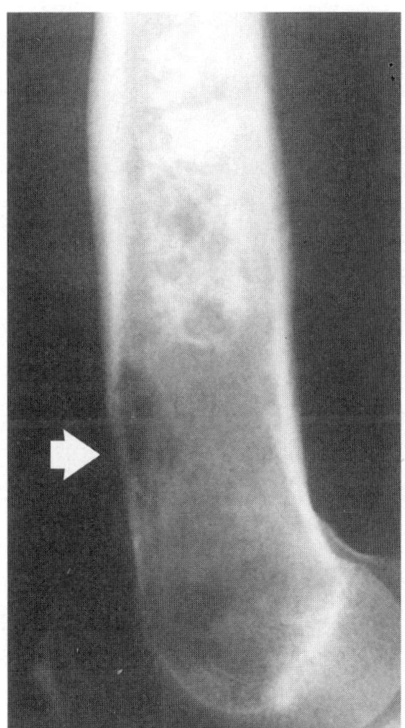

**Fig. 18.11.** Radiografia lateral de um condrossarcoma central do fêmur. Típica calcificação da cartilagem proximalmente. A aparência permeativa distalmente com destruição cortical anterior indica um componente mais agressivo do tumor (*seta*).

calcificação de natureza similar. Entretanto, a distribuição é tipicamente central no encondroma, enquanto é periférica no infarto medular.

### 18.3.2 Diagnóstico dos Tumores de Tecidos Moles

A ausência de resolução do contraste é uma limitação bastante conhecida da radiografia, mas o valor do exame não deve ser subestimado na avaliação das massas de tecidos moles. Ela não irá identificar o diagnóstico preciso na maioria dos casos, mas ainda pode gerar informações valiosas, *i. e.*, na presença de calcificação e envolvimento ósseo. A ausência de anormalidades ósseas na presença de uma massa clinicamente palpável indica imediatamente que a patologia tem uma origem em tecidos moles, ainda que com grandes variedades de opções para o diagnóstico diferencial.

A radiodensidade da maioria das massas de tecidos moles se aproxima da encontrada na água e é similar à radiodensidade do músculo; portanto, tais massas somente são reveladas em virtude de seu efeito de massa. Na minoria dos casos, parte ou todo o tumor pode exibir uma radiodensidade suficientemente diferente da água para que seja visualizada diretamente nas radiografias. Lipomas, o mais comum dos tumores de tecidos moles, produzem uma baixa radiodensidade entre a do músculo e a do ar. Por este motivo, os lipomas são tipicamente bem demarcados pelos tecidos ao seu redor e, se forem de tamanho suficiente, podem ser diagnosticados nas radiografias com um grau moderado de confiança. Deve ser observado que os lipossarcomas de baixo grau podem conter quantidades variáveis de gordura que também irão aparecer relativamente radiolucentes nas radiografias. Uma técnica de quilovoltagem baixa irá acentuar as diferenças entre a gordura e o músculo.

Uma radiodensidade elevada pode ser vista nos tecidos por causa da presença de hemossiderina, calcificação ou ossificação. A deposição de hemossiderina ocorre tipicamente nos tecidos sinoviais expostos a hemorragias repetidas como nos casos de sinovite vilonodular pigmentada. A calcificação ou ossificação nos tecidos moles são características de um amplo espectro de patologias, incluindo processos congênitos, metabólicos, endócrinos, traumáticos e infecções parasíticas. Os tumores primários dos tecidos moles estão entre as causas menos comuns de calcificação que o radiologista geral pode esperar encontrar em sua rotina diária.

A ultra-sonografia é uma importante técnica na avaliação inicial de uma massa de tecidos moles suspeita. Primeiro, ela pode confirmar ou excluir com confiança a presença de uma massa. Segundo, ela pode até um certo grau caracterizar a lesão pela distinção de uma lesão puramente cística, como um gânglio de tumores sólidos. A ultra-sonografia com Doppler pode ser empregada para avaliar a vascularização da lesão e a ultrasonografia é a modalidade ideal para as biópsias guiadas por imagens.

### 18.3.3 Imagens de TC e RM no Diagnóstico

O principal papel da tomografia computadorizada (TC) e da RM no tratamento do paciente com suspeita de tumor musculoesquelético é o estadiamento (ver Seção 18.4). Em alguns casos ambas as técnicas podem ser úteis no estabelecimento do diagnóstico diferencial. As características da TC que devem ser avaliadas são semelhantes às descritas na avaliação das radiografias. Isto reflete o fato que ambas são técnicas radiográficas baseadas na atenuação de uma fonte de raios-X. As irregularidades corticais, extensão para os tecidos moles e uma mineralização leve são mais prontamente apreciadas nas imagens de TC do que nas radiografias. A avaliação dos valores de atenuação da TC irá permitir a distinção entre massas contendo gordura e massas contendo líquido. Apesar da base física das imagens de RM ser bastante diferente, informações morfológicas semelhantes podem ser facilmente identificadas. A exceção são as lacunas de sinal de uma mineralização fina, que pode não ser facilmente detectada pelas imagens de RM. Características na RM potencialmente enganosas que podem sugerir um sarcoma ósseo são um proeminente edema medular e o edema de tecidos ósseos (Hayes *et al.*, 1992). Entretanto, estas são comuns nos casos de osteoma osteóide, osteoblastoma, condroblastoma, fraturas por estresse e infecção. Muitos dos sarcomas de tecidos moles irão aparecer bem definidos nas imagens de RM devido à presença de uma pseudocápsula, enquanto que os processos inflamatórios, como os abscessos, aparecerão mal definidos devido ao exsudato inflamatório circundante.

A maioria dos tumores possui tempos de relaxamento T1 e T2 prolongados, demonstrando por este motivo sinal baixo a intermediário nas imagens ponderadas em T1 e alto sinal nas imagens ponderadas em T2. O encurtamento T1, com uma alta intensidade de sinal, será visto nos tumores contendo gordura, hemorragia subaguda e no realce com gadolíneo quelado. Uma baixa intensidade de sinal nas imagens ponderadas em T2 é vista com a mineralização densa, tumores hipocelulares/fibrosos, lacunas de sinal oriundas do fluxo sangüíneo, deposição de hemosiderina, implantes cirúrgicos e cimento ósseo. Os níveis líquido-líquido são bem demonstrados nas imagens de TC e RM em um grande número de diferentes condições musculoesqueléticas. No esqueleto imaturo com aparências radiológicas apropriadas, os níveis líquido-líquido são mais comumente vistos nos COAs (Fig. 18.10b). (Davies e Cassar-Pullicino, 1992).

A RM dinâmica com contraste tem sido usada para diferenciar lesões benignas das malignas utilizando a inclinação das curvas de realce derivadas no tempo-intensidade (VERSTRAETE *et al.*, 1994). As lesões ósseas benignas tendem a demonstrar uma inclinação baixa em comparação com a inclinação alta ou íngreme das lesões malignas; entretanto, existe uma considerável superposição de modo que o uso desta técnica tem valor limitado na prática rotineira. Por exemplo, lesões altamente vascularizadas ou perfundidas como os COA, granuloma eosinofílico, osteoma osteóide e osteomielite aguda podem demonstrar valores de inclinação na amplitude dos tumores malignos. Similarmente, nos tecidos moles, uma miosite ossificante em estágio inicial demonstrará uma inclinação íngreme simulando uma malignidade.

## 18.4 Estadiamento Cirúrgico

O estadiamento cirúrgico preciso é um requisito fundamental em todas as imagens oncológicas. O sistema de estadiamento regularmente utilizado para os sarcomas ósseos e de tecidos moles é o adotado pela Musculoskeletal Tumor Society (ENNEKING *et al.*, 1980). Este sistema determina um entre três graus de acordo com a extensão local do tumor, a presença ou ausência de metástases e o grau histológico. O esclarecimento das duas primeiras características do sistema de estadiamento se baseia totalmente nas imagens. O valor de um sistema de estadiamento direto, como este, é o de ser facilmente aplicado, se correlacionar bem com o prognóstico e permitir estudos de comparação válidos entre diferentes tratamentos e centros de tratamento. Um sistema de estadiamento alternativo para os sarcomas ósseos é o American Joint Committee on Cancer, que identifica a extensão do tumor, *i. e.*, se ele está confinado ao osso (T1) ou se extende além do osso (T2), grau (G1-4), envolvimento nodal (N) e disseminação do tumor à distância (M).

A determinação da extensão do tumor local ao redor do joelho geralmente se baseia nas imagens de RM. Um estudo demonstrou que a TC é tão boa quanto a RM para o estadiamento (PANICEK *et al.*, 1997a) apesar de haver algumas dúvidas em relação à técnica e qualidade da tecnologia utilizada, de modo que estudos multicêntricos possam ser estritamente comparáveis (STEINBACH, 1998). Entretanto, nos locais em que o acesso à RM permanece limitado, a TC é uma alternativa adequada, apesar de sua significante carga de radiação. A RM deve ser realizada preferencialmente antes da biópsia, já que o trauma do procedimento pode resultar em hemorragia e edema, que podem exagerar a extensão verdadeira do tumor. As características do tumor que devem ser avaliadas com base nas imagens de RM para os propósitos do estadiamento de sarcomas ósseos suspeitos são as seguintes:

*Extensão no Osso?* Para avaliar a extensão do envolvimento ósseo pelo tumor, uma seqüência ponderada em T1 deve ser realizada com orientação ao longo do eixo longo do osso envolvido (Figs. 18.2b, 18.12a,b). Esta seqüência é particularmente sensível às alterações de medula óssea. É necessário medir a extensão do tumor a partir de um ponto anatômico de referência, que, para propósitos de um sarcoma ósseo surgindo ao redor do joelho, pode ser as córtices articulares do fêmur ou da tíbia. O gadolíneo quelado não deve ser utilizado neste estágio já que a captação do meio de contraste pode deixar o tumor isointenso em relação à medula gordurosa. Este problema pode ser superado com a utilização de uma seqüência T1 contrastada com supressão de gordura, mas esta pode ser uma forma cara de se chegar ao mesmo resultado. Muitos tumores benignos, bem como os tumores malignos demonstram um grau variável de edema peritumoral. Estes incluem o osteoma osteóide, condroblastoma, TCG, e o osteossarcoma (Fig. 18.13). O edema aparece como uma zona de intensidade de sinal intermediário se fundindo de forma imperceptível com o tumor principal. Com o sarcoma pode ser difícil distinguir onde o tumor termina e o edema começa. Se for questionável, é prudente incluir todo o sinal de medula óssea reduzido dentro das medidas da extensão do tumor já que as células malignas podem contaminar a área edematosa além dos confins imediatos do tumor principal. Alguns pesquisadores sugeriram que é possível que a RM faça a distinção entre o tecido tumoral e o edema peritumoral com o uso de uma seqüência dinâmica com contraste, mas é difícil acreditar que esta técnica possa evidenciar ninhos isolados de células malignas. É interessante especular se, no futuro, as imagens de RM difusão-ponderadas ajudarão na distinção entre o tumor e o edema. Felizmente, este não é um problema significante na maioria dos pacientes com um sarcoma que surge no fêmur distal ou tíbia proximal. Se for aumentado em vários centímetros o comprimento de uma prótese feita sob medida para acomodar a zona edematosa improvavelmente afetará o resultado funcional.

*Extensão nos Tecidos Moles?* Se o tumor está confinado ao osso, a córtex permanecerá intacta. O osso cortical aparece preto em todas as seqüências de RM já que não produz sinal. A destruição cortical com perda da linha preta é um achado freqüente e característico da malignidade óssea (Fig. 18.13). Entretanto, não é raro que sarcomas altamente malignos como o osteossarcoma e o sarcoma de Ewing possam penetrar a córtex sem apresentar uma destruição franca. Nesta situação, melhor demonstrada nas imagens axiais, o contorno escuro da córtex persistirá com uma aparência permeativa análoga ao padrão mosqueado ou permeativo encontrado nas radiografias. É convenção descrever qualquer tumor identificado fora da córtex como extra-ósseo ou extensão para tecidos moles.

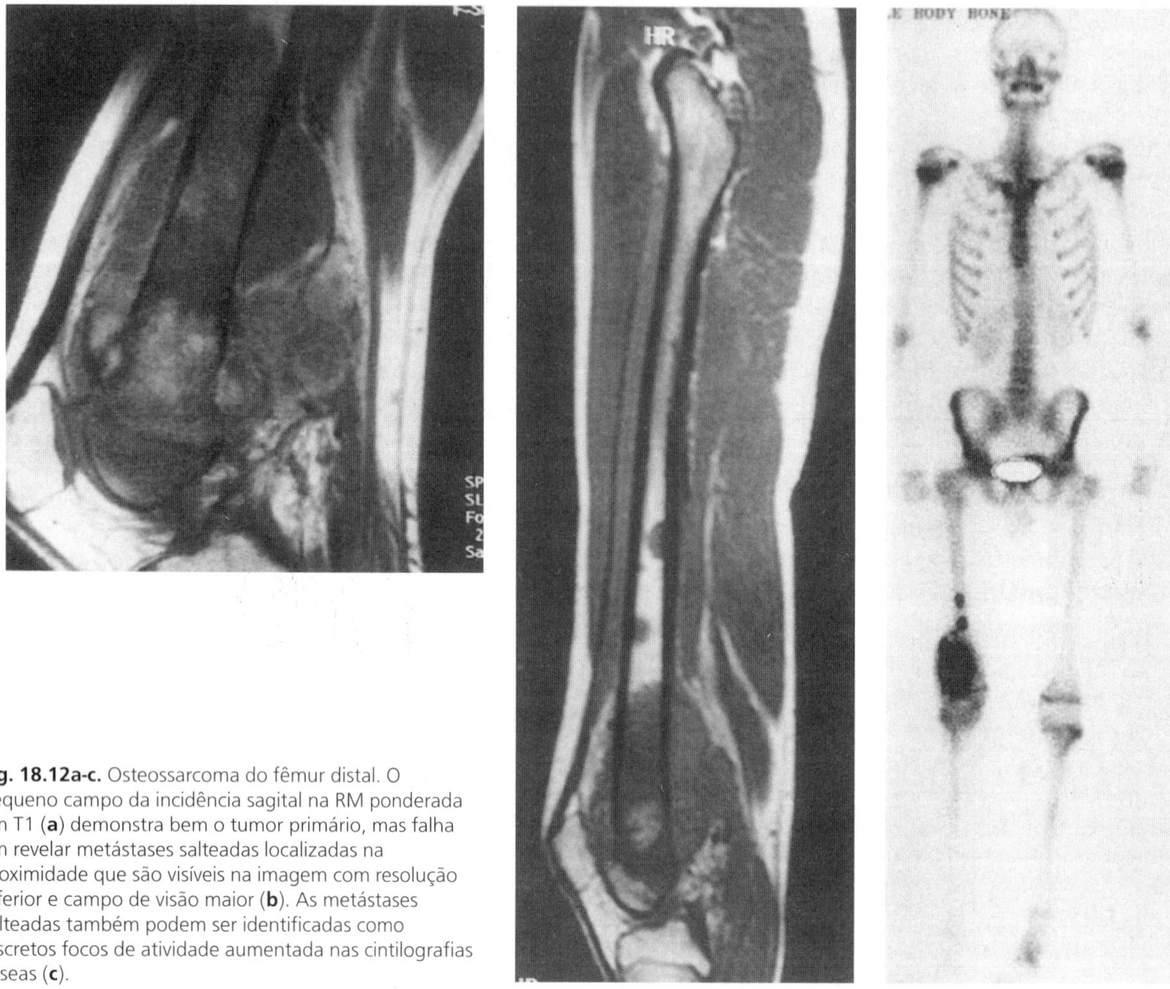

a

b, c

**Fig. 18.12a-c.** Osteossarcoma do fêmur distal. O pequeno campo da incidência sagital na RM ponderada em T1 (**a**) demonstra bem o tumor primário, mas falha em revelar metástases salteadas localizadas na proximidade que são visíveis na imagem com resolução inferior e campo de visão maior (**b**). As metástases salteadas também podem ser identificadas como discretos focos de atividade aumentada nas cintilografias ósseas (**c**).

Falando estritamente, isto geralmente, é incorreto já que o tumor pode permanecer confinado por um periósteo altamente intacto. Porém, esta convenção persiste e geralmente é somente uma fonte de problemas quando se avaliam os achados das imagens de RM em comparação ao exame do espécime patológico. O conteúdo relativamente alto de água da maioria dos tumores, tanto nos sarcomas ósseos como nos de tecidos moles, deixa-os isointensos e, portanto, indistinguíveis dos músculos ao seu redor nas imagens ponderadas em T1. Por este motivo, para a avaliação da extensão para tecidos moles, uma seqüência ponderada em T2, com bom contraste entre tumor e músculo, é necessária. Uma desvantagem da seqüência ponderada em T2 *fast spin*-eco (turbo) amplamente utilizada é a resolução espacial levemente reduzida e o sinal relativamente alto da gordura, que pode limitar o contraste com o tumor. Este problema pode ser superado com o uso da supressão de gordura. Uma seqüência STIR é a alternativa, apesar de apresentar relação sinal-ruído inferior (Fig. 18.13b). A seqüência STIR também tenderá a sobrevalorizar a extensão do tumor devido a sua maior sensibilidade a um conteúdo elevado de água em um tecido. Assim como no osso, a distinção entre o tumor dos tecidos moles e o edema perineoplásico pode ser problemática (Shuman *et al.*, 1991). O conhecimento da anatomia dos compartimentos ao redor do joelho é essencial quando se determina o estágio do tumor (Anderson *et al.*, 1999).

*Envolvimento Articular?* É importante identificar a invasão da articulação do joelho por um sarcoma porque, apesar da articulação geralmente ser excisada no momento da cirurgia definitiva, o conhecimento prévio irá evitar que os cirurgiões abram a articulação o que potencialmente pode contaminar o campo cirúrgico com células tumorais. As imagens de RM são altamente sensíveis na detecção da invasão articular, mas falso-positivos causados por uma disseminação subsinovial ao invés de uma disseminação intra-articular podem levar a um estadiamento exagerado

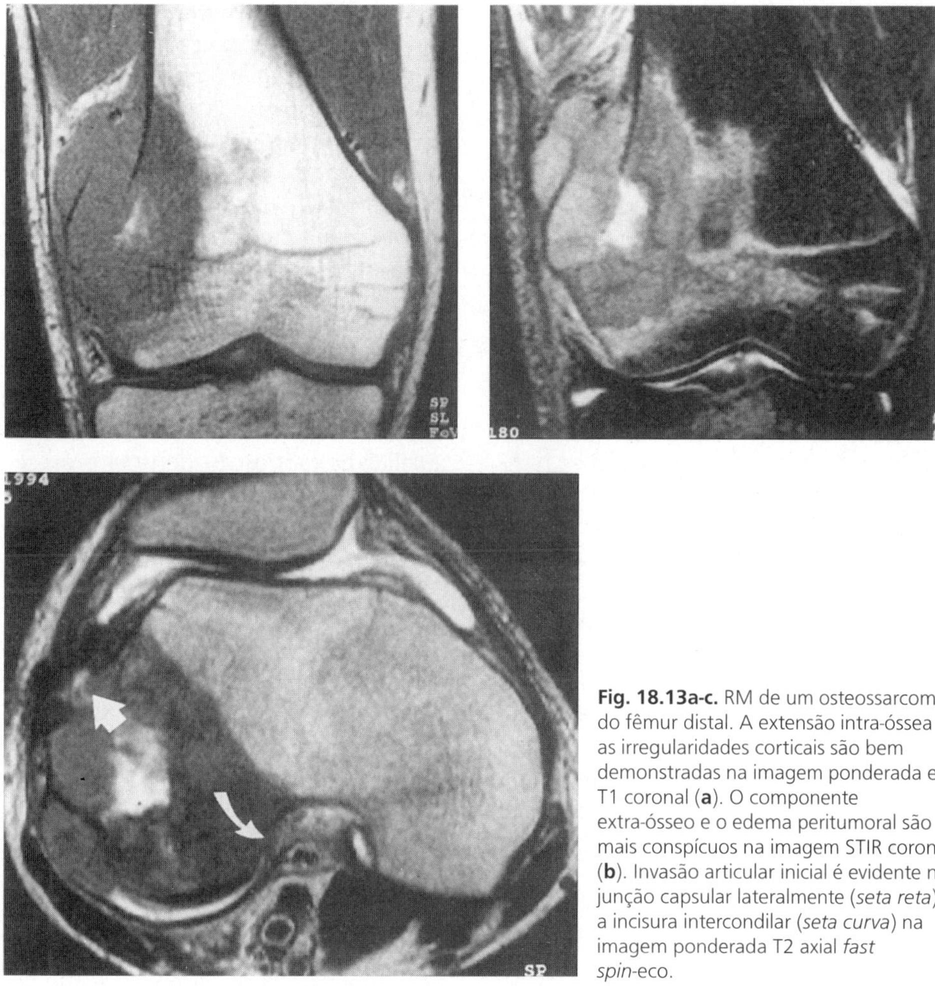

**Fig. 18.13a-c.** RM de um osteossarcoma do fêmur distal. A extensão intra-óssea e as irregularidades corticais são bem demonstradas na imagem ponderada em T1 coronal (**a**). O componente extra-ósseo e o edema peritumoral são mais conspícuos na imagem STIR coronal (**b**). Invasão articular inicial é evidente na junção capsular lateralmente (*seta reta*) e a incisura intercondilar (*seta curva*) na imagem ponderada T2 axial *fast spin*-eco.

(SCHIMA *et al.*, 1994). Isto é problemático no joelho, onde a disseminação extra-óssea anterior de um sarcoma distal do fêmur vai parecer que invade o recesso suprapatelar enquanto que na realidade ele freqüentemente o está desviando. Significativo é o fato de que a ausência de um derrame articular possui um alto valor preditivo negativo para invasão articular (SCHIMA *et al.*, 1994). A cartilagem articular é uma barreira relativa para o crescimento do tumor e em geral somente está envolvida nos tumores muito grandes ou nos tumores com apresentação tardia. Portanto, os sítios típicos de invasão articular no joelho são as reflexões menisco-capsulares e a incisura intercondilar ao longo dos ligamentos cruzados (Fig. 18.13c). A disseminação transarticular é rara. A identificação de um tumor em ambos os lados do joelho deve sugerir que ele surgiu preferencialmente na articulação do que no osso.

*Envolvimento Neurovascular?* Uma vez que um sarcoma tenha se estendido além dos confins do osso ele tenderá a crescer pela linha de menor resistência. Ao redor do joelho, isto tipicamente ocorre na direção da fossa poplítea. As imagens de RM podem demonstrar se o tumor está próximo ou em contato com uma estrutura neurovascular na fossa poplítea, mas geralmente não pode distinguir entre um mero contato, aderência ou uma invasão inicial (PANIECK *et al.*, 1997b). Felizmente, a prevalência do envolvimento neurovascular nos sarcomas ósseos é inferior a 4% de modo que, apesar do valor preditivo positivo da RM para o envolvimento ser baixo, o valor preditivo negativo é de mais de 90% (PANIECK *et al.*, 1997b). A angiografia por RM pode ser utilizada para delinear o relacionamento do tumor com os vasos (LANG *et al.*, 1995; SWAN *et al.*, 1995).

*Metástases Salteadas e Envolvimento dos Linfonodos?* Pequenos focos sincrônicos do tumor, geralmente osteossarcoma, que estão presentes dentro do mesmo osso do tumor primário, ou dentro de um osso do outro lado da articulação não afetada, são chamados de metástases salteadas. As metástases salteadas no osteossarcoma foram registradas em até 25% dos casos (Enneking e Kagan, 1975) apesar de, na experiência do autor, a incidência verdadeira ser inferior a 5%. A maioria será detectada na cintilografia óssea (Fig. 18.12c), mas metástases salteadas cintigraficamente negativas foram registradas (BHAGIA *et al.*, 1997). Quando se faz o estadiamento de um sarcoma ao redor do joelho, a melhor resolução de imagem sem dúvida será obtida com a utilização de uma bobina de joelho (Fig. 18.12a). Entretanto, é prudente se incluir uma única seqüência ponderada em T1 com campo de visão grande ao longo da linha do fêmur ou tíbia para excluir uma metástase salteada (Fig. 18.12b). Na experiência do autor, por alguns motivos ainda desconhecidos, a maioria das metástases salteadas transarticulares são identificadas na tíbia proximal de pacientes que se apresentam com um osteossarcoma no fêmur distal. A disseminação para linfonodos nos sarcomas ósseos é incomum e geralmente é uma manifestação tardia de uma doença extensa. Assim como em outros sítios, as imagens têm dificuldades em distinguir uma infiltração metastática de uma hiperplasia reativa (Bearcroft e Davies, 1999). A exceção fica para os casos de osteossarcoma com mineralização, indicando um envolvimento metastático, que pode ser facilmente detectado nas radiografias ou TC e irá demonstrar uma atividade aumentada na cintilografia óssea. Um diagnóstico falso de metástase salteada pode ocorrer nas cintilografias quando a atividade elevada dentro de um linfonodo envolvido é projetada sobre o fêmur distal e quando somente projeções anteriores ou posteriores são obtidas (Bearcroft e Davies, 1999). Raramente, em pacientes com próteses de longa duração, uma linfadenopatia regional pode ocorrer devido a uma reação de corpo estranho em resposta à captação linfática dos detritos metálicos (Davies *et al.*, 2001). Em pacientes tratados por amputação, os neuromas pós-traumáticos podem simular uma linfadenopatia.

O Gd-DTPA tem pouco valor no estadiamento inicial dos sarcomas ósseos (Seeger *et al.*, 1991). Ele pode ajudar na distinção entre uma disseminação subsinovial e uma invasão articular verdadeira (Schima *et al.*, 1994) e uma imagem dinâmica contrastada pode ser obtida neste estágio como um estudo basal para a avaliação subseqüente da resposta do tumor à quimioterapia (ver Seção 18.5).

Os princípios do estadiamento dos sarcomas de tecidos moles que surgem ao redor do joelho são bastante semelhantes aos detalhados acima para os sarcomas ósseos. Para os sarcomas ósseos e dos tecidos moles a exclusão ou a confirmação de metástases pulmonares requer o uso da TC. A sensibilidade da TC pulmonar foi aumentada com a introdução da TC helicoidal (Ginsberg e Panieck, 2000). Um estadiamento exagerado com a TC helicoidal é um risco potencial já que até 70% dos nódulos solitários com menos de 5 mm de diâmetro na apresentação inicial em crianças com tumores extratorácicos sólidos podem ser benignos (Grampp *et al.*, 2000).

A cintilografia óssea é utilizada para excluir as metástases esqueléticas. Entretanto, mais de 95% das anormalidades cintilográficas que ocorrem no momento da apresentação dos osteossarcomas em locais distantes do tumor primário não representam uma lesão metastática (Keller *et al.*, 1984). Portanto, é importante correlacionar as anormalidades cintilográficas com as radiografias da área relevante.

Ao mesmo tempo que os estudos por imagens para o estadiamento são realizados, é a prática comum na unidade do autor se obter a medida radiográfica tanto do membro afetado como do membro inferior contra-lateral para auxiliar na fabricação de uma prótese feita sob medida. Além disto, a idade óssea dos pacientes esqueleticamente imaturos é estimada já que certos *designs* de prótese permitem o crescimento, *i. e.*, são extensíveis.

## 18.5 Imagens para Acompanhamento da Evolução

O acompanhamento por imagens de um paciente com um sarcoma comprovado que surgiu ao redor do joelho pode ser dividido em curto prazo (*i. e.*, antes da cirurgia definitiva) e longo prazo (*i. e.*, após a cirurgia definitiva). No curto prazo, muitos pacientes com um sarcoma terão sido incluídos em uma das tentativas de quimioterapia adjuvante. Após um número predeterminado de ciclos de quimioterapia e imediatamente antes da cirurgia, o paciente é reestadiado com uma RM do tumor primário e uma imagem de TC do tórax. Isto é para assegurar que o estágio do tumor não se alterou e que a cirurgia planejada ainda é apropriada. Além disto, esta é uma oportunidade de utilizar as imagens para avaliar a resposta do tumor à quimioterapia. A resposta histológica à quimioterapia expressa pela percentagem de necrose é um dos indicadores prognósticos mais importantes tanto no osteossarcoma como no sarcoma de Ewing. Com o passar dos anos todos os tipos de imagens tem sido utilizados para estimar a resposta à quimioterapia.

Os achados radiológicos e TC pós-quimioterapia não diferenciam de modo consistente entre uma resposta boa e ruim (Shapeero e Vanel, 2000). Por exemplo, um aumento no volume do tumor pode sugerir uma resposta ruim, mas também pode representar uma hemorragia secundária à necrose em um tumor que está respondendo (van der Woude *et al.*, 1998). A angiografia convencional é considerada muito invasiva como um procedimento de monitoramento da resposta do tumor à quimioterapia. Apesar de poder identificar mais de 90% dos casos que estão respondendo ao tratamento, ela irá deixar de detectar 50% dos casos de respostas inadequadas (Carrasco *et al.*, 1989).

Ainda não foi determinado se a angiografia por RM pode desempenhar um papel útil a este respeito (LANG *et al.*, 1995).

Se existe um significante componente extra-ósseo do tumor, a ultra-sonografia com Doppler pode ser utilizada para monitorar a resposta (VAN DER WOUDE *et al.*, 1995). A técnica depende do operador, o que pode afetar a reprodutividade dos resultados em imagens seqüenciais. A cintilografia utilizando o difosfonato de metileno tecnécio-99m, tálio-201 e gálio-67 e as imagens de tomografia de emissão de pósitrons (PET) com fluorodeoxiglicose flúor-18 têm sido aconselhadas para a estimativa da resposta do tumor (SHAPEERO e VANEL, 2000). Inerente a todos estes métodos é a limitada resolução anatômica e, com as imagens de PET, a disponibilidade limitada. Até os dias de hoje, estas técnicas estão em grande parte reservadas para propósitos de pesquisa.

As imagens de RM sem contraste possuem um papel limitado. Um volume aumentado ou inalterado do tumor e um aumento do edema peritumoral após a quimioterapia sugerem uma resposta histológica fraca nos osteossarcomas e no sarcoma de Ewing. A obliteração virtual do componente extra-ósseo combinada com um bordo hipointenso no sarcoma de Ewing geralmente indica uma boa resposta. Entretanto, é impossível excluir pequenos focos de tumor viável sem o uso de meio de contraste. As imagens de RM contrastadas padrão também têm valor limitado já que o tumor viável, tecido necrótico revascularizado, hiperemia reativa, etc, todos podem apresentar realce pelo contraste. Por este motivo, grande parte do trabalho na avaliação por imagens da resposta do sarcoma à quimioterapia durante a década passada se concentrou nas imagens de RM dinâmicas contrastadas. Inúmeras técnicas diferentes foram descritas, mas todas se baseiam na compreensão do princípio que o tumor viável se contrasta rapidamente (*i. e.*, em segundos após o meio de contraste chegar na artéria adjacente) enquanto todos os outros tecidos que se contrastam demoram mais tempo. É possível no console da maioria dos aparelhos modernos que se trace uma curva de tempo/intensidade demonstrando a captação do meio de contraste. Pela comparação da curva obtida antes do início da quimioterapia e a curva obtida a partir deste momento, a resposta do tumor pode ser estimada. Deve ser notado que este é um exercício que despende tempo e dinheiro, com inúmeras variáveis que influenciam diretamente o tratamento do paciente em muitos poucos casos.

A longo prazo os pacientes são monitorados de perto à procura de evidências de recorrência local (DAVIES e VANEL, 1998), doença metastática (BEARCROFT e DAVIES, 1999) e complicações do tratamento. A recorrência local de um sarcoma é quase inevitável se a margem de ressecção original não foi ampla. A recorrência pode ser detectada nas radiografias como uma massa de tecidos moles com ou sem destruição óssea. Os sarcomas ósseos localmente recorrentes geralmente irão ocorrer dentro dos tecidos moles no sítio da cirurgia inicial já que o osso hospedeiro terá sido excisado e substituído por uma prótese. A detecção em radiografias é mais fácil se houver evidências de mineralização da matriz. Os tumores recorrentes com a propensão de mineralizar (*i. e.*, osteossarcomas) geralmente exibirão focos de atividade elevada nas cintigrafias, mas elas raramente são utilizadas para este propósito.

A RM é a técnica de escolha na detecção precoce da recorrência, quando o controle local ainda pode ser cirurgicamente conseguido. Ainda que a ultra-sonografia tenha alguns atrativos (CHOI *et al.*, 1991), as imagens de RM ainda serão necessárias para a avaliação pré-operatória se uma recorrência for identificada. Dependendo da presença ou ausência de mineralização, a maioria das recorrências demonstrarão uma massa de alta intensidade de sinal nas imagens ponderadas em T2 ou STIR (VANEL *et al.*, 1994). Uma intensidade de sinal alto e difuso freqüentemente é vista logo após a cirurgia e pode ser prolongada após uma radioterapia (RICHARDSON *et al.*, 1996). O meio de contraste pode ser necessário para distinguir um tumor recorrente contrastante de seromas, hematomas etc. As imagens de RM dinâmicas contrastadas podem ser úteis na diferenciação de pequenas recorrências de outras alterações pós-operatórias.

Em geral é aceito que a doença metastática que eventualmente irá matar o paciente, e não o tumor primário propriamente dito. Por este motivo, as imagens de avaliação se concentram no sítio em que as metástases provavelmente ocorrerão, ou seja, os pulmões. As radiografias de tórax geralmente são consideradas adequadas. Imagens de TC seriadas são de valor duvidoso em vista da considerável dose de radiação envolvida. A história natural do osteossarcoma foi modificada pela quimioterapia de modo que até 20% dos pacientes que vão desenvolver metástases irão apresentar esta metástase no osso antes que haja qualquer evidência de metástase pulmonar. O prognóstico para um paciente com metástases ósseas é tão ruim que as cintilografias seriadas de acompanhamento apresentam poucas possibilidades de modificar o resultado. A cintilografia está indicada se o paciente em acompanhamento desenvolver uma dor óssea.

Deve se reconhecer que o tratamento médico e cirúrgico prolongados de um paciente com um sarcoma não está livre do risco de complicações. As próteses podem se soltar ou infectar ou ainda necessitar de substituição se a criança apresentar um crescimento superior ao comprimento estendido e uma prótese de crescimento (KASTE *et al.*, 2001). Os aloenxertos também podem se infectar e são propensos a fraturas. No acompanhamento a longo prazo de pacientes que receberam radioterapia, a dor ou o dano funcional dentro do campo de radiação deve levar à consideração de uma necrose óssea ou um sarcoma induzido pela radiação.

## 18.6 Tumores Ósseos

O fêmur distal e a tíbia proximal são os sítios mais comuns para a ocorrência da maioria dos tumores ósseos. Os tumores podem ser amplamente classificados de acordo com seus tecidos de origem ou com o tecido com o qual eles mais se assemelharem, *i. e.*, de categoria óssea, cartilaginosa, fibrosa, lipomatosa e de origem desconhecida ou mista.

### 18.6.1 Tumores Ósseos Benignos

#### *18.6.1.1 Tumores Ósseos*

O osteoma é um foco benigno de crescimento lento de osso denso maduro que comumente envolve os seios frontal e etmoidal. Ele raramente surge na superfície externa de ossos longos. No fêmur distal, se for grande, pode se assemelhar a um osteossarcoma parosteal. Se for extenso e multifocal, a displasia esclerosante meloreostose deve ser considerada. Focos de osso compacto denso dentro da medula são conhecidos como ilhotas ósseas ou enostoses. Múltiplas ilhotas ósseas agrupadas na direção das extremidades do osso são diagnósticas de osteoquilose. Ocasionalmente, as ilhotas de osso podem crescer e demonstrar uma atividade elevada na cintilografia óssea.

Aproximadamente 16% dos osteomas osteóides surgem ao redor do joelho. As características radiológicas de um pequeno nidus lucente, com ou sem mineralização, e uma esclerose circundante são as mesmas que podem ser esperadas em qualquer outro local do esqueleto. Nas imagens de RM, se um grande campo de visão e cortes espessos forem empregados, o nidus pode ser obscurecido por um florido edema perilesional. A variante maior do osteoma osteóide, o osteoblastoma, é incomum ao redor do joelho.

#### *18.6.1.2 Tumores Cartilaginosos*

Os tumores cartilaginosos benignos podem ser divididos naqueles dentro da medula e aqueles que surgem na superfície do osso. Os tumores cartilaginosos medulares são os encondromas, fibroma condromixóide (FCM) e o condroblastoma. Os tumores cartilaginosos de superfície são o osteocondroma e o condroma periostal. É importante destacar que a presença de uma calcificação cartilaginosa é útil na indicação do tecido de origem mas não distingue os tumores cartilaginosos benignos dos malignos (Figs. 18.2a e 18.11).

O encondroma é um tumor benigno de cartilagem hialina madura sendo responsável por 4% de todos os tumores ósseos primários. Aproximadamente 15% ocorrem ao redor do joelho, duas a três vezes mais comumente no fêmur distal do que na tíbia proximal. As características radiológicas típicas são um defeito lítico oval ou arredondado bem definido, geralmente central, contendo uma quantidade variável de calcificação de cartilagem dentro da metáfise ou diáfise (Fig. 18.2a). As calcificações tendem a ser dispersas por todo o tumor, ao contrário da distribuição linear periférica que é encontrada nos infartos medulares, que também tendem a ocorrer na diáfise femoral distal. A expansão óssea não é comum no fêmur ou tíbia, mas pode ser observada nos ossos longos mais finos, como a fíbula proximal. A encondromatose (doença de Ollier) é uma condição marcada por múltiplos encondromas envolvendo a metáfise e metadiáfise dos ossos longos. Não existe uma tendência familiar ou hereditária e ela geralmente é classificada como uma displasia óssea. Uma distribuição monomélica ou hemimélica é comum. O espectro das alterações esqueléticas ao redor do joelho pode variar enormemente, desde pequeninos focos de cartilagem até colunas lineares de cartilagem displásica não mineralizada até grandes deformidades modelantes que resultam em uma deformidade acentuada. Se existem dúvidas sobre a condição, radiografias das mãos e pés geralmente fecham o diagnóstico. A transformação maligna e a distinção entre o encondroma e o condrossarcoma de baixo grau é discutida na Seção 18.6.2.2.

O fibroma condromixóide é um tumor benigno raro (cinco vezes menos comum do que o encondroma) composto de quantidades variáveis de cartilagem hialina, tecido fibroso e mixomatoso. Aproximadamente 43% dos FCMs surgem ao redor do joelho, com a metáfise tibial proximal sendo um sítio mais comum do que o fêmur distal. O FCM tem localização tipicamente excêntrica, com uma margem esclerótica lobulada (Fig. 18.4). A córtex sobrejacente está afilada, expandida e podem mesmo estar ausente. O FCM não tem potencial maligno.

O condroblastoma é um tumor cartilaginoso benigno que surge quase que exclusivamente na epífise ou apófise, com três quartos ocorrendo antes dos 20 anos de idade. Aproximadamente 39% ocorrem ao redor do joelho, com uma incidência igual nas epífises do fêmur distal e tíbia proximal. Radiograficamente, o condroblastoma aparece como uma lesão lítica bem definida dentro da medula da epífise, apesar de lesões menores ao redor do joelho poderem não ser facilmente identificadas. A mineralização da matriz é vista em aproximadamente um quarto dos casos (Fig. 18.7b). Pequenas rachaduras da placa de crescimento com envolvimento metafisário ocorrem nas lesões maiores com apresentação tardia. Uma resposta inflamatória florida é comum,

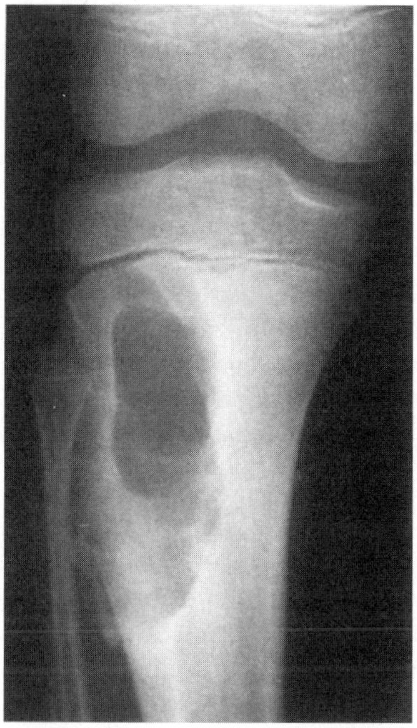

**Fig. 18.14.** Radiografia AP de um fibroma condromixóide da tíbia proximal. Características radiológicas típicas incluem uma localização excêntrica, margem endostial lobulada bem definida e expansão periférica.

similar à do osteoma osteóide, sendo tipificada pelo edema da medula óssea circundante com ou sem um derrame articular associado. Ambos são bem demonstrados nas imagens de RM (OXTOBY e DAVIES, 1996). Casos raros de alteração maligna para um condroblastoma foram publicados.

O osteocondroma é o tumor ósseo benigno mais comum. Ele representa uma protuberância óssea (exostose) coberta por um capuz de cartilagem hialina. Aproximadamente 44% surgem ao redor do joelho, com o fêmur distal estando envolvido duas vezes mais freqüentemente do que a tíbia proximal. Ele pode ser uma aclasia diafisária única ou múltipla, como na forma hereditária. Ele pode ter uma base ampla (séssil) ou estreita (pedunculado). Os osteocondromas surgem da metáfise e são angulados para longe da articulação adjacente. Uma importante característica diagnóstica é a continuidade da medula óssea hospedeira com a medula do osteocondroma. O capuz cartilaginoso não é visível nas radiografias a menos que se calcifique. O capuz de cartilagem pode ser prontamente identificado com a ultra-sonografia, TC e RM. As complicações dos osteocondromas incluem fratura, pressão sobre os tendões, nervos e vasos adjacentes, bursite e degeneração maligna (MURPHEY *et al.*, 2000).

### *18.6.1.3 Tumores Fibrosos*

Os tumores fibrosos benignos mais comuns que surgem ao redor do joelho são os defeitos corticais fibrosos, que ocorrem em até 30% da população normal na primeira e segunda décadas. Múltiplas lesões estão presentes em menos de 10% dos casos. As radiografias são diagnósticas, demonstrando um defeito elíptico e radiolucente bem definido, confinado à córtex do osso longo próximo à placa de crescimento. Com o tempo e crescimento do esqueleto, os defeitos se curam espontaneamente não sendo mais visíveis ou deixando um foco residual de esclerose endosteal. As lesões maiores são chamadas fibromas não ossificantes; 67% destes casos surgem ao redor do joelho, com 33% sendo no fêmur distal. Radiograficamente, a despeito de seu maior tamanho, eles se assemelham com os defeitos corticais fibrosos, geralmente com uma maior trabeculação (Fig. 18.8). Quanto maior for o envolvimento do osso, maior o risco de fratura. O histiocitoma fibroso benigno se assemelha histologicamente com o fibroma não ossificante, mas radiologicamente tende a parecer mais agressivo. Ele possui uma predileção pelas partes subarticulares excêntricas do fêmur distal e tíbia proximal.

O fibroma desmoplástico é um tumor fibroso raro e localmente agressivo com uma predileção pelo fêmur distal e, em menor extensão, pela fíbula proximal. A aparência radiográfica de uma lesão lítica expansível com trabeculação faz com que seja difícil a distinção desta lesão em relação aos outros tumores ósseos.

### *18.6.1.4 Tumores Lipomatosos*

O lipoma intra-ósseo classicamente surge na região anterior do calcâneo. Ele pode ocorrer em ossos longos ao redor do joelho, mais freqüentemente, na tíbia proximal. As radiografias demonstram uma lucência bem definida dentro da medula, freqüentemente contendo uma calcificação distrófica. Nesta situação ele pode simular um condrossarcoma central. O diagnóstico pode ser feito com confiança através das imagens de RM, pela identificação do componente adiposo predominante da lesão.

### *18.6.1.5 Tumores Desconhecidos*

O cisto ósseo simples (COS), também conhecido como cisto ósseo unicameral, é uma cavidade não neoplásica repleta de líquido. Ele é mais comum em homens e geralmente é detectado nas primeiras duas décadas de vida. Somente 6% dos casos ocorrem ao redor do joelho; os COSs são um pouco mais comuns no fêmur distal do que em outros ossos. As aparências radiológicas são de uma lesão lítica bem definida, localizada centralmente dentro da metáfise e migrando com o tempo para a diáfise. Um sinal típico, mas não patognomônico é o também chamado fragmento caído. Este representa um fragmento de córtex fraturada que desce para a porção dependente do cisto. O diagnóstico diferencial ao redor do joelho inclui cisto ósseo aneurismático (COA), displasia fibrosa e fibroma não-ossificante; sendo que este último geralmente tem localização excêntrica.

O cisto ósseo aneurismático é uma lesão não neoplásica que consiste em vários espaços repletos de sangue com quantidades variáveis de tecido conjuntivo fibroso ricamente vascular. Três quartos dos casos se apresentam em pacientes com menos de 20 anos de idade. Aproximadamente 26% dos casos surgem em ossos ao redor do joelho, com o COA sendo um pouco mais comum na tíbia proximal do que em outros ossos. As características radiológicas são uma lesão expansível multiloculada bem definida que surge na metáfise (Fig. 18.10). Ocasionalmente, os COAs podem surgir em uma localização subperiostal mas geralmente aparecem na diáfise. Se o COA está crescendo de forma particularmente rápida, a "casca" expandida pode estar afinada ou ausente (Fig. 18.15). O COA pode ser um fenômeno secundário que ocorre em lesões ósseas preexistentes, caso em que haverá evidências da anormalidade subjacente nos exames por imagens. Níveis líquido-líquido são uma característica típica, mas não patognomônica dos COAs vista na TC e nas imagens de RM (Figs. 18.10b e 18.15b). É necessário que a imagem seja perpendicular aos níveis líquido-líquido para que eles sejam visíveis. O diagnóstico diferencial para um COA inclui COS, fibroma condromixóide, TCG (em pacientes mais velhos) e, o mais importante de todos, osteossarcoma teleangiectásico. Para o desatento, o osteossarcoma teleangiectásico pode se assemelhar com um COA tanto nas imagens (incluindo os níveis líquido-líquido) como na histologia (Fig. 18.16). O erro diagnóstico pode ter conseqüências potencialmente desastrosas já que o tratamento do COA é a curetagem enquanto que o tratamento do osteossarcoma teleangiectásico é quimioterapia e ampla excisão cirúrgica.

O tumor de células gigantes (TCG) é um tumor localmente agressivo representando aproximadamente 5% de todos os tumores ósseos primários e 23% dos tumores ósseos benignos. Aproximadamente 50% surgem ao redor do joelho, mais comumente no fêmur distal. O paciente geralmente tem entre 20 e 40 anos de idade. O tumor é considerado benigno apesar de ocasionalmente poder ser multifocal, metatastizar para pulmões ou sofrer transformação maligna. Os sinais radiológicos característicos são uma lesão expansível, excêntrica, lítica e subarticular que é bem definida sem esclerose marginal (Fig. 18.17). Na projeção AP do joelho, os TCGs do fêmur distal podem aparecer remotos da margem articular, mas a avaliação da incidência lateral irá demonstrar o tumor se estendendo

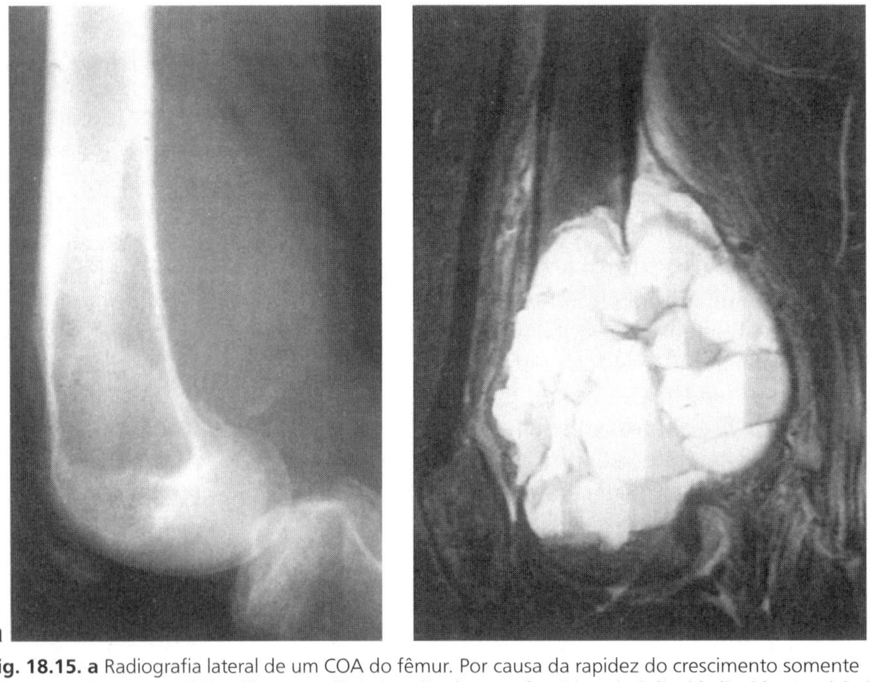
a b

**Fig. 18.15. a** Radiografia lateral de um COA do fêmur. Por causa da rapidez do crescimento somente uma mineralização periférica ("em casca") é vista distalmente. **b** Vários níveis líquido-líquido são visíveis na imagem sagital STIR.

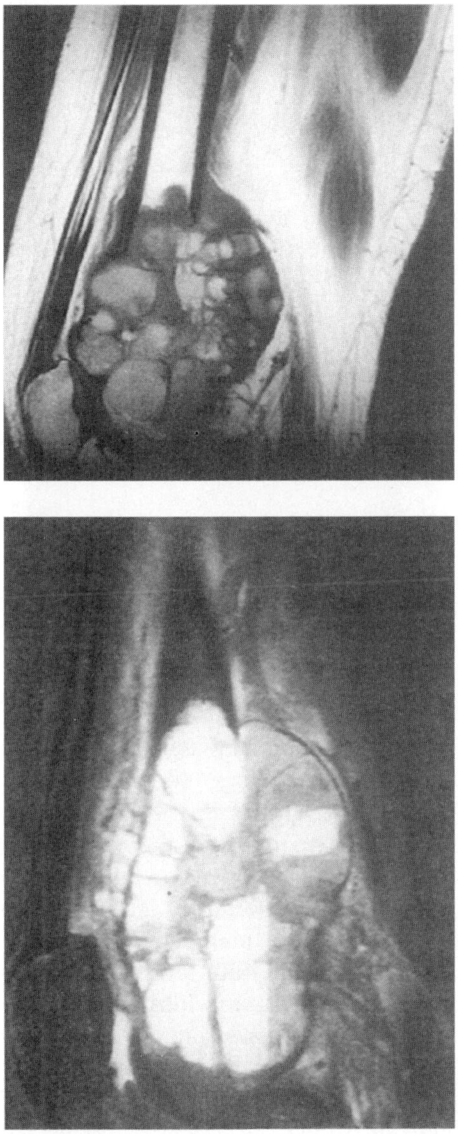

a

b

**Fig. 18.16a, b.** RM de um osteossarcoma telangiectásico do fêmur distal. A imagem ponderada em T1 sagital (**a**) demonstra uma lesão multiloculada com cistos de alta intensidade de sinal devido a uma hemorragia subcutânea. Os níveis líquido-líquido são mais evidentes na imagem sagital STIR (**b**).

para a margem articular anterior, mais proximal. O diagnóstico diferencial importante, particularmente no grupo etário mais velho, seria uma metástase (Fig. 18.3). O tratamento dos TCGs geralmente é através de curetagem com ou sem enxertia óssea ou preenchimento do defeito cirúrgico com cimento ósseo. A recorrência local ocorre em 20-30% dos casos. As imagens de RM dinâmicas contrastadas são valiosas na distinção da recorrência intra-óssea inicial de um tecido cicatricial.

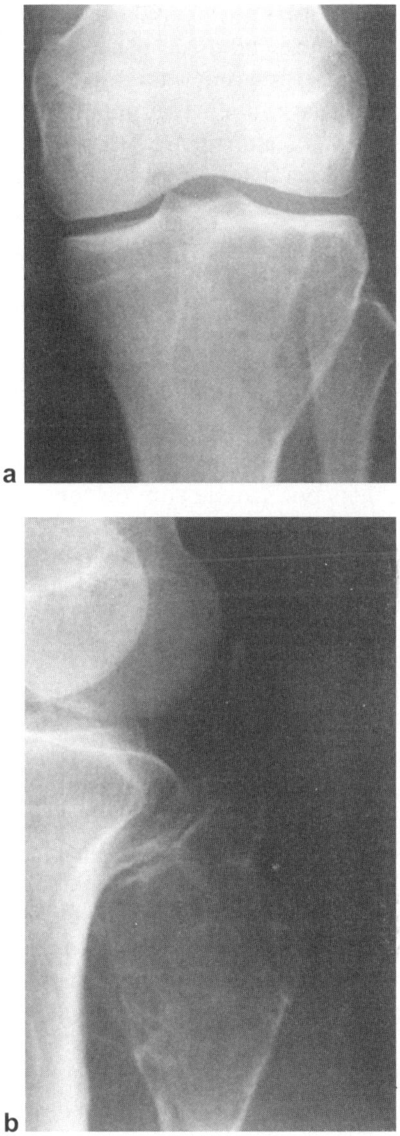

a

b

**Fig. 18.17.** Típico tumor de células gigantes da tíbia proximal (**a**) e fíbula proximal (**b**).

## 18.6.2 Tumores Ósseos Malignos

### *18.6.2.1 Tumores Ósseos*

O osteossarcoma é a malignidade primária mais comum do osso após o mieloma. Três quartos dos casos são osteossarcomas convencionais, também conhecidos como osteossarcomas intramedulares de alto grau. Mais da metade surge nos ossos ao redor do joelho, com o pico de incidência ao redor da segunda década (Fig. 18.1). As aparências radiológicas podem variar de lesões puramente líticas a puramente escleróticas, mas a maioria irá demonstrar uma aparência mista com margens permeativas, destruição cortical, extensão para tecidos moles e formação de osso novo periostal (Figs. 18.1 e 18.9). A última pode aparecer lamelar ou espiculada e, se interrompida, apresentará triângulos de Codman. Aproximadamente 10% dos osteossarcomas são da variedade teleangiectásica, que ocorre mais comumente no fêmur distal seguido pela tíbia proximal. O tumor é categorizado pela destruição óssea permeativa com expansão óssea. A TC e as imagens de RM demonstram várias cavidades preenchidas por sangue com ou sem níveis líquido-líquido. A expansão dos níveis líquido-líquido pode causar problemas diagnósticos em relação ao COA (Fig. 18.16).

O sarcoma parosteal é uma malignidade de baixo grau e é o osteossarcoma de superfície mais comum, sendo responsável por aproximadamente 5% de todos os osteossarcomas. Sessenta por cento surgem na metáfise posterior do fêmur distal. Radiograficamente, o osteossarcoma parosteal aparece como uma densa massa tobulada presa à córtex externa com uma fina fenda radiolucente entre parte da massa e a córtex, já que ela se envolve ao redor do osso (Fig. 18.18). A extensão intramedular das imagens de TC ou RM estará presente em aproximadamente um terço dos casos. A diferenciação para um osteossarcoma de alto grau ocorre em cerca de 20% dos casos e deve ser suspeitado se existe um grande componente de tecidos moles para o tumor.

Os osteossarcomas multicêntricos podem ser sincrônicos ou metacrônicos. Apesar de serem raros, os ossos ao redor do joelho são, assim como o osteossarcoma solitário, os sítios mais comumente envolvidos. O osteossarcoma secundário pode ser visto na doença de Paget e após radioterapia. A pelve, fêmur proximal e úmero proximal são mais comumente envolvidos do que o joelho.

#### *18.6.2.2*
#### *Tumores Cartilaginosos*

Os tumores cartilaginosos malignos, condrossarcomas, são o terceiro tumor maligno primário mais comum do osso, depois do mieloma múltiplo e o osteossarcoma. Eles podem ser distinguidos dos vários outros sarcomas primários do osso já que ocorrem na vida adulta avançada ao invés da infância e adolescência. Como suas contrapartes benignas, eles surgem em uma localização central ou periférica. Aproximadamente 25% dos condrossarcomas centrais surgem no fêmur, mais comumente na

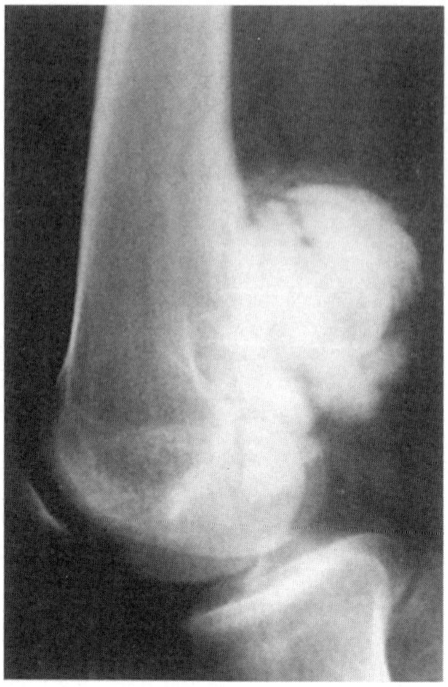

**Fig. 18.18.** Radiografia lateral de um osteossarcoma parosteal do fêmur distal.

região proximal do que na distal. Pacientes com doença de Ollier apresentam o risco de transformação maligna em 5-30% dos casos (Liu *et al.*, 1987). A aparência radiográfica do osteossarcoma central é variável. As lesões de alto grau parecerá permeativa com mineralização da cartilagem, destruição cortical e extensão para tecidos moles (Fig. 18.11). Nos tumores particularmente agressivos, a diferenciação para um sarcoma de alto grau (*i. e.*, osteossarcoma, histiocitoma fibroso maligno) deve ser considerada. Os problemas diagnósticos geralmente são encontrados com os condrosarcomas centrais de baixo grau, que podem ser de difícil diferenciação de um encondroma tanto pela radiologia como pela histologia. Um estudo concluiu que um tamanho superior a 5 cm foi o previsor mais confiável de condrossarcoma e que todas as outras características morfológicas, como **entalhe** endostal, tinham pouco valor (Geirnaedt *et al.*, 1997). As lesões que demonstram captação nas cintilografias ósseas de todo o corpo inferior à captação na espinha ilíaca anterior apresentam pouca probabilidade de serem malignas (Murphey *et al.*, 1998). Apesar das RM dinâmicas contrastadas serem consideradas valiosas na previsão da malignidade (Geirnaedt *et al.*, 2000), esta não é uma visão universalmente aceita (Flemming e Murphey, 2000).

Menos de 1% dos osteossarcomas solitários sofre transformação maligna para um condrossarcoma periférico. Em geral é aceito que o índice de alteração maligna na aclasia diafisária é mais alto, mas provavelmente não é superior a 1% se forem incluídos todos os casos assintomáticos das aclasias diafisárias que não se apresentam para tratamento médico (Fig. 18.4) (Voutsinas e Wynne-

DAVIES, 1983). As características clínicas que sugerem uma alteração clínica e um tamanho aumentado após uma fusão esquelética. A medida da espessura da "cápsula" cartilaginosa utilizando ultra-sonografia, TC ou RM pode ser útil. Uma "cápsula" com menos de 2 cm provavelmente é benigna, enquanto que na presença de uma "cápsula" que exceda os 2 cm de espessura aumenta a probabilidade de condrossarcoma. As complicações dos osteossarcomas como uma bursite sobrejacente e formação de pseudo-aneurisma podem simular uma alteração maligna.

### *18.6.2.3*
### *Tumores Fibrosos*

Os tumores fibrosos malignos consistem no fibrossarcoma e histiocitoma fibroso maligno. Embora estas possam ser entidades histológicas distintas, as características das imagens são indistinguíveis e portanto serão discutidas em conjunto. Aproximadamente 50% ocorrem nos ossos ao redor do joelho. Vinte por cento surge em lesões ósseas preexistentes, incluindo doença de Paget, infarto ósseo (Fig. 18.19), osso irradiado, displasia fibrosa e fibroma não-ossificante. Assim como o condrossarcoma, eles tendem a se apresentar em um grupo etário ligeiramente mais velho do que a maioria dos outros sarcomas primários do osso, com um pico na quarta década. As aparências radiológicas típicas são destruição óssea geográfica com uma ampla zona de transição em uma localização metafisária ou metadiafisária excêntrica. Eles tendem a não se estender para a margem articular. A destruição cortical com extensão para tecidos moles é comum, mas a formação de osso novo periostal é incomum e não se observa mineralização da matriz. No paciente mais idoso, as aparências podem ser indistinguíveis das metástases ou linfoma do osso.

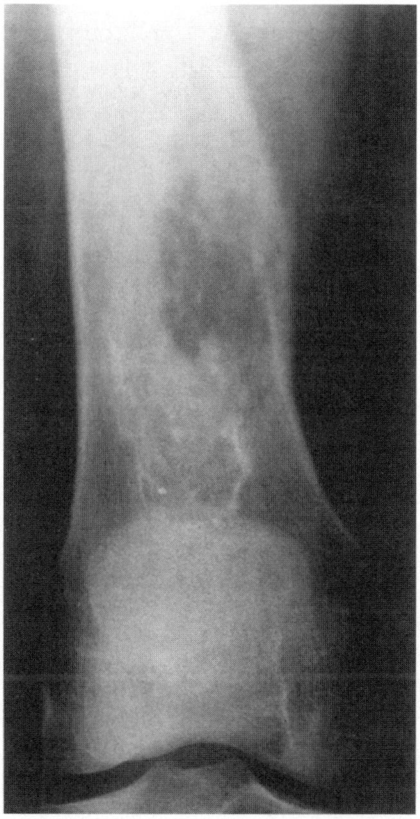

**Fig. 18.19.** Radiografia AP de um infarto medular do fêmur distal. Um histiocitoma fibroso maligno está se desenvolvendo na porção proximal do infarto.

### *18.6.2.4*
### *Desconhecidos*

Originalmente de histiogênese desconhecida, o sarcoma de Ewing e o similar tumor neuroectodérmico periférico atualmente são considerados ligados ao neuroectoderma primitivo. Em conjunto, eles são a segunda malignidade mais comum do osso em crianças e adolescentes, após o osteossarcoma. O sítio clássico em ossos longos, como ilustrado em vários textos, é a diáfise, mas este é o sítio em somente um terço dos casos. Aproximadamente 60% surgem na metadiáfise com somente 14% de todos os casos ao redor do joelho. As características radiográficas são as de uma lesão agressiva com um padrão permeativo ou mosqueado, destruição cortical e formação de osso novo periostal (Fig. 18.6). Ao redor do joelho, os sarcomas de Ewing podem se assemelhar radiograficamente com a forma mais lítica de osteossarcoma.

## 18.6.3
## Tumores Patelares

A patela é o maior osso sesamóide no humano. Ao contrário do fêmur distal e tíbia proximal, é um raro sítio para tumores (KRANSDORF *et al.*, 1989). A despeito disto, merece menção em separado em um tratado sobre o joelho. Uma revisão recente da literatura identificou um total de 158 tumores patelares (O'MARA *et al.*, 2000). Destes, 72,6% foram neoplasias benignas, 21,7% foram neoplasias malignas e os restantes 5,7% são condições benignas não neoplásicas. Os tumores benignos mais comuns foram o TCG (Fig. 18.20) e o condroblastoma, com os tumores marrons sendo a condição não-neoplásica mais comum. O osteossarcoma é a neoplasia maligna mais comum. As imagens dos tumores patelares com radiografias e RM em geral são suficientes.

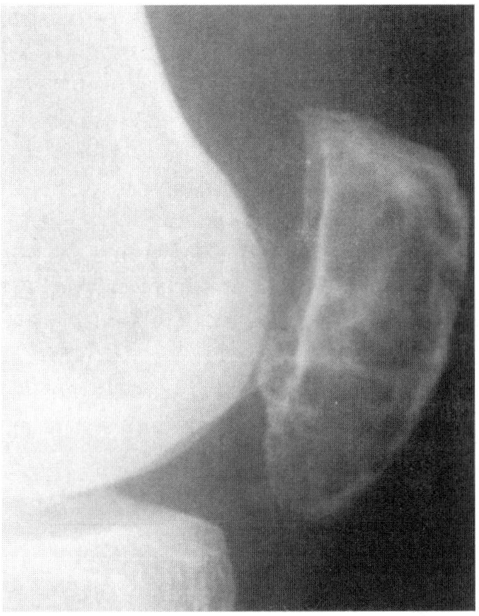

**Fig. 18.20.** Radiografia lateral de um TCG surgindo dentro da patela.

# 18.7 Tumores de Tecidos Moles

## 18.7.1 Tumores Benignos de Tecidos Moles

A maioria das massas benignas de tecidos moles que surgem no joelho são lesões císticas não neoplásicas (ver Seção 18.8.1.1). As condições pós-traumáticas ao redor do joelho que podem simular um tumor de tecidos moles inclui rupturas do músculo reto femoral, miosite ossificante e pseudo-aneurismas da artéria poplítea secundários à irritação mecânica causada por um osteocondroma adjacente. As neoplasias benignas mais comuns dos tecidos moles são os mixomas, lipomas, tumores vasculares, tumores neurogênicos e fibromatose agressiva. A incidência relativa de cada grupo destas condições benignas na extremidade inferior incluindo o quadril, pés e tornozelos são: mixomas, 55%; tumores lipomatosos, 14%; tumores vasculares, 15%; tumores neurogênicos, 17% e fibromatose agressiva, 10% (KRANSDORF e MURPHEY, 1997). As características das imagens destas condições são bem descritas e não variam dependendo de sua localização anatômica. Um par de entidades são brevemente mencionadas por causa de sua predileção para o joelho. O mixoma justa-articular, também conhecido como mixoma periarticular, ocorre mais comumente ao redor do joelho. Por causa da alteração cística ele freqüentemente simula um nódulo nas imagens. Os tumores neurogênicos ao redor do joelho geralmente são schwannomas dos nervos poplíteo ou fibular. A massa fusiforme com nervos de entrada e de saída pode ser diagnosticada com confiança tanto pela ultra-sonografia como pelas imagens de RM. A posição excêntrica do nervo em relação à massa principal ajuda a distinguir um schwannoma de um neurofibroma (Fig. 18.21).

## 18.7.2 Tumores Malignos de Tecidos Moles

Aproximadamente 45% dos sarcomas de tecidos moles em adultos ocorre na extremidade inferior (VARMA, 1999), sem predileção em particular pelo joelho. As radiografias irão revelar calcificações nos osteossarcomas extra-esqueléticos, condrossarcomas extra-esqueléticos e aproximadamente um terço dos sarcomas sinoviais. Uma mineralização/ossificação periférica sugere uma miosite ossificante ao invés de um sarcoma. A maioria dos sarcomas dos tecidos moles, a despeito de sua origem tecidual, serão isointensos em relação ao músculo na TC sem contraste e heterogêneos, mas predominantemente hiperintensos nas imagens de RM ponderadas em T2. As áreas císticas e hemorrágicas são comuns nos sarcomas de alto grau. O sarcoma sinovial é a malignidade mais comum da extremidade inferior na criança e adulto jovem e freqüentemente surge ao redor do joelho. Ele pode demonstrar evidências de hemorragia com uma aparência de "cacho de uvas", com ou sem níveis líquido-líquido (JONES *et al.*, 1993). Este último é um sinal não específico já que pode ser visto em tecidos moles no

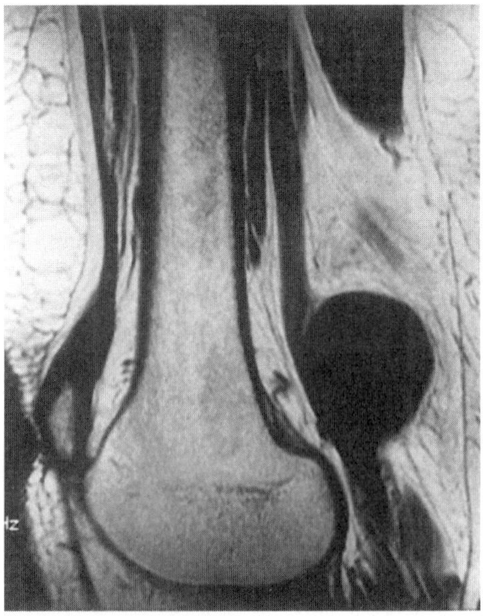

**Fig. 18.21.** RM ponderada em T1 sagital de um schwannoma do nervo poplíteo. O nervo pode ser visto penetrando e saindo excentricamente da massa.

hemangioma cavernoso, miosite ossificante e nos abscessos. A distinção dos diferentes tipos de sarcomas dos tecidos moles nas imagens raramente irá influenciar a biópsia ou o tratamento subseqüente. Claramente, é importante diferenciar um sarcoma de outras condições não-malignas. É prudente se considerar todas as massas sólidas ou semi-sólidas de localização profunda, sem nenhuma característica diagnóstica específica, como potencialmente malignas até que seja demonstrado o contrário pela biópsia. Se houver uma necrose acentuada ou alteração cística, as imagens podem ajudar a indicar a parte sólida do sarcoma mais apropriada para uma biópsia. No lipossarcoma de baixo grau, as imagens de RM irão ajudar a diferenciar a porção lipomatosa do tumor dos elementos lipossarcomatosos (Fig. 18.22).

## 18.8
## Tumores Articulares

Nesta seção, o termo "tumor" é levado em seu sentido literal como uma dilatação ou massa. A discussão portanto, não se limita somente às neoplasias verdadeiras, mas incluem as condições císticas, metaplásicas e proliferativas que podem se apresentar como uma massa surgindo da articulação do joelho ou da região adjacente. Os distúrbios poliarticulares não são incluídos já que eles raramente se apresentam com uma massa isolada.

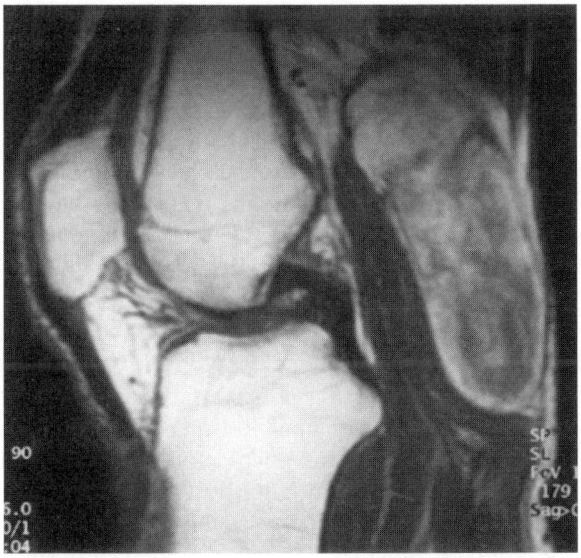

**Fig. 18.22.** RM ponderada em T1 sagital de um lipossarcoma de baixo grau surgindo na fossa poplítea. Apesar de grande parte da massa demonstrar uma alta intensidade de sinal correspondente à gordura, as áreas de sinal mais baixo distalmente sugerem um sarcoma.

### 18.8.1
### Tumores Articulares Benignos

#### *18.8.1.1*
#### *Bursas, Gânglios e Cistos Sinoviais*

Existem inúmeras estruturas císticas normais e anormais que podem ocorrer ao redor do joelho (Janzen *et al.*, 1994; Morrison e Kaplan, 2000). Ainda que a ultrasonografia possa detectar e diagnosticar muitas destas condições, as imagens de RM são mais adequadas para identificar o relacionamento em relação às estruturas intra e periarticulares. Existe uma confusão considerável em relação à classificação/terminologia das lesões císticas ao redor do joelho. Os cistos sinoviais podem ser distinguidos de cistos ganglionares histologicamente pela identificação de um revestimento sinovial no primeiro, que está ausente no último. A despeito desta distinção, algumas entidades foram histologicamente batizadas de modo incorreto. Por exemplo, os gânglios tíbio-fibulares proximais surgem na articulação tíbio-fibular proximal. No campo histológico eles são cistos sinoviais, não gânglios. Outros problemas ocorrem com múltiplos nomes para a mesma condição. Por exemplo, os cistos posteriores que se comunicam com a articulação do joelho são conhecidos como cistos sinoviais/poplíteos, cistos de Baker ou, se referindo mais precisamente com o sítio anatômico comum, bursa gastrocnêmio-semimembranosa. Felizmente, a natureza histológica específica da maioria destas lesões raramente influencia o tratamento individual do paciente. A maioria aparecerá hipointensa nas imagens ponderadas em T1 e hiperintensas nas imagens ponderadas em T2. Se for complicada por uma hemorragia, os conteúdos podem aparecer hiperintensos nas imagens ponderadas em T1. O diagnóstico correto é feito através da identificação do relacionamento anatômico preciso da estrutura cística em relação aos outros tecidos.

As bursas são sacos revestidos por sinóvia que diminuem a fricção entre as estruturas de movimento adjacentes. Eles podem ficar inflamados por: trauma repetitivo, infecção ou gota, ou estarem distendidos por uma proliferação sinovial (*i. e.*, sinovite vilonodular pigmentada). As anormalidades mais comuns das bursas ao redor do joelho são (Morrison e Kaplan, 2000):

- Bursa pré-patelar.
- Bursas intrapatelares superficial e profunda.
- Bursa do pé anserino.
- Bursa do gastrocnêmio-semimembranoso (cisto poplíteo/Baker).

Os gânglios podem ser intra ou extra-articulares. Os gânglios intra-articulares surgem relacionados aos ligamentos cruzados e pregas alares sobre o coxim adiposo infrapatelar (Tyrrell *et al.*, 2000; Kim *et al.*, 2001). A ausência de uma ruptura meniscal associada pode ajudar a distinguir esta última de outra forma de gânglio vista no joelho, o cisto meniscal. Os cistos ganglionares afetando os ossos do joelho podem ser de dois tipos. Primeiro, os gânglios intra-ósseos, que tipicamente aparecem como uma lucência subarticular loculada, mais comumente na tíbia proximal adjacente das inserções dos ligamentos cruzados. Segundo, o gânglio periostal, que surge mais comumente na metáfise medial da tíbia proximal, causando uma erosão por pressão bem definida da córtex externa.

### 18.8.1.2
### *Sinovite Vilonodular Pigmentada*

A sinovite vilonodular pigmentada (SVNP) é um distúrbio proliferativo benigno da sinóvia. Existem duas categorias desta condição. A primeira, a forma extra-articular relativamente comum, conhecida como tumor de células gigantes da bainha do tendão, que ocorre quase exclusivamente na mão e no punho, e menos comumente no pé e, portanto, é rara ao redor do joelho. Segunda, a forma intra-articular, denominada SNVP, que tende a envolver uma grande articulação, com aproximadamente 80% dos casos envolvendo a articulação do joelho (Dowart *et al.*, 1984). No início da doença, as radiografias podem ser normais ou demonstrarem um derrame articular com ou sem uma massa de tecidos moles. Múltiplas erosões bem definidas em ambos os lados da articulação com a preservação relativa do espaço articular são bastante reconhecidas na SVNP, mas somente ocorrem em cerca de um quarto dos casos que envolvem o joelho (Dowart *et al.*, 1984). Imagina-se que isso aconteça por causa da cápsula relativamente frouxa do joelho, quando comparada ao quadril, o que permite que a massa se estenda na linha de menor resistência para a fossa poplítea e recesso suprapatelar. As aparências das imagens de RM da SVNP são características. Estas compreendem massas sinoviais difusas e heterogêneas com uma intensidade de sinal predominantemente baixa em todas as seqüências devido à deposição de hemosiderina na sinóvia resultante de repetidos sangramentos intra-articulares, a também chamada sinóvia preta (Fig. 18.23) (Jelinek *et al.*, 1989; Steinbach *et al.*, 1989; Hughes *et al.*, 1995). A hemossiderina pode causar artefatos de susceptibilidade que são mais evidentes nas seqüências ecogradiente. Aparências similares podem ser vistas em outras condições associadas com episódios repetidos de sangramento intra-articular, como a artropatia hemofílica e o hemangioma sinovial, bem como os distúrbios de deposição hipocelulares como a artropatia amilóide. A maioria dos casos de SVNP do joelho demonstram um envolvimento difuso da sinóvia, mas existe uma forma localizada menos comum. Esta tipicamente surge na face anterior do joelho, substituindo o coxim adiposo infrapatelar com uma massa de tecidos moles arredondada demonstrando uma intensidade de sinal relativamente baixa em todas as seqüências (Fig. 18.24) (Palumbo *et al.*, 1994; Delcogliano *et al.*, 1998; Choi, 2000). A SNVP ocasionalmente pode surgir na bursa com revestimento sinovial. O sítio típico em relação à articulação do joelho é a bursa do pé anserino.

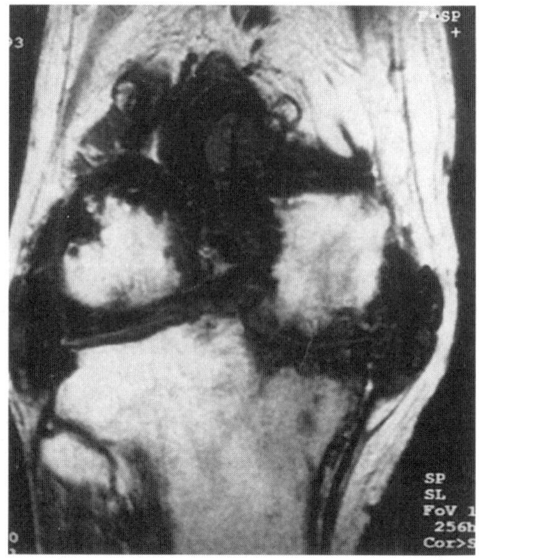

**Fig. 18.23.** RM ponderada em T1 coronal de uma SVNP intra-articular difusa. As características típicas incluem a proliferação de "sinóvia preta" e doença articular degenerativa.

### 18.8.1.3
### *(Ósteo) Condromatose Sinovial*

A osteocondromatose sinovial (também conhecida como condromatose sinovial ou condrometaplasia sinovial) é causada pela proliferação metaplásica de vários nódulos cartilaginosos dentro de articulações sinoviais, bursas e tendões. Ela é duas vezes mais comum em homens do que em mulheres e tende a se apresentar em indivíduos de meia-idade. Mais de 50% dos casos envolvem os joelhos, sendo que 10% são bilaterais (Milgram, 1977). As aparências radiológicas dependem da cronicidade do distúrbio e o grau de mineralização. Inicialmente as radiografias podem ser normais ou demonstrar uma massa de tecidos moles com base sinovial. A mineralização pode variar desde calcificações cartilaginosas fracas pontilhadas e curvilineares até uma calcificação mais densa e ocasionalmente ossificação (Fig. 18.25a). Nos casos avançados da doença, em geral se observa um grau de doença articular degenerativa. No passado a artrografia e a TC eram utilizadas para estabelecer o diagnóstico, particularmente na presença de corpos intra-articulares não mineralizados. Atualmente a maioria dos pacientes será submetida a imagens de RM ao invés do uso destas técnicas. As imagens de RM irão

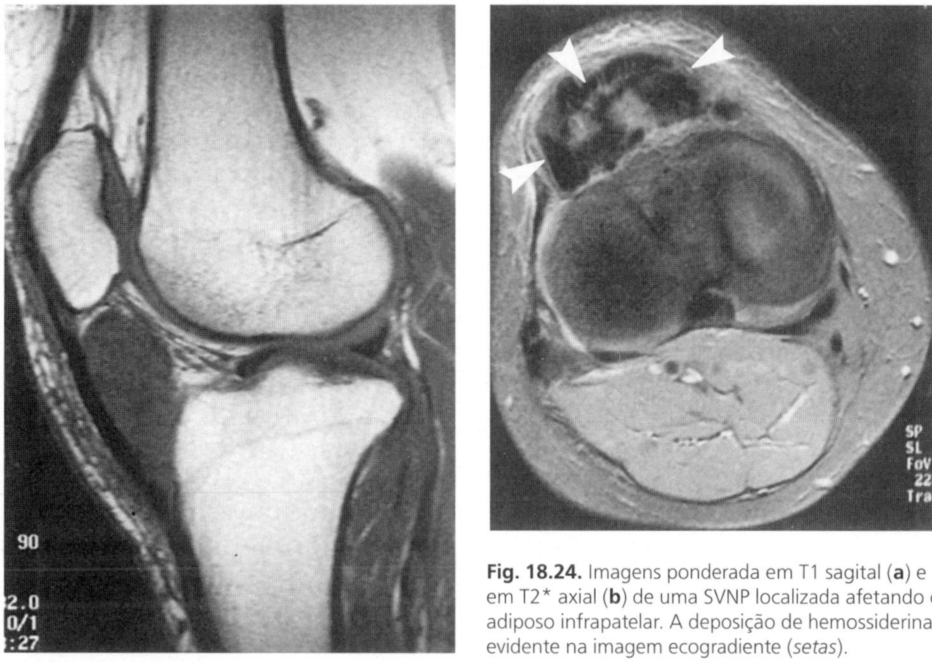

a b

**Fig. 18.24.** Imagens ponderada em T1 sagital (**a**) e ponderada em T2* axial (**b**) de uma SVNP localizada afetando o coxim adiposo infrapatelar. A deposição de hemossiderina é mais evidente na imagem ecogradiente (*setas*).

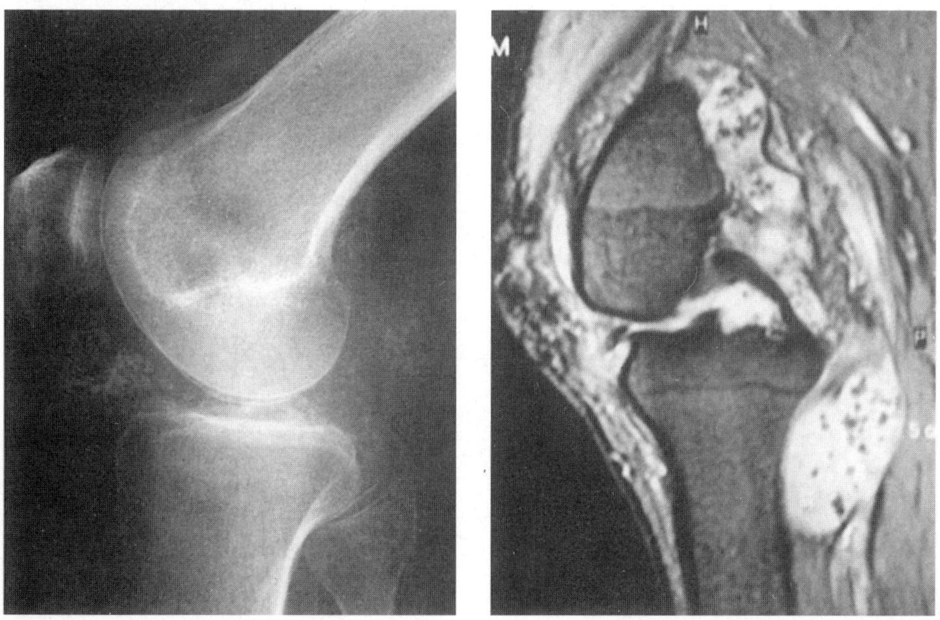

a b

**Fig. 18.25.** Radiografia lateral (**a**) e imagem de RM ponderada em T2* sagital (**b**) de uma condromatose sinovial. Os finos focos de mineralização cartilaginosa na radiografia são vistos como múltiplos e pequenas lacunas de sinal dentro de massas sinoviais na RM T2* sagital.

demonstrar massas de tecidos moles intra-articulares lobuladas e homogêneas de intensidade de sinal intermediário nas imagens ponderadas em T1 e alta intensidade de sinal nas imagens ponderadas em T2 (Fig. 18.25b) (Kramer *et al.*, 1993). A extensão das áreas focais de sinal nulo, mais bem identificadas nas imagens ponderadas em T2 ou STIR, dependerão do grau de mineralização. Nos casos severos, a erosão óssea estará presente. Nos casos de longa duração, discretos corpos intra-articulares podem ser identificados. Esta condição da osteocondromatose sinovial primária deve ser distinguida da forma secundária muito mais comum. Nesta última se encontram corpos osteocartilaginosos livres de tamanho variável associados com uma osteoartrite avançada. Os corpos livres na forma secundária se originam de detritos oriundos da cartilagem articular danificada. Observa-se uma rara associação entre a osteocondromatose sinovial e o condrossarcoma sinovial (ver Seção 18.8.2.2).

### *18.8.1.4*
### *Lipoma Arborescens*

O lipoma arborescens é uma causa de dor e edema monoarticular que aumenta lentamente na ausência de história de trauma. A etiologia é desconhecida; entretanto, ele foi descrito em pacientes com artrite reumatóide, psoríase, doença articular degenerativa e diabetes mellitus (KLOEN *et al.*, 1998), sugerindo um processo reativo ao invés de neoplásico. Ele ocorre mais comumente na articulação do joelho, particularmente no recesso suprapatelar (FELLER *et al.*, 1994; MARTIN *et al.*, 1998), mas o ombro, quadril, punho, cotovelo e tornozelo também são sítios reconhecidos. Apesar de geralmente ser monoarticular, casos de envolvimento biarticular dos joelhos e quadris já foram registrados (MARTIN *et al.*, 1998; SUMEN *et al.*, 1998). Ele ocorre mais comumente em homens do que em mulheres, geralmente na quarta e quinta décadas. Pacientes de nove anos de idade (DONNELY *et al.*, 1994) e de até 90 anos de idade (LAORR *et al.*, 1995) já foram registrados. A aparência nas imagens de RM são tipicamente a de um grande derrame articular com uma massa tipo folhagem surgindo da sinóvia, que possui uma densidade de gordura em todas as seqüências (Fig. 18.26). A massa, portanto, irá aparecer escura nas seqüências com supressão de gordura. Alterações na doença articular degenerativa são vistas em casos de doença de longa duração; as erosões são menos proeminentes do que na SVNP. O lipoma arborescens pode ser diagnosticado de modo confiável através das imagens de RM e isto provavelmente levou a um aumento nos número de casos registrados. Para dar uma idéia da incidência relativa desta condição, o diagnóstico é feito em aproximadamente uma entre 1.400 imagens de RM de joelho realizadas na unidade de um dos autores (A.M.D.).

### *18.8.1.5*
### *Hemangioma Sinovial*

Os hemangiomas de tecidos moles surgindo na sinóvia são responsáveis por menos de 1% de todos os hemangiomas (RESNICK e OLIPHANT, 1975). Mais de 65% destes envolvem a articulação do joelho, tipicamente o recesso suprapatelar. Aproximadamente um terço também apresentará extensão extra-articular. Nas imagens de RM uma massa intra-articular lobulada com ou sem um componente extra-articular apresentará proeminentes vasos serpiginosos (Fig. 18.27). Elementos gordurosos, identificados como uma alta intensidade de sinal nas imagens ponderadas em T1, podem ser vistos, similares a um hemangioma intramuscular. O sangramento intra-articular repetitivo irá resultar na deposição de hemossiderina na sinóvia similar em aparência com uma SVNP e artropatia hemofílica. Na experiência do autor, o grau de deposição de hemossiderina no hemangioma sinovial tende a ser menos florido do que nos casos de SVNP ou artropatia hemofílica. Uma erosão de pressão localizada do osso subcortical adjacente é comum, afetando particularmente a metáfise femoral distal (Fig. 18.27) (SUH *et al.*, 1994; GREENSPAN *et al.*, 1995;

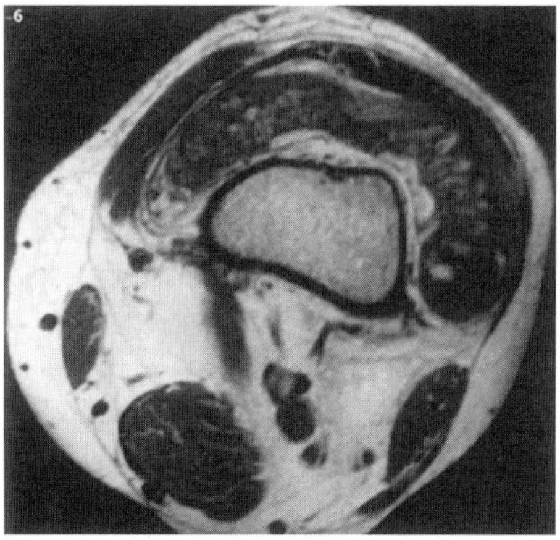

**Fig. 18.26.** RM ponderada em T1 axial de um lipoma arborescens. Típica intensidade alta de sinal tipo folhagem oriunda de depósitos subsinoviais no recesso suprapatelar.

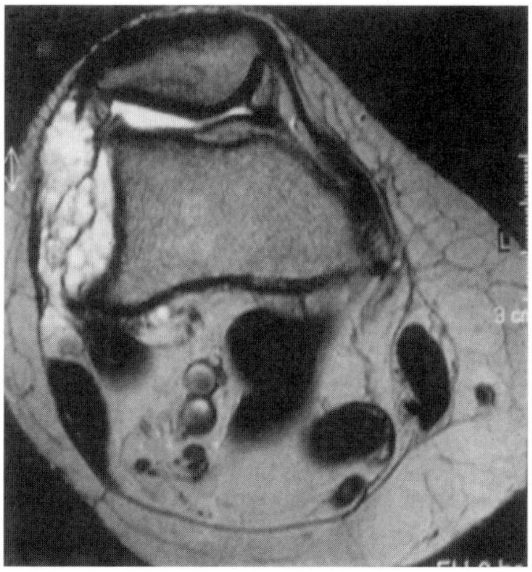

**Fig. 18.27.** RM ponderada em T2 axial de um hemangioma sinovial. As características típicas incluem uma massa intra-sinovial lobulada com vasos proeminentes e erosão por pressão da metáfise femoral distal.

LLAUGER *et al.* 1995). No esqueleto em crescimento, uma hiperemia crônica associada com um grande hemangioma sinovial pode resultar em uma dilatação localizada do membro.

### *18.8.1.6*
### *Condromas Intracapsulares/ Para-Articulares*

Os condromas de tecidos moles são lesões raras das quais mais de 80% surgem nas mãos ou pés. Raramente os condromas surgem da cápsula articular ou tecidos para-articulares ao redor de grandes articulações. Noventa por cento dos casos surgem no joelho, tipicamente envolvendo o coxim adiposo infrapatelar (STEINER *et al.*, 1994). Uma radiografia lateral do joelho irá demonstrar uma lesão em massa substituindo o coxim adiposo infrapatelar com uma quantidade variável de calcificação puntiforme da cartilagem. Se uma ossificação estiver presente, a lesão é mais apropriadamente batizada como um osteocondroma de tecidos moles (Fig. 18.28). Esta condição deve ser distinguida de uma displasia epifisária hemimélica (doença de Trevor), que tipicamente afeta o tornozelo e/ou joelho e na qual se observa uma massa osteocartilaginosa surgindo da epífise (AZOUZ *et al.*, 1985).

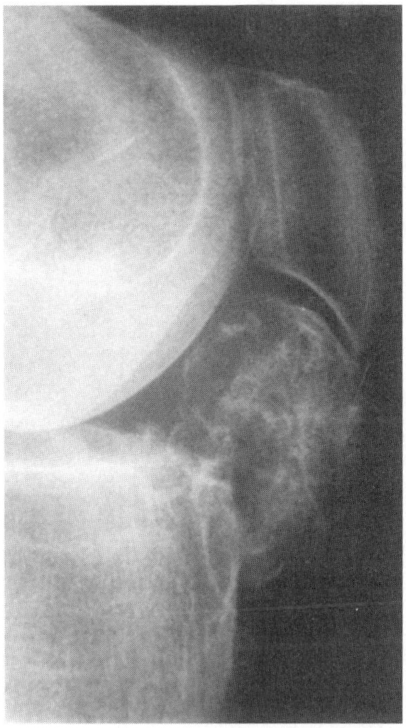

**Fig. 18.28.** Radiografia lateral de um osteocondroma intracapsular surgindo no coxim adiposo infrapatelar.

## 18.8.2
## Tumores Articulares Malignos

Malignidades que surgem dentro da articulação do joelho, ou em qualquer outra articulação sinovial, são extremamente raras. Por causa de sua ocorrência relativamente comum em geral, deve se esperar ver uma metástase ou linfoma dentro da articulação. Um único caso de transformação maligna de uma SVNP foi publicado, mas este caso surgiu na articulação do tornozelo (KALIL e UNNI, 1998). As malignidades articulares mais comuns são o sarcoma sinovial e o condrossarcoma sinovial.

### *18.8.2.1*
### *Sarcoma Sinovial*

Menos de 10% dos sarcomas sinoviais surgem em uma localização intra-articular (Fig. 18.29) (MCKINNEY *et al.*,

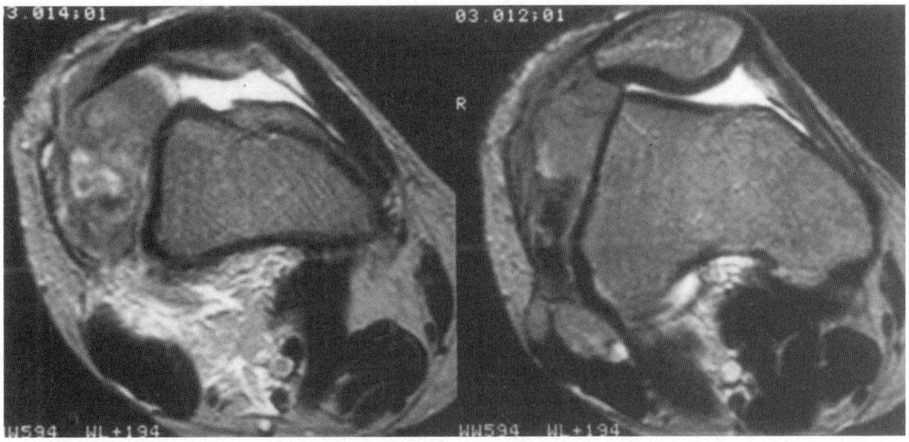


**Fig. 18.29.** Imagens de RM ponderada em T2 axiais de um sarcoma sinovial intra-articular. A massa tumoral pode ser identificada invadindo o retináculo patelar lateral nas imagens de RM ponderadas em T2 axiais.

1992). Mais comumente, o tumor surge dentro dos tecidos moles próximos ao joelho, com ou sem invasão articular secundária. As características das imagens da forma intra-articular simulam outros distúrbios proliferativos ou inflamatórios sinoviais como a condromatose sinovial primária e gota. A destruição óssea, entretanto, tende a ser mais infiltrativa do que erosiva e a doença demonstra uma progressão rápida.

#### *18.8.2.2*
#### *Condrossarcoma Sinovial*

O condrossarcoma sinovial é raro, com a articulação do joelho sendo o sítio mais comum. Apesar de poder surgir de novo, a maioria dos casos descritos na literatura são causados por uma degeneração maligna de condromatose sinovial (KENAN *et al.*, 1993b). Pode haver uma dificuldade considerável na diferenciação entre o condrossarcoma sinovial e condromatose sinovial, ambos nas imagens e histologia. Assim como no sarcoma sinovial intra-articular, a destruição óssea no condrossarcoma sinovial é mais infiltrativo que erosivo. A extensão extra-articular, rápida recorrência local após cirurgia e o desenvolvimento de doença metastática claramente favorecem o diagnóstico de um sarcoma.

## 18.9
## Lesões Ósseas Tipo Tumorais

Existem inúmeras condições ósseas que podem apresentar aparências similares aos tumores nas imagens. O que constitui uma simulação de tumor depende muito da experiência do indivíduo que está avaliando a imagem. A maioria pode ser classificada como variantes normais ou condições pós-traumáticas, inflamatórias e metabólicas. O radiologista prudente sempre terá à mão, quando está elaborando os laudos, um dos textos de referência padrão sobre as variantes da normalidade que ilustram o amplo espectro das lucências desenvolvimentares e irregularidades da ossificação que podem ser vistas nas radiografias do joelho em crescimento.

### 18.9.1
### Irregularidade Cortical por Avulsão

A irregularidade cortical por avulsão (também conhecida como desmóide periostial, desmóide cortical e defeito metafisário distal do fêmur) é uma proliferação fibrosa tipo-tumoral do periósteo que afeta a córtex póstero-medial da metáfise femoral distal (BUFKIN, 1971; BARNES e GWINN, 1974). As aparências radiográficas são erosão da córtex externa com pequenas espículas ósseas que podem simular uma lesão agressiva ou maligna. Ela é vista em adolescentes, particularmente em homens, e geralmente é bilateral. Existem debates se esta é uma variação normal ou representa uma entesopatia por tração em sítios de fixação de fibras tendinosas do adutor magno ou cabeça medial do gastrocnêmio. A cintilografia tipicamente é normal, o que é incomum para uma lesão traumática (BURROWS *et al.*, 1982; VELCHIK *et al.*, 1984). Entretanto, as imagens de RM podem demonstrar alguma alteração edematosa em relação com a irregularidade cortical (HYMAN *et al.*, 1995; YAMAZALI *et al.*, 1995) que não deve ser esperada em uma variação normal.

### 18.9.2
### Fraturas de Estresse

A fratura de estresse por fadiga pode causar dificuldades diagnósticas já que a fratura em consolidação pode freqüentemente ser confundida com uma lesão maligna (LEVIN *et al.*, 1967; SOLOMAN, 1974). A tíbia, particularmente o terço proximal, é o sítio mais comum para as fraturas por fadiga em adolescentes e adultos jovens e também é o sítio mais comum em que pode ser mal interpretado radiologicamente como um sarcoma do osso (DAVIES *et al.*, 1988). Um sítio menos comum onde ocorrem problemas similares é a diáfise femoral distal (DAVIES *et al.*, 1989). Alguma indicação da incidência dos erros diagnósticos é avaliada em dois estudos conduzidos em uma unidade de oncologia ortopédica. No primeiro, as fraturas por fadiga da tíbia proximal foram responsáveis por 11% dos encaminhamentos com lesões tibiais e foi o segundo diagnóstico mais comum depois do osteossarcoma (DAVIES *et al.*, 1988). No segundo estudo sobre as lesões diafisárias do fêmur, as fraturas por fadiga foram o segundo diagnóstico mais comum após um sarcoma de Ewing, mas foi o diagnóstico mais comum se somente pacientes esqueleticamente imaturos forem considerados (DAVIES *et al.*, 1989).

A tomografia computadorizada irá demonstrar formação de osso novo periostial e endostial, a linha de fratura (se vista em uma janela óssea apropriada) e, mais importante de todos os pontos de vista para a exclusão de uma malignidade, a ausência de componentes em tecidos moles (SOMER e MEURMAN, 1982; YOUSEM *et al.*, 1986; DAVIES *et al.*, 1989). A atenuação elevada dentro da medula ao redor do sítio de fratura devido a um edema e/ou hemorragia não deve ser confundida com um tecido tumoral intra-ósseo (ARRIVÉ *et al.*, 1988; DAVIES *et al.*, 1988). O valor das imagens de RM nas fraturas por estresse é questionável (TYRREL e DAVIES, 1994). Se o diagnóstico correto não é considerado nas radiografias, a imagem de RM pode confundir ainda mais um radiologista desatento por revelar uma extensa área de alteração do sinal da medula óssea (LEE e YAO, 1988; TYRRELL e DAVIES, 1994).

### 18.9.3 Condições Inflamatórias

Uma apresentação monoarticular severa de uma artropatia inflamatória do joelho, como em um caso de gota, pode ocasionalmente simular um tumor de origem articular. Um problema mais comum com a doença inflamatória é a distinção entre osteomielite e neoplasia óssea (WILLIS e ROZENCWAIG, 1996). Ao redor do joelho, geralmente é uma osteomielite subaguda do fêmur distal ou, mais freqüentemente, da tíbia proximal, que dá origem a problemas com o diagnóstico. As características das imagens da osteomielite são discutidas no Capítulo 14. Uma característica da RM útil na osteomielite subaguda é o também chamado sinal da penumbra, que é identificado nas imagens ponderadas em T1 como uma discreta zona periférica de intensidade de sinal marginalmente mais alta do que a cavidade do abscesso e o edema/esclerose da medula óssea circundante, e uma intensidade de sinal mais baixa em relação à medula óssea gordurosa (GREY *et al.*, 1998). Este sinal é característico, mas não patognomônico de osteomielite subaguda. Outro fator que aponta para uma osteomielite ao invés de um tumor é a presença de irregularidades na placa de crescimento. A infecção com formação de abscessos deve ser incluída no diagnóstico diferencial de uma lesão epifisária lítica apesar de o condroblastoma permanecer o diagnóstico mais provável.

### 18.9.4 Tumores Marrons

As similaridades radiográficas dos tumores marrons do hiperparatireoidismo em relação aos outros tumores do osso são reconhecidas há muito tempo. Os tumores solitários incluem COS, COA e TCG. Vários tumores marrons podem ser confundidos com metástases osteolíticas, mieloma e histiocitose. A menos que um hiperparatireoidismo seja clinicamente suspeito, a osteopenia associada pode ser confundida com uma osteoporose difusa secundária à dor.

## Referências Bibliográficas


Anderson MW, Temple HT, Dussault RG, Kaplan PA (1999) Compartmental anatomy: relevance to staging and biopsy of musculoskeletal tumors. Am J Roentgenol 173:1663-1671

Ardran GM (1951) Bone destruction not demonstrable by radiography. Br J Radiol 24:107-109

Arrive L, Sellier N, Kalifa G, Seringer R (1988) Difficultés diagnostiques des apopositions périostées unilamellaires symptomatiques isolees. J Radiol 69:351-356

Azouz EM, Slomic AM, Marton D, Rigault P, Finidori G (1985) The variable manifestations of dysplasia epiphysealis hemimelica. Pediatr Radiol 15:44-49

Barnes GR Jr, Gwinn JL (1974) Distal irregularities of the femur simulating malignancy. Am J Roentgenol 122:180-185

Bearcroft PWP, Davies AM (1999) Follow-up of musculoskelet *al.* tumors. 2. Metastatic disease. Eur Radiol 9:192-200

Bhagia SM, Grimer RJ, Davies AM, Mangham DC (1997) Scintigraphically negative skip metastases in osteosarcoma. Eur Radiol 7:1446-1448

Bufkin WJ (1971) The avulsive cortical irregularity. Am J Roentgenol 112:487-492

Burrows PE, Greenberg ID, Reed MH (1982) The distal femoral defect: Tc-99m pyrophosphate bone scan results. J Can Assoc Radiol 33:91-93

Campanacci M (1999) Bone and soft tissue tumors: clinical features, imaging, pathology and treatment, 2nd edn. Springer, Vienna New York

Carrasco CH, Charnsangavej C, Raymond AK (1989) Osteosarcoma: angiographic assessment of response to preoperative chemotherapy. Radiology 170:839-842

Choi H, Varma DGK, Fornage BD, Kim EE, Johnston DA (1991) Soft-tissue sarcoma: MR imaging vs sonography for detection of local recurrence after surgery. Radiology 157:353-358

Choi NH (2000) Localized pigmented villonodular synovitis involving the fat pad of the knee. Am J Knee Surg 13:117-119

Davies AM, Vanel D (1998) Follow-up of musculoskeletal tumors. 1. Local recurrence. Eur Radiol 8:791-799

Davies AM, Evans N, Grimer RJ (1988) Fatigue fractures of the proximal tibia simulating malignancy. Br J Radiol 61:903-908

Davies AM, Carter SR, Grimer RJ, Sneath RS (1989) Fatigue fractures of the femoral diaphysis in the skeletally immature simulating malignancy. Br J Radiol 62:893-896

Davies AM, Cassar-Pullicino VN (1992) The incidence and significance of fluid-fluid levels on computed tomography of osseous lesions. Br J Radiol 65:193-198

Davies AM, Cooper SA, Mangham DC, Grimer RJ (2001) Metalcontaining lymph nodes following prosthetic replacement of osseous malignancy: potential role of MR imaging in characterisation. Eur Radiol 11:841-844

Delcogliano A, Galli M, Menghi A, Belli P (1998) Localized pigmented villonodular synovitis of the knee: report of two cases of fat pad involvement. Arthroscopy 14:527-531

Donnely LF, Bisset GS, Passo MH (1994) MRI findings of lipoma arborescens of the knee in a child: case report. Pediatr Radiol 24:258-259

Dorfman HD, Czerniak B (1995) Bone cancers. Cancer 75:203-210

Dorwart RH, Genant HK, Johnston WH, Morris JM (1984) Pigmented villonodular synovitis of synovial joints: clinical, pathologic and radiologic features. AJR 143:877-885

Edelstyn GA, Gillespie PJ, Grebbel FS (1967) The radiological demonstration of osseous metastases: experimental observations. Clin Radiol 18:158-162

Enneking WF Kagan A (1975) The implications for skip metastases in osteosarcoma. Clin Orthop 111:33-41

Enneking WF, Spanier SS, Goodman MA (1980) A system for the surgical staging of musculoskeletal sarcoma. Clin Orthop 153:106-120

Feller JF, Rishi M, Hughes EC (1994) Lipoma arborescens of the knee: MR demonstration. Am J Roentgen 163:162-164

Flemming DJ, Murphey MD (2000) Enchondroma and chondrosarcoma. Semin Musculoskeletal Radiol 4:59-71

Geirnaerdt MJA, Herman J, Bloem JL, Kroon HM, Pope TL, Taminiau AHM, Hogendoorn PCW (1997) Usefulness of radiography in differentiating enchondroma from central grade I chondrosarcoma. Am J Roentgen 169:1097-1104

Geirnaerdt MJA, Hogendoorn PCW, Bloem JL, Taminiau AHM, van der Woude HJ (2000) Cartilaginous tumors: fast contrast-enhanced MR imaging. Radiology 214:539-546

Ginsberg MS, Panicek DM (2000) Subcentimetre pulmonary nodules detected in patients with sarcoma. Sarcoma 4:63-66

Grampp S, Bankier AA, Zoubek A, Wiesbauer P, Schroth B, Henk CB, Grois N, Mostbeck GH (2000) Spiral CT of the lung in children with malignant extra-thoracic tumors: distribution of benign vs malignant pulmonary nodules. Eur Radiol 10:1318-1322

Greenspan A, Azouz EM, Matheus IJ, Decarie JC (1995) Synovial hemangioma: imaging features in 8 histologically proven cases, review of the literature and differential diagnosis. Skeletal Radiol 24:583-590

Grey AC, Davies AM, Mangham DC, Ritchie DA (1998) The "penumbra sign" on TI-weighted MR imaging in subacute osteomyelitis: frequency, cause and significance. Clin Radiol 53:587-592

Grimer RJ, Sneath RS (1990) Diagnosing malignant bone tumours: editorial. J. Bone Joint Surg [Br] 72B:754-756

Hayes CW, Conway W F Sundaram M (1992) Misleading aggressive MR imaging appearance of some benign musculoskeletal lesions. RadioGraphics 12:1119-1134

Hughes TH, Sartoris DJ, Schweitzer ME, Resnick DL (1995) Pigmented villonodular synovitis: MRI characteristics. Skeletal Radiol 24:7-12

Hyman AA, Heiser WJ, Kim SE *et al.* (1995) An excavation of the distal femoral metaphysis: a magnetic resonance imaging study: case report. J Bone Joint Surg 77A:1897-1901

Janzen DL, Peterfy CG, Forbes JR, Tirman PFJ, Genant HK (1994) Cystic lesions around the knee joint: MR imaging findings. Am J Roentgenol 163:155-161

Jelinek JS, Kransdorf MJ, Utz JA, Berrey BH, Thomson JD, Heekin RD, Radowich MS (1989) Imaging of pigmented villonodular synovitis with emphasis on MR imaging. Am J Roentgenol 152:337-342

Jones BC, Sundaram M, Kransdorf MJ (1993) Synovial sarcoma: MR imaging findings in 34 patients. Am J Roentgenol 161:827-830

Kalil RK, Unni KK (1998) Malignancy in pigmented villonodular synovitis. Skeletal Radiol 27:392-395

Kaste SE, Neel MN, Rao BN, Thompson VF, Pratt CB (2001) Complications of limb-sparing procedures using endoprosthesis replacements about the knee for paediatric skeletal sarcomas. Paediatr Radiol 31:62-71

Keller SM, Rosenbaum RC, Rosenberg SA (1984) The significance of bone scan abnormalities in patients with primary osteogenic sarcoma. J Surg Oncol 26:122-129

Kenan S, Abdelwahab IF, Klein MJ, Herman G, Lewis MM (1993a) Lesions of juxtacortical origin (surface lesions of bone). Skeletal Radiol 22:337-357

Kenan S, Abdelwahab IF, Klein MJ *et al.* (1993b) Synovial chondrosarcoma secondary to synovial chondromatosis. Skeletal Radiol 22:623-626

Kim MG, Kim BH, Choi JA *et al.* (2001) Intra-articular ganglion cysts of the knee: clinical and MR imaging features. Eur Radiol 11:834-840

Kloen P, Keel SB, Chandler HP, Geiger RH, Zarins B, Rosenberg AE (1998) Lipoma arborescens of the knee. J Bone Joint Surg 80B:298-301

Kramer J, Recht M, Deely DM, Schweitzer M, Pathria M, Gentili E, Greenway G, Resnick D (1993) MR appearance of idiopathic synovial chondromatosis. J Comput Assist Tomogr 17:772-776

Kransdorf M, Moser R, Vinh T *et al.* (1989) Primary tumours of the patella. Skeletal Radiol 18:365-371

Kransdorf MJ, Murphey MD (1997) Soft tissue tumors in a large referral population: prevalence and distribution of diagnoses by age, sex and location, In: Kransdorf MJ, Murphey MD (eds) Imaging of soft tissue tumors. Saunders, Philadelphia, pp 3-35

Kricun ME (1983) Radiographic evaluation of solitary bone lesions. Orthop Clin North Am 14:39-64

Lang P, Grampp S, Vahlensieck M, Johnston JO, Honda G, Rosenau W, Matthay KK, Peterfy C, Higgins CB, Genant HK (1995) Primary bone tumors: value of MR angiography for preoperative planning and monitoring response to chemotherapy. Am J Roentgenol 165:135-142

Laorr A, Peterfy CG, Tirman PF, Rabassa AE (1995) Lipoma arborescens of the shoulder: MR imaging findings. J Can Assoc Radiol 46:311-313

Lee JK, Yao L (1988) Stress fractures: MR imaging. Radiology 196:217-220

Levin DC, Blazina ME, Levine E (1967) Fatigue fractures of the shaft of the femur: simulation of a malignant tumor. Radiology 89:883-885

Liu J, Hudkins PG, Swee RD *et al.* (1987) Bone sarcomas associated with Ollier's disease. Cancer 59:1376-1385

Llauger J, Monill JM, Palmer J, Clotet M (1995) Synovial hemangioma of the knee: MR imaging findings in two cases. Skeletal Radiol 24:579-581

Mack TM (1995) Sarcomas and other malignancies of soft tissues, retroperitoneum, pleura, heart, mediastinum and spleen. Cancer 75 [Suppl]:211-244

Madewell JE, Ragsdale BD, Sweet DE (1981) Radiologic and pathologic analysis of solitary bone lesions, part 1. Internal margins. Radiol Clin North Am 19:715-748

Martin S, Hernandez L, Romero L, Lafuente J, Poza AI, Ruiz P, Jimeno M (1998) Diagnostic imaging of lipoma arborescens. Skeletal Radiol 27:325-329

McKinney CD, Mills SE, Fechner RE (1992) Intraarticular synovial sarcoma. Am J Surg Pathol 16:1017-1020

Milgram JW (1977) Synovial osteochondromatosis. A histopathological study of thirty cases. J. Bone Joint Surg 59A:792-801

Morrison JL, Kaplan PA (2000) Water on the knee: cysts, bursae and recesses. MRI Clin North Am 8:349-370

Moser RP, Madewell JE (1987) An approach to primary bone tumors. Radiol Clin North Am 25:1049-1093

Mulder JD, Schutte HE, Kroon HM, Taconis WK (1993) Radiologic atlas of bone tumors. Elsevier, Amsterdam

Murphey MD, Flemming DJ, Boyea SR *et al.* (1998) Enchondroma versus chondrosarcoma in the appendicular skeleton: differentiating features. RadioGraphics 18:1213-1237

Murphey MD, Choi JJ, Kransdorf MJ, Flemming DJ, Gannon FH (2000) Imaging of osteochondroma: variants and complications with radiologic-pathologic correlation. Radiographics 20:1407-1434

O'Mara JW, Keeling J, Montgomery EA, Aaron AD (2000) Primary lesions of the patella. Orthopedics 23:328, 348, 370, 376, 377

Oxtoby J, Davies AM (1996) The MR imaging appearances of chondroblastoma. Clin Radiol 51:22-26

Palumbo RC, Matthews LS, Reuben JM (1994) Localized pigmented villonodular synovitis of the patellar fat pad: a report of two cases. Arthroscopy 10:400-403

Panicek DM, Gatsonis CG, Rosenthal DI, Seeger LL, Huvos AG, Moore SG, Caudry DJ, Palmer WE, McNeil BJ (1997a) CT and MR imaging in the local staging of primary malignant musculoskeletal neoplasms: report of the radiology diagnostic oncology group. Radiology 202:237-246

Panicek DM, Hilton S, Schwartz LH (1997b) Assessment of neurovascular involvement by malignant musculoskeletal tumors. Sarcoma 1:61-63

Resnick D, Oliphant M (1975) Hemophilia-like arthropathy of the knee associated with cutaneous and synovial hemangiomas. Radiology 114:323-326

Richardson ML, Zink-Brody GC, Patten RM, Koh WJ, Conrad EU (1996) MR. characterization of post-irradiation soft tissue edema. Skeletal Radiol 25:537-543

Rosenberg ZS, Lev S, Schmahmann S, Steiner GC, Beltran J, Present D (1995) Osteosarcoma: subtle, rare and misleading plain film features. Am J Roentgenol 165:1209-1214

Schima W, Amann G, Stiglbauer R, Windhager R, Kramer J, Nicolakis M, Farres M, Imhof H (1994) Preoperative staging of osteosarcoma: efficacy of MR imaging in detecting joint involvement. Am J Roentgenol 163:1171-1175

Seeger L, Widoff BE, Bassett LW, Rosen G, Eckardt JJ (1991) Preoperative evaluation of osteosarcoma: value of gadolinium dimeglumine-enhanced MR imaging. Am J Roentgenol 157:347-351

Seeger LL, Yao L, Eckardt JJ (1998) Surface lesions of bone. Radiology 206:17-33

Shapeero LG, Vanel D (2000) Imaging evaluation of the response of high-grade osteosarcoma and Ewing sarcoma to chemotherapy with emphasis on dynamic contrast-enhanced MR imaging. Semin Musculoskeletal Radiol 4:137-146

Shuman WP, Patten RM, Baron RL, Liddell RM, Conrad EU, Richardson ML (1991) Comparison of STIR and spin-echo MR imaging at 1.5 T in 45 suspected extremity tumors; lesion conspicuity and extent. Radiology 179:247-252

Solomon L (1974) Stress fractures of the femur and tibia simulating malignant bone tumours. South African J Surg 12:19-25

Somer K, Meurman KOA (1982) Computed tomography of stress fractures. J Comput Assist Tomogr 6:109-115

Steinbach L (1998) CT and MR imaging in the local staging of primary malignant musculoskeletal neoplasms: comment. Sarcoma 2:57-58

Steinbach LS, Neumann CH, Stoller DW, Mills CM, Crues JV, Lipman JK, Helms CA, Genant HK (1989) MRI of the knee in diffuse pigmented villonodular synovitis. Clin Imaging 13:305-316

Steiner GC, Meushar N, Norman A, Present D (1994) Intracapsular and paraarticular chondromas. Clin Orthop 303:231-236

Suh JS, Hwang G, Hahn SB (1994) Soft tissue hemangiomas: MR manifestations in 26 patients. Skeletal Radiol 26:621-626

Sumen Y, Ochi M, Soda Y, Ikuta Y (1998) Lipoma arborescens in bilateral knee joints. Arch Orthop Trauma Surg 117:105-107

Swan JS, Grist TM, Sproat JA, Heiner JP, Wiersma SR, Heisey DM (1995) Musculoskeletal neoplasms: preoperative evaluation with MR angiography. Radiology 194:519-524

Tyrrell PNM, Davies AM (1994) MR imaging appearances of fatigue fractures of the long bones of the lower limb. Br J Radiol 67:332-338

Tyrrell PNM, Cassar-Pullicino VN, McCall IW (2000) Intraarticular ganglion cysts of the cruciate ligaments. Fur Radiol 10:1233-1238

Unni KK (1996) Dahlin's bone tumors: general aspects and data on 11,087 cases, 5th edn. Lippincott-Raven, Philadelphia

van der Woude HJ, Bloem JL, Oostayen JA, Nooy MA, Taminiau AH, Hermans J, Rejnierse M (1995) Treatment of high-grade bone sarcomas with neoadjuvant chemotherapy: the utility of sequential color Doppler sonography in predicting histopathologic response. Am J Roentgenol 165:125-133

van der Woude HJ, Bloem JL, Hogendoorn PCW (1998) Preoperative evaluation and monitoring chemotherapy in patients with high-grade osteogenic and Ewing's sarcoma, review of current imaging modalities. Skeletal Radiol 27:57-71

Vanel D, Shapeero LG, de Baere T, Gilles R, Tardivon A, Genin J, Guinebretiere JM (1994) MR imaging in the follow-up of malignant and aggressive soft tissue tumors: results of 511 examinations. Radiology 190:263-268

Varma DGK (1999) Optimal radiologic imaging of soft tissue sarcomas. Semin Surg Oncol 17:2-10

Velchik MG, Heyman S, Makler PT Jr, Goldstein HA, Alavi A (1984) Bone scintigraphy: differentiating benign cortical irregularity of the distal femur from malignancy. J Nucl Med 25:72-74

Verstraete KL, De Beene Y, Roels H, Dierick A, Uyttendale D, Kunnen M (1994) Benign and malignant musculoskeletal lesions: dynamic contrast-enhanced MR imaging. Radiology 192:835-843

Voutsinas S, Wynne-Davies R (1983) The frequency of malignant change in diaphyseal aclasis and neurofibromatosis. J Med Genet 20:345-349

Willis RB, Rozencwaig R (1996) Pediatric osteomyelitis masquerading as skeletal neoplasia. Orthop Clin North Am 27:624-634

Yamazaki T, Maruoka S, Takahashi S, Saito H, Takase K, Nakamura M, Sakamato K (1995) MR findings of avulsive cortical irregularity of the distal femur. Skeletal Radiol 24:43-46

Yousem D, Magid D, Fishman EK, Kuhajda F, Siegelmann SS (1986) Computed tomography of stress fractures. J Comput Assist Tomogr 10:92-95

# Índice Remissivo

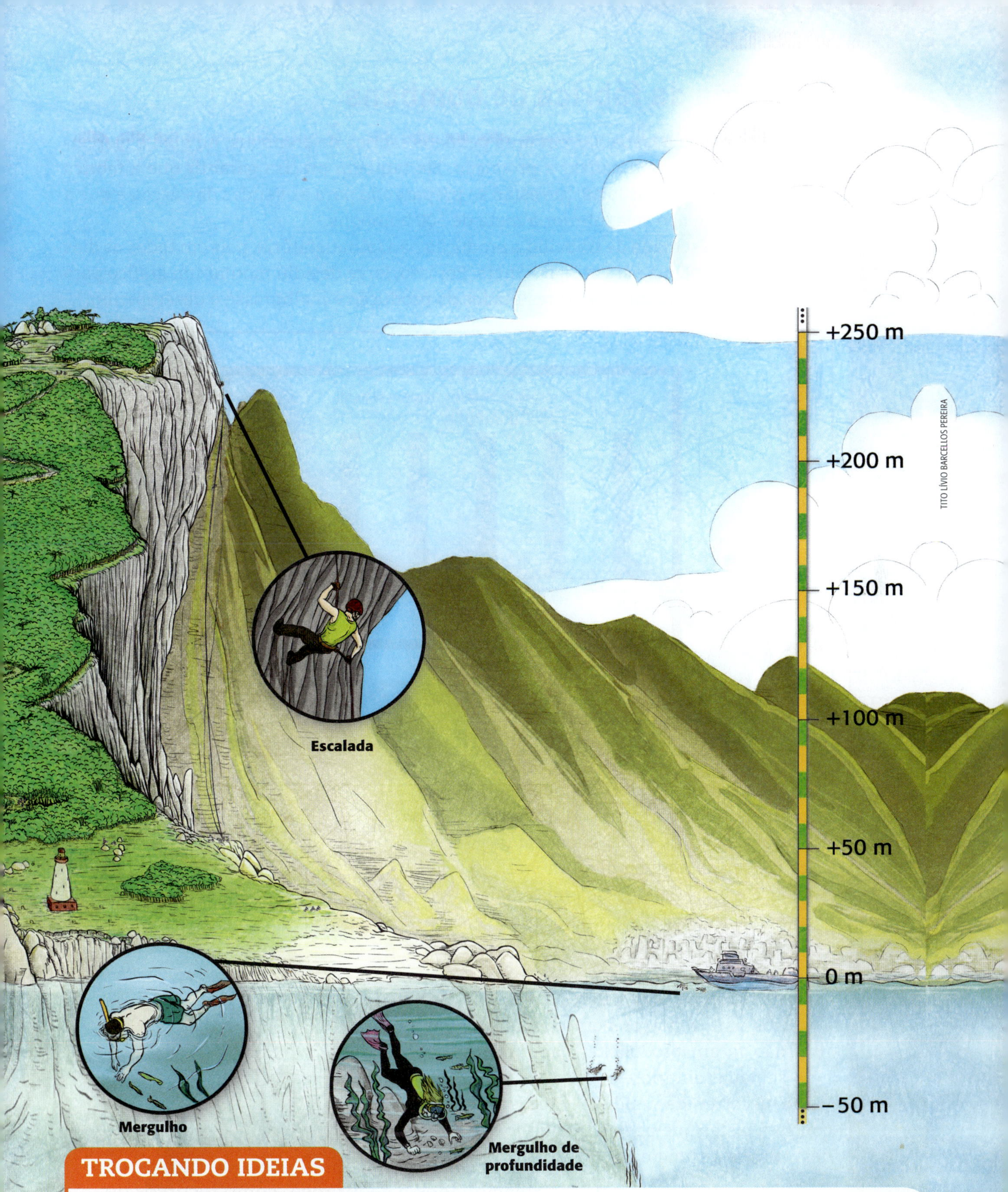


## TROCANDO IDEIAS

1. Em sua opinião, por que é importante a utilização de equipamentos de segurança na prática de esportes?
2. Observe o recurso usado na imagem para representar as medidas de altitude e de profundidade em relação ao nível do mar. O que você entende por +250 m? E por −50 m?

# O enigma da fábrica de bombons

Jorge começou a trabalhar em uma pequena fábrica de bombons, na qual é responsável por controlar e fiscalizar a produção. Ele também precisa garantir que a fábrica atenda aos pedidos das lojas que estão se preparando para as vendas da Páscoa e que a produção diária não seja inferior à meta de 300 bombons.

Na primeira semana de trabalho a produção não foi satisfatória, pois em todos os dias faltaram 18 bombons para atingir a meta. Por isso, Jorge decidiu montar um gráfico para que a equipe acompanhasse os resultados da produção e melhorasse o desempenho.

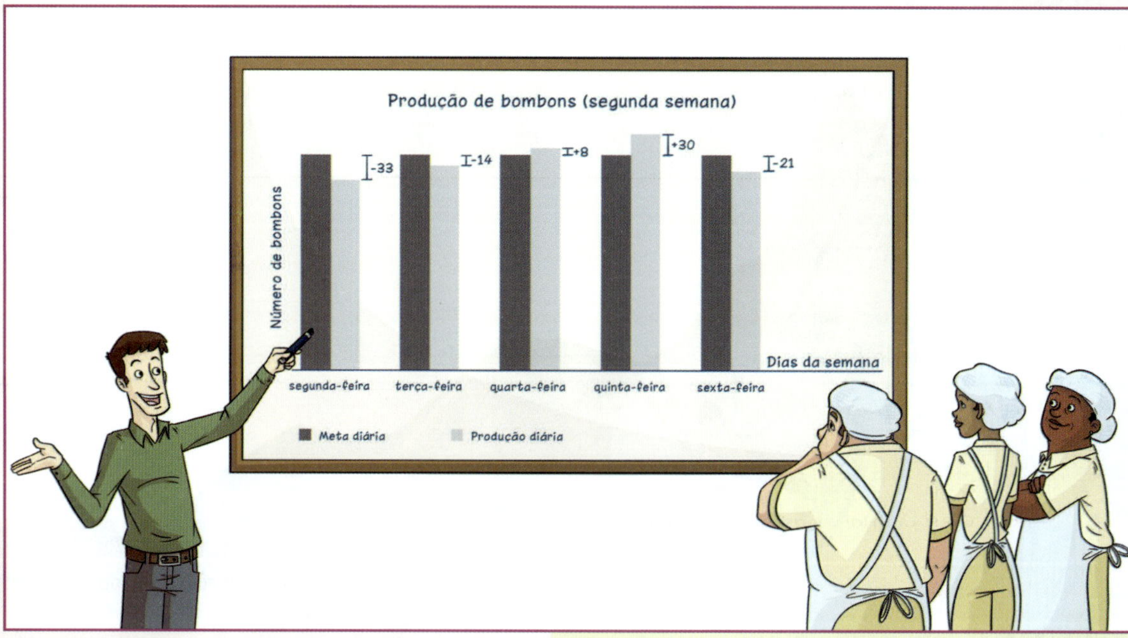


QUANTA ESTÚDIO

Em determinado dia, na segunda semana, a produção alcançou o maior número possível de bombons que a fábrica consegue produzir diariamente.

- Se a equipe de Jorge se empenhar para produzir diariamente o número máximo de bombons que a fábrica tem condições de produzir, quantos dias serão necessários para repor os bombons que não foram produzidos nas duas semanas anteriores?

No decorrer da unidade você encontrará pistas que podem auxiliá-lo a desvendar este enigma.

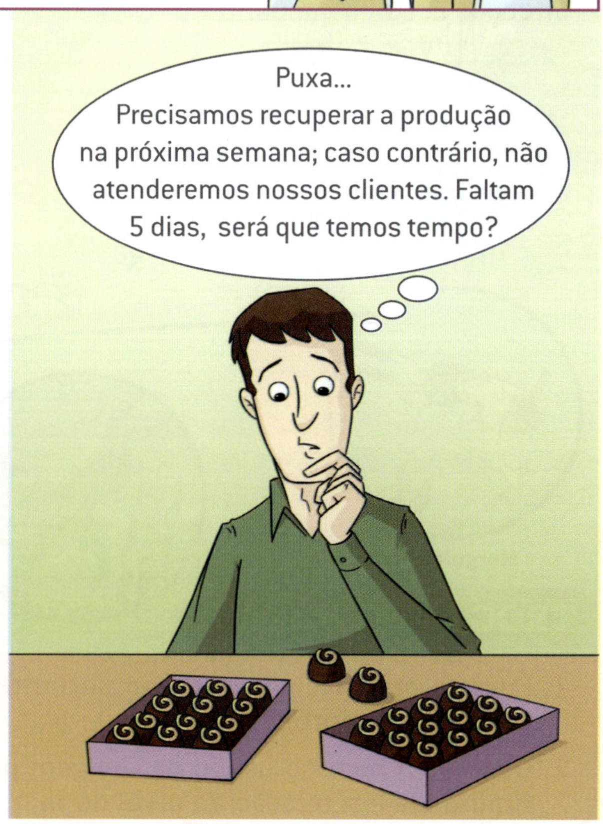
Puxa...
Precisamos recuperar a produção na próxima semana; caso contrário, não atenderemos nossos clientes. Faltam 5 dias, será que temos tempo?

QUANTA ESTÚDIO

# 1 Números inteiros

## Situações envolvendo números inteiros

Você conhece diversas situações em que os números maiores ou iguais a zero são utilizados, porém, há momentos em que eles não são suficientes e precisamos de outros números.

Nesta unidade vamos ampliar nossos conhecimentos e estudar os números inteiros. Vamos começar observando as situações a seguir. Nelas podemos identificar números positivos, o zero e os números negativos.

- **Situação 1: temperatura**

No dia 14 de agosto de 2014, ao menos 35 cidades da região Sul do Brasil tiveram temperaturas abaixo de zero. A cidade de Urupema (SC) registrou temperatura inferior a −8 °C durante a madrugada.

Fonte de pesquisa: <http://ultimosegundo.ig.com.br/brasil/2014-08-14/cidades-do-sul-do-pais-tem-temperaturas-negativas-nesta-madrugada.html>. Acesso em: 10 mar. 2015.

- O que uma medida de temperatura expressa por um número com o sinal − à frente indica?

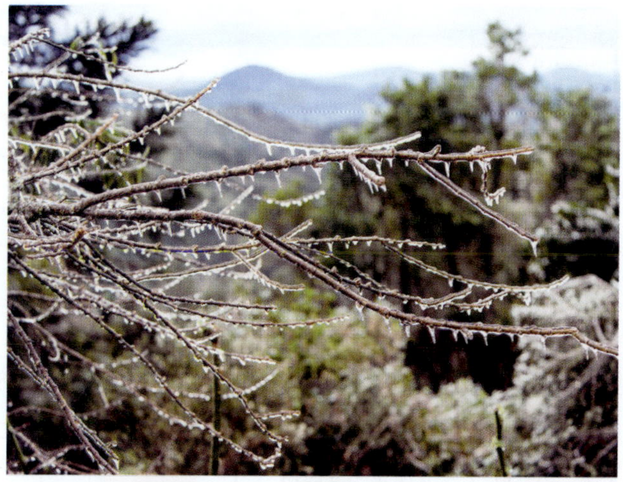
ZÉ PAIVA/PULSAR IMAGENS

Galhos cobertos por orvalho congelado no Morro das Torres, em Urupema (SC), 2013.

- **Situação 2: saldo bancário**

Um extrato de conta bancária é um documento no qual constam as movimentações financeiras efetuadas em cada dia, como depósitos em dinheiro ou cheque, saques, transferências, pagamentos etc.

No final do extrato, é indicado o saldo da conta, ou seja, o valor disponível nela, em reais. Algumas contas, chamadas de conta especial, permitem que o cliente fique devendo para o banco até determinado valor, o limite da conta. Nesse caso, dizemos que o cliente está com o saldo negativo.

Observe o extrato bancário a seguir.

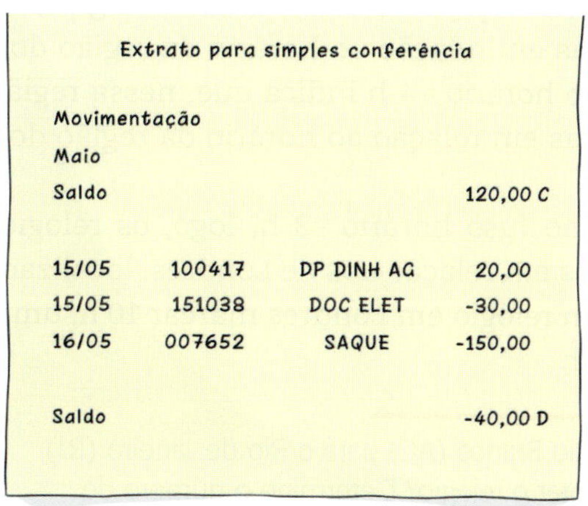
Extrato para simples conferência

Movimentação
Maio

| Saldo | | | 120,00 C |
|---|---|---|---|
| 15/05 | 100417 | DP DINH AG | 20,00 |
| 15/05 | 151038 | DOC ELET | -30,00 |
| 16/05 | 007652 | SAQUE | -150,00 |
| Saldo | | | -40,00 D |

QUANTA ESTÚDIO

O saldo inicial era de 120 reais e o saldo final é igual a −40 reais (saldo devedor).

- **Situação 3: fuso horário**

Você já reparou que alguns horários são indicados tomando a "hora de Brasília" como referência? Isso ocorre porque a superfície terrestre é dividida em 24 faixas chamadas de fusos horários e em cada um deles há uma indicação de horário. Por exemplo, a cidade de Porto Alegre (RS) e Brasília (DF) estão no mesmo fuso e, portanto, seguem o mesmo horário. Porém, Rio Branco (AC) e Brasília (DF) estão em fusos diferentes e têm horários diferentes.

Observe o mapa abaixo com o fuso horário mundial. O fuso horário de referência (0 h) está centrado no meridiano de Greenwich, como mostrado a seguir.

**FUSO HORÁRIO MUNDIAL**

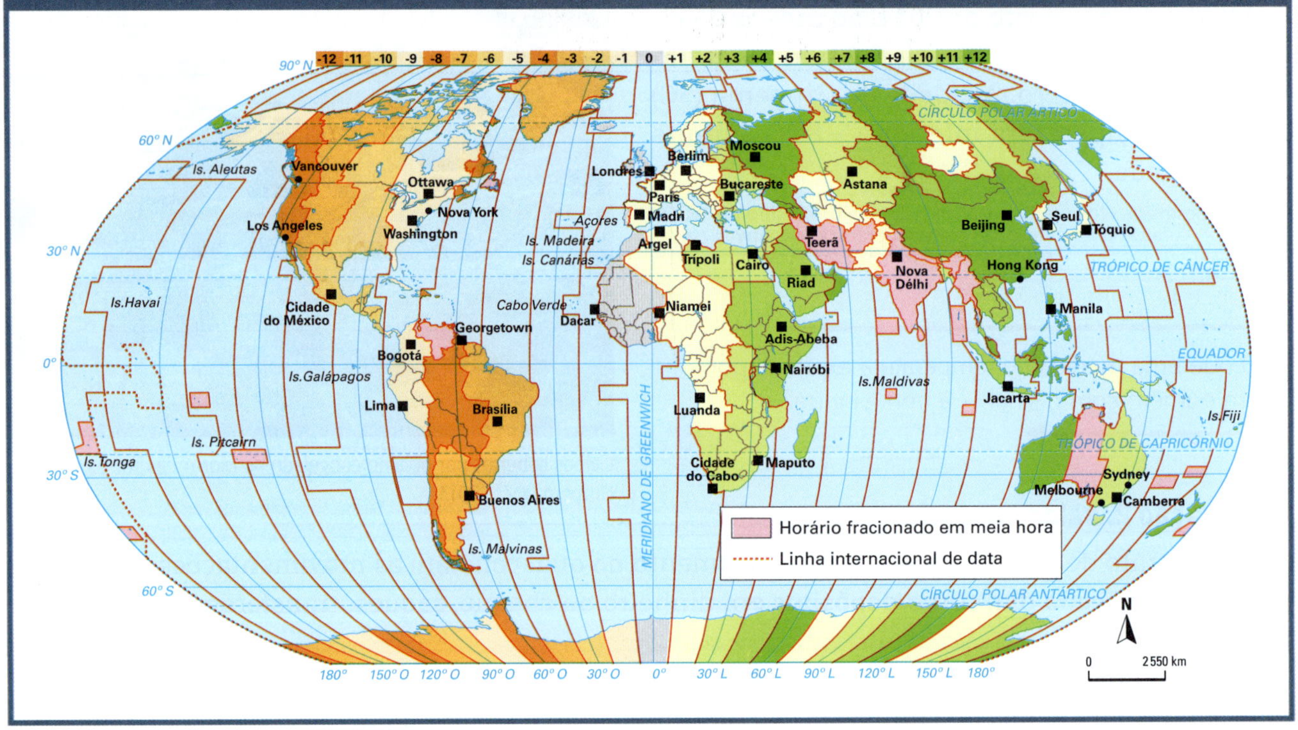


Fonte: elaborado com base em *Atlas geográfico escolar*. Rio de Janeiro: IBGE, 2012. p. 35; OBSERVATÓRIO NACIONAL/ DIVISÃO SERVIÇO DA HORA (DSHO). Disponível em: <http://pcdsh01.on.br/fusoshor.htm>. Acesso em: 10 mar. 2015.

Um fuso horário +2 h, por exemplo, indica que, nessa região, os relógios estão adiantados 2 horas em relação ao horário da região do fuso horário de referência. Um fuso horário −4 h indica que, nessa região, os relógios estão atrasados 4 horas em relação ao horário da região do fuso horário de referência.

Observe que Brasília está no fuso horário −3 h, logo, os relógios de Brasília estão atrasados 3 horas em relação aos de Londres, localizado no fuso horário 0 h. Ou seja, se um relógio em Londres marcar 10 h, um relógio em Brasília deve marcar 7 h.

- Se uma pessoa viajar de Rio Branco (AC) para o Rio de Janeiro (RJ), ela deverá atrasar ou adiantar o relógio? Determine o número de horas desconsiderando o horário de verão.

- **Situação 4: variação**

Uma empresa fabrica e vende grampos para papel em caixas com 100 unidades cada uma. Como parte do processo de controle de qualidade da empresa, algumas caixas são retiradas como amostra e é feita a contagem do número de grampos nela. Em seguida, uma ficha de controle é preenchida com a indicação da quantidade de grampos e com a variação registrada em relação à quantidade esperada na caixa (100).

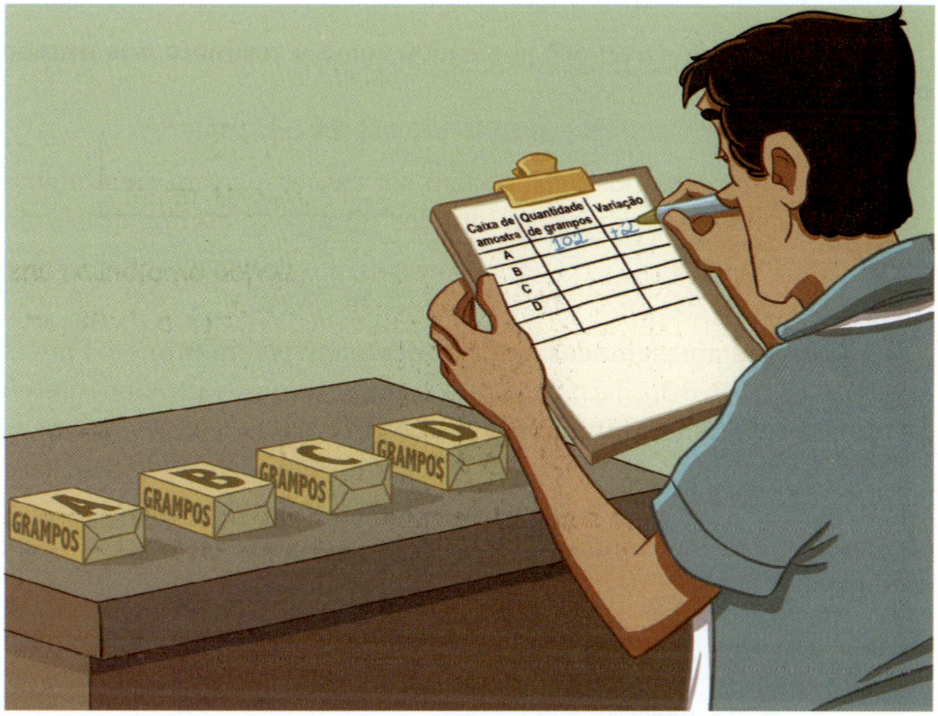


ESTÚDIO LAB 307

Por exemplo, na caixa A contaram-se 102 grampos, e como 102 possui 2 unidades **a mais** que 100, a variação é indicada por +2. Veja como ficou a ficha de controle após a contagem de grampos das caixas A, B, C e D:

| Caixa de amostra | Quantidade de grampos | Variação |
|---|---|---|
| A | 102 | +2 |
| B | 100 | 0 |
| C | 97 | −3 |
| D | 106 | +6 |

Quando a variação é positiva podemos omitir o sinal + à esquerda do número. Por exemplo, +2 pode ser escrito simplesmente como 2, e +6 pode ser indicado apenas por 6.

- O que significa escrever um sinal − à frente de um número na coluna "variação"?
- O que deverá estar escrito na coluna "variação" correspondente a uma caixa com 104 grampos? E 93 grampos?

Os números com sinal +, ou sem sinal algum à sua frente, são chamados de **números positivos**. Eles são maiores do que zero.

Exemplos: • 20 • +2 • +3

Os números com sinal − à sua frente são chamados de **números negativos**. Os números negativos são menores do que zero.

Exemplos: • −8 • −40 • −4

O número zero não é negativo nem positivo.

# O conjunto dos números inteiros

No volume do 6º ano, você já estudou sobre **o conjunto dos números naturais**, ℕ:

$$\mathbb{N} = \{0, +1, +2, +3, +4, ...\}$$

Como os números positivos podem ser expressos sem sinal algum à frente, podemos escrever o conjunto dos números naturais do seguinte modo:

$$\mathbb{N} = \{0, 1, 2, 3, 4, ...\}$$

As situações apresentadas anteriormente envolvem números inteiros positivos (+1, +2, +3, ...) e o zero, que já conhecemos, e um tipo diferente de número: os números inteiros negativos (−1, −2, −3, ...).

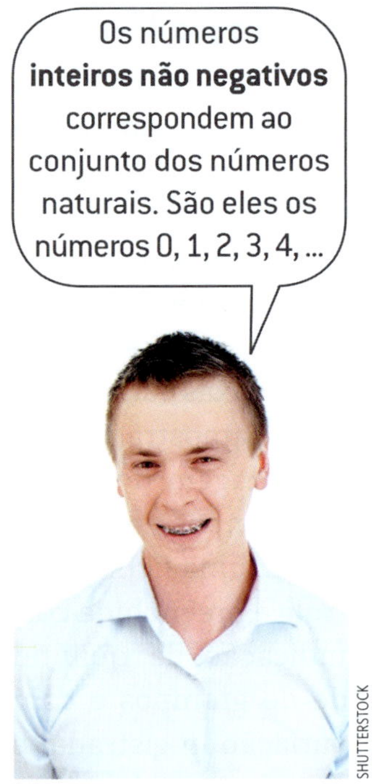
Os números **inteiros não negativos** correspondem ao conjunto dos números naturais. São eles os números 0, 1, 2, 3, 4, ...
SHUTTERSTOCK

Os números inteiros positivos, os números inteiros negativos e o zero formam, juntos, o conjunto dos números inteiros, representado pelo símbolo ℤ.

$$\mathbb{Z} = \{..., -4, -3, -2, -1, 0, 1, 2, 3, 4, ...\}$$

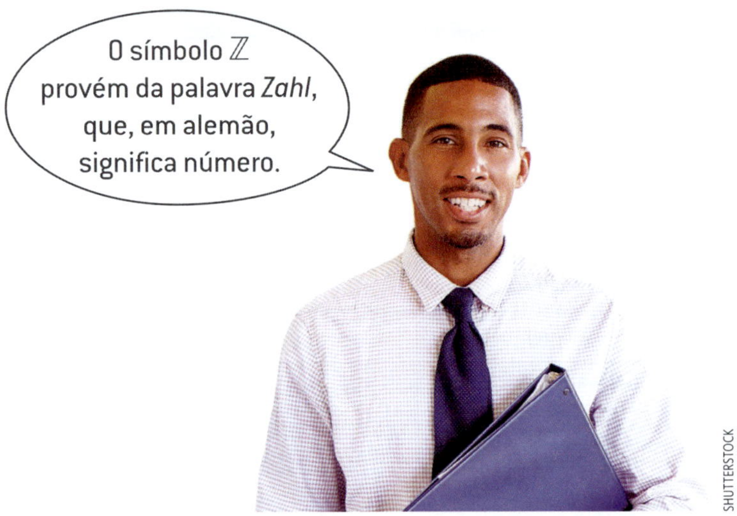
O símbolo ℤ provém da palavra *Zahl*, que, em alemão, significa número.
SHUTTERSTOCK

Os números que fazem parte desse conjunto são os **elementos** de ℤ.

Exemplos:

a) O elemento −3 pertence ao conjunto dos números inteiros, mas não pertence ao conjunto dos números naturais.

b) O elemento 6 pertence ao conjunto dos números inteiros e ao conjunto dos números naturais.

c) O elemento $-\frac{1}{4}$ não pertence ao conjunto dos números inteiros nem ao conjunto dos números naturais.

- Leia a seguinte afirmação: todo número natural é um número inteiro, mas nem todo número inteiro é um número natural. Converse com os colegas e o professor e justifique por que a afirmação é verdadeira.

# Representação dos números inteiros na reta numerada

Podemos representar os números inteiros associando-os a alguns pontos de uma reta numerada. Veja como:

- Traçamos uma reta e indicamos um de seus pontos como a origem (O) e o associamos ao número zero.
- Escolhemos uma unidade de medida de comprimento qualquer, a partir da qual podemos marcar pontos na reta igualmente espaçados entre si, os quais serão associados aos números inteiros.
- Associamos o número 1 ao primeiro ponto à direita da origem, o número 2 ao segundo ponto à direita, e assim por diante. Assim, para cada ponto **à direita** da origem associamos um **número inteiro positivo**.
- De modo similar, associamos o número −1 ao primeiro ponto à esquerda da origem, o número −2 ao segundo ponto à esquerda, e assim por diante. Assim, para cada ponto **à esquerda** da origem associamos um **número inteiro negativo**.

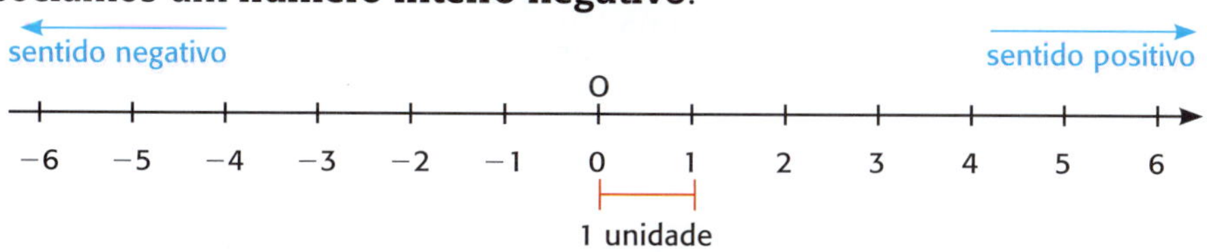


Os pontos da reta numerada associados aos números inteiros estão dispostos em ordem crescente da esquerda para a direita. Com base nessa ordenação podemos definir sucessor e antecessor de um número inteiro.

## • Antecessor e sucessor

Observe novamente a reta numerada construída anteriormente.

> O **sucessor** de um número inteiro é o número inteiro que está localizado imediatamente à direita dele na reta numerada.

Por exemplo, o sucessor de 4 é 5, e o sucessor de −2 é −1.

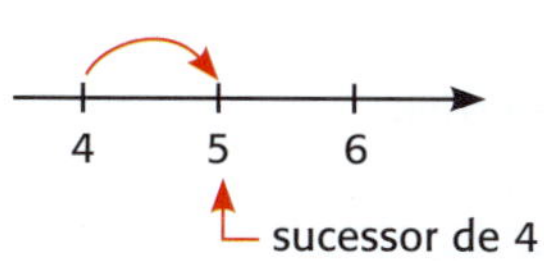


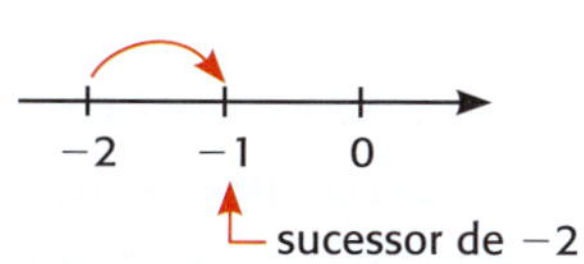


> O **antecessor** de um número inteiro é o número inteiro que está localizado imediatamente à esquerda dele na reta numerada.

Por exemplo, o antecessor de 2 é 1, e o antecessor de −6 é −7.

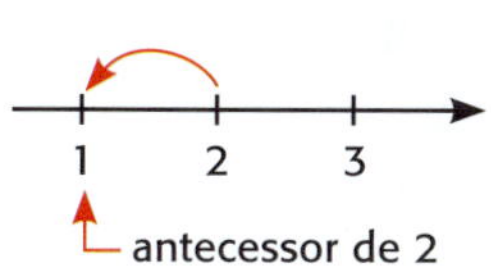


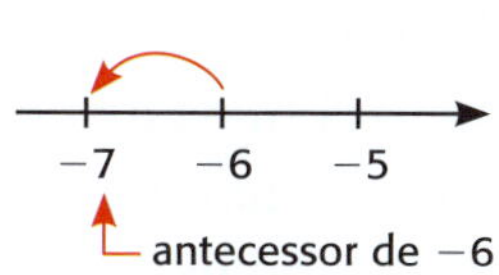

# Comparação de números inteiros

A ordenação dos números inteiros permite comparar dois números inteiros. Podemos utilizar a representação dos números inteiros na reta numerada como um recurso para fazer essa comparação. Para isso, basta localizar os pontos na reta numerada associados aos números inteiros que queremos comparar e identificar qual deles está à direita do outro.

Por exemplo, para comparar os números $+3$ e $-4$, podemos localizar os pontos associados a $+3$ e $-4$ na reta numerada.

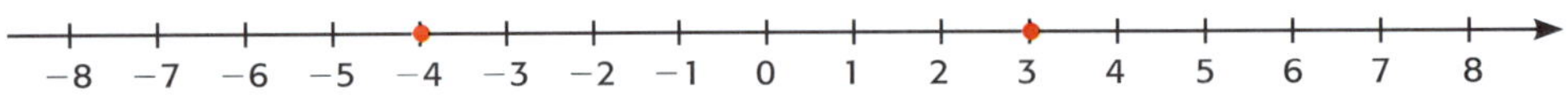


Como $+3$ está à direita de $-4$, temos que $+3$ é maior do que $-4$, ou que $-4$ é menor do que $+3$.

Em símbolos:

- $+3 > -4$ (lemos "mais três é maior do que menos quatro").

ou

- $-4 < +3$ (lemos "menos quatro é menor do que mais três").

Veja outro exemplo: qual número é maior: $-5$ ou $-1$?

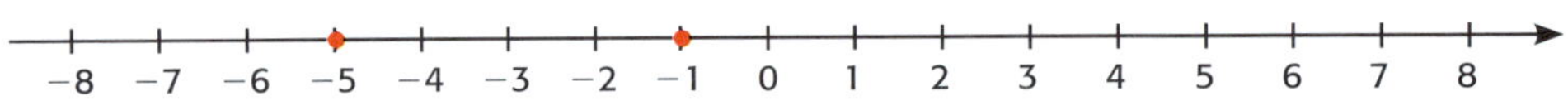


Como $-1$ está à direita de $-5$, temos que $-1$ é maior do que $-5$, ou que $-5$ é menor do que $-1$.

Em símbolos:

- $-1 > -5$ (lemos "menos um é maior do que menos cinco").

ou

- $-5 < -1$ (lemos "menos cinco é menor do que menos um").

Imagine que a reta numerada seja desenhada na posição vertical, com os números posicionados em ordem crescente, de baixo para cima. Como você faria para comparar os números $+3$ e $-4$? E os números $-5$ e $-1$?

Ao comparar um número inteiro e o zero, podem ocorrer duas situações:

- O número inteiro é positivo, e nesse caso ele é maior do que zero.
- O número inteiro é negativo, e nesse caso ele é menor do que zero.

Vamos analisar agora casos em que os números inteiros que queremos comparar são diferentes de zero:

- Se um deles for positivo e o outro negativo, temos que o número inteiro positivo é maior do que o número inteiro negativo.
- Se os dois números forem positivos, o maior é o número cujo ponto associado a ele na reta numerada está mais distante da origem.
- Se os dois números forem negativos, o maior é o número cujo ponto associado a ele na reta numerada está mais próximo da origem.

## Pista 1

Observe as anotações no gráfico da produção de chocolates apresentado no enigma.

- O que a anotação "−33" significa?
- O que a anotação "+30" significa?
- Em qual dia da semana foi produzido o maior número de bombons? Quantos bombons foram produzidos nesse dia?

## ATIVIDADES

**1.** Em um prédio, o elevador indica os andares por meio de números inteiros. O andar térreo corresponde ao número zero, enquanto andares acima dele são representados por números positivos e os andares abaixo do térreo, por números negativos. Escreva o número que corresponde ao:

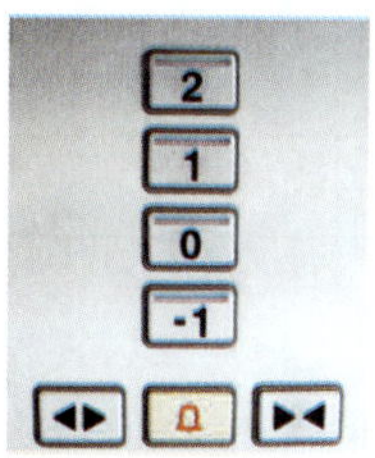

THINKSTOCK/GETTY IMAGES

**a)** Sexto andar.

**b)** Primeiro subsolo.

**c)** Segundo andar.

**d)** Sétimo andar.

**2. Calculadora**

Para escrever um número negativo em uma calculadora, podemos utilizar a tecla [±], caso a calculadora tenha essa tecla.

Por exemplo, para escrever o número −3, basta digitar:

[3] [±]

Que teclas devem ser digitadas para escrever o número −8?

**Resolução**

Devemos apertar as seguintes teclas, nesta ordem:

[8] [±]

- Qual é o número que ao apertar [±] não tem seu valor alterado? Por quê?
- Como podemos obter o número −3 no visor de uma calculadora que **não** tem a tecla [±]?

**3.** Observe a reta numerada a seguir e associe cada letra ao número inteiro correspondente.

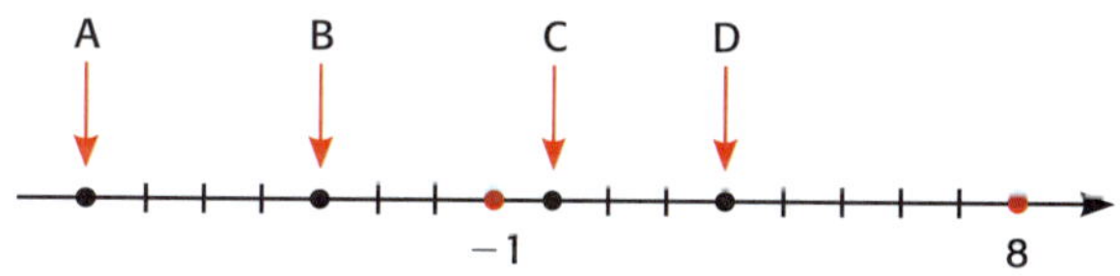


**4.** Apresente dois exemplos de:

**a)** Números naturais.

**b)** Números que pertencem ao conjunto dos números inteiros, mas que não pertencem ao conjunto dos números naturais.

**5.** Dê exemplos de números que sejam ao mesmo tempo:

**a)** Naturais e inteiros.

**b)** Naturais e positivos.

**6.** Responda às questões a seguir.

**a)** Existe algum número que é natural e negativo? Se sim, cite um exemplo.

**b)** Existe algum número que é natural e não é positivo? Se sim, cite um exemplo.

**7.** Indique o número inteiro em cada caso a seguir.

**a)** O sucessor de 0.

**b)** O antecessor de −3.

**c)** O antecessor de 6.

**d)** O sucessor de −2.

**8.** Escreva, em ordem crescente, os números inteiros 8, 0, −3, 2, −2 e −5. Use o símbolo $<$.

# Representação de pares ordenados de coordenadas inteiras no plano

Vimos anteriormente que podemos representar os números inteiros associando-os a pontos igualmente espaçados em uma reta ou localizar pontos de uma reta associados a números inteiros.

Veremos agora como fazemos para localizar pontos em um plano onde estão traçadas duas retas numeradas perpendiculares, uma horizontal e outra vertical, de modo que se cruzem na origem. A reta horizontal é chamada **eixo x** e a reta vertical é chamada **eixo y**; juntas elas formam o **sistema de eixos cartesianos**.

Observe a representação dos pontos A, B, C, D, E e F no plano ao lado.

O ponto **A**, por exemplo, pode ser localizado por meio de dois números inteiros, **(3, 2)**. Dizemos que (3, 2) é o **par ordenado** do ponto A.

Cada um dos números do par ordenado é a **coordenada** do ponto representado no sistema de eixos cartesianos.

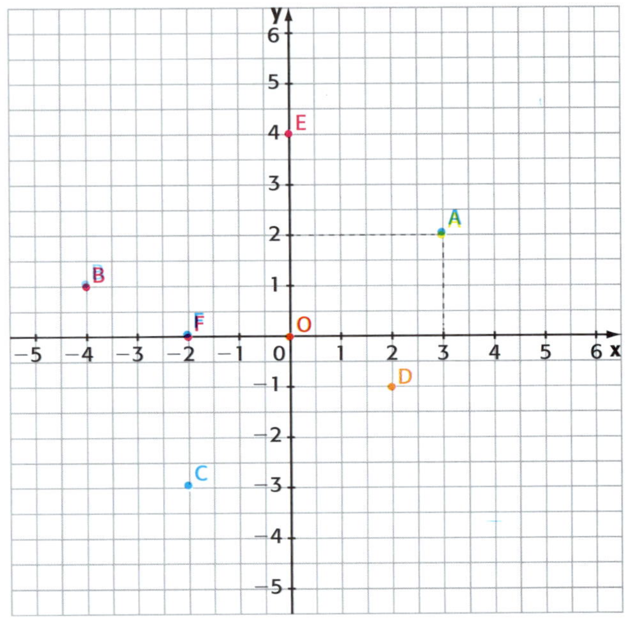


A(3, 2)

coordenada x do ponto A ↑ ↑ coordenada y do ponto A

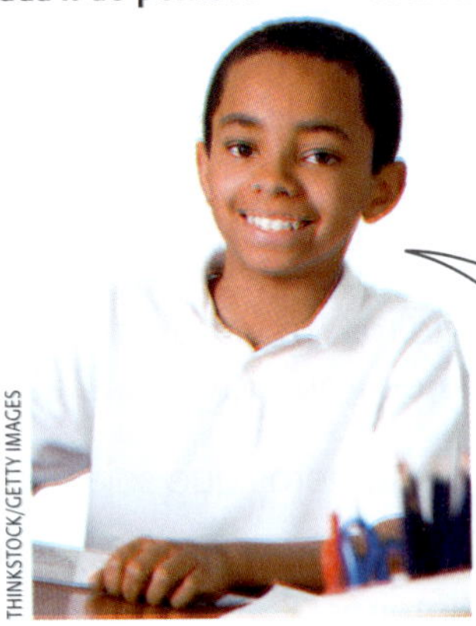

THINKSTOCK/GETTY IMAGES

O ponto **O** é a **origem** do sistema de eixos cartesianos. A esse ponto é associado o par ordenado (0, 0).

Note que a reta paralela ao eixo **y** que passa pelo ponto **A** cruza o eixo **x** no ponto que representa o número 3 (**coordenada x**). Veja também que a reta paralela ao eixo **x** que passa pelo ponto **A** cruza o eixo **y** no ponto que representa o número 2 (**coordenada y**).

Podemos representar cada par ordenado associando-o a um ponto do plano. O ponto **B** é a representação no plano do par ordenado **(−4, 1)**.

A coordenada **x** de um par ordenado é a **abscissa** do ponto correspondente. A coordenada **y** é a **ordenada**.

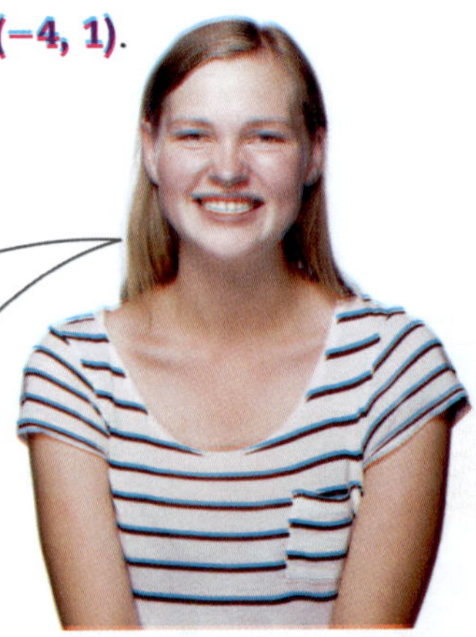

THINKSTOCK/GETTY IMAGES

Qual é o par ordenado representado pelo ponto **C** no sistema de eixos cartesianos? E pelo ponto **D**?

Note que a abscissa do ponto **B** é −4 e a ordenada do ponto **B** é 1.

**Observações:**

- O par ordenado representado pelo ponto **E** é **(0, 4)**. Note que a abscissa de um ponto pertencente ao **eixo y** é **zero**.
- O par ordenado representado pelo ponto **F** é **(−2, 0)**. Note que a ordenada de um ponto pertencente ao **eixo x** é **zero**.

## ATIVIDADES

**9.** Observe os pontos representados no sistema de eixos cartesianos a seguir.

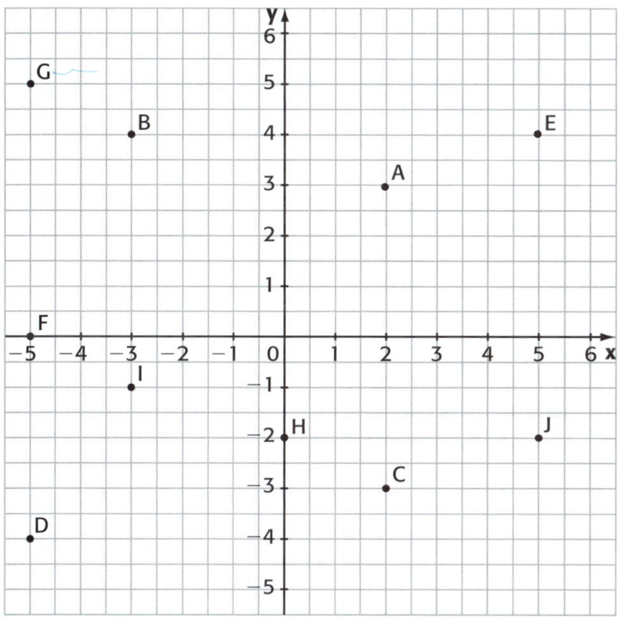


Escreva em seu caderno o par ordenado representado por cada um desses pontos.

**10.** Em uma folha de papel quadriculado, construa um sistema de eixos cartesianos e represente os pontos cujas coordenadas estão indicadas a seguir.

a) A(−3, 4)

b) B(2, 5)

c) C(3, −1)

d) D(0, −3)

e) E(5, 0)

f) F(1, 4)

# Módulo ou valor absoluto de um número inteiro

Leia o que o repórter diz sobre a previsão para temperatura em uma cidade.

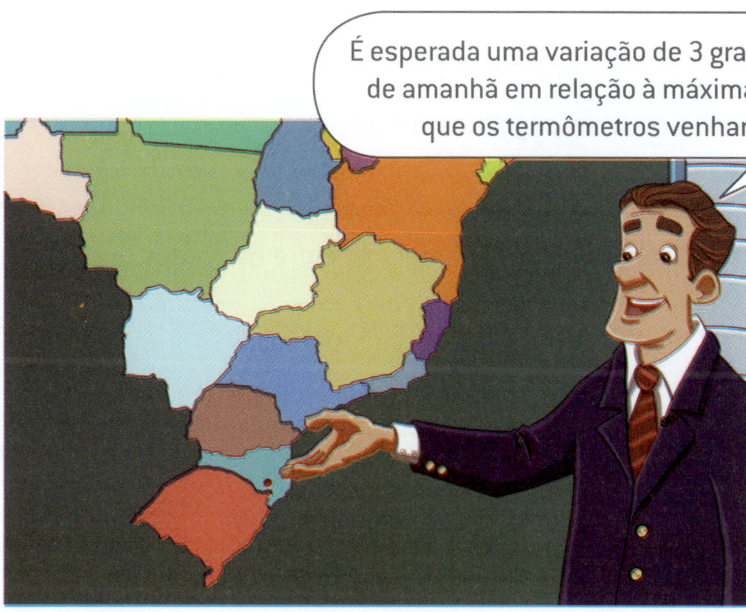

É esperada uma variação de 3 graus Celsius na temperatura máxima de amanhã em relação à máxima prevista para hoje, fazendo com que os termômetros venham a marcar zero grau Celsius.


ESTÚDIO LAB 307

- É possível saber qual é a temperatura máxima prevista para hoje apenas com as informações do repórter? Por quê?
- Qual pode ser a temperatura máxima prevista para hoje antes da variação de 3 graus Celsius?

A temperatura máxima prevista pelo repórter é expressa por um número inteiro que pode ser associado a um ponto na reta numerada distante 3 unidades da origem da reta, como mostrado a seguir.

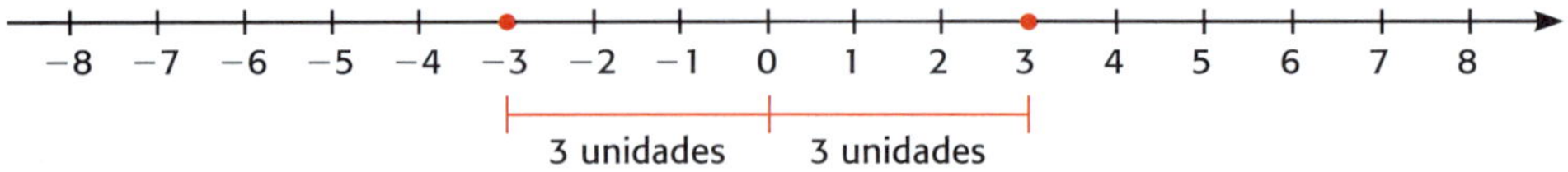


Esse número inteiro pode ser +3 ou −3.

> **Módulo** ou **valor absoluto** de um número inteiro é a distância entre o ponto que representa esse número na reta numerada e a origem.

Dizemos que:

- O módulo de +3 é igual a 3.
- O módulo de −3 é igual a 3.

Em símbolos:

- $|+3| = 3$ (lemos "o módulo de mais 3 é igual a 3").
- $|-3| = 3$ (lemos "o módulo de menos 3 é igual a 3").

Dizemos, também, que os números +3 e −3 são **números opostos** ou **números simétricos**, pois são representados na reta numerada por pontos que estão à mesma distância da origem, mas em lados opostos dela, um deles à direita e o outro à esquerda da origem.

## ATIVIDADES

**11.** Determine o módulo de cada número representado pelo ponto destacado em azul na reta numerada a seguir.

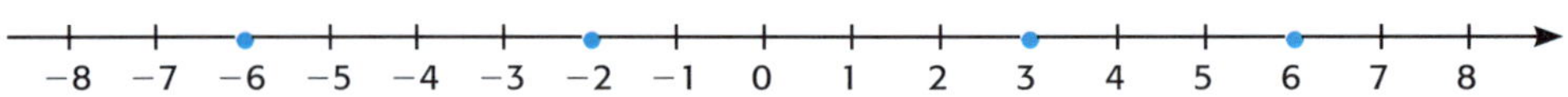


**12.** Calcule os módulos a seguir.

a) $|+6|$ b) $|-8|$ c) $|-8| - |+6|$ d) $|+6| + |-8|$

**13.** Indique o número que satisfaz, ao mesmo tempo, as seguintes condições:

- tem módulo igual a 3;
- não pertence ao conjunto $\mathbb{N}$.

**14.** Em cada caso a seguir, determine qual é a distância, na reta numerada, entre os pontos que representam:

a) O número 12 e o seu oposto.

b) O número 7 e o seu simétrico.

c) Um número inteiro representado pela letra **n** e o oposto desse número.

**15.** Quantos números inteiros têm módulo:

a) menor do que 3? b) igual a zero?

# teia do saber

1. Em determinado local, a cada acréscimo de 200 metros de altitude, contados a partir do nível do mar, a temperatura diminui 1 °C. Se, ao nível do mar, nesse local, os termômetros registravam 18 °C, responda:

   a) Qual será a medida registrada no termômetro à altitude de 2 000 m?

   b) A que altitude a medida da temperatura será igual a zero grau Celsius?

2. Classifique cada afirmação como verdadeira ou falsa.

   a) Todo número inteiro é natural.

   b) Existem números inteiros que **não** são naturais.

   c) Todo número natural é inteiro.

   d) Todo número negativo é inteiro.

3. Registre o número em cada caso a seguir.

   a) O antecessor de $-3$.

   b) O sucessor de $-6$.

   c) O sucessor do sucessor de 4.

   d) O antecessor do sucessor de $-1$.

4. Copie a reta numerada em seu caderno e localize nela os pontos a seguir.

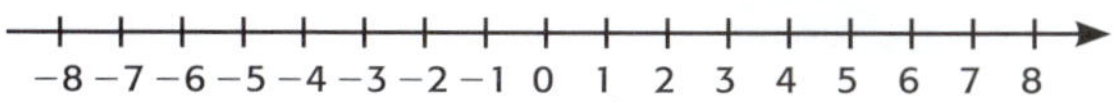


   a) O número inteiro negativo cujo módulo é igual a 3.

   b) O número inteiro menor do que 3 que dista 5 unidades de 3.

   c) O número inteiro positivo que dista 2 unidades de $-1$.

   d) O número inteiro negativo que dista 6 unidades de $-2$.

5. Na fabricação de chapas de acrílico, existe uma tolerância para cada medida das chapas. Por exemplo, nas chapas que medem 60 m de comprimento por 2 m de largura e 2 cm de espessura, há tolerância de $+1$ mm ou $-1$ mm.

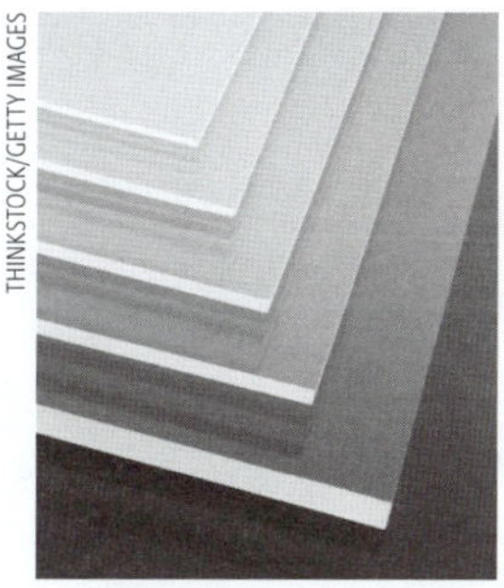
THINKSTOCK/GETTY IMAGES

Chapas de acrílico podem ser usadas em artigos domésticos, luminosos e fachadas.

Lembrando que 1 cm equivale a 10 mm, determine:

   a) A medida da espessura definida para essa chapa de acrílico em milímetros.

   b) As medidas inteiras aceitáveis para a espessura dessa chapa.

## teia integrada

6. A conservação dos alimentos por meio de refrigeração ou congelamento permite manter suas características nutritivas, de cheiro e sabor, além de inibir a ação de microrganismos que podem causar intoxicação alimentar nos consumidores. A temperatura adequada para a conservação de carne de aves congeladas é de 18 graus Celsius negativos, enquanto a de carne de aves refrigeradas é de 4 graus Celsius positivos.

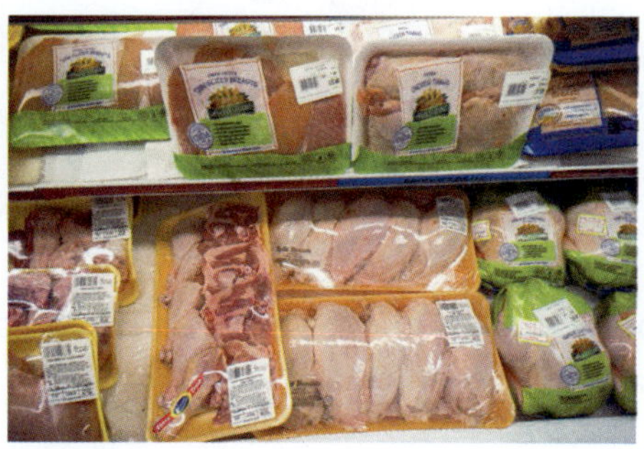
RICHARD LEVINE/DEMOTIX/CORBIS/LATINSTOCK

Refrigerador em um supermercado.

Responda:

   a) Uma câmara fria registra 8 graus Celsius positivos. Quantos graus a temperatura deve diminuir para atingir a temperatura ideal em cada caso?

   b) Pesquise sobre as consequências para a saúde ao se consumir carnes conservadas em temperaturas acima das especificadas e compartilhe suas descobertas com os colegas e o professor.

# 2 Operações com números inteiros

## Adição com números inteiros

Carla e Edson jogavam uma partida de "Batalha numérica". Esse jogo é realizado com cartas vermelhas e azuis, um dado comum e um dado com 3 faces vermelhas e 3 faces azuis.

- Cada carta azul corresponde a $+1$ ponto;
- Cada carta vermelha corresponde a $-1$ ponto;
- Uma carta azul juntamente com uma carta vermelha "anulam-se", ou seja, correspondem a zero ponto.

Cada jogador deve lançar os dados e recolher as cartas do monte. Carla lançou os dados e conseguiu 5 cartas azuis, enquanto Edson conseguiu 3 cartas vermelhas na primeira rodada.

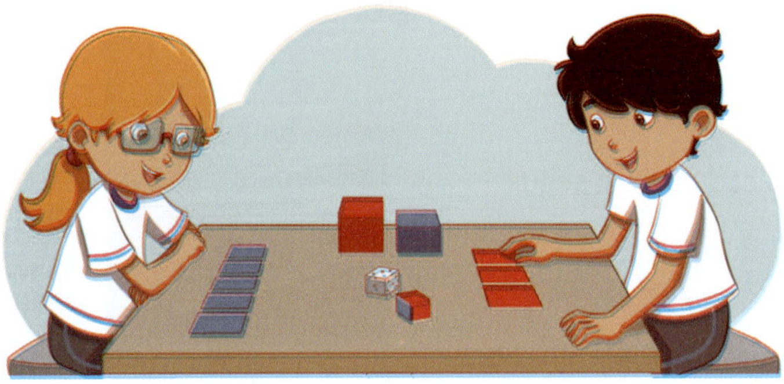

ILUSTRAÇÕES: ESTÚDIO LAB 307

**Carla**: 5 cartas azuis.

$+5$

**Edson**: 3 cartas vermelhas.

$-3$

Na rodada seguinte, Carla conseguiu outras 3 cartas azuis e Edson, 1 carta vermelha.

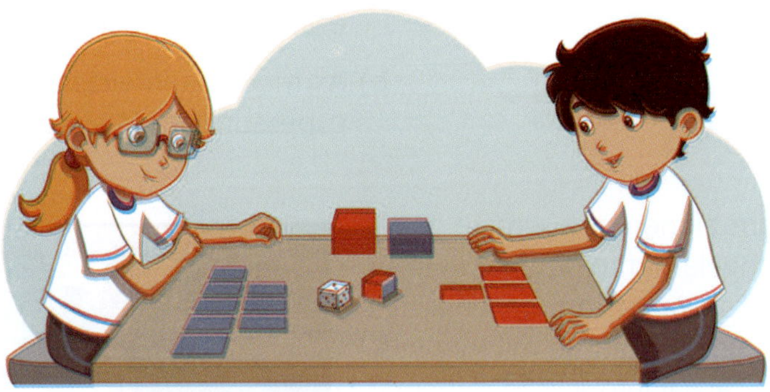

**Carla**: juntando 5 cartas azuis com 3 cartas azuis, obtêm-se 8 cartas azuis:

$(+5) + (+3) = +8$

**Edson**: juntando 3 cartas vermelhas com 1 carta vermelha, obtêm-se 4 cartas vermelhas:

$(-3) + (-1) = -4$

Edson melhorou sua sorte na terceira rodada. Enquanto Carla tirou 6 cartas vermelhas, Edson tirou 5 cartas azuis.

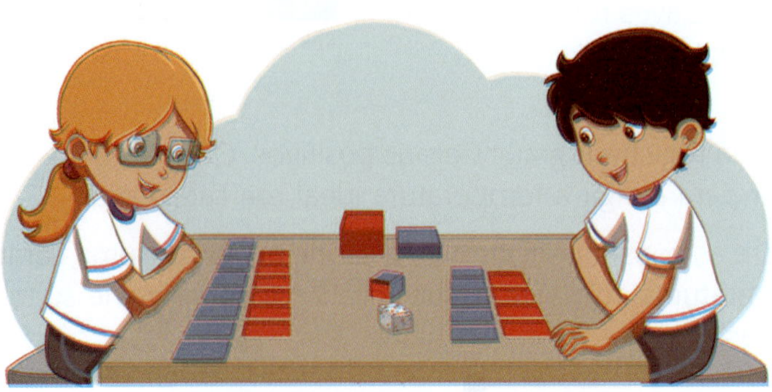

**Carla**: 6 cartas azuis anulam-se com 6 cartas vermelhas, e sobram 2 cartas azuis:

$(+8) + (-6) = +2$

**Edson**: 4 cartas azuis anulam-se com 4 cartas vermelhas, e sobra 1 carta azul:

$(-4) + (+5) = +1$

## Jogo: Batalha numérica

### Jogadores

- Grupos de 2 ou 3 alunos.

### Material

- 2 folhas de papel-cartão azul e 2 folhas de papel-cartão vermelho.
- 2 dados comuns (um deles deve ter suas faces pintadas, 3 delas de azul e as outras 3 de vermelho).
- Canetinha azul e vermelha.

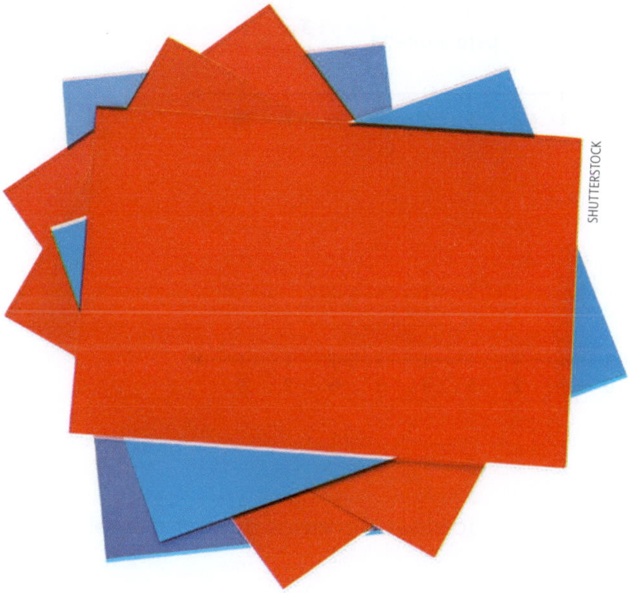

SHUTTERSTOCK

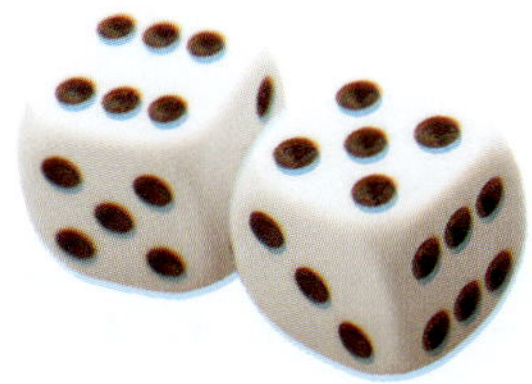

THINKSTOCK/GETTY IMAGES

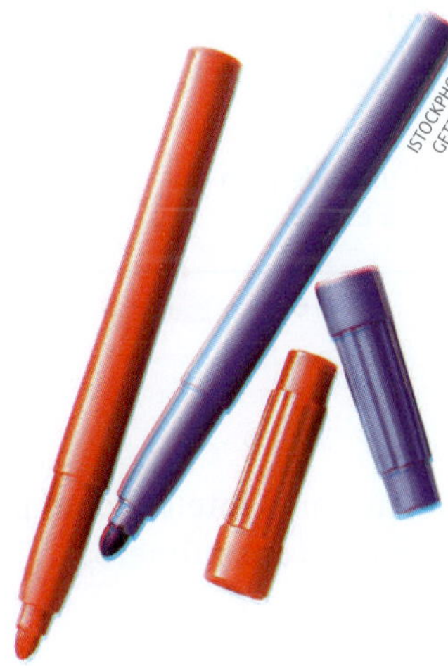

ISTOCKPHOTOS/GETTY IMAGES

### Como fazer

- Utilize o papel-cartão para montar as cartas coloridas. Você vai precisar de 60 retângulos azuis e 60 retângulos vermelhos, todos de mesmo tamanho.
- Com a canetinha azul, pinte 3 faces de um dos dados e as outras 3 faces deste mesmo dado com a canetinha vermelha.

### Regras

- Cada carta azul representa $+1$ ponto, e cada carta vermelha representa $-1$ ponto. Uma carta azul, $+1$, juntamente com uma carta vermelha, $-1$, "anulam-se", ou seja, correspondem a zero ponto.
- Os jogadores devem formar 2 montes no centro, um com as cartas azuis e o outro com as cartas vermelhas, e decidir quem começa a partida.
- Na sua vez, o jogador deve lançar os 2 dados ao mesmo tempo. Depois, retirar do monte o número de cartas azuis ou vermelhas de acordo com a cor e o número obtidos nos dados. Por exemplo, se o jogador da vez obteve a cor vermelha em um dado e, no outro, o número 5, ele deve retirar 5 cartas vermelhas do monte, correspondendo ao número $-5$.
- Ao final de cada rodada, os jogadores devem juntar as cartas obtidas e calcular o número de pontos.
- Vence o jogo quem conseguir mais pontos ao final de 5 rodadas.

Observe que, ao final de cada rodada do jogo "Batalha numérica", os jogadores têm de juntar uma quantidade de cartas de mesma cor ou de cores diferentes e verificar o resultado obtido em cada caso. Esse jogo exige uma estratégia para realizar a adição de números inteiros.

Acompanhe o modo de realizar adições com números inteiros utilizando a reta numerada:

**I.** Localizamos o ponto associado ao valor de uma das parcelas na reta numerada.

**II.** O sinal da outra parcela indicará o sentido do deslocamento a ser executado: se o sinal for positivo, o deslocamento será para a direita, e, se o sinal for negativo, o deslocamento será para a esquerda.

**III.** Deslocamos a quantidade de unidades correspondente ao valor absoluto da parcela, chegando ao resultado final.

Observe:

a) $(+5) + (+3)$

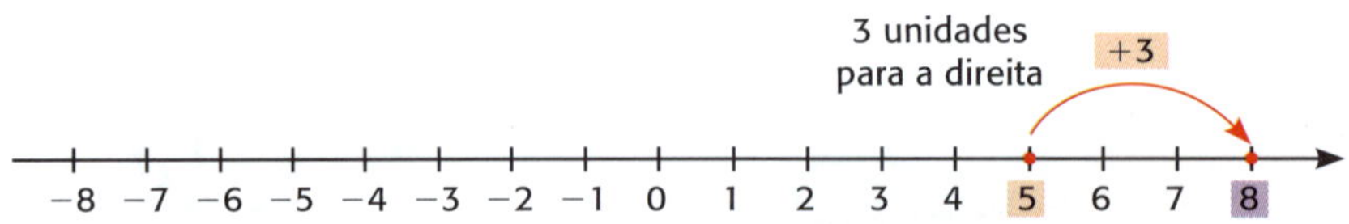


Portanto, $(+5) + (+3) = +8$.

b) $(-3) + (-1)$

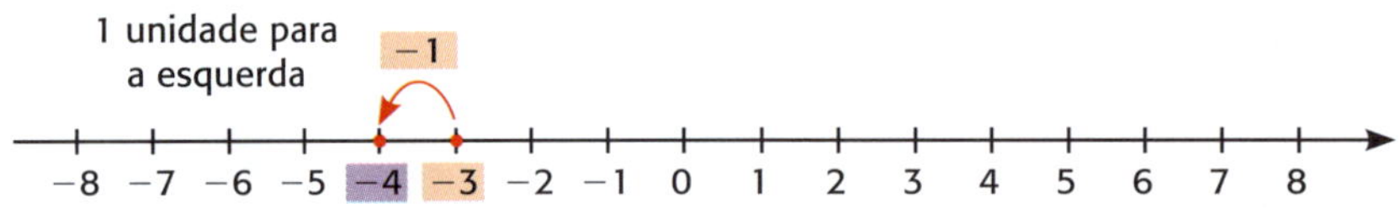


Portanto, $(-3) + (-1) = -4$.

Em uma adição de números inteiros com parcelas de mesmo sinal, devemos manter o sinal das parcelas e adicionar os módulos dos números.

c) $(+8) + (-6)$

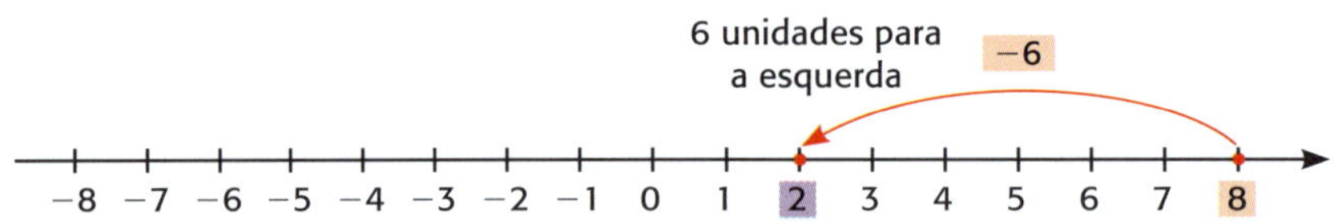


Portanto, $(+8) + (-6) = +2$.

d) $(-4) + (+5)$

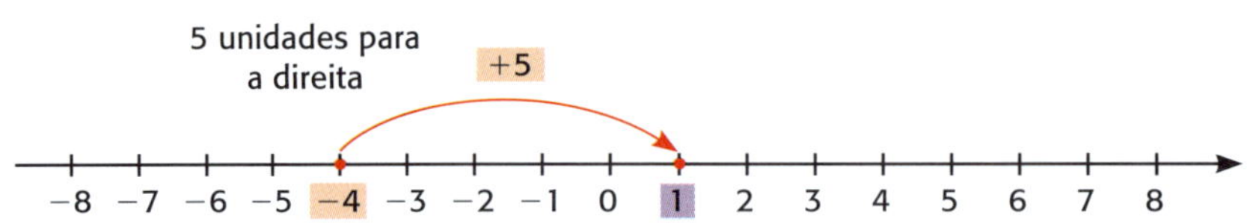


Portanto, $(-4) + (+5) = +1$.

Em uma adição de números inteiros com parcelas de sinais contrários, devemos manter o sinal da parcela de maior módulo e calcular a diferença entre os módulos das duas parcelas.

Faça cada uma das adições na reta numerada trocando a parcela localizada na reta pela parcela relacionada ao deslocamento, ou seja, invertendo a ordem das parcelas. Os resultados obtidos são iguais aos anteriores?

## ATIVIDADES

**16.** Juliano está preocupado porque sua conta bancária está com saldo negativo de 47 reais, ou seja, −R$ 47,00, enquanto sua amiga Cíntia está com saldo positivo de +R$ 47,00.

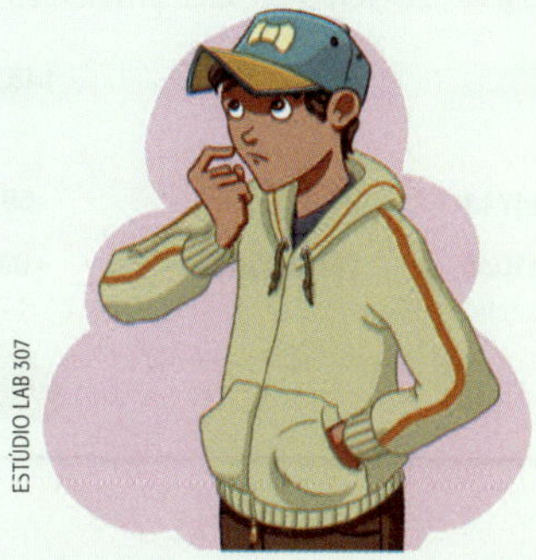


a) Que relação existe entre os números que representam o valor do saldo de Juliano e de Cíntia?

b) Quantos reais Juliano precisaria depositar em sua conta para ficar com saldo igual a zero?

c) Quantos reais Cíntia precisaria retirar de sua conta bancária para ficar com saldo igual a zero?

d) Qual é a diferença, em reais, entre o saldo de Cíntia e o de Juliano?

**Resolução**

a) Os números +47 e −47 são números opostos ou números simétricos.

b) Juliano precisaria depositar R$ 47,00 para ficar com saldo igual a zero.

c) Cíntia precisaria retirar R$ 47,00 para ficar com saldo igual a zero.

d) Juliano precisaria depositar R$ 47,00 para ficar com saldo igual a zero e mais R$ 47,00 para ficar com saldo igual ao de Cíntia:
R$ 47,00 + R$ 47,00 = R$ 94,00
A diferença entre o saldo de Cíntia e o de Juliano é de R$ 94,00.

**17.** Calcule o resultado de:

a) −9 + 6

b) −3 + (−7)

c) +10 + (−6)

d) −7 + 13

e) −8 + 0

f) −16 + 21

g) −8 + (−9)

h) +5 + (−25)

**18.** Copie o quadro a seguir em seu caderno e complete-o, adicionando cada número da primeira linha ao número correspondente da primeira coluna. Veja o exemplo.

| + | +23 | −47 | −153 | +29 | +84 |
|---|---|---|---|---|---|
| +56 | | +9 | | | |
| −78 | | | | | |
| −138 | | | | | |
| +76 | | | | | |

(+56) + (−47) = +9

**19.** Escreva a adição correspondente à representação na reta numérica de cada item.

a)

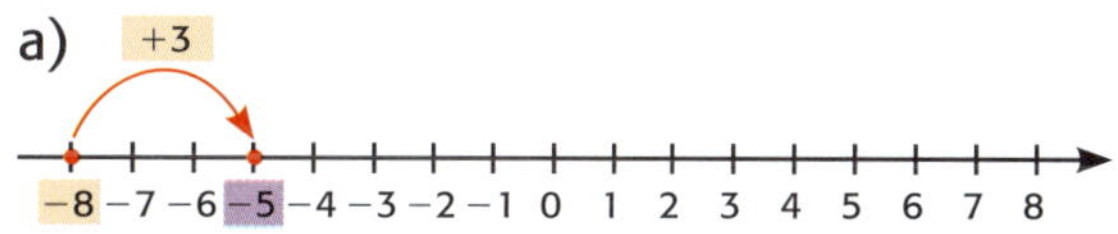


b)

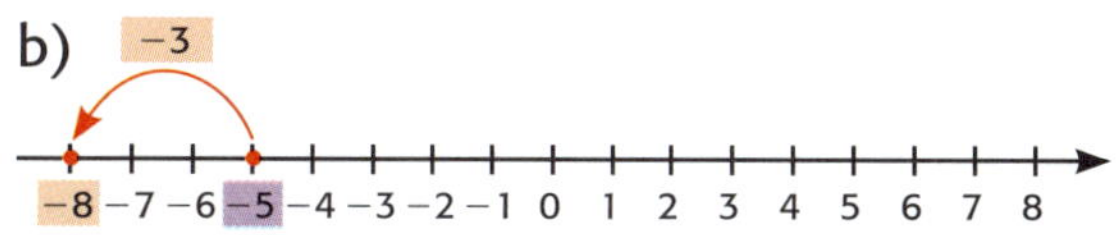


c)

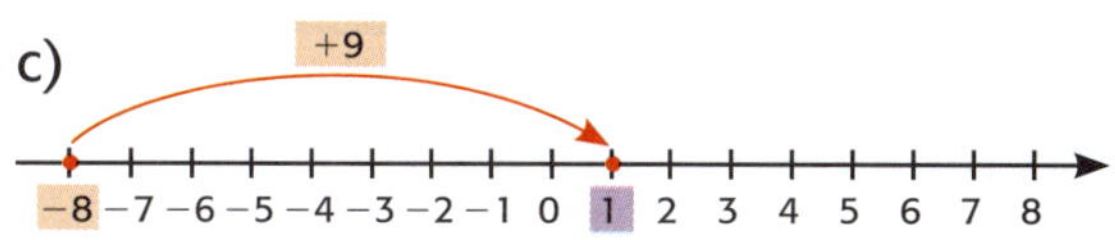


d)

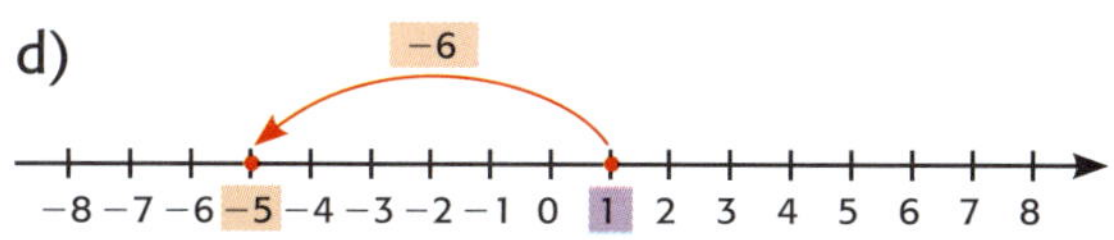


**20.** Escolha três números entre os apresentados no quadro a seguir de modo que a soma seja igual ao número dado em cada caso.

| −13 | +19 | +31 | −26 | −18 |
|---|---|---|---|---|

a) −57

b) +24

c) +32

d) 0

**21.** Em um frigorífico, a temperatura era de −3 °C, mas o funcionário responsável pelo controle aumentou-a em 4 °C. Quantos graus o termômetro passou a registrar?

**22.** Um vendedor ganhou R$ 3 500,00 de prêmio de sua empresa por atingir as metas de vendas do mês e gastou R$ 2 700,00 desse valor no conserto de seu carro. O resultado dessas ações pode ser expresso por qual número inteiro?

**23.** Andressa observou o extrato que mostra os dois últimos dias de movimentação de sua conta bancária. Entretanto, ela deixou cair café sobre a região onde estava indicado o saldo final. Veja o extrato da conta de Andressa e descubra o saldo final de sua conta bancária.

**Resolução**

O saldo da conta de Andressa pode ser calculado por meio da expressão:

$(+145) + (-58) + (+90)$

Para calcular uma adição com mais de duas parcelas, podemos realizar os cálculos na ordem em que aparecem. Observe:

$$\underbrace{\underbrace{(+145) + (-58)}_{(+87)} + (+90)}_{+177}$$

Andressa ficou com +R$ 177,00 em sua conta bancária.

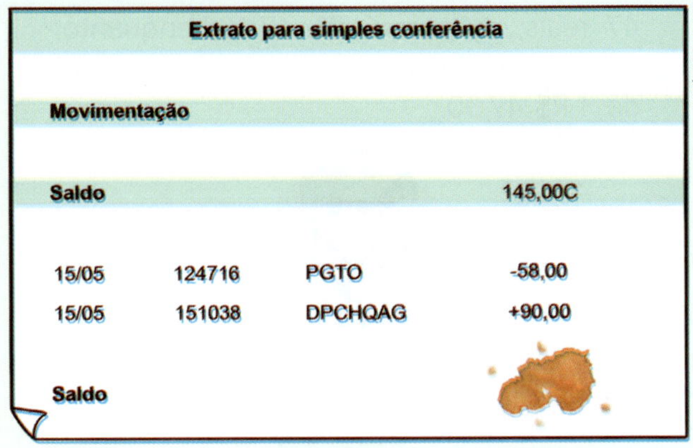

| Extrato para simples conferência | | | |
|---|---|---|---|
| Movimentação | | | |
| Saldo | | | 145,00C |
| 15/05 | 124716 | PGTO | -58,00 |
| 15/05 | 151038 | DPCHQAG | +90,00 |
| Saldo | | | |

ESTÚDIO LAB 307

**24.** Calcule o resultado de:

a) $-4 + 11 - 21$

b) $-9 + 13 + 1$

c) $-17 + 61 + 29$

d) $-15 - 13 + 4$

e) $-10 + 43 - 7$

f) $-16 - 6 + 33$

**25.** Em que condições a soma de dois números inteiros diferentes de zero é:

a) igual a zero?

b) positiva?

c) negativa?

## Propriedades da adição

Veja a seguir as propriedades da adição de números inteiros:

- **Propriedade comutativa**

Em uma adição de dois números inteiros a ordem das parcelas não altera a soma.

Exemplo:

$(-180) + (+240) = +60$ ou $(+240) + (-180) = +60$

- **Propriedade associativa**

As parcelas podem ser associadas de diferentes modos em uma adição de três ou mais números inteiros e a soma não se altera.

Exemplo:

Considere a adição $(+240) + (-180) + (+120)$:

$$\underbrace{(+240) + (-180)}_{(+60)} + (+120) = +180 \quad \Big| \quad (+240) + \underbrace{(-180) + (+120)}_{(-60)} = +180$$

- **Elemento neutro da adição**

> A soma de um número inteiro com zero é igual ao próprio número. O zero é o **elemento neutro** da adição.

Exemplo:
$0 + (-180) = -180$

- **Elemento oposto da adição**

> A soma de um número inteiro com seu oposto é igual a zero.

Exemplo:
$+180 + (-180) = 0$

## ATIVIDADES

**26.** Identifique a propriedade usada em cada caso:

a) $(-13) + [(-14) + (+24)] = [(-13) + (-14)] + (+24) = -3$

b) $(+28) + 0 + (-59) = (+28) + (-59) = -31$

c) $(-69) + (+79) = (+79) + (-69) = +10$

**27.** Calcule mentalmente o resultado das adições em cada caso:

a) $(+12) + (-18) + (-12) + (-32)$

b) $(-34) + (+18) + (-48)$

**Resolução**

a) Usando a propriedade comutativa, podemos alterar a ordem das parcelas sem alterar o resultado da adição. Adicionando primeiro $(+12) + (-12)$ obtemos zero. O resultado final será obtido fazendo $(-18) + (-32) = -50$.

b) A propriedade associativa permite calcularmos primeiramente $(+18) + (-48)$, cujo resultado é $-30$. O resultado final será dado por $(-34) + (-30) = -64$.

**28.** Invente uma expressão envolvendo adições com números inteiros e troque com um colega para que ele a resolva mentalmente.

**29.** Qual propriedade está representada por meio dos esquemas a seguir?

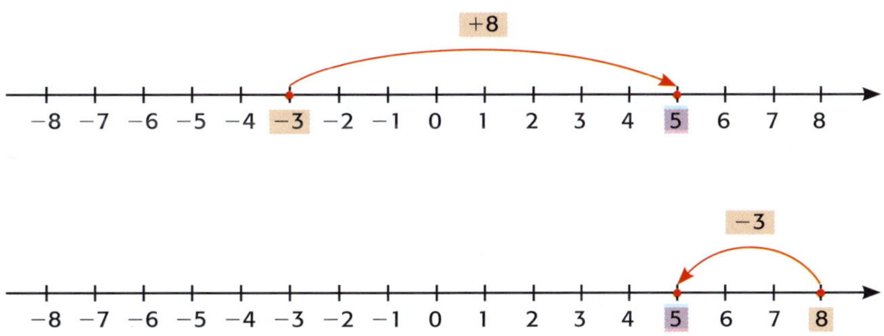

## Subtração com números inteiros

Luciana trabalha como meteorologista na cidade de Caxias do Sul, no estado do Rio Grande do Sul. Uma de suas atribuições é registrar a temperatura medida em intervalos de 2 horas durante todo o dia. Como essa cidade localiza-se em região serrana, no inverno as temperaturas registradas podem ficar abaixo de zero grau Celsius. Observe o quadro no qual constam os dados coletados por ela em intervalos de tempo regulares da madrugada e amanhecer de determinado dia:

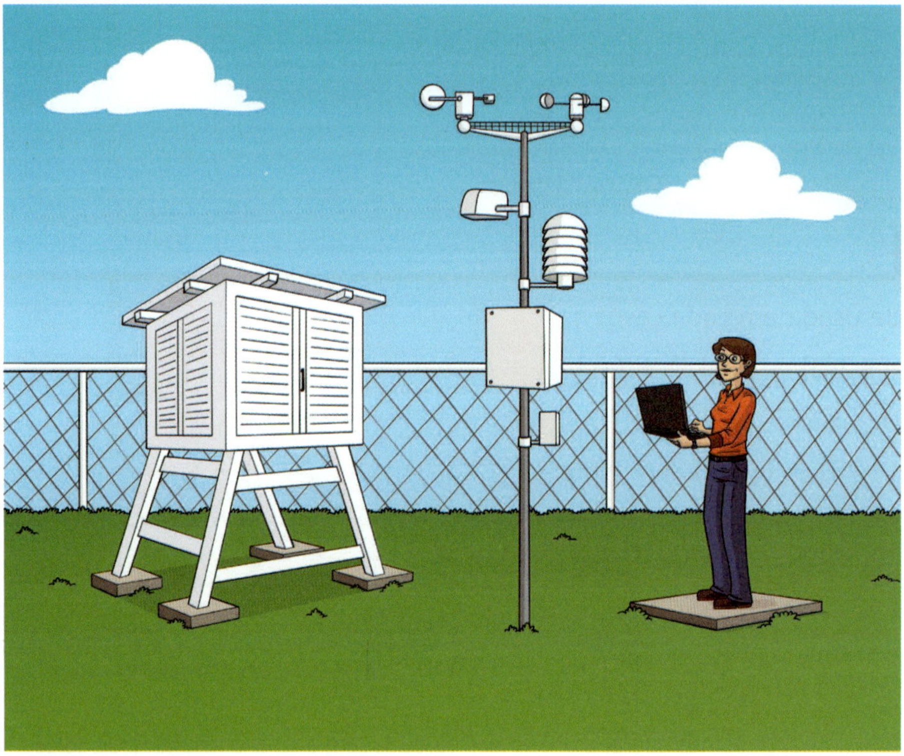
QUANTA ESTÚDIO

| Horário | Temperatura |
|---|---|
| 1 h | +3 °C |
| 3 h | +1 °C |
| 5 h | −5 °C |
| 7 h | −1 °C |
| 9 h | +4 °C |

No relatório que ela precisa elaborar diariamente, deve ser calculada a variação da medida da temperatura em cada um desses intervalos. Como ela pode calcular essas variações?

- De 1 a 3 horas:

Observe que a temperatura à 1 hora era de 3 °C e às 3 horas era de 1 °C. Ou seja, a temperatura diminuiu 2 °C nesse período.

Para saber a variação em cada intervalo, devemos calcular a diferença entre a medida da temperatura final e a medida da temperatura inicial.

No exemplo, calculamos $(+1) - (+3) = -2$.

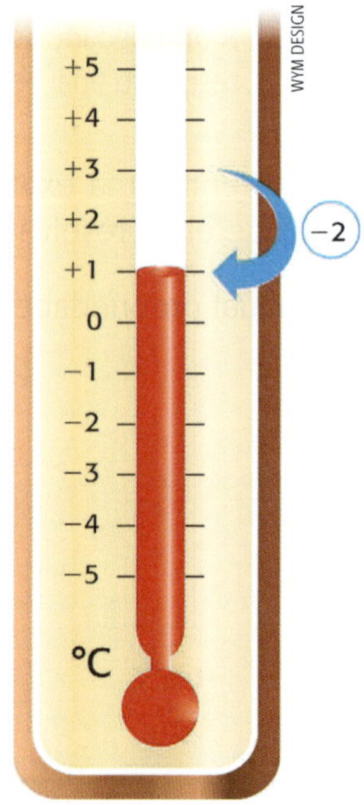

WYM DESIGN

Em uma subtração com números inteiros, adicionamos o minuendo ao oposto do subtraendo.

Observe o cálculo da variação de temperatura entre 1 e 3 horas:

$$(+1) \underbrace{- (+3)}_{\text{o oposto de } +3 \text{ é } -3} = +1 - 3 = -2$$

- De 3 a 5 horas:

$$(-5) - (+1) = -5 - 1 = -6$$

o oposto de +1 é −1

A temperatura medida diminuiu 6 graus Celsius nesse período.

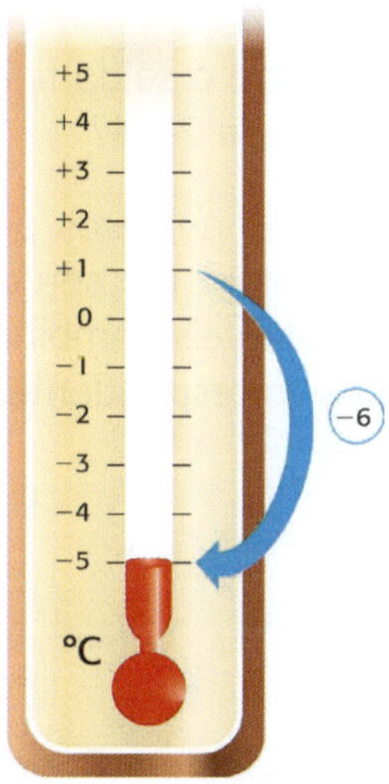


- De 5 a 7 horas:

$$(-1) - (-5) = -1 + 5 = +4$$

o oposto de −5 é +5

A temperatura medida aumentou 4 graus Celsius nesse período.

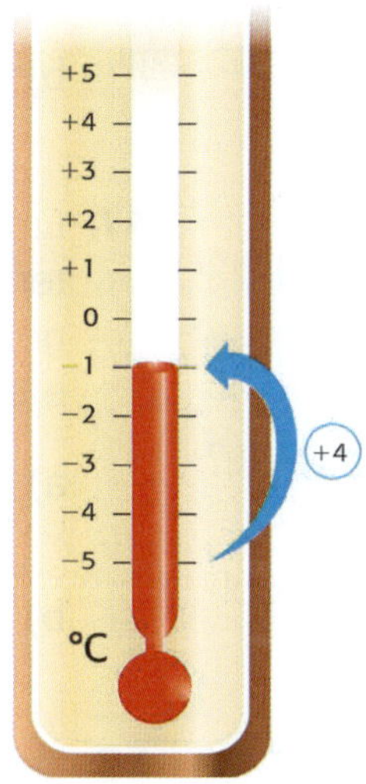


- De 7 a 9 horas:

$$(+4) - (-1) = +4 + 1 = +5$$

o oposto de −1 é +1

A temperatura medida aumentou 5 graus Celsius nesse período.

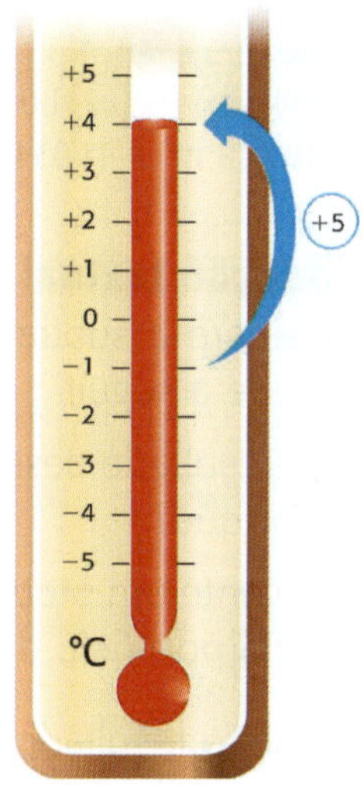


ILUSTRAÇÕES: WYM DESIGN

Para calcular uma sequência de adições e subtrações, podemos eliminar os parênteses e efetuar cada operação. Veja os exemplos:

a) $\underbrace{(-8)}_{-8} + \underbrace{(-6)}_{-6} - \underbrace{(-7)}_{+7} = -14 + 7 = -7$

b) $\underbrace{-(+2)}_{-2} - \underbrace{(-2)}_{+2} - \underbrace{(+4)}_{-4} - \underbrace{(-5)}_{+5} = 0 - 4 + 5 = -4 + 5 = +1$

## ATIVIDADES

**30.** Observe a tabela com a classificação das seleções da primeira fase do grupo A da Copa do Mundo de Futebol 2014, realizada no Brasil.

**Classificação das seleções no grupo A da primeira fase da Copa do Mundo 2014**

| Seleção | Número de pontos | Gols a favor | Gols sofridos |
|---|---|---|---|
| 1º Brasil | 7 | 7 | 2 |
| 2º México | 7 | 4 | 1 |
| 3º Croácia | 3 | 6 | 6 |
| 4º Camarões | 0 | 1 | 9 |

Fonte: <http://copadomundo.uol.com.br/tabela-da-copa/classificacao-e-simulador/#Grupo A>. Acesso em: 10 mar. 2015.

Sabendo que o saldo de gols é obtido pela diferença entre os gols a favor e os gols sofridos, indique quais seleções tiveram saldo de gols positivo e quais tiveram saldo de gols negativo.

**31.** O ponto de maior altitude na Terra é o pico do monte Everest, no Himalaia, a 8 848 m acima do nível do mar, enquanto o ponto de maior profundidade é encontrado na fossa das Marianas, no oceano Índico, a 11 034 m abaixo do nível do mar. Qual é a diferença entre os níveis desses dois locais?

**Resolução**

A diferença pode ser obtida por meio do seguinte cálculo:

$(+8\,848 \text{ m}) - (-11\,034 \text{ m}) =$
$= +8\,848 \text{ m} + 11\,034 \text{ m} = 19\,882 \text{ m}$

**32. Produção textual**

Considere a subtração 3 − 8, e faça o que se pede a seguir.

a) O resultado dessa subtração existe em $\mathbb{N}$? Por quê?

b) Invente um problema que possa ser resolvido por meio dessa subtração.

**33.** Calcule o resultado das operações a seguir.

a) $(+5) - (+8)$

b) $(-2) - (+3)$

c) $(+7) - (-8)$

d) $(-9) + (-5) - (+7)$

e) $(-4) - (-6) - (+3)$

f) $(+32) - (-11) - (+15)$

**34.** Calcule A − B para os diferentes valores de A e de B mostrados no quadro a seguir.

| | A | B |
|---|---|---|
| a) | +14 | +8 |
| b) | +27 | −19 |
| c) | −31 | +15 |
| d) | −58 | −39 |

**35.** Augusto tem R$ 234,00 em sua conta bancária, e sua irmã, Laís, tem uma conta com saldo −R$ 76,00. Calcule quantos reais a mais a conta de Augusto tem em relação à conta de Laís.

**36.** O quadro a seguir apresenta alguns dados do extrato bancário de Ernesto ao longo de alguns dias.

| Data | Histórico | Valor (em R$) |
|---|---|---|
| 24/4 | Saldo | +326,00 |
| 24/4 | Depósito | +180,00 |
| 25/4 | Cheque | −215,00 |
| 26/4 | Cheque | −157,00 |
| 27/4 | Saldo | |

a) Qual é o saldo da conta no dia 27/4?

b) Qual é a diferença entre o saldo final em 27/4 e o saldo inicial em 24/4?

**37.** Em cada item a seguir, os números podem ter sinal positivo ou negativo. Em seu caderno, indique todas as possíveis combinações e calcule os resultados correspondentes.

a) ( ☐ 12) + ( ☐ 7) =
sinal sinal

b) ( ☐ 12) − ( ☐ 7) =
sinal sinal

**38.** Descubra o número pensado por Roberto.

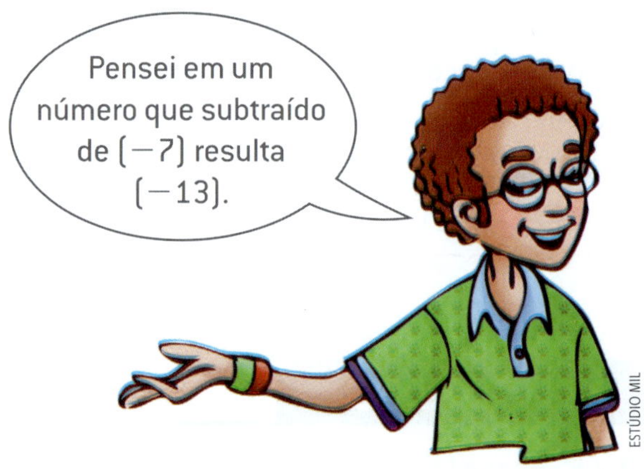
Pensei em um número que subtraído de (−7) resulta (−13).
ESTÚDIO MIL

**39.** O cubo, cuja planificação é mostrada a seguir, deve ter as faces opostas registradas com números inteiros tais que a soma seja igual a (−9). Determine os números que faltam nas faces.

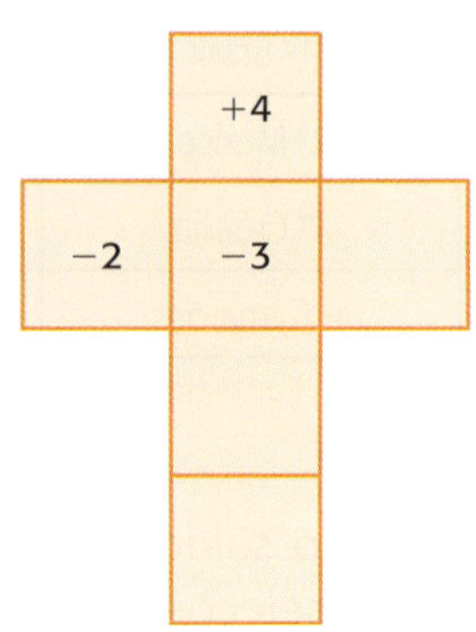

# Multiplicação com números inteiros

Quatro amigos estão jogando uma partida de um jogo chamado "Trilha numérica". Nesse jogo, na sua vez, o jogador lança dois dados, cada qual com os seguintes números em suas faces:

Dado amarelo: {−2, −1, 0, 1, 2, 3}

Dado verde: {−3, −2, −1, 1, 2, 3}

O número de casas que o peão do jogador se desloca corresponde ao produto dos números obtidos nos dados.

Se o resultado da multiplicação é um número positivo, o peão avança a quantidade de casas indicada no produto. Se o resultado é negativo, o peão volta a quantidade de casas indicada no produto. Se o resultado é zero, o peão não anda.

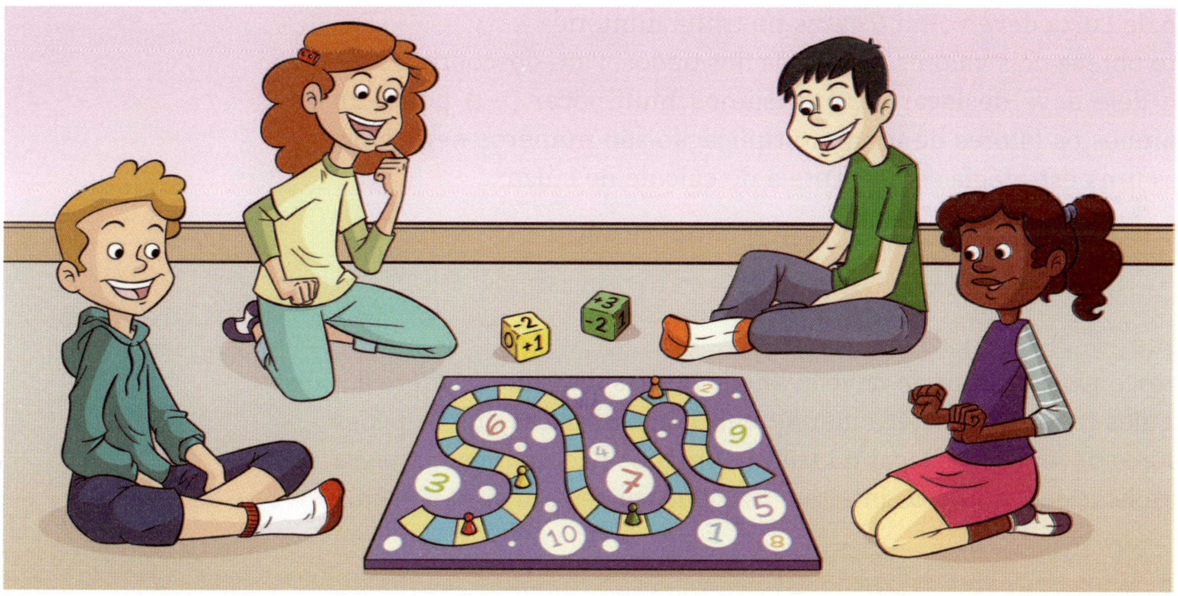

QUANTA ESTÚDIO

Veja os números que saíram em 4 jogadas diferentes nessa partida:

| Jogador | Número da face do dado amarelo | Número da face do dado verde |
|---|---|---|
| Milena | (+2) | (+3) |
| Diogo | (+2) | (−2) |
| Luíza | (−2) | (+3) |
| Roberto | (−1) | (−2) |

Quantas casas o peão de cada jogador avançou ou voltou em cada uma dessas jogadas?

Para calcular o número de casas que o peão de Milena deve se deslocar, basta multiplicar (+2) por (+3). Vimos, no volume do 6º ano, que podemos escrever uma multiplicação como uma soma de parcelas iguais, logo:

$$(+2) \cdot (+3) = (+3) + (+3) = +6$$

Portanto, o peão de Milena deve avançar 6 casas na trilha numérica.

Para calcular o número de casas que o peão de Diogo deslocou, precisamos multiplicar (+2) por (−2). Nesse caso, em que um dos fatores é um número natural e o outro fator é um número inteiro negativo, também podemos associar a multiplicação à ideia de adição de parcelas iguais, como mostrado a seguir:

$$(+2) \cdot (-2) = (-2) + (-2) = -4$$

O peão de Diogo deve voltar 4 casas na trilha numérica.

O número de casas que o peão de Luíza deslocou é igual ao produto (−2) · (+3). Para multiplicar dois números tais que o primeiro fator é um número negativo e o segundo é um número positivo, fazemos o seguinte:

$$\underbrace{(-2)}_{(-2)\text{ é o oposto de }+2} \cdot (+3) = -\underbrace{(+2) \cdot (+3)} = -\underbrace{(+6)} = -6$$

O peão de Luíza deve voltar 6 casas na trilha numérica.

Roberto obteve dois valores negativos nos dados. Para descobrir quanto o peão dele deve deslocar-se, precisamos multiplicar (−1) por (−2). Quando ambos os fatores de uma multiplicação são números negativos, utilizamos uma estratégia semelhante à do cálculo de Luíza:

$$\underbrace{(-1)}_{(-1)\text{ é o oposto de }+1} \cdot (-2) = -\underbrace{(+1) \cdot (-2)} = -\underbrace{(-2)} = +2$$

Note que −(−2) é o oposto de −2.

Portanto, o peão de Roberto deve avançar 2 casas na trilha numérica.

Os cálculos feitos para determinar a quantidade de casas que os peões dos jogadores devem se deslocar na trilha numérica exemplificam a regra para multiplicar dois números inteiros. Ela pode ser resumida da forma a seguir:

Para calcular o produto de dois números inteiros diferentes de zero, podemos:

I. multiplicar os módulos (ou valores absolutos) dos números; e

II. indicar o sinal do produto de acordo com os sinais dos fatores; positivo se os dois fatores tiverem sinais iguais, ou negativo se os dois fatores tiverem sinais contrários.

Veja outro modo de compreender o resultado de uma multiplicação envolvendo dois números negativos com base na regularidade apresentada no esquema a seguir.

| | Multiplicação | Produto | |
|---|---|---|---|
| −1 | (+3) · (−3) | −9 | +3 |
| −1 | (+2) · (−3) | −6 | +3 |
| −1 | (+1) · (−3) | −3 | +3 |
| −1 | 0 · (−3) | 0 | +3 |
| | (−1) · (−3) | ? | |

Para cada 1 unidade que o primeiro fator diminui, o produto aumenta 3 unidades. Seguindo essa regularidade, o produto $(-1) \cdot (-3)$ aumentará 3 unidades em relação ao produto anterior, de modo que:

$$(-1) \cdot (-3) = +3$$

## Pista 2

Leia novamente o enigma na página 12 e responda às perguntas:

- A meta da produção de chocolates da segunda semana de trabalho de Jorge foi atingida?
- Faltaram ou sobraram bombons? Quantos?
- A meta de produção da primeira semana foi atingida?
- Faltaram ou sobraram bombons? Quantos?

## ATIVIDADES

**40.** Copie o quadro a seguir em seu caderno e complete-o com o produto entre cada número da primeira linha e o número correspondente da primeira coluna. Veja o exemplo.

| × | +3 | −9 | −3 | +2 | +8 |
|---|---|---|---|---|---|
| +6 | | −54 | | | |
| −8 | | | | | |
| −2 | | | | | |
| +7 | | | | | |

$(+6) \cdot (-9) = -54$

**41.** Rubens tinha R$ 120,00 em sua conta bancária e pagou com cheque uma compra no valor de R$ 75,00. Por um erro do banco, esse valor foi descontado duas vezes de sua conta. Escreva uma expressão numérica que corresponda a essa situação e descubra o saldo de Rubens após o erro do banco.

**Resolução**

A situação pode ser descrita por meio da expressão:

$120 + 2 \cdot (-75) =$

$= 120 - 150 = -30$

Rubens ficou com saldo −R$ 30,00.

**42.** Durante um campeonato, uma equipe de futebol perdeu três partidas por uma diferença de 2 gols, mas venceu quatro partidas por uma diferença de 1 gol e outras cinco partidas por uma diferença de 2 gols. Responda: qual foi o saldo de gols dessa equipe no campeonato?

**43.** Em um jogo, cada cartão de cor azul corresponde a (+5) pontos, e cada cartão de cor vermelha, a (−3) pontos. Determine quantos pontos são atribuídos a um jogador que recebeu:

a) 2 cartões azuis.

b) 3 cartões vermelhos.

c) 4 cartões azuis e 5 cartões vermelhos.

d) 3 cartões azuis e 2 cartões vermelhos.

**44. Produção textual**

Crie um problema que possa ser resolvido por meio da expressão:

$145 - 3 \cdot 18 + 2 \cdot 15$

**45.** Nos itens abaixo, substitua cada figura por um número inteiro de modo a tornar a igualdade verdadeira.

a) 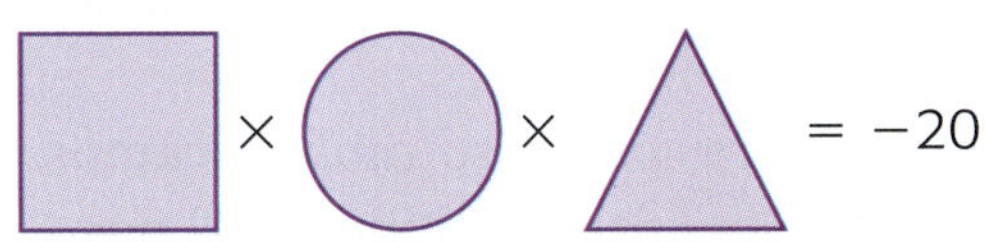

b) 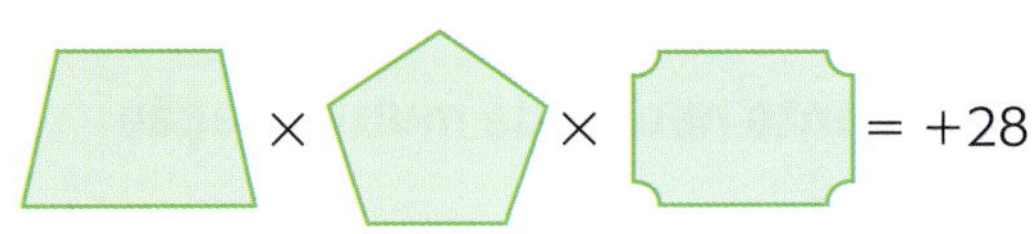

**46. Calculadora**

Calcule o resultado da operação realizada com a calculadora após as seguintes teclas serem digitadas, nesta ordem:

7 ± × 8 ± =

**47.** Apresente um exemplo numérico para cada caso e indique o sinal do produto de:

a) três números inteiros negativos.

b) três números inteiros positivos.

c) dois números inteiros negativos e um número inteiro positivo.

d) dois números inteiros positivos e um número inteiro negativo.

**48.** O produto de dois números inteiros é igual a −30. Determine os fatores desse produto, se:

a) a soma dos fatores for igual a −29.

b) a soma dos fatores for igual a −13.

c) a soma dos fatores for igual a +13.

d) o módulo da diferença entre os fatores for igual a +11.

## Propriedades da multiplicação

A multiplicação entre números inteiros satisfaz as seguintes propriedades:

- **Propriedade comutativa**

Em uma multiplicação com números inteiros, a ordem dos fatores não altera o produto.

Exemplo:

$(-4) \cdot (+3) = -12$ $(+3) \cdot (-4) = -12$

- **Propriedade associativa**

Em uma multiplicação com números inteiros, os fatores podem ser associados de modos diferentes sem alterar o produto.

Exemplo:

$\underbrace{(+3) \cdot (-6)}_{(-18)} \cdot (-2) = +36$ $(+3) \cdot \underbrace{(-6) \cdot (-2)}_{(+12)} = +36$

- Na multiplicação da esquerda, primeiro multiplicamos +3 e −6 e, depois, multiplicamos o resultado obtido (−18) por −2, obtendo o produto +36.
- Na outra, primeiro multiplicamos −6 por −2 e, depois, multiplicamos o resultado obtido (+12) por +3, obtendo o produto +36.

- **Elemento neutro da multiplicação**

Na multiplicação com números inteiros em que um dos fatores é igual a +1, o resultado é igual ao outro fator. O número **+1** é o **elemento neutro da multiplicação**.

Exemplos:

$(-4) \cdot (+1) = -4$ $(+1) \cdot (-9) = -9$

## • Propriedade distributiva da multiplicação em relação à adição

> Ao multiplicar um número inteiro por uma soma algébrica, obtemos o mesmo resultado que ao adicionar os produtos de cada parcela dessa soma por esse número.

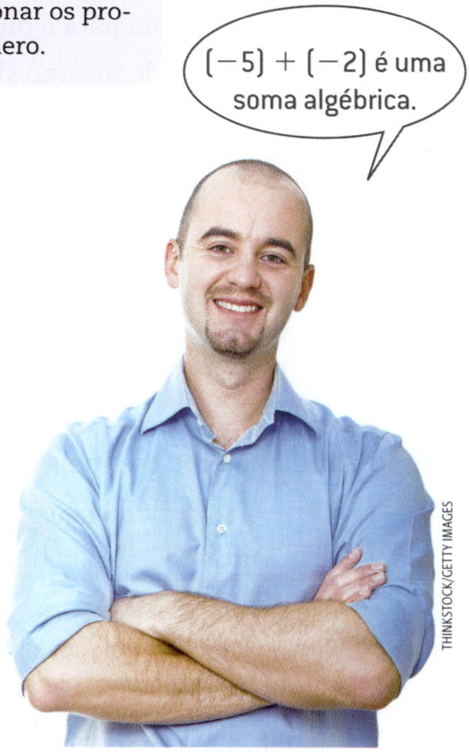

THINKSTOCK/GETTY IMAGES

Na multiplicação a seguir, aplicamos a propriedade distributiva: multiplicamos o fator (+3) por cada uma das parcelas da soma algébrica, (−5) + (−2), e, depois, adicionamos os resultados obtidos, −15 e −6, obtendo o resultado −21.

$$(+3) \cdot [(-5) + (-2)] =$$
$$\underbrace{(+3) \cdot (-5)}_{-15} + \underbrace{(+3) \cdot (-2)}_{(-6)} = -21$$

Também é possível obter o mesmo resultado calculando de outro modo: primeiro adicionamos as parcelas e depois multiplicamos o resultado obtido (−7) por +3, obtendo −21.

$$(+3) \cdot \underbrace{[(-5) + (-2)]}_{(-7)} = -21$$

## ATIVIDADES

**49.** Identifique a propriedade usada em cada caso a seguir.

a) $(-5) \cdot (+6) = (+6) \cdot (-5)$

b) $(-8) \cdot (+2) = (+2) \cdot (-8)$

c) $[(-4) \cdot (+3)] \cdot (+2) = (-4) \cdot [(+3) \cdot (+2)]$

d) $(-3) \cdot [(+2) + (-9)] =$
$= (-3) \cdot (+2) + (-3) \cdot (-9)$

e) $(-9) \cdot (+1) = -9$

**50.** Determine o número escondido pelo quadrado para que a igualdade seja verdadeira em cada caso.

a) ■ · (−8) = −8

b) ■ · (−6 + 8) = −18 + 24

c) ■ · (−5) = (−5) · (+3)

**51.** Observe a multiplicação a seguir.

$$(-2) \cdot [(+5) + (-3)]$$

a) Resolva a multiplicação adicionando os números dentro dos colchetes e, depois, multiplicando o resultado obtido pelo primeiro fator.

b) Resolva novamente a multiplicação aplicando a propriedade distributiva.

**52.** Veja como Márcia calculou o resultado de 23 · 17:

WYM DESIGN

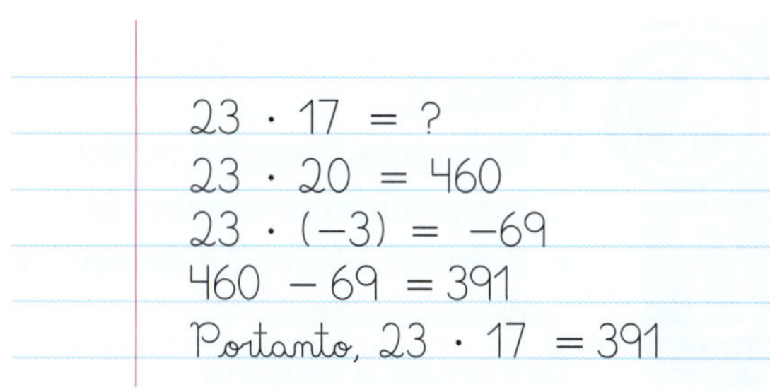


a) Explique a estratégia de cálculo usada por Márcia.

b) Com base na estratégia de Márcia, calcule o resultado de 46 · 38.

# Divisão exata com números inteiros

Ao estudar os números naturais, vimos que a divisão é a operação inversa da multiplicação. Por exemplo, $20 : 5 = 4$ significa que $5 \cdot 4 = 20$.

Vamos estender essa ideia para a divisão exata com números inteiros.

**I.** Divisão entre números de mesmo sinal.

$(+18) : (+6) = +3$, pois $(+3) \cdot (+6) = +18$
$(-30) : (-5) = +6$, pois $(+6) \cdot (-5) = -30$

> Para obter o quociente de uma divisão com números inteiros de mesmo sinal, dividimos os valores absolutos e acrescentamos o sinal positivo ao resultado.

**II.** Divisão entre números de sinais contrários.

$(+12) : (-3) = -4$, pois $(-4) \cdot (-3) = +12$
$(-14) : (+7) = -2$, pois $(-2) \cdot (+7) = -14$

> Para obter o quociente de uma divisão com números inteiros de sinais contrários, dividimos os valores absolutos dos números e acrescentamos o sinal negativo ao resultado.

**III.** Divisão de zero por um número inteiro diferente de zero.

$0 : (+5) = 0$, pois $0 \cdot (+5) = 0$
$0 : (-8) = 0$, pois $0 \cdot (-8) = 0$

> Na divisão de zero por um número inteiro, diferente de zero, o quociente é igual a zero.

- É possível efetuar a divisão $(+3) : 0$? Por quê?
- E a divisão $(-9) : 0$? Por quê?
- O que você observa a partir das respostas às questões anteriores?

## Pista 3

- Retome a Pista 1 e indique o máximo de bombons, acima da meta diária, que pode ser produzido em um único dia.
- Retome a Pista 2 e determine a quantidade de bombons que faltou na produção das duas semanas.

**Desvende o enigma**

- Se a equipe de Jorge se empenhar para produzir diariamente o número máximo de bombons que a fábrica tem condições de produzir, quantos dias serão necessários para repor os bombons que não foram produzidos nas duas semanas anteriores?

## ATIVIDADES

**53.** Calcule o resultado da divisão em cada caso.

a) $(+215) : (-5)$

b) $(+324) : (+4)$

c) $(-180) : (-15)$

d) $(-480) : (+10)$

e) $(+720) : (-9)$

f) $0 : (-38)$

g) $(-360) : 15$

h) $(-151) : 151$

**54.** Agrupe os números em duplas de modo que o quociente da divisão entre eles seja um número inteiro positivo:

$-12 \quad +4 \quad -6 \quad +2 \quad -1$

**Resolução**

Para que a divisão seja um número inteiro positivo, ambos os números devem ter sinais iguais. Podemos formar os seguintes pares nessas condições:

$-12 : (-6) = +2$

$-12 : (-1) = +12$

$-6 : (-1) = +6$

$+4 : (+2) = +2$

- Agrupe os números em duplas de modo que o quociente seja um número inteiro negativo.

**55.** Determine o quociente entre dois números diferentes de zero nos casos em que eles são:

a) iguais.

b) opostos.

**56.** Complete a sequência em cada caso a seguir.

a) $64 \xrightarrow{:\,2} \blacksquare \xrightarrow{:\,2} \blacksquare \xrightarrow{:\,2} \blacksquare \xrightarrow{:\,2} \blacksquare$

b) $64 \xrightarrow{:\,(-2)} \blacksquare \xrightarrow{:\,(-2)} \blacksquare \xrightarrow{:\,(-2)} \blacksquare \xrightarrow{:\,(-2)} \blacksquare$

c) $(-64) \xrightarrow{:\,2} \blacksquare \xrightarrow{:\,2} \blacksquare \xrightarrow{:\,2} \blacksquare \xrightarrow{:\,2} \blacksquare$

d) $(-64) \xrightarrow{:\,(-2)} \blacksquare \xrightarrow{:\,(-2)} \blacksquare \xrightarrow{:\,(-2)} \blacksquare \xrightarrow{:\,(-2)} \blacksquare$

**57.** Classifique cada afirmação abaixo como verdadeira ou falsa. Caso a afirmação seja falsa, apresente um exemplo que justifique sua resposta.

a) O quociente de dois números inteiros é sempre positivo.

b) O quociente de dois números inteiros não nulos sempre é um número inteiro.

**58.** Considere uma divisão entre dois números inteiros, sendo o divisor diferente de zero, cujo resultado seja um número inteiro. Especifique em que condições esse resultado é:

a) um número positivo.

b) um número negativo.

c) igual a 1.

d) igual a $(-1)$.

**59.** Obtenha todos os números inteiros possíveis de modo que a divisão de 12 por este número apresente quociente inteiro.

**60.** Determine:

a) o quociente da divisão de 436 por $(-4)$.

b) o número inteiro que multiplicado por $(-7)$ resulta $(+84)$.

**61.** Obtenha 4 diferentes divisões entre números inteiros cujo quociente seja igual a $-7$.

**62.** Obtenha o número que falta em cada quadrinho de modo a tornar a multiplicação correta.

a) $\blacksquare \cdot (-2) \cdot (+4) = -32$

b) $(+5) \cdot \blacksquare \cdot (+3) = -45$

c) $(-3) \cdot (-6) \cdot \blacksquare = +18$

d) $(-4) \cdot (+5) \cdot (-3) = \blacksquare$

# Potenciação com números inteiros

- **Potência de base positiva e expoente inteiro positivo**

Sabemos, do estudo dos números naturais, que a multiplicação de fatores iguais é chamada potenciação. Como todo número inteiro positivo é um número natural, a ideia de potenciação se mantém.

Vamos retomar a nomenclatura dos termos de uma potenciação:

$$(+3)^2 = (+3) \cdot (+3) = +9$$

- expoente (indica o número de vezes que o fator se repete)
- potência (resultado)
- base (indica o fator que se repete)

> Quando a base é positiva, a potência é sempre um número positivo.

Exemplos:

$(+5)^3 = (+5) \cdot (+5) \cdot (+5) = +125$

$(+7)^4 = (+7) \cdot (+7) \cdot (+7) \cdot (+7) = +2401$

$(+1)^9 = (+1) \cdot (+1) \cdot (+1) \cdot (+1) \cdot (+1) \cdot (+1) \cdot (+1) \cdot (+1) \cdot (+1) = +1$

- **Potência de base negativa e expoente inteiro positivo**

No caso de uma potência de base negativa e expoente inteiro positivo, o fator que se repete na multiplicação é um número negativo, e o sinal do resultado depende do expoente.

> Em uma potência de base negativa, se o expoente é par, o resultado será positivo, e se o expoente for ímpar, o resultado será negativo.

Exemplos:

$(-2)^2 = (-2) \cdot (-2) = +4$

$(-3)^4 = (-3) \cdot (-3) \cdot (-3) \cdot (-3) = +81$

$(-4)^3 = (-4) \cdot (-4) \cdot (-4) = -64$

$(-2)^5 = (-2) \cdot (-2) \cdot (-2) \cdot (-2) \cdot (-2) = -32$

- **Potência de base zero e expoente inteiro positivo**

Como a base é o fator que se repete na multiplicação o número de vezes indicado pelo expoente, quando a base de uma potência é zero e seu expoente é diferente de zero, o resultado será igual a zero.

Exemplos:

$0^3 = 0 \cdot 0 \cdot 0 = 0$

$0^5 = 0 \cdot 0 \cdot 0 \cdot 0 \cdot 0 = 0$

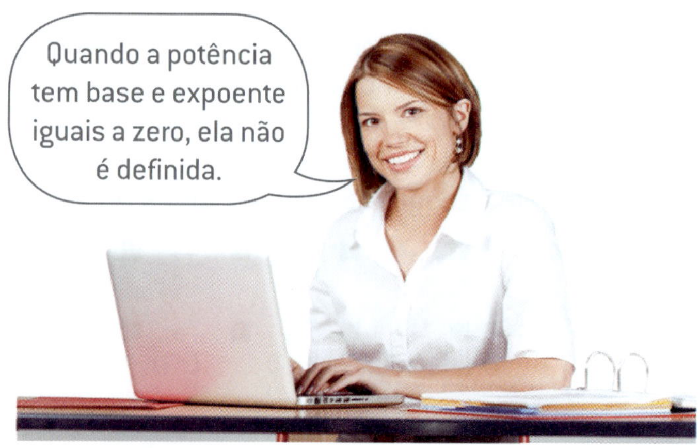
Quando a potência tem base e expoente iguais a zero, ela não é definida.

SHUTTERSTOCK

- **Potências de expoente zero ou 1**

> • Quando o expoente de uma potência é igual a 1, o resultado é igual à base.
>
> • Quando o expoente de uma potência de base diferente de zero é igual a zero, o resultado é igual a 1.

Observe o exemplo do esquema a seguir. Ele mostra algumas potências de base −2, mas os resultados para os expoentes 1 e zero são omitidos:

| | −1 → | −1 → | −1 → | −1 → | −1 → | |
|---|---|---|---|---|---|---|
| Potência | $(-2)^5$ | $(-2)^4$ | $(-2)^3$ | $(-2)^2$ | $(-2)^1$ | $(-2)^0$ |
| Resultado | −32 | +16 | −8 | +4 | ? | ? |
| | : (−2) → | : (−2) → | : (−2) → | : (−2) → | : (−2) → | |

Para cada 1 unidade que o expoente diminui, a potência é dividida por (−2). Seguindo essa regularidade, temos:

- a potência $(-2)^1$ será igual à potência anterior dividida por (−2), ou seja, (+4) : (−2) = −2.
- a potência $(-2)^0$ será igual à potência anterior dividida por (−2), ou seja, (−2) : (−2) = 1.

## ATIVIDADES

**63.** A sequência de figuras abaixo é construída da seguinte forma:

1. Começa-se com um quadrado.
2. Divide-se o quadrado em 9 quadrados de mesma forma e tamanho, e retira-se o quadrado central.
3. Repete-se o procedimento em cada etapa.

Observe algumas etapas da construção das figuras.

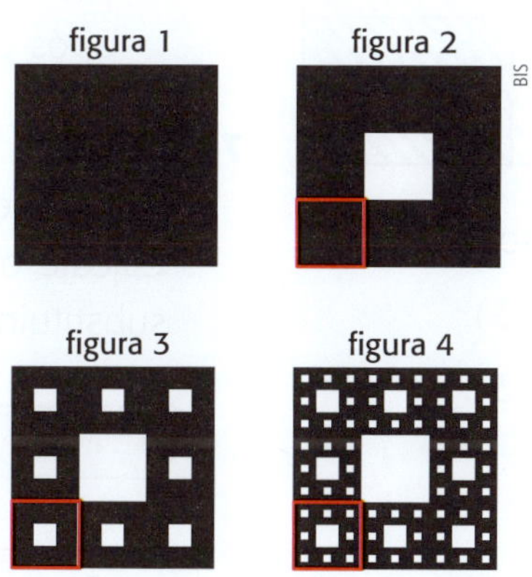


Responda:

**a)** Quantos quadrados novos são retirados na figura 2? E na figura 3? E na figura 4?

**b)** Expresse os números obtidos na resposta do item anterior na forma de potência.

**64.** Leia a explicação de Ana para o resultado dos cálculos de $(-2)^2$ e $-2^2$ e calcule as potências indicadas em cada item.

a) $(-2)^1$
b) $-4^2$
c) $(-5)^3$
d) $(9)^0$
e) $-(5)^3$
f) $(-10)^2$
g) $(+8)^3$
h) $(+3)^3$

THINKSTOCK/GETTY IMAGES

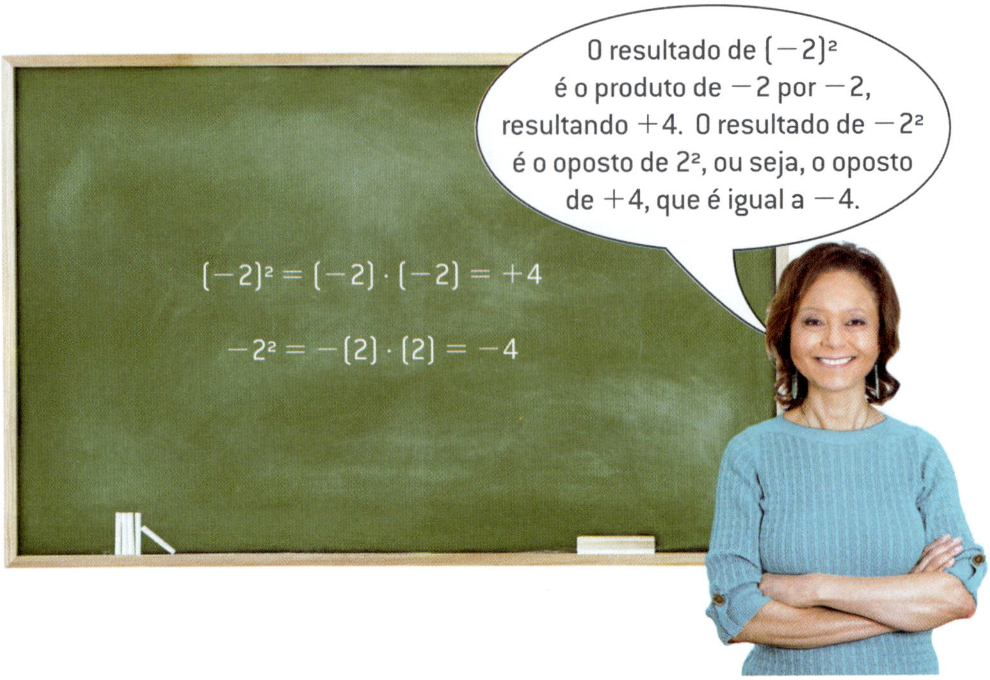
O resultado de (−2)² é o produto de −2 por −2, resultando +4. O resultado de −2² é o oposto de 2², ou seja, o oposto de +4, que é igual a −4.
(−2)² = (−2) · (−2) = +4
−2² = −(2) · (2) = −4

SHUTTERSTOCK

**65.** O número $(-7)$ é menor do que o número $(-4)$. Podemos, então, afirmar que $(-7)^2$ é menor do que $(-4)^2$? Justifique.

**66.** Em seu caderno, copie o quadro em que as letras **m** e **n** representam números inteiros. Depois, substitua **m** e **n** pelo valor indicado em cada caso e calcule o resultado da expressão. O que você observou?

| m | n | $(m \cdot n)^2$ | $m^2 \cdot n^2$ |
|---|---|---|---|
| −1 | −2 | | |
| −3 | +5 | | |
| +6 | +2 | | |
| +3 | −2 | | |

**67.** Calcule o resultado em cada caso a seguir.

a) O oposto do quadrado de $(-3)$.

b) O quadrado do oposto de $(-3)$.

c) O cubo do oposto de $(-2)$.

d) O oposto do cubo de $(-2)$.

**68.** Faça o que se pede:

a) Calcule o valor de cada potência: $(-2)^0$, $(-2)^1$, $(-2)^2$, $(-2)^3$ e $(-2)^4$.

b) Registre esses valores na reta numerada. O que você observa?

**69.** Uma folha de papel é dobrada ao meio. Em seguida, ela é dobrada novamente ao meio, ficando com 4 partes iguais. Depois, a folha continua a ser dobrada ao meio mais algumas vezes.

a) Responda: em quantas partes iguais a folha estará dividida após a 5ª dobra?

b) Expresse na forma de potência o número de partes iguais em que a folha ficou dividida após cada dobra.

**70.** Copie o quadro a seguir em seu caderno. Nele, a letra **n** representa números inteiros. Calcule o valor da expressão em cada caso, substituindo **n** pelo valor indicado.

| n | $(-1)^n$ | $(-1)^{n-1}$ | $(-1)^n \cdot n$ |
|---|---|---|---|
| 1 | | | |
| 2 | | | |
| 3 | | | |
| 4 | | | |

# Expressões numéricas

Para resolver uma expressão numérica envolvendo números inteiros, seguimos as mesmas regras estudadas no caso dos números naturais.

- Se a expressão apresenta apenas as operações conhecidas até agora, devemos realizá-las na ordem seguinte:
  1º) começamos pela potenciação, na ordem em que aparece;
  2º) depois calculamos a multiplicação e a divisão, na ordem em que aparecem;
  3º) por fim, efetuamos a adição e a subtração na ordem em que aparecem.
- Se a expressão apresenta parênteses, colchetes ou chaves, primeiro devemos realizar as operações indicadas no interior dos parênteses na ordem descrita anteriormente; em seguida, resolvemos as operações dos colchetes e, por fim, as das chaves.

Vamos utilizar essas regras para resolver a expressão numérica:

$$(+3) \cdot (-5) + (+2) \cdot (+10) - [\underbrace{(-1)^2} + (-2) \cdot (-10)] =$$
$$= \underbrace{(+3) \cdot (-5)} + \underbrace{(+2) \cdot (+10)} - [(+1) + \underbrace{(-2) \cdot (-10)}] =$$
$$= (-15) + (+20) - [(+1) + (+20)] =$$
$$= \underbrace{-15 + 20} - [\underbrace{1 + 20}] =$$
$$= +5 - [21] =$$
$$= +5 - 21 = -16$$

## ATIVIDADES

**71.** Calcule o resultado das seguintes expressões numéricas:

a) $-3^2 \cdot (-4)^2$

b) $-(-2)^4 \cdot (-5)^2$

c) $(-1)^3 : [-(-1)^5]$

d) $(-4)^2 : (-1)^7$

**72.** Escolha três dos quatro números a seguir de modo que o produto de dois deles adicionado ao outro número resulte em:

| −7 | +3 | −4 | +8 |
|---|---|---|---|

a) −29

b) −60

c) −19

d) +31

**73. Produção textual**

Invente um problema que seja resolvido pela expressão $-28 + 4 \cdot 13 + 17$ e, depois, troque com um colega para que ele o resolva.

**74.** Calcule o resultado da expressão numérica:

$$-13 + 4 \cdot \{27 : [(-2)^2 - 6^0] - (-1)^3\}$$

**Resolução**

$$-13 + 4 \cdot \{27 : [(-2)^2 - 6^0] - \underbrace{(-1)^3}\} =$$
$$= -13 + 4 \cdot \{27 : [\underbrace{(-2)^2} - \underbrace{6^0}] - (-1)\} =$$
$$= -13 + 4 \cdot \{27 : \underbrace{[4 - 1]} - (-1)\} =$$
$$= -13 + 4 \cdot \{\underbrace{27 : 3} - (-1)\} =$$
$$= -13 + 4 \cdot \{9 \underbrace{- (-1)}\} =$$
$$= -13 + 4 \cdot \{\underbrace{9 + 1}\} =$$
$$= -13 + \underbrace{4 \cdot 10} =$$
$$= \underbrace{-13 + 40} =$$
$$= +27$$

**75.** Calcule o resultado de cada expressão numérica:

a) $+3 + \{+9 - 5 - (+4 - 2) \cdot (-3)\}$

b) $22 - \{10 - 6 + [9 - (4 - 1) + 7]\}$

c) $-16 - (-30 + 4 - 15 + 3 + 27)$

d) $20 - \{+8 - [-3 + (-7 - 6) + 2]\}$

**76.** Em seu caderno, copie o quadro a seguir em que as letras **m** e **n** representam números inteiros. Depois, calcule o resultado em cada caso. O que você observou?

| m | n | $(m + n)^2$ | $m^2 + n^2$ |
|---|---|---|---|
| −2 | −3 | | |
| −3 | +4 | | |
| +4 | +1 | | |
| +2 | −2 | | |

**77.** Determine o valor desconhecido em cada expressão:

a) $21 + (-5) \cdot$ ■ $- [-2 \cdot (-3)] = 20$

b) $[(-11) + (+47)] : [(-3) \cdot$ ■$] = -6$

**78.** Calcule o resultado de cada expressão numérica:

a) $-15 - [-(2^2) + 5 : (-5) - 15 + 5 \cdot (+4)]$

b) $-5^2 + \{-2 - [3 \cdot (-6 - 2) + 15]\}$

c) $20 + 3^3 - [3 \cdot (-3 + 2) + (+12) : (-2)]$

d) $-35 + [7^2 + (-1 - 5 + 2) \cdot (-6)]$

**79.** Registre como é possível calcular o resultado da expressão $(+7) \cdot (-3) - (-5)$ em uma calculadora sem apertar a tecla de multiplicação.

**80.** Substitua os símbolos ■, ▲ e ◆ na expressão a seguir pelos números (−3), (+1) e (−2), não necessariamente nessa ordem, de modo a obter, com a expressão (▲)² − ■ · ◆:

a) O maior resultado possível.

b) O menor resultado possível.

## SAIBA MAIS

# Números negativos

Ao contrário dos números naturais e fracionários, os números negativos surgiram desvinculados de aplicações práticas no sentido mais comum do termo.

A primeira referência explícita às regras aritméticas com números negativos aparece na obra do matemático hindu Brahmagupta, por volta do ano 628 d.C., em que ele operou com tais números e os classificou como entidades separadas dos números naturais. Mais tarde, no período conhecido no Ocidente como Renascimento, nos séculos XIV e XV, na obra do matemático francês Nicolás Chuquet (1445-1500) aparece uma igualdade que poderia ser traduzida em linguagem moderna como "o quádruplo de um número é igual a −2. Qual é esse número?".

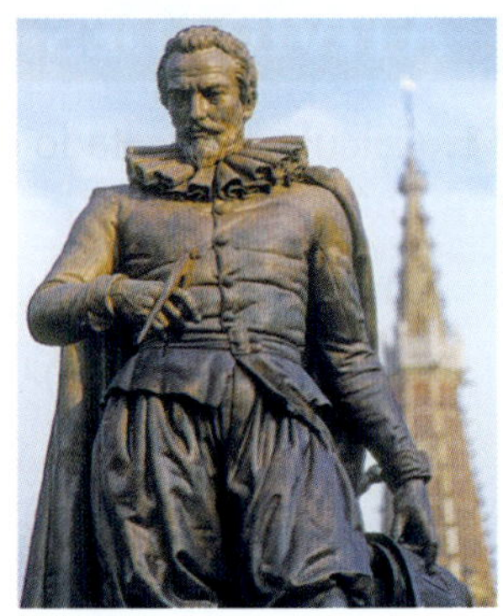

PAT BEHNKE/ALAMY/LATINSTOCK

Estátua de Simon Stevin, em Burgos (Bélgica).

Já o matemático belga Simon Stevin (1548-1620) aceitava os números negativos, atribuindo um significado geométrico ao produto de dois números negativos.

Nos dois séculos seguintes, passou a ocorrer gradativamente a aceitação dos números negativos, sendo que sua aceitação formal se deu com os trabalhos do matemático Hermann Hankel (1839-1873), que elaborou as leis e propriedades que governam esses números.

Fonte de pesquisa: <http://www.ccuec.unicamp.br/revista/infotec/artigos/leda.html>. Acesso em: 10 mar. 2015.

## Para explorar

- De acordo com o texto, quantos séculos se passaram desde a primeira referência a números negativos até os trabalhos de Hermann Hankel?

## ATIVANDO HABILIDADES

(OBM) Considere o seguinte quadro 5 × 5, preenchido com os números de 1 a 25.

| 1 | 2 | 3 | 4 | 5 |
|---|---|---|---|---|
| 6 | 7 | 8 | 9 | 10 |
| 11 | 12 | 13 | 14 | 15 |
| 16 | 17 | 18 | 19 | 20 |
| 21 | 22 | 23 | 24 | 25 |

Em cada fileira horizontal e em cada fileira vertical, trocamos o sinal de 2 números, de forma que, em cada fileira horizontal e em cada fileira vertical, haja 3 números positivos e 2 números negativos. Somamos, então, todos os números do quadro.

Calcule os possíveis valores dessa soma.

### Entendimento do problema

Inicialmente devemos identificar a solicitação do problema. Ele pede que calculemos a soma de todos os números do quadro após trocarmos o sinal de dois números de cada fileira horizontal, de modo que apenas dois números de cada fileira vertical sejam negativos.

Por exemplo:

| 1 | **−2** | 3 | **−4** | 5 |
|---|---|---|---|---|
| **−6** | 7 | 8 | **−9** | 10 |
| 11 | 12 | **−13** | 14 | **−15** |
| **−16** | 17 | **−18** | 19 | 20 |
| 21 | **−22** | 23 | 24 | **−25** |

Soma:

$1 + (-2) + 3 + (-4) + 5 + (-6) + ... + (-25) = 65$

### Elaboração de uma estratégia

Como é difícil testar todas as possibilidades de soma para as diferentes alterações de sinal dos números das fileiras, podemos buscar uma regularidade para facilitar a análise das somas. Observando que a diferença entre dois números seguidos de uma mesma fileira vertical é igual a 5 unidades, podemos escrever os números do quadro como uma soma de duas parcelas, nas quais uma é um múltiplo de 5. Por exemplo, o número 13 apresenta as parcelas $5 \cdot (2)$ e 3.

Veja o quadro com a decomposição dos números de 1 a 25:

| $5 \cdot (0) + 1$ | $5 \cdot (0) + 2$ | $5 \cdot (0) + 3$ | $5 \cdot (0) + 4$ | $5 \cdot (0) + 5$ |
|---|---|---|---|---|
| $5 \cdot (1) + 1$ | $5 \cdot (1) + 2$ | $5 \cdot (1) + 3$ | $5 \cdot (1) + 4$ | $5 \cdot (1) + 5$ |
| $5 \cdot (2) + 1$ | $5 \cdot (2) + 2$ | $5 \cdot (2) + 3$ | $5 \cdot (2) + 4$ | $5 \cdot (2) + 5$ |
| $5 \cdot (3) + 1$ | $5 \cdot (3) + 2$ | $5 \cdot (3) + 3$ | $5 \cdot (3) + 4$ | $5 \cdot (3) + 5$ |
| $5 \cdot (4) + 1$ | $5 \cdot (4) + 2$ | $5 \cdot (4) + 3$ | $5 \cdot (4) + 4$ | $5 \cdot (4) + 5$ |

A soma de todos os números do quadro após trocarmos os sinais pode ser facilitada adicionando-se inicialmente todas as primeiras parcelas e depois todas as segundas parcelas para, ao final, adicionarmos os resultados de ambas.

## Execução da estratégia

### a) Adicionando as primeiras parcelas

Considere a soma da primeira parcela de uma das 5 fileiras horizontais quaisquer, por exemplo, a terceira fileira horizontal de cima para baixo:

$$5 \cdot (2) + 5 \cdot (2) + 5 \cdot (2) + 5 \cdot (2) + 5 \cdot (2)$$

Ao trocarmos o sinal de duas destas parcelas teremos 3 parcelas positivas e duas parcelas negativas, e como $3 - 2 = 1$, o resultado será igual a uma vez $5 \cdot (2)$.

De modo similar, o resultado da soma de uma das demais fileiras horizontais será igual a $5 \cdot (0)$, $5 \cdot (1)$, $5 \cdot (3)$ e $5 \cdot (4)$, e o resultado da soma de todas as cinco fileiras será:

$$5 \cdot (0) + 5 \cdot (1) + 5 \cdot (2) + 5 \cdot (3) + 5 \cdot (4) = 0 + 5 + 10 + 15 + 20 = 50$$

### b) Adicionando as segundas parcelas

Considere a soma da segunda parcela de cada uma das 5 fileiras verticais quaisquer, por exemplo, a penúltima fileira à direita:

$$4 + 4 + 4 + 4 + 4$$

Se trocarmos o sinal de duas destas parcelas teremos 3 parcelas positivas e duas parcelas negativas, e como $3 - 2 = 1$, o resultado será igual a uma vez 4.

Raciocinando de modo similar para as demais fileiras verticais, o resultado da soma em cada uma delas será igual a 1, 2, 3 e 5, e o resultado da soma de todas as cinco fileiras será:

$$1 + 2 + 3 + 4 + 5 = 15$$

A soma de todos os números do quadro será, então, sempre igual a:

$$50 + 15 = 65$$

## Análise da solução

Para verificar a resposta deste problema, teríamos que calcular a soma dos números de todos os possíveis quadros, tal que, em cada fileira horizontal e em cada fileira vertical, haja 3 números positivos e 2 números negativos. No entanto, esse processo demandaria muito tempo.

Porém, é possível verificar a validade do raciocínio aplicado na solução a partir das propriedades da adição. Sabemos que, em uma adição, a ordem das parcelas não altera a soma, e que as parcelas podem ser associadas de diferentes modos. Então a estratégia de decompor os valores em somas e adicionar todas as primeiras parcelas, e depois todas as segundas parcelas, é válida.

Para garantir que o valor encontrado para a soma das parcelas de cada fileira também está correto, podemos nos apoiar no fato de que a soma de um número com seu oposto é igual a zero, e de que a soma de um número com zero é igual ao próprio número.

## É a sua vez!

(Canguru de Matemática – Portugal) O Gonçalo agrupou seis dos seguintes números: $-9$; 0; $-5$; 5; $-4$; $-1$; $-3$ em grupos de dois de modo que a soma dos números de cada grupo seja a mesma. Neste processo houve um número que ficou de fora, qual foi esse número?

**a)** 5 **b)** 0 **c)** $-3$ **d)** $-4$ **e)** $-5$

**1.** Observe os quadros com a descrição de movimentações bancárias. Determine o valor que falta em cada caso.

a)

| Saldo inicial | Crédito | Saldo final |
|---|---|---|
| −87,00 | | 24,00 |

b)

| Saldo inicial | Crédito | Saldo final |
|---|---|---|
| −124,00 | −48,00 | |

c)

| Saldo inicial | Crédito | Saldo final |
|---|---|---|
| +324,00 | +69,00 | |

d)

| Saldo inicial | Crédito | Saldo final |
|---|---|---|
| | −78,00 | −93,00 |

**2.** Copie o esquema em seu caderno e complete-o com os números faltantes em cada figura a seguir.

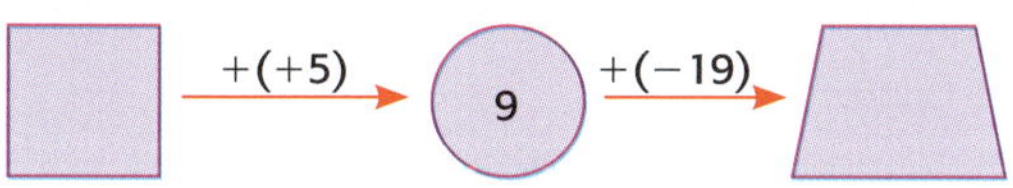


**3.** Copie o esquema em seu caderno, escolha um número inteiro qualquer e o escreva no círculo azul. Qual adição deve ser feita na etapa indicada pelo ponto de interrogação para que o resultado seja igual ao número escolhido inicialmente?

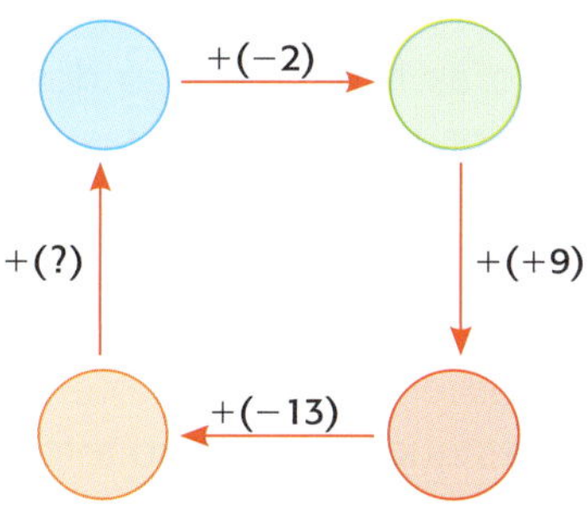


**4. Cálculo mental**

Calcule mentalmente agrupando as parcelas de modo conveniente.

a) $(+27) + (-11) + (+13) + (+11)$

b) $(-49) + (-18) + (+19) + (-12)$

**5.** O resultado da subtração $5 - 13$ existe no conjunto dos números naturais, $\mathbb{N}$? E no conjunto dos números inteiros, $\mathbb{Z}$?

**6.** Em um dia de verão, na cidade de Belém (PA), os termômetros marcaram 35 °C. Nesse mesmo dia, em Aquileia (Itália), a temperatura estava em −3 °C. Registre a diferença entre essas temperaturas.

**7.** Componentes eletrônicos são fabricados em diferentes versões, de acordo com a aplicação. Os componentes para uso militar, em geral, funcionam entre as temperaturas de −60 °C a +85 °C, enquanto seus equivalentes para fins civis podem funcionar de −10 °C a 65 °C. Calcule a diferença entre a temperatura máxima e mínima de cada tipo de componente eletrônico.

**8.** A tabela abaixo mostra a pontuação de algumas equipes no Campeonato Brasileiro de Futebol de 2014.

**Tabela do Brasileirão de 2014**

| Equipe | Classificação | Número de pontos | Gols a favor | Gols sofridos |
|---|---|---|---|---|
| Botafogo | 19º | 34 | 31 | 48 |
| Cruzeiro | 1º | 80 | 67 | 38 |
| Goiás | 12º | 47 | 37 | 47 |
| Santos | 9º | 53 | 42 | 35 |

Fonte: <http://esporte.uol.com.br/futebol/campeonatos/brasileirao/jogos>. Acesso em: 10 mar. 2015.

Sabendo que o saldo de gols é obtido pela diferença entre gols a favor e gols sofridos, calcule o saldo de gols de cada equipe.

**9.** Gabriel saiu de casa para comprar alguns produtos e usou o cartão de débito para pagar todas as contas. Na padaria, ele gastou 15 reais, na farmácia, 49 reais e no supermercado, 193 reais. Ao passar em um caixa eletrônico, viu que o saldo de sua conta indicava −78 reais. Determine qual era o saldo da conta dele antes de efetuar esses gastos.

**10.** Observe a tabela de fusos horários de algumas cidades em relação à cidade de Brasília:

**Correção em relação à hora de Brasília**

| Cidade | Fuso horário |
|---|---|
| Atenas (Grécia) | +5 |
| Boston (EUA) | −2 |
| Lisboa (Portugal) | +3 |
| Melbourne (Austrália) | +13 |
| Porto Príncipe (Haiti) | −1 |
| Montevidéu (Uruguai) | 0 |
| Moscou (Rússia) | +6 |

Fonte de pesquisa: <http://pcdsh01.on.br/>. Acesso em: 10 mar. 2015.

Desconsiderando o horário de verão, responda:

a) Quando forem 10 horas da manhã em Brasília, qual será a hora local em cada uma dessas cidades?

b) Sabendo que Brasília está no fuso horário −3 em relação à hora de Greenwich (Inglaterra), determine a hora de cada uma dessas cidades em relação a esse meridiano.

**11.** O preço de determinado produto apresentou o seguinte comportamento ao longo dos anos:

| Ano | 2009 | 2010 | 2011 | 2012 | 2013 | 2014 | 2015 | 2016 |
|---|---|---|---|---|---|---|---|---|
| Preço (em R$) | 25 | 40 | 45 | 62 | 73 | 87 | 99 | 108 |

Determine a variação desses preços em cada ano com relação ao ano de:

a) 2010 b) 2014 c) 2016

**12.** Vera foi ao banco e verificou a movimentação de sua conta-corrente. Observe o extrato que ela retirou no caixa eletrônico.

| Extrato de conta-corrente<br>Vera S. Ávila | | |
|---|---|---|
| Data | Histórico | Valor |
| 08/02 | Saldo anterior | +241,00 |
| 08/02 | Pagamento efetuado | −38,00 |
| 09/02 | Cheque compensado | −97,00 |
| 10/02 | Depósito | +80,00 |
| 11/02 | Saldo | |

a) Quantos reais foram debitados da conta de Vera no período mostrado no extrato?

b) Qual é o saldo da conta-corrente de Vera em 11/02?

**13.** Um elevador estava parado em determinado andar de um prédio que tem 20 andares de altura (térreo e mais 19 andares) e dois andares no subsolo. Quando foi acionado, ele realizou as seguintes movimentações: subiu 3 andares, depois desceu 9 andares, em seguida subiu 7 andares e parou. Determine se seria possível que o elevador estivesse inicialmente:

a) No segundo andar.

b) No térreo.

c) No quinto andar.

**14.** Este quadrado mágico tem a seguinte propriedade: a multiplicação dos números em qualquer fileira horizontal, vertical ou diagonal tem sempre o mesmo produto. Copie esse quadrado em seu caderno e complete-o.

| | | |
|---|---|---|
| | | −36 |
| 18 | −12 | |
| −4 | | |

**15.** Em uma partida de um jogo de tabuleiro, um jogador passou pelas seguintes etapas: perdeu 18 pontos, depois ganhou 23 pontos, em seguida ganhou 5 pontos e, depois, perdeu 27 pontos. Verifique se, ao final do jogo, esse jogador ficou com pontuação positiva, negativa ou nula.

**16.** Em um jogo, fichas pretas representam o número (+2) e fichas brancas representam o número (−5). Determine que número está representado pelas fichas indicadas em cada caso:

a) 4 fichas pretas e 7 fichas brancas.

b) 3 fichas pretas e 2 fichas brancas.

**17.** Com relação às fichas de jogo descritas na atividade anterior, quais (e quantas) delas são necessárias para representar o número:

a) −13 b) +5

**18.** Dados os números a seguir, obtenha o produto de dois deles que, somado ao terceiro número, seja o maior possível.

−4 +5 +8 −3

**19.** Em cada retângulo da figura a seguir deve ser escrito um número inteiro. O produto de dois números que estão lado a lado em uma fileira horizontal é registrado no retângulo acima deles, como mostrado a seguir. Copie em seu caderno e complete a figura com os números que faltam.

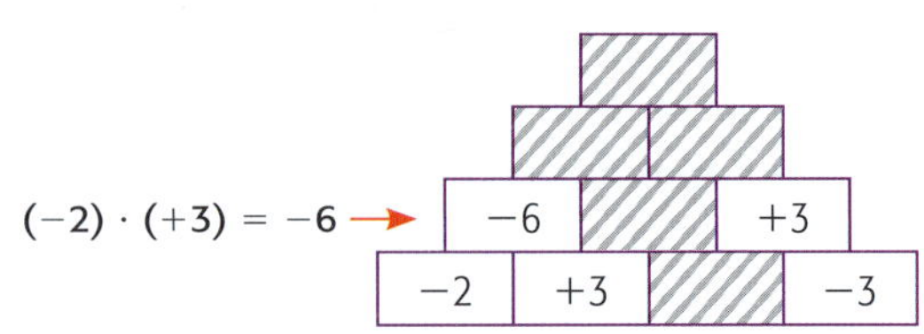

**20.** Um antecessor do atual termômetro foi o termoscópio, construído em 1592 pelo cientista italiano Galileu Galilei (1564-1642), cuja escala estava dividida em "graus de calor". Ao longo dos séculos foram criadas diferentes escalas para se medir a temperatura, uma delas a escala Kelvin, criada em 1848, cujo nome homenageia o físico irlandês William Thomson (1824-1907), conhecido como lorde Kelvin.

Enquanto a escala Celsius é a mais utilizada nas práticas sociais, a escala Kelvin é utilizada com frequência nas áreas científicas, em especial na Química e na Física, nos estudos do comportamento dos gases, por exemplo.

Observe, ao lado, relação entre essa escala e a escala Celsius.

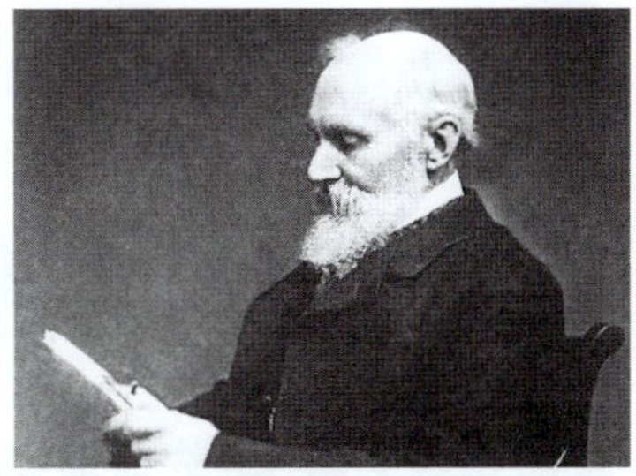

EN UNIVERSAL HISTORY ARCHIVE/UNIVERSAL IMAGES/GROUP DIOMEDIA

Lorde Kelvin, fotografado em 1902. Os trabalhos de lorde Kelvin contribuíram para o desenvolvimento da eletricidade e da termodinâmica.

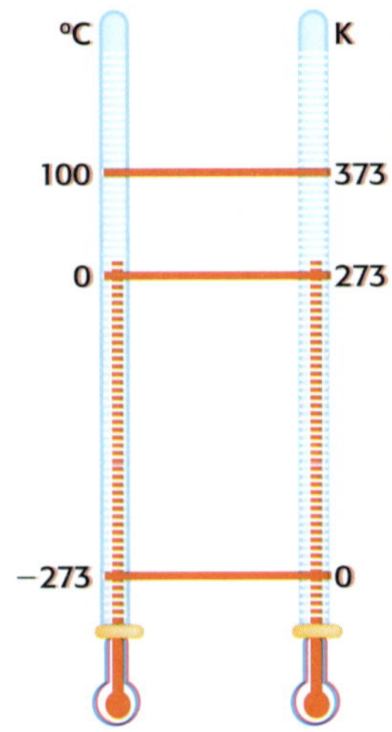


DAWIDSON FRANÇA

Fonte de pesquisa: <http://www.scielo.br/pdf/qn/v29n6/40.pdf>. Acesso em: 10 mar. 2015.

Responda:

a) Quantos anos separam a criação das escalas "graus de calor" de Galileu da escala Kelvin?

b) Quando a medida da temperatura em graus Celsius (°C) varia de 0 °C a 100 °C, de quanto é a variação na escala Kelvin?

c) A quantos kelvins corresponde a medida 36 °C?

d) A quantos graus na escala Celsius corresponde a medida 250 K?

## Encerrando a unidade

**Nesta unidade você teve a oportunidade de ampliar seus conhecimentos sobre números, conhecer números negativos e aprender a operar com eles. Com base no que você estudou:**

**a) Elabore uma lista de situações nas quais você reconhece o uso de números negativos.**

**b) Imagine que uma pessoa pediu sua ajuda para compreender um extrato de conta bancária, no qual aparecem valores positivos e negativos de saldo, operações de depósito e de débito de valores na conta. Como você faria um esquema resumido de como se calcula o saldo em cada caso possível (saldo positivo seguido de um depósito, saldo positivo seguido de um débito, saldo negativo seguido de um depósito ou saldo negativo seguido de um débito), que auxiliasse essa pessoa a calcular os saldos parciais de seu extrato?**

**c) Descreva uma situação (real ou imaginária) na qual a troca do sinal de um número (de positivo para negativo ou vice-versa) acarretou diversas consequências inesperadas.**

**d) Que assuntos estudados nesta unidade você utilizou para resolver o Enigma?**

# Coordenadas geográficas e os instrumentos de navegação

**Légua:** medida de distância que no Brasil equivale a 6 600 metros.

Em junho de 1494, foi assinado o Tratado de Tordesilhas, acordo firmado entre Portugal e Espanha, no qual uma linha imaginária traçada a 370 léguas de Cabo Verde dividia o planeta em duas partes. O tratado tinha como finalidade resolver conflitos territoriais ocasionados pela recente descoberta de terras. Sendo assim, as terras a oeste dessa linha imaginária ficariam para a Espanha e a leste, para Portugal.

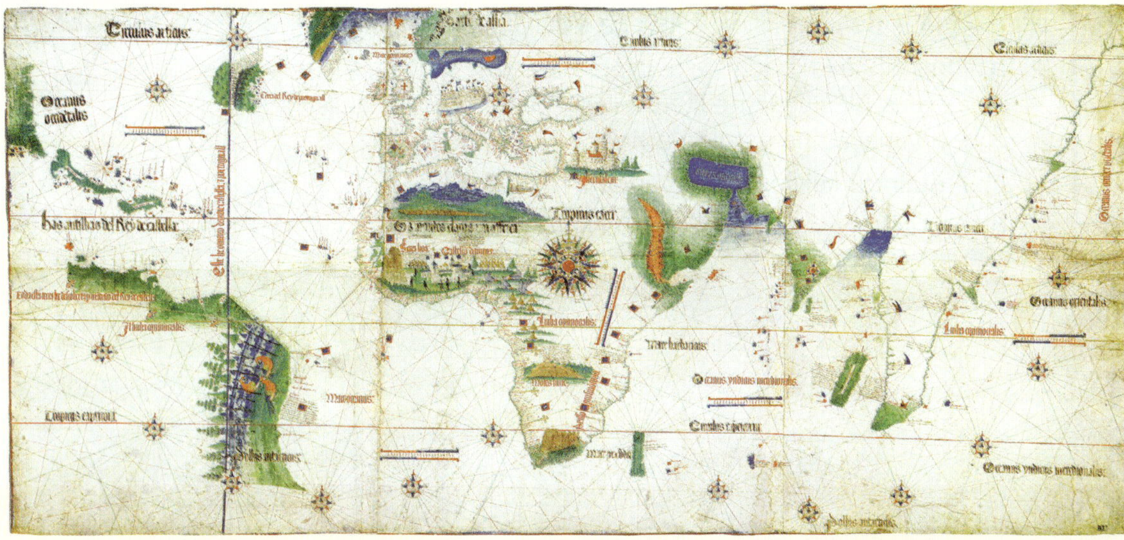

AUTOR DESCONHECIDO. PLANISFÉRIO CANTINO, C. 1502-1505.

Mas como seria possível afirmar, naquela época, se determinado território estava a leste ou a oeste da linha definida no tratado? Durante a época dos descobrimentos, os navegadores usavam alguns instrumentos, como astrolábio, bússola, compasso, ampulheta e tábua astronômica para se localizarem e esboçarem o mapa das regiões descobertas.

O astrolábio, por exemplo, era usado para determinar a posição e a altura do Sol, a fim de se definir a latitude. Para usá-lo eram necessárias duas pessoas, uma para suspendê-lo na altura dos olhos, alinhando a medeclina com o Sol, enquanto a outra lia a medida indicada.

ESTÚDIO LAB 307

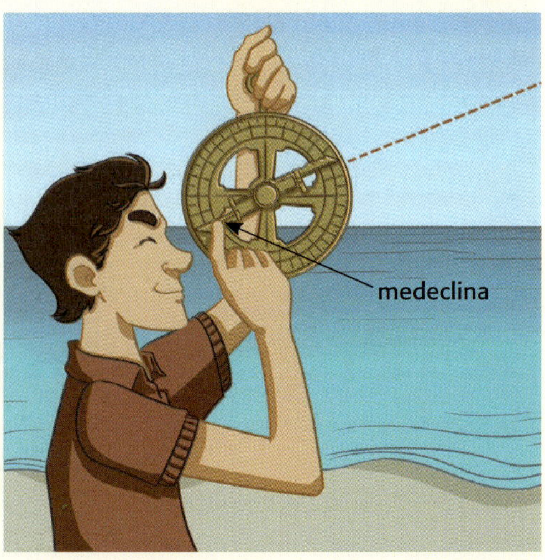


Pessoa segurando o astrolábio e ajustando a medeclina.

Já a tábua astronômica indicava a localização dos astros, equivalente à longitude celeste atual, para vários anos de um ciclo, que variava de acordo com o planeta.

THINKSTOCK/GETTY IMAGES

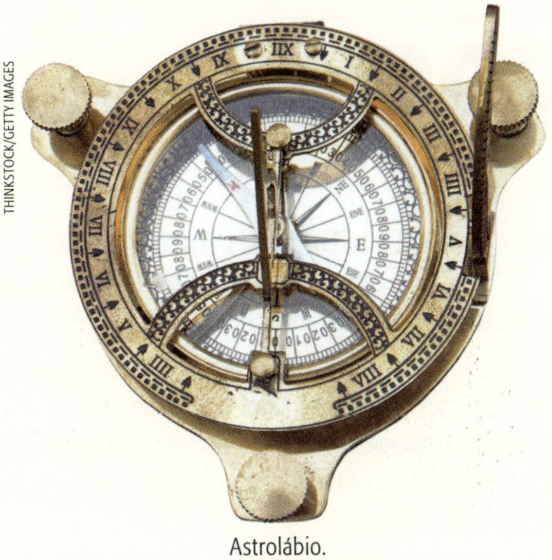

Astrolábio.

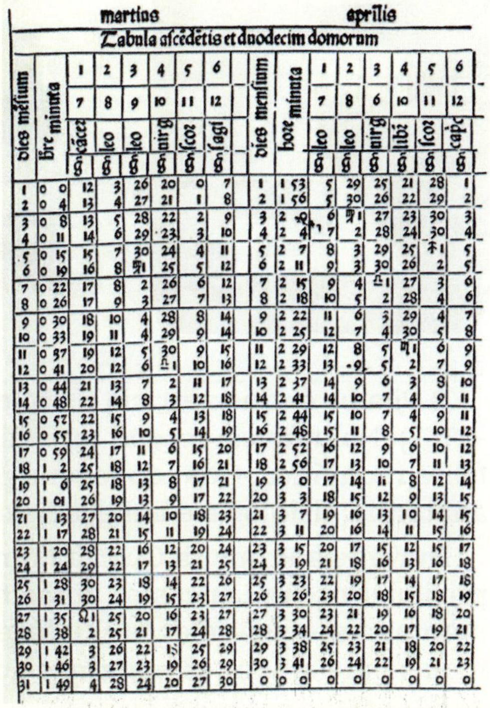


Tábua astronômica.

ABRAÃO ZACUTO. ALMANACH PERPETUUM, 1496.

Atualmente, com o auxílio do GPS e de outros dispositivos eletrônicos, é possível obter a localização de qualquer ponto sobre a superfície do planeta, ou seja, obter as coordenadas geográficas, expressas em latitudes e longitudes.

**Latitude:** distância medida em graus, entre 0° e 90° para norte ou sul, de qualquer ponto da Terra em relação à linha do Equador.

**Longitude:** distância em graus, entre 0° e 180° para leste ou oeste, de qualquer ponto da Terra em relação ao Meridiano de Greenwich.

SONIA VAZ

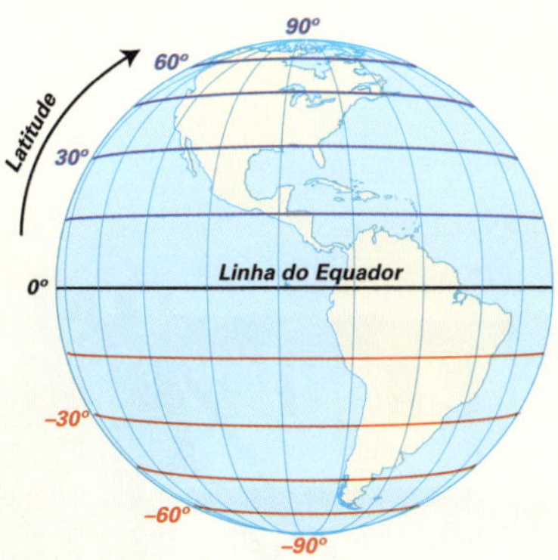


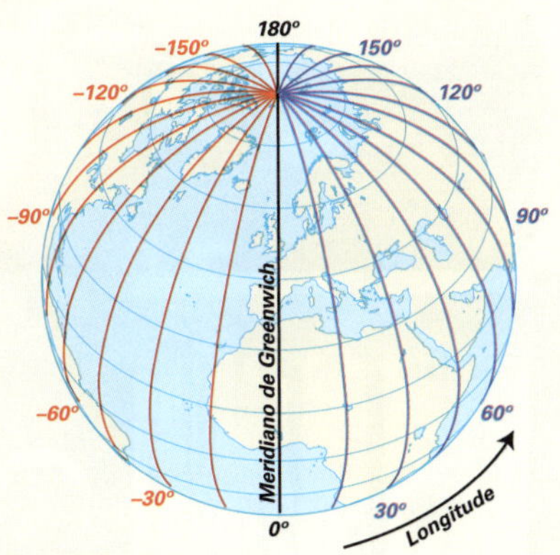


É atribuído sinal para as latitudes, sendo positivo para norte e negativo para sul, assim como para as longitudes, sendo positivo para leste e negativo para oeste.

Fontes de pesquisa: <http://chc.cienciahoje.uol.com.br/tordesilhas-e-o-problema-da-longitude/>; <http://www.mundoeducacao.com/geografia/latitudes-longitudes.htm>; <http://www.historiadobrasil.net/resumos/tratado_tordesilhas.htm>. Acessos em: 10 mar. 2015.

## Para explorar

**1.** Explique com suas palavras o que foi o Tratado de Tordesilhas.

**2.** Qual instrumento era usado pelos navegadores para determinar a longitude? E para determinar a latitude?

**3.** Se uma pessoa diz que está a 60° N, essa medida corresponde a latitude ou longitude? Justifique.

UNIDADE

# 2 Ângulos e polígonos

O Pilates é um exercício físico criado pelo alemão Joseph Hubertus Pilates (1880--1967). Na infância Joseph teve vários problemas de saúde, como asma, raquitismo e febre reumática. Quando jovem, preocupado com sua saúde, interessou-se por estudar anatomia, fisiologia e cultura física.

Durante a Primeira Guerra Mundial, em 1912, ao ser enviado a um campo de prisioneiros em Lancaster, trabalhou como enfermeiro e desenvolveu exercícios para manter a si e aos colegas saudáveis. Ele utilizava camas hospitalares, cintos, pesos e molas para ajudar os enfermos acamados a se fortalecerem.

Em 1918 a epidemia de gripe espanhola matou milhares de pessoas. Porém, os enfermos que estavam sob os cuidados de Joseph não foram infectados. A sobrevivência dessas pessoas foi atribuída à prática dos exercícios, ainda que não houvesse comprovação científica para tal hipótese.

Ao retornar à Alemanha, Joseph continuou o trabalho e refinou seus métodos, ajudando dançarinos e atletas a manterem a forma. Em 1926, mudou-se para os Estados Unidos e fundou o primeiro estúdio de Pilates.

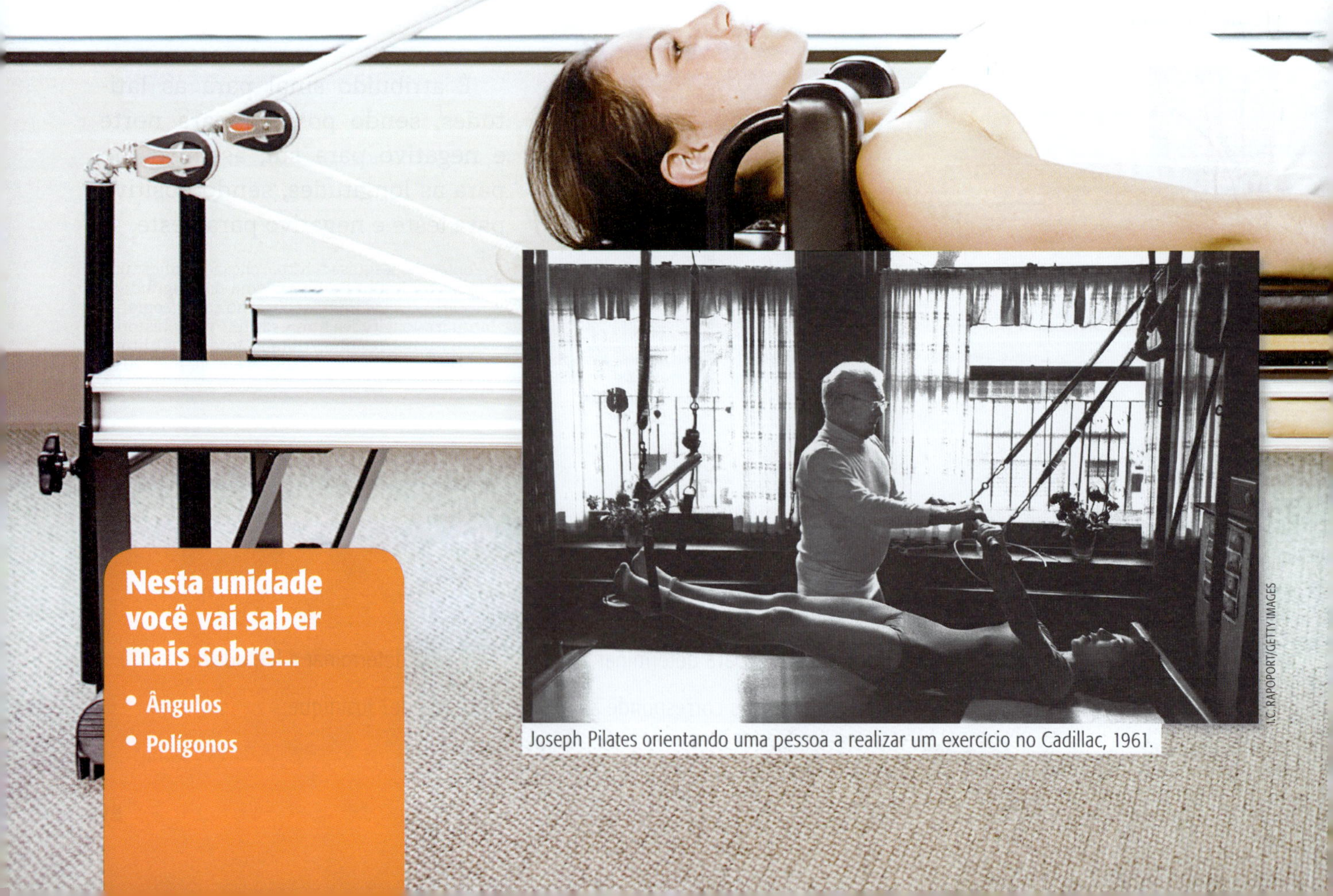

**Nesta unidade você vai saber mais sobre...**

- Ângulos
- Polígonos

Joseph Pilates orientando uma pessoa a realizar um exercício no Cadillac, 1961.

I.C. RAPOPORT/GETTY IMAGES

Joseph desenvolveu aparelhos para realizar os exercícios de seu método. Entre esses aparelhos está o Cadillac.

Veja a seguir os passos de um exercício realizado no Cadillac. O praticante deve estender as pernas esticando um elástico com uma ponta presa ao aparelho e outra a seus pés.

IMAGEM DE FUNDO: UPPERCUT/DIOMEDIA

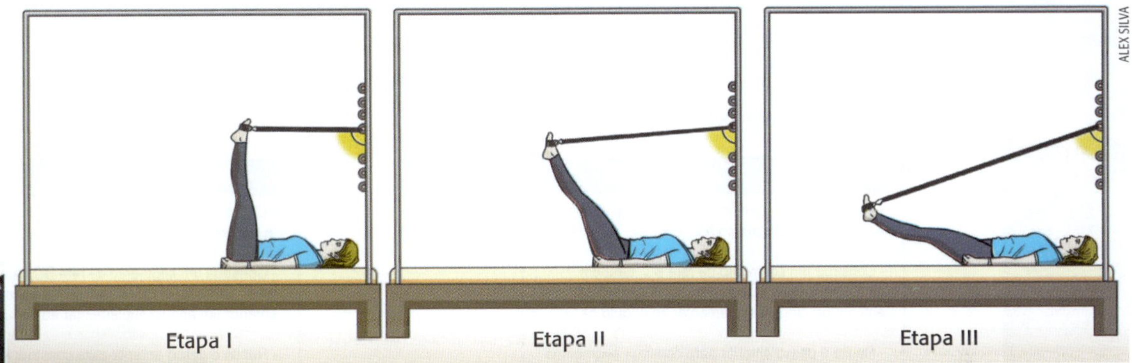


ALEX SILVA

Fontes de pesquisa: <http://www.institutosalus.com/_arquivos/artigos/14572582194e06900ce98834.50901811.pdf>; <http://www.abpilates.com.br/site/template.asp?idPagina=39>. Acessos em: 10 mar. 2015.

## TROCANDO IDEIAS

1. De acordo com o texto, quando trabalhou como enfermeiro em um campo de prisioneiros, Joseph H. Pilates desenvolveu exercícios para auxiliar os enfermos a se fortalecerem. Que materiais ele usou para desenvolver esse trabalho?
2. Você já ouviu falar sobre a importância de, em alguns casos, pessoas enfermas praticarem exercícios para auxiliar a recuperação? Você conhece alguma pessoa que já tenha passado por essa experiência?
3. Observe, nas ilustrações acima, os ângulos destacados entre o elástico esticado e a barra vertical do aparelho Cadillac. Em qual etapa o ângulo destacado corresponde a um ângulo reto?

# O enigma da atividade sem identificação

Laura e Felipe faltaram à aula no dia em que a turma do sétimo ano fez uma atividade avaliativa. Essa atividade foi realizada em um programa de computador que os alunos utilizam para estudar Geometria.

No dia seguinte à realização dessa atividade, a professora Adriana deu a eles a oportunidade de realizar uma nova atividade para substituir a nota. Eles precisariam seguir alguns comandos para realizar algumas construções geométricas no computador e obter a representação de uma figura geométrica plana.

Adriana passou a cada um deles um *link* diferente para acessar a atividade e pediu a eles que salvassem a resolução depois de realizada.

Observe a seguir o início da resolução de cada aluno e os comandos correspondentes à construção proposta.

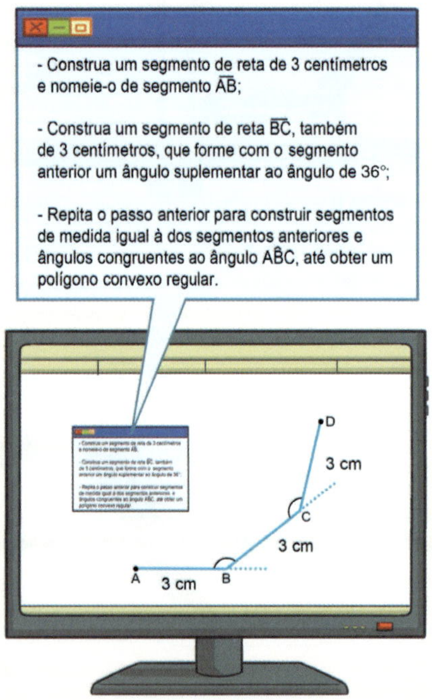


ESTÚDIO LAB 307

Laura e Felipe salvaram a resolução da atividade com o mesmo nome. Então, além de fazer a correção, com base nos comandos do enunciado, a professora Adriana precisou verificar em um banco de dados qual atividade ela tinha cadastrado para cada aluno e assim identificar quem tinha feito a resolução correspondente.

Veja o que Adriana percebeu ao verificar a atividade cadastrada para cada um dos alunos.

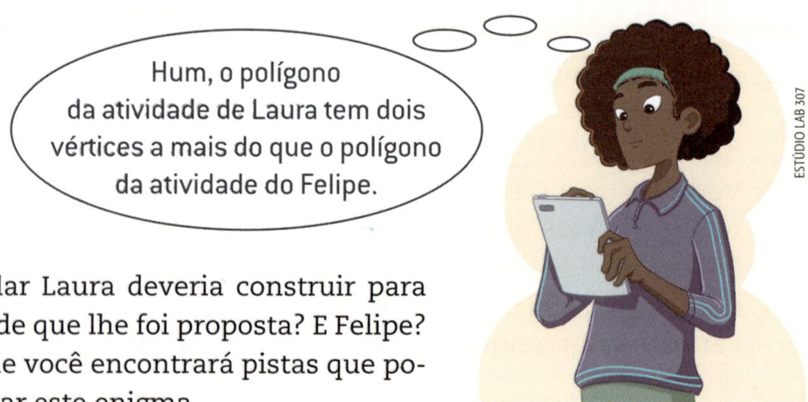

Hum, o polígono da atividade de Laura tem dois vértices a mais do que o polígono da atividade do Felipe.


ESTÚDIO LAB 307

- Qual polígono regular Laura deveria construir para solucionar a atividade que lhe foi proposta? E Felipe?

No decorrer da unidade você encontrará pistas que podem auxiliá-lo a desvendar este enigma.

# 1 Ângulo

Já vimos que a ideia de ângulo está presente em diversas situações do dia a dia.

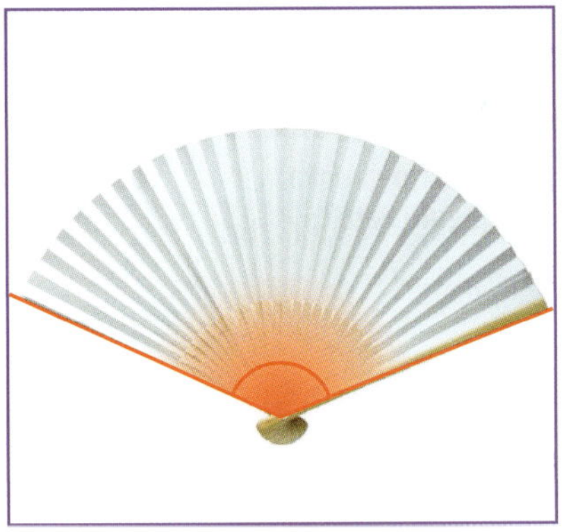

THINKSTOCK/GETTY IMAGES

Abertura do leque.

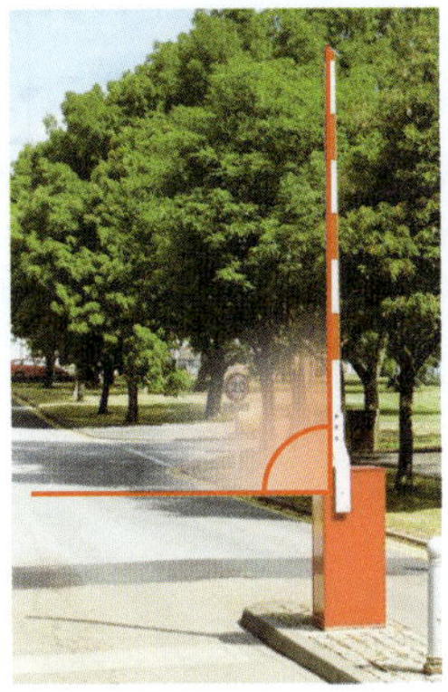

JONATHAN BALL/ALAMY/LATINSTOCK

Giro realizado pela cancela.

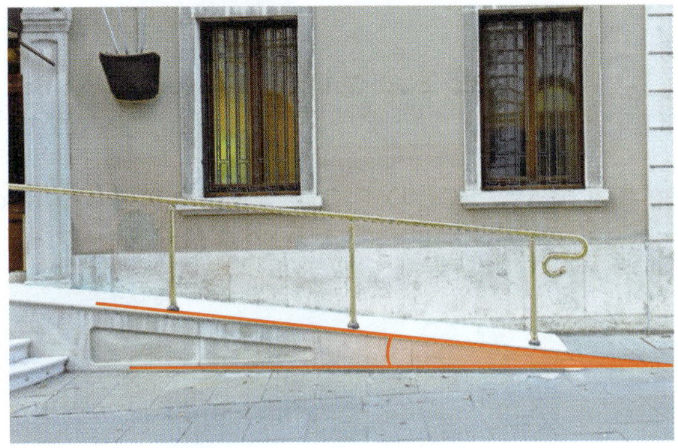

SHUTTERSTOCK

Inclinação da rampa.

Exemplos de situações envolvendo abertura, giro e inclinação estão associados à ideia de ângulo.

## O conceito de ângulo

Observe a figura a seguir.

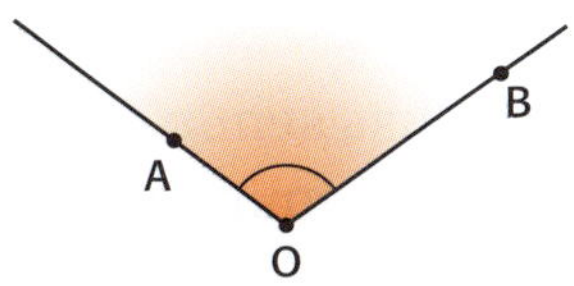


> A figura geométrica plana formada por duas semirretas de mesma origem em um plano, reunidas com uma das regiões do plano determinada por elas, é chamada **ângulo**.

O ângulo representado anteriormente é o ângulo AÔB, que pode também ser indicado por BÔA ou apenas Ô.

Dizemos que o ponto O é o vértice do ângulo AÔB e que as semirretas $\overrightarrow{OA}$ e $\overrightarrow{OB}$ são os lados desse ângulo.

Veja a seguir o ponto C representado no ângulo AÔB.

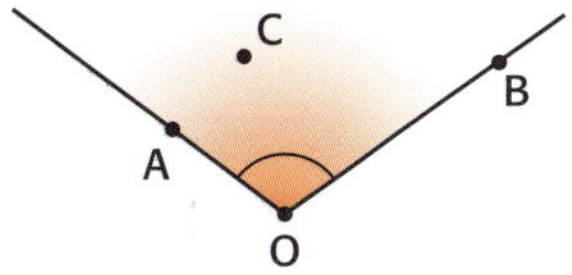


Nessa figura, o ponto C pertence à região do plano contida no ângulo AÔB.

> Um ponto de um ângulo que não pertence aos lados desse ângulo é chamado **ponto interno** do ângulo.

Na figura anterior, o ponto C é um ponto interno do ângulo AÔB.

Observe a seguir a relação entre giro e ângulo.

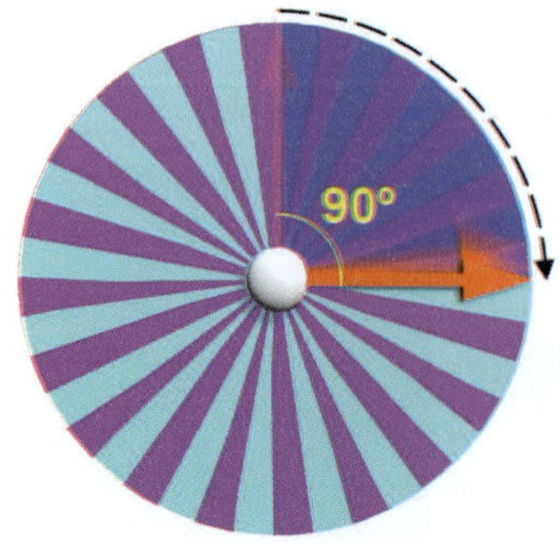


ILUSTRAÇÕES: DAWIDSON FRANÇA

Giro de $\frac{1}{4}$ (um quarto) de volta.

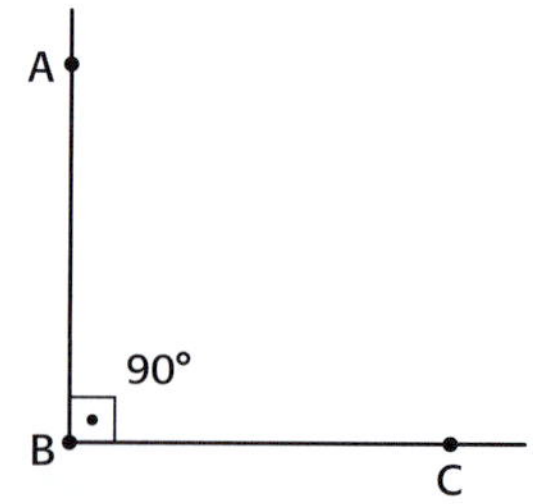


Ângulo de um quarto de volta, chamado de **ângulo reto**.

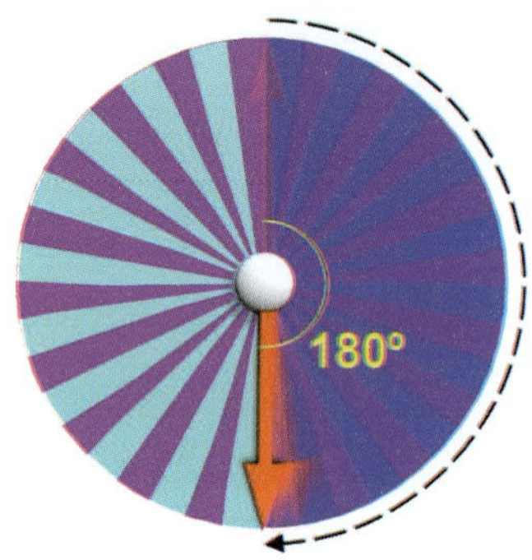


Giro de meia volta.

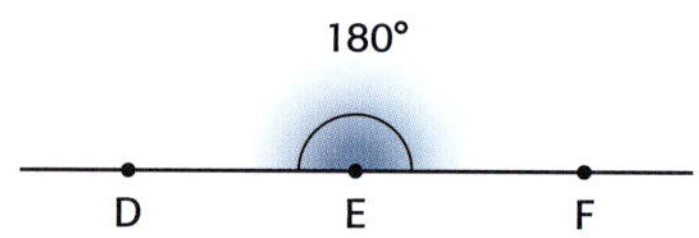


Ângulo de meia volta, chamado de **ângulo raso**.

Veja que o **ângulo raso** é formado por duas semirretas contidas na mesma reta, mas em sentidos opostos. Dizemos que a semirreta $\overrightarrow{ED}$ e a semireta $\overrightarrow{EF}$ são **semirretas opostas**.

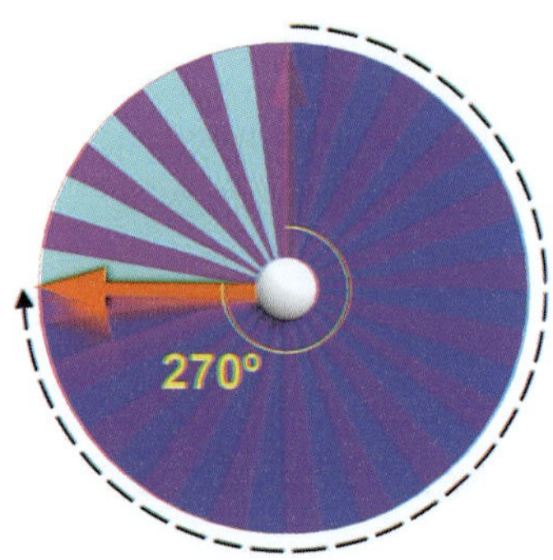


Giro de $\frac{3}{4}$ (três quartos) de volta.

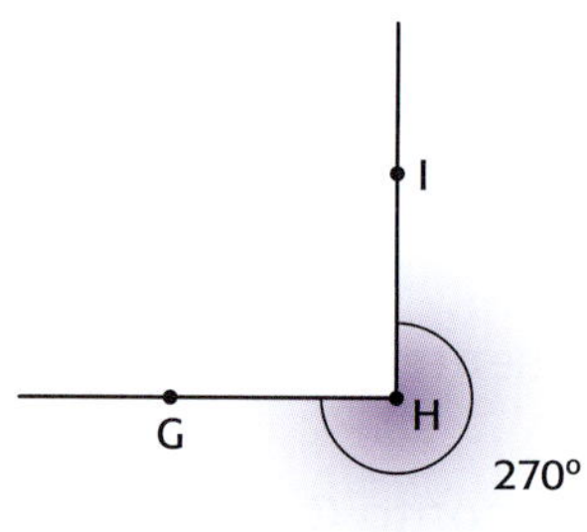


Ângulo de três quartos de volta.

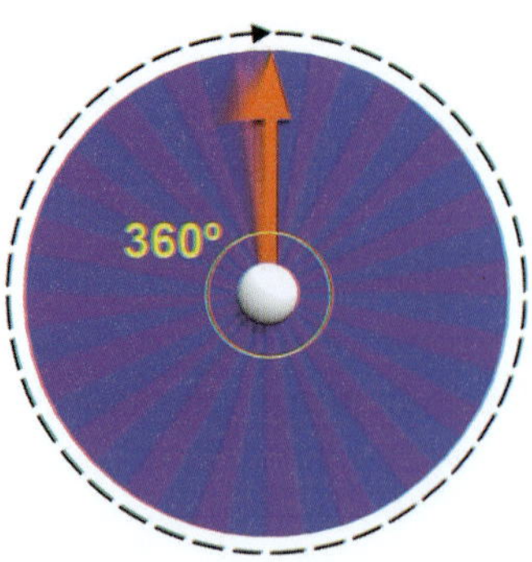


Giro de uma volta completa.

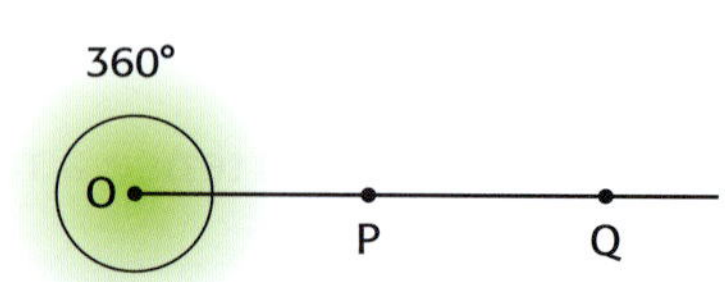


Ângulo de uma volta completa.

Veja que o ângulo de uma volta completa é formado por duas **semirretas coincidentes**, ou seja, a semireta $\overrightarrow{OP}$ e a semireta $\overrightarrow{OQ}$ têm todos os pontos comuns.

**Observação:**

O ângulo nulo também é formado por retas coincidentes, mas corresponde à ausência de giro (zero volta).

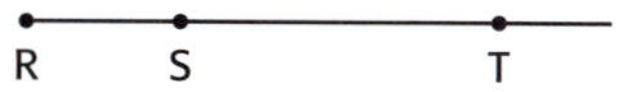


# Medida de ângulo

Vimos no volume do 6º ano que uma das unidades de medida que podemos usar para medir ângulos é o **grau** e que o ângulo de uma volta completa mede 360 graus (360°).

Para medir ângulos, dependendo da aplicação a que se destinam, há diversos instrumentos que se baseiam no **transferidor**, que é o mais comum entre eles.

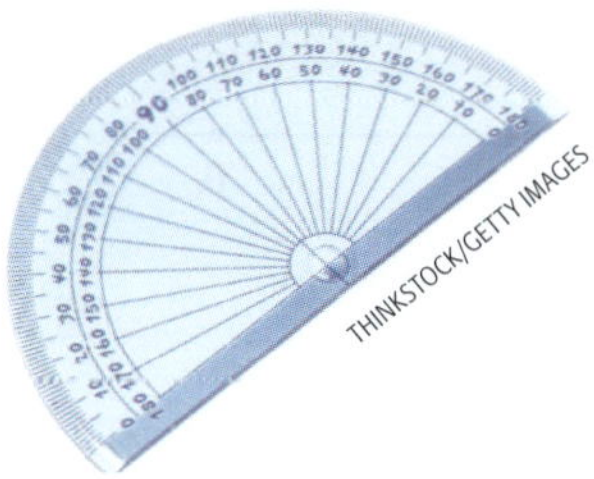


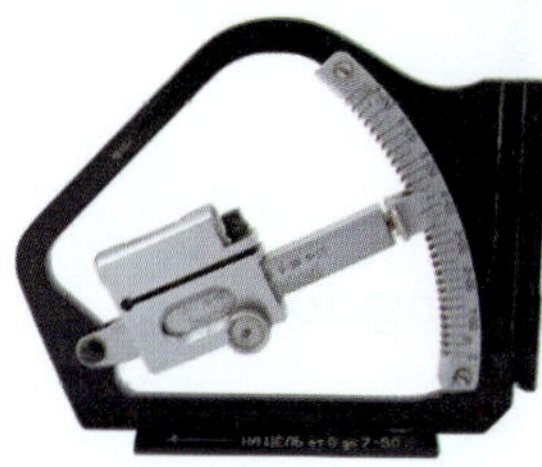


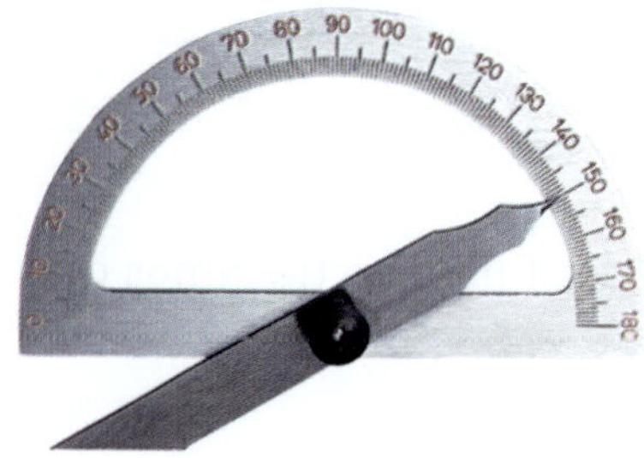


Transferidor, clinômetro (ou inclinômetro) e goniômetro são instrumentos usados para medir ângulos.

Observe a seguir a representação do ângulo de 1° (um grau).

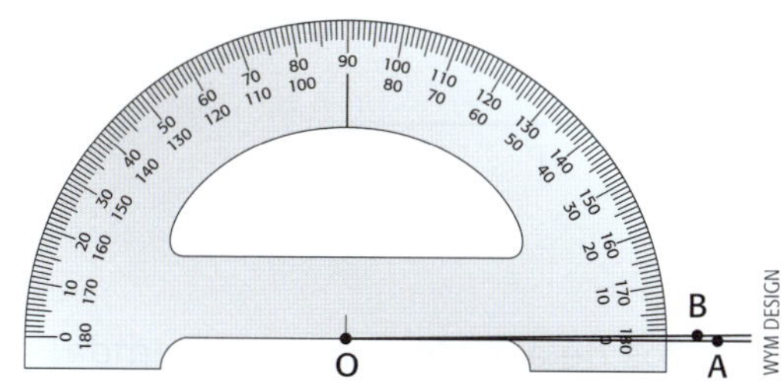


A medida do ângulo AÔB é 1° (um grau).

## Medindo ângulo

Observe a seguir uma maneira de obter a medida do ângulo CD̂E usando o transferidor.

I. Posicionamos o centro do transferidor sobre o vértice do ângulo, nesse caso, o ponto D.

II. Ajustamos o transferidor de modo que a marca de 0° fique sobre um dos lados do ângulo, nesse caso, a semirreta $\overrightarrow{DE}$.

III. Observamos a marca do transferidor correspondente ao outro lado do ângulo, nesse caso, a semirreta $\overrightarrow{DC}$.

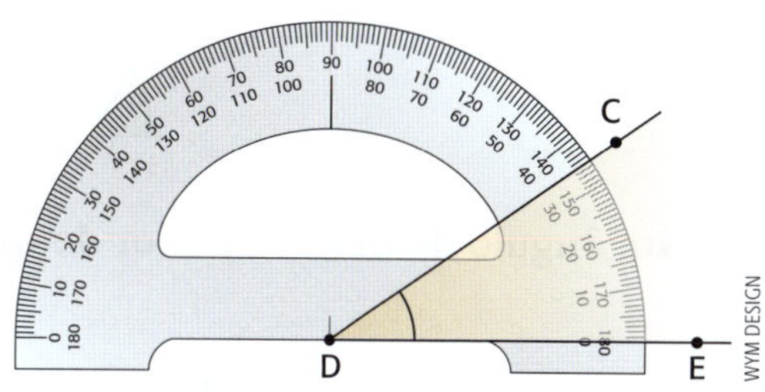


Veja que a medida do ângulo CD̂E, ou ângulo D̂, é 35°.

Podemos também indicar da seguinte maneira: med(CD̂E) = 35° ou med(D̂) = 35°.

A medida do ângulo nulo é 0 grau (0°).

A medida do ângulo reto é 90 graus (90°).

A medida do ângulo raso é 180 graus (180°).

## Construindo ângulo

Observe a seguir uma maneira de construir um ângulo de 115° com auxílio de régua e de transferidor.

I. Inicialmente usamos a régua para traçar um dos lados do ângulo.

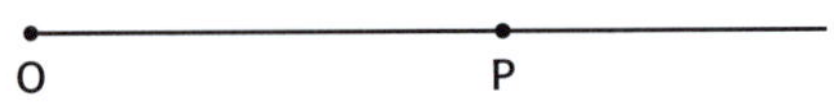


ILUSTRAÇÕES: WYM DESIGN

II. Posicionamos o centro do transferidor na origem da semirreta e o ajustamos de modo que a semirreta fique na marca de 0°. Em seguida, marcamos um ponto na marca 115°.

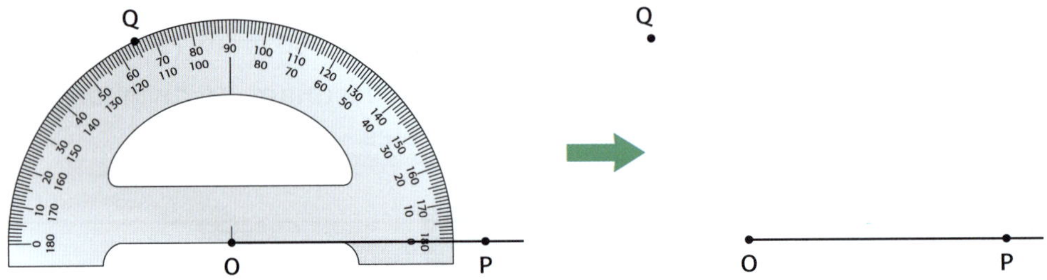


III. Para finalizar, traçamos o outro lado do ângulo.

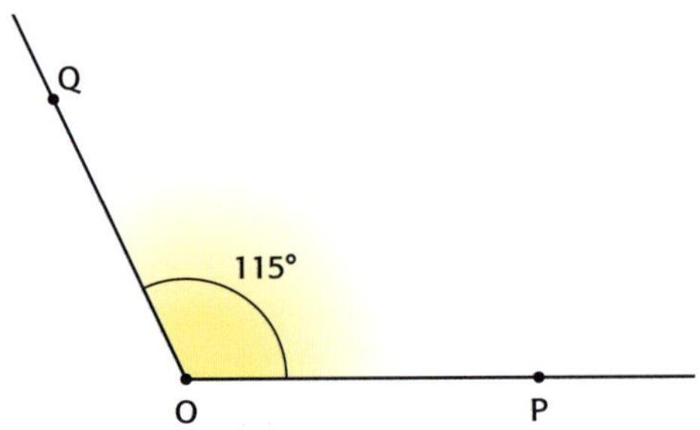


O ângulo PÔQ mede 115°.

## Ângulo agudo e ângulo obtuso

Os ângulos podem ser classificados de acordo com sua medida.

Um ângulo de medida **maior do que 0°** e **menor do que 90°** é chamado **ângulo agudo**.

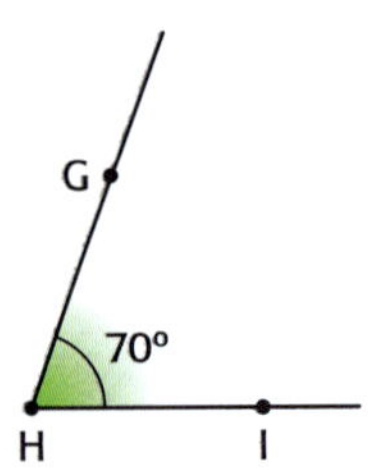


O ângulo GĤI é agudo.
0° < med(GĤI) < 90°

Um ângulo de medida **maior do que 90°** e **menor do que 180°** é chamado **ângulo obtuso**.

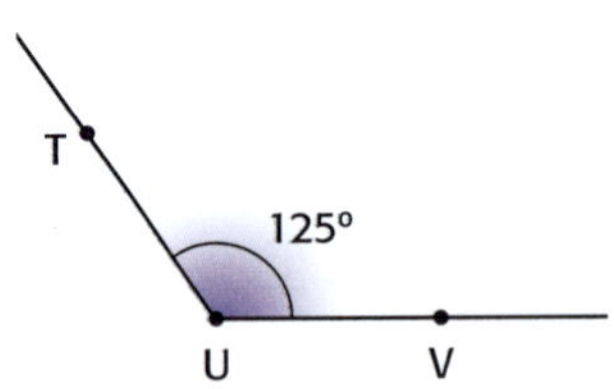


O ângulo TÛV é obtuso.
90° < med(TÛV) < 180°

- Use um transferidor para medir o ângulo GĤI e o ângulo TÛV representados anteriormente. Depois, compare os resultados obtidos com a informação apresentada ao lado das figuras.

Observe agora os ângulos representados a seguir.

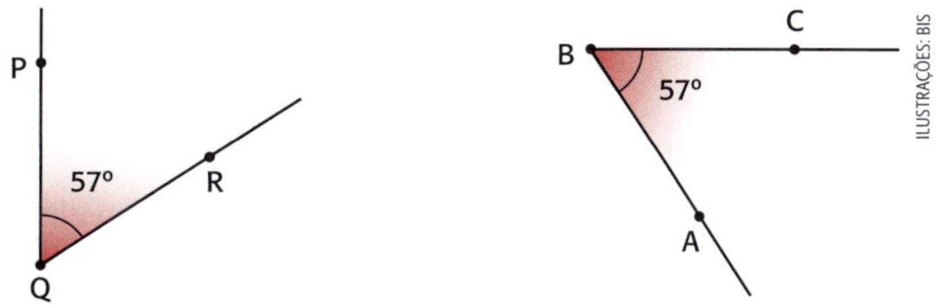


Veja que os ângulos PQ̂R e AB̂C têm a mesma medida.

> Dois ângulos que têm a mesma medida são chamados de **ângulos congruentes**.

Os ângulos PQ̂R e AB̂C representados anteriormente são congruentes.

Escrevemos PQ̂R ≡ AB̂C (Lemos "o ângulo PQ̂R é congruente ao ângulo AB̂C").

## ATIVIDADES

**1.** Em cada caso, escreva em seu caderno o vértice e os lados do ângulo representado.

a) 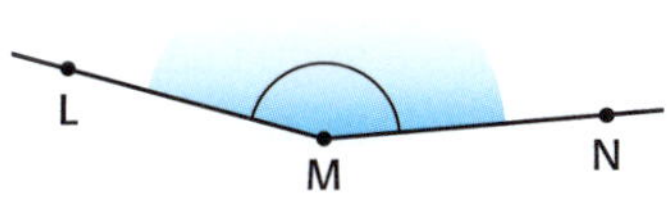


b) 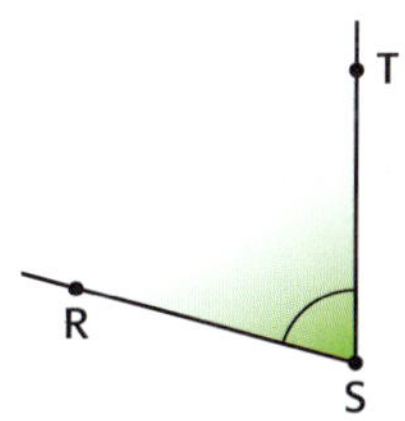


c) 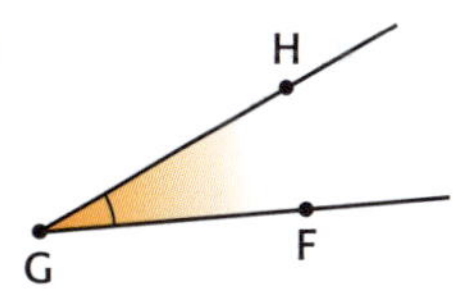


**2.** Use o transferidor para obter a medida dos ângulos a seguir.

a) 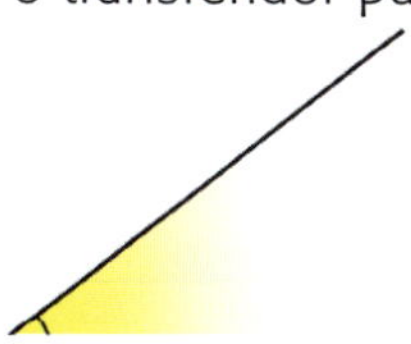

b) 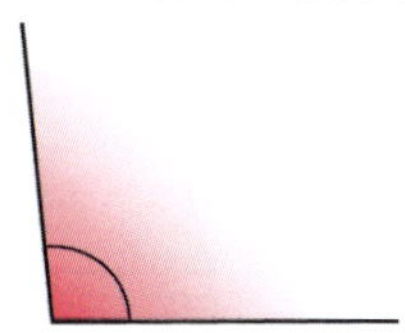

c) 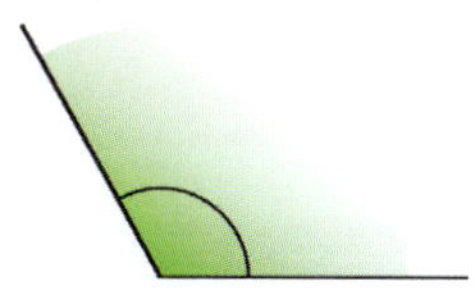

d) 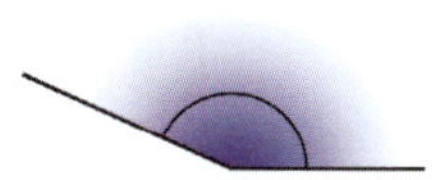

**3.** Construa em seu caderno o ângulo cuja medida está indicada em cada item a seguir. Use régua e transferidor para fazer os desenhos.

a) 35° b) 72° c) 140° d) 180°

**4.** Observe a seguir o ângulo correspondente ao representado pelos ponteiros do relógio.

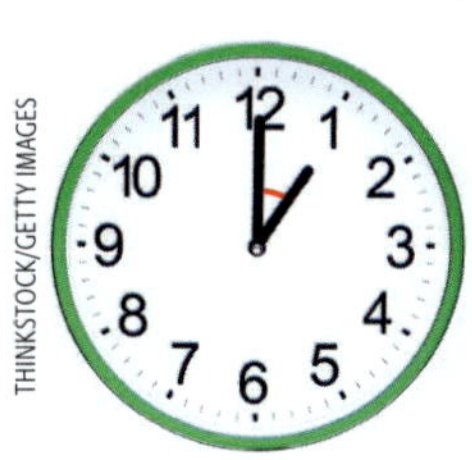


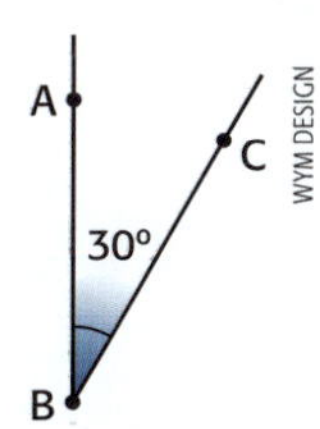


Em cada caso, determine a medida do ângulo correspondente ao representado pelos ponteiros.

a) 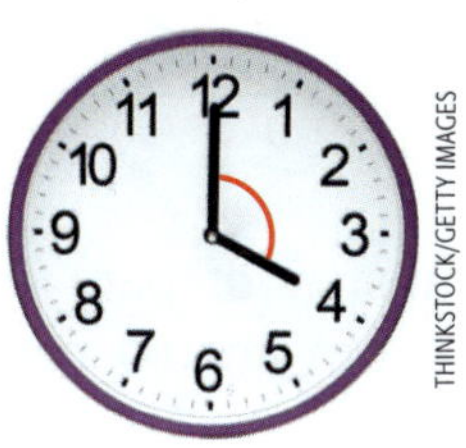


b) 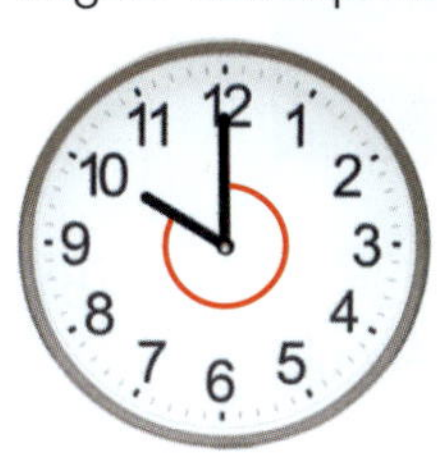

c) 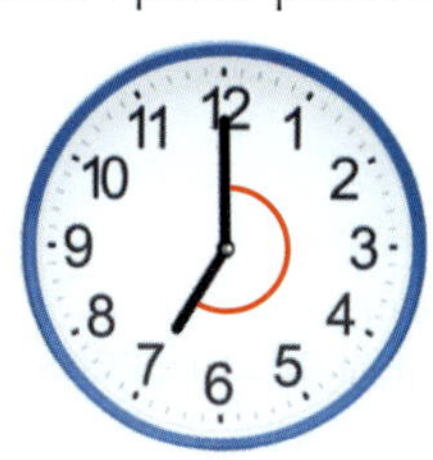

5. Responda em seu caderno à questão a seguir: Em quais horas exatas (ou horas cheias) os ponteiros de um relógio representam um ângulo de 90°?

6. Use régua e transferidor para construir, em seu caderno, o ângulo correspondente ao giro descrito em cada caso. Registre em seu desenho a medida de cada ângulo.

a) Giro de uma volta completa.

b) Giro de um oitavo de volta.

c) Giro de meia volta.

d) Giro de um quarto de volta.

7. Observe os ângulos destacados nas imagens a seguir.

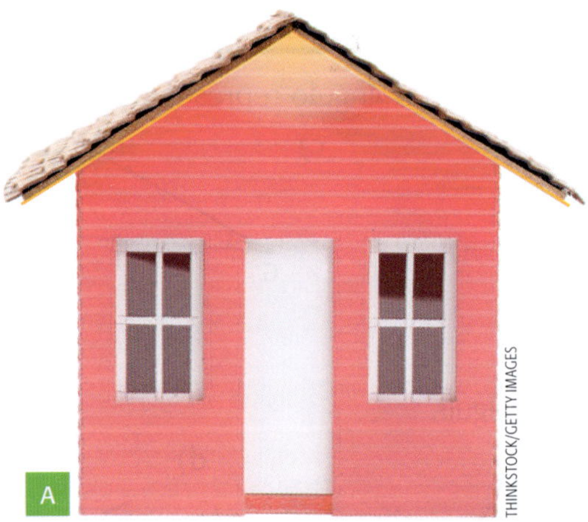


THINKSTOCK/GETTY IMAGES

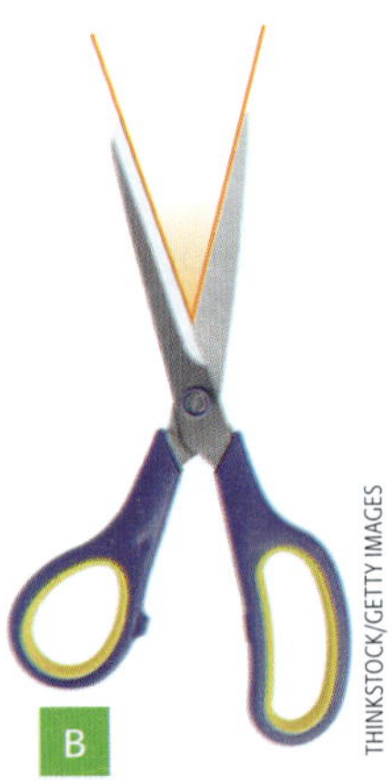


THINKSTOCK/GETTY IMAGES

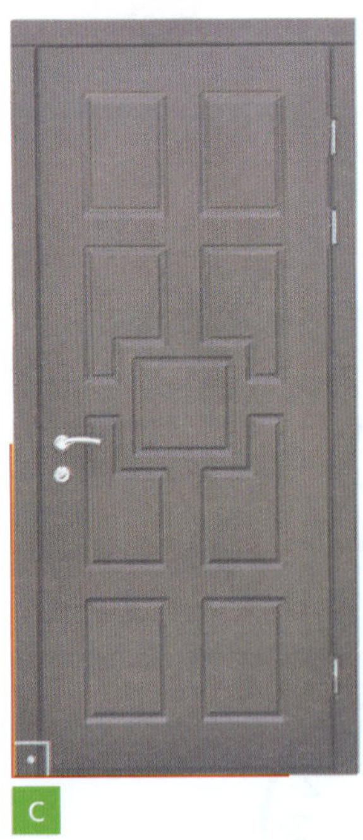


THINKSTOCK/GETTY IMAGES

Em qual das imagens foi destacado um ângulo agudo?

8. Desenhe, em seu caderno, usando régua e transferidor:

a) um ângulo de medida igual a $\frac{1}{3}$ da medida do ângulo raso;

b) um ângulo cuja medida seja o triplo da metade da medida do ângulo reto.

9. Observe o ângulo representado a seguir e faça o que se pede.

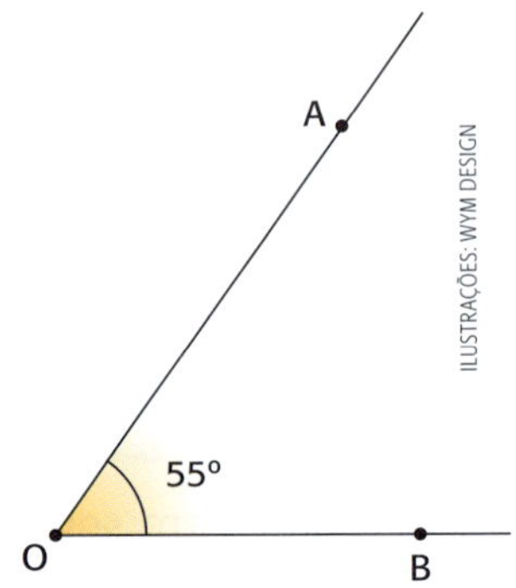


ILUSTRAÇÕES: WYM DESIGN

a) Quais dos ângulos a seguir são congruentes ao ângulo AÔB? Use o transferidor para fazer a verificação.

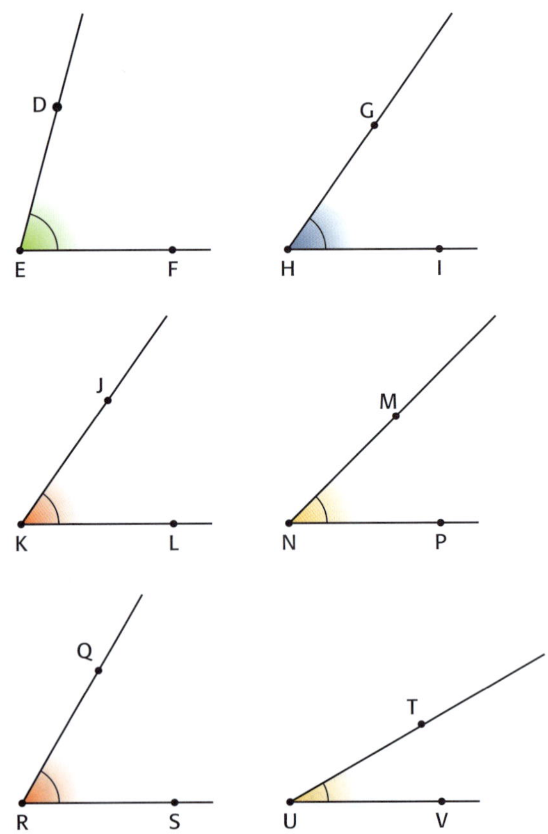


b) Use régua e transferidor para desenhar em seu caderno um ângulo congruente ao ângulo AÔB.

# Jogo da captura de pontos

Neste jogo, você e um colega devem construir o tabuleiro ao lado e selecionar seis pontos de cruzamento entre uma circunferência numerada e uma linha que indica a medida de um ângulo.

Cada linha do tabuleiro indica a medida do ângulo que ela forma com a linha da marca 0° e cujo vértice é o centro do tabuleiro.

Em cada rodada, os jogadores devem tentar adivinhar a localização indicada no tabuleiro do oponente.

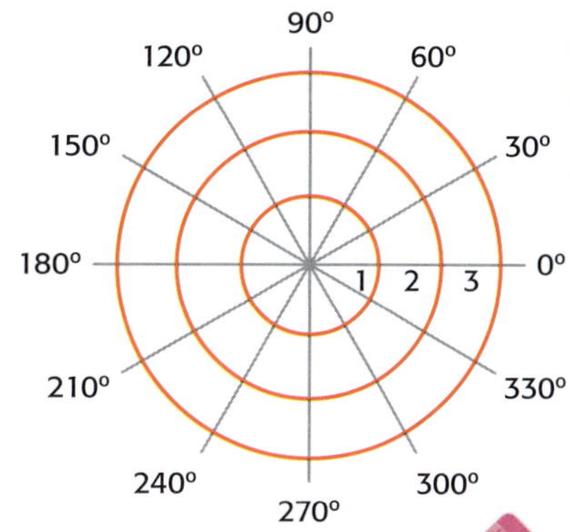


ILUSTRAÇÕES: WYM DESIGN

## Jogadores

- Grupos de 2 alunos (duplas).

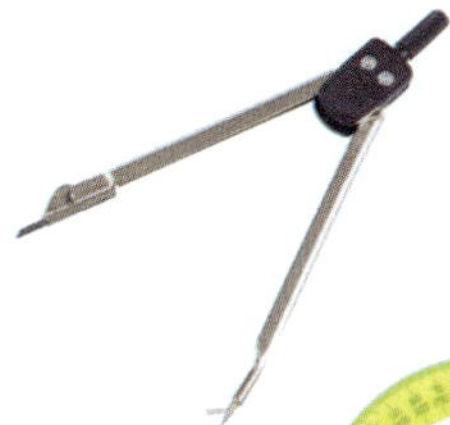

## Material

- Folha de papel, régua, compasso, transferidor e tesoura para confeccionar, para cada jogador, o tabuleiro e três cartas.
- Caneta ou lápis.

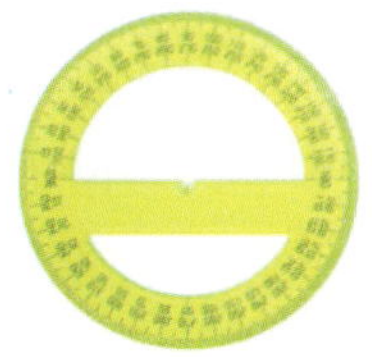

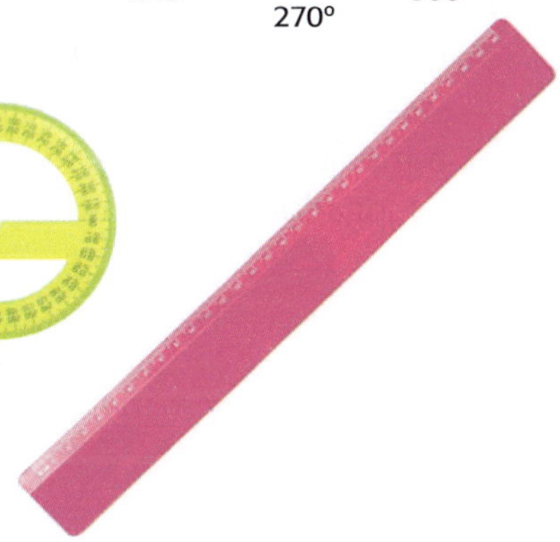

FOTOGRAFIAS: THINKSTOCK/GETTY IMAGES

## Como fazer o tabuleiro e as cartas

Você deve seguir os passos abaixo para construir seu tabuleiro.

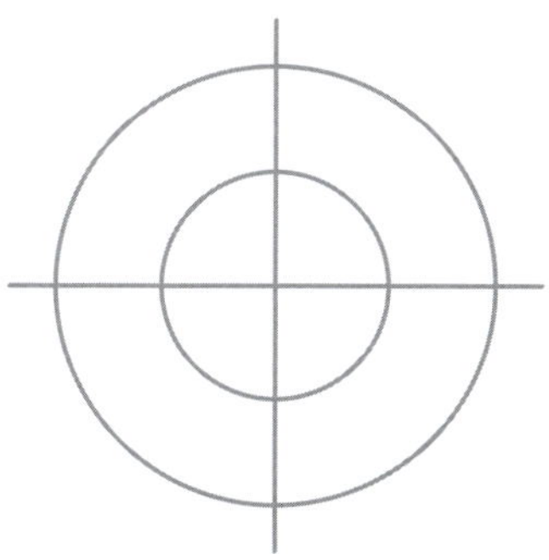

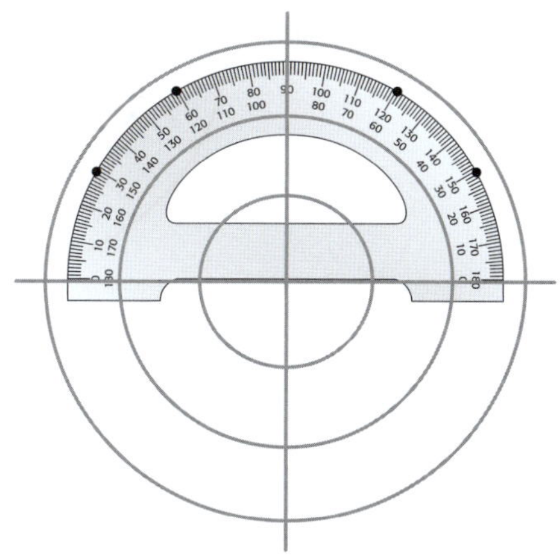

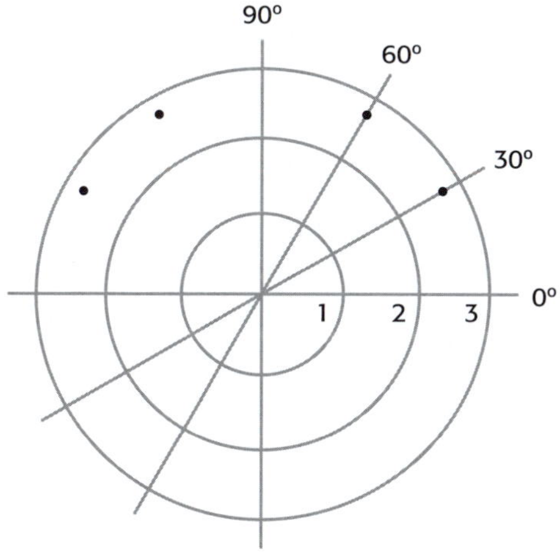


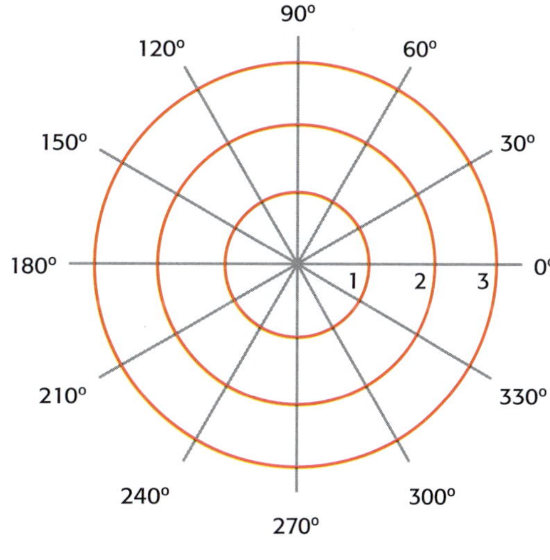

As três cartas devem ser confeccionadas como indicado abaixo.

| Medida de ângulo | Medida de ângulo | Número da circunferência |
|---|---|---|

## Regras

- Os jogadores devem se sentar um de frente para o outro e cuidar para que o oponente não veja as marcações feitas no tabuleiro. Cada jogador, em seu tabuleiro, deve marcar seis pontos de cruzamento entre uma circunferência numerada e uma linha que indica a medida de um ângulo. Esses são os pontos que o oponente deve capturar. Depois, os jogadores devem decidir quem começa o jogo.

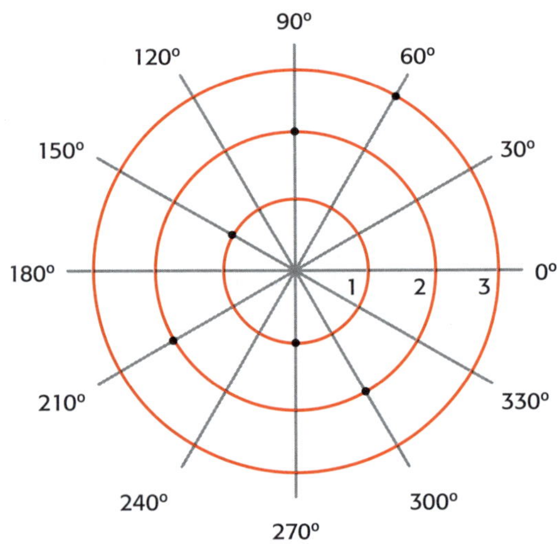


WYM DESIGN

- Cada jogador deve embaralhar as cartas e colocá-las sobre a carteira com a face voltada para baixo.
- Em cada rodada, cada jogador, na sua vez, deve tentar capturar um ponto marcado pelo oponente no tabuleiro. Para isso, deve dizer o número de uma circunferência e uma medida de ângulo para que o oponente confirme se existe ou não um ponto nesse cruzamento. Se acertar, o jogador da vez marca um ponto. Caso contrário, passa a vez.

  **Dica:** caso o jogador da vez não acerte o palpite, ele pode indicar esse palpite no próprio tabuleiro, para não o repetir.
- Se em uma rodada o jogador da vez optar por usar suas cartas, ele deve escolher uma delas e mostrá-la ao oponente. Caso a carta sorteada seja "número da circunferência", o jogador da vez deve escolher uma das circunferências numeradas e o oponente deve informar-lhe quantos pontos a serem capturados há nessa circunferência. O mesmo ocorre se a carta sorteada for "medida de ângulo". Cada carta poderá ser usada uma única vez na partida.
- O jogador que primeiro marcar 6 pontos vence o jogo.

## Submúltiplos do grau

Em situações relacionadas à localização por meio de GPS e à aviação, nas quais se exige maior precisão quanto à medida de ângulos, são utilizados submúltiplos do grau.

Os submúltiplos (ou frações) do grau são o **minuto** e o **segundo**.

Observe a seguir as equivalências envolvendo os submúltiplos do grau.

- 1 grau equivale a 60 minutos, ou ainda, 1 minuto equivale a $\frac{1}{60}$ do grau.
  Indicamos assim: 1° = 60'
- 1 minuto equivale a 60 segundos, ou ainda, 1 segundo equivale a $\frac{1}{60}$ do minuto.
  Indicamos assim: 1' = 60"

Um grau equivale a quantos segundos?

Observe como escrevemos e fazemos a leitura de uma medida de ângulo em que aparecem múltiplos e submúltiplos do grau.

- 111° 41' 52" (Lemos "cento e onze graus, quarenta e um minutos e cinquenta e dois segundos").
- 35° 5' 35" (Lemos "trinta e cinco graus, cinco minutos e trinta e cinco segundos").

Veja a seguir uma maneira de obter equivalências entre algumas medidas de ângulos.

- Para obter, em minuto, a medida equivalente a 3° (três graus), efetuamos a multiplicação indicada abaixo.

  3 · 60 = 180

  Portanto, 3° = 180'.

- Para obter, em segundo, a medida equivalente a 3° (três graus), efetuamos a seguinte multiplicação.

  3 · 3 600 = 10 800

  Portanto, 3° = 10 800".

- Para obter, em grau, minuto e segundo, a medida equivalente a 7 026", efetuamos as divisões indicadas a seguir.

```
7026 |60
102   117 ← minutos
 426
   6 ← segundos
```

7026" = 117' 6" (117: quociente; 6: resto)

Em seguida, dividimos 117 por 60.

```
117 |60
 57  1 ← grau
 ↑
minutos
```

117' = 1° 57' (1: quociente; 57: resto)

Portanto, 7 026" = 1° 57' 6".

# Operações com medidas de ângulos

## Adição

Quando adicionamos medidas de ângulos expressas em grau, minuto e segundo, adicionamos segundos com segundos, minutos com minutos e graus com graus. Em seguida, se necessário, utilizamos as equivalências entre as unidades para realizarmos eventuais trocas.

Observe uma maneira de determinar o resultado de 2° 48' 39" + 13° 26' 25".

$$\begin{array}{r} 2^\circ\,48'\,39'' \\ +\ 13^\circ\,26'\,25'' \\ \hline 15^\circ\,74'\,64'' \end{array}$$

Como 64" = 60" + 4", trocamos 64" por 1' 4" e obtemos 15° 75' 4".
Como 75' = 60' + 15', trocamos 75' por 1° 15' e obtemos 16° 15' 4".

Portanto, 2° 48' 39" + 13° 26' 25" = 16° 15' 4".

## Subtração

Quando subtraímos uma medida de ângulo de outra medida, subtraímos segundos de segundos, minutos de minutos e graus de graus. Se necessário, antes de efetuar a subtração, realizamos reagrupamentos com base nas equivalências entre as unidades.

Observe uma maneira de determinar o resultado de 17° 13' 56" − 7° 44' 31".

$$\begin{array}{r} 17^\circ\,13'\,56'' \\ -\ \ 7^\circ\,44'\,31'' \\ \hline \end{array}$$

Veja que não podemos subtrair 44' de 13'. Trocamos 1° por 60', reagrupamos os minutos e ficamos com 16° 73' 56" no minuendo.

Feito isso, efetuamos a subtração:

$$\begin{array}{r} 16^\circ\,73'\,56'' \\ -\ \ 7^\circ\,44'\,31'' \\ \hline 9^\circ\,29'\,25'' \end{array}$$

Portanto, 17° 13' 56" − 7° 44' 31" = 9° 29' 25".

## Multiplicação de uma medida de ângulo por um número natural

Quando multiplicamos uma medida de ângulo por um número natural, devemos multiplicar por esse número os segundos, os minutos e os graus. Em seguida, se necessário, utilizamos as equivalências entre as unidades para realizarmos eventuais trocas.

Observe uma maneira de determinar o resultado de 4 · 3° 18' 47".

$$\begin{array}{r} 3^\circ\ \ 18'\ \ 47'' \\ \times\qquad\qquad 4 \\ \hline 12^\circ\,72'\,188'' \end{array}$$

Como 188" = 3 · 60" + 8", trocamos 188" por 3' 8" e obtemos 12° 75' 8".
Como 75' = 60' + 15', trocamos 75' por 1° 5' e obtemos 13° 15' 8".
Portanto, 4 · 3° 18' 47" = 13° 15' 8".

## Divisão de uma medida de ângulo por um número natural

Podemos utilizar o algoritmo usual da divisão para dividir a medida de um ângulo por um número natural. Inicialmente dividimos por esse número os graus, em seguida os minutos e, por fim, os segundos.

Ao efetuar a divisão, os reagrupamentos são feitos com base nas equivalências entre as unidades.

Observe uma maneira de determinar o resultado de 18° 26' 40" : 5.

```
                                                     18° 26' 40" | 5
Como restaram 3°, trocamos 3° por 180' e           [ 3°           3° 41' 20"
reagrupamos os minutos (180' + 26' = 206').        [  206'
Como restou 1', trocamos 1' por 60" e                 [ 1'
reagrupamos os segundos (60" + 40" = 100").           [   100"
                                                           0"
```

## ATIVIDADES

**10.** Em seu caderno, responda às questões a seguir.

a) Quantos minutos equivalem a 0,5 grau?

b) A fração $\frac{1}{3}$ de grau equivale a quantos minutos?

c) A fração $\frac{1}{4}$ de grau equivale a quantos segundos?

d) A fração $\frac{1}{5}$ de grau equivale a quantos minutos?

**11.** Determine, em grau e minuto, cada medida de ângulo a seguir.

a) A metade de 7°.

b) Um quarto de 10°.

c) Um oitavo de 60°.

**12.** Reescreva em seu caderno as igualdades a seguir, substituindo o ■ pelo número correto.

a) 2° = ■'

b) 8° = ■"

c) 0,3° = ■'

d) 4' = ■"

e) 1,8° = ■"

f) ■° = 300'

g) ■° = 7 200"

h) ■' = 720"

i) ■° = 90'

j) 1° 7' = ■"

**13.** Em cada caso a seguir, expresse a medida de ângulo em grau, minuto e segundo.

a) 7 510"

b) 8 043"

c) 903"

d) 3 624"

**14.** Calcule o resultado de:

a) 12° 23' 45" + 34° 51' 29"

b) 47° 18' 33" + 19° 26' 40"

c) 42° 14' 58" − 28° 39' 24"

d) 81° 40' 27" − 27° 19' 46"

e) 2 · 18° 43' 5"

f) 5 · 20° 23' 28"

g) 12° 31' 4" : 4

h) 35° 14' 15" : 5

**15.** Copie em seu caderno as sequências a seguir, substituindo o ■ pelas medidas de ângulo correspondentes.

a) 30°, ■, 70°, 90°, ■, ■, ■

b) 0°, 38°, ■, 114°, 152°, ■, ■

c) 22° 30', 45°, 67 °30', 90°, ■, ■, ■

# Ângulos adjacentes

Observe a figura a seguir.

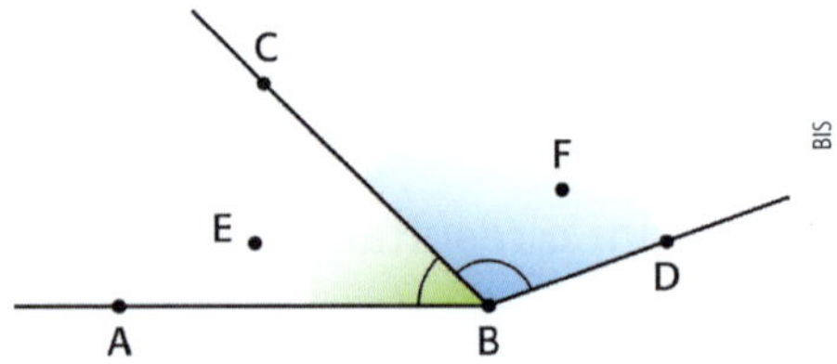


O ângulo AB̂C e o ângulo CB̂D têm um lado comum, nesse caso, a semirreta $\overrightarrow{BC}$.

Além disso, o ponto E é um ponto interno ao ângulo AB̂C e o ponto F é um ponto interno ao ângulo CB̂D.

Dois ângulos que têm um lado comum e que não têm pontos internos comuns são chamados **ângulos adjacentes**.

Os ângulos AB̂C e CB̂D representados anteriormente são ângulos adjacentes.

**Observação:**
A medida do ângulo AB̂D é igual à soma das medidas dos ângulos AB̂C e CB̂D:

med(AB̂D) = med(AB̂C) + med(CB̂D)

# Ângulos complementares e ângulos suplementares

Observe os ângulos a seguir e as medidas correspondentes.

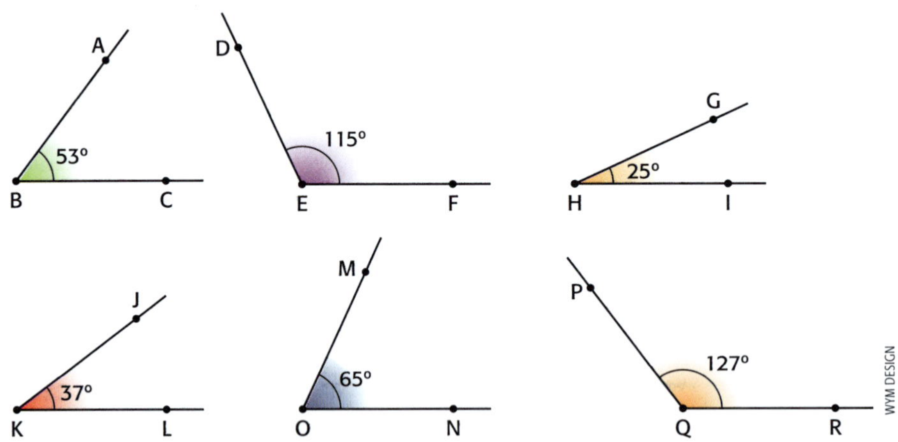


Ao adicionarmos a medida do ângulo AB̂C com a medida do ângulo JK̂L, obtemos 90 graus (53° + 37° = 90°).

Dois ângulos são chamados **ângulos complementares** se a soma de suas medidas é igual a 90 graus.

Os ângulos AB̂C e JK̂L são ângulos complementares. Podemos também dizer que o ângulo AB̂C é **complemento** do ângulo JK̂L ou vice-versa.

Veja também que, ao adicionarmos a medida do ângulo DÊF com a medida do ângulo MÔN, obtemos 180 graus (115° + 65° = 180°).

Dois ângulos são chamados **ângulos suplementares** se a soma de suas medidas é igual a 180 graus.

Os ângulos DÊF e MÔN são ângulos suplementares. Podemos também dizer que o ângulo DÊF é **suplemento** do ângulo MÔN ou vice-versa.

- Dos ângulos representados anteriormente, qual é o complemento do ângulo GĤI?
- Dos ângulos representados anteriormente, qual é o suplemento do ângulo PQ̂R?

**Pista 1**

Inicialmente Laura e Felipe realizaram, no programa de Geometria, a construção de um ângulo, de acordo com a orientação feita na atividade proposta a eles. Cada um construiu um ângulo de uma medida.

- Os ângulos representados por eles são agudos, retos ou obtusos?
- Qual é a medida de cada um desses ângulos?

# Bissetriz de um ângulo

Bruna dobrou uma folha de papel de formato retangular para obter um recorte em forma de quadrado. Veja os passos que ela realizou.

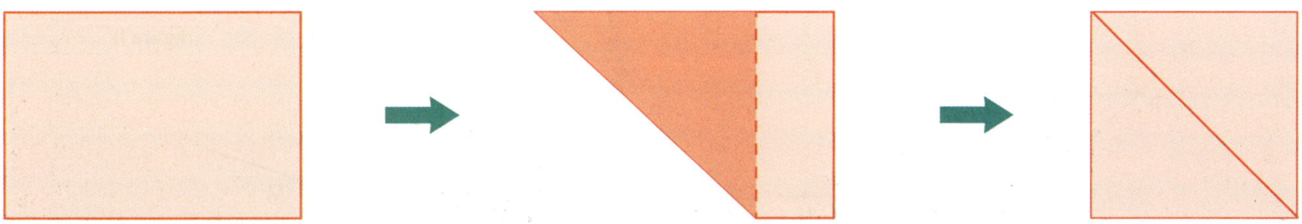

ILUSTRAÇÕES: WYM DESIGN

Bruna percebeu que o vinco deixado na folha de papel representa uma linha que divide o ângulo correspondente ao canto da folha em dois ângulos de mesma medida.

Os ângulos AÔC e BÔC são congruentes, ou seja, têm a mesma medida.

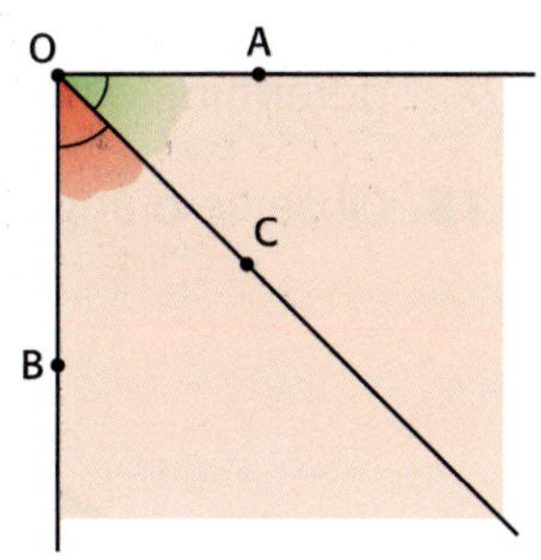


A **bissetriz** de um ângulo é a semirreta contida nesse ângulo, de origem no vértice e que forma com os lados desse ângulo dois ângulos congruentes.

Na representação anterior, a semirreta $\overrightarrow{OC}$ é a bissetriz do ângulo AÔB.

Sabendo que o ângulo AÔB representado na figura anterior é reto, qual é a medida do ângulo AÔC? E do ângulo BÔC?

## ATIVIDADES

**16.** Observe os ângulos representados a seguir.

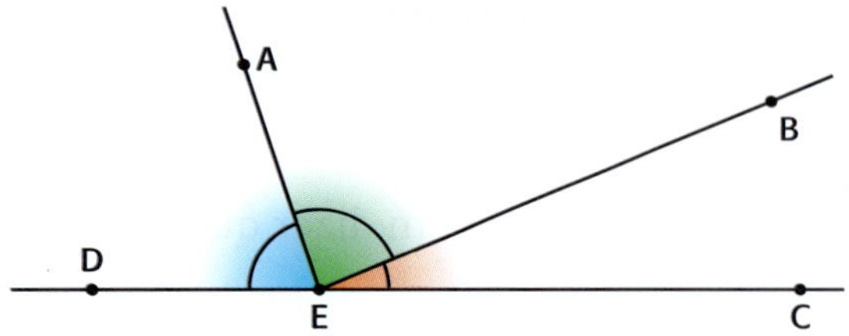


ILUSTRAÇÕES: WYM DESIGN

Leia as afirmações sobre os ângulos dessa figura e classifique cada afirmação em verdadeira ou falsa.

**a)** O ângulo AÊD e o ângulo BÊC são ângulos adjacentes.

**b)** O ângulo DÊB e o ângulo AÊB são ângulos adjacentes.

**c)** O ângulo AÊB e o ângulo BÊC são ângulos adjacentes.

**d)** O ângulo AÊC e o ângulo BÊC são ângulos adjacentes.

**e)** O ângulo AÊD e o ângulo AÊB são ângulos adjacentes.

**17.** Os ângulos RŜT e TŜU representados a seguir são adjacentes.

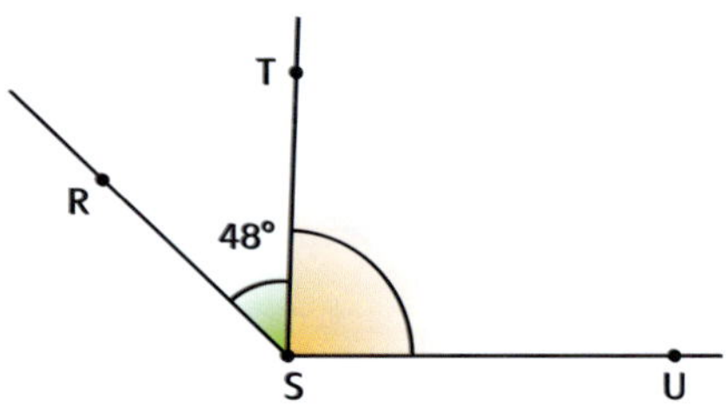


Sabendo que a medida do ângulo RŜU é 135°, determine a medida do ângulo TŜU.

**18.** Observe o ângulo a seguir.

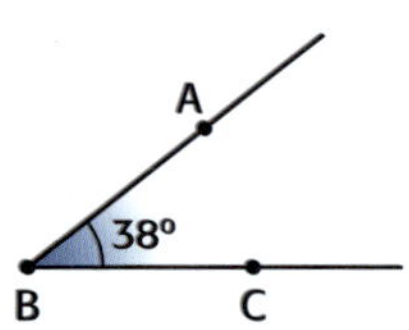


Use régua e transferidor para desenhar, em seu caderno, um ângulo:

**a)** complementar ao ângulo AB̂C.

**b)** suplementar ao ângulo que você desenhou no item anterior.

**19.** Responda às questões a seguir.

**a)** Quantos graus mede o suplemento do ângulo de medida igual à metade de 120°?

**b)** Qual é a metade da medida do suplemento do ângulo de 120°?

**20.** Faça o que se pede em cada item a seguir.

**a)** Determine a medida do complemento do ângulo de 30° 18′ 37″.

**b)** Determine a medida do suplemento do ângulo de 63° 46′ 19″.

**c)** Determine a medida do complemento do ângulo de 48° 51′ 12″.

**d)** Determine a medida do suplemento do ângulo de 27° 32′ 9″.

**21.** Em qual das representações a seguir a semirreta $\overrightarrow{OM}$ é bissetriz do ângulo PÔQ?

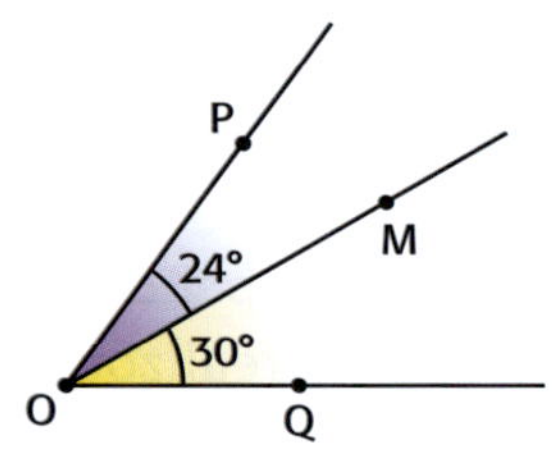


figura I

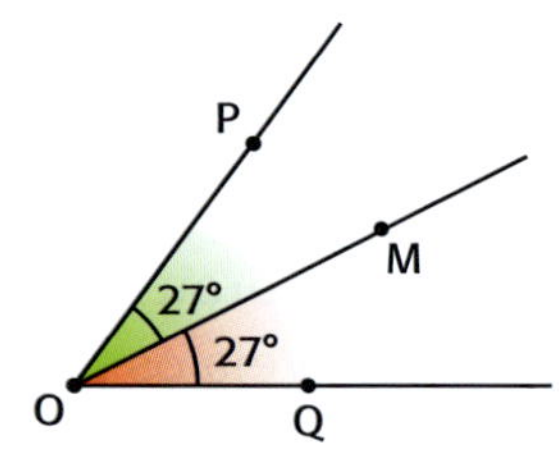


figura II

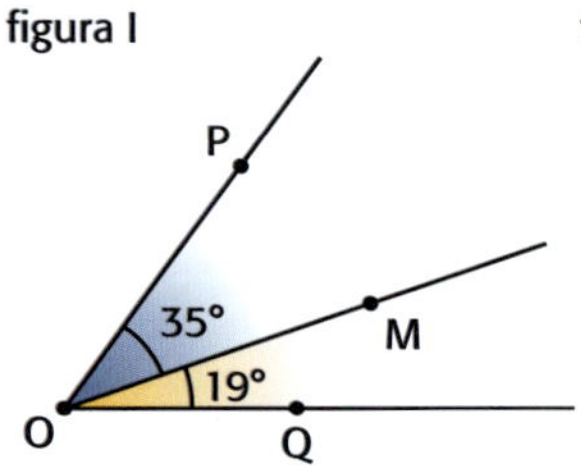


figura III

**22.** Observe os ângulos a seguir e reescreva em seu caderno as informações sobre cada figura substituindo o ■ pela medida correta.

**a)**

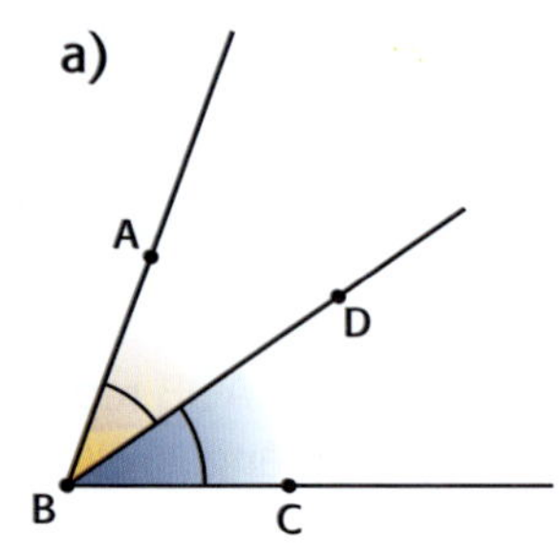


$\overrightarrow{BD}$ é bissetriz de AB̂C.

med(AB̂C) = 70°

med(AB̂D) = ■°

b)

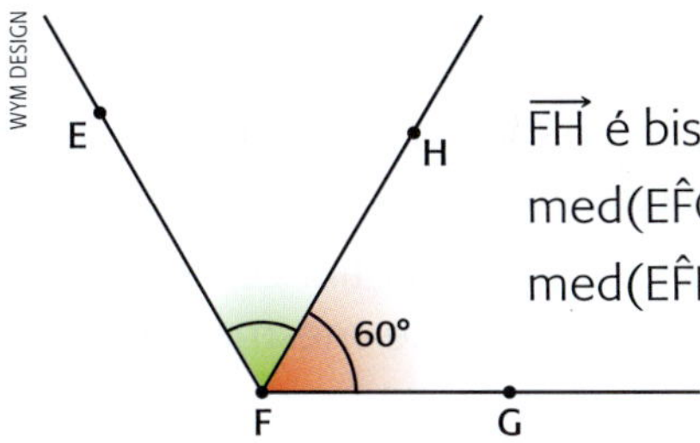


$\overrightarrow{FH}$ é bissetriz de $E\hat{F}G$.

med($E\hat{F}G$) = ■°

med($E\hat{F}H$) = ■°

c)

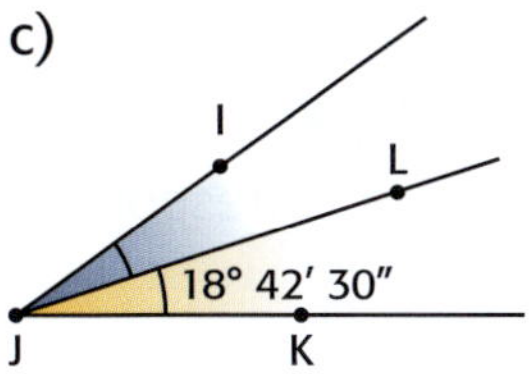


$\overrightarrow{JL}$ é bissetriz de $I\hat{J}K$.

med($I\hat{J}L$) = ■° ■′ ■″

med($I\hat{J}K$) = ■° ■′ ■″

**23.** Nesta figura o ângulo $V\hat{Q}P$ é um ângulo raso e a semirreta $\overrightarrow{QT}$ é bissetriz do ângulo $P\hat{Q}R$.

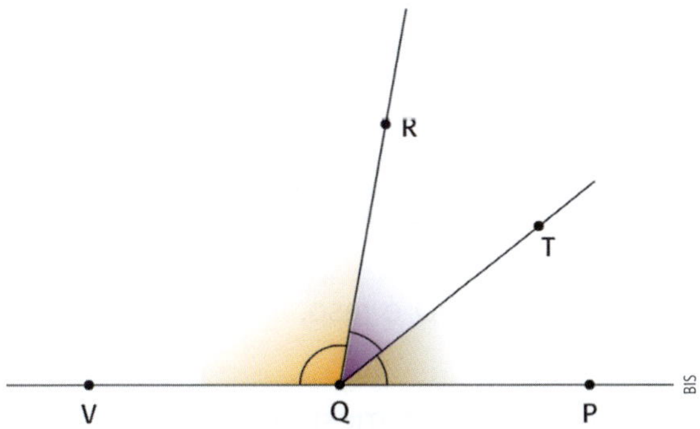


Sabendo que o ângulo $P\hat{Q}R$ mede 80°, determine a medida do ângulo $T\hat{Q}V$.

**24.** Use régua e transferidor para desenhar em seu caderno dois ângulos adjacentes: um ângulo $A\hat{B}C$, de medida igual a 28°, e o ângulo $C\hat{B}D$ cuja medida é 31°.

Depois, responda: A semirreta $\overrightarrow{BC}$ é bissetriz do ângulo $A\hat{B}D$? Justifique sua resposta.

**25.** Sandro desenhou em seu caderno um ângulo de vértice O e lados $\overrightarrow{OF}$ e $\overrightarrow{OG}$. Em seguida, traçou a bissetriz desse ângulo e verificou que a medida dos ângulos congruentes formados por essa bissetriz e pelos lados do ângulo $F\hat{O}G$ é 82°. Determine a medida do ângulo $F\hat{O}G$.

**26.** Vítor usou a calculadora para descobrir a medida dos dois ângulos obtidos ao traçar a bissetriz de um ângulo de 75°. Observe na imagem a seguir o resultado que ele obteve.

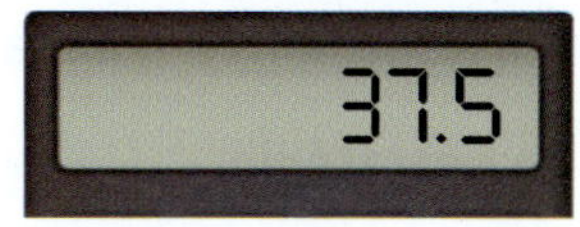


Reescreva, em seu caderno, essa medida na forma ■° ■′ ■″.

**27.** Na figura a seguir, a semirreta $\overrightarrow{RP}$ é bissetriz do ângulo $Q\hat{R}S$ e a semirreta $\overrightarrow{RS}$ é bissetriz do ângulo $P\hat{R}T$.

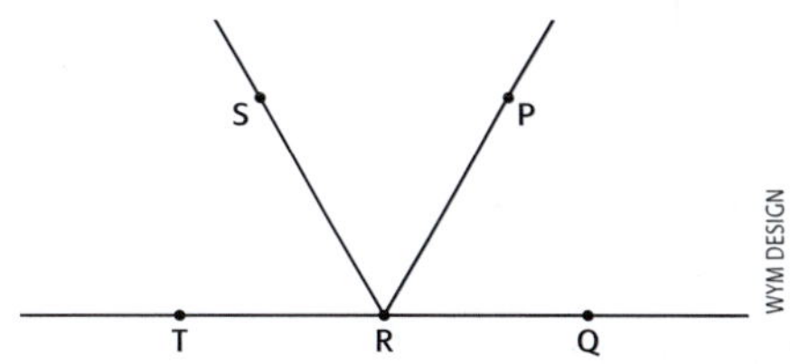


Sabendo que o ângulo $T\hat{R}Q$ é um ângulo raso, responda às questões a seguir.

a) O que podemos afirmar sobre a medida do ângulo $Q\hat{R}P$ e a medida do ângulo $P\hat{R}S$?

b) E sobre a medida do ângulo $T\hat{R}S$ e a medida do ângulo $P\hat{R}S$?

c) Qual é a medida dos ângulos mencionados nos itens anteriores?

## ATIVANDO HABILIDADES

(Obmep) Uma tira de papel retangular é dobrada ao longo da linha tracejada, conforme indicado, formando a figura plana da direita. Qual a medida do ângulo **x**?

a) 30°

b) 50°

c) 80°

d) 100°

e) 130°

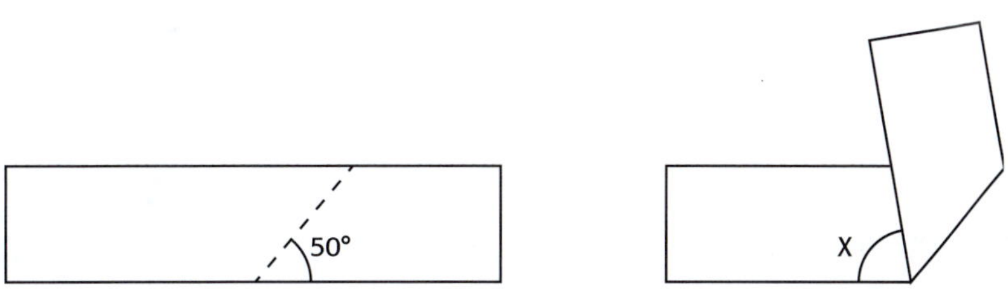

## Entendimento do problema

Quais dados são importantes para responder à pergunta do problema?

É importante observar que a tira de papel tem formato retangular e que a linha tracejada forma com um dos lados da tira um ângulo de 50° e um ângulo de 130°, pois esses ângulos são suplementares.

Além disso, devemos também observar que, ao realizar a dobra, a parte da tira correspondente ao ângulo de 50° fica sobreposta à outra parte correspondente a um ângulo de mesma medida, ou seja, 50°.

## Elaboração de uma estratégia

O que é possível fazer para obter a medida do ângulo, representada pela letra **x**?

Uma maneira de obter essa medida é construir a representação geométrica correspondente à montagem realizada com a tira e analisar as medidas dos ângulos envolvidos.

## Execução da estratégia

Ao imaginar a tira antes e depois de dobrada e esboçar os ângulos envolvidos, temos o seguinte:

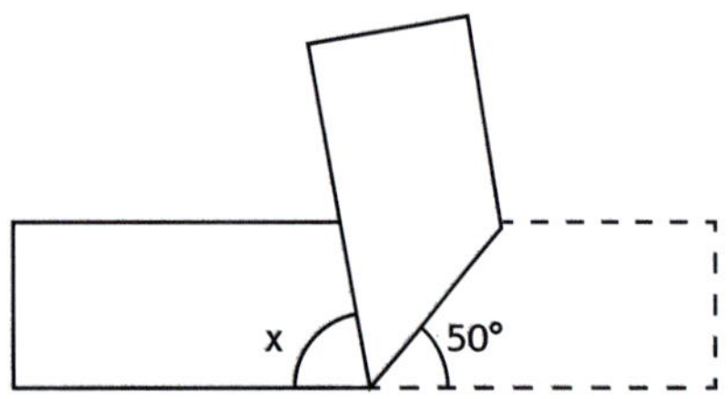


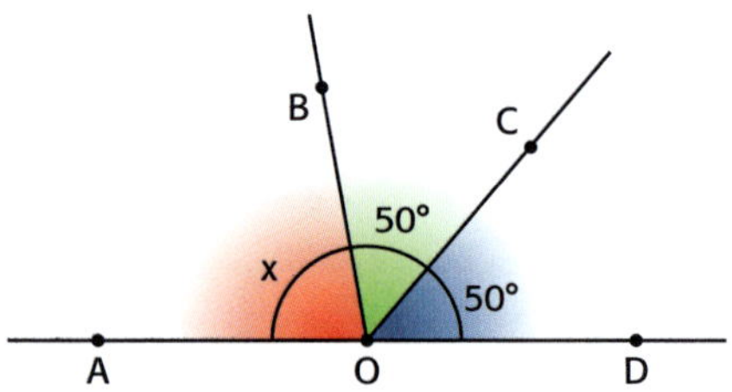


O ângulo AÔC é suplemento do ângulo CÔD, pois o ângulo AÔD é raso.

Com isso, med(AÔC) = 180° − 50° = 130°.

Como os ângulos AÔB e BÔC são adjacentes e o ângulo BÔC tem mesma medida que o ângulo CÔD, calculamos o valor de 130° − 50° para obter o valor de **x**.

Assim, a medida **x** é 80°.

## Análise da solução

Como o ângulo AÔB é adjacente ao ângulo BÔC e o ângulo BÔC é adjacente ao ângulo CÔD, podemos adicionar as medidas correspondentes a esses ângulos e verificar que a soma é igual a 180°, que é a medida do ângulo AÔD (raso).

$$80° + 50° + 50° = 180°$$

Resposta: alternativa **c**.

## É a sua vez!

(Obmep – Banco de questões) Na figura dada, AÔD e BÔY são ângulos retos e a medida de DÔY está entre 40° e 50°. Além disso, os pontos C e Y estão sobre a reta **r**, enquanto D e E estão sobre a reta **s**. O possível valor para a medida de AÔC está entre:

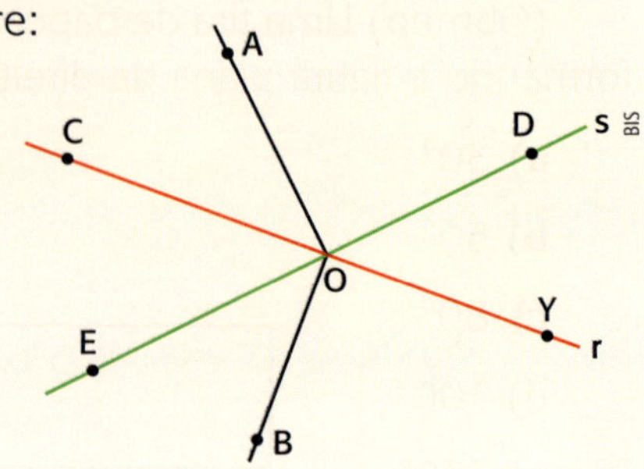


a) 30° e 40°.

b) 40° e 50°.

c) 50° e 60°.

d) 40° e 60°.

e) não pode ser determinado.

**1.** Elaine afirmou que 15,3° era equivalente a 15° 30′. Gabriel discordou e fez a observação a seguir.

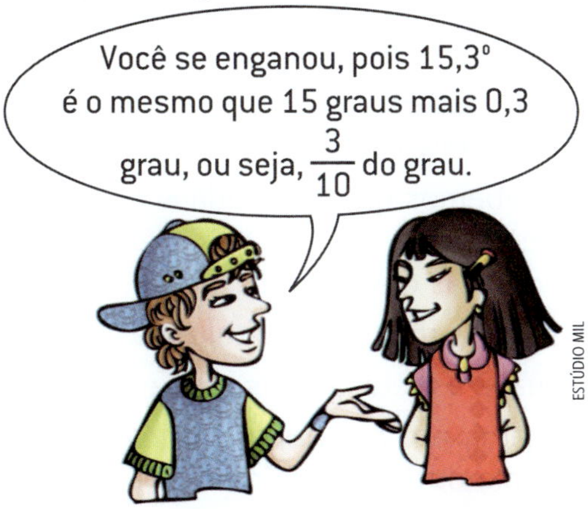
Você se enganou, pois 15,3° é o mesmo que 15 graus mais 0,3 grau, ou seja, $\frac{3}{10}$ do grau.

ESTÚDIO MIL

a) Sabendo que 1° = 60′, quantos minutos equivalem a $\frac{3}{10}$ de grau?

b) Gabriel está correto? Justifique sua resposta.

**2.** O matemático grego Cláudio Ptolomeu, nascido no século I d.C., realizou importantes trabalhos em Astronomia, Matemática, Geografia e Cartografia. Ele criou uma tabela, conhecida como tábua de cordas, com finalidades práticas para a Astronomia, em que usou ângulos de 0,5° até 180°, com intervalos de 0,5° em 0,5°, ou seja, obteve a seguinte sequência de medidas:

0,5°; 1°; 1,5°; 2°; 2,5°; ...; 180°

Essa sequência de medidas de ângulos é formada por quantos valores?

**3.** Nas cidades podemos verificar diferentes tipos de cruzamentos entre ruas e avenidas. Observe os cruzamentos representados a seguir e os ângulos destacados em cada caso.

Depois, responda em seu caderno: em qual desses cruzamentos foi destacado um ângulo reto?

a)

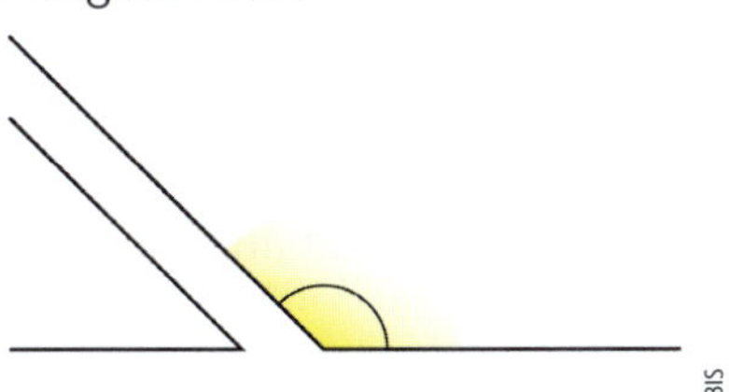

BIS

b)

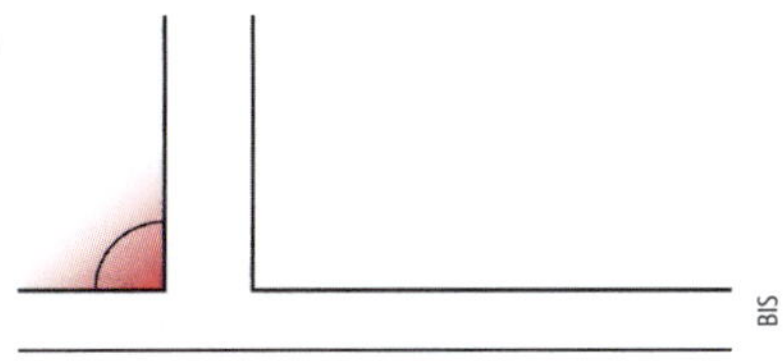

BIS

c)

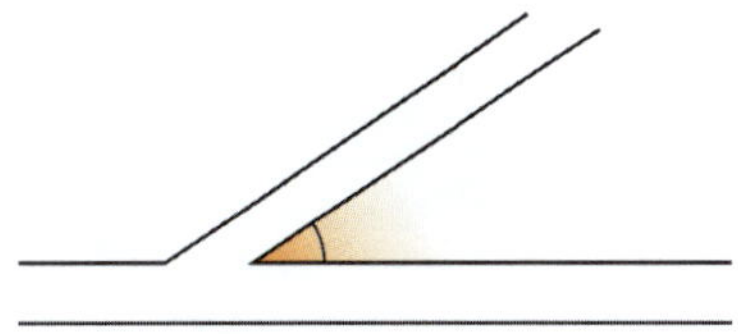

**4.** Em 2007, o americano Russ Byars bateu o recorde mundial de "arremesso de pedrinha" ao fazê-la quicar 51 vezes sobre a água antes que ela afundasse.

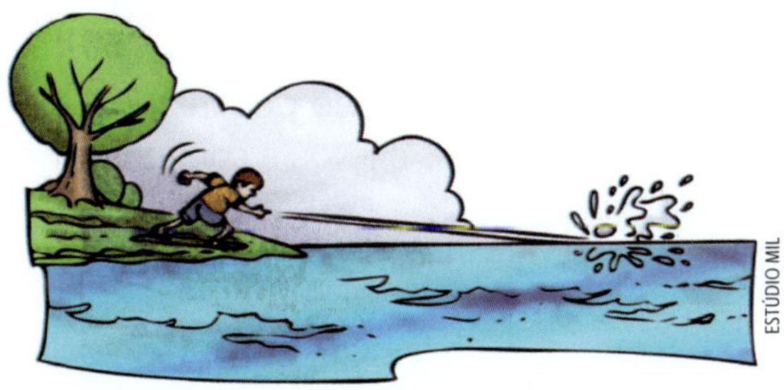

ESTÚDIO MIL

Observe a seguir o ângulo que a trajetória realizada pela pedra formou com a superfície do lago na imagem anterior.

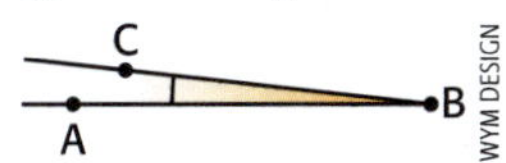
C
B
A

WYM DESIGN

O ângulo $A\hat{B}C$ é agudo ou obtuso?

**5.** Observe a figura a seguir e faça o que se pede.

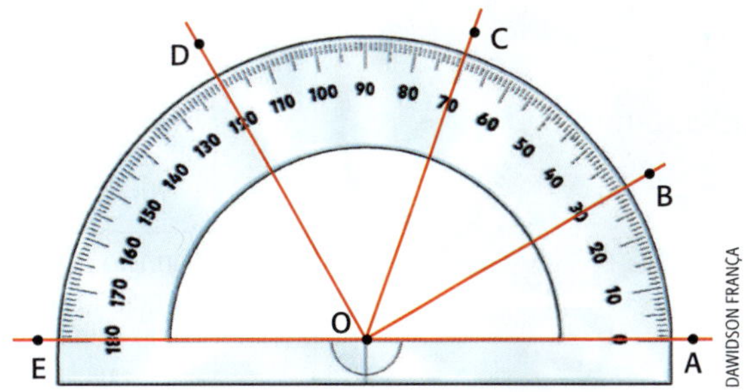


DAWIDSON FRANÇA

Em cada caso, indique o ângulo cuja medida é igual a:

a) 50°

b) 90°

c) 70°

d) 150°

6. Sabendo que o círculo representado a seguir foi dividido em 12 partes iguais, determine a medida do ângulo:

a) BÔC
b) DÔE
c) AÔD
d) BÔE

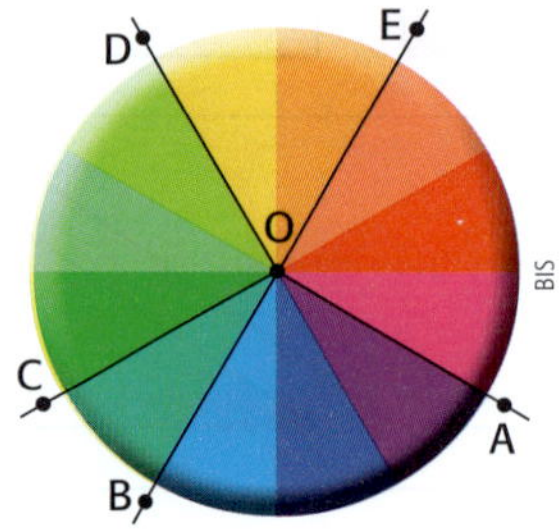


BIS

7. Responda às questões a seguir.

a) Qual é o dobro de 43° 55′?
b) Qual é a diferença entre 74° 34′ e 29° 51′?

8. O grego Aristarco de Samos (310 a.C.-230 a.C.) criou um modo de calcular a distância da Terra à Lua. Contudo, a falta de precisão dos instrumentos de medida de ângulos o levou a cometer um erro muito grande.
O cálculo dependia da medida do ângulo indicada na figura pela letra grega $\alpha$.

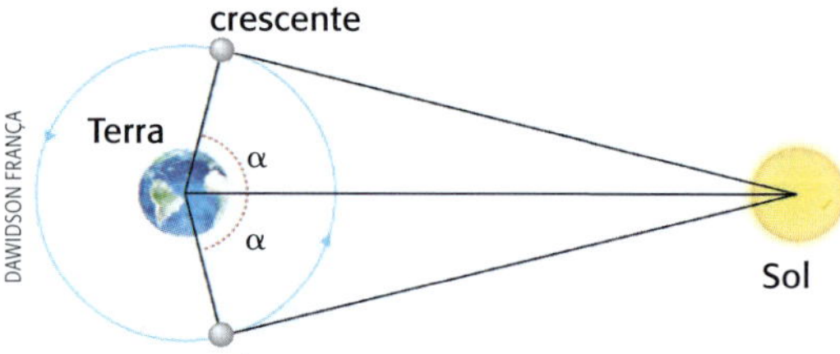


DAWIDSON FRANÇA

Hoje sabemos que a medida $\alpha$ é aproximadamente 89,8°.
Responda às questões a seguir.

a) Quantos minutos equivalem a 0,8°?
b) Qual é a medida $\alpha$ em grau e minuto?
c) Qual é, em minuto, a medida do complemento do ângulo de medida $\alpha$?

9. Observe a figura representada ao lado. Sabendo que $\overrightarrow{OE}$ é a bissetriz do ângulo DÔF, determine a medida do ângulo DÔF.

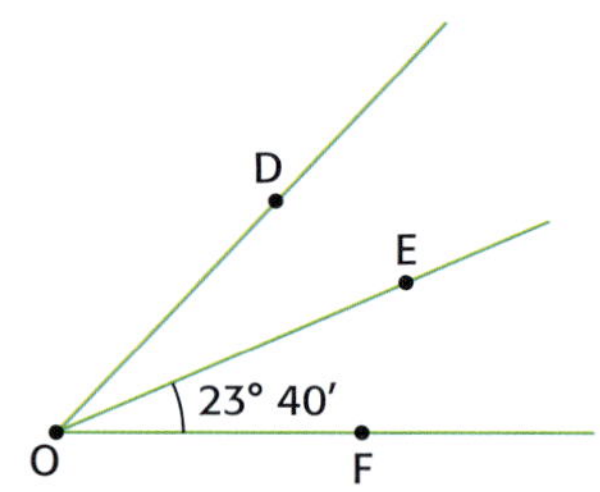


**teia integrada**

10. Antes da invenção dos CDs e da digitalização das músicas em formatos como MP3, uma maneira usada pela indústria fonográfica para gravar e comercializar músicas era por meio de discos de vinil. Os discos de vinil dominaram o mercado fonográfico durante muitos anos.
Para serem reproduzidos, eram colocados em aparelhos e realizavam, em um minuto, 33 voltas completas mais $\frac{1}{3}$ de volta nos aparelhos.
Veja algumas vantagens e desvantagens do vinil, do CD e do MP3. Depois, faça o que se pede.

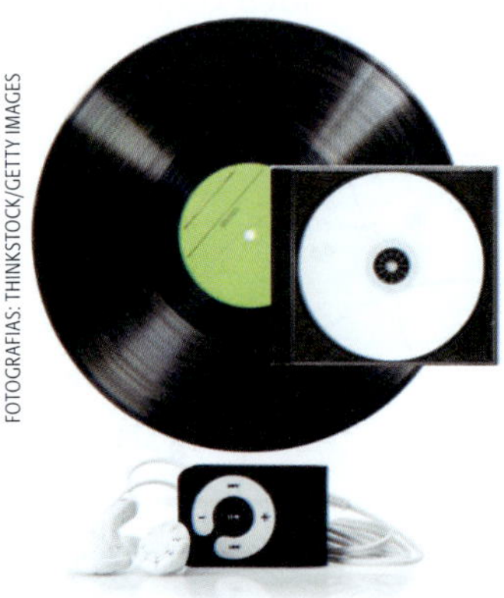

FOTOGRAFIAS: THINKSTOCK/GETTY IMAGES

| | Vantagem | Desvantagem |
|---|---|---|
| **Vinil** | A sonoridade é aveludada e parece mais natural. | Maior interferência de ruídos – chiados e cliques – quando o disco se desgasta. |
| **CD** | Reproduz todo o espectro da audição humana em som límpido, sem interferências. | O som do CD é digital, mas nossos ouvidos são analógicos. Dependendo do método de digitalização, a música pode soar artificial ou até "metálica". |
| **MP3** | Formato digital que ocupa menos espaço do que o áudio dos CDs. O MP3 permite compartilhar música pela internet e armazená-la em celulares e *players*. | A resolução do som é menor. |

Fonte: <http://veja.abril.com.br/blog/ricardo-setti/tag/industria-musical/>. Acesso em: 10 mar. 2015.

a) Você utiliza alguma das maneiras de ouvir música apresentadas anteriormente? Qual?
b) O giro de $\frac{1}{3}$ de volta completa corresponde a um ângulo de quantos graus? Esse ângulo é agudo ou obtuso?
c) Use régua e transferidor para desenhar em seu caderno o suplemento do ângulo cuja medida você obteve no item anterior.

# 2 Polígonos

Observe ao lado uma das obras do artista estadunidense Sol Lewitt.

Sol Lewitt nasceu em 1928 em Hartford, nos Estados Unidos.

Artista minimalista e conceitual, produziu desenhos, murais, trabalhos em papel, esculturas que ele chamava de estruturas, entre outros.

Em suas estruturas utilizou formas cúbicas, que muitas vezes sugerem ao espectador a construção mental da imagem do cubo. Nesse tipo de trabalho, ele pretende nos forçar a perceber o espaço onde a obra se encontra, além de chamar atenção para outras características como transparência e vazio.

Uma das obras criadas por Sol Lewitt é um mural feito para a 23ª Bienal de São Paulo.

Faleceu em 2007 em Los Angeles, nos Estados Unidos.

Fonte de pesquisa: <http://www.iar.unicamp.br/dap/escultura2/sem2010_beatrizcalil.html>. Acesso em: 6 mar. 2015.

**Minimalista:** estilo do artista plástico que procura reduzir ao mínimo o número de elementos ou recursos em suas composições, formadas basicamente por figuras geométricas elementares.

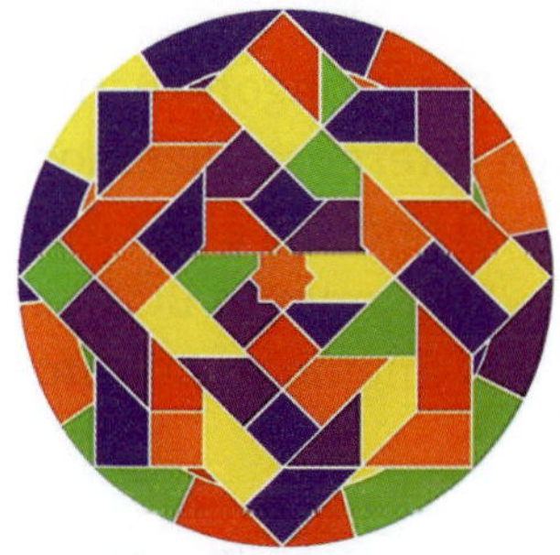

SOL LEWITT. TONDO SEIS (ESTRELA DE OITO PONTAS), 2002.

Sol Lewitt, Tondo 6 (8 *point star*). 68,6 cm × 68,6 cm. 2002.

- Quais figuras geométricas planas você identifica na obra de Sol Lewitt apresentada?

Algumas das figuras usadas pelo artista para compor a obra são polígonos.

Polígonos são figuras geométricas planas formadas por uma linha fechada reunida com a região interna a ela, tal que essa linha é composta apenas de segmentos de reta que não se cruzam. Essa linha é o contorno do polígono. Observe a seguir exemplos de figuras geométricas planas que são polígonos e de outras que não são polígonos.

**Polígonos**

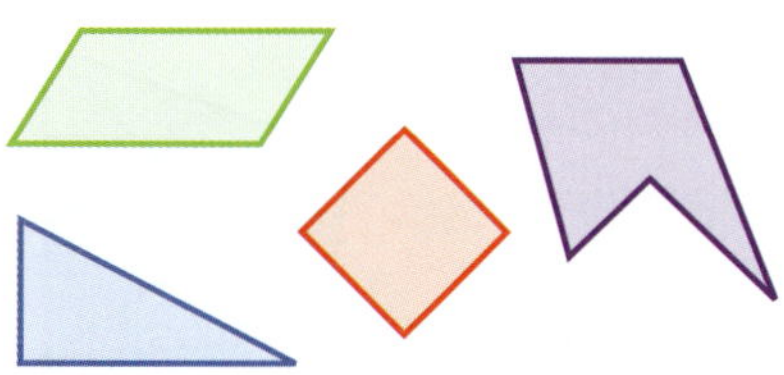

**Não polígonos**

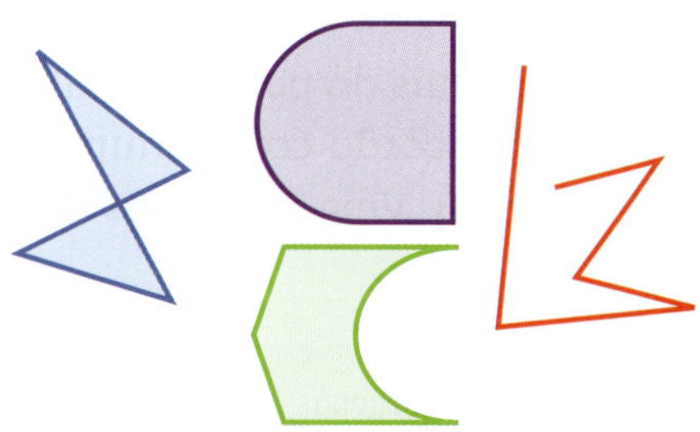

ILUSTRAÇÕES: WYM DESIGN

Vimos no volume do 6º ano que um polígono pode ser classificado em **convexo** ou **não convexo**. Observe os exemplos a seguir.

Um polígono é **convexo** quando todo segmento de reta com extremidades no interior do polígono está contido em seu interior.

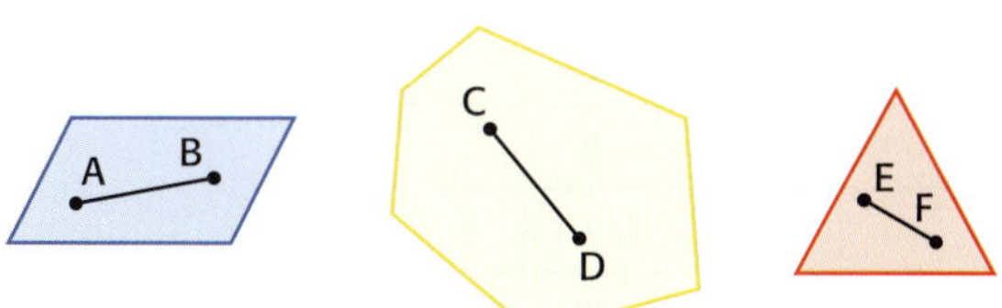

Um polígono é **não convexo** quando existe segmento de reta que tem extremidades no interior do polígono, mas não está contido em seu interior.

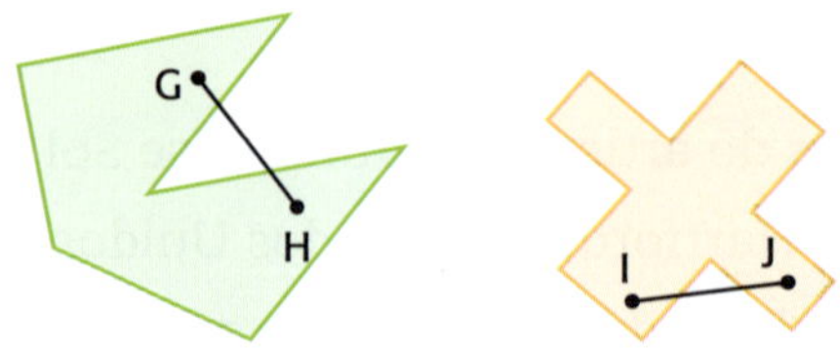


ILUSTRAÇÕES: WYM DESIGN

# Elementos e nomenclatura de um polígono

Observe o polígono representado a seguir.

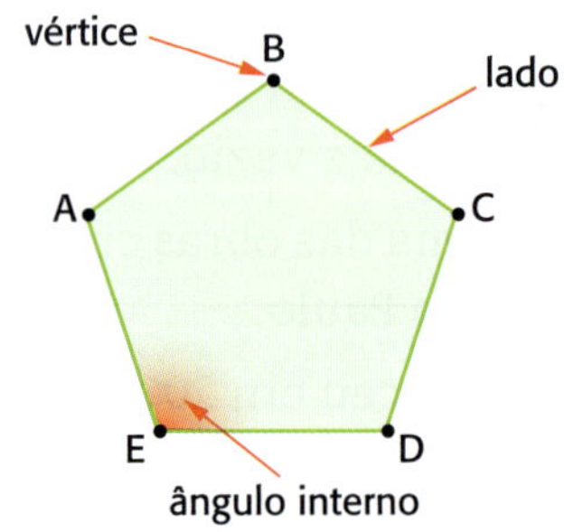


Esse polígono é um pentágono, pois tem 5 lados (5 vértices, 5 ângulos internos). Dizemos: pentágono ABCDE.

O ponto B é um dos vértices desse pentágono.

O segmento $\overline{BC}$ é um dos lados desse pentágono.

O ângulo $A\hat{E}D$ é um dos ângulos internos desse pentágono.

Os pontos **C** e **D** são **vértices consecutivos** do pentágono ABCDE, pois são extremidades de um mesmo lado desse polígono.

Os lados $\overline{AB}$ e $\overline{BC}$ são **lados consecutivos** do pentágono ABCDE, pois têm um vértice comum.

- No pentágono ABCDE, quais são os pares de vértices consecutivos? E os pares de lados consecutivos?

Em um polígono convexo, o segmento de reta cujas extremidades são dois vértices não consecutivos é chamado **diagonal** do polígono.

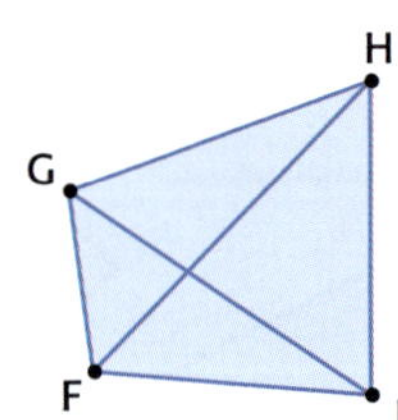


Os segmentos $\overline{FH}$ e $\overline{GI}$ são as diagonais do polígono FGHI.

Os polígonos recebem o nome de acordo com o número de lados (ou de vértices, ou de ângulos internos). Veja os nomes de alguns polígonos no quadro a seguir.

| Nome do polígono | Número de lados (vértices, ângulos internos) |
|---|---|
| Triângulo | 3 |
| Quadrilátero | 4 |
| Pentágono | 5 |
| Hexágono | 6 |
| Heptágono | 7 |
| Octógono | 8 |
| Eneágono | 9 |
| Decágono | 10 |

## ATIVIDADES

**28.** Das figuras geométricas planas representadas a seguir, quais são polígonos? Escreva a resposta em seu caderno.

a)

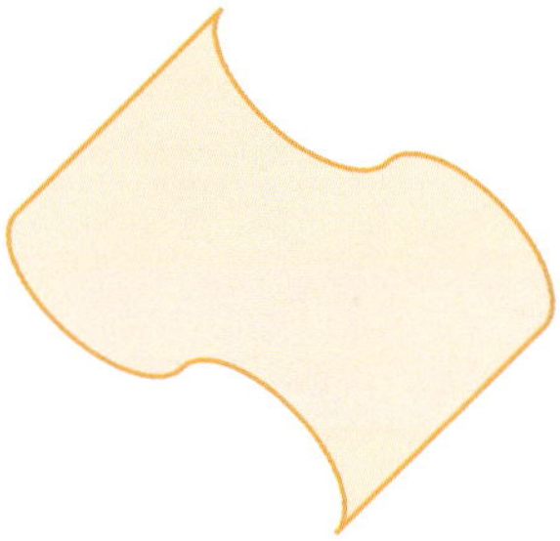

ILUSTRAÇÕES: WYM DESIGN

b)

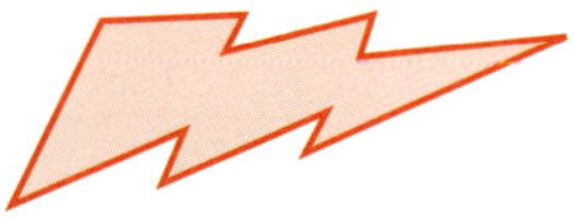

c)

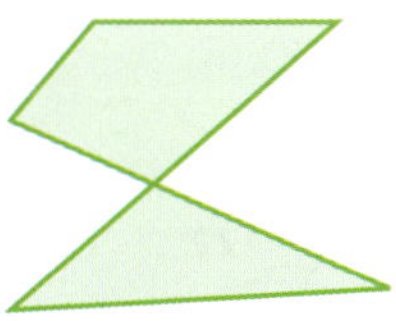

d)

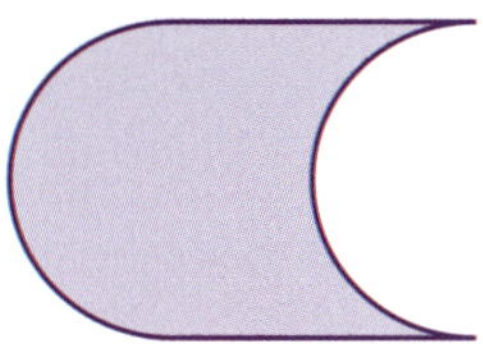

e)

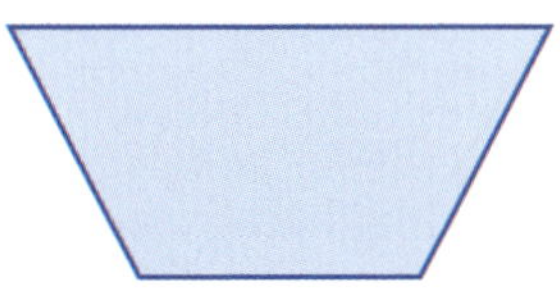

**29.** Observe o polígono a seguir e responda às questões.

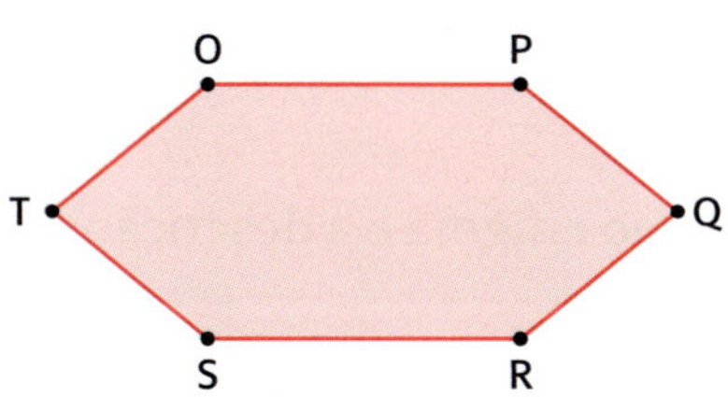


a) Quais são os vértices desse polígono?

b) Quais são as diagonais desse polígono que têm o ponto R como uma das extremidades?

c) Qual ângulo interno desse polígono tem o ponto S como vértice?

d) Quantos lados tem esse polígono? Que nome ele recebe?

**30.** Identifique se o polígono representado em cada caso é **convexo** ou **não convexo**.

a)

b)

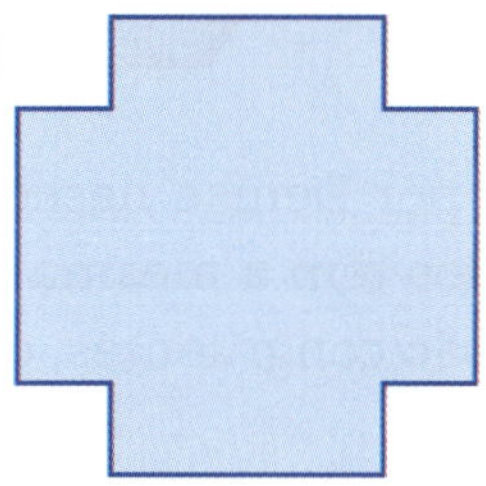

c)

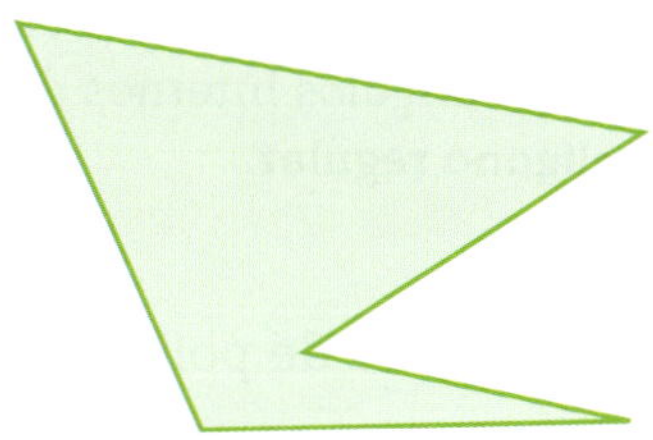

d)

**31.** Desenhe em seu caderno um pentágono convexo e nomeie os vértices desse polígono. Em seguida, trace todas as diagonais desse pentágono e responda:

Quantas diagonais tem um pentágono convexo?

# Polígonos regulares

Denise é artesã e trabalha com pastilhas de formas variadas para revestir superfícies.

Veja uma composição que ela fez com pastilhas de forma hexagonal.

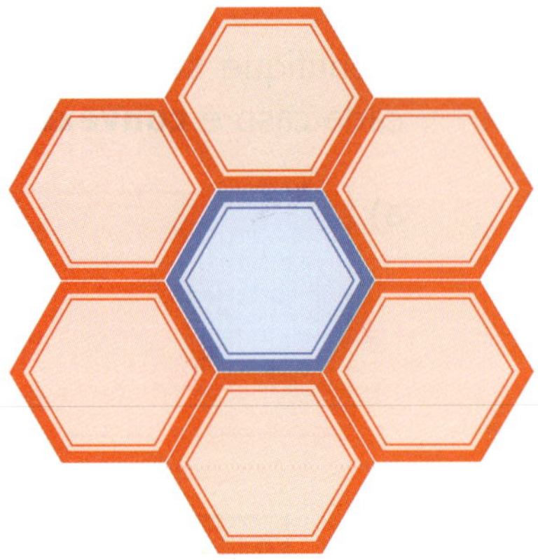

ILUSTRAÇÕES: WYM DESIGN

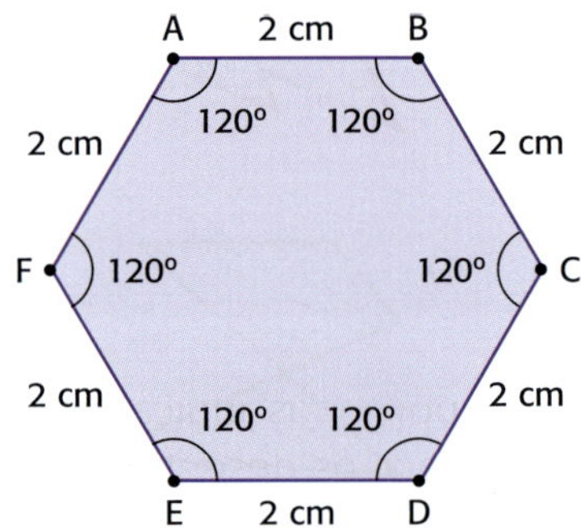


As pastilhas usadas por Denise nesse trabalho têm a forma de um hexágono, cujos lados têm a mesma medida de comprimento e cujos ângulos internos são congruentes, como representado na figura ao lado.

> Um polígono que tem todos os lados de mesma medida e todos os ângulos internos de mesma medida é chamado **polígono regular**.

Observe alguns exemplos de polígonos regulares.

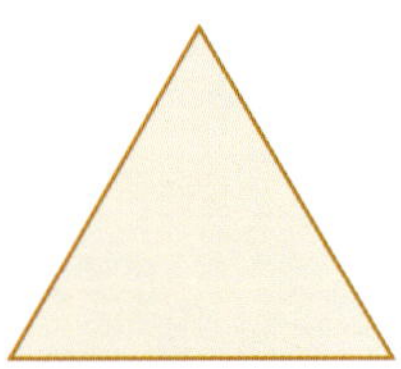

Triângulo regular ou triângulo equilátero.

Quadrilátero regular ou quadrado.

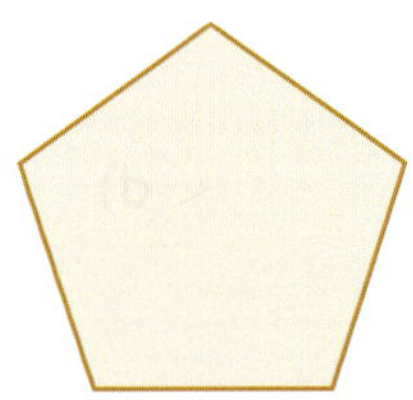

Pentágono regular.

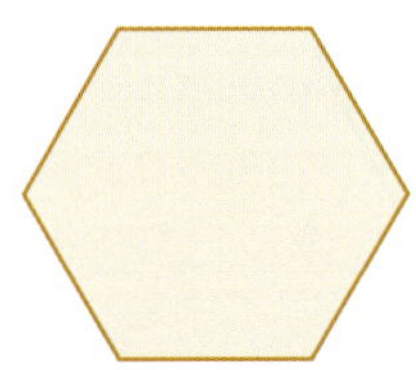

Hexágono regular.

## Pista 2

Observe novamente a imagem inicial apresentada no enigma e a descrição da construção a ser realizada pelos alunos.

- Que tipo de figura geométrica plana Laura e Felipe teriam de construir na atividade proposta?
- Para que um polígono convexo seja regular, que características ele deve ter?
- Qual é a medida dos lados dos polígonos que deveriam ser construídos por esses alunos? E a medida dos ângulos internos?

## ATIVIDADES

**32.** Considere os polígonos regulares representados a seguir para responder às questões.

a) Qual desses polígonos tem todos os ângulos internos retos?

b) Qual desses polígonos tem os ângulos internos agudos?

c) Qual desses polígonos não tem diagonais?

d) Em um desses polígonos o número de lados é igual ao número de diagonais. Qual é esse políono?

e) Em qual desses polígonos o número de diagonais é a metade do número de lados?

**33.** Use régua e transferidor para desenhar os polígonos indicados em cada item a seguir. Faça os desenhos em seu caderno.

a) Um quadrilátero que tenha todos os lados de diferentes medidas de comprimento.

b) Um quadrilátero que tenha todos os ângulos retos.

c) Um quadrilátero regular (quadrado).

**34.** Observe os polígonos regulares representados a seguir.

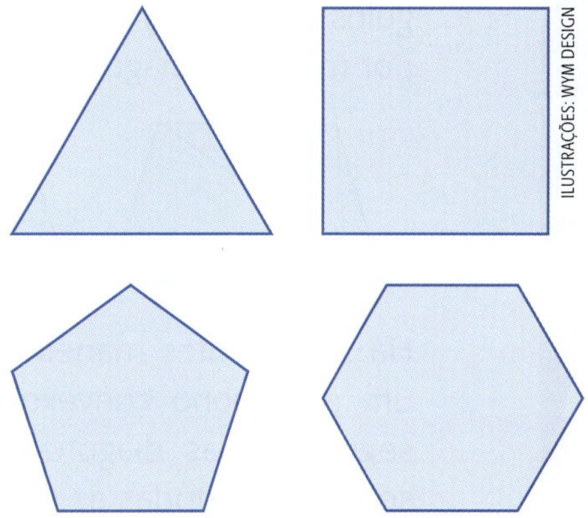


Qual desses polígonos tem todos os ângulos internos obtusos e tem o número de diagonais igual ao número de vértices?

**35.** Observe as figuras geométricas planas a seguir e responda, em cada caso, à questão:

Por que essa figura não é um polígono regular?

a)

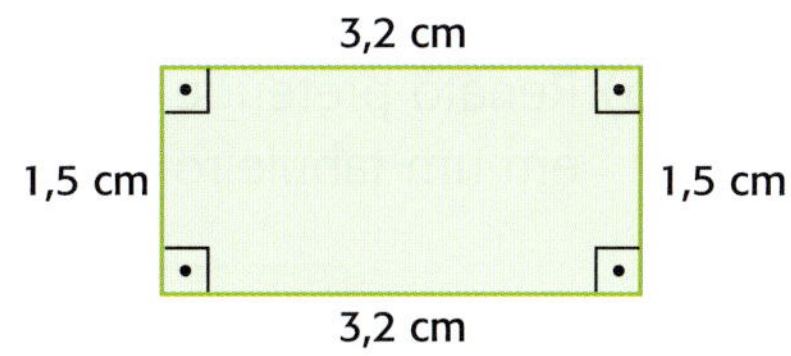


b)

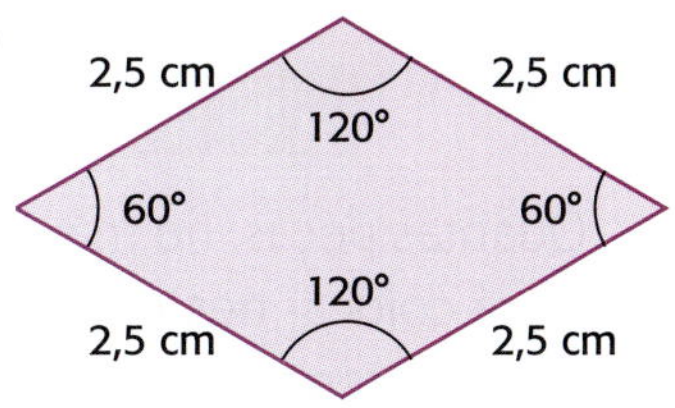


### Pista 3

Com auxílio de régua e transferidor, reproduza em seu caderno o início das construções geométricas apresentadas na imagem inicial do enigma. Em seguida, use os comandos correspondentes a cada polígono para completar os desenhos.

**Desvende o enigma**

Leia novamente o que Adriana percebeu ao fazer a consulta no banco de dados e responda:

- Qual polígono regular Laura deveria construir para solucionar a atividade que lhe foi proposta? E Felipe?

# teia do saber

**1.** Observe a seguir as duas maneiras de decompor um quadrilátero convexo em triângulos. Veja que a decomposição foi feita por meio das diagonais do quadrilátero.

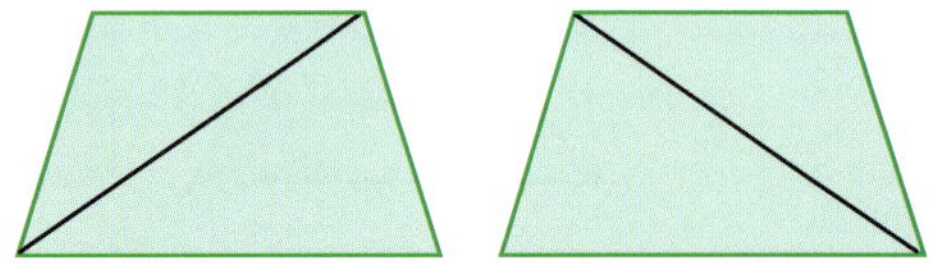

ILUSTRAÇÕES: WYM DESIGN

Há 5 diferentes maneiras de decompor um pentágono convexo em triângulos, segundo suas diagonais. Desenhe em seu caderno todas as possibilidades.

**2.** Renato tem um jogo com várias peças com o formato indicado a seguir.

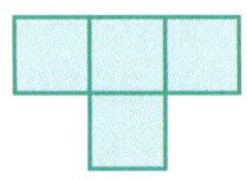

a) Essa peça tem a forma de um polígono convexo ou não convexo?

b) Renato pretende colocar essas peças em um tabuleiro como este:

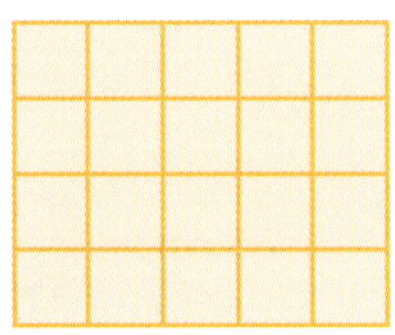

Quantas peças, no máximo, ele conseguirá colocar neste tabuleiro sem que haja sobreposição das peças?

**3.** Use régua e transferidor para desenhar em seu caderno:

a) um quadrilátero que tenha apenas dois ângulos internos retos.

b) um pentágono que tenha apenas três ângulos internos obtusos.

**4.** Considere o hexágono regular representado a seguir.

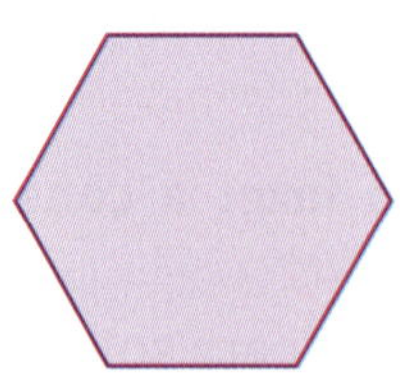

Quantas diagonais tem esse polígono?

**5.** Um cartão de formato quadrado com perímetro igual a 24 centímetros foi recortado em dois pedaços retangulares iguais e esses pedaços foram emendados para formar um novo cartão, conforme indicado na figura a seguir.

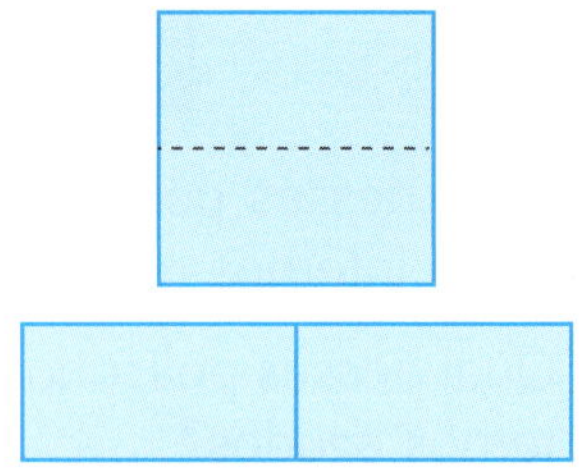

O novo cartão apresenta a forma de um retângulo. Qual é o perímetro desse retângulo?

**6.** Observe um molde de prisma sendo desmontado.

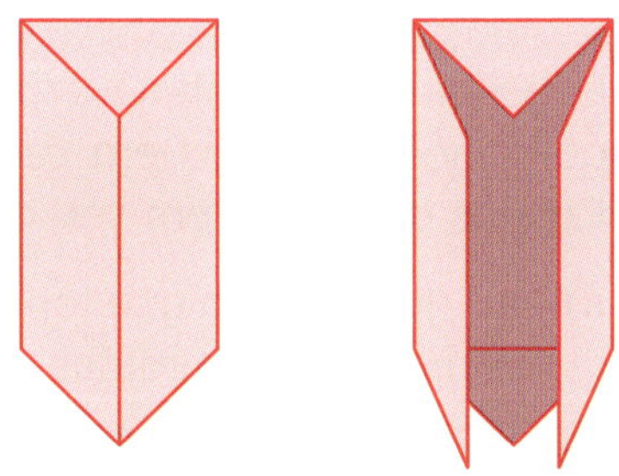

As bases desse prisma têm a forma de qual polígono?

**7.** A figura abaixo foi obtida a partir de um quadrado de lado medindo 6 cm, do qual foi retirado um quadrado de lado medindo 3 cm. Considere que as medidas estão indicadas em cm.

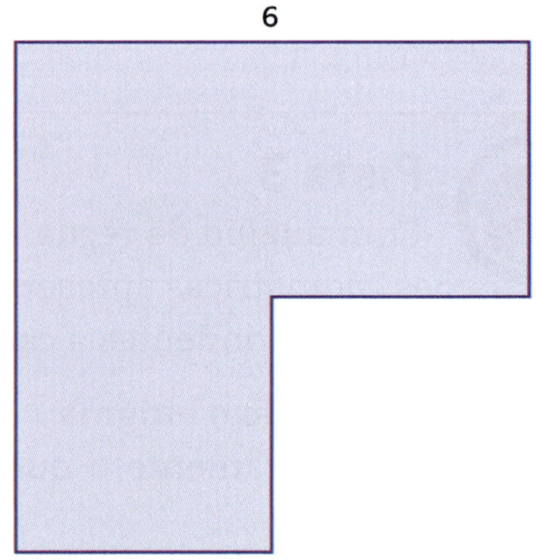


Qual é o perímetro do hexágono obtido?

**8.** Fátima começou a construir um polígono regular com régua e transferidor do seguinte modo:

I. Traçou um segmento $\overline{AB}$ de 3 cm de comprimento.

II. Traçou o segmento $\overline{BC}$, também de 3 cm, formando um ângulo de 140° com $\overline{AB}$.

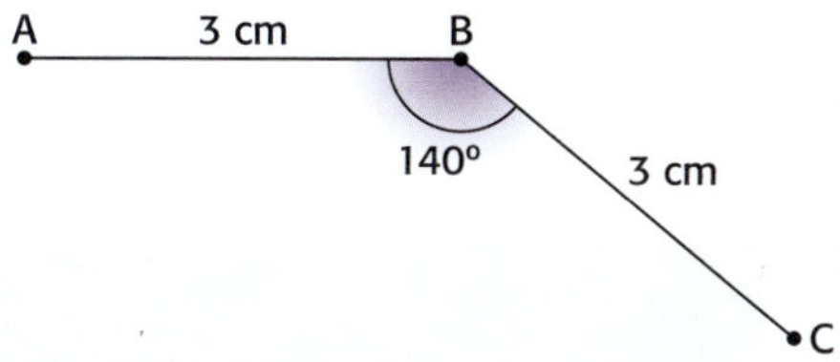


ILUSTRAÇÕES: WYM DESIGN

III. Traçou o segmento $\overline{CD}$ repetindo a ideia do passo anterior. E assim por diante, até obter um polígono convexo regular.

**a)** Em seu caderno, reproduza as construções indicadas anteriormente e obtenha o polígono que Fátima começou a construir.

**b)** Quantos lados tem esse polígono?

**9.** Calcule o que se pede a seguir.

**a)** O perímetro de um hexágono regular cujos lados medem 7 cm.

**b)** A medida do lado de um decágono regular de perímetro 80 cm.

*teia integrada*

**10.** Os cuidados na construção e conservação das calçadas são importantes, pois a calçada deve ser revestida de material antiderrapante e não apresentar obstáculos que dificultem ou coloquem em risco a circulação das pessoas. Além disso, não é permitido depositar em calçadas material de construção, lixo e entulho.

Observe alguns tipos de calçamento de calçadas.

A)

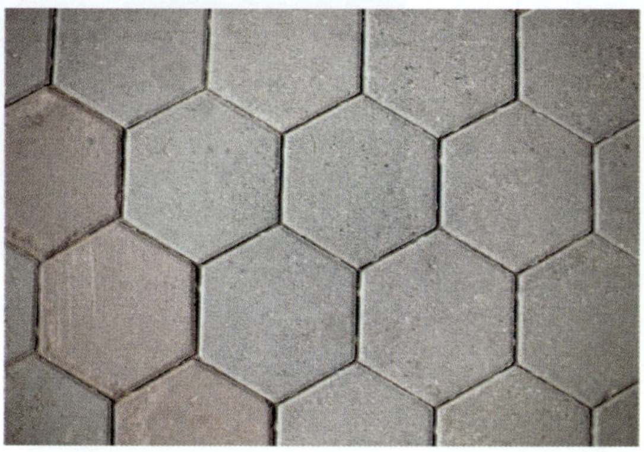

FOTOGRAFIAS: THINKSTOCK/GETTY IMAGES

B)

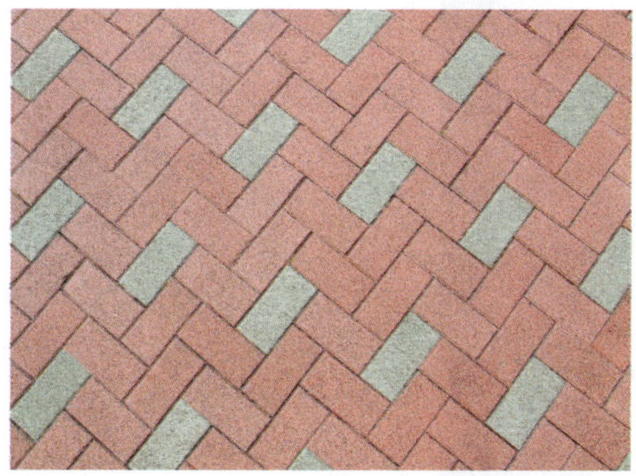

**a)** As formas do calçamento A lembram qual polígono? E as do calçamento B?

**b)** As calçadas nas quais você transita regularmente atendem às condições mínimas de segurança para o transporte dos pedestres?

## Encerrando a unidade

**Nesta unidade você teve a oportunidade de retomar e ampliar o estudo sobre ângulos e polígonos.**

**Além do que foi apresentado no volume do 6º ano, estudamos os conceitos de ângulos congruentes, adjacentes, complementares, suplementares, bissetriz de um ângulo, diagonal de um polígono e polígono regular.**

**Reflita sobre os conteúdos estudados nesta unidade e faça o que se pede a seguir.**

**a) Reúna-se com mais dois colegas e discuta com eles o que você entendeu sobre: ângulos congruentes, ângulos adjacentes, ângulos complementares, ângulos suplementares, bissetriz de um ângulo, diagonal de um polígono e polígono regular. Em seguida, organize um pequeno resumo com as informações que vocês compartilharam. Se julgar necessário, revisite a página em que esses conceitos foram apresentados, e faça representações geométricas para ilustrar o resumo.**

**b) Retome a abertura da unidade e use um transferidor para medir os ângulos destacados na ilustração do aparelho conhecido como Cadillac. Qual é a medida dos ângulos em cada etapa do exercício?**

**c) Dos conceitos estudados, quais você precisou articular para resolver a situação apresentada no Enigma?**

# Movimentos da Terra

Nosso planeta se desloca continuamente no espaço. Entre os vários movimentos que descreve, dois se destacam: rotação e revolução (translação). O primeiro é responsável pela alternância de dias e noites e pelo movimento aparente das estrelas à noite. [...] Dia pode ser usado para expressar o período de 24 horas (uma rotação completa da Terra) e pode significar também o período claro do dia, quando o Sol fica acima do horizonte. [...]

A Terra orbita em torno do Sol em 365,2422 dias [...]. Nesse período a Terra passa por quatro pontos especiais, os dois solstícios e os dois equinócios, que marcam o início das estações do ano. [...]

**Estações do ano**

A Terra leva um ano para descrever uma órbita em torno do Sol, ao longo de um plano denominado eclíptica.

[...] O eixo de rotação projetado na superfície dá lugar aos polos norte e sul.

[...]

O Equador Celeste não coincide com a eclíptica; um está inclinado em relação ao outro cerca de 23,5°.

O eixo de rotação terrestre [...] indica os polos norte e sul celeste; este eixo "sempre" aponta para o mesmo ponto na esfera celeste. Graças a isso, ao longo de um ano o nosso planeta passa por quatro posições particulares: dois solstícios que marcam os inícios do verão e do inverno, e dois equinócios que marcam os inícios da primavera e do outono. [...]

ILUSTRAÇÕES: VAGNER COELHO

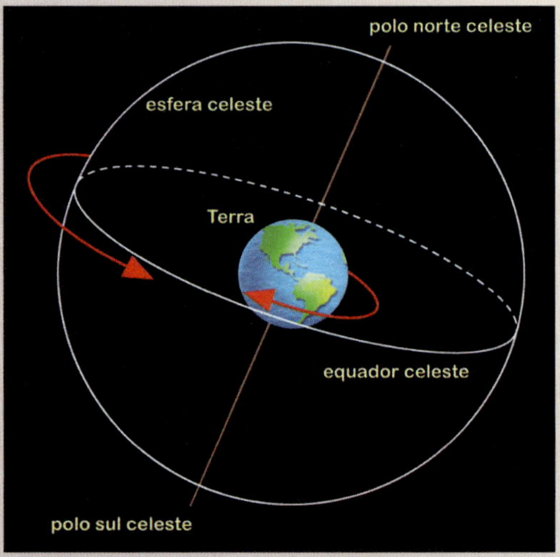


A linha do Equador e a linha do Equador Celeste se localizam no plano do Equador.

**Solstícios** (verão ou inverno)

[...] O hemisfério da Terra em que estiver acontecendo o solstício de verão, terá o dia (período de insolação) com duração mais longa, enquanto o hemisfério oposto marca o solstício de inverno, quando as noites têm duração mais longa.

Quanto mais afastados estivermos do equador terrestre, maiores serão as diferenças entre os dias e as noites ao longo do ano. No equador, em qualquer época, os dias e as noites têm sempre a mesma duração.

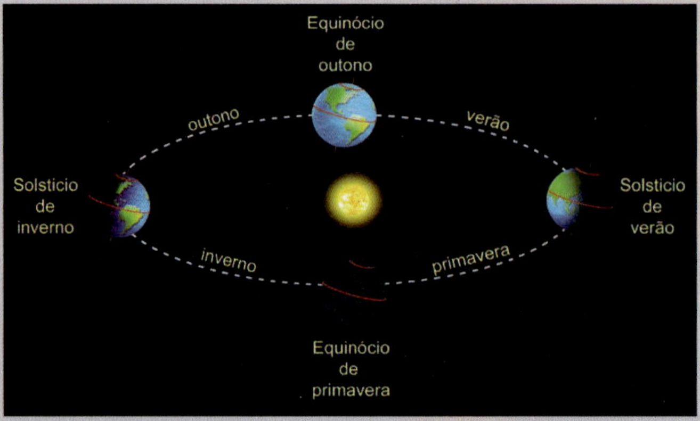


Estações do ano no hemisfério Sul.

**Equinócios** (primavera ou outono)

Ocorrem quando o Sol cruza o equador celeste. Nestes dias, em qualquer ponto da Terra, dias e noites têm igual duração (12 horas). Quando em um hemisfério estiver acontecendo o equinócio de outono, no outro estará ocorrendo o de primavera.

[...]

Disponível em: <http://www.planetariodorio.com.br/index.php/component/k2/item/325-movimentos-da-terra>. Acesso em: 9 mar. 2015.

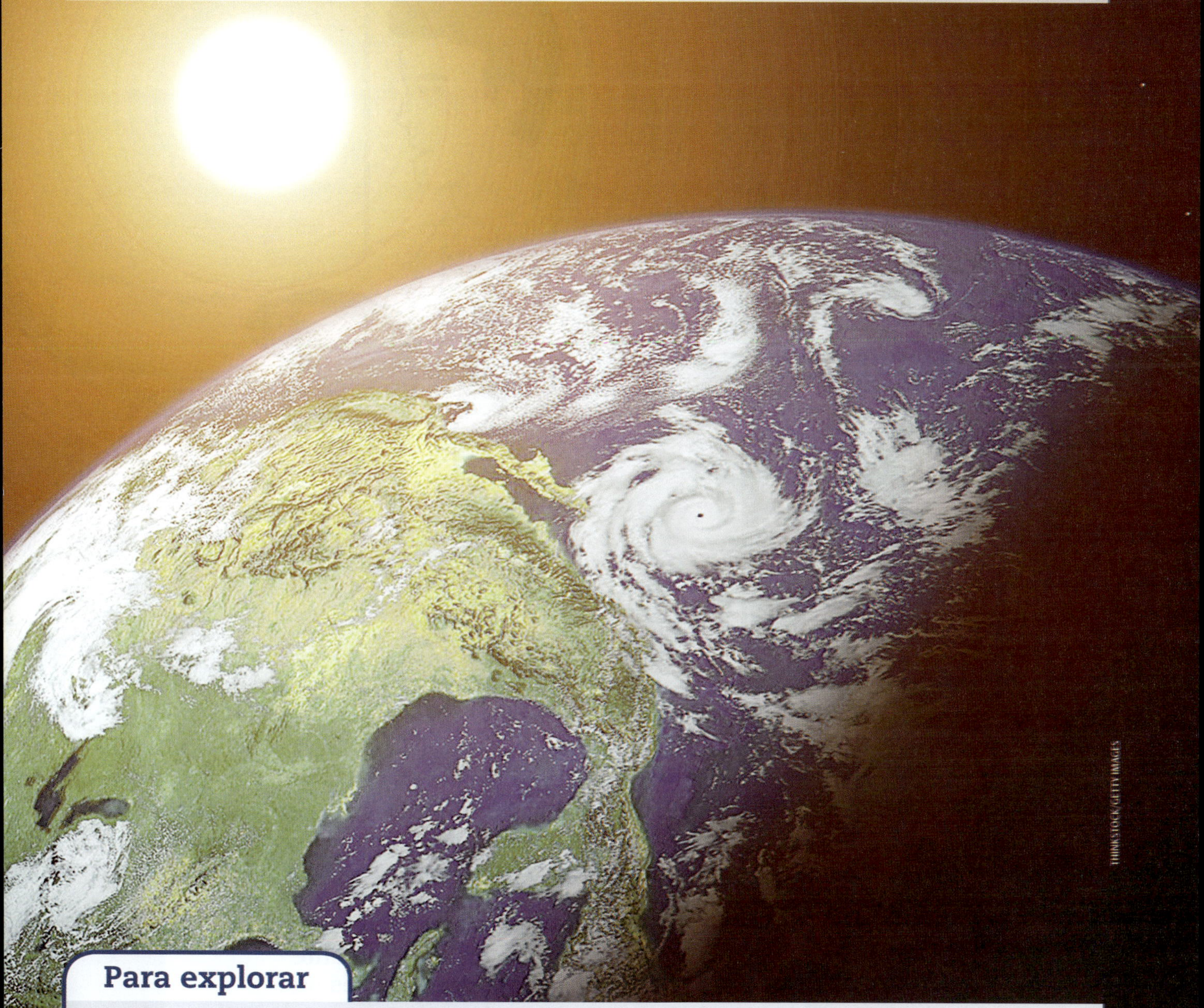

THINKSTOCK/GETTY IMAGES

## Para explorar

1. Quantos dias a Terra leva para realizar o movimento de translação? Nesse período ela passa por quatro pontos especiais. Que pontos são esses?
2. De quantos graus, aproximadamente, é a inclinação entre o plano do Equador Celeste e a Eclíptica?
3. Explique, com suas palavras, o que você entendeu sobre solstício e sobre equinócio.
4. Junto com um colega, pesquise em que dia e horário começa e termina cada uma das estações neste ano.

# UNIDADE 3 Números racionais

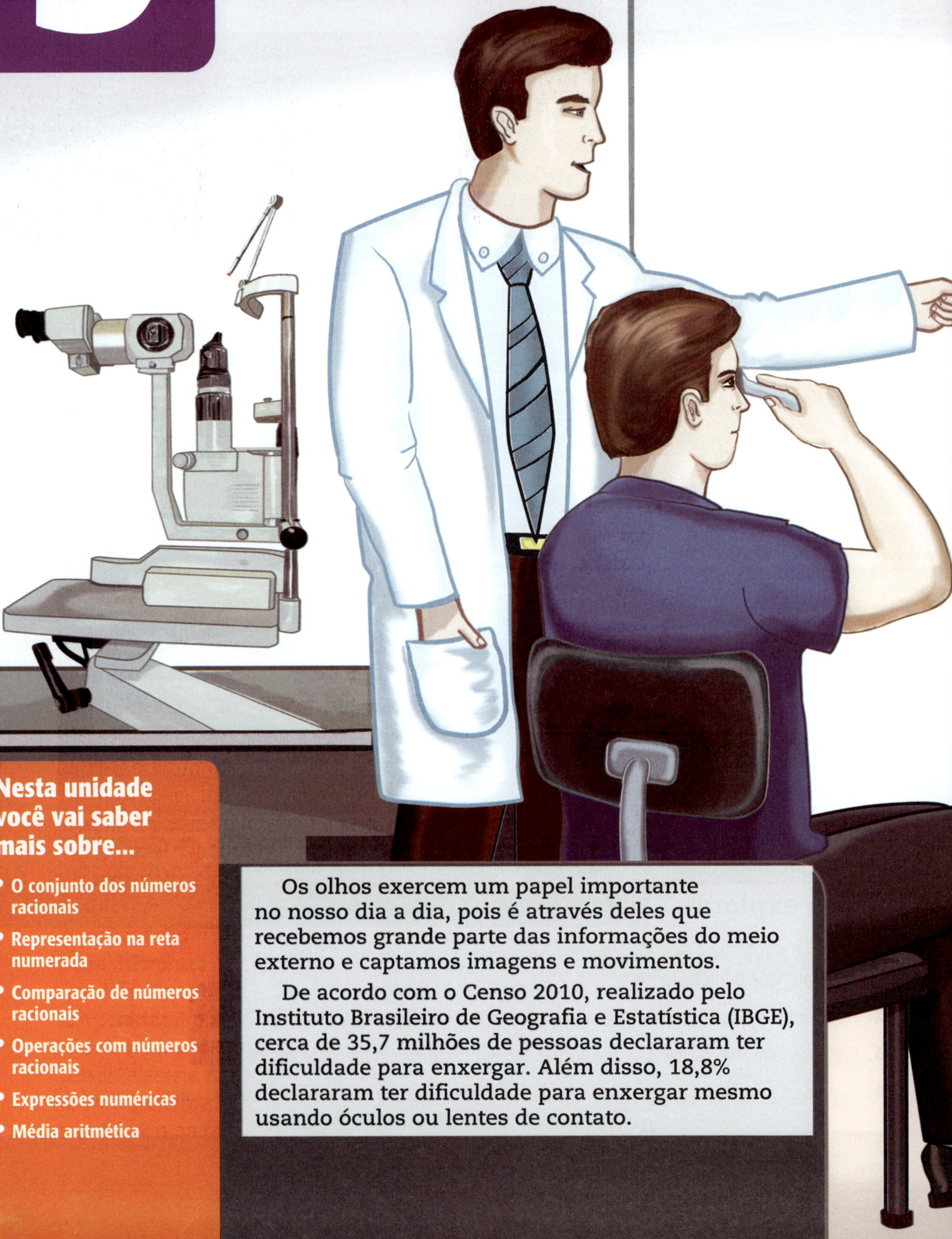

**Nesta unidade você vai saber mais sobre...**

- O conjunto dos números racionais
- Representação na reta numerada
- Comparação de números racionais
- Operações com números racionais
- Expressões numéricas
- Média aritmética

Os olhos exercem um papel importante no nosso dia a dia, pois é através deles que recebemos grande parte das informações do meio externo e captamos imagens e movimentos.

De acordo com o Censo 2010, realizado pelo Instituto Brasileiro de Geografia e Estatística (IBGE), cerca de 35,7 milhões de pessoas declararam ter dificuldade para enxergar. Além disso, 18,8% declararam ter dificuldade para enxergar mesmo usando óculos ou lentes de contato.

Um dos exames realizados para avaliar a visão é o teste de Snellen. Nesse teste, com um dos olhos cobertos, o paciente deve ler as letras de cada linha de um quadro posicionado a certa distância dele. Nesse quadro, o tamanho das letras diminui progressivamente a cada linha. A linha com as menores letras que o paciente conseguir ler indica a sua acuidade visual, ou seja, sua capacidade de perceber a forma e o contorno dos objetos.

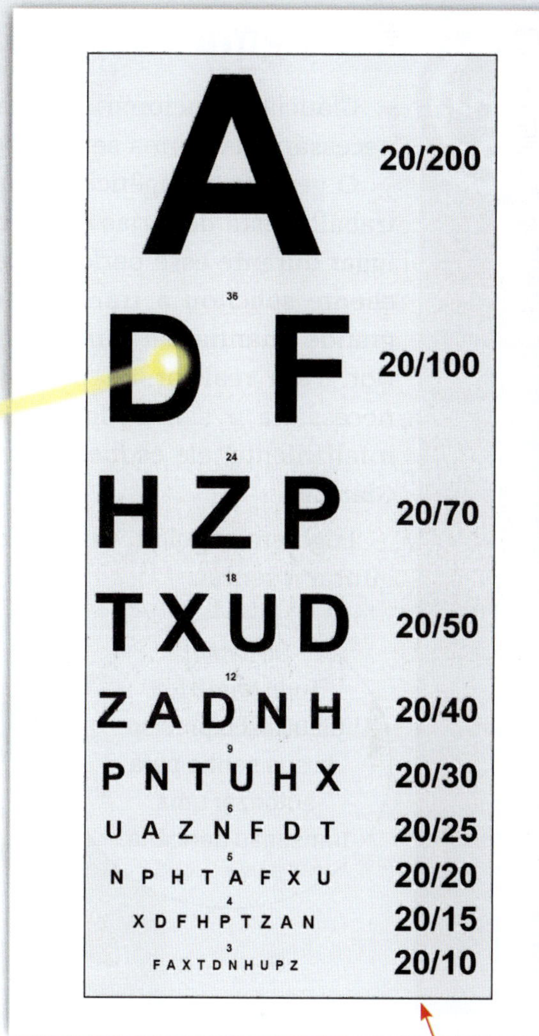


ALEXANDRE BENITES

A distância entre o paciente e o quadro é medida em **pés**, unidade de medida de comprimento que equivale a cerca de 0,304 metro.

Estes números indicam a acuidade visual do paciente. Por exemplo, 20/70 indica que o paciente enxerga a 20 pés (cerca de 6 metros) o que uma pessoa com a visão normal enxerga a uma distância de 70 pés (cerca de 21 metros).

Fontes de pesquisa: <http://www.sboportal.org.br/>; <http://www.portaldaretina.com.br/>; <http://www.vejam.com.br/>; <http://www.ibge.gov.br/>. Acessos em: 6 mar. 2015.

## TROCANDO IDEIAS

1. Você ou alguém da sua família já realizou esse tipo de teste?
2. O que significa 20/20, mostrado na tabela de Snellen?
3. O que indica um exame de acuidade visual de um paciente cujo resultado é expresso pela fração 20/50?

# O enigma da senha

Gláucia é funcionária de um banco e, para efetuar algumas transações bancárias, é necessário usar uma senha específica, a qual apenas o gerente conhece.

O gerente da agência na qual Gláucia trabalha está de férias e a deixou em seu lugar durante esse período. Certo dia, um cliente solicitou a transferência de uma grande quantia para uma conta no exterior. Para realizar tal procedimento era necessária a senha do gerente, a qual, infelizmente, ele esqueceu de informar a Gláucia.

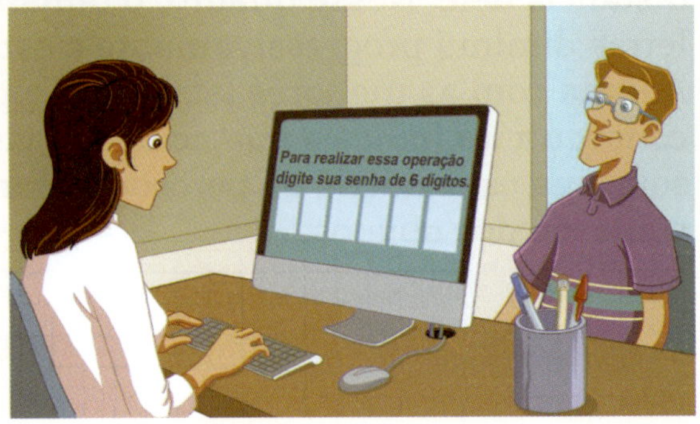


ILUSTRAÇÕES: ESTÚDIO LAB 307

Logo em seguida, Gláucia entrou em contato por telefone com o gerente para perguntar a senha.

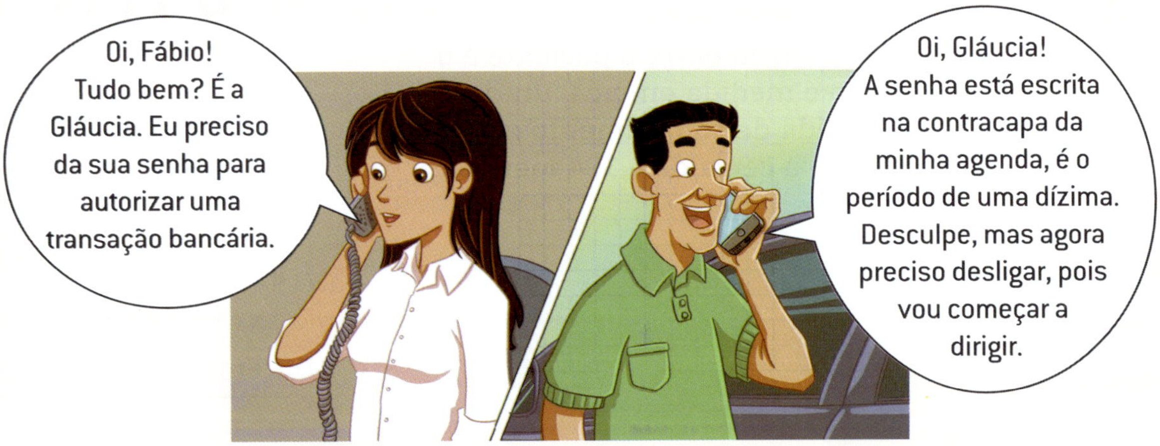


Após folhear a agenda de Fábio, ela encontrou a seguinte informação anotada.

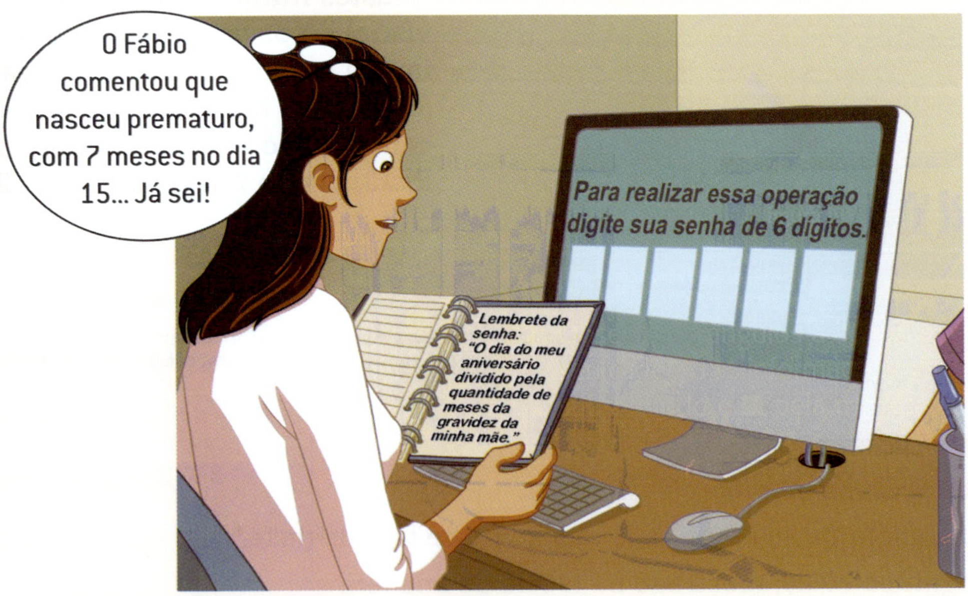


- Afinal, qual é a senha de Fábio?

No decorrer da unidade você encontrará pistas que podem auxiliá-lo a desvendar este enigma.

# 1 Números racionais

Nas páginas de abertura desta unidade, observamos, por exemplo, os números $\frac{20}{200}$ e 0,304. Números como esses aparecem em diversas situações em nosso dia a dia, mas não são números inteiros. Então, que números são esses?

Os números $\frac{20}{200}$ e 0,304 são chamados **números racionais**, pois podem ser obtidos por meio da divisão entre dois números inteiros, por exemplo, $20 : 200 = \frac{20}{200}$ e $304 : 1000 = \frac{304}{1000} = 0{,}304$.

> Todo número que pode ser escrito como o quociente de dois números inteiros, em que o divisor é diferente de zero, é um **número racional**.

Há outras divisões entre números inteiros que resultam em cada um desses exemplos de números racionais.

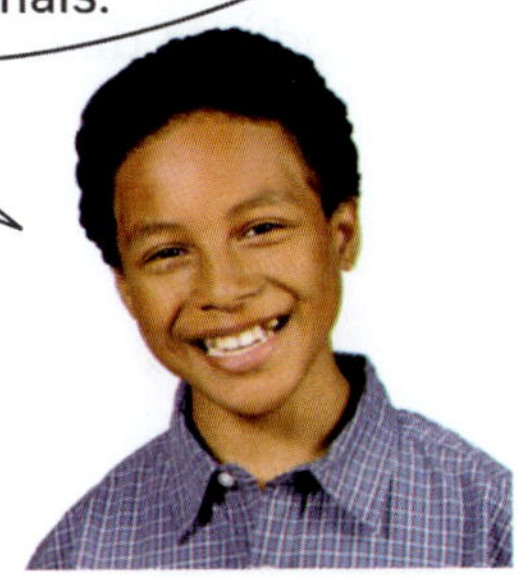

THINKSTOCK/GETTY IMAGES

Veja outros exemplos de números racionais:

a) 0,4 é racional, pois pode ser escrito como $2 : 5$ ou $\frac{2}{5}$ ou $\frac{10}{25}$.

b) $-\frac{3}{4}$ é racional, pois $(-3) : (+4) = \frac{-3}{4} = -\frac{3}{4}$ ou $(+3) : (-4) = \frac{3}{-4} = -\frac{3}{4}$.

c) $1\frac{2}{3}$ é racional, pois $1\frac{2}{3} = 1 + \frac{2}{3} = \frac{3}{3} + \frac{2}{3} = \frac{5}{3} = 5 : 3$.

d) $+2$ é racional, pois $2 = 2 : 1 = \frac{2}{1}$ ou $2 = 4 : 2 = \frac{4}{2}$ ou $2 = (-4) : (-2) = \frac{-4}{-2} = \frac{4}{2}$.

e) $-3$ é racional, pois $-3 = (-15) : (+5) = \frac{-15}{5} = -\frac{15}{5}$ ou $-3 = (+3) : (-1) = \frac{3}{-1} = -\frac{3}{1}$.

- Dê outro exemplo de divisão que resulte no número inteiro $-3$.

Veja a seguir algumas situações em que os números racionais são utilizados.

Por exemplo, em rótulos de embalagens de alguns produtos industrializados e na indicação de medidas de temperatura:

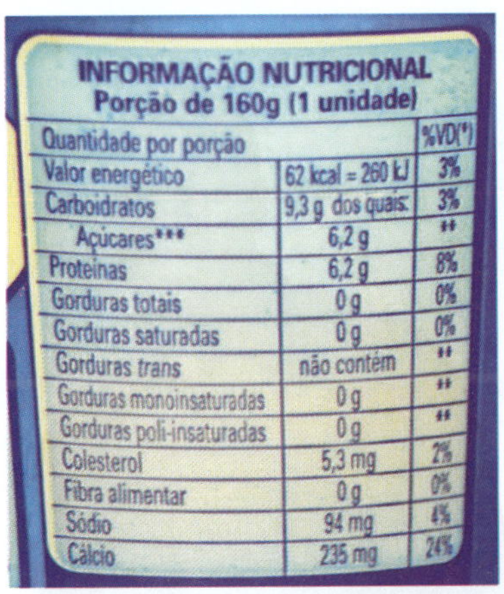

INFORMAÇÃO NUTRICIONAL
Porção de 160g (1 unidade)

| Quantidade por porção | | %VD(*) |
|---|---|---|
| Valor energético | 62 kcal = 260 kJ | 3% |
| Carboidratos | 9,3 g dos quais: | 3% |
| Açúcares*** | 6,2 g | ** |
| Proteínas | 6,2 g | 8% |
| Gorduras totais | 0 g | 0% |
| Gorduras saturadas | 0 g | 0% |
| Gorduras trans | não contém | ** |
| Gorduras monoinsaturadas | 0 g | ** |
| Gorduras poli-insaturadas | 0 g | ** |
| Colesterol | 5,3 mg | 2% |
| Fibra alimentar | 0 g | 0% |
| Sódio | 94 mg | 4% |
| Cálcio | 235 mg | 24% |

RONY COSTA/FINEPHOTO

Rótulo com informações nutricionais sobre iogurte industrializado.

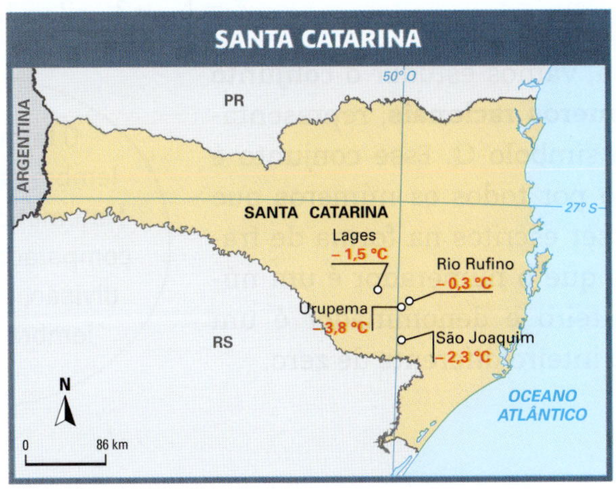


SONIA VAZ

Algumas cidades do estado de Santa Catarina que tiveram temperaturas negativas no dia 26 de julho de 2014.

No quadro do teste de Snellen, na abertura desta unidade, você viu também o número $\frac{20}{30}$, que é um número racional. Como $\frac{20}{30} = \frac{2}{3}$, para escrever esse número na forma decimal, podemos dividir 2 por 3. Acompanhe.

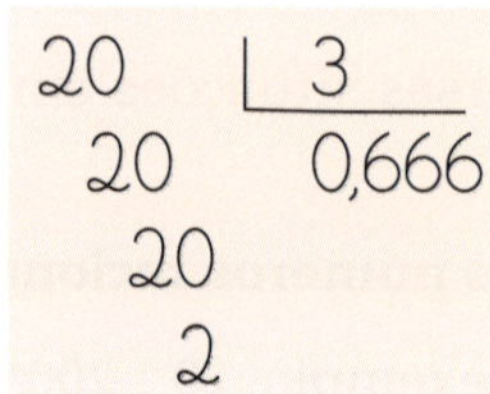


Se continuarmos essa divisão, nunca obteremos resto igual a 0 (zero) e o algarismo 6 vai sempre se repetir no quociente. Podemos indicar o resultado dessa divisão assim: **0,666...**; esse número é chamado de **dízima periódica** e as reticências indicam que o algarismo 6 (**período** dessa dízima) vai se repetir indefinidamente. Essa repetição também pode ser indicada por meio de um traço acima do período da dízima, no caso, $\mathbf{0{,}\overline{6}}$.

Todo número racional pode ser escrito na forma decimal por meio de um número decimal exato ou de uma dízima periódica.

Exemplos:

a) O número 0,4 é um número racional na forma de número decimal exato.

b) O número 0,333... (ou $0{,}\overline{3}$) é um número racional escrito na forma de dízima periódica. Esse número pode ser obtido por meio da divisão entre os números inteiros 1 e 3.

# O conjunto dos números racionais

No volume do 6º ano, estudamos o **conjunto dos números naturais**, $\mathbb{N}$:

$$\mathbb{N} = \{0, 1, 2, 3, 4, 5,...\}$$

Na unidade 1 deste volume, estudamos o **conjunto dos números inteiros**, $\mathbb{Z}$:

$$\mathbb{Z} = \{..., -3, -2, -1, 0, 1, 2, 3, ...\}$$

Agora, vamos estudar o **conjunto dos números racionais**, representado pelo símbolo $\mathbb{Q}$. Esse conjunto é formado por todos os números que podem ser escritos na forma de fração, em que o numerador é um número inteiro e denominador é um número inteiro diferente de zero.

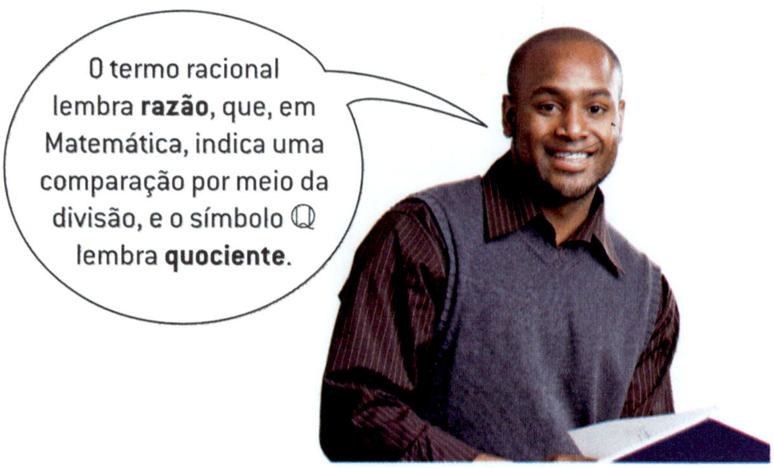
O termo racional lembra **razão**, que, em Matemática, indica uma comparação por meio da divisão, e o símbolo $\mathbb{Q}$ lembra **quociente**.

THINKSTOCK/GETTY IMAGES

O esquema a seguir mostra a relação entre os conjuntos numéricos $\mathbb{N}$, $\mathbb{Z}$ e $\mathbb{Q}$.

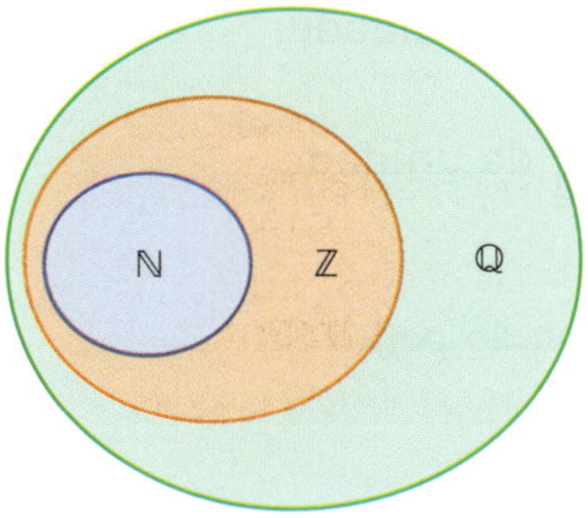


WYM DESIGN

**Observações:**

- Todo número natural é um número inteiro.
- Todo número inteiro é um número racional.
- Existem números racionais que não são números inteiros.
- Existem números que não são racionais, por exemplo, $\sqrt{2}$. É possível mostrar que não existe divisão entre dois números inteiros que resulte em $\sqrt{2}$.

- Cite um exemplo de número racional que não é um número inteiro.

# Representação dos números racionais na reta numerada

Na unidade 1, vimos como representar números inteiros na reta numerada. Do mesmo modo, podemos também representar números racionais. Veja um modo de fazer isso.

Primeiro, fixamos uma origem (no caso, o ponto O) e, em seguida, determinamos uma unidade. Depois, representamos os números racionais inteiros de modo que os números positivos fiquem representados por pontos à direita da origem e os negativos, por pontos à esquerda da origem. Lembrando que a distância entre dois pontos que representam números inteiros consecutivos é sempre a mesma.

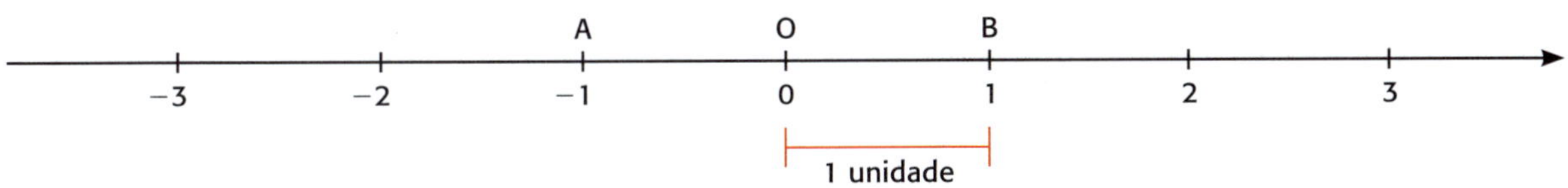


Agora, vamos representar, por exemplo, o número racional não inteiro $\frac{3}{4}$ na reta numerada. Acompanhe.

Note que $\frac{3}{4}$ é um número racional positivo que está entre 0 e 1, representados pelos pontos O e B, respectivamente. Assim, para marcar o ponto que representa esse número na reta numerada, dividimos o segmento $\overline{OB}$ em 4 partes iguais e indicamos, na terceira marca à direita do ponto O, o ponto Q.

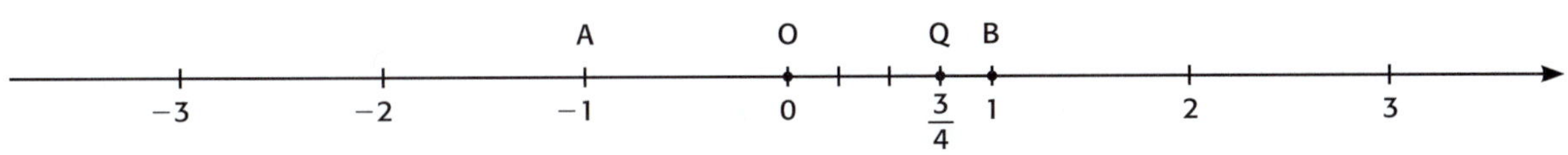


E se quisermos marcar nessa reta o ponto correspondente ao número $-\frac{3}{4}$? Podemos pensar de modo semelhante, porém considerando que $-\frac{3}{4}$ é um número racional negativo que está entre −1 e 0 (zero). Assim, $-\frac{3}{4}$ deve ser representado por um ponto à esquerda da origem entre os pontos A e O. Nomearemos esse ponto por P:

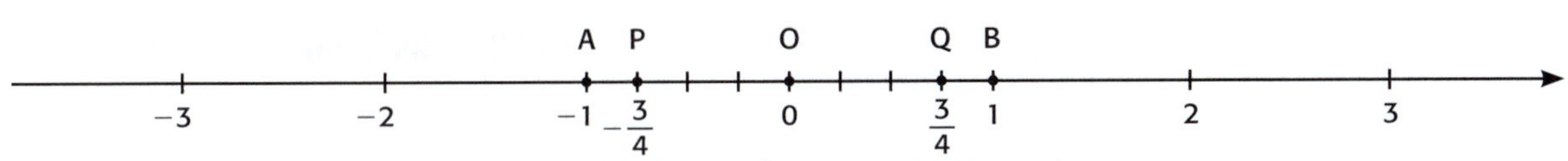

Observe que:

- A distância do ponto P, associado ao número $-\frac{3}{4}$, até a origem é de $\frac{3}{4}$ da unidade.
- A distância do ponto Q, associado ao número $+\frac{3}{4}$, até a origem é de $\frac{3}{4}$ da unidade.

**Módulo** ou **valor absoluto** de um número racional é a distância do ponto que representa esse número na reta numerada até a origem.

Assim, no exemplo anterior, podemos dizer que:

- O módulo do número $-\frac{3}{4}$ é igual a $\frac{3}{4}$, ou, em símbolos, $\left|-\frac{3}{4}\right| = \frac{3}{4}$.
- O módulo do número $+\frac{3}{4}$ é igual a $\frac{3}{4}$, ou, em símbolos, $\left|+\frac{3}{4}\right| = \frac{3}{4}$.

**Observações:**

- O módulo de um número positivo ou de um número negativo é sempre um número positivo.
- O módulo de zero é sempre zero.

Dizemos, também, que $-\frac{3}{4}$ e $\frac{3}{4}$ são **números opostos** ou **números simétricos**, pois estão associados a pontos localizados à mesma distância da origem da reta numerada, mas um ponto está à esquerda e o outro, à direita da origem.

- Desenhe uma reta numerada e represente o número racional −2,3 por um ponto M. Lembre-se de que o número −2,3 pode ser escrito como $-\frac{23}{10}$.

## ATIVIDADES

**1.** Em cada caso, dê dois exemplos de números que satisfaçam as condições dadas.

a) Inteiro e natural.

b) Inteiro, mas não natural.

c) Racional e inteiro.

d) Racional negativo, mas não inteiro.

**2.** Copie o quadro a seguir em seu caderno e marque um **X** caso o número da coluna pertença ao conjunto numérico indicado em cada linha.

| | $\frac{1}{4}$ | −2,3 | $-\frac{1}{2}$ | 0 | 4,89 | $\frac{24}{6}$ | 2,111... |
|---|---|---|---|---|---|---|---|
| $\mathbb{N}$ | | | | | | | |
| $\mathbb{Z}$ | | | | | | | |
| $\mathbb{Q}$ | | | | | | | |

**3.** Apresente uma fração aparente que represente cada número natural a seguir.

a) 2 b) 3 c) 7 d) 23

**4.** Trace uma reta numerada em seu caderno e marque os pontos A, B e C correspondentes aos números $\frac{1}{5}$, $-\frac{3}{5}$ e $\frac{4}{5}$, respectivamente.

**5.** Escreva dois números racionais que estejam entre os números dados em cada caso a seguir.

a) −2 e 0.

b) 3,1 e 3,5.

c) 4,12 e 4,13.

d) −5,2 e −5,1.

**6.** Obtenha o módulo de cada número racional a seguir.

a) −2

b) 4

c) −6,4

d) 0

e) −0,65

f) 3,29

g) $\frac{2}{3}$

h) $-\frac{5}{9}$

**Pista 1**

Observe a mensagem emitida pelo computador.

- A senha de Fábio é composta de quantos algarismos?
- O que é o período de uma dízima?

# Comparação de números racionais

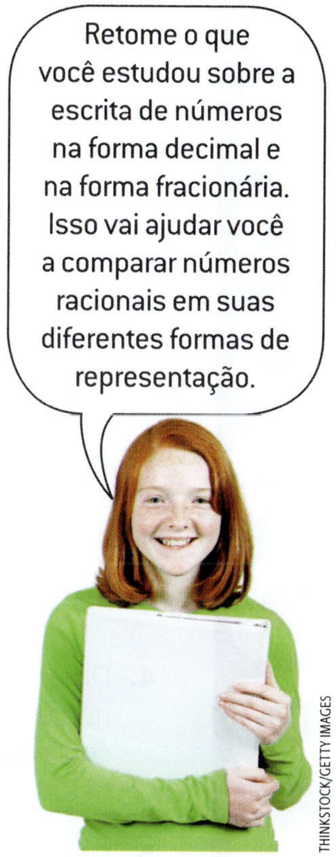
Retome o que você estudou sobre a escrita de números na forma decimal e na forma fracionária. Isso vai ajudar você a comparar números racionais em suas diferentes formas de representação.

THINKSTOCK/GETTY IMAGES

Na unidade 1, estudamos como comparar números inteiros e nesta unidade vamos pensar de modo semelhante para comparar números racionais. Para isso, considere dois números racionais e observe os sinais desses números:

- Se eles têm sinais contrários, o número positivo é maior do que o negativo.

  Exemplo: $+2{,}4 > -1$

- Se um deles é zero e o outro é negativo, o zero é maior.

  Exemplo: $0 > -\frac{1}{3}$

  Se um deles é zero e o outro é positivo, o número positivo é maior.
  Exemplo: $+4{,}81 > 0$

- Se ambos têm o mesmo sinal, devemos comparar seus módulos:
  – Se ambos são positivos, o maior é aquele de módulo maior.
  – Se ambos são negativos, o maior é aquele de módulo menor.

  Exemplos:

  a) $+5{,}49 < +5{,}6$, pois o módulo de $+5{,}49$ é menor do que o módulo de $+5{,}6$; ou seja, $5{,}49 < 5{,}6$.

  b) $-\frac{3}{8} > -\frac{5}{12}$, pois o módulo de $-\frac{3}{8}$ é menor do que o módulo de $-\frac{5}{12}$; ou seja, $\frac{3}{8} < \frac{5}{12}$.

  c) $+\frac{7}{8} > +0{,}76$, pois o módulo de $+\frac{7}{8}$ é maior do que o módulo de $+0{,}76$; ou seja, $\frac{7}{8} = 0{,}875$ e $0{,}875 > 0{,}76$.

## ATIVIDADES

**7.** Compare os números em cada caso a seguir. Use os símbolos $>$ ou $<$.

a) $0{,}598$ e $-0{,}7$

b) $\frac{5}{8}$ e $\frac{15}{20}$

c) $-0{,}75$ e $-\frac{18}{25}$

d) $0{,}8$ e $\frac{20}{24}$

**8.** Determine um número racional, na forma decimal, que seja maior do que o número 0,666... e menor do que o número 0,888....

**9.** Escreva os números a seguir em ordem crescente. Use o símbolo $<$.

$$0{,}9;\ \frac{8}{9};\ \frac{16}{13};\ -0{,}8$$

**10.** Obtenha um número racional maior do que e outro menor do que o número:

a) $0{,}67$

b) $\frac{7}{8}$

c) $-6{,}1$

d) $-2\frac{1}{4}$

# teia do saber

1. Classifique cada afirmação a seguir como verdadeira ou falsa. No caso de ser falsa, apresente uma justificativa para a sua resposta.

   a) Todo número racional é inteiro.

   b) Todo número natural é racional.

   c) Existem números racionais não inteiros.

   d) Zero não é um número racional.

2. Registre na forma decimal os números correspondentes aos pontos A, B, C e D da reta numerada a seguir.

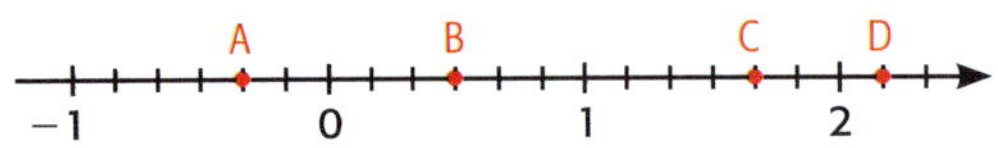


3. Trace uma reta numerada para cada item a seguir localizando os números racionais dados.

   a) $-\frac{2}{3}$ b) $\frac{1}{2}$ c) $-\frac{1}{4}$ d) $\frac{7}{6}$

4. Desenhe uma reta numerada, localizando o número 0,25 entre dois números naturais consecutivos. Quais são esses números naturais?

5. Determine um número racional que seja:

   a) maior do que $\frac{1}{3}$ e menor do que $\frac{1}{2}$.

   b) maior do que 0,7 e menor do que $\frac{3}{4}$.

   c) maior do que 0,82 e menor do que 0,83.

   d) maior do que $\frac{5}{6}$ e menor do que 0,98.

6. Considere o ponto $P = \frac{3}{5}$ localizado em uma reta numerada e analise a posição dos pontos M e N, também representados nessa reta.

   a) O ponto M representa um número racional que, na forma fracionária, tem numerador 3 e denominador maior do que 5. Esse ponto está à direita ou à esquerda de P?

   b) O ponto N representa um número racional que, na forma fracionária, tem denominador 5 e numerador maior do que 3. Esse ponto está à direita ou à esquerda de P?

7. Classifique cada afirmação a seguir como verdadeira ou falsa. No caso de a afirmação ser falsa, apresente um exemplo numérico que justifique sua resposta.

   a) Ao comparar dois números na forma decimal, o maior é aquele que apresenta o maior número de casas decimais.

   b) Ao comparar dois números na forma de fração, o maior é aquele que tem o numerador maior.

## teia integrada

8. Vamos retomar as frações da abertura da unidade que indicam a acuidade visual:

$$\frac{20}{10}, \frac{20}{15}, \frac{20}{20}, \frac{20}{25}, \frac{20}{30}, \frac{20}{40}, \frac{20}{50}, \frac{20}{70}, \frac{20}{100}, \frac{20}{200}$$

Como vimos na abertura, a fração $\frac{20}{30}$, por exemplo, indica que a pessoa enxerga a letra da linha correspondente a uma distância de 20 pés (cerca de 6 metros) o que uma pessoa com a visão considerada normal enxerga a uma distância de 30 pés (cerca de 9 metros).

   a) Escreva, em ordem crescente, as frações do quadro.

   b) Qual das frações do quadro indica o menor nível de acuidade visual?

   c) Junto com um colega, pesquise sobre os tipos de deficiência visual que pessoas que utilizam lentes corretivas podem ter e descreva cada um.

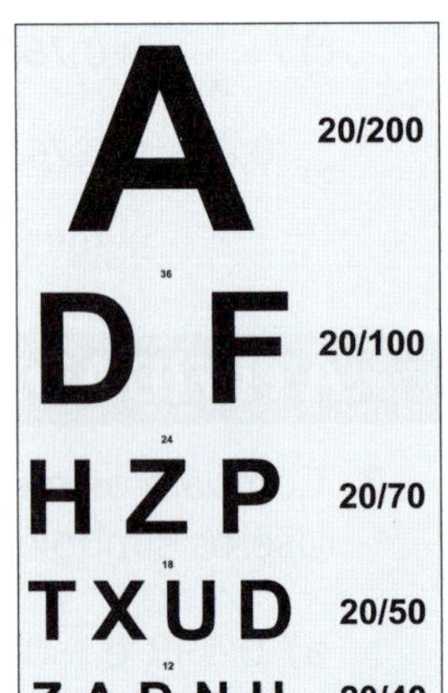


LUIZ FERNANDO RUBIO

# 2 Operações com números racionais

## Adição e subtração com números racionais

Regina mora na cidade de São Joaquim (SC), conhecida por registrar, ocasionalmente, temperaturas negativas nos meses de inverno. Observe a seguir as temperaturas registradas nessa cidade em um mesmo horário durante cinco dias de certa semana de inverno.

| Dia da semana | Temperatura |
|---|---|
| Segunda-feira | −2,4 °C |
| Terça-feira | +1,8 °C |
| Quarta-feira | +4,6 °C |
| Quinta-feira | −0,5 °C |
| Sexta-feira | −3,4 °C |

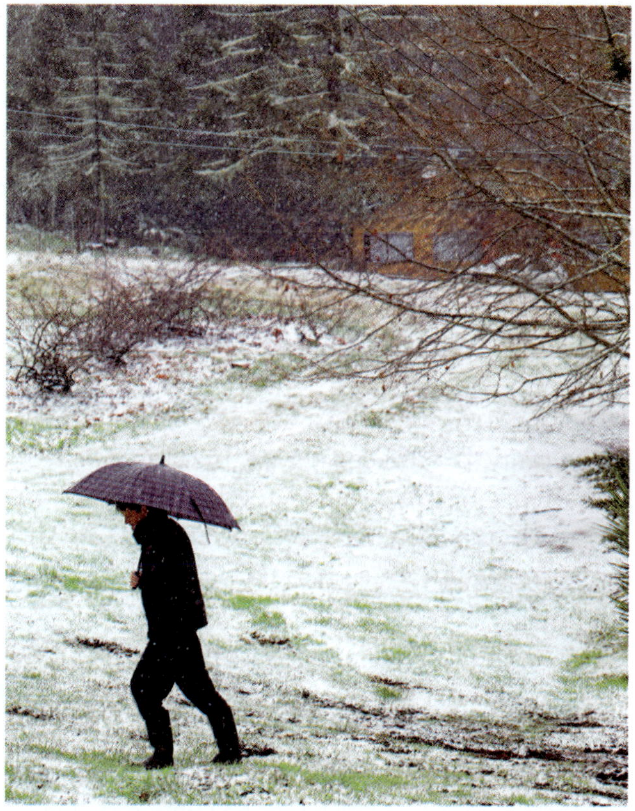
NELSON ANTOINE/FOTOARENA

São Joaquim (SC), 2013.

Nessa semana, a previsão para a temperatura no sábado indicava um acréscimo de 5,2 °C em relação ao dia anterior no mesmo horário. Qual foi essa previsão?

Para responder a essa questão, precisamos efetuar uma adição envolvendo números racionais.

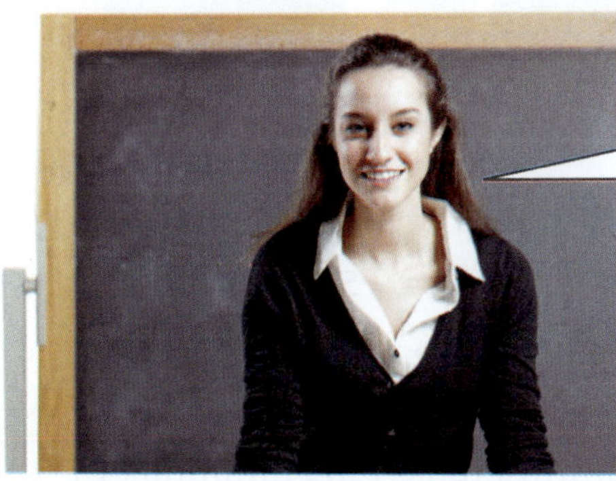
THINKSTOCK/GETTY IMAGES

A operação de **adição** com números racionais segue os mesmos procedimentos utilizados na adição com números inteiros.

$$(-3{,}4) + (+5{,}2)$$

Para adicionarmos dois números de sinais contrários, calculamos a diferença entre o módulo do número de maior módulo e o módulo do número de menor módulo. Em seguida, atribuímos ao resultado o sinal da parcela de maior módulo:

$$(-3{,}4) + (+5{,}2) = +\underline{1{,}8}$$

sinal do número de maior módulo — diferença entre os módulos

Portanto, a temperatura prevista para sábado foi de +1,8 °C.

Agora, veja um exemplo de adição de números racionais representados na forma fracionária:

$$\left(-\frac{3}{4}\right)+\left(-\frac{5}{6}\right)$$

Transformando as frações dadas em frações equivalentes de mesmo denominador, temos:

$$\left(-\frac{3}{4}\right)+\left(-\frac{5}{6}\right)=\left(-\frac{9}{12}\right)+\left(-\frac{10}{12}\right)$$

Como os números têm o mesmo sinal, adicionamos os valores absolutos e mantemos o sinal das parcelas:

$$\left(-\frac{9}{12}\right)+\left(-\frac{10}{12}\right)=-\frac{19}{12}$$

mantemos o sinal das parcelas soma dos valores absolutos

Voltando à situação da página anterior, como podemos saber entre quais dias, de segunda a sexta-feira, houve a maior queda na temperatura em São Joaquim (SC)?

Houve queda na temperatura de quarta-feira para quinta-feira, e de quinta-feira para sexta-feira. Para calcular essas variações de temperatura, podemos fazer subtrações envolvendo números racionais. Acompanhe.

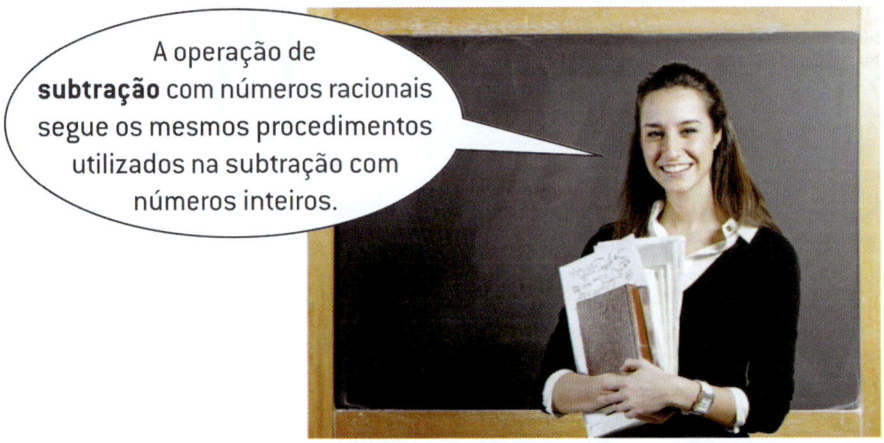

THINKSTOCK/GETTY IMAGES

- De quarta-feira para quinta-feira: (−0,5) − (+4,6).

$$(-0{,}5)-(+4{,}6)=(-0{,}5)+(-4{,}6)=-5{,}1$$

o oposto de +4,6 é −4,6

Assim, de quarta-feira para quinta-feira, a temperatura registrada diminuiu 5,1 °C.

- De quinta-feira para sexta-feira: (−3,4) − (−0,5).

$$(-3{,}4)-(-0{,}5)=(-3{,}4)+(+0{,}5)=-2{,}9$$

o oposto de −0,5 é +0,5

Assim, de quinta-feira para sexta-feira, a temperatura registrada diminuiu 2,9 °C.

Portanto, a maior queda de temperatura no período registrado ocorreu de quarta-feira para quinta-feira.

## ATIVIDADES

**11.** Giovana pesquisou o preço de combustíveis em três postos diferentes do bairro em que mora. Os resultados dessa pesquisa estão indicados no quadro a seguir.

**Preço aproximado de combustíveis em três postos diferentes**

| Posto | Gasolina comum (R$) | Etanol (R$) | Diesel (R$) |
|---|---|---|---|
| A | 2,98 | 1,98 | 2,48 |
| B | 2,63 | 1,78 | 2,69 |
| C | 2,79 | 1,89 | 2,55 |

Dados elaborados pelo autor.

a) Em qual dos postos de combustível a gasolina está com o preço menor?

b) E em qual dos postos o etanol está com o preço menor?

c) Qual é a diferença entre o preço do diesel no posto B e o do diesel no posto C?

**12.** Érica e seus amigos prepararam duas *pizzas* de mesmo tamanho para o jantar. A cena a seguir mostra como eles cortaram cada uma das *pizzas* e quantos pedaços comeram.

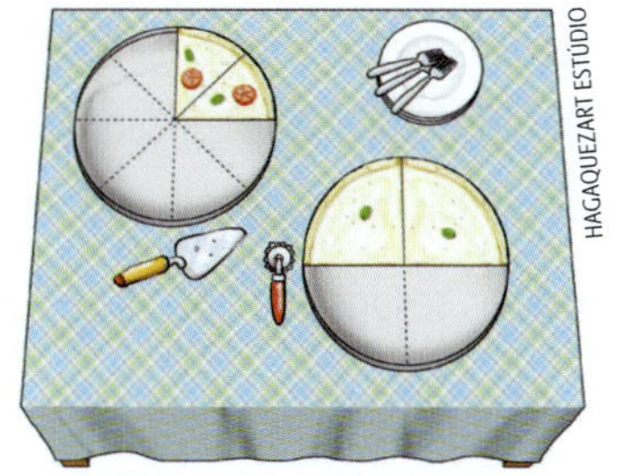


a) Que fração de uma *pizza* Érica e seus amigos comeram?

b) Que fração de uma *pizza* restou?

**13.** Copie o quadro a seguir em seu caderno. Em seguida, complete-o com o resultado da adição entre o número de cada linha com o de cada coluna.

| + | 0,9 | $-\frac{3}{8}$ | −2,3 | $\frac{7}{5}$ |
|---|---|---|---|---|
| $\frac{1}{2}$ | $\frac{7}{5}$ | | | |
| $-\frac{4}{3}$ | | | | |
| 1,42 | | | | |
| −0,29 | | | | |

**14.** O gráfico a seguir mostra a produção anual de tomate, em milhares de toneladas, de uma cooperativa agrícola. Observe e responda às questões.

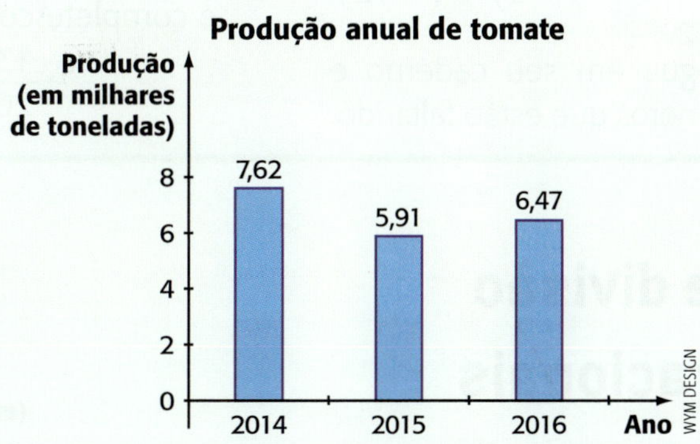


Dados elaborados pelo autor.

a) Em qual dos anos mostrados no gráfico houve a maior produção de tomate? E em qual ano foram produzidos menos tomates?

b) A diferença entre a produção de 2014 e a de 2015 foi maior ou menor do que a diferença entre a produção de 2016 e a de 2015?

c) Expresse, na forma de fração, a produção em cada ano apresentado no gráfico.

**Resolução**

a) A maior produção de tomates ocorreu no ano de 2014, quando foram produzidas 7,62 mil toneladas de tomate. A menor produção ocorreu no ano de 2015, quando foram produzidos 5,91 mil toneladas de tomate.

b) Diferença entre a produção de 2014 e a de 2015: $7{,}62 - 5{,}91 = 1{,}71$

Diferença entre a produção de 2016 e a de 2015: $6{,}47 - 5{,}91 = 0{,}56$

A diferença entre a produção de 2014 e a de 2015 foi maior.

c) Possíveis respostas: $7{,}62 = \frac{762}{100} = \frac{381}{50}$; $5{,}91 = \frac{591}{100}$ e $6{,}47 = \frac{647}{100}$.

**15.** Paulo deseja cercar seu terreno retangular com arame. Observe a representação do terreno abaixo e determine quantos metros de arame ele usará ao todo.

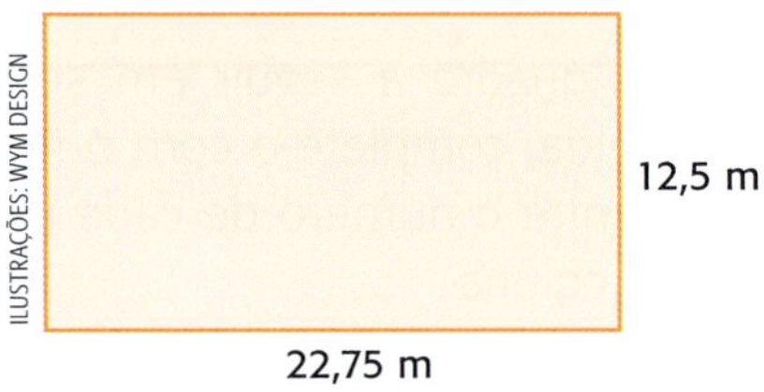


**16.** Em uma corrida de 100 metros, Celso completou a prova em 23,15 segundos e Jorge, em 25,67 segundos. Em quanto tempo, após a chegada de Celso, Jorge completou a prova?

**17.** Calcule o resultado das operações a seguir.

a) $\left(-\frac{2}{3}\right) + \left(+\frac{1}{2}\right)$

b) $\left(-\frac{3}{4}\right) - \left(+\frac{1}{3}\right)$

c) $\left(-\frac{1}{4}\right) - \left(-\frac{5}{6}\right)$

d) $\left(+\frac{5}{8}\right) + \left(-\frac{7}{12}\right)$

**18.** Copie a figura a seguir em seu caderno e complete com os números que estão faltando.

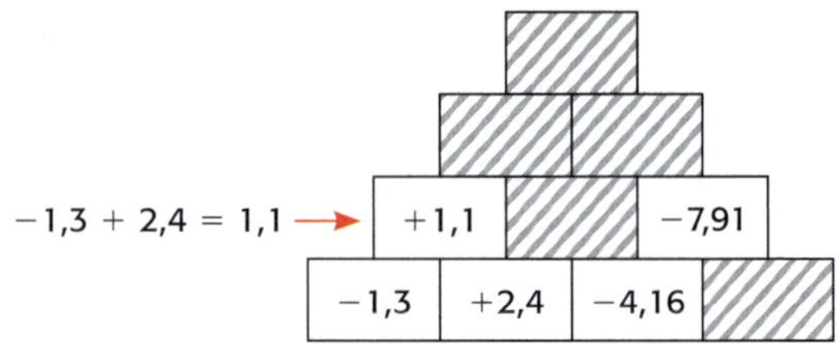


**19.** Fabrício foi ao *shopping* e fez compras em três lojas diferentes. Em cada uma dessas lojas, ele gastou no cartão de débito uma fração da quantia que reservou para as compras em sua conta-corrente, conforme indicado a seguir.

- 1ª loja: $\frac{1}{4}$
- 2ª loja: $\frac{1}{3}$
- 3ª loja: $\frac{2}{5}$

De acordo com essas informações, responda às questões a seguir.

a) Que fração do valor disponível para compras Fabrício gastou?

b) Após as compras, Fabrício gastou mais do que ou menos do que havia reservado?

**20.** Copie a sequência a seguir em seu caderno e complete com os números que faltam.

$-\frac{13}{20}$, $-\frac{3}{20}$, ■, $\frac{17}{20}$, ■, ■

# Multiplicação e divisão com números racionais

O desempenho em vendas de uma empresa nos dois primeiros meses de certo ano está registrado no gráfico ao lado.

Maurício, gerente dessa empresa, observando o prejuízo obtido no mês de fevereiro, decidiu que no mês seguinte o prejuízo não deveria ultrapassar a metade do prejuízo obtido em fevereiro.

De acordo com o objetivo estabelecido por Maurício, o prejuízo no mês de março não deveria ultrapassar qual valor?

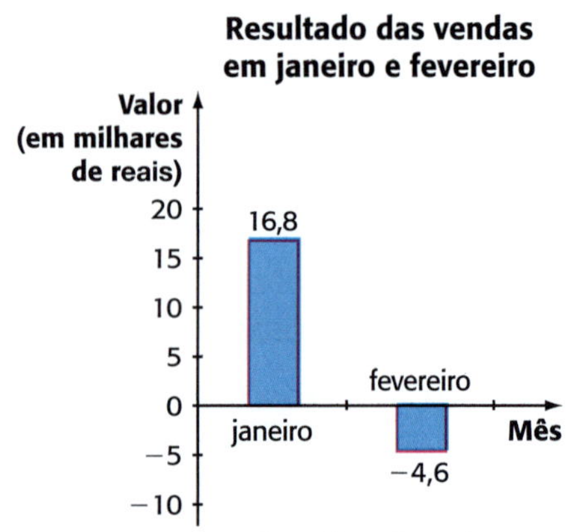


Dados elaborados pelo autor.

Para responder a essa questão, podemos fazer uma divisão ou uma multiplicação com números racionais. Vamos respondê-la por meio da multiplicação de dois números racionais. Acompanhe.

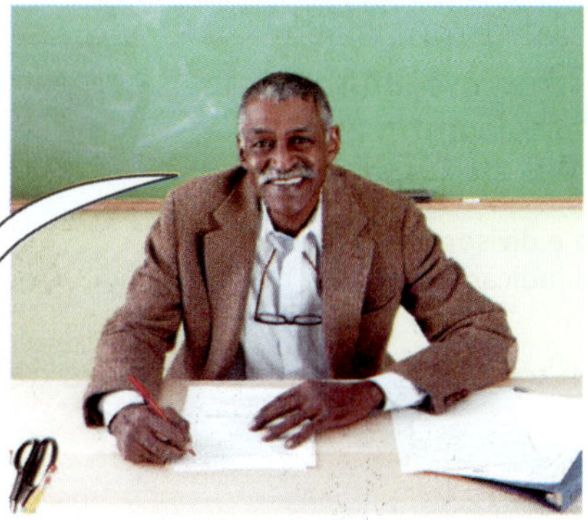

THINKSTOCK/GETTY IMAGES

A operação de **multiplicação** com números racionais segue os mesmos procedimentos utilizados na multiplicação com números inteiros.

prejuízo no mês de fevereiro

$(+0{,}5) \cdot (-4{,}6) = ?$

metade do prejuízo obtido no mês de fevereiro

Note que os números racionais estão escritos na forma decimal. Vamos representá-los na forma fracionária e, em seguida, multiplicá-los.

Para realizar a multiplicação, primeiro multiplicamos os valores absolutos dos fatores e, depois, indicamos o sinal do produto obtido, que nesse caso será negativo, pois os dois fatores têm sinais contrários. Se os sinais dos fatores fossem iguais, o produto seria positivo.

$$(+0{,}5) \cdot (-4{,}6) = \left(+\frac{5}{10}\right) \cdot \left(-\frac{46}{10}\right) = -\frac{230}{100} = -2{,}30 = -2{,}3$$

Portanto, o prejuízo não deveria ultrapassar 2,3 mil reais.

O lucro ou prejuízo da empresa em que Maurício trabalha é dividido igualmente entre seus 4 sócios a cada mês. De quantos reais foi o lucro ou a dívida de cada sócio nos meses mostrados no gráfico anterior?

Para responder a essa questão, vamos fazer divisões envolvendo números racionais. Para isso, dividimos o módulo do dividendo pelo módulo do divisor e, depois, indicamos o sinal do quociente obtido: se o dividendo e o divisor têm sinais iguais, o quociente é positivo; se o dividendo e o divisor têm sinais contrários, o quociente é negativo. Acompanhe os cálculos para cada mês.

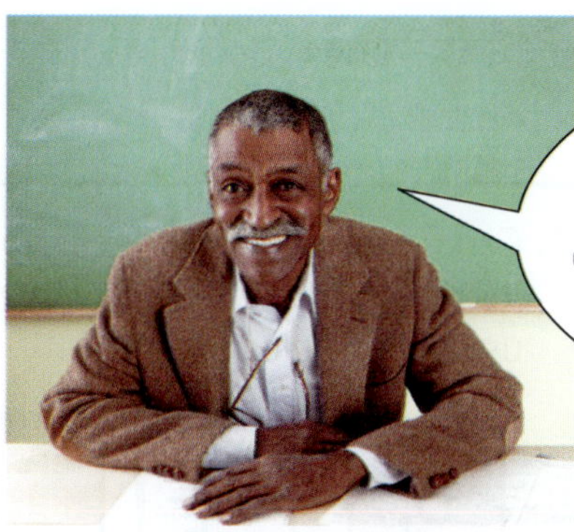

THINKSTOCK/GETTY IMAGES

Na unidade 1, você estudou divisões exatas com números inteiros. A operação de **divisão** com números racionais segue os mesmos procedimentos que você estudou nessa unidade.

- Em janeiro, a empresa teve lucro de 16,8 mil reais.

$(+16{,}8) : (+4) = +4{,}2 \Rightarrow (+168) : (+40) = +4{,}2$

· 10 (dividendo) e · 10 (divisor)

quociente entre o módulo do dividendo e o do divisor

dividendo e divisor com sinais iguais indicam quociente positivo

```
168 | 40
 80   4,2
  0
```

Portanto, cada sócio teve lucro de 4,2 mil reais no mês de janeiro.

- Em fevereiro, a empresa teve prejuízo de 4,6 mil reais.

quociente entre o módulo do dividendo e o do divisor

$$(-4{,}6) : (+4) = \xrightarrow{\cdot 10} (-46) : (+40) = -1{,}15$$

(dividendo · 10; divisor · 10)

dividendo e divisor com sinais contrários indicam quociente negativo

```
 46  | 40
 60    1,15
  200
    0
```

Portanto, cada sócio teve prejuízo de 1,15 mil real no mês de fevereiro.

- Refaça as divisões anteriores, escrevendo, na forma fracionária, os números racionais envolvidos.

## Pista 2

Leia novamente o que está escrito na contracapa da agenda de Fábio e o que Gláucia lembrou.

- Para determinar a senha de Fábio, precisamos efetuar a divisão entre dois números. Quais são eles?
- Que número obtemos ao efetuar essa divisão?
- Esse número corresponde à senha de Fábio?

**Desvende o enigma**

- Qual é a senha de Fábio?

## ATIVIDADES

**21.** Copie o quadro a seguir em seu caderno. Em seguida, complete-o com o resultado da multiplicação entre o número de cada linha e o número de cada coluna.

| × | $-\frac{3}{4}$ | +0,65 | $+\frac{1}{6}$ | −0,70 |
|---|---|---|---|---|
| +0,2 | | | | |
| $-\frac{3}{5}$ | | | | |
| −0,18 | | | | |
| $+\frac{2}{3}$ | | | | |

**22.** Carla e João estão brincando com cartas numeradas. Observe a seguir algumas das cartas usadas por eles.

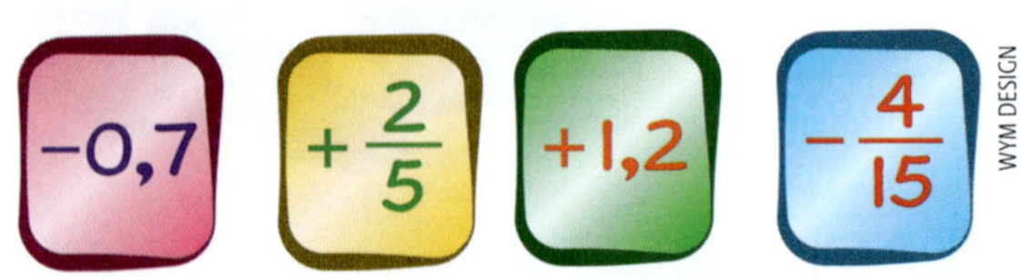


Entre os números mostrados nas cartas, indique:

a) Qual par de cartas devemos escolher para obter o maior produto possível?

b) Qual par de cartas devemos escolher para obter o menor produto possível?

**23.** Observe abaixo as ofertas do supermercado Q-Compra.

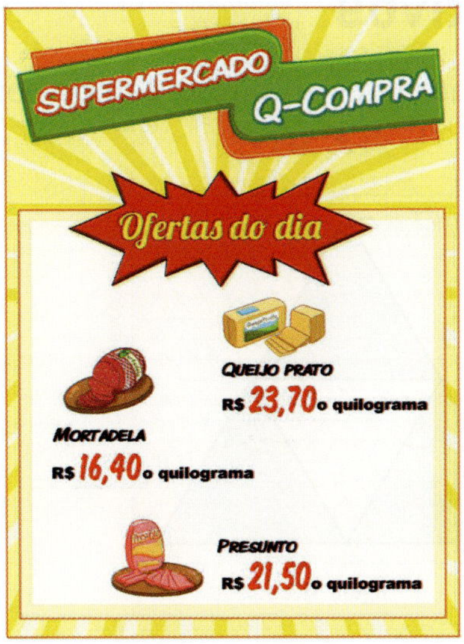
SUPERMERCADO
Q-COMPRA
Ofertas do dia
QUEIJO PRATO
R$ 23,70 o quilograma
MORTADELA
R$ 16,40 o quilograma
PRESUNTO
R$ 21,50 o quilograma

ESTÚDIO LAB 307

Calcule o preço de:

**a)** 1,3 kg de presunto.

**b)** 0,7 kg de mortadela.

**c)** 0,5 kg de queijo.

**24.** Calcule:

**a)** o dobro de 4,135.

**b)** o triplo de −0,625.

**c)** o quádruplo de $\frac{6}{35}$.

**d)** o quíntuplo de $\frac{3}{20}$.

**25.** Escreva uma multiplicação de dois números racionais cujo resultado seja um número:

**a)** negativo.

**b)** positivo menor do que 1.

**c)** negativo e não inteiro.

**d)** não inteiro entre 2 e 1.

**26.** Tatiana deseja calcular 0,23 · 3,4 com o auxílio da calculadora. Observe a cena a seguir e responda à pergunta.

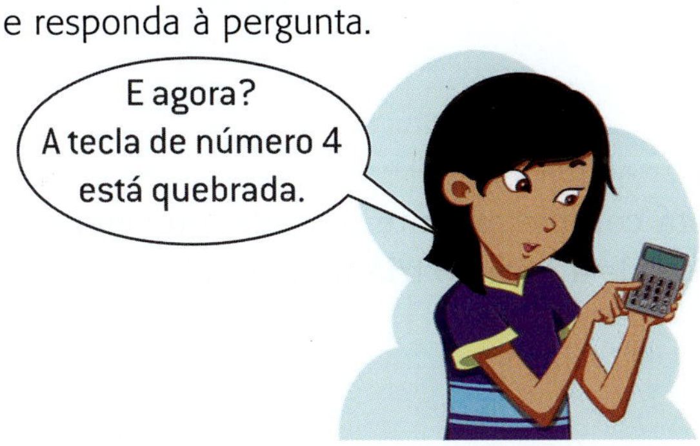
E agora?
A tecla de número 4
está quebrada.

ESTÚDIO LAB 307

Como Tatiana poderá efetuar o cálculo nessa calculadora?

**27.** Calcule o resultado de cada divisão a seguir.

**a)** $\left(+\frac{5}{6}\right) : \left(+\frac{5}{2}\right)$

**b)** $\left(+\frac{2}{3}\right) : \left(-\frac{8}{9}\right)$

**c)** $\left(-\frac{4}{6}\right) : \left(+\frac{7}{12}\right)$

**d)** $\left(-\frac{3}{4}\right) : \left(-\frac{15}{12}\right)$

**e)** (+2,4) : (+ 0,6)

**f)** (+1,5) : (−1,2)

**g)** (−0,036) : (+0,06)

**h)** (−0,9) : (−45)

**28.** Na Inglaterra, o **galão** é utilizado como unidade de medida de capacidade; 1 galão equivale a 4,55 litros. Considere um automóvel cujo tanque está vazio e tem capacidade para 45 litros. Se esse veículo for abastecido nesse país, aproximadamente quantos galões serão necessários para encher completamente o tanque?

**29.** Veja como Marta calculou o resultado de 4,5 : 0,3.

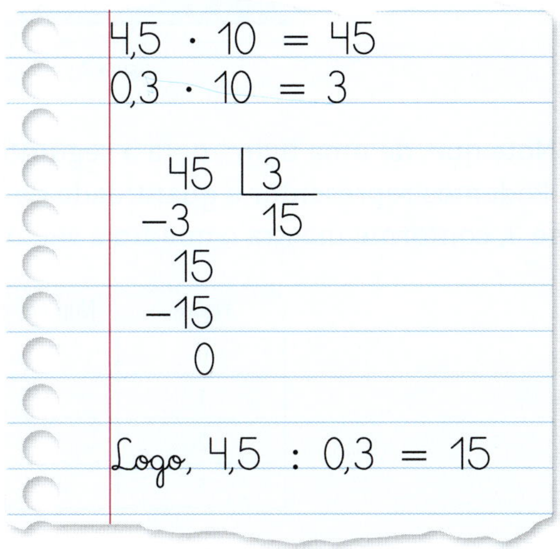


BIS

Use a estratégia de Marta e calcule o resultado de:

**a)** 0,24 : 0,08

**b)** −0,25 : 0,5

**30.** Qual das frações a seguir **não** corresponde a uma dízima periódica? Registre em seu caderno.

$\frac{5}{6}$ $\frac{4}{7}$ $\frac{1}{8}$ $\frac{7}{12}$

# Potenciação de números racionais com expoentes inteiros não negativos

Na unidade 1, estudamos potenciação envolvendo números inteiros. Vamos continuar esse estudo. Para isso, observe as figuras a seguir.

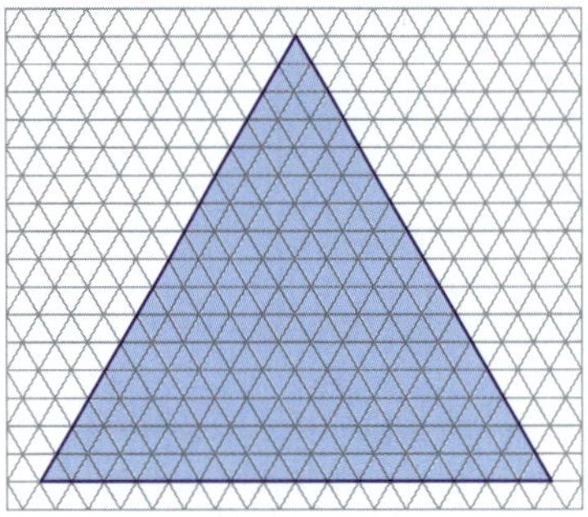

figura 0

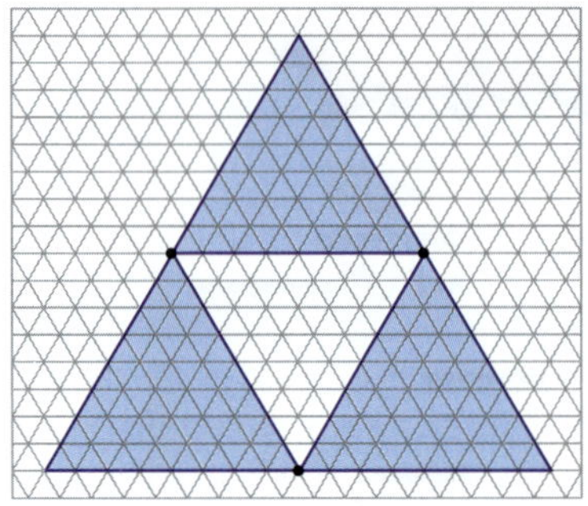

figura 1

ILUSTRAÇÕES: WYM DESIGN

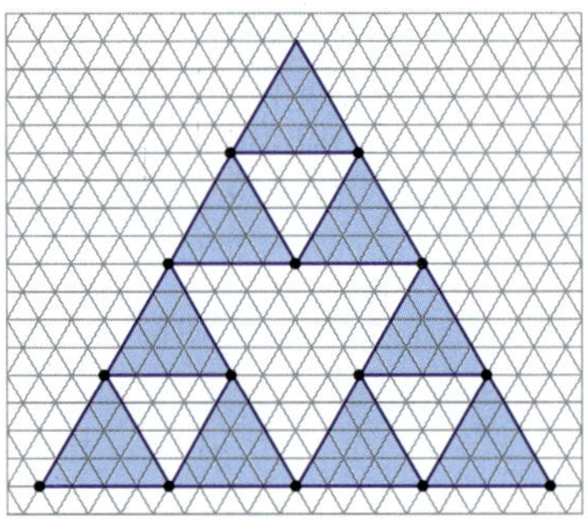

figura 2

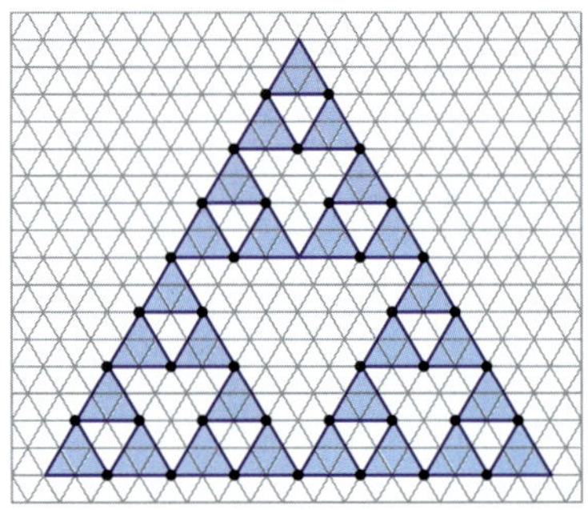

figura 3

Note que, de uma figura para a seguinte, o número de triângulos pintados em cada figura triplica. Podemos representar a quantidade de triângulos pintados em cada figura por uma **potência** de **base** 3, conforme mostra o quadro a seguir.

| Figura | Número de triângulos pintados | Potenciação |
|---|---|---|
| 0 | 1 | $1 = 3^0$ |
| 1 | 3 | $3 = 3^1$ |
| 2 | 9 | $9 = 3 \cdot 3 = 3^2$ |
| 3 | 27 | $27 = 3 \cdot 3 \cdot 3 = 3^3$ |

Agora, considere a área do triângulo maior como uma unidade e vamos analisar a área da parte pintada em cada figura em relação à área desse triângulo.

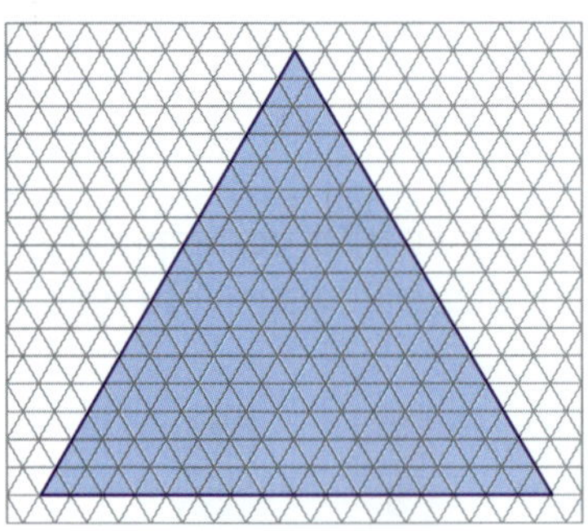

figura 0

O triângulo está completamente pintado, ou seja, a área da parte pintada equivale à área do triângulo inteiro (1).

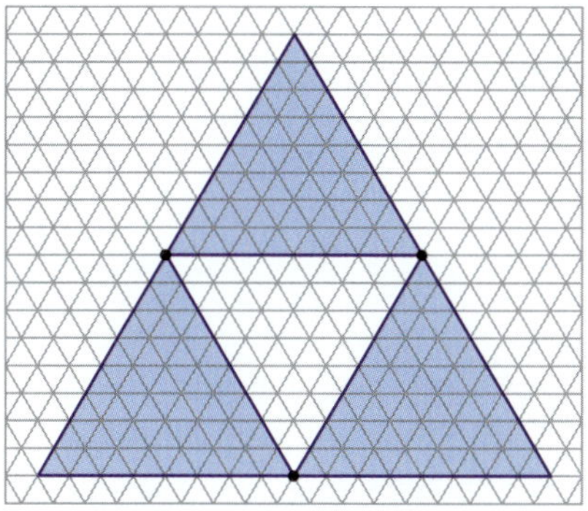


figura 1

O triângulo inteiro foi dividido em 4 triângulos iguais e apenas 3 deles foram pintados, ou seja, a área da parte pintada equivale a $\frac{3}{4}$ da área do triângulo inteiro.

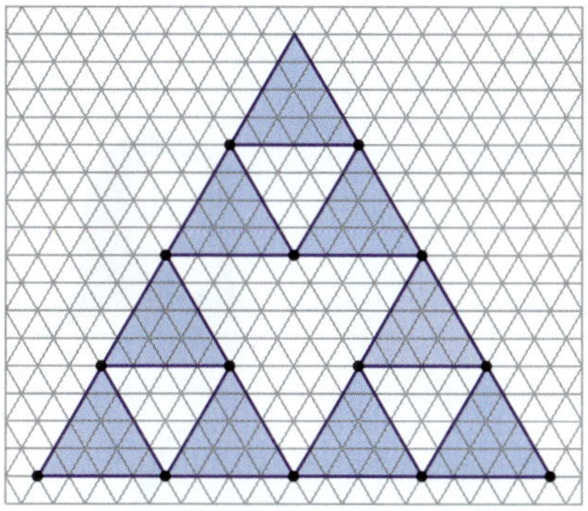

figura 2

Os triângulos pintados da figura 1, juntos, têm área equivalente a $\frac{3}{4}$ da área do triângulo inteiro e, na figura 2, cada um foi dividido em 4 triângulos iguais, dos quais 3 foram pintados. Assim, a área da parte pintada neste caso equivale a $\frac{3}{4}$ de $\frac{3}{4}$ da área do triângulo inteiro, ou seja, $\left(\frac{3}{4}\right) \cdot \left(\frac{3}{4}\right) = \left(\frac{3}{4}\right)^2 = \frac{9}{16}$.

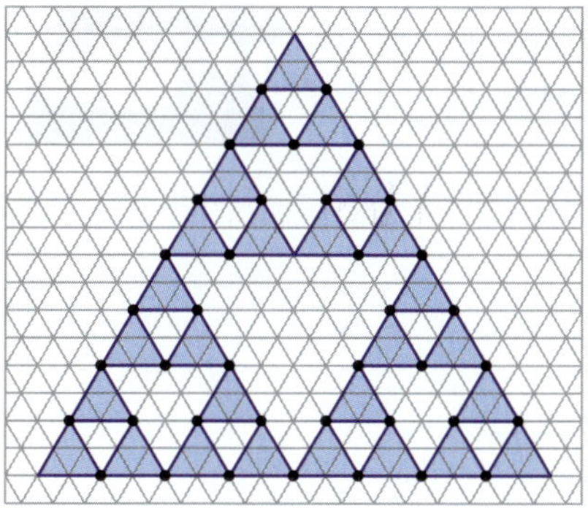

figura 3

Os triângulos pintados da figura 2, juntos, têm área equivalente a $\frac{9}{16}$ da área do triângulo inteiro e, na figura 3, cada um foi dividido em 4 triângulos iguais, dos quais 3 foram pintados. Assim, a área da parte pintada neste caso equivale a $\frac{3}{4}$ de $\frac{9}{16}$ da área do triângulo inteiro, ou seja, $\frac{3}{4} \cdot \frac{9}{16} = \left(\frac{3}{4}\right) \cdot \left(\frac{3}{4}\right) \cdot \left(\frac{3}{4}\right) = \left(\frac{3}{4}\right)^3 = \frac{27}{64}$.

Observe os resultados obtidos até aqui organizados no quadro a seguir.

| Figura | Relação com a área do triângulo inteiro |
|---|---|
| 0 | 1 |
| 1 | $\frac{3}{4}$ |
| 2 | $\left(\frac{3}{4}\right) \cdot \left(\frac{3}{4}\right) = \left(\frac{3}{4}\right)^2 = \frac{9}{16}$ |
| 3 | $\left(\frac{3}{4}\right) \cdot \left(\frac{3}{4}\right) \cdot \left(\frac{3}{4}\right) = \left(\frac{3}{4}\right)^3 = \frac{27}{64}$ |

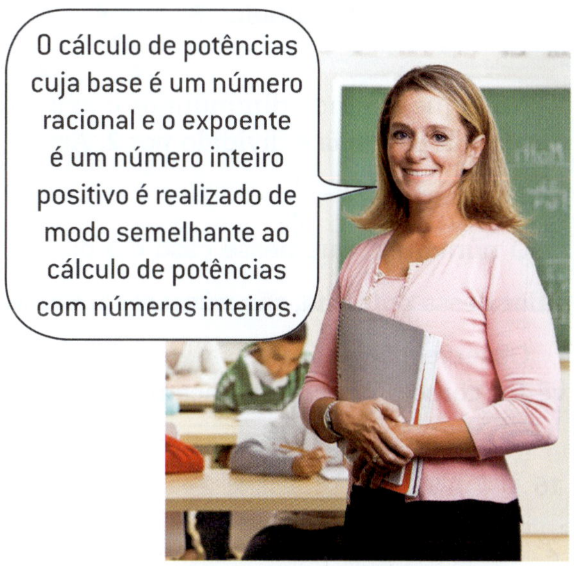
O cálculo de potências cuja base é um número racional e o expoente é um número inteiro positivo é realizado de modo semelhante ao cálculo de potências com números inteiros.

THINKSTOCK/GETTY IMAGES

Note que a base das potências obtidas a partir da figura 1 não são números inteiros. Continuaremos nosso estudo sobre potenciação, mas, agora, envolvendo potências que têm como base um número racional, seja na forma fracionária ou decimal, e com expoente inteiro.

Quando o expoente de uma potência é maior do que 1, seu valor é igual a um produto em que o número de fatores é igual ao expoente da potência e os fatores são iguais à base.

Exemplos:

a) $\left(-\frac{6}{5}\right)^3 = \left(-\frac{6}{5}\right) \cdot \left(-\frac{6}{5}\right) \cdot \left(-\frac{6}{5}\right) = -\frac{216}{125}$

b) $\left(-\frac{8}{9}\right)^2 = \left(-\frac{8}{9}\right) \cdot \left(-\frac{8}{9}\right) = +\frac{64}{81}$

c) $(+0{,}1)^4 = (+0{,}1) \cdot (+0{,}1) \cdot (+0{,}1) \cdot (+0{,}1) = +0{,}0001$

d) $(-2{,}1)^3 = (-2{,}1) \cdot (-2{,}1) \cdot (-2{,}1) = -9{,}261$

Quando o expoente de uma potência é igual a 1, seu valor é igual à base.

Exemplos:

a) $\left(+\frac{1}{5}\right)^1 = +\frac{1}{5}$

b) $\left(-\frac{3}{12}\right)^1 = -\frac{3}{12}$

c) $(+0{,}456)^1 = +0{,}456$

d) $(-14{,}77)^1 = -14{,}77$

Quando o expoente de uma potência de base diferente de zero é igual a zero, seu valor é igual a 1.

Exemplos:

a) $(+11)^0 = 1$

b) $\left(-\frac{5}{4}\right)^0 = 1$

c) $(-0{,}59)^0 = 1$

d) $\left(+\frac{15}{37}\right)^0 = 1$

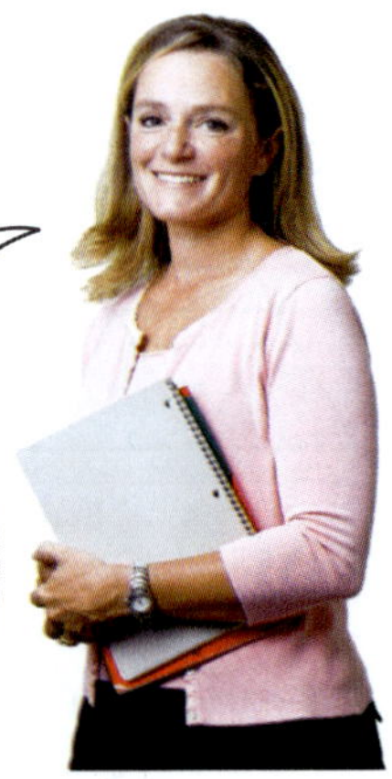
Quando a base e o expoente de uma potência são iguais a zero, a potência não está definida.

THINKSTOCK/GETTY IMAGES

## Potenciação de números racionais com expoentes inteiros negativos

Qual é o valor de $2^{-1}$?

Observe no esquema abaixo a sequência de potências de base 2 com expoentes decrescentes.

| | | −1 | | −1 | | −1 | | −1 | |
|---|---|---|---|---|---|---|---|---|---|
| Potência | $2^3$ | | $2^2$ | | $2^1$ | | $2^0$ | | $2^{-1}$ |
| Resultado | 8 | | 4 | | 2 | | 1 | | ? |
| | | :2 | | :2 | | :2 | | :2 | |

Note que, quando diminuímos o expoente da potência em 1 unidade, o valor da potência é dividido por 2. Assim, para obter o valor de $2^{-1}$, podemos fazer $1 : 2 = \frac{1}{2}$.

O número 2, que nesse caso é a base da potência $2^{-1}$, e o número $\frac{1}{2}$, valor dessa potência, são **números inversos**, pois $2 \cdot \frac{1}{2} = 1$.

- Seguindo o raciocínio apresentado ao lado, qual é o valor de $2^{-2}$? E de $2^{-3}$?

Observe a seguir outros números inversos e note que podemos escrevê-los como potências de mesma base.

| 16 | 8 | 4 | 2 | 1 | $\frac{1}{2}$ | $\frac{1}{4}$ | $\frac{1}{8}$ | $\frac{1}{16}$ |
|---|---|---|---|---|---|---|---|---|
| $2^4$ | $2^3$ | $2^2$ | $2^1$ | $2^0$ | $2^{-1}$ | $2^{-2}$ | $2^{-3}$ | $2^{-4}$ |

Temos que:

- $2^{-1}$ é o inverso de $2^1$.
- $2^{-2}$ é o inverso de $2^2$.
- $2^{-3}$ é o inverso de $2^3$.
- $2^{-4}$ é o inverso de $2^4$.

> A potência de base racional diferente de zero e expoente inteiro negativo é igual ao inverso da base inicial elevado ao oposto do expoente inicial.

Exemplos:

a) $\left(\frac{1}{3}\right)^{-2} = \left(\frac{3}{1}\right)^{2} = 9$

inverso de $\frac{1}{3}$

b) $\left(\frac{5}{6}\right)^{-3} = \left(\frac{6}{5}\right)^{3} = \frac{216}{125}$

inverso de $\frac{5}{6}$

c) $(-4)^{-5} = \left(-\frac{1}{4}\right)^{5} = -\frac{1}{1024}$

inverso de $-4$

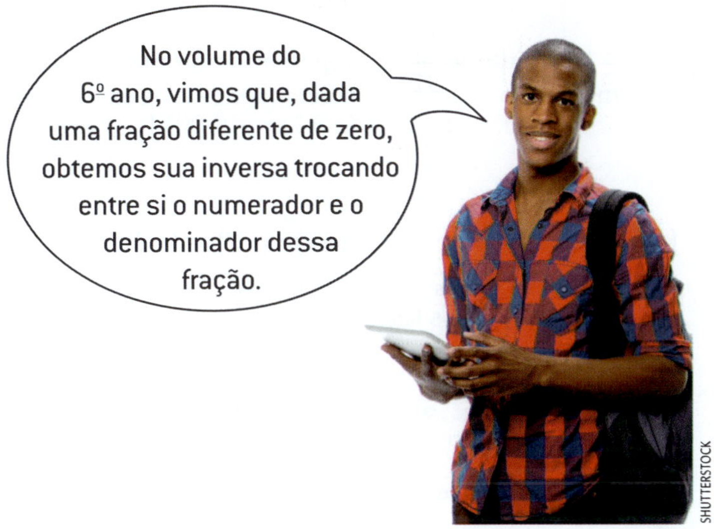
No volume do 6º ano, vimos que, dada uma fração diferente de zero, obtemos sua inversa trocando entre si o numerador e o denominador dessa fração.
SHUTTERSTOCK

## ATIVIDADES

**31.** Calcule o resultado de cada potência a seguir.

a) $4^1$

b) $(-3)^3$

c) $\left(-\frac{2}{7}\right)^2$

d) $\left(\frac{1}{2}\right)^5$

e) $\left(\frac{5}{3}\right)^2$

f) $(1{,}2)^3$

g) $-(0{,}25)^2$

h) $(5{,}1)^3$

**32.** Em cada caso, indique qual é o maior número. Registre a resposta em seu caderno.

a) $\left(\frac{1}{3}\right)^3$ ou $\left(\frac{1}{5}\right)^3$

b) $\left(\frac{1}{4}\right)^2$ ou $\left(\frac{1}{4}\right)^6$

**33.** Calcule o valor de cada potência a seguir.

a) $2^{-4}$

b) $(-5)^{-1}$

c) $(0{,}25)^{-2}$

d) $\left(\frac{3}{4}\right)^{-2}$

e) $(-2{,}6)^{-2}$

f) $(3^{-3})^2$

g) $(0{,}02)^{-3}$

h) $\left(-\frac{3}{8}\right)^{-2}$

**34.** As potências de base dez e expoentes negativos recebem nomes especiais:

| Potência | Nome |
|---|---|
| $10^{-3}$ | mili |
| $10^{-6}$ | micro |
| $10^{-9}$ | nano |
| $10^{-12}$ | pico |

Escreva, na forma decimal, cada número a seguir.

a) 1 micro

b) 12 mili

c) 7 nano

d) 3 pico

**35.** Escreva, em ordem crescente, os números a seguir. Use o símbolo $<$.

$-(2)^4$ $\quad 4^{-2}$ $\quad (-4)^2$ $\quad -2^{-4}$

## Propriedades da potenciação

As propriedades a seguir são válidas para potenciações com potências que têm como base um número racional diferente de zero e como expoente, um número inteiro.

- **Multiplicação de potências de mesma base**

> Na multiplicação de potências de mesma base, o produto é obtido mantendo-se a base e adicionando-se os expoentes.

Exemplos:

a) $(-2)^3 \cdot (-2)^2 = \underbrace{\underbrace{(-2) \cdot (-2) \cdot (-2)}_{\text{3 fatores}} \cdot \underbrace{(-2) \cdot (-2)}_{\text{2 fatores}}}_{\text{5 fatores}} = (-2)^5$

b) $\left(\frac{1}{3}\right)^4 \cdot \left(\frac{1}{3}\right)^3 = \underbrace{\underbrace{\frac{1}{3} \cdot \frac{1}{3} \cdot \frac{1}{3} \cdot \frac{1}{3}}_{\text{4 fatores}} \cdot \underbrace{\frac{1}{3} \cdot \frac{1}{3} \cdot \frac{1}{3}}_{\text{3 fatores}}}_{\text{7 fatores}} = \left(\frac{1}{3}\right)^7$

- **Divisão de potências de mesma base**

> Na divisão de potências de mesma base, o quociente é obtido mantendo-se a base e subtraindo-se os expoentes.

Exemplos:

a) $(-5)^5 : (-5)^2 = \dfrac{\overbrace{(-5) \cdot (-5) \cdot (-5) \cdot \cancel{(-5)} \cdot \cancel{(-5)}}^{\text{5 fatores}}}{\underbrace{\cancel{(-5)} \cdot \cancel{(-5)}}_{\text{2 fatores}}} = \underbrace{(-5) \cdot (-5) \cdot (-5)}_{\text{3 fatores}} = (-5)^3$

b) $(0{,}5)^4 : (0{,}5)^3 = \dfrac{\overbrace{(0{,}5) \cdot \cancel{(0{,}5)} \cdot \cancel{(0{,}5)} \cdot \cancel{(0{,}5)}}^{\text{4 fatores}}}{\underbrace{\cancel{(0{,}5)} \cdot \cancel{(0{,}5)} \cdot \cancel{(0{,}5)}}_{\text{3 fatores}}} = \underbrace{0{,}5}_{\text{1 fator}}$

- **Potência de uma potência**

> A potência de uma potência é obtida mantendo-se a base e multiplicando-se os expoentes.

Exemplos:

a) $[(-6)^3]^2 = (-6)^3 \cdot (-6)^3 = (-6)^{3+3} = (-6)^{2 \cdot 3} = (-6)^6$

b) $\left[\left(\frac{1}{3}\right)^2\right]^4 = \left(\frac{1}{3}\right)^2 \cdot \left(\frac{1}{3}\right)^2 \cdot \left(\frac{1}{3}\right)^2 \cdot \left(\frac{1}{3}\right)^2 = \left(\frac{1}{3}\right)^{2+2+2+2} = \left(\frac{1}{3}\right)^{4 \cdot 2} = \left(\frac{1}{3}\right)^8$

## ATIVANDO HABILIDADES

(Obmep – Banco de questões) O valor de $\dfrac{0,00001 \cdot (0,01)^2 \cdot 1\,000}{0,001}$ é:

a) $10^{-1}$ b) $10^{-2}$ c) $10^{-3}$ d) $10^{-4}$ e) 1

### Entendimento do problema

Observe que quatro dos cinco possíveis valores da expressão dada estão escritos como potências de base 10 (itens **a**, **b**, **c**, **d**) e o número 1 (item **e**) pode ser escrito como $10^0$. Além disso, os termos da expressão também podem ser escritos como potência de base 10, o que nos permite concluir que podemos reescrever a expressão nessa base e realizar as operações para chegar ao valor da expressão.

### Elaboração de uma estratégia

Vamos escrever todos os termos da expressão dada como potências de base 10. Em seguida, aplicar as propriedades da potenciação para reescrever essa expressão como uma única potência de base 10.

### Execução da estratégia

Escrevendo cada termo da expressão como potência de base 10, temos:

$0,00001 = 10^{-5}$ $0,01 = 10^{-2}$ $1\,000 = 10^3$ $0,001 = 10^{-3}$

Assim, $\dfrac{0,00001 \cdot (0,01)^2 \cdot 1\,000}{0,001} = \dfrac{10^{-5} \cdot (10^{-2})^2 \cdot 10^3}{10^{-3}}$.

Primeiro, aplicamos a propriedade da potência de uma potência:

$(10^{-2})^2 = 10^{-4}$

Então, $\dfrac{10^{-5} \cdot (10^{-2})^2 \cdot 10^3}{10^{-3}} = \dfrac{10^{-5} \cdot 10^{-4} \cdot 10^3}{10^{-3}}$.

Depois, aplicamos a propriedade da multiplicação de potências de mesma base:

$10^{-5} \cdot 10^{-4} \cdot 10^3 = 10^{(-5)+(-4)+3} = 10^{-6}$

Então, $\dfrac{10^{-5} \cdot (10^{-2})^2 \cdot 10^3}{10^{-3}} = \dfrac{10^{-5} \cdot 10^{-4} \cdot 10^3}{10^{-3}} = \dfrac{10^{-6}}{10^{-3}}$.

Por fim, aplicamos a propriedade da divisão de potências de mesma base:

$10^{-6} : 10^{-3} = 10^{(-6)-(-3)} = 10^{-3}$

Então, $\dfrac{10^{-5} \cdot (10^{-2})^2 \cdot 10^3}{10^{-3}} = \dfrac{10^{-5} \cdot 10^{-4} \cdot 10^3}{10^{-3}} = \dfrac{10^{-6}}{10^{-3}} = 10^{-3}$.

Portanto, o valor da expressão é $10^{-3}$.

### Análise da solução

Podemos fazer a verificação da solução utilizando uma calculadora: calculamos o valor da expressão dada e, depois, verificamos se o valor obtido é igual a 0,001.

Resposta: alternativa **c**.

### É a sua vez!

(Obmep – Banco de questões) Qual é o valor de $2^6 + 2^6 + 2^6 + 2^6 - 4^4$?

a) 0 b) 2 c) 4 d) $4^2$ e) $4^4$

## ATIVIDADES

**36.** Escreva cada expressão a seguir como uma única potência.

a) $2^2 \cdot 2^3 \cdot 2^4$

b) $3^5 : 3^2$

c) $(10^3 \cdot 10^5) : 10$

d) $[(4)^2]^7$

e) $[(3)^3]^5 : (3^2)^0$

f) $(7^2 \cdot 7^5)^2 : (7^4 \cdot 7^2)$

**37.** Podemos afirmar que $2^{10}$ é igual a $4^5$? Justifique sua resposta.

**38. Calculadora**

Aperte as teclas indicadas em cada caso na calculadora. Depois, em seu caderno, escreva o resultado obtido como uma única potência.

a) [2] [×] [=] [=] [=] [=] [=]

b) [3] [×] [=] [=] [=] [=]

**39.** Observe a expressão a seguir e responda às questões.

$$\frac{2\,401^2 \cdot 117\,649 \cdot 49^3}{343^3 \cdot 7^4 \cdot 16\,807}$$

a) Os números 2 401, 117 649, 343 e 16 807 podem ser escritos como uma potência de mesma base. Qual é essa base?

b) Qual é o valor dessa expressão?

**Resolução**

a) Base 7, pois $2\,401 = 7^4$, $117\,649 = 7^6$, $343 = 7^3$, $16\,807 = 7^5$.

b) $\frac{2\,401^2 \cdot 117\,649 \cdot 49^3}{343^3 \cdot 7^4 \cdot 16\,807} = \frac{(7^4)^2 \cdot 7^6 \cdot (7^2)^3}{(7^3)^3 \cdot 7^4 \cdot 7^5} = \frac{7^8 \cdot 7^6 \cdot 7^6}{7^9 \cdot 7^4 \cdot 7^5} = 7^2$

**40.** Determine o valor da seguinte expressão:
$\{[(3^7 \cdot 3 \cdot 3^8 \cdot 3 : 3^9 \cdot 3^4)^4]^5\}^2$

**41.** Veja como Júlia fez para calcular o resultado de $4^{20} + 4^{20} + 4^{20}$. Observe a cena abaixo e faça o que se pede a seguir.

$4^{20} + 4^{20} + 4^{20} + 4^{20} =$
$= (2^2)^{20} + (2^2)^{20} + (2^2)^{20} + (2^2)^{20} =$
$= 2^{40} + 2^{40} + 2^{40} + 2^{40}$

ILUSTRAÇÕES: WYM DESIGN

Escreva a soma obtida por Júlia como uma única potência.

**42.** Observe a representação abaixo e responda à questão.

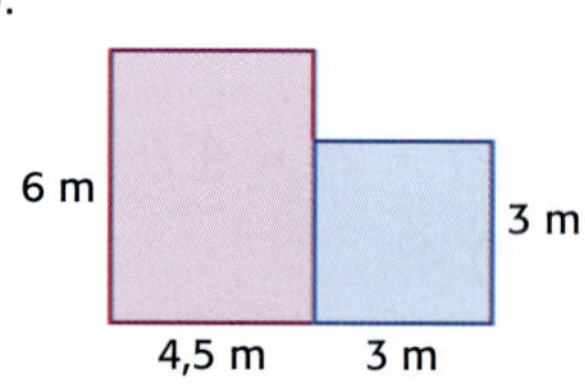


Qual das expressões a seguir expressa, em metro quadrado, a área total da figura representada?

a) $2 \cdot 3^2 + 3$

b) $3^3 + 3^2$

c) $3^2 \cdot 3$

d) $3^2 + 3^2$

**43.** Uma folha de papel foi dobrada ao meio cinco vezes seguidas. Expresse, na forma de potência, a fração correspondente à superfície da folha visível após a quinta dobra.

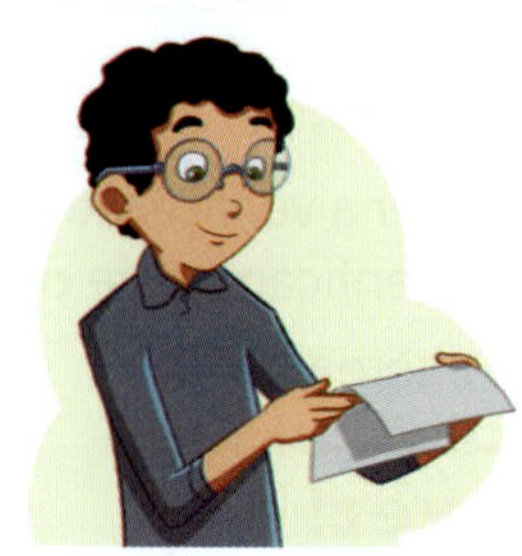

ESTÚDIO LAB 307

**44.** Escreva a expressão a seguir como uma única potência.

$$\frac{(10)^2 \cdot (10^{-3})^2}{10 \cdot 10^5}$$

# Raiz quadrada de um número racional

Considere um quadrado de 25 cm² de área. Quanto mede, em centímetro, o comprimento dos lados desse quadrado?

No volume do 6º ano, vimos que, em casos como esse, para responder a essa pergunta, precisamos determinar o número natural que multiplicado por ele mesmo resulte em 25, isto é, precisamos calcular a **raiz quadrada** no número dado, no caso, 25.

Assim, temos que a raiz quadrada de 25 é igual a 5, pois $5 \cdot 5 = 25$. Em símbolos: $\sqrt{25} = 5$.

Agora, considere a figura a seguir, que representa um quadrado de 1 m de lado.

Na figura ao lado:

- O quadrado maior tem área igual a 1 m² e é formado por 100 quadrados menores iguais; cada um deles tem área igual a 0,01 m² (1 centésimo de metro quadrado).
- O quadrado colorido é formado por 64 quadrados menores; portanto, sua área é igual a 0,64 m².
- O comprimento do lado do quadrado colorido mede 0,8 m.

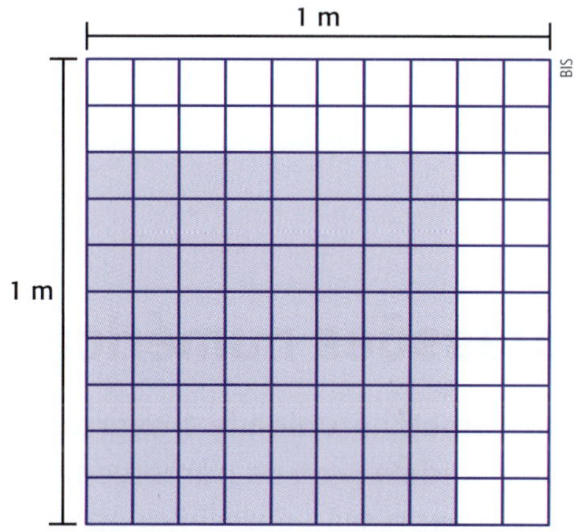


Observe que o número 0,8 elevado ao quadrado resulta em 0,64. Dizemos que 0,8 é a raiz quadrada de 0,64, pois $0{,}8 \cdot 0{,}8 = 0{,}64$. Em símbolos: $\sqrt{0{,}64} = 0{,}8$.

A raiz quadrada de um número racional dado é um número não negativo que, quando elevado ao quadrado, resulta no número dado.

Retomando o exemplo anterior, veja que existe outro número racional que elevado ao quadrado resulta em 0,64:

$$(-0{,}8)^2 = (-0{,}8) \cdot (-0{,}8) = 0{,}64$$

Mas, pela definição apresentada acima, a raiz quadrada de um número racional deve ser um **número não negativo**. Desse modo, temos que $\sqrt{0{,}64} = +0{,}8$.

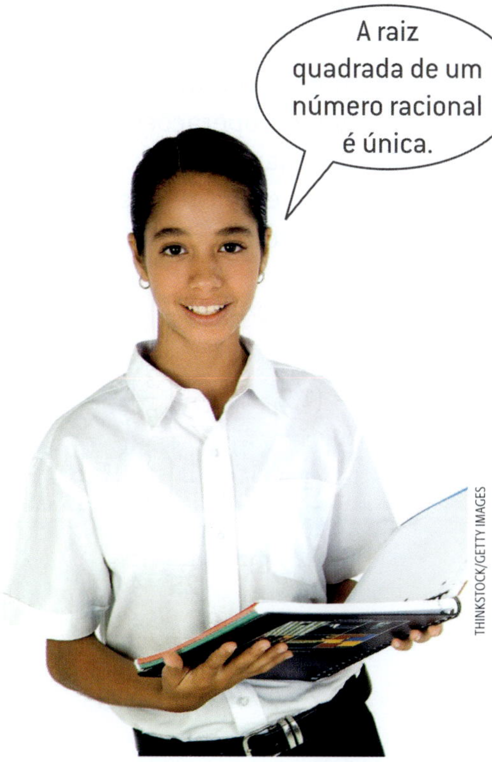


Veja alguns exemplos de raízes quadradas de números racionais:

- $\sqrt{0{,}36} = 0{,}6$, pois $(0{,}6)^2 = 0{,}36$.
- $\sqrt{\frac{9}{25}} = \frac{3}{5}$, pois $\left(\frac{3}{5}\right)^2 = \frac{9}{25}$.
- $\sqrt{0{,}25} = 0{,}5$, pois $(0{,}5)^2 = 0{,}25$.

**Observações:**

- $\sqrt{-3{,}25}$ **não** é um número racional, pois não existe um número racional que elevado ao quadrado resulte em $-3{,}25$.
- $\sqrt{2}$ **não** é um número racional, pois não existe um número racional que elevado ao quadrado resulte em 2.
- Para que a raiz quadrada de um número racional dado seja um número racional, o número dado tem de ser um número racional **quadrado perfeito**.

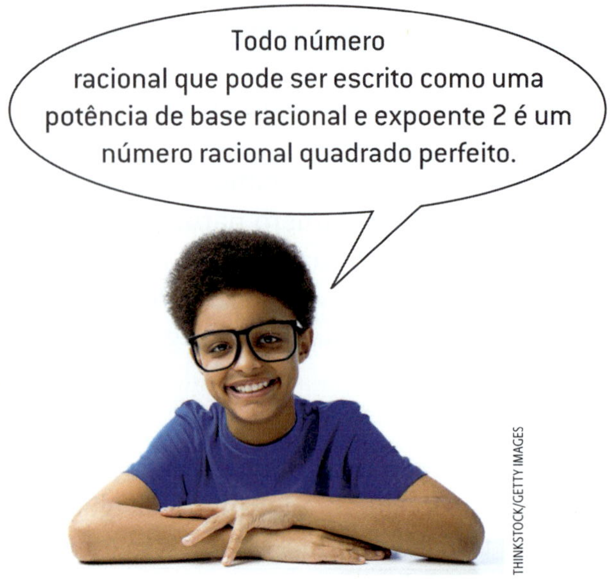

THINKSTOCK/GETTY IMAGES

# Expressões numéricas envolvendo números racionais

Estudamos na unidade 1 expressões numéricas envolvendo números inteiros e, agora, vamos estender a ideia para os números racionais.

- Se a expressão apresenta apenas as operações conhecidas até agora, devemos realizá-las na ordem seguinte:
  1º) Começamos pela potenciação e raiz quadrada, na ordem em que aparecem.
  2º) Depois calculamos a multiplicação e a divisão, na ordem em que aparecem.
  3º) Por fim, efetuamos a adição e a subtração, na ordem em que aparecem.
- Se a expressão apresenta parênteses, colchetes ou chaves, primeiro devemos realizar as operações indicadas no interior dos parênteses na ordem descrita anteriormente; em seguida, resolvemos as operações dos colchetes e, por fim, as das chaves.

Vamos utilizar essas regras para resolver a seguinte expressão numérica:

$$(1{,}2 - 2^2)^2 - \left(\frac{5}{3}\right)^{-2} \cdot \left(\frac{1}{2}\right)^2 =$$
$$= (1{,}2 - 4)^2 - \left(\frac{3}{5}\right)^2 \cdot \frac{1}{4} =$$
$$= (1{,}2 - 4)^2 - \left(\frac{9}{25}\right) \cdot \frac{1}{4} =$$
$$= (-2{,}8)^2 - \frac{9}{25} \cdot \frac{1}{4} =$$
$$= 7{,}84 - \frac{9}{100} =$$
$$= 7{,}84 - 0{,}09 = 7{,}75$$

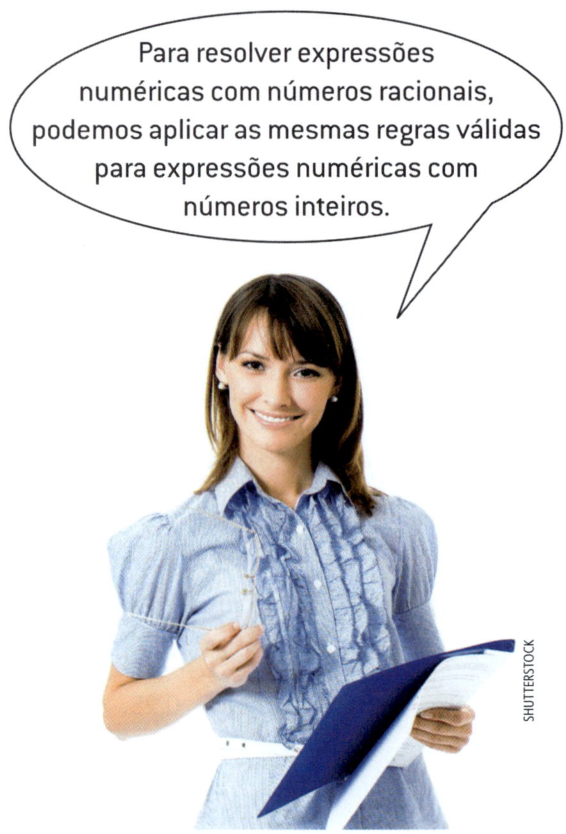
Para resolver expressões numéricas com números racionais, podemos aplicar as mesmas regras válidas para expressões numéricas com números inteiros.
SHUTTERSTOCK

## ATIVIDADES

**45.** Veja como Rodrigo calculou o resultado de $\sqrt{0{,}04}$ e de $\sqrt{0{,}09}$.

BIS

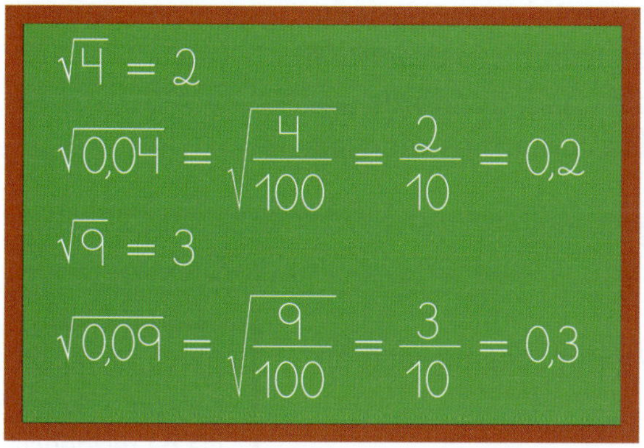
$\sqrt{4} = 2$
$\sqrt{0{,}04} = \sqrt{\frac{4}{100}} = \frac{2}{10} = 0{,}2$
$\sqrt{9} = 3$
$\sqrt{0{,}09} = \sqrt{\frac{9}{100}} = \frac{3}{10} = 0{,}3$

Use a estratégia de Rodrigo e calcule:

a) $\sqrt{0{,}16}$

b) $\sqrt{0{,}25}$

c) $\sqrt{0{,}36}$

**46.** Copie cada item a seguir em seu caderno, substituindo os ■ pelos números corretos.

a) $(0{,}4)^2 =$ ■ e $\sqrt{0{,}16} =$ ■

b) $\left(\frac{4}{9}\right)^2 =$ ■ e $\sqrt{\frac{16}{81}} =$ ■

c) $(0{,}5)^2 =$ ■ e $\sqrt{0{,}25} =$ ■

d) $\left(\frac{2}{7}\right)^2 =$ ■ e $\sqrt{\frac{4}{49}} =$ ■

**47.** Determine, em metro, a medida do lado de um quadrado cuja área é igual a 0,81 m².

**48.** Calcule o resultado de cada expressão a seguir.

a) $\sqrt{0{,}64} + \sqrt{81} + \sqrt{0{,}09}$

b) $\sqrt{25} + (0{,}1)^2$

c) $(0{,}5)^{-2} : \left[\left(\frac{1}{2}\right)^3 \cdot \left(\frac{4}{3}\right)^2\right]$

# Média aritmética

Veja a seguir um recorte da conta de luz da residência de Murilo referente ao mês de junho de 2015. Neste recorte é possível verificar o consumo dos últimos 6 meses.

| Valor da Energia | Valor da Transmissão | Valor da Distribuição |
|---|---|---|
| 18,60 | 0,91 | 10,78 |
| Encargos Setoriais | Tributos | Total |
| 2,13 | 10,47 | 42,89 |

| | ICMS R$ | Total da Nota Fiscal R$ |
|---|---|---|
| Base de Cálculo | 42,89 | *******42,89 |
| Alíquota | 19% | |
| Valor (já incluído no preço) | 8,15 | |

LIGHT

| PIS Alíquota 0,960% | COFINS Alíquota 4,420% |
|---|---|
| R$ 0,41 | R$ 1,89 |

| VENCIMENTO | TOTAL A PAGAR R$ |
|---|---|
| 25/06/2015 | *******44,14 |

Valores já incluídos no preço (PIS - Lei 10.637/02 / COFINS - Lei 10.833/03 / REH ANEEL vigente)

| Tarifas em R$/kWh (sem imposto) | |
|---|---|
| TUSD+TE | |
| 0,30902 | |

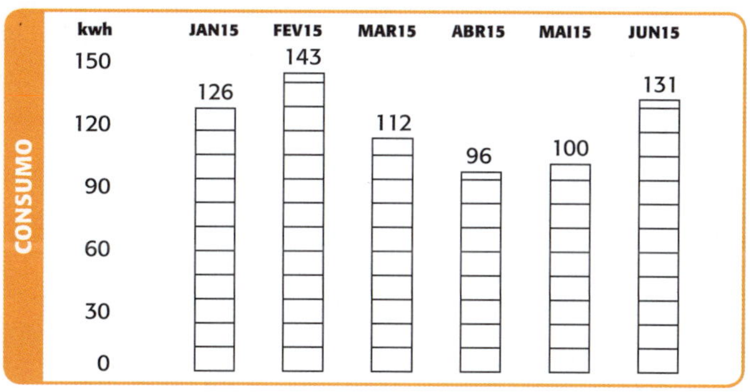


Quantos quilowatts-hora (kWh) de energia elétrica foram consumidos, em média, por mês na residência de Murilo?

**Quilowatt-hora:** unidade de medida de energia representado por kWh.

Para responder a essa pergunta, vamos começar analisando as informações apresentadas na conta de energia elétrica da residência de Murilo.

Observe o histórico de consumo de energia elétrica dos últimos seis meses e note que em cada mês houve um consumo diferente. Para calcular o consumo médio, devemos determinar o consumo total nesse período, adicionando os consumos mensais e, em seguida, distribuir igualmente o resultado obtido entre os meses considerados, neste caso, dividindo por 6. Isto é, precisamos calcular a **média aritmética** dos consumos mensais durante os 6 meses. Assim, temos:

Consumo total: $126 + 143 + 112 + 96 + 100 + 131 = 708$

Consumo médio: $\frac{708}{6} = 118$

Portanto, foram consumidos, em média, 118 kWh por mês na residência de Murilo no período considerado.

- Em quais meses o consumo de energia na residência de Murilo foi inferior ao consumo médio?

A **média aritmética** de um conjunto de números é obtida adicionando-se esses números e, em seguida, dividindo a soma obtida pelo número de parcelas consideradas.

## ATIVIDADES

**49. Calculadora**

Calcule a média aritmética dos números em cada caso.

a) 1, 2, 3, 4, 5, 6, 7, 8, 9, 10

b) 4,5; 5,7; 8,4; 3,2; 4,7

c) 1 500; 3 058; 410,5; 854,6; 41,8; 256

**50. Calculadora**

A tabela a seguir mostra a altura dos atletas da seleção brasileira de vôlei de 2014.

**Altura dos atletas da seleção brasileira de vôlei de 2014**

| Nome | Altura (m) |
|---|---|
| Bruno Mossa de Rezende | 1,90 |
| Douglas Souza | 1,98 |
| Eder Carbonera | 2,04 |
| Felipe Lourenço Silva | 1,88 |
| Gustavo Bonnatto | 2,14 |
| Isac Viana Santos | 2,05 |
| Luiz Felipe Marques Fonteles | 1,96 |
| Lucas Saatkamp | 2,09 |
| Ricardo Lucarelli Santos de Souza | 1,95 |
| Lucas Eduardo Lóh | 1,95 |
| Mario da Silva Pedreira Júnior | 1,92 |

| Nome | Altura (m) |
|---|---|
| Maurício Borges Almeida Silva | 1,99 |
| Maurício Luiz de Souza | 2,09 |
| Murilo Endres | 1,90 |
| Murilo Radke | 1,94 |
| Rafael Araújo | 2,06 |
| Raphael Vieira de Oliveira | 1,90 |
| Sidnei dos Santos Júnior | 2,03 |
| Theo Fabrício Nery | 1,99 |
| Leandro Vissotto das Neves | 2,12 |
| Wallace Leandro de Souza | 1,98 |
| William Peixoto Arjona | 1,85 |

Fonte: CBV. Disponível em: <http://www.cbv.com.br/v1/ligamundial/infobrasil.asp>. Acesso em: 7 maio 2015.

A altura média dos atletas da seleção brasileira de vôlei de 2014 é maior do que 2 m? Justifique.

# teia do saber

1. Observe no quadro a seguir o tempo gasto pelos seis primeiros colocados em uma prova de 100 metros rasos.

| Atleta | Tempo (s) |
|---|---|
| Caio Medeiros | 9,79 |
| Eduardo Fonseca | 9,81 |
| Felipe Oliveira | 9,65 |
| Marcelo Reis | 9,77 |
| Anderson Batista | 9,63 |
| Guilherme Oliveira | 9,75 |

a) Registre, em ordem crescente, o tempo que cada atleta gastou para realizar a prova. Use o símbolo $<$.

b) Sabendo que o primeiro colocado é o atleta que realizou a prova em menor tempo, qual atleta recebeu a medalha de ouro?

c) Qual é a diferença entre o tempo do primeiro colocado e o do sexto colocado?

2. Calcule o perímetro do quadrado representado a seguir.

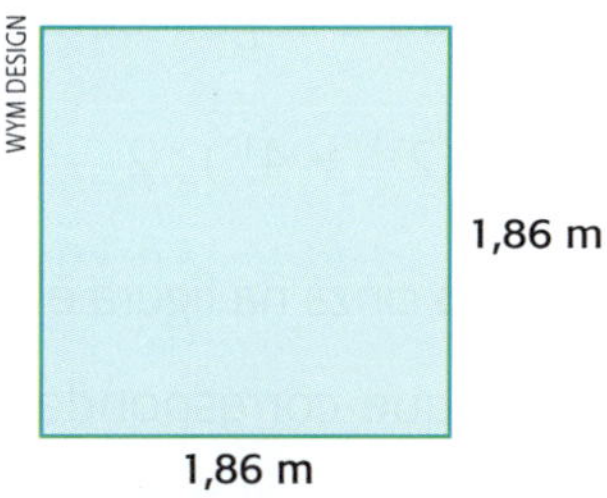


WYM DESIGN

3. Em um quadrado mágico, a soma dos números em cada linha, coluna ou diagonal é sempre a mesma. Copie o quadrado mágico a seguir em seu caderno e complete-o com os números que estão faltando.

| | | |
|---|---|---|
| | | $\frac{3}{5}$ |
| | $\frac{1}{2}$ | |
| 0,4 | 0,5 | |

4. Luísa deseja comprar uma televisão e pesquisou o preço em duas lojas diferentes. Veja a seguir os preços obtidos por ela e responda à questão.

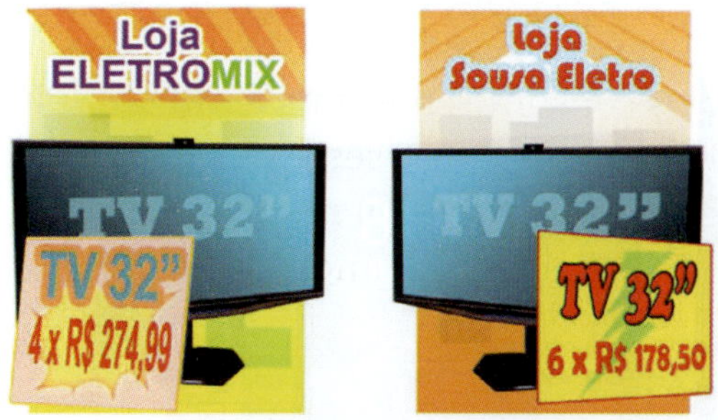
Loja
ELETROMIX
TV 32"
4 x R$ 274,99
Loja
Sousa Eletro
TV 32"
6 x R$ 178,50

DAWIDSON FRANÇA

Qual é a diferença, em reais, entre o preço da Loja Eletromix e o da Loja Sousa Eletro?

5. Uma das provas mais tradicionais do automobilismo mundial é a das *Quinhentas Milhas de Indianápolis*, realizada nos Estados Unidos da América (EUA), na qual o piloto deve percorrer 500 milhas durante a prova. **Milha** é uma unidade de medida de comprimento que equivale, aproximadamente, a 1,609 km. De acordo com essas informações, responda à questão a seguir.

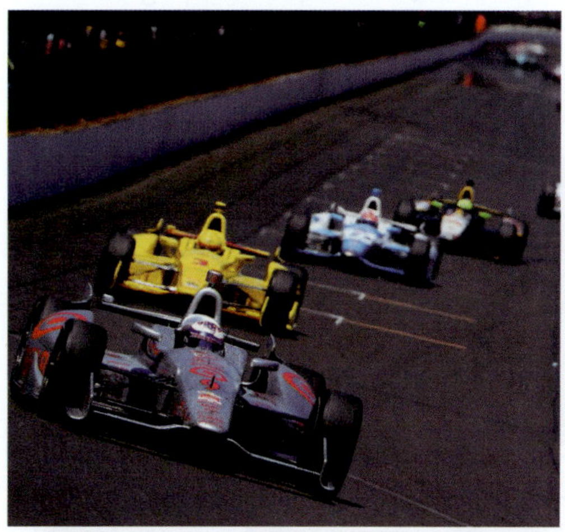

ROBERT LABERGE/GETTY IMAGES

Prova de Quinhentas Milhas de Indianápolis, EUA.

De quantos quilômetros é essa prova?

6. Substitua os ■ na sentença a seguir pelos números racionais $-\frac{3}{4}$, 0,2 e $-3{,}5$, de modo a torná-la verdadeira.

$$[(■ : ■) + ■] = -\frac{73}{4}$$

**7.** Alessandra tem um carro cujo tanque tem capacidade para 60 litros de combustível. Ao parar em um posto para abastecer, pediu ao funcionário para completar o tanque. Observe a cena a seguir e responda às questões.

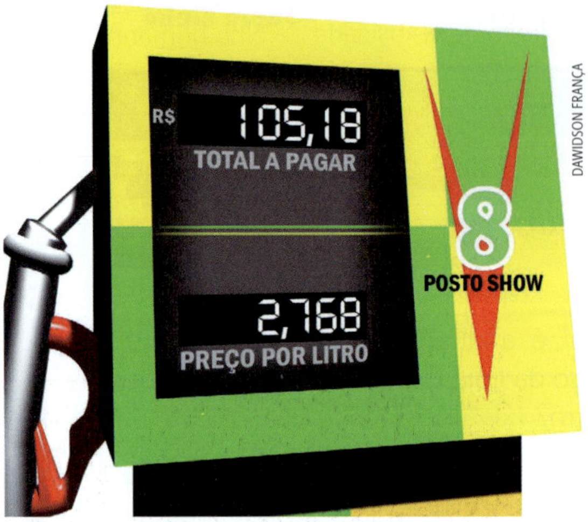

DAWIDSON FRANÇA

a) Qual é o preço do litro de gasolina nesse posto?

b) Quantos litros de combustível foram necessários para completar o tanque do carro?

**8.** Marcos comprou latas de suco ao preço de R$ 2,30 cada. Sabendo que ele pagou com uma cédula de R$ 20,00 e recebeu R$ 3,90 de troco, descubra quantas latas de suco ele comprou ao todo.

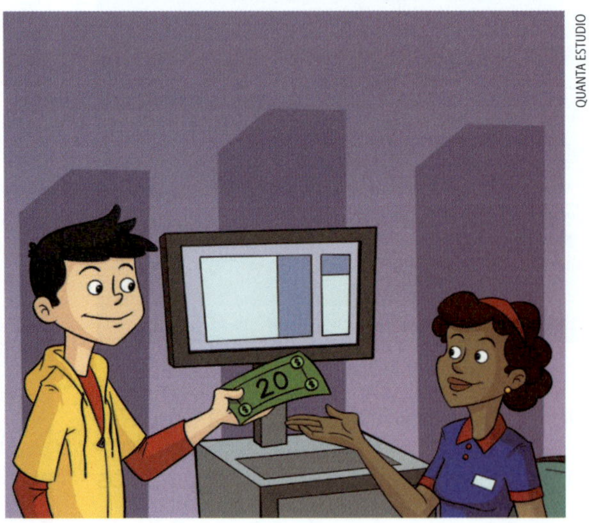

QUANTA ESTUDIO

**9.** Diego encheu 6 copos idênticos com suco de laranja. Se cada copo contém 355 mL de suco, quantos litros de suco de laranja há ao todo nos 6 copos?

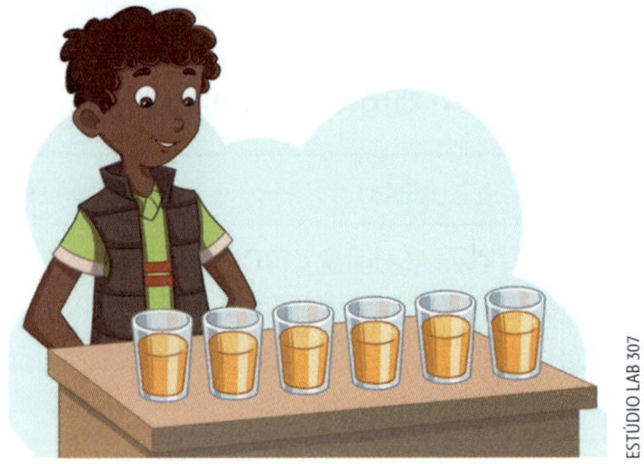
ESTÚDIO LAB 307

**10.** Felipe comprou 12 bombons para presentear seus amigos. Sabendo que cada bombom tem massa igual a 23,5 g e custa R$ 3,50, responda:

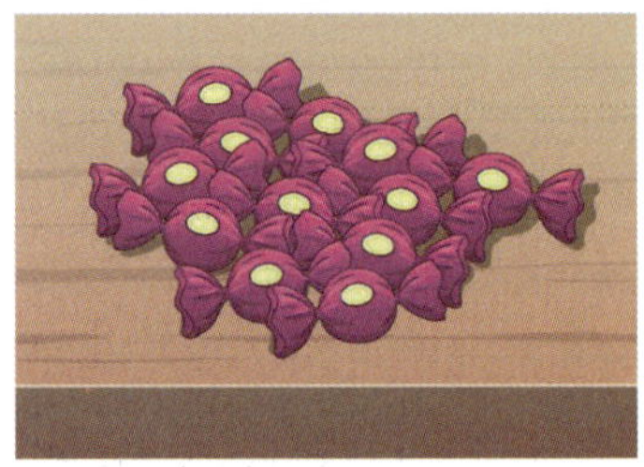
ESTÚDIO LAB 307

a) Quantos reais Felipe gastou ao todo com a compra dos bombons?

b) Qual é a massa, em grama, dos 12 bombons juntos?

**11.** Use as propriedades da potenciação para escrever a expressão a seguir como uma única potência.

$$(2^{21} + 4^{12}) : 2$$

**12.** (Obmep) A região cinza na figura é um quadrado de área 36 cm² que corresponde a $\frac{3}{8}$ da área do retângulo ABCD. Qual é o perímetro desse retângulo?

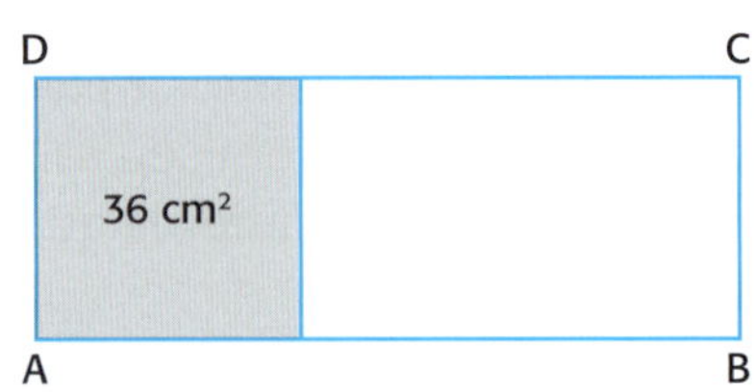

WYM DESIGN

a) 44 cm
b) 46 cm
c) 48 cm
d) 50 cm
e) 52 cm

**13.** Escreva, na forma decimal, o valor da expressão a seguir.

$$1 + \cfrac{2}{1 + \cfrac{3}{1 + 4}}$$

teia integrada

**14.** Leia o texto e faça o que se pede a seguir.

A magnitude corresponde ao brilho dos astros, tal como é percebido pelos nossos olhos. Por conta de uma antiga tradição que remonta aos gregos (especificamente ligada ao astrônomo Hiparcus, século II a.C.) o brilho das estrelas é representado por essa grandeza chamada magnitude. As mais brilhantes estrelas do céu eram chamadas de primeira grandeza, ou primeira magnitude, seguidas pelas de segunda, terceira e assim por diante, até a sexta, que marca o limite de visibilidade do olho humano. O conceito foi ampliado e refinado para comportar os astros que passaram a ser observados após a invenção do telescópio, bem como aquelas ainda mais brilhantes que as estrelas de primeira magnitude (por exemplo: o Sol, a Lua e alguns planetas), além de magnitudes fracionárias. A tabela abaixo relaciona a magnitude de seis estrelas vistas como as mais brilhantes estrelas do céu e também a magnitude dos planetas visíveis a olho nu em suas melhores fases de observação.

**Magnitude dos planetas e estrelas mais brilhantes vistos no céu**

| Nome | Tipo de objeto | Magnitude aparente |
|---|---|---|
| Sol | estrela | −26,8 |
| Vênus | planeta | −4,3 |
| Júpiter | planeta | −2,7 |
| Marte | planeta | −2,52 |
| Sirius | estrela | −1,46 |
| Mercúrio | planeta | −1,2 |
| Canopus | estrela | −0,72 |
| Saturno | planeta | −0,6 |
| Arcturus | estrela | −0,04 |
| Rigil Kentaurus | estrela | −0,01 |
| Vega | estrela | 0,03 |

Disponível em: <http://www.cdcc.usp.br/cda/sessao-astronomia/2012/Oposicao-Marte-03032012-texto.docx>. Acesso em: 9 mar. 2015.

De acordo com essas informações, responda às questões a seguir.

a) Dos astros indicados na tabela, qual tem o maior brilho aparente?

b) E das estrelas indicadas na tabela, qual é a segunda mais brilhante?

c) Escreva, em ordem decrescente, a magnitude aparente dos planetas. Use o símbolo >.

## Encerrando a unidade

**Nesta unidade você teve a oportunidade de estudar como as frações e os números na forma decimal podem ser organizados em um mesmo conjunto numérico — o conjunto dos números racionais. Reflita sobre o que você estudou e faça o que se pede a seguir.**

**a) Dê dois exemplos de situações do cotidiano em que você reconhece o uso de números racionais.**

**b) Elabore um cartaz com manchetes de jornais ou revistas nas quais apareçam números racionais. Depois, faça uma apresentação de seu cartaz aos colegas de classe.**

**c) Retome o tema da abertura desta unidade: em que outros exames médicos saber sobre números racionais pode nos ajudar a interpretar os resultados? Pesquise e responda.**

**d) Que assuntos estudados nesta unidade você utilizou para resolver o Enigma?**

# O Índice de Massa Corporal (IMC)

Apesar de o número de pessoas desnutridas ter diminuído nos últimos anos, de acordo com o relatório de 2014 da Organização das Nações Unidas (ONU), cerca de 805 milhões de pessoas sofrem de desnutrição em todo o planeta. E, segundo a Organização Mundial da Saúde (OMS), cerca de 2,1 bilhões sofrem de obesidade. Tal fato pode estar associado a fatores hereditários, maus hábitos alimentares e sedentarismo.

Um dos indicadores usados para verificar se a massa e os níveis de gordura de uma pessoa estão dentro do recomendado pela OMS é o cálculo do Índice de Massa Corporal (IMC), obtido por meio da divisão da medida da massa da pessoa, em quilograma, pelo quadrado da medida de sua altura, em metro.

$$IMC = \frac{\text{massa}}{(\text{altura})^2}$$

É importante destacar que o IMC não deve ser considerado como o único parâmetro para diagnosticar obesidade ou desnutrição, pois não distingue gordura corporal de massa corporal.

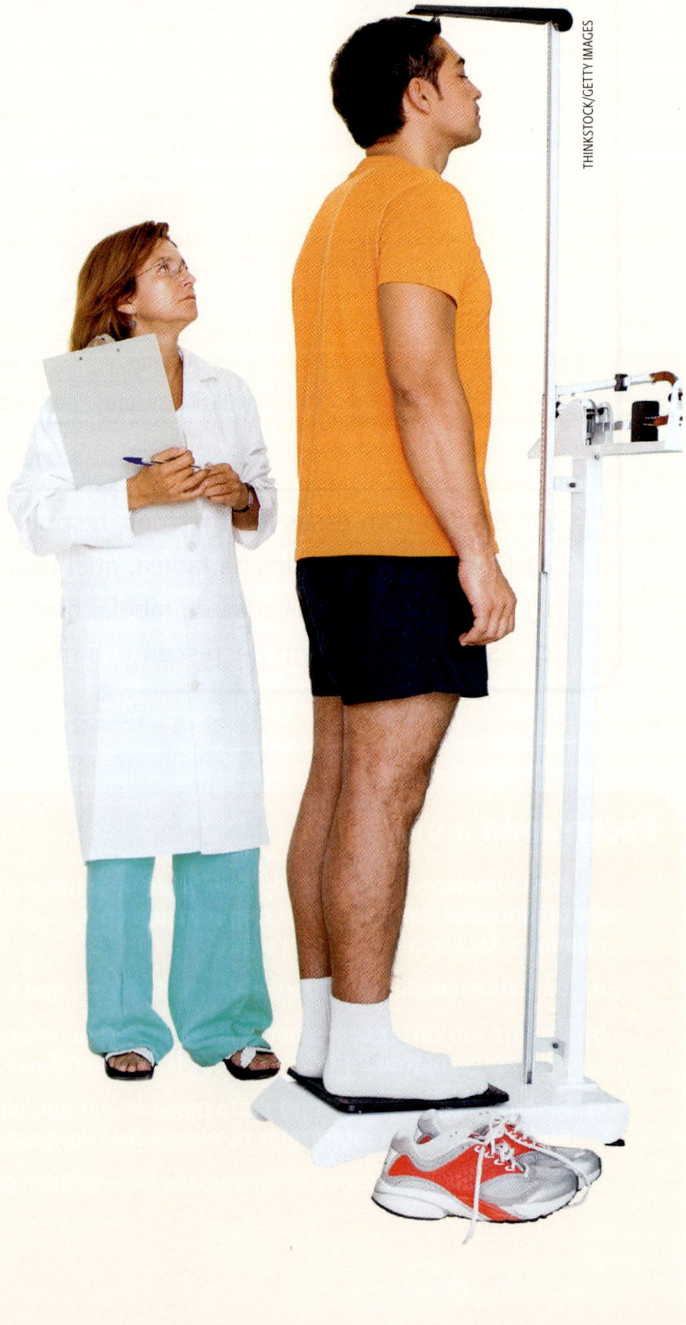

THINKSTOCK/GETTY IMAGES

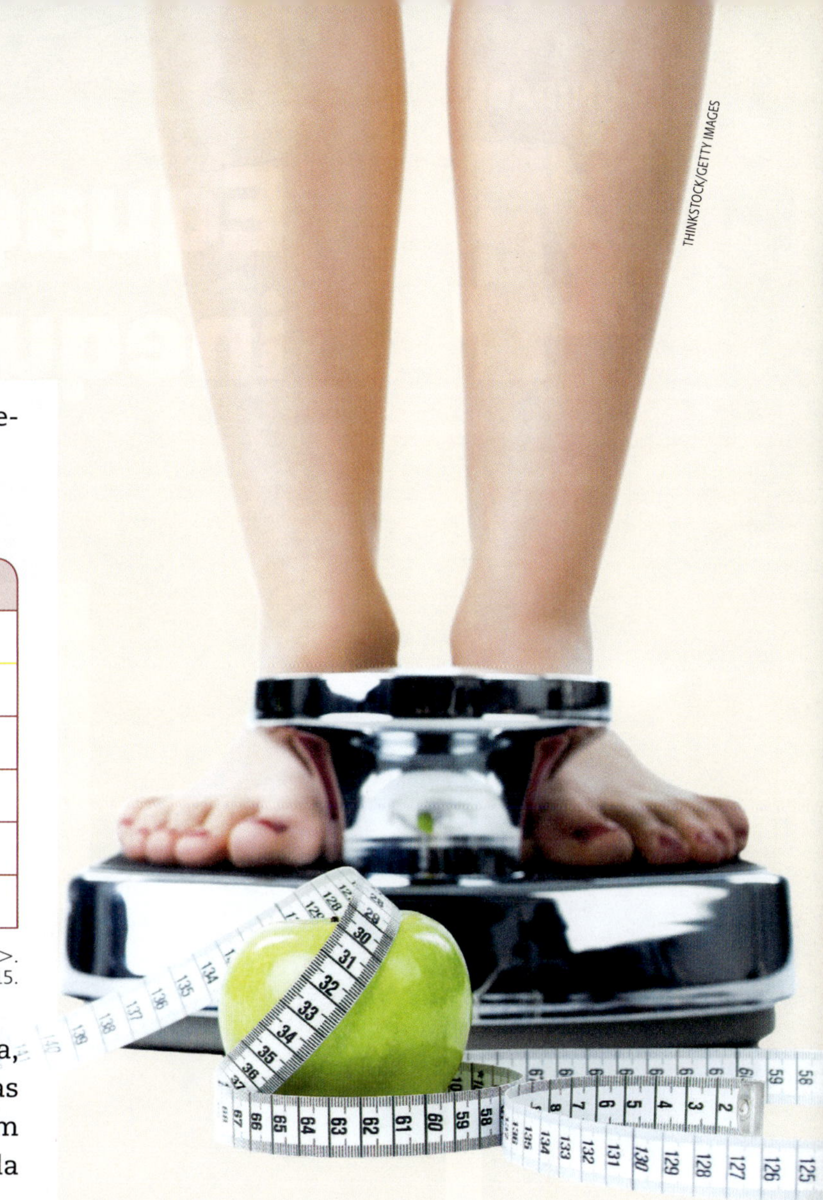
THINKSTOCK/GETTY IMAGES

Veja na tabela a seguir como interpretar alguns resultados do IMC.

**Classificação de acordo com o IMC**

| IMC | Classificação |
|---|---|
| Menor do que 18,5 | Abaixo do peso |
| De 18,5 a 24,9 | Peso normal |
| De 25,0 a 29,9 | Sobrepeso |
| De 30,0 a 34,9 | Obesidade grau I |
| De 35,0 a 39,9 | Obesidade grau II |
| De 40,0 ou acima | Obesidade grau III |

Fonte: <http://saude.terra.com.br/imc/>. Acesso em: 6 mar. 2015.

Por exemplo, de acordo com a tabela, uma pessoa cujo IMC é 30,1 quilogramas por metro quadrado é classificada com obesidade grau I, ou seja, está acima da faixa de peso adequada para sua altura.

Fontes de pesquisa: <http://nacoesunidas.org/>; <http://mundoestranho.abril.com.br/>. Acessos em: 6 mar. 2015.

## Para explorar

1. De acordo com o texto, quais fatores podem estar relacionados com o aumento da obesidade em todo o mundo?
2. Qual é o IMC de uma pessoa de 1,70 metro de altura e 80 quilogramas de massa?
3. Como é classificada uma pessoa cujo IMC é 25,78 quilogramas por metro quadrado?
4. Pesquise outros indicadores usados para verificar os níveis de gordura e a massa coporal.
5. Reúna-se com os colegas e elabore um cartaz com imagens mostrando atitudes que as pessoas podem tomar que favoreçam a diminuição do sobrepeso e da obesidade.

UNIDADE

# 4 Equações e inequações

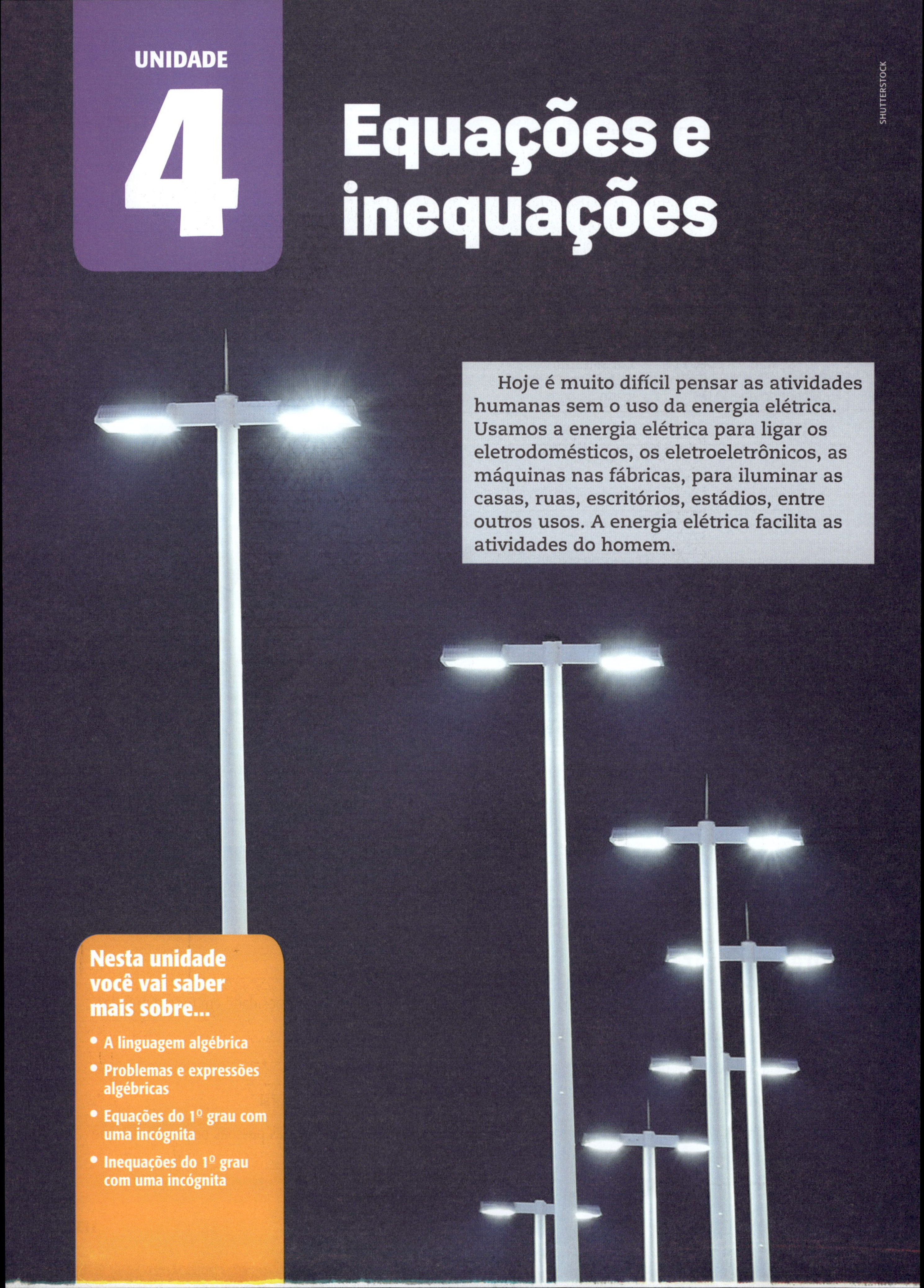

SHUTTERSTOCK

Hoje é muito difícil pensar as atividades humanas sem o uso da energia elétrica. Usamos a energia elétrica para ligar os eletrodomésticos, os eletroeletrônicos, as máquinas nas fábricas, para iluminar as casas, ruas, escritórios, estádios, entre outros usos. A energia elétrica facilita as atividades do homem.

## Nesta unidade você vai saber mais sobre...

- A linguagem algébrica
- Problemas e expressões algébricas
- Equações do 1º grau com uma incógnita
- Inequações do 1º grau com uma incógnita

A produção de energia elétrica pode ser realizada pelas usinas hidrelétricas, que utilizam a força da água para esse fim; pelas usinas nucleares, onde a energia é proveniente da fissão do urânio em reator nuclear; pelas usinas termoelétricas, que utilizam o calor da queima de combustíveis fósseis (como carvão mineral, óleo, gás); pelas usinas eólicas, que utilizam a força do movimento de ar (vento); entre outras.

**Fissão:** reação nuclear em que o núcleo do elemento (urânio) se divide liberando energia.

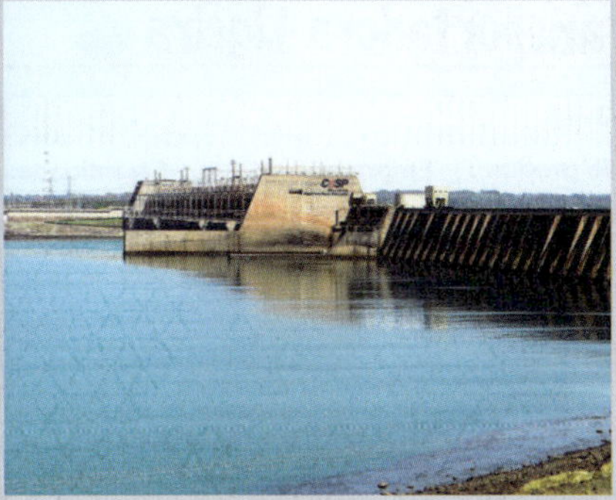

DANIEL CYMBALISTA/PULSAR IMAGENS

Usina hidrelétrica de Jupiá no rio Paraná, Três Lagos (MS), 2014.

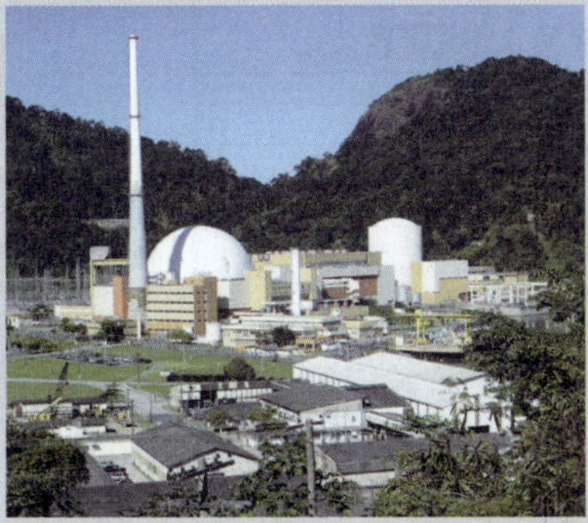

DANIEL CYMBALISTA

Usina nuclear de Angra dos Reis (RJ), 2013.

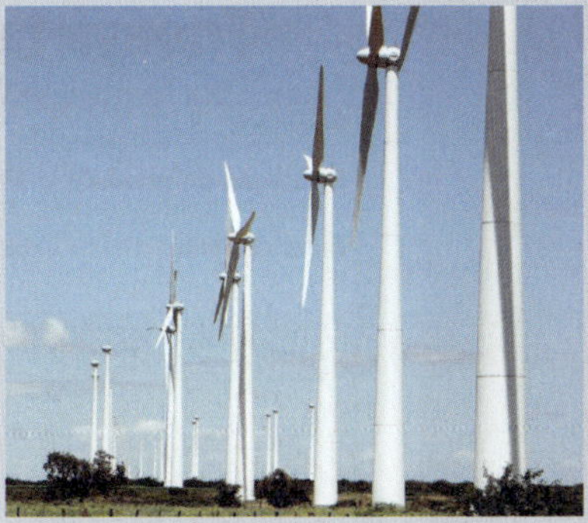

CESAR DINIZ/PULSAR IMAGENS

Parque eólico de Casa Nova (BA), 2014.

A unidade de medida de energia elétrica mais utilizada é o quilowatt-hora (kWh). Para calcularmos o consumo de energia elétrica, multiplicamos a potência do aparelho utilizado (P) em quilowatt pelo tempo decorrido (t) em hora.

Por exemplo, um televisor de 29 polegadas tem, em média, uma potência de 0,2 quilowatt (kW). Considerando que ele fique ligado 6 horas por dia, podemos calcular o consumo de energia mensal desse aparelho.

Consumo diário de energia:

$$6 \cdot 0{,}2 = 1{,}2 \text{ kWh}$$

Consumo mensal (30 dias) de energia:

$$1{,}2 \cdot 30 = 36 \text{ kWh}$$

Portanto, esse televisor consome mensalmente 36 kWh se ficar ligado por 6 horas diariamente.

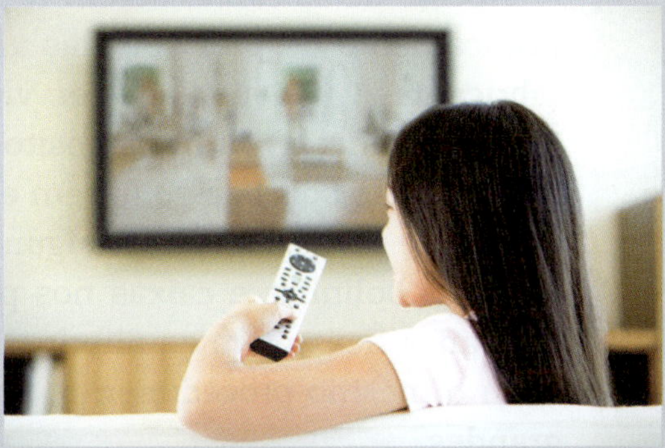

THINKSTOCK/GETTY IMAGES

## TROCANDO IDEIAS

1. Faça uma pesquisa e descubra, entre as usinas utilizadas para a produção de energia elétrica citadas no texto, qual é a mais comum no Brasil.
2. De acordo com o exemplo do consumo de energia do televisor de 29 polegadas, qual seria o consumo mensal para um televisor do mesmo modelo que ficasse ligado:
   a) 4 horas por dia?
   b) 10 horas por dia?
   c) **t** horas por dia?
3. Considerando o cálculo para determinar o consumo de energia elétrica citado no texto, como podemos descrever o cálculo da energia consumida por um aparelho qualquer?

# O enigma das caixas de bolas de golfe

Fernando trabalha em uma transportadora. Ele é responsável por organizar e identificar cada mercadoria. Certo dia, houve uma pequena confusão na empresa e a ficha de identificação de certa mercadoria foi extraviada. A única informação que Fernando tinha era a descrição do pedido solicitado pelas empresas.

**Transportadora Ligeira**

Pedido nº: 3 127

| Descrição do produto: | Empresa: | Quantidade: |
|---|---|---|
| Bolas de golfe | Maya Esportes Ltda. | 40 unidades |

**Transportadora Ligeira**

Pedido nº: 3 128

| Descrição do produto: | Empresa: | Quantidade: |
|---|---|---|
| Bolas de golfe | Multi Esportes Ltda. | 28 unidades |

ILUSTRAÇÕES: ESTÚDIO LAB 307

Fernando precisava encaminhar corretamente o pedido de cada empresa. Havia caixas pequenas e caixas grandes com bolas de golfe no depósito, porém, as caixas não tinham nenhuma indicação de quantas bolinhas de golfe cabiam nelas.

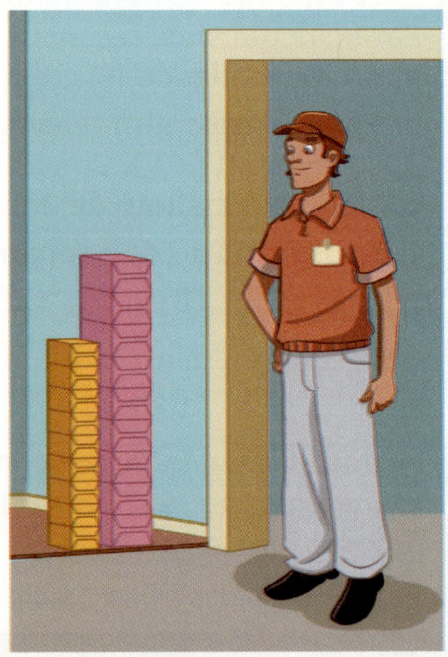

Apesar de as caixas serem muito leves, de massa praticamente desprezível, elas vieram lacradas pelo fabricante e não podiam ser violadas. Felizmente, Fernando encontrou no depósito alguns exemplares das mesmas bolas de golfe sem embalagem e, com o auxílio de uma balança, fez alguns testes. Ele colocou algumas bolinhas e caixas nos pratos de modo que a balança ficasse em equilíbrio. Em seguida, ele realizou o mesmo procedimento, porém com as caixas grandes.

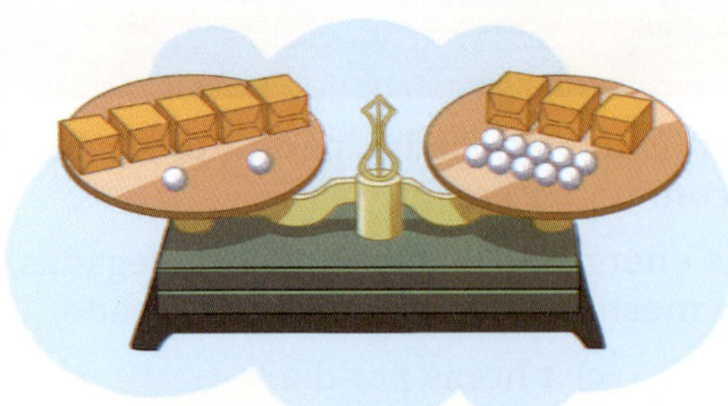

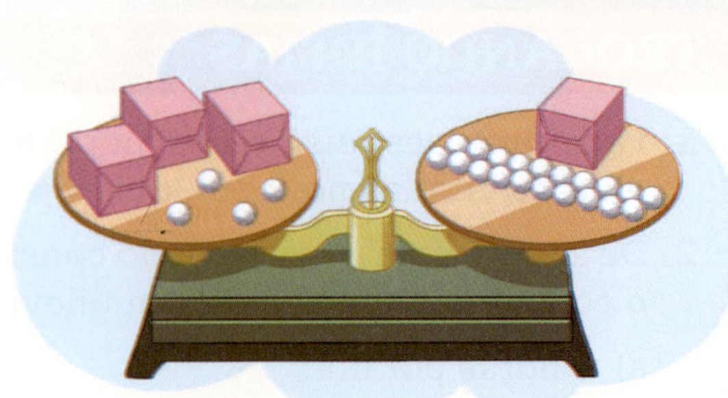

- Quantas bolas de golfe há em cada caixa?

No decorrer da unidade você encontrará pistas que podem auxiliá-lo a desvendar este enigma.

# 1 Linguagem algébrica

A Álgebra é uma área da Matemática que tem por característica usar outros símbolos além dos números – por exemplo, letras – para representar quantidades desconhecidas ou que variam, relações entre grandezas, regularidades, entre outros.

Observe a situação a seguir.

Carlos trabalha na bilheteria de um cinema. Cada adulto que entra para assistir ao filme paga R$ 12,00 pelo ingresso. O quadro mostra o valor arrecadado de acordo com o número de adultos pagantes:

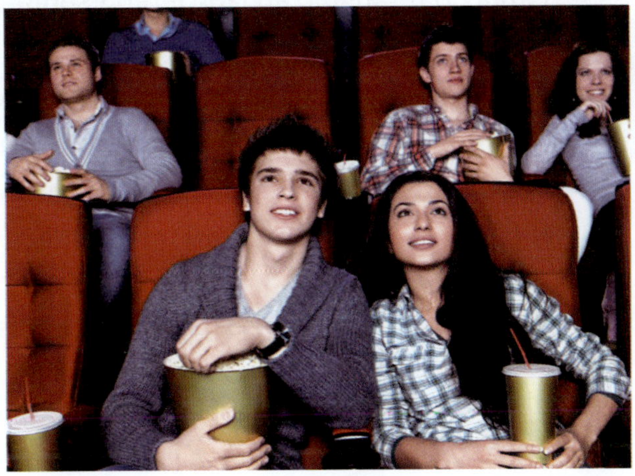

THINKSTOCK/GETTY IMAGES

| Número de adultos pagantes | Valor arrecadado (R$) |
|---|---|
| 0 | 0 |
| 1 | 12 |
| 2 | 24 |
| 3 | 36 |

O número de adultos pagantes pode ser representado por uma letra, por exemplo, por **n**. Nesse caso, o valor arrecadado, em reais, será expresso por $12 \cdot n$.

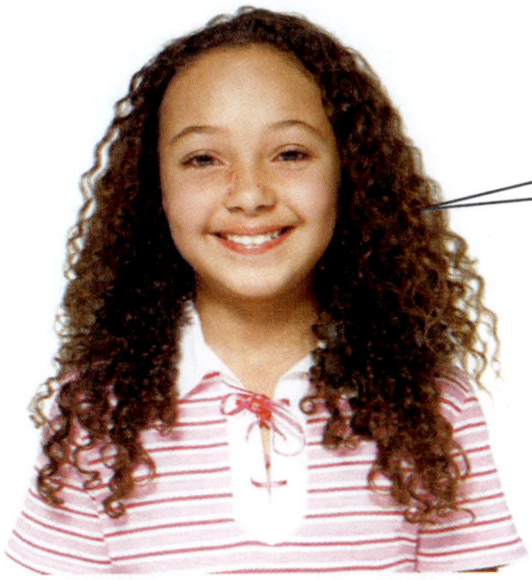

THINKSTOCK/GETTY IMAGES

Em um produto de dois ou mais fatores, em que pelo menos um deles é representado por uma letra, podemos omitir o sinal de multiplicação. A expressão $12 \cdot n$, por exemplo, pode ser escrita simplesmente como $12n$.

Chamamos $12 \cdot n$ de **expressão algébrica**, em que **n** representa uma variável que pode assumir diferentes valores numéricos pertencentes ao conjunto dos naturais.

As expressões matemáticas formadas por números e letras, ou somente letras, são chamadas **expressões algébricas**. Essas letras, chamadas de **variáveis**, podem assumir o valor de um número qualquer.

Expressões algébricas como $2x$, $3xy$, $4t^2$ e $\frac{1}{4} \cdot y$ são chamadas de termos algébricos. Todo termo algébrico é formado de duas partes:

- uma parte composta de letras, denominada **parte literal**;
- um número que acompanha a parte literal, denominado **coeficiente**.

Veja alguns exemplos de expressões algébricas:

- $n^3$ representa um número qualquer elevado ao cubo;
- $\frac{n}{3}$ representa a terça parte de um número qualquer;

> • Qual é o coeficiente e a parte literal do termo algébrico $\frac{n}{3}$?

- A área do retângulo ao lado é representada pela expressão $m \cdot n$;

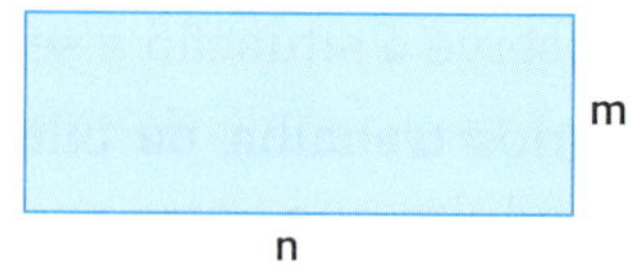


- $x + 2$ representa a adição de um número qualquer com 2;
- $y - 8$ representa a diferença entre um número qualquer e 8;
- $z + w$ representa a adição entre dois números quaisquer;
- Se **n** representa um número inteiro qualquer, $n + 1$ representa o seu sucessor;

> • Seja **n** um número inteiro qualquer. Qual expressão algébrica representa o antecessor de **n**?

- O perímetro do triângulo a seguir é representado pela expressão $x + y + z$.

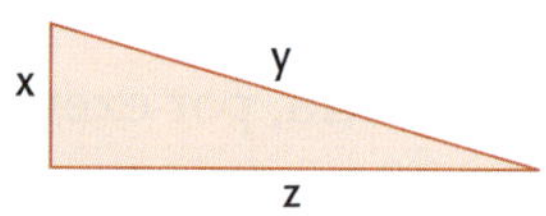


Se, na situação da bilheteria de cinema, exatamente 47 adultos pagarem para assistir ao filme em uma sessão, podemos calcular o valor arrecadado substituindo a variável **n** por 47. Ou seja, encontramos o **valor numérico** da expressão algébrica $12 \cdot n$ quando **n** é igual a 47:

$$12 \cdot n = ?$$
$$\downarrow$$
$$12 \cdot 47 = 564$$

> • Podemos omitir o sinal de multiplicação para indicar o produto entre 12 e 47? Justifique.

Nesse caso, o valor arrecadado na sessão é de R$ 564,00.

> Quando atribuímos um valor numérico para a variável (ou variáveis) em uma expressão algébrica e efetuamos os cálculos indicados, obtemos o **valor numérico** dessa expressão.

Exemplos:

a) Se $t = 4$, a expressão algébrica $5 \cdot t + 3$ tem valor numérico igual a:

$$5 \cdot (4) + 3 = 20 + 3 = 23$$

b) Se $m = -2$, a expressão algébrica $m^2 - 6$ tem valor numérico igual a:

$$(-2)^2 - 6 = 4 - 6 = -2$$

c) Se $t = 4$ e $y = \frac{1}{2}$, a expressão algébrica $\frac{t}{8} - y$ tem valor numérico igual a:

$$\frac{4}{8} - \frac{1}{2} = \frac{4}{8} - \frac{1 \cdot 4}{2 \cdot 4} = \frac{4}{8} - \frac{4}{8} = 0$$

## ATIVIDADES

**1.** Considerando a letra **x** como indicativa de um número desconhecido, escreva a expressão correspondente em cada caso.

a) Um número acrescentado de 4 unidades.

b) O triplo de um número.

c) O quadrado de um número.

d) 5 unidades subtraídas da quarta parte de um número.

e) A diferença entre o dobro de um número e sua terça parte.

f) O produto de um número pelo seu quádruplo.

**2.** Na figura a seguir, **p**, **q**, **t** e **v** representam as medidas dos lados. Escreva a expressão algébrica correspondente ao seu perímetro.

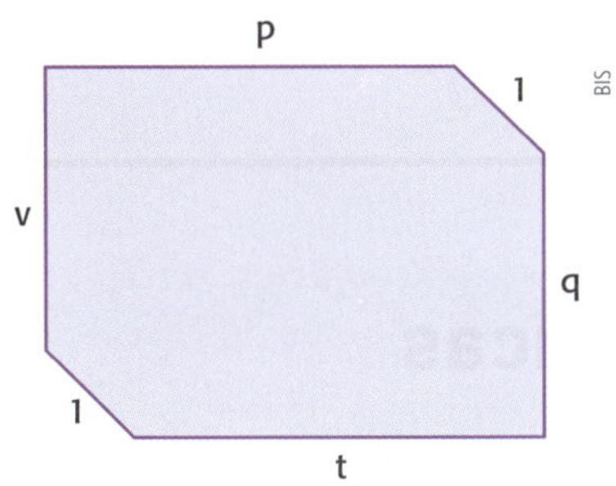


**3.** Escreva por extenso o significado que pode ser atribuído a cada expressão algébrica:

a) $2x - 1$

b) $x \cdot \frac{x}{4}$

c) $x + x + 1$

d) $5 - 3x$

**4.** Observe a figura a seguir, que mostra dois ângulos complementares:

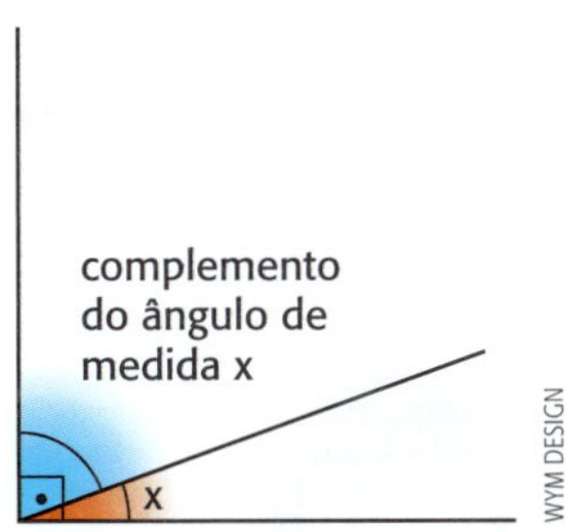


a) Que relação existe entre o ângulo de medida **x** e o complemento dele?

b) Obtenha uma expressão para a medida do complemento do ângulo de medida **x**.

**5.** Em uma malha quadriculada, qual seria a distância percorrida de A até B, movendo-se horizontalmente apenas para a direita e verticalmente apenas para baixo, se o lado de cada quadrado medisse:

a) 1 cm?

b) 3 cm?

c) 5 cm?

d) **x** cm?

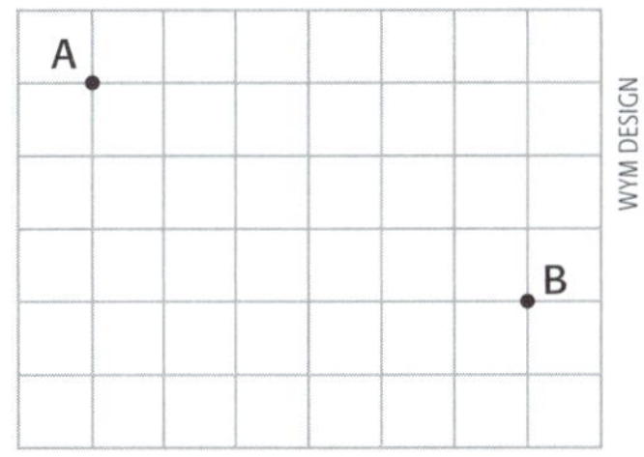


**6.** Um automóvel consome 1 litro de combustível a cada 12 km percorridos. Determine o número de litros de combustível consumidos por esse automóvel para percorrer:

a) 6 km

b) 24 km

c) 60 km

d) uma distância qualquer em quilômetros.

**7.** Um funcionário recebe R$ 15,00 por hora de trabalho até o limite de 40 horas semanais, e R$ 25,00 por cada hora de trabalho que ultrapassar essas 40 horas. As horas trabalhadas acima do limite de 40 horas semanais são chamadas horas extras. Desconsiderando os descontos com os impostos, determine uma expressão para:

a) o valor recebido por um funcionário que trabalhou 36 horas em uma semana.

b) o valor recebido apenas em horas extras por um funcionário que trabalhou 42 horas em uma semana.

c) o valor total recebido por um funcionário que fez **n** horas extras em uma semana.

**8.** Leia as afirmações a seguir:

- Flávio tem **n** figurinhas.
- Pedro tem 3 figurinhas a mais que o dobro do número de figurinhas de Flávio.
- Renato tem 5 figurinhas a menos que Pedro.

Escreva uma expressão algébrica que represente a diferença entre a quantidade de figurinhas de Renato e o número de figurinhas de Flávio.

**9.** Observe a sequência de figuras a seguir.

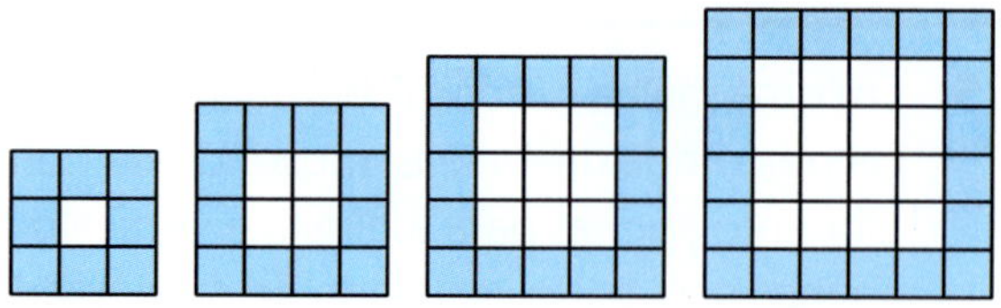


Designando o número de quadrados brancos por **x** e o número de quadrados azuis que formam cada lado do quadrado maior por **y**, indique qual das igualdades a seguir relaciona essas duas quantidades:

a) $x = y^2 + 3$ c) $x = y^2 + 3$

b) $x = (y - 2)^2$ d) $x = 4y$

**10.** Um caixa eletrônico permite apenas saques em cédulas de R\$ 20,00 e de R\$ 50,00. Escreva uma expressão algébrica que represente um saque em dinheiro realizado nesse caixa eletrônico.

**11.** Reproduza este quadro em seu caderno e complete-o com o valor numérico de cada expressão.

| x | y | x − y + 2 | 2x + 3y |
|---|---|---|---|
| −3 | −1 | | |
| −2 | +6 | | |
| 0,5 | −2,4 | | |
| $\frac{1}{2}$ | $\frac{1}{4}$ | | |
| 0 | −5,6 | | |

**12. Calculadora**

Na ilustração a seguir, os símbolos ■ e ▲ representam teclas numéricas que foram acionadas em um cálculo realizado por meio de uma calculadora. Responda:

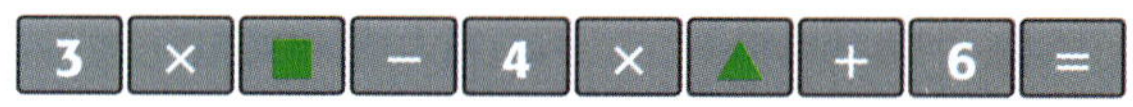


a) Esse cálculo corresponde a qual expressão algébrica?

b) Qual é o valor da expressão se ■ = 2 e ▲ = 7?

# Simplificação de expressões algébricas

Acompanhe as situações mostradas a seguir.

- **Situação 1**

Considere o retângulo abaixo, em que o lado maior mede o dobro do lado menor.

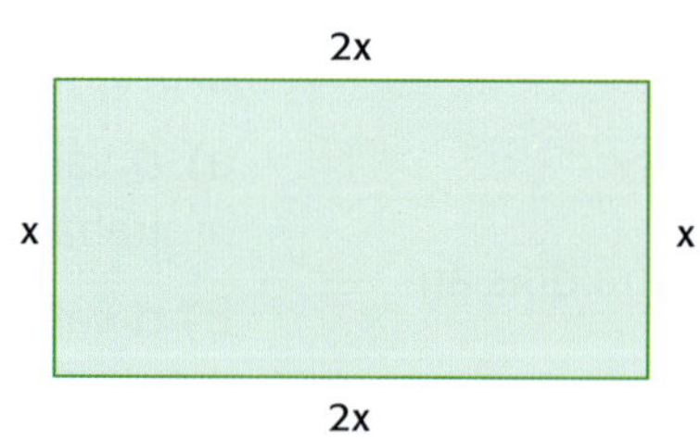


O perímetro desse retângulo é dado por $x + x + 2x + 2x$, em que **x** é um número maior do que zero. Vamos escrever essa expressão de modo simplificado. As parcelas **x** e 2x, que apresentam a mesma parte literal **x**, podem ser adicionadas da forma mostrada a seguir:

$$x + x + 2x + 2x = 1x + 1x + 2x + 2x = 6x$$

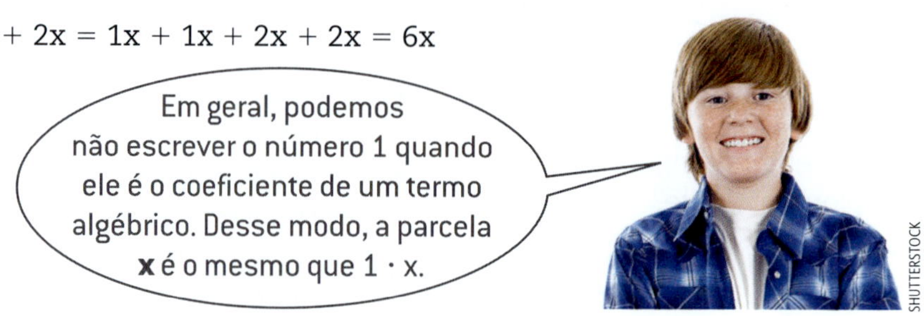

Termos com mesma parte literal, chamados **termos semelhantes**, podem ser adicionados entre si resultando em um único termo, também com a mesma parte literal.

Exemplo:

$$\underbrace{8x - 7y - 6x}_{\text{termos semelhantes: } 8x,\ -6x} + 5xy + 8y = 2x + y + 5xy$$

(termos semelhantes: $-7y$ e $8y$; termos semelhantes: $8x$ e $-6x$)

- **Situação 2**

Considere o bloco retangular abaixo, de arestas 2x, 3x e 7x, em que **x** é um número positivo.

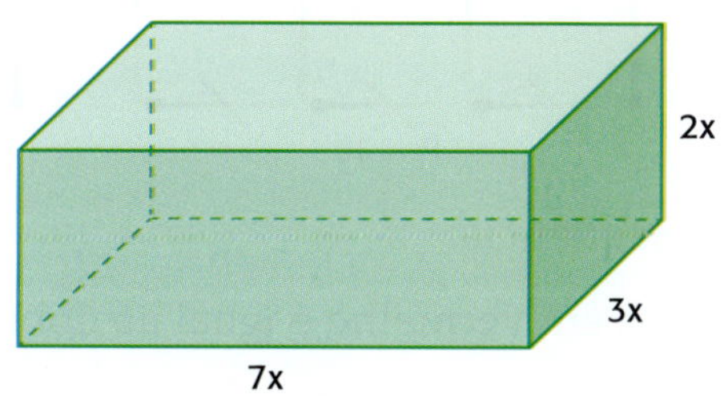


O volume desse bloco retangular é dado por $2x \cdot 3x \cdot 7x$. Vamos escrever essa expressão de modo simplificado.

$$2x \cdot 3x \cdot 7x = 2 \cdot x \cdot 3 \cdot x \cdot 7 \cdot x = \underbrace{2 \cdot 3 \cdot 7}_{\text{coeficientes}} \cdot \underbrace{x \cdot x \cdot x}_{\text{parte literal}} = 42 \cdot x^3$$

A multiplicação de termos algébricos é realizada multiplicando-se coeficiente por coeficiente e parte literal por parte literal.

Exemplos:

a) $3x \cdot 7x^3 = 21x^4$

b) $4x \cdot 2xy^5 \cdot z = 8x^2y^5z$

A divisão de termos algébricos é realizada dividindo-se coeficiente por coeficiente e parte literal por parte literal.

Exemplos:

a) $16x : 4x^3 = 4x^{-2}$

b) $\dfrac{16xy^4}{12x^2y} = \dfrac{4y^3}{3x}$

- **Situação 3**

Cristina brinca de formar quadrados usando palitos de fósforo riscados, como mostra a figura. Vamos escrever uma expressão que relacione o número de palitos com o número de quadrados formados.

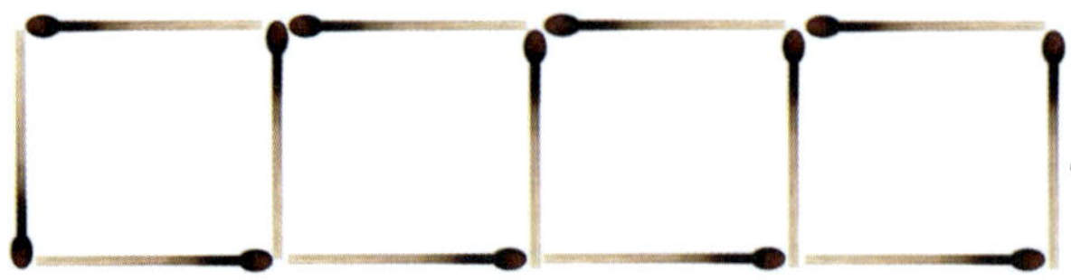

ILUSTRAÇÕES: DAWIDSON FRANÇA

Um modo de formular a expressão é observar uma regularidade para casos menores. Podemos desenhar o esquema a seguir, em que **Q** representa o número de quadrados e **P**, o número de palitos:

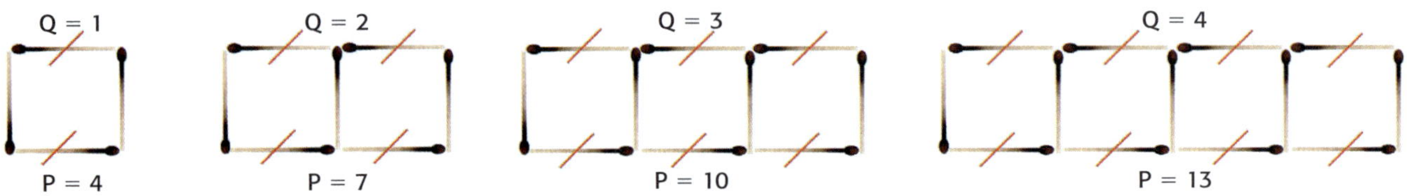


Observe que, em cada figura da sequência:

- o número de palitos assinalados em vermelho é igual ao dobro do número de quadrados:

$$2Q$$

- o número de palitos não assinalados é igual ao número de quadrados mais 1 unidade:

$$Q + 1$$

Adicionando 2Q a Q + 1, obtemos:

$$P = 2Q + Q + 1 \text{ ou } P = 3Q + 1$$

Podemos observar a figura de outro modo:

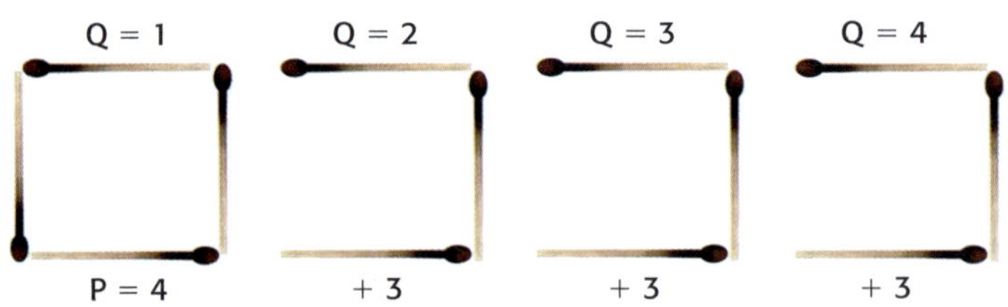


São utilizados 4 palitos para formar o primeiro quadrado e, a cada um dos outros quadrados (Q − 1), são acrescentados 3 palitos.

$$P = 4 + 3 \cdot (Q - 1)$$

As duas relações fornecem o número correto de palitos para cada quantidade de quadrados formados. Note que, aplicando a propriedade distributiva da multiplicação em relação à adição no segundo termo da expressão, temos:

$$P = 4 + 3 \cdot (Q - 1)$$
$$P = 4 + 3Q - 3$$
$$P = 3Q + 1$$

Dizemos que as expressões $4 + 3 \cdot (Q - 1)$ e $3Q + 1$ são **equivalentes**.

# ATIVIDADES

**13.** Simplifique a expressão $2y + \frac{y}{4}$.

**Resolução**

A parcela 2y pode ser escrita como $\frac{2y}{1}$. Então:

$$2y + \frac{y}{4} = \frac{2y}{1} + \frac{y}{4}$$

As frações têm a mesma parte literal, mas, para adicioná-las, precisam ter o mesmo denominador.

Como mmc(1, 4) = 4, substituímos a fração $\frac{2y}{1}$ pela fração equivalente de denominador 4:

$$\frac{2y}{1} + \frac{y}{4} = \frac{2y \cdot 4}{1 \cdot 4} + \frac{y}{4} = \frac{8y}{4} + \frac{y}{4} = \frac{9y}{4}$$

A expressão $2y + \frac{y}{4}$ pode ser simplificada resultando em $\frac{9y}{4}$.

**14.** Reproduza o quadro a seguir em seu caderno, depois adicione os termos de cada linha aos de cada coluna, registrando a expressão resultante em cada caso no quadro.

| + | $-3x$ | $+6$ | $2x$ | $\frac{3x}{2}$ |
|---|---|---|---|---|
| 7 | | | | |
| $-4x - 3$ | | | | |
| $6x$ | | | | |
| $-\frac{x}{3}$ | | | | |

**15.** Simplifique as expressões algébricas a seguir:

a) $2t - t$

b) $-4y - (-3y)$

c) $7x - 5x + 2x$

d) $4 \cdot (-2m + 5)$

e) $\frac{2x}{3} - \frac{x}{4}$

f) $-8 \cdot \left(\frac{2t - 3}{2}\right) + 1$

g) $(x - y) - (x + y)$

h) $x + \frac{x}{2} - 2x$

i) $4x - 5y + xy - 2x$

j) $ab + a + b - 2ab$

**16.** Expresse a medida do segmento $\overline{AD}$ por meio de uma expressão algébrica:

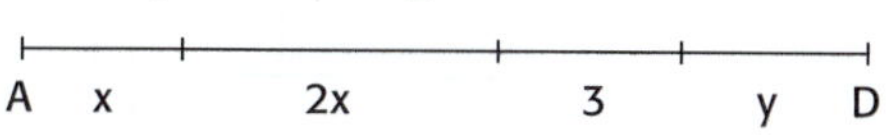


**17.** Reproduza os termos algébricos a seguir em seu caderno, depois adicione ou subtraia dois ou mais deles para obter o resultado em cada caso.

2x | 3y | 3 | x | −5 | 4y

a) $3x - 8$

b) $-2 + 7y$

c) $2x - y$

d) $-y - x + 8$

**18.** Escreva uma expressão algébrica correspondente:

a) ao perímetro de um triângulo com um lado de medida **x**, e outros dois lados de medida igual ao dobro de **x**.

b) à área de um retângulo em que um dos lados mede 1 unidade de medida a mais que o outro.

**19.** Verifique se as expressões em cada item são equivalentes ou não.

a) $2x + 3y$ e $5xy$

b) $3 \cdot (x - 5)$ e $3x - 5$

c) $2x - (-3x)$ e $5x$

d) $-2 \cdot (x + 3)$ e $-2x - 6$

**20.** O quadrado a seguir tem lados cuja medida é 2 unidades a menos do que a medida do segmento $\overline{BC}$, e o cubo tem arestas cuja medida é igual ao dobro da medida do lado do quadrado. Determine uma expressão para:

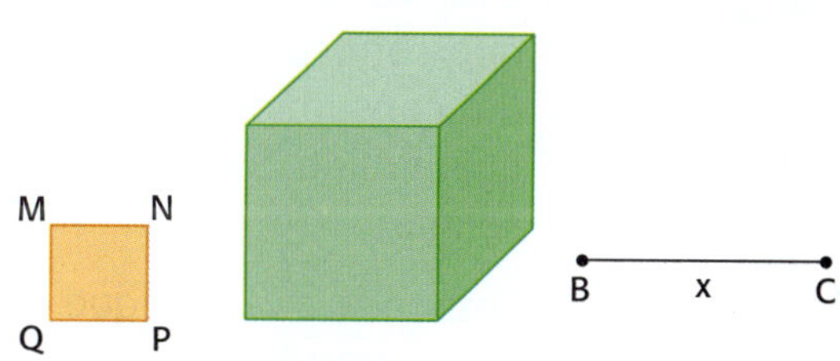


a) a área do quadrado MNPQ.

b) o volume do cubo.

# teia do saber

**1.** Represente cada situação descrita a seguir por meio da linguagem algébrica:

a) No prédio em que Fabiana mora há 4 apartamentos por andar. Obtenha uma expressão algébrica que represente o número de apartamentos do prédio de acordo com o número de andares.

b) Em uma festa havia um total de **x** pessoas. O número de rapazes era igual ao número de moças. Em certo momento saíram 5 rapazes e entraram 12 moças. Obtenha uma expressão algébrica que representa o número de rapazes e outra que represente o número de moças após essas saídas e entradas de pessoas da festa.

**2.** Uma empresa ofereceu um prêmio de R$ 20 000,00 para ser dividido igualmente entre os vendedores que atingissem a meta de vendas definida para o ano. Responda:

a) Que cálculo expressa o prêmio recebido por cada um dos dois vendedores que alcançaram a meta?

b) E se fossem 5 vendedores?

c) E um número qualquer de vendedores?

**3.** Um funcionário registrado em uma empresa, ao sair de férias, recebeu $\frac{1}{3}$ de seu salário mensal a mais para desfrutar o seu descanso. Escreva uma expressão para indicar o valor recebido por esse funcionário.

**4.** Em um posto de combustíveis, a gasolina é vendida a R$ 3,30 o litro.

a) Escreva uma expressão algébrica que corresponda ao preço pago por um consumidor que abasteceu uma quantidade qualquer de litros de gasolina.

b) Responda: a variável que você usou em sua expressão algébrica pode assumir valores numéricos negativos?

**5.** Com base nas figuras a seguir, determine uma expressão que permita calcular o número de quadrados brancos de acordo com o número de quadrados azuis.

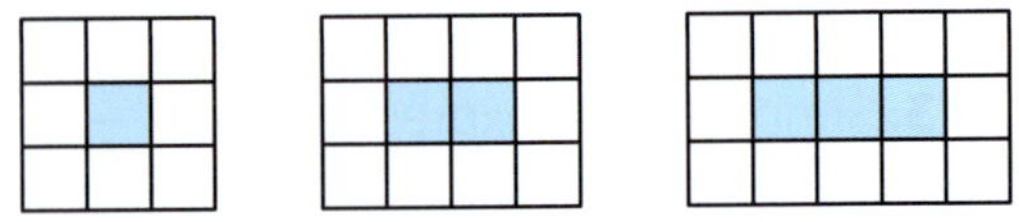

**6.** Observe a figura a seguir; está faltando a indicação de duas medidas de comprimento dos lados.

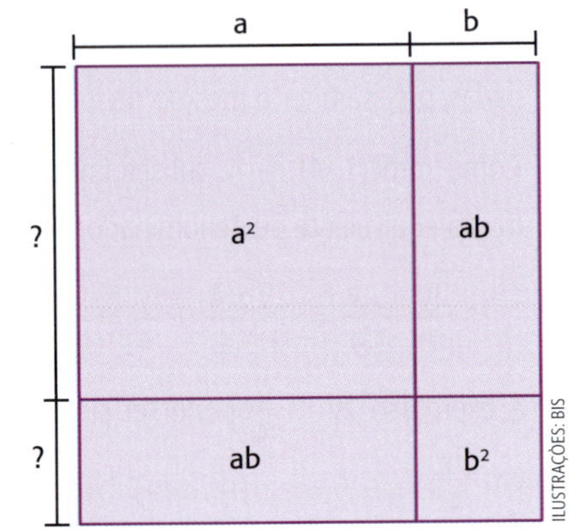


Responda:

a) Qual é a medida do lado da figura cuja área é igual a $a^2$? E a do lado da figura de área igual a ab?

b) Escreva duas expressões diferentes e equivalentes para a área total dessa figura.

**7.** Registre uma expressão algébrica para indicar a área em verde em cada caso:

a)

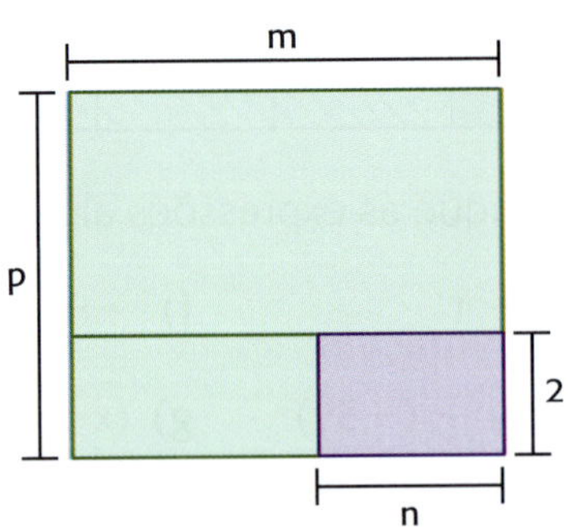


b)

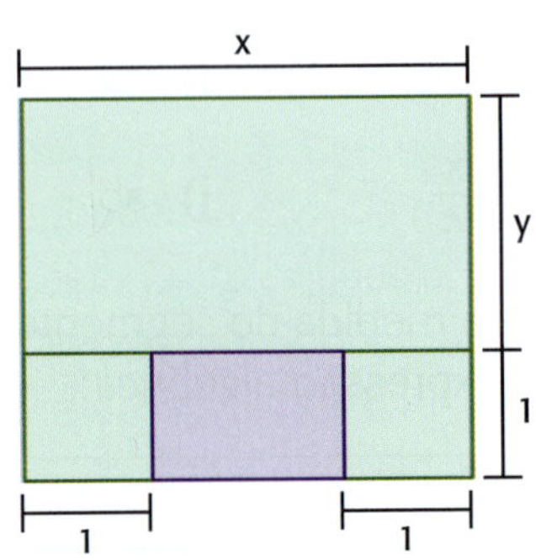

c) 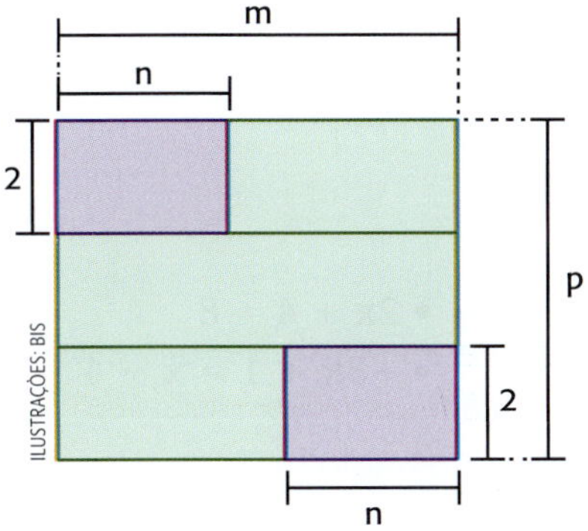


**8.** Leia o texto seguinte:

---

Uma pessoa calça sapatos tamanho 37. Será que ela tem um pé com 37 cm de comprimento?

Nada disso! Um sapato tamanho 37 corresponde a um pé com 24 cm de comprimento, aproximadamente.

Para dar essa informação, nós usamos uma fórmula algébrica. Dê só uma olhada nela:

$$S = \frac{5p + 28}{4}$$

S = número do sapato

p = comprimento do pé em centímetros

José Jakubovic, Luiz Imenes, Marcelo Lellis. *Álgebra*. São Paulo: Atual, 1992. (Pra que serve matemática?)

---

Qual é o número do calçado utilizado por uma pessoa cujo pé mede:

a) 20 cm? b) 28 cm? c) 16 cm?

**9.** Em um parque de diversões, um brinquedo pode ser utilizado por 1 hora ao preço de R$ 15,00. A hora adicional custa R$ 3,00, mesmo que não complete mais uma hora inteira. Por exemplo, se uma criança brincou durante 1 hora e 18 minutos, ela pagará R$ 15,00 + R$ 3,00 = = R$ 18,00; se brincar 2 horas e 47 minutos, pagará R$ 15,00 + R$ 3,00 + R$ 3,00 = = R$ 21,00. Determine:

a) O preço pago por uma criança que brincou exatamente 2 horas.

b) O preço pago por uma criança que brincou por 4 horas.

c) A expressão que indica o preço pago por uma criança que brincou durante **h** horas inteiras.

**10.** Considere o bloco retangular a seguir e determine:

a) A expressão para a soma das áreas de suas seis faces retangulares.

b) O valor da área se x = 2,5 cm, y = 4 cm e z = 2 cm.

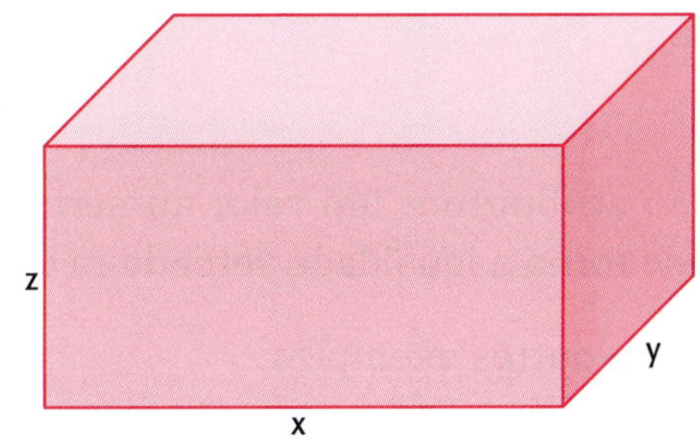


**teia integrada**

**11.** A frequência cardíaca máxima de uma pessoa é o mais elevado número de batimentos cardíacos que ela pode atingir até o ponto de exaustão. Essa frequência é importante para se determinar a intensidade de exercícios físicos aeróbicos que uma pessoa pode realizar. De modo geral, a frequência cardíaca máxima das pessoas que não praticam atividades físicas regularmente é maior do que a das pessoas com treinamento físico regular.
Uma expressão proposta por Tanaka para a frequência cardíaca máxima para pessoas de 12 a 69 anos de idade, a qual estabelece o número máximo de batimentos cardíacos por minuto, é dada pela expressão $208 - 0{,}7 \cdot x$, em que **x** é a idade da pessoa, em anos completos.

Fonte de pesquisa: <http://www.scielo.br/scielo.php?script=sci_arttext&pid=S0066-782X2008001700005>. Acesso em: 4 mar. 2015.

a) Calcule a frequência cardíaca máxima para uma pessoa cuja idade é:

- 20 anos.
- 40 anos.

b) Você pratica alguma atividade física aeróbica? Se sim, qual?

# 2 Equações

Observe as sentenças matemáticas a seguir:

- $9 - 7 = 2$
- $13 > 4$
- $2x + 4 = 8$
- $x + y = 7$
- $x^2 = 16$
- $-3x + 1 = x - 4$

Algumas dessas sentenças são exemplos de equações:

- $2x + 4 = 8$
- $x + y = 7$
- $x^2 = 16$
- $-3x + 1 = x - 4$

Chamamos de **equações** as sentenças matemáticas que:

- expressam uma igualdade;
- apresentam pelo menos um valor desconhecido, chamado de **incógnita**.

Explique por que as demais sentenças apresentadas não são equações.

Cada parcela é um **termo da equação**; no caso da equação $-4x + 1 = -11$, os termos são $-4x$, $+1$ e $-11$.

Em uma equação, temos:

**1º membro:** formado pelos termos que estão à esquerda do sinal de igualdade.

**2º membro:** formado pelos termos que estão à direita do sinal de igualdade.

$$\underbrace{-4x + 1}_{1^{\circ}\text{ membro}} = \underbrace{-11}_{2^{\circ}\text{ membro}}$$

Ao atribuirmos um valor numérico à incógnita ou às incógnitas da equação, podemos verificar se ele torna a igualdade verdadeira ou falsa.

Veja outros exemplos:

a) $2x + 4 = 8$ é verdadeira para $x = 2$, pois, substituindo a incógnita **x** pelo valor 2, temos:

$$2 \cdot (2) + 4 = 8$$
$$4 + 4 = 8$$
$$8 = 8 \text{ (verdadeiro)}$$

b) $2x + 4 = 8$ é falsa para $x = -5$, pois, substituindo a incógnita **x** pelo valor $-5$, temos:

$$2 \cdot (-5) + 4 = 8$$
$$-10 + 4 = 8$$
$$-6 = 8 \text{ (falso)}$$

c) $x^2 = 16$ é verdadeira para $x = 4$, pois, substituindo a incógnita **x** pelo valor 4, temos:

$$(4)^2 = 16$$
$$16 = 16 \text{ (verdadeiro)}$$

d) $x^2 = 16$ é verdadeira para $x = -4$, pois, substituindo a incógnita **x** pelo valor $-4$, temos:

$$(-4)^2 = 16$$
$$16 = 16 \text{ (verdadeiro)}$$

Acompanhe as situações mostradas a seguir.

- **Situação 1**

Veja o truque numérico que Fernanda apresentou ao tio:

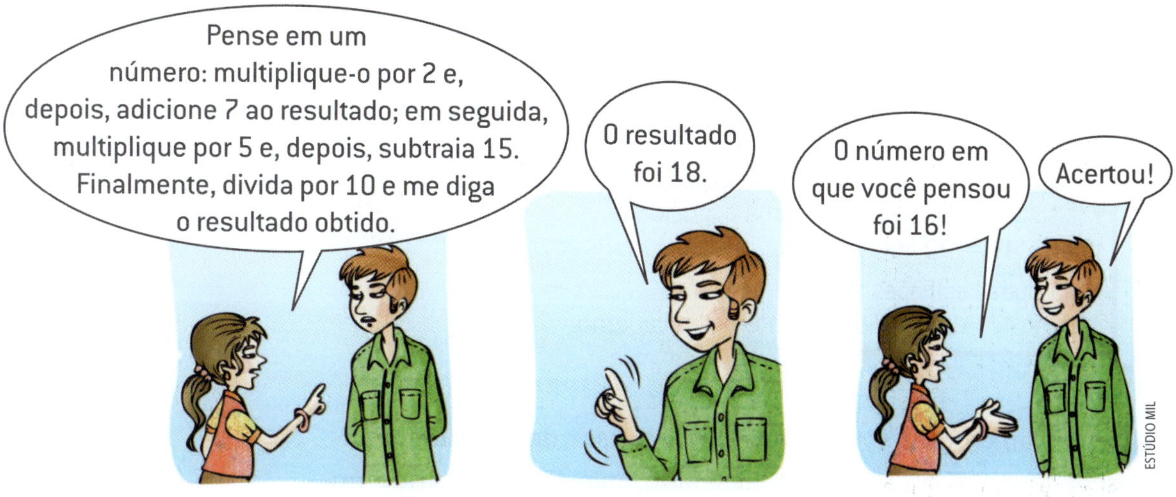

Pense em um número: multiplique-o por 2 e, depois, adicione 7 ao resultado; em seguida, multiplique por 5 e, depois, subtraia 15. Finalmente, divida por 10 e me diga o resultado obtido.
O resultado foi 18.
O número em que você pensou foi 16!
Acertou!

ESTÚDIO MIL

Como Fernanda descobriu o número em que seu tio pensou? Vamos analisar o truque usando para isso a tradução de cada etapa para uma representação em linguagem algébrica.

| Linguagem oral | Linguagem algébrica |
|---|---|
| Pense em um número | $n$ |
| Multiplique-o por dois e depois adicione sete unidades ao resultado | $2n + 7$ |
| Multiplique por 5 | $5 \cdot (2n + 7) = 5 \cdot 2n + 5 \cdot 7 = 10n + 35$ |
| Depois, subtraia 15 unidades | $10n + 35 - 15 = 10n + 20$ |
| Finalmente, divida por 10 | $\frac{10n + 20}{10} = \frac{10n}{10} + \frac{20}{10} = n + 2$ |

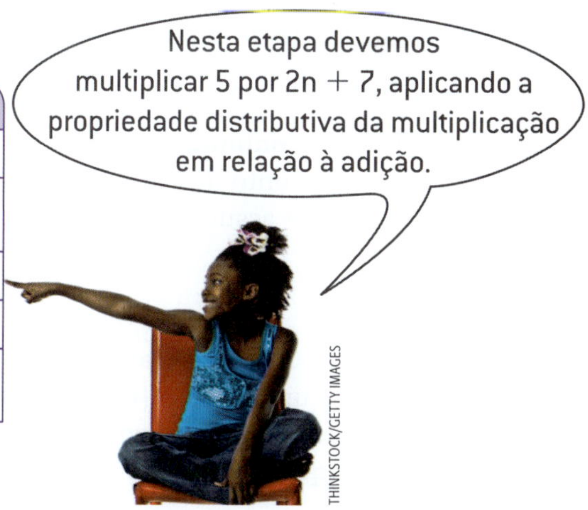

Nesta etapa devemos multiplicar 5 por 2n + 7, aplicando a propriedade distributiva da multiplicação em relação à adição.

THINKSTOCK/GETTY IMAGES

Observe que o resultado final sempre será igual ao número pensado acrescentado de 2 unidades. Para descobrir qual o número pensado pelo tio, podemos encontrar o valor de **n** que torna verdadeira a seguinte equação:

$$18 = n + 2$$

- Como Fernanda obteve o número pensado pelo tio após ele informar o resultado final 18? Converse com os colegas e o professor.

- **Situação 2**

Verônica precisa saber quantas galinhas e quantos coelhos havia no sítio de seu tio. Ele tinha comentado apenas que o total de patas dos dois grupos de animais resultava em 22. Com a ajuda de seu colega Marcos, Verônica percebeu que precisava obter uma solução para a equação $2x + 4y = 22$, em que **x** representa a quantidade de galinhas e **y** representa a quantidade de coelhos.

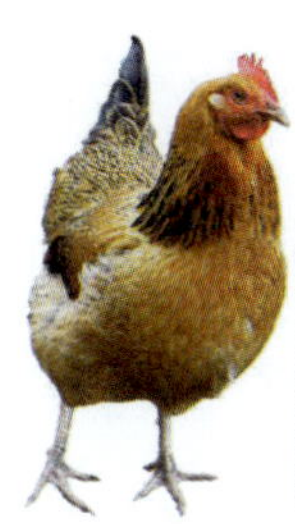
THINKSTOCK/GETTY IMAGES

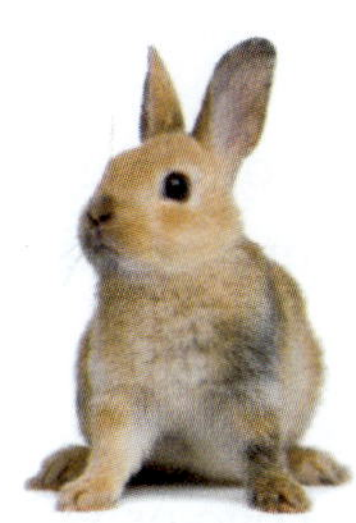
THINKSTOCK/GETTY IMAGES

Marcos, então, apresentou a resposta: $x = 13$ e $y = -1$.

Primeiramente, vamos verificar se a resposta de Marcos está correta. Para isso, substituímos **x** por 13 e **y** por $(-1)$ e, depois, efetuamos os cálculos para saber se o resultado é igual a 22:

$$2 \cdot (13) + 4 \cdot (-1) = 26 - 4 = 22$$

- A solução $x = 5$ e $y = 3$ torna a igualdade $2x + 4y = 22$ verdadeira?
- Há outras soluções para a equação $2x + 4y = 22$; indique uma em seu caderno.

A resposta de Marcos está correta; contudo, apesar de os valores obtidos por Marcos levarem ao resultado desejado, não fazem sentido no contexto do problema das patas, pois não é possível ter $(-1)$ coelho. Dizemos, então, que **a raiz não pertence ao conjunto universo** do problema.

Para esse problema, são aceitáveis apenas números naturais, por se tratar de quantidade de animais.

**Conjunto universo** de uma equação é o conjunto de todos os valores que a incógnita pode assumir. Indicamos esse conjunto por U.

O valor ou valores pertencentes ao conjunto universo que tornam uma igualdade verdadeira são chamados de **raízes** ou **soluções da equação**.

O conjunto formado pela raiz (ou pelas raízes) de uma equação é chamado **conjunto solução**. Indicamos esse conjunto por S.

Nesse problema, as raízes devem ser números naturais, ou seja, o conjunto universo é $\mathbb{N}$:

$$U = \mathbb{N}$$

Note que $x = 9$ e $y = 1$ são números naturais, ou seja, pertencem ao conjunto universo e tornam a equação verdadeira:

$$2 \cdot (9) + 4 \cdot (1) = 18 + 4 = 22$$

Logo os valores $x = 9$ e $y = 1$ são uma solução para o problema.

- Converse com os colegas. A solução que você indicou para a equação $2x + 4y = 22$ é aceitável para o conjunto universo da situação proposta?

## SAIBA MAIS

# Problemas diofantinos

Considere o problema a seguir:

"Em uma sessão de cinema entraram alguns adultos e algumas crianças. O valor da entrada para um adulto é de R$ 8,00 e de R$ 5,00 para uma criança. Qual é o menor número de pessoas que pode ter assistido a uma sessão sabendo que o valor arrecadado foi de R$ 71,00?"

Para expressar esse problema em linguagem algébrica, podemos chamar o número de adultos por **x** e o número de crianças por **y**.

Como o preço de cada ingresso adulto é de R$ 8,00, o valor arrecadado com a venda de **x** ingressos para adultos é dado por $8 \cdot x$ e, como o preço de cada ingresso para criança é R$ 5,00, o valor arrecadado com a venda de **y** ingressos é dado por $5 \cdot y$, e o problema pode ser expresso pela equação:

$$8x + 5y = 71$$

Nesse problema há mais de uma incógnita, e, como elas representam o número de adultos e de crianças, seus valores devem ser números inteiros. Problemas como esse são chamados diofantinos, em homenagem ao matemático grego Diofanto de Alexandria, que viveu no século III.

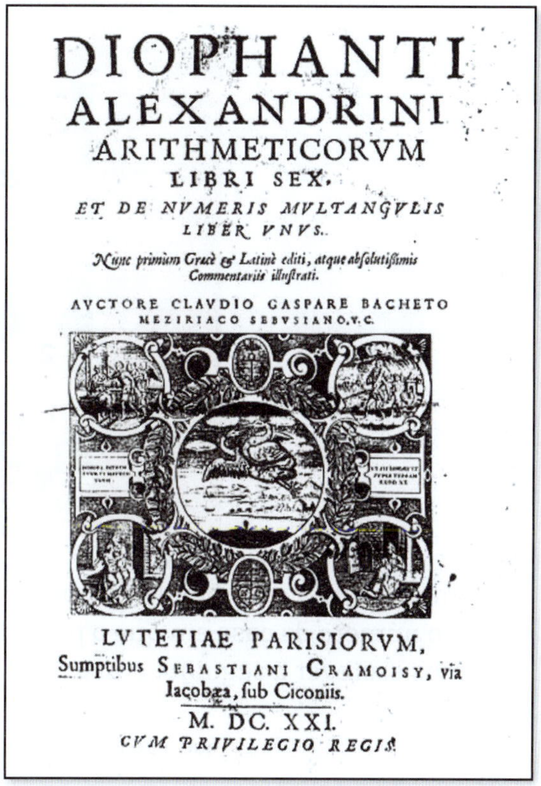
DIOPHANTI
ALEXANDRINI
ARITHMETICORVM
LIBRI SEX.
ET DE NVMERIS MVLTANGVLIS
LIBER VNVS.
Nunc primùm Græcè & Latinè editi, atque absolutissimis Commentariis illustrati.
AVCTORE CLAVDIO GASPARE BACHETO MEZIRIACO SEBVSIANO, V.C.
LVTETIAE PARISIORVM,
Sumptibus SEBASTIANI CRAMOISY, via Iacobæa, sub Ciconiis.
M. DC. XXI.
CVM PRIVILEGIO REGIS.

DIOPHANTI ALEXANDRINI. ARITHMETICORUM: LIBRI SEX, 1621.

Capa de uma versão em latim da obra *Aritmética*, de Diofanto.

Apesar de provavelmente não ter sido o primeiro matemático a trabalhar com problemas desse tipo, Diofanto apresentou métodos engenhosos para obter a solução, além de desenvolver uma linguagem hoje denominada "sincopada", em que usa abreviações de palavras para designar as incógnitas.

Fonte de pesquisa: Carl B. Boyer. *História da matemática*. São Paulo: Edgard Blücher, 1996. p. 123 e 124.

## Para explorar

**1.** Atribua sucessivos valores positivos para **x** ($x = 1$, $x = 2$ etc.) e registre quando o valor correspondente de **y** que torna a igualdade verdadeira em cada caso é um número inteiro.

**2.** Qual é a solução do problema?

## Pista 1

- Observe novamente as balanças. O que elas têm em comum?
- A quantidade de bolinhas de cada caixa pode ser representada por meio de uma incógnita. Represente, por meio de uma equação, a situação de cada balança, indicando a quantidade de bolas de golfe na caixa pequena por **x** e a quantidade de bolas de golfe na caixa grande por **y**.

# Equações do 1º grau com uma incógnita

João brincava com um jogo no qual deveria percorrer uma trilha numerada até chegar ao seu final. Em cada uma das duas últimas jogadas, João obteve 4 pontos no dado, chegando à casa de número 21. Em qual casa o peão de João estava antes de ele fazer suas duas últimas jogadas?

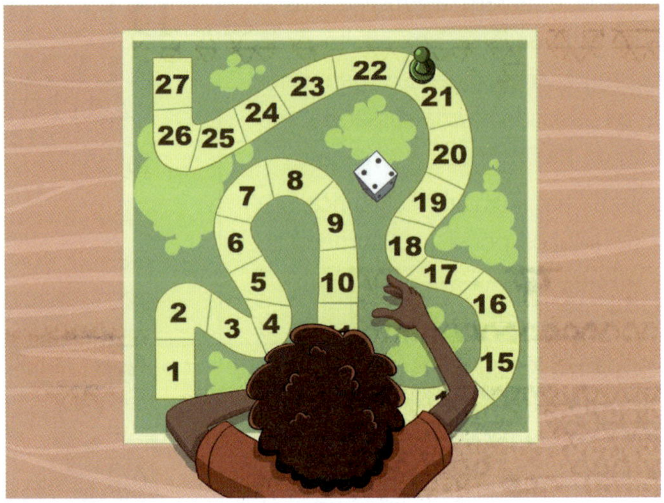

ESTUDIO LAB 307

Vamos resolver esse problema por meio da linguagem algébrica. Escolhendo a letra **x** para representar o número da casa em que o peão de João estava antes de ele fazer suas duas últimas jogadas, podemos escrever a seguinte equação:

número da casa em que o peão de João estava ↓ número de jogadas ↓

$$x + 2 \cdot 4 = 21$$

↑ número de pontos em cada jogada ↑ número da casa a que o peão de João chegou

A igualdade acima pode ser escrita como:

$$x + 8 = 21$$

Esse é um exemplo de **equação do 1º grau com uma incógnita**. Ela apresenta as seguintes características:

- há uma única incógnita ou valor desconhecido;
- o coeficiente da incógnita não é nulo;
- a incógnita está elevada ao expoente 1. Esse expoente pode ser omitido na escrita: $x = x^1$;
- expressa uma igualdade.

> Uma equação do 1º grau com uma incógnita apresenta uma **única raiz** ou **solução**.

Na equação $x + 8 = 21$, a raiz ou solução é $x = 13$, pois:

$$13 + 8 = 21$$
$$21 = 21 \text{ (verdadeiro)}$$

Como o resultado obtido é igual em ambos os membros, constatamos que $x = 13$ é raiz da equação.

## Resolvendo equações do 1º grau com uma incógnita

João e Bruna são irmãos e, curiosamente, fazem aniversário no mesmo dia. No ano que vem, Bruna terá a metade da idade de João. Sabendo que João tem 47 anos, qual é a idade atual de Bruna?

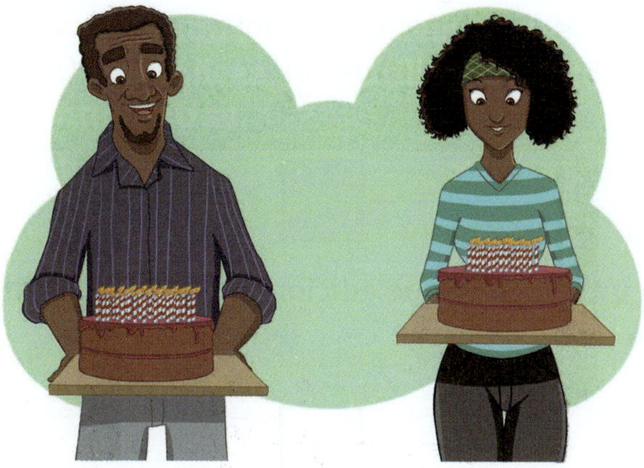

ESTÚDIO LAB 307

Segundo o problema, no ano que vem Bruna terá a metade da idade de João, ou seja, João terá o dobro da idade de Bruna. Se representarmos a idade atual de Bruna por **x**, teremos:

- $(x + 1) \rightarrow$ idade de Bruna no ano que vem;
- $2(x + 1) \rightarrow$ o dobro da idade de Bruna daqui a 1 ano;
- $2(x + 1) = 48 \rightarrow$ o dobro da idade de Bruna daqui a 1 ano será igual à idade de João daqui a 1 ano $(47 + 1 = 48)$.

A equação $2(x + 1) = 48$ pode ser simplificada multiplicando a expressão dentro dos parênteses por 2:

$$2x + 2 = 48$$

Vejamos alguns modos de resolver uma equação do 1º grau como essa.

- **Método de tentativa e avaliação da resposta**

Nesse método, atribuímos valores numéricos para a incógnita **x** para compreender o efeito dessa alteração no resultado. A partir dessa avaliação, é possível calcular diretamente a raiz ou obter valores cada vez mais próximos dela nas tentativas seguintes. Um modo de fazer isso é registrar o procedimento em um quadro.

Vamos testar valores na equação $2x + 2 = 48$, que representa as idades dos irmãos:

| Valor a ser testado para **x** | Resultado | Diferença em relação ao valor esperado |
|---|---|---|
| 10 | $2 \cdot (10) + 2 = 22$ | $48 - 22 = 26$ |
| 11 | $2 \cdot (11) + 2 = 24$ | $48 - 24 = 24$ |
| 12 | $2 \cdot (12) + 2 = 26$ | $48 - 26 = 22$ |

Com base nos resultados da diferença entre o valor esperado e o valor obtido com as tentativas iniciais, percebe-se que a diferença diminui de 2 em 2. Como a diferença para $x = 11$ é igual a 24, são necessárias $24 : 2 = 12$ unidades de acréscimo no valor de **x**, ou seja, $x = 11 + 12 = 23$.

Verificando a resposta:

$$2x + 2 = 48$$
$$2 \cdot (23) + 2 = 48$$

Portanto, a raiz é $x = 23$, ou seja, Bruna tem, hoje, 23 anos.

- **Método de "desfazer"**

Nesse método, organizamos a sequência de operações que foram realizadas com a incógnita até o final. Depois, "desfazemos" as operações, ou seja, "pensamos de trás para frente".

Vamos enunciar o problema como se fosse um "truque com números":

- Pensei em um número (x). Multipliquei-o por 2 (obtendo 2x), acrescentei 2 unidades (obtendo 2x + 2) e o resultado foi 48 (obtendo a equação 2x + 2 = 48). Qual é o número em que pensei?

Observe o esquema:

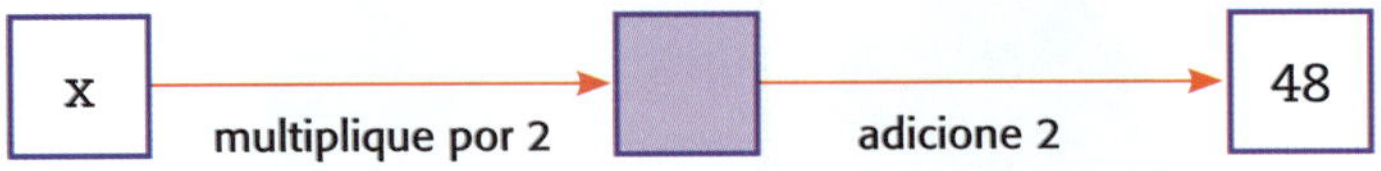


O quadrado roxo contém um número que adicionado de 2 unidades é igual a 48. Portanto, esse número é igual a 48 − 2 = 46.

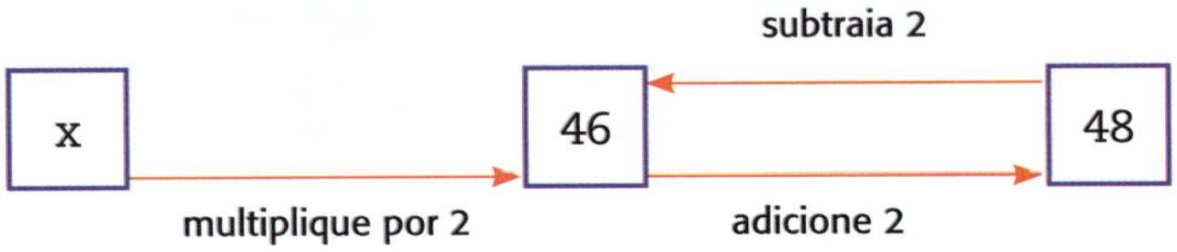


O quadrado com a incógnita **x** contém um número que multiplicado por 2 resulta em 46. Portanto, esse número é igual a 46 : 2 = 23.

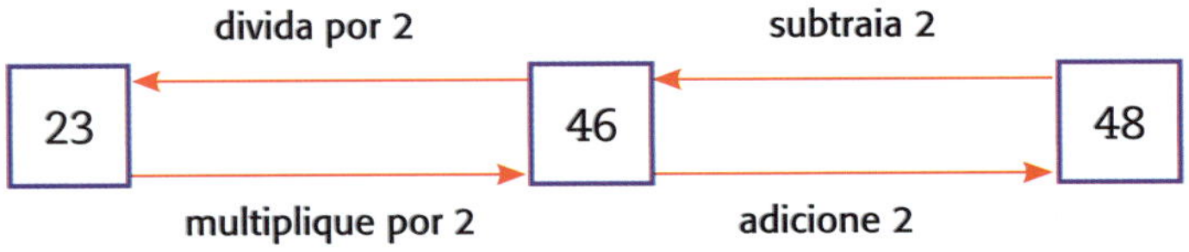


A raiz da equação é x = 23, ou seja, Bruna tem, hoje, 23 anos.

## ATIVIDADES

**21.** Tânia resolvia uma equação do 1º grau fazendo tentativas e avaliando a resposta obtida. Observe alguns resultados registrados no quadro ao lado.

| x | Diferença em relação ao valor esperado |
|---|---|
| −1 | 8 |
| 0 | 6 |
| 1 | 4 |

Determine a raiz da equação que Tânia resolvia.

**22.** Entrei em um elevador, subi 7 andares, depois desci 2 e, finalmente, subi mais 5 andares. Ao abrir a porta, vi que estava em um andar cujo número era o triplo do número do andar em que estava no início. Responda:

**a)** Em que andar eu estava no início?

**b)** Em que andar o elevador parou?

**23.** Regina queria usar o método de tentativa e avaliação da resposta para resolver a equação $\frac{5x + 1}{3} = 2x - 2$, em que **x** é um número inteiro. Como o primeiro membro da equação tem denominador 3, ela considerou que uma boa tentativa inicial para facilitar os cálculos seria usar um número **x** de modo que 5x + 1 fosse um número divisível por 3. Ela escolheu x = 1 e obteve:

| 1º membro | 2º membro | Diferença entre os dois membros |
|---|---|---|
| $\frac{5 \cdot (1) + 1}{3} = 2$ | $2 \cdot (1) - 2 = 0$ | $2 - 0 = 2$ |

Obtenha outros valores para **x** e resolva a equação de Regina.

**24.** Pensei em um número inteiro positivo. Somei a ele 3 unidades, depois dividi o resultado obtido por 5, em seguida subtraí 3 unidades e finalmente multipliquei por 4, obtendo 48. Em qual número eu pensei?

## Princípios de equivalência de igualdades

A professora pediu a Beatriz e a Caio que observassem os esquemas mostrados na lousa e representassem cada um deles por meio de uma equação. Depois as pediu que resolvessem, considerando que a raiz deve ser um número racional. Veja o que eles escreveram:

ILUSTRAÇÕES: QUANTA ESTÚDIO

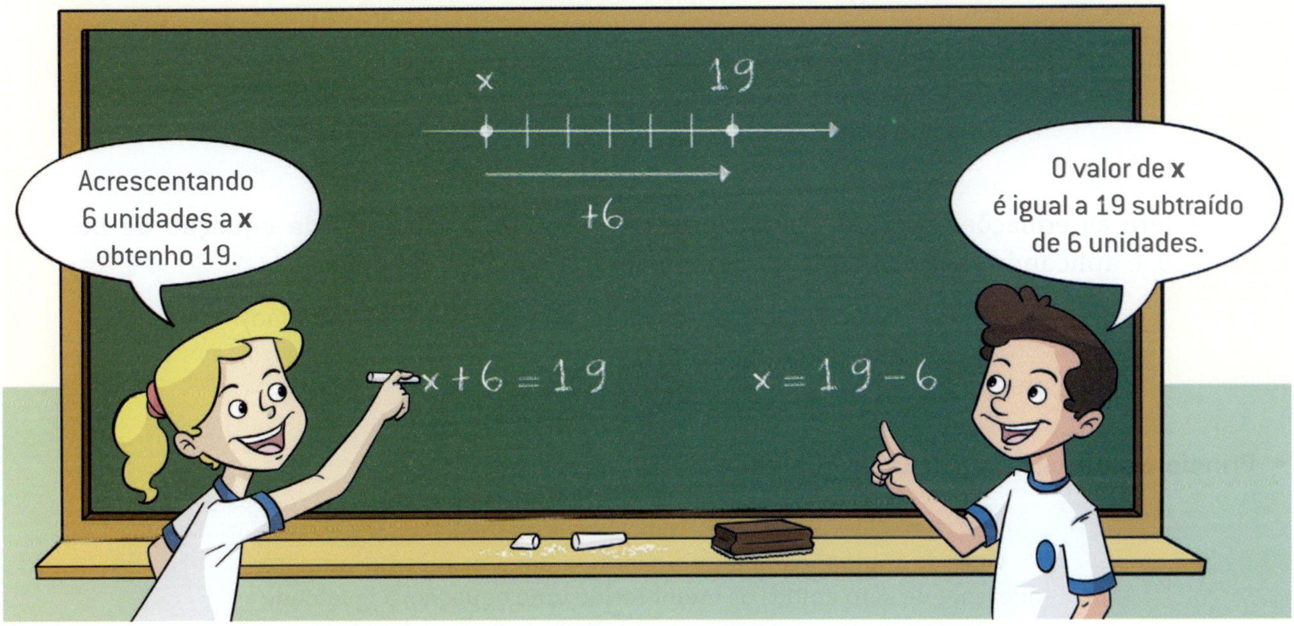

x
19
+6
Acrescentando 6 unidades a **x** obtenho 19.
O valor de **x** é igual a 19 subtraído de 6 unidades.
x + 6 = 19
x = 19 − 6


Ambas as relações entre os termos 19 e **x** estão corretas. Dizemos que as duas equações são **equivalentes**. Isso significa que é possível passar de uma igualdade para outra por meio de transformações adequadas que estudaremos mais adiante.

Leia o que eles disseram sobre o 2º esquema:

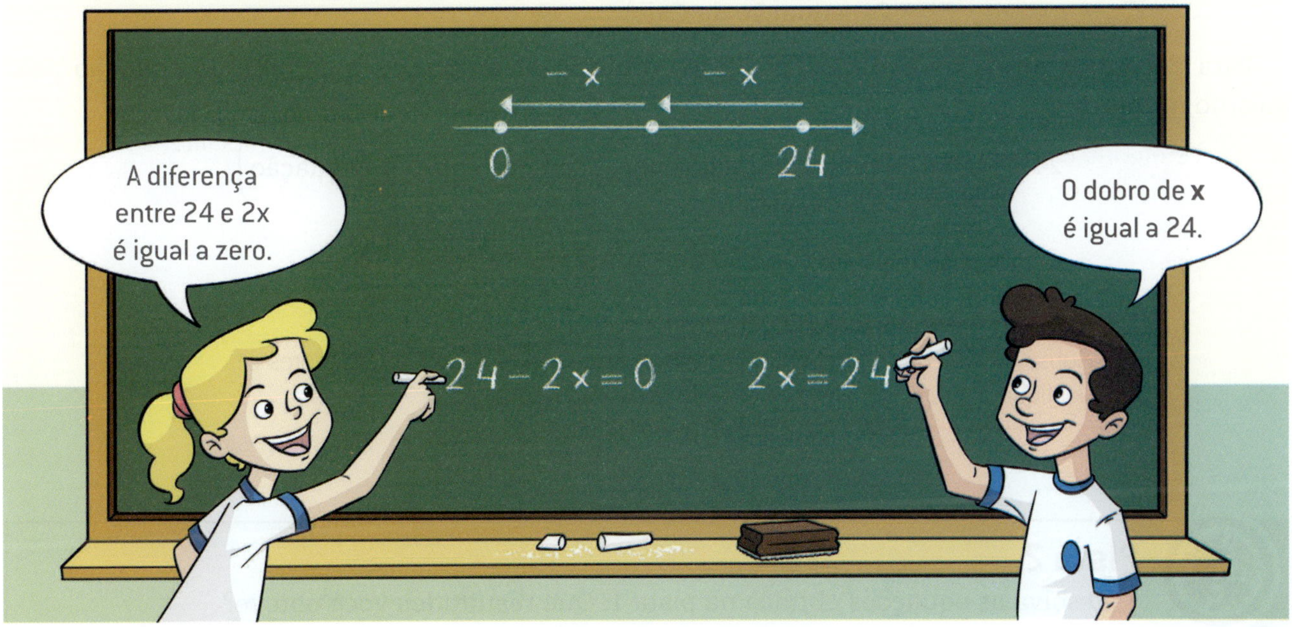

− x
− x
0
24
A diferença entre 24 e 2x é igual a zero.
O dobro de **x** é igual a 24.
24 − 2x = 0
2x = 24


Ambas as relações entre os termos 2x e 24 também são verdadeiras, e elas são novamente equivalentes.

Veja como podemos obter equações equivalentes por meio do uso de alguns princípios da igualdade, os quais se baseiam no fato de que uma equação representa uma igualdade entre o 1º membro e seu 2º membro.

- **Princípio aditivo de uma igualdade**

> Quando adicionamos ou subtraímos um mesmo número em ambos os membros de uma equação, a igualdade se mantém. Esse é o **princípio aditivo** de uma igualdade.

Considere as equações escritas para o primeiro esquema. Partindo da equação de Beatriz, $x + 6 = 19$, e aplicando esse princípio, podemos obter a equação de Caio:

$x + 6 - 6 = 19 - 6$ (subtraímos 6 de cada membro da equação)

$x = 19 - 6$ (equação de Caio)

$x = 13$ (raiz ou solução da equação)

- **Princípio multiplicativo de uma igualdade**

> Quando multiplicamos ou dividimos por um mesmo número diferente de zero ambos os membros de uma equação, a igualdade se mantém. Esse é o **princípio multiplicativo** de uma igualdade.

Considere as equações escritas para o segundo esquema. Partindo da equação de Beatriz, $24 - 2x = 0$, e aplicando o princípio de adicionarmos o mesmo número a ambos os membros da equação, podemos obter a equação de Caio:

$24 - 2x + 2x = 0 + 2x$ (adicionamos 2x a cada membro da equação)

$24 = 2x$ (equação de Caio)

Para encontrar a raiz da equação, podemos multiplicar ambos os membros da equação pelo mesmo número:

$24 \cdot \frac{1}{2} = 2x \cdot \frac{1}{2}$ $\left(\text{multiplicamos por } \frac{1}{2} \text{ cada membro da equação}\right)$

$12 = x$

$x = 12$ (raiz ou solução da equação)

- Substitua o valor obtido para a raiz em cada uma das equações anteriores e verifique a igualdade entre os membros de cada equação.

**Pista 2**

- Resolva as equações obtidas na pista 1. Que resultados você obteve?

**Desvende o enigma**

- Quantas bolas de golfe há em cada caixa?

## ATIVIDADES

**25.** Veja como Rebeca aplicou os princípios de equivalência na resolução da equação a seguir, em que a solução deve ser um número racional.

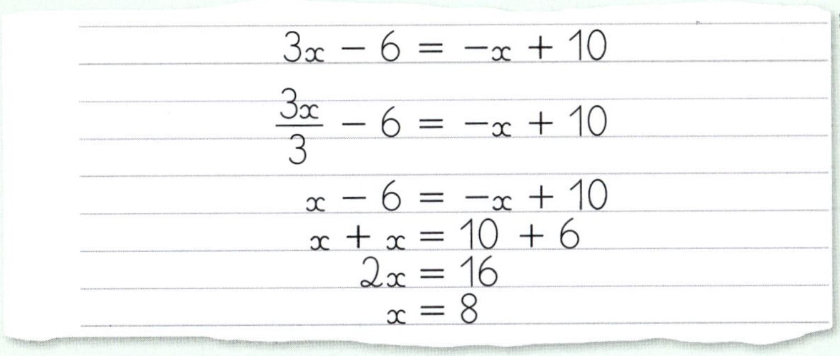


BIS

Verifique se a solução obtida por Rebeca está correta. Caso não esteja, resolva corretamente essa equação.

**Resolução**

Para verificar se a raiz obtida por Rebeca está correta, substituímos **x** por 8 na equação e observamos se a igualdade obtida é verdadeira:

$$3 \cdot (8) - 6 = -(8) + 10$$
$$24 - 6 = -8 + 10$$
$$18 = 2 \text{ (falso)}$$

Portanto, a solução de Rebeca está errada.
O erro cometido por Rebeca foi ter dividido apenas o termo 3x por 3; o correto seria fazer:

$$\frac{3x - 6}{3} = \frac{-x + 10}{3}$$

Entretanto, observe que, apesar de o termo $3x - 6$ se transformar em uma expressão mais simples $(x - 2)$, o segundo membro da equação se transformou em $\frac{-x + 10}{3}$.
Nesse caso, o mais fácil é resolvê-la usando o princípio aditivo de equivalência.
Adicionando 6 a ambos os membros da equação:

$$3x - 6 + 6 = -x + 10 + 6$$
$$3x = -x + 16$$

Adicionando **x** a ambos os membros da equação:

$$3x + x = -x + x + 16$$
$$4x = 16$$
$$x = 4$$

- Verifique que o número racional $x = 4$ é raiz da equação $3x - 6 = -x + 10$.

**26.** Uma equação cujos membros representam valores positivos pode ser representada por meio de uma balança de dois pratos em equilíbrio. Observe a figura ao lado: todas as caixas têm a mesma massa e cada uma delas representa a incógnita da equação. Determine a massa de cada caixinha.

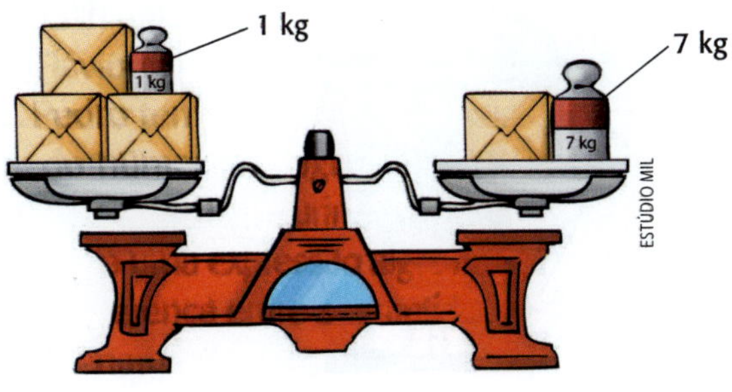


ESTÚDIO MIL

**27.** Resolva a equação $2x + 9 = 6x + 10$, sendo $U = \mathbb{Z}$.

**Resolução**

$2x + 9 - 6x = 6x + 10 - 6x$ (adicionando $-6x$ a cada membro da equação)

$-4x + 9 = 10$

$-4x + 9 - 9 = 10 - 9$ (adicionando $-9$ a cada membro da equação)

$-4x = 1$

$-4x \cdot \left(-\frac{1}{4}\right) = 1 \cdot \left(-\frac{1}{4}\right)$ (multiplicando por $-\frac{1}{4}$ cada membro da equação)

$x = -\frac{1}{4}$

Porém, a solução da equação deve pertencer ao conjunto universo. Como $-\frac{1}{4}$ não é um número inteiro, dizemos que essa equação não tem solução em $\mathbb{Z}$, ou seja, o conjunto solução é vazio. Indicamos assim:

$S = \{\ \}$ ou $S = \varnothing$

Observe que $-\frac{1}{4}$ seria raiz da equação se o conjunto universo fosse o conjunto dos números racionais.

**28.** Resolva as equações a seguir, sendo $U = \mathbb{Z}$.

a) $2x + 3 = 9$

b) $-3x + 5 = x + 1$

c) $6x = -x + 16$

d) $9x - 9 + 3x = 15$

e) $5x + 4 = 3x - x + 3$

f) $7x + 8 - 3x = 20 - 4x + 1$

**29.** Determine a solução das equações da questão anterior considerando $U = \mathbb{Q}$.

**30.** Daqui a 2 anos, Maria terá o triplo da idade que tinha há 10 anos. Qual é a idade atual de Maria?

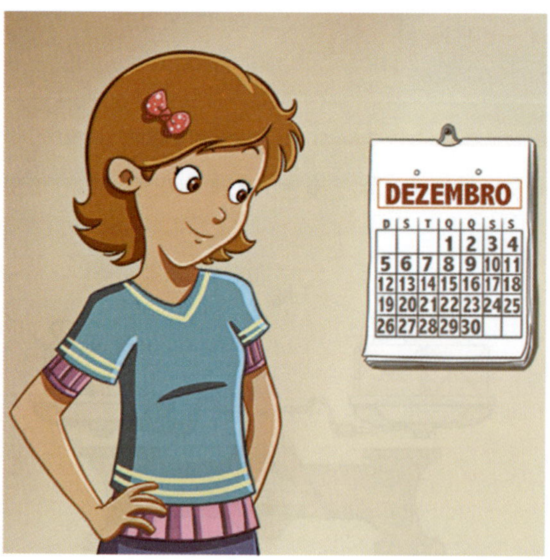


ESTÚDIO LAB 307

**31.** Resolva as equações a seguir considerando que as soluções devem ser números racionais.

a) $3 \cdot (3x + 4) = 21$

b) $5 \cdot (2x - 1) - 2 \cdot (-4x - 3) = 0$

c) $18 - (-x + 4) = 7 \cdot (-2x)$

d) $x - 3 \cdot (6 - 2x) = -5 \cdot (3 - x)$

e) $10 + 8 \cdot (x + 4) = -2x$

f) $2 \cdot (x - 3) = -2 \cdot (-x + 1)$

**32.** Em um retângulo, o lado maior mede 5 unidades a mais do que o lado menor. Quanto medem os lados do retângulo, sabendo-se que seu perímetro é igual a 82 cm?

**33.** Observe a resolução da equação $-2x + 8 = x - 4$ feita por Ana:

$$-2x + 8 = x - 4$$
$$-2x + 8 - 8 = -4 - 8$$
$$-2x = -12$$
$$x = -12 + 2$$
$$x = 10$$

WYM DESIGN

Verifique se a solução de Ana está correta. Se não estiver, corrija-a.

**34.** Resolva a equação $\frac{2x}{3} - 2 = \frac{x}{4} + 3$, sendo $U = \mathbb{Q}$.

**Resolução**

Adicionando 2 a ambos os membros da equação, obtemos:

$$\frac{2x}{3} - 2 + 2 = \frac{x}{4} + 3 + 2$$

$$\frac{2x}{3} = \frac{x}{4} + 5$$

Para eliminar os denominadores, podemos multiplicar ambos os membros por um múltiplo comum de 3 e de 4, como 12:

$$12 \cdot \frac{2x}{3} = 12 \cdot \left(\frac{x}{4} + 5\right)$$

Multiplicando $\frac{2x}{3}$ por 12 no 1º membro da equação e aplicando a propriedade distributiva no 2º membro, temos:

$$12 \cdot \frac{2x}{3} = 12\left(\frac{x}{4} + 5\right)$$

$$\frac{24x}{3} = \frac{12x}{4} + 12 \cdot 5$$

$$8x = 3x + 60$$

Adicionando $-3x$ a ambos os membros da equação:

$$8x - 3x = 3x - 3x + 60$$

$$5x = 60$$

Dividindo ambos os membros da equação por 5:

$$\frac{5x}{5} = \frac{60}{5}$$

$$x = 12$$

Verificando a solução obtida:

$$\frac{2 \cdot 12}{3} - 2 = \frac{12}{4} + 3$$

$$8 - 2 = 3 + 3$$

$$6 = 6 \text{ (verdadeiro)}$$

A raiz da equação é $x = 12$.

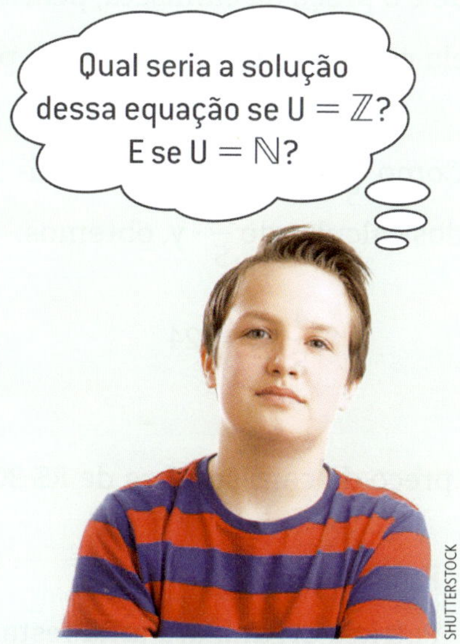
Qual seria a solução
dessa equação se U = ℤ?
E se U = ℕ?
SHUTTERSTOCK

**35.** Resolva as equações considerando que as soluções devem ser números racionais.

a) $\frac{3x}{4} - \frac{x}{3} = 5$

b) $\frac{8x - 1}{2} - 2x = 3$

c) $\frac{3(x - 5)}{6} + \frac{2x}{4} = 7$

d) $\frac{2x}{3} + \frac{x}{4} = \frac{x}{2} + 20$

e) $\frac{3y}{6} - \frac{y}{8} = \frac{y}{2} - 15$

f) $\frac{x}{3} - 2 \cdot \left(\frac{x + 1}{4}\right) = -3$

**36.** Calcule mentalmente a raiz (ou as raízes) da equação em cada caso e registre os resultados.

a) Um número cujo triplo é igual a $-42$.

b) Um número que adicionado ao seu sucessor é igual a 59.

c) Um número que adicionado a 3 e, depois, multiplicado por 5 é igual a 70.

**37.** Paulo gastou $\frac{1}{3}$ de suas economias para comprar um televisor. Do valor restante, ele gastou R$ 320,00 no supermercado, ficando com R$ 160,00. Quantos reais Paulo tinha inicialmente?

# Problemas envolvendo equações do 1º grau

Na seção anterior estudamos como resolver equações do 1º grau com uma incógnita e alguns problemas envolvendo essas equações.

Vamos analisar mais alguns problemas que envolvem equações do 1º grau.

- **Problema 1**

Lorena comprou uma camiseta por R$ 24,00 após ter obtido um desconto de $\frac{1}{5}$ no preço marcado na etiqueta. Qual era o preço dessa camiseta sem o desconto?

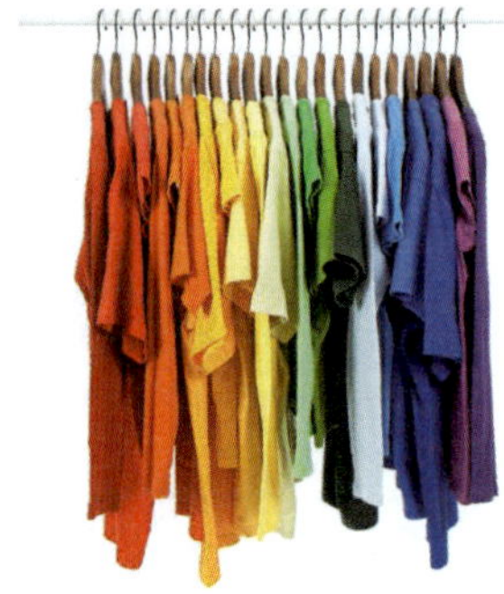
THINKSTOCK/GETTY IMAGES

Se Lorena recebeu $\frac{1}{5}$ de desconto no preço da camiseta, significa que $\frac{4}{5}$ do preço dela correspondem a R$ 24,00. Vamos representar a incógnita, que é o preço da camiseta, pela letra **y** e traduzir a informação "$\frac{4}{5}$ do preço dela correspondem a R$ 24,00" para a linguagem algébrica.

Como $\frac{4}{5}$ do preço **y** são obtidos calculando $\frac{4}{5} \cdot y$, obtemos:

$$\frac{4}{5} \cdot y = 24$$

Multiplicando ambos os membros da equação por 5, obtemos:

$$5 \cdot \frac{4}{5} \cdot y = 24 \cdot 5$$
$$4 \cdot y = 120$$

Dividindo ambos os membros da equação por 4, obtemos:

$$\frac{4y}{4} = \frac{120}{4}$$
$$y = 30$$

O preço da camiseta era de R$ 30,00.

- **Problema 2**

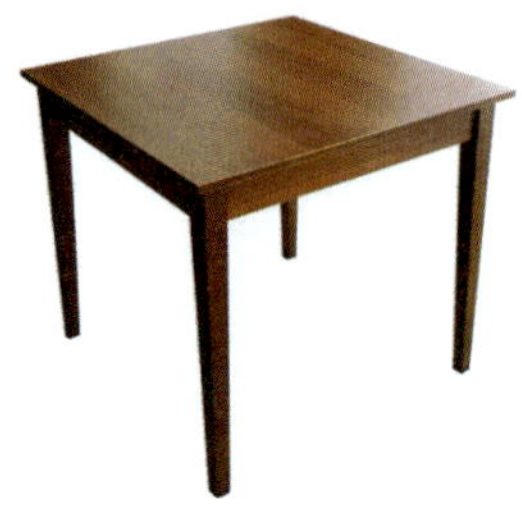
THINKSTOCK/GETTY IMAGES

Patrícia organizará uma festa para 72 pessoas e quer montar uma única mesa para todos. Para isso, ela pretende enfileirar mesas quadradas, colocando-as encostadas umas às outras. Em cada um dos quatro lados da mesa quadrada não pode haver mais de uma pessoa. De quantas mesas Patrícia precisará? Observe as cenas a seguir.

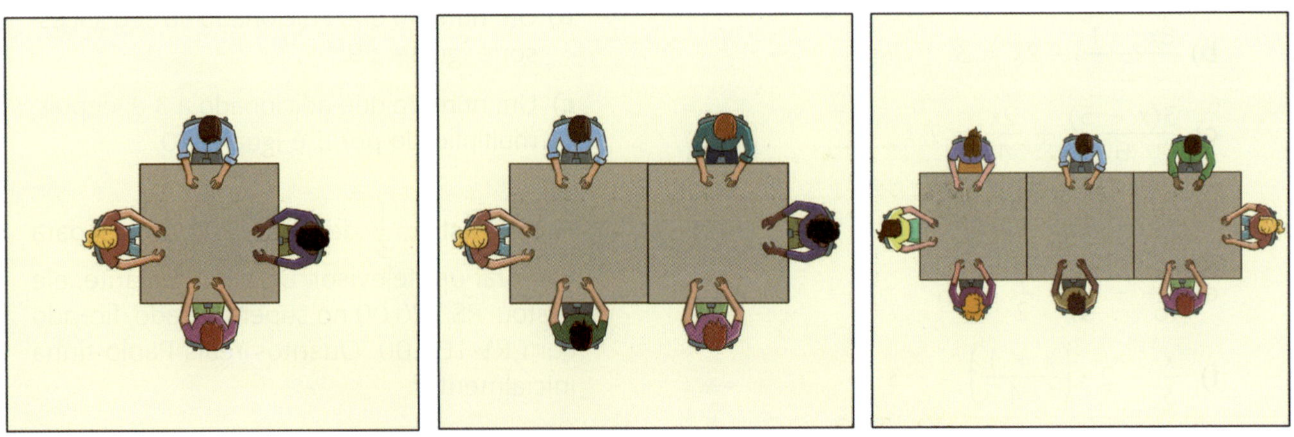
ESTÚDIO LAB 307

Vamos representar a situação contando quantas pessoas podem se sentar à mesa se utilizarmos uma, duas ou três mesas quadradas.

| Número de mesas (**n**) | Número de pessoas |
|---|---|
| 1 | 4 |
| 2 | 6 |
| 3 | 8 |

A partir do quadro, podemos notar que, a cada acréscimo de 1 unidade no número de mesas, o número de pessoas aumenta 2 unidades. Observe que, para cada mesa quadrada, cabem duas pessoas, sem contar as duas que estão sentadas na cabeceira. Logo, se Patrícia utilizar **n** mesas, então $2n + 2$ pessoas poderão se sentar.

- Substitua os valores $n = 1$, $n = 2$ e $n = 3$, sucessivamente, na expressão $2n + 2$ e verifique que obtemos, em cada caso, o número correspondente de pessoas.

Para atender a 72 pessoas, precisamos resolver a equação $2n + 2 = 72$:

$$2n + 2 = 72$$

Subtraindo 2 de cada membro da equação, obtemos:

$$2n + 2 - 2 = 72 - 2$$

$$2n = 70$$

Dividindo ambos os membros por 2, temos:

$$\frac{2n}{2} = \frac{70}{2}$$

$$n = 35$$

Patrícia precisará de 35 mesas para atender aos convidados para a festa.

## ATIVIDADES

**38.** Marcos cortou um pedaço de madeira retilíneo de 1,80 m em três partes, sendo duas delas de mesma medida de comprimento, e a outra com medida igual ao dobro daquelas. Determine a medida de cada pedaço de madeira.

**39.** Ontem, durante um passeio, emprestei R$ 32,00 a meu amigo e ficamos com a mesma quantia em dinheiro. Sabendo que juntos tínhamos R$ 100,00, determine quantos reais eu tinha antes de fazer o empréstimo.

**40.** Pensei em um número, multipliquei-o por 7, subtraí 1, depois dividi o resultado por 3 e obtive o resultado 30. Qual foi o número pensado?

**41.** Em minha sala de aula, há 28 alunos. Ontem, faltaram dois meninos e, assim, o número de meninos e de meninas ficou igual. Calcule o número de meninos e o número de meninas que há em minha sala de aula.

**42.** Quatro quintos de um número inteiro positivo adicionados a 36 é igual à diferença entre o dobro desse número e 6. Qual é a soma dos algarismos desse número?

**43.** Nas figuras a seguir, as balanças estão em equilíbrio e as caixas identificadas pela mesma letra têm mesma massa. Calcule a massa da caixa **x**.

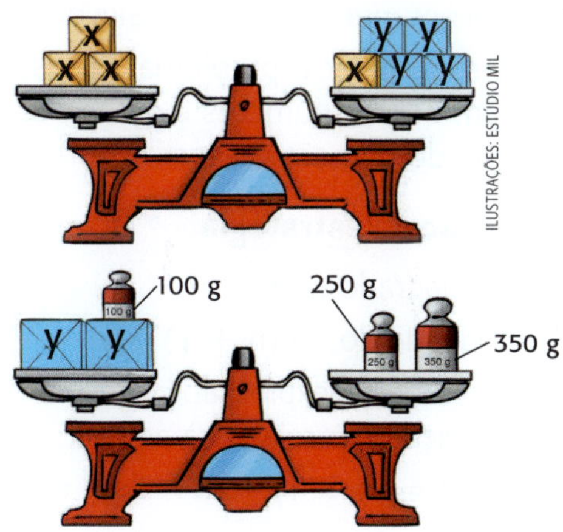


ILUSTRAÇÕES: ESTÚDIO MIL

**44.** Dois amigos gastaram juntos R$ 40,00 em uma lanchonete. Sabendo que um deles pagou R$ 1,00 a mais que o outro, quantos reais pagou cada um deles?

**45.** O lucro obtido por um comerciante na revenda de um produto é a diferença entre o valor pago ao fornecedor e o valor obtido com a venda ao consumidor. Se ele compra um produto em caixas com 5 peças ao custo de R$ 18,00 e os revende em caixas com 3 peças ao preço de R$ 13,50, calcule quantas peças ele terá de vender para obter um lucro superior a R$ 720,00.

**46.** João comprou 5 calças e 4 camisas. Todas as calças têm o mesmo preço e todas as camisas, mais baratas que as calças, custam o mesmo preço. O preço de 2 camisas é o mesmo que o preço de 1 calça. Sabendo que João gastou ao todo R$ 210,00, qual é o preço de cada calça e de cada camisa?

**47.** A herança de um homem foi repartida da seguinte forma: a metade para a viúva, R$ 3 000,00 para doação a entidades assistenciais, e o restante, dividido em partes iguais, para seus três filhos. Sabendo que cada filho recebeu R$ 2 000,00, qual era o valor da herança?

**48.** Um carteiro entregou 252 cartas em 4 dias. A cada dia, a partir do primeiro, ele entregou 2 cartas a mais que no dia anterior. Quantas cartas o carteiro entregou no último dia?

## ATIVANDO HABILIDADES

(OBM) A diferença entre os quadrados de dois números inteiros positivos consecutivos é sempre:

a) um número primo.

b) um múltiplo de 3.

c) igual à soma desses números.

d) um número par.

e) um quadrado perfeito.

### Entendimento do problema

Esse problema não se refere a um número em particular; ele espera que observemos uma regularidade no cálculo da diferença entre os quadrados de quaisquer dois números inteiros positivos consecutivos.

### Elaboração de uma estratégia

Dois números inteiros positivos consecutivos podem ser expressos por **n** e $n + 1$.

Para resolver o problema, precisamos determinar a expressão correspondente ao quadrado de cada um desses números e obter a diferença entre essas expressões. Em seguida, devemos observar que tipo de número é descrito pela expressão resultante.

### Execução da estratégia

O quadrado de **n** é $n^2$.

O quadrado de $(n + 1)$ é $(n + 1)^2$.

Para obter a expressão correspondente a $(n + 1)^2$, podemos aplicar a propriedade distributiva da multiplicação em relação à adição:

$$(n + 1)^2 = (n + 1) \cdot (n + 1) = n \cdot n + n \cdot 1 + 1 \cdot n + 1 \cdot 1 = n^2 + n + n + 1 = n^2 + 2n + 1$$

Vamos obter a diferença entre $(n + 1)^2$ e $n^2$:

$$(n + 1)^2 - n^2 = n^2 + 2n + 1 - n^2 = 2n + 1$$

O que a expressão obtida como resultado indica? Sabemos que o dobro de **n** é o mesmo que $n + n$; portanto, a expressão $2n + 1$ é o mesmo que $n + n + 1 = n + (n + 1)$, que corresponde à soma de **n** com seu consecutivo.

### Análise da solução

Sabemos que há apenas uma alternativa correta para a questão. Podemos encontrar exemplos que mostram que as outras alternativas são **incorretas**.

Vamos escolher dois números inteiros consecutivos, calcular a diferença entre os quadrados desses dois números e avaliar as alternativas.

- Se escolhermos os números 1 e 2, temos:

$$2^2 - 1^2 = 4 - 1 = 3$$

Note que o resultado é um número primo, é um múltiplo de 3 e é igual à soma de 1 e 2. Porém, o resultado não é um número par, tampouco um quadrado perfeito. Ou seja, podemos descartar as alternativas **d** e **e**.

- Se escolhermos os números 4 e 5, temos:

$$5^2 - 4^2 = 25 - 16 = 9$$

Nesse caso, o resultado é um múltiplo de 3 e é igual à soma de 4 e 5, mas não é um número primo. Logo, também podemos descartar a alternativa **a**.

- Se escolhermos os números 6 e 7, temos:

$$7^2 - 6^2 = 49 - 36 = 13$$

O resultado é igual à soma de 6 e 7, mas não é um múltiplo de 3. Ou seja, a alternativa **b** também pode ser descartada.

Encontramos exemplos que mostram que as alternativas **a**, **b**, **d** e **e** são incorretas.

Resposta: alternativa **c**.

## É a sua vez!

(OBM) Wagner tem 15 moedas, algumas de 25 centavos e outras de 10 centavos, no valor total de 2 reais e 70 centavos. Se **x** é o número de moedas de 25 centavos que ele tem, qual das equações abaixo permite obter esse número?

**a)** $5x + 10(15 - x) = 27$

**b)** $25x + 10(15 - x) = 270$

**c)** $x + (15 - x) = 27$

**d)** $5x + 10(15 - x) = 54$

**e)** $5x + 2(15 - x) = 135$

# teia do saber

**1.** A professora de Adriana fez uma brincadeira de adivinhação com sua turma. Ela pedia a um aluno que dissesse um número positivo e, em seguida, ela respondia com outro número. Observe a tabela que mostra o registro dessa brincadeira.

| Número dito pelo aluno (n) | Número dito pela professora (y) |
| --- | --- |
| 1 | 2 |
| 7 | 20 |
| 4 | 11 |
| 12 | 35 |
| 9 | 26 |
| 10 | 29 |

a) Expresse algebricamente a relação de **n** com **y**.

b) Qual número deve ser respondido pela professora se um aluno escolher **n** igual a 6?

c) Qual número foi dito por um aluno se a professora respondeu 56?

**2.** (OBM) As figuras a seguir são construídas com palitos pretos e brancos. Para construir as figuras, os palitos pretos foram colocados apenas nas bordas e os brancos, apenas no interior. A figura de número **n** corresponde a um retângulo 3 por **n**. Continuando esse procedimento, quantos palitos brancos teremos na figura 2002?

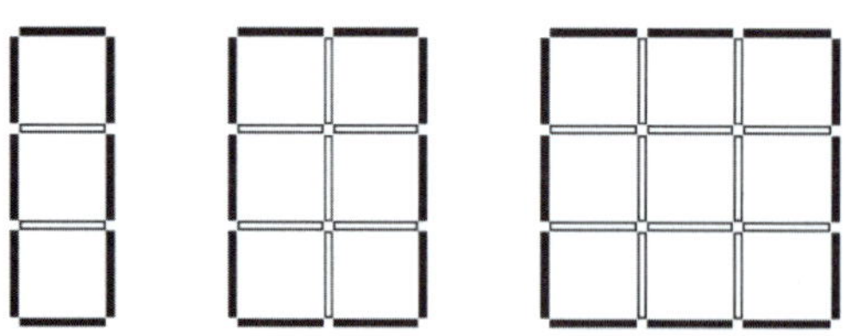

DAWIDSON FRANÇA

a) 2 001

b) 4 004

c) 12 006

d) 10 007

e) 10 010

**3. Produção textual**

Leia o quadrinho a seguir e redija um pequeno texto explicando por que o menino está confuso.

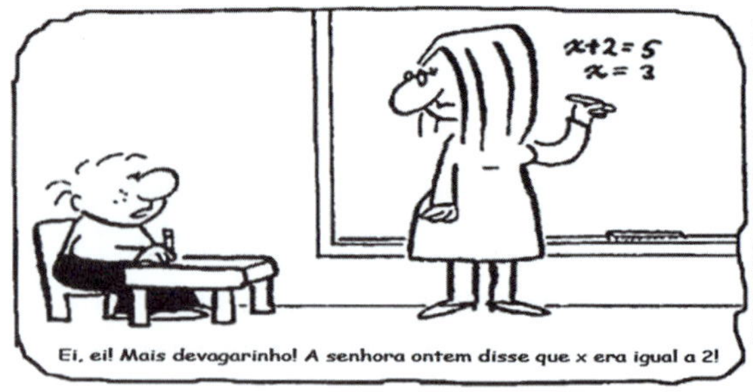
x+2=5
x=3
Ei, ei! Mais devagarinho! A senhora ontem disse que x era igual a 2!

ASSOCIAÇÃO DE PROFESSORES DE MATEMÁTICA

**4.** Na figura a seguir, em que a balança está em equilíbrio, as massas das caixas são todas iguais. Obtenha o valor da massa de cada caixa.

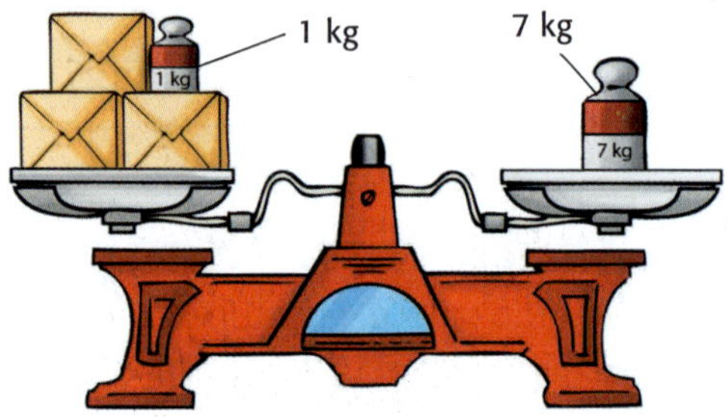


ESTÚDIO MIL

**5.** Resolva as equações a seguir, sendo $U = \mathbb{Q}$.

a) $5x - 3 + x = 2x + 9$

b) $17x - 7x = x + 18$

c) $x - 4 = 17 - 2x + 1$

d) $\dfrac{5x - 7}{2} = \dfrac{1}{2} + x$

e) $\dfrac{x - 4}{3} = \dfrac{-x + 49}{2}$

f) $4x - 3(2x + 1) = 8x + 1$

**6.** A soma das idades de Vítor e Carlos é 26 anos. Determine a idade de cada um deles, sabendo que Vítor é 8 anos mais novo do que Carlos.

**7. Produção textual**

Elabore um problema que possa ser resolvido pela equação $2x + 12 = 30$.

**8.** Um espetáculo de música teve uma arrecadação de R$ 275 000,00, obtidos com a venda de 3 500 ingressos a R$ 50,00 cada um e mais alguns ingressos vendidos a R$ 80,00. Determine quantos ingressos ao preço de R$ 80,00 foram vendidos.

**9.** Na figura a seguir, a soma dos valores de dois retângulos que estão lado a lado em uma mesma linha corresponde ao resultado do retângulo acima deles. Descubra o valor de **x** e, depois, copie e complete a figura em seu caderno com os números que faltam.

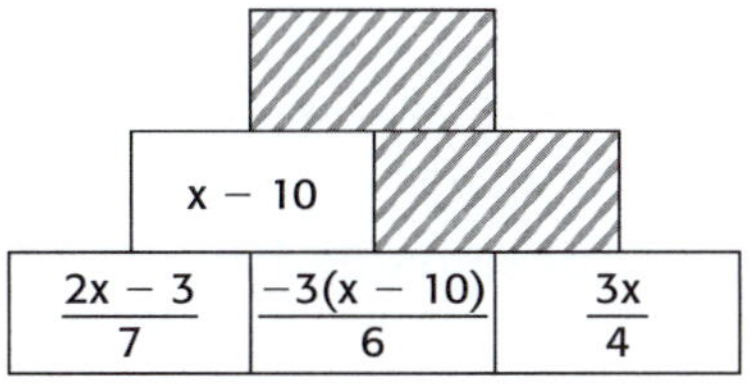


**10.** A população de Vilarejos é o triplo da população de Comunidades. Se as duas cidades juntas têm uma população de 100 000 habitantes, quantos habitantes tem cada uma dessas cidades?

**11.** Três funcionários de uma empresa fizeram um trabalho no qual todos ganhavam o mesmo valor por dia. Fernando trabalhou 5 dias, Ernesto, 4 dias e Josias, apenas 1 dia. Por esse trabalho, eles receberam um total de R$ 3 500,00. Calcule quantos reais cada um deles recebeu.

**12.** Um livro custa R$ 15,00 mais a metade de seu preço. Calcule o preço dele.

**13.** Eduardo depositou este mês a quarta parte do que já tinha conseguido guardar em sua caderneta de poupança nos meses anteriores, passando a ter R$ 6 250,00. Determine quanto Eduardo tinha na caderneta de poupança antes de fazer esse depósito.

**14.** Paula comprou duas sandálias e uma blusa por R$ 150,00. A blusa custou R$ 15,00 a mais do que cada uma das sandálias que foram compradas pelo mesmo preço. Calcule quantos reais Paula pagou pela blusa e por cada uma das sandálias.

**15.** (OBM) João quer desfazer-se de sua coleção de 1 000 bolinhas. Para tanto, escolhe dez garotos da rua onde mora. Dá ao primeiro garoto **x** bolinhas, ao segundo x + 1 bolinhas. Assim faz até chegar ao décimo garoto. Sempre dá uma bolinha a mais para o próximo garoto. No final, João ainda fica com um resto de bolinhas. Sendo **x** o número que deixa João com o menor resto possível, **x** é igual a:

a) 94
b) 95
c) 96
d) 97
e) 98

**teia integrada**

**16.** Evidências de que os antigos povos egípcios utilizavam a Álgebra podem ser encontradas em documentos históricos como o Papiro de Rhind. Ele foi adquirido em uma loja próxima do rio Nilo, no Egito, em 1858, por Henry Rhind, um colecionador escocês. Apesar de ter sido escrito por volta de 1650 a.C., as informações do papiro são mais antigas. É possível que parte dos conhecimentos presentes nele tenha se originado de Imhotep há cerca de 5 000 anos. Entre os mais de 80 problemas matemáticos, encontramos alguns algébricos, nos quais a incógnita era indicada por "aha". Veja o problema mostrado a seguir, extraído do Papiro de Rhind, escrito em linguagem moderna:

"Qual número adicionado à sua sétima parte é igual a 19?"

Fonte de pesquisa: Carl B. Boyer. *História da matemática*. São Paulo: Edgard Blücher, 1996. p. 10 e 11.

a) Escreva a equação que permite resolver o problema extraído do Papiro de Rhind indicado no texto acima.

b) Qual é a resposta para o problema?

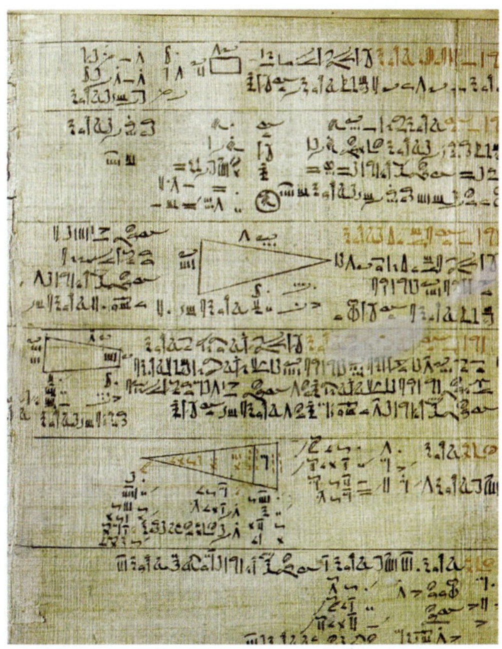

ALBUM/DEA PICTURE LIBRARY/LATINSTOCK

O Papiro de Rhind tem cerca de 30 centímetros de largura e, desenrolado, atinge 5 metros de comprimento.

# 3 Inequações

## Desigualdades

Observe a comparação dos números abaixo:

$$\left.\begin{array}{c} 5 = 5 \\ -\frac{3}{7} = -\frac{3}{7} \end{array}\right\} \text{igualdades} \qquad \left.\begin{array}{c} 7 < 10 \\ -3 > -6 \\ 8 \neq -4 \end{array}\right\} \text{desigualdades}$$

As desigualdades são sentenças matemáticas que possuem um destes sinais:

$>$ (maior que)

$<$ (menor que)

$\leqslant$ (menor que ou igual a)

$\geqslant$ (maior que ou igual a)

$\neq$ (diferente)

De modo similar às igualdades, as desigualdades possuem um 1º membro e um 2º membro. O 1º membro fica à esquerda do sinal de desigualdade e o 2º membro fica à direita do sinal de desigualdade. Veja abaixo:

$$\underbrace{4 - 3}_{1^{\underline{o}}\text{ membro}} < \underbrace{7 + 5}_{2^{\underline{o}}\text{ membro}}$$

## Princípios de equivalência das desigualdades

Veja alguns exemplos do que acontece quando adicionamos um mesmo número aos dois membros de uma desigualdade:

| Desigualdade | Adicionando um mesmo número positivo | Adicionando um mesmo número negativo |
|---|---|---|
| $5 > 2$ | $5 + 3 > 2 + 3$<br>$8 > 5$ (verdadeiro) | $5 - 1 > 2 - 1$<br>$4 > 1$ (verdadeiro) |
| $-3 > -7$ | $-3 + 4 > -7 + 4$<br>$1 > -3$ (verdadeiro) | $-3 - 5 > -7 - 5$<br>$-8 > -12$ (verdadeiro) |
| $-6 < 4$ | $-6 + 2 < 4 + 2$<br>$-4 < 6$ (verdadeiro) | $-6 - 8 < 4 - 8$<br>$-14 < -4$ (verdadeiro) |
| $2 > -9$ | $2 + 6 > -9 + 6$<br>$8 > -3$ (verdadeiro) | $2 - 7 > -9 - 7$<br>$-5 > -16$ (verdadeiro) |

Esses exemplos ilustram um dos princípios de equivalência das desigualdades.

Quando adicionamos ou subtraímos um mesmo número em ambos os membros de uma desigualdade verdadeira, a desigualdade se mantém.

Observe agora alguns casos em que multiplicamos ambos os membros de uma desigualdade por um mesmo número:

| Desigualdade | Multiplicando por um mesmo número positivo | Multiplicando por um mesmo número negativo |
|---|---|---|
| $5 > 2$ | $5 \cdot 6 > 2 \cdot 6$<br>$30 > 12$ (verdadeiro) | $5 \cdot (-6) > 2 \cdot (-6)$<br>$-30 > -12$ (falso) |
| $-3 > -7$ | $-3 \cdot 4 > -7 \cdot 4$<br>$-12 > -28$ (verdadeiro) | $-3 \cdot (-4) > -7 \cdot (-4)$<br>$+12 > +28$ (falso) |
| $-6 < 4$ | $-6 \cdot \left(\frac{1}{2}\right) < 4 \cdot \left(\frac{1}{2}\right)$<br>$-3 < 2$ (verdadeiro) | $-6 \cdot \left(-\frac{1}{2}\right) < 4 \cdot \left(-\frac{1}{2}\right)$<br>$3 < -2$ (falso) |
| $2 > -9$ | $2 \cdot 3 > -9 \cdot 3$<br>$6 > -27$ (verdadeiro) | $2 \cdot (-3) > -9 \cdot (-3)$<br>$-6 > +27$ (falso) |

Quando multiplicamos ou dividimos, por um mesmo número positivo, ambos os membros de uma desigualdade verdadeira, a desigualdade se mantém.

Quando muliplicamos ou dividimos, por um mesmo número negativo, ambos os membros de uma desigualdade verdadeira, devemos trocar o sinal de desigualdade "menor que" por "maior que" ou vice-versa.

## ATIVIDADES

**49.** Classifique cada desigualdade a seguir em verdadeira ou falsa.

a) $7 \neq -3$

b) $5 > \frac{2}{3}$

c) $-\frac{1}{2} < -\frac{7}{8}$

d) $-\frac{6}{3} > -8$

e) $\frac{5}{2} < \frac{2}{4}$

f) $\frac{8}{3} > 3$

**50.** Copie as sentenças a seguir em seu caderno e complete-as com o símbolo de < ou >.

a) $3 \cdot \left(\frac{4}{3}\right)$ ■ $-4 \cdot \left(\frac{4}{3}\right)$

b) $7 \cdot \left(-\frac{1}{3}\right)$ ■ $-5 \cdot \left(-\frac{1}{3}\right)$

c) $-6 \cdot (-2)$ ■ $3 \cdot (-2)$

d) $\frac{1}{4} \cdot (4)$ ■ $\frac{2}{7} \cdot (4)$

**51.** Faça o que se pede.

a) Construa uma reta numerada e localize os pontos associados aos números 5 e 2.

b) Escreva uma desigualdade envolvendo esses números.

c) Multiplique ambos os membros da desigualdade por $-1$ e registre a desigualdade obtida.

d) Localize os pontos associados aos números obtidos na desigualdade do item anterior na reta numerada e verifique sua validade.

**52.** Sabemos que $\frac{1}{2} > \frac{1}{3}$. O que ocorre com essa desigualdade se:

a) multiplicarmos ambos os números por 2?

b) multiplicarmos ambos os números por $-2$?

# Inequações do 1º grau com uma incógnita

Uma empresa de telefonia oferece dois planos para seus clientes, ambos com um valor fixo (franquia) que permitem usar 40 minutos de ligações locais.

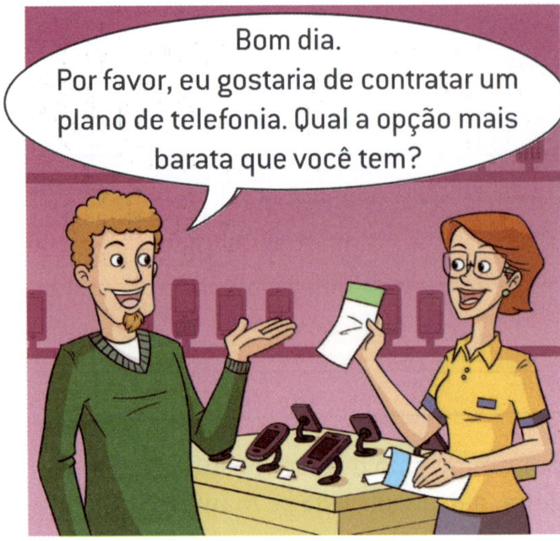
Bom dia.
Por favor, eu gostaria de contratar um plano de telefonia. Qual a opção mais barata que você tem?
QUANTA ESTÚDIO

**Plano econômico**
Franquia de R$ 40,00
Ligações extras: R$ 0,15 por minuto

**Plano básico**
Franquia de R$ 20,00
Ligações extras: R$ 0,25 por minuto

Note que o plano de telefonia mais vantajoso para o cliente depende da quantidade de minutos utilizados por mês.

Suponha que o cliente utilize, em média, 60 minutos de ligações locais por mês. Qual é o plano mais vantajoso para ele?

Vamos comparar o gasto de acordo com o tempo de utilização do serviço em conversações locais em cada plano. Ao realizar 60 minutos de conversações locais, a franquia de 40 minutos será ultrapassada em 20 minutos (60 min − 40 min). Assim:

**Plano econômico:**
Gasto $= 40 + (60 - 40) \cdot 0{,}15 = 40 + 20 \cdot 0{,}15 = 43$

**Plano básico:**
Gasto $= 20 + (60 - 40) \cdot 0{,}25 = 20 + 20 \cdot 0{,}25 = 25$

Caso o cliente utilize, em média, 60 minutos de ligações locais por mês, é mais vantajoso contratar o plano básico.

Suponha, agora, que o cliente que procura o plano mais vantajoso utilize, em média, 280 minutos de ligações locais por mês. Ele deve contratar qual plano?

Ao realizar 280 minutos de conversações locais, a franquia de 40 minutos será ultrapassada em 240 minutos (280 min − 40 min). Assim:

**Plano econômico:**
Gasto $= 40 + (280 - 40) \cdot 0{,}15 = 40 + 240 \cdot 0{,}15 = 76$

**Plano básico:**
Gasto $= 20 + (280 - 40) \cdot 0{,}25 = 20 + 240 \cdot 0{,}25 = 80$

Nesse caso, é mais vantajoso contratar o plano econômico.

Podemos escrever uma expressão matemática para indicar o gasto em cada um dos planos:

$$\text{Gasto com o plano econômico} = 40 + (x - 40) \cdot 0{,}15$$
$$\text{Gasto com o plano básico} = 20 + (x - 40) \cdot 0{,}25$$

em que **x** é o número de minutos utilizados mensalmente pelo cliente.

Para determinar a partir de quantos minutos o plano econômico é mais vantajoso para o cliente, precisamos encontrar quais valores de **x** tornam o gasto com o plano econômico menor que o gasto com o plano básico, ou seja:

$$\text{Gasto com o plano econômico} < \text{Gasto com o plano básico}$$
$$40 + (x - 40) \cdot 0{,}15 < 20 + (x - 40) \cdot 0{,}25$$

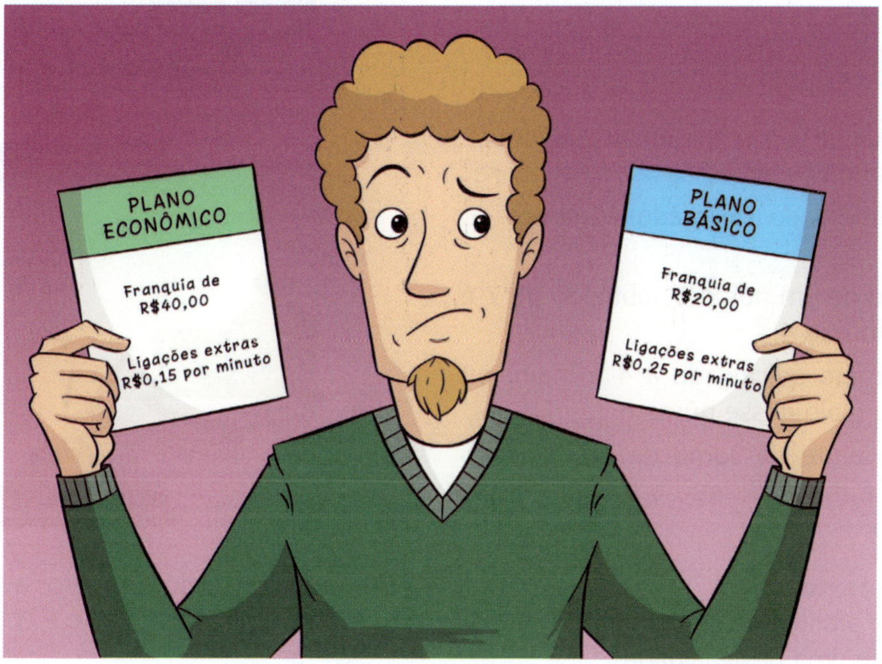

QUANTA ESTÚDIO

Essa sentença matemática é um exemplo de inequação do 1º grau com uma incógnita.

Chamamos de **inequações** as sentenças matemáticas que expressam uma desigualdade e apresentam pelo menos uma incógnita.

Quando uma inequação possui uma única incógnita com expoente igual a 1 e coeficiente não nulo, ela é classificada como **inequação do 1º grau com uma incógnita**.

Uma **solução de uma inequação** é um valor que, quando atribuído à incógnita, torna a desigualdade verdadeira. Vamos analisar se 60 e 280 são soluções da inequação.

Para x = 60, temos:

$$40 + (60 - 40) \cdot 0{,}15 < 20 + (60 - 40) \cdot 0{,}25$$
$$40 + (20) \cdot 0{,}15 < 20 + 20 \cdot 0{,}25$$
$$40 + 3 < 20 + 5$$
$$43 < 25 \text{ (falso)}$$

60 **não** é solução da inequação.

Para x = 280, temos:

$$40 + (280 - 40) \cdot 0{,}15 < 20 + (280 - 40) \cdot 0{,}25$$
$$40 + 240 \cdot 0{,}15 < 20 + 240 \cdot 0{,}25$$
$$40 + 36 < 20 + 60$$
$$76 < 80 \text{ (verdadeiro)}$$

280 é solução da inequação.

Note que, caso o cliente utilize o telefone celular durante 60 minutos por mês, o plano econômico não é o mais vantajoso. Porém, se ele usar 280 minutos, o plano econômico é a melhor opção.

Outros valores de **x** como 260, 278 e 300 também são soluções da inequação.

- Verifique que os valores 260, 278 e 300 são soluções da inequação $40 + (x - 40) \cdot 0{,}15 < 20 + (x - 40) \cdot 0{,}25$.

## ATIVIDADES

**53.** Identifique as inequações do 1º grau:

**a)** $2x + 3 \geqslant -5 + 4x$

**b)** $x - 4 \leqslant x^2$

**c)** $-6x + 9 = 3x$

**d)** $\frac{x}{4} - 8 > x + 6$

**54.** Escreva cada frase a seguir em linguagem algébrica usando os símbolos $>$, $<$, $\geqslant$ ou $\leqslant$:

**a)** Um número ao quadrado é menor do que 8.

**b)** O dobro de um número subtraído de 7 é maior do que 4.

**c)** Um número adicionado a 4 é maior ou igual ao triplo desse número.

**d)** A terça parte da soma de um número com 5 é maior do que a metade desse número.

**55. Produção textual**

Escreva um problema que possa ser expresso por meio de uma desigualdade.

**56.** As caixas verdes têm todas a mesma massa em cada caso. Represente através de uma inequação cada situação a seguir.

**a)**

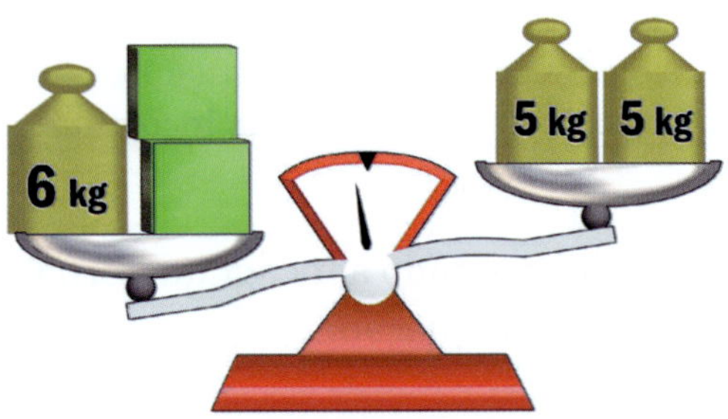


**b)**

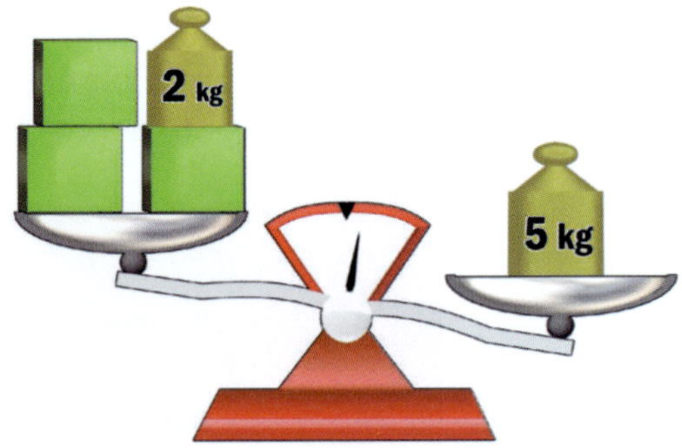


**c)**

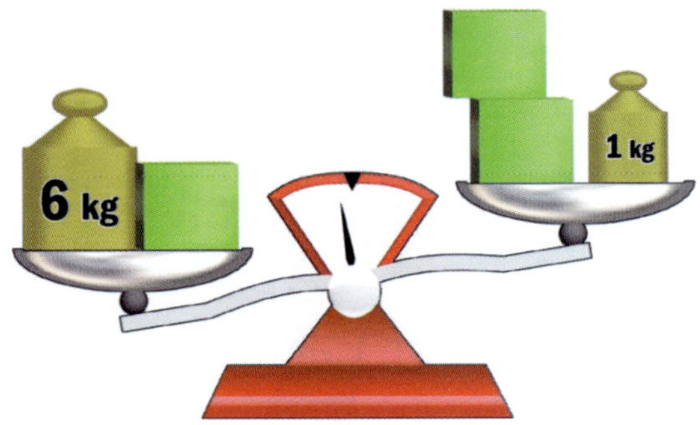


ILUSTRAÇÕES: DAWIDSON FRANÇA

**57.** Indique quais dos números a seguir são soluções da inequação $-2x + 3 \geqslant -1$.

**a)** $-3$

**b)** 0

**c)** 2

**d)** 7

**e)** 4

**58.** Classifique cada afirmação a seguir em verdadeira ou falsa.

**a)** Se $2 < x$, então $2 + 3 < x + 3$.

**b)** Se $2 - x > 3$, então $x > 5$.

**c)** Se $2x < -6$, então $x > 3$.

**d)** Se $-4x \geqslant 12$, então $x \leqslant -3$.

# Resolvendo inequações do 1º grau com uma incógnita

Para resolver uma inequação, aplicamos os princípios de equivalência das desigualdades de modo a isolar a incógnita, de forma similar ao que fizemos com as equações.

Vejamos alguns exemplos considerando que as soluções devem ser números inteiros.

a) Resolver a inequação $x - 7 \leqslant -x + 5$, sendo $U = \mathbb{Z}$:

- Adicionando 7 a ambos os membros da inequação:

$$x - 7 + 7 \leqslant -x + 5 + 7$$
$$x \leqslant -x + 12$$

- Adicionando **x** a ambos os membros da inequação:

$$x + x \leqslant -x + 12 + x$$
$$2x \leqslant 12$$

- Dividindo ambos os membros da inequação por 2, ou seja, multiplicando por $\frac{1}{2}$:

$$\frac{2x}{2} \leqslant \frac{12}{2}$$
$$x \leqslant 6$$

As soluções dessa inequação são todos os números inteiros menores do que 6 ou igual a 6. Podemos indicar o conjunto solução assim:

$$S = \{..., -2, -1, 0, 1, 2, 3, 4, 5, 6\}$$

Se resolvermos essa mesma inequação, $x - 7 \leqslant -x + 5$, sendo $U = \mathbb{Q}$, o conjunto solução será formado por todos os números racionais menores do que 6 ou igual a 6. Dizemos que a solução é todo **x** racional tal que $x \leqslant 6$.

Se a inequação $x - 7 \leqslant -x + 5$ for resolvida considerando-se $U = \mathbb{N}$, qual será o conjunto solução?

b) Resolver a inequação $\frac{3 \cdot (x - 5)}{6} + \frac{2x}{4} > 7$, sendo $U = \mathbb{Z}$:

- Multiplicando ambos os membros por 24, que é um múltiplo comum entre 4 e 6, para eliminar os denominadores:

$$24 \cdot \left(\frac{3 \cdot (x - 5)}{6} + \frac{2x}{4}\right) > 7 \cdot 24$$

- Aplicando a propriedade distributiva:

$$4 \cdot 3(x - 5) + 6 \cdot 2x > 168$$
$$12 \cdot (x - 5) + 12x > 168$$
$$12x - 60 + 12x > 168$$

- Agrupando os termos semelhantes em **x**:

$$24x - 60 > 168$$

- Adicionando 60 a ambos os membros:

$$24x - 60 + 60 > 168 + 60$$
$$24x > 228$$

- Dividindo ambos os membros por 24 e simplificando a fração $\frac{228}{24}$:

$$\frac{24x}{24} > \frac{228}{24}$$
$$x > \frac{19}{2}$$

Como $\frac{19}{2} = 9{,}5$ e o conjunto universo é $\mathbb{Z}$, o conjunto solução é:

$$S = \{10, 11, 12, 13, 14, 15, 16, ...\}$$

## ATIVIDADES

**59.** Resolva as inequações a seguir, sendo U = $\mathbb{Q}$.

a) $-4x - 7 < 2x + 3$

b) $2 \cdot (1 - 3x) + \frac{1}{3} > -6$

c) $3 \cdot \left(-2 - \frac{x}{2}\right) \leq -1$

d) $\frac{2x - 5}{4} + x > -8$

e) $13 + 4 \cdot (2x - 1) \leq 5(x + 2)$

f) $\frac{5x}{2} < 2x + \frac{x - 2}{3}$

**60.** Determine a quantidade de números inteiros e positivos que fazem parte do conjunto solução da inequação:

$$3x - 3 < 12 - x$$

**61.** Qual é o maior número inteiro que posso adicionar a 4,75 para obter um resultado menor do que 20?

**62.** No polígono a seguir, o valor de **x** é um número inteiro positivo e o perímetro do polígono é um valor maior do que 25 cm e menor do que 31 cm. Considerando que as medidas estão indicadas em centímetro, quais são os possíveis valores de **x**?

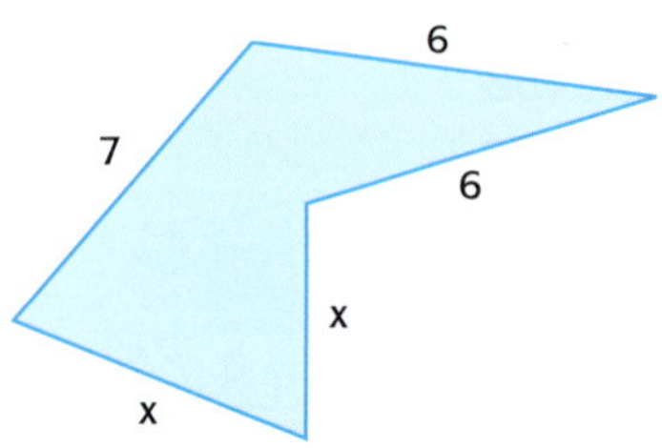


**63.** Sônia quer fazer um empréstimo pessoal em um banco de tal modo que cada prestação a ser paga seja igual a R$ 240,00. Sabendo que o banco só realiza o empréstimo se a prestação corresponder a, no máximo, $\frac{1}{5}$ da renda mensal do cliente, qual deve ser, no mínimo, a renda mensal de Sônia para obter o empréstimo?

**64.** Um estacionamento cobra R$ 8,00 pela primeira hora de uso e mais R$ 2,00 por hora adicional.

a) Escreva uma expressão que represente o valor pago ao estacionamento de acordo com o número **x** de horas utilizadas.

b) Se um cliente tem R$ 19,00 em dinheiro para gastar com estacionamento, por quantas horas, no máximo, ele poderá usá-lo?

**65.** Um caixa eletrônico tem apenas 15 cédulas de R$ 10,00 e mais de 200 cédulas de R$ 50,00 disponíveis para saque. Se um cliente quer sacar R$ 390,00 nesse caixa, qual é o menor número possível de cédulas de R$ 50,00 que ele poderá receber?

**66.** Um automóvel percorre, em rodovias, 12 quilômetros para cada 1 litro de gasolina. Rodrigo quer viajar para uma cidade situada a 240 km de distância e quer abastecer seu carro com gasolina, de modo que haja uma reserva de $\frac{1}{10}$ a mais prevendo imprevistos, como trânsito. Com quantos litros de gasolina, no mínimo, ele deve abastecer seu automóvel?

**67.** As figuras a seguir foram construídas obedecendo a uma regularidade em relação ao número de quadradinhos utilizados.

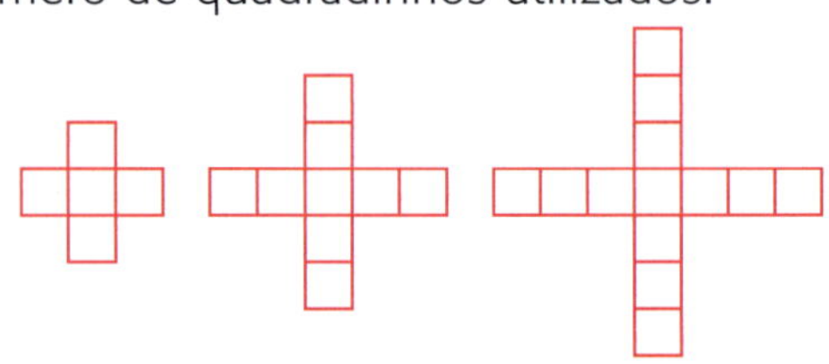

figura 1 figura 2 figura 3

a) Copie o quadro em seu caderno e complete-o considerando que as figuras seguintes obedecerão à mesma regularidade em sua construção.

| Figura | Número de quadradinhos |
|---|---|
| 1 | 5 |
| 2 | |
| 3 | |
| 4 | |
| 5 | |
| n | |

b) Quais figuras possuem menos de 50 quadradinhos?

teia do saber

**1.** Represente na reta numerada o resultado da operação indicada em cada caso, efetuada em ambos os membros da desigualdade $1 < 3$:

a) adicionar $+5$.

b) adicionar $-4$.

c) multiplicar por $+2$.

d) multiplicar por $-1$.

**2.** Em cada caso, obtenha o menor número inteiro que satisfaz à equação.

a) $3x - 4 > 2x + 8$

b) $4x + 3 \geqslant -3x + 17$

c) $-5x - 9 < x + 11$

d) $\frac{x - 1}{3} \leqslant \frac{6x + 10}{2}$

**3.** Um *buffet* de festas infantis tem um custo fixo mensal de R$ 18 000,00 entre salário de funcionários e despesas com água, luz e aluguel do salão. Ele vende para cada festa um *kit* que inclui bebidas, doces, bolo, animação com palhaços, música etc., ao preço de R$ 50,00 por convidado. Qual é o número mínimo de convidados em um mês para que o *buffet* não tenha prejuízo?

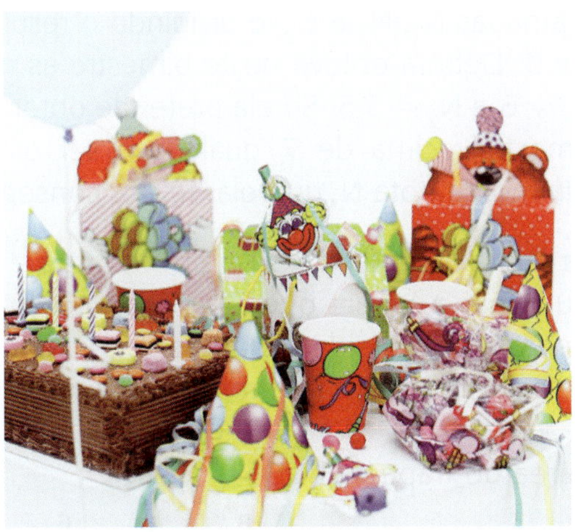
THINKSTOCK/GETTY IMAGES

**4.** Carlos tem R$ 800,00 e deseja comprar camisetas ao preço de R$ 15,00 cada para depois revender em sua cidade. Entretanto, ele deve reservar pelo menos R$ 160,00 desse dinheiro para outras despesas. Quantas camisetas, no máximo, Carlos poderá comprar?

**5.** Bruna quer alugar um carro e precisa optar por um dos planos a seguir:
Plano A: R$ 200,00 (quilometragem livre, ou seja, o cliente pode rodar a distância que quiser com o veículo sem custos adicionais).
Plano B: Valor fixo de R$ 130,00 mais R$ 0,70 por quilômetro rodado.
De acordo com essas informações, responda às questões a seguir.

a) Se Bruna pretende percorrer no máximo 80 km com o carro, qual plano é mais vantajoso para ela?

b) A partir de quantos quilômetros rodados o plano A é mais vantajoso?

**6.** A velocidade V de um trem, em metros por segundo, é dada pela fórmula $V = 3 + 2t$, em que **t** representa o tempo em segundos. Qual é o intervalo de tempo durante o período em que a velocidade do trem é maior do que 15 metros por segundo e menor do que 20 metros por segundo?

**7.** Na balança de dois pratos abaixo, as massas indicadas por **x** são todas iguais. Para que valores de **x** a balança fica na posição mostrada?

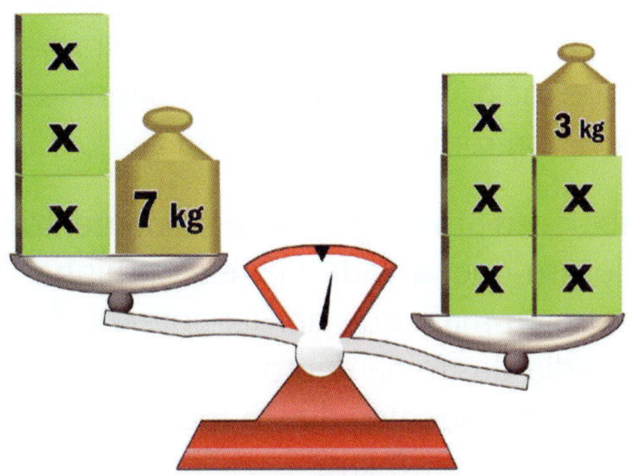

DAWIDSON FRANÇA

**8.** Para quais valores de **x** a expressão $-2x + 6$ resulta em valores representados à esquerda do número indicado na reta numerada abaixo?

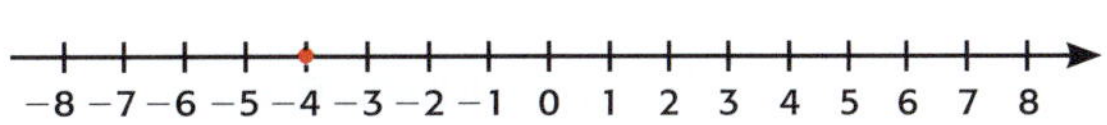


**9.** Qual é o menor valor inteiro de **x** para o qual a inequação $-3x - 15 < -9$ é verdadeira?

**10.** O gráfico a seguir representa o resultado de uma pesquisa realizada com 50 alunos para saber o gênero de filme preferido deles.

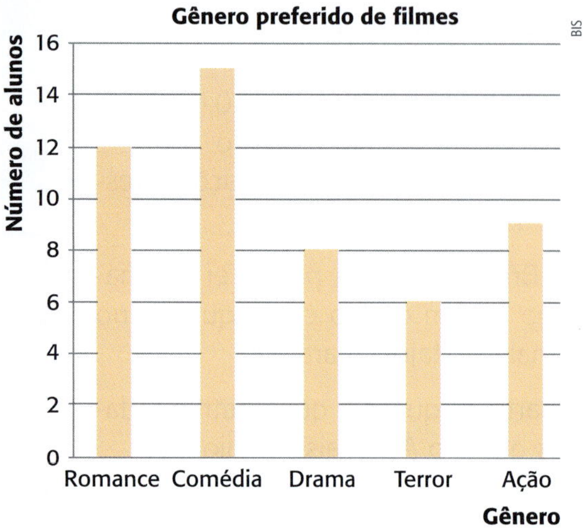


Dados elaborados pelo autor.

Com base nos dados do gráfico, indique a alternativa que apresenta uma afirmação verdadeira.

a) O número de alunos que preferem romance é maior do que o dobro do número daqueles que preferem drama.

b) O número de alunos que preferem drama ou ação é menor do que 20.

c) O número de alunos que preferem comédia ou drama é superior a 30.

d) O número de alunos que preferem drama ou terror é maior do que o número daqueles que preferem romance ou comédia.

**11.** Paulo estabeleceu um programa de treinamento físico diário em que, a cada dia, ele caminhava 100 metros a mais que no dia anterior. Se no primeiro dia do treinamento ele caminhou 500 metros, após quantos dias o total que ele caminhou ultrapassou 6 km?

**12.** Em um retângulo, a medida da base é igual ao dobro da medida da altura. Qual é a menor medida inteira da base que resulta em um perímetro maior que 76 cm?

**13.** A figura a seguir representa uma rodovia e cada número, a posição, em quilômetros, em relação ao ponto inicial dessa rodovia. O veículo em A percorre 60 km por hora para a direita, enquanto outro veículo em B faz o mesmo percorrendo 50 km por hora. Após quantas horas o veículo A ultrapassará o veículo B?

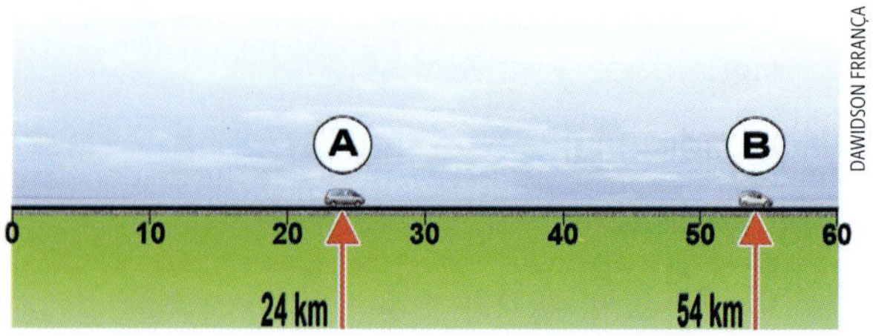


**14.** Duas empresas alugam caminhões para transporte de cargas. A empresa A cobra R$ 300,00 a diária mais R$ 0,80 por cada quilômetro rodado, enquanto a empresa B cobra R$ 600,00 a diária mais R$ 0,50 por quilômetro rodado. A partir de quantos quilômetros rodados compensa contratar os caminhões da empresa B?

**15.** José quer comprar caixinhas de suco de frutas ao preço de R$ 1,80 cada e pães de queijo, que custam R$ 1,20 a unidade. Sabendo que José tem R$ 20,00 e que ele pretende comprar o dobro de pães de queijo em relação ao número de caixinhas de suco, determine:

a) quantas unidades de cada produto ele pode comprar no máximo.

b) quantos reais sobrarão para José.

**16.** A nota bimestral dos alunos de uma escola é calculada adicionando-se três diferentes notas, chamadas $N_1$, $N_2$ e $N_3$, e dividindo o resultado por 3. Débora obteve neste bimestre as notas $N_1 = 6$ e $N_2 = 7{,}5$. Se ela pretende obter nota bimestral acima de 7, qual deve ser o valor mínimo da nota $N_3$ que ela deverá conseguir?

**17.** Na figura a seguir ABCD é um trapézio e ABE é um triângulo, em que E é um ponto do segmento $\overline{AD}$. Considere que as medidas estão indicadas em centímetros. Para que valores de **x** a área do triângulo ABE é maior do que a área do trapézio BCDE?

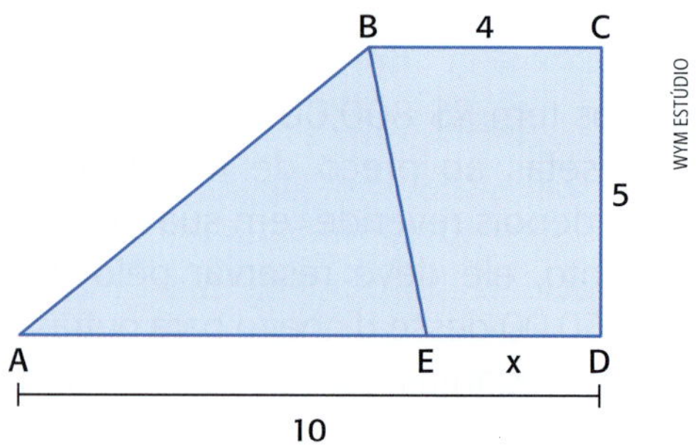

**18. Calculadora**

Muitas pessoas utilizam o Índice de Massa Corporal (IMC) para quantificar o grau de gordura corporal. Porém, atletas que possuem pouca gordura, mas muita massa muscular, acabam sendo classificados com sobrepeso. Para superar esse problema, um novo método para medir a porcentagem de gordura corporal de homens e mulheres adultos foi criado, o Índice de Adiposidade Corporal (IAC).

**Adiposidade:** gordura no organismo.

Para calcular o IAC, é necessário utilizar a seguinte fórmula:

$$IAC = \frac{\text{circunferência do quadril}}{\text{altura} \times \sqrt{\text{altura}}} - 18$$

O cálculo deve ser feito com o valor da circunferência do quadril em centímetros e da altura em metros.

Apesar de a medição do quadril ser mais complexa que a medição da massa de uma pessoa, o IAC garante um resultado mais preciso que o IMC. Veja abaixo como os resultados do IAC são classificados:

| Classificação | Homens | Mulheres |
|---|---|---|
| Adiposidade normal | $8 \leq IAC < 21$ | $21 \leq IAC < 33$ |
| Sobrepeso | $21 \leq IAC < 25$ | $33 \leq IAC < 38$ |
| Obesidade | $25 \leq IAC$ | $38 \leq IAC$ |

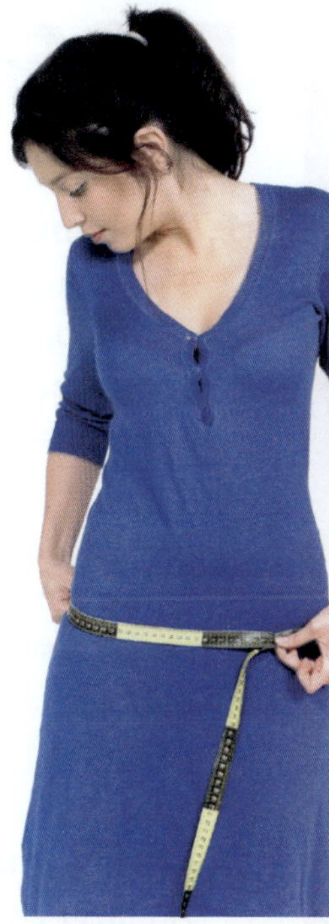
BSIP/ALAMYLATINSTOCK

Fonte: <http://revistaepoca.globo.com/Revista/Epoca/0,,EMI217675-15257,00-O+EXCESSO+DE+GOSTOSURA+VIROU+GORDURA+SITE.html>. Acesso em: 6 mar. 2015.

a) Calcule o IAC de uma pessoa com 1,76 m e 98 cm de circunferência de quadril. Indique em qual classificação a pessoa se encaixa caso seja uma mulher e caso seja um homem.

b) Considere uma mulher com **c** centímetros de circunferência de quadril e 1,69 metro de altura. Qual é o valor de **c** para que essa mulher tenha adiposidade normal?

## Encerrando a unidade

**Chegamos ao final de mais uma unidade, na qual você pôde conhecer conceitos e procedimentos de uma área nova da Matemática: a Álgebra, em particular o estudo de equações e de inequações de 1º grau com uma incógnita.**

**Considerando o que você aprendeu sobre esse tema:**

**a) Elabore um glossário com a explicação, com suas próprias palavras, de alguns termos estudados nesta unidade.**

**b) Apresente um exemplo de equação cujo processo de resolução foi, em sua opinião, mais difícil de entender. Depois, troque com um colega para que ele a solucione.**

**c) Retome a abertura desta unidade e escreva uma expressão para calcular a energia consumida por um aparelho qualquer.**

**d) Que assuntos estudados nesta unidade você utilizou para resolver o Enigma?**

FOTOGRAFIA DE FUNDO: THINKSTOCK/GETTY IMAGES

# Como economizar energia elétrica em nosso dia a dia?

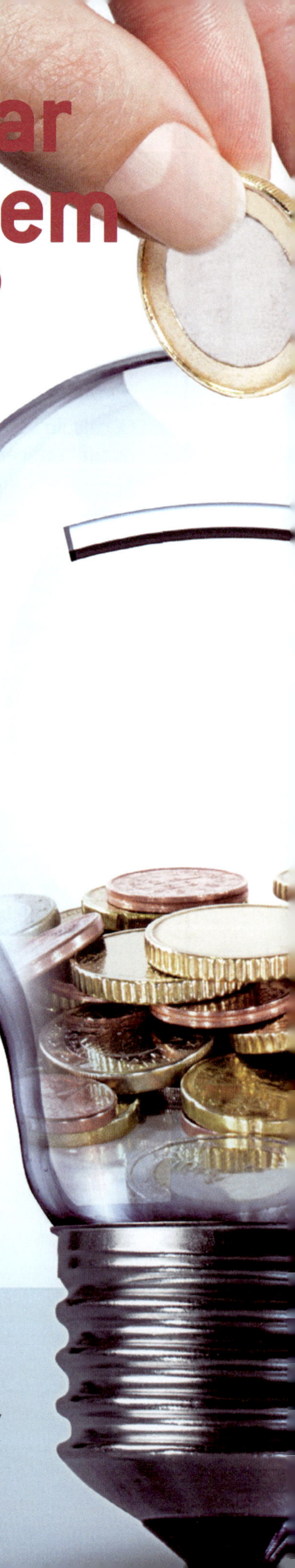

**1. Abra pouco a porta da geladeira.**

Tire de uma só vez da geladeira ou do *freezer* o que será consumido. Assim, você evita a saída do ar resfriado e economiza energia necessária para reduzir a temperatura novamente.

**2. Aproveite a luz natural.**

Sempre que puder, use a luz do Sol para iluminar a sua casa. Abra as cortinas, mantenha os vidros e janelas limpos e pinte as paredes com cores claras.

**3. Prefira vidro.**

Ao fazer compras, dê preferência a produtos em embalagens de vidro. A produção desse material consome muito menos energia que a do plástico, além de ser mais fácil de reutilizar e reciclar.

**4. Use o chuveiro com economia.**

Feche o chuveiro para se ensaboar à vontade e abra-o só para se enxaguar. Isso economiza água e energia elétrica.

**5. Troque as lâmpadas.**

Cada lâmpada fluorescente consome apenas $\frac{1}{4}$ da eletricidade de uma lâmpada incandescente e dura até 10 vezes mais. Essa enorme economia de energia elétrica e de dinheiro também reduz a poluição e preserva o meio ambiente.

**6. Tire os aparelhos eletrônicos da tomada.**

Tire todos os aparelhos da tomada quando não estiverem em uso. Equipamentos como TV, rádio, computador, *videogame*, impressora e copiadora em modo de espera (*stand by*) também consomem energia.

Fonte de pesquisa: <https://www.aeseletropaulo.com.br/para-sua-casa/informacoes/conteudo/dicas-de-economia>. Acesso em: 7 mar. 2015.

Veja, na tabela abaixo, o consumo médio mensal de energia elétrica de alguns aparelhos eletroeletrônicos:

**Consumo de energia elétrica**

| Tipo de aparelho | Potência média (kW) | Dias de uso por mês | Tempo médio de uso por dia | Consumo médio mensal (kWh) |
|---|---|---|---|---|
| Chuveiro elétrico | 5,5 | 30 | 32 min* | 88 |
| Geladeira 2 portas | 0,067 | 30 | 24 h | 48,24 |
| Lâmpada fluorescente compacta — 15 W | 0,015 | 30 | 5 h | 2,25 |
| TV em cores — 40" (LED) | 0,083 | 30 | 5 h | 12,45 |
| Forno de micro-ondas — 25 L | 1,398 | 30 | 20 min | 13,98 |
| Lavadora de roupas | 0,147 | 12 | 1 h | 1,76 |
| *Videogame* | 0,024 | 15 | 4 h | 1,44 |

* Para uma família de 4 pessoas, em que cada uma toma um banho por dia com 8 minutos de duração.

Fonte: <http://www.procelinfo.com.br/main.asp?View={E6BC2A5F-E787-48AF-B485-439862B17000}>. Acesso em: 10 mar. 2015.

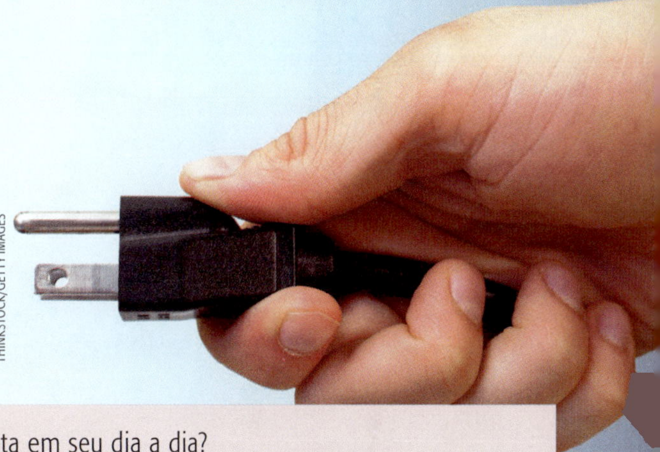

THINKSTOCK/GETTY IMAGES

## Para explorar

**1.** Quais atitudes visando à economia de energia elétrica você adota em seu dia a dia?

**2.** Com base nas informações sobre as lâmpadas na tabela de consumo e nas imagens a seguir, responda:

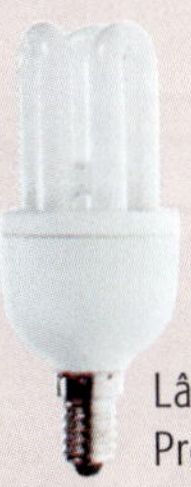

THINKSTOCK/GETTY IMAGES

Lâmpada fluorescente
Preço: R$ 10,90

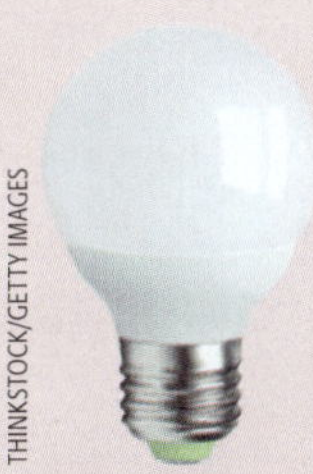

THINKSTOCK/GETTY IMAGES

Lâmpada de LED
Preço: R$ 40,50

**a)** Considere que uma lâmpada fluorescente dure 8 000 horas e a lâmpada de LED dure 6,25 vezes esse tempo. Calcule quantos reais, no mínimo, você precisaria gastar com lâmpadas para utilizar um abajur ligado durante 200 000 horas, em cada caso.

**b)** Suponha que, durante 1 ano, uma lâmpada fluorescente apresente o consumo médio mensal indicado na tabela que acompanha o texto, e que o preço pago por cada 1 kWh (unidade de consumo de energia elétrica) seja de R$ 0,50. Quantos reais serão pagos pelo uso dessa lâmpada fluorescente no período de 1 ano?

**c)** Sabendo que uma lâmpada de LED consome 40% da energia de uma lâmpada fluorescente, calcule quantos reais serão pagos pelo uso de uma lâmpada de LED por 5 horas diárias no período de 1 ano.

**d)** Pesquise sobre as características das lâmpadas fluorescentes e de LED e componha um texto destacando as vantagens e desvantagens de cada uma.

UNIDADE

# 5 Polígonos e simetria

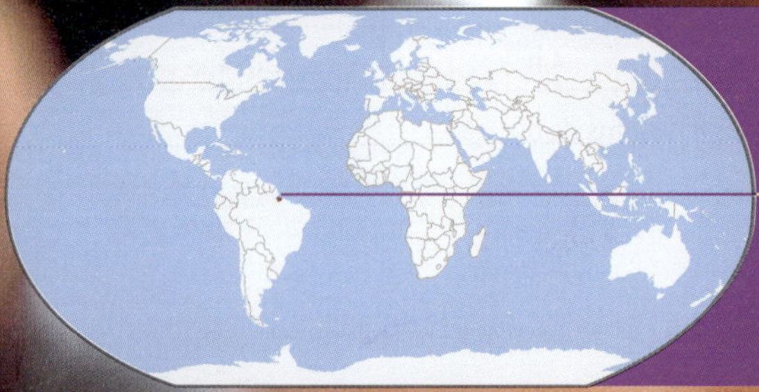

DACOSTA MAPAS

A arte marajoara representa a produção artística, sobretudo em cerâmica, dos habitantes da Ilha de Marajó, no Pará, e é considerada a mais antiga arte cerâmica do Brasil e uma das mais antigas das Américas. [...]

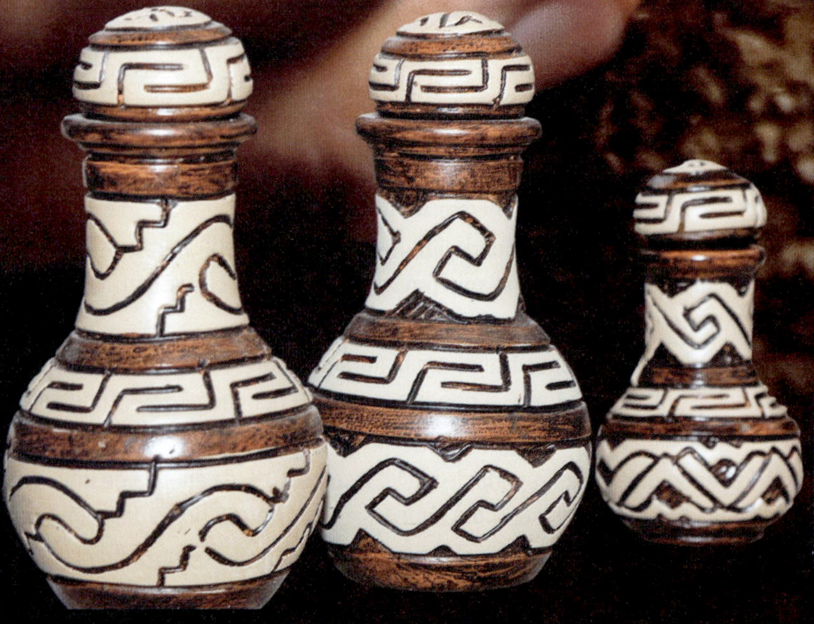

JOÃO PRUDENTE/PULSAR IMAGENS

Cerâmica marajoara.

**Nesta unidade você vai saber mais sobre...**

- Polígonos e ângulos internos
- Simetria
- Polígonos regulares e simetria

O período conhecido então como a "fase marajoara da tradição policrômica da cerâmica amazônica" (datada de 400 a 1350 de nossa era) caracteriza-se pela ampla e sofisticada quantidade de objetos rituais, utilitários e decorativos produzida por antigos ocupantes da Ilha de Marajó, na época em que se formam os grandes cacicados. São confeccionados vasilhas, potes, urnas funerárias, tangas (ou tapa-sexo), chocalhos, estatuetas, bancos etc., [...]. De modo geral, a cerâmica marajoara apresenta padrões decorativos com desenhos labirínticos e repetitivos, traços gráficos simétricos, em baixo ou alto-relevo, além de entalhes e aplicações. [...] Símbolos geométricos e padrões simétricos são os motivos decorativos mais usuais. [...] Os traços simétricos e cores da decoração marajoara podem ser encontrados até hoje no artesanato local de Belém e da Ilha de Marajó. Diversos artesãos, sobretudo no distrito de Icoaraci, Belém, dedicam-se à preservação e renovação da cultura marajoara. [...]

Disponível em: <http://enciclopedia.itaucultural.org.br/termo5353/arte-marajoara>. Acesso em: 16 mar. 2015.

**Cacicado:** grupo primitivo politicamente organizado sob a chefia de um cacique.

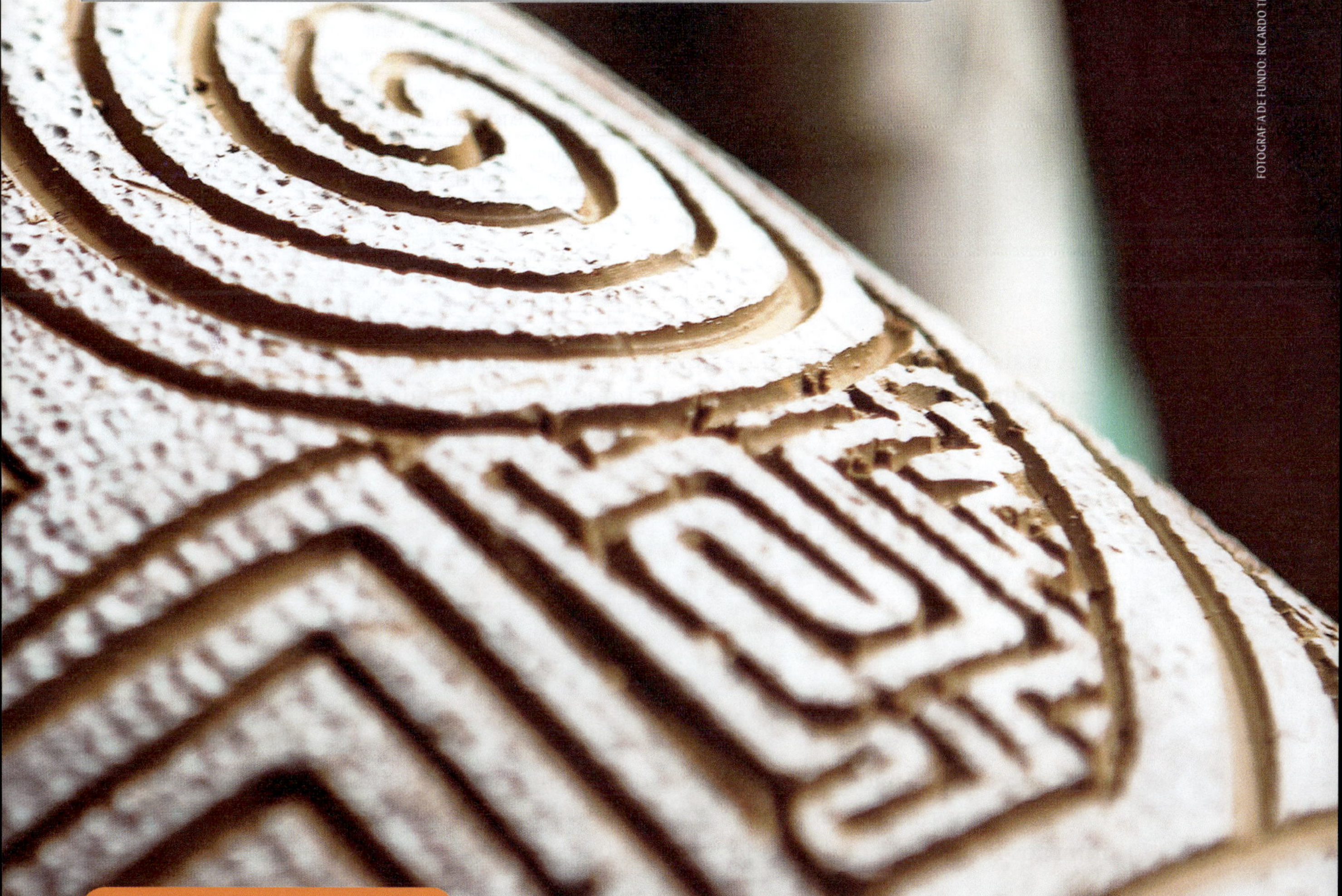

FOTOGRAFIA DE FUNDO: RICARDO TELES/PULSAR IMAGENS

## TROCANDO IDEIAS

1. Em qual local do Brasil se desenvolveu a produção artística conhecida como arte marajoara?
2. De modo geral, quais padrões decorativos podem ser observados na cerâmica marajoara?
3. Você identifica alguma figura geométrica ou padrões geométricos nas imagens desta abertura? Qual(is)?
4. Em seu caderno, faça um desenho que dê a ideia de traços gráficos usados na cerâmica marajoara. Depois, mostre o seu desenho aos colegas.

# O enigma do sítio arqueológico

Marina trabalha em um sítio arqueológico que conservou diversos objetos de povos que habitaram o local entre os séculos VII e XI.

Entre os objetos encontrados nesse sítio, muitos são feitos de cerâmica e apresentam a forma de polígonos regulares.

Os arqueólogos verificaram que a forma dessas peças encontradas e os desenhos que elas apresentavam variavam de acordo com a época em que foram feitas. Com base nessa verificação elaboraram um quadro para catalogar e identificar as novas peças que pudessem ser descobertas.

ILUSTRAÇÕES: ESTÚDIO LAB 307

| Forma e características da peça de cerâmica | Século |
|---|---|
| Hexágono regular – próximo aos vértices há figuras que não são simétricas em relação à linha que as separa. | VII |
| Hexágono regular – próximo aos vértices há apenas figuras simétricas em relação à linha que as separa. | VIII |
| Eneágono regular – próximo aos vértices há figuras que não são simétricas em relação à linha que as separa. | IX |
| Eneágono regular – próximo aos vértices há apenas figuras que são simétricas em relação à linha que as separa. | X |
| Decágono regular – próximo aos vértices há apenas figuras que são simétricas em relação à linha que as separa. | XI |

A mais recente descoberta de Marina foi um pedaço de uma peça de cerâmica, que aparentemente fazia parte de um dos grupos de peças catalogadas no quadro anterior.

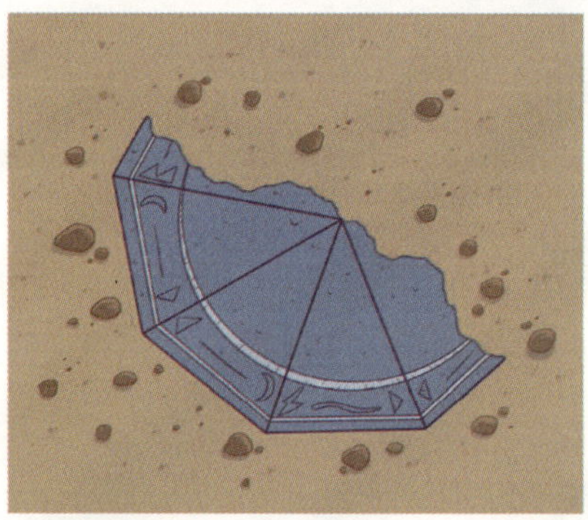

Como Marina não sabia quantos lados tinha a peça inteira, usou uma régua para medir o comprimento dos lados e um transferidor para obter a medida dos ângulos internos formados por dois lados consecutivos da peça.

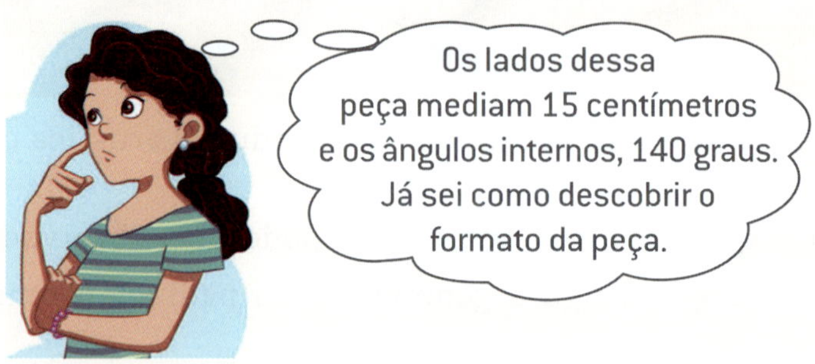
Os lados dessa peça mediam 15 centímetros e os ângulos internos, 140 graus. Já sei como descobrir o formato da peça.

- Em qual século foi feita a peça de cerâmica cujo pedaço foi encontrado por Marina?

No decorrer desta unidade você encontrará pistas que poderão auxiliá-lo a desvendar este enigma.

# 1 Polígonos

Na unidade 2 deste livro, vimos que algumas figuras geométricas planas são chamadas de **polígono**. Estudamos também os nomes de alguns polígonos mais conhecidos, bem como os elementos que podemos destacar em um polígono.

Observe a seguir alguns desses elementos em um heptágono convexo.

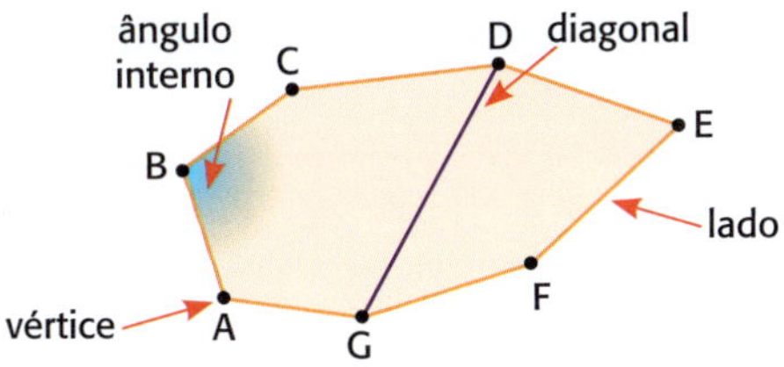


- Por que o polígono ABCDEFG é chamado heptágono?
- Por que esse heptágono é um polígono convexo?

Agora vamos estudar com mais detalhes os ângulos internos de um polígono.

## O triângulo e a soma das medidas de seus ângulos internos

No volume do 6º ano, vimos que um triângulo pode ser classificado quanto às medidas dos lados e quanto às medidas dos ângulos internos.

Quanto aos lados, temos o seguinte:

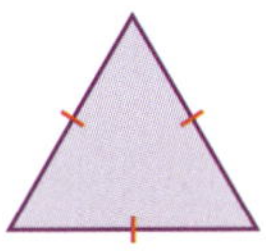

Triângulo equilátero: tem três lados congruentes.

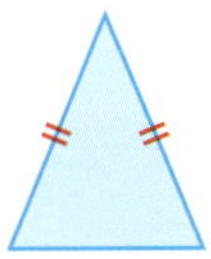

Triângulo isósceles: tem ao menos dois lados congruentes.

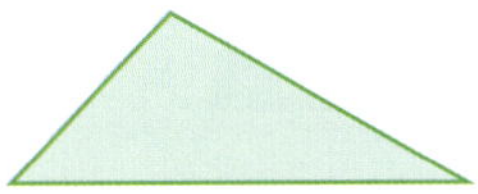

Triângulo escaleno: não tem lados congruentes.

Quanto aos ângulos internos, temos o seguinte:

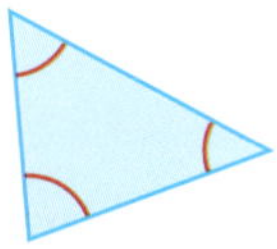

Triângulo acutângulo: tem os três ângulos internos agudos.

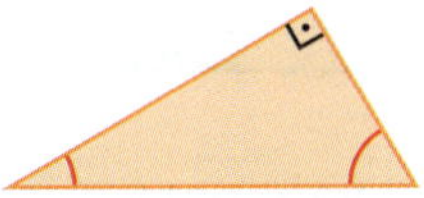

Triângulo retângulo: tem um ângulo interno reto.

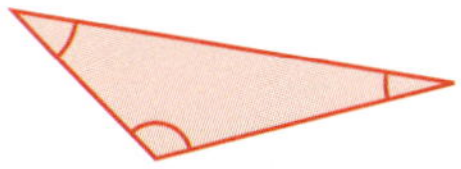

Triângulo obtusângulo: tem um ângulo interno obtuso.

Vamos agora estudar um resultado que envolve a soma das medidas dos ângulos internos de um triângulo.

Observe os cálculos realizados a seguir.

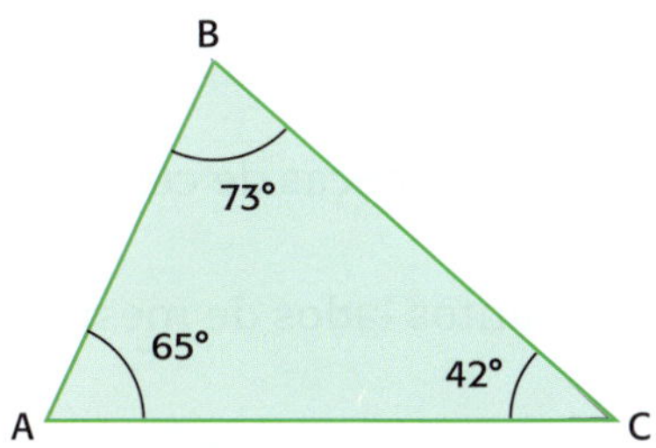


Adicionando as medidas dos ângulos internos do triângulo ABC, temos o seguinte:

$$\text{med}(\hat{A}) + \text{med}(\hat{B}) + \text{med}(\hat{C}) = 65° + 73° + 42° = 180°$$

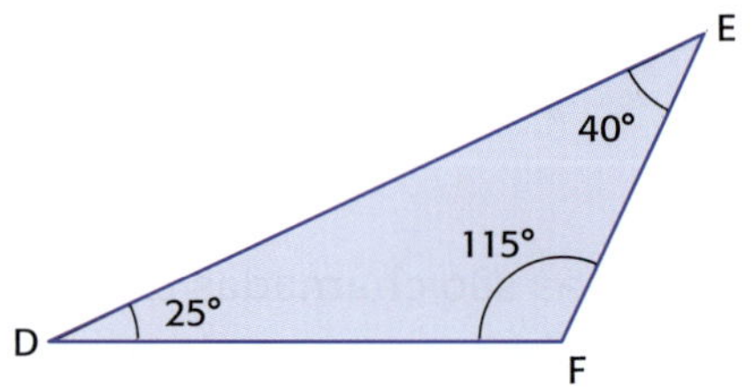


Adicionando as medidas dos ângulos internos do triângulo DEF, temos o seguinte:

$$\text{med}(\hat{D}) + \text{med}(\hat{E}) + \text{med}(\hat{F}) = 25° + 40° + 115° = 180°$$

Aline descobriu que, ao adicionar as medidas dos ângulos internos de qualquer triângulo, obtém-se 180°. Para verificar de maneira prática esse resultado, ela realizou o seguinte experimento:

I. Desenhou um triângulo em uma folha de papel e usou diferentes cores para destacar cada um dos ângulos internos do triângulo.

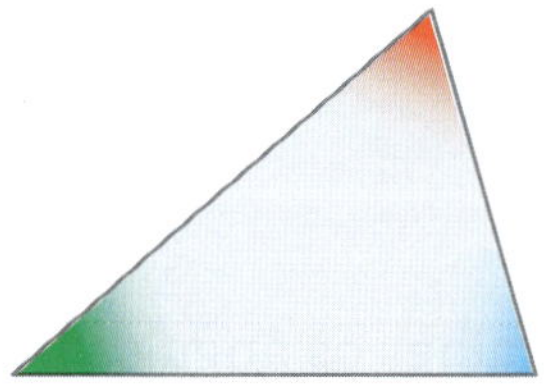

II. Depois recortou esse desenho em três partes e reorganizou os recortes como indicado a seguir.

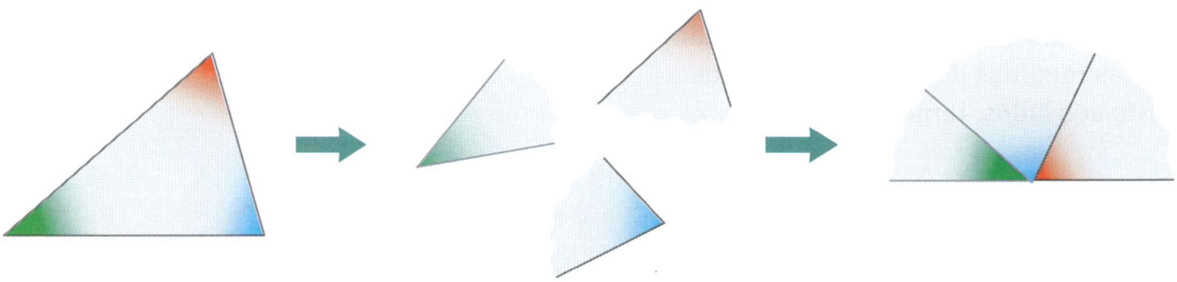

III. Aline percebeu que a montagem feita com os recortes do triângulo dá a ideia de um ângulo raso, ou seja, um ângulo de 180°.

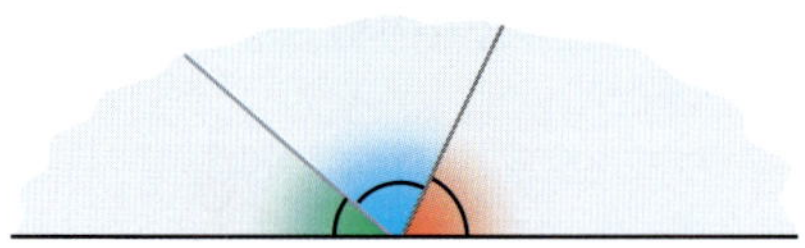

É possível mostrar que esse resultado vale para qualquer triângulo.

A soma das medidas dos ângulos internos de um triângulo é igual a 180°.

**Pista 1**

Observe novamente o quadro em que os arqueólogos catalogaram as peças de cerâmica produzidas por esses povos em séculos passados.

- Essas peças tinham a forma de quais polígonos regulares? Quantos lados de mesma medida tem cada um desses polígonos?

## ATIVIDADES

**1.** Determine a medida **x** do ângulo interno de cada triângulo a seguir.

a)

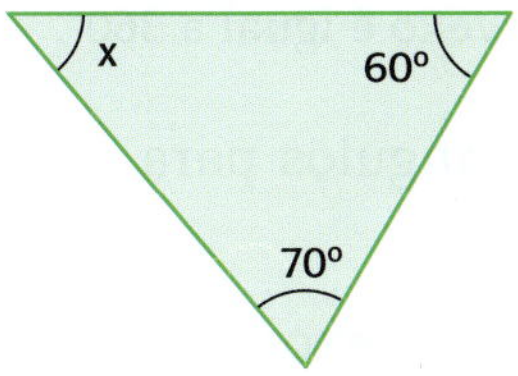


b)

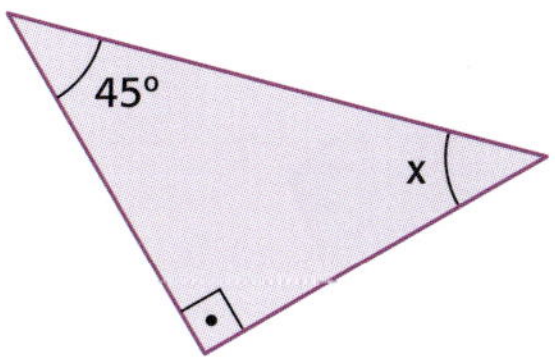


**2.** Responda:

Qual é a medida de cada ângulo interno de um triângulo equilátero?

**Lembre-se:** os três ângulos internos de um triângulo equilátero são congruentes, ou seja, têm mesma medida.

**3.** Observe o triângulo representado a seguir e responda à questão.

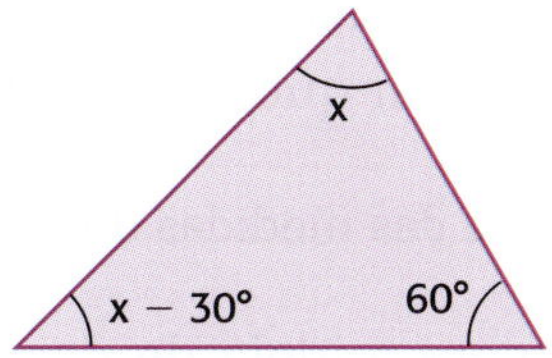


Qual é a medida dos ângulos internos desconhecidos desse triângulo?

**4.** Em um triângulo ABC, a medida do ângulo $\hat{C}$ é igual ao triplo da medida do ângulo $\hat{B}$, e a medida do ângulo $\hat{A}$ é igual ao dobro da medida do ângulo $\hat{B}$.
Determine a medida de cada um dos ângulos internos desse triângulo.

**5.** Na figura a seguir a semirreta $\overrightarrow{CP}$ é bissetriz do ângulo $A\hat{C}B$.

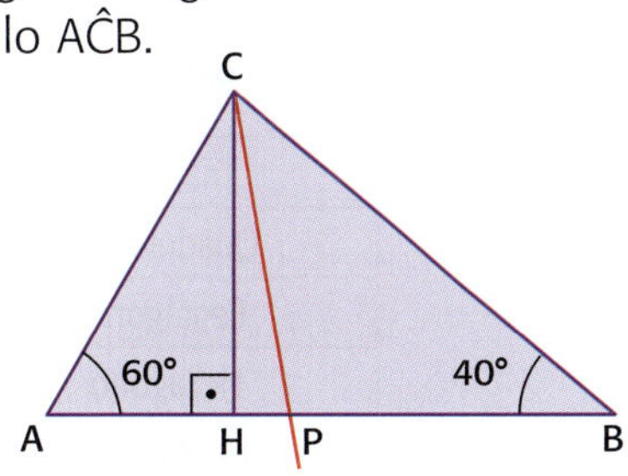


Determine a medida do ângulo $H\hat{C}P$.

# Soma das medidas dos ângulos internos de um polígono convexo

Observe a seguir uma maneira de usar o resultado apresentado anteriormente, referente à soma das medidas dos ângulos internos de um triângulo, para obter a soma das medidas dos ângulos internos de um quadrilátero convexo.

Considere o quadrilátero a seguir.

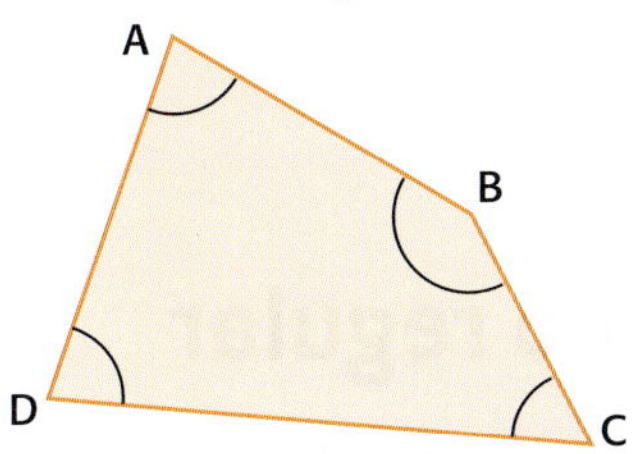


Para calcular a soma das medidas dos ângulos internos desse quadrilátero, devemos calcular o valor de:

$$\text{med}(\hat{A}) + \text{med}(\hat{B}) + \text{med}(\hat{C}) + \text{med}(\hat{D})$$

O quadrilátero ABCD pode ser decomposto em dois triângulos como representado a seguir.

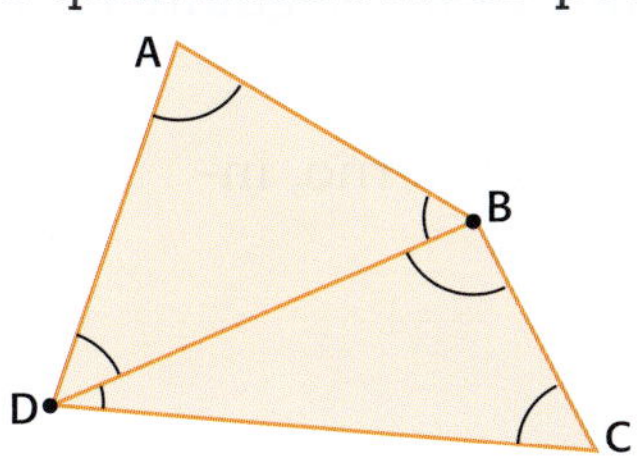


Observe que a diagonal $\overline{BD}$ divide o quadrilátero ABCD em dois triângulos com um lado em comum: o triângulo ABD e o triângulo BCD.

Sabendo que a soma das medidas dos ângulos internos de um triângulo é igual a 180°, obtemos a soma das medidas dos ângulos internos do quadrilátero ABCD, ou seja:

$$med(\hat{A}) + med(\hat{B}) + med(\hat{C}) + med(\hat{D}) = 180° + 180° = 360°$$

É possível mostrar que esse resultado vale para qualquer quadrilátero convexo.

A soma das medidas dos ângulos internos de um quadrilátero convexo é igual a 360°.

Usaremos agora a ideia de decompor um polígono convexo em triângulos para determinar a soma das medidas de seus ângulos internos.

Observe a seguir uma possível decomposição de alguns polígonos convexos e o quadro com a relação entre o número de lados e o número correspondente de triângulos em que um polígono convexo pode ser decomposto.

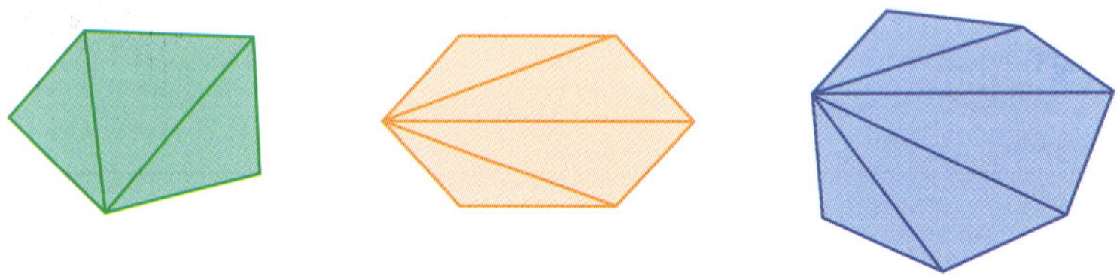

| Polígono | Número de lados | Número de triângulos em que pode ser decomposto |
|---|---|---|
| Triângulo | 3 | 1 |
| Quadrilátero | 4 | 2 |
| Pentágono | 5 | 3 |
| Hexágono | 6 | 4 |
| Heptágono | 7 | 5 |
| ⋮ | ⋮ | ⋮ |
| Polígono de **n** lados | n | n − 2 |

Um polígono convexo de **n** lados pode ser decomposto em (n − 2) triângulos justapostos.

- No quadro anterior, compare os números correspondentes a cada polígono e verifique a relação entre o número de lados e a quantidade de triângulos em que o polígono pode ser decomposto.

Em um polígono convexo de **n** lados, a soma das medidas dos ângulos internos, indicada por $\mathbf{S_i}$, é dada por:

$$S_i = (n - 2) \cdot 180°$$

# Medida dos ângulos internos de um polígono regular

Vimos na unidade 2 que um polígono regular tem os ângulos internos congruentes. Assim, para calcular a medida de um ângulo interno de um polígono regular, podemos usar o seguinte fato:

Em um polígono regular de **n** lados, a medida de cada ângulo interno, indicada por $\mathbf{a_i}$, é dada por:

$$a_i = \frac{(n - 2) \cdot 180°}{n}$$

Exemplo:

Calcular a medida de cada um dos ângulos internos de um pentágono regular.

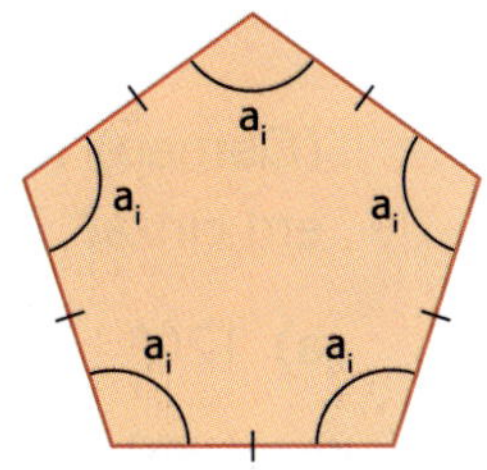


Um pentágono regular tem 5 lados congruentes (n = 5) e 5 ângulos internos congruentes.

Substituindo **n** por 5 na expressão $a_i = \frac{(n-2) \cdot 180°}{n}$, obtemos o seguinte:

$$a_i = \frac{(5-2) \cdot 180°}{5} = \frac{3 \cdot 180°}{5} = 108°$$

A medida de cada ângulo interno de um pentágono regular é 108°.

## ATIVIDADES

**6.** Calcule a soma das medidas dos ângulos internos do polígono indicado em cada caso a seguir.

a) Um retângulo.

b) Um heptágono convexo.

c) Um octógono convexo.

d) Um decágono convexo.

**7.** Determine quantos lados tem o polígono cuja soma das medidas dos ângulos internos é igual a:

a) 1 800°

b) 1 260°

**8.** Observe o quadrilátero representado a seguir e responda à pergunta.

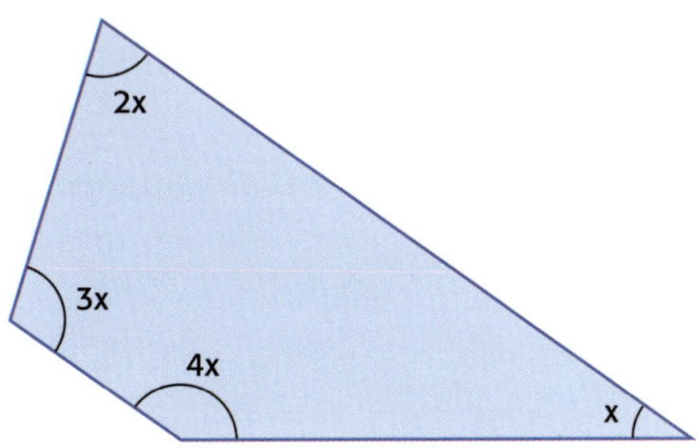


Qual é a medida do maior ângulo desse quadrilátero?

**9.** No triângulo ACD, representado a seguir, os ângulos agudos são congruentes.

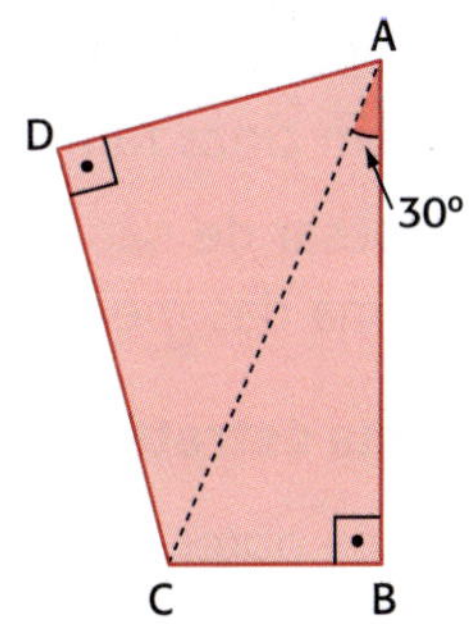


Determine a medida do ângulo BĈD.

**10.** Calcule a medida de cada ângulo interno do polígono convexo a seguir.

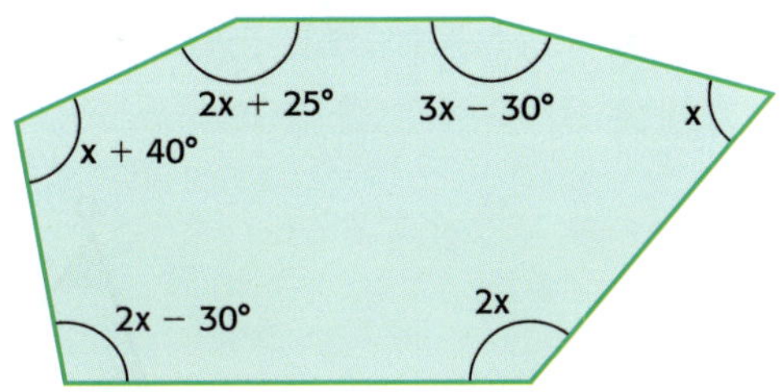


**11.** Em um pentágono convexo, um dos ângulos internos mede **y**.

O ângulo cujo vértice é consecutivo ao primeiro mede (y + 30°); o próximo mede (y + 60°) e assim por diante.

Qual é a medida de cada ângulo desse pentágono?

**12.** Determine a medida de cada ângulo interno de um decágono regular.

**13.** Quantos lados tem o polígono regular cujos ângulos internos medem 150°?

## ATIVANDO HABILIDADES

(Obmep) Na figura, os pontos A, B e C estão alinhados. Qual é a soma dos ângulos marcados em cinza?

a) 120°

b) 180°

c) 270°

d) 360°

e) 540°

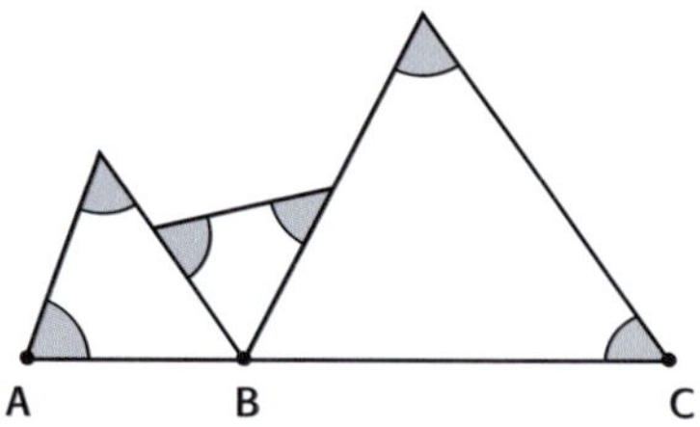


### Entendimento do problema

Quais dados são importantes para responder à pergunta do problema?

É importante observar que os vértices A, B e C estão alinhados e os ângulos internos que não estão destacados em cinza formam um ângulo raso, cuja medida é igual a 180°.

Além disso, apesar de não conhecermos as medidas de cada um dos ângulos desses triângulos, sabemos que a soma das medidas dos ângulos internos de um triângulo é igual a 180°.

### Elaboração de uma estratégia

Uma maneira de obter a soma das medidas dos ângulos destacados em cinza é calcular a soma das medidas dos ângulos internos dos três triângulos juntos e, em seguida, subtrair desse resultado a soma das medidas dos ângulos não destacados, que corresponde a 180°.

### Execução da estratégia

Nomeando os demais vértices desses triângulos, obtemos a figura abaixo.

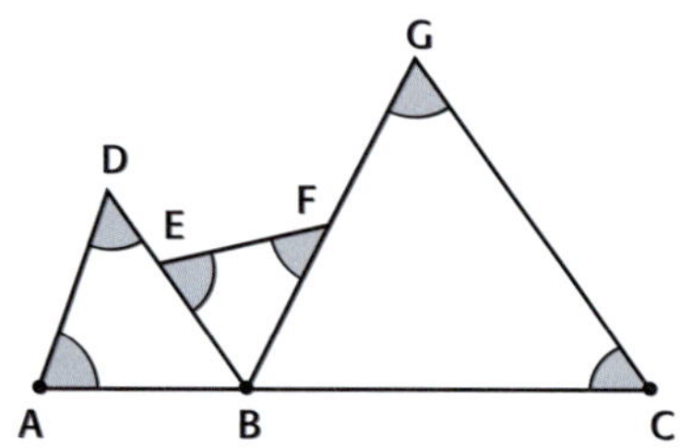


Sendo assim, temos que:

Triângulo ABD: $med(\hat{A}) + med(A\hat{B}D) + med(\hat{D}) = 180°$

Triângulo BEF: $med(E\hat{B}F) + med(\hat{E}) + med(\hat{F}) = 180°$

Triângulo BCG: $med(C\hat{B}G) + med(\hat{C}) + med(\hat{G}) = 180°$

Logo, a soma das medidas dos ângulos internos dos três triângulos juntos é igual a 540°, pois $3 \cdot 180° = 540°$.

Os ângulos $A\hat{B}D$, $E\hat{B}F$ e $C\hat{B}G$ (que não estão destacados na figura) são adjacentes e formam um ângulo raso, de medida igual a 180°.

Para obter a soma dos ângulos destacados em cinza, calculamos $540° - 180°$.

Assim, a soma das medidas dos ângulos marcados em cinza é 360°.

**Análise da solução**

Considere med(AB̂D) = x, med(EB̂F) = y e med(GB̂C) = z.

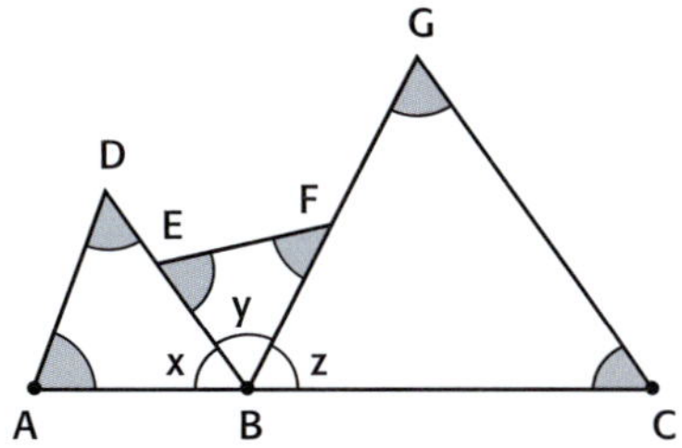


Podemos escrever as seguintes igualdades:

Triângulo ABD: med(DÂB) + med(AD̂B) = 180° − x

Triângulo BEF: med(BÊF) + med(EF̂B) = 180° − y

Triângulo BCG: med(BĜC) + med(GĈB) = 180° − z

A soma dos ângulos destacados em cinza é igual a:

med(DÂB) + med(AD̂B) + med(BÊF) + med(EF̂B) + med(BĜC) + med(GĈB) =

= (180° − x) + (180° − y) + (180° − z) =

= 180 ° + 180° + 180° − (x + y + z) = 540° − (x + y + z)

Como x + y + z = 180°, temos:

med(DÂB) + med(AD̂B) + med(BÊF) + med(EF̂B) + med(BĜC) + med(GĈB) = 360°

Resposta: alternativa **d**.

## É a sua vez!

(Obmep – Banco de questões) Determine os ângulos $\alpha$ e $\beta$.

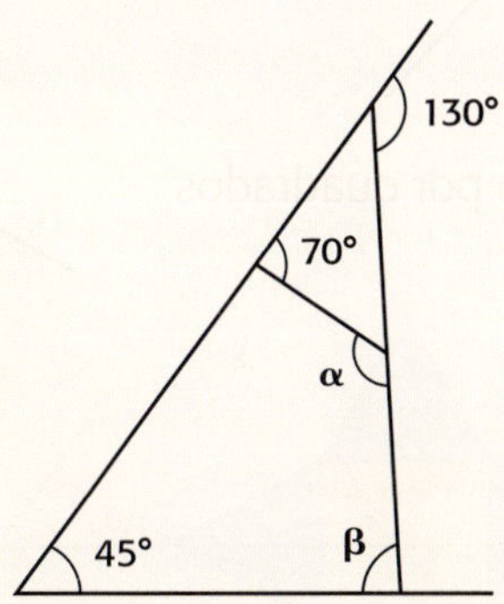


## Pista 2

Leia novamente a fala de Marina ao realizar as medições de que precisava para identificar a peça.

- Qual era a medida de comprimento de cada lado da peça à qual o pedaço encontrado por ela pertencia?
- Qual era a medida de cada um dos ângulos formados por dois lados consecutivos dessa peça?
- Use a expressão que relaciona a medida do ângulo interno de um polígono regular e o número de lados correspondente para descobrir quantos lados tinha a peça.

**1.** Observe um cartão em forma de losango montado com 4 recortes triangulares iguais.

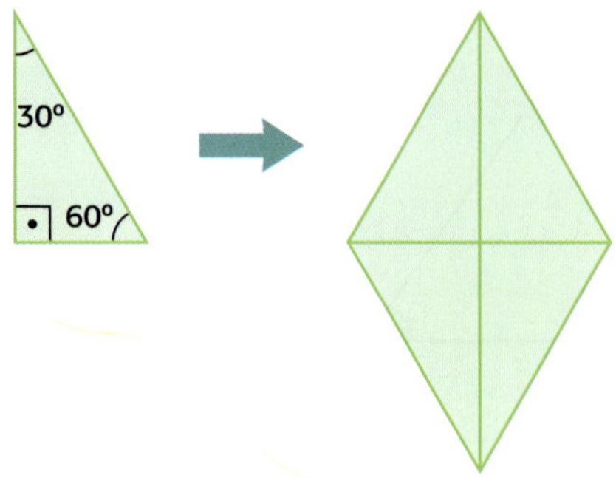


Quais são as medidas dos ângulos internos desse losango?

**2.** Na figura a seguir, há dois ângulos de mesma medida **x**. Obtenha a medida **z**.

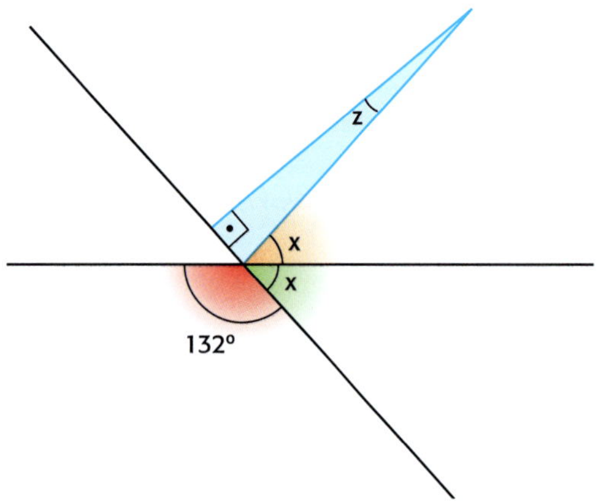


**3.** A figura a seguir é formada por quadrados e triângulos equiláteros.

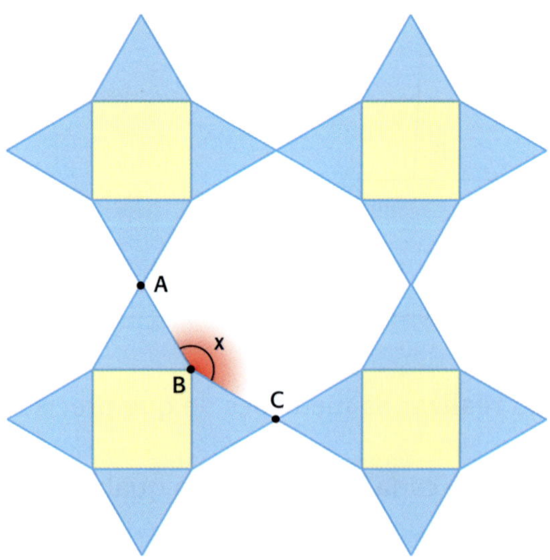


Determine a medida do ângulo AB̂C, indicada na figura por **x**.
Lembre-se: o ângulo de uma volta completa mede 360°.

**4.** Na figura a seguir, o triângulo BCF é equilátero e o quadrilátero ABCD é um quadrado.

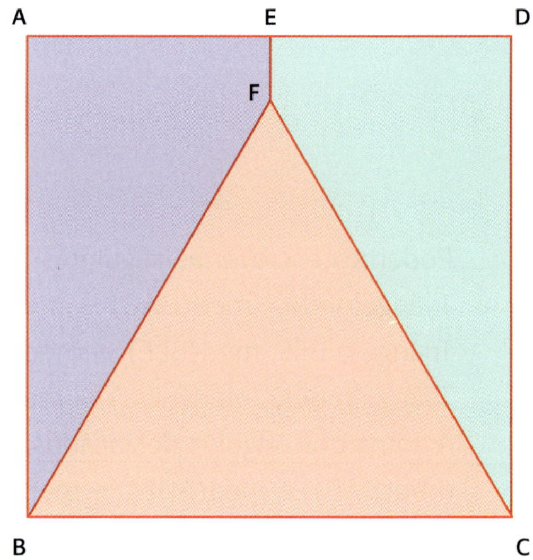


Determine a medida de cada ângulo interno do quadrilátero ABFE.

**5.** Observe a seguir parte de um padrão geométrico usado para confeccionar um mosaico.

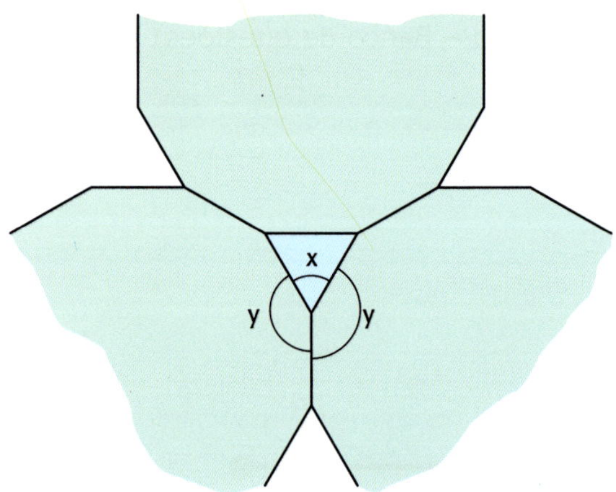


Sabendo que esse padrão geométrico é formado por um triângulo equilátero e por um polígono regular de **n** lados, responda às questões a seguir.

**a)** Qual é a medida de cada ângulo interno do polígono regular de **n** lados?

**b)** Quantos lados tem o polígono regular que forma, juntamente com o triângulo equilátero, esse padrão geométrico?

**6.** Um trapézio foi decomposto em dois triângulos, como mostra a figura a seguir.

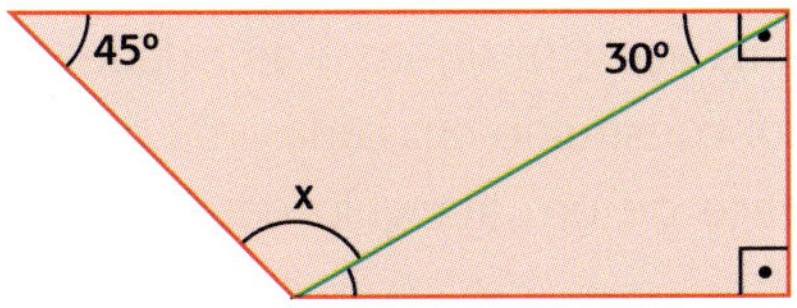


Qual é a medida do maior ângulo desse trapézio?

**7.** O mosaico a seguir é formado por quadrados e triângulos equiláteros.

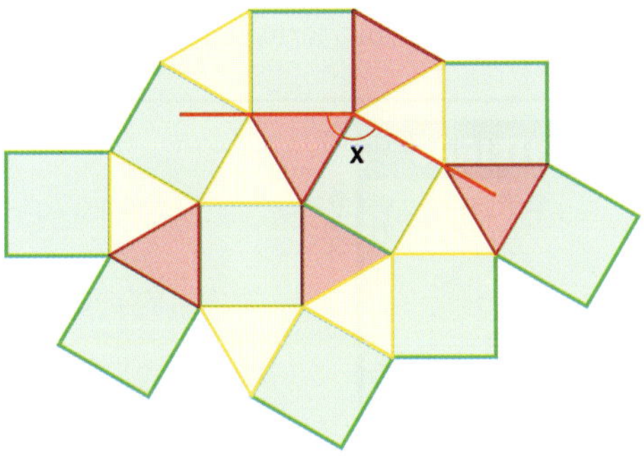


Determine a medida **x** do ângulo destacado nesse mosaico.

**8.** Observe na figura a seguir o ângulo de vértice O, formado pelas bissetrizes de dois ângulos internos consecutivos de um polígono regular.

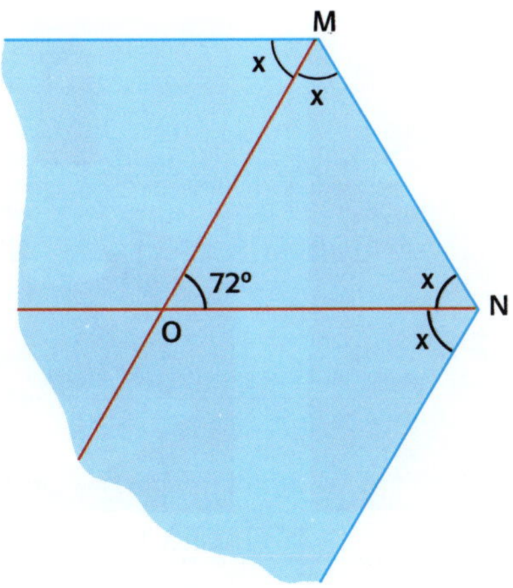


Responda às questões a seguir.

**a)** Qual é a medida **x** do ângulo interno do triângulo MON?

**b)** Qual é a medida de cada ângulo interno do polígono regular?

**c)** Quantos lados tem esse polígono regular?

**d)** Qual é o nome desse polígono regular?

**9.** Na figura a seguir, para obter a medida **x** do ângulo destacado, Renato prolongou um dos lados do polígono, decompondo-o em dois triângulos.

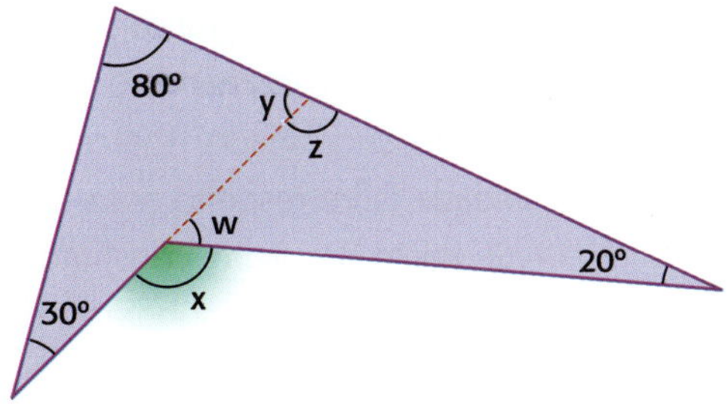


Determine:

**a)** a medida **y**.

**b)** a medida **z**.

**c)** a medida **w**.

**d)** a medida **x**.

**10.** Observe o padrão geométrico a seguir formado por pentágonos regulares.

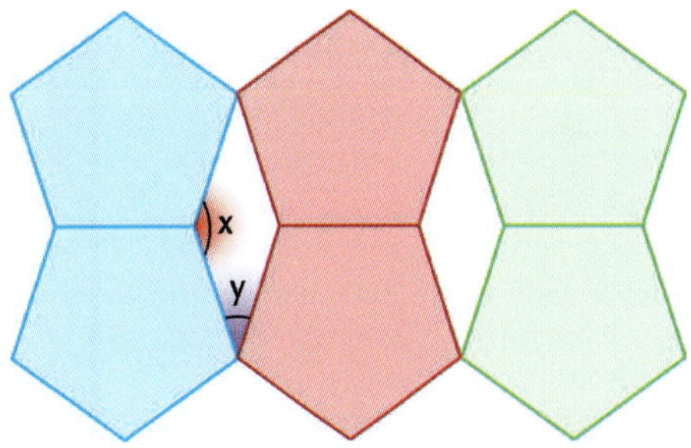


Qual é a medida de cada um dos ângulos destacados na figura anterior?

**11.** Na figura a seguir, os quadriláteros verdes são losangos idênticos e os hexágonos têm todos os lados congruentes.

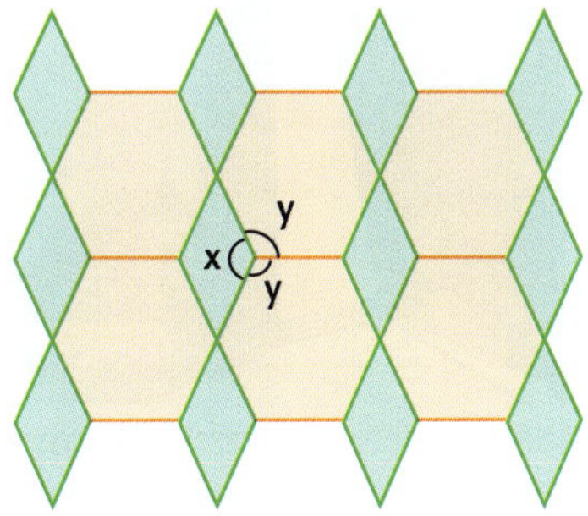


Sabendo que os ângulos internos opostos de um losango têm mesma medida e que $x = 130°$, responda às questões a seguir.

**a)** Qual é a medida dos outros dois ângulos internos do losango?

**b)** Qual é a medida indicada por **y** na figura?

**c)** O hexágono representado em laranja é um polígono regular? Justifique sua resposta.

**12.** Leia o texto a seguir e observe as imagens. Em seguida, faça o que se pede.

## Marco das três fronteiras

Para marcar geograficamente a fronteira de Foz do Iguaçu (Brasil) com as cidades vizinhas de Puerto Iguazu (Argentina) e Puerto Franco (Paraguai), foi construído em cada uma das cidades, um obelisco denominado "marco", que representa um vértice de um triângulo equilátero, símbolo da igualdade [...] e respeito entre as três nações.

O marco brasileiro, construído em pedra e cimento e pintado com as cores nacionais, estabelece o limite territorial e a soberania do Brasil com a Argentina e o Paraguai.

[...] o marco brasileiro foi inaugurado em 20 de julho de 1903, juntamente com o marco argentino através de uma Comissão Estratégica dos dois países.

[...]

Secretaria de Estado da Educação – Santa Catarina
Disponível em: <http://www.escola.sed.sc.gov.br/eebmajorcdealmeida/2012/10/19/marco-das-tres-fronteiras/>.
Acesso em: 16 mar. 2015.

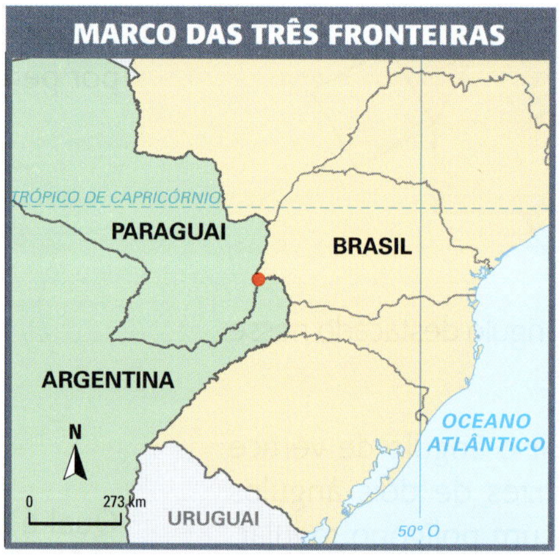


SONIA VAZ

Fonte: ÍSOLA, L.; CALDINI, V. *Atlas geográfico Saraiva*. São Paulo: Saraiva, 2013.

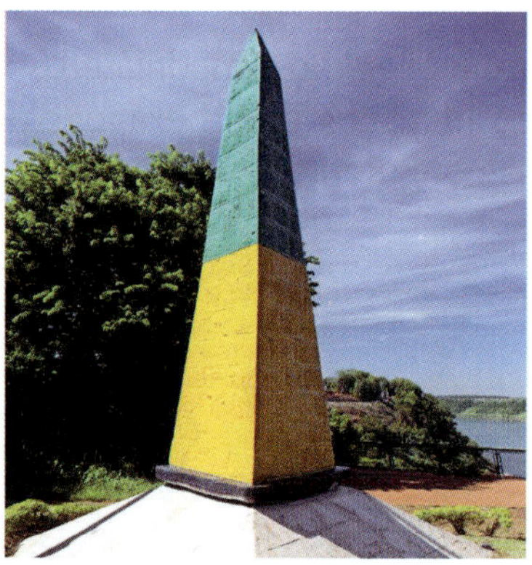

MAURICIO SIMONETTI/PULSAR IMAGENS

Marco das três fronteiras – obelisco brasileiro. Foz do Iguaçu.

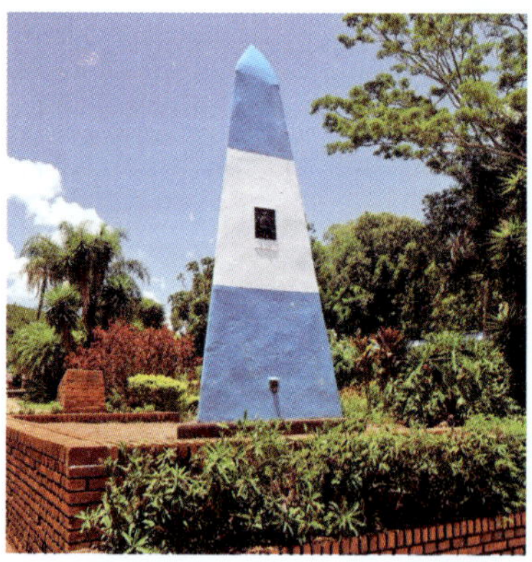

JURANDIR LIMA/FOTOARENA

Marco das três fronteiras – obelisco argentino. Puerto Iguazú (Argentina).

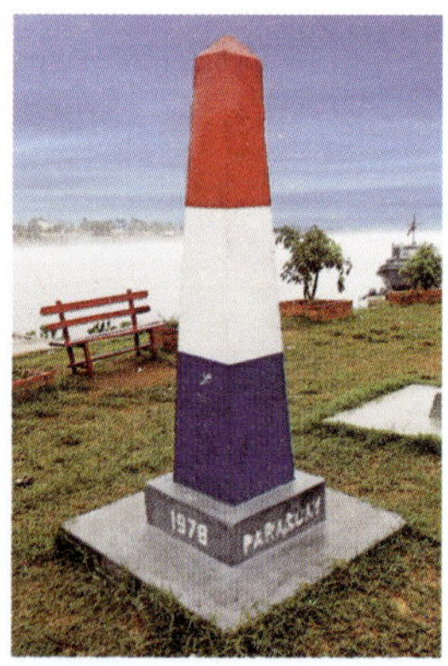


DIEGO GAZOLA/PULSAR IMAGENS

Marco das três fronteiras – obelisco paraguaio. Puerto Franco (Paraguai).

a) Quais países da América do Sul têm a fronteira geográfica demarcada por um obelisco conhecido como marco das três fronteiras?

b) Os obeliscos construídos para demarcar a fronteira entre esses países estão localizados em pontos que representam os vértices de qual polígono regular?

c) Em seu caderno, desenhe esse polígono regular. Use régua e transferidor para fazer o desenho.

d) Em sua opinião, por que foi escolhido esse polígono para simbolizar a igualdade e o respeito entre essas nações?

# 2 Simetria

Em formas que observamos na natureza, em objetos e construções do dia a dia, é comum associarmos a presença de equilíbrio, beleza e harmonia à ideia de simetria. Observe, por exemplo, as imagens a seguir.

ANDIA/DUFFOUR/DIOMEDIA

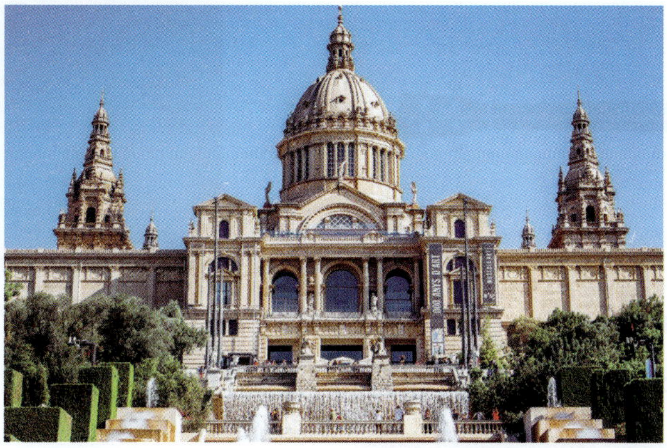

Museu Nacional da Catalunha, Espanha, 2014.

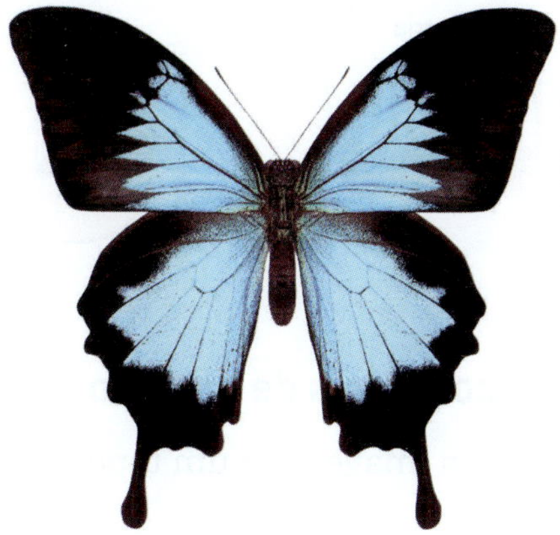

THINKSTOCK/GETTY IMAGES

Borboleta.

## Simetria axial

Veja a seguir um experimento que Sara realizou para entender de maneira intuitiva o conceito de **simetria axial**, ou simetria de reflexão, em uma figura plana.

Ela dobrou uma folha de papel ao meio e fez um desenho. Depois recortou o desenho, abriu a folha e notou que obteve a figura de duas pessoas olhando face a face. Observe:

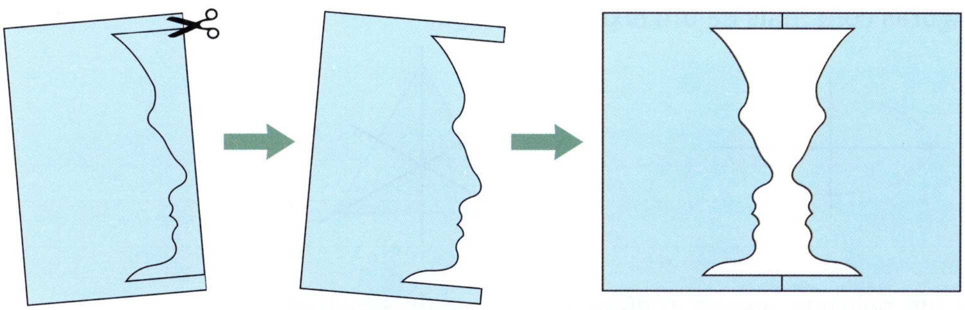

Em seguida, Sara colou o recorte que fez em outra folha de papel e traçou, com auxílio de uma régua, uma linha passando pelo vinco do recorte.

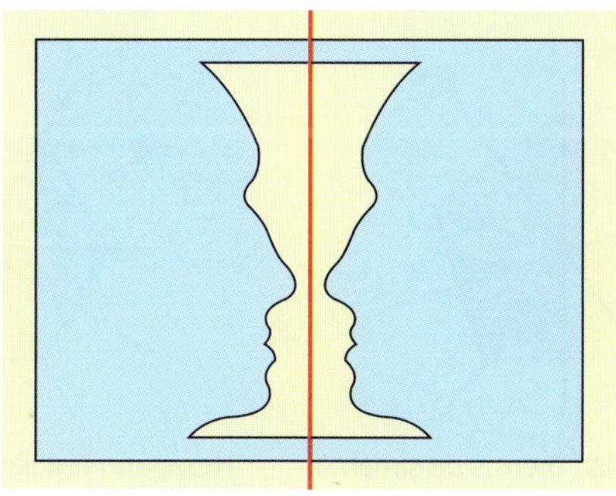

Ela percebeu que, se dobrar essa folha ao longo da linha vermelha, as partes da figura vão coincidir. Nesse caso, dizemos que a figura apresenta **simetria axial**, ou, ainda, que a figura é **simétrica em relação a um eixo**.

A linha vermelha representa uma reta chamada **eixo de simetria** da figura.

A simetria axial também é conhecida como **simetria de reflexão**.

Observe outros exemplos de imagens que apresentam simetria axial.

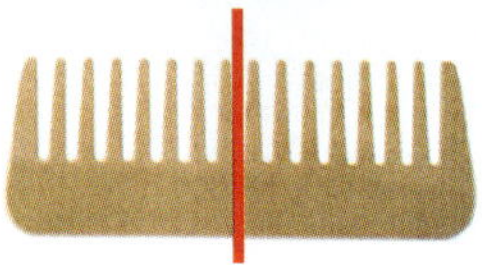


THINKSTOCK/GETTY IMAGES

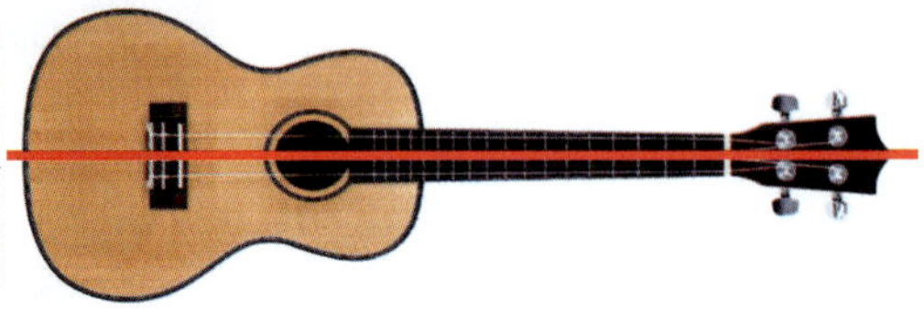


THINKSTOCK/GETTY IMAGES

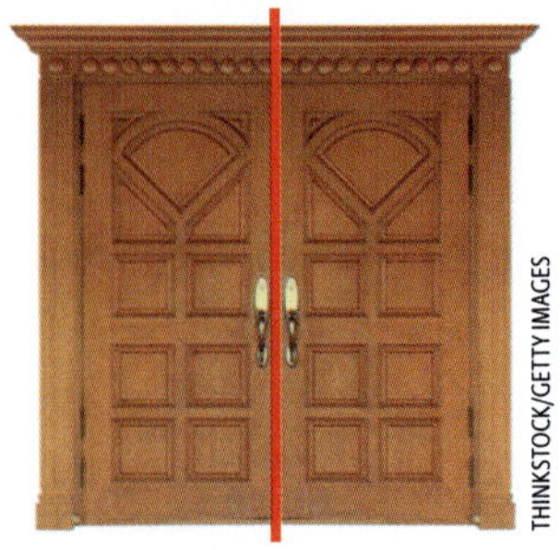


THINKSTOCK/GETTY IMAGES

## Figuras com mais de um eixo de simetria

Observe a imagem de um tapete apresentada a seguir.

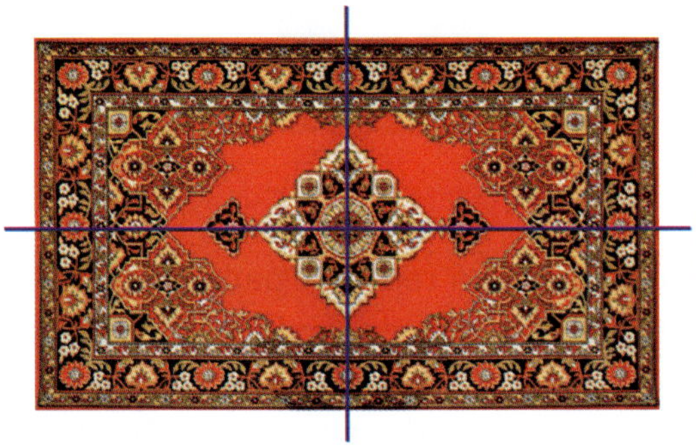

THINKSTOCK/GETTY IMAGES

Veja que a imagem do tapete apresenta simetria em relação a mais de um eixo. Nessa imagem, foram destacados dois eixos de simetria: um vertical e outro horizontal.

Observe exemplos de figuras com mais de um eixo de simetria:

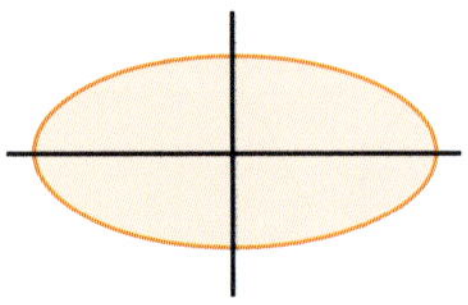

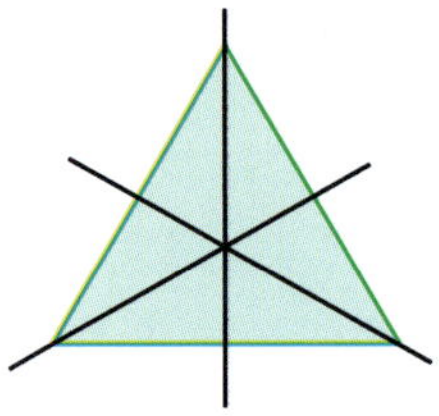

Em um polígono regular, o número de eixos de simetria é igual ao número de lados do polígono.

Exemplos:

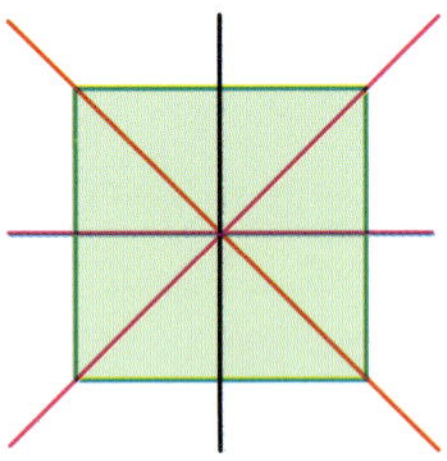

Quadrado: 4 eixos de simetria.

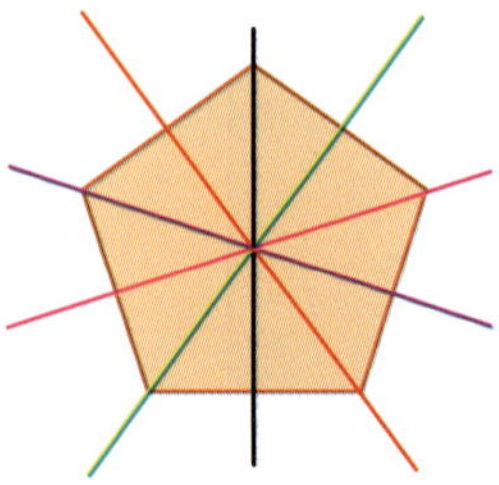

Pentágono regular: 5 eixos de simetria.

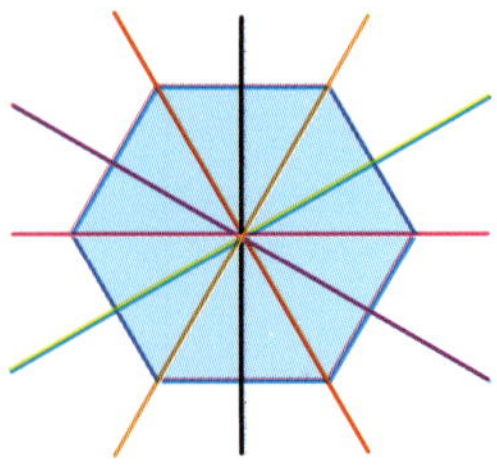

Hexágono regular: 6 eixos de simetria.

## ATIVIDADES

**14.** Quais das figuras geométricas planas a seguir apresentam simetria axial?

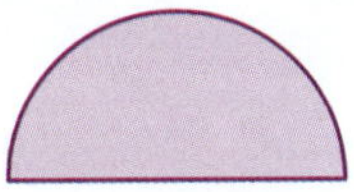

A

B

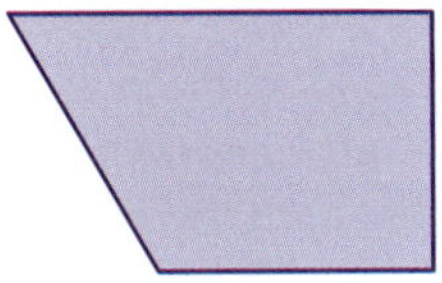

C

D

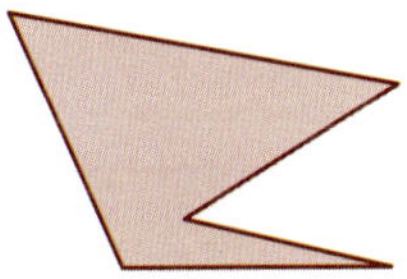

E

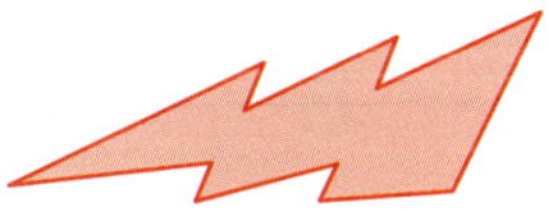

F

**15.** Em cada caso, observe a figura desenhada na malha quadriculada e verifique se a figura apresenta simetria axial.

Em caso afirmativo, responda, em seu caderno, à questão:

A linha vermelha representa um eixo de simetria desta figura?

a) 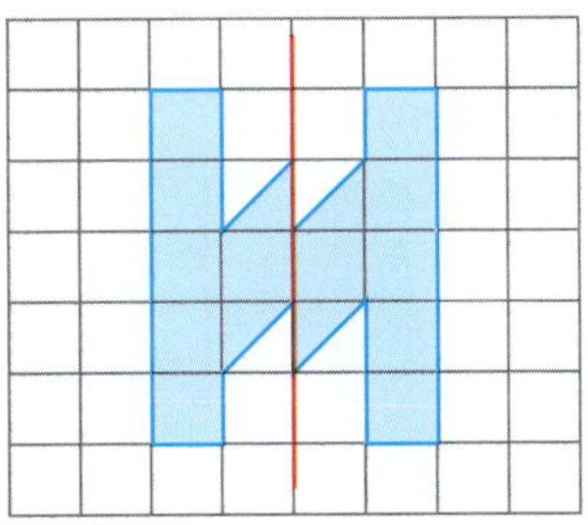

b) 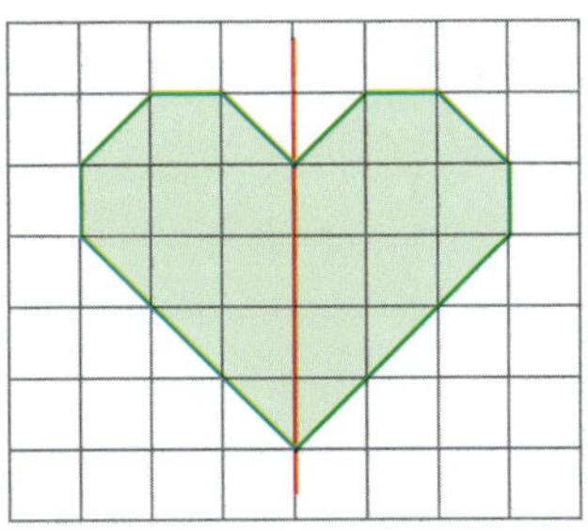

c) 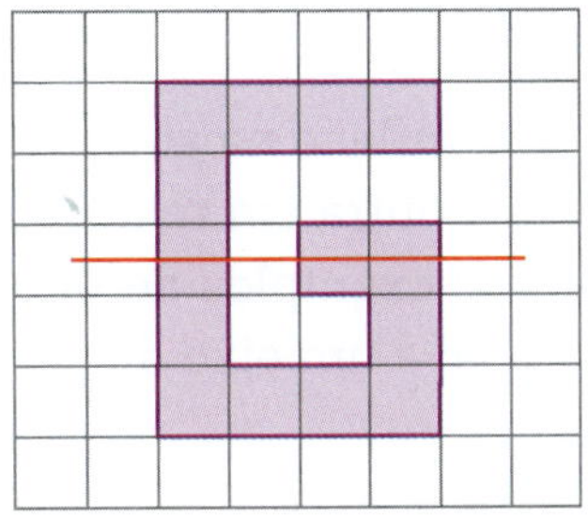

d) 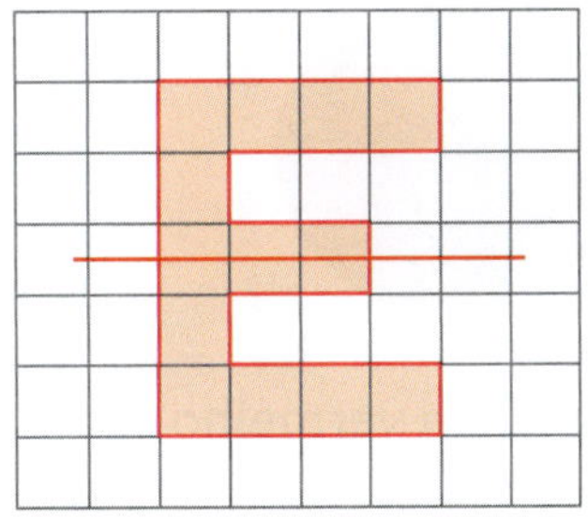

e) 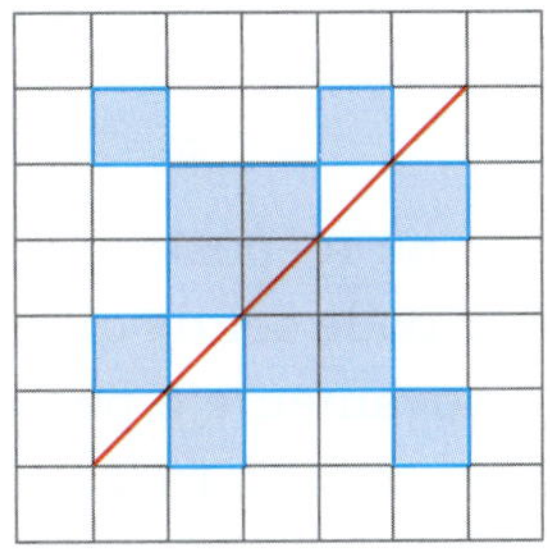

**16.** Em uma folha de papel quadriculado, reproduza cada figura a seguir e desenhe a parte que falta para que a figura seja simétrica em relação ao eixo representado.

a) 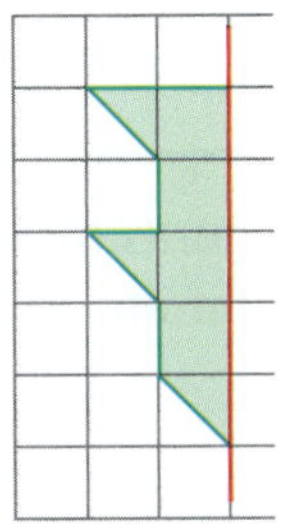

d) 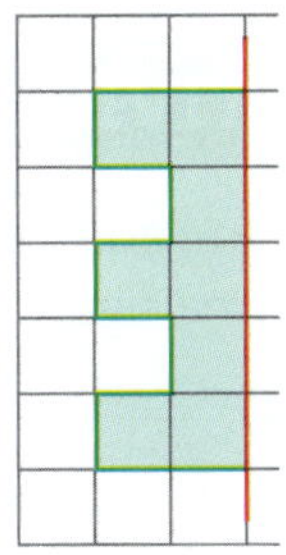

b) 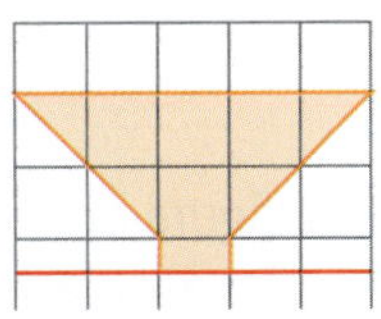

e) 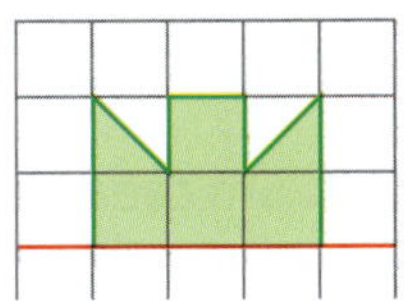

c) 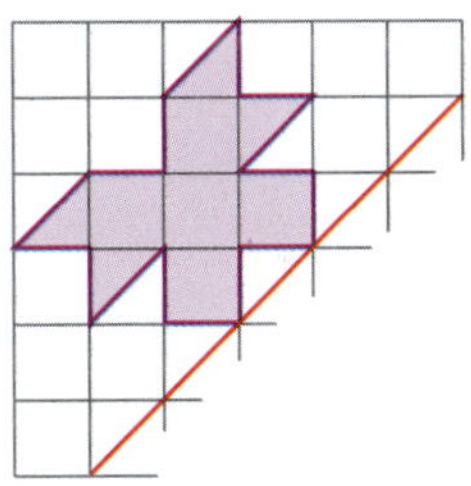

## Figura simétrica à outra figura em relação a um eixo

Observe o cartão-postal ao lado e a linha destacada em vermelho.

A paisagem e o seu reflexo na superfície do lago dão ideia de uma figura simétrica à outra em relação a um eixo.

Veja a seguir outros exemplos de figuras que são simétricas uma à outra em relação a um eixo de simetria.

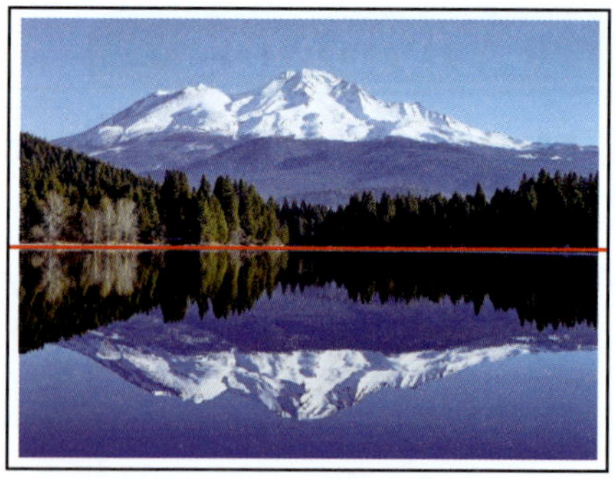
THINKSTOCK/GETTY IMAGES

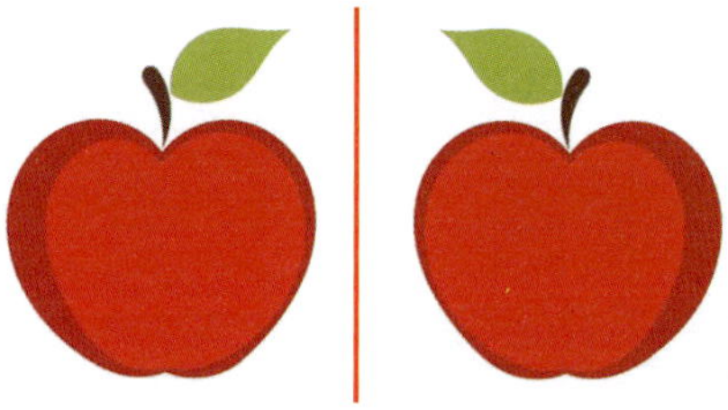
THINKSTOCK/GETTY IMAGES

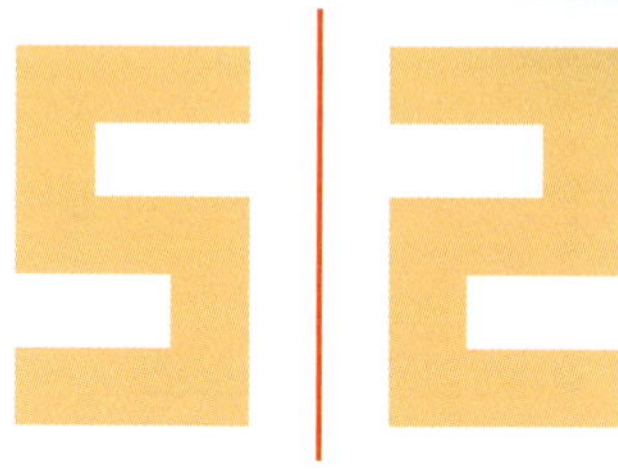
BIS

A linha destacada em vermelho entre cada uma dessas figuras representa o eixo de simetria.

### Pista 3

- Com base na resposta à terceira questão da Pista 2, a peça que Marina pretende identificar pode ser de qual(is) século(s)?
- Observe novamente o pedaço de cerâmica que Marina encontrou. As figuras desenhadas próximas a todos os vértices da peça são simétricas em relação à linha que as separa?

**Desvende o enigma**

- Em qual século foi feita a peça de cerâmica cujo pedaço foi encontrado por Marina?

## ATIVIDADES

**17.** Em cada caso, observe as figuras representadas e responda, em seu caderno, à questão: Uma figura é simétrica à outra em relação ao eixo representado em vermelho?

a) 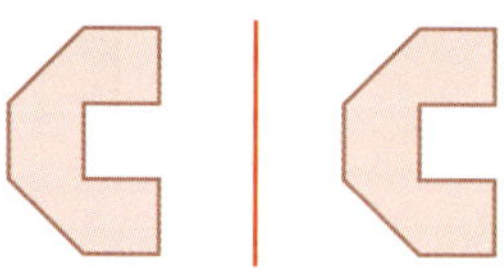

b) 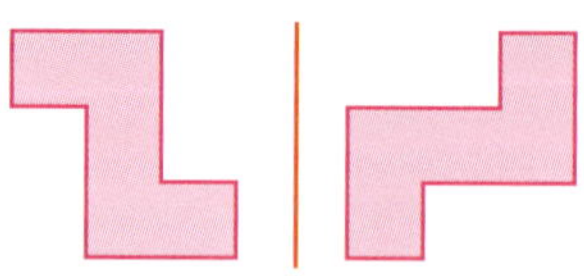

c) 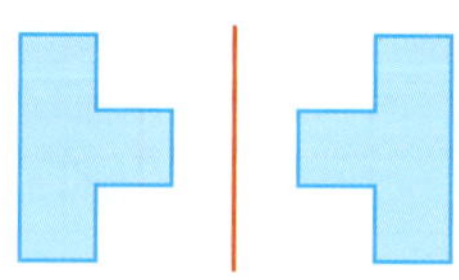

**18.** Em cada caso, reproduza a figura em uma folha de papel quadriculado e desenhe a figura simétrica a ela em relação ao eixo representado em vermelho.

a) 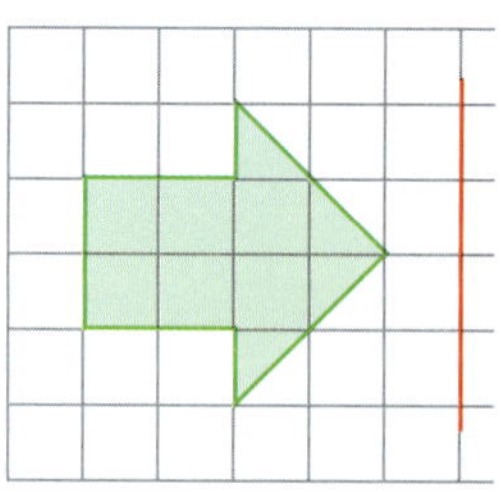

b) 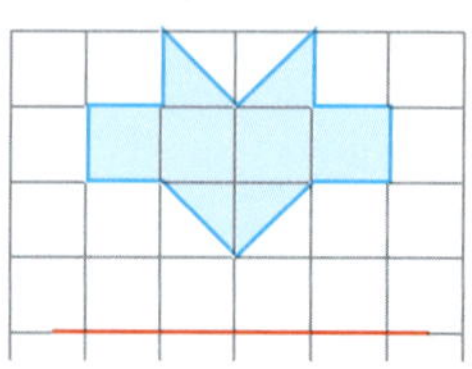

c) 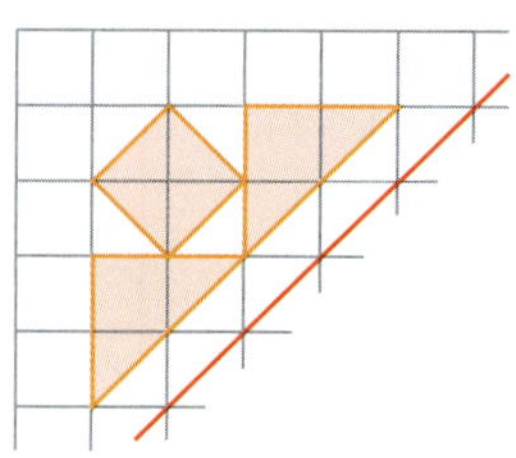

# Simetria de rotação

O giro de um objeto em torno de um ponto dá ideia de **rotação**.

Observe a figura I a seguir. Note que a figura II foi obtida por meio de uma **rotação**, em torno do ponto **O**, da figura I.

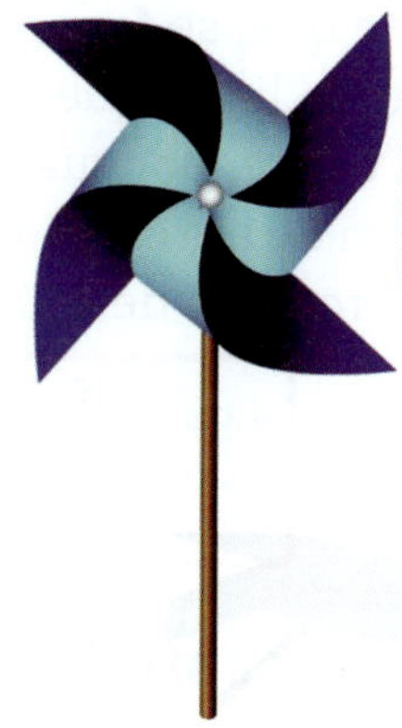

THINKSTOCK/GETTY IMAGES

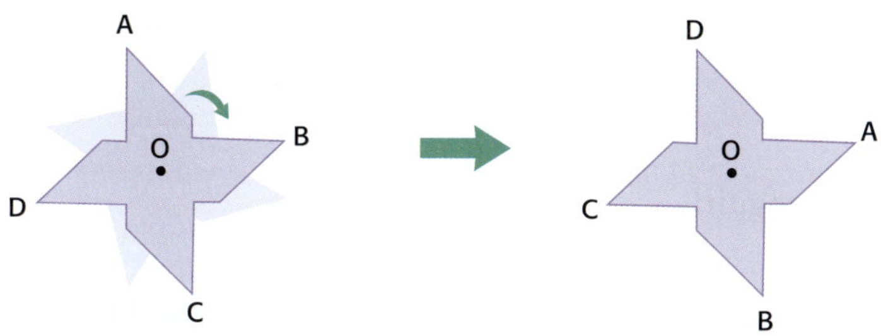


Giro de $\frac{1}{4}$ (um quarto) de volta no sentido horário. Esse giro corresponde à rotação de 90°, no sentido horário, em torno do ponto O.

**Sentido horário:** mesmo sentido de movimento dos ponteiros do relógio.

Quando uma figura realiza uma rotação de determinado ângulo em relação a um ponto fixo e aparentemente não muda de posição, embora os demais pontos mudem de lugar, dizemos que ela apresenta **simetria de rotação**.

Note que, na figura II, o ponto A ocupou o lugar que antes era ocupado pelo ponto B; este ocupou o lugar que antes era ocupado por C, e assim por diante.

O ponto fixo é o **centro de simetria** da figura.

Veja outros exemplos de giro que podemos realizar com a figura I em relação ao ponto O, de modo que ela continue aparentemente na mesma posição, embora os demais pontos mudem de lugar.

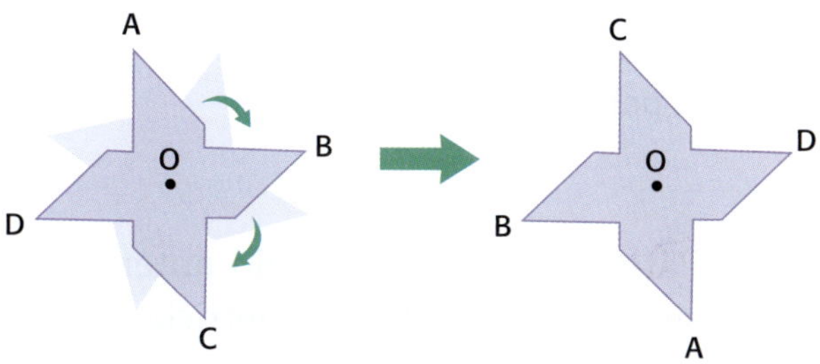


Giro de meia volta no sentido horário. Esse giro corresponde à rotação de 180°, no sentido horário, em relação ao ponto O.

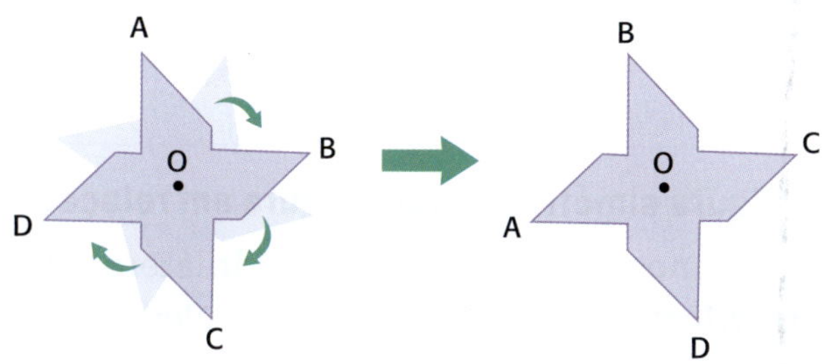


Giro de $\frac{3}{4}$ (três quartos) de volta no sentido horário. Esse giro corresponde à rotação de 270°, no sentido horário, em relação ao ponto O.

Vimos que os polígonos regulares apresentam simetria axial. Eles apresentam também simetria de rotação.

O triângulo equilátero, por exemplo, apresenta simetria de rotação de 120°. Observe:

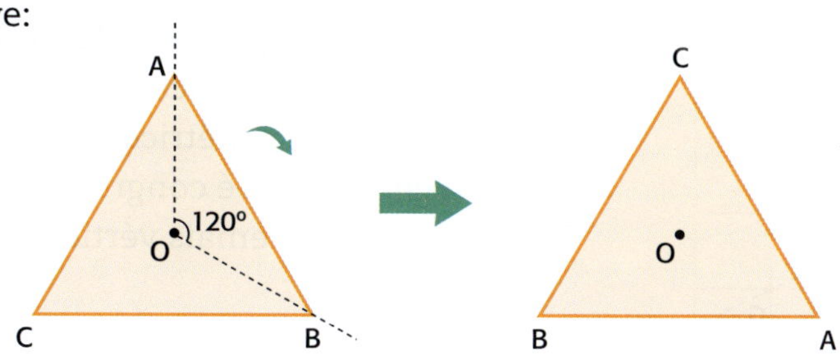

Note que, se for aplicada a esse triângulo uma rotação de 120° em relação ao ponto O, o ponto A ocupará o lugar que antes era ocupado pelo ponto B, e este ocupará o lugar que antes era ocupado por C, e este, por sua vez, ocupará o lugar que antes era ocupado pelo ponto A.

Além de apresentar simetria de rotação de 120°, o triângulo equilátero apresenta também simetria de rotação de 240° e de 360°.

- Se for aplicada ao triângulo ABC representado anteriormente uma rotação de 240° em relação ao ponto O, o ponto A ocupará o lugar que antes era ocupado por qual ponto?

## Simetria central

Observe os losangos representados a seguir.

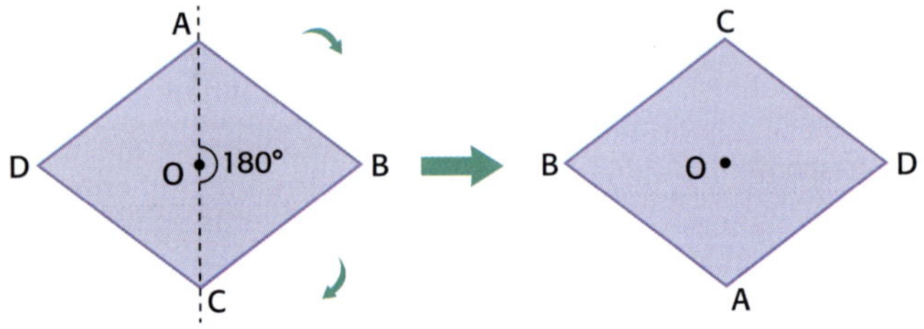


O losango da direita foi obtido por meio de uma rotação de 180° em relação ao ponto O, do losango da esquerda, ou seja, o losango apresenta simetria de rotação de 180°.

Quando uma figura apresenta simetria de rotação de 180°, dizemos que essa figura apresenta **simetria central**.

Observe outro exemplo em que podemos verificar simetria central.

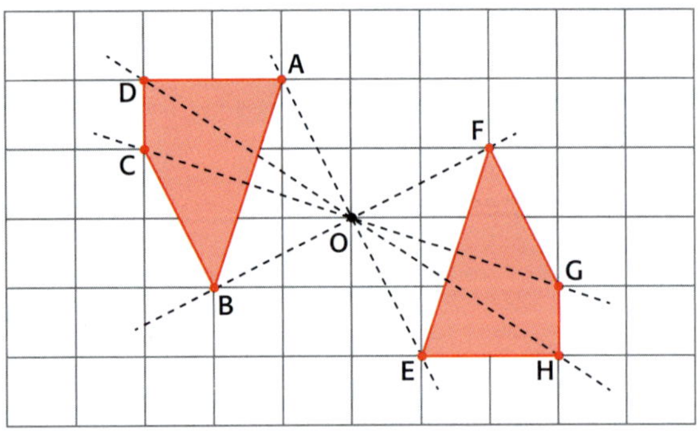


Quando essa figura formada pelos quadriláteros ABCD e EFGH sofrer uma rotação de 180°, em relação ao ponto O, ela continuará aparentemente na mesma posição, ainda que seus pontos mudem de lugar. Por exemplo, o ponto A ocupará o lugar que antes era ocupado pelo ponto E, e este ocupará o lugar que era ocupado pelo ponto A.

### • Figura simétrica à outra figura em relação a um ponto

Dizemos também que o quadrilátero ABCD e o quadrilátero EFGH do exemplo anterior são **simétricos** em relação ao ponto O. Nesse caso, o centro de simetria e os pontos simétricos pertencem a uma mesma reta.

Na representação anterior, os pontos A e E são simétricos em relação ao ponto O. Veja que os três pontos estão alinhados e o segmento $\overline{OA}$ é congruente ao segmento $\overline{OE}$. Essa observação vale também para os demais vértices desses quadriláteros, bem como para todos os pontos simétricos pertencentes a eles.

Veja como obter uma figura simétrica à outra em relação a um ponto.

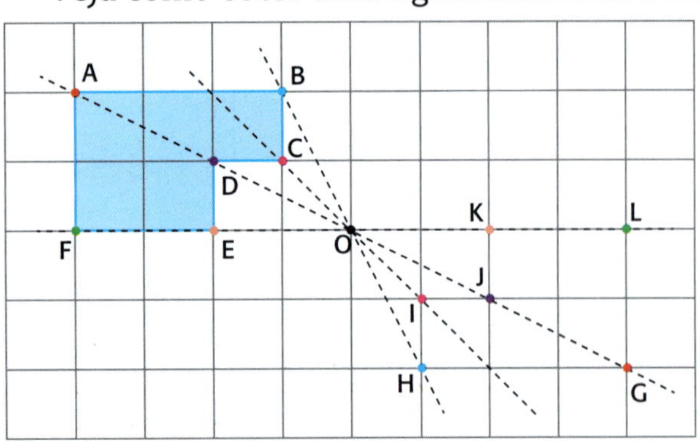


Inicialmente, marcamos os vértices simétricos em relação ao ponto O. Veja que os vértices simétricos foram destacados com cores iguais.

O vértice A é simétrico ao vértice G. Note que o segmento $\overline{OA}$ é congruente ao segmento $\overline{OG}$. Compare os demais vértices.

Marcados os vértices simétricos, traçamos os lados da figura simétrica à figura dada.

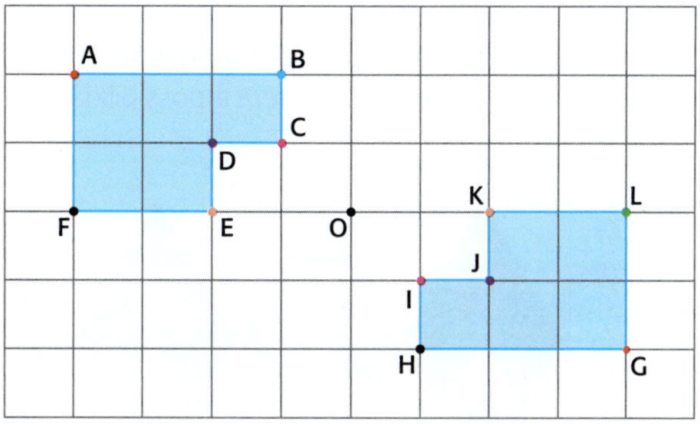


O polígono ABCDEF é simétrico ao polígono GHIJKL em relação ao ponto O.

## ATIVIDADES

**19.** Indique em qual dos itens a seguir a figura representada possui simetria de rotação de 90° em relação ao ponto O.

a) 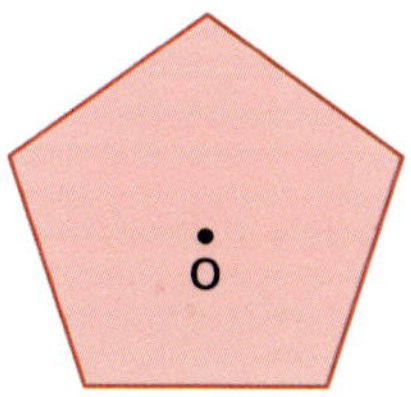


b) 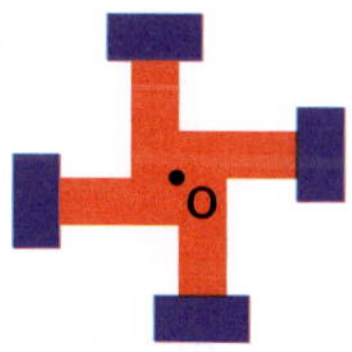


c) 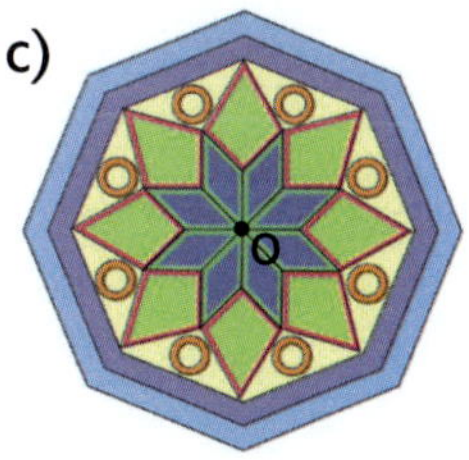


d) 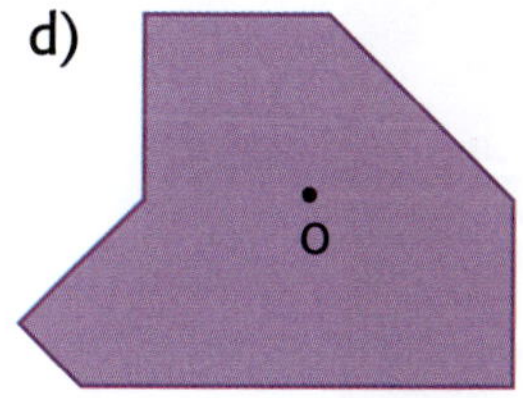


**20.** Cada item mostra uma figura. Qual das figuras representadas a seguir apresenta simetria central? Responda em seu caderno.

a) 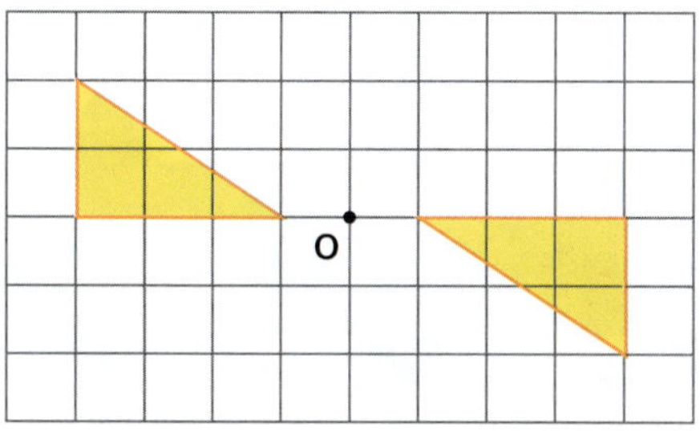


b) 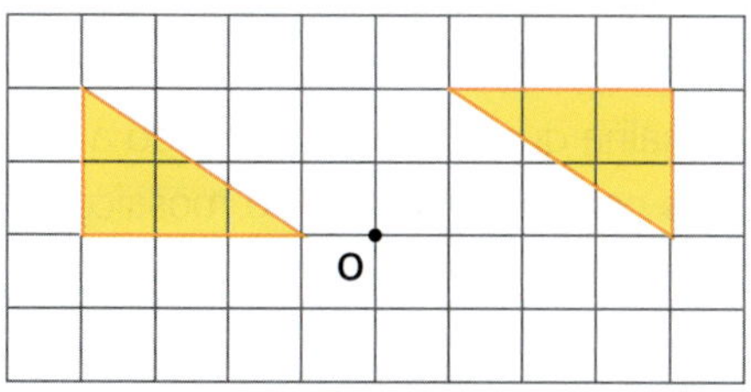


c) 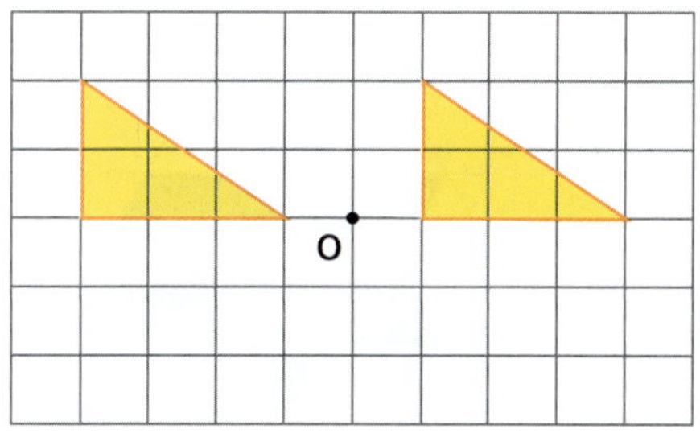


d) 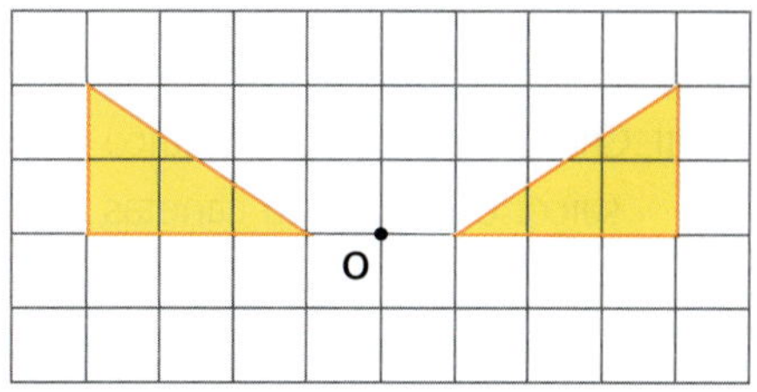


**21.** Reproduza a figura a seguir em uma folha de papel quadriculado. Em seguida, obtenha a figura simétrica a ela em relação ao ponto O.

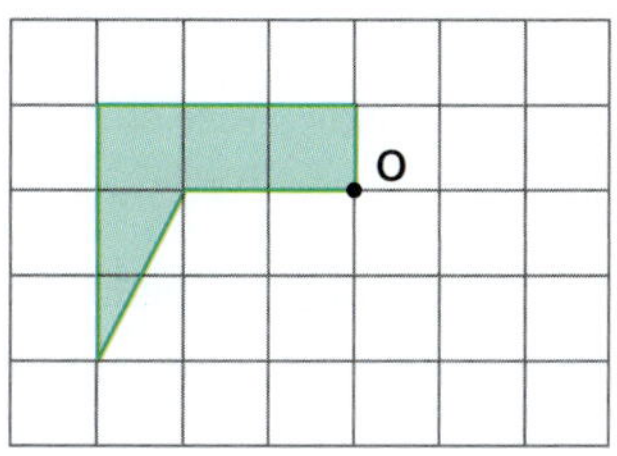

# Mosaico e simetria

Alguns tipos de mosaico são feitos por meio da repetição de padrões geométricos e usando simetria para fazer as composições. Nesta atividade, você terá a possibilidade de compor mosaicos usando dois diferentes tipos de malha.

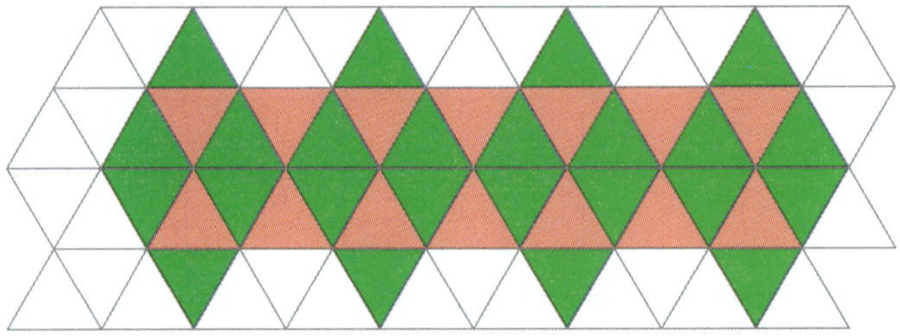

## Material

- Folha de papel com malha quadriculada, folha de papel com malha triangular, lápis de cor, caneta hidrográfica e régua.

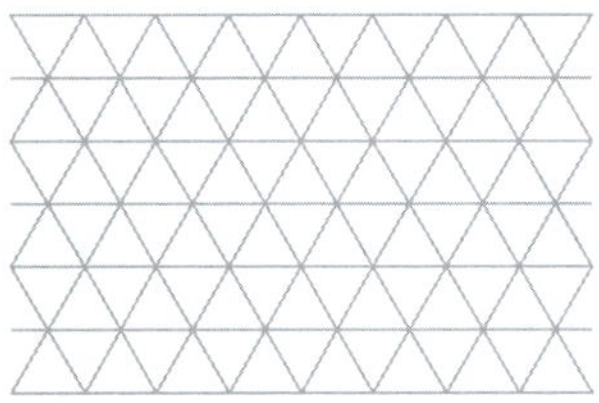

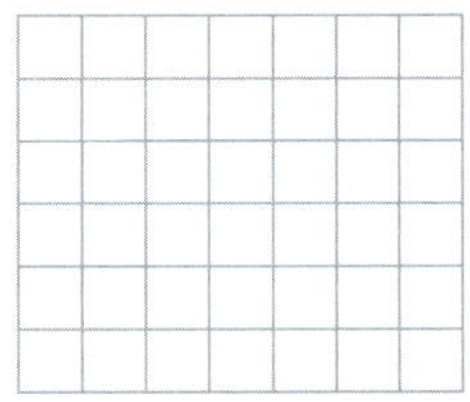

## Construção

I. Crie um padrão geométrico para ser reproduzido na malha triangular, de modo a obter um mosaico. Use lápis ou canetas hidrográficas de diferentes cores para compor o mosaico.
Observe um modelo de padrão geométrico.

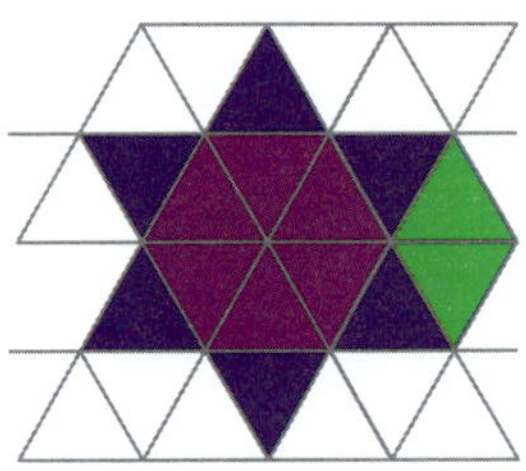

Padrão geométrico.

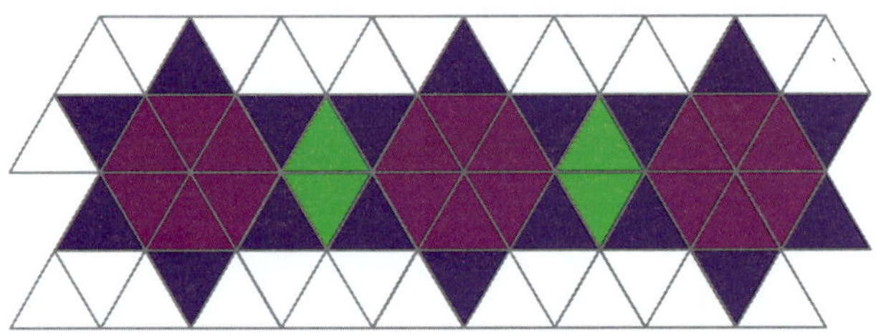

Parte do mosaico obtido por meio da repetição do padrão.

II. Crie um padrão geométrico para ser reproduzido na malha quadriculada, de modo a obter um mosaico. Use lápis ou canetas hidrográficas de diferentes cores para compor o mosaico. Observe um modelo de padrão geométrico.

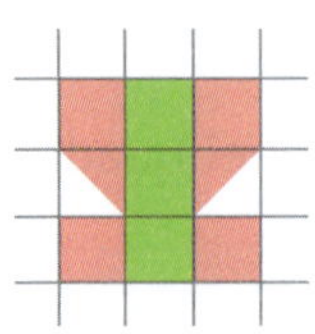

Padrão geométrico.

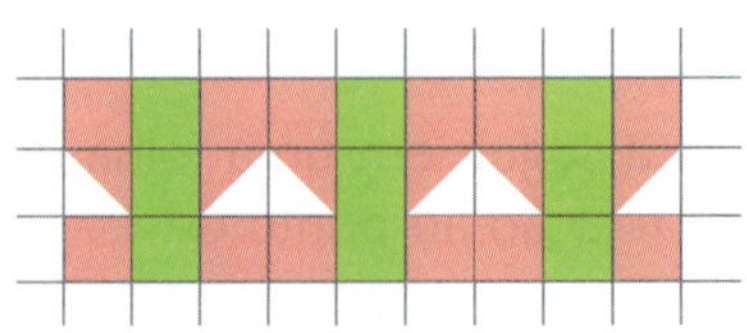

Parte do mosaico obtido por meio da repetição do padrão.

III. Compare as composições criadas pelos colegas e verifique a presença de simetria nessas composições. Com auxílio do professor, selecione alguns mosaicos para montar um mural na sala de aula.

# teia do saber

**1.** Observe as imagens apresentadas a seguir e responda em seu caderno:
Em qual destas imagens a linha destacada em vermelho **não** representa o eixo de simetria da figura?

a)

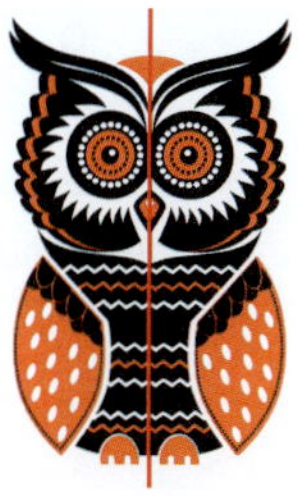

SHUTTERSTOCK

b)

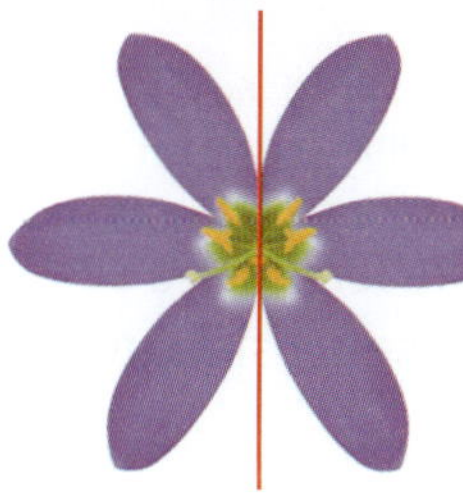

SHUTTERSTOCK

c)

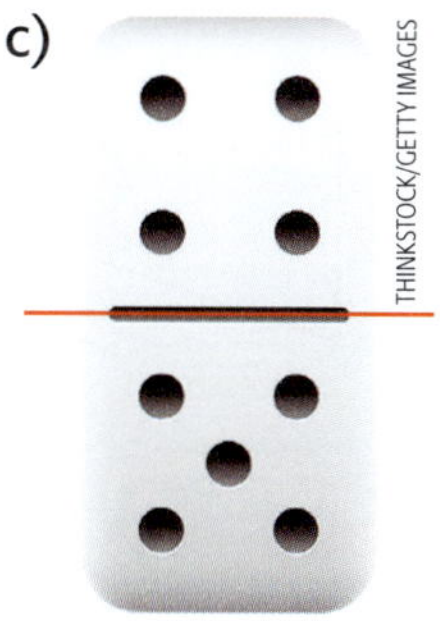

THINKSTOCK/GETTY IMAGES

**2.** Observe os trabalhos que Lucas fez. Depois, responda à questão a seguir.

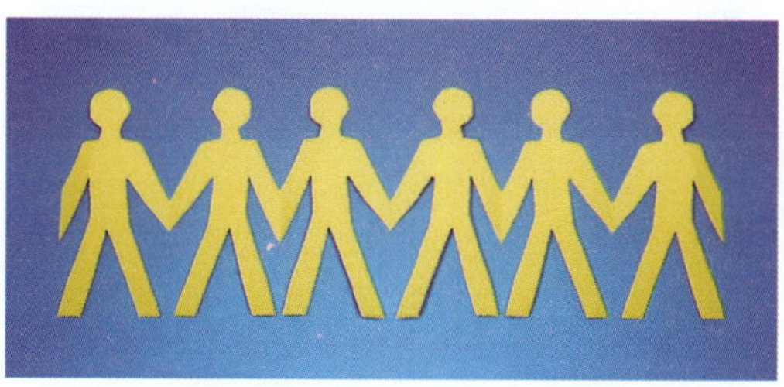

LUIZ FERNANDO RUBIO

figura I

LUIZ FERNANDO RUBIO

figura II

Qual dessas figuras apresenta simetria axial?

**3.** Reproduza cada figura a seguir em uma folha de papel quadriculado. Em seguida, complete-a de modo que seja simétrica em relação à linha vermelha.

a)

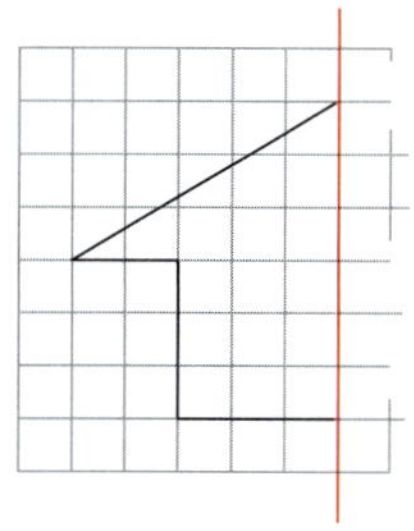

b)

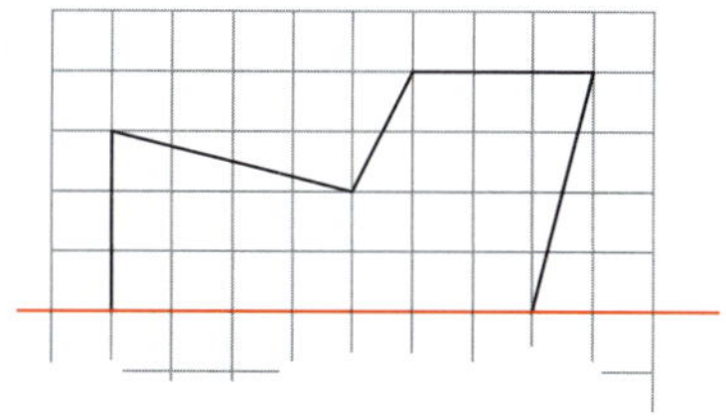

**4.** Observe as letras do nosso alfabeto representadas a seguir.

AEUTXD

Em seu caderno, responda às questões.

a) Quais dessas letras apresentam simetria em relação a um eixo horizontal?

b) Quais dessas letras apresentam simetria em relação a um eixo vertical?

**5.** A figura abaixo foi construída com triângulos equiláteros e quadrados.

Responda às questões.

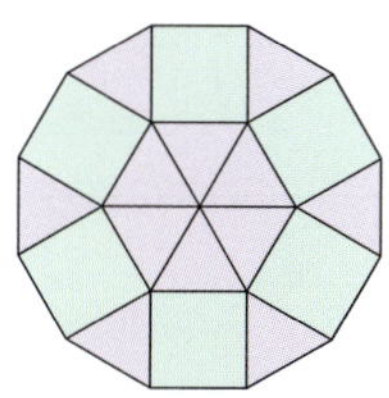

a) Essa figura apresenta simetria axial? Em caso afirmativo, responda também: Quantos eixos de simetria é possível representar nessa figura?

b) Essa figura apresenta simetria de rotação? Em caso afirmativo, responda também: Essa figura apresenta simetria de rotação de quantos graus em relação ao centro de simetria?

c) Essa figura apresenta simetria central?

**6.** Em quais dos itens a seguir a linha vermelha representa um eixo de simetria da figura?

a) Quadrado

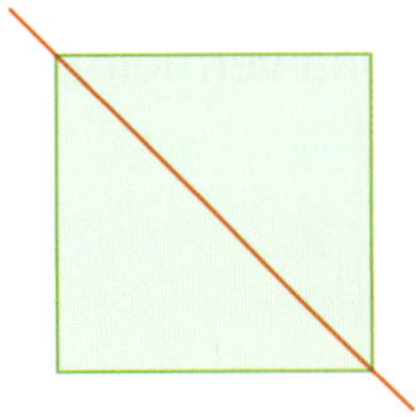

b) Retângulo

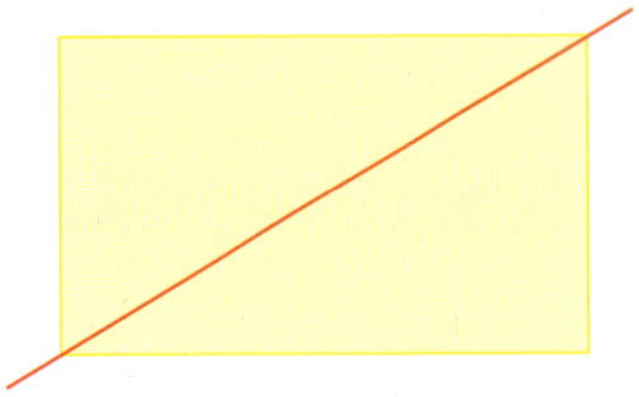

c) Hexágono regular

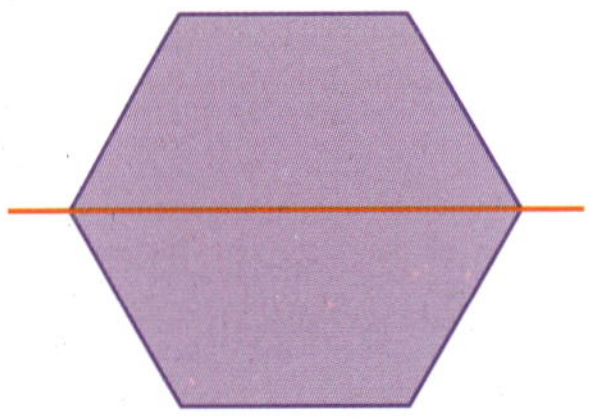

d) Trapézio

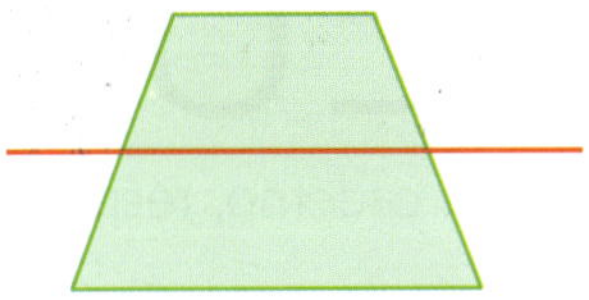

**7.** Observe as composições a seguir envolvendo letras do nosso alfabeto.

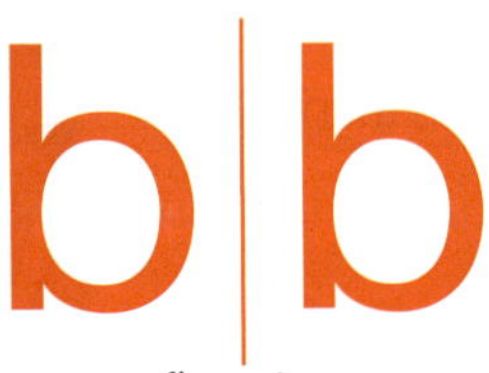

figura I

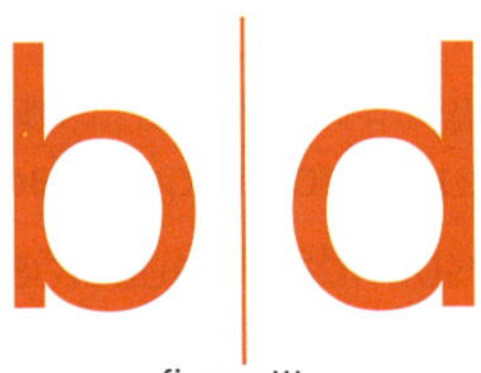

figura III

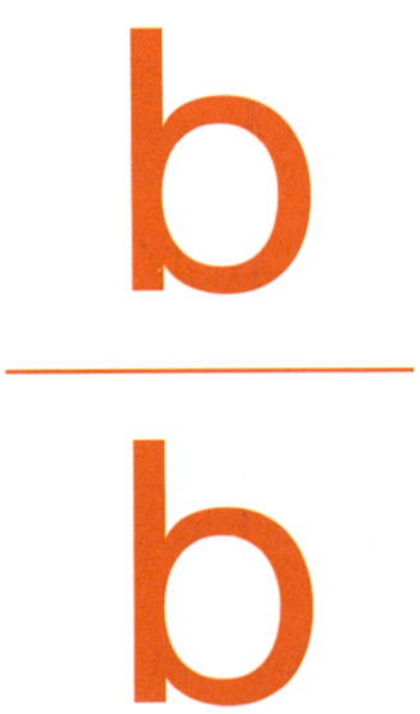

figura II

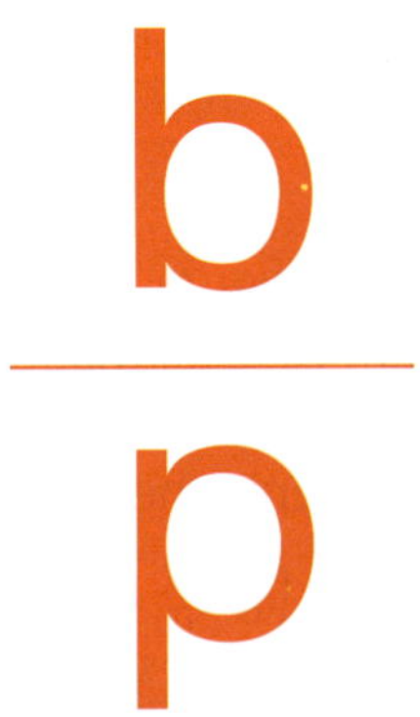

figura IV

Em quais dessas composições as letras são simétricas em relação ao eixo representado em vermelho?

**8.** Qual das figuras geométricas a seguir **não** apresenta simetria central em relação ao ponto O?

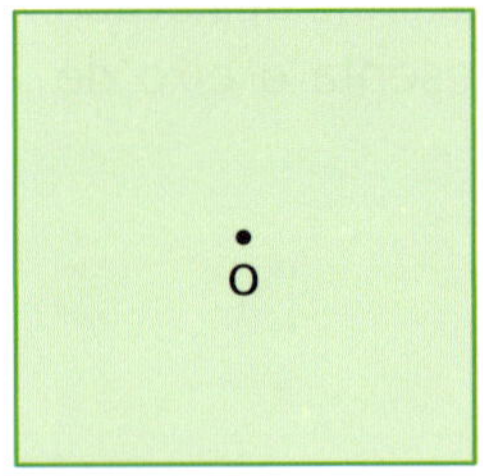


quadrado

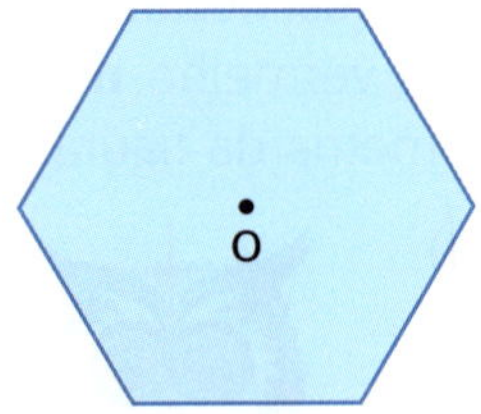


hexágono

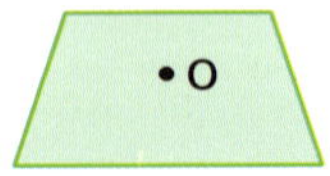


trapézio

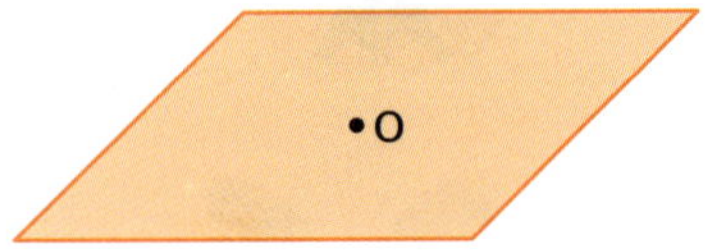


paralelogramo

**9.** Observe as figuras apresentadas a seguir e identifique qual delas apresenta simetria central em relação ao ponto O.

a)

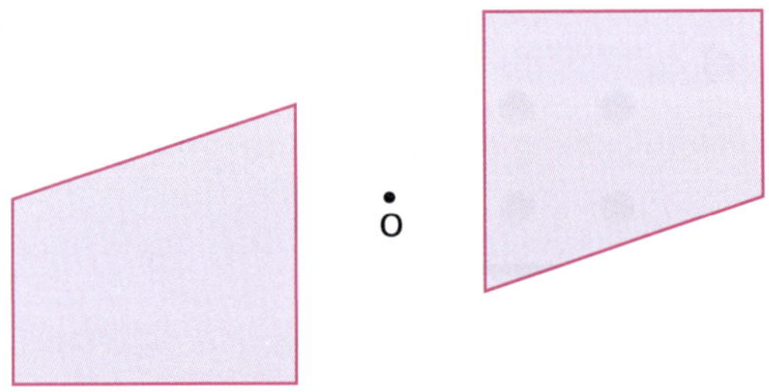


b)

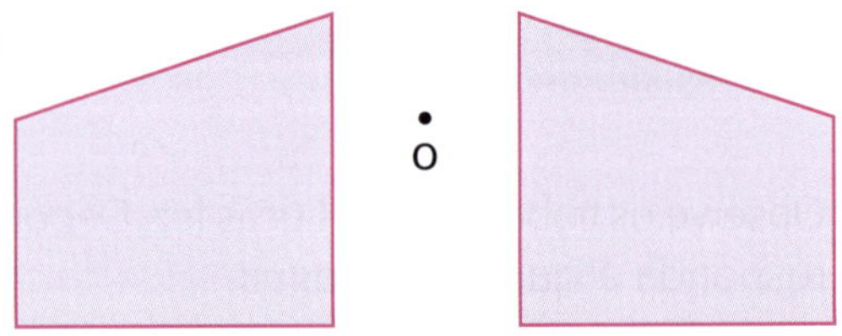


c)

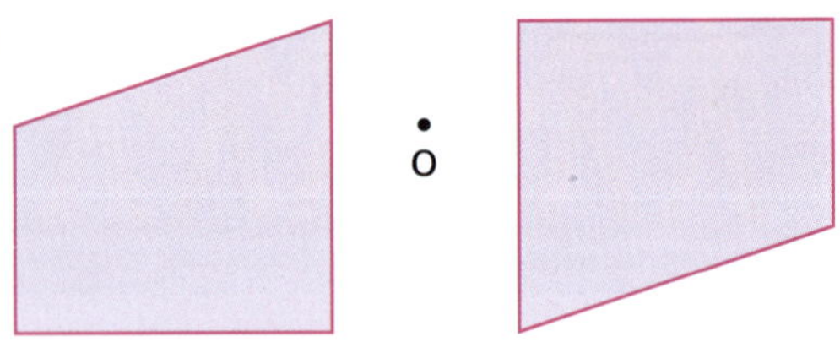


**10.** Reproduza a figura a seguir em uma folha de papel quadriculado. Em seguida, obtenha a figura simétrica a ela em relação ao ponto O.

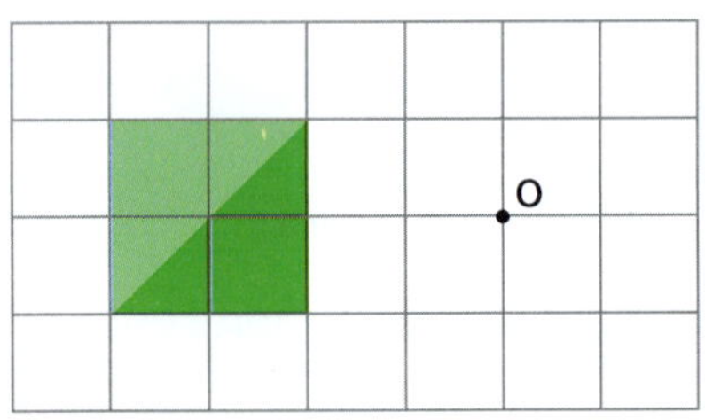

teia integrada

**11. Atividade em grupo**

Com um colega, leia o texto a seguir.

Leonardo da Vinci (1452-1519) foi um artista e inventor italiano que viveu no período do Renascimento. Da Vinci é conhecido até hoje por suas invenções, descobertas e obras de arte.

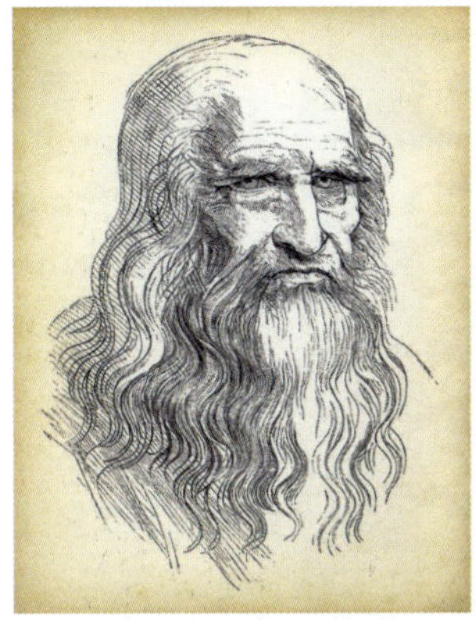

MAXIM ANISIMOV/GETTY IMAGES

Retrato de Leonardo da Vinci.

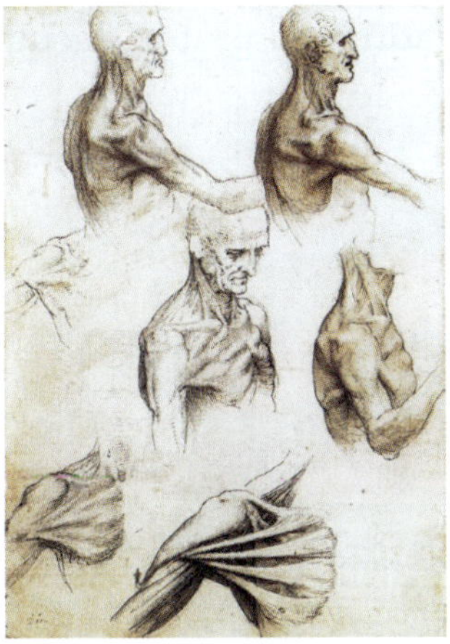

SCIENCE SOURCE/PHOTORESEARCHERS/LATINSTOCK

Ilustrações de anatomia feitas por Leonardo da Vinci por volta de 1510.

Leonardo da Vinci também foi um estudioso em Anatomia. Acredita-se que seus estudos anatômicos foram feitos no período entre 1485 e 1513. Desses estudos, resultaram ilustrações e anotações em um tratado anatômico que nunca chegou a ser publicado. As ilustrações contam com técnicas de visualização inovadoras para a época e as anotações foram feitas em escrita "espelhada".

Fonte de pesquisa: <http://cienciahoje.uol.com.br/blogues/bussola/2012/07/o-anatomista-leonardo-da-vinci>. Acesso em: 23 mar. 2015.

a) Observe a maneira como a expressão a seguir foi escrita.

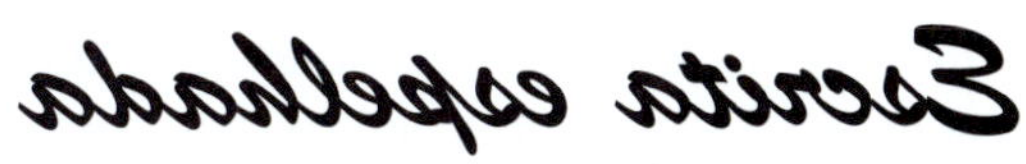

Escreva em seu caderno uma frase usando esse método. Depois, troque o caderno com um colega e use um espelho para ler, refletida no espelho, a frase que ele escreveu.

b) Escreva seu nome em uma folha de papel quadriculado usando o mesmo método apresentado no item anterior. Depois, trace uma linha horizontal abaixo do seu nome e escreva-o novamente, de modo que as letras fiquem simétricas em relação a essa linha. Veja o exemplo ao lado.

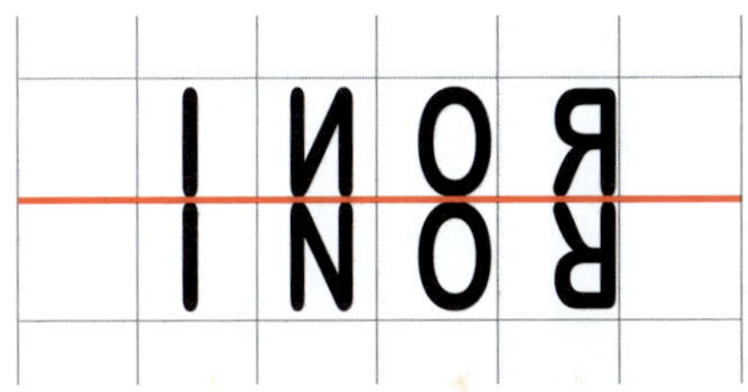

c) Gire meia-volta a folha de papel e leia o nome escrito sobre a linha. O que você observou?

## Encerrando a unidade

Nesta unidade você teve a oportunidade de retomar e ampliar o estudo sobre polígonos e estudar o conceito de simetria.

Além do que já havia sido apresentado anteriormente sobre polígonos, nesta unidade estudamos a soma das medidas dos ângulos internos de um polígono convexo, a medida dos ângulos internos de um polígono regular, além de conhecer diferentes tipos de simetria.

Reflita sobre os conteúdos estudados nesta unidade e faça o que se pede a seguir.

a) Você teve dificuldade em compreender algum assunto estudado nesta unidade? Faça uma lista para esclarecer as dúvidas e registrar as principais conclusões.

b) Retome a abertura da unidade e verifique se é possível observar ideia de simetria na superfície das peças de cerâmica marajoara apresentadas. Pesquise sobre a produção artística de outras tribos indígenas e de artistas que usam padrões geométricos e simetria em suas obras. Compartilhe suas descobertas com os colegas.

c) Dos conteúdos estudados nesta unidade, quais você usou para desvendar o Enigma?

# Simetria e Arte

A ideia de simetria está presente na natureza, em objetos e construções do dia a dia. Também é comum observar a presença de simetria em obras de arte.

Podemos identificar simetria central em alguns quadros do pintor, escultor e desenhista brasileiro Luiz Sacilotto.

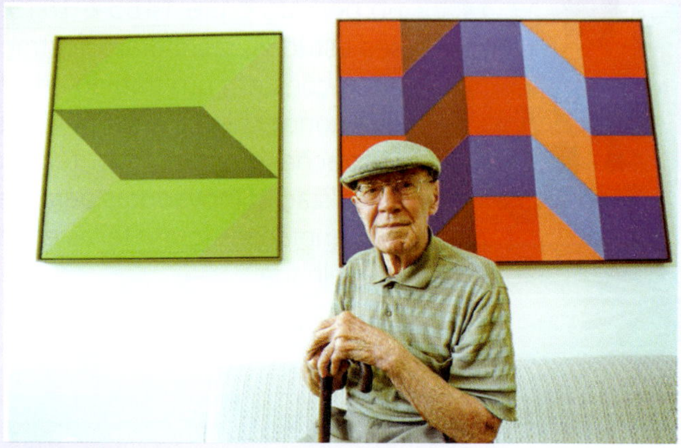

HEITOR HU/AGÊNCIA ESTADO

Luiz Sacilotto (1924–2003).

Considerado um dos importantes artistas da arte concreta no Brasil e, com uma pintura que explora fenômenos ópticos, é um dos precursores da *op art* no país.

[...]

O artista, definido por Waldemar Cordeiro como "a viga mestra da arte concreta", explora em suas obras o princípio de equivalência entre figura e fundo, a igualdade de medida entre cheios e vazios e as contraposições entre positivo e negativo. Utiliza, como matéria-prima e suporte para os trabalhos, materiais não convencionais, como esmalte, madeira compensada, chapas de cimento-amianto (nome popular do fibrocimento), alumínio, latão e ferro. A partir de 1954, Sacilotto começa a dar às pinturas, relevos e esculturas o título de Concreção e as numera pelo ano e sequência de execução. [...] Em **Estruturação com elementos iguais** (1953), alinha em diagonal pequenos quadrados pretos e brancos, sobre fundo azul. O conjunto, pela disposição e variação das cores, nos dá a sensação de pulsar. [...]

Disponível em: <http://enciclopedia.itaucultural.org.br/pessoa10773/luiz-sacilotto>. Acesso em: 8 maio 2015.

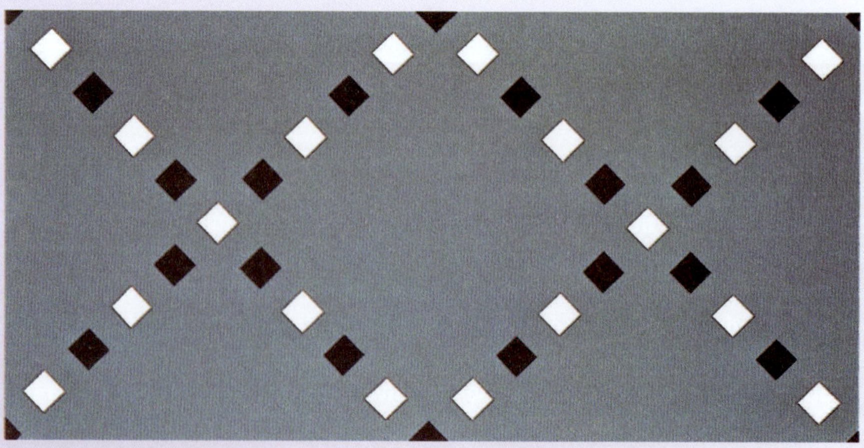

LUIZ SACILOTTO. ESTRUTURAÇÃO COM ELEMENTOS IGUAIS, 1953.

Luiz Sacilotto. *Estruturação com elementos iguais*, esmalte sobre madeira, 40 cm × 73 cm, Coleção Banco Safra, 1953.

Observe outra obra do artista em que podemos verificar a presença de simetria.

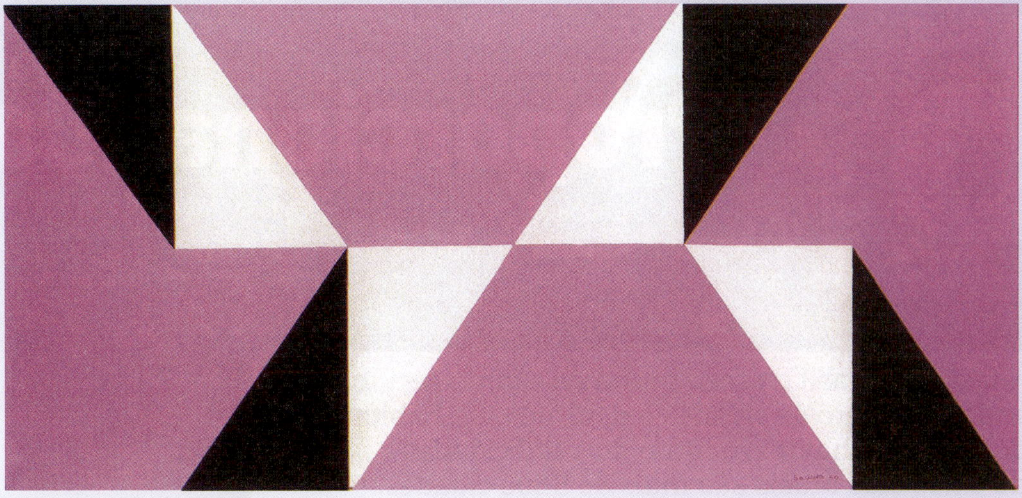
LUIZ SACILOTTO. CONCREÇÃO 6048, 1960.

Luiz Sacilotto. *Concreção 6048*, óleo sobre tela, 60 cm × 120 cm, Pinacoteca do Estado de São Paulo (SP), 1960.

Em algumas obras do artista holandês Maurits Cornelis Escher (1898–1972), também é possível observar a presença de simetria e padrões geométricos.

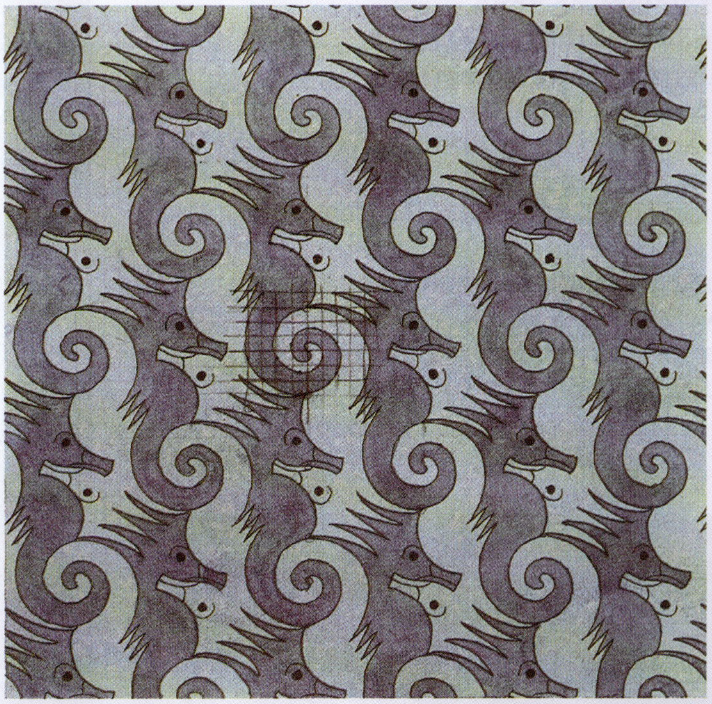
MAURITS CORNELIS ESCHER. CAVALO-MARINHO Nº 88, 1952.

M. C. Escher. *Cavalo-Marinho (nº 88)*, aquarela, Fundação M. C. Escher, Baarn (Holanda), 1952.

## Para explorar

**1.** Você já conhecia alguma obra desses artistas? Se sim, conte aos seus colegas onde a viu pela primeira vez.

**2.** Observe novamente as reproduções de obras de Luiz Sacilotto. Que tipo de simetria podemos identificar nelas?

**3.** Pesquise outros artistas que usam elementos da geometria ou simetria para compor suas obras. Se possível, organize com os colegas uma exposição com as produções dos artistas que você pesquisou.

UNIDADE

# 6 Proporcionalidade

A população do Brasil cresceu muito no último século, aumentando o número de cidades e o número de habitantes por cidade. Em 1900 havia em torno de 1 100 cidades brasileiras e nos dias atuais são mais de 5 500 cidades. Algumas das quais se tornaram metrópoles com mais de 1 milhão de habitantes.

Até a primeira metade do século XX, o Brasil era um país predominantemente rural. Estima-se que, em 1940, sete em cada dez pessoas residiam na zona rural.

A partir da segunda metade do século XX, a urbanização da população brasileira se intensificou. Atualmente mais de 80% da população mora em áreas urbanas.

Entretanto esse rápido e desordenado processo de urbanização ocorrido no Brasil trouxe uma série de consequências e enormes desafios para a gestão das cidades, como a destinação adequada do lixo urbano, a coleta e tratamento de esgotos, a sustentabilidade e preservação do meio ambiente, o surgimento de moradias irregulares em lugares nos quais não havia planejamento, a violência, as enchentes, entre outros.

Fontes de pesquisa: <http://censo2010.ibge.gov.br/noticias-censo?view=noticia&id=3&idnoticia==2417&busca=1&t=atlas-censo-demografico-ibge-mapeia-mudancas-sociedade-brasileira>; <http://educacao.globo.com/geografia/assunto/urbanizacao/urbanizacao-brasileira.html>. Acessos em: 21 mar. 2015.

LUCIANA WHITAKER/PULSAR IMAGENS

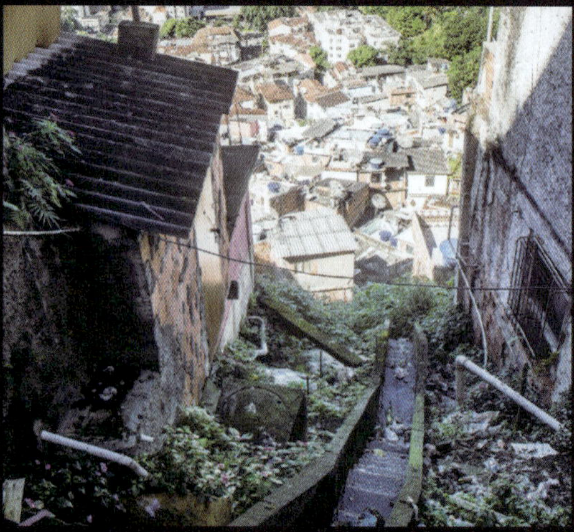

Vale com esgoto a céu aberto na comunidade Santa Marta. Rio de Janeiro (RJ), 2013.

**Nesta unidade você vai saber mais sobre...**

- O raciocínio proporcional
- Razão e proporção
- Grandezas diretamente e grandezas inversamente proporcionais
- Proporcionalidade

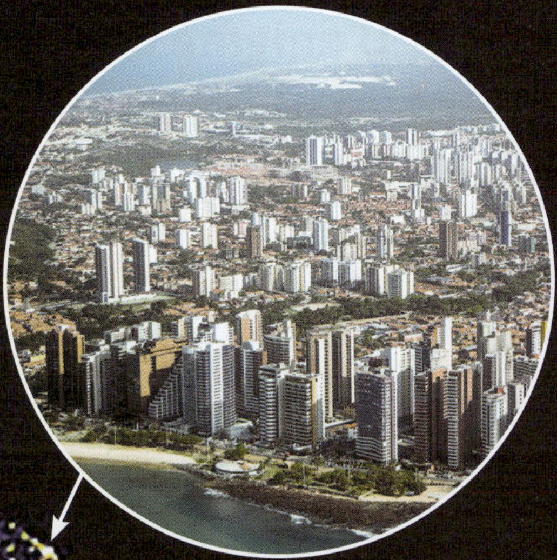

RUBENS CHAVES/PULSAR IMAGENS

Fortaleza (CE) é a quinta cidade mais populosa do Brasil, com mais de 2,5 milhões de habitantes, 2013.

FOTOGRAFIA DE FUNDO: C. MAYHEW & R. SIMMON/NASA

As regiões mais iluminadas da imagem mostram as regiões metropolitanas.

## TROCANDO IDEIAS

1. O texto afirma que em 1900 havia em torno de 1 100 cidades brasileiras e nos dias atuais são mais de 5 500 cidades. O número de cidades brasileiras nos dias atuais corresponde a quantas vezes o número de cidades brasileiras em 1900?
2. Segundo o Instituto Brasileiro de Geografia e Estatística (IBGE), 31,24% da população brasileira de 1940 morava na zona urbana. O último Censo, em 2010, constatou que a porcentagem da população brasileira que mora na zona urbana subiu, aproximadamente, 2,7 vezes em relação a 1940. Em 2010, qual era aproximadamente a porcentagem da população brasileira residente na zona urbana?
3. Faça uma pesquisa sobre o município em que você vive e escreva um pequeno texto sobre as condições de coleta de lixo, esgoto e moradia.

# O enigma da fábrica de chinelos

Talita é gerente de produção em uma fábrica de chinelos e, todos os dias, confere a quantidade de peças produzidas e preenche um relatório que é disponibilizado ao diretor da fábrica.

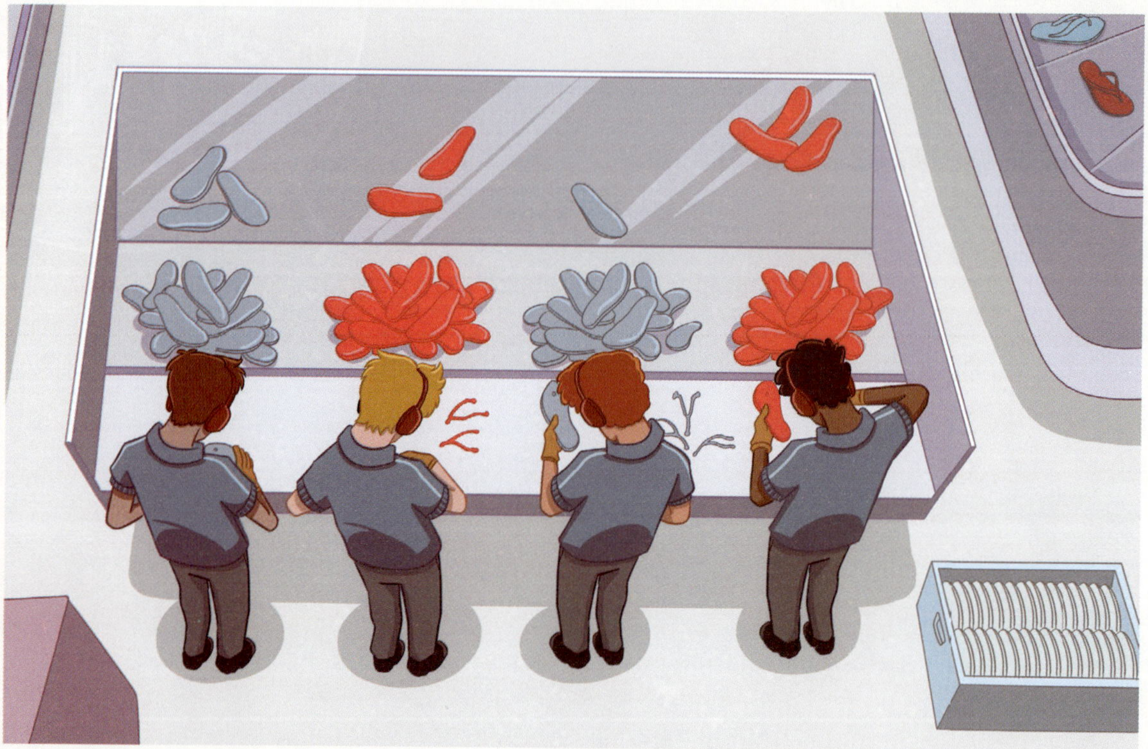

ESTÚDIO LAB 307

A fábrica possui 4 máquinas que ficam ligadas durante as 8 horas de expediente. Em 2 horas, cada máquina produz 45 pares de chinelos.

Na quinta-feira de uma semana, em razão de uma chuva forte, a produção foi interrompida após 6 horas de trabalho. Consequentemente, as máquinas pararam a produção de chinelos.

Mas Talita foi avisada de que uma das máquinas queimou em razão da tempestade do dia anterior. Por isso, decidiu aumentar o tempo de funcionamento das máquinas restantes em 50% na sexta-feira, para diminuir o prejuízo.

De qualquer modo, Talita ainda precisava preencher o relatório com a quantidade de chinelos produzidos na semana.

- Quantos pares de chinelos foram produzidos de segunda a sexta-feira nessa semana?

No decorrer da unidade você encontrará pistas que podem auxiliá-lo a desvendar este enigma.

# 1 Razão e proporção

Leia os problemas a seguir e resolva-os registrando a resposta em seu caderno. Você pode solucioná-los da maneira que considerar melhor: por meio de cálculos, desenhos, esquemas etc. Depois, converse sobre os resultados com os colegas e o professor.

- **Problema 1**

Dois amigos compraram bombons idênticos em lojas diferentes. Um deles comprou uma embalagem com 6 bombons e o outro, uma embalagem com 8 bombons, mas ambos pagaram o mesmo preço. Qual deles pagou mais caro por bombom?

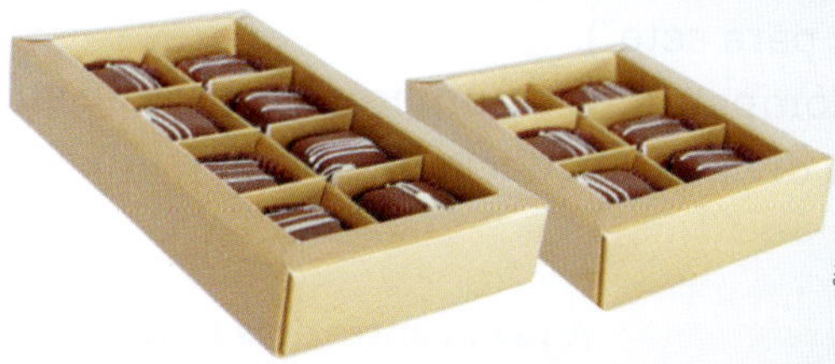

SHUTERSTOCK

- **Problema 2**

Erick preparou uma xícara de chocolate quente colocando 2 colheres de sopa cheias de chocolate em pó em um copo com 200 mL de leite. Lúcia fez essa mesma bebida em um copo com 500 mL de leite, colocando 4 colheres de chocolate em pó. Quem preparou a bebida mais concentrada? Justifique.

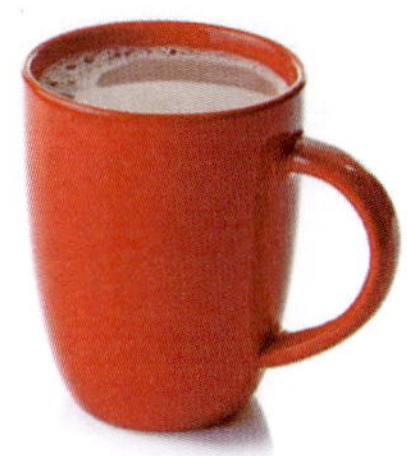

SHUTERSTOCK

- **Problema 3**

Duas plantas cresceram, cada qual, 10 cm desde a última medição efetuada, em que a primeira tinha 1 metro de altura e a segunda tinha 2 metros de altura. Em qual delas o crescimento em relação à altura inicial foi maior?

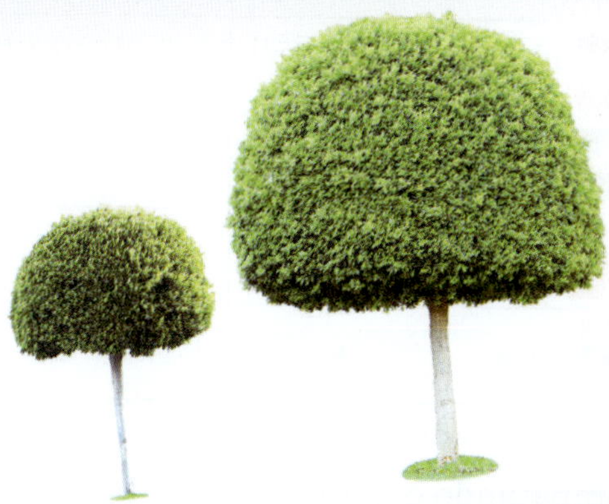

SHUTERSTOCK

Ao finalizar o estudo desta unidade, retome esses problemas e compare as técnicas utilizadas para resolvê-los nesses dois momentos distintos.

# Razão

O rótulo da embalagem de um suco concentrado de caju apresenta uma sugestão de preparo:

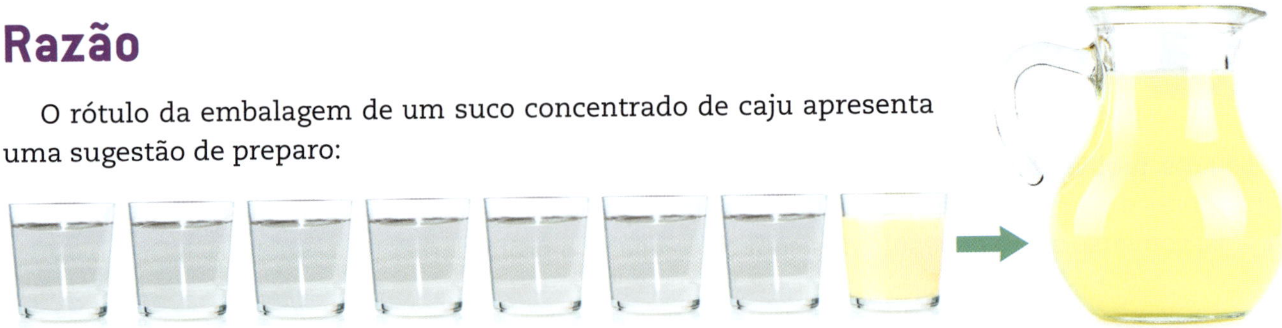

FOTOGRAFIAS: THINKSTOCK/GETTY IMAGES

Para cada 1 copo de suco concentrado, utilizam-se 7 copos de água. Dizemos que a razão entre o número de copos de suco concentrado e número de copos de água utilizados é de 1 : 7 ou $\frac{1}{7}$ (lemos "um para sete").

Comparamos o número de copos de suco concentrado e o número de copos de água por meio de uma divisão. O quociente obtido é um exemplo de **razão**.

> A **razão** entre dois números, **p** e **q**, com $q \neq 0$, nessa ordem, é o quociente $\frac{p}{q}$.

Podemos também comparar o número de copos de suco concentrado e o número total de copos, obtendo a razão 1 : 8 ou $\frac{1}{8}$ (lemos "um para oito").

A razão nos permite fazer a comparação entre dois números. Veja, a seguir, outros exemplos de situações em que podemos empregar o conceito de razão.

> Qual é a razão entre o número de copos de água e o número total de copos?

- **Situação 1**

A tabela a seguir mostra o desempenho das 4 equipes mais bem classificadas no grupo A do Campeonato Mundial de Basquete de 2014.

**Classificação Grupo A**

| Equipe | Número de jogos | Número de vitórias | Número de derrotas |
|---|---|---|---|
| 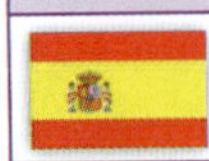 Espanha | 5 | 5 | 0 |
| 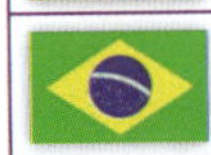 Brasil | 5 | 4 | 1 |
| 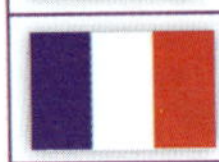 França | 5 | 3 | 2 |
| 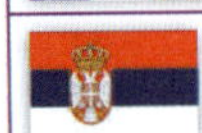 Sérvia | 5 | 2 | 3 |

SHUTTERSTOCK

CRÉDITO BANDEIRAS: THINKSTOCK/GETTY IMAGES

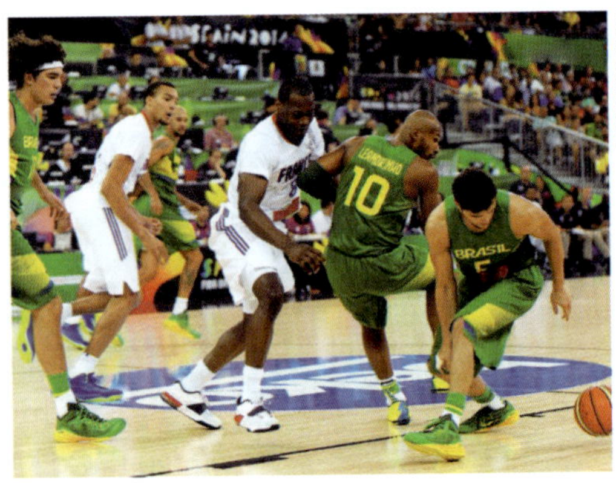

JORGE GUERRERO/AFP

Fonte: <http://www.resultados.com/classificacao/z7fTA9zG/GtSGYRAq/#table>. Acesso em: 21 mar. 2015.

Comparando o número de vitórias e o número de jogos, podemos afirmar que:

- Espanha: 5 : 5 ou $\frac{5}{5}$ ou ainda 1 : 1 $\left(\text{simplificando a fração } \frac{5:5}{5:5} = \frac{1}{1}\right)$

  A equipe espanhola venceu 5 em um total de 5 jogos disputados.
- Brasil: 4 : 5 ou $\frac{4}{5}$

  A equipe brasileira venceu 4 em um total de 5 jogos disputados.

> Obtenha a razão entre o número de vitórias e o número de jogos para as equipes da França e da Sérvia.

- **Situação 2**

Na sala de aula de Rogério há 12 meninos e 18 meninas. A razão entre o número de meninos e meninas, nesta ordem, é:

$$12 : 18 \text{ ou } \frac{12}{18}$$

É usual expressar uma razão na forma de fração $\frac{12}{18}$ em sua **forma irredutível**:

$$\frac{12 : 6}{18 : 6} = \frac{2}{3}$$

Podemos dizer que, na sala de aula de Rogério, há 2 meninos para cada 3 meninas. Observe uma representação dessa razão, na qual agrupamos meninos e meninas de modo a facilitar a visualização:

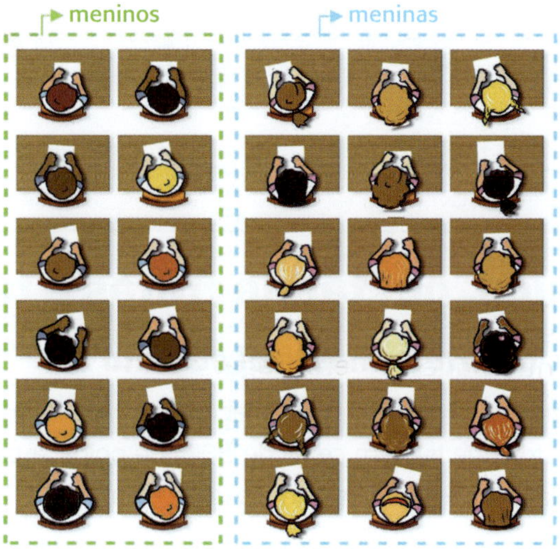

DAWIDSON FRANÇA

- Escreva a razão entre o número de meninos e o número de alunos.
- Agora, escreva a razão entre o número de meninas e o número de alunos.

## Porcentagem

Leia a notícia a seguir:

### 24,5% dos brasileiros desconhecem pagar impostos, aponta pesquisa

Um em cada 4 brasileiros desconhece pagar algum tipo de imposto. Foi o que mostrou a pesquisa nacional sobre o impacto de tarifas e tributos no Brasil de 2014, realizada pela Fecomércio RJ/Ipos, entre 17 e 31 de maio [de 2014].

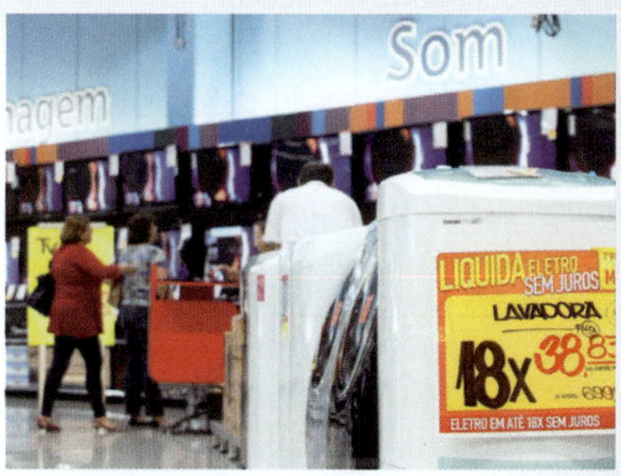

DANIEL TEIXEIRA/ESTADÃO CONTEÚDO

No preço de venda de um produto, são inseridos os valores dos impostos.

G1. Disponível em: <http://g1.globo.com/economia/seu-dinheiro/noticia/2014/08/245-dos-brasileiros-desconhecem-pagar-impostos-aponta-pesquisa.html>. Acesso em: 21 mar. 2015.

O texto informa que 1 em cada 4 brasileiros desconhece pagar algum tipo de imposto.

A razão 1 em cada 4 pode ser representada por meio da fração $\frac{1}{4}$ ou na forma de porcentagem. Para escrever a razão na forma de porcentagem, precisamos encontrar a fração equivalente a $\frac{1}{4}$ cujo denominador seja 100.

$$\frac{1}{4} = \frac{1 \cdot 25}{4 \cdot 25} = \frac{25}{100} = 25\%$$

A razão 1 em cada 4 equivale a 25%.

Outro modo de transformar a razão $\frac{1}{4}$ na forma de porcentagem é realizando a divisão 1 : 4, observe:

$$\begin{array}{r|l} 10 & 4 \\ \cline{2-2} 20 & 0{,}25 \\ 0 & \end{array} \qquad 0{,}25 = \frac{25}{100} = 25\%$$

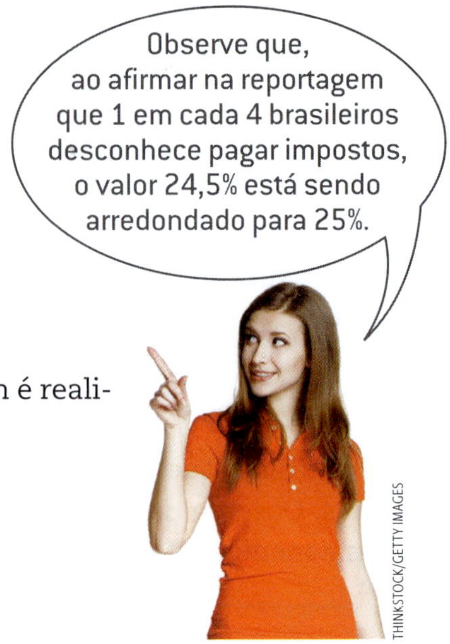
Observe que, ao afirmar na reportagem que 1 em cada 4 brasileiros desconhece pagar impostos, o valor 24,5% está sendo arredondado para 25%.
THINKSTOCK/GETTY IMAGES

## SAIBA MAIS

Leia o texto a seguir.

### Qual a diferença entre suco, néctar de frutas e refresco?

***Depende da concentração de polpa, a parte comestível da fruta***

O tipo mais comum encontrado nos supermercados não é o suco, mas o néctar de frutas. Os fabricantes de bebidas só podem chamar de suco os produtos que tiverem cerca de 50% de polpa, a parte comestível da fruta. Já o néctar de frutas, que não tem nada a ver com flores, é mais doce e tem entre 20% e 30% de polpa de frutas – bem menos do que o suco.

A diferença entre os rótulos é evidente desde 2009, devido a uma lei obrigando os fabricantes a destacar no rótulo o que é néctar, refresco, suco etc. A nutricionista Tanise Amon colocou na balança todos os tipos à venda. "O número de calorias é equivalente, varia de 90 a 115 por copo. O que muda é a quantidade e qualidade do açúcar", explica.

[...]

[O refresco de fruta é campeão] na concentração de açúcar, tem só 8% de polpa. Equivale a um refrigerante de frutas.

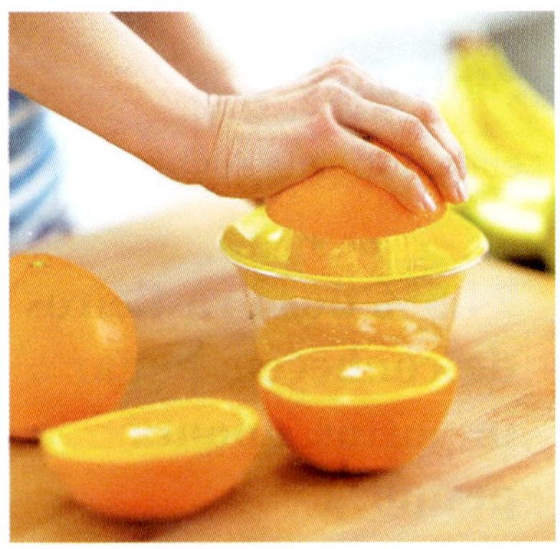
SHUTTERSTOCK

Luiza Sahd. Qual a diferença entre suco, néctar de frutas e refresco? Disponível em: <http://super.abril.com.br/alimentacao/qual-diferenca-suco-nectar-frutas-refresco-638153.shtml>. Acesso em: 27 mar. 2015.

### Para explorar

**1.** Em uma caixinha de suco de 200 mL, qual é a quantidade esperada de polpa de fruta em sua composição?

**2.** Copie a frase em seu caderno e complete-a corretamente:

No néctar de frutas com 20% de polpa, 1 em cada ■ mL corresponde à polpa da fruta.

## ATIVIDADES

**1.** Em cada caso, escreva a razão entre os números indicados na forma de fração irredutível:

a) 2 e 9
b) 3 e 10
c) 4 e 12
d) 9 e 16
e) 6 e 18
f) 10 e 25
g) 40 e 60
h) 28 e 64

**2.** Bruno e Márcia praticavam caminhada em uma pista circular. Bruno deu 6 voltas em 20 minutos e Márcia, 8 voltas em 30 minutos. Escreva a razão entre o número de voltas e o tempo gasto, em minutos, para cada um deles, na forma de fração irredutível.

**3.** Na figura a seguir, o segmento $\overline{AB}$ está dividido em 6 partes iguais. Indique a razão entre as medidas dos segmentos em cada caso:

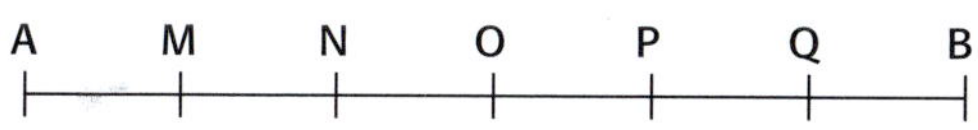


a) $\overline{AM}$ e $\overline{AB}$
b) $\overline{MP}$ e $\overline{AB}$
c) $\overline{MQ}$ e $\overline{QB}$
d) $\overline{AN}$ e $\overline{OQ}$

**4.** Escreva a razão entre a parte colorida e a figura total em cada item.

a)

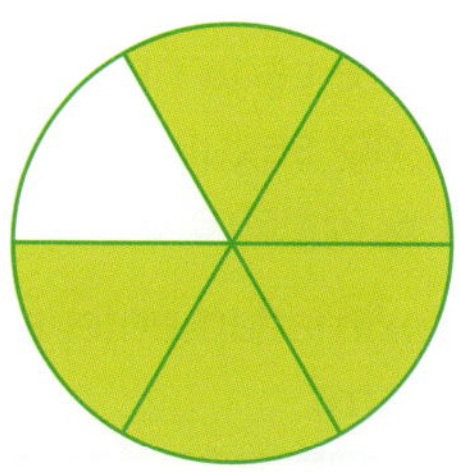

b)

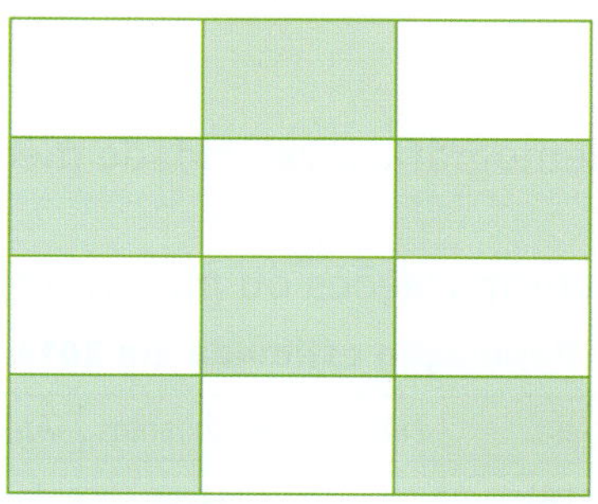

c)

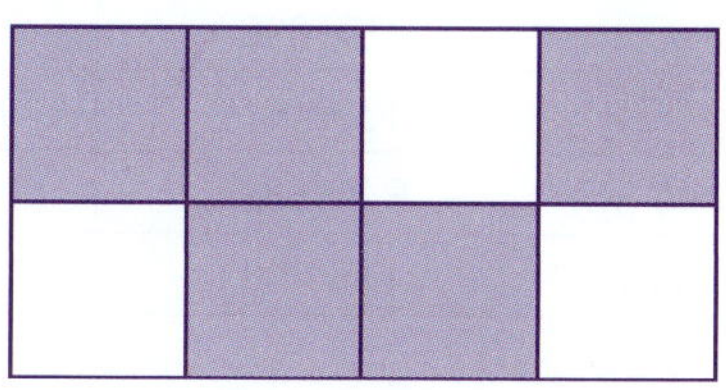

d)

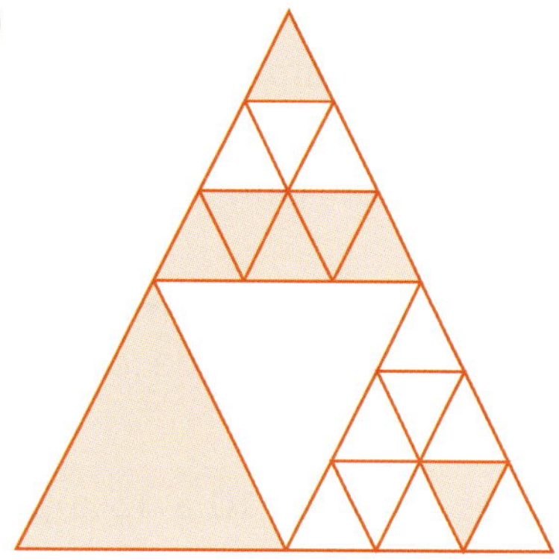

**5.** Determine o número **x** em cada caso.

a) A razão entre 3 e **x** é igual a $\frac{1}{2}$.

b) A razão entre **x** e 5 é igual a $\frac{3}{15}$.

c) $\frac{2}{3}$ é a razão entre 8 e **x**.

d) $\frac{4}{5}$ é a razão entre **x** e 25.

**6.** Obtenha a razão entre as medidas do lado menor e do lado maior, nesta ordem, dos retângulos da malha quadriculada a seguir.

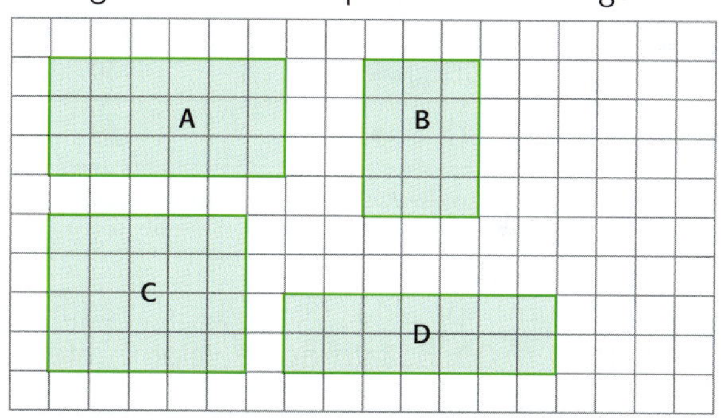


**7.** Raquel e Érica têm, juntas, R$ 600,00 e querem dividir o dinheiro de modo que o valor recebido por Raquel seja o triplo do valor recebido por Érica. Determine quantos reais cada uma delas receberá.

**8.** Em um departamento de uma empresa trabalham 27 mulheres e 15 homens. Determine:

a) Qual é a razão entre o número de mulheres e o número de homens, nessa ordem?

b) Quantos homens teriam que ser contratados nesse departamento para que a razão entre mulheres e homens fosse igual a $\frac{1}{2}$?

9. Faça o que se pede:

a) Em uma folha quadriculada, desenhe todos os retângulos cujos lados são números inteiros e que tenham perímetro igual a 12 centímetros.

b) Calcule a área, em $cm^2$, de cada um desses retângulos.

c) Determine a razão entre a medida do comprimento e da largura de cada um dos retângulos.

Responda às questões 10 a 13 a partir dos dados da tabela.

**Porcentagem aproximada de impostos pagos por produtos**

| Produto | Impostos (%) |
|---|---|
| Aparelho de DVD | 50 |
| Álcool (combustível) | 26 |
| Mochila | 40 |
| Bicicleta | 46 |
| Borracha escolar | 43 |
| Café | 20 |
| Detergente | 30 |
| Gasolina | 53 |

Fonte: <http://www.fiepr.org.br/sombradoimposto/veja-o-quanto-voce-paga-de-imposto-1-14466-115735.shtml>. Acesso em: 23 mar. 2015.

10. Se um aparelho de DVD é vendido por R$ 120,00, quanto desse valor é referente a impostos?

11. Represente a porcentagem do imposto cobrado na venda de café na forma "1 em cada...".

12. Qual das afirmações a seguir é verdadeira, de acordo com os dados da tabela?

a) De cada R$ 50,00 pagos na compra de uma mochila, R$ 40,00 são referentes a impostos.

b) De cada R$ 40,00 pagos na compra de uma mochila, R$ 20,00 são referentes a impostos.

c) De cada R$ 100,00 pagos na compra de uma mochila, R$ 20,00 são referentes a impostos.

d) De cada R$ 50,00 pagos na compra de uma mochila, R$ 20,00 são referentes a impostos.

13. **Produção textual**

Pesquise sobre como o governo utiliza o dinheiro arrecadado com os impostos e escreva um pequeno texto em seu caderno. Depois, troque as informações obtidas com seus colegas.

14. **Calculadora**

Observe a sequência de números a seguir: 4, 7, 11, 18, 29, 47, 76, 123, 199, 322, 521, ...

a) Determine a lei de formação para a obtenção dos números dessa sequência.

b) Calcule a razão entre cada número da sequência (a partir do segundo termo e o antecessor dele) e registre os resultados.

c) De qual valor, aproximadamente, as razões obtidas se aproximam?

## Algumas razões especiais

Acompanhe, a seguir, outros exemplos de razão: densidade demográfica, velocidade média, escala e concentração de partículas em um meio.

Você perceberá que as razões podem ser usadas para fazer comparações ou para interpretar os dados de determinada situação.

### • Densidade demográfica

A tabela mostra a população e a área de algumas capitais de estado brasileiras.

Observe que o número de habitantes do município de Fortaleza é menor do que do Rio de Janeiro; no entanto, sua população está distribuída em uma área muito menor.

**População estimada em 2014**

| Município | Número de habitantes | Área (em $km^2$) |
|---|---|---|
| Belém (PA) | 1 432 844 | 1 059,458 |
| Fortaleza (CE) | 2 571 896 | 314,930 |
| Goiânia (GO) | 1 302 001 | 733,116 |
| Rio de Janeiro (RJ) | 6 453 682 | 1 197,463 |
| Curitiba (PR) | 1 864 416 | 435,036 |

Fonte: <http://www.cidades.ibge.gov.br>. Acesso em: 21 mar. 2015.

Para comparar esses dados, podemos usar a razão denominada **densidade demográfica**, definida como o quociente:

$$\text{Densidade demográfica} = \frac{\text{número de habitantes}}{\text{área}},$$

em que a área é dada em determinada unidade, em geral, quilômetros quadrados ($km^2$).

Por exemplo, a densidade demográfica do município de Fortaleza é igual a: $\frac{2\,571\,896 \text{ hab.}}{314{,}93 \text{ km}^2}$ ou, aproximadamente, 8 167 hab./$km^2$ (lemos "habitantes por quilômetro quadrado").

- Com auxílio de uma calculadora, obtenha a densidade populacional do município do Rio de Janeiro. Comparando com Fortaleza, qual dos dois municípios é mais povoado?

Considerando a população estimada para 2014, a densidade demográfica do Brasil é de aproximadamente 23,8 hab./$km^2$. Porém, olhando separadamente para cada uma das regiões, percebemos que a região Norte, a qual possui 45,3% da área do país e 8,5% da população, tem 4,5 hab./$km^2$, enquanto o Sudeste, com 42% da população, possui a maior densidade demográfica.

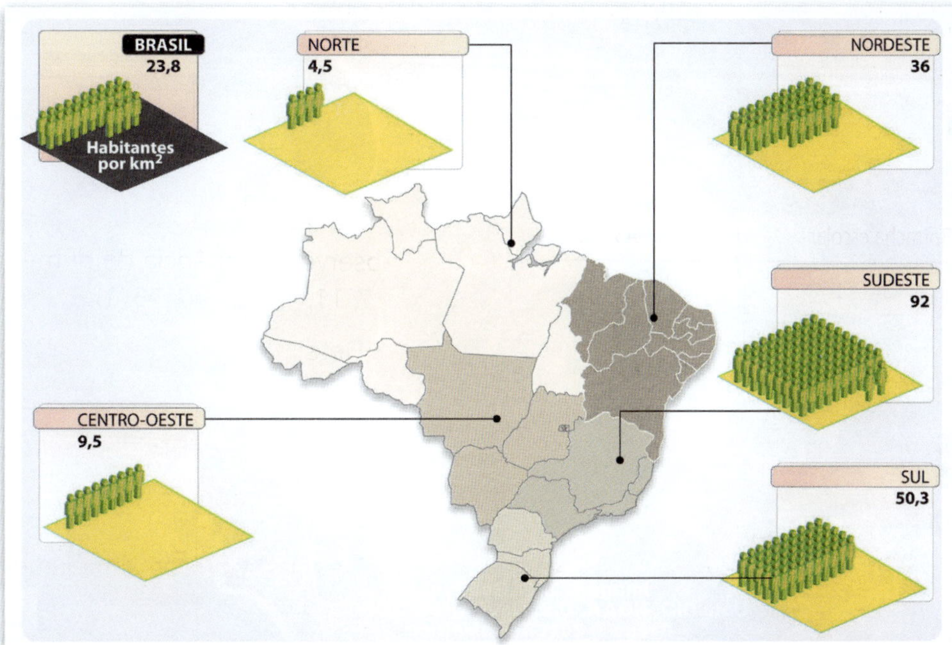


- **Velocidade média**

Considere um automóvel que percorreu 150 km em 2 horas e um trem que percorreu 240 km em 3 horas. Para saber qual deles foi mais rápido no trecho percorrido, podemos usar a razão denominada **velocidade média**, definida como o quociente:

$$\text{velocidade média} = \frac{\text{distância percorrida}}{\text{tempo gasto no percurso}},$$

em que a distância é dada em metro, quilômetro etc., e o tempo, em segundo, hora etc.

Em nosso exemplo, a velocidade média do automóvel é obtida calculando o quociente:

$$\frac{150 \text{ km}}{2 \text{ h}} = 75 \text{ km/h (lemos "quilômetros por hora")}$$

- Obtenha a velocidade média do trem, em quilômetros por hora, e compare com a velocidade média do automóvel. Qual dos dois veículos apresentou maior velocidade média?

## • Escala

Superfícies territoriais de países, regiões, estados, municípios podem ser representadas de forma reduzida por meio de mapas, desenhos, fotografias ou plantas baixas. Para fazê-lo, é necessário usar uma razão que expresse em quantas vezes as medidas do que está sendo representado foram reduzidas.

A razão entre a medida de comprimento na representação e essa mesma medida na realidade, expressas na mesma unidade de medida, é o que chamamos de **escala**:

$$\text{Escala} = \frac{\text{medida na representação}}{\text{medida na realidade}}$$

A fotografia feita por um satélite a seguir, por exemplo, mostra parte do município de Vitória (Espírito Santo) em que a escala é igual a $\frac{1}{900\,000}$ ou 1 : 900 000.

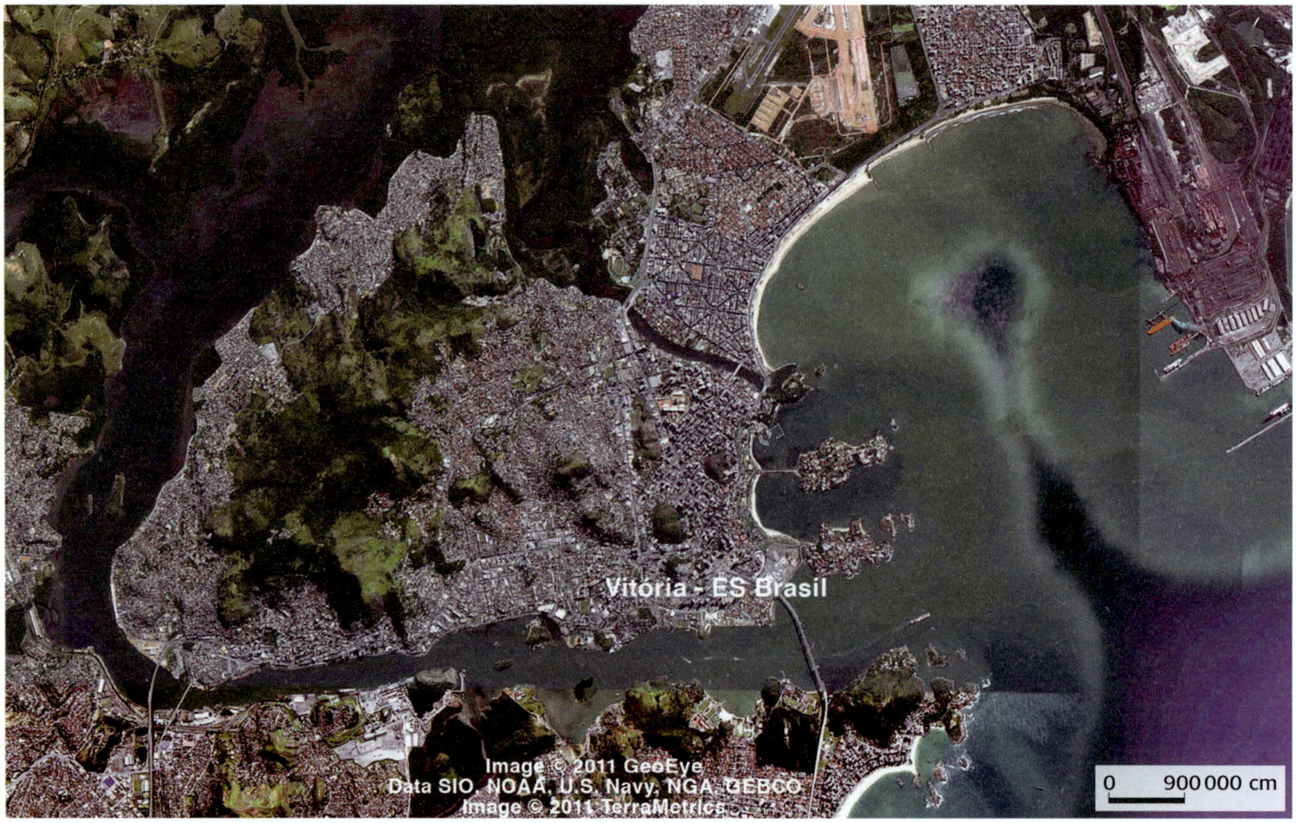


GOOGLE EARTH/IMAGE 2011 TERRA METRICS

Baía de Espírito Santo, na cidade de Vitória (ES), fotografada por satélite.

Isso significa que 1 cm na imagem corresponde a 900 000 cm na realidade; como cada 100 cm equivale a 1 m, dividindo 900 000 por 100, obtemos 9 000 m.

Portanto, a escala mostra que cada 1 cm na fotografia corresponde a 9 000 m, ou ainda, 9 km na realidade. Por isso, a escala também pode ser representada assim:

0 9 km

## • Concentração de partículas em um meio

Todos os anos, estima-se que bilhões de toneladas de substâncias poluentes são lançadas na atmosfera de nosso planeta por meio de atividades industriais, escapamentos de veículos motorizados, queimadas etc.

Um modo de indicar a qualidade do ar é expressando o quociente entre a massa das partículas, em miligramas, e o volume, em metros cúbicos de ar. Essa razão é chamada de **concentração de partículas em um meio**.

De acordo com a Organização Mundial da Saúde (OMS), a concentração máxima tolerada pelo organismo humano do gás dióxido de enxofre, por exemplo, é igual a 80 mg/m³, no período de 1 ano.

Outro modo de expressar a razão é por meio de ppm (partes por milhão):

$$\frac{\text{número de partículas da substância analisada}}{1\,000\,000 \text{ de partículas}}$$

O limite para a concentração de gás ozônio na atmosfera é de 0,12 ppm, ou seja, 0,12 partícula para cada 1 milhão de partículas que compõem o ar.

## ATIVIDADES

**15.** Responda as questões:

a) Segundo o IBGE, a população estimada de Joinville (SC) em 2014 era de 554 601 habitantes. Sabendo que sua área é de 1 126 km², qual a sua densidade demográfica?

b) A densidade demográfica de Cuiabá (MT) era de 164,8 hab./km². Sabendo que a população estimada pelo IBGE em 2014 era de 575 480 habitantes, qual é a área dessa cidade?

c) Belém (PA) possui 1 059 km² e 1 352,4 hab./km². Quantos habitantes tem essa cidade?

**16.** A figura a seguir representa uma superfície de 1 km², e cada 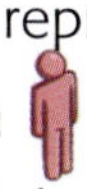 desenhado representa 500 habitantes. Determine:

ESTÚDIO LAB 307

a) Qual é a densidade demográfica da cidade representada pela figura?

b) Quantos 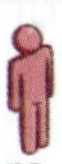 devem ser desenhados em uma figura que representa a densidade demográfica de uma cidade de aproximadamente 180 km² cuja população é de aproximadamente 900 000 pessoas?

**17.** Um ônibus urbano fez o percurso, na ida em 30 minutos, a uma velocidade média de 50 km/h. Na volta, devido a um congestionamento, ele fez o mesmo percurso em 50 minutos. Determine a velocidade média, em quilômetros por hora, desse ônibus no percurso da volta.

**18.** Roberto quer fazer uma viagem de automóvel entre duas cidades distantes 120 km uma da outra em 1 hora e meia. Qual deverá ser a velocidade média do automóvel, em km/h, para que ele consiga realizar a viagem no tempo previsto?

**19.** Um veículo percorreu a distância que separa duas cidades em 2 horas, a uma velocidade média de 60 km/h. Qual é a distância entre as duas cidades?

**20.** Observe o mapa a seguir.

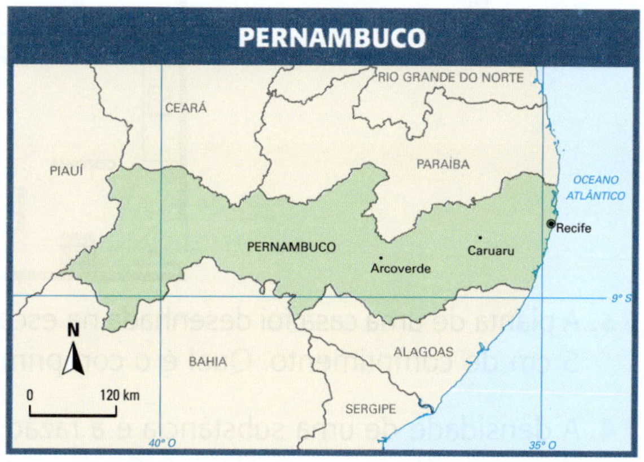


ALEX SILVA

IBGE. *Atlas geográfico escolar*. 6. ed. Rio de Janeiro: IBGE, 2012. p. 167.

Responda:

a) Qual é a distância em centímetros no mapa entre os municípios de Caruaru e Arcoverde?

b) Com base na escala, determine a distância em linha reta, em quilômetros, entre essas duas cidades.

**21.** Vera gastou 2 minutos para ir, de bicicleta, de sua casa à casa de sua tia. Observe as informações do mapa abaixo e calcule a velocidade média da bicicleta nesse percurso.

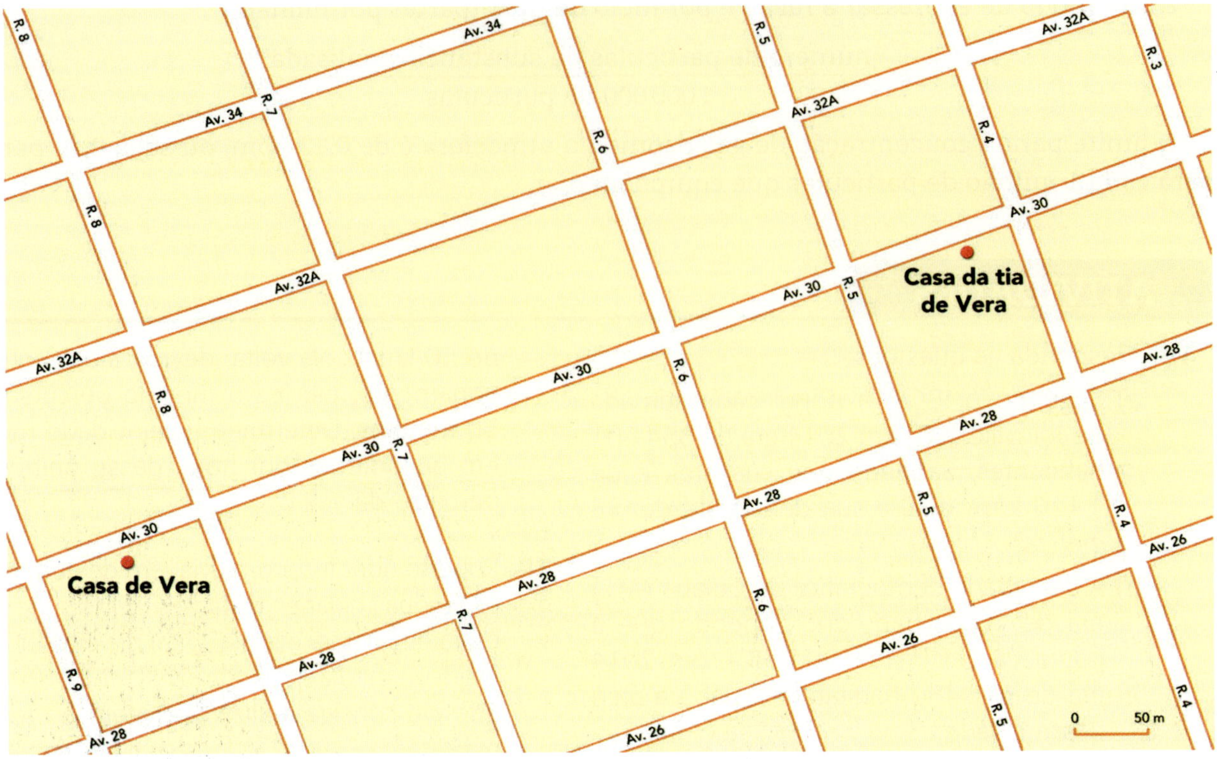


ESTÚDIO LAB 307

**22.** Na imagem a seguir, as medidas indicam os valores reais em metros. Use uma régua e descubra qual é a escala da planta.

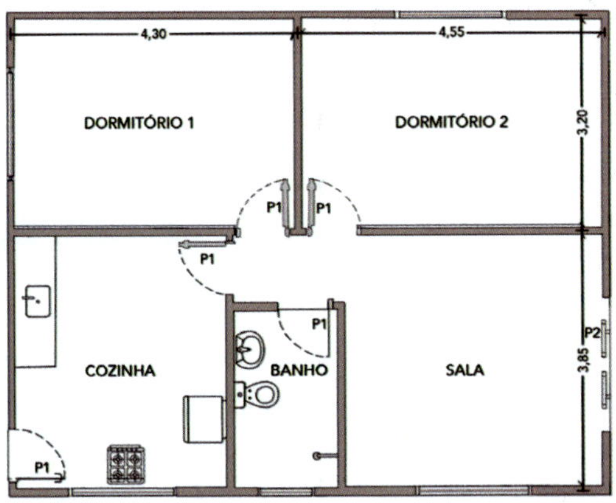


ESTÚDIO LAB 307

**23.** A planta de uma casa foi desenhada na escala 1 : 50. Nessa planta, uma das paredes da casa mede 5 cm de comprimento. Qual é o comprimento da parede real?

**24.** A densidade de uma substância é a razão entre sua massa (em gramas) e seu volume (em centímetros cúbicos ou mililitros). Copie o quadro a seguir em seu caderno e complete-o com os dados que faltam.

| Substância | Massa (g) | Volume ($cm^3$) | Densidade ($g/cm^3$) |
|---|---|---|---|
| Ferro | 15,2 | 2 | |
| Alumínio | | 3 | 2,7 |
| Ouro | 96,5 | | 19,3 |
| Água destilada | 89 | 89 | |

# Proporção

Observe as três fotografias abaixo:

FOTOGRAFIAS: THINKSTOCK/GETTY IMAGES

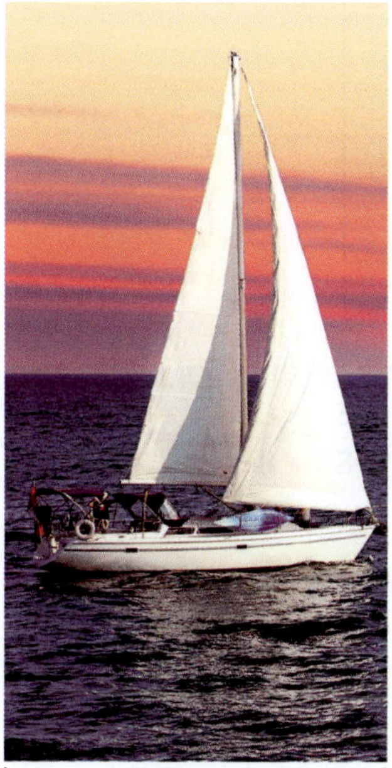

50 cm

20 cm

A

- Qual das fotografias parece distorcida em relação à imagem das outras?

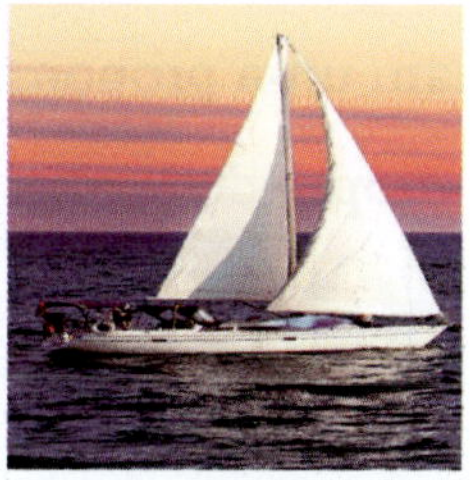

20 cm

15 cm

B

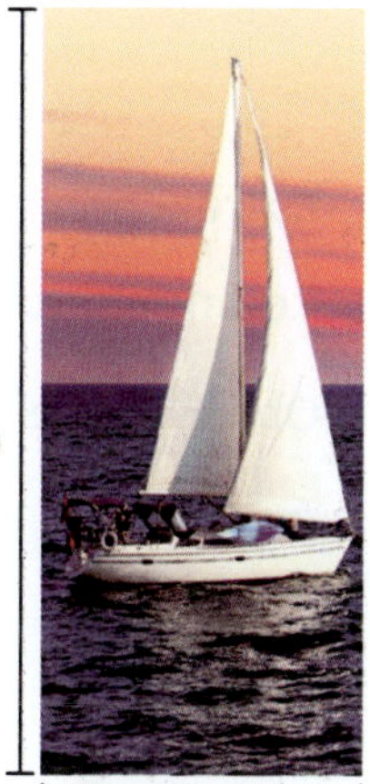

30 cm

12 cm

C

Observe a razão entre a medida da largura e a medida da altura de cada fotografia.

**Fotografia A:** $\frac{20}{50} = \frac{20 : 10}{50 : 10} = \frac{2}{5}$ | **Fotografia B:** $\frac{15}{20} = \frac{15 : 5}{20 : 5} = \frac{3}{4}$ | **Fotografia C:** $\frac{12}{30} = \frac{12 : 6}{30 : 6} = \frac{2}{5}$

Note que as fotografias A e C apresentam a mesma razão entre as medidas consideradas. Dizemos que as razões $\frac{20}{50}$ e $\frac{12}{30}$ formam uma **proporção**, pois:

$$\frac{20}{50} = \frac{12}{30}$$

Entretanto, as razões entre as medidas consideradas correspondentes às fotografias A e B, não formam uma proporção, pois $\frac{20}{50} \neq \frac{15}{20}$; da mesma forma, as razões entre as medidas consideradas correspondentes às fotografias B e C não formam uma proporção, pois $\frac{15}{20} \neq \frac{12}{30}$.

Uma **proporção** é uma igualdade entre razões.

Logo, os números **a**, **b**, **c** e **d** formam, nessa ordem, uma **proporção** se $\frac{a}{b} = \frac{c}{d}$.

Os números **a** e **d** são chamados **extremos**, e os números **b** e **c** são chamados **meios**.

extremo → a; meio → c; meio → b; extremo → d

$$\frac{a}{b} = \frac{c}{d}$$

Lemos: "**a** está para **b** assim como **c** está para **d**".

## Propriedade fundamental das proporções

Observe os retângulos a seguir, cujas medidas dos lados estão indicadas em centímetros:

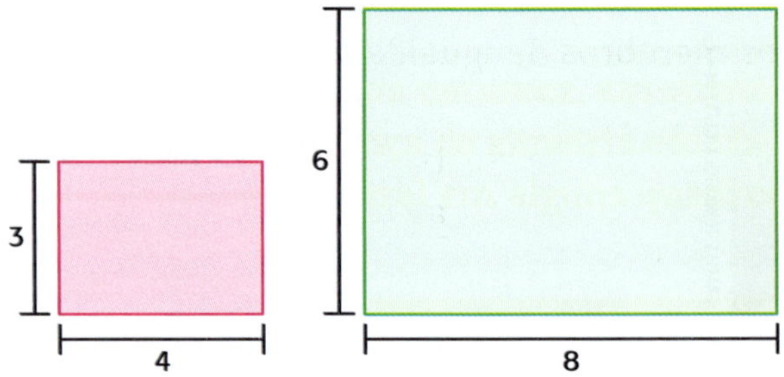


Escrevendo as razões entre a medida da altura e da largura de cada retângulo, obtemos:

Retângulo rosa: $\frac{3}{4}$ Retângulo verde: $\frac{6}{8} = \frac{6 : 2}{8 : 2} = \frac{3}{4}$

Observe que essas razões formam uma proporção, pois $\frac{3}{4} = \frac{6}{8}$.

A partir de uma importante propriedade das proporções podemos escrever $3 \cdot 8 = 4 \cdot 6$. Acompanhe:

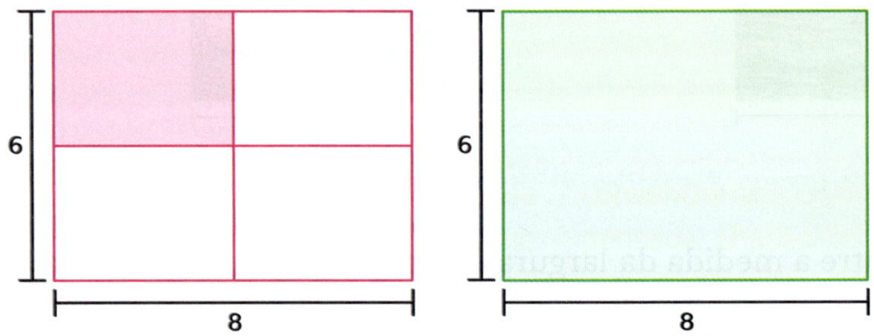


A área do retângulo verde corresponde a 4 vezes a área do retângulo rosa.

A área em destaque na figura a seguir corresponde à metade da área do retângulo verde e pode ser obtida por meio da multiplicação $6 \cdot 4$.

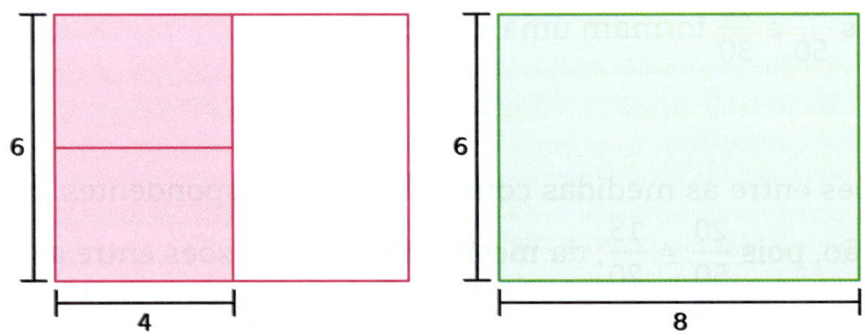


A área em destaque na figura seguinte também corresponde à metade da área do retângulo verde, e pode ser obtida por meio da multiplicação $8 \cdot 3$.

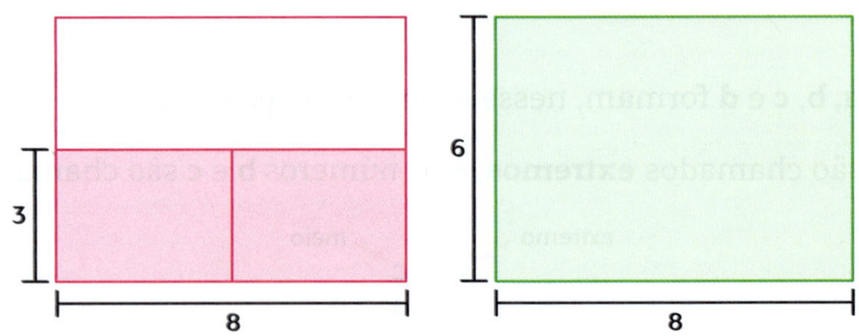


Logo, conclui-se que $3 \cdot 8 = 4 \cdot 6$. Ou seja, o produto dos meios, $4 \cdot 6$, é igual ao produto dos extremos, $3 \cdot 8$.

Resta saber se essa propriedade é válida para quaisquer proporções. Vamos analisar a situação algebricamente.

Considere a proporção $\frac{a}{b} = \frac{c}{d}$, em que $b \neq 0$ e $d \neq 0$. Vamos aplicar as propriedades da igualdade:

- Multiplicamos ambos os membros da igualdade por **b**:

$$\frac{a}{b} \cdot b = \frac{c}{d} \cdot b$$

$$\frac{a \cdot b}{b} = \frac{c \cdot b}{d}$$

- Simplificamos a fração $\frac{b}{b} = 1$ e temos:

$$a = \frac{c \cdot b}{d}$$

- Multiplicamos ambos os membros da igualdade por **d**:

$$a \cdot d = \frac{c \cdot b}{d} \cdot d$$

$$a \cdot d = \frac{c \cdot b \cdot d}{d}$$

- Simplificamos a fração $\frac{d}{d} = 1$ e temos:

$$\mathbf{a \cdot d = c \cdot b}$$

Em toda proporção, o produto dos meios é igual ao produto dos extremos.

## ATIVIDADES

**25.** Em uma receita de suco, coloca-se 1 parte de suco concentrado para cada 2 partes de água.

**a)** Para fazer suco contendo 12 partes de água, quantas partes de suco concentrado são necessárias?

**b)** Uma jarra tem 30 partes de suco. Quantas dessas partes são de suco concentrado e quantas são de água?

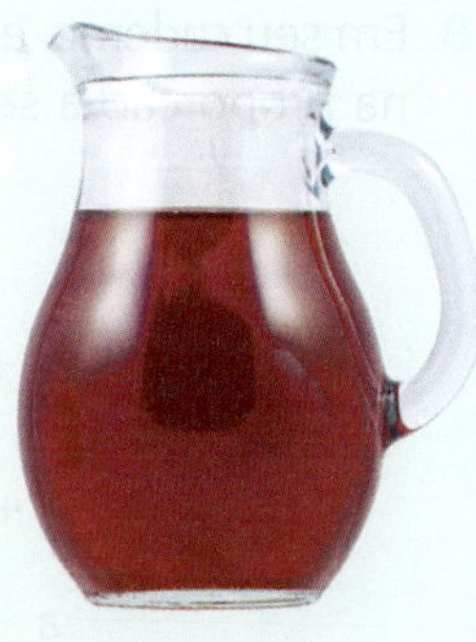

THINKSTOCK/GETTY IMAGES

**Resolução**

a) Podemos escrever a razão $\frac{\text{número de partes de suco concentrado}}{\text{número de partes de água}}$ e montar a proporção.

$$\frac{1}{2} = \frac{x}{12}$$

Aplicando a propriedade fundamental, temos:

$$2 \cdot x = 1 \cdot 12$$

$$2x = 12$$

$$x = 6$$

Assim, devemos ter 6 partes de suco concentrado para 12 partes de água.

Outro modo de resolver o problema é observar que:

$$\frac{1}{2} = \frac{x}{12} \quad (\cdot 6)$$

O número de partes de água foi multiplicado por 6; portanto, devemos ter $6 \cdot 1$ partes de suco concentrado, ou seja, 6 partes de suco concentrado.

**b)** Para cada 2 partes de água, temos 1 parte de suco:

Temos, então, um total de 3 partes da mistura água-suco.

Para obter 30 partes dessa mistura, devemos multiplicar cada parte por 10, pois $30 : 3 = 10$.

- número de partes de suco concentrado:

$$1 \cdot 10 = 10$$

- número de partes de água:

$$2 \cdot 10 = 20$$

Portanto, são necessárias 10 partes de suco concentrado e 20 partes de água.

**26.** Quais das igualdades a seguir estão corretas?

a) $\frac{2}{3} = \frac{12}{15}$

b) $\frac{1}{4} = \frac{13}{52}$

c) $\frac{6}{11} = \frac{24}{44}$

d) $\frac{10}{17} = \frac{100}{107}$

**27.** Determine o valor desconhecido da proporção em cada caso:

a) $\frac{5}{9} = \frac{15}{x}$

b) $\frac{2}{7} = \frac{y}{63}$

c) $\frac{4}{t} = \frac{32}{80}$

d) $\frac{6}{21} = \frac{v}{7}$

e) $\frac{3}{2} = \frac{x}{12}$

f) $\frac{56}{16} = \frac{7}{n}$

**28.** Em seu caderno, explique cada passo realizado na proporção a seguir:

$$\frac{a}{b} = \frac{c}{d}$$

$$\frac{a}{b} + 1 = \frac{c}{d} + 1$$

$$\frac{a}{b} + \frac{b}{b} = \frac{c}{d} + \frac{d}{d}$$

$$\frac{a + b}{b} = \frac{c + d}{d}$$

**29.** Flávio acertou 5 de um total de 7 arremessos em uma cesta de basquete. Se ele mantiver o mesmo desempenho, quantos pontos ele fará após realizar 28 arremessos?

**30.** Uma peça foi desenhada com comprimento de 6 cm. Qual é a medida de comprimento real dessa peça sabendo que ela foi desenhada na escala 1 : 40?

**31.** Escreva uma proporção com os números 3, 72, 18 e 12.

**32.** Determine os valores de **x** e de **y** na proporção $\frac{2}{3} = \frac{x}{y}$, sabendo que $y - x = 3$.

**33.** Determine em quanto tempo um relógio estará atrasado em 1 hora se ele atrasa 1 minuto a cada 12 horas.

**34.** Marília fez um bolo usando 2 xícaras de farinha para cada 1,5 xícara de leite. Se no final ela usou 6 xícaras de leite, determine quantas xícaras de farinha ela utilizou.

## Pista 1

Leia o enigma e responda:

- Qual é a razão entre o número de horas do funcionamento de uma máquina e a quantidade de pares de chinelos produzidos?
- Quantos pares de chinelos as 4 máquinas produzem no período de 8 horas?
- Quantos pares de chinelos foram produzidos na quinta-feira, dia da chuva forte?

**1.** Escreva, na forma de uma fração irredutível, a razão entre:

a) os dois primeiros números primos.

b) um número e seu triplo.

c) 7 e seu quadrado.

d) 4 e sua raiz quadrada.

**2.** Observe o mapa a seguir e responda às questões:

a) Com base na escala do mapa, obtenha a distância aproximada, em quilômetros, de Goiânia a Brasília.

b) Em quanto tempo um helicóptero viaja de Brasília a Goiânia à velocidade de 352 km/h?

c) Qual é a densidade demográfica de Goiânia considerando que a sua população estimada em 2014 era de 1 412 364 habitantes e a área, igual a 733 km²?

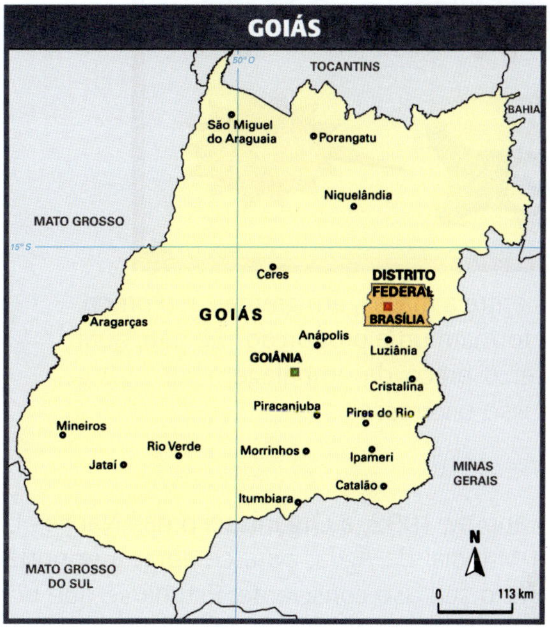


SONIA VAZ

IBGE. *Atlas geográfico escolar*. 6. ed. Rio de Janeiro: IBGE, 2012. p. 167.

**3.** Uma folha de papel tamanho A4 mede 210 mm de largura por 297 mm de comprimento.

a) Determine a razão entre a medida da largura e do comprimento, nessa ordem.

b) Determine a razão entre a medida do comprimento e da largura, nessa ordem.

c) Determine o produto das razões obtidas nos itens **a** e **b**.

d) Leia o que Roberto falou.

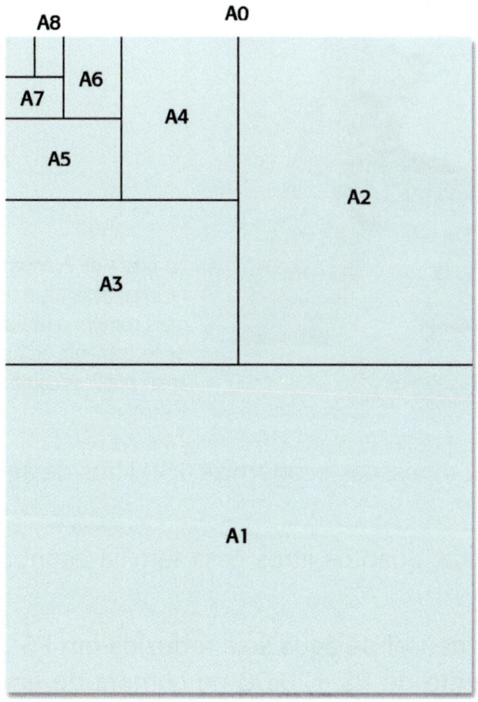


DAWIDSON FRANÇA

Relação entre as medidas das folhas de papel do chamado padrão internacional A.

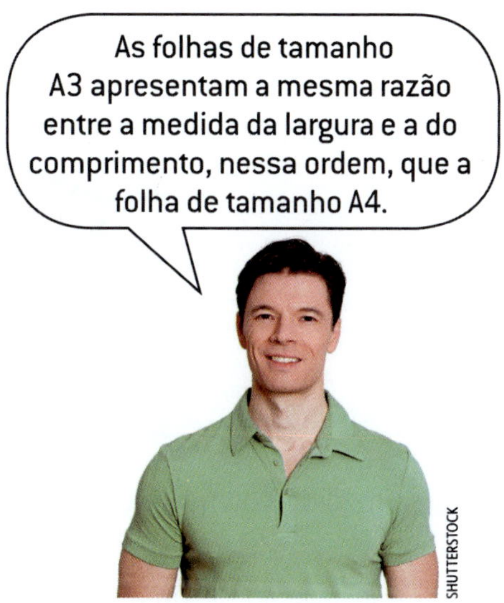


SHUTTERSTOCK

Sabendo que o comprimento da folha de tamanho A3 é igual a 420 mm, qual é a medida da sua largura?

4. Observe o cartaz abaixo:

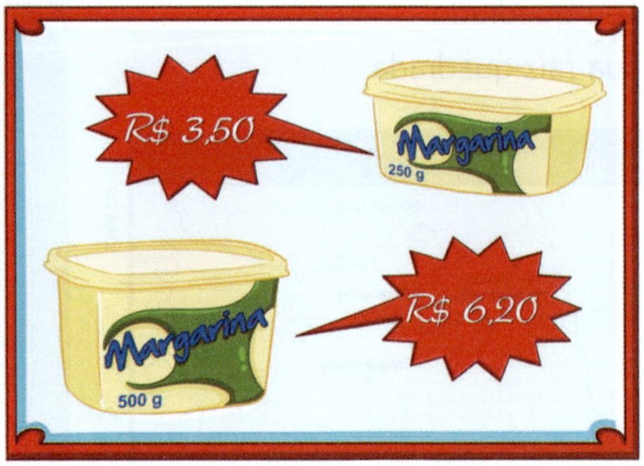

ESTÚDIO LAB 307

As razões entre a massa, em gramas, e o preço, em reais, formam uma proporção? Se não, qual deveria ser o preço da embalagem de 250 g para que isso ocorresse?

5. Veja a seguir a promoção oferecida por um supermercado na compra de pasta de dente. Em seguida, responda à questão.

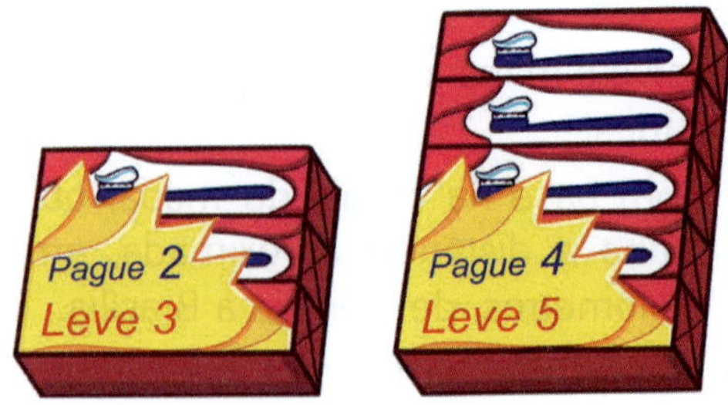

ESTÚDIO LAB 307

Qual dos dois tipos de embalagem de pasta de dente é mais vantajoso comprar, considerando o número de unidades que o cliente ganha em relação ao número de embalagens pelas quais ele paga?

**teia integrada**

6. No ano de 1992, a Organização das Nações Unidas (ONU) definiu o dia 22 de março como o Dia Mundial da Água; para celebrar a importância da água para a vida e promover a reflexão sobre o seu uso consciente. Estima-se que no ano de 2030 a população global necessitará de 40% a mais de água que em 2014, um dado considerado preocupante tendo em vista que em 2014 já existiam em torno de 760 milhões de pessoas sem acesso a água tratada.
Todas as pessoas devem usar a água de modo a evitar seu desperdício: uma medida simples é trocar a torneira comum por outra de fechamento automático, que interrompe o fluxo de água após alguns segundos.

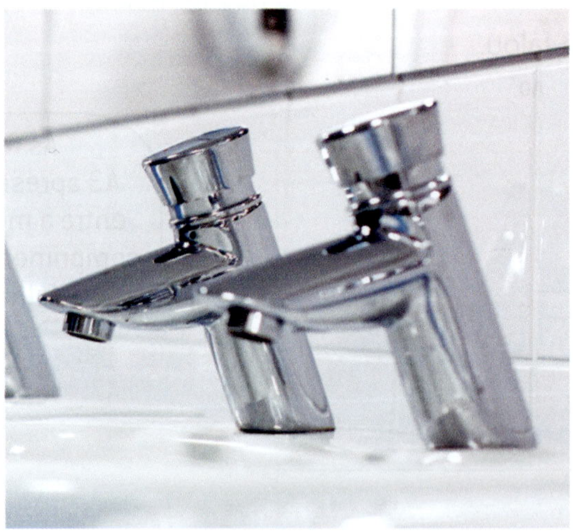
JOHN COOPER/ALAMY/LATINSTOCK

Na busca de economia e uso racional da água, é cada vez mais comum o uso de torneiras de fechamento automático em áreas públicas como rodoviárias e escolas.

Com essa medida, estima-se que uma família de 4 pessoas economize 150 litros de água por dia. Responda:

a) Com a instalação de uma torneira automática, quantos litros essa família economizará em 1 mês?

b) Supondo que, com essa mudança, a conta mensal de água seja reduzida em R$ 25,00, em quanto tempo será recuperado o investimento de R$ 120,00 na compra de uma torneira desse tipo?

c) Que medidas você e seus familiares adotam para economizar água?

# 2 Grandezas direta e inversamente proporcionais

## Grandezas diretamente proporcionais

Acompanhe as situações a seguir.

- **Situação 1**

Em uma fábrica de massas frescas, uma máquina processa 2 kg de massa por minuto. Vamos preencher o quadro a seguir com os dados correspondentes a alguns valores de tempo e massa processada:

| Tempo (em min) | Massa (em kg) |
|---|---|
| 1 | 2 |
| 2 | 4 |
| 3 | 6 |
| 4 | 8 |

(· 2 e · 3 indicados nas duas colunas)

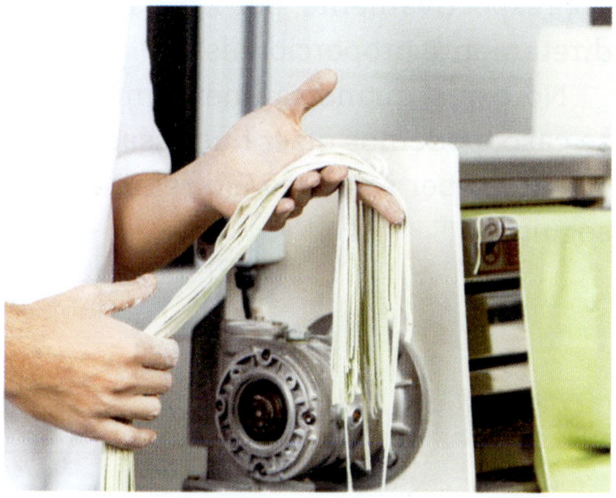
SHUTTERSTOCK

Ao duplicarmos o tempo, a massa processada também é duplicada. Veja que a razão entre os tempos é igual à razão entre as massas processadas correspondentes:

**Razão entre os tempos** **Razão entre as massas**

$$\frac{2}{1} = \frac{4}{2}$$

Ao triplicarmos o tempo, a massa processada também é triplicada, ao quadruplicarmos o tempo, a massa processada também é quadruplicada e assim por diante. Quando multiplicamos o tempo por um número diferente de zero, a massa processada também é multiplicada pelo mesmo número. Dizemos que o tempo e a massa processada são **grandezas diretamente proporcionais**.

> Duas grandezas são **diretamente proporcionais** quando, ao multiplicarmos o valor de uma delas por um número diferente de zero, o valor correspondente da outra também é multiplicado pelo mesmo número.

- **Situação 2**

Milena é artista plástica e costuma fazer suas compras em uma loja especializada, onde adquire telas e molduras. Essas telas têm a forma de um quadrado.

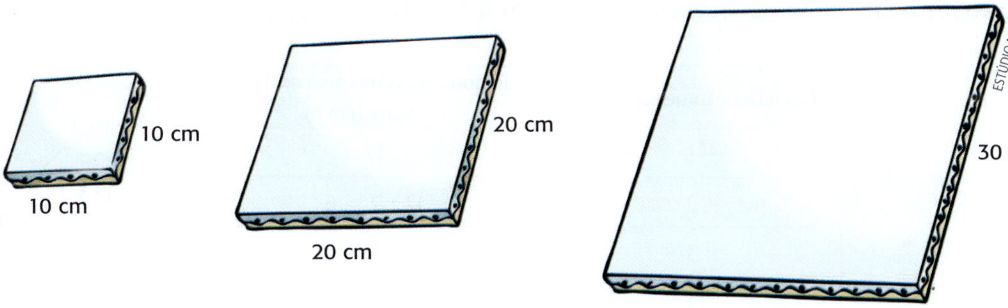

O quadro abaixo mostra a medida do lado do quadrado e o perímetro correspondente.

| Medida do lado (em cm) | Perímetro (em cm) |
|---|---|
| 10 | $4 \cdot 10 = 40$ |
| 20 | $4 \cdot 20 = 80$ |
| 30 | $4 \cdot 30 = 120$ |

Quando multiplicamos a medida do lado por 2 e por 3, o perímetro correspondente é multiplicado, respectivamente, por 2 e 3. Dizemos que o perímetro e a medida do lado da tela são grandezas diretamente proporcionais.

Note que, quando aumentamos a medida do lado do quadrado, sua área também aumenta. Nesse caso, podemos dizer que essas duas grandezas são diretamente proporcionais?

Para saber se a área é diretamente proporcional à medida do lado, vamos observar o quadro a seguir:

| Medida do lado (em cm) | Área (em cm²) |
|---|---|
| 10 | $10 \cdot 10 = 100$ |
| 20 | $20 \cdot 20 = 400$ |
| 30 | $30 \cdot 30 = 900$ |

Quando multiplicamos a medida do comprimento do lado por 2 e por 3, a área correspondente da tela não é multiplicada, respectivamente, por 2 e 3.

Note que a razão entre as medidas do lado é diferente da razão entre as áreas correspondentes:

**Razão entre as medidas do lado** **Razão entre as áreas**

$$\frac{20}{10} \neq \frac{400}{100}$$

Portanto, elas **não** são grandezas diretamente proporcionais.

# Grandezas inversamente proporcionais

Acompanhe a situação a seguir.

A piscina de um clube precisou ser esvaziada completamente para manutenção e, para enchê-la novamente, dispõe-se de 4 mangueiras ligadas a torneiras diferentes que despejam a mesma quantidade de água por minuto. Sabe-se que, com apenas 1 torneira ligada, a piscina é completamente cheia em 12 horas. Caso mais de 1 torneira com a mesma vazão seja ligada inicialmente, quanto tempo será necessário para encher a piscina?

Vamos analisar a situação observando o quadro a seguir:

| Número de torneiras ligadas | Tempo necessário para encher a piscina (em h) |
|---|---|
| 1 | 12 |
| 2 | $12 : 2 = 6$ |
| 3 | $12 : 3 = 4$ |
| 4 | $12 : 4 = 3$ |

Quando multiplicamos o número de torneiras por 2, o tempo correspondente para encher a piscina é dividido por 2. Veja que a razão entre os números de torneiras ligadas é igual ao inverso da razão dos tempos correspondentes, necessários para encher a piscina:

| **Razão entre o número de torneiras** | | **Razão inversa entre os tempos correspondentes** |
|---|---|---|
| $\frac{2}{1}$ | $=$ | $\frac{12}{6}=\frac{2}{1}$ |

Quando multiplicamos o número de torneiras por 3, o tempo correspondente para encher a piscina é dividido por 3, quando multiplicamos o número de torneiras por 4, o tempo correspondente para encher a piscina é dividido por 4 e assim por diante. Dizemos que o número de torneiras e o tempo necessário para encher a piscina são **grandezas inversamente proporcionais**.

> Duas grandezas são **inversamente proporcionais** quando, ao multiplicarmos o valor de uma delas por um número diferente de zero, o valor correspondente da outra é multiplicado pelo inverso desse mesmo número.

## ATIVIDADES

**35.** Leia cada uma das situações e responda às perguntas propostas.

a) O preço da embalagem com 6 bombons custa R$ 4,50 e o preço da embalagem com 10 bombons custa R$ 7,50. As grandezas "quantidade de bombons" e "preço" dessa situação são grandezas diretamente proporcionais?

b) Clara pesava 60,8 kg aos 22 anos, hoje, com 50, pesa 67 kg. As grandezas "idade" e "massa" dessa situação são grandezas diretamente proporcionais?

c) Alberto abasteceu o carro com 20 L de combustível e gastou R$ 66,00. Na semana seguinte, abasteceu o tanque com 40 L de combustível e gastou R$ 132,00. A "quantidade de litros de gasolina" e o "preço" nessa situação são grandezas diretamente proporcionais?

d) Dona Elsa fez 9 biscoitos para cada um de seus 4 netos comerem no lanche da tarde. Porém, eles trouxeram outros dois colegas, e Dona Elsa acabou entregando 6 biscoitos a cada uma das 6 crianças. As grandezas "número de biscoitos entregue a cada criança" e "número de crianças" são grandezas inversamente proporcionais?

**36.** Os números da coluna da direita são diretamente proporcionais aos números correspondentes da coluna da esquerda. Copie o quadro a seguir em seu caderno e complete-o com os valores que faltam.

| 2 | 8 |
|---|---|
| | 2 |
| 3 | |
| | 24 |
| 8 | |

**37.** Os números da coluna da direita são inversamente proporcionais aos números correspondentes da coluna da esquerda. Copie o quadro a seguir em seu caderno e complete-o com os valores que faltam.

| 1 | 2 |
|---|---|
| | 4 |
| 3 | |
| | 24 |
| 8 | |

**38.** Um automóvel viaja a uma velocidade constante percorrendo 75 km em 45 minutos. Mantendo a mesma velocidade, quantos quilômetros esse automóvel percorrerá em 1 h 15 min?

**Resolução**

Observe que as unidades de medida de tempo apresentadas não são as mesmas. Então, transformando 1 h 15 min em minutos, temos: 60 min + 15 min = 75 min.

Vamos representar a situação no quadro a seguir:

| Distância percorrida (em km) | Tempo (em min) |
|---|---|
| 75 | 45 |
| x | 75 |

Como a velocidade é constante, se, por exemplo, o tempo dobrar, a distância percorrida também dobrará, de modo que as grandezas são diretamente proporcionais.

Para saber por qual valor o número 45 foi multiplicado para obter 75, basta fazer: $\frac{75}{45} = \frac{75 : 15}{45 : 15} = \frac{5}{3}$.

Temos

$\cdot \frac{5}{3}$

| Distância percorrida (em km) | Tempo (em min) |
|---|---|
| 75 | 45 |
| x | 75 |

$\cdot \frac{5}{3}$

Portanto, $x = \cancel{75} \cdot \frac{5}{\cancel{3}} = 25 \cdot 5 = 125$.

O automóvel percorrerá 125 km.

**39.** Um autor quer escrever um livro de 500 páginas e, para isso, estabeleceu a meta de escrever o mesmo número de páginas todos os dias. Nos dois primeiros dias, ele escreveu 25 páginas. Em quantos dias ele escreverá o seu livro se ele conseguir cumprir sua meta?

# Regra de três simples

Podemos resolver problemas envolvendo grandezas diretamente proporcionais utilizando a propriedade fundamental das proporções. Esse procedimento é conhecido como **regra de três simples**.

Vamos resolver os problemas a seguir utilizando esse procedimento.

- **Problema 1: grandezas diretamente proporcionais**

Um trem viaja a velocidade constante, percorrendo 40 km em 30 minutos. Se o trem mantiver a mesma velocidade, em quanto tempo ele percorrerá 224 km?

Vamos representar a situação no quadro a seguir.

| Distância percorrida (em km) | Tempo (em min) |
|---|---|
| 40 | 30 |
| 224 | x |

Como a velocidade é constante, se, por exemplo, a distância percorrida dobrar, o tempo gasto também dobrará, de modo que as grandezas são diretamente proporcionais. Sabendo disso, podemos montar a seguinte proporção:

| **Razão entre as distâncias percorridas** | | **Razão entre os tempos** |
|---|---|---|
| $\frac{40}{224}$ | $=$ | $\frac{30}{x}$ |

Aplicando a propriedade fundamental das proporções, temos:

$$40 \cdot x = 224 \cdot 30$$
$$40x = 6720$$
$$x = \frac{6720}{40}$$
$$x = 168$$

Escreva a resposta 168 minutos em horas e minutos.

Portanto, o trem percorrerá 224 km em 168 minutos.

- **Problema 2: grandezas inversamente proporcionais**

Um avião demora 4 horas para viajar entre duas cidades à velocidade constante de 450 km/h. Se a velocidade do avião fosse de 800 km/h, em quanto tempo a viagem seria realizada?

Vamos representar a situação no quadro a seguir.

| Distância percorrida (em km/h) | Tempo (em h) |
|---|---|
| 450 | 4 |
| 800 | x |

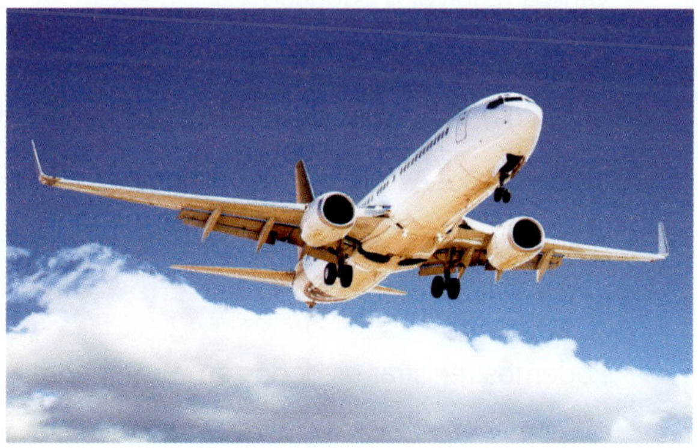
THINKSTOCK/GETTY IMAGES

Velocidade e tempo são grandezas inversamente proporcionais. Logo, a razão entre as velocidades do avião é igual ao inverso da razão dos tempos correspondentes.

Vamos escrever as razões entre as grandezas:

Razão entre as velocidades: $\frac{800}{450} = \frac{16}{9}$

Razão entre os tempos correspondentes: $\frac{x}{4}$

Assim, devemos igualar a razão $\frac{16}{9}$ com a razão inversa $\frac{4}{x}$:

| **Razão entre as distâncias percorridas** | | **Razão inversa entre os tempos** |
|---|---|---|
| $\frac{16}{9}$ | $=$ | $\frac{4}{x}$ |

Utilizando a propriedade fundamental das proporções, temos:

$$16 \cdot x = 9 \cdot 4$$
$$16x = 36$$
$$x = 2{,}25$$

Escreva a resposta 2,25 horas em horas e minutos.

Serão necessárias 2,25 horas para realizar a viagem.

## Pista 2

- Durante quantas horas as máquinas funcionaram na sexta-feira?
- Quantos pares de chinelos foram produzidos na sexta-feira?

**Desvende o enigma**

- Quantos pares de chinelos foram produzidos de segunda a sexta-feira nessa semana?

## SAIBA MAIS

# Regra da falsa posição

O Papiro de Rhind, documento histórico que você conheceu na unidade 4, contém diversos problemas de Matemática resolvidos. Mas nem todas as resoluções são parecidas com as que utilizamos atualmente. Muitos desses problemas empregavam técnicas aritméticas para sua resolução, como a *regra da falsa posição*, que experimentaremos a seguir.

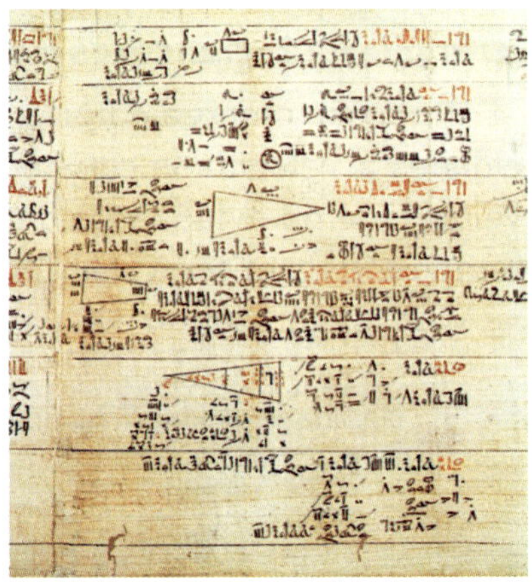

ALBUM/DEA PICTURE LIBRARY/LATINSTOCK

Fragmento do Papiro de Rhind, exposto no Museu Britânico.

Vamos resolver a equação $x + \frac{x}{7} = 24$

Primeiro, atribuímos um valor qualquer para **x**. É interessante, nesta etapa, escolher um valor que facilite nossos cálculos. Por exemplo, $x = 7$ é uma boa opção. Assim, temos $7 + \frac{7}{7} = 7 + 1 = 8$.

Atribuímos um novo valor para **x**, por exemplo, $x = 14$, obtendo $14 + \frac{14}{7} = 14 + 2 = 16$.

Podemos registrar os dados em um quadro:

| Valor atribuído para x | Resultado |
|---|---|
| 7 | 8 |
| 14 | 16 |

A razão entre os valores atribuídos a **x**, $\frac{14}{7} = 2$, é igual à razão entre os resultados obtidos, $\frac{16}{8} = 2$. Assim, os valores de **x** e os resultados obtidos são diretamente proporcionais. Podemos, então, obter o resultado procurado (24), escrevendo:

**Razão entre os valores de x correspondentes** **Razão entre os resultados**

$$\frac{7}{x} = \frac{8}{24}$$

$$8 \cdot x = 7 \cdot 24$$

$$x = 21$$

Fonte de pesquisa: Carl B. Boyer. *História da matemática*. São Paulo: Edgard Blücher, 1996. p. 10 e 11.

## Para explorar

- Resolva por meio da regra da falsa posição as equações a seguir:

a) $2x + \frac{x}{3} = 42$

b) $-3x + \frac{x}{2} = -25$

c) $\frac{x}{2} + \frac{x}{9} = -44$

## ATIVIDADES

**40.** O lucro de uma empresa deve ser repartido entre dois sócios. Um deles deve receber 2 em cada 5 reais, e o segundo deve receber o restante. Quantos reais cabem a cada um dos sócios, sabendo que o lucro da empresa foi de R$ 20 000,00?

**41.** A diagonal de um televisor de 20 polegadas mede aproximadamente 50 cm. Determine qual deve ser a medida aproximada, em centímetros, da diagonal da tela de um televisor de 50 polegadas.

**42.** Uma torneira despeja 10 litros de água por minuto e leva 100 minutos para encher uma caixa d'água inicialmente vazia. Se forem colocadas mais 3 torneiras iguais a essa, em quanto tempo elas encherão uma caixa vazia igual a essa?

**43.** Uma impressora que imprime 10 páginas por minuto terminou o trabalho em 24 minutos. Se ela imprimisse 15 páginas por minuto, em quanto tempo ela teria terminado esse mesmo trabalho?

**44.** Em um mapa, a escala utilizada é 1 : 5 000 000. Quantos centímetros nesse mapa correspondem à distância de 400 km?

**45.** Para uma viagem de 15 dias, um barco foi abastecido com mantimentos suficientes para 12 pessoas. Se embarcarem 3 pessoas a mais que o previsto, que se alimentem como os demais, para quantos dias os mantimentos deverão ser suficientes?

**46.** Para transportar material para uma construção, foram feitas 20 entregas com caminhões de capacidade igual a 9 m³. Calcule quantas viagens de entrega de material seriam necessárias para fazer o mesmo serviço se a capacidade do caminhão fosse de 12 m³.

**47.** O tratamento de um paciente exige que ele tome 24 doses de um remédio, igualmente divididas em um período de 6 dias. Entretanto, o médico sugeriu que ele fizesse o tratamento com as 24 doses em 8 dias. Calcule quantas doses por dia o paciente passará a tomar.

**48.** As medidas dos dois retângulos representados a seguir são proporcionais. Considere que as medidas estão indicadas em centímetros e determine o valor de **x**.

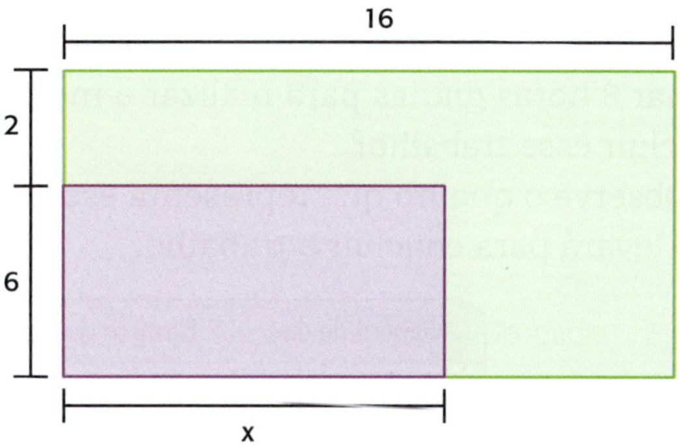


**49.** A embalagem a seguir mostra uma promoção de um supermercado.

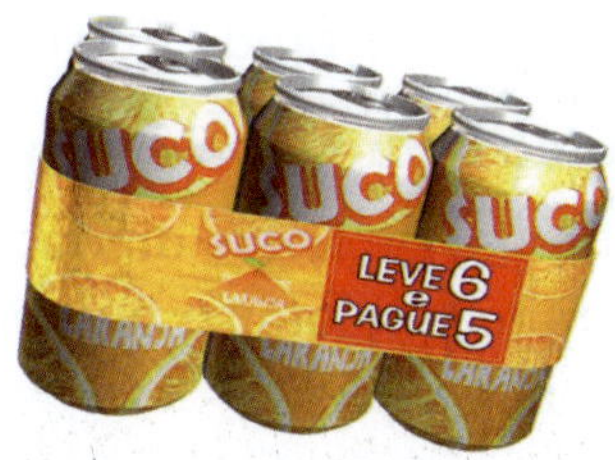


DAWIDSON FRANÇA

Se uma pessoa comprar duas embalagens como essa, o valor da compra será equivalente ao do pagamento de quantas latas?

**50.** Para abastecer em um posto de gasolina o tanque de seu automóvel com 50 litros de gasolina, um motorista pagou R$ 140,00. Quantos litros de gasolina outro motorista colocou em seu tanque, nesse mesmo posto, sabendo que ele pagou R$ 176,40?

**51.** Um automóvel percorre a distância que separa duas cidades em 4 horas, a uma velocidade média de 50 km/h. Se a viagem fosse realizada a uma velocidade média de 80 km/h, em quanto tempo ela seria concluída?

**52.** Para servir suco de laranja aos alunos de um curso durante o intervalo, foram calculados 80 copos de 250 mL cada um. Entretanto, como haveria mais alunos que o previsto inicialmente, decidiu-se comprar copos de capacidade menor: 200 mL.
Responda: quantos desses copos podem ser completados com a mesma quantidade de suco de laranja?

# Problemas com mais de duas grandezas proporcionais

Vimos como resolver problemas envolvendo duas grandezas direta ou inversamente proporcionais. Vamos agora estender esse raciocínio para situações que envolvam mais de duas grandezas.

- **Situação 1**

Felipe levou 12 dias para digitar um documento, trabalhando 4 horas diariamente, digitando, em média, 120 toques por minuto. Danilo, que digita em média 40 toques por minuto, preferiu trabalhar 8 horas diárias para realizar o mesmo trabalho que Felipe. Quantos dias Danilo levará para concluir esse trabalho?

Observe o quadro que representa essa situação, em que **x** representa o número de dias que Danilo levará para concluir o trabalho.

| Número de dias | Número de horas diárias de trabalho | Número de toques por minuto |
|---|---|---|
| 12 | 4 | 120 |
| x | 8 | 40 |

Para resolver o problema, vamos analisar separadamente o que ocorreria com o número de dias de trabalho considerando que cada uma das outras grandezas fosse fixa:

- **Fixando o número de horas diárias de trabalho**

Se o número de horas diárias de trabalho fosse o mesmo, bastaria considerar o número de toques por minuto, como mostra o quadro.

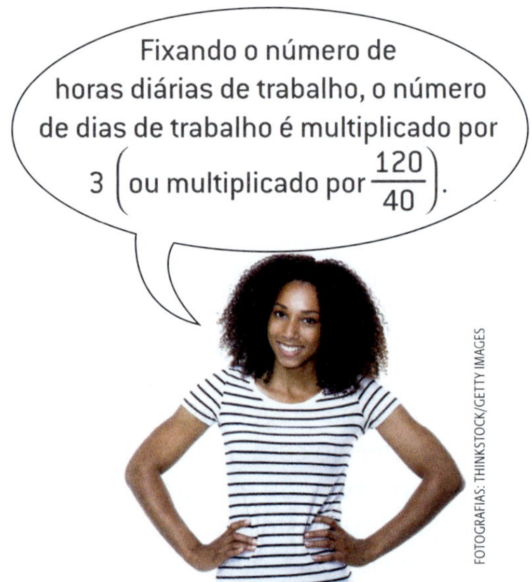


FOTOGRAFIAS: THINKSTOCK/GETTY IMAGES

| Número de dias | Número de toques por minuto |
|---|---|
| 12 | 120 |
| x | 40 |

($\cdot 3$ no número de dias; $: 3$ no número de toques por minuto)

Analisando as grandezas no quadro anterior, verificamos que, se dividirmos o número de toques por minuto por 3, o número de dias de trabalho será multiplicado por 3, ou seja, as grandezas são inversamente proporcionais.

- **Fixando o número de toques por minuto**

Imagine agora que o número de toques por minuto fosse o mesmo; nesse caso, bastaria considerar o número de horas diárias de trabalho, como mostra o quadro.

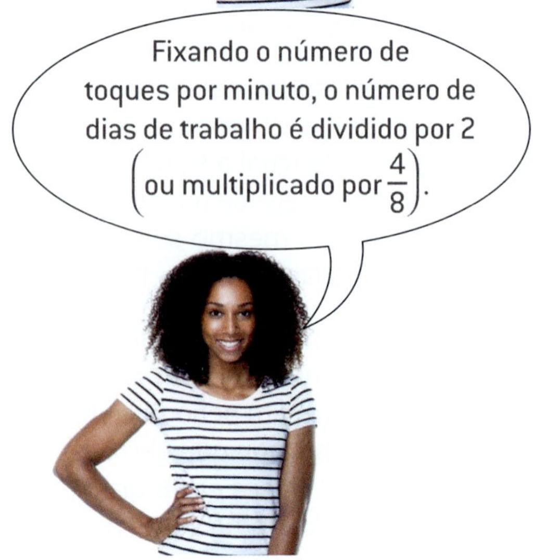


| Número de dias | Número de horas diárias de trabalho |
|---|---|
| 12 | 4 |
| x | 8 |

($: 2$ no número de dias; $\cdot 2$ no número de horas diárias de trabalho)

Analisando as grandezas no quadro anterior, se dobrarmos o número de horas diárias de trabalho, o número de dias de trabalho será reduzido à metade, ou seja, as grandezas são inversamente proporcionais.

Desse modo, a razão entre os números de dias de trabalho é igual ao produto da razão inversa dos números de toques pela razão inversa dos números de horas diárias de trabalho:

| Razão entre os números de dias de trabalho | | Razão inversa dos números de toques | | Razão inversa dos números de horas diárias de trabalho |
|---|---|---|---|---|
| $\frac{12}{x}$ | = | $\frac{40}{120}$ | · | $\frac{8}{4}$ |

$$x = 12 \cdot \frac{120}{40} \cdot \frac{4}{8}$$
$$x = 12 \cdot 3 : 2$$
$$x = 18$$

Danilo levará 18 dias para realizar o mesmo serviço.

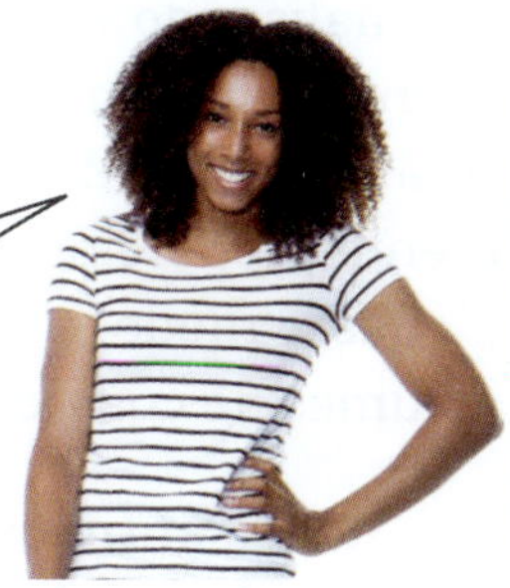

Note que o número inicial de dias de trabalho, 12, é multiplicado por 3 $\left(\text{ou seja, é multiplicado por } \frac{120}{40}\right)$ e dividido por 2 $\left(\text{que é o mesmo que multiplicar por } \frac{4}{8}\right)$.

FOTOGRAFIAS: THINKSTOCK/GETTY IMAGES

- **Situação 2**

Paulo é o engenheiro responsável por uma obra. Ele precisou de 6 horas de trabalho para que 12 caminhões de mesma capacidade descarregassem 120 $m^3$ de concreto no canteiro de obras. Amanhã, ele terá disponíveis apenas 6 desses caminhões para descarregar 180 $m^3$ de concreto. Quanto tempo deverá durar esse trabalho?

Empregando o mesmo raciocínio da situação anterior, vamos analisar o que ocorreria com o número de horas de trabalho considerando que cada uma das outras grandezas fosse fixa.

| Número de horas de trabalho | Número de caminhões | Volume de concreto ($m^3$) |
|---|---|---|
| 6 | 12 | 120 |
| x | 6 | 180 |

- **Fixando o número de caminhões**

Se o número de caminhões disponíveis fosse o mesmo, bastaria considerar o volume de concreto a ser transportado, como mostra o quadro:

| | Número de horas de trabalho | Volume de concreto ($m^3$) | |
|---|---|---|---|
| · 1,5 ↓ | 6 | 120 | ↓ · 1,5 |
| | x | 180 | |

Analisando as grandezas no quadro anterior, ao passar de 120 $m^3$ para 180 $m^3$, o volume foi multiplicado por 1,5, de modo que o número de horas será multiplicado pelo mesmo valor, ou seja, as grandezas são diretamente proporcionais.

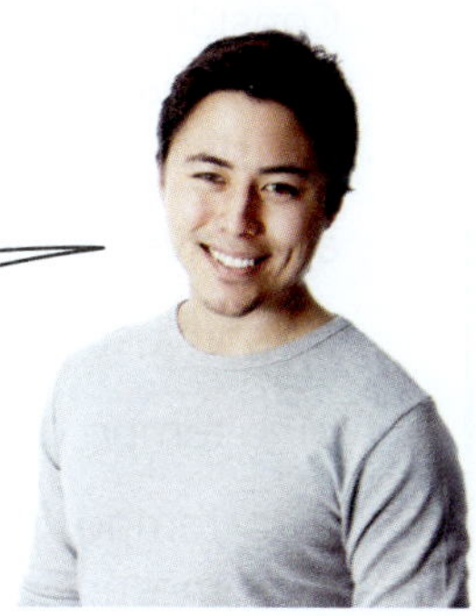

Fixando o número de caminhões, o número de horas de trabalho é multiplicado por 1,5 $\left(\text{ou multiplicado por } \frac{180}{120}\right)$.

- **Fixando o volume de concreto**

Imagine agora que o volume de concreto fosse o mesmo; nesse caso, bastaria considerar o número de caminhões disponíveis, como mostra o quadro:

| Número de horas de trabalho | Número de caminhões |
|---|---|
| 6 | 12 |
| x | 6 |

$\cdot 2$ (horas de trabalho) ; $: 2$ (caminhões)

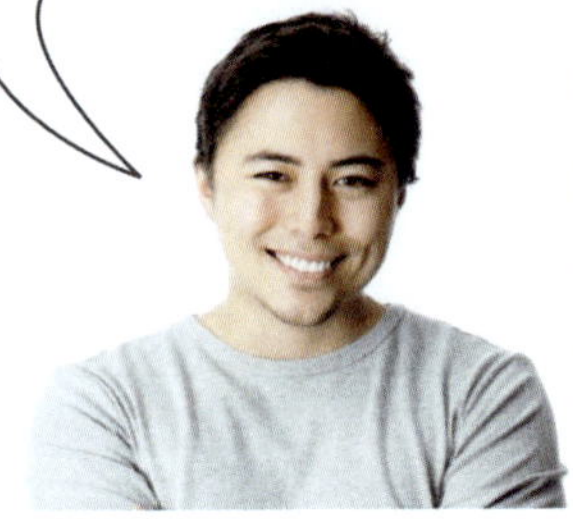


FOTOGRAFIAS: THINKSTOCK/GETTY IMAGES

Analisando as grandezas no quadro anterior, se dividirmos o número de caminhões por 2, o número de horas será multiplicado por 2, ou seja, as grandezas são inversamente proporcionais.

Desse modo, a razão entre os números de horas de trabalho é igual ao produto da razão entre os volumes de concreto pela razão inversa dos números de caminhões:

| **Razão entre os números de horas de trabalho** | | **Razão entre os volumes de concreto** | | **Razão inversa entre os números de caminhões** |
|---|---|---|---|---|
| $\frac{6}{x}$ | $=$ | $\frac{120}{180}$ | $\cdot$ | $\frac{6}{12}$ |

$x = 6 \cdot \frac{180}{120} \cdot \frac{12}{6}$

$x = 6 \cdot 1{,}5 \cdot 2$

$x = 18$

O trabalho durará 18 horas.

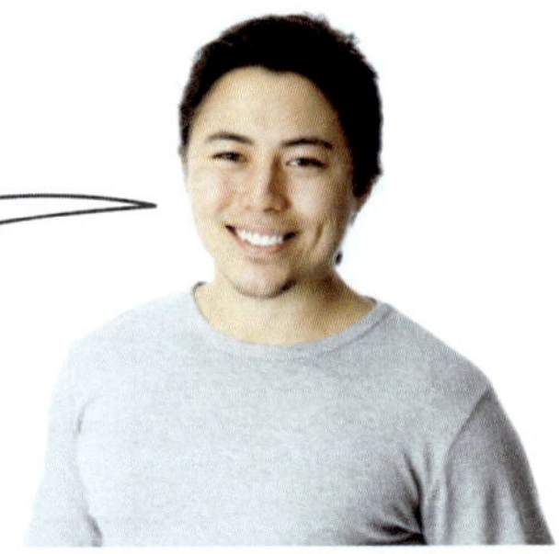


## ATIVIDADES

**53.** Um pequeno empresário investiu R$ 12 000,00 em uma aplicação financeira cujos rendimentos eram fixos a cada mês. Após três meses, ele obteve um rendimento de R$ 400,00. Considerando que a taxa de rendimento é igual, quaisquer que sejam o tempo e o capital investido, calcule quanto seria o rendimento se:

a) o investimento fosse de R$ 24 000,00.

b) o investimento fosse de R$ 3 000,00.

c) o tempo de investimento fosse 1 ano.

d) o tempo de investimento fosse 1 ano e 3 meses.

**54.** Uma máquina, funcionando 4 horas por dia, fabrica 12 000 parafusos em 6 dias. Determine, em seu caderno, a quantidade de horas por dia que essa máquina deverá funcionar para fabricar 20 000 parafusos em 12 dias.

**55.** Para alimentar 2 vacas durante 8 dias, são necessários 240 kg de ração. Caso mais 1 vaca de mesmo porte que as anteriores seja adquirida, quantos quilogramas de ração serão necessários para alimentá-las durante 16 dias?

**56.** Em 30 dias, uma frota de 20 ônibus iguais consome 100 000 litros de combustível. Calcule em quantos dias uma frota com 30 ônibus iguais a esses consumiria 200 000 litros de combustível.

**57.** Sabe-se que 4 máquinas iguais, operando 4 horas por dia, durante 4 dias, produzem 4 toneladas de chapas metálicas. Determine quantas toneladas do mesmo produto seriam produzidas por 6 máquinas do mesmo tipo, operando 6 horas por dia, durante 6 dias.

**58.** O consumo de 8 lâmpadas, acesas durante 5 horas por dia, em 18 dias, é de 72 kWh. Responda: qual será o consumo em 12 dias, deixando 10 dessas lâmpadas acesas durante 4 horas por dia?

**59.** Uma família de 4 pessoas consome, em média, 2 kg de pão em 8 dias. Determine quantos quilogramas de pão serão consumidos durante 5 dias por apenas 3 dessas pessoas.

**60.** Três máquinas fazem 9 000 folhetos em 15 dias. Responda: em quantos dias 9 dessas máquinas fazem a metade dessa quantidade de folhetos, trabalhando o mesmo número de horas por dia?

## ATIVANDO HABILIDADES

(OBM) Numa festa, o número de pessoas que dançam é igual a 25% do número de pessoas que não dançam. Qual é a porcentagem do total de pessoas na festa que não dançam?

a) 50% b) 60% c) 75% d) 80% e) 84%

### Entendimento do problema

Quais dados são importantes para responder à pergunta do problema?

É importante observar que o número de pessoas que dançam é dado em porcentagem e em função do número de pessoas que não dançam. Além disso, sabemos que o total de pessoas na festa é igual ao número de pessoas que dançam mais o número de pessoas que não dançam, sendo assim, o total de pessoas na festa corresponde a 100%.

### Elaboração de uma estratégia

O que é possível fazer para obter a porcentagem do total de pessoas na festa que não dançam?

Uma maneira de obter essa porcentagem é usando a ideia de proporcionalidade. Primeiramente, devemos escrever 25% em forma de fração e determinar uma fração equivalente a ela. Depois, representamos a fração correspondente ao número de pessoas que dançam, e, respectivamente, os que não dançam por meio de retângulos. Por fim, calculamos a porcentagem correspondente às pessoas que não dançam em relação ao total.

### Execução da estratégia

A porcentagem 25% corresponde à fração $\frac{25}{100}$. Podemos obter a fração equivalente a esta da seguinte maneira:

| Numerador | Denominador |
|---|---|
| 25 | 100 |
| 5 | 20 |
| 1 | 4 |

(: 5 de uma linha para a seguinte; : 5 da primeira para a última, no numerador e no denominador)

Portanto, $\frac{25}{100}$ é equivalente a $\frac{1}{4}$.

Desse modo, o número de pessoas que dançam corresponde a $\frac{1}{4}$ das pessoas que não dançam. Se representarmos o número de pessoas que dançam por um quadradinho, então o número de pessoas que **não** dançam deve ser representado por 4 quadradinhos.

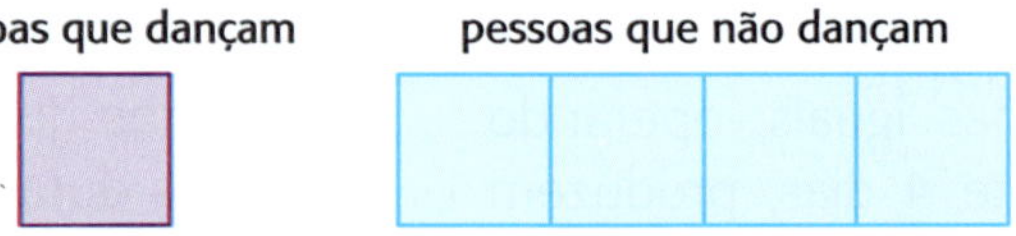


Juntas, as pessoas que dançam e as pessoas que não dançam correspondem ao total de pessoas na festa, conforme representado a seguir.

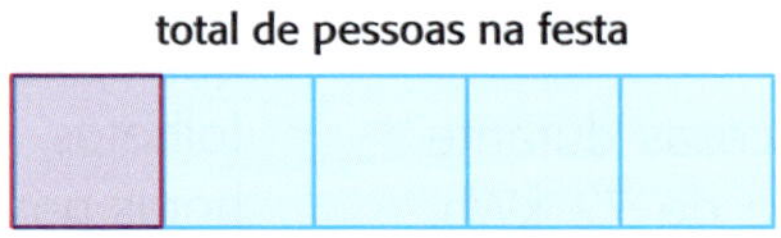


Logo, o número de pessoas que não dançam corresponde a $\frac{4}{5}$ do total de pessoas na festa. Para obter a porcentagem equivalente a essa fração, executamos a mesma estratégia, conforme indicado:

| Numerador | Denominador |
|---|---|
| 4 | 5 |
| 8 | 10 |
| 80 | 100 |

Então, $\frac{4}{5}$ é equivalente a $\frac{80}{100} = 80\%$.

Assim, 80% do total de pessoas que estavam na festa não dançam.

## Análise da solução

Como 80% do total de pessoas que estavam na festa não dançam, então 20% dançam. Se representarmos o número de pessoas que não dançam por um retângulo, teremos que $\frac{1}{4}$ dele corresponde ao número de pessoas que dançam, pois $\frac{1}{4}$ de $80\% = 20\%$.

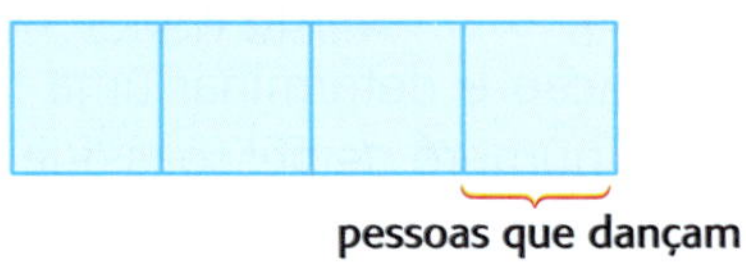


E $\frac{1}{4}$ é equivalente a $\frac{25}{100}$, ou seja, 25%.

Resposta: alternativa **d**.

## É a sua vez!

(Obmep) João fez uma viagem de ida e volta entre Pirajuba e Quixajuba em seu carro, que pode rodar com álcool e com gasolina. Na ida, apenas com álcool no tanque, seu carro fez 12 km por litro e na volta, apenas com gasolina no tanque, fez 15 km por litro. No total, João gastou 18 litros de combustível nessa viagem. Qual é a distância entre Pirajuba e Quixajuba?

**a)** 60 km **b)** 96 km **c)** 120 km **d)** 150 km **e)** 180 km

1. Os automóveis a seguir foram abastecidos com o mesmo tipo de combustível. Leia os dados e responda: qual destes automóveis é mais econômico?

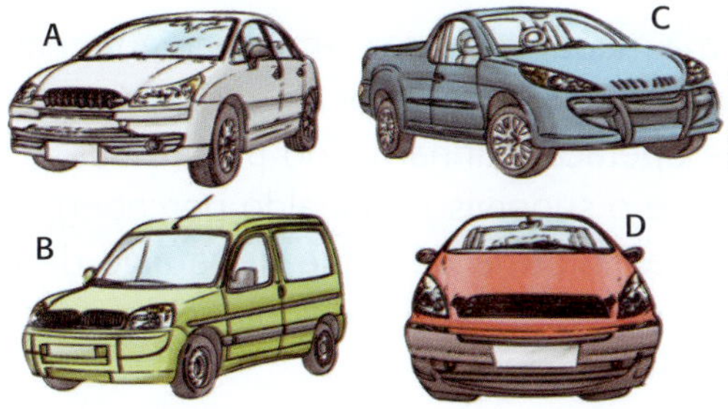


ESTÚDIO MIL

A: Percorre 20 km com 1,5 litro.
B: Percorre 10 km com 1 litro.
C: Percorre 15 km com 1,25 litro.
D: Percorre 40 km com 2,5 litros.

2. Um *show* de música levou milhares de pessoas ao estádio do Morumbi, em São Paulo. Dentre elas, cerca de 15 000 ocuparam a área correspondente ao campo de futebol, representada pelo retângulo vermelho na figura a seguir.

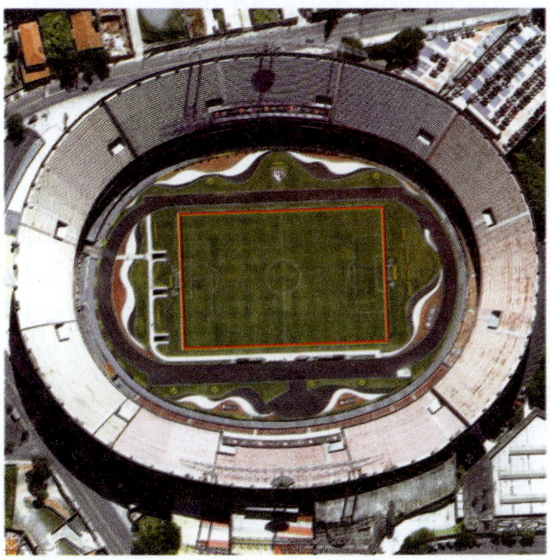

GOOGLE EARTH/IMAGE 2012 DIGITAL GLOBE

Vista do estádio Cícero Pompeu de Toledo, São Paulo (SP), 2012.

Sabendo que a escala da fotografia é de 1 : 4 320, determine:

a) As medidas aproximadas do comprimento e da largura do campo de jogo.

b) O número de pessoas por metro quadrado nesse *show*.

3. Em uma prova, cuja pontuação máxima é 8, Regina obteve nota 5,8. Determine qual seria a nota obtida por Regina se o valor da prova fosse 10.

4. Carlos sabe que, em um mesmo horário e mesmo local, o muro e a caixa de correspondências de sua casa projetam sombras cujas medidas de comprimento são proporcionais às medidas de suas alturas. Com base nessa informação, determine a medida da altura do muro na figura a seguir.

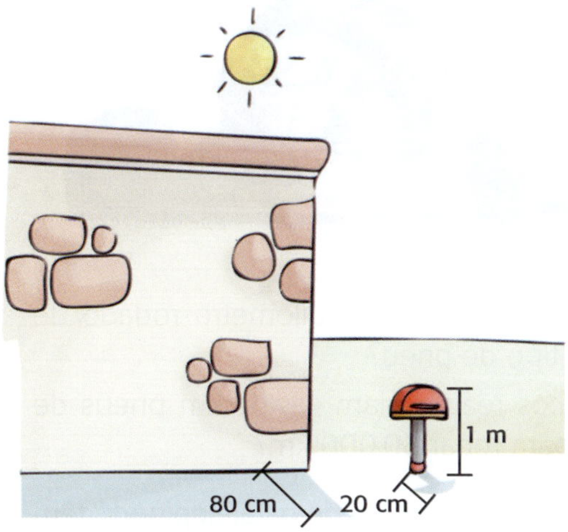


ESTÚDIO MIL

Elementos sem proporção entre si.

5. Em um banco verificou-se que um caixa leva aproximadamente 6 minutos para atender 2 clientes. Mantendo esse ritmo, quanto tempo esse caixa levará para atender 15 clientes?

6. Se o custo de produção de um produto é de R$ 18,00 para cada 500 peças, determine quantas peças podem ser fabricadas ao custo de R$ 144,00.

7. Caminhando a uma velocidade média de 5 km/h, Helena levou 30 minutos para percorrer um determinado trajeto. Se a velocidade dela, na volta desse mesmo trajeto, for de 2,5 km/h, quanto tempo ela levará para completá-lo?

8. Em determinada região, 1 litro de água do mar contém 25 g de sal. Calcule em quantos litros de água do mar haverá 1 kg de sal.

9. Uma engrenagem de 36 dentes movimenta outra de 48 dentes. Determine quantas voltas a engrenagem maior dá enquanto a menor dá 120 voltas.

**10.** Observe o custo e a durabilidade de um pneu de automóvel comum e os de um pneu de *kart*:

- preço de um pneu de automóvel comum: em torno de R$ 180,00 e possibilita rodar 30 000 km em média;
- preço de um pneu de *kart*: R$ 120,00 e possibilita rodar 400 km em média.

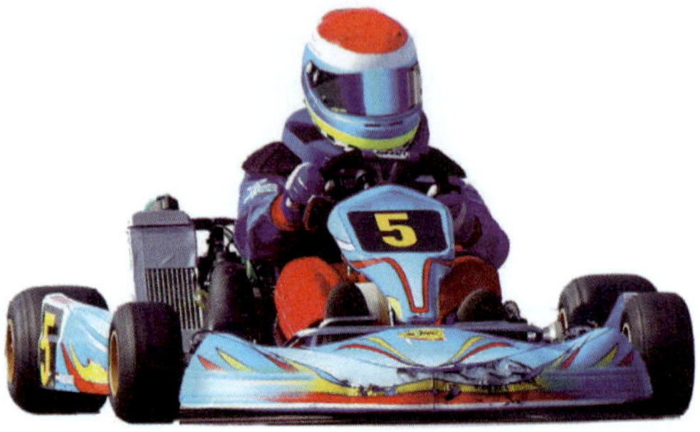
THINKSTOCK/GETTY IMAGES

Responda:

a) Qual é o custo por quilômetro rodado de cada tipo de pneu?

b) Quantos reais seriam gastos em pneus de *kart* para rodar 30 000 km?

**11.** Duas piscinas em forma de paralelepípedo têm a mesma medida de largura e a mesma medida de profundidade, mas medidas de comprimento diferentes. Uma delas tem 8 m de comprimento e fica completamente cheia com 40 000 litros de água. Determine, em seu caderno, quantos litros de água cabem na outra piscina, que mede 12 m de comprimento.

**12.** Para saber qual é a massa de uma placa retangular metálica de medidas 4 m de comprimento por 5 m de largura, André pesou um pedaço retangular dela, com 10 cm de comprimento e 20 cm de largura e mesma espessura, obtendo 350 g. Determine, em seu caderno, quantos quilogramas possui a placa maior.

**13.** Uma máquina produz, em modo automático de operação, 45 peças por minuto. Após 5 minutos de operação, tinham sido produzidas 200 peças, e o supervisor Reinaldo percebeu, a partir dessas informações, que havia algo de errado com esse processo. Explique como ele chegou a essa conclusão.

**14.** Carlos abasteceu seu carro com 36 litros de etanol e gastou R$ 64,80. Se o preço do litro de etanol aumentar em $\frac{1}{4}$, quantos litros ele conseguirá abastecer com a mesma quantia?

**15.** Estela tem 4 gatos adultos que consomem aproximadamente 2 pacotes de ração de 3 kg por mês. Ontem, ela adotou mais 2 gatos, com o mesmo porte dos anteriores. Considerando que os novos gatos se alimentam com a mesma quantidade de ração dos outros gatos de Estela, calcule quantos quilogramas de ração ela deverá comprar para alimentar todos eles por 2 meses.

**16.** Uma empresa usa 4 máquinas iguais para produzir 3 000 peças de aço. Para conseguir atender a novos pedidos, foram colocadas mais 8 máquinas na linha de produção. Determine o tempo que elas gastarão para que, juntas, produzam as mesmas 3 000 peças.

teia integrada

**17.** Os aparelhos eletroeletrônicos desligados, mas conectados à tomada, no modo de espera ou *stand by*, são um dos responsáveis pelo desperdício de energia elétrica em uma residência. Leia, a seguir, o trecho de um artigo publicado em fevereiro de 2015.

## Modo *stand by*: o pequeno vilão doméstico do consumo de energia

***Deixar aparelhos desligados, mas no modo de espera, pode pesar no bolso ao fim de um ano***

[...]

Levantamento feito pela Proteste – Associação de Consumidores, no Rio e em São Paulo com mais de 100 tipos de aparelhos, revela que deixar o micro-ondas ligado na tomada pode gastar, por ano, quatro vezes mais energia do que quando usado na potência máxima por 20 minutos por dia. O teste prova que deixar os eletrodomésticos no modo de espera, na tomada ou com a luz vermelha acesa, aguardando o acionamento por controle remoto, gera mais despesa na conta de luz, além de impactar o planeta.

O pesquisador da Proteste, Carlos Confort, responsável pela pesquisa, diz que o estudo foi feito com a tarifa de R$ 0,32874 da Light (valor antes do reajuste deste mês) e de R$ 0,28117 da Eletropaulo, ambos por kWh e foi feito baseando-se em um modelo de família com quatro pessoas. Confort diz que, na prática, o mecanismo de *stand by* serve apenas para propiciar uma resposta levemente mais rápida ao se ligar aparelhos como TVs e *home theaters* pelo controle remoto, mas praticamente não tem qualquer efeito acelerador em outros equipamentos, como o micro-ondas, por exemplo.

– É o tipo de conforto que pode sair caro sem que o consumidor perceba – diz.

Um dos vilões do consumo em modo de espera é o micro-ondas, segundo a Proteste. No Rio, se o aparelho for ligado 20 minutos por dia e o restante deixado no modo *stand* – que serve apenas para manter em operação o relógio digital – isso vai custar R$ 2,25 a mais por ano no Rio e R$ [illegible] em São Paulo.

Mario Russo. Modo *stand by*: o pequeno vilão doméstico do consumo de energia. Disponível em: <http://oglobo.globo.com/economia/defesa-do-consumidor/modo-stand-by--pequeno-vilao-domestico-do-consumo-de-energia-14542263#ixzz3LybQ8wqA>. Acesso em: 25 mar. 2015.

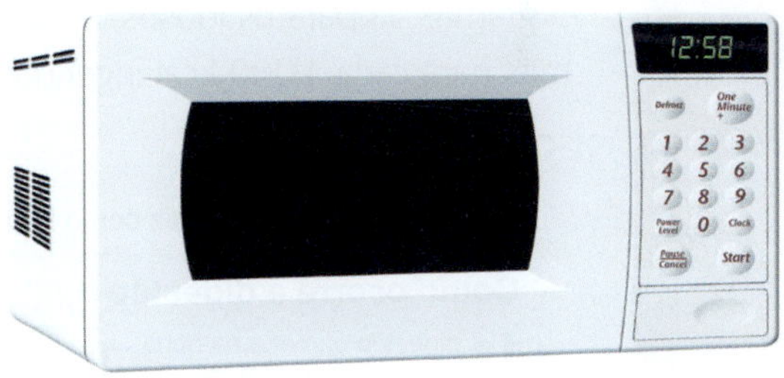

THINKSTOCK/GETTY IMAGES

a) Sabendo que o valor pago a mais no ano por deixar o micro-ondas em *standy by* é proporcional às tarifas cobradas em cada estado, determine quanto uma pessoa, em São Paulo, pagará a mais por deixar um micro-ondas ligado na tomada durante um ano.

b) Pesquise o valor pago pelo kWh em sua cidade e calcule quantos reais sua conta aumentaria deixando o micro-ondas em *standy by* durante um ano.

c) Você e seus familiares têm o hábito de desligar os aparelhos eletroeletrônicos da tomada?

## Encerrando a unidade

**Nesta unidade você teve a oportunidade de conhecer o conceito de proporcionalidade e aprendeu a caracterizar grandezas diretamente ou inversamente proporcionais.**

**Reflita sobre os conteúdos estudados na unidade.**

**a) Elabore uma lista de palavras-chave relacionadas ao tema proporcionalidade, ou seja, palavras que estão relacionadas a esse conceito.**

**b) Faça um resumo explicativo sobre como identificar se duas grandezas são diretamente ou inversamente proporcionais.**

**c) Confeccione um cartaz em que se apresentam situações envolvendo grandezas diretamente proporcionais e grandezas inversamente proporcionais, identificando as grandezas em cada caso.**

**d) Retome a abertura desta unidade. De acordo com o Instituto Brasileiro de Geografia e Estatística (IBGE), em 1940, a população brasileira era de aproximadamente 41 milhões de habitantes. Considerando que 7 em cada 10 pessoas viviam na zona rural, qual era, aproximadamente, a população urbana brasileira nessa época?**

**e) Que assuntos estudados nesta unidade você utilizou para resolver o Enigma?**

# Cuidados com a alimentação

## Fibras e água são essenciais para uma boa digestão [...]

Problemas de digestão são extremamente comuns e, na maioria dos casos, podem ser resolvidos apenas com mudanças no estilo de vida.

Ingerir fibras, beber bastante água e praticar atividade física são hábitos que ajudam no funcionamento intestinal, são bons para a digestão e podem evitar complicações como gases, diarreia, barriga inchada e a prisão de ventre. [...]

Em relação à ingestão de fibras, os especialistas explicaram que a recomendação diária para um adulto saudável é de 25 a 30 gramas para cada 1 000 kcal ingeridas. Para crianças acima de 2 anos e adolescentes até 20 anos, a recomendação diária é igual ao número da idade mais 5 gramas. Já para os idosos, é ideal que o consumo seja de 10 a 13 gramas para cada 1 000 kcal ingeridas.

> **kcal:** é o símbolo utilizado para indicar a quilocaloria, unidade de medida que indica a quantidade de energia fornecida por uma alimento.

### Intestino

Proctologista Fábio Atui diz como funciona a digestão e como se forma o bolo fecal.

**Como ocorre a digestão**

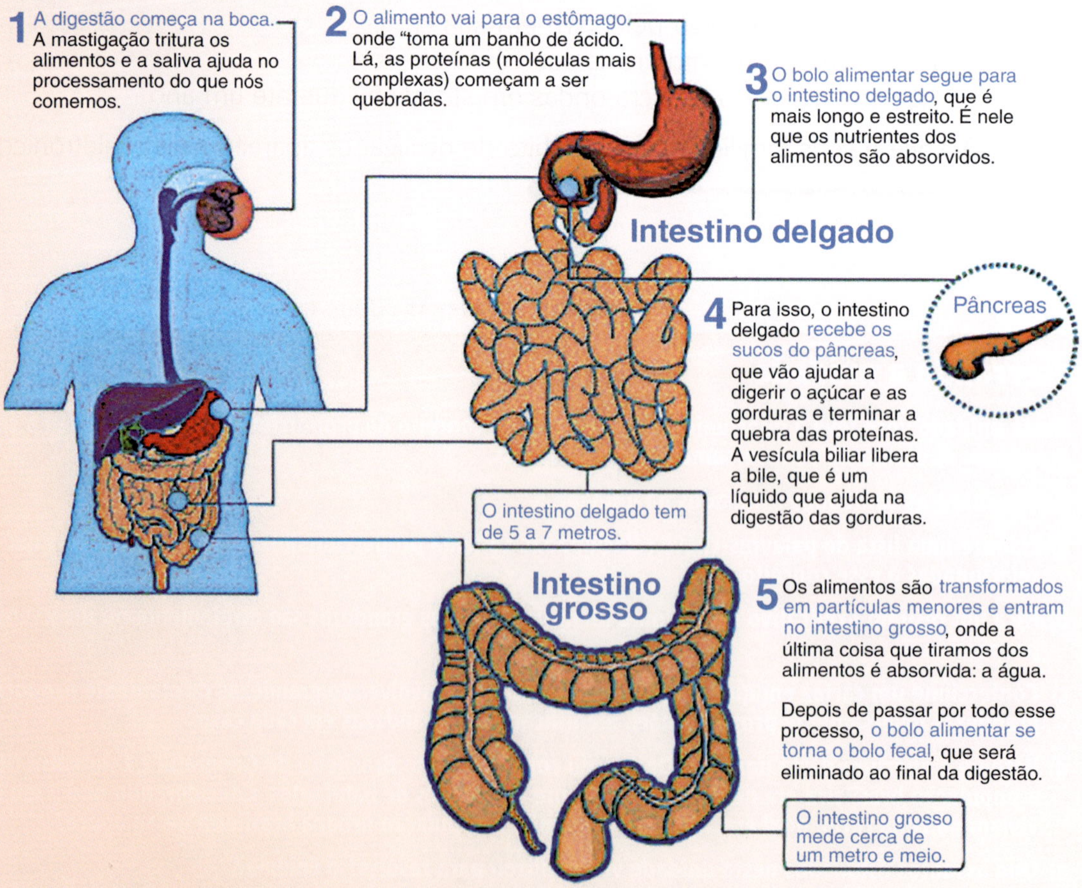


WMO

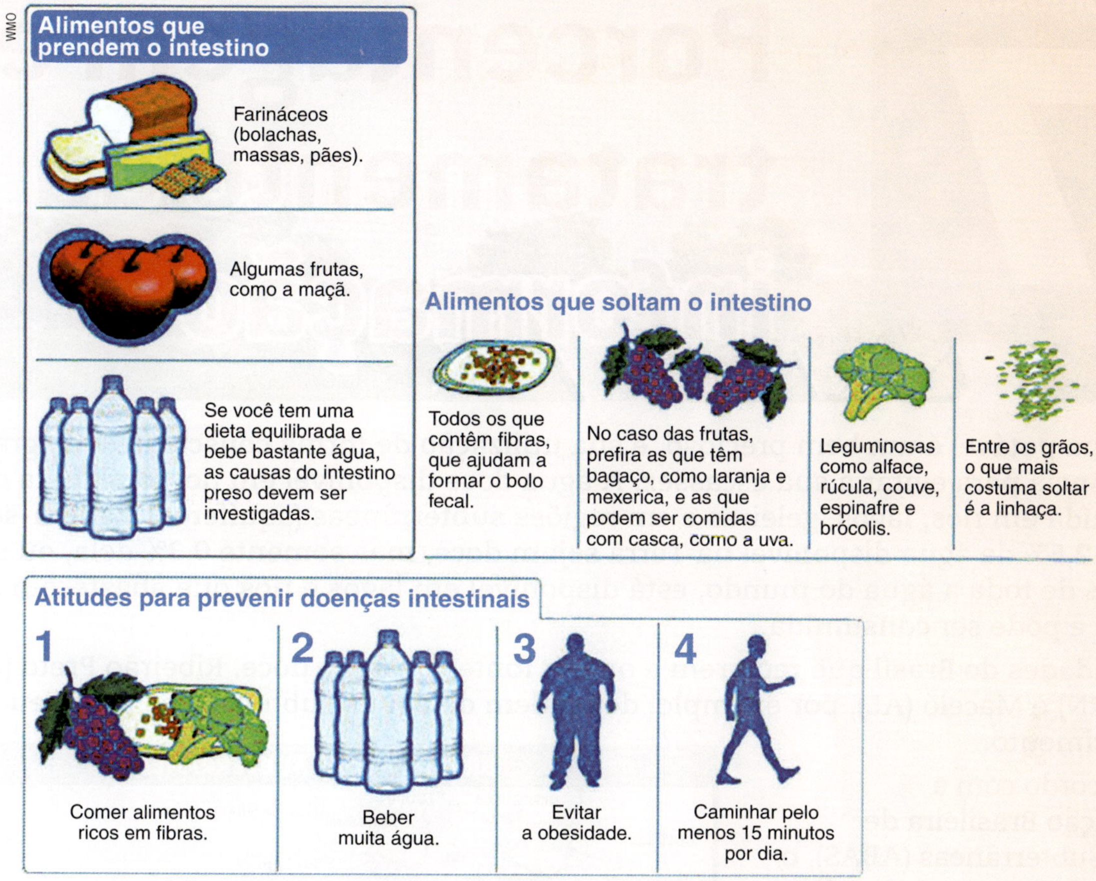


Disponível em: <http://g1.globo.com/bemestar/noticia/2013/08/fibras-e-agua-sao-essenciais-para-uma-boa-digestao-veja-mais-dicas.html>. Acesso em: 25 mar. 2015.

## Para explorar

**1.** De acordo com o texto, um adulto cuja refeição fornecer 2 000 kcal deve consumir quantos gramas de fibras?

**2.** Veja, na tabela abaixo, a quantidade de fibras presentes em alguns alimentos que consumimos no dia a dia.

**Teor de fibra de alguns alimentos**

| Alimento | Porção | Fibras (gramas) |
|---|---|---|
| Feijão | Xícara de chá | 7,5 |
| Milho | 1 espiga média | 2,3 |
| Arroz branco cozido | 5 colheres de sopa | 0,5 |
| Maçã | 1 unidade tamanho médio | 3 |
| Banana | 1 unidade tamanho médio | 2,6 |
| Cenoura crua | 1 unidade tamanho médio | 2 |
| Tomate | 1 unidade pequena | 1,5 |

Fonte: <http://www4.faac.unesp.br/pesquisa/nos/bom_apetite/nutricao/teo_fib_ali.htm>. Acesso em: 25 mar. 2015.

Indique as quantidades de arroz branco cozido, feijão e tomate que forneçam exatamente 11 gramas de fibras.

**3.** Quais das atitudes que ajudam na digestão e na prevenção de doenças intestinais você procura seguir?

UNIDADE

# 7 Porcentagem e tratamento da informação

A água potável é um bem precioso, e sua utilização de forma consciente é de grande importância para evitar a sua escassez. A água doce disponível em nosso planeta está distribuída em rios, lagos, geleiras e em regiões subterrâneas (aquíferos). Estima-se que apenas 2,5% da água disponível na Terra sejam doce, mas somente 0,3% dela, ou seja, 0,0075% de toda a água do mundo, está disponível em lagos e rios que abastecem as cidades e pode ser consumida.

Há cidades do Brasil que recorrem a outras fontes de água doce. Ribeirão Preto (SP), Natal (RN) e Maceió (AL), por exemplo, dependem de águas subterrâneas para seu abastecimento.

De acordo com a Associação Brasileira de Águas Subterrâneas (ABAS), o volume das águas subterrâneas equivale a aproximadamente 100 vezes o volume de água dos rios e lagos. Muitas vezes essa água encontra-se a grandes profundidades, dificultando sua exploração e distribuição.

Observe no mapa a localização dos grandes aquíferos em nosso país e o potencial deles. A vazão de poços cavados em lugares onde o potencial do aquífero é muito elevado correspondente a 10000 litros de água por hora.

Fontes de pesquisa: <http://site.sabesp.com.br/site/interna/Default.aspx?secaoId=97>; <http://www.abas.org/educacao.php>. Acessos em: 18 mar. 2015.

**BRASIL: ÁGUAS SUBTERRÂNEAS**

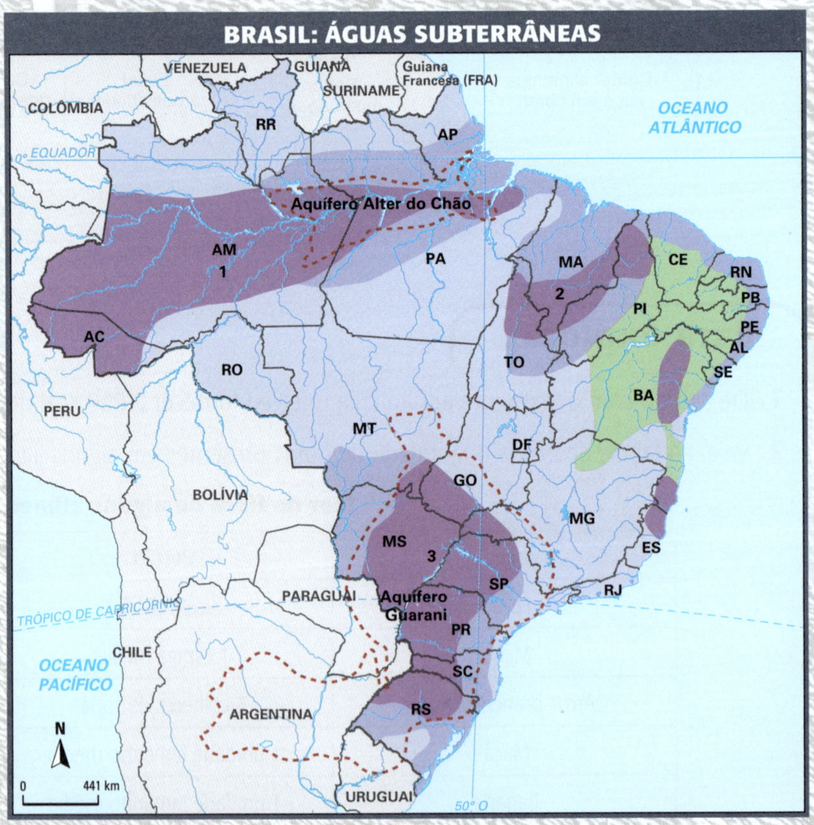


Fonte: ÍSOLA, L. CALDINI, V. *Atlas geográfico Saraiva*. São Paulo: Saraiva, 2013.

**Nesta unidade você vai saber mais sobre...**

- Porcentagens
- Construção de tabelas e gráficos de barras
- Probabilidade

Veja, a seguir, alguns dados sobre o consumo diário de água por habitante.

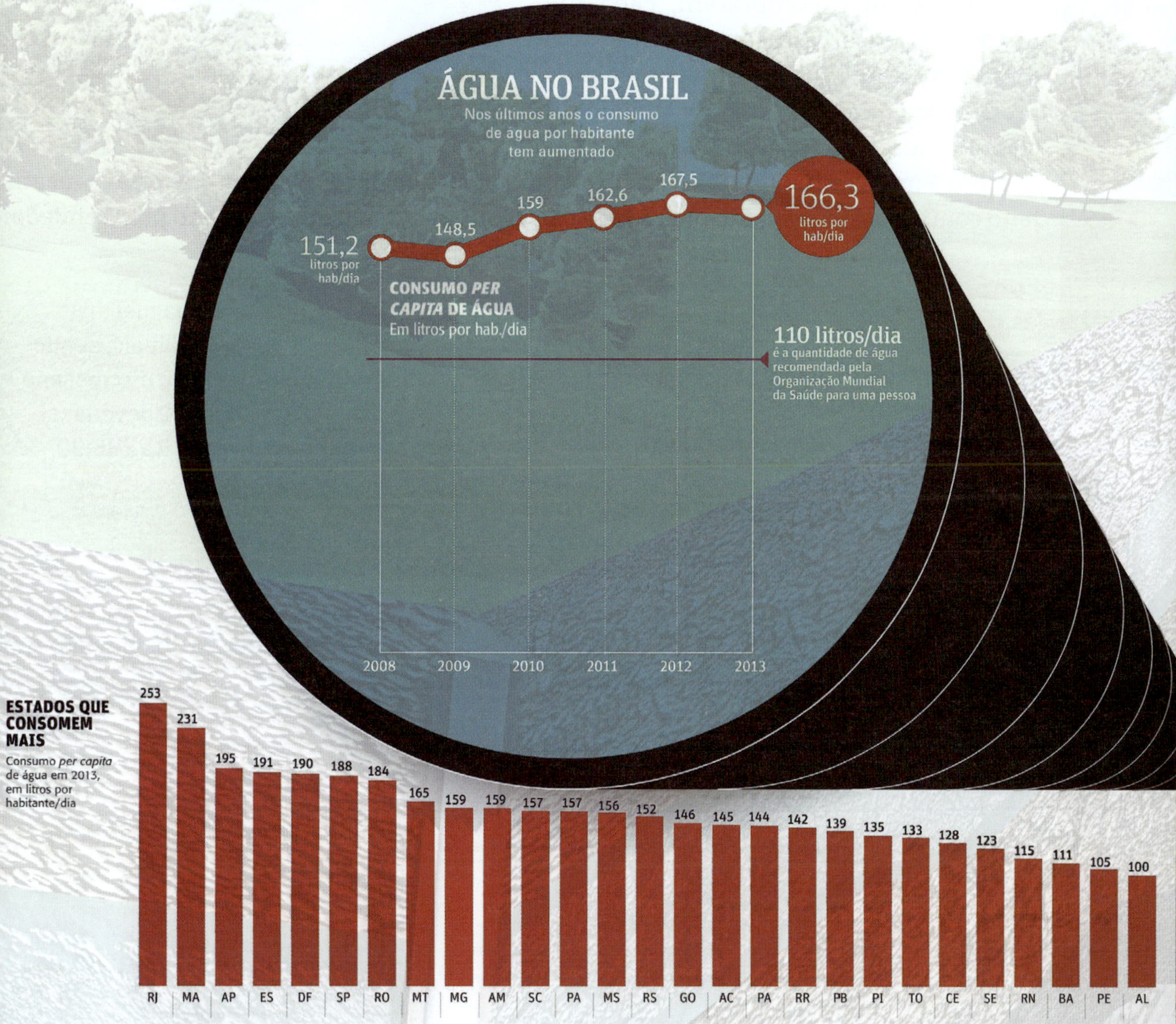


EDUARDO ASTA/FOLHAPRESS

Disponível em: <http://www1.folha.uol.com.br/infograficos/2015/01/118521-agua-no-brasil.shtml>. Acesso em: 18 mar. 2015.

## TROCANDO IDEIAS

1. Segundo informação do texto, lagos e rios compõem 0,0075% de toda a água do mundo. Qual o percentual de água doce disponível em águas subterrâneas?
2. Observe o mapa hidrogeológico do Brasil e identifique em qual província hidrogeológica está situado o seu município.
3. Quais estados brasileiros consomem mais água que a média de consumo *per capita* brasileira?

# O enigma do valor do micro-ondas

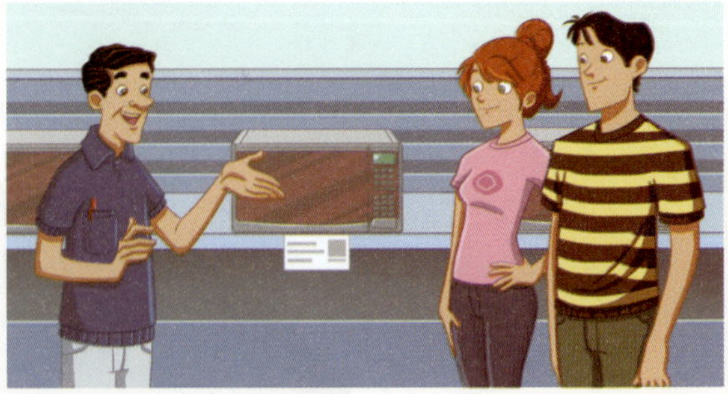

ILUSTRAÇÕES: ESTÚDIO LAB 307

Milena e Carlos são amigos e precisavam comprar um micro-ondas. Aproveitaram que estavam próximos a uma loja em liquidação e compraram, cada um, um micro-ondas, cujo preço à vista era de R$ 269,00. Ambos optaram por pagar o produto em duas vezes, e, por isso, foram cobrados juros de 10% sobre esse valor.

Após 2 meses, em uma reunião entre amigos, Carlos disse à Milena que estava insatisfeito com o serviço prestado pela loja, pois pagou mais do que o informado pelo vendedor.

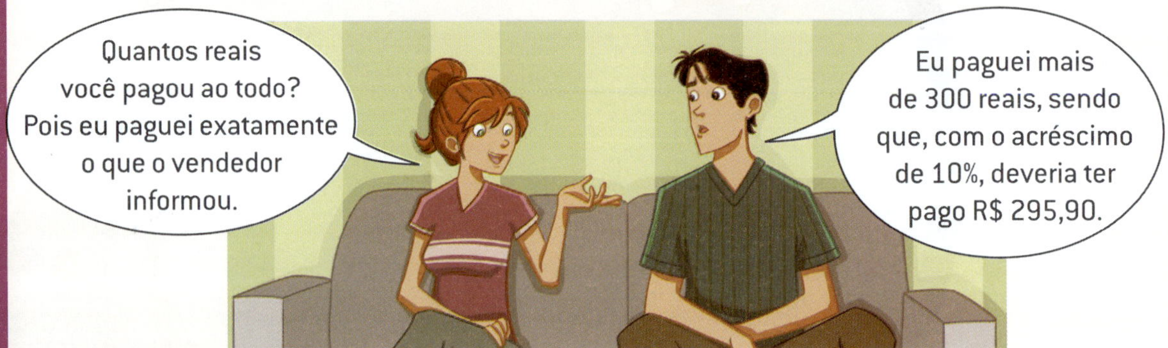
Quantos reais você pagou ao todo? Pois eu paguei exatamente o que o vendedor informou.
Eu paguei mais de 300 reais, sendo que, com o acréscimo de 10%, deveria ter pago R$ 295,90.

Intrigada, Milena decidiu ajudar Carlos a descobrir o que ocorreu. Pediu ao amigo os boletos e os respectivos comprovantes de pagamento. Infelizmente, Carlos havia perdido um dos boletos, restando apenas o da primeira parcela.

| Boleto de pagamento LOJA ELETRODOMÉSTICOS | 01556.890001 73742.098012 10037.202168 3 0000 |
|---|---|
| **Nome**<br>Carlos Henrique Pereira | |
| **Endereço**<br>Rua Padre Manoel, 272 - Jd. Tiradentes, Aparecida de Goiânia - GO | |
| **Observações:** É exigido o pagamento mínimo de 20% do valor do boleto. O restante será cobrado na próxima fatura. Em caso de atraso, serão acrescidos ao valor da próxima fatura 2% de multa sobre o valor desse boleto mais 1% do valor do boleto por dia de atraso. | **Data da compra:**<br>15/03/2017<br>**Descrição:**<br>Micro-ondas modelo GH2<br>**Parcela:**<br>01 |
| | **Vencimento:**<br>05/04/2017<br>**Total:** R$ 147,95 |

Enquanto analisavam o boleto, Carlos contou que tinha efetuado o pagamento mínimo da primeira parcela. Porém, de acordo com o boleto, não eram cobrados juros por isso. Após algumas horas tentando descobrir o que havia ocorrido, Milena observou uma informação muito importante no comprovante de pagamento.

- Quanto Carlos pagou pelo micro-ondas?

No decorrer da unidade você encontrará pistas que podem auxiliá-lo a desvendar este enigma.

**Comprovante de pagamento**

Dados do pagamento

Data de vencimento: 05/04/2017

Valor: R$ 29,59

Código de barras:
01556.890001 73742.098012 10037.202168 3 0000

Pagamento efetuado em 08/04/2017 às 15:18.

# 1 Porcentagens: retomada e aplicações

A porcentagem é usada para expressar os mais diferentes tipos de informação. Veja a notícia a seguir.

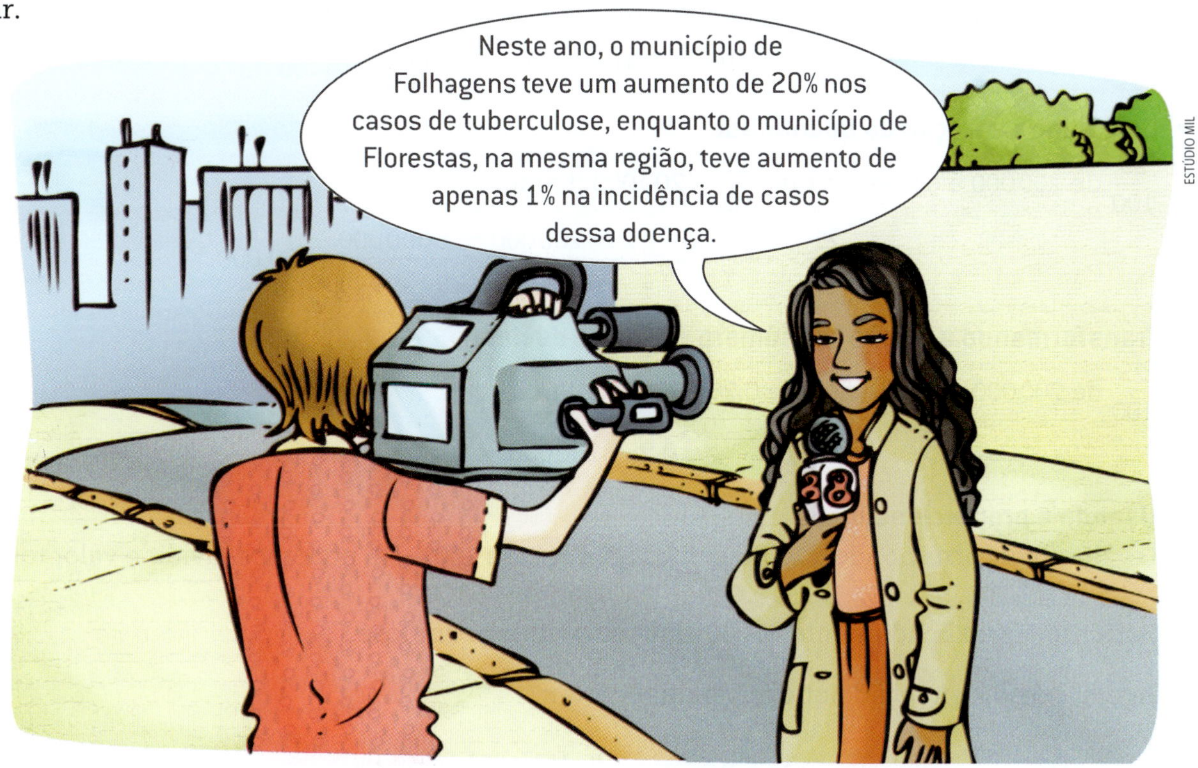


Os dados numéricos apresentados, 20% e 1%, são denominados **porcentagens**.

Como vimos anteriormente:

- 20% é o mesmo que a razão "vinte em cada cem" ou $\frac{20}{100}$.
- 1% é o mesmo que a razão "um em cada cem" ou $\frac{1}{100}$.

Toda porcentagem pode ser representada na forma de uma fração com denominador 100. Ela também pode ser escrita na forma de um número decimal. Observe os exemplos:

$$1\% = \frac{1}{100} = 0,01$$

$$20\% = \frac{20}{100} = 0,20$$

A porcentagem é muito usada para expressar uma fração de uma quantidade. Por exemplo, quando dizemos:

**Aproximadamente 25% do total de eleitores votaram em José.**

Nesse caso, a porcentagem foi obtida a partir da razão entre o número de eleitores que votaram em José e o total de eleitores. Podemos concluir que 25 de cada 100 eleitores votaram em José.

Suponha que há 200 mil eleitores na cidade. Para determinar a quantidade de eleitores que votaram em José, precisamos calcular 25% de 200 000.

Veja como podemos calcular a porcentagem de determinada quantidade de diferentes modos:

- **Por meio de fração equivalente**

$$25\% = \frac{25}{100} = \frac{25 : 25}{100 : 25} = \frac{1}{4}$$

25% é o mesmo que $\frac{1}{4}$. Então, podemos dividir o valor total por 4:

$$200\,000 : 4 = 50\,000$$

- **Calculando a fração da quantidade**

$\frac{25}{100}$ de 200 000 é o mesmo que $\frac{25}{100} \cdot 200\,000$. Então:

$$\frac{25}{100} \cdot \frac{200\,000}{1} = \frac{25 \cdot 200\,000}{100 \cdot 1} = \frac{5\,000\,000}{100} = 50\,000$$

- **Transformando a fração em número na forma decimal**

$\frac{25}{100}$ de 200 000 é o mesmo que $0{,}25 \cdot 200\,000$. Então:

$$0{,}25 \cdot 200\,000 = 50\,000$$

- **Usando a proporcionalidade**

O valor total corresponde a 100%; como 25% é igual a 100% : 4, podemos dividir o valor total por 4:

$$200\,000 : 4 = 50\,000$$

Portanto, aproximadamente 50 000 eleitores votaram em José.

Agora, releia a situação noticiada pela repórter:

> Neste ano, o município de Folhagens teve um aumento de 20% nos casos de tuberculose, enquanto o município de Florestas, na mesma região, teve aumento de apenas 1% na incidência de casos dessa doença.

A princípio, pode parecer que o número de casos de tuberculose no município de Florestas foi menor do que no município de Folhagens. Mas observe que a notícia não traz informações sobre a quantidade de casos anteriores.

Vejamos como as conclusões a respeito do aumento dos casos de tuberculose nos dois municípios podem mudar dependendo do contexto.

Observe o quadro a seguir, que mostra o número de casos de tuberculose nesses municípios no ano anterior à reportagem:

| Município | Número de casos no ano anterior |
|---|---|
| Folhagens | 5 |
| Florestas | 100 |

Vamos calcular o aumento do número de casos de tuberculose no ano da reportagem:

I. Município de Folhagens: 20% de 5 é $0{,}20 \cdot 5 = 1$

II. Município de Florestas: 1% de 100 é $0{,}01 \cdot 100 = 1$

Em ambos os municípios, houve o aumento de 1 caso de tuberculose: em Folhagens passou de 5 para 6 e em Florestas passou de 100 para 101.

> Em sua opinião, os novos casos de tuberculose podem ser considerados um problema de saúde pública para qualquer um dos municípios? Justifique sua resposta.

Suponha que tenhamos disponíveis outros dados sobre os dois municípios:

| Município | Número de habitantes |
|---|---|
| Folhagens | 10000 |
| Florestas | 500000 |

Vamos calcular a razão $\dfrac{\text{número de casos de tuberculose}}{\text{número de habitantes}}$ para o município de Folhagens:

$\dfrac{1}{10000}$, ou seja, 1 caso de tuberculose para cada um dos 10 mil habitantes.

Observe que:

$$\frac{1}{10000} = \frac{0,1}{1000} = \frac{0,01}{100} = 0,01\%$$

Assim, dizer que no município de Folhagens a incidência de tuberculose na população foi de 1 em cada 10000 habitantes é o mesmo que dizer que 0,01% da população apresentou a doença.

- Qual é a porcentagem de incidência de novos casos de tuberculose no município de Florestas?
- Em sua opinião, de acordo com as porcentagens de incidência de novos casos de tuberculose de cada município, em qual município a doença pode ser considerada um problema de saúde pública mais preocupante?

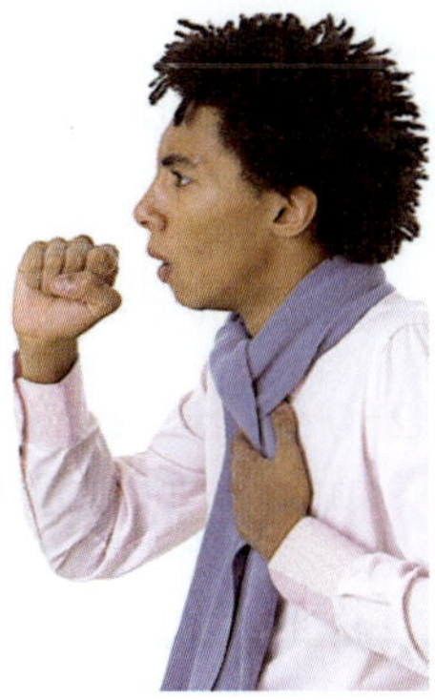
SHUTTERSTOCK

A tuberculose pode ser transmitida nas gotículas de saliva eliminadas pela respiração, tosse ou espirro. Em 2013, o Brasil diagnosticou 71 123 casos novos de tuberculose, ou seja, 34,5 em cada 100 000 habitantes.

## ATIVIDADES

**1.** Escreva cada razão a seguir na forma de porcentagem.

a) 18 em cada 100.
b) 1 em cada 2.
c) 2 em cada 5.
d) 3 em cada 4.
e) 6 em cada 25.
f) 30 em cada 200.
g) 8 em cada 10.
h) 6 em cada 30.

**2.** Calcule:

a) 20% de 40.
b) 10% de 80.
c) 40% de 50.
d) 30% de 20.
e) 5% de 600.
f) 8% de 200.
g) 15% de 60.
h) 2% de 1 000.

**3.** Determine a porcentagem correspondente à parte colorida em cada figura.

a)
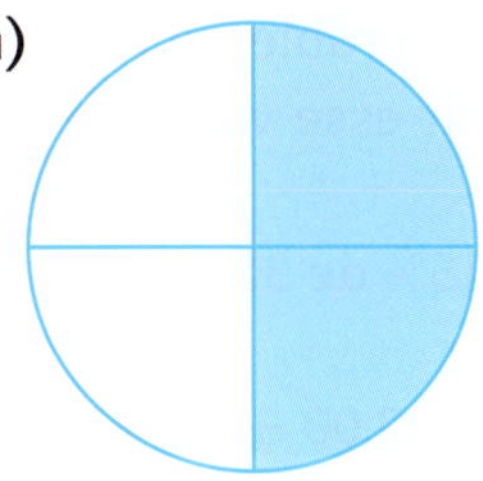

b)
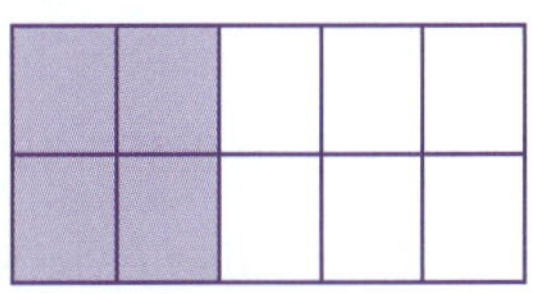

c)
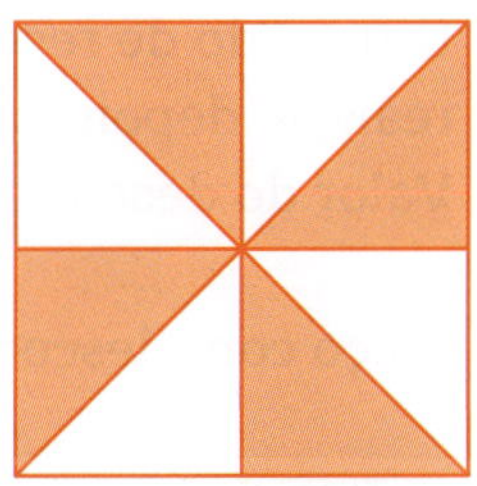

d)
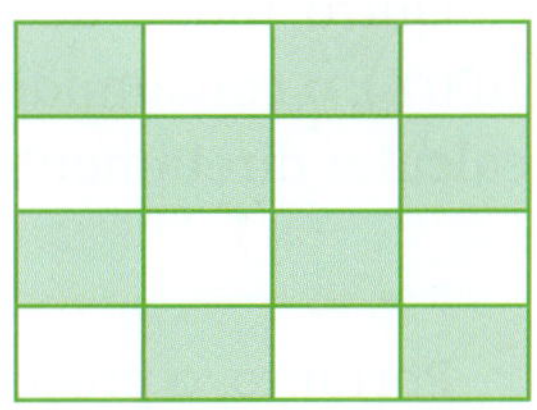

**4.** Uma pesquisa foi realizada com 80 garotos para saber o brinquedo preferido deles. Cada entrevistado poderia escolher apenas um brinquedo entre bola, bicicleta, pipa ou carrinho. O quadro a seguir mostra parte dos dados obtidos nessa pesquisa.

| Brinquedo preferido | Número de garotos | Porcentagem do total |
|---|---|---|
| Bola | 16 | |
| Bicicleta | | 10% |
| Pipa | 32 | |
| Carrinho | | |

Copie o quadro em seu caderno e complete-o com os dados que faltam.

**5. Calculadora**
A calculadora de Talita está com a tecla % quebrada. Escreva, em seu caderno, como ela poderá efetuar cada cálculo a seguir.

a) 50% de 24.
b) 25% de 72.
c) 10% de 65.
d) 75% de 40.

**6.** Sabendo que 30% dos 250 sócios de um clube praticavam natação, quantos sócios **não** praticavam natação?

**7.** Um quadrado tem área igual a 16 $cm^2$. Se aumentarmos as medidas dos lados desse quadrado em 10%, de quanto por cento será o aumento:

a) do seu perímetro?
b) da sua área?

**8.** João é pedreiro e precisa assentar 50 lajotas em uma sala. Do início da manhã até o meio-dia, quando parou para almoçar, ele conseguiu assentar 16 lajotas. Após o almoço, até o término do expediente, João assentou mais 50% do restante que faltava.
De acordo com essas informações, responda às questões a seguir.

a) Quantas lajotas João assentou ao todo?
b) Que percentual do total de lajotas ainda falta ser assentado?

**9.** Em uma escola, 400 alunos utilizam a internet para realizar pesquisas escolares e os 20% restantes usam somente livros, revistas e jornais.

a) Quantos alunos há nessa escola?
b) Quantos alunos usam somente livros, revistas e jornais?

# Aumentos e descontos

As porcentagens são usadas no dia a dia para indicar aumentos ou descontos nos preços de alguns produtos. Vejamos algumas dessas situações.

- **Situação 1**

Qual é o preço a ser pago à vista pela camisa na vitrine da loja?

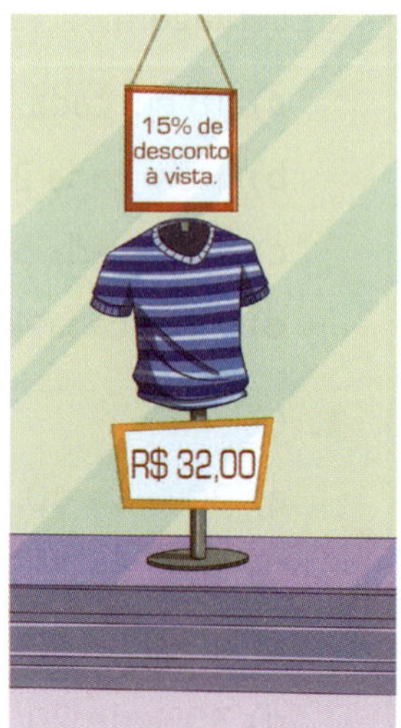

ESTÚDIO LAB 307

Um modo de resolver o problema é calcular o valor do desconto, 15% de 32 reais, e, depois, subtrair esse valor do preço total:

Valor do desconto:

$$15\% \text{ de } 32 \text{ é } 0{,}15 \cdot 32 = 4{,}80$$

Preço com desconto:

$$\text{R\\$ } 32{,}00 - \text{R\\$ } 4{,}80 = \text{R\\$ } 27{,}20$$

Outro modo de resolver o problema é considerar que, do preço total (100%), o consumidor pagará apenas 85% (pois 100% − 15% = 85%) e, então, calcular diretamente 85% de 32:

$$85\% \text{ de } 32 \text{ é } 0{,}85 \cdot 32 = 27{,}20$$

Portanto, o preço à vista da camisa é de R$ 27,20.

- **Situação 2**

Jonathan costuma pagar R$ 80,00 pela energia elétrica consumida. Mas a empresa divulgou que haverá um aumento. Qual será o novo valor da conta de energia elétrica de Jonathan?

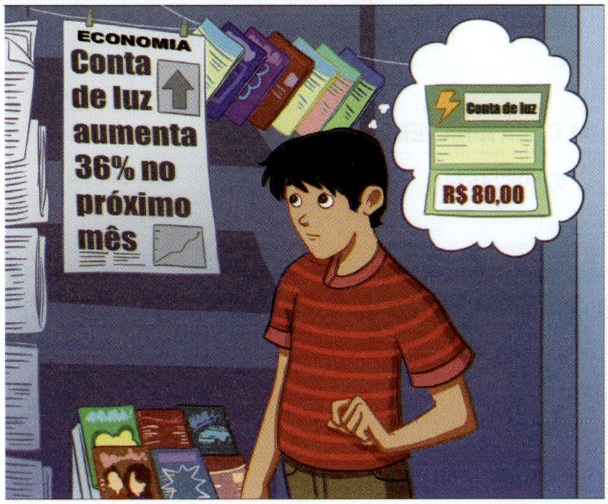
ECONOMIA
Conta de luz aumenta 36% no próximo mês
Conta de luz
R$ 80,00

ESTÚDIO LAB 307

Podemos calcular o valor do aumento, 36% de 80, e, depois, adicionar esse valor ao preço anterior:

Valor do aumento:

$$36\% \text{ de } 80 \text{ é } 0{,}36 \cdot 80 = 28{,}8$$

Preço com aumento:

$$\text{R\$ } 80{,}00 + \text{R\$ } 28{,}80 = \text{R\$ } 108{,}80$$

Outro modo de resolver o problema é considerar que o consumidor pagará o preço atual (100%) mais o acréscimo de 36%, totalizando 136% do preço atual. Acompanhe:

$$100\% + 36\% = \frac{100}{100} + \frac{36}{100} = 1 + 0{,}36 = 1{,}36$$

$$1{,}36 \cdot 80 = 108{,}80$$

O novo valor da conta de energia elétrica de Jonathan será R$ 108,80.

- **Situação 3**

Qual era o preço da geladeira antes do desconto?

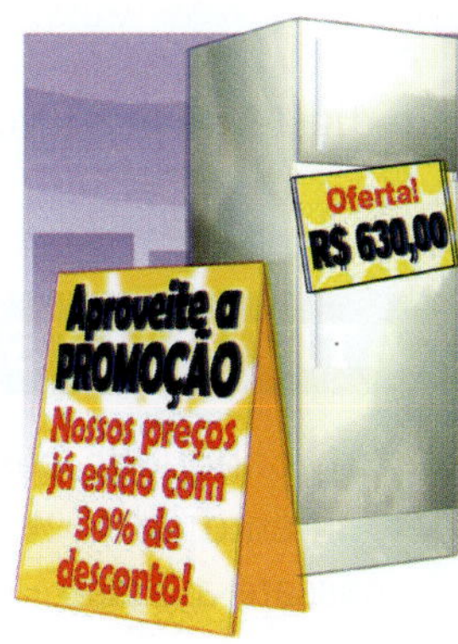
Oferta!
R$ 630,00
Aproveite a PROMOÇÃO
Nossos preços já estão com 30% de desconto!

DAWIDSON FRANÇA

Se o preço já está com 30% de desconto, significa que o valor R$ 630,00 corresponde a 100% − 30% = 70% do preço original, que indicaremos por **x**. Como 70% de **x** é igual a 630, podemos escrever:

$$0{,}70 \cdot x = 630$$

$$x = \frac{630}{0{,}70} = 900$$

O preço da geladeira antes do desconto era de R$ 900,00.

**Pista 1**

- Quanto a loja cobrou pelo valor do micro-ondas parcelado?
- Quanto Carlos pagou na primeira parcela?
- Qual é a diferença entre o valor da primeira parcela e o valor pago por Carlos?

- **Situação 4**

Quantos reais serão pagos se o boleto bancário abaixo for pago no dia 14 de outubro?

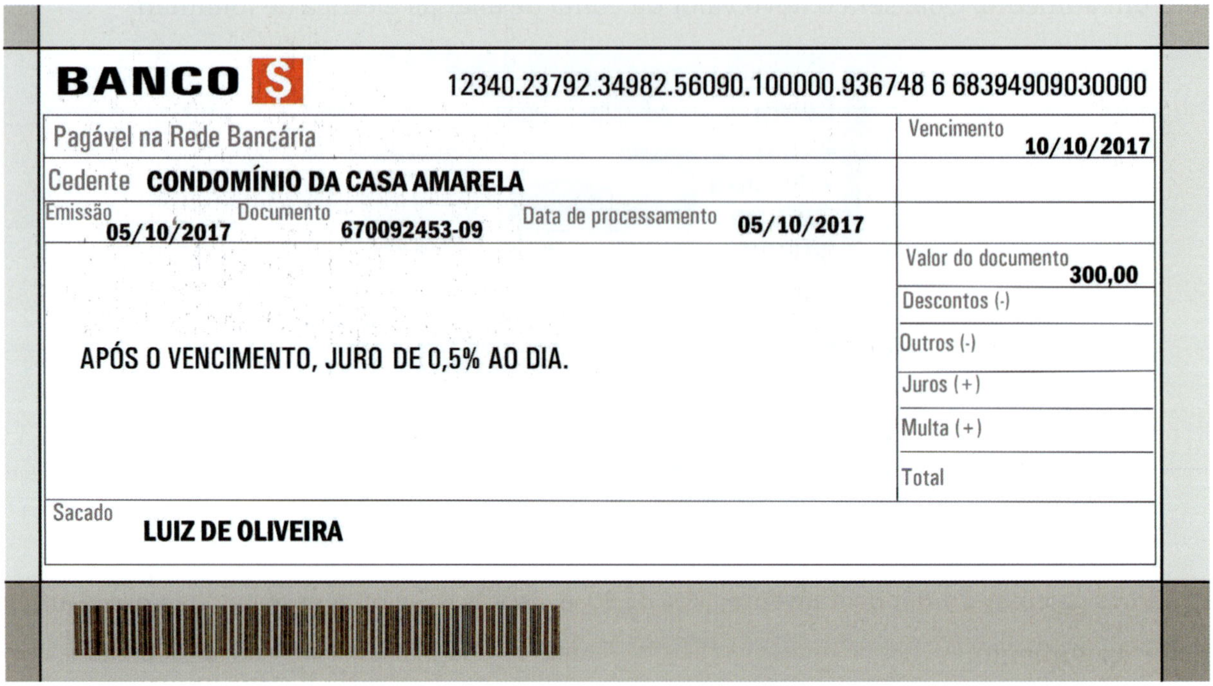

BANCO $ 12340.23792.34982.56090.100000.936748 6 68394909030000

| Pagável na Rede Bancária | Vencimento 10/10/2017 |
|---|---|
| Cedente **CONDOMÍNIO DA CASA AMARELA** | |
| Emissão 05/10/2017 · Documento 670092453-09 · Data de processamento 05/10/2017 | |
| | Valor do documento 300,00 |
| | Descontos (-) |
| APÓS O VENCIMENTO, JURO DE 0,5% AO DIA. | Outros (-) |
| | Juros (+) |
| | Multa (+) |
| | Total |
| Sacado **LUIZ DE OLIVEIRA** | |

DAWIDSON FRANÇA

A instrução "Após o vencimento, juro de 0,5% ao dia" indica que, se o boleto for pago após a data de vencimento, ou seja, após 10 de outubro, será acrescido 0,5% sobre o valor total, R$ 300,00, para cada dia de atraso. Vamos calcular quanto é 0,5% de 300, o valor diário do juro, e multiplicar o resultado pelo número de dias de atraso, 4 dias (pois $14 - 10 = 4$):

Juro diário:

$$0{,}5\% \text{ de } 300 \text{ é } 0{,}005 \cdot 300 = 1{,}50$$

Total de juros:

$$4 \cdot 1{,}50 = 6{,}00$$

Valor total a ser pago:

$$\text{R\$ } 300{,}00 + \text{R\$ } 6{,}00 = \text{R\$ } 306{,}00$$

No dia 14 de outubro, o valor a ser pago é de R$ 306,00.

## ATIVIDADES

**10.** Um brinquedo custava R$ 24,00 e terá um aumento de 10% em seu preço. Quanto ele passará a custar?

**11.** Roberta levou sua bicicleta a uma assistência técnica para consertá-la. O preço do conserto seria de R$ 80,00, mas, após negociar, ela conseguiu reduzi-lo para R$ 64,00. Qual foi o percentual de desconto obtido por Roberta?

**12. Calculadora**

Lucas trabalha como vendedor em uma loja de roupas. Todos os produtos dessa loja receberam um aumento de 10% e precisam ter suas etiquetas remarcadas com o novo valor. Lucas foi calcular o preço com o acréscimo de uma camisa que custava R$ 60,00; no entanto, sua calculadora está com a tecla % quebrada. Quais teclas ele poderá apertar para calcular o preço da camisa? Escreva em seu caderno.

**13.** Em uma loja de eletrodomésticos, após sofrer uma redução de 40% no preço, uma televisão passou a custar R$ 649,80. Quanto custava essa televisão antes dessa redução de preço?

**14. Cálculo mental**

Determine o número **x** em cada caso.

a) 50% de **x** é igual a 180.

b) 20% de **x** é igual a 45.

c) 25% de **x** é igual a 32.

d) **x**% de 200 é igual a 30.

**15.** Um biscoito era vendido em embalagens de 250 g ao preço de R$ 5,00. Depois de algum tempo, esse mesmo biscoito passou a ser vendido em embalagens de 200 g e o preço passou a ser R$ 6,00.
De acordo com essas informações, responda às questões a seguir.

a) Qual era o preço pago por cada grama do biscoito de 250 g?

b) Quanto passou a custar cada grama desse biscoito?

c) Qual foi o percentual de aumento no preço desse biscoito?

**16.** Para fabricar determinado produto, uma empresa gastava R$ 10,00 por unidade e a vendia por R$ 12,00. Após a compra de novas máquinas, a fabricação do mesmo produto passou a custar R$ 8,00 a unidade.
De acordo com essas informações, responda:

a) Qual foi o percentual de redução no custo de fabricação de cada unidade desse produto?

b) Sabendo que o preço de venda não sofreu alteração, qual é a porcentagem de lucro obtido na venda de cada unidade desse produto?

**17.** Raquel deve 12 parcelas de R$ 140,00 de um empréstimo feito ao banco. Ao renegociar sua dívida, o gerente do banco fez duas propostas: pagar apenas 11 das 12 parcelas restantes ou pagar todas as parcelas com desconto de 9% em cada uma delas.
Com base nessas informações, responda:

a) Qual opção é mais vantajosa para Raquel?

b) Quantos reais ela pagará a menos em relação à dívida real escolhendo a opção mais vantajosa?

## ATIVANDO HABILIDADES

(Obmep) A figura mostra quatro quadrados iguais dentro de um quadrado maior. A área em cinza é 128 cm² e a área de cada quadrado menor é igual a 9% da área do quadrado maior. Qual é a área do quadrado maior?

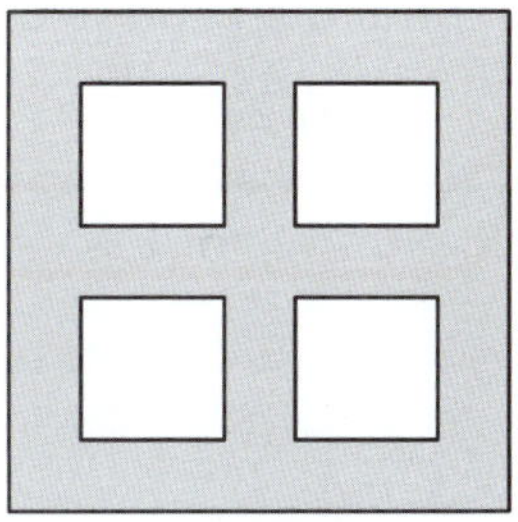

a) 128 cm²

b) 162 cm²

c) 200 cm²

d) 210 cm²

e) 240 cm²

### Entendimento do problema

Primeiro precisamos identificar a pergunta do problema: qual é a área do quadrado maior?

Para responder à pergunta, é importante observar que a área do quadrado maior corresponde à área em cinza adicionada à área dos quatro quadrados menores juntos. Além disso, sabemos que a área em cinza é igual a 128 cm² e a área de cada quadrado menor corresponde a 9% da área do quadrado maior.

### Elaboração de uma estratégia

Uma maneira de obter a área do quadrado maior é determinando qual é o percentual da área dos quatro quadrados menores juntos, em relação à área do quadrado maior. Depois, calcular o percentual da área em cinza em relação à área do quadrado maior. E, por fim, calcular quantos centímetros correspondem à área do quadrado maior.

### Execução da estratégia

Se a área de cada quadrado menor corresponde a 9% da área do quadrado maior, então a área dos quatro quadrados menores corresponderá a $4 \cdot 9\% = 36\%$ da área do quadrado maior.

Logo, a região cinza corresponde a $100\% - 36\% = 64\%$ da área do quadrado maior. Sendo assim, a área cinza de 128 cm² corresponde a 64% da área do quadrado maior.

Para saber quantos centímetros quadrados correspondem a 1% da área do quadrado maior, calculamos:

$$128 \text{ cm}^2 : 64 = 2 \text{ cm}^2$$

Assim, cada 1% da área do quadrado maior equivale a 2 cm². Multiplicando a área por 100, obtemos a área do quadrado maior:

$$100 \cdot 2 \text{ cm}^2 = 200 \text{ cm}^2$$

Portanto, a área do quadrado maior é igual a 200 cm².

### Análise da solução

A área da região cinza corresponde a $\frac{128}{200} = \frac{128 : 2}{200 : 2} = \frac{64}{100}$, ou seja, 64% da área total.

A área restante corresponde a $100\% - 64\% = 36\%$, que, dividida por 4, corresponde a 9% da área total, como indicado no enunciado.

Resposta: alternativa **c**.

## É a sua vez!

(Obmep) Num armazém, uma dúzia de ovos e 10 maçãs tinham o mesmo preço. Depois de uma semana, o preço dos ovos caiu 2% e o da maçã subiu 10%. Quanto se gastará a mais na compra de uma dúzia de ovos e de 10 maçãs?

**a)** 2% **b)** 4% **c)** 10% **d)** 12% **e)** 12,2%

## Pista 2

Observe novamente o boleto e o comprovante de pagamento.

- Qual era o dia de vencimento do boleto?
- Em qual dia foi efetuado o pagamento?
- Quantos dias Carlos atrasou o pagamento da primeira parcela?
- Quanto é cobrado em caso de atraso?
- Quanto é, aproximadamente, 1% de R$ 147,95? E 2%?
- Lembre que o valor restante da primeira parcela foi somado ao da segunda. Sendo assim, quantos reais Carlos pagou na segunda parcela?

**Desvende o enigma**

- Quanto Carlos pagou pelo micro-ondas?

1. Veja a seguir como André calculou 20% de 60.

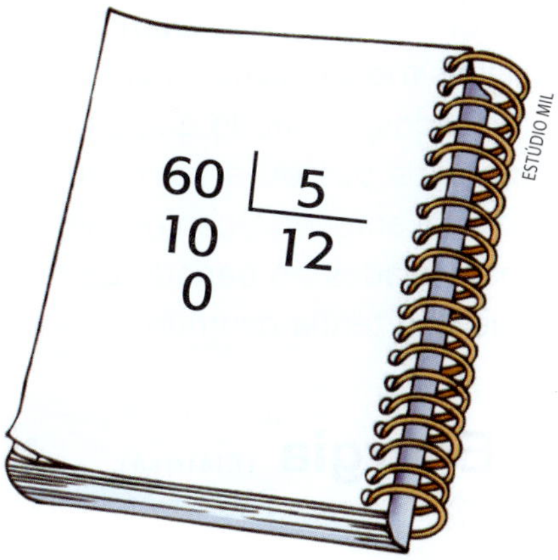


Explique a estratégia usada por André.

2. Uma piscina tem 8 m de comprimento, 4 m de largura e 1,2 m de profundidade. Lembrando que a capacidade é dada pelo produto do comprimento pela largura e pela profundidade, responda:

   a) Qual é a capacidade, em metros cúbicos, dessa piscina?

   b) Se o comprimento, a largura e a profundidade forem 20% maiores, qual será a capacidade aproximada da piscina, em metros cúbicos?

3. Em uma eleição, participaram 25 000 eleitores. Cada eleitor pode escolher entre votar em um dos dois candidatos, anular o voto ou votar em branco. O candidato que venceu recebeu 60% dos votos, houve 5 000 votos brancos ou nulos e os votos restantes foram para o candidato que perdeu a eleição. Responda:

   a) Quantas pessoas votaram no candidato que perdeu a eleição?

   b) Qual é o percentual de votos do candidato derrotado?

4. Marcela arremessou algumas bolas na cesta de basquete e acertou 70% dos arremessos. Sabendo que ela errou 6 arremessos, quantos arremessos ela realizou no total?

5. Para ir de Belo Horizonte a Blumenau percorrem-se aproximadamente 1 258 km de automóvel, ou 956 km de avião. De quantos por cento, aproximadamente, é o aumento da distância percorrida por automóvel em relação à percorrida por avião?

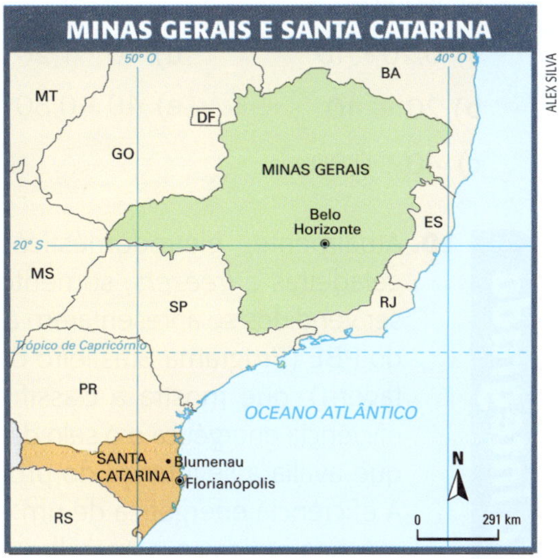


IBGE. *Atlas geográfico escolar*. 6. ed. Rio de Janeiro: IBGE, 2012. p. 90.

6. O funcionário de uma empresa recebe certo valor por hora trabalhada de segunda a sexta-feira. E, quando trabalha aos sábados, a empresa paga 50% a mais por hora trabalhada. Se o funcionário recebeu R$ 480,00 pelas 8 horas trabalhadas no sábado, determine:

   a) O valor da hora de trabalho desse funcionário aos sábados.

   b) O valor de sua hora de trabalho de segunda a sexta-feira.

7. Com base no gráfico a seguir, responda: o percentual da população rural no Brasil aumentou ou diminuiu em relação à população urbana no período de 1991 a 2010?

**População residente, urbana e rural**
**Brasil – 1991/2010**

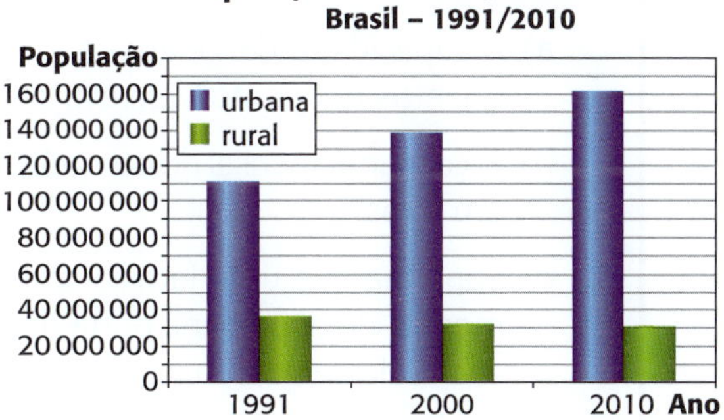


Fonte: IBGE. Censo Demográfico 2010.

teia do saber

teia integrada

8. Um produto com 20% de desconto em seu preço foi vendido por R$ 40,00. Indique a alternativa que melhor representa o cálculo do preço desse produto sem o desconto.

a) 0,20 · 40
b) 20 + 40
c) 40 : 0,80
d) 40 · 1,20
e) 40 · 0,80

9. Em uma escola infantil, havia 20 alunos matriculados no período da manhã, sendo que 60% destes eram meninas. Após alguns meses, alguns meninos foram matriculados, de modo que o percentual de meninos passou a ser o dobro do percentual anterior. Quantos meninos foram matriculados no período da manhã para que isso tenha ocorrido?

10. Atualmente, eletrodomésticos, como geladeiras e *freezers*, somente podem ser vendidos se apresentarem a etiqueta do PBE (Programa Brasileiro de Etiquetagem), que mostra a classificação da eficiência energética e o selo do Inmetro, que avalia a segurança do produto.
A eficiência energética de um eletrodoméstico indica se o aparelho consome pouca ou muita energia elétrica para realizar as suas funções.
Atitudes como manter o congelador limpo e com pouco gelo ajudam a economizar energia elétrica. Além disso, estudos indicam que, deixando de abrir a geladeira desnecessariamente, é possível economizar entre 50 e 120 kWh de energia elétrica ao longo de 1 ano.

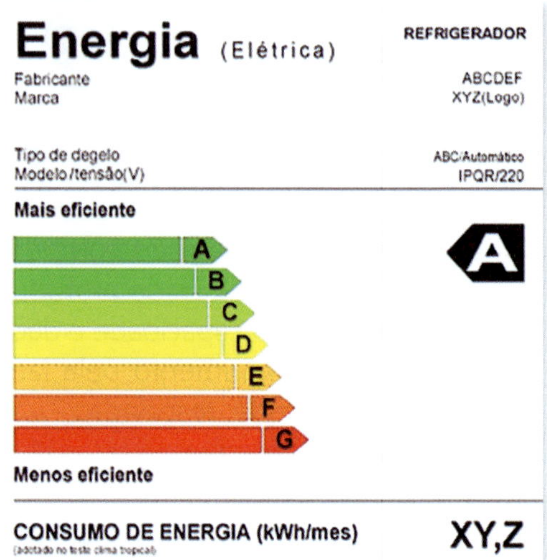


ELETROBRAS/PROCEL

Fontes de pesquisa: IDEC. <http://www.idec.org.br/em-acao/revista/economize-energia/materia/quanto-voce-gasta-com-energia-eletrica/pagina/383>; INMETRO. <http://www2.inmetro.gov.br/pbe/a_etiqueta.php>. Acessos em: 19 mar. 2015.

Observe na tabela a seguir o consumo mensal de energia segundo a capacidade em litros de alguns modelos de geladeiras comercializados em nosso país.

**Geladeiras**

| Modelo | Capacidade em litros | Consumo mensal (kWh) |
|---|---|---|
| A | 280 | 25,0 |
| B | 310 | 28,1 |
| C | 360 | 31,5 |

Fonte: Agência Nacional de Energia Elétrica.

Com base nessas informações, responda às questões a seguir.

a) A capacidade da geladeira C é maior do que a capacidade da geladeira A em quantos por cento? Escreva o resultado aproximado.

b) O consumo mensal dessas geladeiras aumenta na mesma proporção da capacidade em litros?

c) Suponha que uma família consuma em média 200 kWh ao mês, e, ao adotar a medida de não abrir a porta desnecessariamente, economizou 90 kWh no último ano. Calcule quanto por cento do valor médio de seu consumo mensal diminuiu.

d) Você e seus familiares adotam medidas para economizar energia elétrica?

# 2 Organização de dados

## Tabelas

Alice fez um trabalho escolar que consistiu em um levantamento de qual animal de estimação cada um dos seus 20 colegas de classe tinha em casa. Ela percebeu que nenhum dos alunos pesquisados possuía mais de um tipo de animal de estimação. Alice registrou os dados obtidos no caderno. Veja as anotações a seguir.

Como podemos organizar esses dados de modo a facilitar a sua análise?

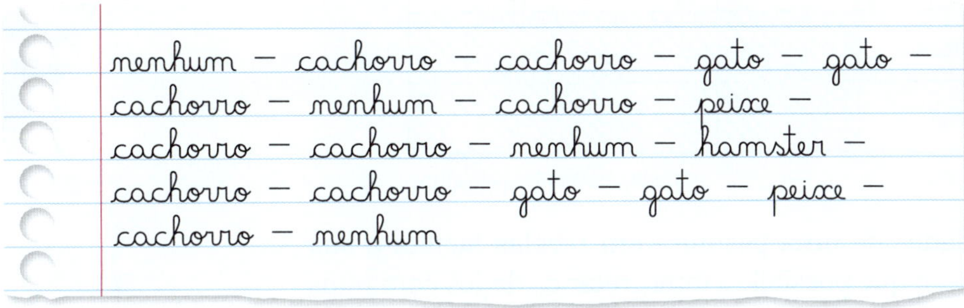


ILUSTRAÇÕES: BIS

Podemos organizá-los adotando o seguinte procedimento:

1º – Agrupar os dados em grupos, conforme a resposta dada por cada aluno:

2º – Organizar os dados em uma tabela.

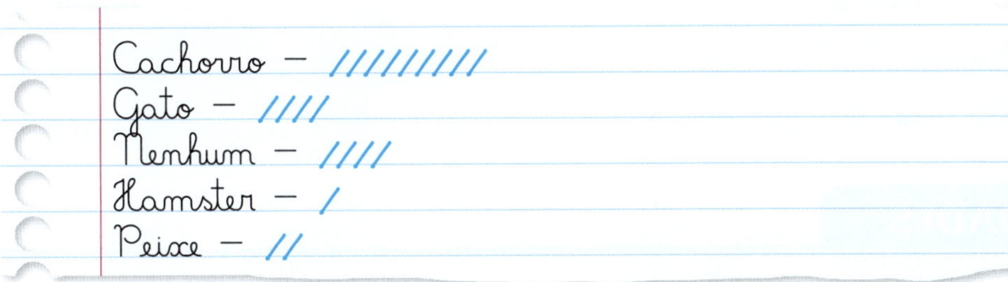


Conforme vimos no volume do 6º ano, as tabelas são compostas de fileiras horizontais (linhas) e fileiras verticais (colunas).

Na primeira coluna da tabela, vamos colocar os tipos de animais de estimação que os alunos responderam: cachorro, gato, peixe, *hamster* ou nenhum. Em seguida, registramos, na segunda coluna, a quantidade de alunos que indicou cada um dos tipos de animais. O número de vezes que cada resposta foi indicada é chamado de **frequência absoluta**.

**Animais de estimação dos alunos do 7º ano**

| Tipos de animais de estimação | Frequência absoluta |
|---|---|
| Cachorro | 9 |
| Gato | 4 |
| Nenhum | 4 |
| *Hamster* | |
| Peixe | |

Dados elaborados pelo autor.

Calculando a razão $\frac{\text{frequência absoluta}}{\text{total}}$ para cada grupo indicado nas linhas da tabela, obtém-se a **frequência relativa**, como se mostra a seguir:

**Animais de estimação dos alunos do 7º ano**

| Tipos de animais de estimação | Frequência absoluta | Frequência relativa |
|---|---|---|
| Cachorro | 9 | $\frac{9}{20} = \frac{9 \cdot 5}{20 \cdot 5} = \frac{45}{100} = 45\%$ |
| Gato | 4 | $\frac{4}{20} = \frac{4 \cdot 5}{20 \cdot 5} = \frac{20}{100} = 20\%$ |
| Nenhum | 4 | $\frac{4}{20} = \frac{4 \cdot 5}{20 \cdot 5} = \frac{20}{100} = 20\%$ |
| *Hamster* | | |
| Peixe | | |

Dados elaborados pelo autor.

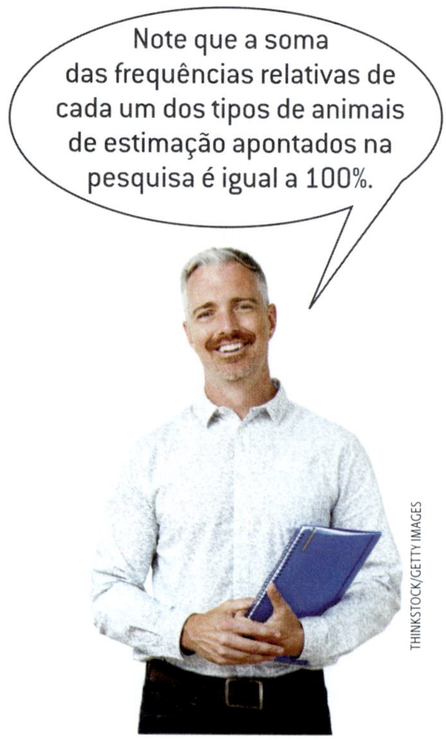
Note que a soma das frequências relativas de cada um dos tipos de animais de estimação apontados na pesquisa é igual a 100%.

THINKSTOCK/GETTY IMAGES

Organizar dados de uma pesquisa em tabelas facilita a sua leitura e análise, o que possibilita interpretar os dados com mais rapidez e eficiência.

- Complete as tabelas anteriores com as frequências que faltam.

## ATIVIDADES

**18.** Uma pesquisa de mercado realizada para saber com que frequência os clientes de certo supermercado realizavam suas compras pela internet obteve os seguintes resultados:

**Compras realizadas pela internet**

| Quantidade de compras | Quantidade de consumidores |
|---|---|
| Nenhuma | 50 |
| 1 vez por mês | 35 |
| 2 vezes por mês | 10 |
| Mais de 2 vezes por mês | 5 |

Dados elaborados pelo autor.

a) Quantas pessoas responderam à pesquisa?

b) Copie a tabela em seu caderno, acrescente uma coluna à direita dela e calcule a frequência relativa de cada grupo indicado nas linhas da tabela.

**19.** A tabela a seguir mostra o grau de escolaridade de 50 funcionários de uma empresa.

**Escolaridade dos funcionários da empresa KL Exportação**

| Escolaridade | Frequência absoluta | Frequência relativa |
|---|---|---|
| Ensino Fundamental completo | 8 | |
| Ensino Médio completo | 12 | |
| Ensino Superior incompleto | 17 | |
| Ensino Superior completo | 13 | |

Dados elaborados pelo autor.

Copie a tabela em seu caderno e complete-a com os dados que faltam.

**20.** Camila realizou uma pesquisa com 25 moradoras do seu bairro para um trabalho da escola. Ela desejava saber quantos filhos tinha cada moradora. Veja a seguir os dados obtidos por Camila.

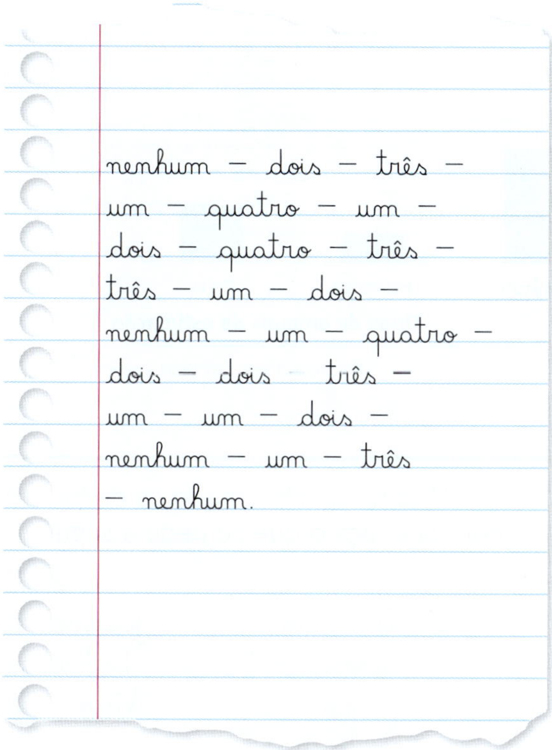


Organize esses dados em uma tabela agrupando-os de forma conveniente e, em seguida, calcule a frequência relativa.

**21.** A síndica de um prédio de 5 andares realizou uma pesquisa para saber a quantidade de moradores por apartamento. Para isso, registrou os dados em um quadro. Observe a seguir as anotações feitas por ela.

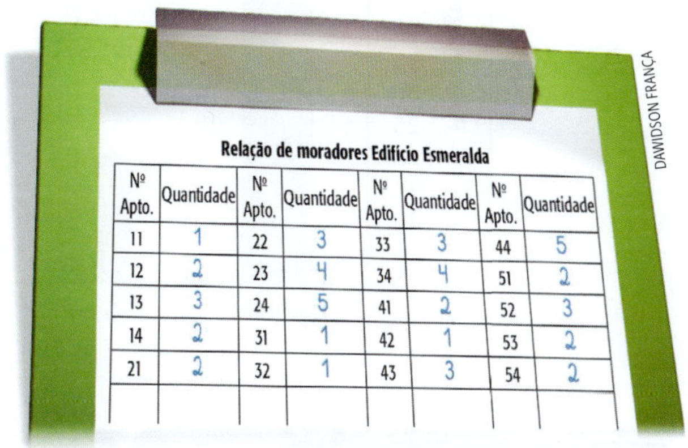

**Relação de moradores Edifício Esmeralda**

| Nº Apto. | Quantidade | Nº Apto. | Quantidade | Nº Apto. | Quantidade | Nº Apto. | Quantidade |
|---|---|---|---|---|---|---|---|
| 11 | 1 | 22 | 3 | 33 | 3 | 44 | 5 |
| 12 | 2 | 23 | 4 | 34 | 4 | 51 | 2 |
| 13 | 3 | 24 | 5 | 41 | 2 | 52 | 3 |
| 14 | 2 | 31 | 1 | 42 | 1 | 53 | 2 |
| 21 | 2 | 32 | 1 | 43 | 3 | 54 | 2 |

DAWIDSON FRANÇA

Copie a tabela a seguir em seu caderno e complete-a com os dados que estão faltando.

| Quantidade de moradores por apartamento | Frequência absoluta | Frequência relativa |
|---|---|---|
| 1 | | |
| 2 | | |
| 3 | | |
| 4 | | |
| 5 | | |

Dados elaborados pelo autor.

# Gráfico de barras

Os gráficos permitem representar visualmente os dados obtidos e organizados na forma de uma tabela. Vamos representar os dados da tabela intitulada "Animais de estimação dos alunos do 7º ano" na forma de um gráfico de barras verticais.

**Animais de estimação dos alunos do 7º ano**

| Tipos de animais de estimação | Frequência absoluta | Frequência relativa |
|---|---|---|
| Cachorro | 9 | 45% |
| Gato | 4 | 20% |
| Nenhum | 4 | 20% |
| *Hamster* | 1 | 5% |
| Peixe | 2 | 10% |

Dados elaborados pelo autor.

Para construir o gráfico correspondente a essa tabela, construímos dois eixos, um horizontal e outro vertical, escolhemos uma escala adequada para o eixo vertical e desenhamos os retângulos de modo que a medida da altura de cada retângulo coincida com o valor no eixo vertical correspondente:

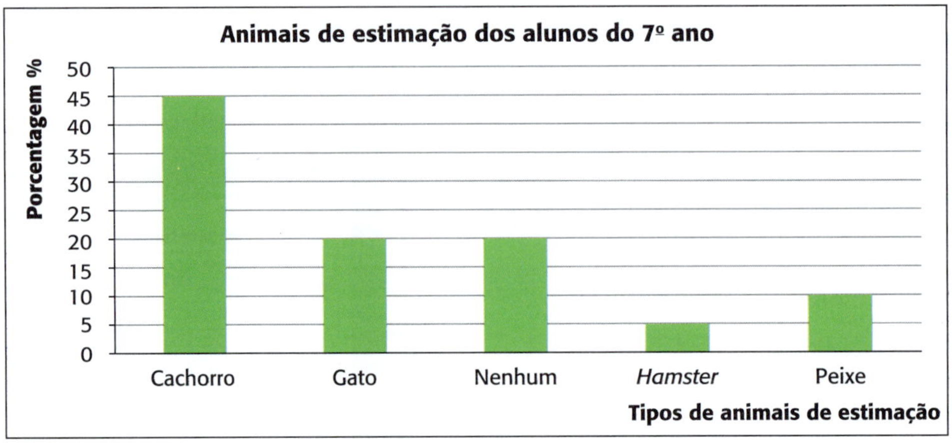


Dados elaborados pelo autor.

## ATIVIDADES

**22.** O gráfico a seguir mostra o percentual de alunos do 7º ano segundo a quantidade de questões respondidas corretamente em uma prova de 5 questões.

**Percentual de alunos do 7º ano segundo a quantidade de acertos na prova**

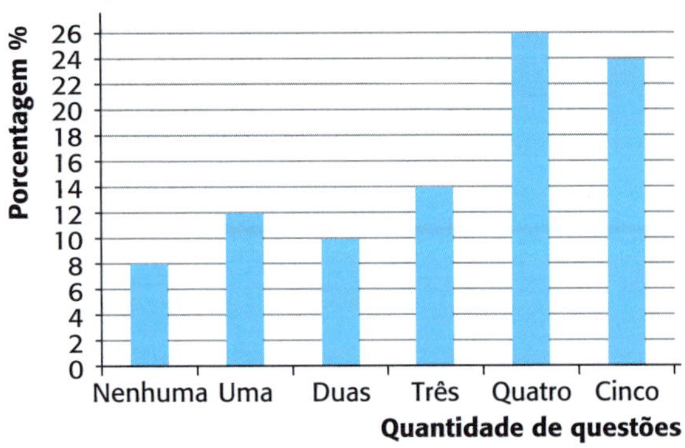


Dados elaborados pelo autor.

De acordo com os dados apresentados, responda às questões.

a) Qual é o percentual de alunos que acertou exatamente três questões?

b) O percentual de alunos que acertou cinco questões é maior do que o percentual de alunos que acertou apenas quatro questões?

c) Se 50 alunos fizeram essa prova, quantos alunos acertaram apenas duas questões?

**23.** Célia fez uma pesquisa com 20 colegas de classe para saber quantos irmãos tinha cada um. Veja no quadro abaixo os dados obtidos por ela e faça o que se pede a seguir.

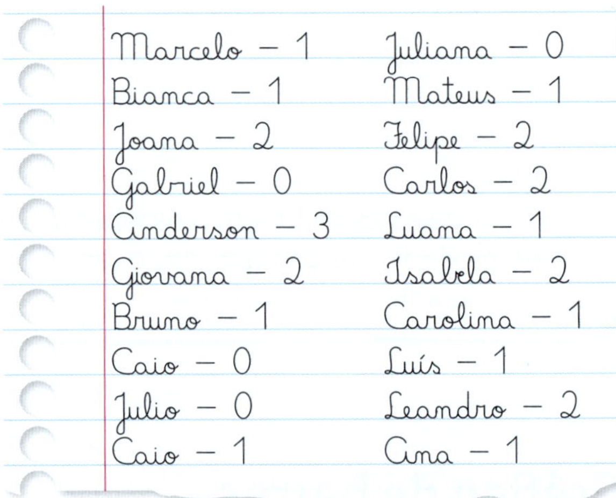


a) Copie a tabela a seguir em seu caderno e complete-a com as frequências absoluta e relativa.

**Quantos irmãos têm os alunos do 7º ano**

| Quantidade | Frequência absoluta | Frequência relativa |
|---|---|---|
| 0 | | |
| 1 | | |
| 2 | | |
| 3 | | |

Dados elaborados pelo autor.

b) Construa, em seu caderno, um gráfico de barras verticais para representar os dados obtidos nessa pesquisa.

**24.** Uma empresa de publicidade realizou uma pesquisa de mercado com 200 consumidores a respeito da preferência pelas seguintes marcas de sabão em pó: A, B, C e D. Cada entrevistado escolheu apenas uma marca de sabão. Observe o gráfico a seguir com os resultados obtidos nessa pesquisa.

**Marca de sabão preferida pelos consumidores**

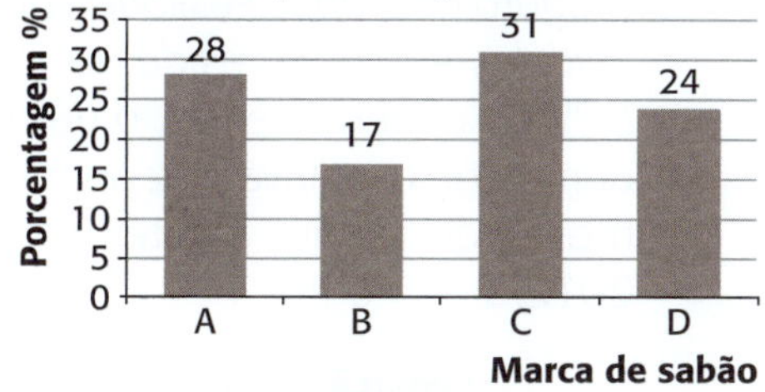


Dados elaborados pelo autor.

a) Qual é o percentual de consumidores que escolheu a marca de sabão A?

b) Quantos consumidores preferem a marca de sabão D?

c) Qual é a diferença entre o número de consumidores que escolheram a marca de sabão C e os que escolheram a marca B?

**25. Atividade em grupo**

Escolha, juntamente com seus colegas e professor, um tema do interesse de todos para realizar uma pesquisa. Coletem os dados e, em seguida, organizem-nos em uma tabela.

**26.** O técnico de um time de basquete decidiu comparar o desempenho de dois atletas de seu time durante três dias para decidir quem seria o titular no próximo jogo. Como ambos eram excelentes jogadores, ele decidiu comparar o rendimento dos jogadores avaliando a porcentagem de cestas convertidas. Durante 3 dias, cada jogador fez 100 arremessos, e a porcentagem de cestas convertidas foi apresentada em um gráfico de barras verticais.

**Cestas convertidas (%)**

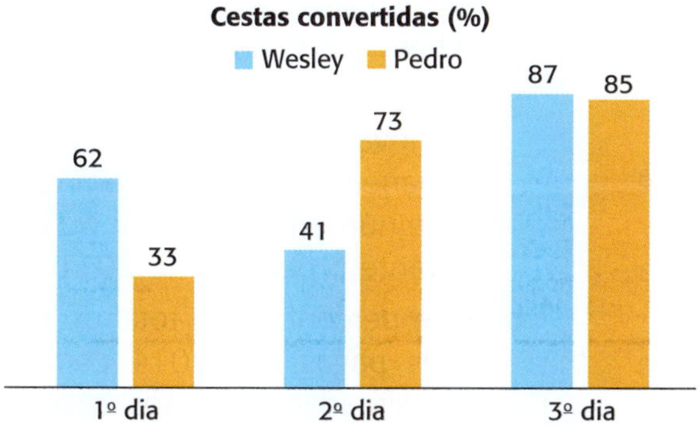


Dados elaborados pelo autor.

Com base nessas informações, responda:

a) Em qual dia o percentual de pontos marcados por Wesley foi menor?

b) O percentual de pontos marcados por Pedro aumentou ou diminuiu durante esse período?

c) Qual dos jogadores obteve melhor desempenho no 3º dia?

d) Em sua opinião, qual dos jogadores deveria ser escolhido como titular? Justifique sua resposta.

**27.** O número de domicílios residenciais brasileiros com máquina de lavar roupa aumentou de 2012 para 2013. Entre esses dois anos, a porcentagem de domicílios com outros bens duráveis também sofreu alteração, como é possível observar no gráfico a seguir.

**Percentual de domicílios com alguns bens duráveis no Brasil (2012/2013)**

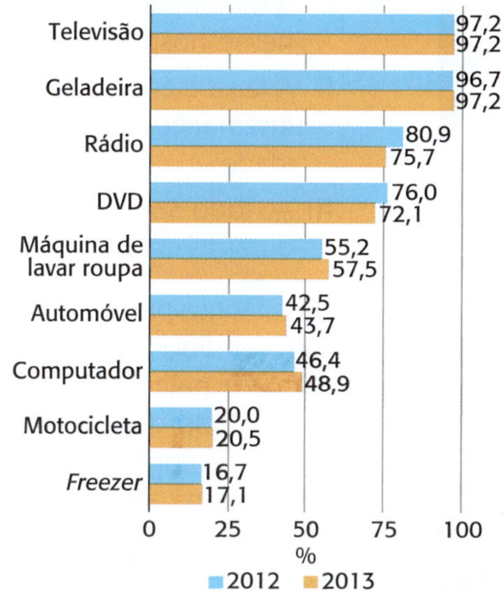


Fonte: IBGE. Diretoria de Pesquisas, Coordenação de Trabalho e Rendimento, Pesquisa Nacional por Amostra de Domicílios 2012/2013.

De acordo com os dados do gráfico, responda às questões a seguir.

a) O percentual de domicílios que não sofreu alteração durante esses dois anos refere-se a qual bem durável?

b) O percentual de domicílios com quais bens duráveis diminuiu de 2012 para 2013?

c) O percentual de domicílios com computador em 2012 é maior do que o percentual de domicílios com automóvel em 2013?

teia do saber

**1.** Em um hospital, os dados relacionados ao número de internações em uma semana foram organizados conforme mostrado na tabela a seguir.

**Número de internações de 15 a 21 de março**

| | Até 19 anos de idade | De 20 a 39 anos de idade | De 40 a 59 anos de idade | A partir de 60 anos de idade | Total |
|---|---|---|---|---|---|
| Homens | 1 | 7 | 9 | 18 | |
| Mulheres | 0 | 13 | 5 | 15 | |
| Total | | | | | |

Dados elaborados pelo autor.

a) Copie a tabela em seu caderno e complete-a com os dados que estão faltando.

b) Classifique cada afirmação a seguir em verdadeira ou falsa, de acordo com os dados da tabela.

I. A maior parte das pessoas internadas nesse hospital é do sexo masculino.

II. A faixa etária com o maior número de internações foi a de 40 a 59 anos de idade.

III. Ao todo 33 mulheres foram internadas durante essa semana.

**2.** Uma fábrica produz palitos de fósforo que são vendidos e embalados em caixas com 40 palitos cada. O departamento de controle de qualidade dessa fábrica realizou a contagem do número de palitos em uma amostra com 20 caixas. Os resultados obtidos estão indicados no quadro a seguir.

| | | | | |
|---|---|---|---|---|
| 39 | 40 | 40 | 40 | 41 |
| 39 | 40 | 41 | 41 | 40 |
| 39 | 41 | 41 | 40 | 38 |
| 39 | 38 | 38 | 39 | 41 |

De acordo com essas informações, faça o que se pede a seguir.

a) Construa, em seu caderno, uma tabela com a distribuição de frequências.

b) Qual é a porcentagem de caixas de palitos de fósforo da amostra que não possuem 40 palitos?

**3.** Os dados a respeito dos acidentes de trânsito em nosso país revelam que nos últimos anos aumentou o número de pessoas que ficaram em situação de invalidez permanente, na qual a pessoa perde a capacidade de exercer qualquer trabalho. A tabela a seguir mostra o número total de indenizações pagas aos acidentados (*Seguro de Danos Pessoais causados por Veículos Automotores de via Terrestre, ou DPVAT*) e, dentre estas, o número de indenizações por invalidez permanente nos meses de janeiro a setembro de 2011, 2012, 2013 e 2014.

**Evolução das indenizações pagas pelo Seguro DPVAT**

| | Indenizações pagas DPVAT | Indenizações de invalidez permanente | População brasileira (em milhões) |
|---|---|---|---|
| jan. a set./2014 | 559 123 | 430 322 | 202,7 |
| jan. a set./2013 | 445 833 | 324 387 | 200,4 |
| jan. a set./2012 | 355 647 | 238 798 | 198,7 |
| jan. a set./2011 | 256 479 | 165 592 | 192,9 |

Fonte: <http://www.viverseguronotransito.com.br/2014/12/evolucao-das-indenizacoes-pagas-pelo-seguro-dpvat-alerta-para-violencia-no-transito>. Acesso em: 11 maio 2015.

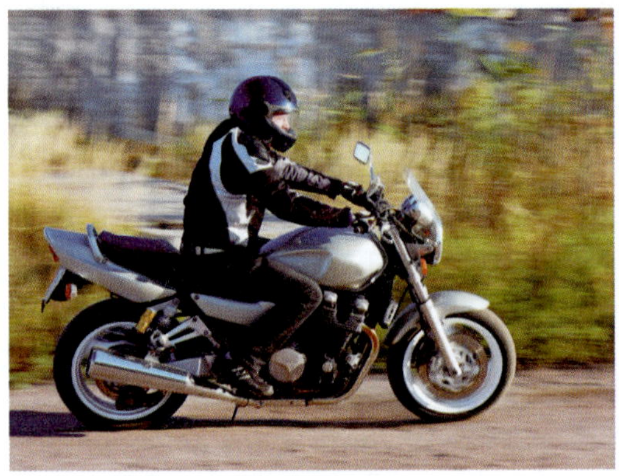

SHUTTERSTOCK

O uso de capacete e luvas e o respeito às normas de trânsito são importantes para a redução do número de acidentes com invalidez permanente.

Com base nos dados da tabela, responda:

a) Compare o número de indenizações por invalidez permanente nos meses de janeiro a setembro em cada ano. Esse número aumentou ou diminuiu durante o período de 2011 a 2014?

b) Que percentual do total de indenizações pagas em 2014 corresponde, aproximadamente, aos casos de indenizações por invalidez permanente?

**4.** Uma empresa entrevistou 10 funcionários de seu departamento de recursos humanos sobre a satisfação em relação ao trabalho e obteve os resultados da tabela ao lado.

| Funcionário | Satisfação |
|---|---|
| A | MS |
| B | S |
| C | I |
| D | S |
| E | S |
| F | MS |
| G | MS |
| H | MS |
| I | S |
| J | I |

MS = Muito satisfeito
S = Satisfeito
I = Insatisfeito

Com base nesses dados, faça o que se pede a seguir.

**a)** Organize os dados apresentados em uma tabela com apenas três categorias: muito satisfeito, satisfeito e insatisfeito. Em seguida, indique suas respectivas frequências absolutas e relativas.

**b)** Construa, em seu caderno, um gráfico de barras para representar os dados da tabela.

**5.** A distribuição populacional no Brasil não é uniforme, pois existem regiões com uma grande concentração de habitantes, enquanto em outras a concentração é menor. Os dados a seguir mostram em qual região se encontram as cidades com mais de 1 milhão de habitantes no Brasil.

**Número de municípios com mais de 1 milhão de habitantes (2014)**

| Região | Frequência absoluta |
|---|---|
| Sudeste | 6 |
| Nordeste | 5 |
| Sul | 2 |
| Centro-Oeste | 2 |
| Norte | 2 |

Fonte: IBGE. <http://saladeimprensa.ibge.gov.br/noticias?view=noticia&id=1&busca=1&idnoticia=2704>. Acesso em: 16 mar. 2015.

**a)** Qual é a porcentagem do total de municípios apresentados que se encontra nas regiões Sudeste ou Nordeste?

**b)** Construa o gráfico de barras verticais correspondente a esses dados.

teia integrada

**6.** O tráfico de animais silvestres é proibido por lei, mas, apesar disso, é comum a apreensão desses animais pelos órgãos fiscalizadores do Brasil. De acordo com o levantamento realizado pela RENCTAS (Rede Nacional Contra o Tráfico de Animais Silvestres), para cada 10 animais traficados, apenas 1 sobrevive. Veja na tabela a seguir alguns dados sobre o tráfico de animais no Brasil.

**Animais traficados no Brasil (de 1999 a 2000)**

| Tipo | Frequência relativa |
|---|---|
| Aves | 82% |
| Répteis | 3% |
| Mamíferos | 1% |
| Outros | 14% |

ZANONE FRAISSAT/FOLHAPRESS

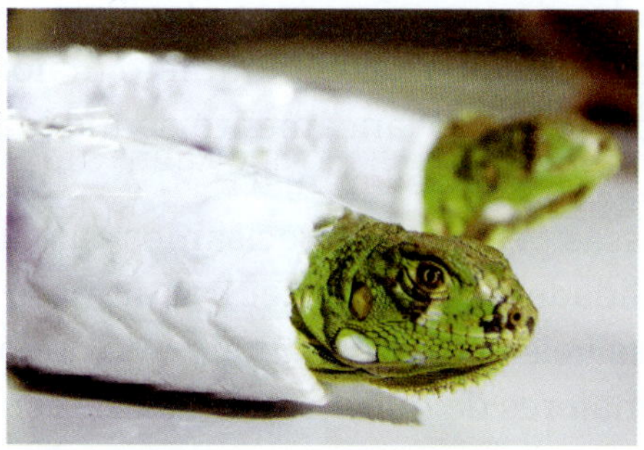

O tráfico de animais é a terceira maior atividade ilegal do mundo, perde apenas para o tráfico de armas e de drogas.

Fonte: RENCTAS. <http://www.renctas.org.br/wp-content/uploads/2014/02/REL_RENCTAS_pt_final.pdf>. Acesso em: 19 mar. 2015.

De acordo com essas informações, responda:

**a)** Que porcentagem do total de animais comercializados pelo tráfico sobrevive?

**b)** Supondo que, durante esse período, 999 990 aves foram traficadas, determine quantos répteis e mamíferos foram traficados.

**c)** Em sua opinião, quais atitudes podemos adotar para combater o tráfico de animais silvestres?

# 3 A ideia de probabilidade

Considere as situações a seguir:

- **Situação 1**

Paulo joga um dado sobre a superfície de uma mesa e observa a face voltada para cima.

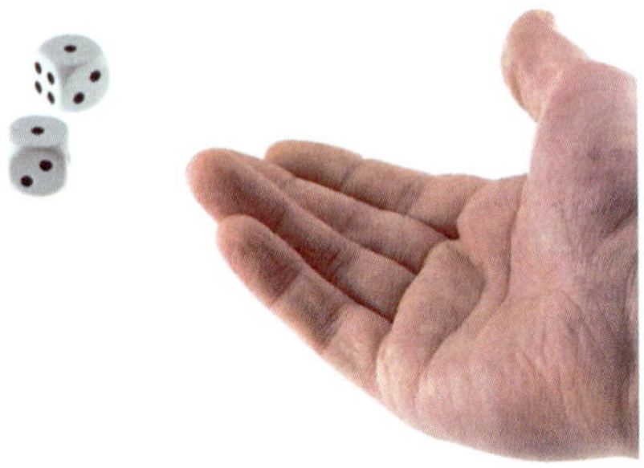

THINKSTOCK/GETTY IMAGES

- **Situação 2**

Um árbitro de futebol lança uma moeda ao alto para decidir, no "cara ou coroa", qual das duas equipes começa o jogo com a posse da bola.

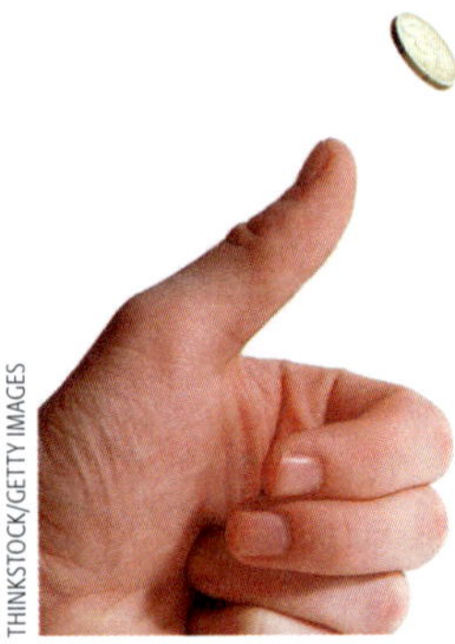

THINKSTOCK/GETTY IMAGES

- **Situação 3**

Adriana retira, ao acaso, uma bala de um recipiente com 14 unidades.

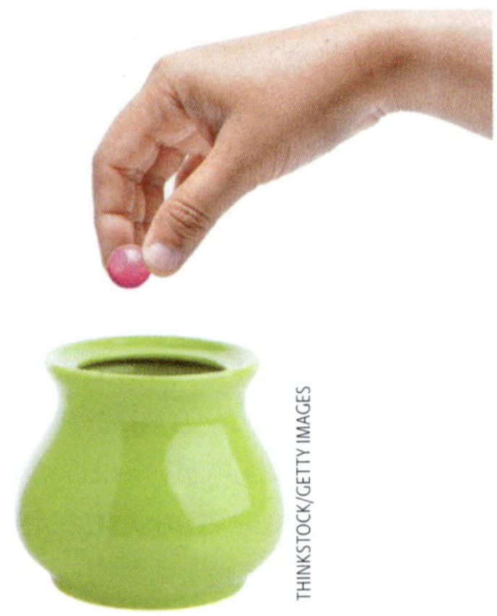

SHUTTERSTOCK

THINKSTOCK/GETTY IMAGES

Nessas situações não é possível prever, com certeza, qual resultado será obtido.

Na primeira situação, o dado de Paulo pode parar com qualquer uma de suas seis faces voltadas para cima.

Na segunda situação, em que o árbitro lança uma moeda, pode-se obter como resultado a face "cara" ou a face "coroa" voltada para cima e, em cada caso, uma equipe diferente começará o jogo com a posse de bola.

Na terceira situação, Adriana pode retirar qualquer uma das 14 balas do recipiente.

Situações como essas, que podem produzir resultados diferentes quando repetidas em idênticas condições, são chamadas de **experimentos aleatórios**.

Mas qual é a chance de Paulo tirar um número maior do que 4 no lançamento do dado? Qual é a chance de o árbitro obter cara no lançamento da moeda? Qual é a chance de a bala retirada aleatoriamente por Adriana ter sabor de laranja?

Para responder a essas perguntas, precisamos calcular a **probabilidade** de um evento:

- Qual é a probabilidade de Paulo obter um número maior do que 4 no lançamento do dado?

Há 6 resultados possíveis para o lançamento do dado: 1, 2, 3, 4, 5 ou 6. Desses resultados, apenas os números 5 e 6 são maiores do que 4, ou seja, são resultados ou casos favoráveis ao nosso evento. Supondo que cada resultado tem a mesma chance de ocorrer, a probabilidade de sair um número maior do que 4 é de 2 em 6, ou:

$$\frac{2}{6} = \frac{1}{3}$$

A probabilidade de sair um número maior do que 4 no lançamento de um dado é igual a $\frac{1}{3}$.

> Quando, em um dado, há chances iguais de sair qualquer uma das faces, dizemos que o dado é **não** viciado. Nesta unidade vamos considerar dados e moedas não viciados.

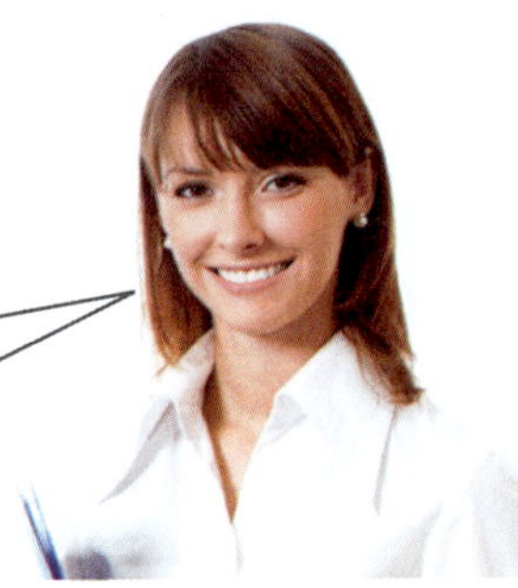

THINKSTOCK/GETTY IMAGES

- Qual é a probabilidade de o árbitro obter "cara" no lançamento da moeda?

Vamos assumir que os 2 resultados possíveis para o lançamento de uma moeda (cara ou coroa) têm a mesma chance de ocorrer. Apenas um dos resultados é face "cara", ou seja, há apenas 1 resultado ou caso favorável ao nosso evento. Assim, a probabilidade de sair "cara" no lançamento da moeda é de 1 em 2, ou:

$$\frac{1}{2} = 50\%$$

A probabilidade de obter "cara" no lançamento de uma moeda é 50%.

- Adriana tem um recipiente com 14 balas, das quais 5 possuem sabor de morango, 5 sabor de laranja e 4 sabor de limão. Sabendo que todas as balas têm a mesma chance de serem escolhidas, qual é a probabilidade de Adriana retirar, ao acaso, uma bala com sabor de laranja?

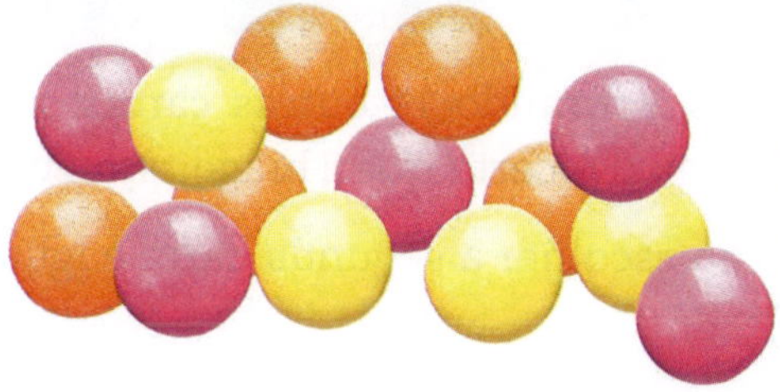
THINKSTOCK/GETTY IMAGES

Há 14 resultados possíveis para a retirada de uma bala, dos quais apenas 5 são balas com sabor de laranja, ou seja, há apenas 5 resultados ou casos favoráveis ao nosso evento. Assim, a probabilidade de Adriana retirar, ao acaso, uma bala com sabor de laranja é de 5 em 14, ou:

$$\frac{5}{14}$$

A probabilidade de retirar, ao acaso, uma bala com sabor de laranja é igual a $\frac{5}{14}$.

A probabilidade de ocorrência de um evento aleatório (sair um número maior do que 4 no lançamento de um dado; sair cara no lançamento de uma moeda; retirar aleatoriamente uma bala com sabor de laranja de um recipiente), considerando um conjunto finito de resultados possíveis e igualmente prováveis, é dada por meio da razão:

$$\text{Probabilidade de ocorrência de um evento} = \frac{\text{número de casos favoráveis}}{\text{número total de casos}}$$

A probabilidade de ocorrência de um evento é um número maior ou igual a zero e menor ou igual a 1.

Quando a probabilidade de um evento ocorrer é igual a zero, dizemos que se trata de um **evento impossível**.

Exemplo:

- No lançamento de um dado comum, sair um número maior do que 6 é um evento impossível.

Quando a probabilidade de ocorrência de um evento é igual a 1, dizemos que se trata de um **evento certo**.

Exemplo:

- Sair uma bola preta no sorteio de uma urna que contenha somente bolas pretas é um evento certo.

Veja outros exemplos de situações envolvendo o cálculo de probabilidade.

- **Situação 4**

Thiago tem um jogo de memória com 12 cartas. Cada dupla de cartas tem uma mesma figura. Ele organizou o jogo colocando as cartas aleatoriamente sobre a mesa e começou o jogo escolhendo uma delas. Qual é a probabilidade de Thiago formar um par de cartas iguais ao escolher a segunda carta?

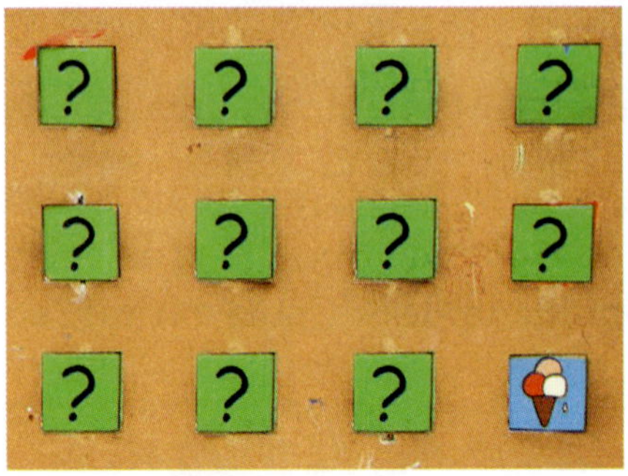

SUZYCO/GETTY IMAGES

Thiago retirou uma das cartas, sobrando 11 outras cartas sobre a mesa. Como existe apenas mais uma carta com uma figura igual à carta que Thiago tem em mãos, a probabilidade de Thiago formar um par de cartas iguais ao escolher a segunda carta é igual a 1 em 11, ou seja, $\frac{1}{11}$.

- **Situação 5**

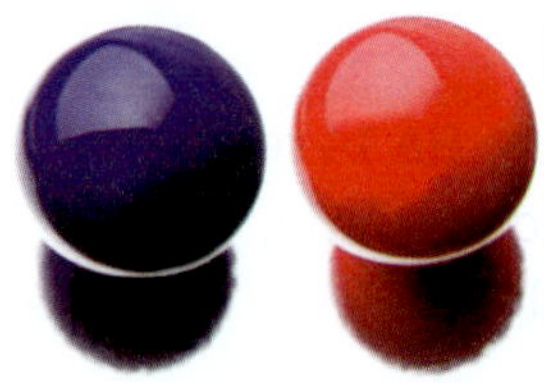
THINKSTOCK/GETTY IMAGES

Uma urna contém 2 bolinhas, uma vermelha e outra azul. Alexandre sorteou uma bolinha aleatoriamente, devolveu-a para a urna e sorteou novamente uma bolinha. O que é mais provável que ocorra com as bolinhas sorteadas: ambas serem da mesma cor ou de cores diferentes?

Vamos representar a situação por meio de um esquema: na primeira fileira horizontal (linha) escrevemos as duas possibilidades de cores; na segunda linha, escrevemos novamente, para cada caso, as duas possibilidades e as ligamos por meio de segmentos, que representam cada uma das combinações possíveis:

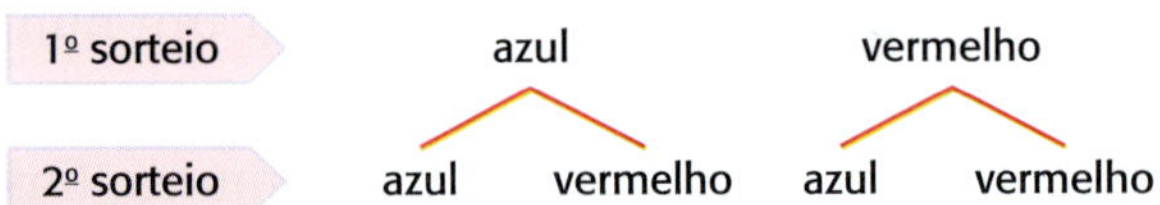


Combinações: azul/azul; azul/vermelho; vermelho/azul; vermelho/vermelho. Portanto, aplicando a definição de probabilidade, temos:

- Bolinhas da mesma cor: 2 em 4 ou $\frac{2}{4}$, ou na forma percentual 50%.
- Bolinhas de cores diferentes: 2 em 4 ou $\frac{2}{4}$, ou na forma percentual 50%.

## ATIVIDADES

**28.** No interior de uma caixa há 4 bolas azuis, 3 bolas vermelhas e 3 bolas pretas iguais. Qual é a probabilidade de se retirar ao acaso dessa caixa uma bola de cor azul?

**29.** No lançamento de um dado comum não viciado, qual é a probabilidade de se obter:

a) um número menor do que 5?

b) um número múltiplo de 3?

c) um número menor do que 1?

d) um número inteiro positivo?

**30.** Em uma sala de aula há 18 meninas e 14 meninos. Um aluno será sorteado para auxiliar a professora na feira de Ciências que será realizada na escola. Qual é a probabilidade de se sortear:

a) um menino.

b) uma menina.

**31.** Uma roleta tem a forma de um círculo dividido em 8 regiões de mesma área, como mostra a figura a seguir.

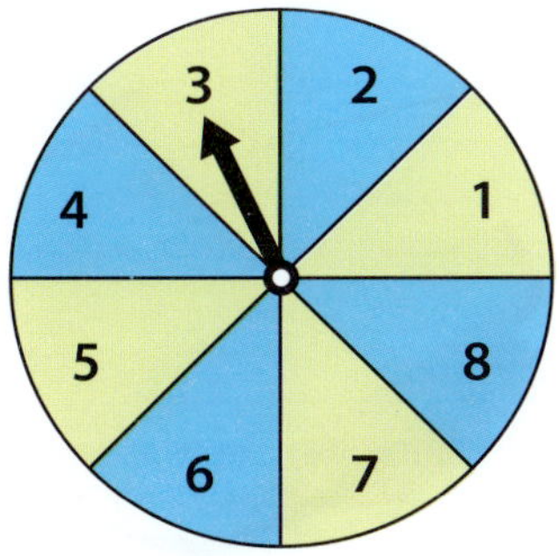


Obtenha a probabilidade de, em um sorteio ao acaso, o ponteiro parar sobre:

a) um número par.

b) um número múltiplo de 3.

c) um número múltiplo de 3 que também seja par.

**32.** A Associação de Moradores do bairro de Julio distribuiu fichas numeradas em quatro ruas do bairro para que os moradores concorressem ao sorteio de uma cesta de Natal. Em cada casa foi entregue apenas uma ficha. O número de fichas entregues em cada rua do bairro está indicado no quadro a seguir.

| Rua | Número de fichas entregues |
|---|---|
| Violeta | 27 |
| Jasmim | 13 |
| Gerânio | 42 |
| Girassol | 18 |

Qual é a probabilidade de que a ficha sorteada pertença a um morador da rua:

a) Violeta?

b) Gerânio?

**33.** Uma urna tem 10 bolas de mesmo tamanho, sendo 5 brancas e 5 pretas. Quantas bolas pretas devem ser colocadas nessa urna para que a probabilidade de que se retire uma bola preta em um sorteio seja igual a $\frac{2}{3}$?

**34.** Vítor tem uma urna com três fichas numeradas: uma com o número 1, outra com o número 2 e uma terceira com o número 5. Duas fichas são sorteadas para formar um número de 2 algarismos, sendo que a 1ª ficha sorteada corresponde ao algarismo das dezenas e a 2ª ficha, ao das unidades.

a) Quantos números de 2 algarismos podem ser formados nesse sorteio?

b) Qual é a probabilidade de o número formado ser par?

**35.** Em uma bandeja há 40 pastéis, sendo que 60% deles são de carne, 12, de queijo e o restante, de calabresa. Qual é a probabilidade de um pastel retirado ao acaso dessa bandeja ser de calabresa?

**36.** Marcelo e Teresa brincavam com um jogo no qual lançavam dois dados e calculavam a soma dos números, que indicava o número de casas que seus peões deviam avançar no tabuleiro. Observe a figura a seguir que mostra a posição do tabuleiro em determinado momento da partida.

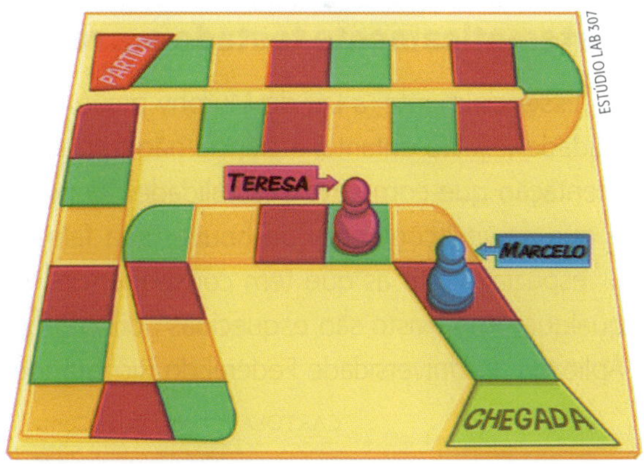


Sabendo que o jogador só vence a partida se obtiver o número exato de casas para chegar à casa final, calcule:

a) Qual é a probabilidade de Marcelo vencer a partida na próxima jogada?

b) E qual é a probabilidade de Teresa vencer a partida na jogada seguinte?

## SAIBA MAIS

# Lei de Murphy: "Se algo pode dar errado, vai dar errado"

Você já deve ter ouvido falar na Lei de Murphy. Ela explica por que a fila do lado anda sempre mais rápido que a nossa, ou por que a questão da prova exige justamente aquele conteúdo que você não teve tempo pra estudar... Sim, é esta lei que garante que a probabilidade de um pão cair com o lado da manteiga para baixo é 100%!

Mas será que os matemáticos concordam com isso?

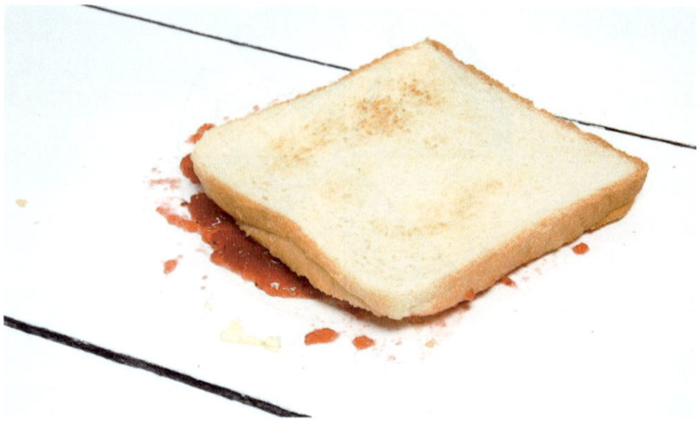

URSULA KLAWITTER/MASTERFILE/LATINSTOCK

Fatia de pão que caiu com o lado da geleia para baixo.

### Deu errado

Em 1949, o médico militar John Stapp realizou um experimento na base Edwards da força aérea americana, na Califórnia, a fim de testar o impacto da gravidade sobre o corpo humano em casos de acidente. Para medir a força do impacto, o engenheiro espacial Edward Murphy Jr. acoplou quatro sensores ao aparelho, uma espécie de trenó que corria em trilho. Ironicamente, o engenheiro acabou vítima do azar: ao fim do experimento, descobriu-se que seu assistente tinha afixado todos os contadores ao contrário, o que zerou os valores registrados. Irritado, Murphy teria pronunciado a famosa máxima: "Se existem duas ou mais maneiras de fazer algo, e uma dessas maneiras pode terminar em desastre, alguém irá adotá-la".

[...]

### Matematicamente testado e... reprovado

Essencialmente, a Lei de Murphy prevê o resultado final de situações hipotéticas – o que envolve probabilidade [...]. No entanto, a ciência não fornece nenhuma prova concreta de que o princípio tenha uma fundamentação que comprove sua validade. "O principal motivo pelo qual nos identificamos com a Lei de Murphy é que as situações em que houve uma falha no que estava previsto são lembradas por um longo período – especialmente as que têm consequências desagradáveis –, enquanto as situações que transcorrem sem qualquer imprevisto são esquecidas", diz o professor Carlos Hoppen, do departamento de Matemática Pura e Aplicada da Universidade Federal do Rio Grande do Sul (UFRGS).

CARTOLA – Agência de Conteúdo. Tudo tende a dar errado? Saiba o que diz a ciência sobre a Lei de Murphy. Disponível em: <http://www.terra.com.br/noticias/educacao/infograficos/lei-de-murphy-vc-sabia>. Acesso em: 17 mar. 2015.

## Para explorar

1. Converse com os colegas e o professor sobre a afirmação: "A probabilidade de um pão cair com o lado da manteiga para baixo é 100%". Você concorda com ela?
2. O professor Carlos Hoppen oferece uma explicação para justificar por que tantas pessoas dão credibilidade à Lei de Murphy. Você concorda com a explicação? Justifique sua resposta.

# Jogo das moedas

## Jogadores

- Grupos de 4 alunos.

## Material

- Cartolina para tabuleiro.
- 3 moedas.
- 3 peões ou marcadores coloridos (um para cada jogador).
- 4 fichas de papel indicadas, respectivamente, por P, Q, R e S.

## Como fazer tabuleiro e fichas

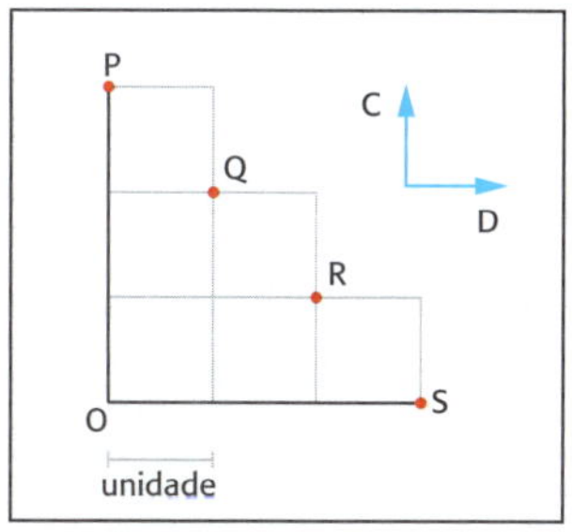


- Recortar uma tira da cartolina para confeccionar 4 fichas. Em cada ficha, escreva uma letra: P, Q, R e S.
- No restante da cartolina, com o auxílio de uma régua, desenhe o tabuleiro conforme modelo ao lado.

## Regras

- O jogo é iniciado com o peão dos jogadores na posição O do tabuleiro.
- Sorteia-se uma ficha para cada jogador com a indicação do ponto final ao qual o jogador deve chegar com sua jogada.
- Em sua vez, o jogador lança 3 moedas: para cada moeda lançada, há duas possibilidades:
  **a)** se sair a face "cara", o jogador avança uma unidade para a direita (D).
  **b)** se sair a face "coroa", ele avança uma unidade para cima (C).

Por exemplo, se sair a sequência cara-coroa-coroa (DCC), o jogador avança 1 casa para a direita, depois 1 casa para cima e, finalmente, 1 casa para cima, chegando ao ponto Q, conforme indicado na figura ao lado.

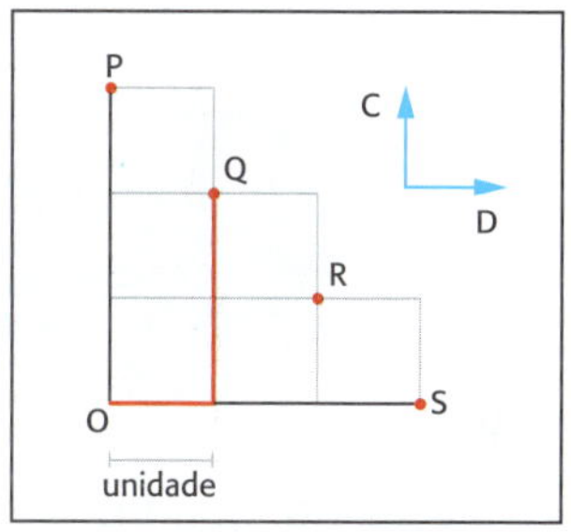


**1.** Joguem 8 partidas e registrem o nome do ganhador de cada partida e o ponto ao qual ele chegou. Em seguida, contem quantas vezes saiu cada um dos pontos vencedores: P, Q, R e S.

**2.** Vamos analisar o jogo.

**a)** Reproduza o quadro a seguir e complete-o com as oito possibilidades de resultados no lançamento das 3 moedas:

| Movimento da 1ª moeda | Movimento da 2ª moeda | Movimento da 3ª moeda | Posição final |
|---|---|---|---|
| D | D | D | S |
| D | D | C | R |
| D | C | D | R |

**b)** Qual é a probabilidade de um jogador que sorteou a posição P vencer a partida?

**c)** E um jogador que escolheu a posição Q? E R? E S?

**d)** Compare as probabilidades dos itens **b** e **c** com a resposta da primeira questão. Elas são parecidas?

**1.** Uma pesquisa realizada com 50 estudantes sobre o meio de locomoção usado para ir e voltar à escola revelou que a metade deles vai a pé, 15, de transporte coletivo e o restante, de carro. Sabendo que nenhum dos alunos usa mais de um meio de locomoção, responda: qual é a probabilidade de que, para ir à escola, um desses alunos, escolhido ao acaso, **não** use:

a) carro?

b) carro ou transporte coletivo?

**2.** Uma rede de supermercados de uma cidade lançou a seguinte promoção:

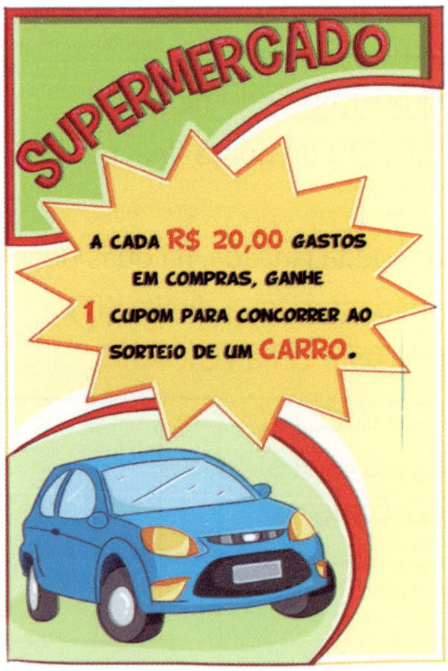
SUPERMERCADO
A CADA R$ 20,00 GASTOS EM COMPRAS, GANHE 1 CUPOM PARA CONCORRER AO SORTEIO DE UM CARRO.

ESTÚDIO LAB 307

Veja no quadro a seguir o número de cupons colocados na urna de acordo com a região da cidade em que foi efetuada a compra:

| Região onde a compra foi efetuada | Número de cupons depositados na urna |
|---|---|
| Central | 2 400 |
| Norte | 600 |
| Sul | 800 |
| Leste | 2 200 |
| Oeste | 1 200 |
| Total | 7 200 |

Sabendo que apenas uma pessoa será premiada, responda:

a) Qual é a probabilidade de sortear o cupom de uma pessoa que comprou na região sul da cidade?

b) Qual é a probabilidade de sortear o cupom de uma pessoa que **não** comprou na região central da cidade?

**3.** Um restaurante fez uma pesquisa para descobrir o mês de aniversário de seus clientes. Para incentivar a participação das pessoas, o restaurante decidiu sortear um jantar entre as pessoas que respondessem à pesquisa. Os resultados da pesquisa são mostrados no gráfico a seguir.

**Mês de nascimento**

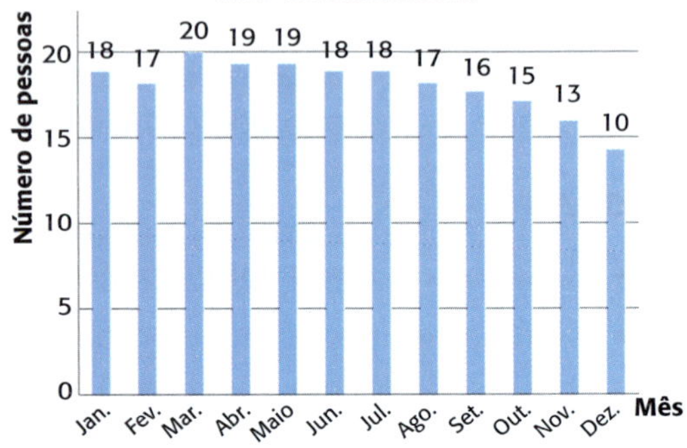


Dados elaborados pelo autor.

Responda:

a) Quantas pessoas participaram da pesquisa?

b) Qual é a probabilidade de a pessoa sorteada ter nascido em março?

c) Qual é a probabilidade de a pessoa sorteada **não** ter nascido em julho?

**4.** Uma urna tem **x** bolas pretas, 2x + 1 bolas brancas e x − 4 bolas azuis. Sabendo que há, ao todo, 21 bolas na urna, determine a probabilidade de sortear, ao acaso, uma bola:

a) Preta. b) Branca. c) Azul.

**5.** As características dos alunos de uma sala de aula quanto ao sexo e à idade foram organizadas no quadro a seguir:

| Sexo \ Idade | 13 anos | 14 anos |
|---|---|---|
| Masculino | 11 | 5 |
| Feminino | 6 | 8 |

Calcule a probabilidade de que um aluno dessa sala, escolhido ao acaso, seja:

a) uma menina.

b) um menino de 14 anos de idade.

6. Em um jogo de pescaria de uma festa junina foram colocados 30 peixinhos de plástico idênticos flutuando na água, cada qual identificado secretamente por um número de 1 a 30. Quando uma criança pesca um peixe, ela ganha um prêmio. Se o peixe tiver um número primo, a criança recebe um jogo de damas, caso contrário, ela recebe um jogo de dardos.

Se uma criança pescou um peixe ao acaso, qual é a probabilidade de ela ter ganhado:

a) um jogo de damas?

b) um jogo de dardos?

**teia integrada**

7. A doença celíaca é uma doença do intestino delgado que provoca diversas reações no organismo, como diarreia, cólicas intestinais e outras associadas à má absorção de nutrientes pelo organismo. As reações ocorrem quando a pessoa ingere alimentos que contêm glúten, uma proteína presente em alguns cereais, como trigo, cevada e centeio. A doença celíaca transmite-se de forma hereditária, ou seja, de pais para filhos. Caso uma pessoa tenha a doença, a probabilidade de um parente de 1º grau – pais, filhos ou irmãos – também ser celíaco é igual a 10%. Na população em geral, cerca de 1 em cada 200 pessoas é portadora da doença celíaca.

Fonte de pesquisa: <http://www.fbg.org.br/arquivos/inform_j9jvvs.pdf>. Acesso em: 17 mar. 2015.

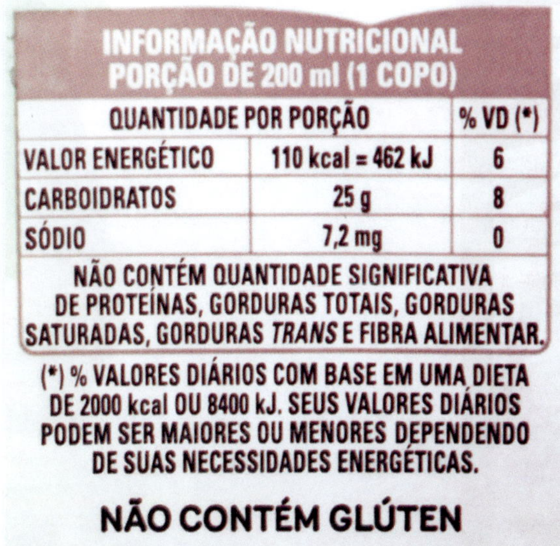


RONY COSTA/FINEPHOTO

As lesões provocadas pela doença celíaca desaparecem se a pessoa seguir uma dieta isenta de glúten.

a) Qual é a probabilidade de escolher, ao acaso, uma pessoa da população com a doença celíaca? Esse valor é maior ou menor do que 1%?

b) Escreva a probabilidade 10% na forma "1 em cada...".

c) Você conhece alguma pessoa com a doença celíaca? Se sim, realize uma entrevista e pergunte a ela sobre os sintomas da doença, sua dieta e cuidados que deve manter. Compartilhe as informações com os colegas e o professor.

## Encerrando a unidade

**Nesta unidade você teve a oportunidade de retomar o conceito de porcentagem, a organização de dados em tabelas e gráficos de barras e conhecer o conceito de probabilidade.**

**Reflita sobre os conhecimentos aprendidos ao longo da unidade e faça o que se pede:**

**a) Elabore um pequeno texto explicando como os tópicos aprendidos na unidade auxiliam a interpretar os dados apresentados em pesquisas estatísticas.**

**b) Discuta com seus colegas sobre a situação a seguir: "Na véspera de um importante jogo de futebol, no qual se enfrentariam as equipes A e B, um jornalista afirmou que nos últimos 10 confrontos entre elas, ocorridos nos últimos anos, a equipe A venceu apenas 1 deles". Esses dados permitem concluir que a probabilidade de o time B vencer é maior que a da equipe A? Apresente argumentos que justifiquem sua resposta.**

**c) Retome a abertura desta unidade e observe os dados do infográfico sobre o consumo de água diário no Brasil. A quantidade de água recomendada para o consumo diário de uma pessoa pela Organização Mundial da Saúde corresponde a qual percentual da média de litros de água consumidos diariamente por cada brasileiro em 2013?**

**d) Que assuntos estudados nesta unidade você utilizou para resolver o Enigma?**

# Coff... Coff...

FOTOGRAFIA DE FUNDO: THINKSTOCK/GETTY IMAGES

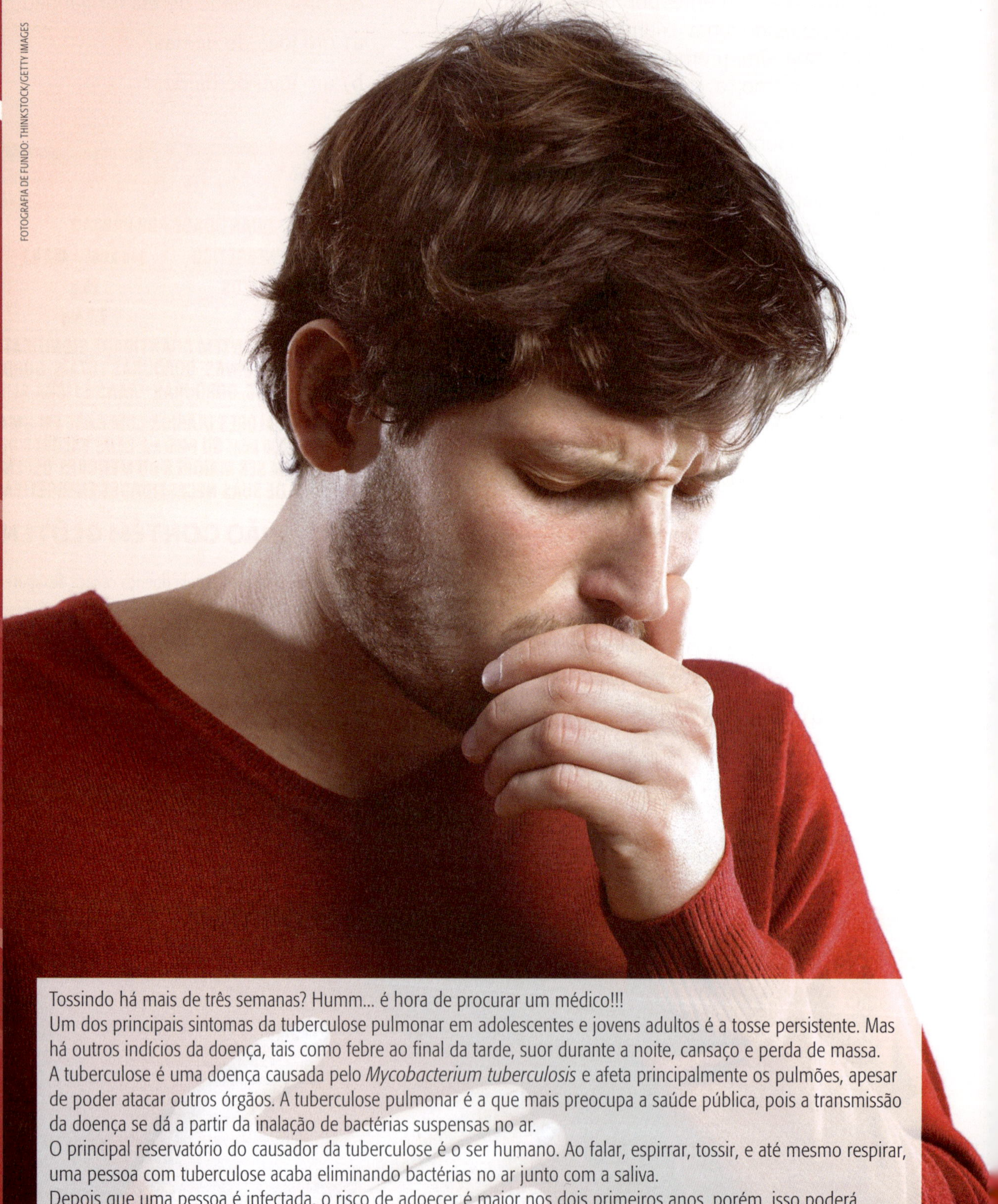

Tossindo há mais de três semanas? Humm... é hora de procurar um médico!!!

Um dos principais sintomas da tuberculose pulmonar em adolescentes e jovens adultos é a tosse persistente. Mas há outros indícios da doença, tais como febre ao final da tarde, suor durante a noite, cansaço e perda de massa.

A tuberculose é uma doença causada pelo *Mycobacterium tuberculosis* e afeta principalmente os pulmões, apesar de poder atacar outros órgãos. A tuberculose pulmonar é a que mais preocupa a saúde pública, pois a transmissão da doença se dá a partir da inalação de bactérias suspensas no ar.

O principal reservatório do causador da tuberculose é o ser humano. Ao falar, espirrar, tossir, e até mesmo respirar, uma pessoa com tuberculose acaba eliminando bactérias no ar junto com a saliva.

Depois que uma pessoa é infectada, o risco de adoecer é maior nos dois primeiros anos, porém, isso poderá ocorrer em qualquer momento de sua vida.

Fontes de pesquisa: <http://www2.ghc.com.br/gepnet/publicacoes/tuberculosenaatencao.pdf>; <www.saude.gov.br/tuberculose>. Acessos em: 19 mar. 2015.

# A tuberculose

A tuberculose (TB) é uma doença infecciosa e transmissível que afeta prioritariamente os pulmões. A doença é curável. Anualmente são notificados cerca de 6 milhões de novos casos em todo o mundo, levando mais de um milhão de pessoas a óbito. O surgimento da AIDS e o aparecimento de focos de tuberculose resistente aos medicamentos agravam ainda mais esse cenário.

No Brasil, a tuberculose é um sério problema da saúde pública, com profundas raízes sociais. A cada ano, são notificados aproximadamente 70 mil casos novos e ocorrem 4,6 mil mortes em decorrência da doença. O Brasil ocupa o 17º lugar entre os 22 países responsáveis por 80% do total de casos de tuberculose no mundo.

Nos últimos 17 anos, a tuberculose apresentou queda de 38,7% na taxa de incidência e 33,6% na taxa de mortalidade. A tendência de queda em ambos os indicadores vem-se acelerando ano após ano em um esforço nacional, coordenado pelo próprio ministro [da saúde], o que pode determinar o efetivo controle da tuberculose em futuro próximo, quando a doença poderá deixar de ser um problema para a saúde pública.

Disponível em: <www.saude.gov.br/tuberculose>. Acesso em: 19 mar. 2015.

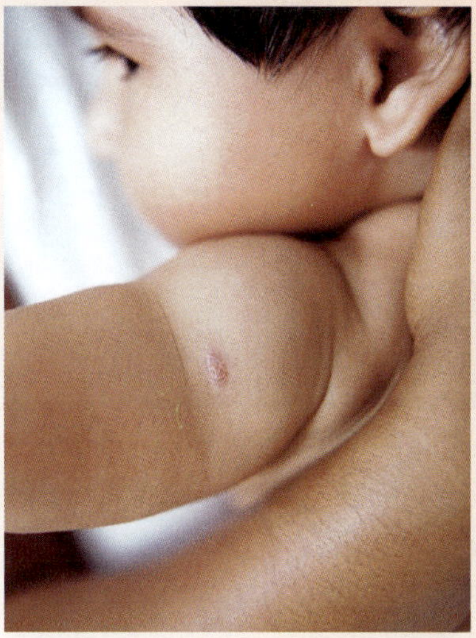

IAN BODDY/SCIENCE PHOTO LIBRARY/LATINSTOCK

A vacina BCG é aplicada preferencialmente em recém-nascidos, a fim de prevenir a tuberculose.

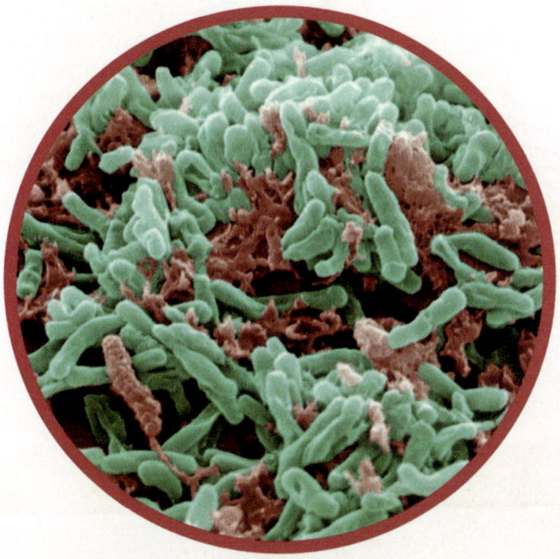

EYE OF SCIENCE/SCIENCE PHOTO LIBRARY/LATINSTOCK

O *Mycobacterium tuberculosis*, também conhecido por bacilo de Koch, foi descoberto em 1882 por Robert Koch.

Imagem ampliada 7 000 vezes.

## Para explorar

1. Quais os principais sintomas da tuberculose pulmonar?
2. Qual a porcentagem aproximada de brasileiros que morrem em decorrência da tuberculose a cada ano?
3. Apesar de a tuberculose ser tratável e curável, ela é uma das doenças que mais mata no mundo. Por isso é importante alertar as pessoas sobre os sintomas da doença e os cuidados necessários para evitá-la. Pesquise outras informações sobre a tuberculose, reúna-se com os colegas e elabore um cartaz com informações sobre prevenção e cuidados da doença.

UNIDADE

# 8 Área e volume

O Brasil é banhado por uma costa marítima de 8,5 mil quilômetros, possui 12% de toda a água doce do planeta, e ainda 8,2 bilhões de metros cúbicos de água distribuídos em rios, lagos, açudes e represas. Com condições ambientais e climáticas favoráveis e tanta riqueza natural tem potencial para se tornar um dos maiores produtores de pescado no mundo. [...]

Segundo a Organização Mundial da Saúde (OMS), o pescado é a proteína animal mais saudável e consumida no mundo. Os brasileiros ultrapassaram o consumo mínimo de pescado recomendado pela OMS que é de 12 quilogramas por habitante ao ano. No Brasil, o consumo chega a 14,50 quilogramas por habitante/ano de acordo com o levantamento feito em 2013.

Ministério da Pesca e Aquicultura.
Disponível em: <http://www.mpa.gov.br/index.php/pesca>. Acesso em: 25 mar. 2015.

**Açude:** construção destinada a represar a água para abastecimento, uso na indústria, agricultura entre outros.

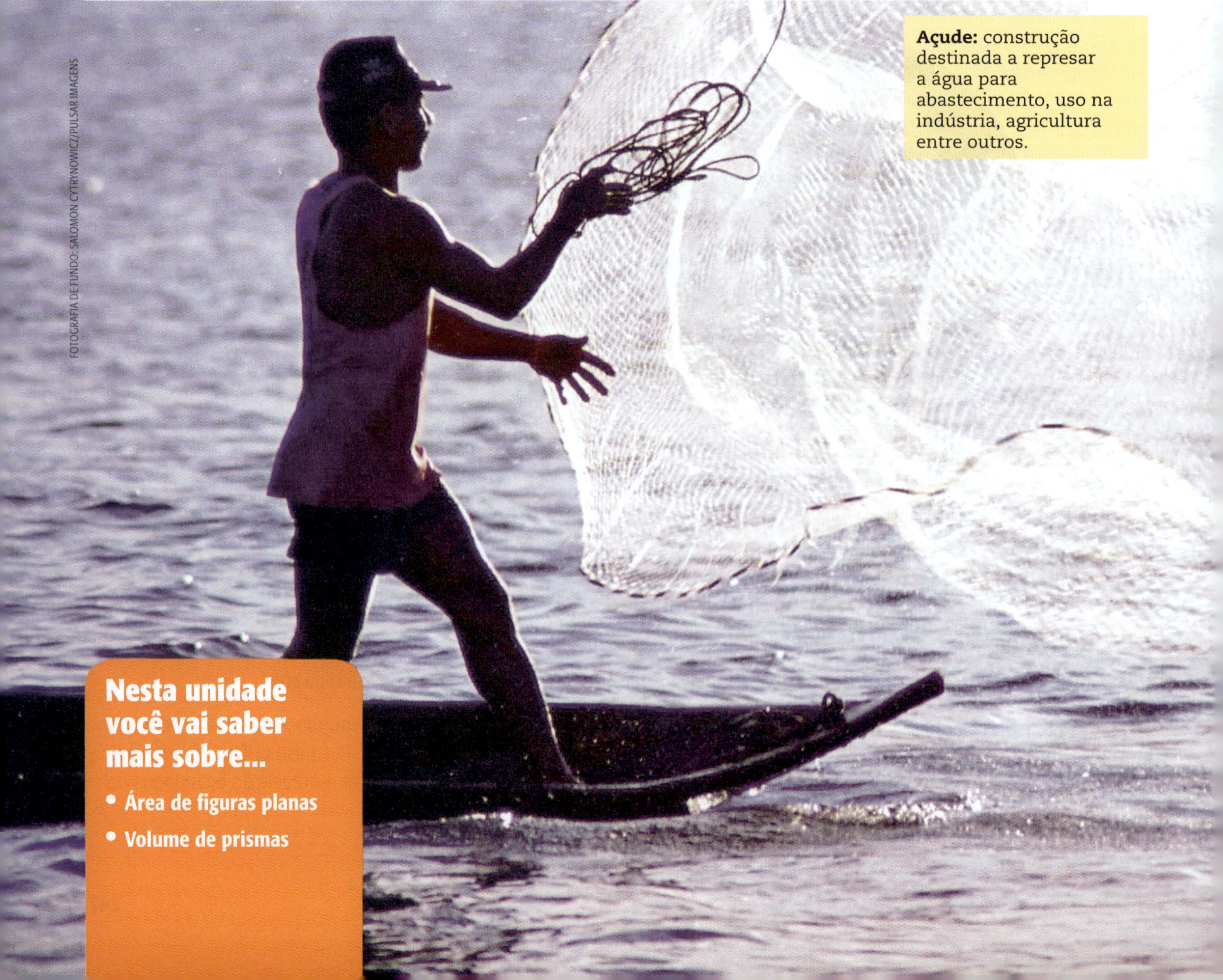

FOTOGRAFIA DE FUNDO: SALOMON CYTRYNOWICZ/PULSAR IMAGENS

**Nesta unidade você vai saber mais sobre...**

- Área de figuras planas
- Volume de prismas

A criação de peixes, chamada **piscicultura**, é hoje uma oportunidade de negócio devido à demanda mundial por esse alimento.

Os principais sistemas de cultivo de peixes são: extensivo, semi-intensivo, intensivo e superintensivo.

Veja a seguir algumas características de cada um desses sistemas.

- Sistema extensivo: praticado em reservatórios que não foram construídos exclusivamente para o cultivo de peixes, como açudes, lagos e lagoas. Apresenta os menores índices de produtividade e a taxa de estocagem é de um peixe para cada 10 m².
- Sistema semi-intensivo: praticado em viveiro de barragem, em que a água geralmente é enriquecida com melhoramentos que aumentam a produção de alimentos naturais. Nesse sistema a taxa de estocagem é de 3 a 5 peixes por metro quadrado.
- Sistema intensivo: a criação ocorre em viveiros projetados para essa finalidade e a produção é controlada por meio de equipamentos específicos. Os peixes são de alto valor comercial e usam-se fertilização e ração balanceada para garantir alta produtividade. A produção anual pode atingir de 10 a 15 toneladas por hectare.
- Sistema superintensivo: criação realizada em ambientes confinados, ou seja, em gaiolas ou tanques-rede instalados em grandes reservatórios em que a água deve ser livre de poluição. A população de peixes de uma única espécie confinada é alta. A produção pode variar de 60 kg a 120 kg por metro cúbico.

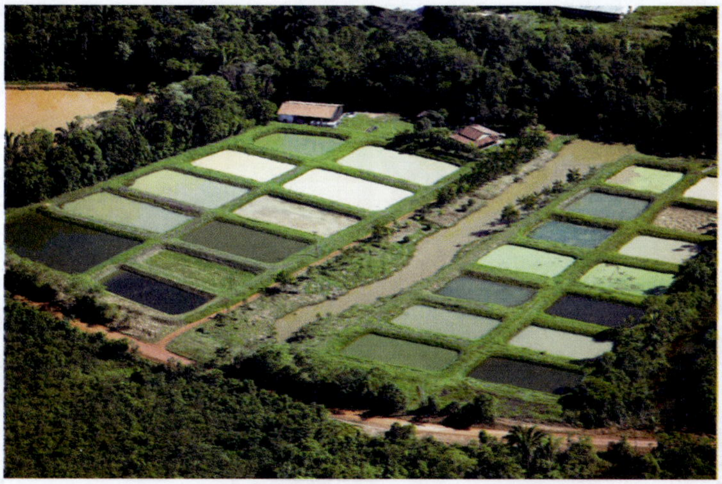

MARIO FRIEDLANDER/PULSAR IMAGENS

Vista aérea de tanques para criação de peixes, Porto Velho (RO), 2014.

Fonte de pesquisa: <http://www.ceplac.gov.br/radar/artigos/artigo14.htm>. Acesso em: 25 mar. 2015.

## TROCANDO IDEIAS

1. Segundo a OMS, qual é o consumo mínimo anual de pescado recomendado para cada pessoa?
2. O que é piscicultura? Quais são os principais sistemas de cultivo utilizados na piscicultura?
3. Leia novamente o texto sobre os sistemas de criação de peixes e responda: quais unidades de medida de superfície (unidade de área) aparecem nesse texto?

# O enigma do caminhão-baú

Helena é responsável por fazer o controle de estoque de uma empresa, ou seja, conferir, organizar e monitorar a saída e a entrada de mercadorias.

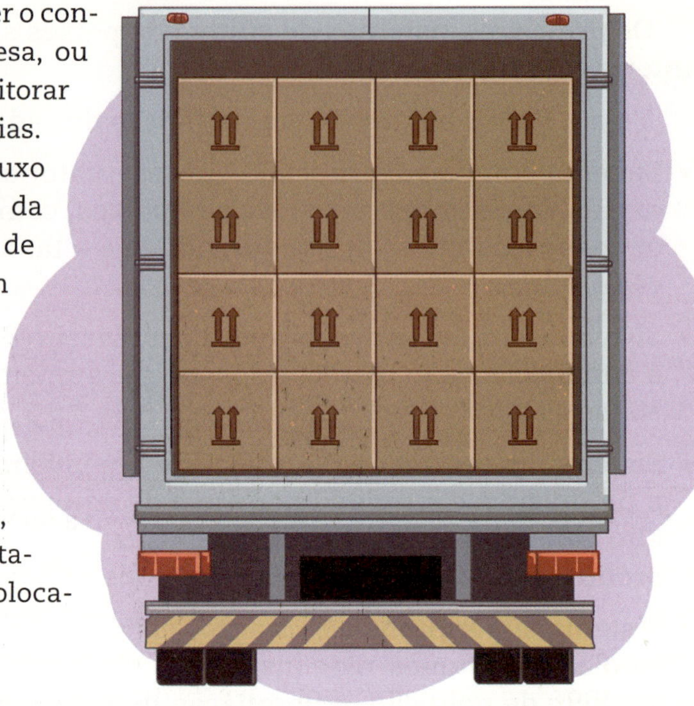

ILUSTRAÇÕES: ESTÚDIO LAB 307

Certo dia, devido ao grande fluxo de pedidos, um dos caminhões da transportadora saiu com caixas de medidas 60 cm × 60 cm × 60 cm sem que Helena tivesse conferido e registrado a quantidade de mercadorias retiradas do estoque.

Preocupada com a ausência dos registros da última entrega, Helena precisava descobrir exatamente quantas caixas foram colocadas dentro desse caminhão.

Ao conversar com um dos funcionários, descobriu que o caminhão saiu completamente lotado e que haviam sobrado no estoque algumas das caixas usadas para armazenar a mercadoria.

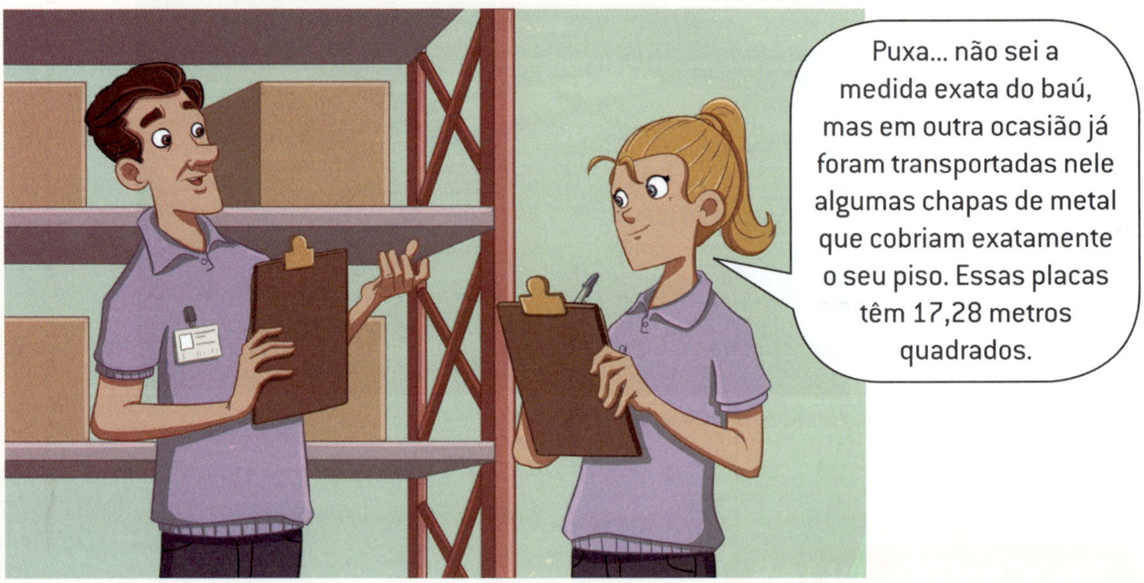
Puxa... não sei a medida exata do baú, mas em outra ocasião já foram transportadas nele algumas chapas de metal que cobriam exatamente o seu piso. Essas placas têm 17,28 metros quadrados.

Apesar de saber as dimensões da caixa de papelão, ainda precisava descobrir as dimensões do baú do caminhão. Para isso, perguntou ao responsável pelo setor de transporte se ele sabia qual era o comprimento do caminhão.

- Quantas caixas de papelão foram transportadas no caminhão que saiu sem que Helena tivesse feito o controle?

No decorrer da unidade você encontrará pistas que podem auxiliá-lo a desvendar este enigma.

# 1 Medindo superfícies

## Retomando a ideia de área

Para sediar a Copa do Mundo de Futebol de 2014, alguns estádios foram reformados e outros foram construídos no Brasil. O Maracanã, no Rio de Janeiro, foi um dos estádios reformados.

Uma das etapas dessa reforma consistiu no plantio do gramado. Foram usadas 360 placas de grama de mesma área para revestir a superfície do campo de futebol.

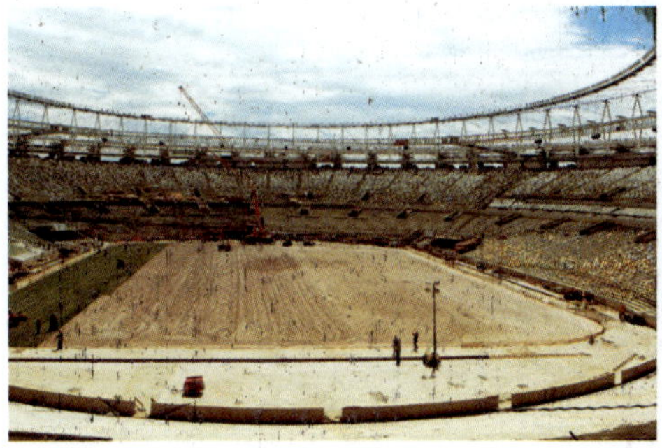

ÉRICA RAMALHO/GOVERNO DO RIO DE JANEIRO

Reforma do Maracanã, Rio de Janeiro (RJ), 2013.

Fonte de pesquisa: <http://www.rj.gov.br/web/imprensa/exibeconteudo?article-id=1476324>. Acesso em: 11 maio 2015.

Situações como essa estão relacionadas com a ideia de **área**.

A área de uma figura plana é a **medida de superfície** da figura.

Podemos usar diferentes unidades de medida de superfície.

Observe a figura representada na malha quadriculada a seguir.

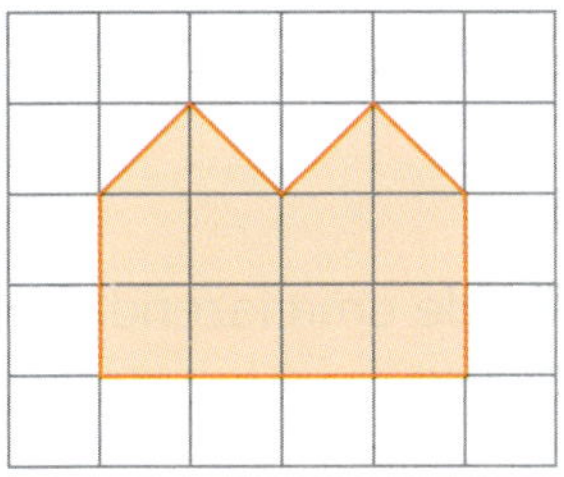

A área dessa figura equivale à de 10 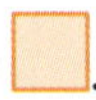.

Nesse caso, a unidade de medida de superfície, ou seja, a unidade de área adotada foi o 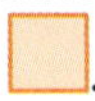.

Estudamos no volume 6 a unidade-padrão de medida de superfície e seus múltiplos e submúltiplos.

A unidade-padrão de medida de superfície é o **metro quadrado**, que indicamos por **m²**.
Um metro quadrado corresponde à área de um quadrado cujos lados medem 1 metro de comprimento.

Dos múltiplos e submúltiplos do metro quadrado, os mais usados são, respectivamente, o **quilômetro quadrado** (**km²**) e o **centímetro quadrado** (**cm²**).

Observe como podemos expressar algumas áreas.

- Diego projetou uma casa de 85 metros quadrados de área.
- A face da nova cédula de 10 reais tem 87,75 centímetros quadrados de área.
- A área ocupada pelo Distrito Federal é aproximadamente igual a 5780 km².

**Observação:**

Em situações relacionadas à agricultura, é comum o uso do **hectare**, indicado por **ha**, para expressar áreas. Um hectare corresponde à área de um quadrado cujos lados medem 100 metros de comprimento, ou seja, um hectare equivale a 10000 metros quadrados.

Em símbolos, indicamos: **1 ha = 10000 m²**.

## ATIVIDADES

**1.** Considere o □ da malha quadriculada como uma unidade de área e determine a área de cada figura a seguir.

**a)**

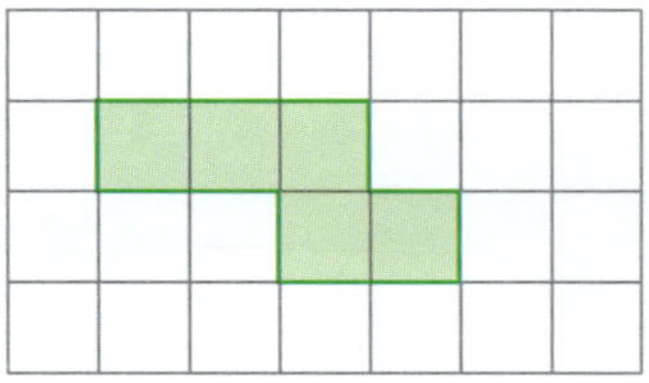

**b)**

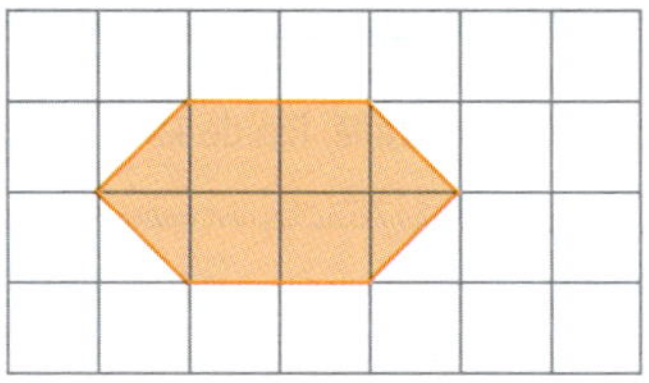

**c)**

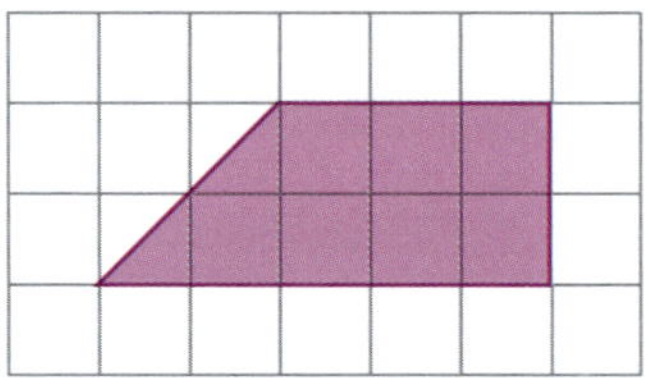

**d)**

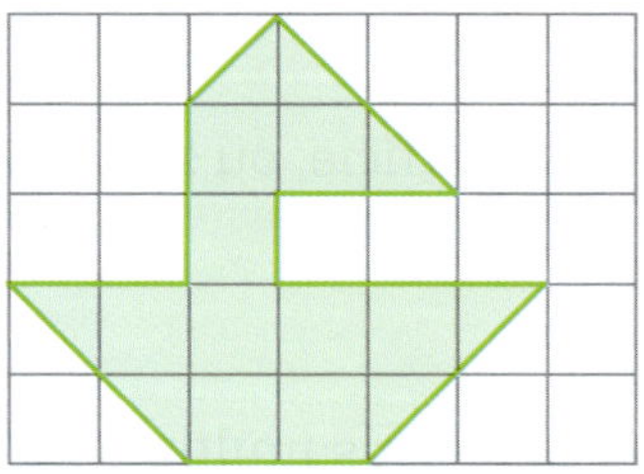

**e)**

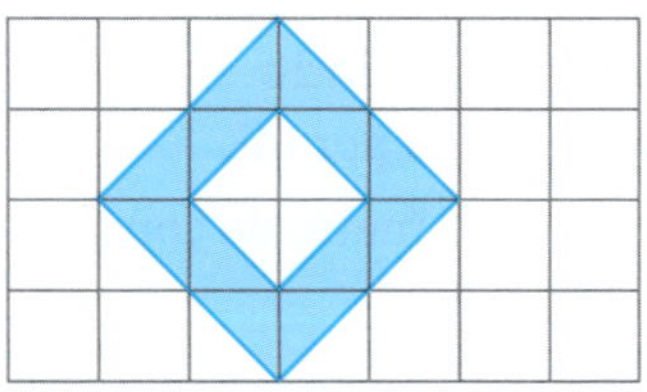

**2.** Em uma folha de papel quadriculado, desenhe a figura indicada em cada caso.

Considere o □ da malha quadriculada como uma unidade de área.

**a)** Um quadrado que tenha 9 unidades de área.

**b)** Uma figura que tenha 13,5 unidades de área.

**3.** Determine a área aproximada da figura representada na malha quadriculada a seguir. Considere o □ da malha quadriculada como uma unidade de área.

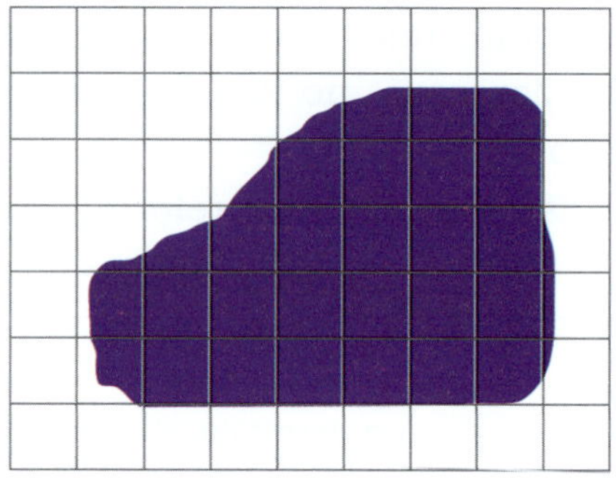

**4.** Considere as unidades de medida de superfície indicadas nas fichas a seguir.

$km^2$ $m^2$ $cm^2$ ha

Qual dessas unidades é mais apropriada para expressar a área de:

**a)** um salão de festas?

**b)** um estado brasileiro?

**c)** uma plantação de milho de uma fazenda?

**d)** uma capa de caderno?

**5.** Observe as peças do *tangram* representadas na malha a seguir.

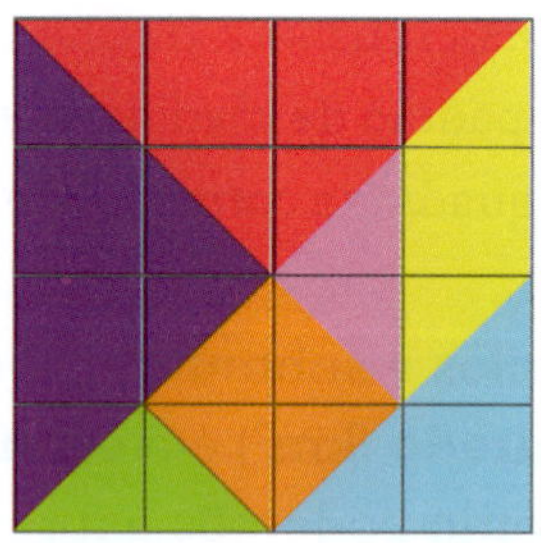

Considere o triângulo azul como unidade de área e determine:

**a)** a área do quadrado laranja.

**b)** a área do triângulo roxo.

**c)** a área do paralelogramo amarelo.

**d)** a área do triângulo rosa.

# Área de um retângulo

Vimos no volume do 6º ano que podemos considerar o lado correspondente ao comprimento de um retângulo como a base desse retângulo. Do mesmo modo, o lado correspondente à largura do retângulo pode ser considerado a altura.

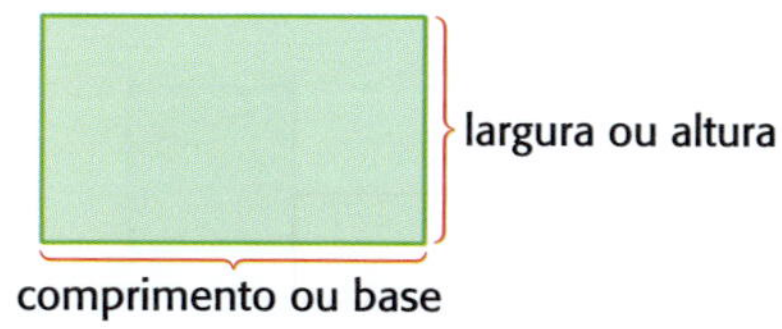


A área de um retângulo pode ser calculada pelo produto da medida da base pela medida da altura.

Em símbolos, temos a igualdade:

$$A_{\text{retângulo}} = b \cdot h$$

medida da base (b) — medida da altura (h)

Exemplo:

Determinar a área do retângulo azul cujas medidas estão indicadas em centímetros.

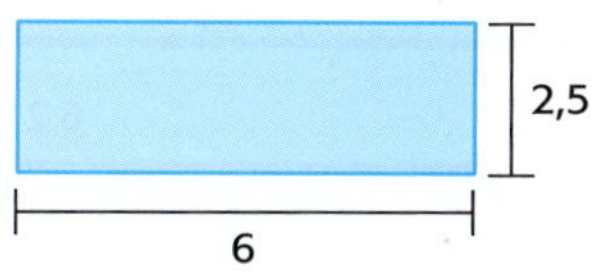


$b = 6$ cm

$h = 2{,}5$ cm

$A_{\text{retângulo}} = 6 \cdot 2{,}5 = 15$

A área do retângulo azul é 15 $cm^2$.

## Área de um quadrado

Vimos também no volume 6 que o quadrado é um caso particular de retângulo e tem base e altura de mesma medida.

Costumamos chamar a base e a altura de um quadrado simplesmente de **lado**.

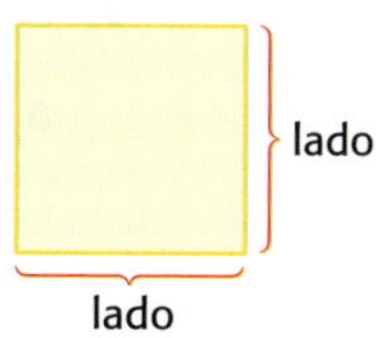


A área de um quadrado cujos lados medem $\ell$ é calculada por meio das seguintes igualdades:

$$A_{\text{quadrado}} = \ell \cdot \ell \quad \text{ou} \quad A_{\text{quadrado}} = \ell^2$$

$\ell$: medida do lado

- Qual é a área de um quadrado cujos lados medem 3,2 cm?

## Figuras equivalentes

Considere o quadrado e o retângulo representados ao lado.

Podemos compor algumas figuras com estes polígonos, conforme representamos a seguir.

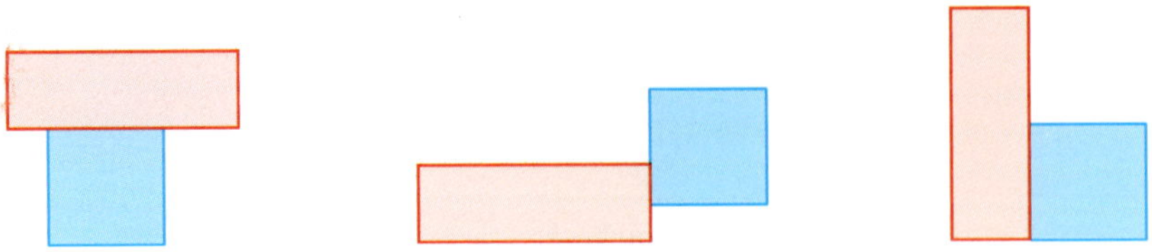

Essas figuras têm diferentes formas, mas têm áreas iguais, pois foram compostas pelo mesmo retângulo e pelo mesmo quadrado.

> Quando duas figuras têm áreas iguais, dizemos que são **figuras equivalentes**.

Em algumas situações é comum decompormos uma figura plana em duas ou mais figuras para determinar a área da figura inicial.

## ATIVIDADES

**6.** Determine a área de cada figura representada a seguir.

a) 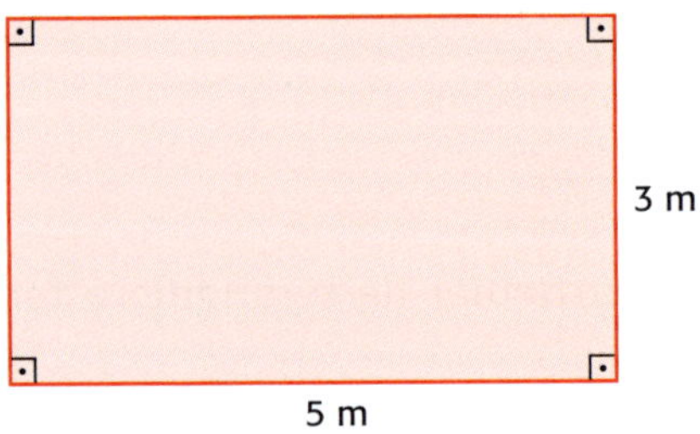


b) 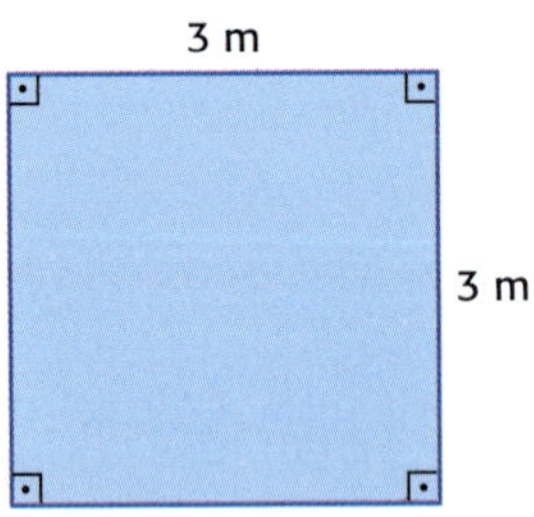


c) 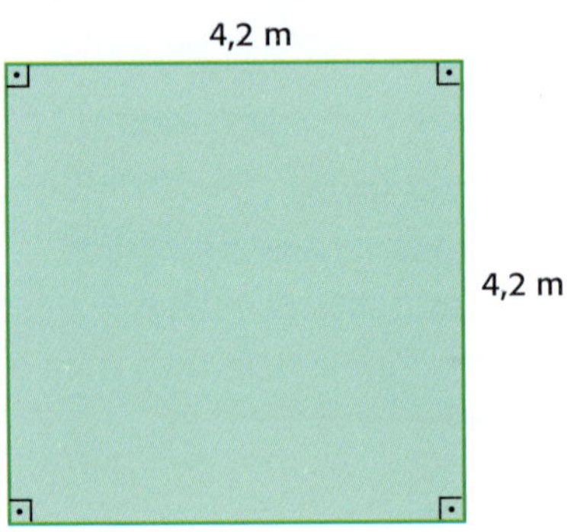


d) 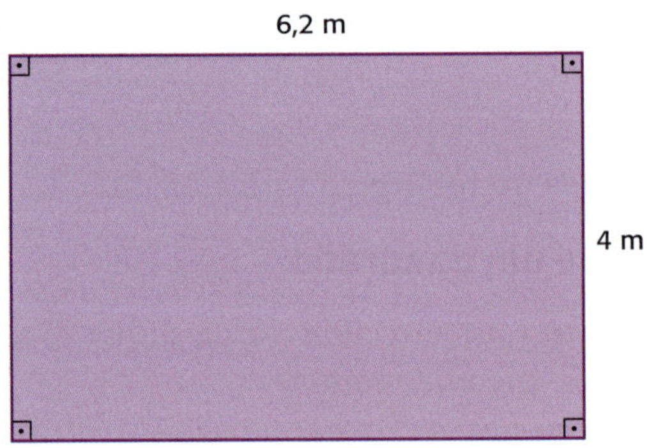


**7.** Em seu caderno, responda às questões a seguir.

a) Qual é a medida do lado de um quadrado cuja área é igual a 81 $cm^2$?

b) Qual é a medida da base de um retângulo que tem 5 cm de altura e área igual a 65 $cm^2$?

**8.** Calcule a área da figura representada a seguir cujas medidas estão indicadas em centímetros.

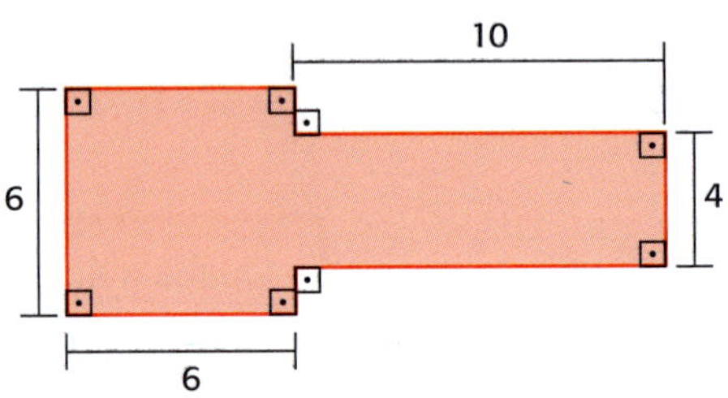

**9.** Determine, em cada caso, a área da região destacada em vermelho.

a)

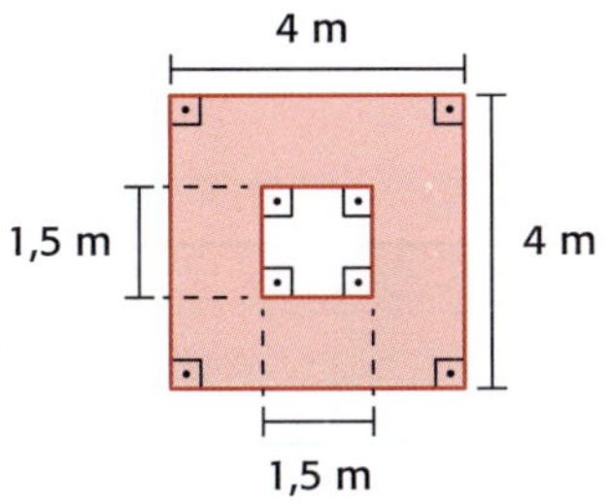


b)

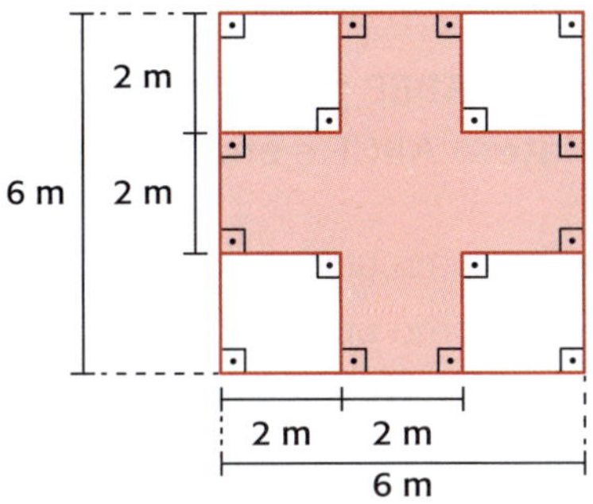


**10.** O funcionário de uma galeria de arte precisa pintar 20 painéis retangulares para uma exposição. Esses painéis têm formato retangular e medidas 2,10 m por 1,50 m cada um. Sabendo que com uma lata de tinta é possível pintar 40 m² de superfície, quantas latas de tinta serão necessárias para ele realizar esse serviço?

**11.** (Obmep) A figura representa um retângulo de área 36 m², dividido em três faixas de mesma largura. Cada uma das faixas está dividida em partes iguais: uma em quatro partes, outra em três e a terceira em duas. Qual é a área total das partes sombreadas?

a) 18 m²
b) 20 m²
c) 22 m²
d) 24 m²
e) 26 m²

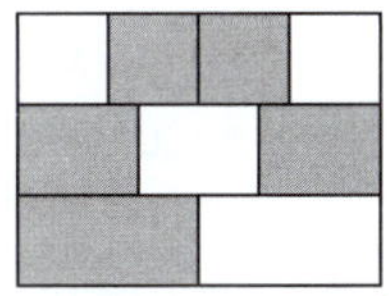

## Pista 1

Leia novamente a situação proposta no enigma do caminhão baú e responda às questões a seguir.

- Quais são as medidas das dimensões da caixa de papelão?
- Sabendo que a medida da largura do baú do caminhão equivale a exatamente 4 vezes a medida da largura da caixa de papelão, quantos metros tem essa largura?
- Com base na informação sobre a área da chapa metálica que cobria exatamente o piso do baú do caminhão, determine quanto mede o comprimento do baú do caminhão.

# Área de um paralelogramo

Estudaremos agora como calcular a área de um paralelogramo conhecendo as medidas da base e da altura.

Considere o paralelogramo ao lado.

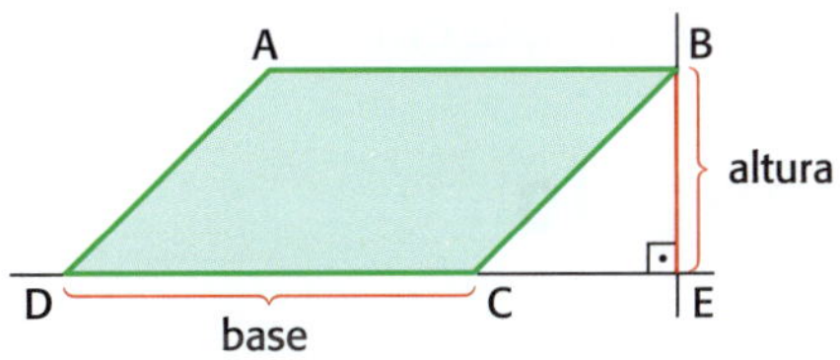


Escolhendo um lado do paralelogramo como base, o lado oposto pode ser chamado **base oposta**.

No plano onde o paralelogramo acima está representado existe uma reta que contém a base $\overline{CD}$. Cada ponto da base oposta $\overline{AB}$ pertence a uma reta que é perpendicular à reta que contém a base $\overline{CD}$. Qualquer um dos segmentos contidos nessas retas perpendiculares, e que tem como extremidades um ponto do lado $\overline{AB}$ e um ponto da reta $\overline{CD}$, é a **altura** do paralelogramo.

Na figura anterior, o segmento $\overline{CD}$ é a **base** do paralelogramo e o segmento $\overline{BE}$ é a **altura**.

Sempre que um paralelogramo e um retângulo tiverem bases de mesma medida e alturas de mesma medida, eles serão figuras equivalentes.

Observe a seguir o paralelogramo ABCD e o retângulo ABEF em uma malha quadriculada. Veja que esses polígonos têm áreas iguais.

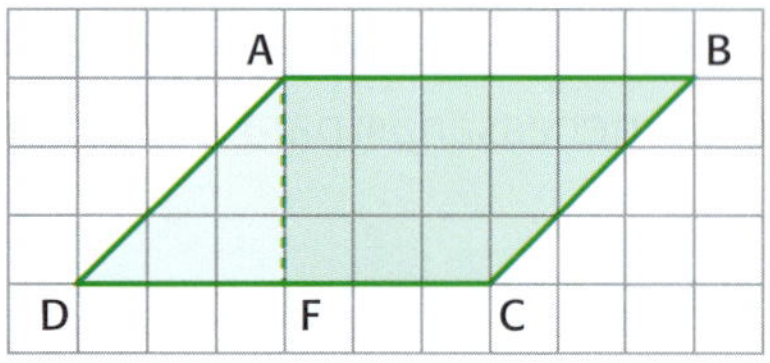


figura I

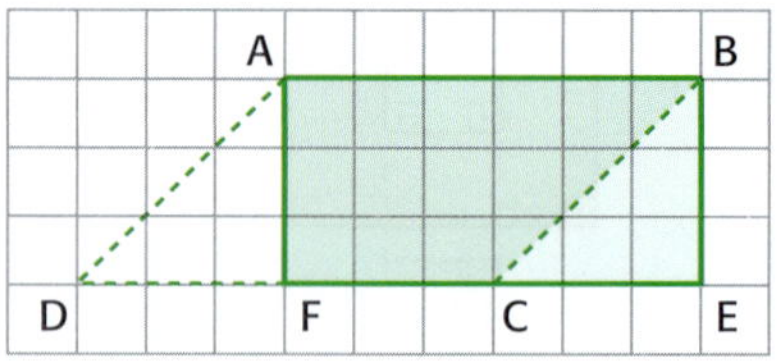


figura II

O paralelogramo ABCD pode ser decomposto em um quadrilátero ABCF e em um triângulo ADF.

O retângulo ABEF pode ser decomposto em um quadrilátero ABCF e em um triângulo BCE.

- Qual é a área do triângulo ADF? Considere o quadradinho da malha como unidade de área.
- Qual é a área do triângulo BCE? Considere o quadradinho da malha como unidade de área.
- Qual é a área do quadrilátero ABCF? Considere o quadradinho da malha como unidade de área.

Os triângulos ADF e BCE têm mesma área e o quadrilátero ABCF aparece na decomposição do paralelogramo e do retângulo, ou seja, o paralelogramo ABCD e o retângulo ABEF têm mesma área.

É sempre possível decompor um paralelogramo de base **b** e altura **h** em figuras que, rearranjadas, compõe um retângulo de base **b** e altura **h**.

A área de um paralelogramo pode ser calculada pelo produto da medida da base pela medida da altura.

Em símbolos, temos a igualdade:

$$A_{\text{paralelogramo}} = b \cdot h$$

medida da base (b) — medida da altura (h)

Exemplo:

Determine a área do paralelogramo cujas medidas estão indicadas em centímetros.

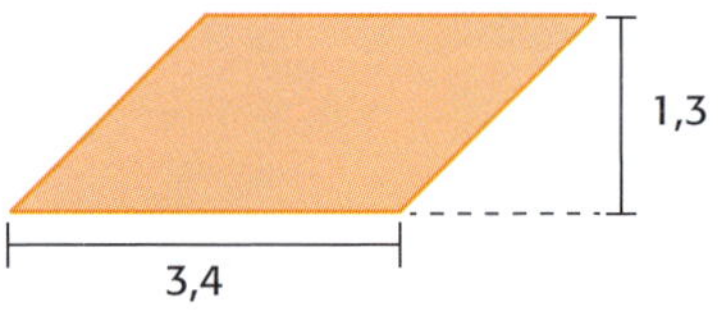


$b = 3{,}4$ cm

$h = 1{,}3$ cm

$A_{\text{paralelogramo}} = 3{,}4 \cdot 1{,}3 = 4{,}42$

A área desse paralelogramo é 4,42 cm$^2$.

# Área de um triângulo

Considere o triângulo ao lado.

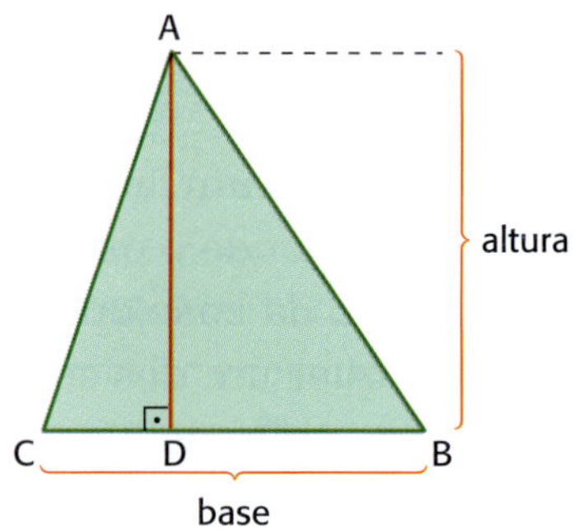


A **altura** de um triângulo é um segmento que está contido na reta que passa por um dos vértices e é perpendicular à reta que contém o lado oposto a esse vértice. Esse segmento tem como extremidades o próprio vértice e um dos pontos da reta que contém o lado oposto.

Na figura ao lado, consideramos o segmento $\overline{BC}$ a **base** do triângulo e o segmento $\overline{AD}$ a **altura** relativa ao lado $\overline{BC}$.

Com dois triângulos de bases de mesma medida (b) e de alturas de mesma medida (h), é possível compor um paralelogramo de base e altura congruentes às dos triângulos, como representado a seguir.

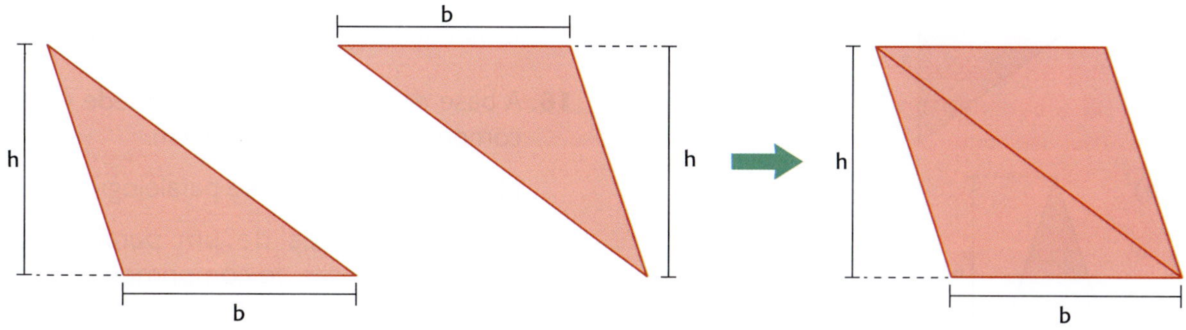


A área de cada um desses triângulos é a metade da área desse paralelogramo.

A área de um triângulo é igual a metade do produto da medida da base pela medida da altura relativa a essa base.

Em símbolos, temos a igualdade:

$$A_{\text{triângulo}} = \frac{b \cdot h}{2}$$

Exemplo:
Determine a área do triângulo a seguir cujas medidas estão indicadas em centímetros.

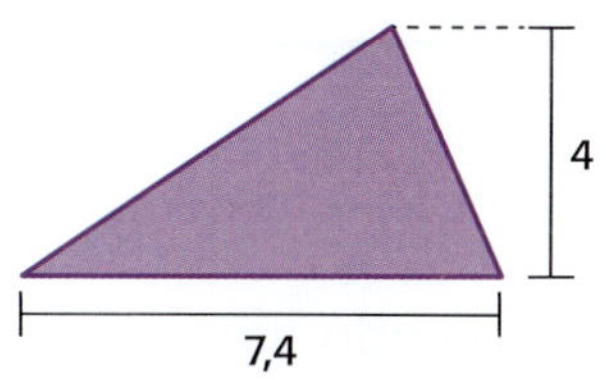


$b = 7{,}4$ cm

$h = 4$ cm

$$A_{\text{triângulo}} = \frac{7{,}4 \cdot 4}{2} = \frac{29{,}6}{2} = 14{,}8$$

A área desse triângulo é 14,8 cm².

## ATIVIDADES

**12.** Determine a área de cada paralelogramo a seguir cujas medidas estão indicadas em centímetros.

a)

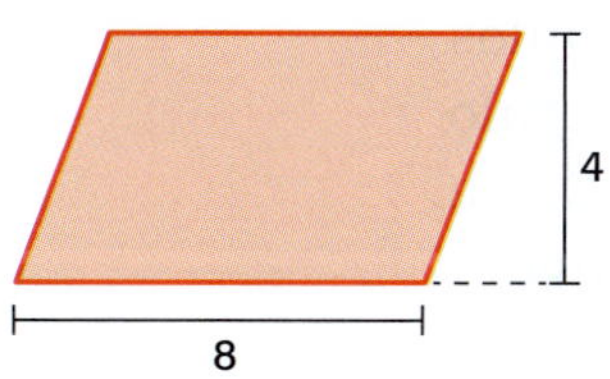


b)

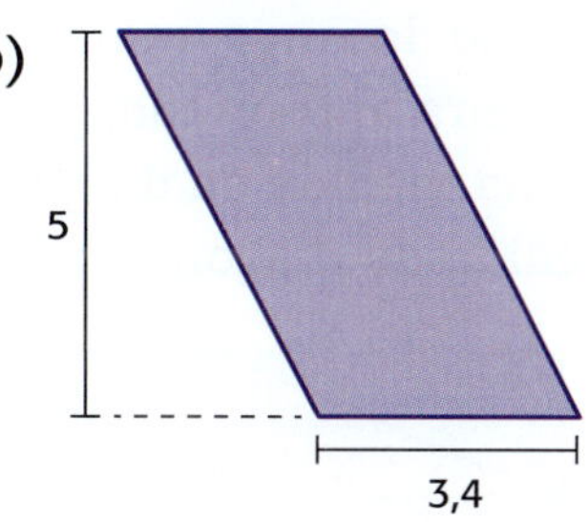


**13.** Considere um paralelogramo de área igual a 92 cm². Sabendo que a medida da altura desse paralelogramo é 8 cm, qual é a medida da base?

**14.** Determine a área de cada triângulo a seguir cujas medidas estão indicadas em centímetros.

a)

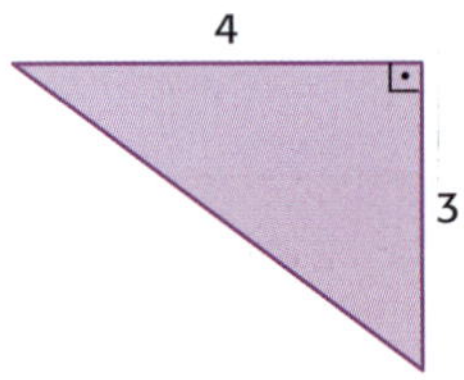


b)

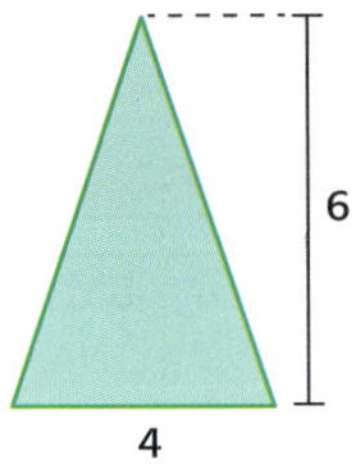


c)

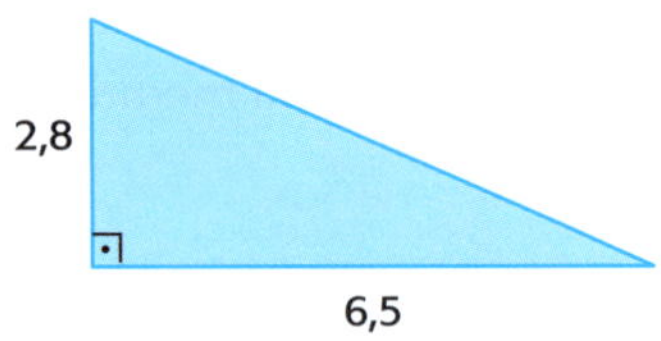


d)

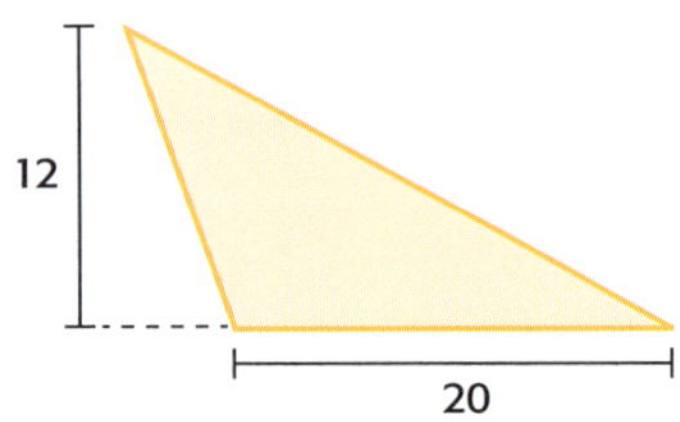


**15.** Sabe-se que a base de um paralelogramo tem 4 cm de comprimento e que equivale a um terço da altura desse paralelogramo. Responda à questão a seguir.
Qual é a área desse paralelogramo?

**16.** A base de um paralelogramo mede 4 cm de comprimento e a altura, 3 cm.

a) Calcule a área desse paralelogramo.

b) Qual é a área de um paralelogramo cujas medidas de comprimento da base e da altura são 50% maiores do que essas?

**17.** Observe a figura a seguir.

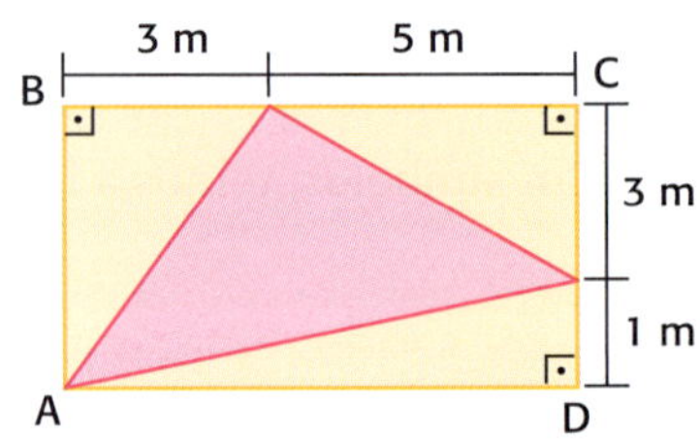


Qual é a área do triângulo rosa?

# Área de um losango

Veremos agora como calcular a área de um losango conhecendo as medidas de suas diagonais.

Considere o losango representado ao lado.

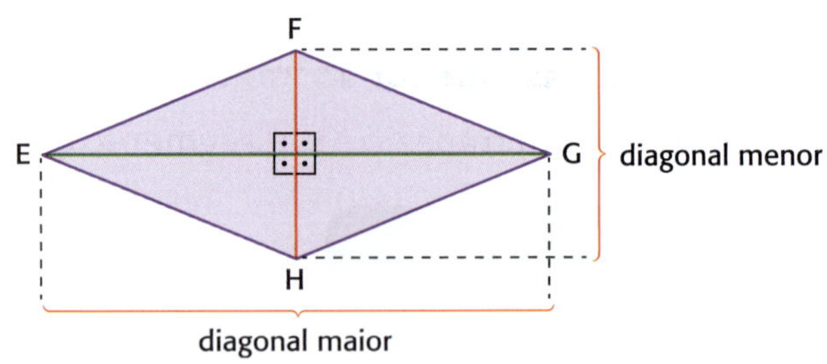


Nessa figura, o segmento $\overline{EG}$ é a diagonal maior do losango EFGH e o segmento $\overline{FH}$ é a diagonal menor.

Observe que as diagonais dividem um losango em quatro triângulos retângulos iguais.

Se juntarmos a esse losango mais quatro triângulos retângulos iguais a esses de maneira apropriada, podemos compor um retângulo cuja base tem a mesma medida da diagonal maior, indicada por D, e a altura, a mesma medida da diagonal menor, indicado por **d** na figura a seguir.

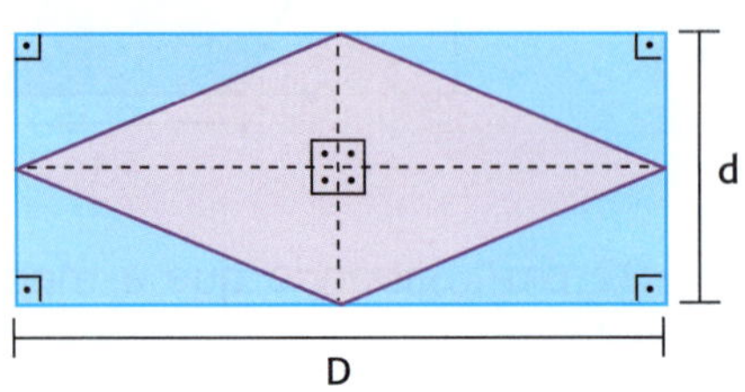

A área do losango é igual à metade da área do retângulo cuja base mede D e a altura mede **d**.

A área de um losango é igual à metade do produto da medida da diagonal maior pela medida da diagonal menor.

Em símbolos, temos a igualdade:

$$A_{losango} = \frac{D \cdot d}{2}$$

Exemplo:

Determine a área do losango a seguir cujas medidas estão indicadas em centímetros.

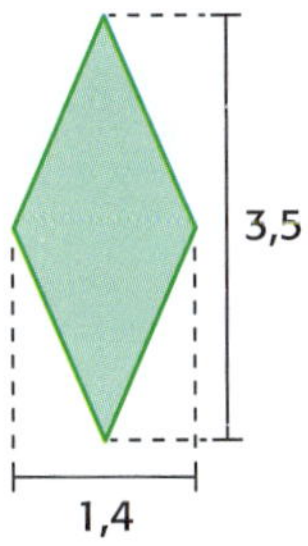


D = 3,5 cm

d = 1,4 cm

$$A_{losango} = \frac{3,5 \cdot 1,4}{2} = \frac{4,9}{2} = 2,45$$

A área desse losango é igual a 2,45 $cm^2$.

# Área de um trapézio

Estudaremos agora como calcular a área de um trapézio conhecendo as medidas das bases e da altura.

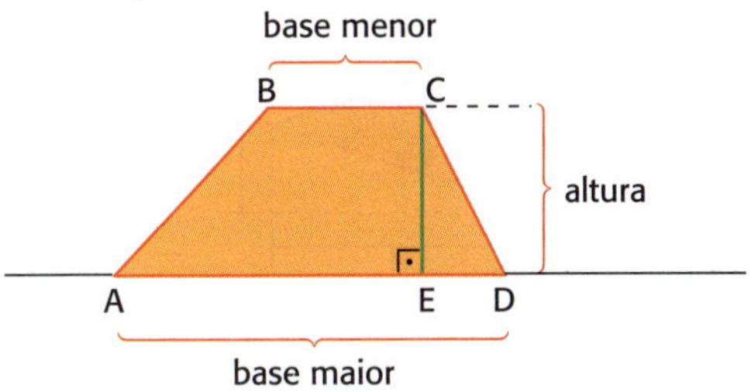


Considere o trapézio ao lado.

Os lados paralelos de um trapézio são chamados bases. Na figura ao lado, o segmento $\overline{AD}$ é a **base maior** e o segmento $\overline{BC}$ é a **base menor** do trapézio.

A **altura** de um trapézio é um segmento que está contido na reta que passa por um ponto de uma das bases e é perpendicular à reta que contém a outra base. Esse segmento tem como extremidades um ponto de uma das bases e um ponto da reta que contém a outra base.

Na figura anterior, o segmento $\overline{CE}$ é uma **altura** do trapézio.

Com dois trapézios iguais, é possível compor um paralelogramo cuja altura tenha a mesma medida da altura dos trapézios e cuja base meça a soma da medida da base maior com a da base menor, como indicado na figura a seguir.

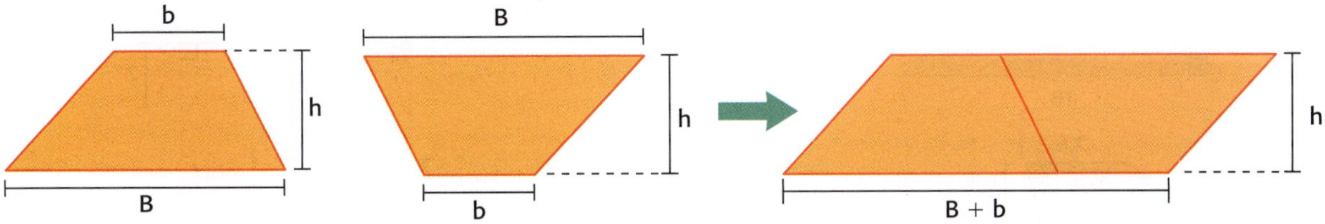


A área do trapézio é igual à metade da área do paralelogramo cuja base mede B + b e a altura mede **h**.

A área de um trapézio é igual à metade do produto da medida da altura pela soma das medidas das bases.

Em símbolos, temos a igualdade:

$$A_{\text{trapézio}} = \frac{(B + b) \cdot h}{2}$$

Exemplo:

Determine a área do trapézio a seguir cujas medidas estão indicadas em centímetros.

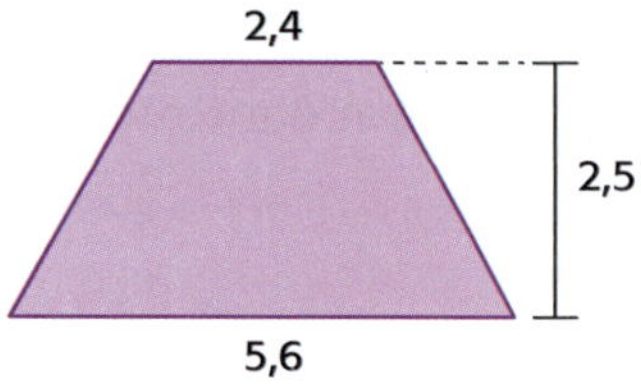


$B = 5{,}6$ cm

$b = 2{,}4$ cm

$h = 2{,}5$ cm

$$A_{\text{trapézio}} = \frac{(5{,}6 + 2{,}4) \cdot 2{,}5}{2} = \frac{8 \cdot 2{,}5}{2} = \frac{20}{2} = 10$$

A área desse trapézio é igual a 10 cm².

## ATIVIDADES

**18.** Determine a área de cada losango a seguir.

a)

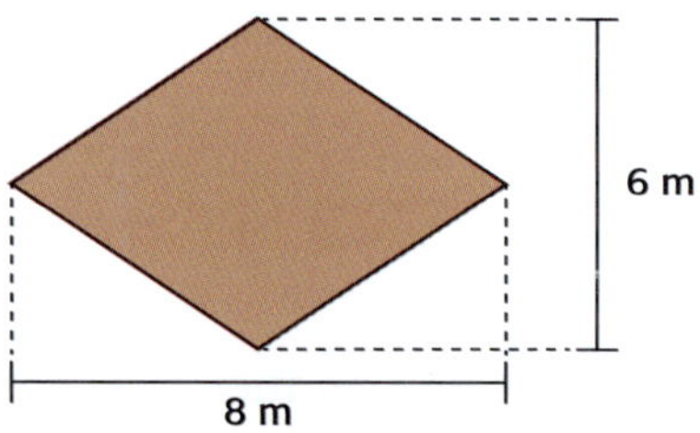


b)

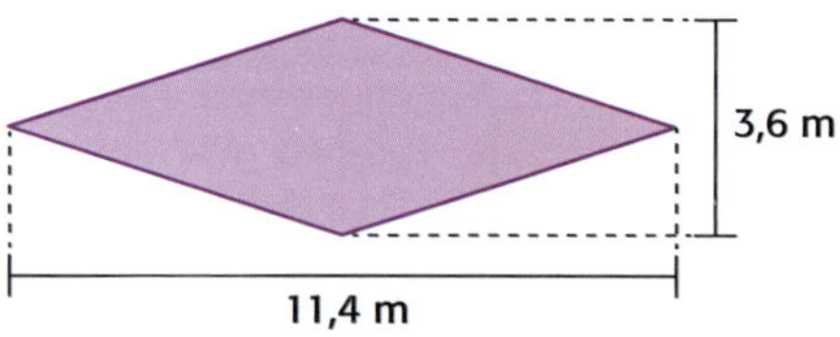


**19.** Diana precisava desenhar um losango de 15 cm² de área. Sabendo que ela traçou a diagonal menor com 4 cm de comprimento, responda: qual deve ser a medida da diagonal maior a ser traçada?

**20.** Determine a área de cada trapézio a seguir cujas medidas estão indicadas em centímetros.

a)

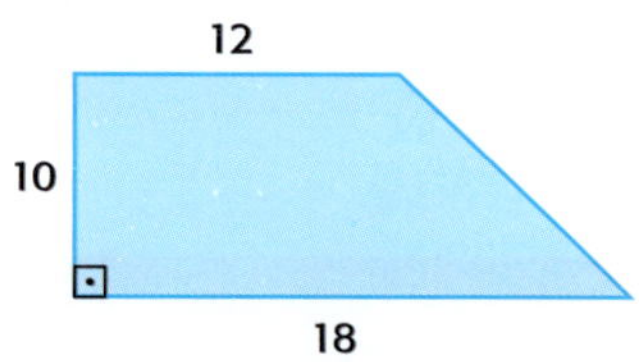


b)

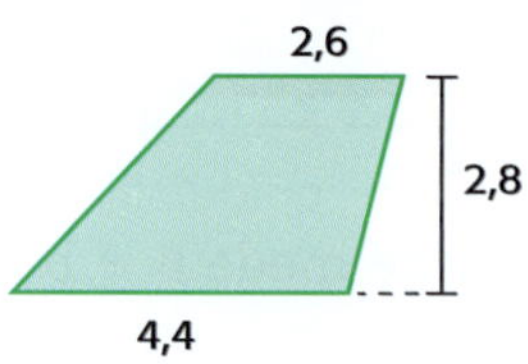


**21.** Considere um losango de área igual a 18 cm². Sabendo que a medida do comprimento da diagonal maior é quatro vezes o da diagonal menor, determine a medida das diagonais desse losango.

**22.** Um terreno tem a forma da figura representada a seguir. Qual é a área desse terreno?

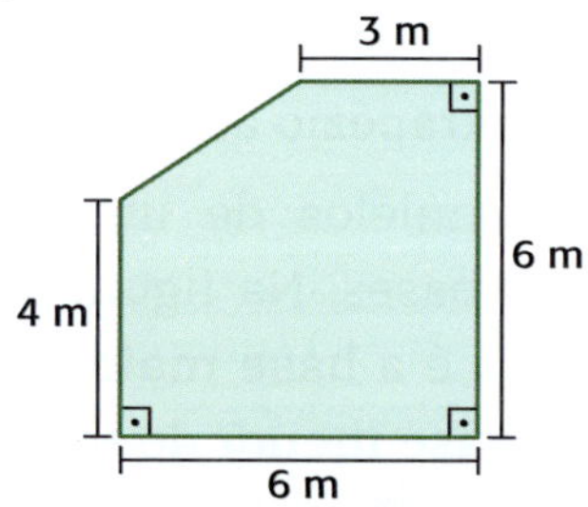


**23.** Um trapézio de 180 cm² de área tem 12 cm de altura. Sabe-se que a medida de sua base maior é o dobro da medida da base menor. Quantos centímetros tem a base maior desse trapézio?

**24.** Determine a área destacada em laranja na figura a seguir cujas medidas estão indicadas em centímetros.

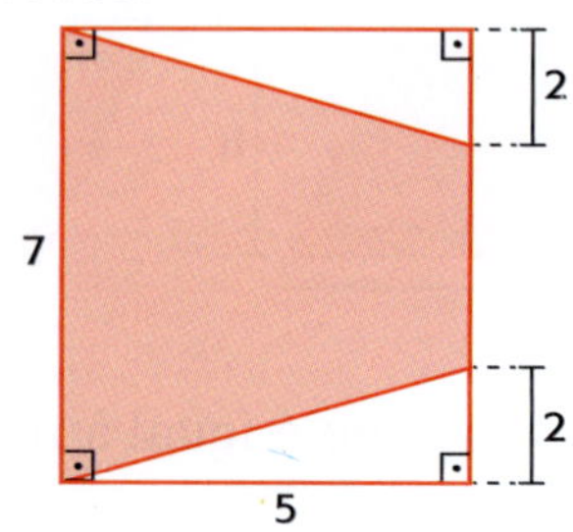

## SAIBA MAIS

# Verde cinza

***Reservas ambientais salvam a cidade de reprovação do mínimo de 12 m² de área verde por habitante recomendado pela OMS; sem considerá-las, a média cai para 2,88 m²***

Pode soar estranho, mas a cidade de São Paulo está acima do mínimo de 12 $m^2$ de área verde por habitante recomendado pela OMS (Organização Mundial da Saúde). Dados recentes da Secretaria do Verde e do Meio Ambiente apontam que a média na capital subiu em 2014 para 14,07 $m^2$ por pessoa – contando áreas de preservação fora do perímetro urbano. No ano anterior era 12,5 $m^2$. Em Curitiba, a média é de 64,5 $m^2$.

A capital paulista tem cerca de 1,5 milhão de árvores espalhadas por reservas, praças, calçadas, parques e jardins particulares. Dos seus 125 mil hectares de área total, 35 mil são de cobertura vegetal, segundo o Inventário Florestal de São Paulo.

Todo esse verde, no entanto, é distribuído de forma desigual pela cidade. [...]

Robson Rodrigues – Verde cinza. *Revista São Paulo*, 2014. Disponível em: <http://www1.folha.uol.com.br/revista/saopaulo/2014/09/21/1518979-verde-cinza.shtml>. Acesso em: 30 mar. 2015.

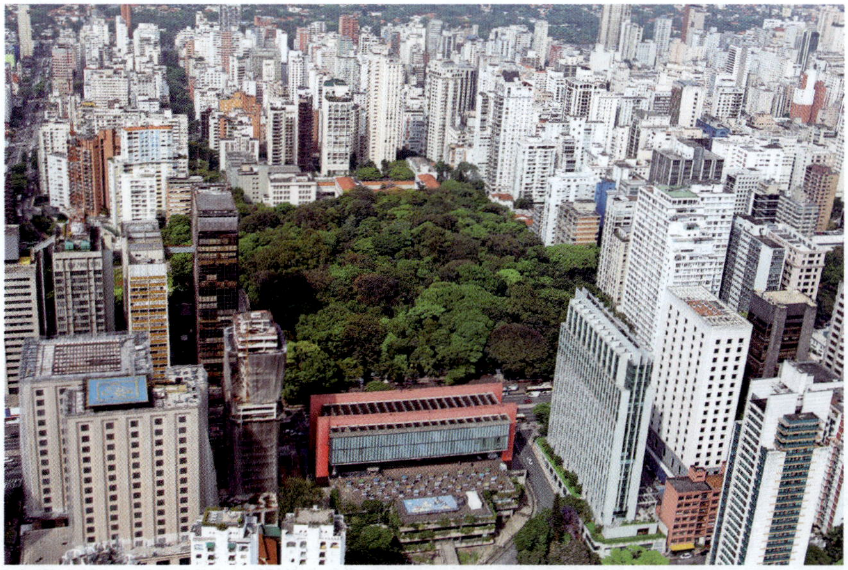

DELFIM MARTINS/PULSAR IMAGENS

Vista aérea do Parque Trianon, São Paulo (SP), 2013.

## Para explorar

1. De acordo com a Organização Mundial da Saúde (OMS), qual é a área verde mínima recomendada para cada habitante?
2. Segundo o Inventário Florestal de São Paulo, a capital paulista possui quantos hectares de cobertura vegetal?
3. De acordo com a *Revista Brasília Encontro*, em Brasília a média de área verde por habitante é de 120 $m^2$. Esse número é quantas vezes a área recomendada pela OMS?
4. Pesquise qual é a área de cobertura vegetal por habitante na cidade ou no estado onde você mora. Depois compare o valor obtido com o recomendado pela OMS.

# teia do saber

1. Sandro comprou um terreno e fez um esboço para indicar a área do terreno onde vai construir. Observe a representação feita por ele.

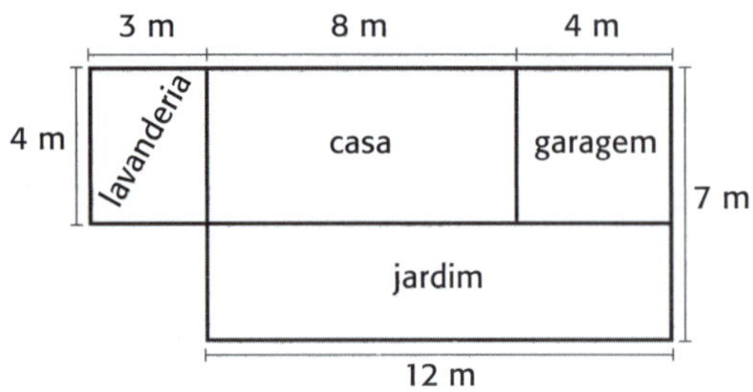


DAWIDSON FRANÇA

Responda às questões a seguir.

a) Quantos metros quadrados desse terreno ele pretende ocupar com a garagem?

b) A lavanderia vai ocupar quantos metros quadrados do terreno?

c) Qual será a área construída total do terreno de Sandro?

2. **Calculadora**
A propriedade destacada com fio amarelo na imagem a seguir foi vendida.

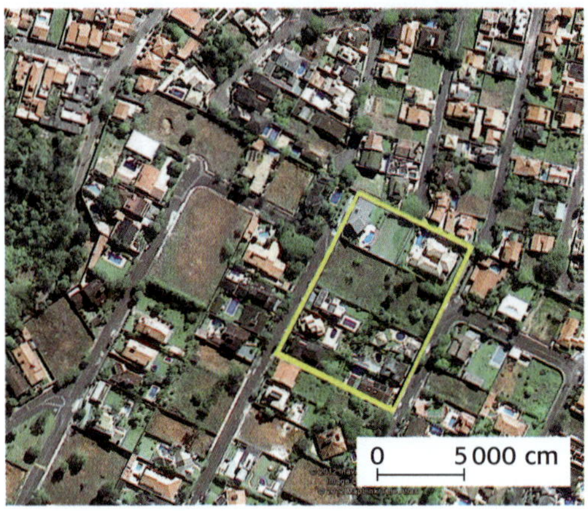


© 2011 GEOEYE/GOOGLE EARTH

Sabendo que essa propriedade ocupa um terreno retangular e que foi vendida por R$ 1 200,00 o metro quadrado, determine o preço total dessa propriedade.

3. Carlos e Felipe são irmãos e receberam de herança um terreno de formato triangular. O terreno foi repartido entre eles em duas partes, de modo que Felipe ficasse com a parte de maior área. Observe a representação de como o terreno foi repartido e responda às questões.

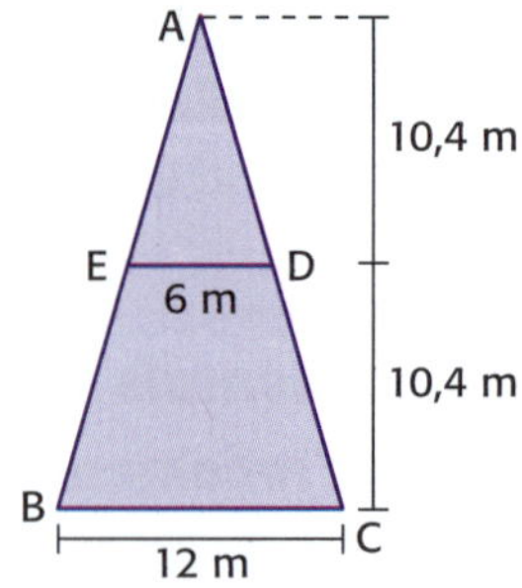


a) Qual é a área total do terreno que foi repartido?

b) Qual é a área da região correspondente ao triângulo ADE?

c) Qual é a área da região correspondente ao trapézio BCDE?

d) Após repartirem o terreno, Felipe ficou com a parte do terreno em forma de trapézio ou de triângulo?

4. Determine a área da região destacada em cada caso, cujas medidas estão indicadas em centímetros.

a)

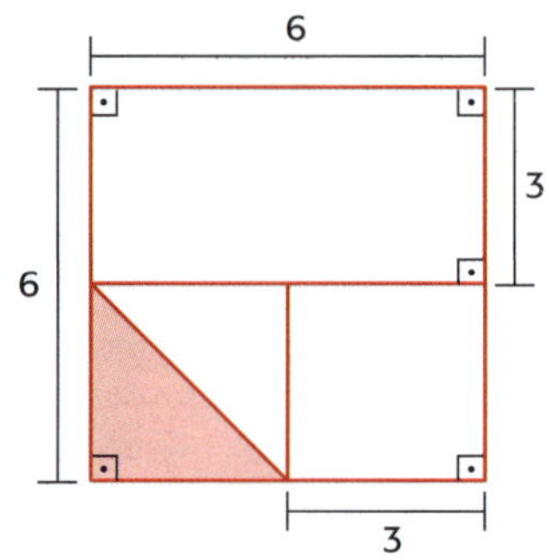


b)

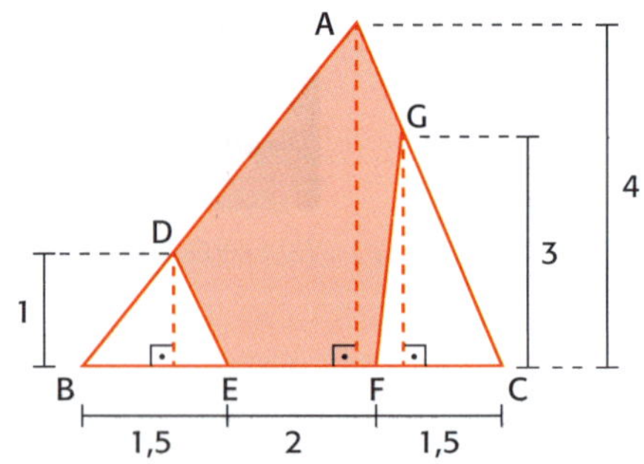


5. Um retângulo teve sua base dividida em 4 partes iguais, conforme indicado na figura a seguir.

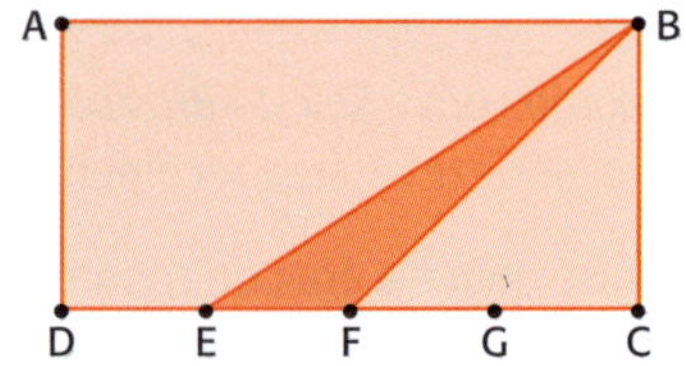


A área do triângulo BEF equivale a que fração da área do retângulo ABCD?

6. Leia o anúncio veiculado em um *site* de vendas de imóveis.

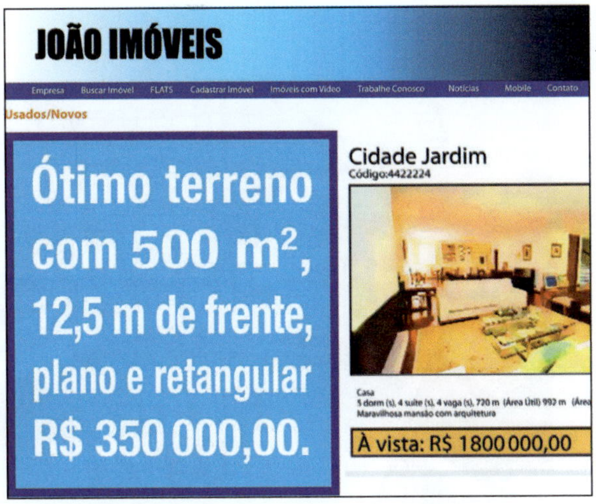
JOÃO IMÓVEIS
Usados/Novos
Ótimo terreno com 500 m², 12,5 m de frente, plano e retangular R$ 350 000,00.
Cidade Jardim
À vista: R$ 1800 000,00

ESTÚDIO MIL

Com base nos dados desse anúncio, responda às questões a seguir.

a) Qual é a medida de comprimento do outro lado desse terreno?

b) Qual é o valor de cada metro quadrado desse terreno?

7. Observe a representação de dois recortes de carpete que os operários prepararam para instalar na casa de Fabiana.

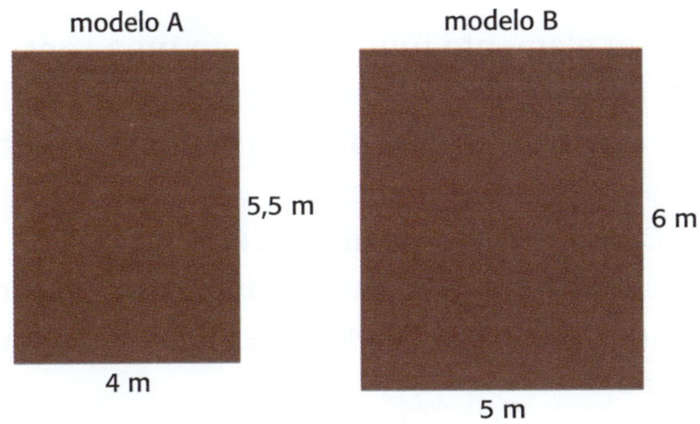


Sabendo que esse material não será novamente recortado, não terá emendas e deverá cobrir todo o contrapiso de um dos cômodos, responda: qual desses modelos será aplicado em um quarto retangular cuja área é igual a 22 m²?

**teia integrada**

8. No Brasil, em época de Copa do Mundo e Olimpíadas, é comum vermos as ruas e casas enfeitadas com bandeiras de diversos tamanhos. A fabricação da Bandeira Nacional segue rígidos critérios quanto às dimensões.
Leia o texto a seguir e faça o que se pede.

[...]

Para cálculos das dimensões, será tomada por base a largura, dividindo-a em 14 (quatorze) partes iguais, sendo que cada uma das partes será considerada uma medida ou módulo (M). Os demais requisitos dimensionais seguem o critério a seguir:

1. Comprimento será de vinte módulos (20M);

2. A distância dos vértices do losango amarelo ao quadro externo será de um módulo e sete décimos (1,7M);

[...]

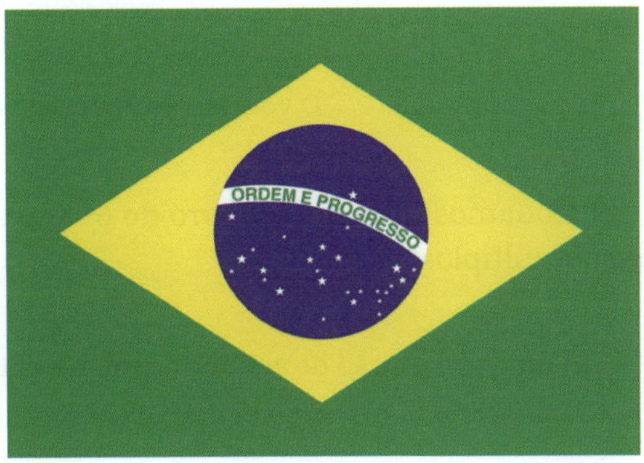
ORDEM E PROGRESSO

THINKSTOCK/GETTY IMAGES

INMETRO.
Disponível em: <http://www.inmetro.gov.br/consumidor/produtos/bandeira.asp>.
Acesso em: 27 mar. 2015.

a) Qual é a área do retângulo correspondente à forma da Bandeira Nacional? Use como unidade de área o "módulo quadrado".

b) Qual é a medida da diagonal maior e a da diagonal menor do losango que podemos identificar na Bandeira Nacional? Dê a resposta em módulo.

c) Quantos módulos quadrados de área tem esse losango?

d) Pesquise sobre o significado desse símbolo nacional e de outros símbolos nacionais existentes. Depois, compartilhe as informações com os colegas e o professor.

# 2 Volume

## Retomando a ideia de volume

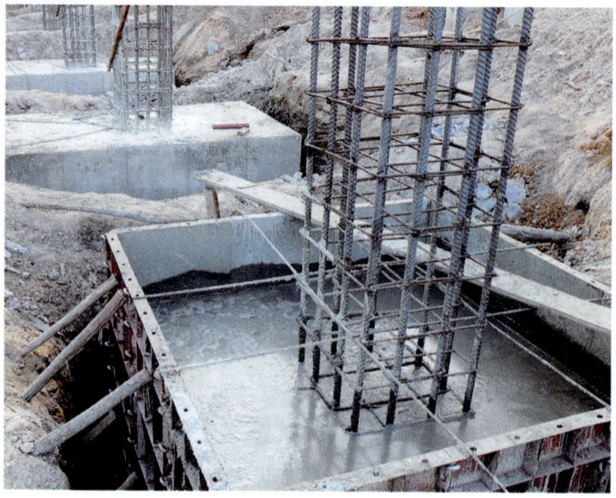

SHUTTERSTOCK

Construção de fundação de uma obra.

Um elemento importante em uma construção é a fundação, que dá sustentação à obra. Os alicerces são construídos com base na combinação de estruturas metálicas e concreto.

O conceito de **volume** está relacionado a algumas etapas da construção civil, como o cálculo da quantidade de concreto a ser usada em uma fundação.

Vimos no livro do 6º ano que, para determinar o **volume** de um corpo, devemos comparar o espaço ocupado por esse corpo com o espaço ocupado por algo adotado como unidade de medida.

Por exemplo, se considerarmos o 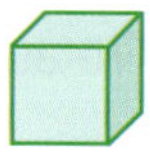 como unidade de volume, o empilhamento abaixo tem 7 unidades de volume.

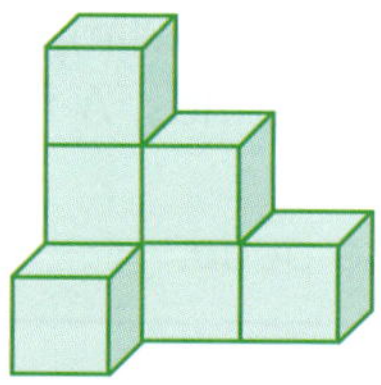

O volume de um corpo é a medida do espaço ocupado por ele.

Estudamos também no livro do 6º ano a unidade-padrão de volume, bem como seus múltiplos e submúltiplos.

A unidade-padrão de volume é o **metro cúbico**, que indicamos por **$m^3$**.
Um metro cúbico corresponde ao volume de um cubo cujas arestas medem 1 metro de comprimento.

Dos múltiplos e submúltiplos do metro cúbico, os mais usados são, respectivamente, o **quilômetro cúbico ($km^3$)**, o **decímetro cúbico ($dm^3$)** e o **centímetro cúbico ($cm^3$)**.

Temos as seguintes equivalências:

- 1 $km^3$ equivale a 1 000 000 000 $m^3$.
- 1 $m^3$ equivale a 1 000 $dm^3$.
- 1 $dm^3$ equivale a 1 000 $cm^3$.

**Observação:**

Um **decímetro cúbico** corresponde ao volume de um cubo de arestas medindo 1 decímetro, ou seja, 10 centímetros.

Um **centímetro cúbico** corresponde ao volume de um cubo de arestas medindo 1 centímetro.

## ATIVIDADES

**25.** Determine o volume de cada empilhamento a seguir. Considere cada cubinho usado nos empilhamentos como unidade de volume.

a) 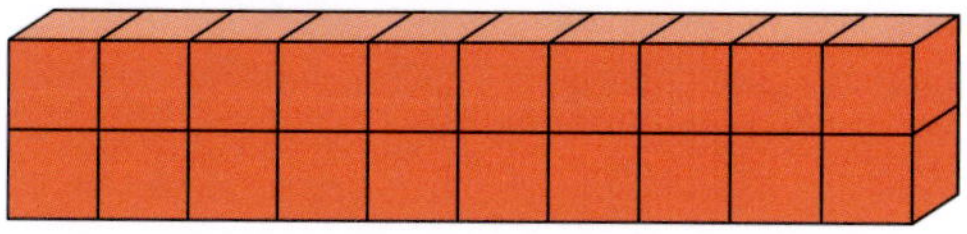

b) 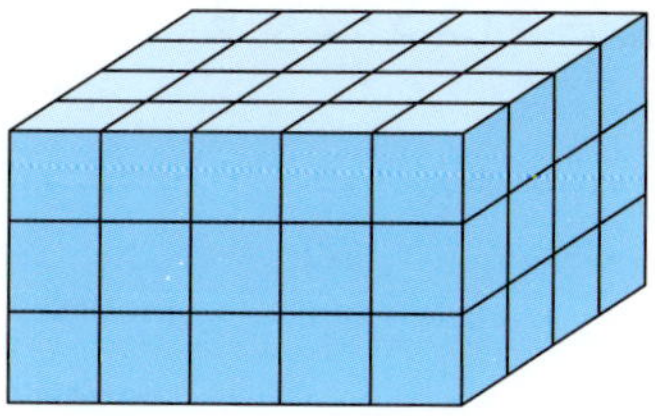

c) 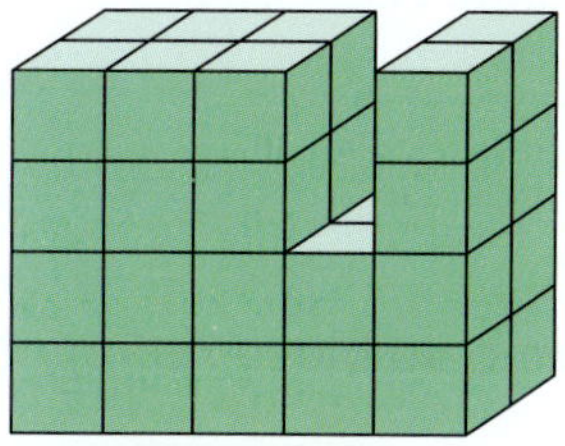

d) 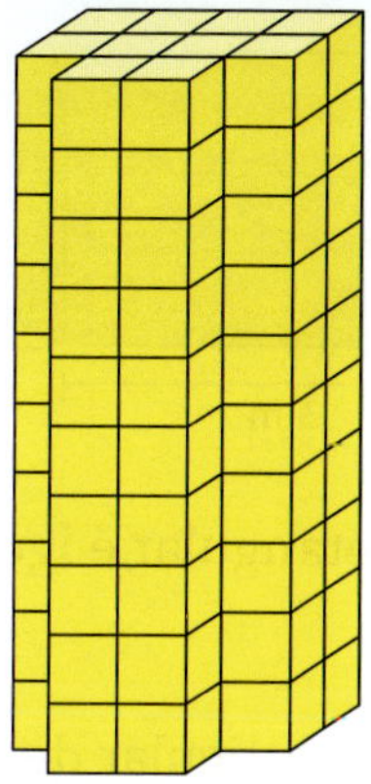

### Pista 2

Leia novamente a situação proposta no enigma do caminhão baú e faça o que se pede.

- Quantas caixas de papelão foram empilhadas em cada coluna (direção vertical) dentro do baú do caminhão?
- Consulte a Pista 1 e calcule a quantidade máxima de caixas que podem ser enfileiradas na direção que corresponde ao comprimento do baú do caminhão.

**Desvende o enigma**

- Quantas caixas de papelão foram transportadas no caminhão que saiu sem que Helena tivesse feito o controle?

## Volume de um bloco retangular

Estudamos no livro do 6º ano que as dimensões de um bloco retangular são o comprimento, a largura e a altura, como indicado abaixo.

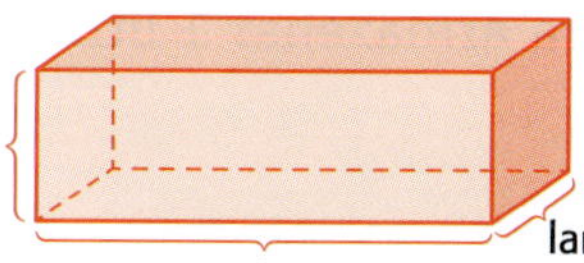


Vimos também que podemos usar as medidas das arestas de um bloco retangular para calcular o volume correspondente.

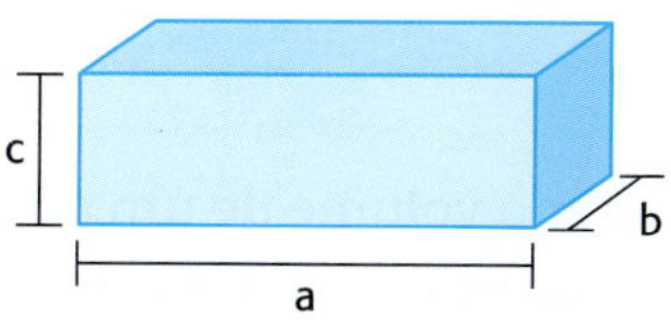

O volume de um bloco retangular de arestas de medidas **a**, **b** e **c** pode ser calculado por meio da seguinte expressão:

$$V_{\text{bloco retangular}} = a \cdot b \cdot c$$

Exemplo:
Determine o volume do bloco retangular a seguir.

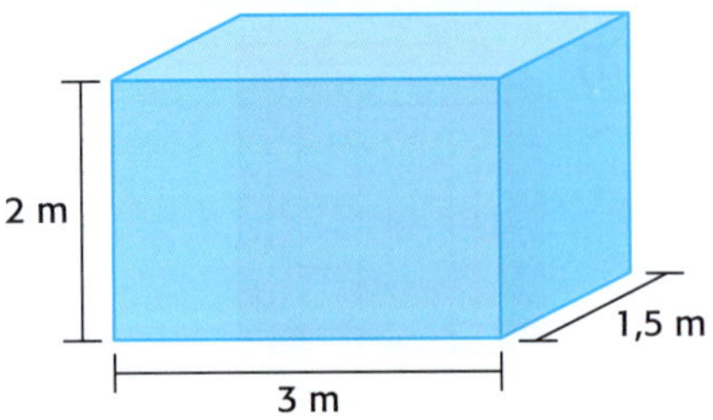


$a = 3$ m
$b = 1,5$ m
$c = 2$ cm
$V_{\text{bloco retangular}} = 3 \cdot 1,5 \cdot 2 = 9$

O volume desse bloco retangular é igual a 9 $m^3$.

- **Volume de um cubo**

Como o cubo é um caso particular de bloco retangular, ou seja, um bloco retangular que tem todas as arestas com medidas iguais, podemos usar a mesma ideia para calcular o volume de um cubo.

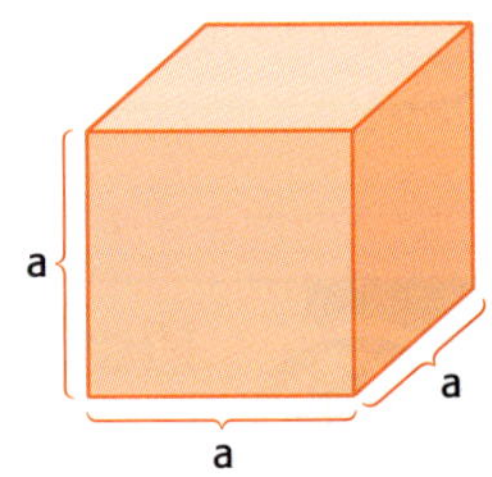


O volume de um cubo cujas arestas medem **a** pode ser calculado por meio da seguinte expressão:

$$V_{\text{cubo}} = a \cdot a \cdot a \text{ ou } V_{\text{cubo}} = a^3$$

- Qual é o volume de um cubo cujas arestas medem 1,5 m de comprimento?

# Relação entre volume e capacidade

Estudamos no livro do 6º ano a relação entre as grandezas **volume** e **capacidade**.

Vimos que um recipiente de formato cúbico de arestas medindo 1 decímetro tem capacidade para armazenar 1 litro de água.

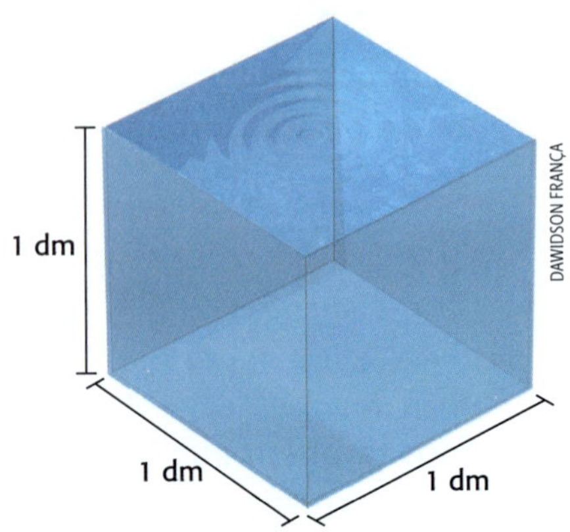


1 L equivale a 1 $dm^3$.

Outras equivalências que podemos verificar são:

- 1 mL equivale a 1 $cm^3$.
- 1000 L equivale a 1 $m^3$.

Em algumas situações, é possível obter o volume de um objeto por meio de experimentos envolvendo o conceito de capacidade, como mostra o esquema a seguir.

Para determinar o volume da bolinha de metal, é possível colocá-la em um recipiente graduado com água e observar o volume de água que se desloca.

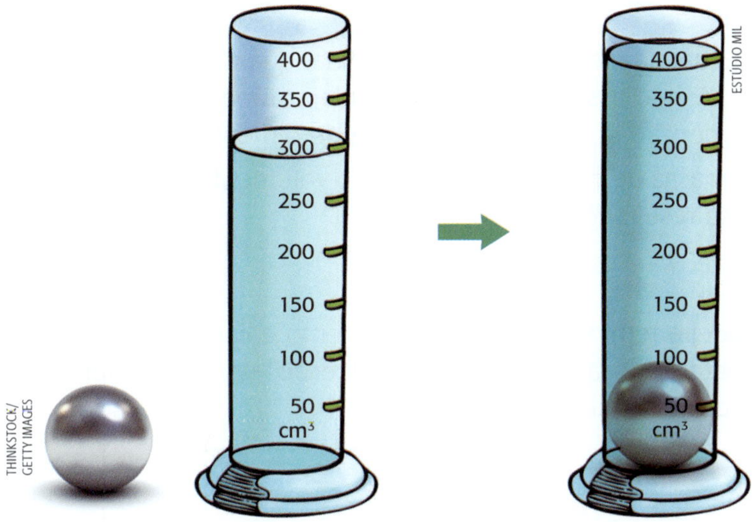


Observe que no recipiente da esquerda há 300 cm³ de água. Depois de se colocar a bolinha de metal nesse recipiente, o nível da água sobe até a marca que indica 400 cm³. O volume da bolinha de metal equivale ao volume de água que foi deslocado no interior do recipiente, ou seja, 100 cm³ (pois 400 − 300 = 100).

## ATIVANDO HABILIDADES

(Obmep – Banco de questões) Um bloco de madeira na forma de um paralelepípedo retângulo tem 320 cm de comprimento, 60 cm de largura e 75 cm de altura.

O bloco é cortado várias vezes, com cortes paralelos às suas faces, de modo a subdividi-lo em blocos menores, todos na forma de paralelepípedos retângulos de 80 cm de comprimento por 30 cm de largura por 15 cm de altura.

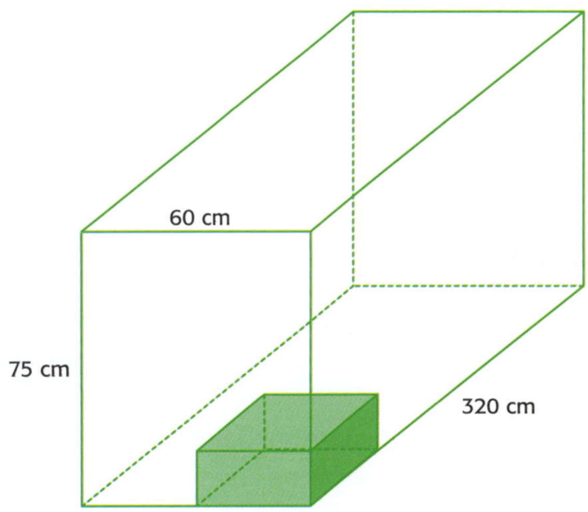


**a)** Quantas peças foram obtidas?

**b)** Um metro cúbico dessa madeira pesa aproximadamente 900 kg. Qual é o peso de cada uma dessas peças?

**Observações:**

- O paralelepípedo retângulo é um bloco retangular.
- No item **b** desta atividade, a palavra "peso" aparece com o significado de massa.

### Entendimento do problema

Quais dados são importantes para responder às perguntas do problema?

É importante observar que o bloco de madeira tem forma de um bloco retangular, assim como as peças obtidas por meio dos recortes. Além disso, temos as dimensões tanto do bloco de madeira quanto das peças menores obtidas pelos recortes.

## Elaboração de uma estratégia

O que podemos fazer para determinar quantas peças de 80 cm × 30 cm × 15 cm foram obtidas a partir do bloco de madeira?

Um modo de obter essa quantidade de peças é determinar quantas peças com essas dimensões cabem no bloco de madeira. Sendo assim, devemos considerar uma medida de cada vez. Ou seja, dividimos cada medida de dimensão do bloco pela medida de dimensão correspondente das peças.

Uma maneira de obter a massa de cada peça é calcular o volume de cada peça, em metro cúbico, e, em seguida, multiplicar esse resultado por 900.

## Execução da estratégia

a) Como o bloco de madeira tem 320 cm de comprimento e cada peça mede 80 cm de comprimento, podemos obter 4 peças enfileiradas na "direção" do comprimento (320 : 80 = 4). Observe a representação a seguir.

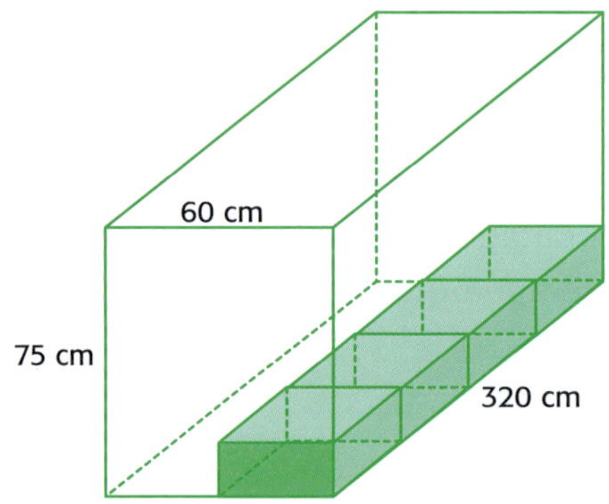


Como o bloco de madeira tem 60 cm de largura e cada peça tem 30 cm de largura, podemos enfileirar 2 peças na "direção" da largura (60 : 30 = 2). Observe a representação a seguir.

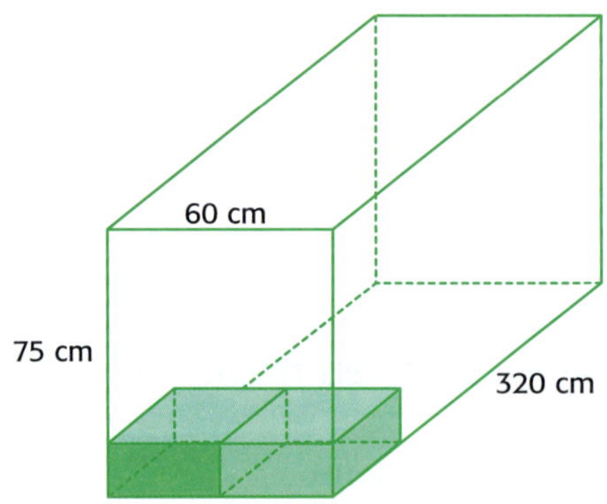


Como o bloco de madeira tem 75 cm de altura e cada peça tem 15 cm de altura, podemos empilhar 5 peças na "direção" da altura (75 : 15 = 5). Observe a representação a seguir.

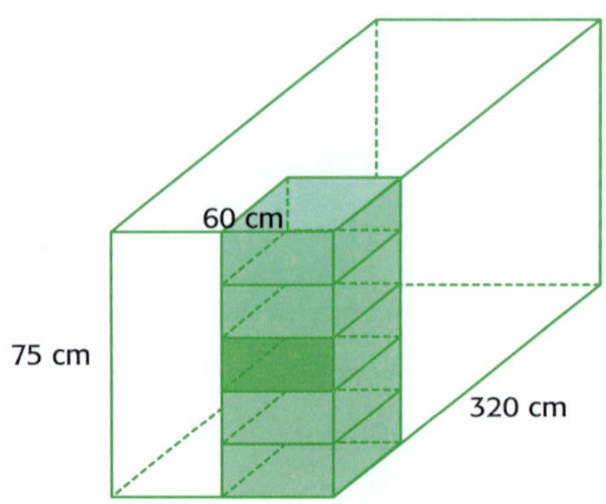

Logo, para determinar quantas peças foram obtidas, calculamos:

$$4 \cdot 2 \cdot 5 = 40$$

Portanto, foram obtidas 40 peças a partir dos recortes no bloco de madeira.

b) Para determinar o volume em metro cúbico de cada peça, reescrevemos cada uma de suas medidas em metro e, depois, calculamos o volume correspondente.
Comprimento: 0,8 m, pois 80 : 100 = 0,80.
Largura: 0,3 m, pois 30 : 100 = 0,30.
Altura: 0,15 m, pois 15 : 100 = 0,15.
Em metro, o volume de cada peça é igual a 0,036 $m^3$, pois $0{,}8 \cdot 0{,}3 \cdot 0{,}15 = 0{,}036$.
Como um metro cúbico dessa madeira pesa aproximadamente 900 kg, multiplicamos 0,036 por 900 para obter, em quilograma, a massa de cada peça.

$$0{,}036 \cdot 900 = 32{,}4$$

Assim, cada peça tem massa igual a 32,4 kg.

## Análise da solução

Uma maneira de verificar a solução para o item **a** é calcular o volume do bloco de madeira e o de cada peça, em metro cúbico, e, depois, dividir o primeiro resultado pelo segundo.

O resultado dessa divisão corresponde ao número de peças que foram obtidas a partir dos recortes do bloco de madeira.

O volume do bloco retangular é igual a 1,44 $m^3$, pois $3{,}2 \cdot 0{,}6 \cdot 0{,}75 = 1{,}44$.

O volume de cada peça é igual a 0,036 $m^3$, pois $0{,}8 \cdot 0{,}3 \cdot 0{,}15 = 0{,}036$.

Ao dividir o volume do bloco de madeira pelo volume de cada peça, obtemos o seguinte resultado:

$$1{,}44\ m^3 : 0{,}036\ m^3 = 40$$

Para verificar a solução do item **b**, podemos obter a massa do bloco de madeira com base no volume e dividir esse resultado por 40.

A massa do bloco de madeira é igual a 1 296 kg, pois $1{,}44 \cdot 900 = 1\,296$.

Dividindo esse resultado por 40, obtemos 32,4, pois 1 296 : 40 = 32,4.

Portanto, a resposta ao item **a** é 40 peças e a resposta ao item **b** é 32,4 kg.

## É a sua vez!

(Obmep – Banco de questões) Com seis retângulos idênticos, formamos um retângulo maior, com um dos lados medindo 21 cm, como na figura.

Qual é a área do retângulo maior, em $cm^2$?

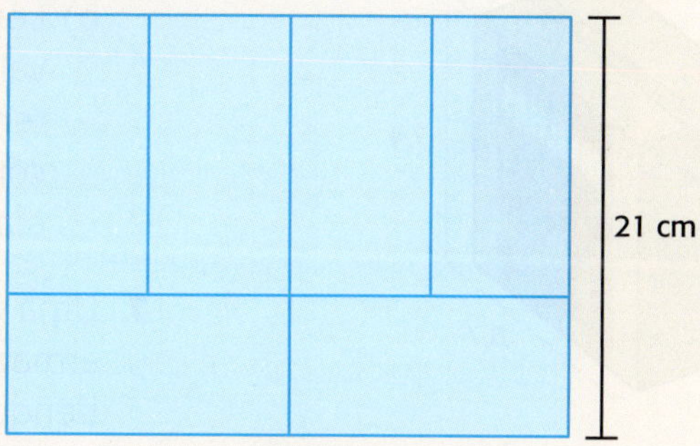


a) 210 b) 280 c) 430 d) 504 e) 588

# teia do saber

1. Observe o bloco retangular cujas medidas estão indicadas em centímetros.

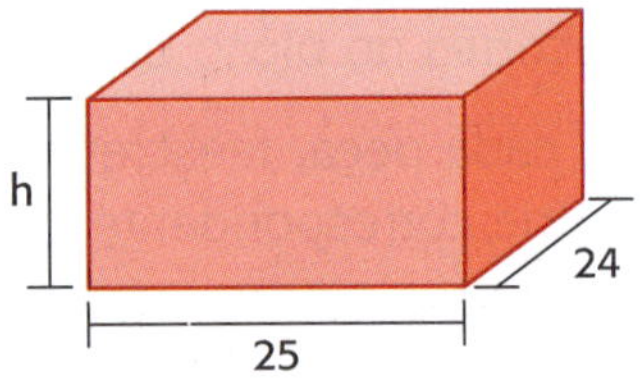


Sabendo que o volume desse bloco é igual a 1 200 cm³, determine a medida **h** da altura.

2. Lúcia tem um aquário cujas medidas estão indicadas em centímetros na figura a seguir.

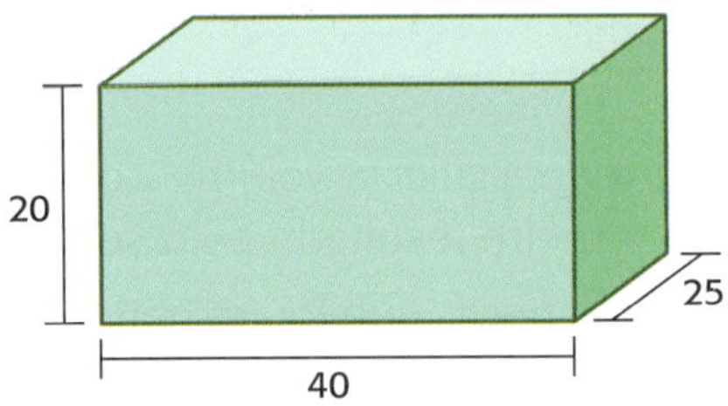


Sabe-se que a água no aquário está 5 cm abaixo do nível máximo que pode ficar sem derramar.
Responda às questões a seguir.

a) Qual é o total de litros de água que cabem nesse aquário?

b) Quantos litros de água há no aquário?

c) Se o aquário pudesse ser virado e apoiado na face de medidas 40 cm por 20 cm, qual seria a medida da altura que a água atingiria nessas condições?

3. Determine a capacidade da embalagem cujas medidas estão indicadas em centímetros a seguir. Dê a resposta em mililitro.

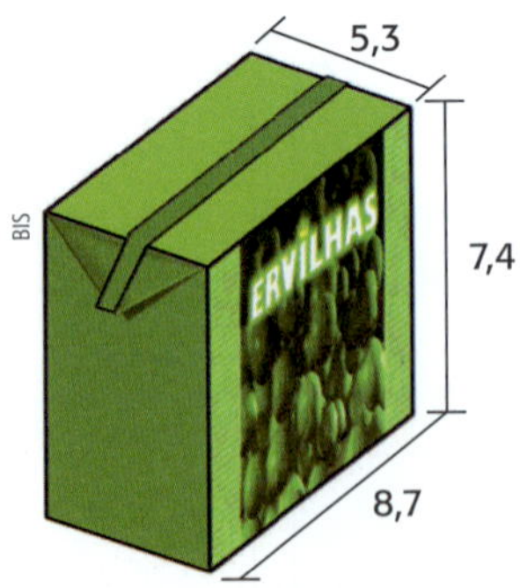


4. Para estimar o volume aproximado de um palito de fósforo, Vinícius mediu uma caixa de fósforos e obteve as seguintes medidas, indicadas em centímetros.

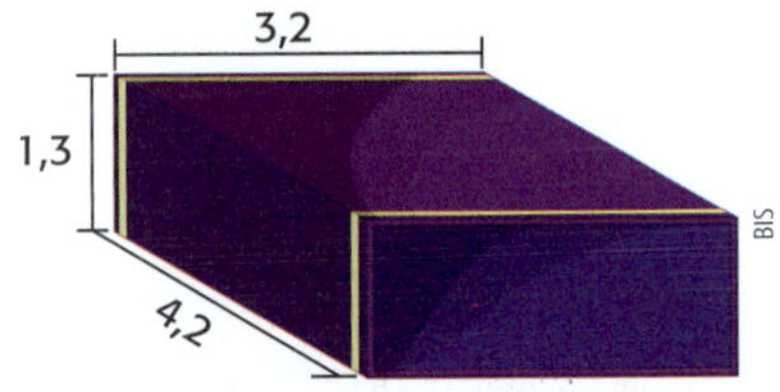


Com base nessas informações, responda às questões a seguir.

a) Qual é a capacidade dessa caixa de fósforos, em centímetro cúbico?

b) Suponha que sejam necessários exatamente 40 palitos de fósforo para encher completamente essa caixa. Qual é o volume aproximado de cada palito?

5. Cristina comprou 13 garrafas de 2 litros de suco para a festa de seu filho e vai colocar o suco em um recipiente para os convidados se servirem.

Sabendo que a capacidade desse recipiente é de 6,5 L, a quantidade de suco que ela comprou é suficiente para enchê-lo quantas vezes?

6. Uma torneira despeja 12 litros de água por minuto em uma piscina com forma de bloco retangular cujas medidas estão indicadas em metros na representação a seguir.

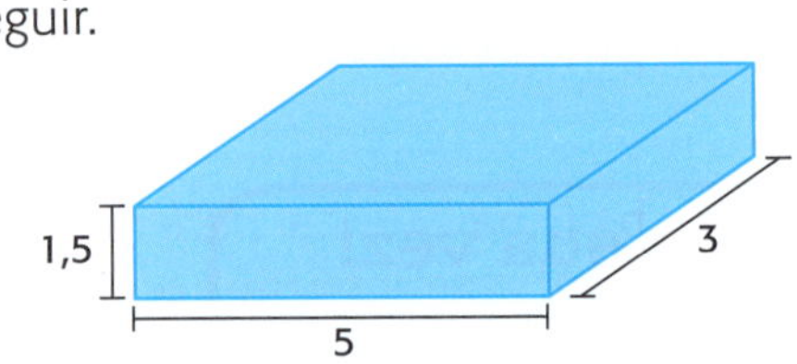


a) Determine, em metro cúbico, o volume de água que cabe nessa piscina.

b) Lembrando que 1 metro cúbico equivale a 1 000 litros, determine quanto tempo essa torneira leva para encher completamente a piscina, supondo que ela estivesse inicialmente vazia.

7. Uma geladeira tem capacidade interna de armazenamento igual a 630 litros. Sabendo que o espaço útil dessa geladeira tem formato de bloco retangular, cujas medidas são 1,5 m de altura e 0,6 m de largura, determine a medida de comprimento dessa geladeira.

8. Para determinar o volume de um objeto, Marcos usou o seguinte recipiente com água.

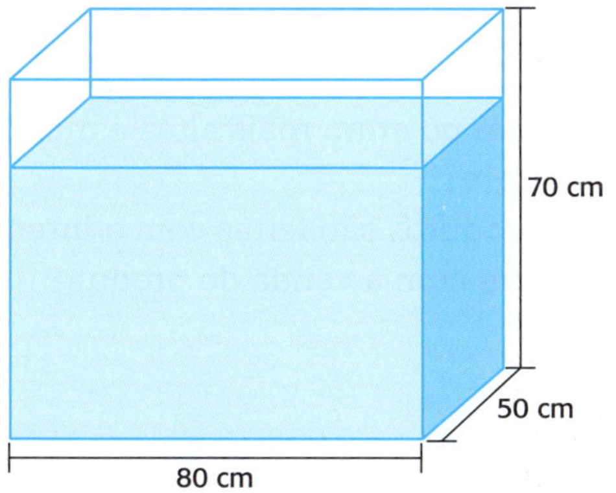


Sabendo que, ao colocar o objeto no interior do recipiente com água, ele observou que o nível da água subiu 2 cm, responda à questão a seguir. Qual é o volume, em centímetro cúbico, desse objeto?

9. A figura a seguir mostra a planificação de uma caixa em forma de bloco retangular. Considere que as medidas estão indicadas em centímetros.

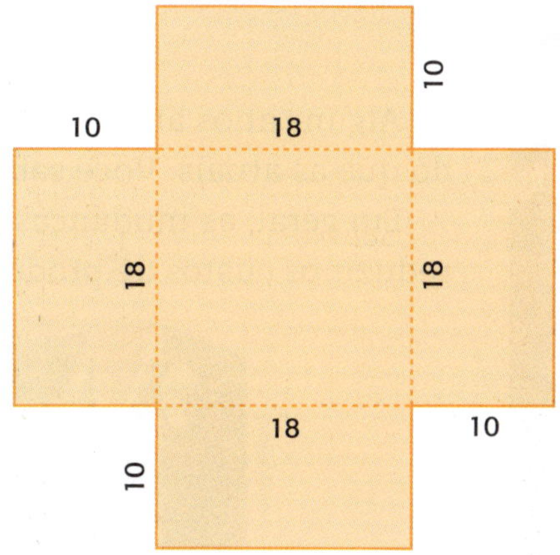


Determine:

a) a área total dessa planificação.

b) a capacidade, em centímetro cúbico, dessa caixa montada.

**teia integrada**

10. Em estabelecimentos que comercializam refeições, como restaurantes, a medição precisa do volume de ingredientes dos alimentos é de grande importância para assegurar a qualidade na elaboração de uma receita e controlar os custos dos produtos.

Considera-se que a farinha de trigo é um dos alimentos mais difíceis de se medir o volume, pois, ao ser acondicionada em um recipiente, a farinha que fica no fundo é comprimida, de modo que a porção que fica no fundo do recipiente tenha mais massa do que a porção que fica na parte superior do recipiente. Recomenda-se peneirar a farinha a uns 10 cm do topo do recipiente para minimizar essa diferença.

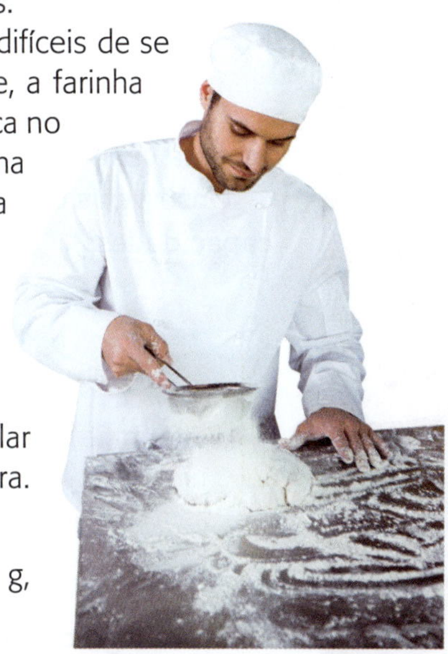

SHUTTERSTOCK

a) De acordo com o texto anterior, por que é importante medir o volume de ingredientes de uma receita com precisão?

b) Uma pessoa peneirou farinha de trigo até encher completamente um recipiente com formato de bloco retangular de 6 cm de comprimento, 6 cm de largura e 8 cm de altura. Qual é o volume de farinha dentro desse recipiente?

c) Se cada 1 000 $cm^3$ dessa farinha tem massa igual a 700 g, qual é a massa de farinha nesse recipiente?

## Encerrando a unidade

**Nesta unidade você teve a oportunidade de retomar e ampliar o estudo a respeito de área e retomar o estudo sobre volume e a relação entre volume e capacidade. Estudamos como calcular a área de um paralelogramo, de um triângulo, de um trapézio e de um losango. Reflita sobre os conteúdos estudados nesta unidade e faça o que se pede a seguir.**

**a) Explique com suas palavras a diferença entre área e volume.**

**b) Das unidades de medida que aparecem na abertura desta unidade, quais são de área? E qual é de volume?**

**c) Dos conteúdos estudados nesta unidade, quais você usou para desvendar o Enigma?**

# Embalagens

Alguns anos atrás, as embalagens de sabão em pó eram mais altas e mais estreitas do que as atuais. Você sabe por que elas mudaram?

Em geral, as mudanças em embalagens de produtos são feitas com a intenção de reduzir os custos de produção e aumentar o lucro com a venda do produto.

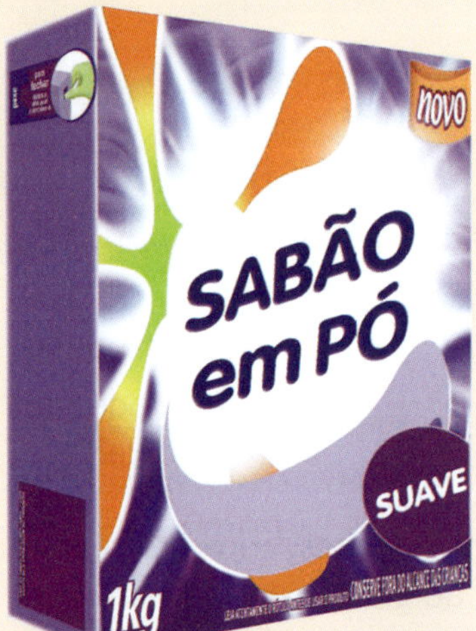


RUBENS CHAVES

Embalagem antiga.

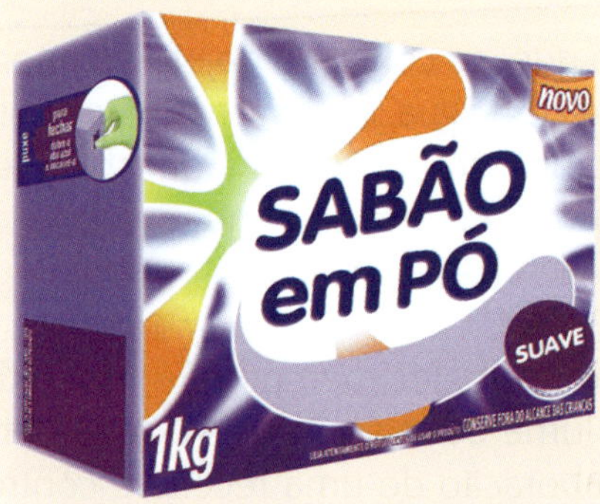


RITA BARRETO

Embalagem nova.

A mudança da embalagem de sabão em pó, por exemplo, manteve praticamente a mesma capacidade interna.

Observe as dimensões, em centímetros, de cada embalagem e suas respectivas capacidades:

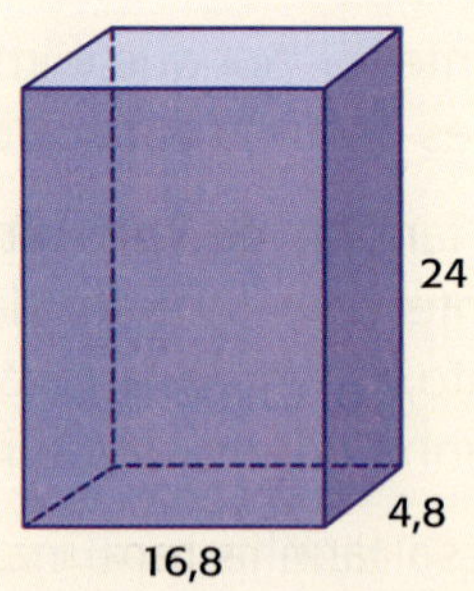


**Embalagem antiga:** 24 cm · 16,8 cm · 4,8 cm = 1935,36 cm³

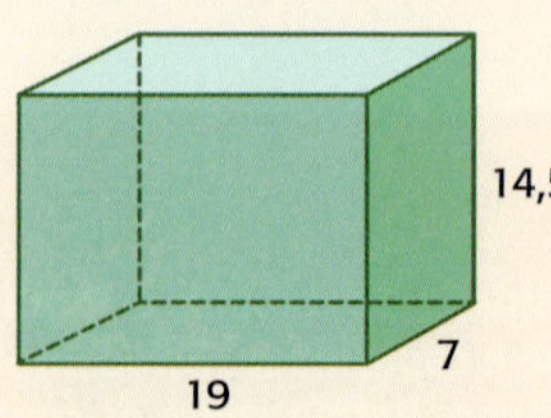


**Embalagem nova:** 14,5 cm · 19 cm · 7 cm = 1928,5 cm³

Note que a embalagem nova tem capacidade parecida com a da embalagem antiga. Mas o que acontece com a quantidade de papel utilizada para confeccionar cada uma delas?

Se desmontarmos as caixas e calcularmos a área da superfície de cada uma, sem considerar as abas utilizadas para fixar a caixa, obteremos os seguintes valores: 1 198,08 cm² (embalagem antiga) e 1 020 cm² (embalagem nova).

Medidas indicadas em centímetros.

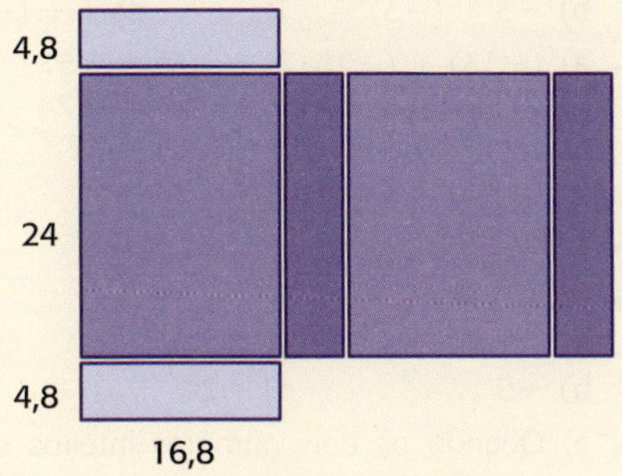


Embalagem antiga.

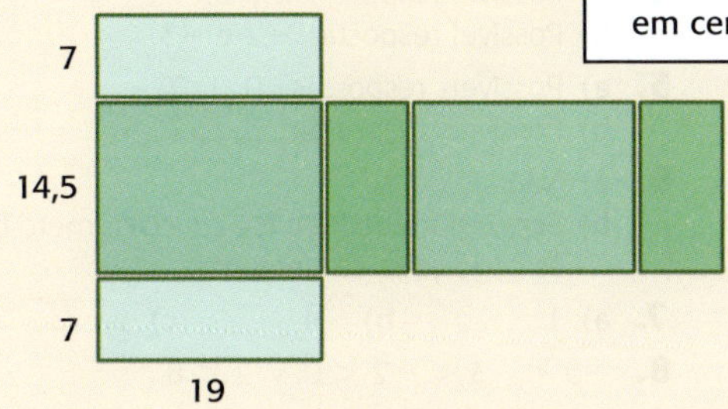


Embalagem nova.

A nova embalagem de sabão necessita de menos matéria-prima na sua fabricação, além de ocupar menos espaço nos caminhões que transportam o produto. Existem empresas que conseguiram reduzir em 31% o papel cartonado usado na confecção das embalagens e em 5% o papelão das caixas de transporte. Deste modo, além da economia com materiais, o impacto ambiental também é reduzido, pois diminui a emissão de gases poluentes e o desmatamento na produção de papel.

Fonte de pesquisa: <http://planetasustentavel.abril.com.br/noticia/desenvolvimento/conteudo_265842.shtml>. Acesso em: 30 mar. 2015.

## Para explorar

**1.** Qual é a vantagem em utilizar embalagens que ocupam menos espaço nos caminhões que transportam o produto?

**2.** Suponha que o formato da embalagem de sabão em pó fosse novamente modificado, dessa vez para uma caixa com formato cúbico, como o da figura ao lado.

Calcule o valor aproximado:

a) do volume da caixa.

b) da área da superfície, ou seja, a quantidade de papel cartonado usado para fabricar a caixa.

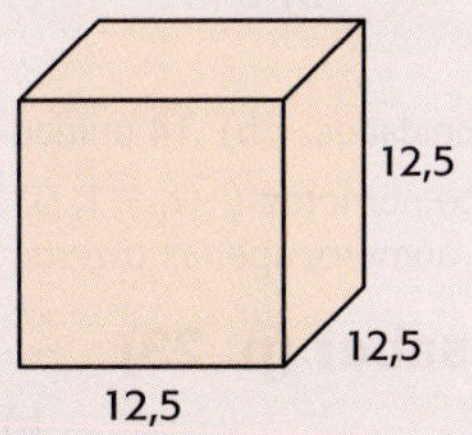


Medidas indicadas em centímetros.

**3.** Utilizando as respostas da questão anterior e as informações do texto, responda: seria melhor mudar novamente o formato das embalagens de sabão em pó, agora para um formato cúbico? Justifique sua resposta.

**4.** Há empresas que disponibilizam refis de alguns produtos que comercializam. Na sua opinião, essa prática é vantajosa?

THINKSTOCK/GETTY IMAGES

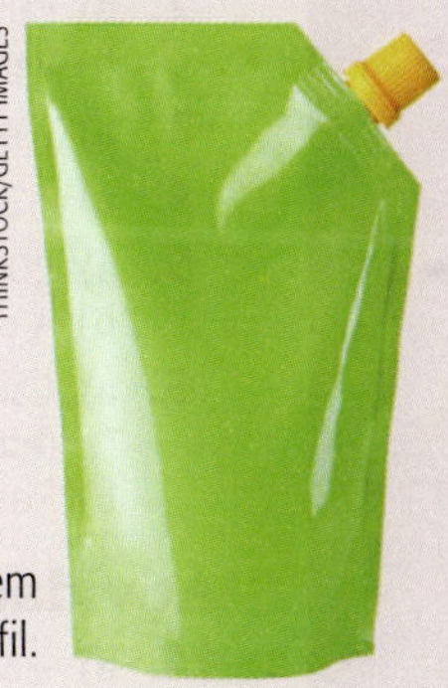

Embalagem refil.

# Unidade 1 – Números inteiros

## Atividades (p. 19)

**1.** a) 6 ou +6. b) −1 c) 2 ou +2. d) 7 ou +7.

**2.** • Zero. Porque zero não é um número positivo nem negativo.
• Possível resposta: Digitando [0] [−] [3] [=], nessa ordem, na calculadora.

**3.** A: −8; B: −4; C: 0; D: +3.

**4.** a) Possível resposta: 2 e 3.
b) Possível resposta: −2 e −3.

**5.** a) Possíveis respostas: 0, 1, 2.
b) Possíveis respostas: 3, 6, 7.

**6.** a) Não.
b) Sim, o número zero é o único número que atende às condições da pergunta.

**7.** a) 1 b) −4 c) 5 d) −1

**8.** $-5 < -3 < -2 < 0 < 2 < 8$

## Atividades (p. 21)

**9.** A(2, 3); B(−3, 4); C(2, −3); D(−5, −4); E(5, 4); F(−5, 0); G(−5, 5); H(0, −2); I(−3, −1); J(5, −2).

**10.**

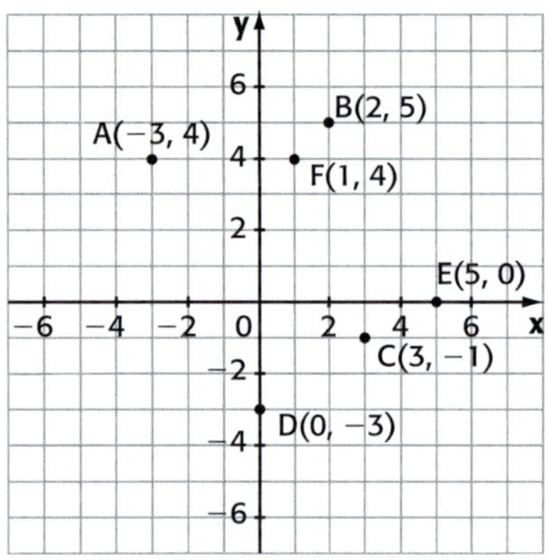


## Atividades (p. 22)

**11.** |−6| = 6; |−2| = 2; |3| = 3 e |6| = 6.

**12.** a) 6 b) 8 c) 2 d) 14

**13.** −3

**14.** a) 24 unidades. b) 14 unidades. c) 2n unidades.

**15.** a) Cinco números (−2, −1, 0, 1 e 2).
b) Um número, apenas o zero.

## Teia do saber (p. 23)

**1.** a) 8 °C b) 3 600 m

**2.** a) Falso. b) Verdadeiro. c) Verdadeiro. d) Falso.

**3.** a) −4 b) −5 c) 6 d) −1

**4.** a) −3 b) −2 c) 1 d) −8

**5.** a) 20 mm
b) A chapa pode medir 19 mm, 20 mm ou 21 mm.

**6.** a) Carne de aves congeladas: 26 °C; carne de aves refrigeradas: 4 °C.
b) Resposta pessoal.

## Atividades (p. 27)

**17.** a) −3 b) −10 c) +4 d) +6 e) −8 f) +5 g) −17 h) −20

**18.**

| + | +23 | −47 | −153 | +29 | +84 |
|---|---|---|---|---|---|
| +56 | +79 | +9 | −97 | +85 | +140 |
| −78 | −55 | −125 | −231 | −49 | +6 |
| −138 | −115 | −185 | −291 | −109 | −54 |
| +76 | +99 | +29 | −77 | +105 | +160 |

**19.** a) $-8 + 3 = -5$ b) $-5 + (-3) = -8$ c) $-8 + 9 = 1$ d) $1 + (-6) = -5$

**20.** a) $(-13) + (-26) + (-18) = -57$
b) $(+19) + (+31) + (-26) = +24$
c) $(+19) + (+31) + (-18) = 32$
d) $(-13) + (-18) + (+31) = 0$

**21.** 1 °C

**22.** 800

**24.** a) −14 b) +5 c) +73 d) −24 e) +26 f) +11

**25.** a) Quando os dois números inteiros são números opostos.
b) Quando os dois números inteiros são positivos; ou quando os números têm sinais contrários e o módulo do número positivo é maior do que o módulo do número negativo.
c) Quando os dois números inteiros são negativos; ou quando os números têm sinais contrários e o módulo do número negativo é maior do que o módulo do número positivo.

## Atividades (p. 29)

**26.** a) Associativa. b) Elemento neutro. c) Comutativa.

**28.** Possível resposta: $45 + (-60) + (+15) = 0$.

**29.** Comutativa.

## Atividades (p. 31)

**30.** Saldo de gols positivo: Brasil (+5), México (+3); saldo de gols negativo: Camarões (−8).

**32.** a) Não. Porque −5 é um número negativo.
b) Possível resposta: Em uma cidade, os termômetros registravam 3 °C. Após a temperatura diminuir 8 °C, quantos graus Celsius o termômetro passou a registrar?

**33.** a) −3 b) −5 c) +15 d) −21 e) −1 f) +28

**34.** a) +6 b) +46 c) −46 d) −19

**35.** R$ 310,00

**36.** a) 134 reais. b) −192 reais.

**37.** a) $(+12) + (+7) = +19$
$(+12) + (-7) = +5$
$(-12) + (+7) = -5$
$(-12) + (-7) = -19$

b) $(+12) - (+7) = +5$
$(+12) - (-7) = +19$
$(-12) - (+7) = -19$
$(-12) - (-7) = -5$

**38.** Pensou no número −20.

**39.**

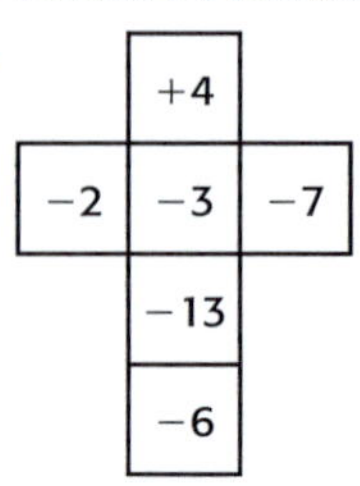


$(+4) + (-13) = -9$
$(-2) + (-7) = -9$
$(-3) + (-6) = -9$

## Atividades (p. 35)

**40.**

| × | +3 | −9 | −3 | +2 | +8 |
|---|---|---|---|---|---|
| +6 | +18 | −54 | −18 | +12 | +48 |
| −8 | −24 | +72 | +24 | −16 | −64 |
| −2 | −6 | +18 | +6 | −4 | −16 |
| +7 | +21 | −63 | −21 | +14 | +56 |

**42.** 8 gols.

**43.** a) +10 pontos. c) +5 pontos.
b) −9 pontos. d) +9 pontos.

**44.** Possível resposta: Marcos tinha R$ 145,00 em sua carteira. Ele usou parte do dinheiro para comprar 3 camisetas que custavam R$ 18,00 cada. Nesse mesmo dia recebeu o pagamento de 2 parcelas, cada uma de R$ 15,00, referentes a serviços prestados a um cliente. Com quantos reais Marcos ficou em sua carteira após essas movimentações?

**45.** a) Possível resposta: $(+2) \cdot (+2) \cdot (-5) = -20$
b) Possível resposta: $(-1) \cdot 4 \cdot (-7) = +28$

**46.** 56

**47.** a) Possível resposta: $(-2) \cdot (-3) \cdot (-7) = -42$. Negativo.
b) Possível resposta: $2 \cdot 3 \cdot 7 = 42$. Positivo.
c) Possível resposta: $(-2) \cdot (-3) \cdot 7 = 42$. Positivo.
d) Possível resposta: $2 \cdot 3 \cdot (-7) = -42$. Negativo.

**48.** a) −30 e 1. c) 15 e −2.
b) −15 e 2. d) 5 e −6 ou −5 e 6.

## Atividades (p. 37)

**49.** a) Comutativa. d) Distributiva.
b) Comutativa. e) Elemento neutro.
c) Associativa.

**50.** a) +1 b) +3 c) +3

**51.** a) $(-2) \cdot [(+5) + (-3)] = (-2) \cdot [+2] = -4$
b) $(-2) \cdot (+5) + (-2) \cdot (-3) = -10 + 6 = -4$

**52.** a) Márcia utilizou o fato de 17 ser igual a 20 − 3 e, então, aplicou a propriedade distributiva.
b) $46 \cdot 40 = 1840$
$46 \cdot (-2) = -92$
$1840 + (-92) = 1748$

## Atividades (p. 39)

**53.** a) −43 c) 12 e) −80 g) −24
b) 81 d) −48 f) Zero. h) −1

**54.** $-12 : (+4) = -3$; $-12 : (+2) = -6$;
$-6 : (+2) = -3$; $+4 : (-1) = -4$

**55.** a) 1 b) −1

**56.** a) $(64) \rightarrow (32) \rightarrow (16) \rightarrow (8) \rightarrow (4)$
b) $(64) \rightarrow (-32) \rightarrow (+16) \rightarrow (-8) \rightarrow (+4)$
c) $(-64) \rightarrow (-32) \rightarrow (-16) \rightarrow (-8) \rightarrow (-4)$
d) $(-64) \rightarrow (32) \rightarrow (-16) \rightarrow (8) \rightarrow (-4)$

**57.** a) Falso. Possível exemplo: $-20 : (+2) = -10$.
b) Falso. Possível exemplo: $+2 : (+5) = \frac{2}{5}$.

**58.** a) Sempre que o divisor e o dividendo possuírem o mesmo sinal.
b) Sempre que o divisor e o dividendo possuírem sinais contrários.
c) Sempre que o divisor e o dividendo forem iguais.
d) Sempre que o divisor e o dividendo forem números opostos.

**59.** {−12, −6, −4, −3, −2, −1, 1, 2, 3, 4, 6, 12}

**60.** a) −109 b) −12

**61.** Possível resposta: $14 : (-2)$; $(-56) : 8$; $112 : (-16)$ e $105 : (-15)$.

**62.** a) 4 b) −3 c) 1 d) 60

## Atividades (p. 41)

**63.** a) 2ª figura: 1 quadrado; 3ª figura: 8 quadrados; 4ª figura: 64 quadrados.
b) $8^0$ quadrado, $8^1$ quadrados e $8^2$ quadrados.

**64.** a) −2 c) −125 e) −125 g) +512
b) −16 d) 1 f) +100 h) +27

**65.** Não, pois $(-7)^2 = +49$, $(-4)^2 = +16$ e $+49 > +16$.

**66.**

| m | n | $(m \cdot n)^2$ | $m^2 \cdot n^2$ |
|---|---|---|---|
| −1 | −2 | 4 | 4 |
| −3 | +5 | 225 | 225 |
| +6 | +2 | 144 | 144 |
| +3 | −2 | 36 | 36 |

**67.** a) −9 b) +9 c) +8 d) +8

**68.** a) 1; −2; 4; −8 e 16.
b)
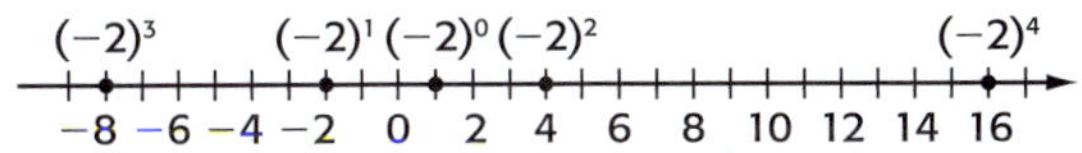

Podemos perceber que os valores se intercalam entre os números positivos e os negativos.

**69.** a) 32 partes. b) $2^5$ partes.

**70.**

| n | $(-1)^n$ | $(-1)^{n-1}$ | $(-1)^n \cdot n$ |
|---|---|---|---|
| 1 | −1 | 1 | −1 |
| 2 | 1 | −1 | 2 |
| 3 | −1 | 1 | −3 |
| 4 | 1 | −1 | 4 |

## Atividades (p. 43)

**71.** a) −144 b) −400 c) −1 d) −16

**72.** a) $(-4) \cdot (+8) + (+3)$ c) $(+3) \cdot (-4) + (-7)$
b) $(-7) \cdot (+8) + (-4)$ d) $(-7) \cdot (-4) + (+3)$

**73.** Possível resposta: Cláudio vende laticínios em seu pequeno comércio no bairro. Certo dia, o saldo da conta bancária de Cláudio estava negativo em 28 reais, mas em seguida ele recebeu o valor referente à venda de 4 queijos de R$ 13,00 cada um e mais R$ 17,00 da venda de leite. Qual o saldo da conta de Cláudio após essas movimentações bancárias?

**75.** a) 13 b) 5 c) −5 d) −2

**76.**

| m | n | $(m + n)^2$ | $m^2 + n^2$ |
|---|---|---|---|
| −2 | −3 | 25 | 13 |
| −3 | +4 | 1 | 25 |
| +4 | +1 | 25 | 17 |
| +2 | −2 | 0 | 8 |

**77.** a) −1 b) 2

**78.** a) −15 b) −18 c) 56 d) 38

**79.** Possível resposta: basta adicionar o (−3) com ele mesmo 7 vezes e, depois, adicionar +5.

**80.** a) ▲: −3, ■: −2 e ◆: 1;
$(-3)^2 - (-2) \cdot (1) = 9 + 2 = 11$
b) ▲: 1, ■: −3 e ◆: −2;
$(-1)^2 - (-3) \cdot (-2) = 1 - 6 = -5$

## Ativando habilidades (p. 45)

- Alternativa **e**.

## Teia do saber (p. 47)

**1.** a) 111,00 c) +393,00
b) −172,00 d) −15,00

**2.** Resposta pessoal. Veja uma possibilidade:

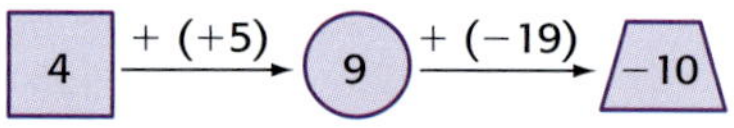


**3.** Resposta pessoal. Contudo, qualquer que seja o número escolhido, devemos substituir o ponto de interrogação por 6.

**4.** a) +40 b) −60

**5.** Não. Sim.

**6.** 38 °C

**7.** Uso militar: 145 °C; uso civil: 75 °C.

**8.** Botafogo: 31 − 48 = −17; Cruzeiro: 67 − 38 = 29; Goiás: 37 − 47 = −10; Santos: 42 − 35 = 7.

**9.** R$ 179,00

**10.** a) Atenas: 15 h; Boston: 8 h; Lisboa: 13 h; Melbourne: 23 h; Porto Príncipe: 9 h; Montevidéu: 10 h; Moscou: 16 h.
b) Atenas: 18 h; Boston: 11 h; Lisboa: 16 h; Melbourne: 26 h; Porto Príncipe: 12 h; Montevidéu: 13 h; Moscou: 19 h.

**11.** a) 2009 variou −15 reais; 2011 variou 5 reais; 2012 variou 22 reais; 2013 variou 33 reais; 2014 variou 47 reais; 2015 variou 59 reais e 2016 variou 68 reais.
b) 2009 variou −62 reais; 2010 variou −47 reais; 2011 variou −42 reais; 2012 variou −25 reais; 2013 variou −14 reais; 2015 variou 12 reais e 2016 variou 21 reais.
c) 2009 variou −83 reais; 2010 variou −68 reais; 2011 variou −63 reais; 2012 variou −46 reais; 2013 variou −35 reais; 2014 variou −21 reais e 2016 variou −9 reais.

**12.** a) R$ 135,00 b) R$ 186,00

**13.** a) É impossível. b) É impossível. c) É possível.

**14.**

| 24 | 2 | −36 |
|---|---|---|
| 18 | −12 | 8 |
| −4 | 72 | 6 |

**15.** Pontuação negativa.

**16.** a) −27 b) −4

**17.** a) Possível resposta: Uma ficha preta e três fichas brancas.
b) Possível resposta: Cinco fichas pretas e uma ficha branca.

**18.** (+8) · (+5) + (−3) = 37

**19.**

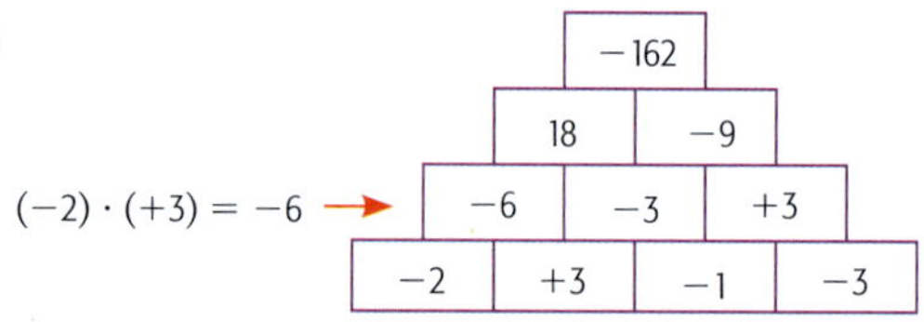


**20.** a) 256 anos. b) 100 K c) 309 K d) −23 °C

# Unidade 2 – Ângulos e polígonos

## Atividades (p. 59)

**1.** a) Vértice: M; Lados: $\overrightarrow{ML}$ e $\overrightarrow{MN}$.
b) Vértice: S; Lados: $\overrightarrow{SR}$ e $\overrightarrow{ST}$.
c) Vértice: G; Lados: $\overrightarrow{GH}$ e $\overrightarrow{GF}$.

**2.** a) 38° c) 119°
b) 96° d) 156°

**3.** a)

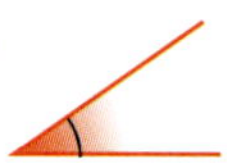

c)

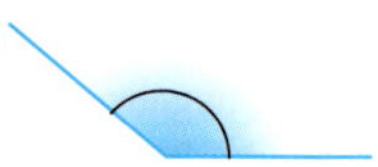

b)

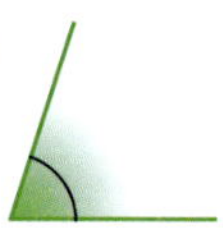

d)

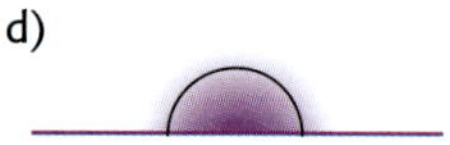

**4.** a) 120° b) 300° c) 210°

**5.** 3 h e 9 h ou, ainda, 15 h e 21 h.

**6.** a) 360°

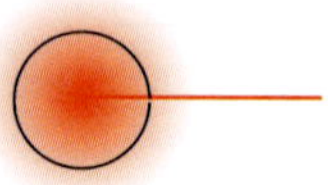

c) 180°

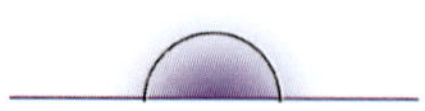

b) 45°

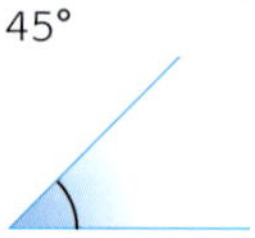

d) 90°

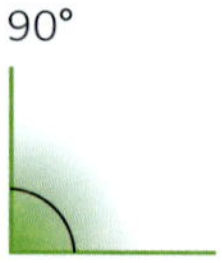

**7.** B

**8.** a)

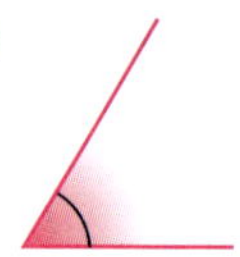

b)

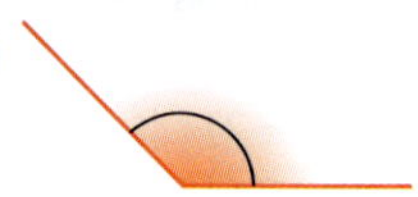

**9.** a) Ângulo $G\hat{H}I$ e ângulo $J\hat{K}L$.
b) Possível resposta:

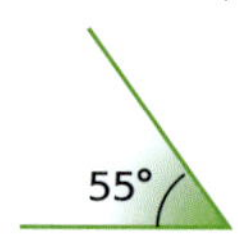


## Atividades (p. 65)

**10.** a) 30 minutos. c) 900 segundos.
b) 20 minutos. d) 12 minutos.

**11** a) 3° 30′ b) 2° 30′ c) 7° 30′

**12.** a) 120 e) 6 480 i) 1,5 ou $\frac{3}{2}$
b) 28 800 f) 5 j) 4 020
c) 18′ g) 2
d) 240 h) 12″

**13.** a) 2° 5′ 10″ c) 0° 15′ 3″
b) 2° 14′ 3″ d) 1° 0′ 24″

**14.** a) 47° 15′ 14″ e) 37° 26′ 10″
b) 66° 45′ 13″ f) 101° 57′ 20″
c) 13° 35′ 34″ g) 3° 7′ 46″
d) 54° 20′ 41″ h) 7° 2′ 51″

**15.** a) 30°, 50°, 70°, 90°, 110°, 130°, 150°
b) 0°, 38°, 76°, 114°, 152°, 190°, 228°
c) 22° 30′, 45°, 67° 30′, 90°, 112° 30′, 135°, 157° 30′

## Atividades (p. 68)

**16.** a) Falsa.
b) Falsa.
c) Verdadeira.
d) Falsa.
e) Verdadeira.

**17.** 87°

**18.** a)

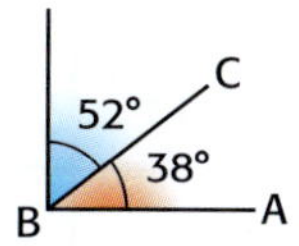


b)

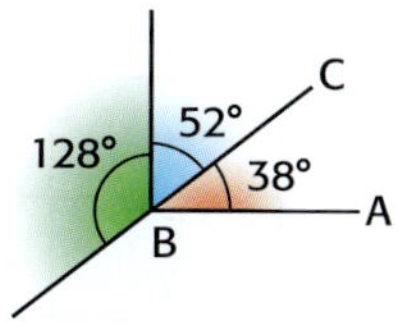


**19.** a) 120°
b) 30°

**20.** a) 59° 41′ 23″
b) 116° 13′ 41″
c) 41° 8′ 48″
d) 152° 27′ 51″

**21.** Na figura II.

**22.** a) med(AB̂D) = 35°
b) med(EF̂G) = 120°
med(EF̂G) = 60°
c) med(IĴL) = 18° 42′ 30″
med(IĴK) = 37° 25′ 0″

**23.** 140°

**24.** Não, pois a semirreta $\overrightarrow{BC}$ não forma com os lados do ângulo AB̂D dois ângulos de mesma medida.

**25.** 164°

**26.** 37° 30′ 0″.

**27.** a) São iguais. b) São iguais. c) 60°

## Ativando habilidades (p. 69)

- Alternativa **b**.

## Teia do saber (p. 71)

**1.** a) 18′
b) Sim, pois 0,3 grau é diferente de 30′.

**2.** 360 valores.

**3.** Alternativa **b**.

**4.** Agudo.

**5.** a) CÔD b) BÔD c) AÔC d) BÔE

**6.** a) 30° b) 60° d) 150° e) 180°

**7.** a) 87° 50′ b) 44° 43′

**8.** a) 48′ b) 89° 48′ c) 12′

**9.** 47° 20′

**10.** a) Resposta pessoal.
b) 120°; obtuso.
c)

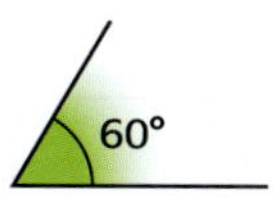


## Atividades (p. 75)

**28.** b; e.

**29.** a) O, P, Q, R, S e T.
b) $\overline{RT}$, $\overline{RO}$ e $\overline{RP}$.
c) TŜR
d) 6 lados; hexágono.

**30.** a) Convexo.
b) Não convexo.
c) Não convexo.
d) Convexo.

**31.** 5 diagonais.

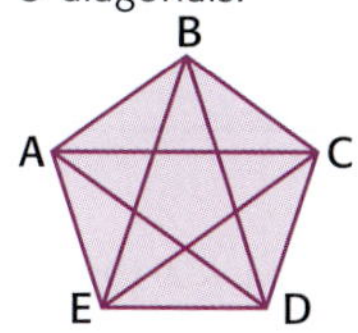


## Atividades (p. 77)

**32.** a) O quadrado.
b) O triângulo equilátero.
c) O triângulo equilátero.
d) O pentágono regular.
e) No quadrado.

**33.** a) Possível resposta:

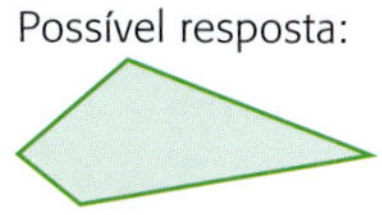

b) Possível resposta:

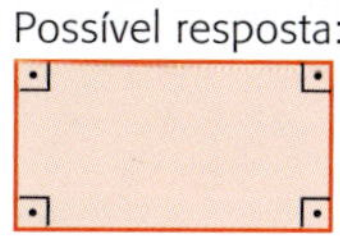

c) Possível resposta:

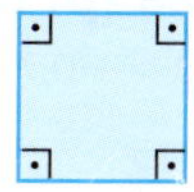

**34.** O pentágono.

**35.** a) Não é um polígono regular, pois não tem os lados de mesma medida de comprimento com a mesma medida.
b) Não é um polígono regular, pois não tem os ângulos internos com a mesma medida.

## Teia do saber (p. 78)

**1.**

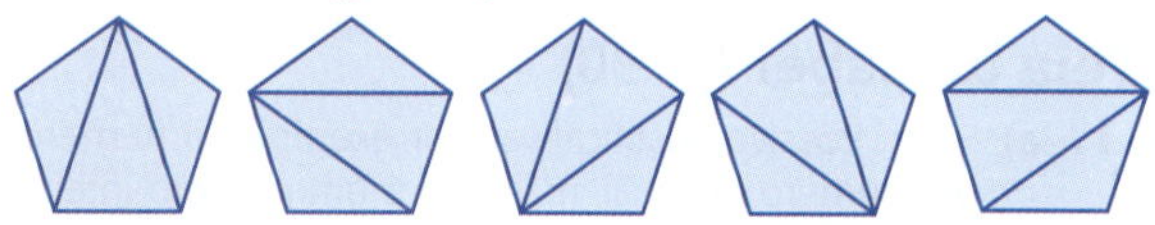

**2.** a) Não convexo. b) 4 peças.

**3.** a)

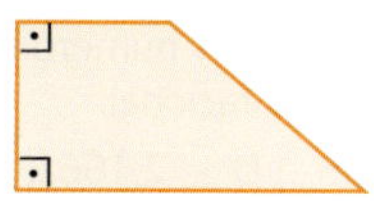

b)

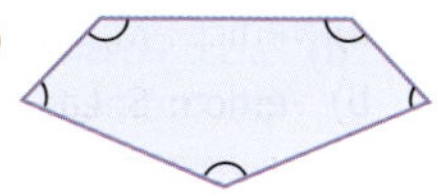

**4.** 9 diagonais.

**5.** 30 centímetros.

**6.** Do triângulo.

**7.** 24 cm

**8.** a)

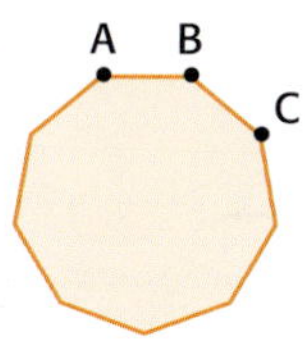


b) 9 lados.

**9.** a) 42 cm b) 8 cm

**10.** a) Hexágono; quadrilátero. b) Resposta pessoal.

# Unidade 3 – Números racionais

## Atividades (p. 88)

**1.** Possíveis respostas:
a) +7 e +2.
b) −3 e −6.
c) −8 e −19.
d) $-\frac{2}{9}$ e $-\frac{5}{3}$

**2.**

| | $\frac{1}{4}$ | −2,3 | $-\frac{1}{2}$ | 0 | 4,89 | $\frac{24}{6}$ | 2,111... |
|---|---|---|---|---|---|---|---|
| ℕ | | | | X | | X | |
| ℤ | | | | X | | X | |
| ℚ | X | X | X | X | X | X | X |

**3.** Possíveis respostas:

a) $\frac{4}{2}$ b) $\frac{9}{3}$ c) $\frac{35}{5}$ d) $\frac{46}{2}$

**4.** 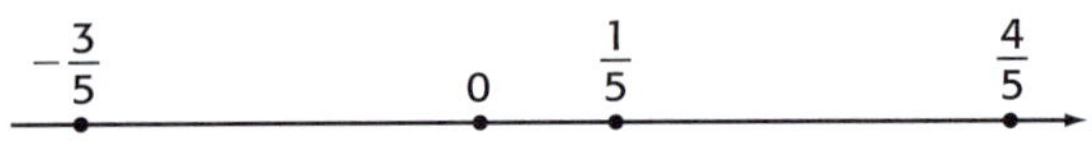


**5.** Possíveis respostas.

a) $-1$ e $-\frac{1}{3}$.

b) 3,2 e 3,47.

c) 4,121 e 4,128.

d) $-5,12$ e $-5,14$.

**6.** a) 2
b) 4
c) 6,4
d) 0
e) 0,65
f) 3,29
g) $\frac{2}{3}$
h) $\frac{5}{9}$

## Atividades (p. 89)

**7.** a) $0,598 > -0,7$

b) $\frac{5}{8} < \frac{15}{20}$

c) $-0,75 < -\frac{18}{25}$

d) $0,8 < \frac{20}{24}$

**8.** Possível resposta: 0,7.

**9.** $-0,8 < \frac{8}{9} < 0,9 < \frac{16}{13}$

**10.** Possíveis respostas:
a) $0,68 > 0,67$; $0,66 < 0,67$
b) $\frac{11}{8} > \frac{7}{8}$; $\frac{6}{8} < \frac{7}{8}$
c) $1 > -6,1$; $-7 < -6,1$
d) $-\frac{1}{2} > -2\frac{1}{4}$; $-3\frac{1}{4} < -2\frac{1}{4}$

## Teia do saber (p. 90)

**1.** a) Falsa. Possível justificativa: Por exemplo, o número 0,5 é um número racional, mas não é um número inteiro.
b) Verdadeira.
c) Verdadeira.
d) Falsa. Possível justificativa: Zero é um número natural e todo número natural é um número racional.

**2.** A = −0,333...; B = 0,5; C = 1,666...; D = 2,166...

**3.** a) 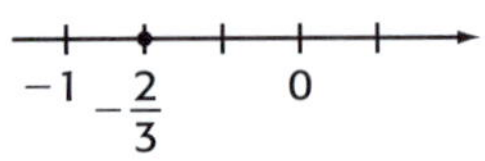


b) 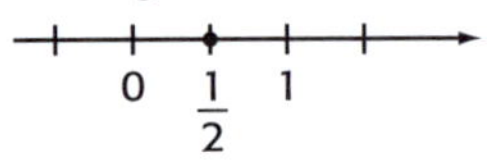


c) 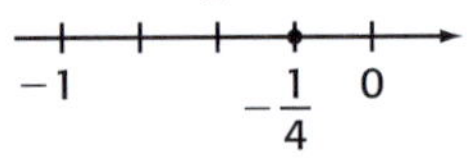


d) 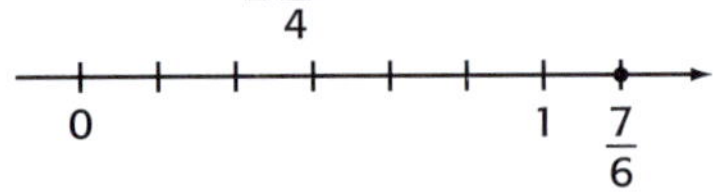


**4.** 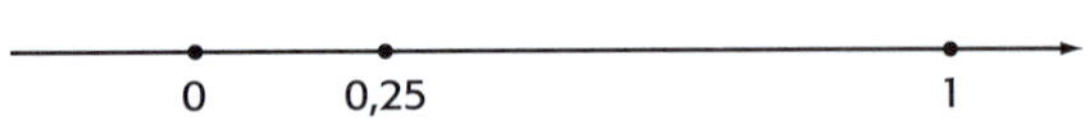


0 e 1.

**5.** Possíveis respostas:

a) $\frac{2}{5}$ b) 0,72 c) 0,822 d) 0,9

**6.** a) À esquerda de P. b) À direita de P.

**7.** a) Falsa. Exemplo: $0,111 < 0,2$.

b) Falsa. Exemplo: $\frac{2}{5} < \frac{1}{2}$.

**8.** a) $\frac{20}{200}, \frac{20}{100}, \frac{20}{70}, \frac{20}{50}, \frac{20}{40}, \frac{20}{30}, \frac{20}{25}, \frac{20}{20}, \frac{20}{15}, \frac{20}{10}$

b) $\frac{20}{200}$

c) Resposta pessoal.

## Atividades (p. 93)

**11.** a) Posto B.
b) Posto B.
c) A diferença é de R$ 0,14.

**12.** a) $\frac{5}{4}$ de uma *pizza*. b) $\frac{3}{4}$ de uma *pizza*.

**13.**

| + | 0,9 | $-\frac{3}{8}$ | −2,3 | $\frac{7}{5}$ |
|---|---|---|---|---|
| $\frac{1}{2}$ | $\frac{7}{5}$ | 0,125 | −1,8 | 1,9 |
| $-\frac{4}{3}$ | −0,4333... | $-\frac{41}{24}$ | −3,6333... | $\frac{1}{15}$ |
| 1,42 | 2,32 | 1,045 | −0,88 | 2,82 |
| −0,29 | 0,61 | −0,665 | −2,59 | 1,11 |

**15.** 70,5 m

**16.** 2,52 segundos.

**17.** a) $-\frac{1}{6}$ b) $-\frac{13}{12}$ c) $\frac{7}{12}$ d) $\frac{1}{24}$

**18.**

−1,3 + 2,4 = 1,1 → 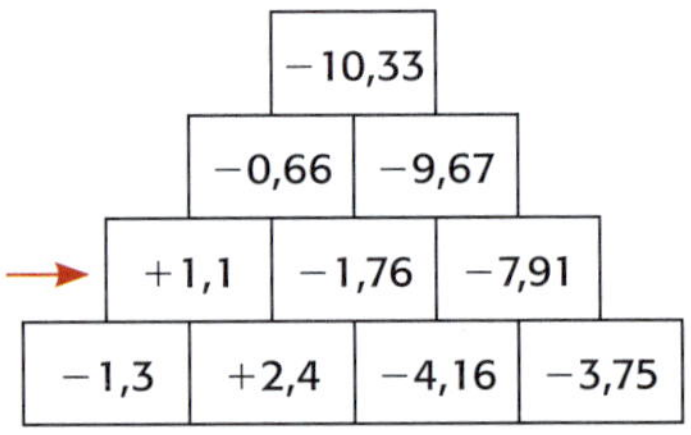


**19.** a) $\frac{59}{60}$
b) Fabrício gastou menos do que o valor que havia reservado para compras.

**20.** $\frac{7}{20}, \frac{27}{20}, \frac{37}{20}$.

## Atividades (p. 96)

**21.**

| × | $-\frac{3}{4}$ | +0,65 | $+\frac{1}{6}$ | −0,70 |
|---|---|---|---|---|
| +0,2 | $-\frac{3}{20}$ ou −0,15 | +0,130 | $+\frac{1}{30}$ | −0,14 |
| $-\frac{3}{5}$ | $+\frac{9}{20}$ | $-\frac{39}{100}$ ou −0,39 | $-\frac{1}{10}$ ou −0,10 | $+\frac{21}{50}$ |
| 0,18 | $+\frac{27}{200}$ | −0,117 | $-\frac{3}{100}$ ou −0,03 | +0,126 |
| $+\frac{2}{3}$ | $-\frac{1}{2}$ ou −0,5 | $+\frac{13}{30}$ | $+\frac{1}{9}$ | $-\frac{7}{15}$ |

**22.** a) +2,5 e +1,2 b) −0,7 e +1,2

**23.** a) R$ 27,95 b) R$ 11,48 c) R$ 11,85

**24.** a) 8,270
b) −1,875
c) $\frac{24}{35}$
d) $\frac{3}{4}$

**25.** Possíveis respostas:
a) $(-0,15) \cdot (1,7)$
b) $\left(-\frac{2}{5}\right) \cdot \left(-\frac{3}{4}\right)$
c) $(-1,4) \cdot (2,9)$
d) $\left(\frac{7}{4}\right) \cdot \left(\frac{6}{8}\right)$

**26.** Possível resposta:

0 . 2 3 × 3 . 3 = 0 . 7 5 9
0 . 2 3 × 0 . 1 = 0 . 0 2 3
0 . 7 5 9 + 0 . 0 2 3 = 0 . 7 8 2

**27.** a) $\frac{1}{3}$ b) $-\frac{3}{4}$ c) $-\frac{8}{7}$ d) $\frac{3}{5}$ e) 4 f) $-1{,}25$ g) $-0{,}6$ h) 0,02

**28.** 10 galões.

**29.** a) 3 b) $-0{,}5$

**30.** $\frac{1}{8}$

## Atividades (p. 101)

**31.** a) 4 b) $-27$ c) $\frac{4}{49}$ d) $\frac{1}{32}$ e) $\frac{25}{9}$ f) 1,728 g) $-0{,}0625$ h) 132,651

**32.** a) $\left(\frac{1}{3}\right)^3$ b) $\left(\frac{1}{4}\right)^2$

**33.** a) $\frac{1}{16}$ b) $-\frac{1}{5}$ c) 16 d) $\frac{16}{9}$ e) $\frac{100}{676}$ f) $\frac{1}{729}$ g) 125 000 h) $\frac{64}{9}$

**34.** a) 0,000001 b) 0,012 c) 0,000000007 d) 0,000000000003

**35.** $-2^4 < -2^{-4} < 4^{-2} < (-4)^2$

## Ativando habilidades (p. 103)

- Alternativa **a**.

## Atividades (p. 104)

**36.** a) $2^9$ b) $3^3$ c) $10^7$ d) $4^{14}$ e) $3^{15}$ f) $7^8$

**37.** Sim. Espera-se que os alunos percebam que $2^{10} = (2^2)^5 = 4^5$.

**38.** a) $2^6$ b) $3^5$

**40.** $3^{480}$

**41.** $2^{42}$

**42.** Alternativa **b**.

**43.** $\left(\frac{1}{2}\right)^5$

**44.** $10^{-10}$

## Atividades (p. 107)

**45.** a) 0,4 b) 0,5 c) 0,6

**46.** a) $(0{,}4)^2 = 0{,}16$ e $\sqrt{0{,}16} = 0{,}4$

b) $\left(\frac{4}{9}\right)^2 = \frac{16}{81}$ e $\sqrt{\frac{16}{81}} = \frac{4}{9}$

c) $(0{,}5)^2 = 0{,}25$ e $\sqrt{0{,}25} = 0{,}5$

d) $\left(\frac{2}{7}\right)^2 = \frac{4}{49}$ e $\sqrt{\frac{4}{49}} = \frac{2}{7}$

**47.** 0,9 m

**48.** a) 10,1 b) 5,01 c) 18

## Atividades (p. 108)

**49.** a) 5,5 b) 5,3 c) 1 020,15

**50.** Não. A média é aproximadamente 1,99 m.

## Teia do saber (p. 109)

**1.** a) $9{,}63 < 9{,}65 < 9{,}75 < 9{,}77 < 9{,}79 < 9{,}81$
b) Anderson Batista. c) 0,18 s

**2.** 7,44 m

**3.**

| 0,4 | 0,5 | $\frac{3}{5}$ |
|---|---|---|
| 0,7 | $\frac{1}{2}$ | 0,3 |
| 0,4 | 0,5 | 0,6 |

**4.** A diferença é de R$ 28,96.

**5.** 804,5 km

**6.** $\left[(-3{,}5 : 0{,}2) + \left(-\frac{3}{4}\right)\right] = -\frac{73}{4}$

**7.** a) 2,768 reais. b) 38 litros.

**8.** 7 latas.

**9.** 2,13 litros.

**10.** a) R$ 42,00 b) 282 g

**11.** $9 \cdot 2^{20}$

**12.** Alternativa **a**.

**13.** 2,25

**14.** a) O Sol. b) Sirius.
c) $-0{,}6 > -1{,}2 > -2{,}52 > -2{,}7 > -4{,}3$

# Unidade 4 – Equações e inequações

## Atividades (p. 119)

**1.** a) $x + 4$ b) $3 \cdot x$ c) $x^2$ d) $\frac{1}{4} \cdot x - 5$ e) $2 \cdot x - \frac{1}{3}x$ f) $x \cdot (4 \cdot x)$

**2.** $p + v + q + t + 2$

**3.** Possíveis respostas:
a) A diferença entre o dobro de um número e 1.
b) O produto de um número e sua quarta parte.
c) A soma de um número e seu sucessor.
d) A diferença entre 5 e o triplo de um número.

**4.** a) A soma das medidas é igual a 90°.
b) $90° - x$

**5.** a) 9 cm b) 27 cm c) 45 cm d) 9x

**6.** a) 0,5 litro. b) 2 litros. c) 5 litros. d) $\text{Consumo} = \frac{\text{distância}}{12}$

**7.** a) $36 \cdot 15$ b) $2 \cdot 25$ c) $40 \cdot 15 + 25 \cdot n$

**8.** $(2n - 2) - n = n - 2$

**9.** Alternativa **b**.

**10.** Resposta possível; $20x + 50y$, em que **x** indica o número de cédulas de R$ 20,00 e **y** indica o número de cédulas de R$ 50,00.

**11.**

| x | y | x − y + 2 | 2x + 3y |
|---|---|---|---|
| −3 | −1 | 0 | −9 |
| −2 | +6 | −6 | 14 |
| 0,5 | −2,4 | 4,9 | −6,2 |
| $\frac{1}{2}$ | $\frac{1}{4}$ | $\frac{9}{4}$ | $\frac{7}{4}$ |
| 0 | −5,6 | 7,6 | −16,8 |

**12.** a) $3 \cdot ■ - 4 \cdot ▲ + 6$ b) $-16$

## Atividades (p. 123)

**14.**

| + | −3x | +6 | 2x | $\frac{3x}{2}$ |
|---|---|---|---|---|
| 7 | $-3x + 7$ | 13 | $2x + 7$ | $\frac{3x}{2} + 7$ |
| $-4x - 3$ | $-7x - 3$ | $-4x + 3$ | $-2x - 3$ | $\frac{-5x}{2} - 3$ |
| 6x | 3x | $6x + 6$ | 8x | $\frac{15x}{2}$ |
| $-\frac{x}{3}$ | $-\frac{10x}{3}$ | $-\frac{x}{3} + 6$ | $\frac{5x}{3}$ | $\frac{7x}{6}$ |

**15.** a) t
b) $-y$
c) $4x$
d) $-8m + 20$
e) $\frac{5x}{12}$
f) $-8t + 13$
g) $-2y$
h) $-\frac{x}{2}$
i) $2x - 5y + xy$
j) $a + b - ab$

**16.** $3x + 3 + y$

**17.** a) $3 \cdot x - 8 = 2 \cdot x + x + (-5) - 3$
b) $-2 + 7 \cdot y = 3 + (-5) + 3 \cdot y + 4 \cdot y$
c) $2 \cdot x - y = 2 \cdot x + 3 \cdot y - 4 \cdot y$
d) $-y - x + 8 = 3 \cdot y - 4 \cdot y - x + 3 - (-5)$

**18.** a) Perímetro: 5x.
b) Área: $\ell \cdot (\ell + 1)$.

**19.** a) Não são equivalentes.
b) Não são equivalentes.
c) São equivalentes.
d) São equivalentes.

**20.** a) $(x - 2)^2$
b) $[2(x - 2)]^3$

## Teia do saber (p. 124)

**1.** a) 4n, em que **n** representa o número de andares do prédio.
b) Rapazes: $\frac{x}{2} - 5$ ou $\frac{x - 10}{2}$; Moças: $\frac{x}{2} + 12$ ou $\frac{x + 24}{2}$.

**2.** a) $\frac{20\,000}{2}$
b) $\frac{20\,000}{5}$
c) $\frac{20\,000}{n}$

**3.** $x + \frac{x}{3}$, em que **x** é o salário mensal do funcionário.

**4.** a) Preço: 3,30x, em que **x** é a quantidade de combustível em litros.
b) Não.

**5.** $2x + 6$, em que **x** é o número de quadrados azuis.

**6.** a) A medida do lado da figura cuja área é igual a $a^2$ é **a** e da figura de área igual a ab é **b**.
b) $(a + b) \cdot (a + b)$ ou $a^2 + 2ab + b^2$.

**7.** a) $mp - 2n$
b) $xy + 2$
c) $pm - 4n$

**8.** a) 32
b) 42
c) 27

**9.** a) R$ 18,00
b) R$ 24,00
c) $15 + 3 \cdot (h - 1)$ ou $12 + 3h$.

**10.** a) $2xy + 2xz + 2yz$
b) 46 cm²

**11.** a) • 194 batimentos cardíacos por minuto.
• 180 batimentos cardíacos por minuto.
b) Resposta pessoal.

## Atividades (p. 132)

**21.** $x = 3$

**22.** a) Estava no 5º andar.
b) O elevador parou no 15º andar.

**23.** $x = 7$

**24.** 72

## Atividades (p. 135)

**26.** 3 kg

**28.** a) $x = 3$
b) $x = 1$
c) Não existe solução em $\mathbb{Z}$.
d) $x = 2$
e) Não existe solução em $\mathbb{Z}$.
f) Não existe solução em $\mathbb{Z}$.

**29.** a) $x = 3$; b) $x = 1$; c) $x = \frac{16}{7}$; d) $x = 2$; e) $x = -\frac{1}{3}$ e f) $x = \frac{13}{8}$.

**30.** 16 anos.

**31.** a) $x = 1$
b) $x = -\frac{1}{18}$
c) $x = -\frac{14}{15}$
d) $x = \frac{3}{2}$
e) $x = -\frac{21}{5}$
f) Não existe solução.

**32.** 18 cm e 23 cm.

**33.** A resolução de Ana está errada.
$-2x + 8 = x - 4$
$-2x + 8 - 8 = x - 4 - 8$
$-2x = x - 12$
$-2x - x = x - x - 12$
$-3x = -12$
$x = 4$

**35.** a) $x = 12$
b) $x = \frac{7}{4}$
c) $x = \frac{9}{2}$
d) $x = 48$
e) $y = 120$
f) $x = 15$

**36.** a) $-14$
b) 29
c) 11

**37.** 720 reais.

## Atividades (p. 139)

**38.** 0,45 m; 0,45 m e 0,9 m.

**39.** R$ 82,00

**40.** O número pensado era 13.

**41.** São 15 meninos e 13 meninas.

**42.** A soma dos algarismos é 8.

**43.** $x = 500$ g e $y = 250$ g.

**44.** R$ 20,50 e R$ 19,50.

**45.** 800 unidades.

**46.** Calça: R$ 30,00, camisa: R$ 15,00.

**47.** R$ 18 000,00

**48.** 66 cartas.

## Ativando habilidades (p. 140)

• Alternativa **b**.

## Teia do saber (p. 142)

**1.** a) $y = 3 \cdot n - 1$
b) 17
c) 19

**2.** Alternativa **d**.

**3.** Possível resposta: O menino não entendeu que o resultado $x = 2$ encontrado no problema do dia anterior representava o valor da incógnita para aquela situação em particular, não sendo necessariamente o mesmo nos diferentes problemas para os quais podemos identificar a incógnita pela letra **x**.

**4.** 2 kg

**5.** a) $x = 3$
b) $x = 2$
c) $x = \frac{22}{3}$
d) $x = \frac{8}{3}$
e) $x = 31$
f) $x = -\frac{2}{5}$

**6.** Vítor: 9 anos; Carlos: 17 anos.

**7.** Possível resposta: Laura saiu para almoçar com sua mãe. Elas pediram duas refeições iguais e pagaram R$ 12,00 pelas sobremesas. Sabendo que elas gastaram ao todo R$ 30,00, qual foi o preço pago por cada refeição?

**8.** 1 250 ingressos.

**9.** x = 12

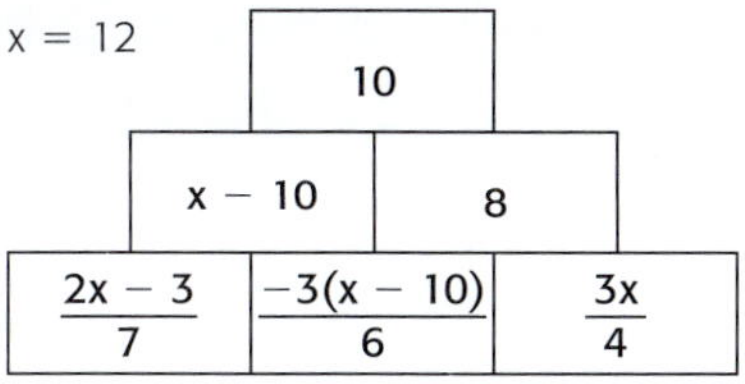


**10.** Vilarejos: 75 000 habitantes; Comunidades: 25 000 habitantes.

**11.** Fernando: R$ 1 750,00; Ernesto: R$ 1 400,00; Josias: R$ 350,00.

**12.** R$ 30,00

**13.** R$ 5 000,00

**14.** Blusa: R$ 60,00; cada sandália: R$ 45,00.

**15.** Alternativa **b**.

**16.** a) $x + \frac{x}{7} = 19$

b) $x = \frac{133}{8}$

## Atividades (p. 145)

**49.** a) Verdadeira.
b) Verdadeira.
c) Falsa.
d) Verdadeira.
e) Falsa.
f) Falsa.

**50.** a) $>$ b) $<$ c) $>$ d) $<$

**51.** a)

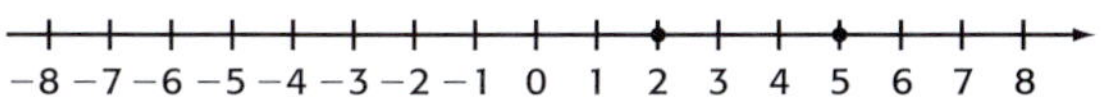

b) $5 > 2$

c) $-5 < -2$

d)

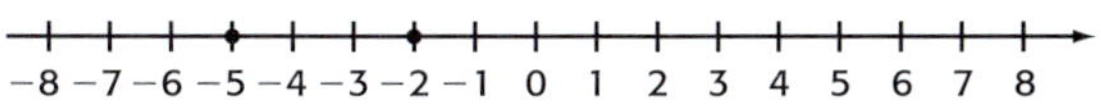

**52.** a) A desigualdade se mantém.
b) É preciso trocar o sinal de desigualdade para que a desigualdade permaneça verdadeira.

## Atividades (p. 148)

**53.** **a** e **d**.

**54.** a) $x^2 < 8$
b) $2x - 7 > 4$
c) $x + 4 \geqslant 3x$
d) $\frac{x+5}{3} > \frac{x}{2}$

**55.** Possível resposta: Qual é o número que multiplicado por 7 é menor ou igual a −49?

**56.** a) $2x + 6 > 10$
b) $3x + 2 < 5$
c) $x + 6 > 2x + 1$

**57.** −3, 0 e 2.

**58.** a) Verdadeira.
b) Falsa.
c) Falsa.
d) Verdadeira.

## Atividades (p. 150)

**59.** a) $x > -\frac{5}{3}$, com **x** racional.

b) $x < \frac{25}{18}$, com **x** racional.

c) $x \geqslant -\frac{10}{3}$, com **x** racional.

d) $x > -\frac{27}{6}$, com **x** racional.

e) $x \leqslant \frac{1}{3}$, com **x** racional.

f) $x < -4$, com **x** racional.

**60.** 3 números.

**61.** 15

**62.** 4 cm ou 5 cm.

**63.** R$ 1 200,00

**64.** a) $8 + 2 \cdot (x - 1)$ b) 6 horas no máximo.

**65.** No mínimo, 5 cédulas de R$ 50,00.

**66.** 22 litros.

**67.** a)

| Figura | Número de quadradinhos |
|---|---|
| 1 | 5 |
| 2 | 9 |
| 3 | 13 |
| 4 | 17 |
| 5 | 21 |
| n | 1 + 4n |

b) Figuras 1, 2, 3, 4, 5, 6, 7, 8, 9, 10, 11 e 12.

## Teia do saber (p. 151)

**1.** a) A desigualdade permanece verdadeira, pois 8 está à direita de 6.

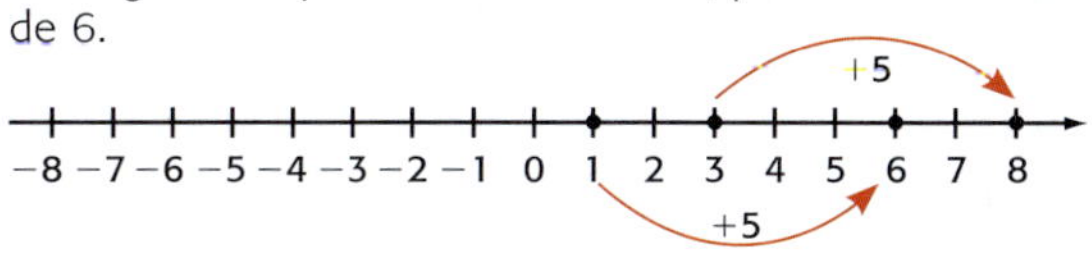


b) A desigualdade permanece verdadeira, pois −1 está à direita de −3.

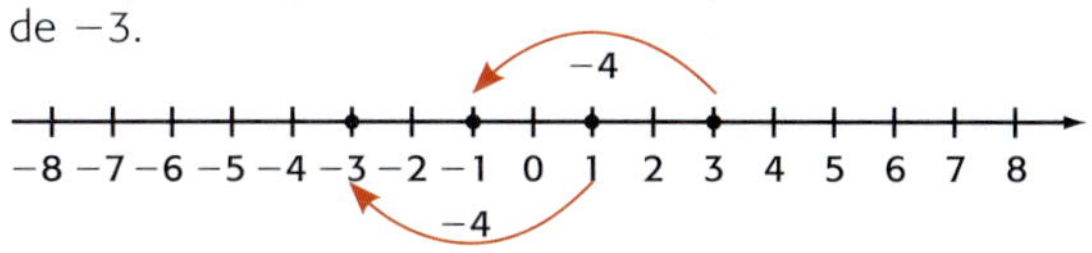


c) A desigualdade permanece verdadeira, pois 6 está à direita de 2.

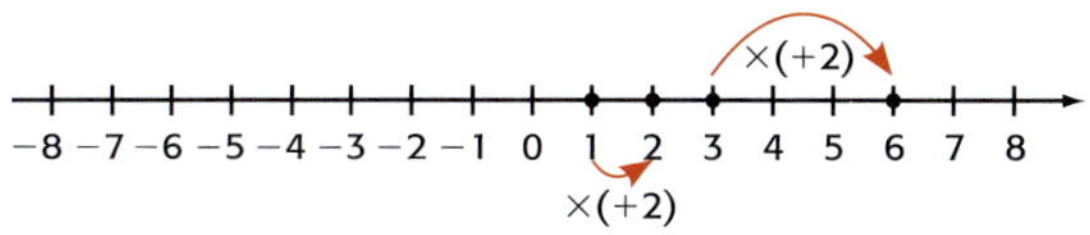


d) A desigualdade $-1 < -3$ é falsa, pois −1 está à direita de −3.

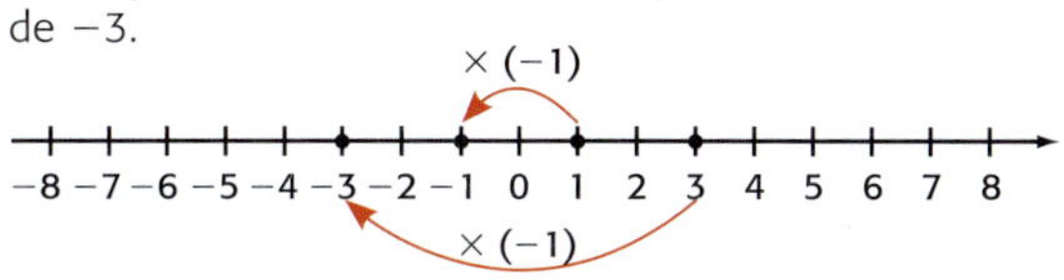


**2.** a) 13 b) 2 c) −3 d) −2

**3.** Mínimo de 360 convidados.

**4.** 42 camisetas.

**5.** a) O plano B. b) Mais de 100 km.

**6.** Para 6 s < t < 8,5 s.

**7.** x > 2 kg

**8.** x > 5

**9.** x = −1

**10.** Alternativa **b**.

**11.** 57 dias.

**12.** 26 cm

**13.** Após 3 horas.

**14.** A partir de 1 000 km rodados.

**15.** a) 4 caixinhas de suco e 8 pães de queijo.
b) R$ 3,20

**16.** O valor mínimo é 7,5.

**17.** Para x < 3 cm.

**18.** a) IAC ≅ 24. Mulher: adiposidade normal; homem: sobrepeso.
b) $85{,}683 \leqslant c < 112{,}047$

# Unidade 5 – Polígonos e simetria

## Atividades (p. 161)

**1.** a) 50° b) 45°

**2.** 60°

**3.** 45° e 75°.

**4.** med(Â) = 60°; med(B̂) = 30° e med(Ĉ) = 90°.

**5.** 10°

## Atividades (p. 163)

**6.** a) 360° b) 900° c) 1 080° d) 1 440°

**7.** a) 12 lados. b) 9 lados.

**8.** 144°

**9.** 105°

**10.** 65°, 130°, 100°, 105°, 155° e 165°.

**11.** 48°, 78°, 108°, 138° e 168°.

**12.** 144°

**13.** 12 lados.

## Ativando habilidades (p. 164)

- $\alpha = 120°$ e $\beta = 85°$.

## Teia do saber (p. 166)

**1.** 60° e 120°.

**2.** 6°

**3.** 150°

**4.** med(Â) = 90°; med(AÊF) = 90°; med(EF̂B) = 150°; med(AB̂F) = 30°.

**5.** a) 150° b) 12 lados.

**6.** 135°

**7.** 150°

**8.** a) 54° b) 108° c) 5 lados. d) Pentágono regular.

**9.** a) 70° b) 110° c) 50° d) 130°

**10.** x = 144° e y = 36°.

**11.** a) 50°
b) 115°
c) Não, pois a medida de cada ângulo interno de um hexágono regular é 120°.

**12.** a) Brasil, Argentina e Paraguai.
b) Triângulo equilátero.
c) Triângulo equilátero.
d) Resposta pessoal.

## Atividades (p. 171)

**14.** A e D.

**15.** a) A figura não apresenta simetria axial.
b) A figura apresenta simetria axial. Sim.
c) A figura não apresenta simetria axial.
d) A figura apresenta simetria axial. Sim.
e) A figura apresenta simetria axial. Sim.

**16.** a)

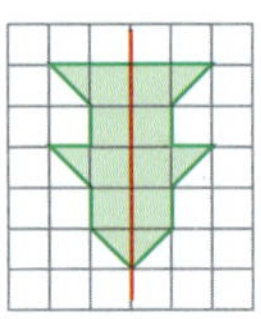

b)

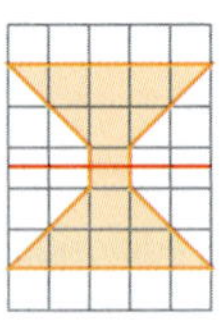

c)

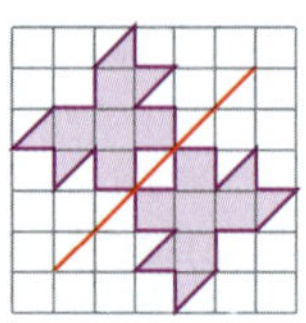

d)

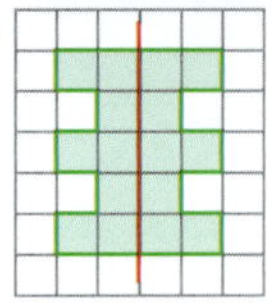

e)

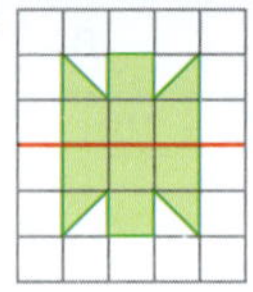

## Atividades (p. 172)

**17.** a) Não. b) Não. c) Sim.

**18.** a)

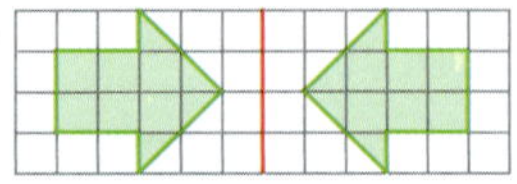

b)

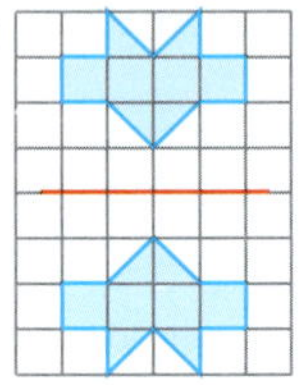

c)

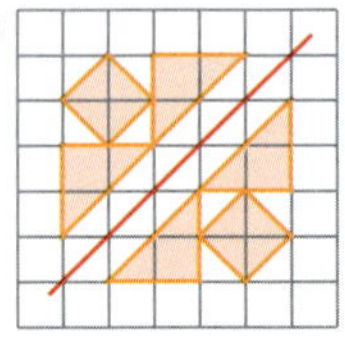

## Atividades (p. 175)

**19.** Itens **b** e **c**.

**20.** A figura do item **a**.

**21.**

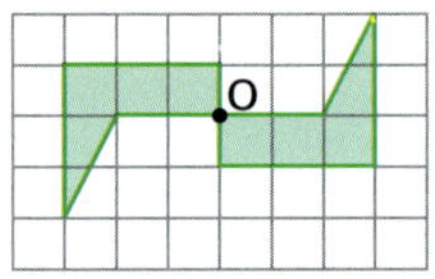


## Teia do saber (p. 177)

**1.** Item **c**.

**2.** Figura I.

**3.** a)

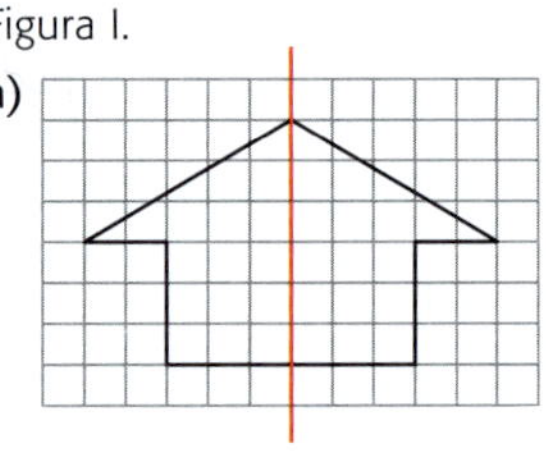

b)

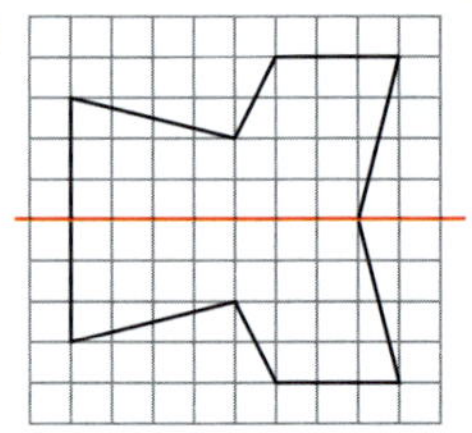

**4.** a) D, E e X.
b) A, T, U e X.

**5.** a) Sim; 6 eixos de simetria.
b) Sim; 60°, 120°, 180°, 240°, 300° e 360°.
c) Sim.

**6.** Itens **a** e **c**.

**7.** Figura III e figura IV.

**8.** Trapézio.

**9.** Figura **a**.

**10.**

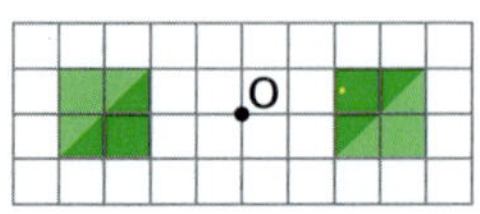


**11.** a) Resposta pessoal.
b) Resposta pessoal.
c) Possível resposta: ao girar meia volta a folha, é possível ler com facilidade o nome escrito anteriormente de forma espelhada na folha.

# Unidade 6 – Proporcionalidade

## Atividades (p. 189)

**1.** a) $\frac{2}{9}$  c) $\frac{1}{3}$  e) $\frac{1}{3}$  g) $\frac{2}{3}$
b) $\frac{3}{10}$  d) $\frac{9}{16}$  f) $\frac{2}{5}$  h) $\frac{7}{16}$

**2.** Bruno: $\frac{3}{10}$, Márcia: $\frac{4}{15}$.

**3.** a) $\frac{1}{6}$  b) $\frac{1}{2}$  c) $\frac{4}{1} = 4$  d) $\frac{2}{2} = 1$

**4.** a) $\frac{5}{6}$  b) $\frac{1}{2}$  c) $\frac{5}{8}$  d) $\frac{4}{9}$

**5.** a) 6  b) 1  c) 12  d) 20

**6.** A: $\frac{1}{2}$; B: $\frac{3}{4}$; C: $\frac{4}{5}$; D: $\frac{2}{7}$.

**7.** Raquel: R$ 450,00; Érica: R$ 150,00.

**8.** a) $\frac{9}{5}$  b) 39 homens.

**9.** a)

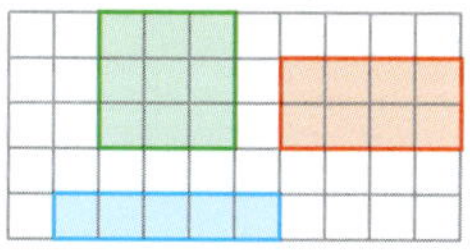

b) $Área_1 = 3\ cm \cdot 3\ cm = 9\ cm^2$
$Área_2 = 2\ cm \cdot 4\ cm = 8\ cm^2$
$Área_3 = 1\ cm \cdot 5\ cm = 5\ cm^2$

c) $\frac{4\ cm}{2\ cm} = 2$ e $\frac{5\ cm}{1\ cm} = 5$.

**10.** R$ 60,00

**11.** 1 em cada 5.

**12.** Alternativa **d**.

**13.** Resposta pessoal.

**14.** a) Cada número da sequência, a partir do terceiro, pode ser obtido pela soma dos dois anteriores.
b) 1,75; 1,571...; 1,636...; 1,611...; 1,620...; 1,617...; 1,618...; 1,617...; 1,618... ; 1,618...
c) Os valores aproximam-se cada vez mais de 1,618.

## Atividades (p. 193)

**15.** a) 492,5 hab./km²
b) 3 492 km²
c) 1 432 192 habitantes.

**16.** a) 1 500 hab./km²
b) 10

**17.** 30 km/h

**18.** 80 km/h

**19.** 120 km

**20.** a) Eles estão a 1,2 cm de distância.
b) Aproximadamente 144 km.

**21.** 300 m/min

**22.** 1 : 138

**23.** 2,5 m

**24.**

| Substância | Massa (g) | Volume (cm³) | Densidade (g/cm³) |
|---|---|---|---|
| Ferro | 15,2 | 2 | 7,6 |
| Alumínio | 8,10 | 3 | 2,7 |
| Ouro | 96,5 | 5 | 19,3 |
| Água destilada | 89 | 89 | 1 |

## Atividades (p. 197)

**26.** As igualdades **b** e **c** estão corretas.

**27.** a) x = 27  d) v = 2
b) y = 18  e) x = 18
c) t = 10  f) n = 2

**28.** De $\frac{a}{b} = \frac{c}{d}$ para $\frac{a}{b} + 1 = \frac{c}{d} + 1$ foi somado o número 1 em cada lado da igualdade.
De $\frac{a}{b} + 1 = \frac{c}{d} + 1$ para $\frac{a}{b} + \frac{b}{b} = \frac{c}{d} + \frac{d}{d}$ o número 1 foi substituído por duas frações equivalentes a ele.
De $\frac{a}{b} + \frac{b}{b} = \frac{c}{d} + \frac{d}{d}$ para $\frac{a+b}{b} = \frac{c+d}{d}$ foi realizada a soma das frações.

**29.** 20

**30.** 240 cm

**31.** Possível resposta: $\frac{3}{18} = \frac{12}{72}$.

**32.** x = 6; y = 9.

**33.** 720 horas, ou seja, 30 dias.

**34.** 8 xícaras.

## Teia do saber (p. 199)

**1.** a) $\frac{2}{3}$  b) $\frac{1}{3}$  c) $\frac{1}{7}$  d) $\frac{2}{1}$

**2.** a) 176 km  c) 1 926,8 hab/km²
b) 30 minutos.

**3.** a) Aproximadamente $0,\overline{70}$.  c) Aproximadamente 1.
b) Aproximadamente 1,41.  d) 296,9 m.

**4.** Não; R$ 3,10.

**5.** A embalagem com 3 unidades, pois o cliente ganha 1 pasta ao pagar por 2, enquanto, na outra embalagem, o cliente ganha 1 pasta ao pagar por 4.

**6.** a) 4 500 litros de água.  c) Resposta pessoal.
b) 4,8 meses.

## Atividades (p. 203)

**35.** a) Sim.  b) Não.  c) Sim.  d) Sim.

**36.**

| | |
|---|---|
| 2 | 8 |
| $\frac{1}{2}$ | 2 |
| 3 | 12 |
| 6 | 24 |
| 8 | 32 |

**37.**

| | |
|---|---|
| 1 | 2 |
| 0,5 | 4 |
| 3 | $\frac{2}{3}$ |
| $\frac{1}{12}$ | 24 |
| 8 | $\frac{1}{4}$ |

**39.** 40 dias.

## Atividades (p. 207)

**40.** R$ 8 000,00 e R$ 12 000,00.

**41.** 125 cm

**42.** 25 minutos.

**43.** 16 minutos.

**44.** 8 cm

**45.** 12 dias.

**46.** 15 viagens.

**47.** 3 doses diárias.

**48.** 12 cm

**49.** 10 latas.

**50.** 63 litros.

**51.** 2,5 horas.

**52.** 100 copos.

## Atividades (p. 210)

**53.** a) R$ 800,00 b) R$ 100,00 c) R$ 1 600,00 d) R$ 2 000,00

**54.** $3\frac{1}{3}$ horas, ou seja, 3 h 20 min de trabalho por dia.

**55.** 720 kg

**56.** 40 dias.

**57.** 13,5 toneladas.

**58.** 48 kWh

**59.** 0,9375 kg

**60.** 2,5 dias.

## Ativando habilidades (p. 211)

- Alternativa **c**.

## Teia do saber (p. 213)

**1.** O automóvel D.

**2.** a) 108 m × 69 m
b) Aproximadamente 2 pessoas/m².

**3.** 7,25

**4.** 4 m

**5.** 45 minutos.

**6.** 4 000 peças.

**7.** 60 minutos ou 1 hora.

**8.** 40 litros de água do mar.

**9.** 90 voltas.

**10.** a) Automóvel: 0,006 real por quilômetro rodado; *kart*: 0,3 real por quilômetro rodado.
b) R$ 36 000,00

**11.** 60 000 litros.

**12.** 350 kg

**13.** Em 5 minutos, a máquina deveria produzir 225 peças, e não as 200 produzidas.

**14.** 28,8 litros.

**15.** 18 kg

**16.** O tempo necessário se reduzirá a um terço do original.

**17.** a) R$ 1,92
b) Resposta pessoal.
c) Resposta pessoal.

# Unidade 7 – Porcentagem e tratamento da informação

## Atividades (p. 223)

**1.** a) 18% b) 50% c) 40% d) 75% e) 24% f) 15% g) 80% h) 20%

**2.** a) 8 b) 8 c) 20 d) 6 e) 30 f) 16 g) 9 h) 20

**3.** a) 50% b) 40% c) 50% d) 50%

**4.**

| Brinquedo preferido | Número de garotos | Porcentagem do total |
|---|---|---|
| Bola | 16 | 20% |
| Bicicleta | 8 | 10% |
| Pipa | 32 | 40% |
| Carrinho | 24 | 30% |

**5.** a) Possível resposta: dividindo 24 por 2.
b) Possível resposta: multiplicando 72 por 0,25.
c) Possível resposta: dividindo 65 por 10.
d) Possível resposta: multiplicando 40 por 0,75.

**6.** 175 sócios.

**7.** a) 10% b) 21%

**8.** a) 33 lajotas. b) 34%

**9.** a) 500 b) 100

## Atividades (p. 226)

**10.** R$ 26,40

**11.** 20%

**12.** [1] [.] [1] [0] [×] [6] [0] [=]

**13.** R$ 1 083,00

**14.** a) 360 b) 225 c) 128 d) 15

**15.** a) R$ 0,02 b) R$ 0,03 c) 50%

**16.** a) 20% b) 50%

**17.** a) Pagar as 12 parcelas restantes com 9% de desconto em cada uma delas.
b) Pagará R$ 151,20 a menos.

## Ativando habilidades (p. 227)

- Alternativa **b**.

## Teia do saber (p. 229)

**1.** 20% é o mesmo que $\frac{20}{100}$ ou $\frac{1}{5}$ na forma de fração irredutível.
Assim, calcular 20% de 60 equivale a dividir 60 por 5.

**2.** a) 38,4 m³ b) Aproximadamente 66,36 m³.

**3.** a) 5 000 pessoas. b) 20%

**4.** 20

**5.** Aproximadamente 32%.

**6.** a) R$ 60,00 b) R$ 40,00

**7.** Diminuiu.

**8.** Alternativa **c**.

**9.** 40 meninos.

**10.** a) Aproximadamente 28,57%. b) Não. c) 3,75% d) Resposta pessoal.

## Atividades (p. 232)

**18.** a) 100 pessoas.
b)

**Compras realizadas pela internet**

| Quantidade de compras | Quantidade de consumidores | Frequência relativa |
|---|---|---|
| Nenhuma | 50 | 50% |
| 1 vez por mês | 35 | 35% |
| 2 vezes por mês | 10 | 10% |
| Mais de 2 vezes por mês | 5 | 5% |

**19.** **Escolaridade dos funcionários da empresa KL Exportação**

| Escolaridade | Frequência absoluta | Frequência relativa |
|---|---|---|
| Ensino Fundamental completo | 8 | 16% |
| Ensino Médio completo | 12 | 24% |
| Ensino Superior incompleto | 17 | 34% |
| Ensino Superior completo | 13 | 26% |

Dados elaborados pelo autor.

**20.**

| Quantidade de filhos | Frequência absoluta | Frequência relativa |
|---|---|---|
| Nenhum | 4 | 16% |
| 1 | 7 | 28% |
| 2 | 6 | 24% |
| 3 | 5 | 20% |
| 4 | 3 | 12% |

Dados elaborados pelo autor.

**21.**

| Quantidade de moradores por apartamento | Frequência absoluta | Frequência relativa |
|---|---|---|
| 1 | 4 | 20% |
| 2 | 7 | 35% |
| 3 | 5 | 25% |
| 4 | 2 | 10% |
| 5 | 2 | 10% |

Dados elaborados pelo autor.

## Atividades (p. 234)

**22.** a) 12% b) Não, é menor. c) 4 alunos.

**23.** a) **Quantos irmãos têm os alunos do 7º ano**

| Quantidade | Frequência absoluta | Frequência relativa |
|---|---|---|
| 0 | 4 | 20% |
| 1 | 9 | 45% |
| 2 | 6 | 30% |
| 3 | 1 | 5% |

Dados elaborados pelo autor.

b) Possível resposta:

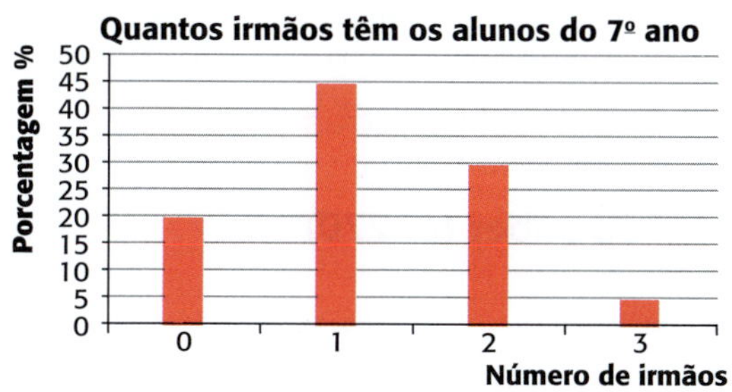


Dados elaborados pelo autor.

**24.** a) 28%
b) 48 consumidores.
c) A diferença é de 28 consumidores.

**25.** Resposta pessoal.

**26.** a) 2º dia.
b) Aumentou.
c) Wesley.
d) Resposta pessoal.

**27.** a) Televisão.
b) Rádio e DVD.
c) Sim.

## Teia do saber (p. 236)

**1.** a) **Número de internações de 15 a 21 de março**

| | Até 19 anos de idade | De 20 a 39 anos de idade | De 40 a 59 anos de idade | A partir de 60 anos de idade | Total |
|---|---|---|---|---|---|
| Homens | 1 | 7 | 9 | 18 | **35** |
| Mulheres | 0 | 13 | 5 | 15 | **33** |
| Total | **1** | **20** | **14** | **33** | **68** |

Dados elaborados pelo autor.

b) I – Verdadeira. II – Falsa. III – Verdadeira.

**2.** a) **Número de palitos de fósforo**

| Quantidade de palitos na caixa | Frequência absoluta | Frequência relativa (%) |
|---|---|---|
| 38 | 3 | 15 |
| 39 | 5 | 25 |
| 40 | 6 | 30 |
| 41 | 6 | 30 |

Dados elaborados pelo autor.

b) 70%

**3.** a) Aumentou. b) 77%

**4.** a) **Satisfação dos funcionários do departamento de recursos humanos**

| Categoria | Frequência absoluta | Frequência relativa |
|---|---|---|
| Muito satisfeito | 4 | 40% |
| Satisfeito | 4 | 40% |
| Insatisfeito | 2 | 20% |

Dados elaborados pelo autor.

b) Possível resposta:

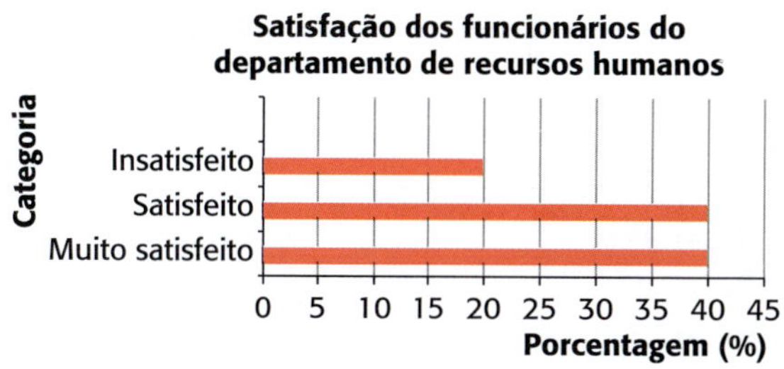


Dados elaborados pelo autor.

**5.** a) Aproximadamente 64,7%.
b)

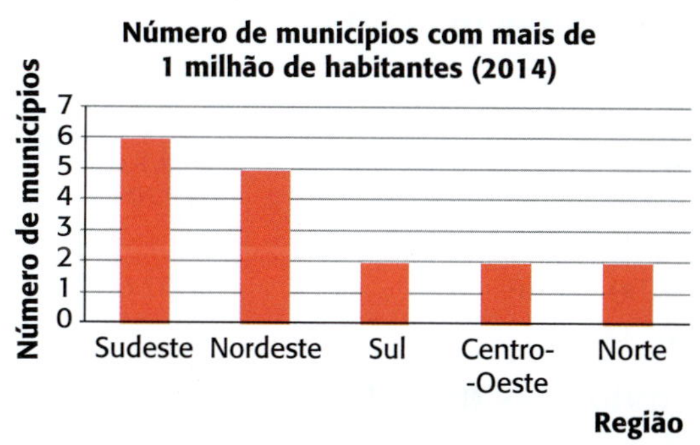


Fonte: IBGE.

**6.** a) 10%
b) Répteis: 36 585, mamíferos: 12 195.
c) Resposta pessoal.

## Atividades (p. 240)

**28.** $\frac{2}{5}$ ou 40%.

**29.** a) $\frac{2}{3}$ b) $\frac{1}{3}$ c) 0 d) 1

**30.** a) $\frac{7}{16}$ b) $\frac{9}{16}$

**31.** a) $\frac{1}{2}$ b) $\frac{1}{4}$ c) $\frac{1}{8}$

**32.** a) 27% b) 42%

**33.** 5

**34.** a) 6 b) $\frac{1}{3}$

**35.** 10%

**36.** a) $\frac{1}{36}$ b) $\frac{3}{36}$ ou $\frac{1}{12}$

## Teia do saber (p. 244)

**1.** a) $\frac{4}{5}$ b) $\frac{1}{2}$

**2.** a) $\frac{1}{9}$ b) $\frac{2}{3}$

**3.** a) 200 pessoas. b) 10% c) 91%

**4.** a) $\frac{6}{21}$ b) $\frac{13}{21}$ c) $\frac{2}{21}$

**5.** a) $\frac{14}{30} = \frac{7}{15}$ b) $\frac{5}{30} = \frac{1}{6}$

**6.** a) $\frac{1}{3}$ b) $\frac{2}{3}$

**7.** a) $\frac{1}{200}$. Menor do que 1%.
b) Um em cada 10.
c) Resposta pessoal.

# Unidade 8 – Área e volume

## Atividades (p. 252)

**1.** a) 5 unidades de área.
b) 6 unidades de área.
c) 8 unidades de área.
d) 12,5 unidades de área.
e) 6 unidades de área.

**2.** a)

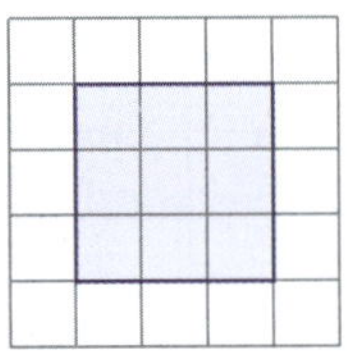

b) Possível resposta:

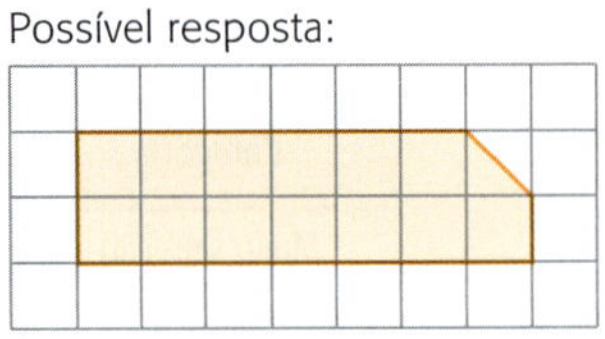

**3.** Possível resposta: 28 unidades de área.

**4.** a) m² b) km² c) ha d) cm²

**5.** a) 1 unidade de área.
b) 2 unidades de área.
c) 1 unidade de área.
d) $\frac{1}{2}$ unidade de área.

## Atividades (p. 254)

**6.** a) 15 m²
b) 9 m²
c) 17,64 m²
d) 24,8 m²

**7.** a) 9 cm b) 13 cm

**8.** 76 cm²

**9.** a) 13,75 m² b) 20 m²

**10.** Duas latas de tinta.

**11.** Alternativa **b**.

## Atividades (p. 257)

**12.** a) 32 cm² b) 17 cm²

**13.** 11,5 cm

**14.** a) 6 cm²
b) 12 cm²
c) 9,1 cm²
d) 120 cm²

**15.** 48 cm²

**16.** a) 12 cm² b) 27 cm²

**17.** 14,5 m²

## Atividades (p. 260)

**18.** a) 24 m² b) 20,52 m²

**19.** 7,5 cm

**20.** a) 150 cm² b) 9,8 cm²

**21.** 12 cm e 3 cm.

**22.** 33 m²

**23.** 20 cm

**24.** 25 cm²

## Teia do saber (p. 262)

**1.** a) 16 m² b) 12 m² c) 96 m²

**2.** R$ 9 000 000,00

**3.** a) 124,8 m²
b) 31,2 m²
c) 93,6 m²
d) De trapézio.

**4.** a) 4,5 cm² b) 7 cm²

**5.** $\frac{1}{8}$

**6.** a) 40 m b) R$ 700,00

**7.** Modelo A.

**8.** a) 280 módulos quadrados.
b) Diagonal maior: 16,6 módulos.
Diagonal menor: 10,6 módulos.
c) 87,98 módulos quadrados.
d) Resposta pessoal.

## Atividades (p. 265)

**25.** a) 20 unidades de volume.
b) 60 unidades de volume.
c) 36 unidades de volume.
d) 100 unidades de volume.

## Ativando habilidades (p. 267)

- Alternativa **e**.

## Teia do saber (p. 270)

**1.** 2 cm

**2.** a) 20 litros. b) 15 litros. c) 18,75 cm

**3.** 341,214 mL

**4.** a) 17,47 cm³ b) 0,43 cm³

**5.** 4 vezes.

**6.** a) 22,5 m³ b) 1 875 minutos.

**7.** 0,7 m

**8.** 8 000 cm³

**9.** a) 1 044 cm² b) 3 240 cm³

**10.** a) Para assegurar a qualidade na elaboração da receita e controlar os custos de produção.
b) 288 cm³
c) 201,6 g

BOYER, Carl. *História da Matemática*. São Paulo: Blucher, 2010.

CAMPOS, C. R. et al. *Educação estatística* – teoria e prática em ambientes de modelagem matemática. Belo Horizonte: Autêntica, 2011.

CAVALCANTI, A. C. S. *Educação matemática e cidadania*: um olhar através da resolução de problemas. Tese de doutorado, UFPB, 2010. Disponível em: <http://bdtd.biblioteca.ufpb.br/tde_busca/arquivo.php?codArquivo=968>. Acesso em: 2 jun. 2015.

CAZORLA, I.; SANTANA, E. *Do tratamento da informação ao letramento estatístico*. Itabuna: Via Litterarum, 2010.

CHARNAY, R. Aprendendo com a resolução de problemas. In: PARRA, C.; SAIZ, I. *Didática da Matemática*. Porto Alegre: Artmed, 2009.

Coleção "Tópicos de história da Matemática para uso em sala de aula". São Paulo: Atual, 1992.

COXFORD, A. F.; SHULTE, A. P. *As ideias da Álgebra*. São Paulo: Atual, 1994.

CURY, H. N. *Análise de erros* – o que podemos aprender com as respostas dos alunos. Belo Horizonte: Autêntica, 2007.

FAZENDA, I. C. A. *Interpretação e interdisciplinaridade no ensino brasileiro*: efetividade ou ideologia. São Paulo: Loyola, 2011.

IFRAH, Georges. *Os números*. São Paulo: Globo, 1989.

KRULIK, S.; REYS, R. E. *A resolução de problemas na matemática escolar*. São Paulo: Atual, 2010.

LINDQUIST, Mary Montgomery; SHULTE, Albert P. (Orgs.). *Aprendendo e ensinando geometria*. São Paulo: Atual, 1994.

LOPES, C. A. E. *A probabilidade e a estatística no ensino fundamental*: uma análise curricular. Campinas: Editora da Unicamp, 1998.

LORENZATO, S. *Para aprender Matemática*. Campinas: Autores Associados, 2006.

MIGUEL, A.; MIORIN, M. A. *História na educação matemática* – propostas e desafios. Belo Horizonte: Autêntica, 2011.

Ministério da Educação. Secretaria de Educação Básica. Diretoria de Currículos e Educação Integral. Diretrizes Curriculares Nacionais da Educação Básica, Brasília: MEC/SEB/DICEI, 2013.

Ministério da Educação e do Desporto/Secretaria de Educação Fundamental. Parâmetros Curriculares Nacionais (PCN), Brasília, 1997.

ONUCHIC, L. R. Ensino-aprendizagem de Matemática através da resolução de problemas. In: BICUDO, M. A. V. (Org.). *Pesquisa em educação matemática*: concepções e perspectivas. São Paulo: Editora da Unesp, 1999. p. 199-218. (Seminários & Debates).

POLYA, G. *A arte de resolver problemas*. Rio de Janeiro: Interciência, 1995.

PONTE, J. P. et al. *Investigações matemáticas na sala de aula*. Belo Horizonte: Autêntica, 2005.

POZO, J. I. (Org.). *A solução de problemas* – aprender a resolver, resolver para aprender. Porto Alegre: Artmed, 1998.

SKOVSMOSE, O. *Towards a philosophy of critical mathematics education*. Dordrecht: Kluwer Academic Publishes, 1994.

# SUGESTÕES DE LEITURA

BELOS, A. *Alex no país dos números*. São Paulo: Companhia das Letras, 2011.

Coleção "A descoberta da Matemática". São Paulo: Ática (14 títulos).

COUTINHO, L. *Matemática e mistério em Baker Street*. Rio de Janeiro: Ciência Moderna, 2003.

ENZENSBERGER, H. M. *O diabo dos números*. São Paulo: Companhia das Letras, 2006.

GUEDJ, D. O. *Teorema do papagaio*. São Paulo: Companhia das Letras, 1999.

IMENES, L. M. et al. Coleção "Pra que serve a Matemática". São Paulo: Atual (9 títulos).

POSKITT, K. *Matemática mortífera*. São Paulo: Melhoramentos, 2009.

SAMPAIO, F. A. *Matemágica* – história, aplicações e jogos matemáticos, v.1 e 2. Campinas: Papirus, 2011.

Série "Vivendo a Matemática", São Paulo: Scipione (13 títulos).

SMOOTHEY, M. *Série Investigação matemática*. São Paulo: Scipione (12 títulos).

SZPIRO, G. G. *A vida secreta dos números*: 50 deliciosas crônicas sobre como trabalham e pensam os matemáticos. Rio de Janeiro: DIFEL, 2011.

TAHAN, M. *Matemática divertida e curiosa*. Rio de Janeiro: Record, 2002.

TAHAN, M. *O homem que calculava*. Rio de Janeiro: Record, 2003.

VERMA, S. *Ideias geniais na Matemática*: maravilhas, curiosidades, enigmas e soluções brilhantes da mais fascinante das ciências. Belo Horizonte: Gutemberg, 2013.

# Jornadas.mat

# Caderno de Atividades 7

## Matemática

*Organizadora:*
**Editora Saraiva**
Obra coletiva organizada e produzida pela Editora Saraiva

*Editora responsável:*
**Viviane Carpegiani**

**Edição:** Carlos Eduardo de Oliveira
Julio Cesar Augustus de Paula Santos
Luís Felipe Porto Mendes
Marcela Maris
Rani de Oliveira e Souza

Editora Saraiva

# APRESENTAÇÃO

## Caro aluno,

Você já experimentou a sensação de encontrar tantas informações sobre um assunto que mal consegue relacioná-las ou selecionar as mais relevantes?

Estamos sempre em contato com as mais diversas informações e pontos de vista, e tudo isso nos chega por diferentes meios – conversas com familiares e amigos, aulas, redes sociais na internet, programas de televisão ou rádio, filmes, jornais, revistas, livros etc.

Já se sabe, entretanto, que a facilidade de acessar as informações que nos interessam não é suficiente para nos tornar sujeitos ativos e autônomos na construção dos saberes que queremos.

Para possibilitar que você construa – individualmente ou em grupo – aprendizagens significativas, elaboramos este *Caderno de Atividades*. Aqui apresentamos um conjunto de atividades relacionadas aos conteúdos estudados nas suas aulas de Matemática. Essas atividades têm como principal objetivo ajudar você a desenvolver suas habilidades e competências para que possa atuar com liberdade e segurança na sociedade do conhecimento em que vivemos.

Seu *Caderno de Atividades* está dividido em unidades, acompanhando a organização do livro ***Jornadas Matemática***. Em cada unidade, você encontra as seções: *Reveja a jornada*, que tem o objetivo de ajudar você a retomar os principais assuntos da unidade; *Para praticar*, com atividades variadas sobre esses assuntos, entre elas questões desafiadoras de olimpíadas de Matemática; e *Leitura do mundo*, que aborda assuntos relacionados ao Tratamento da Informação por meio de temas presentes na sua vida de estudante e cidadão, como convívio social, tecnologia e cultura. Nessas três seções, você encontrará práticas de leitura e de interpretação de textos e imagens, pesquisas, uso do raciocínio lógico e expressão escrita, entre outros desafios. Caso tenha dúvidas, poderá contar com a mediação do professor para solucioná-las e esclarecê-las.

As práticas propostas neste *Caderno de Atividades*, adicionadas às do seu livro ***Jornadas Matemática***, vão ajudar você a construir seu próprio conhecimento sobre Matemática e sobre a utilização desse conhecimento na sociedade em que vive, ampliando sua compreensão sobre fenômenos que envolvem conceitos matemáticos.

Convidamos você a fazer conosco mais esta jornada!

*Os editores*

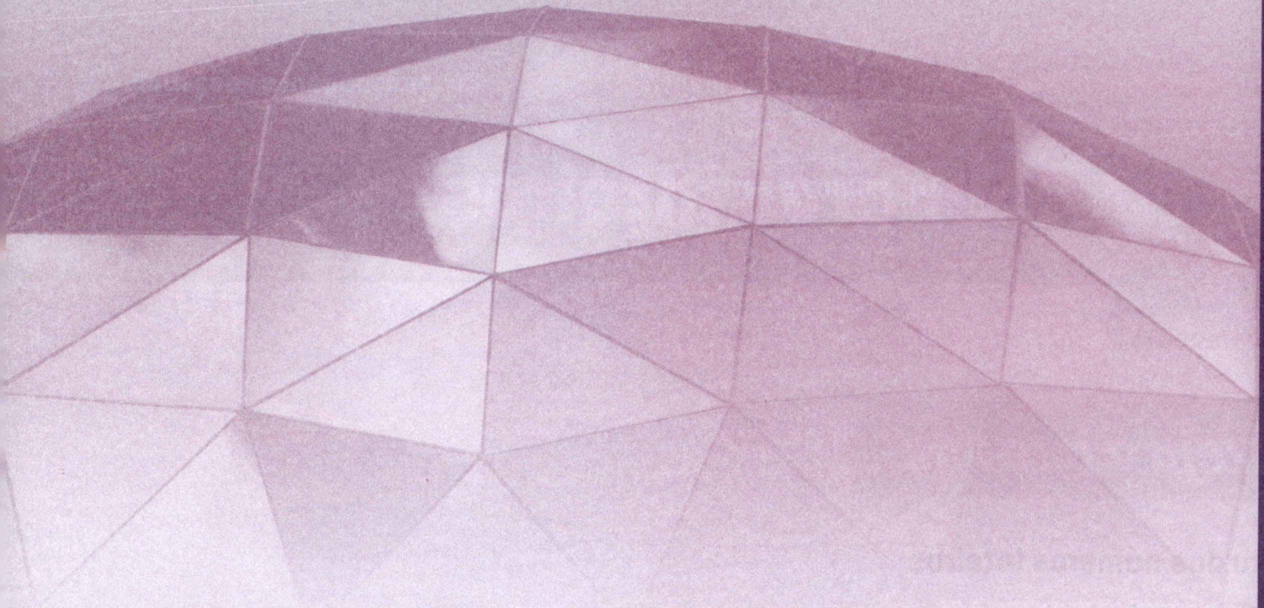

# SUMÁRIO

# UNIDADE 1 Números inteiros

## Reveja a jornada

### Conjunto dos números inteiros

- O **conjunto dos números inteiros** é representado por $\mathbb{Z}$.

$$\mathbb{Z} = \{..., -3, -2, -1, 0, 1, 2, 3, ...\}$$

- Podemos representar os números inteiros associando-os a pontos em uma reta numerada.

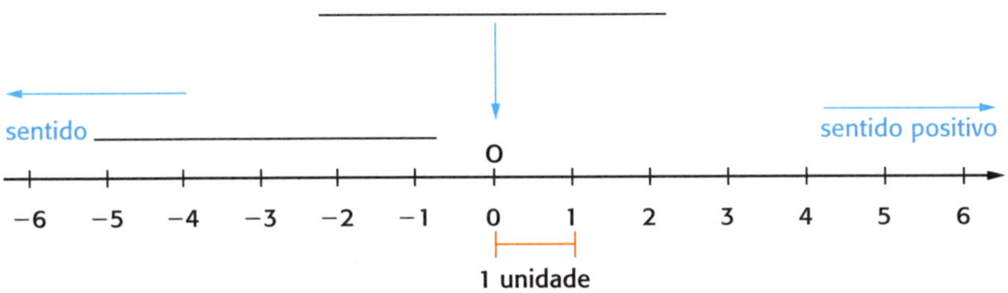


- O **antecessor** de um número inteiro é o número que está imediatamente à ____________ dele na reta numerada.
- O **sucessor** de um número inteiro é o número que está imediatamente à ____________ dele na reta numerada.

### Comparação de dois números inteiros

1º) Se um dos números for **negativo** e o outro **positivo**, o número ____________ é maior.

2º) Se os **dois números forem positivos**, o maior é o número cujo ponto associado a ele na reta numerada está mais ____________ da origem.

Exemplo: $5 > 3$

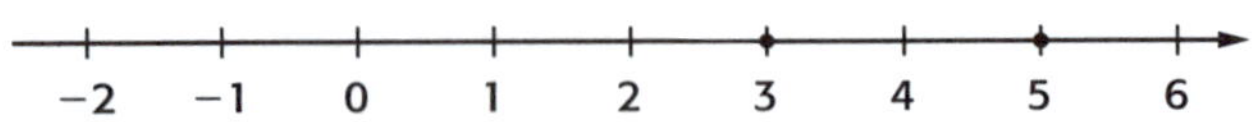


3º) Se os **dois números forem negativos**, o maior é o número cujo ponto associado a ele na reta numerada está mais ____________ da origem.

Exemplo: $-1 > -4$

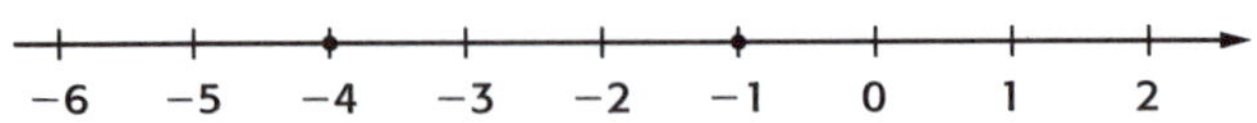

## Sistema de eixos cartesianos

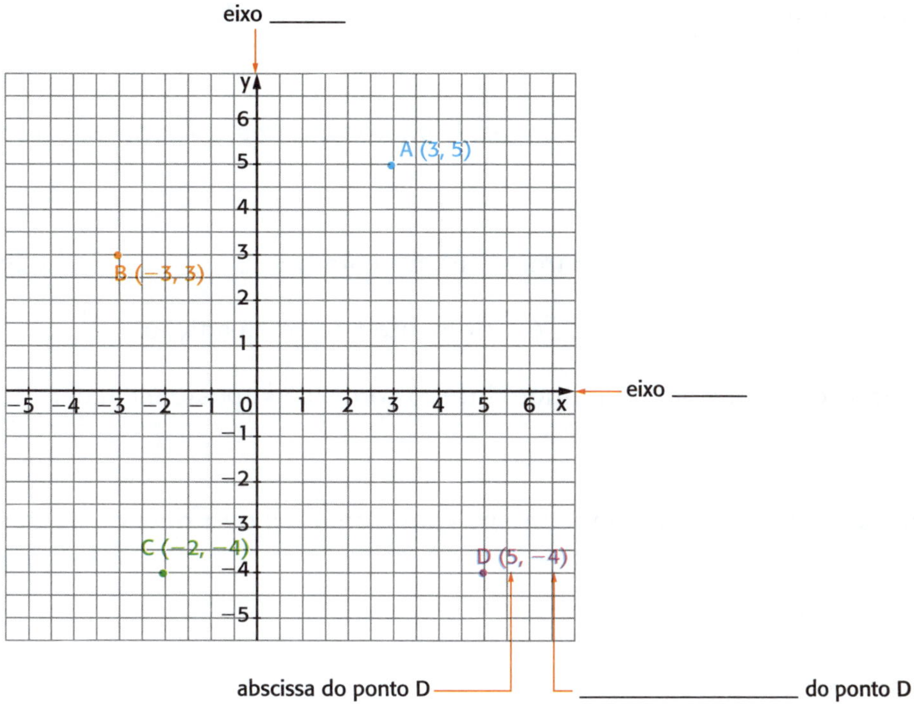


Podemos representar cada par ordenado associando-o a um ponto no plano. O ponto A, por exemplo, é a representação no plano do par ordenado ______.

## Módulo de um número inteiro

- O **módulo** ou **valor absoluto** de um número inteiro é a distância entre o ponto que representa esse número na reta numerada e a ______.
- Dizemos que dois números inteiros são **números opostos** ou **números** ______, quando os pontos que representam esses números na reta numerada estão à mesma distância da origem e em lados opostos dela.

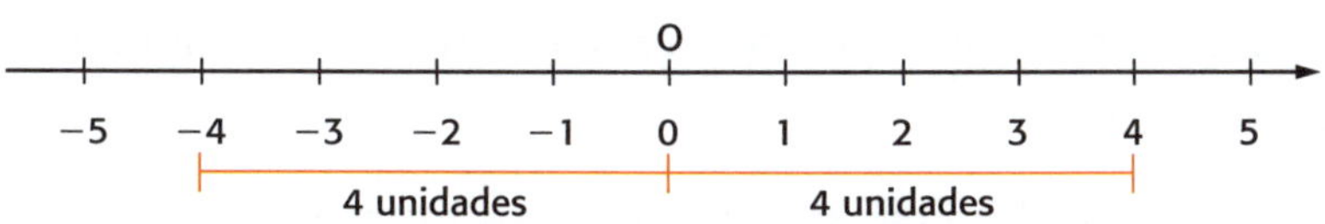


Os números −4 e 4 são números **opostos.**

## Adição

- Em uma **adição** de dois números inteiros de **mesmo sinal**, mantemos o sinal das parcelas e adicionamos os ______ dos números.
  Exemplo: $(-4) + (-7) = -11$
- Em uma **adição** de dois números inteiros de **sinais contrários**, mantemos o sinal da parcela de ______ módulo e calculamos a diferença entre os módulos das duas parcelas.
  Exemplo: $(-4) + (+7) = +3$

- Propriedades da adição de números inteiros

  **Comutativa**: em uma adição de dois números inteiros, a ordem das _______________ não altera a _______________.

  **Associativa**: em uma soma de três ou mais números inteiros, a forma de associar as parcelas não altera a _______________.

  **Elemento neutro**: a soma de um número inteiro com o _______________ é igual ao próprio número. O número _______________ é o elemento neutro da adição.

  **Elemento oposto**: a soma de um número inteiro com o seu oposto é igual a _______________.

## Subtração

Em uma **subtração** com dois números inteiros, adicionamos o minuendo ao oposto do subtraendo.

Exemplo: $(+2) \underbrace{- (+3)} = (+2) + (-3) = -1$

O oposto de +3 é −3.

## Multiplicação

- Em uma **multiplicação** de dois números inteiros diferentes de zero, podemos multiplicar os módulos dos números e indicar o sinal do produto de acordo com os sinais dos fatores.

  Resultado **positivo**: se os fatores tiverem sinais _______________.
  Exemplo: $(-6) \cdot (-3) = +18$

  Resultado **negativo**: se os fatores tiverem sinais _______________.
  Exemplo: $(-6) \cdot (+3) = -18$

- Propriedades da multiplicação de números inteiros

  **Comutativa**: em uma multiplicação com números inteiros, a ordem dos _______________ não altera o produto.

  **Associativa**: em uma multiplicação com números inteiros, a forma de associar os fatores não altera o _______________.

  **Elemento neutro**: o produto de um número inteiro qualquer por _______________ é igual ao próprio número. O número _______________ é o elemento neutro da multiplicação.

  **Distributiva em relação à adição**: no produto de um número inteiro por uma soma algébrica, obtemos o mesmo resultado que ao _______________ os produtos de cada parcela dessa soma por esse número.

## Divisão

- Em uma **divisão** entre dois números inteiros de **sinais iguais**, dividimos os valores absolutos dos números e acrescentamos o sinal ____________ ao resultado.
- Em uma **divisão** entre dois números inteiros de **sinais contrários**, dividimos os valores absolutos dos números e acrescentamos o sinal ____________ ao resultado.
- Divisão de zero por um número inteiro diferente de zero: o quociente desta divisão é igual a ____________.

## Potenciação

- Potência de **base negativa** e **expoente inteiro positivo**: se o expoente é par, o resultado da potência será ____________; caso contrário, o resultado será ____________.
- Potência de **base positiva** e **expoente inteiro positivo**: o resultado da potência é sempre um número ____________.
- Potência de **base zero** e **expoente inteiro positivo**: o resultado da potência é igual a ____________.
- Potência de **expoente 1**: o resultado da potência é igual à ____________.
- Potência de **expoente zero**: o resultado é igual a ____________, quando o expoente de uma potência de base diferente de zero é igual a zero.

## Expressões numéricas com números inteiros

- Ordem de resolução das operações em uma expressão numérica envolvendo multiplicação, divisão, adição, subtração, potenciação e extração de raiz quadrada:

  1º) potenciação e ____________, na ordem em que aparecem;

  2º) ____________ e divisão, na ordem em que aparecem;

  3º) adição e ____________, na ordem em que aparecem.
- Ordem de resolução das operações em uma expressão numérica envolvendo colchetes, parênteses e chaves:

  1º) operações indicadas no interior dos ____________;

  2º) operações indicadas no interior dos ____________;

  3º) operações indicadas no interior das ____________.

# Para praticar

## 1. Números inteiros

**1.** Observe a reta numerada a seguir e associe cada letra ao número inteiro correspondente.

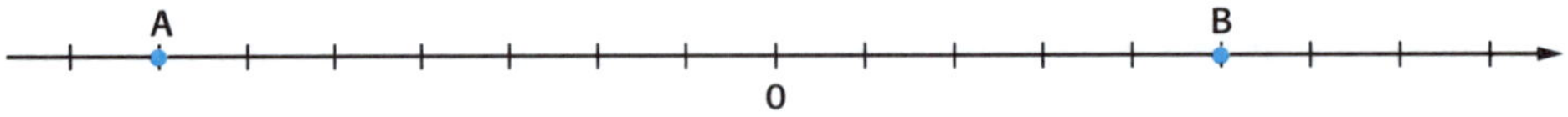


______________________________________________

**2.** Complete a tabela com o número inteiro correspondente em cada caso.

| Antecessor | Número | Sucessor |
|---|---|---|
| | −7 | |
| | 2 | |
| | −4 | |
| | 1 | |

**3.** Use os símbolos $>$ (maior que) e $<$ (menor que) para comparar os números a seguir.

a) −10 ________ −3

b) 11 ________ 0

c) 12 ________ −7

d) −1 ________ 2

e) 25 ________ 13

f) −8 ________ −18

**4.** O número −15 está localizado na reta numerada entre os números inteiros:

a) 14 e 16.

b) 12 e 13.

c) −14 e −16.

d) −12 e −13.

**5.** (Obmep) Uma formiguinha andou sobre a borda de uma régua, da marca de 6 cm até a marca de 20 cm. Ela parou para descansar na metade do caminho. Em que marca ela parou?

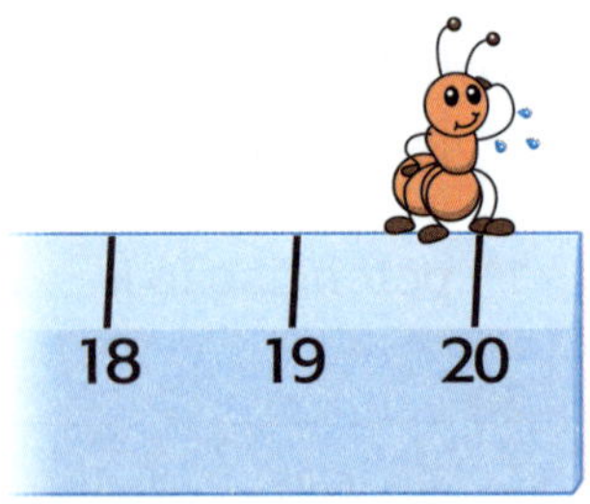


a) 11 cm

b) 12 cm

c) 13 cm

d) 14 cm

e) 15 cm

**6.** Escreva, em ordem crescente, os números inteiros $-6$, 1, 0, $-7$, 9, 3, 4 e $-12$. Use o símbolo <.

______________________________________________

**7.** Observe os números indicados nos círculos a seguir.

a) Dos números indicados nos círculos, quais são naturais?

______________________________________________

b) Quais são números inteiros? Escreva esses números na ordem crescente.

______________________________________________

**8.** No sistema de eixos cartesianos abaixo, represente os pontos cujas coordenadas estão indicadas a seguir.

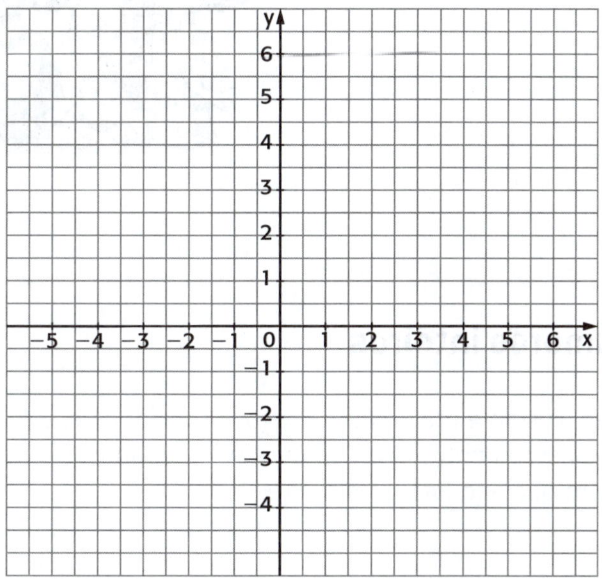


a) A $(-3, 5)$ b) B $(-5, -3)$ c) C $(4, -1)$ d) D $(1, 2)$ e) E $(0, 3)$ f) F $(0, -4)$

**9.** (Obmep) Lúcia e Antônio disputaram várias partidas de um jogo no qual cada um começa com 5 pontos. Em cada partida, o vencedor ganha 2 pontos e o derrotado perde 1 ponto, não havendo empates. Ao final, Lúcia ficou com dez pontos e Antônio ganhou exatamente três partidas. Quantas partidas eles disputaram ao todo?

a) 6

b) 7

c) 8

d) 9

e) 10

**10.** Classifique cada sentença a seguir em verdadeira (**V**) ou falsa (**F**).

a) ( ) Dados dois números inteiros diferentes de zero, se um deles for positivo e o outro negativo, o maior é o número positivo.

b) ( ) Dados dois números inteiros diferentes de zero, se os dois forem positivos, o maior é o número cujo ponto associado a ele na reta numerada está mais próximo da origem.

c) ( ) Dados dois números inteiros diferentes de zero, se os dois números forem negativos, o maior é o número cujo ponto associado a ele na reta numerada está mais distante da origem.

d) ( ) Dado um número inteiro positivo e o zero, o número inteiro é maior do que zero.

e) ( ) Dado um número inteiro negativo e o zero, o número inteiro é maior do que zero.

**11.** (Obmep) A professora perguntou a seus alunos: "Quantos anos vocês acham que eu tenho?". Ana respondeu 22, Beatriz, 25 e Celina, 30. A professora disse: "Uma de vocês errou minha idade em 2 anos, outra errou em 3 e outra em 5 anos". Qual é a idade da professora?

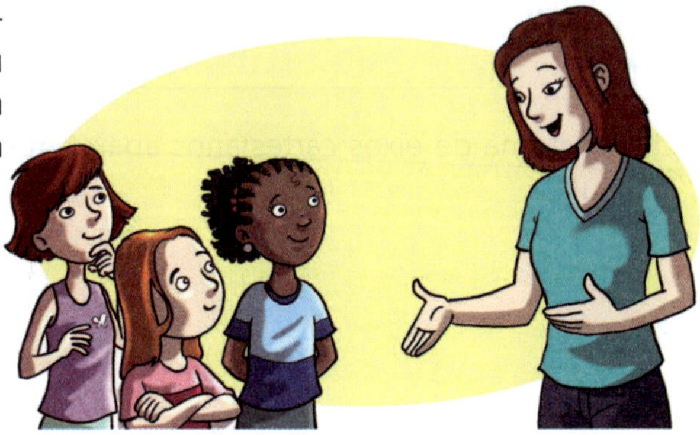

a) 26

b) 27

c) 28

d) 29

e) 30

## 2. Operações com números inteiros

**12.** Pitágoras de Samos foi um filósofo e matemático grego, fundador da escola pitagórica. Acredita-se que ele nasceu em 570 a.C. e que viveu 74 anos. De acordo com essas informações, em que ano Pitágoras morreu?

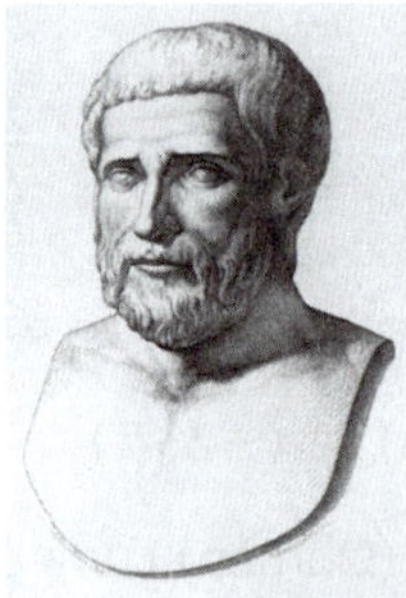

ART IMAGES ARCHIVE/GLOW IMAGES

Retrato de Pitágoras de Samos.

**13.** Observe a imagem ao lado e responda às questões.

a) Qual é a temperatura, em grau Celsius, registrada no termômetro?

______________________________

b) Se a temperatura diminuir 5 °C nesse local, quantos graus o termômetro passará a registrar?

______________________________

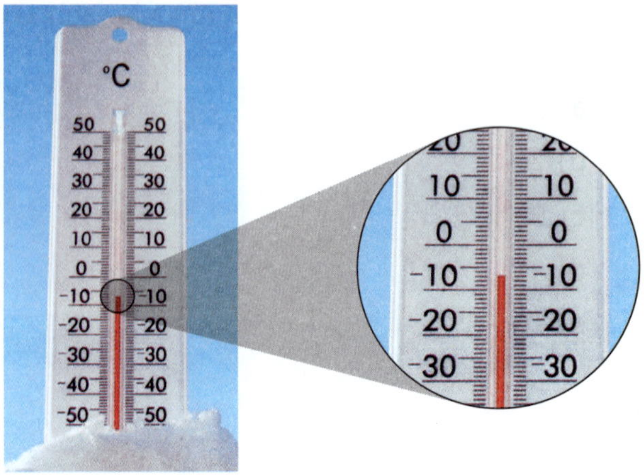


GRZEJNIK/SHUTTERSTOCK.COM

**14.** João e Carla estão jogando uma partida de certo jogo de baralho. Nesse jogo, são utilizados dois baralhos: um cujas cartas são azuis e outro cujas cartas são vermelhas. Em ambos, as cartas são numeradas de 1 a 10. A cada rodada as cartas são embaralhadas e cada jogador deve retirar uma carta do baralho de cartas vermelhas e outra do de cartas azuis. O valor da carta azul é adicionado à pontuação anterior e o valor da carta vermelha é subtraído. Se João tinha 22 pontos, com quantos pontos ele ficará se retirar as cartas abaixo?

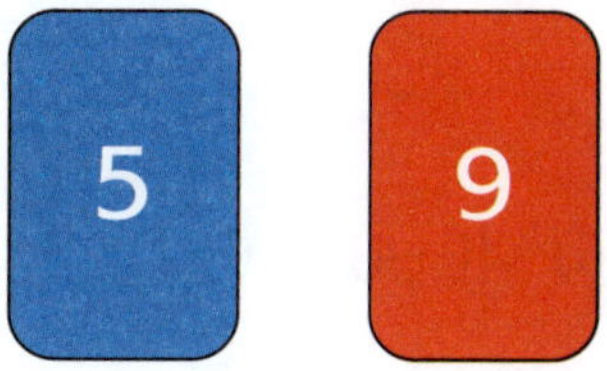


**15.** Um balão está a 30 m acima do nível do mar. Se ele subir mais 28 m e depois descer 34 m, quantos metros acima do nível do mar ele estará localizado?

CONSTANTINE ANDROSOFF/SHUTTERSTOCK.COM

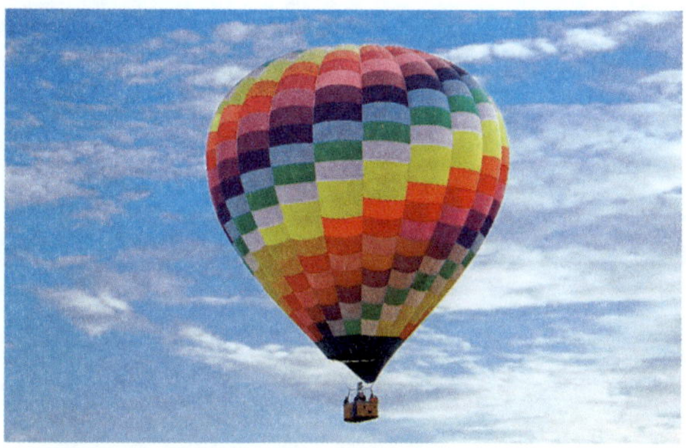

**16.** Oscar é comerciante e diariamente ele realiza transações bancárias. Em uma semana, ele realizou as seguintes transações:

| Data | Histórico | Valor (em R$) |
|---|---|---|
| 25/04 | Saldo anterior | +15 800,00 |
| 25/04 | Pagamento efetuado | −2 500,00 |
| 26/04 | Depósito | +3 500,00 |
| 27/04 | Depósito | +1 850,00 |
| 28/04 | Transferência | −1 200,00 |
| 29/04 | Pagamento efetuado | −1 600,00 |
| 30/04 | Saldo | |

a) Qual é o saldo da conta de Oscar no dia 30/04?

b) Quantos reais foram depositados na conta de Oscar no período entre 25/04 e 30/04?

**17.** O inverno no Canadá e nos países nórdicos, como Suécia e Noruega, é muito rigoroso. Entretanto, a maioria das residências tem aquecimento interno. Certo dia, a temperatura no interior de uma casa era de 25 °C e a temperatura exterior era de $-20$ °C. Determine a diferença entre essas temperaturas.

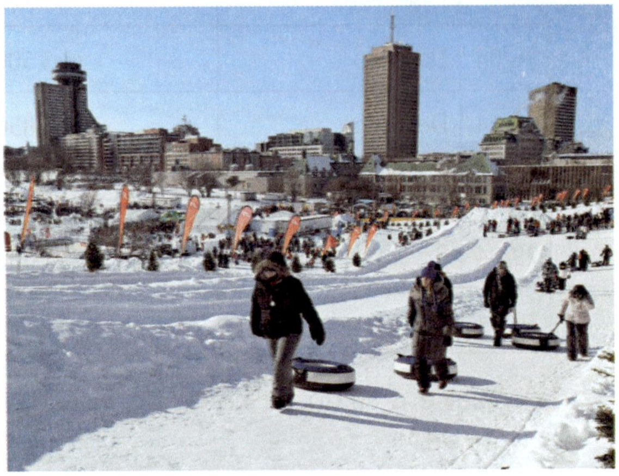

ANDREW SOONG/XINHUA/ZUMA WIRE/EASYPIX BRASIL

Cidade de Québec (Canadá) no inverno, 2015.

**18.** Observe o extrato bancário representado a seguir e responda às questões.

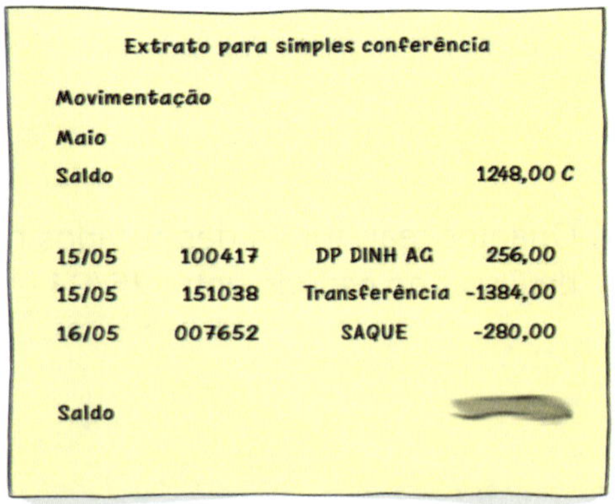

Extrato para simples conferência

Movimentação

Maio

| Saldo | | | 1248,00 C |
|---|---|---|---|
| 15/05 | 100417 | DP DINH AG | 256,00 |
| 15/05 | 151038 | Transferência | -1384,00 |
| 16/05 | 007652 | SAQUE | -280,00 |
| Saldo | | | |

a) Qual é o valor do saldo final?

b) O responsável por essa conta está devendo ao banco? Explique.

______________________________

______________________________

**19.** Calcule.

a) $(-10) \cdot (-3) \cdot (-2)$

b) $(-6) \cdot [(-4) + (+2)]$

c) $(-3) \cdot (-2) \cdot (-12)$

d) $(-15) \cdot [(+2) + (-6)]$

**20.** Em cada caso, complete a igualdade de modo que ela se torne verdadeira.

a) $(-7) \cdot (+12) =$ ________ $\cdot (-7)$

b) $[(-2) \cdot (-5)] \cdot (+6) =$

$=$ ________ $\cdot [(-5) \cdot (+6)]$

c) $(-14) \cdot$ ________ $= -14$

d) ________ $\cdot [(+8) \cdot (-6)] = (+24) + (-18)$

**21.** (OBM) Ana, Beto e Carlos inventaram um jogo em que cada um deles joga um dado e registra como ganho (pontos positivos) o dobro dos pontos obtidos no lançamento, ao mesmo tempo em que os outros dois anotam, cada um, esses pontos como dívidas (pontos negativos). O saldo é revisto a cada jogada.

Na tabela a seguir foram anotados os lançamentos e pontos de Ana, Beto e Carlos, nesta ordem, e os saldos de seus pontos após cada lançamento, em uma partida de três jogadas. Na última linha vê-se o saldo final de cada um. Em cada nova partida, todos começam com zero ponto.

| | Saldo de **A** | Saldo de **B** | Saldo de **C** |
|---|---|---|---|
| **A** tira 5 | 10 | −5 | −5 |
| **B** tira 1 | 9 | −3 | −6 |
| **C** tira 3 | 6 | −6 | 0 |

a) Complete a tabela a seguir com os resultados de uma outra partida em que Beto jogou primeiro, Carlos em seguida e Ana por último.

| Saldo de **A** | Saldo de **B** | Saldo de **C** |
|---|---|---|
| | 6 | |
| | | 5 |
| 5 | | |

b) Na tabela ao lado foram registradas apenas as pontuações dos dados numa partida de seis jogadas. Escreva na tabela abaixo o saldo final de pontos de cada um.

| **A** tira | **B** tira | **C** tira |
|---|---|---|
| | | 2 |
| 3 | | |
| | 1 | |
| | | 4 |
| 5 | | |
| | 6 | |

| | |
|---|---|
| Saldo de **A** | |
| Saldo de **B** | |
| Saldo de **C** | |

**22.** Complete a sequência a seguir com os números que estão faltando.

$$128 \xrightarrow[\times 3]{} \square \xrightarrow[\times(-3)]{} \square \xrightarrow[\div 2]{} \square \xrightarrow[\div 2]{} \square \xrightarrow[\div(-2)]{} \square$$

**23.** (IFSP) Subtraindo o triplo de um número de seu quadrado, temos como resultado 40. O número inteiro negativo que satisfaz essa condição é:

a) −7.

b) −6.

c) −5.

d) −4.

e) −3.

**24.** Calcule o resultado de cada divisão a seguir.

a) $(-348) : (+12)$

b) $(+20) : (-4)$

c) $(-960) : (-3)$

d) $(+64) : (-8)$

e) $(+243) : (+3)$

f) $(-540) : (-6)$

**25.** Calcule cada potência a seguir.

a) $2^4$

b) $3^5$

c) $(-2)^4$

d) $9^2$

e) $-(8)^2$

f) $11^0$

g) $(-999)^1$

h) $-(1\,000)^2$

**26.** Observe a sequência de figuras representada a seguir.

Figura 1 Figura 2 Figura 3 Figura 4

Responda:

a) Quantas bolinhas tem a figura 1? E a figura 2? E a figura 3? E a figura 4?

_______________________________________

_______________________________________

b) Expresse a quantidade de bolinhas presente em cada figura por meio de uma potência.

_______________________________________

_______________________________________

**27.** (Obmep) Qual é o resultado de $2 + 4 \times 8 - 4 : 2 =?$

a) 9

b) 12

c) 22

d) 32

e) 46

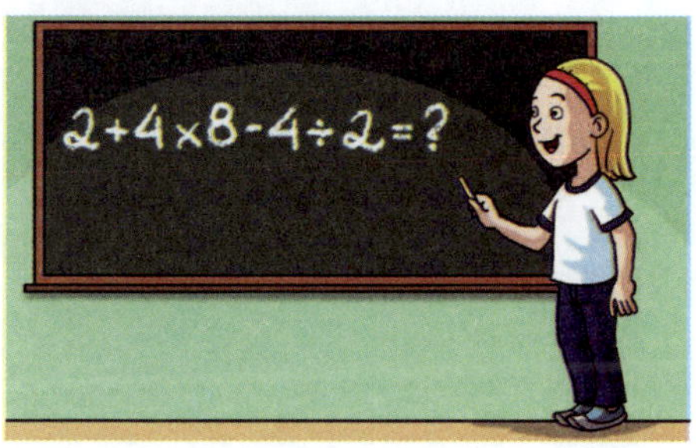


**28.** Calcule o resultado das seguintes expressões numéricas:

a) $\{[(-2) \cdot (12 + 21)] \cdot 32\} : 4 + 2^3$

b) $\{[(9^2) + (-5)] \cdot 12\} : 6 - 17$

c) $-9 + 5 \cdot \{(11 \cdot 4 + 8) : 13\}$

d) $7 \cdot \{[5^3 + 10 \cdot 4] - 12\}$

**29.** (OBM) Colocando sinais de + ou − ou × ou ÷ entre os algarismos de 2014 e calculando o valor da expressão, podemos obter muitos resultados diferentes. Por exemplo, $2 + 0 - 1 \times 4 = -2$, $2 - 0 \div 1 \times 4 = 2$ e $2 + 0 + 1 \times 4 = 6$.
*Observação: lembre-se de que não existe divisão por zero, por isso não é permitido formar expressões que tenham esta operação.*

a) Quantos desses resultados não são números inteiros?

b) De quantas maneiras podemos colocar os sinais entre os algarismos?

c) Quantos resultados diferentes são possíveis?

**30.** (OBM) Colocando apenas parêntesis, tantos quantos necessários, mas usando apenas as adições e subtrações já indicadas, podemos fazer com que a expressão $1 - 2 + 3 - 4 + 5 - 6 + 7 - 8 + 9 - 10$ represente o maior número possível. Qual é este número?

# Leitura do mundo

## Gráfico de barras verticais

### Apresentando a situação

Muitos países apresentam um clima predominante característico da região, como o frio intenso na Rússia durante o inverno, ou o extremo calor em países africanos. O Brasil, porém, apresenta uma variedade de climas: há regiões em que em um só dia é possível sentir frio e calor, e tudo isso junto com a possibilidade de chuva.

Em junho de 2016 o frio foi tão intenso em algumas cidades do Brasil que as temperaturas chegaram a ficar abaixo de zero. Algumas cidades registraram ocorrência de neve, como foi o caso de São Joaquim, em Santa Catarina.

### Organizando os dados

Observe ao lado as temperaturas registradas em algumas cidades do Sul do Brasil, em 26 de junho de 2016, representadas por meio de um **gráfico de barras verticais**. Complete o gráfico com um título adequado.

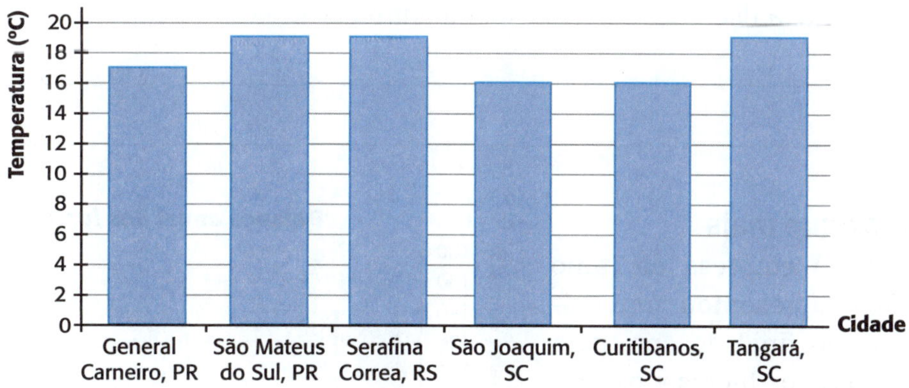


Fonte: <www.climatempo.com.br>. Acesso em: 26 jun. 2016.

Agora, observe as temperaturas para essas mesmas cidades no dia 9 de junho de 2016, quando registraram temperaturas abaixo de zero.

**Temperaturas em algumas cidades do Sul do Brasil (09/06/16)**

| Cidade | Temperatura (°C) |
|---|---|
| General Carneiro, PR | −5 |
| São Mateus do Sul, PR | −3 |
| Serafina Correa, RS | −4 |
| São Joaquim, SC | −5 |
| Curitibanos, SC | −1 |
| Tangará, SC | −2 |

Fonte: <www.climatempo.com.br/noticia/2016/06/09/38-cidades-registram-temperatura-negativa-4042>. Acesso em: 26 jun. 2016.

1. Complete o gráfico, pintando as colunas com as informações que faltam, de acordo com a tabela.

**Temperaturas em algumas cidades do Sul do Brasil (09/06/16)**

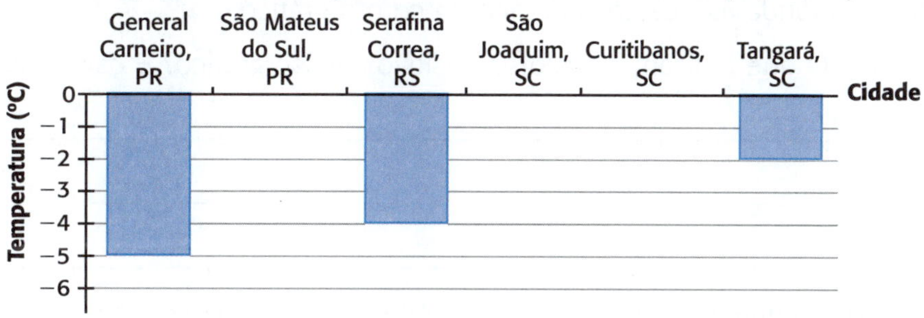


Fonte: <www.climatempo.com.br/noticia/2016/06/09/38-cidades-registram-temperatura-negativa-4042>. Acesso em: 26 jun. 2016.

## Analisando os dados

**2.** Agora, responda às questões de acordo com o gráfico referente ao dia 09/06/16.

a) Você preencheu o título no primeiro gráfico. Quais outros elementos são necessários em um gráfico de barras?

______________________________________________

______________________________________________

b) Qual foi a menor temperatura registrada nesse dia? Em qual(is) cidade(s) isso ocorreu?

______________________________________________

______________________________________________

c) Em qual das seis cidades foi registrada a maior temperatura?

______________________________________________

d) Considere a cidade que registrou a maior temperatura e a cidade que registrou a menor. Qual foi a diferença de temperatura entre elas?

______________________________________________

______________________________________________

## Pratique mais

Uma empresa do ramo têxtil apresentou um gráfico, no final do ano, para analisar os lucros e os prejuízos que teve no decorrer de 2016, de modo que em cada mês foi indicado o saldo final mensal. Observe ao lado.

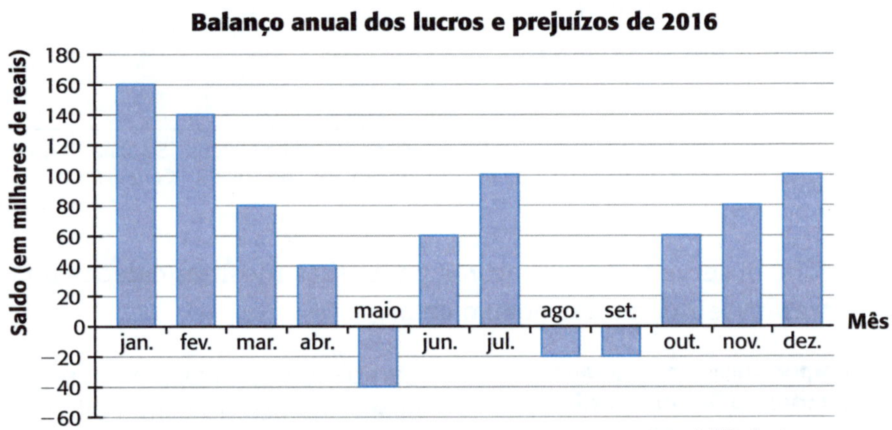


Fonte: Contabilidade da empresa.

**3.** Responda às questões de acordo com o gráfico.

a) O que indicam os valores positivos desse gráfico? E os negativos?

______________________________________________

______________________________________________

______________________________________________

b) Ao final do ano, o saldo da empresa foi positivo ou negativo? De quanto?

______________________________________________

______________________________________________

______________________________________________

UNIDADE 2

# Ângulos e polígonos

## Reveja a jornada

### Ângulo

- O **ângulo** é uma figura geométrica plana formada por duas semirretas de mesma origem em um plano reunidas com uma das regiões determinada por elas.
- O **ponto interno de um ângulo** é o ponto que não pertence aos ________________ desse ângulo.
- Ângulo **reto**: ângulo correspondente ao giro de um ________________ de volta.
- Ângulo **raso**: ângulo correspondente ao giro de ________________.
- Ângulo **agudo**: ângulo de medida ________________ do que 90°.
- Ângulo **obtuso**: ângulo de medida ________________ do que 90°.
- Dois ângulos que têm um lado em comum e não têm pontos internos comuns são chamados ângulos ________________.

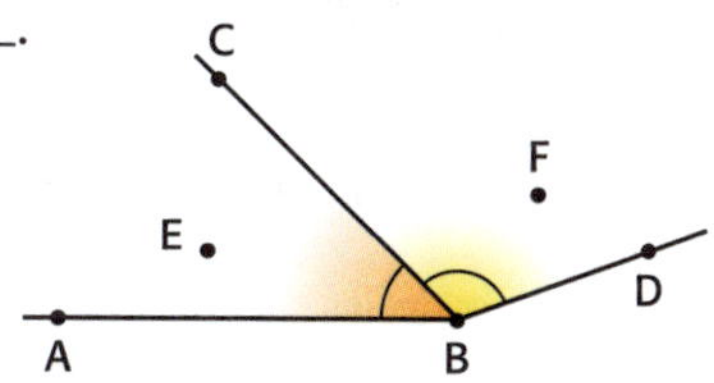


Os ângulos AB̂C e CB̂D são ângulos adjacentes.

- Dois ângulos são chamados **ângulos complementares** se a soma de suas medidas é igual a ______.

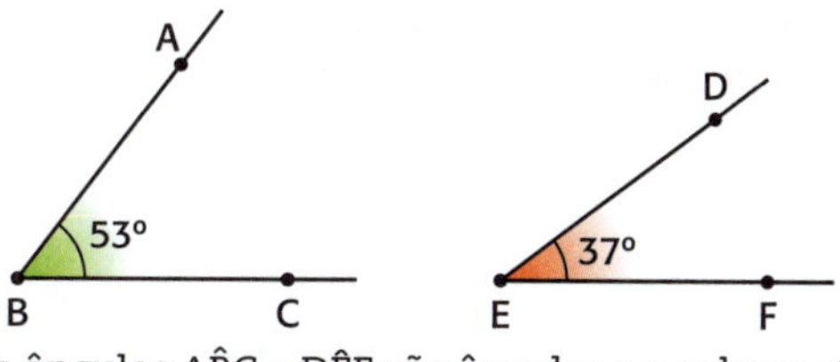


Os ângulos AB̂C e DÊF são ângulos complementares.

- Dois ângulos são chamados **ângulos suplementares** se a soma de suas medidas é igual a ______.

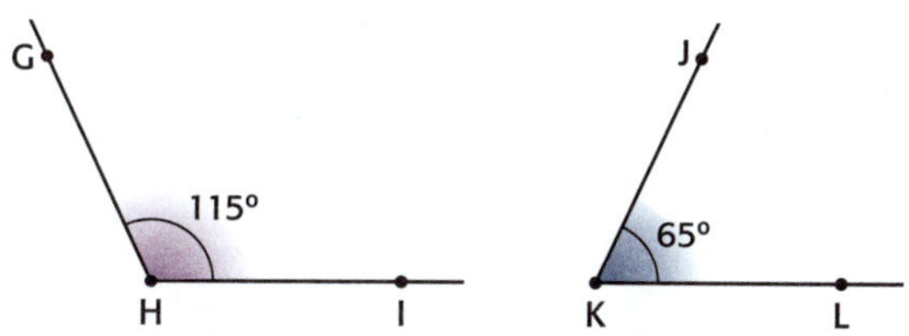


Os ângulos GĤI e JK̂L são ângulos suplementares.

- Dois ângulos são chamados **ângulos congruentes** se têm a mesma ________________.
- A **bissetriz** de um ângulo é a semirreta contida nesse ângulo, de origem no vértice e que forma com os lados desse ângulo dois ângulos ________________.

## Operações com medidas de ângulos

- O **minuto** e o **segundo** são submúltiplos do grau. Assim, temos:

  1 grau equivale a 60 ________________, e indicamos por: 1° = 60'.

  1 minuto equivale a 60 ________________, e indicamos por: 1' = 60".

- **Adição:**

```
    3°  27'  12"
  + 1°  36'  48"
  -------------
    4°  63'  60"
    4°  64' ← Trocamos 60" por __________ e obtemos 4° 64'.
    5°   4' ← Como 64' = 60' + 4', trocamos 64' por __________ e obtemos 5° 4'.
              Portanto, 3° 27' 12" + 1° 36' 48" = 5° 4'.
```

- **Subtração:**

Como não podemos subtrair 43' de 32', trocamos 1° por __________, reagrupamos os minutos e ficamos com 5° 92' 26" no minuendo.

```
    6°  32'  26"          5°  92'  26"
  − 1°  43'  12"   →    − 1°  43'  12"
  -------------         -------------
                          4°  49'  14" ← Portanto, 6° 32' 26" − 1° 43' 12" = 4° 49' 14".
```

- **Multiplicação:**

```
    4°  49'  14"
  ×           2
  -------------
    8°  98'  28"
    9°  38'  28" ← Como 98' = 60' + 38', trocamos 98' por __________ e obtemos 9° 38' 28".
                   Portanto, 2 × 4° 49' 14" = 9° 38' 28".
```

- **Divisão:**

```
  6°  20'  12"  | 3
  0°            2° 6' 44"
      20'
       2'
          132"
            0"
```

Como restam 2', trocamos 2' por __________ e reagrupamos os segundos: 120" + 12" = 132".
Portanto, 6° 20' 12" : 3 = 2° 6' 44".

## Polígonos

- **Polígonos**: são figuras geométricas planas formadas por uma linha fechada (contorno) reunida com a região interna a ela, sendo essa linha composta apenas de segmentos de reta que não se cruzam.

Polígonos

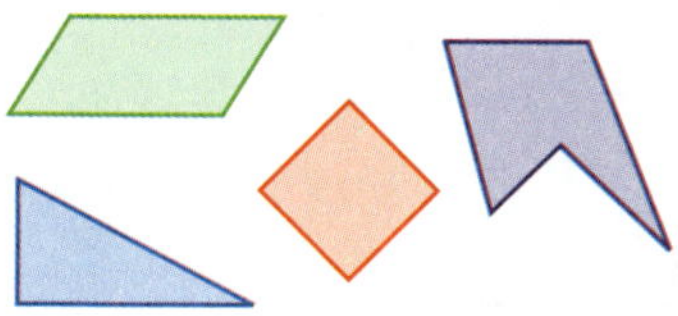

Não polígonos

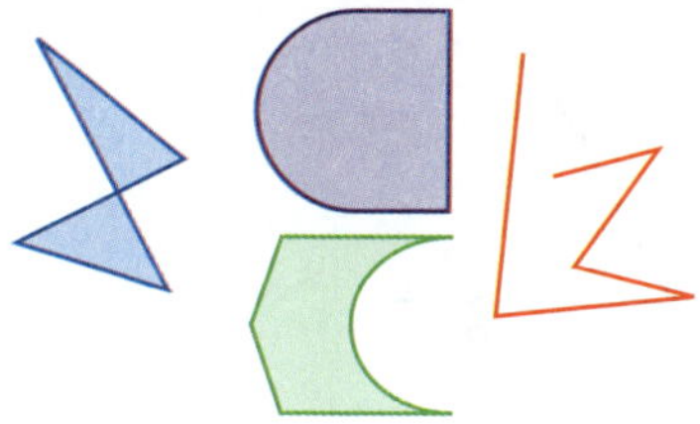

- Os polígonos podem ser classificados em **convexo** e **não convexo**.

Polígono convexo

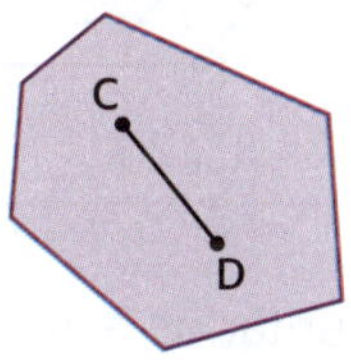


$\overline{CD}$ está contido no polígono.

Polígono não convexo

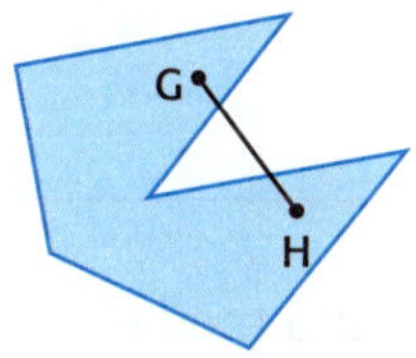


$\overline{GH}$ não está contido no polígono.

- Elementos de um polígono:

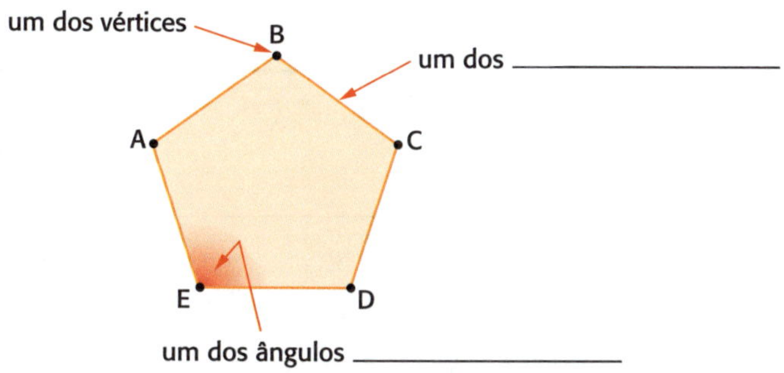


- **Diagonal de um polígono**: em um polígono convexo, é o segmento de reta cujas extremidades são dois ______________ não consecutivos.
- **Polígono regular**: polígono com ______________ de mesma medida e ângulos internos de mesma medida.

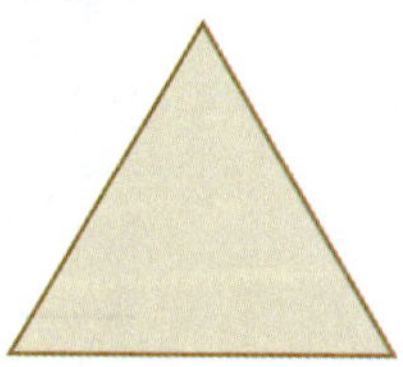

Triângulo regular ou triângulo equilátero

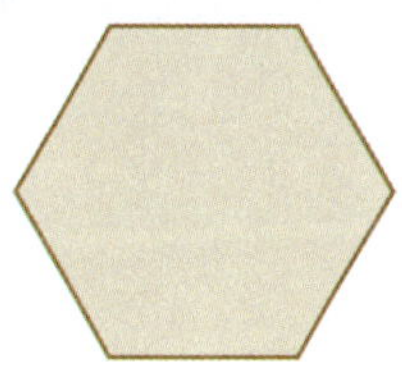

Hexágono regular

## Para praticar

### 1. Ângulo

**1.** Em cada caso, escreva os lados e o nome do ângulo representado.

a)

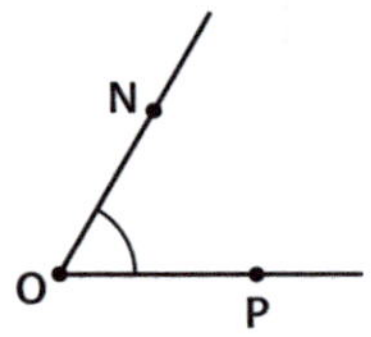


c)

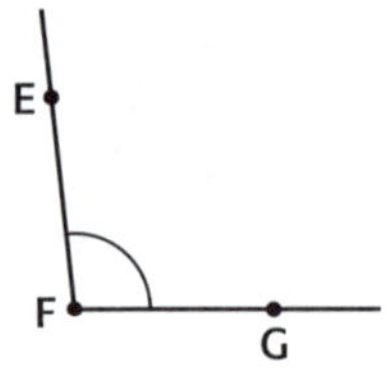


b)

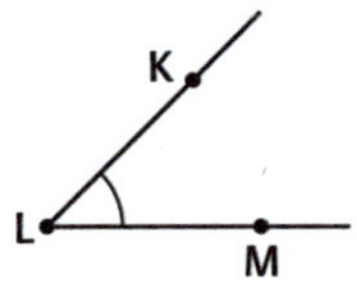


d)

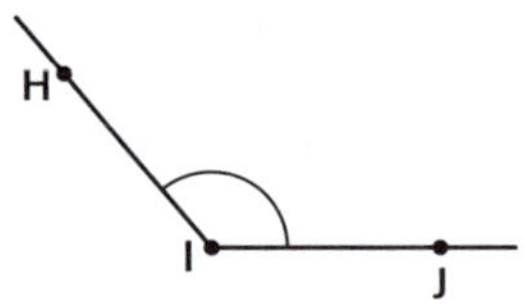


**2.** Use o transferidor para obter a medida dos ângulos representados a seguir. Em seguida, indique se o ângulo é agudo ou obtuso.

a)

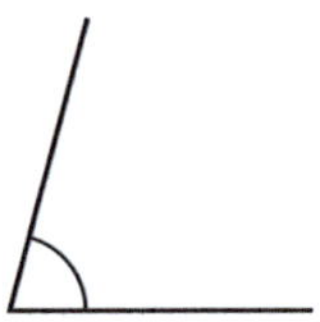

c)

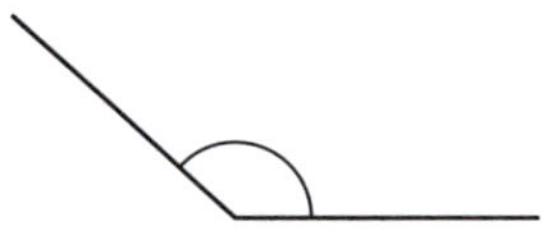

e)

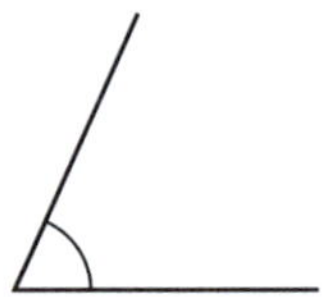

b)

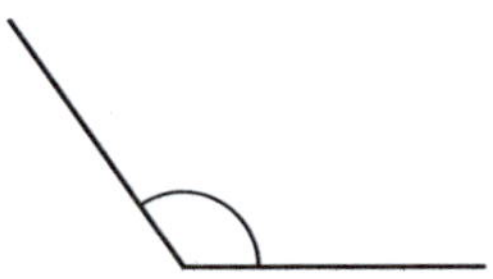

d)

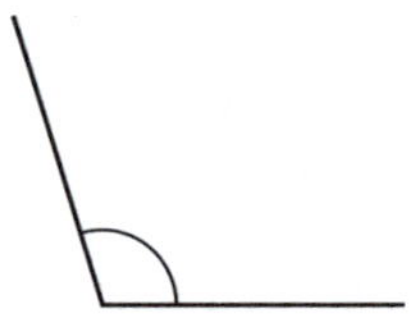

f)

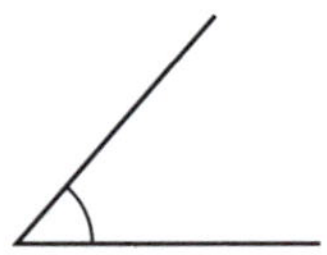

**3.** (Obmep – Banco de questões) Quais figuras estão corretas?

**Figura I**

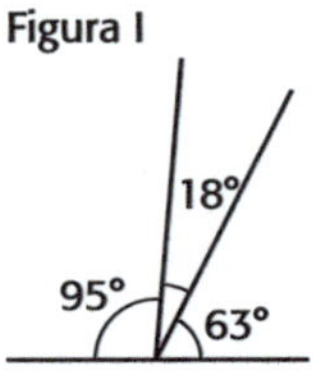


**Figura II**

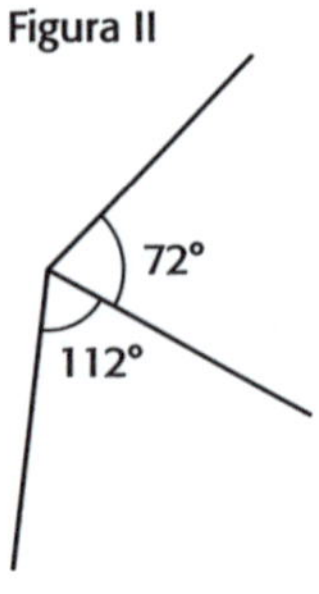


**Figura III**

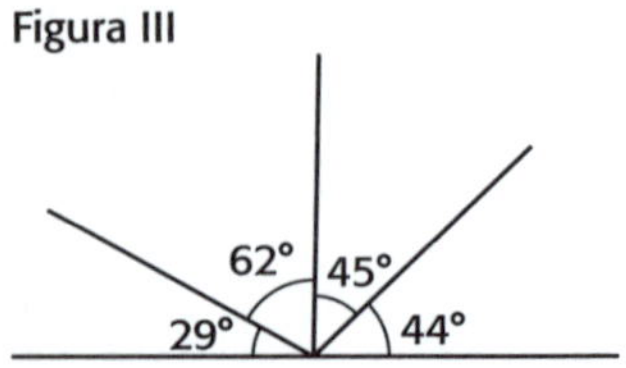

**4.** Trace a semirreta $\overrightarrow{OB}$ na figura abaixo de modo que a medida do ângulo formado pelas semirretas $\overrightarrow{OA}$ e $\overrightarrow{OB}$ seja igual a 95°.

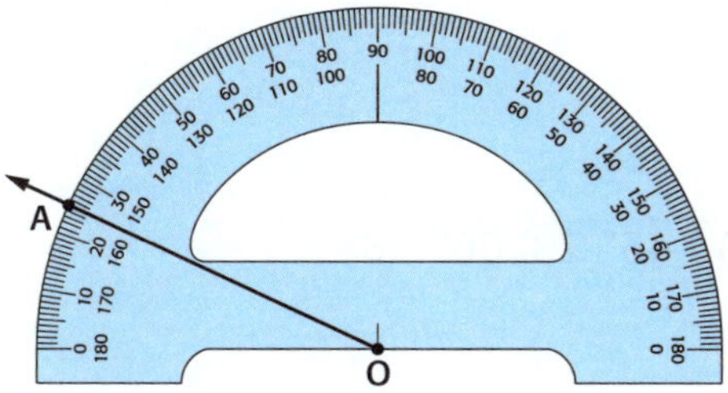


**5.** Observe o ângulo representado a seguir e faça o que se pede.

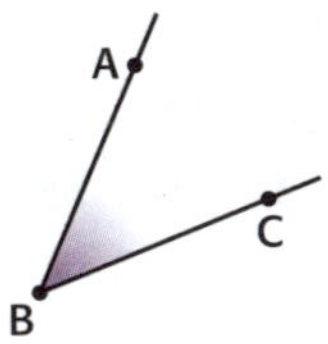


- Use régua e transferidor para desenhar um ângulo congruente ao ângulo $A\hat{B}C$.

**6.** Use régua e transferidor para desenhar o ângulo indicado em cada item.

a) Ângulo $A\hat{B}C$ cuja medida é igual a 30°.

b) Ângulo $D\hat{E}F$ de medida igual a 100°.

c) Ângulo $J\hat{K}L$ de medida igual a 137°.

d) Ângulo $R\hat{S}T$ de medida igual a 155°.

**7.** Determine o triplo da medida do ângulo correspondente ao representado pelos ponteiros.

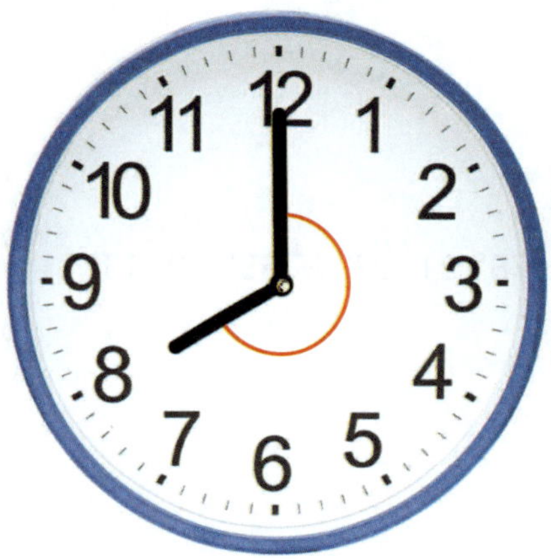


THINKSTOCK/GETTY IMAGES

**8.** Calcule:

a) 38° 42′ 09″ + 26° 35′ 42″

b) 27° 14′ 56″ + 54° 39′ 17″

c) 56° 27′ 11″ + 40° 32′ 18″

d) 95° 42′ 08″ − 72° 56′ 20″

e) 67° 14′ 28″ − 45° 36′ 06″

f) 78° 21′ 07″ − 65° 42′ 13″

g) 2 · 36° 42′ 03″

h) 7 · 21° 18′ 03″

i) 37° 21′ 12″ : 3

j) 45° 20′ 06″ : 6

**9.** A soma das medidas de dois ângulos, AÔB e BÔC, é igual a 140°. Se o ângulo BÔC mede 49° 28′ 25″, qual é a medida do ângulo AÔB?

**10.** Observe a figura abaixo. Sabendo que a semirreta $\overrightarrow{OB}$ é bissetriz do ângulo AÔC, determine a medida do ângulo AÔB e do ângulo AÔC.

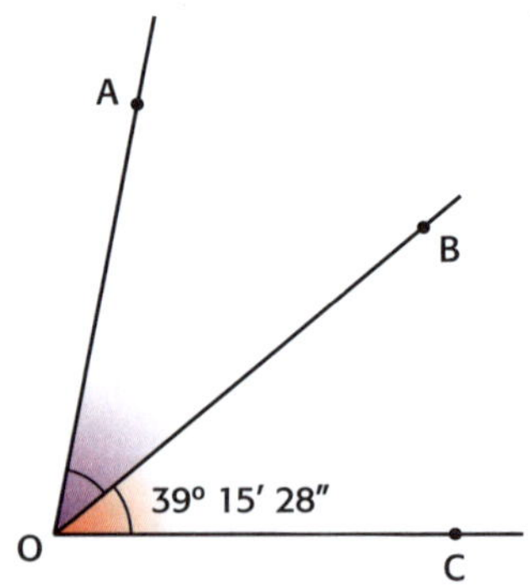

**11.** Complete a tabela abaixo com o complemento de cada ângulo.

| Ângulo | Complemento do ângulo |
|---|---|
| 65° | |
| 38° | |
| 42° 25′ | |

**12.** Determine o suplemento de cada ângulo a seguir.

a) 105°

b) 146°

c) 126° 32′ 28″

d) 41° 05′

**13.** Um navio navegava na direção norte-sul quando avistou outra embarcação e teve que fazer um desvio de 42° 27′ 14″ em relação à trajetória inicial. Quanto faltou para dar um giro de 90°?

**14.** (Enem) Em 20 de fevereiro de 2011 ocorreu a grande erupção do vulcão Bulusan nas Filipinas. A sua localização geográfica no globo terrestre é dada pelo GPS (sigla em inglês para Sistema de Posicionamento Global) com longitude de 124° 3′ 0″ a leste do Meridiano de Greenwich.
Dado: 1° equivale a 60′ e 1′ equivale a 60″.

PAVARIN, G. *Galileu*, fev. 2012 (adaptado).

A representação angular da localização do vulcão com relação a sua longitude na forma decimal é:

a) 124,02°

b) 124,05°

c) 124,20°

d) 124,30°

e) 124,50°

**15.** Observe os ângulos representados abaixo, em que DF̂G é um ângulo raso.

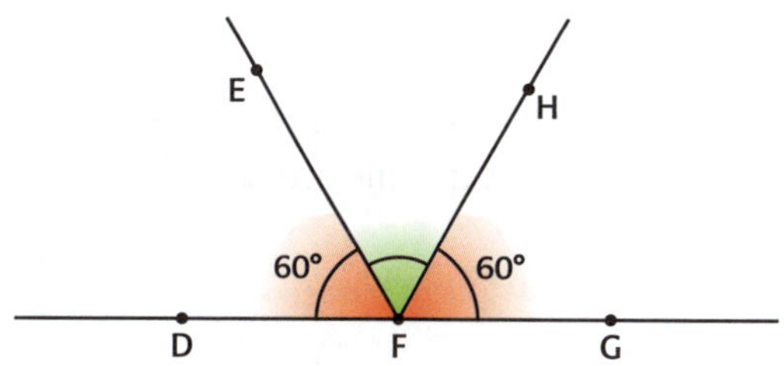


Leia as afirmações a seguir sobre os ângulos dessa figura e classifique cada afirmação em verdadeira (**V**) ou falsa (**F**).

a) ( ) O ângulo DF̂E e o ângulo EF̂H são ângulos adjacentes.

b) ( ) O ângulo DF̂E e o ângulo HF̂G são ângulos congruentes.

c) ( ) O ângulo HF̂G e o ângulo DF̂E são ângulos adjacentes.

d) ( ) A semirreta $\overrightarrow{FH}$ é bissetriz de EF̂G.

e) ( ) O ângulo EF̂G e o ângulo DF̂E são ângulos congruentes.

**16.** (Obmep – Banco de questões) Na figura dada, AÔD e BÔY são ângulos retos e a medida de DÔY está entre 40° e 50°. Além disso, os pontos C e Y estão sobre a reta **r**, enquanto D e E estão sobre a reta **s**. O possível valor para a medida de AÔC está entre

a) 30° e 40°;

b) 40° e 50°;

c) 50° e 60°;

d) 40° e 60° ou

e) não pode ser determinado.

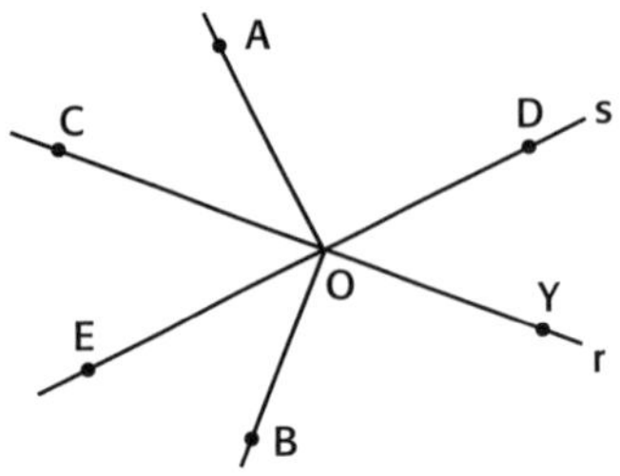


**17.** (Obmep – Banco de questões) A bissetriz de um ângulo é uma semirreta com origem no vértice de um ângulo que o divide em dois outros ângulos congruentes. Por exemplo, no desenho abaixo, a semirreta OC é bissetriz do ângulo ∠AOB.

> A notação ∠AOB é equivalente a AÔB.

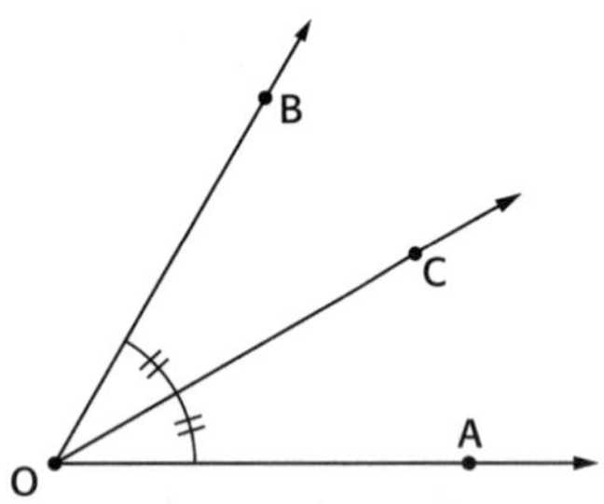


a) A diferença entre dois ângulos consecutivos mas não adjacentes é 100°. Determine o ângulo formado por suas bissetrizes.

**Observação:** Lembre-se de que dois ângulos são *consecutivos* se possuírem o mesmo vértice e pelo menos um lado em comum e que dois ângulos são *adjacentes* se não possuírem pontos interiores em comum.

b) No desenho abaixo, DA é bissetriz do ângulo ∠CAB. Determine o valor do ângulo ∠DAE sabendo que ∠CAB + ∠EAB = 120° e ∠CAB − ∠EAB = 80°.

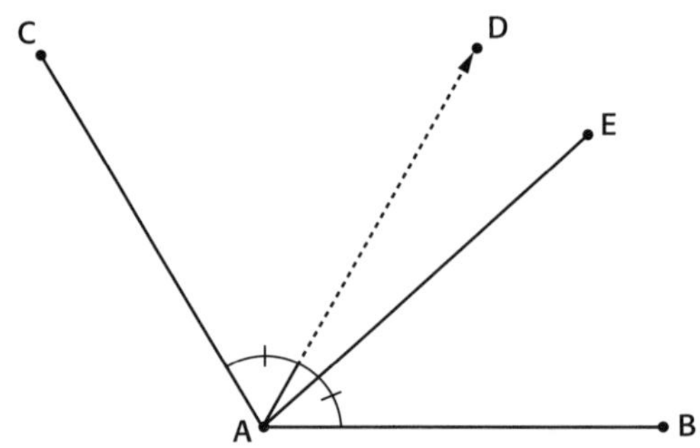

## 2. Polígonos

**18.** Observe o polígono representado a seguir e responda às questões.

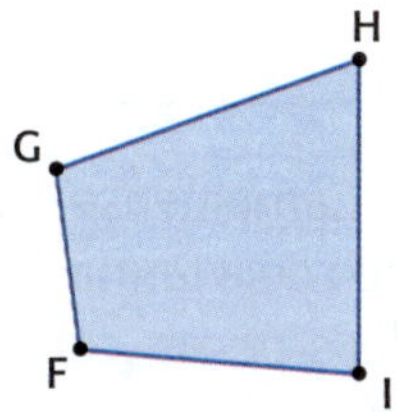


a) Quais são os ângulos internos desse polígono?

______________________________

b) Quais são os vértices desse polígono?

______________________________

**19.** Indique quais das figuras geométricas planas representadas a seguir são polígonos.

a) 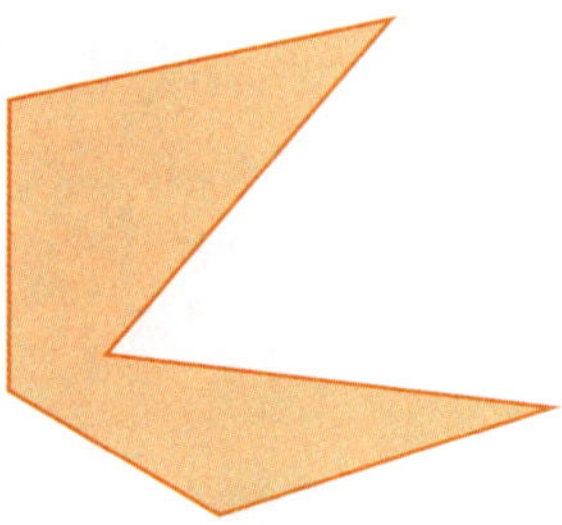

b) 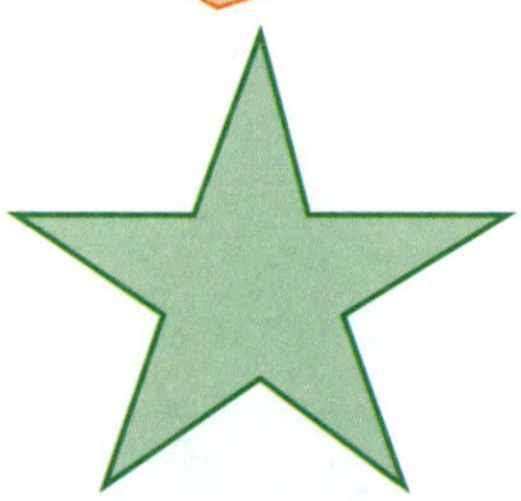

c) 

d) 

e) 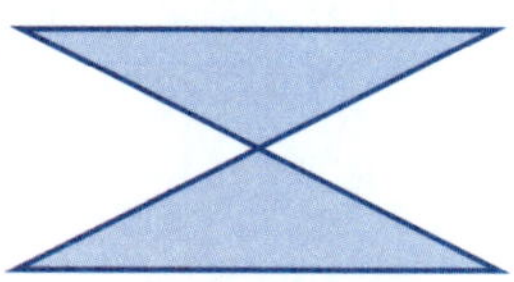

f) 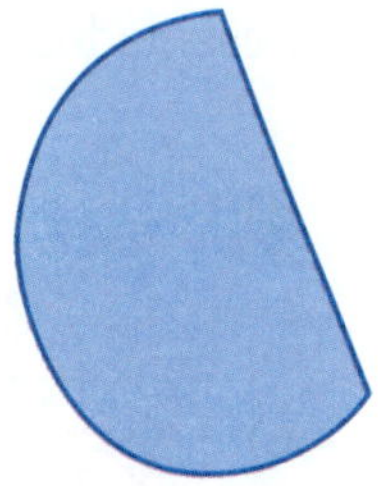

g) 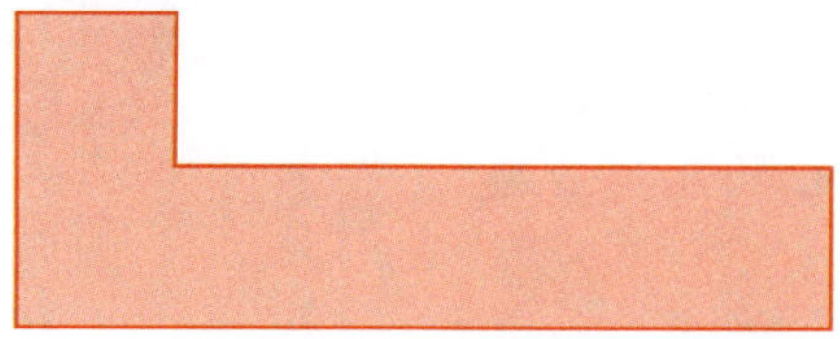

h) 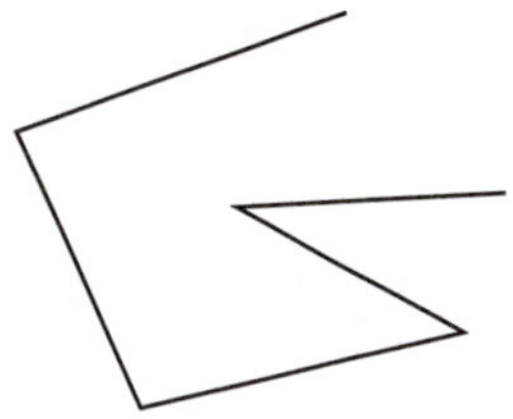

**20.** (Obmep – Banco de questões) Sete amigos traçaram um triângulo, um quadrado e um círculo. Cada um marcou seu lugar com um número e pronunciou uma frase.

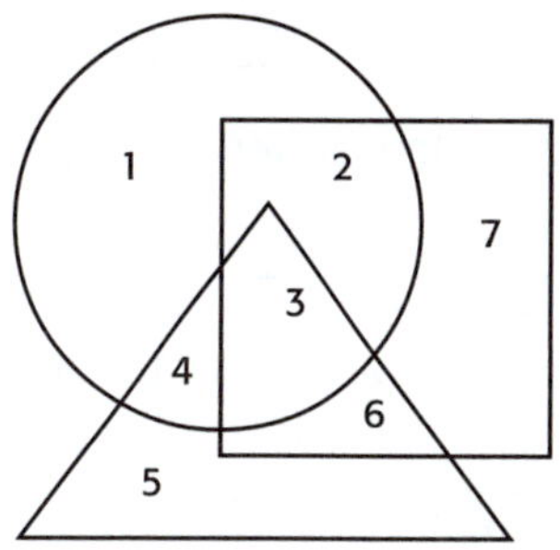


Ana: "Eu não falo coisa alguma."
Bento: "Eu estou dentro de uma única figura."
Celina: "Eu estou dentro das três figuras."
Diana: "Eu estou dentro do triângulo mas não do quadrado."
Elisa: "Eu estou dentro do triângulo e do círculo."
Fábio: "Eu não estou dentro de um polígono."
Guilherme: "Eu estou dentro do círculo."
Encontre o lugar de cada um.

**21.** Qual(is) dos polígonos representados a seguir é(são) convexo(s)?

a) 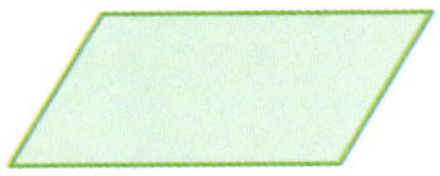

b) 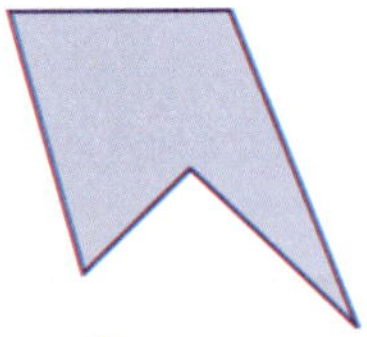

c) 

d) 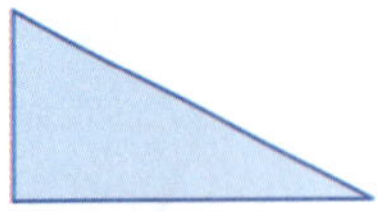

e) 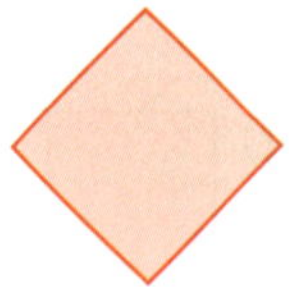

**22.** Considere o polígono regular representado a seguir.

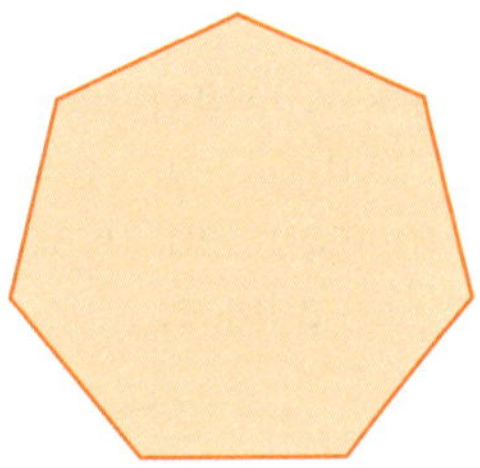

Quantas diagonais tem esse polígono?

**23.** Rafael começou a construir um polígono regular com 2 cm de lado e não terminou, conforme mostra a imagem a seguir.

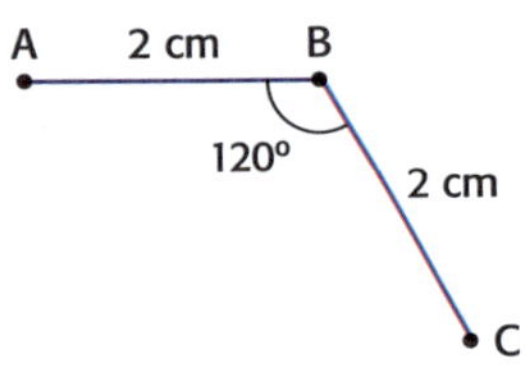


Use régua e transferidor para terminar essa construção e obtenha o polígono que Rafael começou a construir.

- Que polígono regular você obteve?

**24.** (Olimpíada Campinense de Matemática) Uma folha de zinco cuja forma é um quadrado foi cortada, em duas peças, com um único corte reto por um ferreiro.

Qual dos tipos de figuras abaixo não pode ser nenhuma dessas peças?

a) 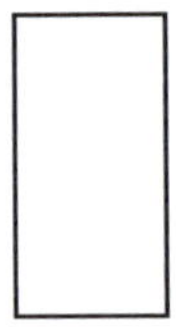

b) 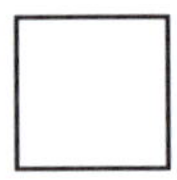

c) 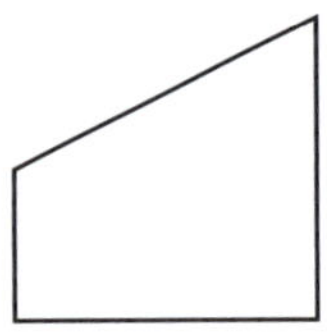

d) 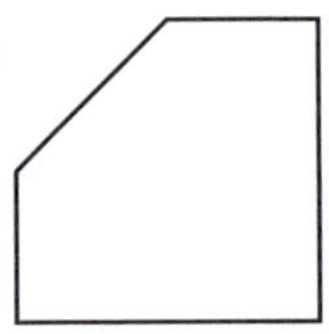

e) 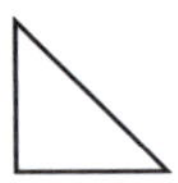

# Leitura do mundo

## Gráfico de barras duplas

### Apresentando os dados

Leia a notícia abaixo, veiculada em 2014, a respeito da quantidade de habitantes no Brasil.

"[...] O Instituto Brasileiro de Geografia e Estatística (IBGE) divulgou nesta quinta-feira que o Brasil já tem mais de 202 milhões de habitantes. E as grandes cidades são as responsáveis por acolher a maior parte desta enorme população – que é a 5ª maior do mundo.

As 200 maiores cidades do país representam apenas 3,5% de todos os municípios brasileiros, mas concentram exatamente a metade do total de moradores do Brasil. Ao todo, existem 5 570 cidades no Brasil.

Chama atenção também o fato de que 17 cidades brasileiras têm mais de 1 milhão de habitantes. [...]"

Disponível em: <http://exame.abril.com.br/brasil/noticias/as-200-cidades-mais-populosas-do-brasil>. Acesso em: 21 abr. 2016.

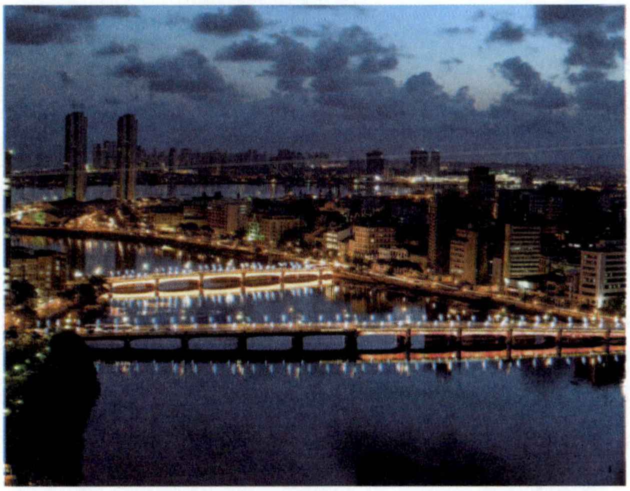
RENATO SOARES/PULSAR IMAGENS

Recife (PE), uma das capitais brasileiras com mais de 1 milhão de habitantes. Foto de dezembro de 2013.

Após a leitura desse texto, Marta pesquisou informações sobre a população masculina e a população feminina residentes no Brasil nos anos de 2011, 2012 e 2013. Em seguida, organizou-as em uma tabela de dupla entrada.

**População residente no Brasil segundo o gênero, por região (2011-2013)**

| Região | Homem | | | Mulher | | |
|---|---|---|---|---|---|---|
| | 2011 | 2012 | 2013 | 2011 | 2012 | 2013 |
| Brasil | 95 990 985 | 97 177 395 | 97 891 257 | 101 834 312 | 102 505 031 | 103 571 423 |
| Norte | 8 287 853 | 8 451 923 | 8 539 816 | 8 240 612 | 8 333 360 | 8 500 086 |
| Nordeste | 26 566 038 | 26 896 959 | 27 050 241 | 28 477 966 | 28 577 365 | 28 826 773 |
| Sul | 13 872 154 | 13 975 734 | 14 047 353 | 14 525 083 | 14 656 832 | 14 810 601 |
| Sudeste | 40 143 582 | 40 549 689 | 40 836 094 | 43 130 333 | 43 424 798 | 43 808 442 |
| Centro-Oeste | 7 121 358 | 7 303 090 | 7 417 753 | 7 460 318 | 7 512 676 | 7 625 521 |

Fonte: Ipea.

## Organizando os dados

Os dados apresentados na tabela anterior também podem ser representados por um gráfico de barras duplas. Veja a seguir o gráfico de barras duplas que Marta construiu para representar a população masculina e a feminina residentes no Brasil em 2013.

**População residente no Brasil, em 2013, por gênero**

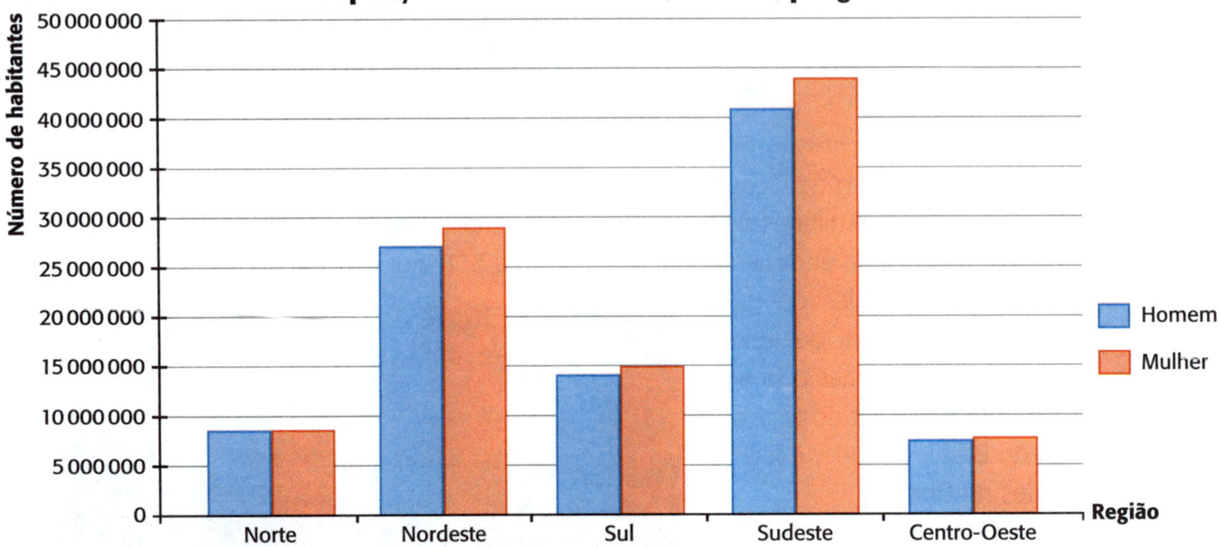


Fonte: Ipea.

Observe que o gráfico é formado por barras retangulares de mesma largura. Note que são duas barras para cada item do eixo horizontal, de modo que é possível comparar a quantidade de homens e mulheres em cada região. Ao longo do eixo horizontal, estão indicadas as regiões do país (Norte, Nordeste, Sul, Sudeste e Centro-Oeste). E no eixo vertical está indicado o número de habitantes correspondente a cada região.

## Analisando os dados

**1.** Agora, com base nos dados referentes ao ano de 2013, responda às questões a seguir.

a) Qual é a quantidade de homens na região Centro-Oeste?

______________________________________________

b) Qual dessas regiões é a mais populosa? Qual é o total de habitantes nessa região?

______________________________________________

______________________________________________

c) Na região Sul, a maioria dos habitantes é constituída de homens ou mulheres? Qual é a diferença entre o número de homens e o de mulheres nessa região?

______________________________________________

______________________________________________

d) No geral, as regiões apresentadas no gráfico têm mais mulheres ou mais homens?

______________________________________________

______________________________________________

## Pratique mais

**2.** Agora, utilizando os dados obtidos por Marta e apresentados na tabela da página 29, faça o que se pede a seguir.

a) Organize os dados, preenchendo a tabela a seguir com a população de mulheres residentes no Brasil, por região, em 2012 e 2013.

**População de mulheres residentes no Brasil, por região, em 2012 e 2013**

| Região | 2012 | 2013 |
|---|---|---|
| | | |
| | | |
| | | |
| | | |
| | | |

Fonte: Ipea.

b) Com base nas informações da tabela acima, complete o gráfico de barras duplas.

**População de mulheres residentes no Brasil, por região, em 2012 e 2013**

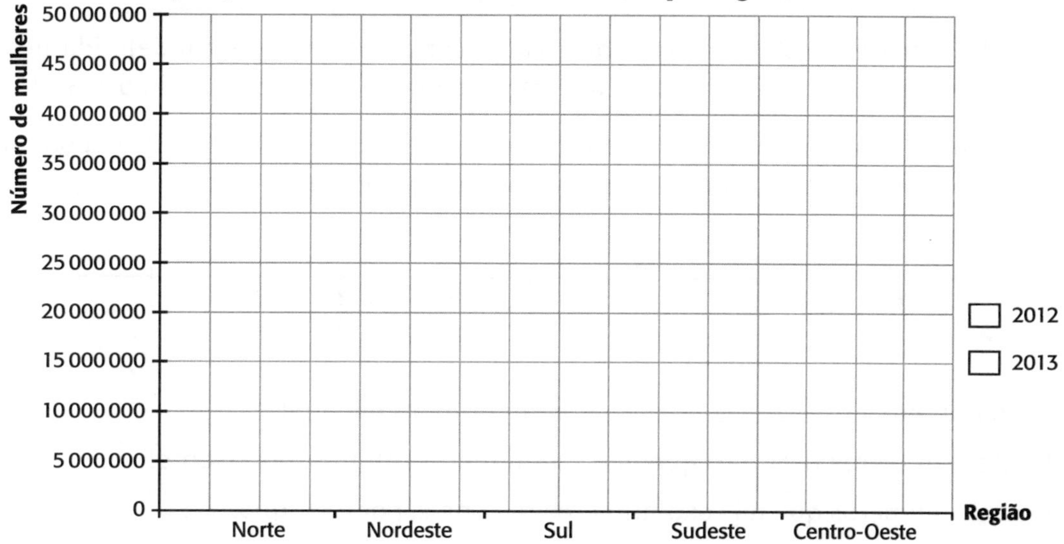


Fonte: ______________________

c) A quantidade de mulheres aumentou ou diminuiu de 2012 para 2013, em cada região?

______________________________________________

______________________________________________

UNIDADE 3

# Números racionais

## Reveja a jornada

### Conjunto dos números racionais e reta numerada

- Chamamos de **número racional** todo número que pode ser escrito como o ____________________ de dois números inteiros, em que o divisor é diferente de zero.
- Os números racionais podem ser escritos na forma decimal por meio de um número decimal exato ou de uma dízima ____________________.

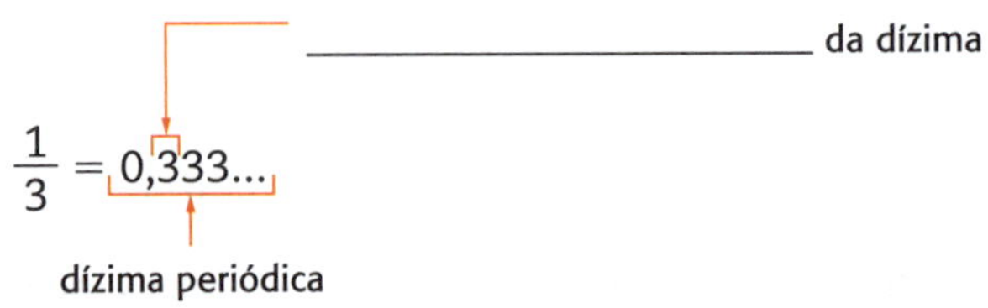


As reticências em 0,333... indicam que o algarismo 3 vai se repetir indefinidamente. Podemos indicar essa repetição por meio de um traço acima do período da dízima: $0{,}\overline{3}$.

- O conjunto dos números racionais é representado por __________. Podemos representar os números racionais associando-os a pontos em uma reta numerada.

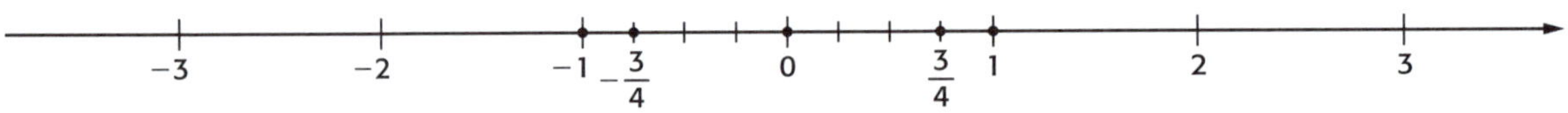


- Todo número ____________________ é um número racional.
- Existem números racionais que não são números inteiros, por exemplo, $\frac{1}{2}$.
- Existem números que não são números racionais, por exemplo, $\sqrt{2}$.

### Módulo de um número racional

- O **módulo** ou valor ____________________ de um número racional é a distância entre o ponto que representa esse número na reta numerada e a origem.
- O módulo de zero é sempre ____________________.
- O módulo de um número negativo ou positivo é sempre um número ____________________.

## Comparação de dois números racionais

- Se os números têm **sinais contrários**, o maior é o número ______________________.
- Se os números têm o **mesmo sinal**, devemos comparar seus módulos. Se ambos são **positivos**, o maior é o de módulo ______________________ e, se ambos forem **negativos**, o maior é o de módulo ______________________.
- Se um dos números é o **zero** e o outro é **positivo**, o número ______________________ é maior. Já, se um dos números é o **zero** e o outro é **negativo**, o ______________________ é maior.

## Adição e subtração

- Em uma **adição** de dois números racionais de **sinais contrários**, calculamos a diferença entre o número de maior módulo e o número de menor módulo e mantemos o sinal do número de ______________________ módulo.

$$(-5{,}2) + (+3{,}7) = -\,1{,}5$$

sinal do número de ______________________ módulo

diferença entre os módulos

- Em uma **adição** de dois números racionais de **mesmo sinal**, adicionamos os valores absolutos dos números e mantemos o sinal das ______________________.

$$(-2{,}7) + (-4{,}8) = -\,7{,}5$$

Mantemos o sinal das ______________________.

soma dos valores absolutos

- Em uma **subtração** com dois números racionais, adicionamos o minuendo ao oposto do subtraendo.

$$(-2{,}6) - (+5{,}2) = (-2{,}6) + (-5{,}2) = -7{,}8$$

O oposto de +5,2 é ____________.

## Multiplicação e divisão

- Em uma **multiplicação** de dois números racionais diferentes de zero, primeiro multiplicamos os valores absolutos dos fatores e, depois, indicamos o sinal do produto obtido.

$$(-2{,}7) \cdot (-0{,}4) = +\,1{,}08$$

Fatores com sinais iguais – o produto é ______________________.

$$(-2{,}7) \cdot (+0{,}4) = -\,1{,}08$$

Fatores com sinais diferentes – o produto é ______________________.

- Em uma **divisão** de números racionais, sendo o divisor diferente de zero, primeiro dividimos o módulo do dividendo pelo módulo do divisor e, depois, indicamos o sinal do quociente obtido.

quociente entre o módulo do dividendo e o módulo do divisor

$$(-12{,}6) : (-4) = +3{,}15$$

Dividendo e divisor têm sinais iguais – o quociente é ______.

quociente entre o módulo do dividendo e o módulo do divisor

$$(-12{,}6) : (+4) = -3{,}15$$

Dividendo e divisor têm sinais contrários – o quociente é ______.

## Potenciação

- **Potenciação** de um número racional com **expoente inteiro não negativo**:
  Expoente **maior do que 1**: o valor da potência é igual a um produto em que o número de fatores é igual ao ______ da potência e os fatores iguais à ______.
  Exemplo:

fator igual à ______

$$\left(-\frac{2}{3}\right)^4 = \left(-\frac{2}{3}\right) \cdot \left(-\frac{2}{3}\right) \cdot \left(-\frac{2}{3}\right) \cdot \left(-\frac{2}{3}\right) = \left(\frac{16}{81}\right)$$

Número de fatores é igual ao ______ da potência.

Base diferente de zero e expoente **igual a zero**: o valor da potência é igual a 1.

$$\left(\frac{7}{4}\right)^0 = 1$$

- **Potenciação** de um número racional, diferente de zero, com **expoente inteiro negativo**: o valor da potência é igual ao inverso da ______ inicial elevado ao oposto do expoente inicial.

oposto do expoente inicial

$$\left(\frac{6}{3}\right)^{-2} = \left(\frac{3}{6}\right)^2 = \left(\frac{9}{36}\right)$$

inverso da ______ inicial

- Propriedades da potenciação:
  **Multiplicação de potências de mesma base**: o produto é obtido mantendo-se a base e adicionando-se os expoentes.

$$(-1{,}5)^2 \cdot (-1{,}5)^3 = (-1{,}5)^{2+3} = (-1{,}5)^5$$

Mantemos a base e ______ os expoentes.

**Divisão de potências de mesma base**: o quociente é obtido mantendo-se a base e subtraindo-se os expoentes.

$$(2{,}3)^5 : (2{,}3) = (2{,}3)^{5-1} = (2{,}3)^4$$

Mantemos a base e ______________________ os expoentes.

**Potência de uma potência**: a potência é obtida mantendo-se a base e multiplicando-se os expoentes.

$$[(7{,}6)^3]^2 = (7{,}6)^{3 \cdot 2} = (7{,}6)^6$$

Mantemos a base e ______________________ os expoentes.

## Raiz quadrada

- A **raiz quadrada** de um número racional dado é um número não negativo que, quando elevado ao quadrado, resulta no número dado.

## Expressões numéricas com números racionais

- Para resolver expressões numéricas com números racionais, podemos aplicar as mesmas regras válidas para expressões numéricas com números inteiros.
- Ordem de resolução das operações em uma expressão numérica:
  1º) potenciação e extração de raiz quadrada, na ordem em que aparecem;
  2º) multiplicação e divisão, na ordem em que aparecem;
  3º) adição e subtração, na ordem em que aparecem.
- Ordem de resolução das operações em uma expressão numérica envolvendo parênteses, colchetes e chaves:
  1º) operações indicadas no interior dos parênteses – ( );
  2º) operações indicadas no interior dos colchetes – [ ];
  3º) operações indicadas no interior das chaves – { }.

## Média aritmética

- Para calcular a **média aritmética** de um conjunto de números, podemos adicionar esses números e, em seguida, dividir a soma obtida pelo número de ______________________ consideradas.

# Para praticar

## 1. Números racionais

**1.** Represente os números 1,2; −9,7; 6; −9; $\frac{4}{3}$; $-\frac{1}{2}$ e 7 no esquema a seguir.

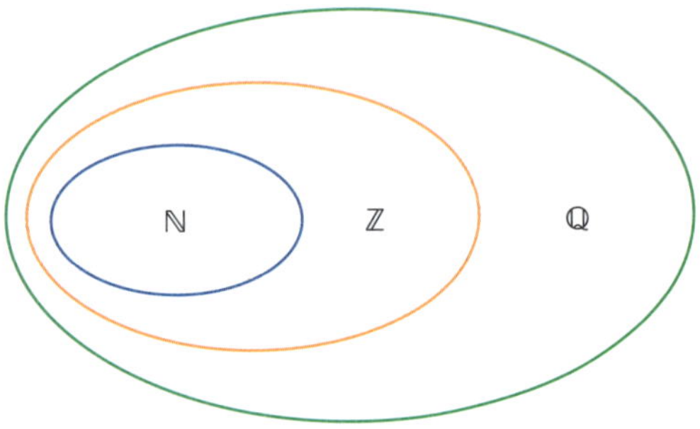


**2.** Observe o esquema abaixo, no qual as letras A, B e C representam três números distintos.

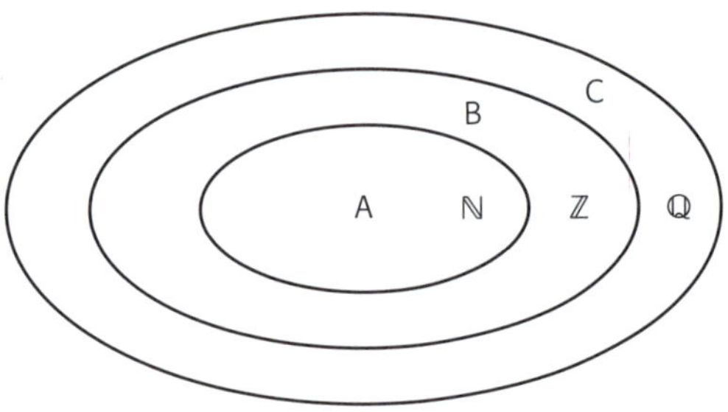


Com base nesse esquema, indique qual das afirmações a seguir é verdadeira.

a) A é um número natural, mas não é inteiro.

b) C é um número racional e inteiro.

c) B é um número natural e inteiro.

d) A é um número racional.

e) B é um número natural, inteiro e racional.

**3.** Escreva na forma decimal os números correspondentes aos pontos A, B e C na reta numerada a seguir.

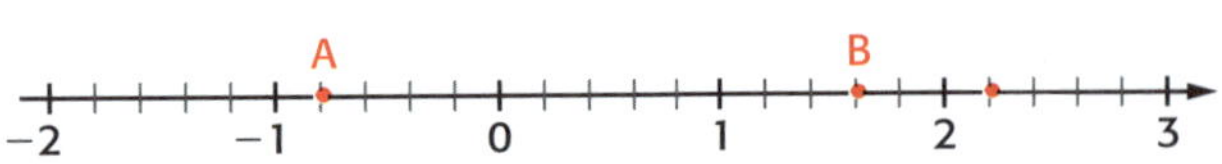


_______________________________________

_______________________________________

**4.** Trace uma reta numerada e marque os pontos correspondentes aos números:

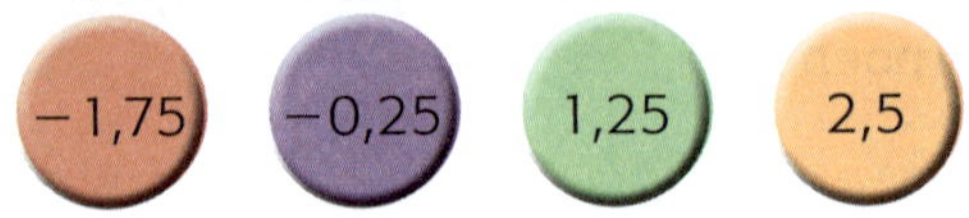


**5.** Determine o módulo de cada número racional a seguir.

a) −1,6 ______________

d) $\frac{5}{8}$ ______________

b) $-\frac{7}{9}$ ______________

e) −27 ______________

c) 2,3 ______________

f) 1 ______________

**6.** (Olimpíada Campinense de Matemática) Escreva em ordem crescente as frações: $\frac{4}{3}$, $\frac{2}{5}$, $\frac{3}{4}$ e $\frac{1}{2}$.

**7.** Use os símbolos > ou < para comparar os números em cada caso a seguir.

a) −2,01 ________ 1,7

b) $\frac{3}{5}$ ________ 0,589

c) 7,8 ________ $\frac{7}{8}$

d) 9,02 ________ 9,12

e) $\frac{2}{9}$ ________ $\frac{4}{9}$

f) 1,653 ________ 0,326

**8.** (Obmep) A figura mostra uma reta numerada na qual estão marcados pontos igualmente espaçados. Os pontos A e B correspondem, respectivamente, aos números $\frac{7}{6}$ e $\frac{19}{6}$. Qual é o número que corresponde ao ponto C?

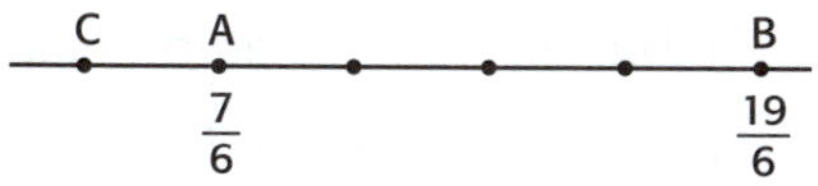


a) $\frac{1}{6}$

b) $\frac{1}{3}$

c) $\frac{1}{2}$

d) $\frac{2}{3}$

e) 1

**9.** Observe a reta numerada representada a seguir.

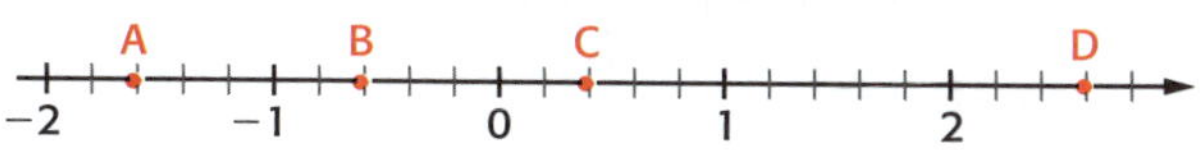


Sabendo que os pontos A, B, C e D representam números racionais, é correto afirmar que:

a) A > B

b) A > C

c) C > D

d) B > C

e) C > A

**10.** (IFSP) Na figura, estão representadas 5 barras em uma malha quadriculada.

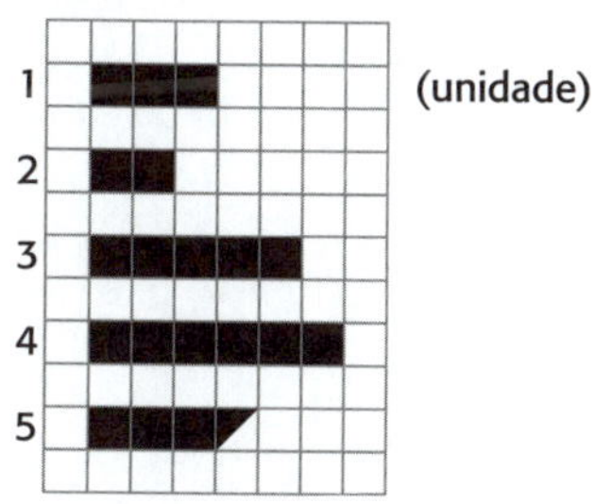


Tomando-se a barra 1 como unidade, pode-se concluir que os números racionais associados às medidas das barras 2, 3, 4 e 5 são, respectivamente,

a) $\frac{2}{3}$, $\frac{5}{3}$, 2 e $\frac{7}{6}$.

b) $\frac{3}{2}$, $\frac{3}{5}$, $\frac{1}{2}$ e $\frac{6}{7}$.

c) $\frac{1}{2}$, $\frac{1}{5}$, $\frac{1}{7}$ e $\frac{1}{4}$.

d) $\frac{2}{3}$, $\frac{5}{3}$, $\frac{6}{3}$ e $\frac{7}{3}$.

e) $\frac{2}{3}$, $\frac{3}{5}$, 2 e $\frac{7}{6}$.

## 2. Operações com números racionais

**11.** Marcelo pagou R$ 89,60 em 7 cadernos. Quanto custou cada caderno?

**12.** Antônio deseja cercar com arame um terreno com formato retangular igual ao mostrado a seguir.

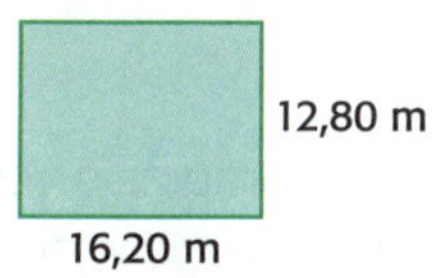


Quantos metros de arame serão necessários para cercar esse terreno?

**13.** A moeda utilizada na Inglaterra é a libra esterlina, ou *pound*, em inglês. Se, em um determinado dia, a cotação de uma libra esterlina é de R$ 5,62, qual é o valor, em reais, da nota abaixo?

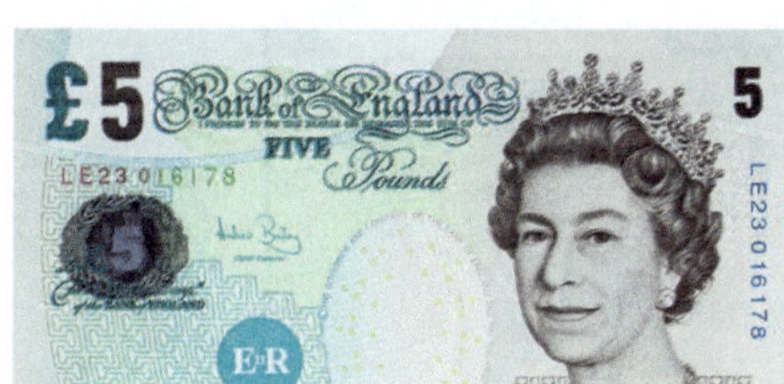


ALAMY/FOTOARENA

**14.** Em um posto de gasolina, o litro de etanol custa R$ 2,75 e o litro de gasolina comum, R$ 3,80. Se um cliente abastecer o carro nesse posto com 30 litros de gasolina comum e 20 litros de etanol, quantos reais ele irá gastar?

**15.** Atualmente é comum turistas brasileiros utilizarem cartão pré-pago para realizar compras no exterior. Uma casa de câmbio emite esse tipo de cartão com recarga mínima de 50 dólares. Se em certo dia a cotação do dólar é de R$ 4,22, quantos reais serão necessários para realizar a recarga mínima desse cartão?

**16.** Mônica deseja comprar o vestido mostrado ao lado para presentear sua mãe. Para isso, ela decidiu guardar R$ 2,50 por dia até obter a quantia necessária para comprar o vestido. Quantos dias serão necessários para Mônica juntar essa quantia?

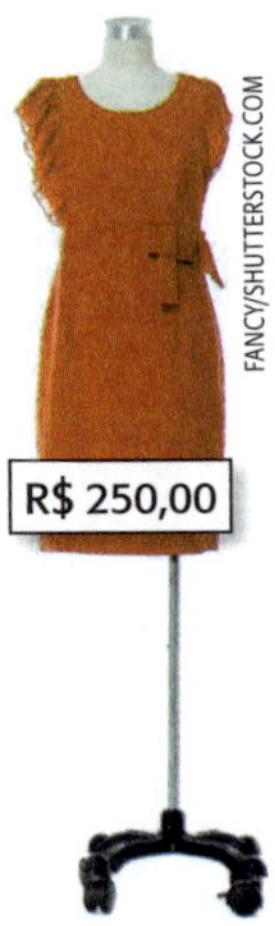


FANCY/SHUTTERSTOCK.COM

**17.** (Obmep) Em uma escola, $\frac{1}{6}$ das meninas usam um único brinco; das meninas restantes, metade usa dois brincos e a outra metade não usa brincos. O número de brincos usados pelas meninas é:

**a)** igual ao número de meninas.

**b)** o dobro do número de meninas.

**c)** a metade do número de meninas.

**d)** dois terços do número de meninas.

**e)** um terço do número de meninas.

**18.** (IFSP) A *pizza* é um prato muito apreciado pelos brasileiros. A família de Marcos, composta por ele, sua esposa e seus dois filhos, comprou uma *pizza* tamanho gigante, fatiada em pedaços iguais. Sabendo-se que Marcos comeu $\frac{4}{16}$ da *pizza*, que sua esposa comeu $\frac{1}{8}$ da *pizza*, que seus filhos comeram $\frac{2}{4}$ da *pizza* e que ainda sobraram 2 pedaços, então o número total de pedaços dessa *pizza* era:

**a)** 10

**b)** 12

**c)** 14

**d)** 16

**e)** 18

**19.** Um jardineiro cobra R$ 14,80 por hora de trabalho. Se ele trabalhar 8 horas por dia, durante 20 dias, quanto reais ele irá ganhar?

**20.** Veja a seguir as ofertas de um supermercado.

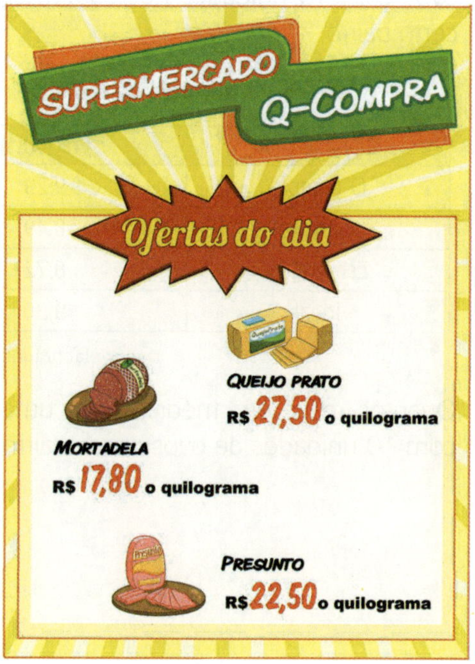
SUPERMERCADO
Q-COMPRA
Ofertas do dia
QUEIJO PRATO
R$ 27,50 o quilograma
MORTADELA
R$ 17,80 o quilograma
PRESUNTO
R$ 22,50 o quilograma
ESTÚDIO LAB 307

Se um cliente comprar 100 g de queijo, 200 g de presunto e 500 g de mortadela, quantos reais ele irá gastar?

**21.** (Olimpíada Campinense de Matemática) Uma corda com 3 metros de comprimento foi dividida entre as irmãs Eurídice, Iraci e Joana.
Dado que Eurídice e Iraci receberam $\frac{1}{3}$ e $\frac{2}{5}$ do comprimento da corda, respectivamente, então o comprimento da corda recebido por Joana foi de:

a) 40 cm

b) 60 cm

c) 80 cm

d) 100 cm

e) 120 cm

**22.** Calcule o resultado de cada potência a seguir.

a) $\left(\frac{5}{3}\right)^2$

b) $(-1{,}7)^3$

c) $\left(\frac{1}{5}\right)^{-3}$

d) $-(7{,}5)^2$

e) $(-3)^{-5}$

f) $0{,}75^0$

**23.** (OBM) Podemos afirmar que $0{,}1^2 + 0{,}2^2$ é igual a:

a) $\frac{1}{20}$

b) $\frac{1}{10}$

c) $\frac{1}{5}$

d) $\frac{1}{4}$

e) $\frac{1}{2}$

**24.** Escreva cada expressão a seguir com uma única potência.

a) $(5^2 \cdot 5^3) \cdot (5^6 : 5^4)$

b) $(8^2 \cdot 8^3) : (2^4 \cdot 2^5)$

c) $\left[\left(\frac{7}{2}\right)^3\right]^2 : \left(\frac{7}{2}\right)^4$

d) $3^2 \cdot 3^4 \cdot 3^6$

**25.** (IFSP) O valor da expressão $\frac{2^{-2} - 2^{-3}}{2^2}$ é igual a:

a) $\frac{1 - 2^5}{2^4}$

b) $2^{-3}$

c) $-2^{-5}$

d) $2^{-5}$

e) $\frac{2^5 - 1}{2^4}$

**26.** Calcule o resultado da seguinte expressão:
$(2^4 \cdot 2^6) : 4^4 + \sqrt{0,64}$

**27.** O quadro abaixo mostra o preço da bandeja de ovos com 10 unidades nos supermercados de certo bairro.

**Preço da bandeja de ovos**

| Supermercado | Preço (R$) |
|---|---|
| Q-compra | 9,29 |
| Gaivota | 8,49 |
| Esmeralda | 8,72 |
| Ideal | 9,50 |

Dados elaborados pelo autor.

Quantos reais, em média, custa uma bandeja com 10 unidades de ovos nesse bairro?

**28.** Veja a seguir as despesas que Marcelo tem com transporte por mês, durante seis meses.

**Despesa com transporte por mês**

| Mês | Valor (em R$) |
|---|---|
| Julho | 151,20 |
| Agosto | 155,00 |
| Setembro | 162,30 |
| Outubro | 178,00 |
| Novembro | 163,10 |
| Dezembro | 156,40 |

Dados elaborados pelo autor.

Quantos reais, em média, Marcelo gastou por mês com transporte durante esses seis meses?

# Leitura do mundo

## Média aritmética

### Apresentando a situação

Muitas famílias realizam apenas uma compra mensal para abastecer a casa com mantimentos a serem consumidos ao longo do mês. Há, porém, aquelas que fazem compras a cada quinze dias ou até mesmo semanalmente.

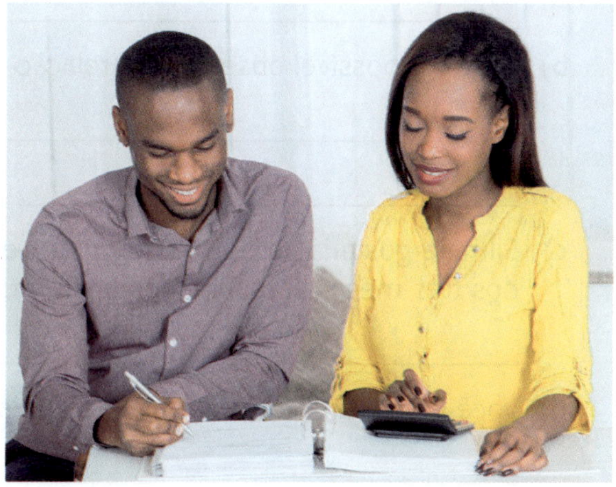
ANDREY_POPOV/SHUTTERSTOCK.COM

Para que qualquer um dos modos ocorra com segurança, é preciso realizar um **planejamento** no início do mês, levando em consideração os salários de cada membro da família e as despesas mensais.

A família de Silmara e Leandro realiza quatro compras por mês e anota os valores gastos em cada compra. Observe algumas anotações:

| Julho/2016 | Agosto/2016 | Setembro/2016 |
|---|---|---|
| 1ª compra: R$ 140,60 | 1ª compra: R$ 140,30 | 1ª compra: R$ 360,00 |
| 2ª compra: R$ 160,40 | 2ª compra: R$ 175,00 | 2ª compra: R$ 120,10 |
| 3ª compra: R$ 120,25 | 3ª compra: R$ 155,80 | 3ª compra: R$ 150,40 |
| 4ª compra: R$ 150,65 | 4ª compra: R$ 160,30 | 4ª compra: R$ 120,50 |

### Organizando os dados

Para realizar o planejamento de outubro, Silmara analisou os valores anteriores para saber qual o valor médio gasto por compra, em cada mês. Para isso, ela calculou a **média aritmética** dos valores de cada mês, ou seja, calculou a soma dos valores gastos em cada compra e dividiu pelo total de compras que fez.

Para o primeiro mês: $\frac{140{,}60 + 160{,}40 + 120{,}25 + 150{,}65}{4} = \frac{571{,}90}{4} \cong 143{,}00$

Então, o valor médio gasto nas compras desse mês foi de aproximadamente R$ 143,00.

Para o segundo mês: $\frac{140{,}30 + 175{,}00 + 155{,}80 + 160{,}30}{4} = \frac{631{,}4}{4} = 157{,}85$

Assim, o valor médio gasto nas compras do segundo mês foi de R$ 157,85.

**1.** Calcule a média do terceiro mês:

Portanto, o valor médio gasto nas compras do terceiro mês é igual a ______________.

## Analisando os dados

**2.** Agora, responda a algumas questões com relação à situação apresentada e aos valores encontrados.

**a)** O que é possível observar em relação aos valores de cada mês, listados por Silmara?

**b)** O que é possível observar em relação às médias aritméticas encontradas?

**c)** Silmara gostaria de que as compras no mês de outubro ficassem em torno de R$ 150,00. Qual dos três meses apresentados ficou muito distante dessa média?

**d)** Você e sua família realizam um planejamento no início do mês? De que modo isso é feito?

## Pratique mais

**3.** Calcule a média aritmética de cada conjunto de dados.

**a)** 40, 35, 34

**b)** 15, 16, 18, 15, 22

**c)** 33, 33, 33, 33, 33, 33, 33

**4.** Juliana anotou durante dez dias o tempo que levou de casa até a escola usando transporte público. Observe os dados obtidos e responda às questões a seguir.

36 min  42 min  38 min  45 min  80 min
41 min  35 min  44 min  70 min  40 min

**a)** Calcule o tempo médio que Juliana levou de casa até a escola nesse período.

**b)** Quais valores ficaram muito distantes da média?

**c)** O que pode ter ocorrido nos dias em que o tempo foi muito maior do que nos outros dias?

UNIDADE

# 4 Equações e inequações

## Reveja a jornada

### Expressões algébricas

- As **expressões algébricas** são expressões matemáticas formadas por números e letras, ou apenas letras. Essas letras são denominadas ______________________ e podem assumir um valor numérico qualquer.
- Expressões algébricas como $3x^2$, $\frac{1}{2}x$, $2xy$ são denominadas **termos algébricos**. Todo termo algébrico é formado por duas partes: **parte literal** e **coeficiente**.

  Exemplo:

  $\frac{1}{2}x$

  x → ______________________

  $\frac{1}{2}$ → ______________________

- Quando atribuímos um valor numérico à variável (ou variáveis) de uma expressão algébrica e efetuamos os cálculos indicados, obtemos o ______________________________ dessa expressão.

### Simplificação de expressões algébricas

- **Termos semelhantes** são termos com a mesma parte literal. Esses termos podem ser adicionados obtendo-se um único termo com a mesma parte literal.
- A **multiplicação de termos algébricos** é efetuada multiplicando-se coeficiente por ______________________ e parte literal por parte literal.
- A **divisão de termos algébricos** é efetuada dividindo-se coeficiente por ______________________ e parte literal por parte literal.

### Equações

- As **equações** são sentenças matemáticas que expressam uma igualdade e apresentam pelo menos uma ______________________.

termos da equação

$$-5y + 7 = -3$$

**1º membro** (termo(os) que está(ão) à esquerda do sinal de igualdade)

**2º membro** (termo(os) que está(ão) à direita do sinal de igualdade.)

- **Conjunto universo** de uma equação: é o conjunto de todos os valores que a ________________ pode assumir na equação. Esse conjunto é indicado por **U**.
- **Raiz** ou **solução** de uma equação: é o valor (ou os valores) pertencente ao conjunto universo, o qual torna a igualdade ____________________.
- **Conjunto solução**: é o conjunto formado pela ____________________ (ou raízes/soluções) de uma equação. Esse conjunto é indicado por **S**.

## Equações do 1º grau com uma incógnita

- As **equações do 1º grau com uma incógnita** expressam uma ____________________, têm o expoente da incógnita igual a ________ e o coeficiente da incógnita é não nulo.
- As equações do 1º grau com uma incógnita apresentam uma única ________________.
- Podemos resolver uma equação do 1º grau com uma incógnita usando alguns **princípios de equivalência de igualdades**. São eles:

  **Princípio aditivo de uma igualdade**: adicionando ou ____________________ um mesmo número em ambos os membros de uma equação, a igualdade se mantém.

  **Princípio multiplicativo de uma igualdade**: multiplicando ou ____________________ por um mesmo número, diferente de zero, ambos os membros de uma equação, a igualdade se mantém.

## Inequações e inequações do 1º grau com uma incógnita

- As **inequações** são sentenças matemáticas que expressam uma desigualdade e apresentam pelo menos uma ________________. Essas sentenças possuem um dos seguintes sinais: > (maior que); < (menor que); ________ (maior que ou igual a); ________ (menor que ou igual a); ________ (diferente).
- As **inequações do 1º grau com uma incógnita** têm o expoente igual a ________ e o coeficiente da incógnita diferente de ________________. Para resolvê-las, aplicamos os **princípios de equivalência das desigualdades**:
  - Adicionando ou subtraindo um mesmo número em ambos os membros de uma desigualdade verdadeira, a desigualdade se mantém.
  - Multiplicando ou dividindo por um **mesmo número positivo** ambos os membros de uma desigualdade verdadeira, a **desigualdade se mantém**.
  - Quando multiplicamos ou dividimos, por um **mesmo número negativo**, ambos os membros de uma desigualdade verdadeira, devemos **trocar o sinal de desigualdade** “menor que” por “maior que” ou vice-versa.

# Para praticar

## 1. Linguagem algébrica

**1.** Determine a expressão algébrica que indica o perímetro do triângulo representado a seguir.

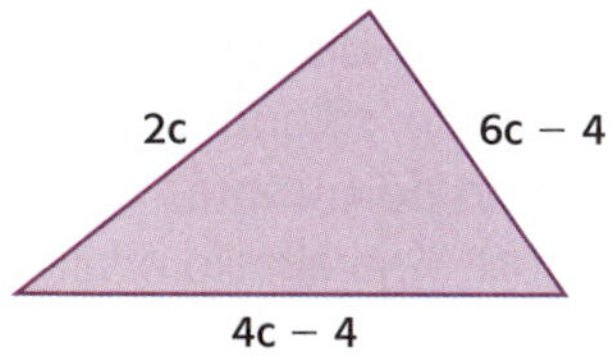


**2.** Observe o retângulo representado a seguir. Expresse a área e o perímetro desse retângulo por meio de uma expressão algébrica.

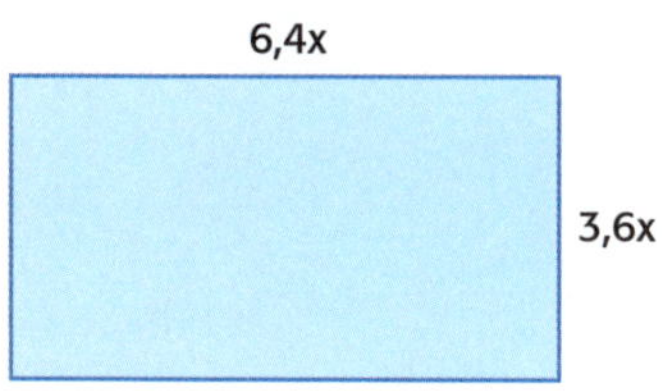


**3.** Determine a área de um quadrado cujo lado mede 5x cm.

**4.** Considere dois quadrados. A medida dos lados do quadrado maior é o triplo da medida dos lados do quadrado menor. O valor da soma dos perímetros dos dois quadrados será quantas vezes maior que a medida do lado do quadrado menor?

**5.** Observe a sequência de figuras representadas a seguir.

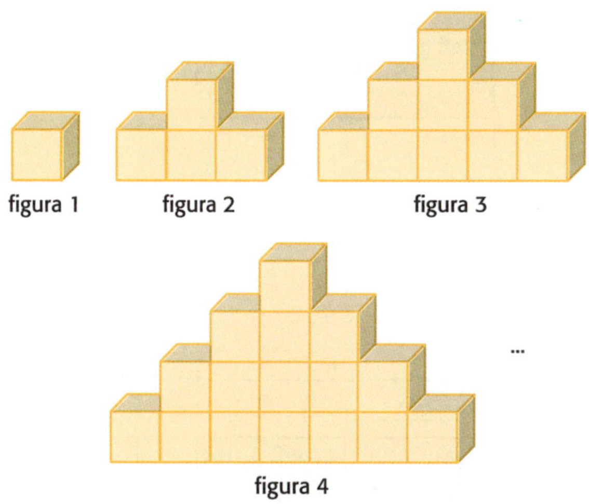


Responda: Quantos cubos terá a figura 8? E a figura **n**?

**6.** Expresse a área do quadrado laranja indicado na figura abaixo por meio de uma expressão algébrica.

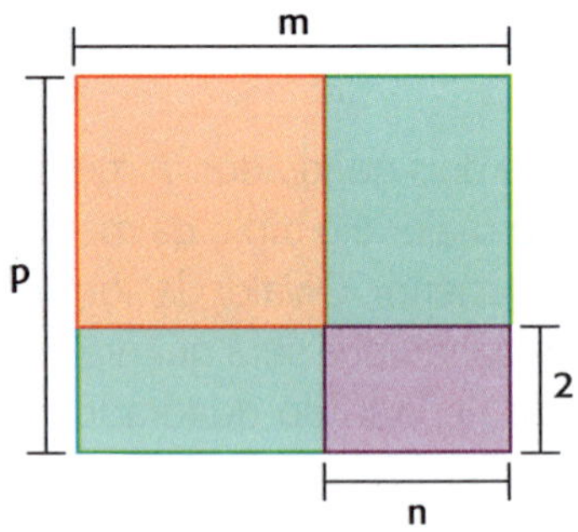


**7.** Registre uma expressão algébrica para indicar o perímetro e outra para indicar a área do retângulo laranja em cada caso:

a)

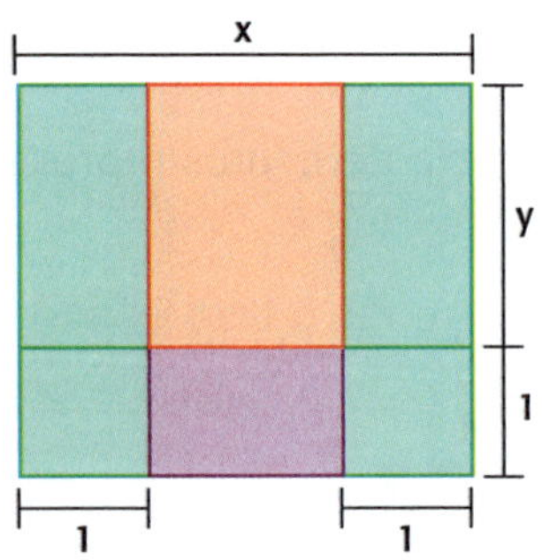


b)

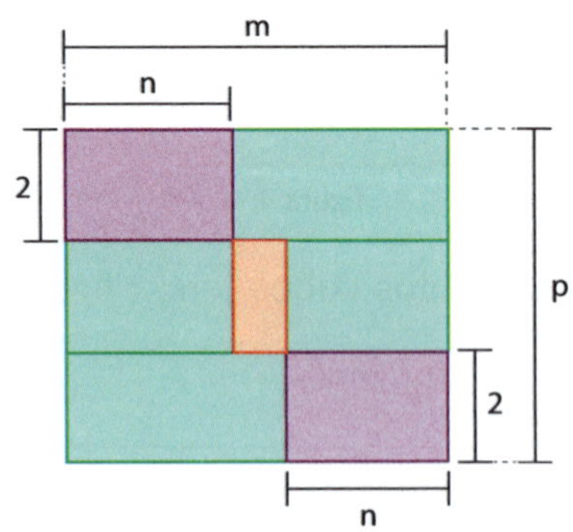


**8.** Supondo que a = 25, b = 28 e c = 12, quanto vale 2a + b + 3c?

Texto para as questões 9, 10 e 11.
Em um *resort*, o dinheiro é substituído por fichas de plástico coloridas, para serem usadas no pagamento de compras realizadas dentro do próprio *resort*. Veja abaixo o valor de cada ficha.

**A** – R$ 0,50

**B** – R$ 1,00

**C** – R$ 2,00

**D** – R$ 5,00

**E** – R$ 10,00

**9.** Use as letras de cada ficha utilizada no *resort* para expressar os seguintes valores por meio de uma expressão:

a) R$ 32,00

b) R$ 8,00

c) R$ 4,50

**10.** Veja, a seguir, as fichas utilizadas por um hóspede para efetuar o pagamento de um produto e as fichas que ele recebeu de troco.

| Fichas utilizadas para pagamento: | Fichas recebidas de troco: |
| --- | --- |
| E E E D | A B |

Responda: Qual é o valor, em reais, do produto comprado por esse hóspede?

**11.** Um hóspede anotou a quantidade de fichas que utilizou para pagar os produtos que ele comprou durante sua estadia no *resort*. Veja a seguir.

Camisa: 7E + D + C
Chinelo: 2E + B
Par de meias: A + B + C + D

Quantos reais ele gastou na compra desses produtos?

## 2. Equações

**12.** O dobro de um número mais o seu quádruplo é igual a 24. Que número é esse?

**13.** Qual é o número que, adicionado a 125, resulta em um número 6 vezes maior do que ele?

**14.** Gustavo e Marisa têm juntos R$ 840,00. Se Marisa tem o dobro da quantia que Gustavo tem, quantos reais tem cada um deles?

**15.** Um jardim com formato retangular tem 64 m de perímetro. Sabendo que o lado maior mede 8 unidades a mais que o lado menor, determine as medidas do lado maior e do lado menor desse jardim.

**16.** Júlio, Alice e Isabel são irmãos e herdaram R$ 99 000,00. Alice recebeu o dobro da quantia recebida por Isabel e Júlio recebeu o triplo da quantia recebida por Alice. Quantos reais recebeu cada um deles?

**17.** (Obmep – Banco de questões)

Se $\frac{*}{24} - \frac{3}{8} - \frac{2}{3} = \frac{1}{6}$, quanto vale *?

a) 20

b) 21

c) 23

d) 25

e) 29

**18.** Considere o paralelepípedo representado a seguir.

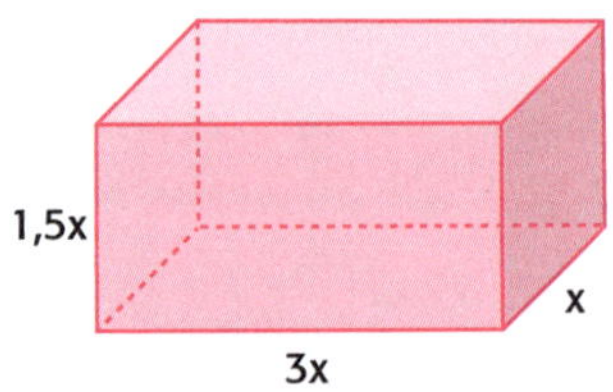


Sendo x = 2, determine a soma das áreas das faces desse paralelepípedo.

**19.** Determine:

a) o valor de **x** para que o triângulo abaixo seja equilátero.

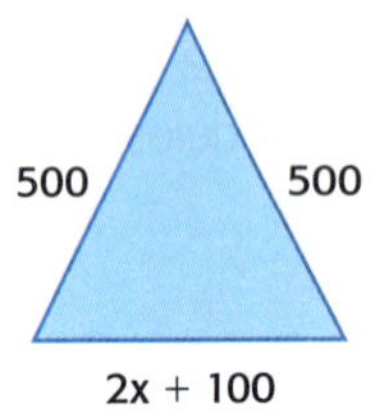


b) o valor de **y** para que o quadrilátero abaixo seja um quadrado.

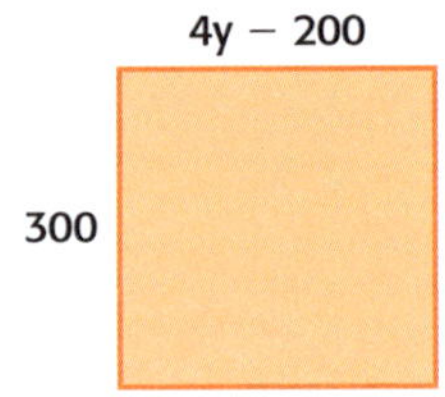


**20.** Rafael, Melissa e Júnior trabalham no mesmo departamento de uma empresa. No Natal, o chefe do departamento no qual eles trabalham decidiu dividir R$ 900,00 entre os três, de modo que cada um recebesse uma quantia proporcional ao seu salário. Se Rafael e Melissa receberam, cada um, o dobro da quantia recebida por Júnior, quantos reais recebeu cada um deles?

**21.** (Olimpíada Campinense de Matemática) Paulo queria multiplicar um número inteiro por 301, mas desconsiderou o zero e multiplicou por 31, obtendo corretamente 372. Se não tivesse desconsiderado o zero, qual seria o resultado que ele deveria ter obtido?

a) 3 010

b) 3 612

c) 3 702

d) 3 720

e) 30 720

**22.** A população de uma cidade A é o quádruplo da população da cidade B. Se as duas cidades juntas têm 1 500 000 habitantes, quantos habitantes tem a cidade A?

**23.** Uma casa tem 360 m² de área construída e possui 4 quartos de mesma área. Quantos metros quadrados tem cada quarto, se as outras dependências da casa ocupam 280 m²?

**24.** (Obmep) Um queijo foi partido em quatro pedaços de mesmo peso. Três desses pedaços pesam o mesmo que um pedaço mais um peso de 0,8 kg. Qual era o peso do queijo inteiro?

a) 1,2 kg

b) 1,5 kg

c) 1,6 kg

d) 1,8 kg

e) 2,4 kg

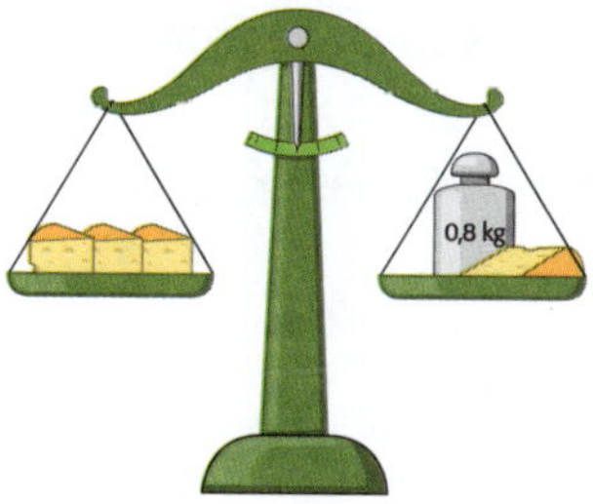

ADILSON SECCO

**25.** (Obmep) Rita tem R$ 13,37 em moedas de 1 centavo, de 5 centavos, de 10 centavos, de 25 centavos, de 50 centavos e de 1 real. Ela tem a mesma quantidade de moedas de cada valor. Quantas moedas ela tem no total?

a) 24

b) 30

c) 36

d) 42

e) 48

**26.** Marcos é dono de uma loja. O preço de venda das suas roupas (P) é calculado da seguinte forma: adiciona-se o preço de custo (C) das roupas com 45% desse preço de custo mais 18 reais, referentes aos impostos.

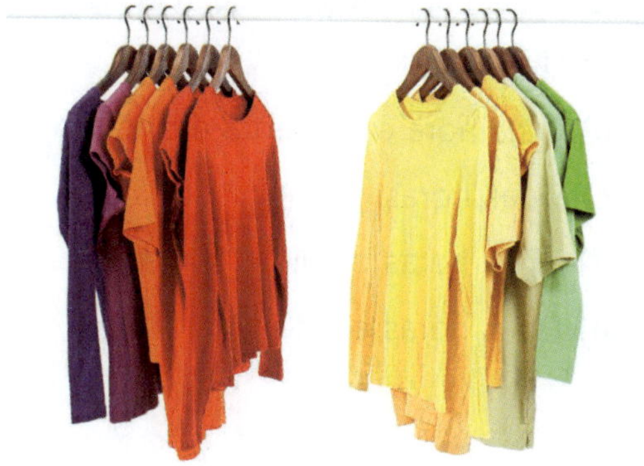
GOODMOOD PHOTO/SHUTTERSTOCK.COM

Responda:

a) Sabe-se que o preço de custo de uma calça é R$ 56,00. Qual será o seu preço de venda?

b) Se um consumidor pagou R$ 107,90 por uma blusa nessa loja, qual é o preço de custo dessa blusa?

**27.** (Obmep) Quando João vai para a escola a pé e volta de ônibus, ele gasta uma hora e quinze minutos; quando vai e volta de ônibus, ele gasta meia hora. Para cada meio de transporte, o tempo gasto na ida é igual ao tempo gasto na volta. Quanto tempo ele gasta quando vai e volta a pé?

a) Uma hora e meia.

b) Uma hora e quarenta e cinco minutos.

c) Duas horas.

d) Duas horas e quinze minutos.

e) Duas horas e meia.

**28.** (Etec) Uma empresa de transporte de areia cobra R$ 75,00 por metro cúbico de areia fina. O valor do frete da carga, entre o ponto de distribuição de areia e o local da entrega, é de R$ 5,00 por metro cúbico de areia por quilômetro rodado. Considere que uma encomenda de 2 metros cúbicos de areia fina foi orçada em R$ 450,00. Nessas condições, a distância entre o ponto de distribuição de areia e o local da entrega é, em quilômetros:

a) 15

b) 30

c) 45

d) 60

e) 75

**29.** (Obmep – Banco de questões) Você já viu um truque numérico? Aqui vão os passos de um truque numérico:

I. Escolha um número qualquer.

II. Multiplique-o por 6.

III. Do resultado subtraia 21.

IV. Divida esse novo resultado por 3.

V. Desse último resultado subtraia o dobro do número que você escolheu.

a) Experimente essa sequência de cinco passos três vezes, iniciando cada vez com um número diferente. Qual foi o resultado de seu experimento?

b) A seguir, usando a letra **x** para representar o número que você escolheu no primeiro passo, mostre por que os resultados do item **a** não são apenas uma coincidência, mas sim um fato matemático.

## 3. Inequações

**30.** (Obmep – Banco de questões)

Se $\frac{n}{24}$ é um número entre $\frac{1}{6}$ e $\frac{1}{4}$, quem é **n**?

a) 5 b) 6 c) 7 d) 8 e) 9

**31.** Roberto e Marisa viveram na mesma cidade. Roberto mora nessa cidade desde o ano que satisfaz a inequação $3t - 5\,970 \geqslant 0$ e Marisa morou nessa cidade antes do ano que satisfaz a inequação $4t - 8\,060 \leqslant 0$, em que **t** indica o ano do calendário. Com essas informações pode-se dizer que Roberto e Marisa viveram ao mesmo tempo nessa cidade durante quantos anos?

**32.** Luís tem um terreno retangular de 15 m de largura e 30 m de comprimento e deseja construir uma casa nesse terreno. Mas, de acordo com as normas municipais, a área construída não deve exceder $\frac{3}{5}$ da área total do terreno. Se Luís deseja que sua casa tenha 10 m de largura, qual será o comprimento máximo da casa?

**33.** O valor a ser pago em uma corrida de táxi inclui uma parcela fixa, denominada bandeirada, e uma parcela que depende da distância percorrida. Em uma cidade, a bandeirada custa R$ 4,50 e cada quilômetro rodado, R$ 2,75. Uma pessoa dispõe de apenas R$ 21,00. Com esse valor, quantos quilômetros, no máximo, ela poderá percorrer com o táxi?

**34.** Leia o texto abaixo sobre bagagem de mão da ANAC (Agência Nacional de Aviação Civil):

[...]

## Bagagem de mão

Deve ser acomodada em compartimento próprio da cabine ou abaixo do assento, não gera custos adicionais, e deve atender aos seguintes requisitos:

- O peso total não exceda 5 kg e a soma das dimensões da bagagem (comprimento + largura + altura) não ultrapasse 115 cm;
- Os objetos estejam devidamente acondicionados, sem perturbar o conforto e a tranquilidade, nem colocar em risco a integridade física das pessoas a bordo.

[...]

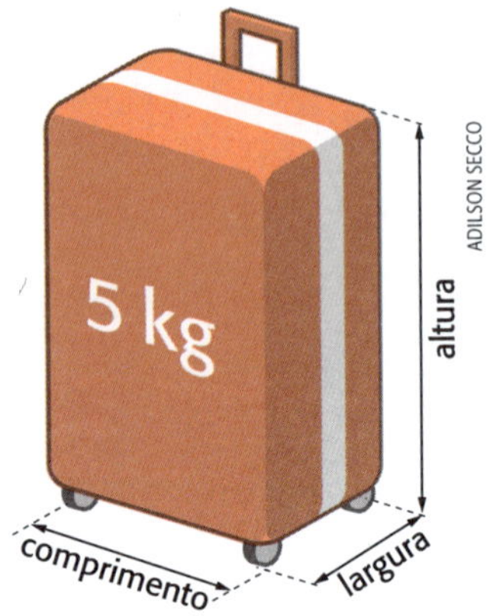


Disponível em: <http://www2.anac.gov.br/dicasanac/pdf/novo/anac_panfleto_bagagem.pdf>. Acesso em: 8 jun. 2016.

Supondo que uma mala tenha 30 cm de largura e que seu comprimento corresponda a $\frac{2}{3}$ da altura, qual é a altura máxima que a mala pode ter, segundo a ANAC?

**35.** Renato conseguiu poupar R$ 6 550,00 para sua viagem de férias. Na agência de viagens, gastou R$ 1 375,00 com as passagens. O restante será usado para pagar as refeições e as diárias do hotel. Supondo que Renato pretenda gastar R$ 130,00 por dia com refeições, por quantos dias, no máximo, ele pode se hospedar em um hotel com diária de R$ 275,00?

# Leitura do mundo

## Leitura de rótulos

### Apresentando a situação

O conhecimento sobre o nosso próprio corpo é muito importante para que possamos cuidar dele da melhor maneira possível. Nesse sentido, conhecer os alimentos adequados para cada um é muito importante, pois nem todas as pessoas podem ingerir todo tipo de alimento.

Há pessoas que têm intolerância a certas substâncias, como, por exemplo, a lactose, que é um açúcar presente no leite e derivados. Pessoas com intolerância a lactose não podem ingerir esse tipo de alimento, pois o corpo dessas pessoas não digere tal substância, podendo ter graves reações alérgicas em caso de ingestão.

Para obter as informações nutricionais dos alimentos, é necessário ler os rótulos dos produtos que consumimos.

### Organizando os dados

Observe o rótulo de uma embalagem de leite desnatado, que apresenta alguns benefícios dos elementos que estão presentes nesse alimento.

**INFORMAÇÃO NUTRICIONAL**
**Porção 200 ml (1 copo)**

| Quantidade por porção | | %VD (*) |
|---|---|---|
| Valor energético | 74 kcal = 311 kJ | 4% |
| Carboidratos | 10 g, dos quais: | 3% |
| Açúcares*** | 9,5 g | ** |
| Lactose*** | 0 g | ** |
| Glicose*** | 4,7 g | ** |
| Galactose*** | 4,8 g | ** |
| Proteínas | 6,4 g | 9% |
| Gorduras totais | 0,8 g | 1% |
| Gorduras saturadas | 0,5 g | 2% |
| Gorduras *trans* | não contém | ** |
| Fibra alimentar | 0 g | 0% |
| Sódio | 130 mg | 5% |
| Cálcio | 334 mg | 33% |
| Vitamina D | 1,8 µg | 36% |
| Vitamina K | 24 µg | 37% |
| Vitamina C | 16 mg | 36% |

* %Valores Diários de referência com base em uma dieta de 2.000 kcal ou 8.400 kJ. Seus valores diários podem ser maiores ou menores dependendo de suas necessidades energéticas.
** VD não estabelecido. *** Açúcares naturalmente presentes nas matérias-primas.

Carboidratos: Fonte de energia para o corpo.

Proteínas: Constroem e conservam tecidos, órgãos e células.

Fibra alimentar: Controla a glicemia e o colesterol e ajuda a regular o intestino.

Cálcio: Ajuda na constituição óssea e na regulação do organismo.

Fonte: <www.nestle.com.br/site/marcas/molico/leites_uht/molico_zero_lactose.aspx>. Acesso em: 29 jun. 2016.

Nesse exemplo, a quantidade de valor energético, carboidratos, proteínas, gorduras, entre outras informações, está de acordo com uma porção fixa de 200 ml.

Além das informações nutricionais, as embalagens dos produtos apresentam a data de validade deles, importantíssima para o consumidor. Não é recomendado consumir produtos fora do prazo de validade.

## Analisando os dados

**1.** Responda às questões com relação ao rótulo apresentado na página anterior.

a) Esse produto contém lactose? Onde é possível encontrar essa informação?

______________________________

______________________________

______________________________

b) Quais são os carboidratos referentes aos 10 g indicados?

______________________________

______________________________

______________________________

c) O que significa a sigla VD? A referência é ideal para todos?

______________________________

______________________________

______________________________

d) Esse produto tem gordura *trans*? Que gordura é essa?

______________________________

______________________________

______________________________

______________________________

______________________________

e) Você tem algum tipo de intolerância alimentar ou conhece alguém que tem? Converse com os colegas sobre os cuidados que essa pessoa tem com sua alimentação.

______________________________

______________________________

______________________________

______________________________

______________________________

______________________________

______________________________

## Pratique mais

**2.** Agora observe os dois rótulos abaixo, de chocolates diferentes, para responder às questões.

**Rótulo 1**

| **INFORMAÇÃO NUTRICIONAL Porção 25 g (4 quadradinhos)** | | |
|---|---|---|
| **Quantidade por porção** | | **%VD (*)** |
| Valor energético | 136 kcal = 571 kJ | 7% |
| Carboidratos | 14 g | 5% |
| Proteínas | 1,8 g | 2% |
| Gorduras totais | 8,1 g | 15% |
| Gorduras saturadas | 4,3 g | 20% |
| Gorduras *trans* | não contém | ** |
| Fibra alimentar | 0,5 g | 2% |
| Sódio | 22 mg | 1% |

* %Valores Diários de referência com base em uma dieta de 2.000 kcal ou 8.400 kJ. Seus valores diários podem ser maiores ou menores dependendo de suas necessidades energéticas. ** VD não estabelecido.

**Rótulo 2**

| **INFORMAÇÃO NUTRICIONAL Porção 25 g (4 quadradinhos)** | | |
|---|---|---|
| **Quantidade por porção** | | **%VD (*)** |
| Valor energético | 134 kcal = 563 kJ | 7% |
| Carboidratos | 15 g | 5% |
| Proteínas | 1,3 g | 2% |
| Gorduras totais | 7,6 g | 14% |
| Gorduras saturadas | 4,3 g | 20% |
| Gorduras *trans* | não contém | ** |
| Fibra alimentar | 0 g | 0% |
| Sódio | 17 mg | 1% |

* %Valores Diários de referência com base em uma dieta de 2.000 kcal ou 8.400 kJ. Seus valores diários podem ser maiores ou menores dependendo de suas necessidades energéticas. ** VD não estabelecido.

Fonte: <www.nestle.com.br/site/marcas/classic/chocolates/classic_ao_leite.aspx> e <www.nestle.com.br/site/marcas/classic/chocolates/classic_ao_leite_individual.aspx>. Acesso em: 29 jun. 2016.

a) Qual dos produtos apresenta maior valor energético? De quanto?

________________________________________

b) Quais itens têm a mesma quantidade nos dois produtos?

________________________________________

c) Uma pessoa que quer consumir menos gorduras deve escolher qual dos dois produtos? Por quê?

________________________________________

UNIDADE

# 5 Polígonos e simetria

## Reveja a jornada

### Polígonos

- Elementos de um polígono:

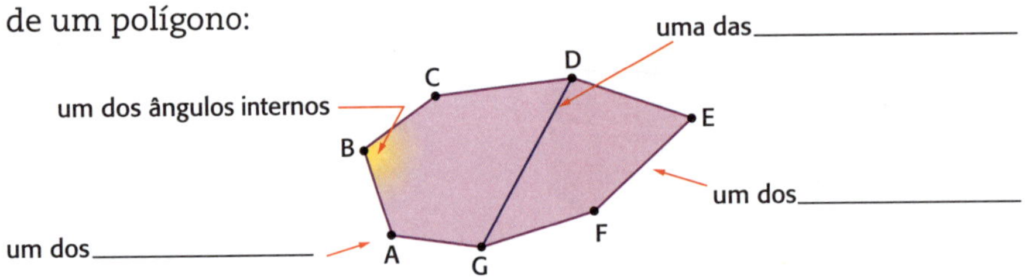


- Os triângulos podem ser **classificados quanto às medidas dos lados** em equilátero, isósceles e ____________________.

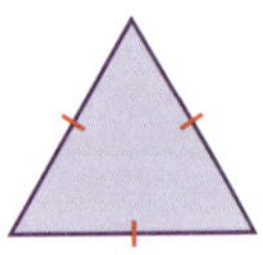

Triângulo equilátero: tem os três lados congruentes.

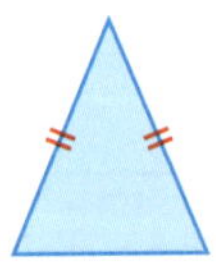

Triângulo isósceles: tem dois lados congruentes.

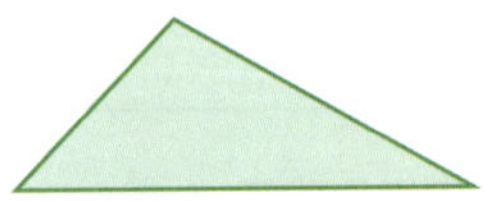

Triângulo escaleno: não tem lados congruentes.

- Os triângulos podem ser **classificados quanto às medidas dos ângulos** em retângulo, acutângulo e ____________________.

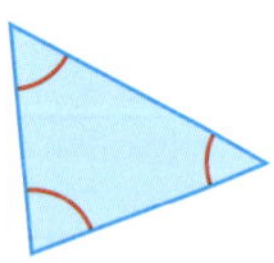

Triângulo acutângulo: tem os três ângulos internos agudos.

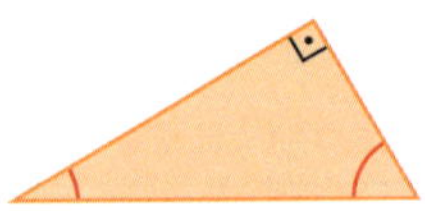

Triângulo retângulo: tem um ângulo interno reto.

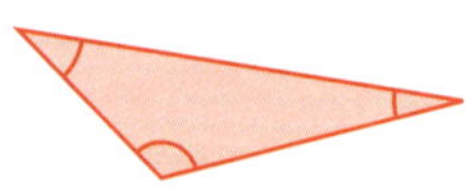

Triângulo obtusângulo: tem um ângulo interno obtuso.

- **A soma das medidas dos ângulos internos de um triângulo** é igual a ____________________.
- **A soma das medidas dos ângulos internos de um polígono convexo** de **n** lados é dada por:

$$S_i = (n - 2) \cdot 180°$$

- **A medida de cada ângulo interno de um polígono regular** de **n** lados é dada por:

$$a_i = \frac{(n - 2) \cdot 180°}{n}$$

## Simetria

- Quando uma figura é simétrica em relação a um eixo, dizemos que ela apresenta simetria axial ou simetria de ____________________.

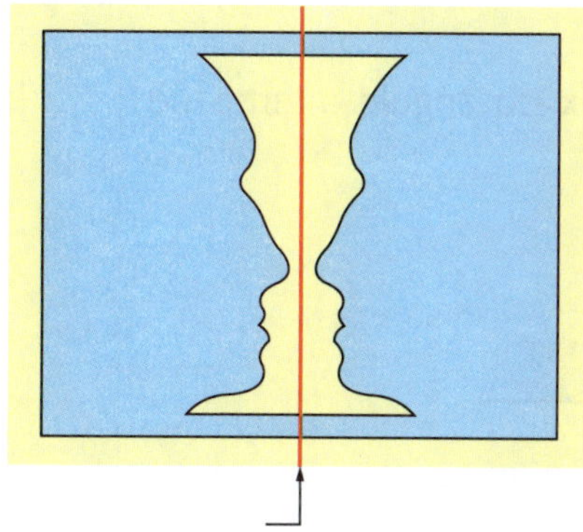

eixo de ____________________

- O número de eixos de simetria de um polígono regular é igual ao número de ________________ desse polígono.

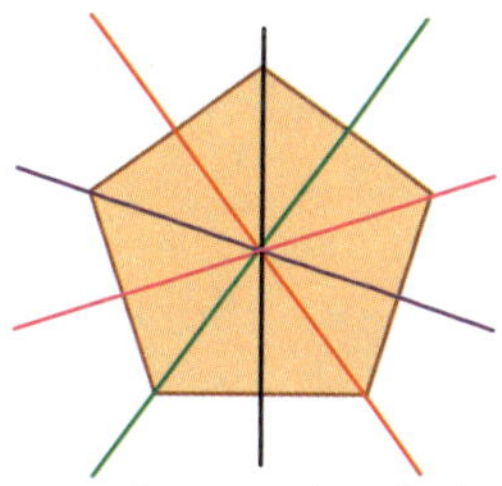

O pentágono regular tem 5 eixos de simetria.

- Quando uma figura realiza uma rotação de determinado ângulo em relação a um ponto fixo, e aparentemente não muda de posição, apesar de seus pontos mudarem de lugar, dizemos que ela apresenta simetria de ____________________.

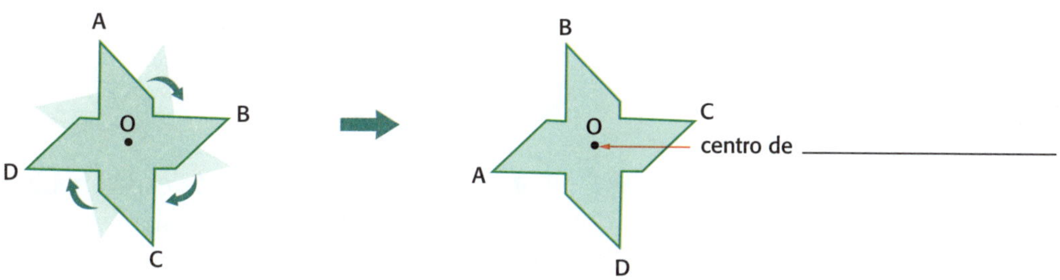


- Quando uma figura apresenta simetria de rotação de 180°, dizemos que ela apresenta simetria ____________________.

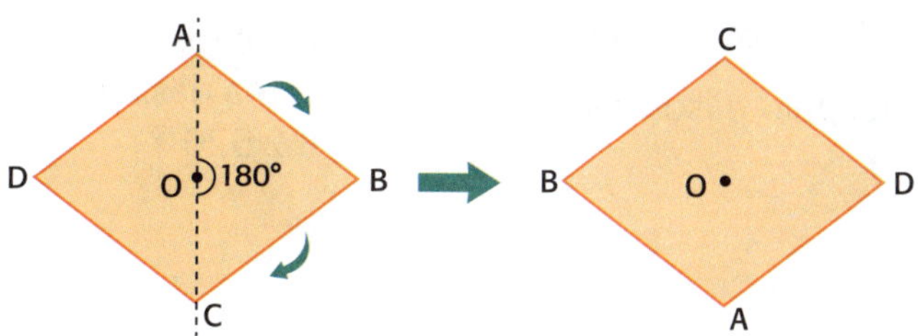

## Para praticar

### 1. Polígonos

**1.** Determine a medida **x** do ângulo interno de cada triângulo a seguir.

a) 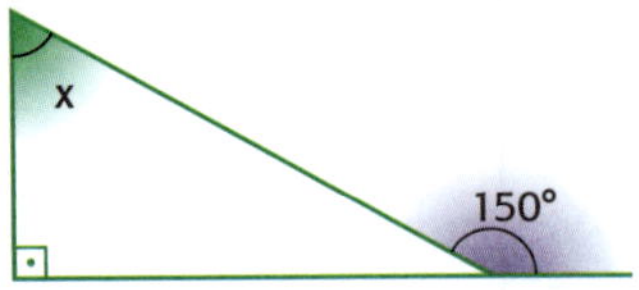


b) 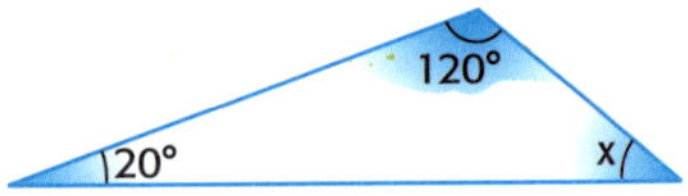


c) 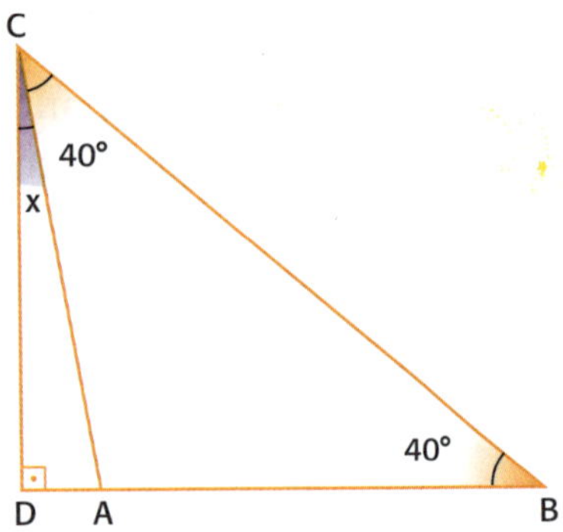


**2.** Use régua, compasso e transferidor para desenhar o triângulo indicado em cada caso a seguir.

a) Um triângulo acutângulo e isósceles.

b) Um triângulo retângulo e isósceles.

c) Um triângulo obtusângulo e isósceles.

**3.** (Obmep – Banco de questões) Qual dos seguintes triângulos não pode existir?

a) Triângulo agudo isósceles.

b) Triângulo retângulo isósceles.

c) Triângulo retângulo obtusângulo.

d) Triângulo retângulo escaleno.

e) Triângulo escaleno obtusângulo.

**4.** Determine a medida de cada ângulo interno de um pentadecágono regular.

**5.** Quantos lados tem um polígono regular cuja soma das medidas dos ângulos internos é igual a 2 520°?

**6.** Determine as medidas **x** e **y** dos ângulos da figura abaixo.

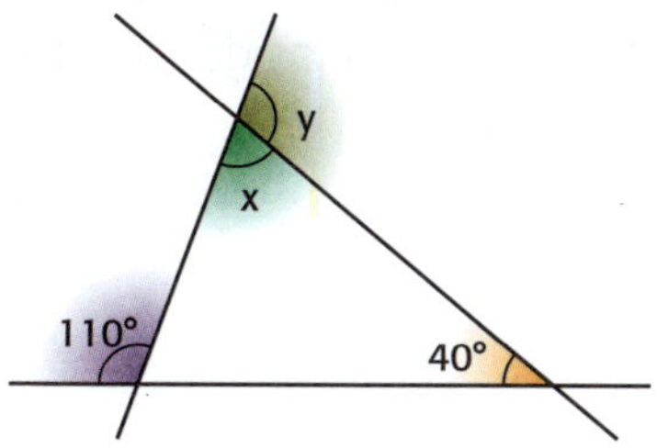


**7.** Classifique o triângulo ABC abaixo de acordo com a medida de seus ângulos internos.

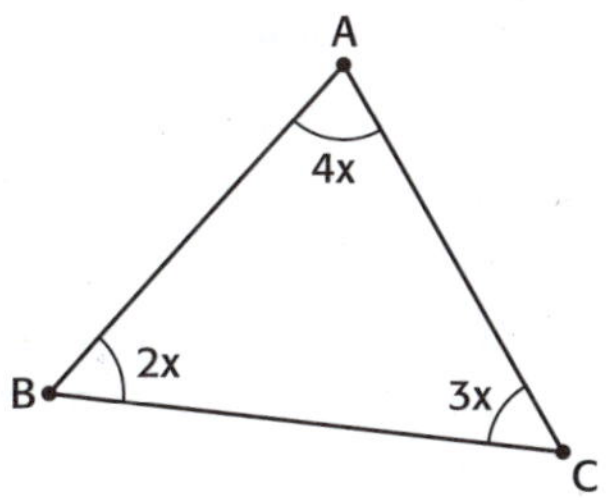


**8.** Na figura, ABCD é um quadrado e ABE é um triângulo equilátero. Como o triângulo ADE pode ser classificado de acordo com a medida de seus ângulos internos?

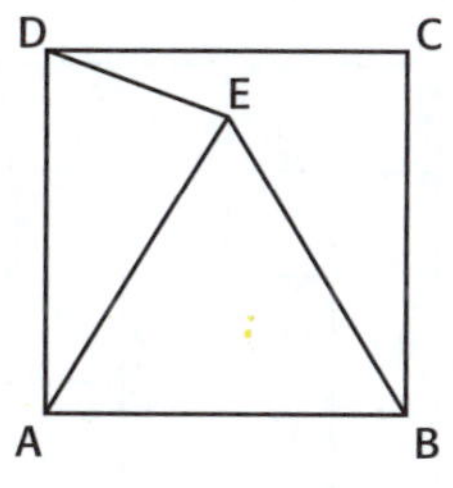


**9.** Determine a medida **x** do ângulo indicado a seguir.

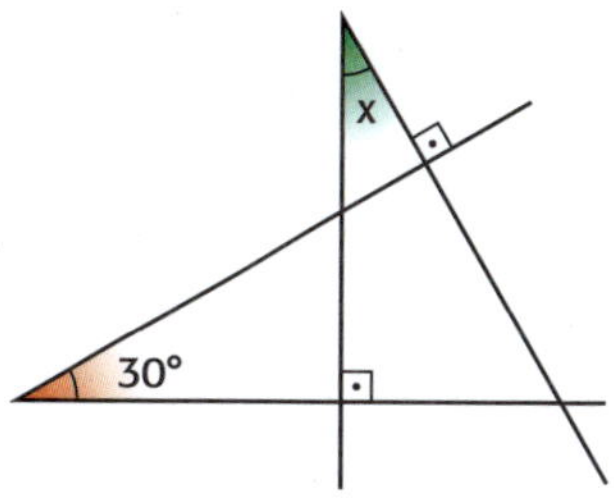


**10.** (IFSP) Uma pessoa pegou um mapa rasgado em que constava um terreno delimitado por quatro ruas. Na parte visível do mapa, vê-se que o ângulo formado pela rua Saturno e pela rua Júpiter é 90°; o ângulo formado pela rua Júpiter e pela rua Netuno é 110° e o ângulo formado pela rua Netuno e pela rua Marte é 100°. Nessas condições, a medida de um ângulo formado pelas ruas Marte e Saturno, na parte rasgada do mapa, é de:

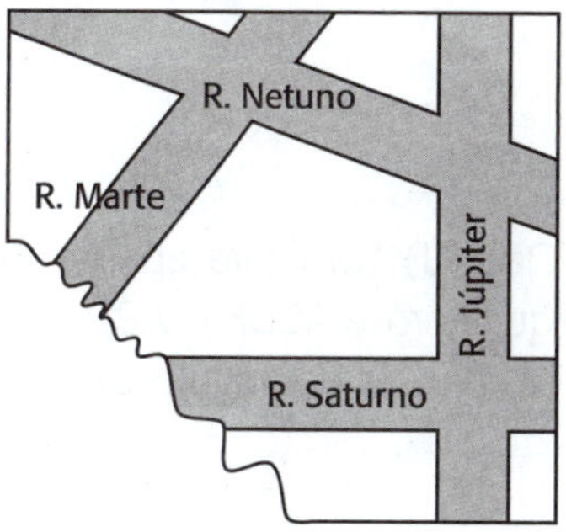


a) 50°
b) 60°
c) 70°
d) 80°
e) 90°

**11.** Qual é o polígono regular cuja medida do ângulo interno é igual ao triplo da medida do ângulo externo?

**12.** É possível decompor polígonos convexos em triângulos traçando segmentos de reta a partir de um mesmo vértice. Veja os exemplos a seguir.

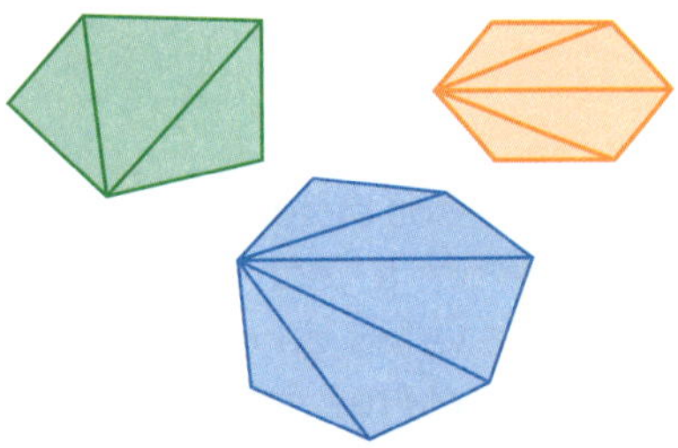

Utilizando essa mesma ideia, determine em quantos triângulos é possível decompor um polígono convexo com 25 lados.

**13.** (OMERJ) Na figura abaixo, ABC é um triângulo equilátero e ACDE e ABFG são quadrados. Qual é a medida do ângulo GÂE?

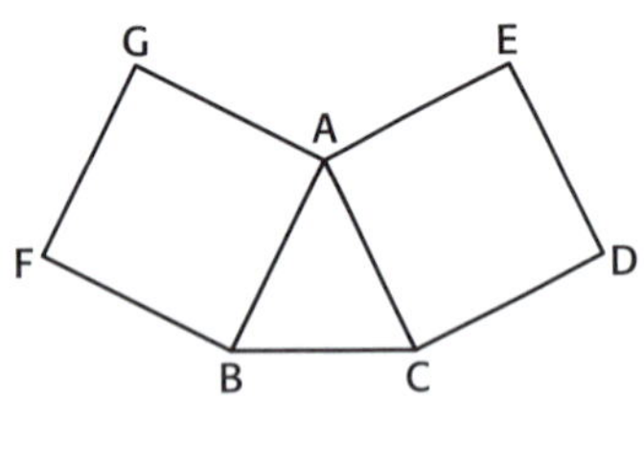


**14.** (Obmep – Banco de questões) Em um triângulo escaleno, um ângulo é o dobro de outro. Se um dos ângulos é 36°, determine todas as possibilidades para os ângulos do triângulo.

**15.** (Etec) O revestimento do piso de um ambiente, com a utilização de tacos de madeira, pode ser feito formando desenhos que constituam um elemento decorativo para o local. Combinando apenas tacos com as formas apresentadas a seguir, pode-se criar o desenho, conforme a figura 1, que será utilizado para cobrir o piso desse ambiente.

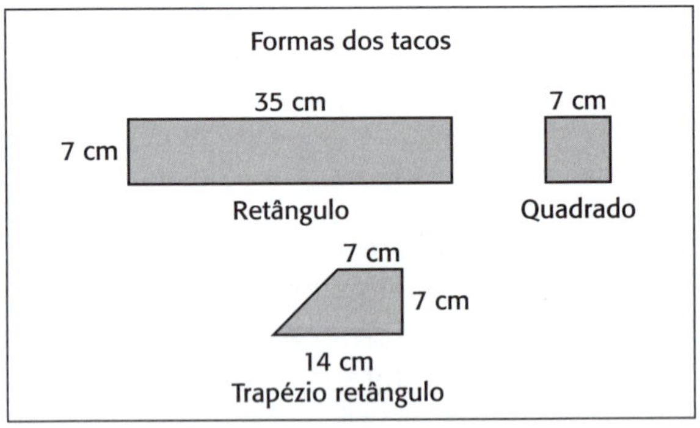


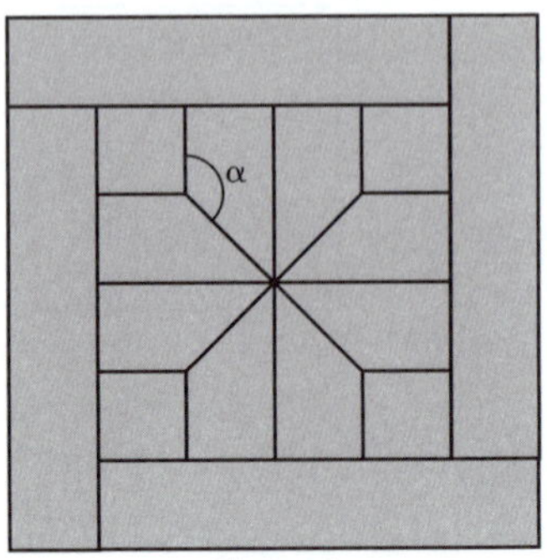


Figura 1

Sabendo que a soma dos ângulos internos de um quadrilátero é igual a 360°, pode-se concluir que a medida do ângulo $\alpha$, assinalado na figura 1, é:

a) 105°

b) 120°

c) 135°

d) 150°

e) 175°

## 2. Simetria

**16.** Desenhe a parte que falta para que a figura seja simétrica em relação ao eixo representado em vermelho.

a) 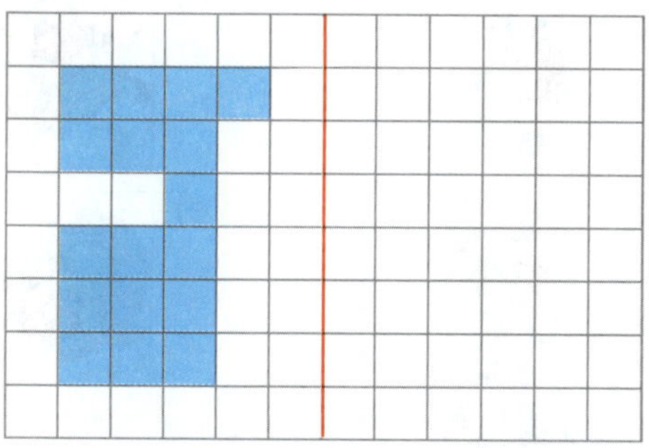

b) 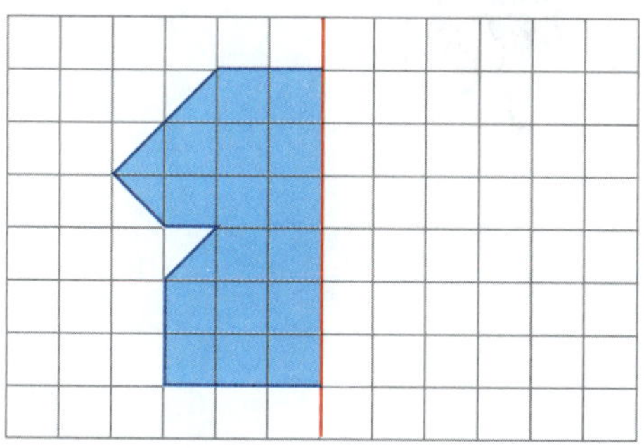

**17.** Trace um eixo de simetria da figura representada abaixo.

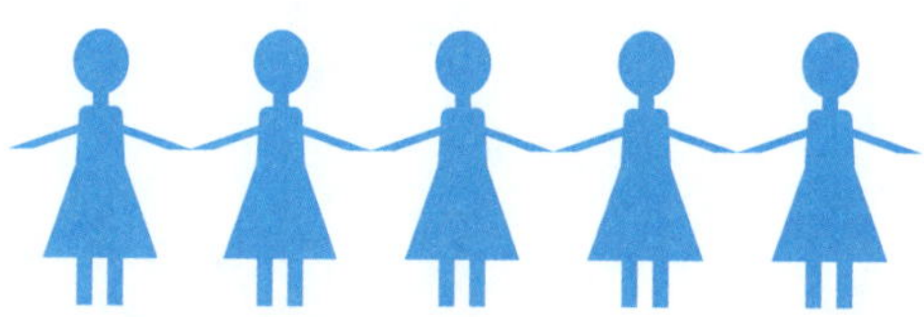

**18.** Em cada caso, observe a imagem representada e indique se apresenta simetria axial. Em caso afirmativo, trace os eixos de simetria.

a) 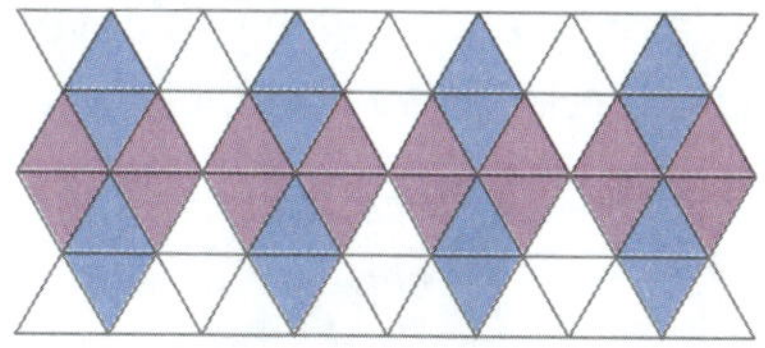

b) 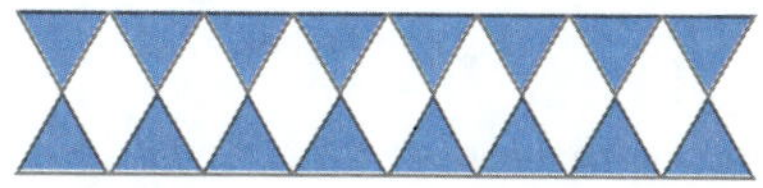

c) 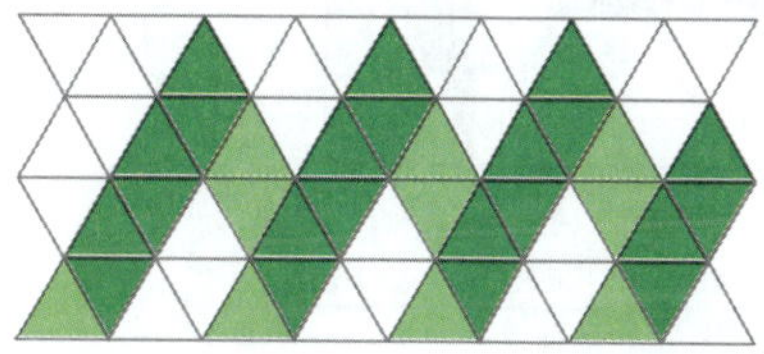

d) 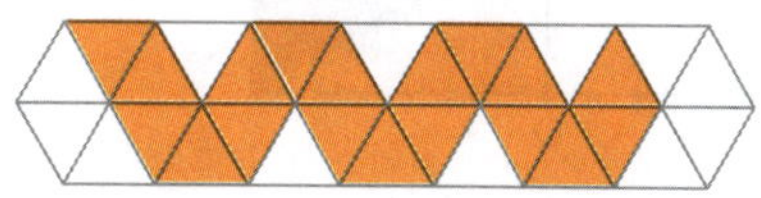

**19.** Em quais das composições a seguir as letras são simétricas em relação ao eixo representado em vermelho?

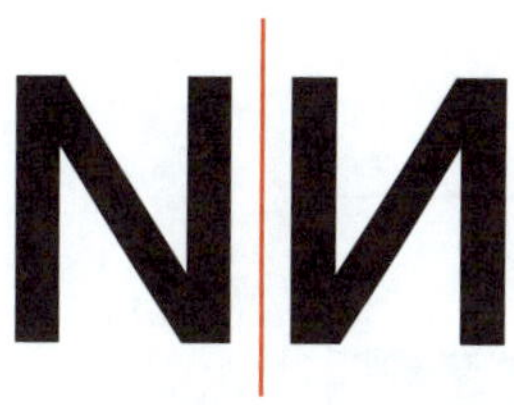

**Figura I**

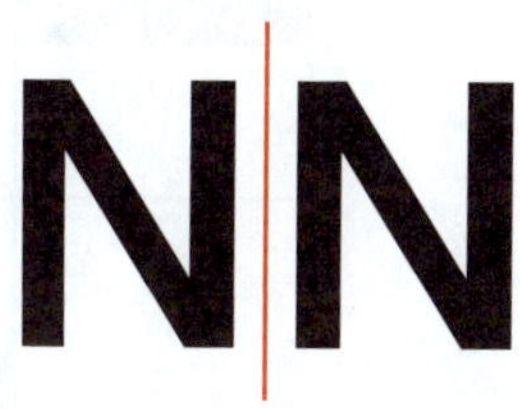

**Figura III**

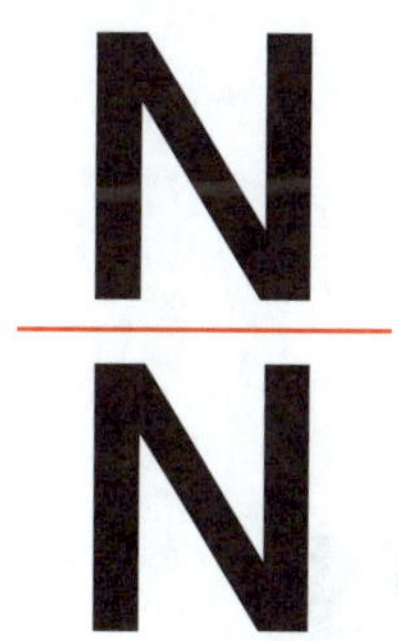

**Figura II**

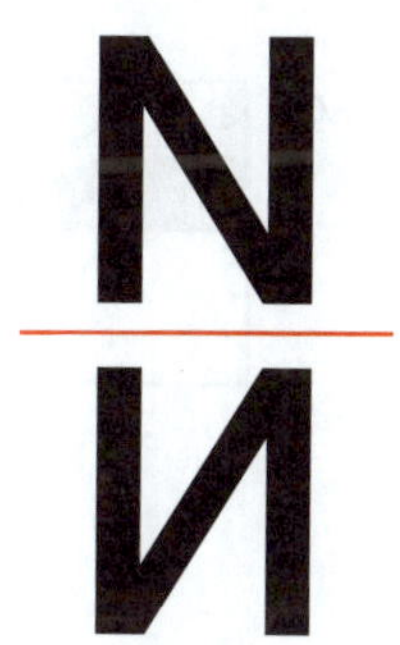

**Figura IV**

**20.** (Enem) Um programa de edição de imagens possibilita transformar figuras em outras mais complexas. Deseja-se construir uma nova figura a partir da original. A nova figura deve apresentar simetria em relação ao ponto O.

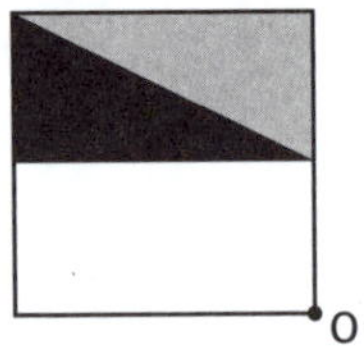


**Figura original**

A imagem que representa a nova figura é:

a) 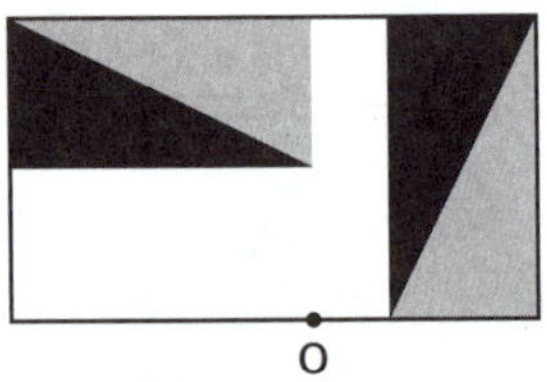


b) 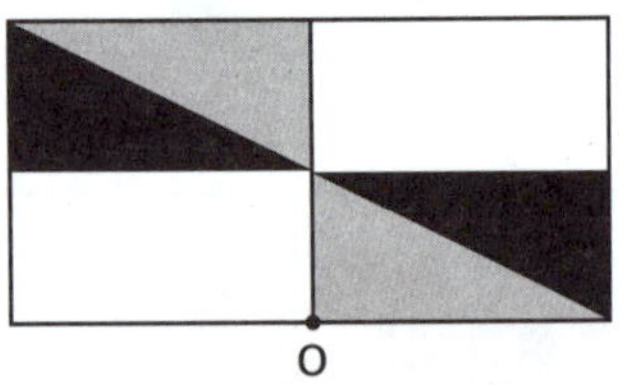


c) 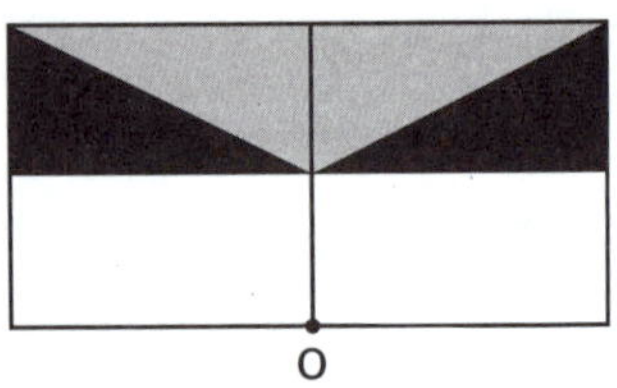


d) 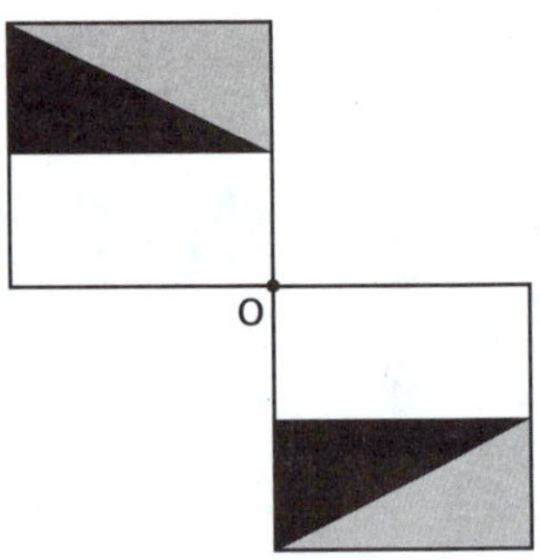


e) 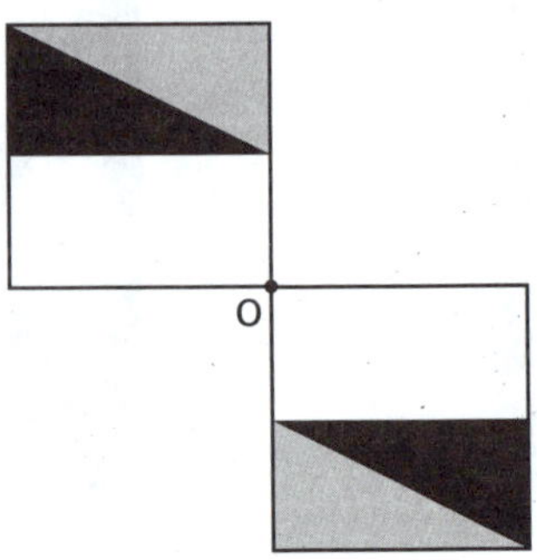


**21.** Desenhe a figura simétrica ao polígono ABDEFC em relação ao ponto O.

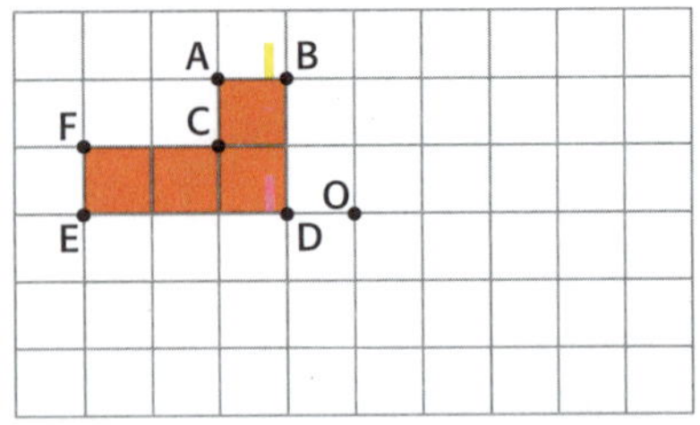


**22.** (Etec) O preenchimento do quadrado com o ponto de interrogação obedece a um determinado critério de formação.

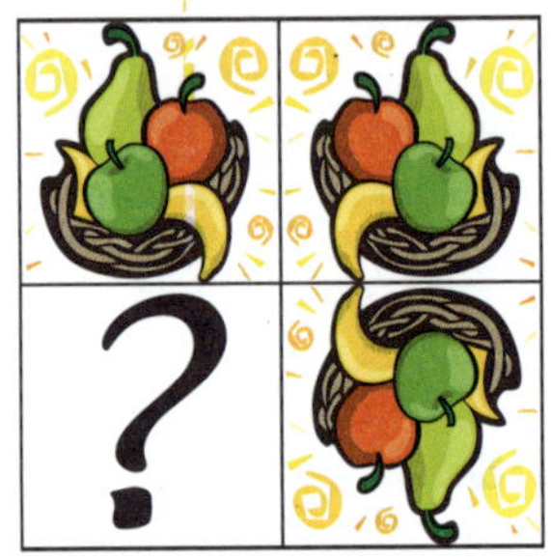


ADILSON SECCO

Assinale a alternativa que completa, corretamente, a formação apresentada.

a) 

b) 

c) 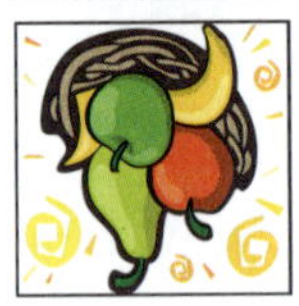

d) 

e) 

# Leitura do mundo

## Infográfico

### Apresentando a situação

A gripe H1N1 é uma doença respiratória contagiosa que se assemelha à gripe comum, porém mais perigosa, podendo levar uma pessoa à morte.

Em 2016, houve um surto de H1N1 no Brasil que fez com que algumas cidades ficassem em estado de alerta. Muitas pessoas confundiam os sintomas com os de uma gripe comum, devido à semelhança entre eles, e não procuravam as unidades de saúde para o tratamento adequado. Veremos a seguir alguns sintomas específicos da gripe H1N1.

### Organizando os dados

Para apresentar as informações sobre a gripe H1N1, foi elaborado o seguinte **infográfico**, que consiste em uma representação visual dos dados de modo claro e objetivo. Observe.

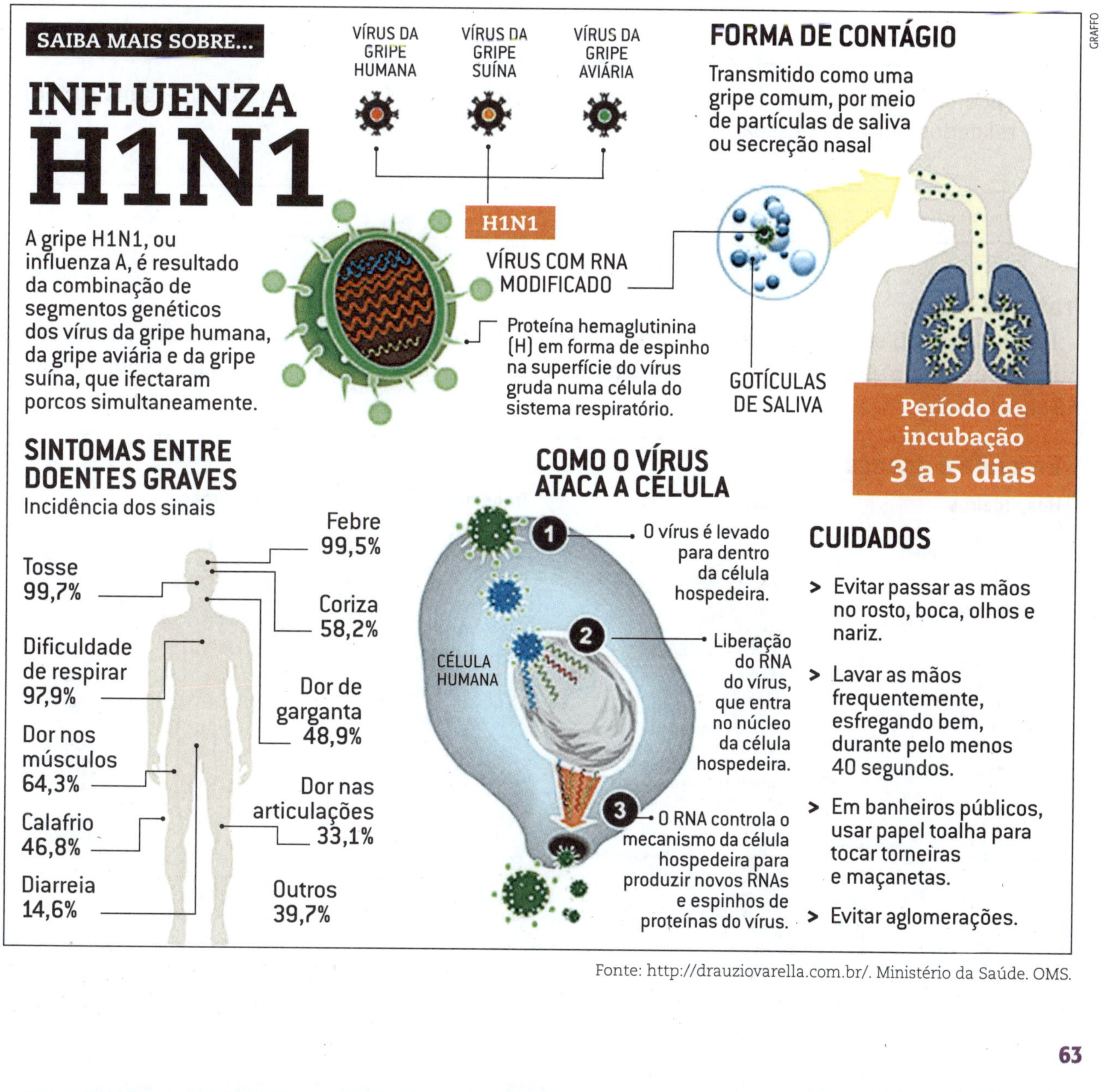


Fonte: http://drauziovarella.com.br/. Ministério da Saúde. OMS.

## Analisando os dados

**1.** Com base no infográfico sobre a gripe H1N1, responda às questões a seguir.

a) Quais são as principais informações que esse infográfico apresenta?

______

______

b) Quais os sintomas que a maioria dos doentes graves apresentou?

______

c) Se uma pessoa apresenta febre e tosse, podemos afirmar que ela adquiriu a gripe H1N1? Justifique.

______

______

d) Se uma pessoa seguir os cuidados indicados no infográfico, ela estará livre da gripe H1N1? Justifique.

______

e) Você conhece alguém que foi contaminado pelo vírus H1N1? Escreva abaixo alguns sintomas relatados por essa pessoa.

______

______

## Pratique mais

Em 2014, outro surto registrado no Brasil foi o da doença causada pelo vírus ebola, considerada mundialmente de alto risco para o ser humano. Observe o infográfico com os dados sobre a transmissão dessa doença.

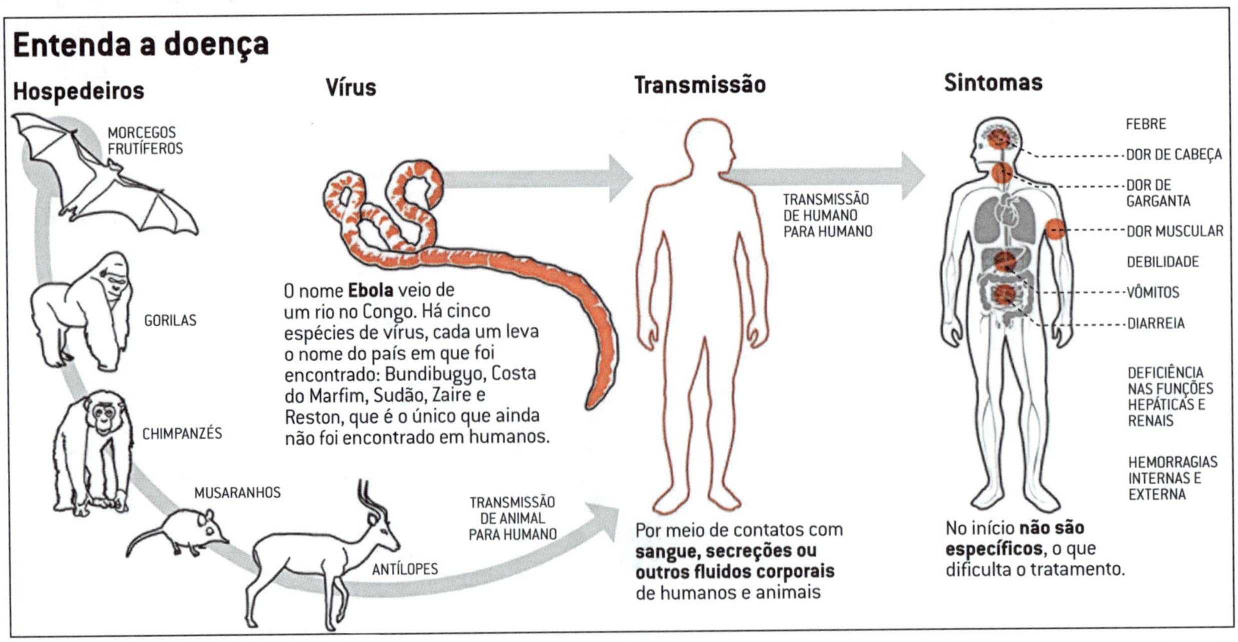


Fonte: <www.estadao.com.br/infograficos/ebola-uma-emergencia-mundial,saude,343136>. Acesso em: 6 jul. 2016.

**2.** Com base no infográfico sobre a doença transmitida pelo vírus ebola, responda às questões.

**a)** O que apresenta esse infográfico?

______________________________________________

______________________________________________

______________________________________________

**b)** Quais sintomas diferenciam o ebola da gripe H1N1?

______________________________________________

______________________________________________

______________________________________________

______________________________________________

**c)** A transmissão ocorre apenas de animais para humanos? Justifique sua resposta.

______________________________________________

______________________________________________

______________________________________________

______________________________________________

UNIDADE 6

# Proporcionalidade

## Reveja a jornada

### Razão

A **razão** entre dois números **p** e **q**, com **q** diferente de ______________, nessa ordem, é dada por: $\frac{p}{q}$. Algumas razões especiais:

- Densidade demográfica $= \frac{\text{número de habitantes}}{\text{área}}$

  Exemplo:

  A densidade demográfica do município de Fortaleza (CE) é igual a $\frac{2\,571\,896 \text{ hab.}}{314{,}93 \text{ km}^2}$ ou, aproximadamente, 8 167 hab./km² (lemos "8 167 habitantes por quilômetro quadrado").

- Velocidade média $= \frac{\text{distância percorrida}}{\text{tempo gasto no percurso}}$

  Exemplo:

  $\frac{150 \text{ km}}{2 \text{ h}} = 75$ km/h (lemos "75 quilômetros por hora").

- Escala $= \frac{\text{medida na representação}}{\text{medida na realidade}}$

  Exemplo:

  Neste mapa, 1 cm corresponde a 120 km na realidade.

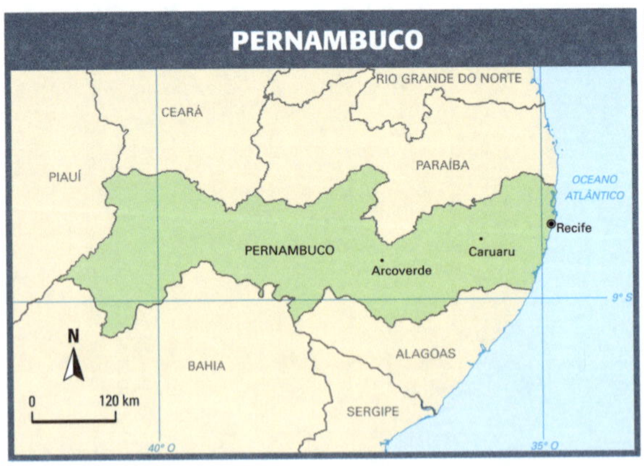


IBGE. *Atlas geográfico escolar*. 6. ed. Rio de Janeiro: IBGE, 2012. p. 167.

- Concentração de partículas em um meio (expressa em ppm) =

  $= \frac{\text{número de partículas da substância analisada}}{1\,000\,000 \text{ de partículas}}$

  Exemplo:

  O limite para a concentração de gás ozônio na atmosfera é de 0,12 ppm, ou seja, 0,12 partícula para cada 1 milhão de partículas que compõem o ar.

## Proporção

- Dizemos que uma proporção é uma igualdade entre ____________________. Sendo assim, os números **a**, **b**, **c** e **d** formam, nessa ordem, uma proporção se $\frac{a}{b} = \frac{c}{d}$.
- **Propriedade fundamental das proporções**: em uma proporção, o produto dos meios é igual ao produto dos ____________________.

extremo ↓   meio ↓

$$\frac{3}{4} = \frac{6}{8}$$

↑ ________________   ↑ ________________

## Grandezas diretamente proporcionais

Dizemos que duas grandezas são **diretamente proporcionais** quando, ao multiplicarmos o valor de uma por um número diferente de zero, o ____________________ da outra também é multiplicado pelo mesmo número.

## Grandezas inversamente proporcionais

Dizemos que duas grandezas são **inversamente proporcionais** quando, ao multiplicarmos o valor de uma por um número diferente de zero, o valor da outra é multiplicado pelo ____________________ desse mesmo número.

## Regra de três simples

- É conhecido como **regra de três simples** o procedimento usado para resolver problemas envolvendo grandezas direta e inversamente proporcionais, utilizando a propriedade fundamental das ____________________.

**a)** Problema envolvendo grandezas diretamente proporcionais:
Um automóvel, com velocidade constante, percorre 80 km em 40 minutos. Mantendo essa velocidade, quanto tempo esse carro levará para percorrer 60 km?

| Distância percorrida (em km) | Tempo (em min) |
|---|---|
| 80 | 40 |
| 60 | x |

$$80 \cdot x = 60 \cdot 40$$
$$80x = 2400$$
$$x = \frac{2400}{80}$$
$$x = 30$$

Portanto, serão necessários 30 minutos.

**b)** Problema envolvendo grandezas inversamente proporcionais:
Uma torneira, com vazão constante, leva 12 h para encher uma piscina. Quanto tempo levarão duas torneiras iguais a essa e com a mesma vazão constante para encher a mesma piscina?

| Número de torneiras ligadas | Tempo necessário para encher a piscina (em h) |
|---|---|
| 1 | 12 |
| 2 | x |

$$\frac{2}{1} = \frac{12}{x}$$
$$2 \cdot x = 1 \cdot 12$$
$$x = \frac{12}{2}$$
$$x = 6$$

Portanto, serão necessários 6 minutos.

# Para praticar

## 1. Razão e proporção

**1.** Em um sítio há 200 galinhas e 250 patos. Qual é a razão entre o número de galinhas e de patos?

**2.** Observe os retângulos representados a seguir, cujas medidas dos lados correspondentes são proporcionais.

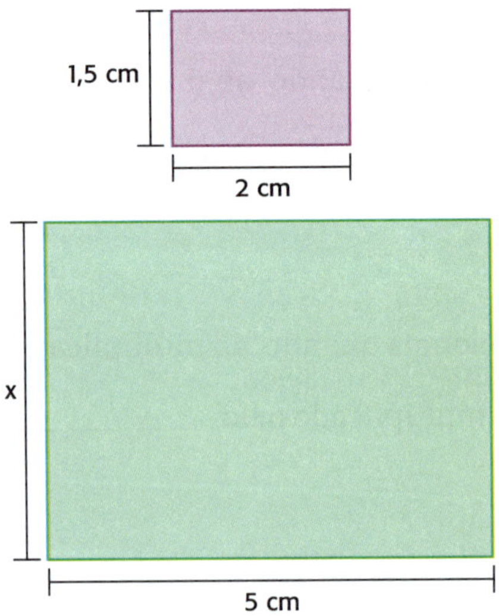


Determine o valor de **x** em centímetros.

**3.** (Etec) Um artista pretende pintar uma tela que tenha o formato de um retângulo áureo, por considerá-lo mais agradável esteticamente dentre todos os retângulos. Ele sabe que um retângulo é áureo quando a razão entre os comprimentos de seus lados é 1,618, aproximadamente. Assim sendo, se a medida do maior lado da tela for de 40 cm, então a medida do menor lado será, em centímetros, aproximadamente:

a) 22,94

b) 24,72

c) 28,54

d) 36,26

e) 64,72

**4.** Um motorista de caminhão percorre 210 km a cada 3 horas. Quantos quilômetros ele irá percorrer em 5 horas?

**5.** A razão entre o número de meninas e o número de meninos em uma escola é de $\frac{3}{2}$. Se nessa escola há 600 meninas, quantos alunos há no total?

**6.** (Etec) De acordo com o Censo realizado no Brasil em 2010, havia cerca de 48 homens para 50 mulheres. Sabendo-se que, ainda segundo essa pesquisa, havia aproximadamente 93,4 milhões de homens no Brasil, então o número de mulheres no Brasil, em 2010, era aproximadamente, em milhões,

a) 87,9.

b) 89,4.

c) 95,6.

d) 97,3.

e) 98,4.

**7.** A densidade demográfica de uma cidade é de 211 habitantes por km². Se ela possui 632 367 habitantes, qual é a área ocupada pela cidade?

8. Um município com 3 500 km² de área possui 1 225 000 habitantes. Qual é a densidade demográfica desse município?

9. Sabe-se que a distância em linha reta entre duas cidades é de 1 240 km e que a distância entre essas duas cidades representadas em um mapa é de 6,2 cm. Qual foi a escala utilizada para desenhar esse mapa?

10. Roberto gasta aproximadamente 3 horas de carro para ir até a casa dos pais, se dirigir a uma velocidade média de 100 km/h. Certo dia, devido ao grande número de carros na estrada, Roberto teve que dirigir a uma velocidade média de 75 km/h. Quanto tempo durou essa viagem?

11. (Etec) Em uma empresa distribuidora de mala direta, João, Marcelo e Pedro são responsáveis por ensacar e etiquetar revistas. Certa vez, receberam um lote de 6 120 revistas e, ao terminarem a tarefa, perceberam que o lote de revistas havia sido dividido em partes diretamente proporcionais ao respectivo tempo de trabalho de cada um deles na empresa.

Sabendo que João trabalha há 9 meses na empresa, Marcelo, há 12 meses e Pedro, há 15 meses, o número de revistas que João ensacou e etiquetou foi:

a) 1360

b) 1530

c) 1890

d) 2040

e) 2550

## 2. Grandezas direta e inversamente proporcionais

12. Considere as grandezas idade e altura de uma mesma pessoa. Essas grandezas são diretamente proporcionais? Explique.

________________________________________

________________________________________

13. Para fazer uma receita de bolo são utilizados 5 ovos. Quantos ovos serão utilizados para fazer 5 receitas desse bolo?

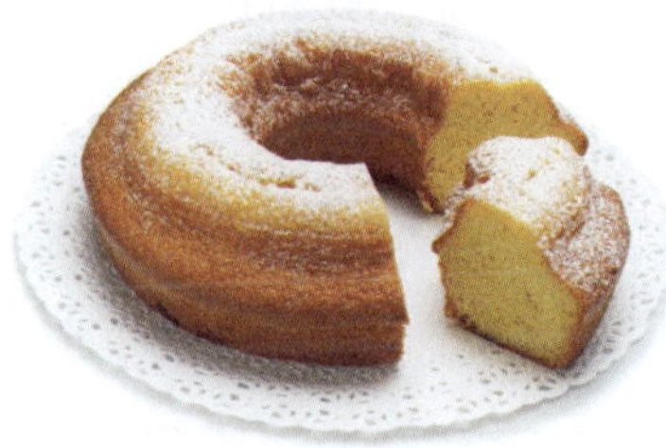


14. Em uma sorveteria que vende picolé artesanal, cada picolé custa R$ 9,50. Quanto irá custar uma caixa com 15 picolés?

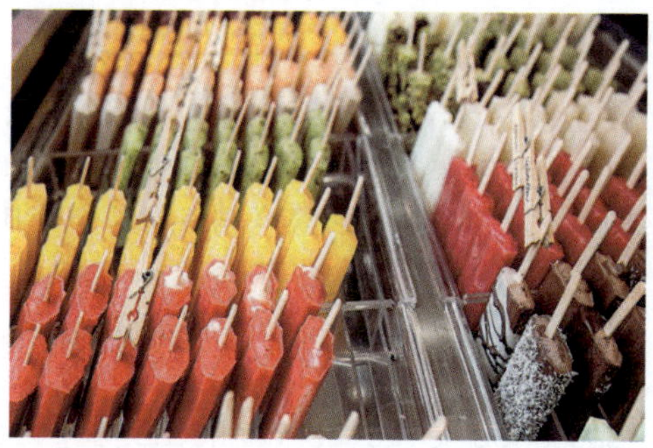

**15.** Uma torneira despeja 6 litros de água por minuto. Quantos minutos serão necessários para essa torneira encher com água um recipiente com capacidade de 300 litros?

**16.** Leia o problema a seguir e resolva-o se for possível. Caso contrário, explique o porquê.

> Em 10 minutos de jogo de uma partida de futebol, um time marcou 1 gol. Quantos gols esse time fará até o final do jogo?

**17.** (Etec) Nos versos de *Mar Portuguez*, o poeta Fernando Pessoa homenageia seus compatriotas que participaram das viagens dos descobrimentos.

> **Ó mar salgado,**
> **Quanto do teu sal são**
> **lágrimas de Portugal**

A água do mar apresenta diversos sais que lhe conferem a salinidade, pois, em cada quilograma de água do mar, estão dissolvidos, em média, cerca de 35 g de sais.

(spq.pt/boletim/docs/boletimSPQ_101_056_24.pdf. Acesso em: 16.08.2013. Adaptado.)

Baseando-se na concentração de sais descrita no texto, para a obtenção de 1 kg de sais, a massa de água do mar necessária será, em kg, aproximadamente de:

a) 1

b) 5

c) 20

d) 29

e) 35

**18.** (Etec) Um carro gasta 14 litros de gasolina para fazer um percurso de 154 quilômetros. Nessas condições, para percorrer 429 quilômetros, o carro gastará, em litros, uma quantidade de gasolina igual a:

a) 33

b) 34

c) 36

d) 39

e) 42

**19.** (Obmep – Banco de questões) Um pedreiro é capaz de assentar 8 metros de muro por dia. Quantos metros de muro esse pedreiro consegue assentar em 15 dias?

a) 104

b) 110

c) 120

d) 128

e) 112

**20.** (Obmep – Banco de questões) Correndo a uma velocidade de 10 km/h, João completa um certo percurso em seis minutos. Com qual velocidade, em km/h, ele pode completar o mesmo percurso em oito minutos?

a) 7,5

b) 7,75

c) 8

d) 8,25

e) 8,5

**21.** (Obmep – Banco de questões) Uma certa mistura de concreto é feita de cimento, areia e terra, na razão de 1 : 3 : 5 por quilo. Quantos quilos dessa mistura podem ser feitos com 5 quilos de cimento?

a) $13\frac{1}{3}$

b) 15

c) 25

d) 40

e) 45

# Leitura do mundo

## Pictograma

### Apresentando a situação

Os Jogos Paralímpicos (ou Paraolímpicos) são jogos de disputa mundial, semelhante às Olimpíadas, mas apresentam um caráter especial: os competidores são pessoas com deficiências. Esses jogos acontecem a cada quatro anos e tiveram sua primeira versão oficial em 1960, na Itália, com 23 países inscritos.

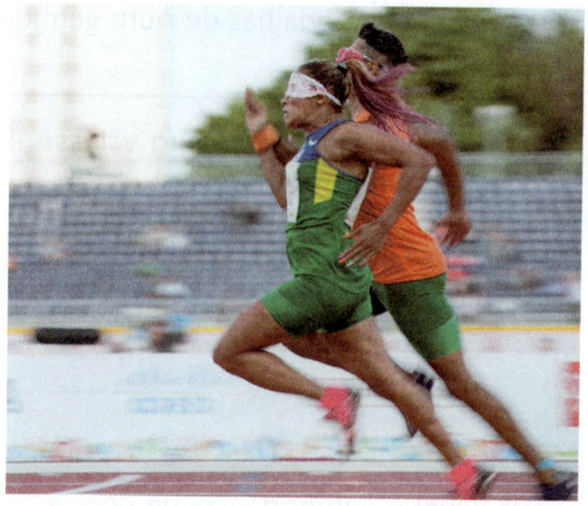

PEDRO PAULO FERREIRA/FOTOARENA

Atleta Terezinha Aparecida Guilhermina disputando a corrida dos 100 metros rasos nos Jogos Parapan-Americanos em Toronto, Canadá. Agosto de 2015.

### Organizando os dados

Observe parte de um pictograma com a quantidade de medalhas de ouro que alguns países obtiveram nos Jogos Paralímpicos de 2012, em Londres.

**Medalhas de ouro de alguns países nas Paralimpíadas de 2012**

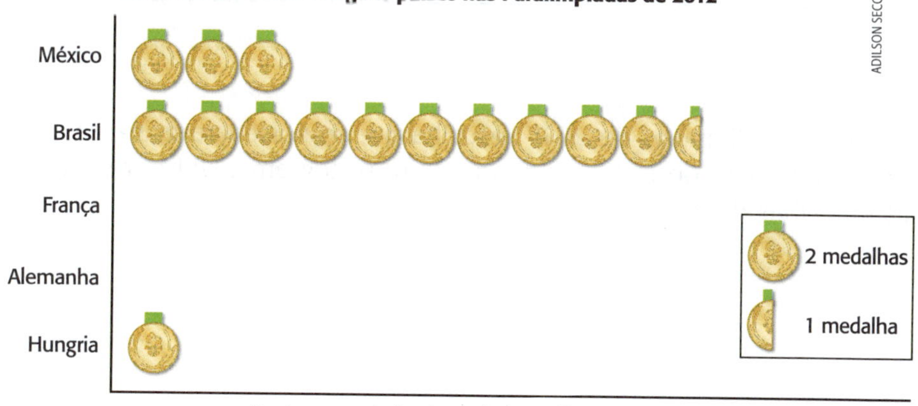


ADILSON SECCO

Fonte: <www.bol.uol.com.br/paraolimpiadas/2012/quadro-de-medalhas/>. Acesso em: 28 jun. 2016.

Nesse pictograma, foi utilizado como símbolo uma medalha de ouro. Cada símbolo representa 2 medalhas e metade desse símbolo representa 1 medalha. Concluímos que a Hungria, que está representada com 1 símbolo inteiro, conquistou 2 medalhas de ouro nas Paraolimpíadas de 2012. Já o Brasil, que está representado com 10 medalhas inteiras e 1 metade, conquistou 21 medalhas de ouro ($10 \cdot 2 + 1 = 21$).

Em 2012, a França conquistou 8 medalhas de ouro e a Alemanha, 18 medalhas de ouro.

**1.** Desenhe no pictograma acima os símbolos para representar essas quantidades que estão faltando.

### Analisando os dados

**2.** Agora, responda às questões.

a) Como é possível determinar, sem fazer contas, qual desses países ganhou mais medalhas?

______________________________________________

______________________________________________

______________________________________________

b) Quantas medalhas de ouro ganhou cada um dos cinco países?

______________________________________________

c) Se cada símbolo inteiro valesse 4 medalhas, como ficaria a representação da quantidade de medalhas de cada país?

______________________________________________

______________________________________________

______________________________________________

______________________________________________

d) Qual é a importância de ocorrer um evento como as Paralimpíadas?

______________________________________________

______________________________________________

______________________________________________

______________________________________________

## Pratique mais

3. Pensando nos Jogos Paralímpicos de 2016, escolha quatro países participantes, pesquise a quantidade de medalhas de ouro de cada um e monte um pictograma. Utilize recortes e colagens para representar as medalhas de ouro.

**4.** Agora, reúna-se com um colega e respondam às seguintes questões:

**a)** Cada símbolo que você utilizou vale quantas medalhas de ouro?

___

**b)** Quais foram as dificuldades que você teve em elaborar seu pictograma?

___

___

___

UNIDADE 7

# Porcentagem e tratamento da informação

## Reveja a jornada

### Porcentagem

Podemos calcular de diversos modos a porcentagem de determinada quantidade.

Exemplos:

a) Calcular 50% de 400 usando frações equivalentes e calculando a fração de uma quantidade:
$50\% = \frac{50}{100} = \frac{1}{2}$. Então, 50% de 400 é o mesmo que: $\frac{1}{2} \cdot 400 = 200$.

b) Calcular 30% de 50 transformando a fração em um número na forma decimal:
$30\% = \frac{30}{100} = 0{,}3$. Então, 30% de 50 é o mesmo que: $0{,}3 \cdot 50 = 15$.

c) Calcular 25% de 200 usando a proporcionalidade:
Como 100% corresponde ao valor total, então 25% é o mesmo que 100% : 4. Portanto, 25% de 200 é o mesmo que: $\frac{200}{4} = 50$.

### Tabela

A organização dos dados de uma pesquisa em tabelas facilita a leitura e a análise dos resultados e possibilita a interpretação dos dados com mais rapidez e eficiência.

Exemplo:

**Animais de estimação dos alunos do 7º ano**

| Tipos de animais de estimação | Frequência absoluta | Frequência relativa |
|---|---|---|
| Cachorro | 9 | $\frac{9}{20} = \frac{9}{20} \cdot \frac{5}{5} = \frac{45}{100} = 45\%$ |
| Gato | 4 | $\frac{4}{20} = \frac{4}{20} \cdot \frac{5}{5} = \frac{20}{100} = 20\%$ |
| Nenhum | 4 | $\frac{4}{20} = \frac{4}{20} \cdot \frac{5}{5} = \frac{20}{100} = 20\%$ |
| *Hamster* | 1 | $\frac{1}{20} = \frac{1}{20} \cdot \frac{5}{5} = \frac{5}{100} = 5\%$ |
| Peixe | 2 | $\frac{2}{20} = \frac{2}{20} \cdot \frac{5}{5} = \frac{10}{100} = 10\%$ |

Dados elaborados pelo autor.

**Animais de estimação dos alunos do 7º ano** ← título

| Tipos de animais de estimação | Frequência absoluta | Frequência relativa |
|---|---|---|
| Cachorro | 9 | 45% |
| Gato | 4 | 20% |
| Nenhum | 4 | 20% |
| *Hamster* | 1 | 5% |
| Peixe | 2 | 10% |

Dados elaborados pelo autor. ← fonte

Frequência relativa ← razão entre a quantidade de alunos que indicou cada um dos tipos de animais e o total de alunos do 7º ano

Frequência absoluta ← quantidade de alunos que indicou cada um dos tipos de animais

## Gráfico de barras

Os gráficos permitem representar visualmente os dados obtidos e organizados na forma de uma tabela.

Exemplo:

título → **Percentual de domicílios com alguns bens duráveis no Brasil (2012/2013)**

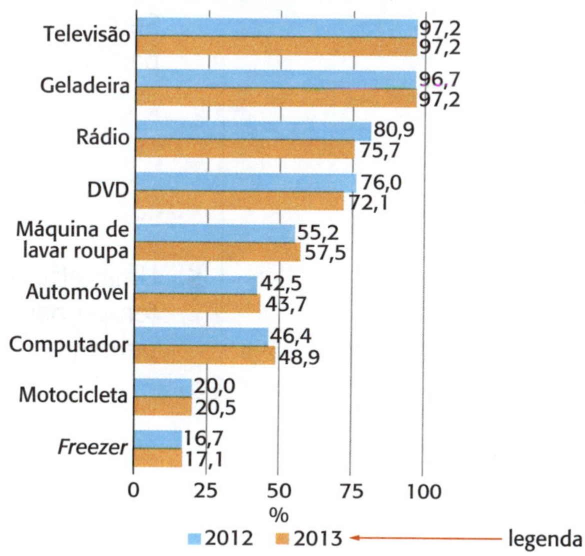


Fonte: IBGE. Diretoria de Pesquisas, Coordenação de Trabalho e Rendimento, Pesquisa Nacional por Amostra de Domicílios 2012/2013. ← fonte

## Probabilidade

- A **probabilidade** de ocorrência de um evento é um número maior ou igual a ____________ e menor ou igual a ____________.
- A probabilidade de ocorrência de um evento é dada por meio da seguinte razão:

$$\text{probabilidade de ocorrência de um evento} = \frac{\text{número de casos favoráveis}}{\text{número total de casos}}$$

- **Experimentos aleatórios**: situações que podem produzir resultados diferentes quando repetidas em idênticas condições, ou seja, não é possível prever o ____________.
- **Evento impossível**: quando a probabilidade de um evento ocorrer é igual a ____________.
- **Evento certo**: quando a probabilidade de um evento ocorrer é igual a ____________.

## Para praticar

### 1. Porcentagens: retomada e aplicações

**1.** Determine a porcentagem correspondente à parte colorida em cada figura.

a)

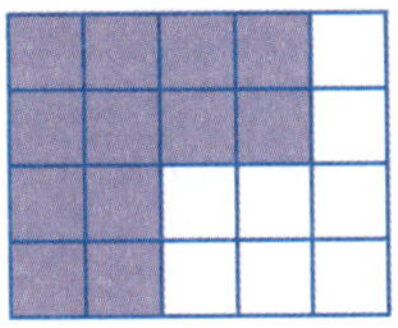

b)

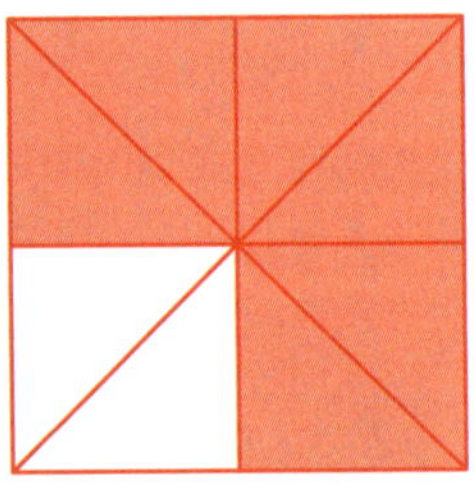

**2.** Uma geladeira que custa R$ 1 380,00 tem 15% de desconto se for paga à vista. Qual é o valor da geladeira com o desconto?

**3.** Uma loja de calçados colocou todos os seus produtos em liquidação. Qualquer calçado tem 40% de desconto sobre o preço da etiqueta. Qual é o preço a ser pago pelo tênis mostrado abaixo?

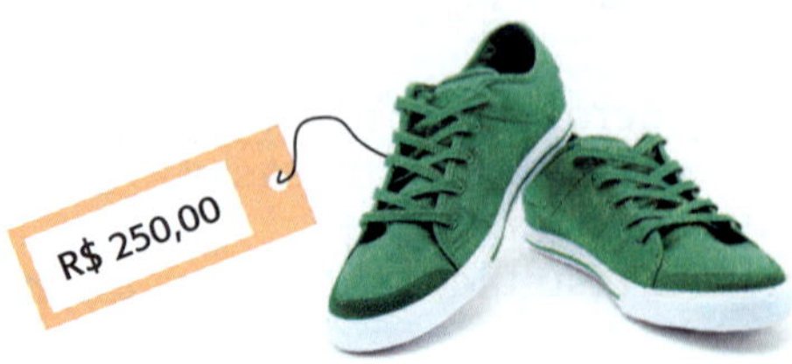


NATALIIA K/SHUTTERSTOCK.COM

**4.** Em uma aula de Educação Física, o professor fez uma votação com os alunos sobre qual esporte, entre vôlei e basquete, eles gostariam de praticar naquele dia. Veja a seguir o resultado da votação.

| Esporte | Percentual de votos (%) |
|---|---|
| Vôlei | 75 |
| Basquete | 25 |

Se 30 alunos escolheram vôlei, quantos alunos participaram da votação?

**5.** Uma calça custava R$ 350,00 e depois de algum tempo passou a custar R$ 262,50. Qual foi o percentual de redução no preço dessa calça?

**6.** Observe o retângulo representado a seguir.

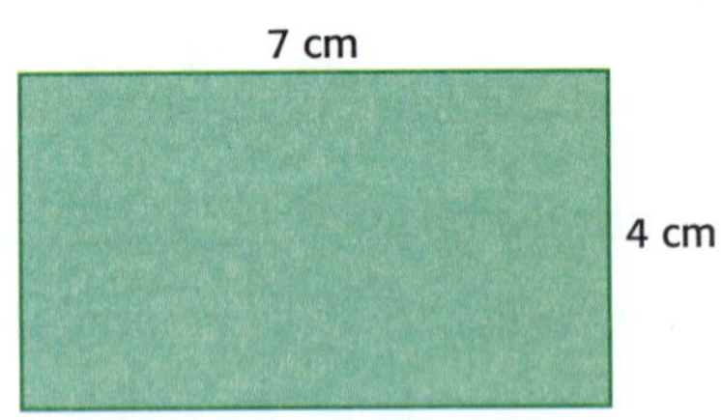


Se a medida de comprimento desse retângulo aumentar 10% e a medida da largura aumentar 20%, de quanto será o aumento da área desse retângulo?

**7.** (Obmep) Em 2009 uma escola tinha 320 alunos esportistas, dos quais 45% jogavam vôlei. Em 2010 essa porcentagem diminuiu para 25%, mas o número de jogadores de vôlei não se alterou. Qual era o número de alunos esportistas em 2010?

a) 480

b) 524

c) 560

d) 576

e) 580

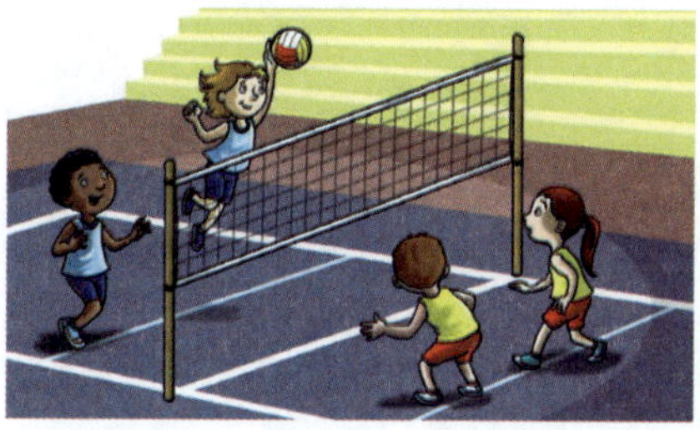

HAGAQUEZART ESTÚDIO

**8.** A mensalidade de uma escola é paga por meio de boleto. Caso o boleto seja pago com atraso, é cobrada uma multa de R$ 8,00 mais 0,5% por dia de atraso. Se a mensalidade dessa escola é R$ 1 500,00, quantos reais serão pagos se o boleto bancário for pago 2 dias após o vencimento?

**9.** (OBM) Júlia comprou 3 camisetas iguais e pagou sua compra com desconto de 10%, enquanto que seu irmão comprou 2 camisetas iguais às de Júlia com desconto de 5%. Júlia gastou 12 reais a mais que seu irmão. Qual era, em reais, o preço sem desconto de cada camiseta?

**10.** (OBM) Na tabela abaixo vemos uma parte dos resultados das eleições num certo país, na qual os porcentuais se referem ao número total de eleitores.

| Turnos \ Partidos | AA | BB | CC | Outros partidos e votos nulos |
|---|---|---|---|---|
| 1º turno | 39% | 31% | 20% | 10% |
| 2º turno | ? | ? | 0 | ? |

No segundo turno, todos os eleitores que votaram no partido AA mantiveram seus votos e o mesmo ocorreu com os eleitores do partido BB. Dos que votaram no partido CC no primeiro turno, 40% votou no partido AA e os demais no partido BB. Dos que haviam votado em outros partidos ou anulado o seu voto, 60% continuou sem votar em AA ou BB e o restante votou parte em AA e parte em BB. Dessa forma, é correto afirmar que:

a) AA venceu com mais de 47% dos votos.

b) BB venceu com 47% dos votos.

c) AA venceu com 51% dos votos.

d) BB venceu com mais de 43% dos votos.

e) Nenhuma das afirmações anteriores decorre das informações dadas.

## 2. Organização de dados

**11.** O gráfico abaixo mostra a quantidade de calorias (por porção) de alguns grupos de alimentos.

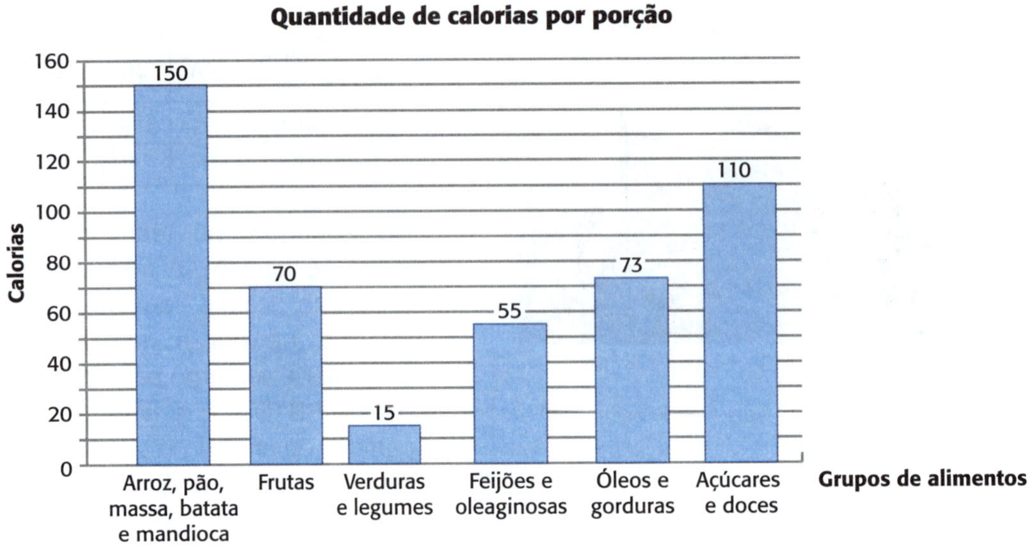


Dados elaborados pelo autor.

De acordo com o gráfico, responda às questões a seguir.

a) Dos grupos apresentados, qual tem a maior quantidade de calorias por porção? E a menor?

______________________________________________

b) Qual é o segundo grupo com a maior quantidade de calorias por porção?

______________________________________________

**12.** (Enem) Uma pesquisa de mercado foi realizada entre os consumidores das classes sociais **A**, **B**, **C** e **D** que costumam participar de promoções tipo sorteio ou concurso. Os dados comparativos, expressos no gráfico, revelam a participação desses consumidores em cinco categorias: via Correios (juntando embalagens ou recortando códigos de barra), via internet (cadastrando-se no *site* da empresa/marca promotora), via mídias sociais (redes sociais), via SMS (mensagem por celular) ou via rádio/TV.

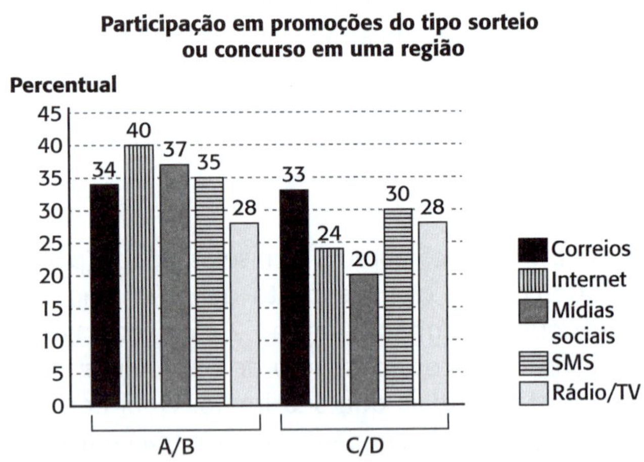


Uma empresa vai lançar uma promoção utilizando apenas uma categoria nas classes **A** e **B** (A/B) e uma categoria nas classes **C** e **D** (C/D).

De acordo com o resultado da pesquisa, para atingir o maior número de consumidores das classes A/B e C/D, a empresa deve realizar a promoção, respectivamente, via:

a) Correios e SMS.

b) internet e Correios.

c) internet e internet.

d) internet e mídias sociais.

e) rádio/TV e rádio/TV.

**13.** Foi realizada uma pesquisa com os alunos do 7º ano para saber qual a fruta preferida de cada um deles. Veja na tabela a seguir o resultado dessa pesquisa.

**Fruta preferida dos alunos do 7º ano**

| Frutas | Frequência absoluta | Frequência relativa |
|---|---|---|
| Laranja | 19 | |
| Banana | 15 | |
| Maçã | 8 | |
| Uva | 4 | |
| Mamão | 4 | |

Dados elaborados pelo autor.

Complete a tabela com os dados que estão faltando.

**14.** (Enem) A cidade de Guarulhos (SP) tem o 8º PIB municipal do Brasil, além do maior aeroporto da América do Sul. Em proporção, possui a economia que mais cresce em indústrias, conforme mostra o gráfico.

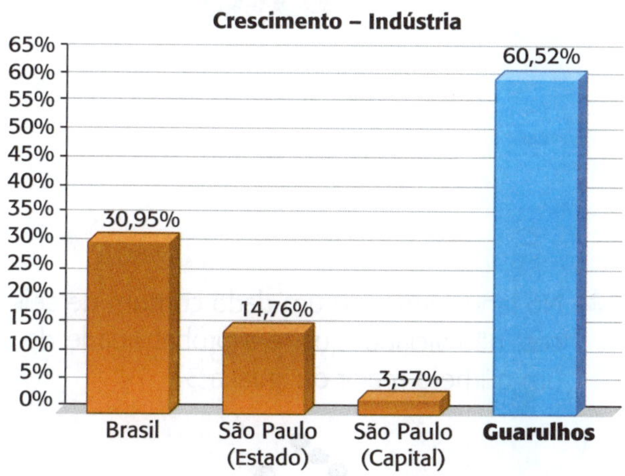


Fonte: IBGE, 2002-2008 (adaptado).

Analisando os dados percentuais do gráfico, qual a diferença entre o maior e o menor centro em crescimento no polo das indústrias?

a) 75,28

b) 64,09

c) 56,95

d) 45,76

e) 30,07

**15.** (OBM) O gráfico abaixo refere-se à prática esportiva dos alunos do 6º ano de uma escola. Nenhum dos meninos que jogam futebol ou vôlei joga basquete e nenhuma menina que joga basquete ou vôlei joga futebol. Há cinco meninos e três meninas que não praticam nenhum dos três esportes. Pelo menos quantos alunos há no 6º ano?

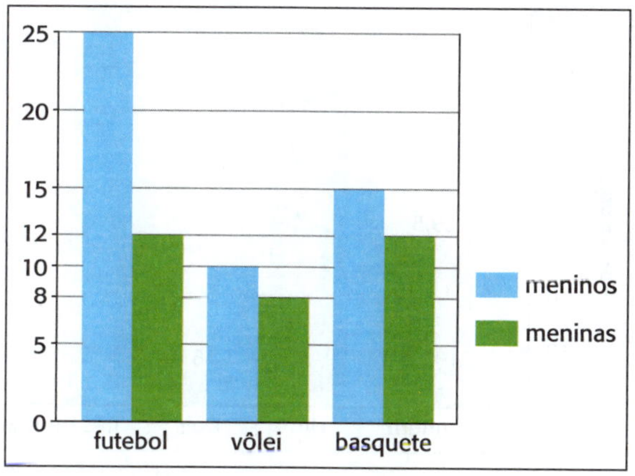


a) 37

b) 45

c) 50

d) 64

e) 72

**16.** Observe a tabela representada abaixo e faça o que se pede a seguir.

**Quantidade de irmãos dos alunos do 7º ano**

| Quantidade de irmãos | Frequência absoluta | Frequência relativa |
|---|---|---|
| Nenhum | 126 | |
| Um | 59 | |
| Dois | 12 | |
| Três ou mais | 3 | |

Dados elaborados pelo autor.

a) Complete a tabela com os dados que estão faltando.

b) Indique qual dos gráficos a seguir corresponde aos dados apresentados na tabela.

I.

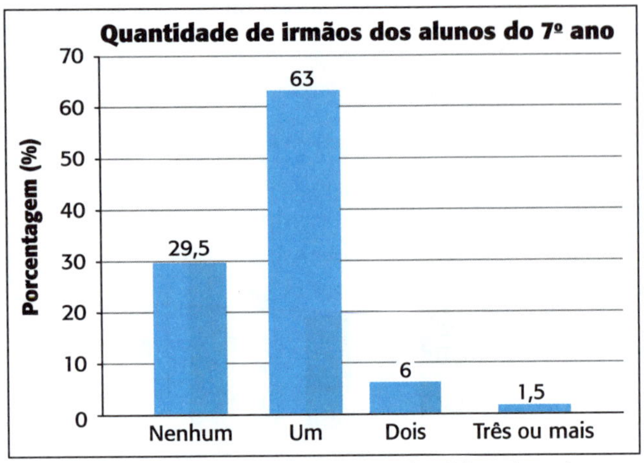


Dados elaborados pelo autor.

II.

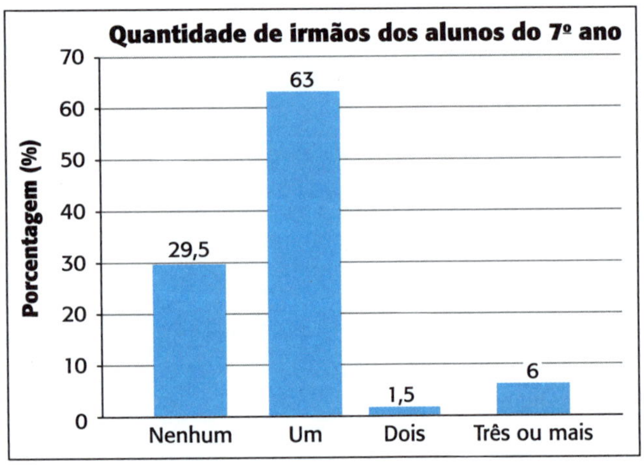


Dados elaborados pelo autor.

III.

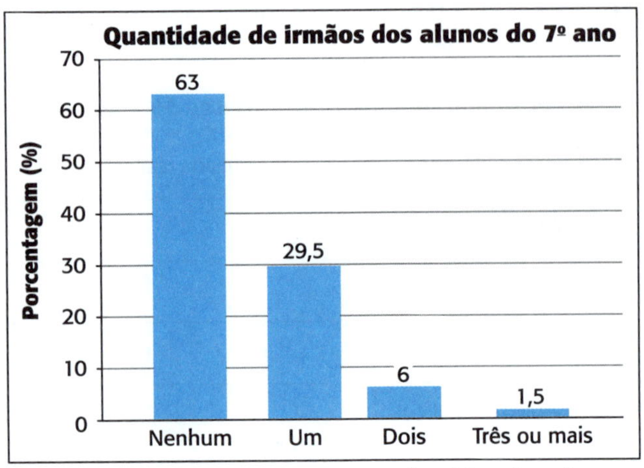


Dados elaborados pelo autor.

IV.

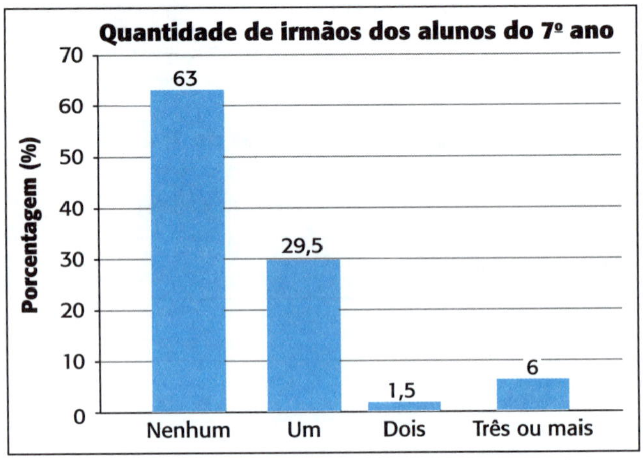


Dados elaborados pelo autor.

## 3. A ideia de probabilidade

**17.** Observe a urna representada abaixo. Qual é a probabilidade de se retirar ao acaso uma bola vermelha dessa urna?

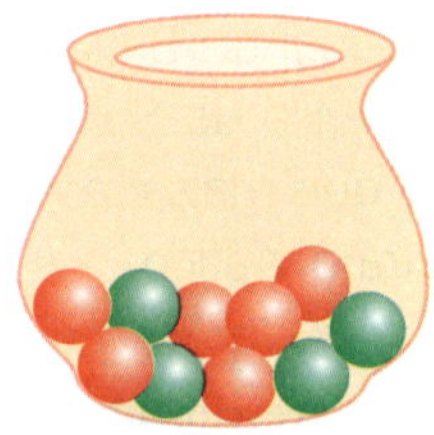

**18.** No lançamento de um dado comum de seis faces, não viciado, qual é a probabilidade de sair um número maior ou igual a 3?

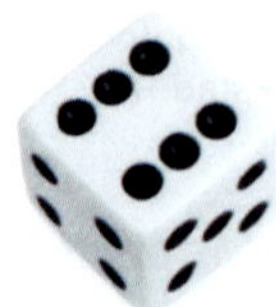

PLANNER/SHUTTERSTOCK.COM

**19.** Em uma sala de aula há 40 alunos, sendo 18 meninos. Um aluno será escolhido, por meio de sorteio, para ser o representante da sala. Qual é a probabilidade de o aluno sorteado ser menina?

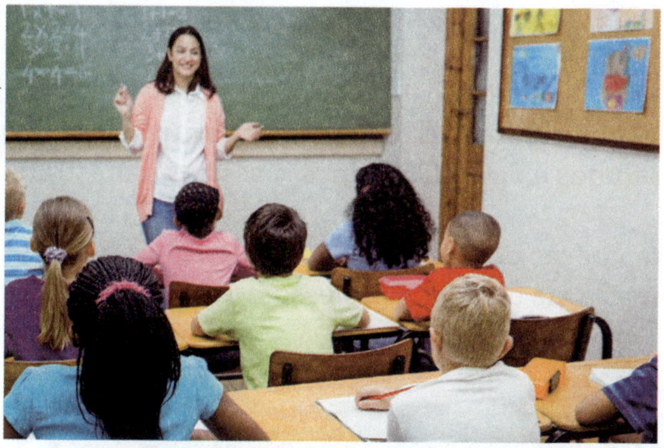
THINKSTOCK/GETTY IMAGES

**20.** (Enem) Em uma central de atendimento, cem pessoas receberam senhas numeradas de 1 até 100. Uma das senhas é sorteada ao acaso. Qual é a probabilidade de a senha sorteada ser um número de 1 a 20?

a) 1/100

b) 19/100

c) 20/100

d) 21/100

e) 80/100

**21.** Uma roleta tem a forma de um círculo dividido em 8 regiões de mesma área, como mostra a figura a seguir.

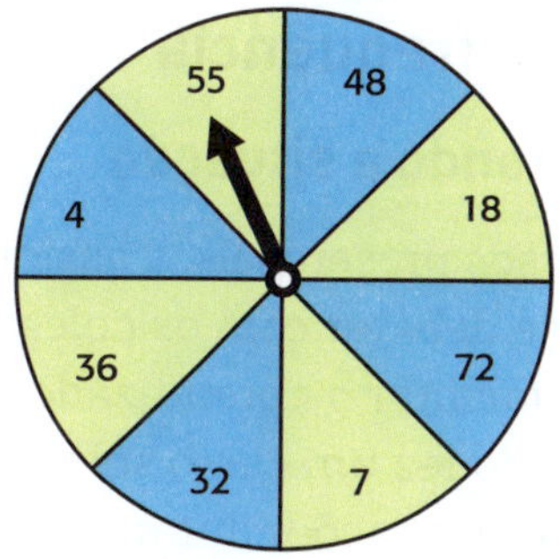


Qual é a probabilidade de, em um sorteio ao acaso, o ponteiro parar sobre um número múltiplo de 6?

**22.** As cartas de um jogo são numeradas de 0 a 9, como mostra a imagem abaixo.

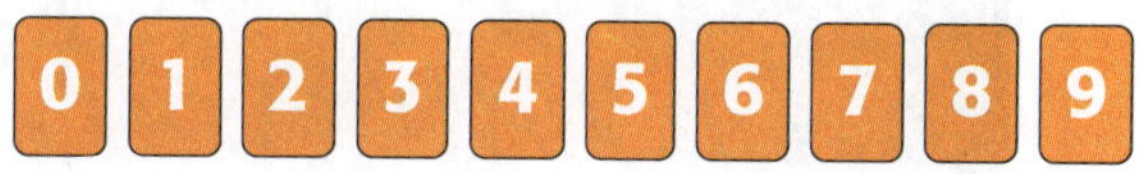


O jogo é disputado em 3 rodadas. Em cada rodada, os jogadores devem embaralhar as cartas e sortear uma carta para cada um deles. Depois, devem anotar o número indicado na carta sorteada. Ganha o jogador que obtiver a maior pontuação somando os pontos das três rodadas. Gustavo e Bruno estão jogando e obtiveram os seguintes pontos:

| Jogador | 1ª rodada | 2ª rodada | 3ª rodada |
|---|---|---|---|
| Gustavo | 5 | 6 | 4 |
| Bruno | 9 | 1 | |

De acordo com esses dados, qual é a probabilidade de Bruno ganhar o jogo?

# Leitura do mundo

## Tabela de frequência

### Apresentando a situação

Em cursos presenciais, a assiduidade nas aulas é importante para tirar eventuais dúvidas com o professor e debater com os colegas a respeito dos estudos e das dificuldades, e assim criar estratégias para facilitar o aprendizado.

Reginaldo fez um curso sobre cuidados com a preparação de alimentos. Esse curso durou 25 dias e teve duas avaliações durante esse período. No primeiro dia de aula, a professora do curso escreveu o seguinte critério de avaliação na lousa:

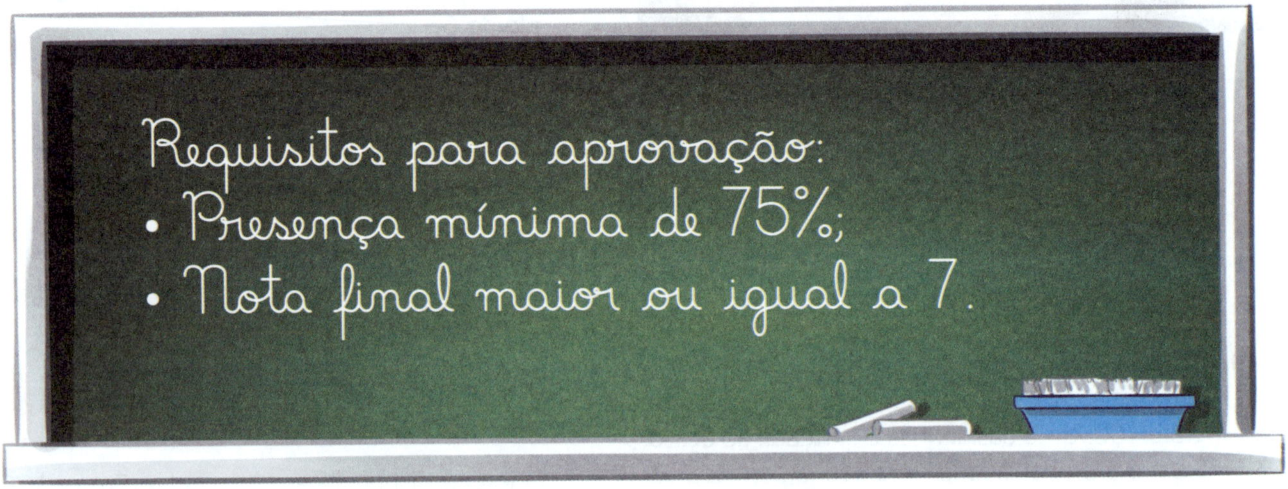


Ao final do curso, a professora apresentou a quantidade de faltas de cada aluno. Observe.

**Quantidade de faltas de cada aluno**

| Nome | Faltas |
|---|---|
| Alice | 3 |
| Bernardo | 1 |
| Caroline | 8 |
| Luciana | 3 |
| Marcelo | 0 |
| Reginaldo | 6 |
| Wesley | 7 |

Dados elaborados pelo autor.

## Organizando os dados

**1.** Complete a tabela abaixo com a **frequência absoluta**, ou seja, a quantidade de dias que os alunos frequentaram o curso. Em seguida, calcule a **frequência relativa**.

**Frequência no curso sobre cuidados com a preparação de alimentos**

| Nome | Frequência absoluta | Frequência relativa |
|---|---|---|
| Alice | | $\frac{22}{25} = \frac{22 \cdot 4}{25 \cdot 4} = \frac{88}{100} = 88\%$ |
| Bernardo | | $\frac{24}{25} = \frac{24 \cdot 4}{25 \cdot 4} = \frac{96}{100} = 96\%$ |
| Caroline | | $\frac{17}{25} = \frac{17 \cdot 4}{25 \cdot 4} = \frac{68}{100} = 68\%$ |
| Luciana | | |
| Marcelo | | |
| Reginaldo | | $\frac{19}{25} = \frac{19 \cdot 4}{25 \cdot 4} = \frac{76}{100} = 76\%$ |
| Wesley | | $\frac{18}{25} = \frac{18 \cdot 4}{25 \cdot 4} = \frac{72}{100} = 72\%$ |

Dados elaborados pelo autor.

## Analisando os dados

**2.** Agora, responda às questões.

a) Quais alunos do curso foram reprovados por falta?

______________________________

______________________________

______________________________

b) Para qual aluno não foi necessário realizar cálculos para determinar a frequência relativa? Por quê?

______________________________

______________________________

______________________________

c) Qual o número máximo de faltas que um aluno pode ter nesse curso para não ser reprovado?

______________________________

______________________________

______________________________

d) Você costuma faltar muito às aulas? Pense sobre os problemas que a quantidade de faltas pode causar.

______________________________

______________________________

## Pratique mais

**3.** Marisa participou de um jogo de derrubar latinhas em um parque de seu bairro. São 10 latinhas no total e o participante tem quatro chances de derrubá-las. Preencha a tabela com os dados que faltam sabendo que cada latinha derrubada equivale a 5 pontos e que o participante ganha um prêmio quando acerta no mínimo 60% da pontuação total.

**Quantidade de latas derrubadas por Marisa**

| Tentativa | Número de latas derrubadas | Frequência/pontuação | Frequência relativa |
|---|---|---|---|
| 1ª | 2 | 10 | |
| 2ª | 1 | | |
| 3ª | 1 | | |
| 4ª | 3 | | |

Dados elaborados pelo autor.

**4.** Agora, responda às questões.

a) Quantos pontos Marisa fez no total?

______________________________________________

b) Qual foi a porcentagem total de latas derrubadas? Ela ganhou prêmio?

______________________________________________

c) Quantas latas o participante precisa derrubar, no mínimo, para ganhar um prêmio?

______________________________________________

______________________________________________

d) A Constituição brasileira diz que a cada quatro anos deve haver eleições para senadores, tendo o mandato deles duração de 8 anos. Com relação a junho de 2016, a quantidade de senadores e senadoras está indicada na tabela a seguir. Preencha a frequência relativa dos senadores.

**Número de senadores federais no Brasil em junho de 2016**

| Senado Federal Brasileiro | Frequência absoluta | Frequência relativa |
|---|---|---|
| senadores | 68 | |
| senadoras | 13 | |

Fonte: <www25.senado.leg.br/web/senadores/em-exercicio/-/e/por-nome>. Acesso em: 25 jun. 2016.

e) Pesquise a quantidade de homens e de mulheres do Brasil e compare com a porcentagem deles no Senado Federal.

______________________________________________

______________________________________________

______________________________________________

______________________________________________

# UNIDADE 8 Área e volume

## Reveja a jornada

### Área

- A **área** de uma figura plana é a medida da ____________________ dessa figura.

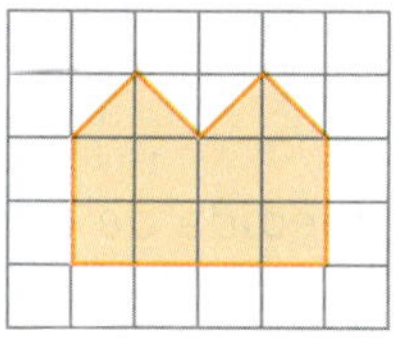

A área dessa figura equivale à de 10 ☐.
Nesse caso, a unidade de medida de superfície, ou seja, a unidade de área adotada foi o ☐.

### Unidades de medida de superfície

- O ____________________ quadrado é a unidade-padrão de medida de superfície. Indicamos essa unidade de medida por ____________________.
- O ____________________ quadrado ($km^2$) é um múltiplo do metro quadrado.
- O ____________________________________ ($cm^2$) é um submúltiplo do metro quadrado.
- Um ____________________ (ha) corresponde à área de um quadrado cujos lados medem 100 metros de comprimento, ou seja, um hectare equivale a ____________________ metros quadrados.

### Área de figuras planas

- Quando duas figuras têm ____________________ iguais, dizemos que são **figuras equivalentes**.

Exemplo:

As figuras representadas ao lado têm diferentes formas, mas áreas iguais, pois foram formadas pelo mesmo retângulo e pelo mesmo quadrado.

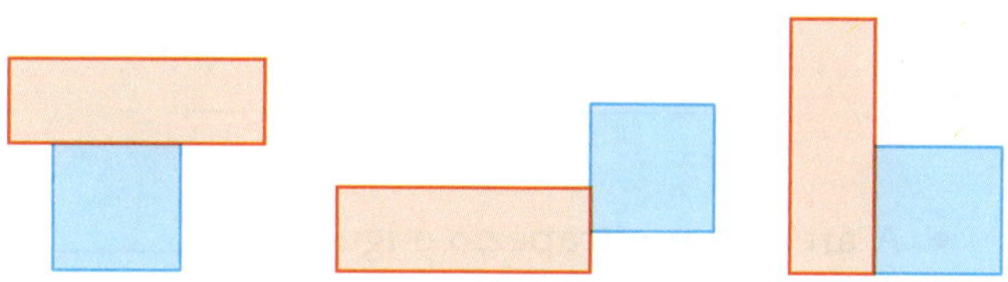

- A **área de um retângulo** pode ser calculada por meio do produto da medida da ____________________ pela medida da altura.

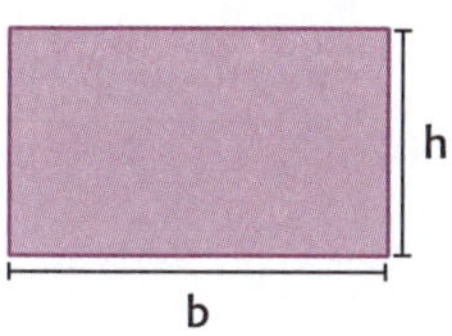


$$A_{retângulo} = b \cdot h$$

medida da base (b) — medida da altura (h)

- **A área de um quadrado** pode ser calculada por meio do produto da medida dos _______________ desse quadrado.

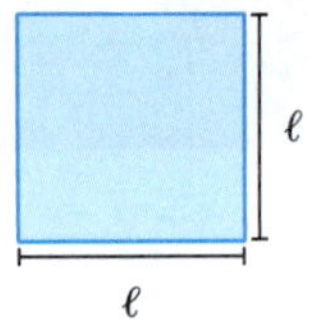


$$A_{quadrado} = \ell \cdot \ell \quad \text{ou} \quad A_{quadrado} = \ell^2$$

medida do lado

- **A área de um paralelogramo** pode ser calculada por meio do produto da medida da base pela medida da _______________.

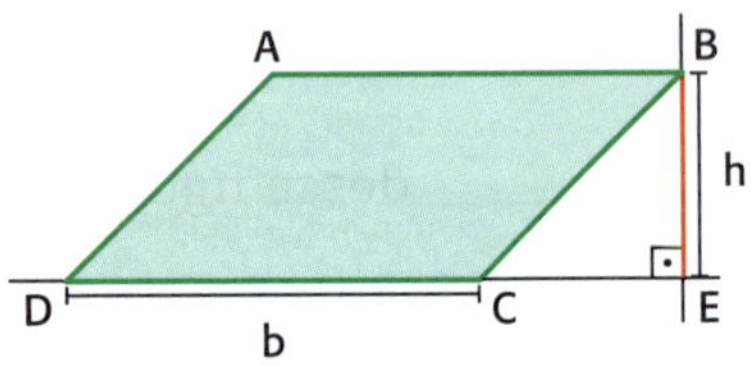


$$A_{paralelogramo} = b \cdot h$$

medida da base — medida da altura

- **A área de um triângulo** é igual à _______________ do produto da medida da base pela medida da altura relativa à base.

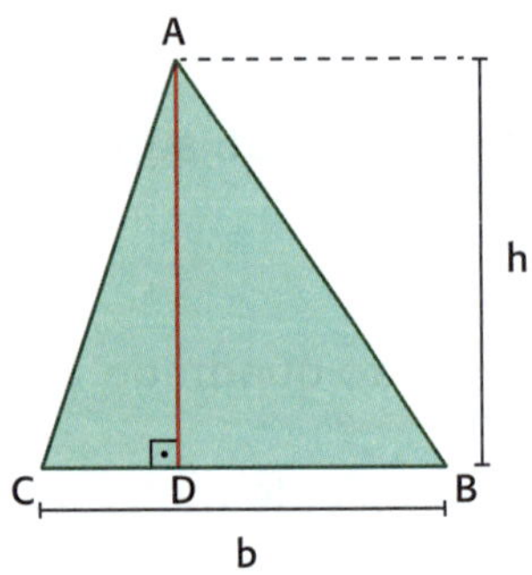


medida da base — medida da altura relativa à base

$$A_{triângulo} = \frac{b \cdot h}{2}$$

- **A área de um losango** é igual à _______________ do produto da medida da diagonal maior pela medida da diagonal menor.

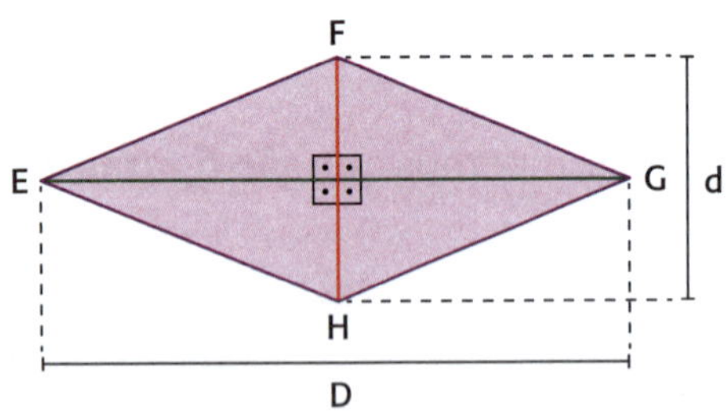


medida da diagonal maior — medida da diagonal menor

$$A_{losango} = \frac{D \cdot d}{2}$$

- **A área de um trapézio** é igual à _______________ do produto da medida da altura pela soma das medidas das bases (maior e menor).

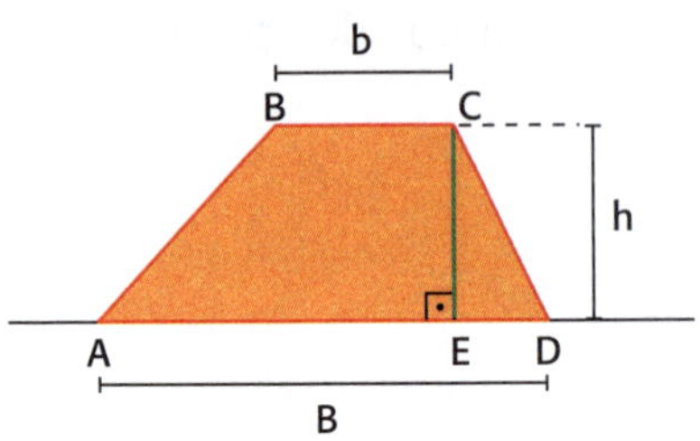


medida da base menor

medida da base maior — medida da altura

$$A_{trapézio} = \frac{(B + b) \cdot h}{2}$$

## Volume

- O **volume** é a medida do espaço ocupado por um corpo.

  Exemplo:

  Considerando o 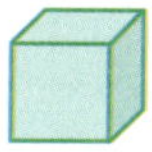 como unidade de volume, o empilhamento abaixo tem 7 unidades de volume.

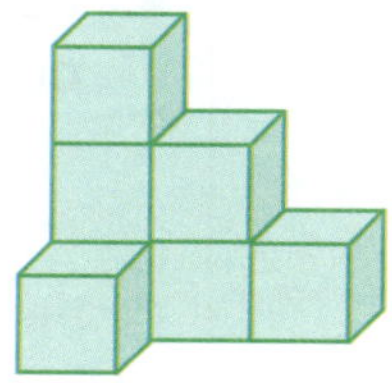

## Unidades de medida de volume

- O ______________ cúbico é a unidade-padrão de medida de volume. Indicamos essa unidade de medida por ______________.
- O ______________ cúbico ($km^3$) é um múltiplo do metro cúbico.
  - 1 $km^3$ equivale a ______________ $m^3$.
- O ______________ cúbico ($dm^3$) e o ______________ ($cm^3$) são submúltiplos do metro cúbico.
  - 1 $m^3$ equivale a ______________ $dm^3$.
  - 1 $dm^3$ equivale a ______________ $cm^3$.

## Volume de alguns sólidos geométricos

- O **volume de um bloco retangular** de arestas de medidas **a**, **b** e **c** pode ser calculado por meio da seguinte fórmula:

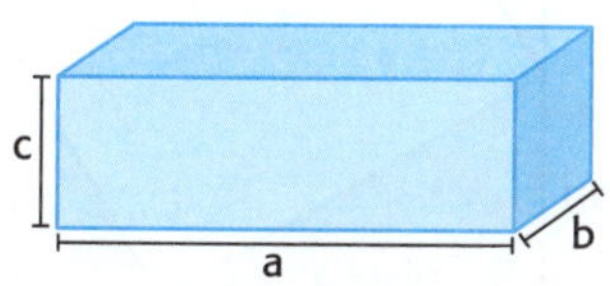


$$V_{\text{bloco retangular}} = a \cdot b \cdot c$$

- O **volume de um cubo** cujas arestas medem **a** pode ser calculado por meio da seguinte fórmula:

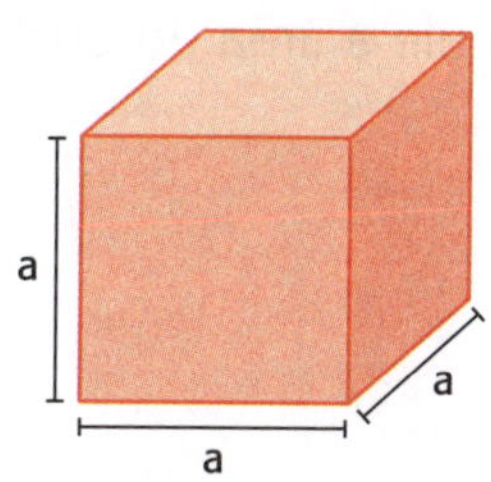


$$V_{\text{cubo}} = a^3$$

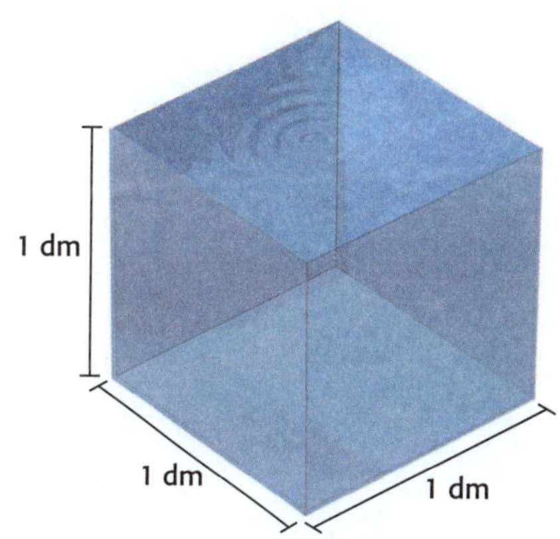


- Algumas **relações entre volume e capacidade**:
  - 1 L equivale a ______________ $dm^3$.
  - 1 mL equivale a ______________ $cm^3$.
  - 1000 L equivalem a ______________ $m^3$.

## Para praticar

# 1. Medindo superfícies

**1.** Calcule a área da figura abaixo utilizando a unidade de medida indicada.

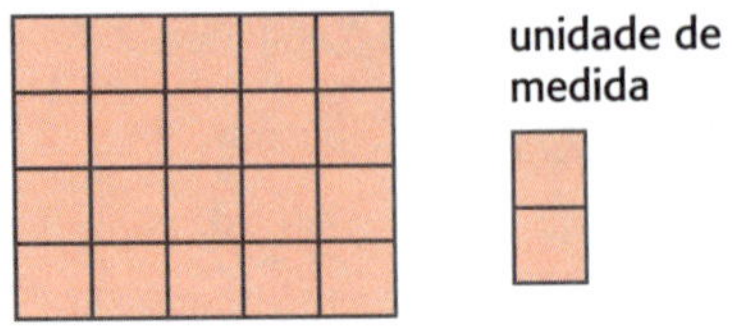


**2.** Considere um terreno retangular com as medidas indicadas na figura abaixo.

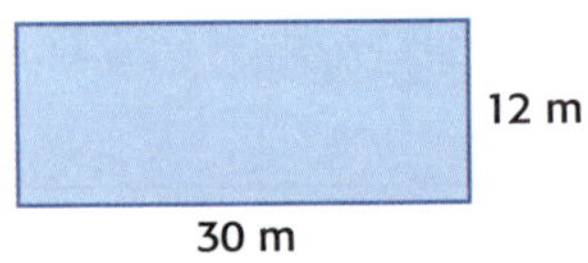


Esse terreno foi colocado à venda por R$ 2 800,00 o metro quadrado. De acordo com esse dado, qual é o valor total do terreno?

**3.** Determine a medida da largura do retângulo para que ele seja equivalente ao quadrado.

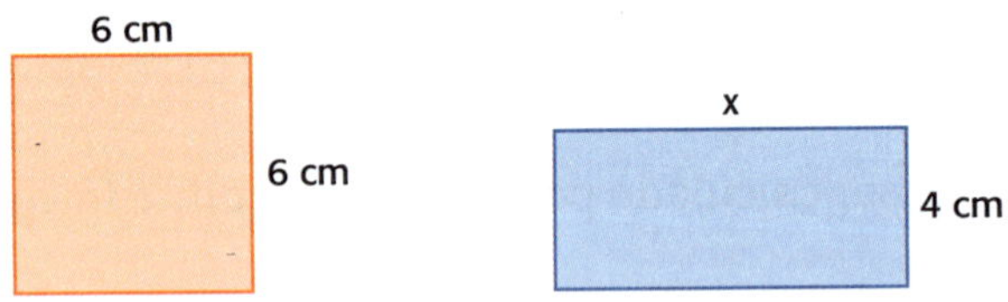


**4.** Calcule a área da região destacada na malha quadriculada abaixo.

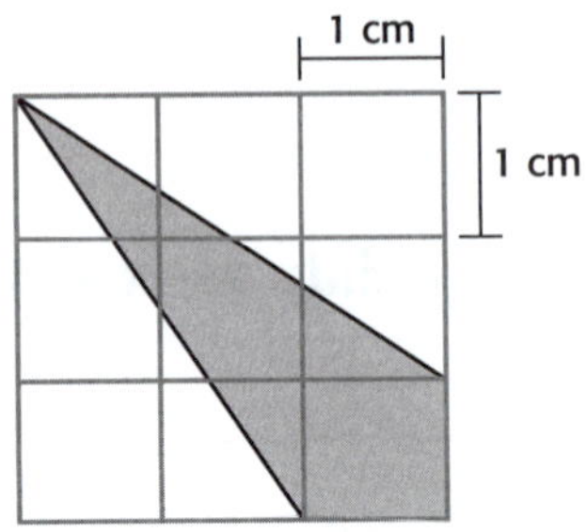


**5.** Na figura a seguir, tem-se um quadrado interno a outro quadrado.

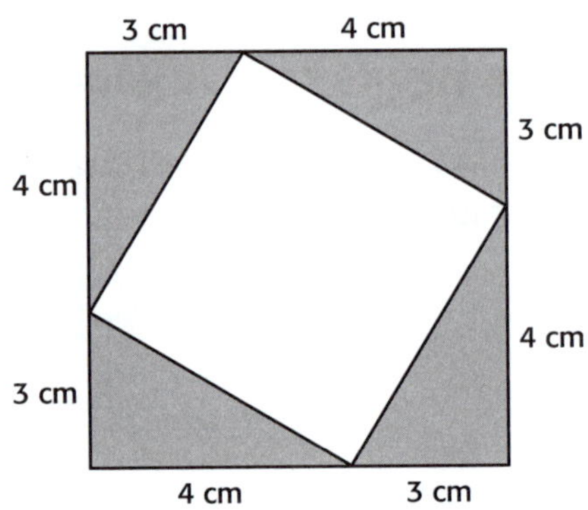


Calcule a área do quadrado menor.

**6.** Calcule a área do terreno representado abaixo.

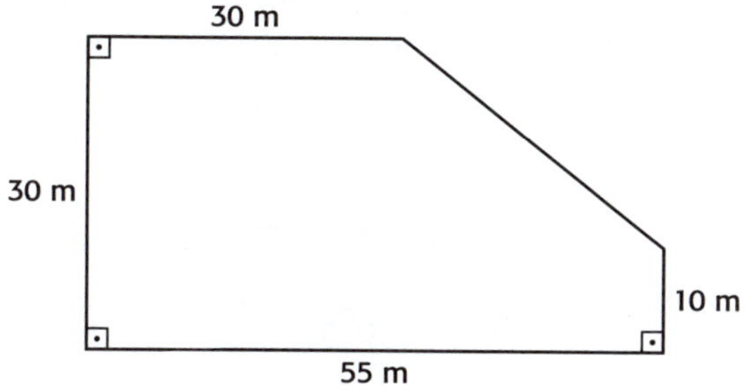


**7.** Um terreno tem a forma de um trapézio e área igual a 1 500 $m^2$. A "frente" e o "fundo" desse terreno correspondem aos lados paralelos do trapézio e medem 40 m e 60 m. Qual é a distância entre esses lados?

**8.** Para ladrilhar totalmente uma parede de 3 m de altura e 18 m de comprimento foram usados azulejos quadrados de 30 cm de lado. Quantos azulejos foram usados?

**9.** Considere um retângulo com 84 cm de perímetro e cuja medida de um dos lados é igual a 24 cm. Calcule a área desse retângulo.

**10.** Um retângulo tem perímetro de 46 m e as medidas de sua base e sua altura são números consecutivos. Qual é a área desse retângulo?

**11.** (Obmep) O retângulo abaixo, que foi recortado de uma folha de papel quadriculado, mede 4 cm de largura por 5 cm de altura. Qual é a área da região cinzenta?

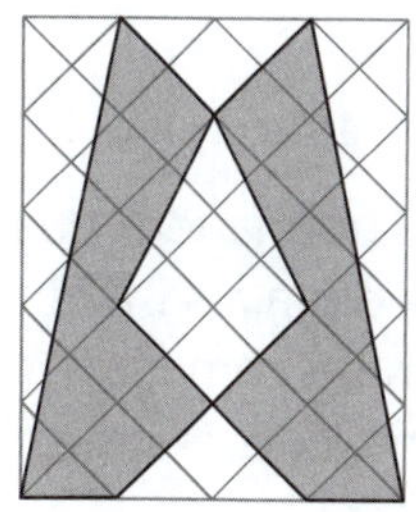

a) 10 $cm^2$

b) 11 $cm^2$

c) 12,5 $cm^2$

d) 13 $cm^2$

e) 14,5 $cm^2$

**12.** (Obmep) A figura é formada por dois quadrados, um de lado 8 cm e outro de lado 6 cm. Qual é a área da região cinza?

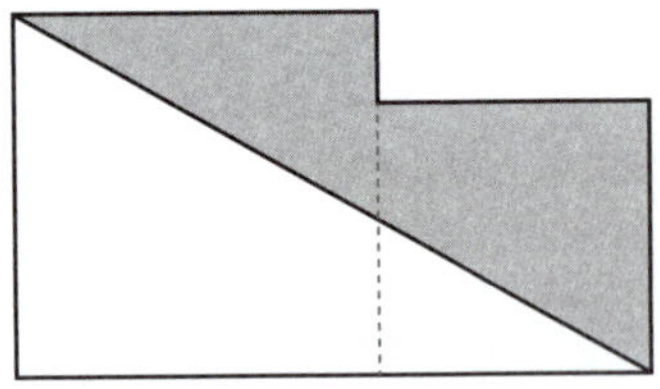

a) 44 cm²
b) 46 cm²
c) 48 cm²
d) 50 cm²
e) 56 cm²

**13.** (Obmep) Lucinha tem duas folhas retangulares, uma azul e outra rosa, ambas com 8 cm de largura e 12 cm de comprimento. Ela cortou as duas folhas ao meio, conforme indicado na figura.

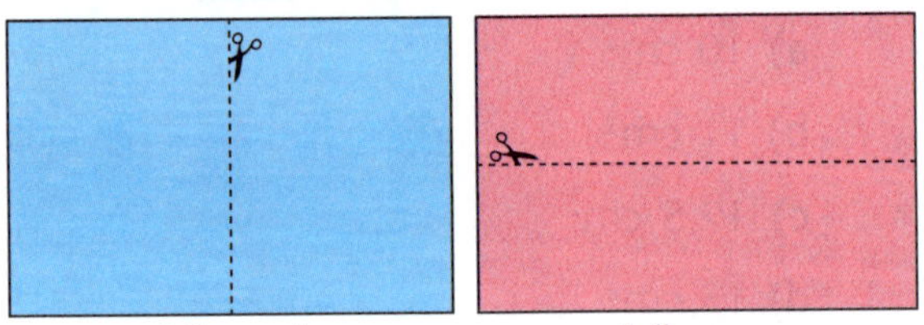


a) Lucinha pegou uma metade de cada folha e fez coincidir os lados maiores desses pedaços, formando a figura abaixo, parecida com a letra **T**. Qual é o perímetro dessa figura?

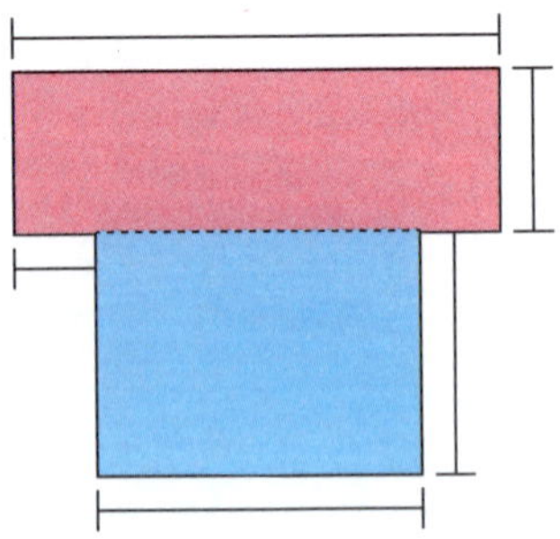

b) Em seguida, ela deslizou um pedaço sobre o outro, sem girar, formando a figura abaixo. Qual é a área do retângulo formado pela sobreposição das duas folhas?

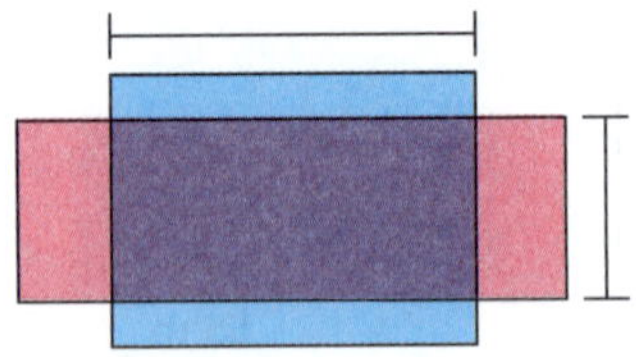

c) Depois, Lucinha juntou as duas metades da folha rosa, formando um retângulo idêntico ao original antes de ser cortado, e colocou os dois pedaços da folha azul sobre eles, conforme indicado na figura. Qual é a área da folha rosa que não foi coberta pelos pedaços da folha azul?

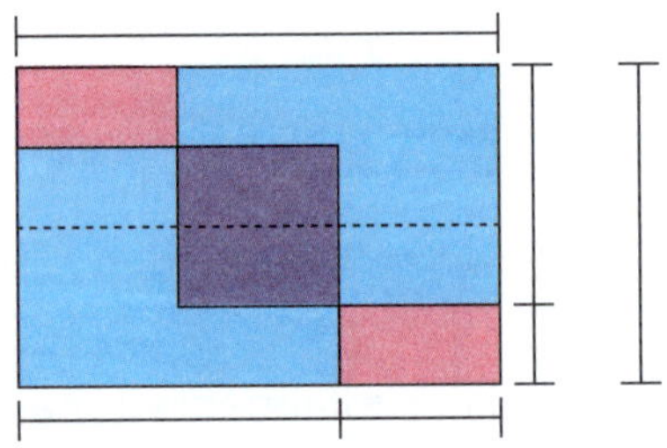

**14.** (Obmep) Dafne tem muitas peças de plástico: quadrados amarelos de lado 3 cm, quadrados azuis de lado 4 cm e triângulos retângulos verdes cujos lados menores medem 3 cm e 4 cm, como mostrado abaixo. Com estas peças e sem sobreposição, ela forma figuras como, por exemplo, o hexágono abaixo.

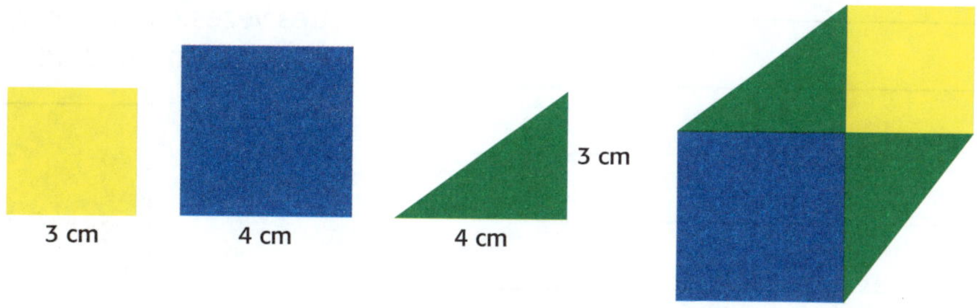


a) Qual é a área do hexágono que Dafne formou?

b) Usando somente peças quadradas, Dafne formou a figura ao lado, com um buraco em seu interior. Qual é a área do buraco?

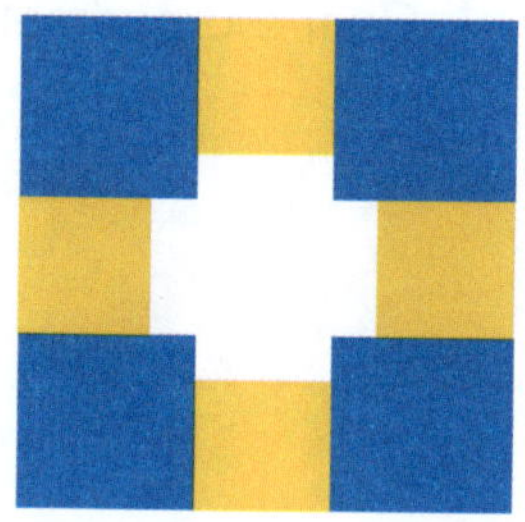

c) Mostre como Dafne pode preencher, sem deixar buracos, um quadrado de lado 15 cm com suas peças, sendo apenas uma delas um quadrado de lado 3 cm.

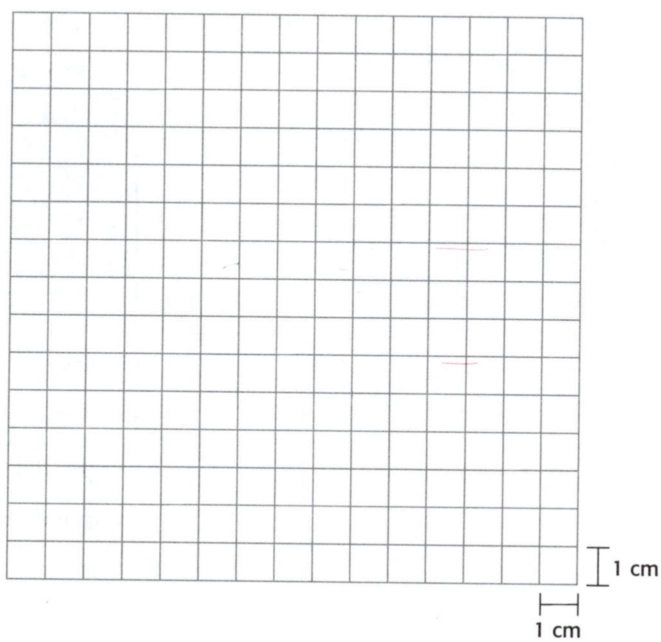

d) Explique por que Dafne não pode preencher um quadrado de lado 15 cm sem usar pelo menos um quadrado de lado 3 cm.

_______________________________________

_______________________________________

_______________________________________

_______________________________________

_______________________________________

_______________________________________

_______________________________________

**15.** (Obmep) A Professora Clotilde desenhou três figuras no quadro-negro, todas com área igual a 108 $cm^2$.

a) A primeira figura é um retângulo que tem um lado de comprimento igual a 12 cm. Qual é o perímetro desse retângulo?

b) A segunda é um retângulo dividido em um retângulo branco e um quadrado cinza de área igual a 36 $cm^2$, como na figura. Qual é o perímetro do retângulo branco?

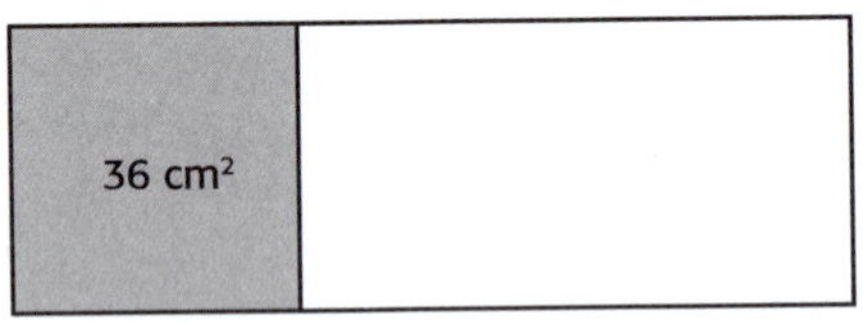


c) A terceira figura é um quadrado, que ela dividiu em dois retângulos brancos e dois quadrados cinza **R** e **S**, como na figura. O perímetro de um dos retângulos é igual a três vezes o perímetro do quadrado **S**. Qual é a área do quadrado **R**?

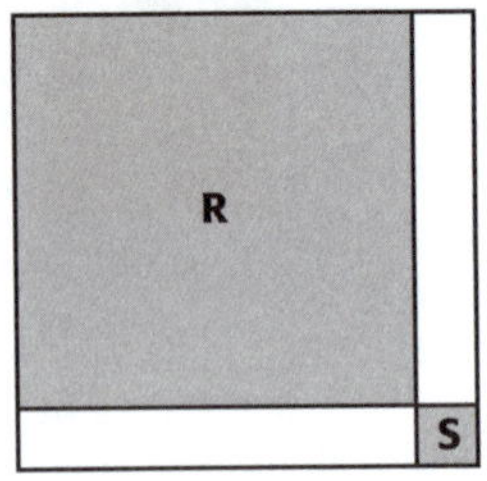


## 2. Volume

**16.** (Enem) A siderúrgica "Metal Nobre" produz diversos objetos maciços utilizando o ferro. Um tipo especial de peça feita nessa companhia tem o formato de um paralelepípedo retangular, de acordo com as dimensões indicadas na figura que segue.
O produto das três dimensões indicadas na peça resultaria na medida da grandeza

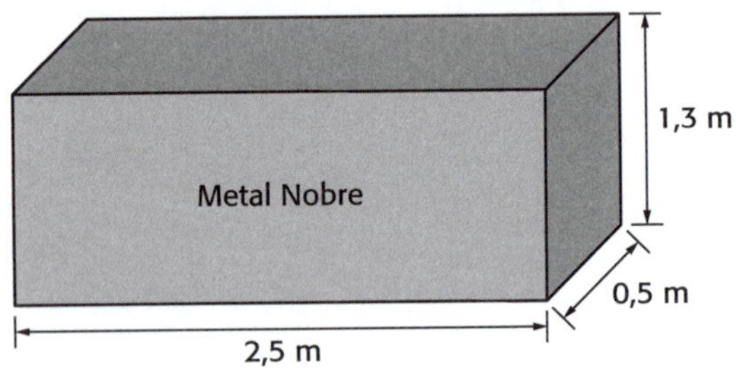


a) massa.

b) volume.

c) superfície.

d) capacidade.

e) comprimento.

**17.** Para carregamento de materiais brutos como pedra e areia, são utilizados caminhões como o mostrado abaixo.

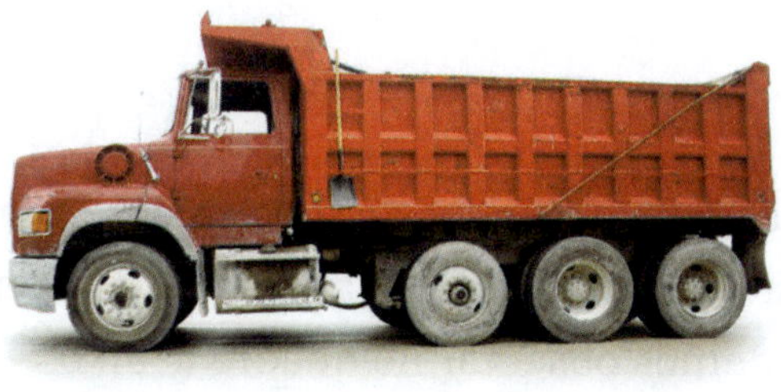

SAMUEL ACOSTA/SHUTTERSTOCK.COM

Se a caçamba de um caminhão desse tipo tiver 4,2 de comprimento, 2,5 m de largura e 0,80 m de altura, quantos metros cúbicos de areia poderão ser transportados pelo veículo?

**18.** Uma piscina tem 13 m de comprimento, 6 m de largura e 1,50 m de profundidade. A piscina foi completamente cheia e, em seguida, foram retirados 17 m³ de água. Quantos litros de água restaram na piscina?

**19.** (Enem) Um porta-lápis de madeira foi construído no formato cúbico, seguindo o modelo ilustrado a seguir. O cubo de dentro é vazio. A aresta do cubo maior mede 12 cm e a do cubo menor, que é interno, mede 8 cm.

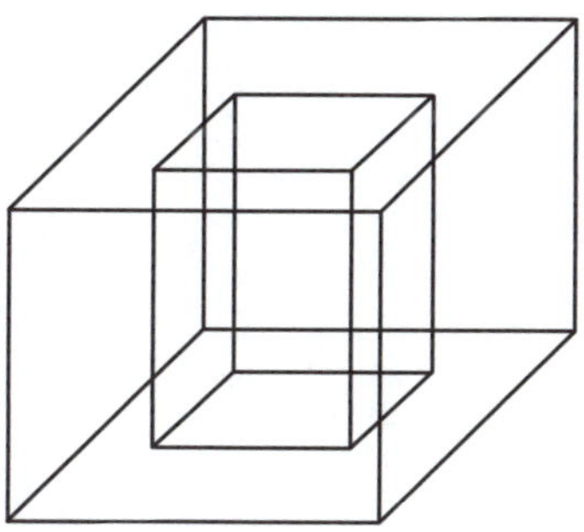

O volume de madeira utilizado na confecção desse objeto foi de:

a) 12 cm³

b) 64 cm³

c) 96 cm³

d) 1 216 cm³

e) 1 728 cm³

**20.** Dois cubos de gelo serão derretidos e a água resultante desse processo será armazenada em um recipiente com formato de bloco retangular, como na imagem a seguir. Sabendo que a aresta do cubo de gelo menor mede 4 cm e a do cubo de gelo maior mede 6 cm, determine a altura desse recipiente de modo que caiba toda a água obtida por meio do derretimento dos cubos de gelo.

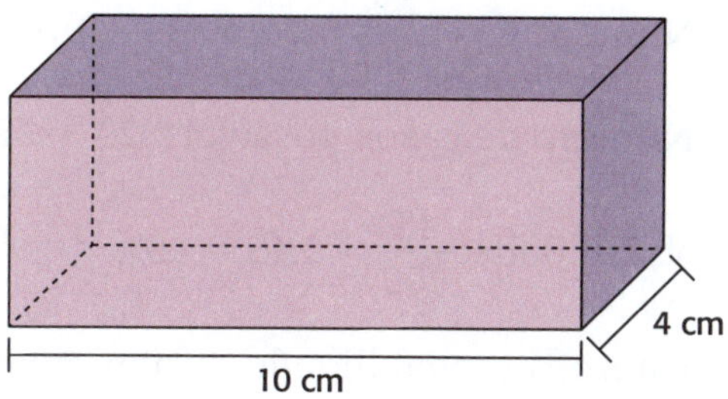

# Leitura do mundo

## Probabilidade

### Apresentando a situação

Muitas escolas de idiomas sorteiam bolsas de estudos para os alunos de seus cursos. A escola de idiomas em que Maurício estuda apresentou em seu *site* a quantidade de alunos que fazem curso de um dos dois idiomas: inglês e italiano, conforme podemos observar no quadro abaixo.

| Curso | Período | Número de alunos |
|---|---|---|
| Inglês | Matutino | 20 |
| | Noturno | 25 |
| Italiano | Matutino | 30 |
| | Noturno | 25 |

Essa escola vai realizar o sorteio de uma bolsa de estudos integral para um de seus alunos.

### Organizando os dados

Maurício, que estuda inglês, quer saber qual é a **probabilidade** de ser sorteado alguém do curso dele. Para isso, ele calculou a razão entre o número de casos favoráveis e o número de casos possíveis. Nessa situação, temos:

- Número de casos favoráveis: $20 + 25 = 45$ (número de alunos que estudam inglês)
- Número de casos possíveis: $20 + 25 + 30 + 25 = 100$ (total de alunos)

Probabilidade: $\frac{45}{100} = 0,45 = 45\%$

Portanto, a probabilidade de alguém do curso de inglês conseguir a bolsa de estudos é 45%.

**1.** Agora, calcule a probabilidade de alguém que estuda na turma de Maurício ser sorteado sabendo que ele estuda inglês no período matutino.

Número de casos favoráveis: ____________________

Número de casos possíveis: ____________________

Probabilidade: ____________________

## Analisando os dados

**2.** Agora, responda às questões.

a) A probabilidade de a bolsa ser sorteada para quem estuda inglês é maior do que para quem estuda italiano? Justifique.

b) Qual é a probabilidade de a bolsa de estudos ser sorteada para alguém que estuda no período noturno?

c) Se o número de estudantes do curso de italiano aumentar, a probabilidade de sortear uma bolsa para quem estuda inglês aumenta ou diminui? Por quê?

## Pratique mais

**3.** Na escola de idiomas em que Maurício estuda, entraram mais 5 alunos em cada turma. Com base nisso, preencha a tabela a seguir com a probabilidade de um aluno em cada turma ser sorteado.

| Curso/Período | Matutino | Noturno |
|---|---|---|
| Inglês | | |
| Italiano | | |

Agora, responda às questões.

a) Qual é a soma de todas as probabilidades da tabela? Justifique esse valor.

b) Qual é a probabilidade de sortear alguém que não estuda na escola?

c) O que representa a soma das probabilidades da última linha da tabela?

______________________________________________

______________________________________________

______________________________________________

**4.** Em um jornal, encontramos a seguinte frase na seção sobre clima:

**A probabilidade de chover no Natal é de 78%.**

- Essa frase indica que vai chover com certeza? Justifique sua resposta.

______________________________________________

______________________________________________

______________________________________________

______________________________________________